"十三五"国家重点出版物出版规划项目

中医学理论体系框架结构研究丛书

总主编 潘桂娟

中医学理论专论集成

中药方剂理论

主编 沈 涛 陈 曦

科学出版社

北 京

内 容 简 介

《中医学理论专论集成》，是"中医学理论体系框架结构研究丛书"四个系列之一，包含《中医基础理论》《临床诊治理论》《中药方剂理论》《针灸理论》和《养生理论》五个分卷。《中医学理论专论集成》，通过全面研读历代代表性医学论著，选取其中围绕某一概念或命题，较为精要地进行论证、阐释和辨析，且学术观点较为明确的章节或完整段落，按照中医学理论体系基本范畴进行分类；旨在全面展现中医经典与历代名家的原创性理论观点和独到临床体会，并对所选专论加以提要钩玄，力求要点突出，以促进读者对原文的理解和应用。

本书为《中医学理论专论集成》之"中药方剂理论"分卷。书中选择历代本草、方书论著及相关著作中，阐释中药、方剂理论基本概念、重要命题的内容，将其分别纳入中药、方剂之"总论"与"各论"，并阐释原文主旨。内容兼顾系统性、代表性和说理性。

本书有裨于中医药从业人员及多学科学者，深化对中药方剂理论的认知，增进临床应用能力，启发中医科研思路。

图书在版编目（CIP）数据

中医学理论专论集成. 中药方剂理论 / 沈涛，陈曦主编. —北京：科学出版社，2022.6

（中医学理论体系框架结构研究丛书 / 潘桂娟总主编）

"十三五"国家重点出版物出版规划项目

ISBN 978-7-03-070805-2

Ⅰ. ①中…　Ⅱ. ①沈…　②陈…　Ⅲ. ①方剂学　Ⅳ.①R2

中国版本图书馆 CIP 数据核字（2021）第 260057 号

责任编辑：鲍　燕　曹丽英 / 责任校对：申晓焕
责任印制：肖　兴 / 封面设计：黄华斌

科 学 出 版 社 出版
北京东黄城根北街 16 号
邮政编码：100717
http://www.sciencep.com

北京汇瑞嘉合文化发展有限公司 印刷
科学出版社发行　各地新华书店经销
*
2022 年 6 月第 一 版　开本：787×1092　1/16
2022 年 6 月第一次印刷　印张：62
字数：1 508 000
定价：338.00 元
（如有印装质量问题，我社负责调换）

中医学理论体系框架结构研究丛书

编撰委员会

总 主 编
潘桂娟

常务副总主编
陈　曦　张宇鹏　李董男

副总主编
（按姓氏笔画排序）

石　岩　邢玉瑞　沈　涛　赵京生　翟双庆

编　　委
（按姓氏笔画排序）

于　恒　马燕冬　王　丽　王维广　文跃强　文颖娟

石　岩　卢红蓉　邢玉瑞　乔文彪　刘　兵　刘兴隆

汤尔群　杜　松　李志更　李素云　李海玉　李董男

杨　峰　杨　敏　杨宇峰　吴宇峰　何　伟　谷　松

谷　峰　闵志强　沈　涛　张丰华　张立平　张宇鹏

张建斌　张树剑　陈　曦　陈士玉　陈子杰　林　燕

郑　齐　郑旭锐　赵京生　胡建鹏　姜　姗　贾　波

钱会南　倪祥惠　郭　华　黄　巍　黄玉燕　蒋力生

傅海燕　禄　颖　谢雁鸣　廖　星　翟双庆　潘桂娟

2013 年国家重点基础研究发展计划（973 计划）

"中医理论体系框架结构研究" 项目

咨询专家

（按姓氏笔画排序）

马继兴　王永炎　王庆国　王振国　王新佩　邓中甲

石学敏　朱　江　刘　力　刘长林　刘保延　严世芸

严季澜　李　冀　李振吉　李德新　肖鲁伟　吴勉华

余瀛鳌　张廷模　张伯礼　张学文　张登本　陆广莘

陈凯先　周永学　郑洪新　孟庆云　赵吉平　赵百孝

姚乃礼　贺兴东　顾植山　高学敏　郭子光　黄璐琦

曹洪欣　梁繁荣

中医学理论专论集成

编 委 会

总主编简介

　　潘桂娟，1953 年 4 月出生。中国中医科学院中医基础理论研究所二级研究员，医学博士，中医基础理论专业博士研究生导师、博士后合作导师。享受国务院政府特殊津贴。2013 年国家重点基础研究发展计划（973 计划）"中医理论体系框架结构研究"项目首席科学家。现任国家中医药管理局重点研究室（中医学理论体系结构与内涵研究室）主任，中国中医科学院中医基础理论研究所首席专家；兼任世界中医药学会联合会痰证学专业委员会副会长。曾任中国中医科学院中医基础理论研究所所长（2002～2013），国家中医药管理局中医基础理论重点学科带头人（2003～2021），中国哲学史学会中医哲学专业委员会会长，中国生物医学工程学会理事兼中医药工程分会主任委员，中华中医药学会中医基础理论分会副主任委员等。主持完成国家 973 计划项目、国家科技重大专项、科技部及行业重点项目等多项。

　　自 1987 年以来的主要研究方向及代表著作：①中医学理论体系框架结构与内涵研究（2005 年迄今）：主编"中医学理论体系框架结构研究丛书"（合计 8 部），合作主编《中华医学百科全书·中医药学·中医基础理论》《中医理论现代发展战略研究报告》。②中医历代名家学术研究（2009 年迄今）：主编《中医历代名家学术研究集成》（上、中、下）、"中医历代名家学术研究丛书"（102 种）。③中医痰证诊治理论研究（1993 年迄今）：主编《中医痰病研究与临床》《中医痰证医论医案集成》（6 册）、"中医痰证学研究丛书"（7 种）。④日本汉方医学史研究（1987 年迄今）：撰著《日本汉方医学》，为国内外第一部系统研究日本汉医起源、兴盛与沉浮的医学史专著。上述著作，有 4 部属于国家重点图书出版规划项目，1 部属于国家重点出版工程项目，3 部获得国家出版基金资助，1 部获中华中医药学会学术著作奖。以第一作者或通讯作者，发表研究方向相关论文 100 余篇。

　　在 2013 年 973 计划项目中，重点负责研究思路与方法的创建、中医学理论体系框架结构的系统研究暨中医学理论概念体系建构。

主 编 简 介

沈　涛，1963 年 10 月出生，成都中医药大学二级教授，医学博士，方剂学专业博士研究生导师。曾任成都中医药大学副校长，现任校党委副书记，国家中医药管理局方剂学重点学科学术带头人，四川省学术技术带头人。主要从事方剂配伍规律及其应用研究，侧重于性味配伍的科学内涵及中医药防治血脂代谢异常的药物配伍规律研究。作为课题负责人承担省部以上课题 6 项。主编《中医方药学》教材 1 部，副主编《方剂学》教材 3 部，作为第一作者或通讯作者在国内外学术期刊公开发表论文 70 余篇。成都市有突出贡献的优秀专家，四川省名中医。先后带领方剂学科成为国家中医药管理局重点学科、国家级精品课程、国家级优秀教学团队、四川省精品资源共享课。在 2013 年 973 计划项目中，任"中药方剂理论框架结构研究"课题负责人。

陈　曦，1979 年 12 月出生，中国中医科学院中医基础理论研究所副研究员；医学博士，中医基础理论专业硕士研究生导师。现任中国中医科学院中医基础理论研究所中医经典与学术流派研究室主任。兼任国家 973 计划项目："中医理论体系框架结构研究"项目办公室主任、国家中医药管理局重点研究室（中医理论体系结构与内涵研究室）学术秘书、国家中医药管理局中医基础理论重点学科学术秘书。现任中国哲学史学会中医哲学专业委员会常务理事，世界中医药学会联合会痰证学专业委员会常务委员等。主要从事中医学理论体系研究、《黄帝内经》气化理论研究、中医各家学说研究及痰证诊治研究等。出版专著《〈黄帝内经〉气化理论研究》。参编"中医学理论体系框架结构研究丛书"（常务副总主编）、《中医历代名家学术研究集成》（常务副主编）；"中医历代名家学术研究丛书"（常务副主编），编著《张志聪》《唐容川》《张仲景》《曹颖甫》分册。参编《中华医学百科全书·中医药学·中医基础理论》（编委）、国家卫生和计划生育委员会"十三五"规划教材、全国高等中医药院校研究生教材《中医基础理论专论》（编委）等多部。作为第一作者发表研究方向相关论文 20 余篇。作为第一完成人，获得中国中医科学院科学技术奖二等奖1 项。在 2013 年 973 计划项目中，任"中医基础理论框架结构研究"课题负责人，协助项目首席科学家完成项目申报、具体组织实施和成果总结出版。

总　序

适逢国家"十四五"规划开局之年，在实施中国中医科学院"1125 工程"、全面推进做大做强中国中医科学院的关键阶段，欣闻我院中医基础理论研究所潘桂娟研究员，牵头主持编纂的"中医学理论体系框架结构研究丛书"（以下简称"丛书"）即将付梓，我谨表示由衷祝贺和欣慰！

千百年来，中医药学术在中华民族以及其他国家和地区的养生保健、防病治病方面发挥了重要作用。当前，"遵循中医药发展规律，传承精华，守正创新"，已经成为中医药事业发展的主旋律。我一直倡导，要不忘本来，加强中医药文化与理论自信，充分尊重中医药的历史地位，不断强化中医药"道统"思维，巩固中医药主体意识，以正确的世界观和方法论，看待中医药的学术地位和原创性医学科学价值，实现对中医学理论的"文化自觉"。

中国中医科学院中医基础理论研究所，是专门从事中医理论研究的中央级科研院所。近 20 年来，基于国家中医药管理局"中医基础理论"重点学科、"中医学理论体系结构与内涵"重点研究室建设规划，以及 2005 年度国家 973 计划课题研究任务，在中医学理论研究与建设方面取得了卓有成效的进展和成果。2013 年，科技部组织 973 计划"中医理论体系框架研究"项目申报，《项目指南》要求："研究中医理论起源的思想文化及科学基础，分析和揭示中医理论形成与发展的内在规律；研究构建结构合理、层次清晰、概念明确、表述规范，能够指导临床、体现学科内在规律的中医学理论体系框架。"时任中国中医科学院中医基础理论研究所所长潘桂娟研究员，牵头组织国内 8 家高等中医药院校、科研院所参与申报并获得立项。这是新中国成立以来，首次对中医学理论体系开展的规模较大的、系统深入的整理与研究，可谓意义重大，势在必行。

"框架"概念，来自于心理学而拓展于认知语言学。潘桂娟研究员是中医药领域首倡采用框架研究方法，梳理和阐明中医学理论体系的学者。本丛书即是其研究团队在该领域多年思考、探索和实践的重要成果。同时，在项目研究和丛书编撰过程中，还广泛听取了行业内外专家的意见和建议，凝聚了代表性学者的智慧和共识。

本丛书基于"框架研究"的视角，从时间维度梳理中医学理论的学术源流，深入发掘历代文献中具有实践指导性的理论阐述；从空间维度进一步明晰中医学理论体系框架的内在层次与结构。在此思路引导下，丛书通过诠释基本概念、构建概念体系，提取和阐释指导古今临床实践的重要论断，辑录和提要历代典籍中理论意涵深刻的精辟篇章，精选和评介中医诊治现代疾病代表性的理论创见，进而丰富与完善了中医学理论体系的框架结构与内涵，是一部具有较高学术价值的中医学理论研究系列著作。丛书内容既充分反映了中医学理论的原创特色、与时俱进和开放发展，也更加符合现代科学知识体系的表述特征。

中医学理论的"道统"思维非常重要，要梳理其脉络与系统，持续研究和建设贯穿中医思维，切合临床实际，可溯源、可传承、可发展的中医学理论体系。本丛书的编撰完成，体现了中国中医科学院"国家队"的责任与担当，是中国中医科学院在中医学理论传承与创新方面新的标志性成果；有助于培养具有坚定中医信念、深厚中医理论和临床素养的科研、临床和教学人才，对于"继承好、发展好、利用好"中医药具有重要理论贡献，必将在中医药学术发展进程中发挥其独特价值与深远影响！

值此书出版之际，谨此略叙铭感，爰以为序。

中国工程院院士

中国中医科学院院长

2021 年 11 月 16 日　于北京

总　前　言

中医学理论体系，起源于中国原创思维，奠基于长期临床实践；建构于中医经典，发展于历代医家的学术创新。中医学理论体系，充分地展现了中华民族的自然观、生命观、健康观、疾病观；全面地、具体地回答了人类养生保健、防病治病的基本问题，有效地指导了历代医家的临床实践；形成了众多体现原创性与实用性的概念术语、理论命题及相关理论阐释，是中国优秀传统文化与医疗实践相结合的集中体现。

中医学理论体系，是历经长期学术积淀，包含历代医家思想的庞大知识体系。由于种种原因，古今皆缺乏对中医学理论体系的系统化整理与研究。中医学理论体系的整体建设和集成创新研究滞后，不利于对中医学理论内涵、科学价值与思维模式的全面、深刻认知，不利于中医学术界树立"文化自觉"与"理论自信"，进而影响中医理论的健康传承和实际运用，严重制约中医学术自主创新和主体发展，影响中医药在现代卫生保健事业中发挥应有的作用。开展中医学理论体系的系统化深入研究，是实现中医药学术"传承好、发展好、利用好"的基本前提。

中医学理论体系研究，是中国中医科学院中医基础理论研究所 1985 年建所之际确立的主要研究方向。2003 年以来，研究所将中医学理论体系的系统研究与建设，作为本所国家中医药管理局"中医基础理论重点学科"和"中医学理论体系结构与内涵重点研究室"建设规划的主要内容；并基于国家 973 计划课题"中医学理论体系框架结构与内涵研究"（2005～2010）、国家传染病防治科技重大专项"重大传染病中医药应急救治能力建设"（2008～2012）、科技部基础性工作专项子课题"古代医家学术思想与诊疗经验研究"（2009～2014）等重大项目，开展了对中医经典与各家学说、中医学基本理论和临床病证诊治理论的全面系统研究，为后续研究工作的深化与展开，奠定了坚实的研究基础，并开展了方法学的前期探索和实践。

2012 年，科技部组织 973 计划"中医理论体系框架研究"项目申报，时任中国中医科学院中医基础理论研究所所长的潘桂娟研究员，带领陈曦副研究员、张宇鹏副研究员，共同讨论确定了研究目标、拟解决的关键科学问题和主要研究内容，形成项目研究方案；经咨询项目相关学科和领域资深专家，加以修改后，提请项目申报合作单位：北京中医药大学、安徽中医药大学、陕西中医药大学、辽宁中医药大学、成都中医药大学、中国中医科学院针灸研究所和中医临床基础医学研究所等8所高等中医药院校和科研机构，进行充分交流和论证；2012年3月参与项目申报，于同年10月获得立项，项目名称：中医理论体系框架结构研究。项目设置6项课题：①中医理论起源、形成与发展的内在规律研究；②常见现代疾病中医诊疗理论框架结构研究；③中医理论体系框架结构的系统研究（含中医基础理论框架结构研究）；④中医临床各科诊疗理论框架结构研究；⑤中药方剂理论框架结构研究；⑥中医针灸理论框架结构研究。

研究团队成员110余名，来自中医基础理论、中医诊断学、中医临床基础、中药学、方剂学、针灸学、中医医史文献学科，及中医内科、外科、妇科、儿科、五官科和骨伤科等临床学科。其中，包括国家级重点学科带头人2名，国家中医药管理局重点学科带头人4名，国家中医药管理局重点研究室主任2名。

依据《2013年度国家973项目指南》"研究中医理论起源的思想文化及科学基础，分析和揭示中医理论形成与发展的内在规律；研究构建结构合理、层次清晰、概念明确、表述规范，能够指导临床、体现学科内在规律的中医学理论体系框架"的具体要求，本项目拟解决的关键科学问题，是探索并确定中医学理论体系框架结构研究的思路与方法；界定中医学理论体系的基本范畴，构建系统、全面、规范的概念体系，展现中医学理论体系的内在深层结构和主要内涵；全面发掘、系统整理和深入阐释历代中医理论命题与专论，更加突出中医理论思维的原创特色及其指导临床实践的重要作用。通过项目研究，构建符合《指南》要求的中医学理论体系框架，全面、深入地阐明其主要内涵，使中医学理论体系在整体上得到完善，增强系统性和实用性。本项研究，参考古今代表性文献2316种。

框架，是指人们用来认识和阐释外在客观世界的认知结构。中医学理论体系框架，是对中医理论体系的主要内容，经理性认识提炼后，形成的纲要性表述；反映了中医理论体系各范畴的内在层次、结构与特征，以及各范畴之间的相互关联性和秩序性。项目提出，中医学理论体系的核心观念是气、阴阳、五行，诠释主题是生命认知与健康调护，主体内容是道法、生命、养生、疾病、诊法、辨证、防治、中药、方剂、针灸等基本理论范畴；中医学理论体系框架结构的表现形式是概念体系，命题与专论是对概念体系的支撑与补充。通过本项目研究，比较系统地阐明了中医学理论体系的整体框架、内在结构和丰富内涵。项目还总结了中医理论形成与发展内在规律，阐明了中医思维方式是中医理论得以生生不息的根本，中医经典理论是主导中医理论持续发展的主线，历代医家学者是实现中医理论继承创新的主体，临床实践是中医理论形成发展的源头活水；中医学理论体系形成和发展于开放性的历史进程，充分体现了科学与人文交融的特征。

项目提出中医学理论体系框架结构的系统研究思路与方法。以"集成、归真、纳新"为基本原则，充分重视"理论源流研究"和"理论框架研究"的有机结合，对已有理论进行"自上而下"的梳理，对临床实践进行"自下而上"的升华。研究步骤包括：梳理学术源流，界定理论范畴；建立概念体系，诠释基本概念；诠释基本命题，提炼既有专论；明晰框架结构，阐释理论内涵等。

2017 年 11 月，本项目顺利通过科技部组织的专家验收，专家组评价要点："项目在研究思路方法及研究成果方面具有开创性，对同类研究有示范性，有重要的科学价值。与国内外同类研究比较，本项目的研究思路、方法及其研究成果，均处于本领域的领先水平。……研究形成的中医理论体系框架，能够充分彰显中医学的理论特色、丰富内涵、实践规律和实用价值。"

项目结题验收之后，项目研究团队根据专家建议，转入深化和凝练研究成果，并使之早日出版面世的艰辛工作之中。"中医学理论体系框架结构研究丛书"，是项目成果的主要载体，属于"十三五"国家重点出版物出版规划项目。本丛书包括《中医学理论大辞典》《中医学理论命题集成》《中医学理论专论集成》和《30 种现代疾病中医诊治综论》四个系列。前三个系列，承载本项目主体研究成果，阐明了中医学理论体系框架结构与主要内涵；系列四，是对运用中医学理论指导现代临床防治常见疾病实践的归纳与总结。

《中医学理论大辞典》，是古今第一部系统阐明中医学理论体系框架结构、主要内涵与历史发展的大型辞书。全书分为上、中、下三篇。上、中篇采用结构化编排形式，旨在全面、系统地呈现中医学理论体系道法、生命、养生、疾病、诊法、辨证、防治、中药、方剂和针灸等 10 个基本范畴的概念体系。下篇：按照不同历史时期，选择性设置与中医理论历史发展相关的医学人物、学术流派、医学论著、医事机构、医事制度、院校教材、国家标准和国家重点基础研究发展计划（973 计划）中医理论专题等栏目，下设具体条目，旨在全面地阐明中医理论发展的历史进程及主要成就。

《中医学理论命题集成》，是采用结构化编排、系统呈现中医理论重要论断，并阐释其理论内涵及临床运用的工具书。以中医学理论体系 10 个基本范畴为框架，选取中医经典和历代名医大家论著中的理论性论断，加以分类编排和阐释。本书重在阐明中医思维方式、基本原理和诊治思路，对临床实践有具体指导作用。

《中医学理论专论集成》，是集成代表性中医文献中阐释中医理论概念和命题的专门篇章或完整段落，采用结构化编排形成的工具书。本书包含《中医基础理论》《临床诊治理论》《中药方剂理论》《针灸理论》和《养生理论》五个分卷。书中收载了中医经典和历代名家的代表性理论观点及其阐释，按照中医学理论体系基本范畴进行分类，并对所选专论加以提要钩玄，力求要点突出；旨在比较全面地展现中医原创性理论和临床实践特色，以促进其现代理解和应用。

《30 种现代疾病中医诊治综论》，是对中医药治疗 30 种常见现代疾病理论认识的综合集成。书中围绕 30 种现代疾病，选择性收录具有代表性、实用性、创新性的中医临床诊疗观点或学说，分别纳入"诊治纲要""名家心法""医论选要"之中，并加以理论阐释和提要钩玄。旨在反映现代疾病中医诊治实践、理论进展及成果，增强中医临床思维和实践能力，促进中医临床疗效的提高。

自 2022 年起，本丛书将由科学出版社陆续出版。

时值丛书付梓之际，衷心感谢国家中医药管理局副局长、中国中医科学院院长黄璐琦院士，对中医学理论体系的研究与建设，及丛书编撰工作的高度重视与具体指导，并在百忙之中为丛书赐序勉励！

衷心感谢自 2005 年此项研究启动以来，中国中医科学院、中国中医科学院中医基础理论研究所各位领导，给予的关心与指导！

衷心感谢项目主管部门科学技术部基础司原副司长彭以祺先生，国家中医药管理局原副局长、973 计划中医理论专题专家组组长李振吉教授，国家中医药管理局原副局长李大宁先生，中国中医科学院原常务副院长刘保延研究员以及国家中医药管理局科技司、973计划中医理论专题专家组办公室有关领导，为项目实施各环节的顺利运行，提供学术指导和规范管理！

衷心感谢本项目责任专家及参与项目论证的咨询专家（详见文前"咨询专家"名单），在项目申报、论证、实施、评估、总结、验收，以及丛书编撰过程中，提出宝贵意见和建议！

衷心感谢本项目及各课题承担单位和参加单位，为研究任务实施和丛书编撰提供的条件保障和大力支持！

衷心感谢科学出版社彭斌总经理、中医药分社社长曹丽英编审、编辑鲍燕博士，在丛书选题、策划及出版过程中的专业指导和悉心帮助！

衷心感谢丛书全体编写人员和审订专家，为丛书出版付出的智慧与辛劳！

"不忘本来才能开辟未来，善于继承才能更好创新。"中医学理论体系是中医药学术和事业传承与发展的根本。我们希望通过本丛书的出版，进一步讲清楚中医学理论体系的历史渊源、发展脉络、思维方式、基本理念、原创特色和应用价值，引起行业内外学者、科研、临床和教学人员对中医学理论研究与建设的高度重视和由衷兴趣，让原本沉寂于古今中医文献中的文字活起来，赋予其新的时代内涵、表达形式和应用价值，并不断补充、拓展与完善，持续增强其生命力、影响力和感召力。

限于研究团队精力和学力，书中错误不当之处，在所难免。希冀读者不吝指出，您的意见和建议将会成为我们后续研究工作的路径指引。

"中医学理论体系框架结构研究丛书"编委会

2021 年 11 月 16 日

凡　例

一、《中医学理论专论集成》，属于"中医学理论体系框架结构研究丛书"四个系列之一。本系列分为《中医基础理论》《临床诊治理论》《中药方剂理论》《针灸理论》和《养生理论》五个分卷。

二、《中医学理论专论集成·中药方剂理论》，主要精选历代代表性本草、方书论著及相关著作中，观点明确、内容精要、流传较广的章节或完整段落；重在阐释中药理论、方剂理论相关概念、命题及原理，或是对其有独到的理论见解和临床体会，并加以提要钩玄，编纂而成。

三、本书选取文献的范围，以相关领域古代文献为主，兼顾现代论著。通过梳理其中阐发中药理论、方剂理论主要内涵的专门论述，选择其中具有一定学术影响和价值，或言之成理而自成一家之说者，作为本书选取资料的来源。

四、本书对选取的代表性中药理论、方剂理论专论，进行分析与类分；将中药理论、方剂理论分别阐述，各设"总论"与"各论"。所录专论排列，均以时代为次。

五、中药理论"总论"，包括分类、产地与采收、炮制、性能、应用 5 个基本范畴。方剂理论"总论"，包括分类、组方、用法 3 个基本范畴。在上述各范畴内，均提纲列目；又据讨论主题不同，各析子目。子目设置，一般不多于 5 级，末级为专论标题。每条专论之下设有【提要】，简明扼要地阐述主旨，以挈纲领。其中包括对专论中关键理论术语进行必要释义，或论述专论中重要命题的学术渊源及学术价值，并适当引申，加以扼要的理论阐释。

六、中药理论"各论"，选取 130 余种使用广泛的代表性中药，分为解表药、清热药、泻下药、祛风湿药等 21 个类目，载录历代本草论著及相关文献中的代表性论述；以具体药物为单元，每种药物设【提要】与【药论】两部分。【提要】是对该药物的总述，主要包括药物的性味、归经、功效、主治、出处、常用配伍及禁忌等内容。【药论】选自历代文献有关该药物的记载。其中，具有代表性或创新性的重点内容或经典语句，则在文字下用着重号·加以提示。

七、方剂理论"各论"，选取 210 余首使用广泛的代表性方剂，分为解表剂、泻下剂、和解剂、表里双解剂等 21 个类目，载录历代方书及相关文献中的代表性论述；以具体方剂为单元，每首方剂设【提要】与【方论】两部分。【提要】为对该方剂的总述，主要包括方剂的组成、功效、主治、出处、方解、常用加减及禁忌等内容。【方论】选自历代文献有关该方剂的记载。其中，具有代表性或创新性的重点内容或经典语句，则在文字下用着重号·加以提示。

八、本书所选药论、方论，一般为原书中的章节或完整段落。如属节选，则在药论、方论标题处右上标注※，以示区别。药论、方论标题，一般为原文标题；如为编者所加，则在标题处右上标注*，以示区别。对于所收专论原文，均比照底本加以校对，并注明出处。

九、本书文后所列参考文献，分为"专论引用文献"和"提要参考文献"两部分。"专论引用文献"，为精选通行本或名家精校本。确实无法查找单行本者，则采用丛书本；原文献确已亡佚者，采用类书或综合性医书作为文献底本。"提要参考文献"，是撰写专论【提要】的参考和依据。

目 录

中 药 各 论

下篇　方剂理论专论
方 剂 总 论

方 剂 各 论

上篇

中药理论专论

中 药 总 论

1 分类

1.1 三品分类

《神农本草经》 论三品药性※*

上药一百廿种为君，主养命以应天，无毒，多服久服不伤人。欲轻身益气，不老延年者，本上经。中药一百廿种为臣，主养性以应人，无毒、有毒，斟酌其宜。欲遏病补虚羸者，本中经。下药一百廿五种为佐、使，主治病以应地，多毒，不可久服。欲除寒热邪气，破积聚愈疾者，本下经。三品合三百六十五种，法三百六十五度，一度应一日，以成一岁。

——《神农本草经·序》

【提要】 本论主要阐述《神农本草经》的三品分类法。三品分类，是最早的按药性功能分类的方法。其据药性、功效、毒性等特性，将365种药物分别归为上、中、下三品。三品药性各有所长：上品主养命，没有毒性，可以多服久服而不会损害人体；中品主养性，没有毒或毒性不大，可治病补虚；下品主治病，多有毒或药性较为峻烈，不能长期服用，具有祛除寒热邪气、破积聚等功效。在实际应用中，治病当随人之所患，以合宜为本，不当因贵贱善恶而偏用。

陶弘景 释三品药性※*

上品药性，亦皆能遣疾，但其势力和厚，不为仓卒之效，然而岁月将服，必获大益，病既愈矣，命亦兼申。天道仁育，故云应天。独用百廿种者，当谓寅、卯、辰、巳之月，法万物生荣时也。中品药性，治病之辞渐深，轻身之说稍薄，于服之者，祛患当速，而延龄为缓，人怀性情，故云应人。百廿种者，当谓午、未、申、酉之月，法万物熟成时也。下品药性，专主攻击，毒烈之气，倾损中和，不可恒服，疾愈则止，地体收煞，故云应地。独用一百廿五种者，当谓戌、亥、子、丑之月，兼以闰之，盈数加之，法万物枯藏时也。今合和之体，不必偏用，自随人患苦，参而共行。但君臣配隶，应依后所说，若单服之者，所不论耳。

——南朝梁·陶弘景《本草经集注·序录上》

【提要】　本论是陶弘景对《神农本草经》三品药性论所做的理论阐释。《神农本草经》的三品药性论，将三品药物与万物生荣时、万物熟成时、万物枯藏时相对应，体现了其"法自然"的思想。陶弘景认为三品药性各有所长，没有贵贱善恶之殊，治病当随人之所患，以合宜为本，不必偏用。

1.2　十　剂　分　类

陈藏器　十剂论※*

　　诸药有宣、通、补、泄、轻、重、涩、滑、燥、湿，此十种者，是药之大体，而《本经》都不言之，后人亦所未述，遂令调合汤丸，有昧于此者。至如宣可去壅，即姜、橘之属是也。通可去滞，即通草、防己之属是也。补可去弱，即人参、羊肉之属是也。泄可去闭，即葶苈、大黄之属是也。轻可去实，即麻黄、葛根之属是也。重可去怯，即磁石、铁粉之属是也。涩可去脱，即牡蛎、龙骨之属是也。滑可去著，即冬葵、榆皮之属是也。燥可去湿，即桑白皮、赤小豆之属是也。湿可去枯，即紫石英、白石英之属是也。只如此体，皆有所属。凡用药者，审而详之，则靡所遗失矣。（陈藏器《本草拾遗》序例）

　　　　　　　　　　——宋·唐慎微《证类本草·卷第一·上合药分剂料理法则》

【提要】　本论主要阐述"十剂"的功效及代表药物。十剂，是指十种不同的药效，也是后世按功用归类药物的方法之一。其论出自唐代陈藏器《本草拾遗》，因原书已亡佚，本论转载自掌禹锡录钞之文，是现存文献中对"十剂"最早的记载。陈藏器认为，将诸药分为宣、通、补、泄、轻、重、涩、滑、燥、湿十种，是"药之大体"。至金·成无己《伤寒明理方论·药方论序》，明确提出"制方之体，宣、通、补、泻、轻、重、涩、滑、燥、湿十剂是也"，始有"十剂"之名。

寇宗奭　论增补寒热二剂

　　陶隐居云：药有宣、通、补、泄、轻、重、涩、滑、燥、湿。此十种今详之，惟寒、热二种何独见遗？如寒可去热，大黄、朴硝之属是也。如热可去寒，附子、桂之属是也。今特补此二种，以尽厥旨。

　　　　　　　　　　——宋·寇宗奭《本草衍义·卷一·序例上·衍义总叙》

【提要】　本论在"十剂"基础上，补入寒、热二剂。一说自陶弘景，寇宗奭所言皆为引用。持此观点者，如缪希雍、陈士铎。一说"十剂"论出自寇宗奭，其言"此十种……今特补此二种，以尽厥旨"，此为寇宗奭本人语。此为主流观点。对于增补寒、热的意义，古今医家、学者有着正反两方面不同的看法，反对者如缪希雍、陈士铎、沈金鳌等，而赞同者则直接将寒、热二剂增入十剂之中。

◈ 刘完素　论十剂※*　◈

十剂者，宣、通、补、泻、轻、重、涩、滑、燥、湿。

宣者，宣郁。郁而不散为壅，必宣剂以散之，如痞满不通之类是也。《本草》曰：宣可去壅，必宣剂以散之，如姜、橘之属。攻其里则宣者，上也；泄者，下也。涌剂则瓜蒂、栀豉之类是也。发汗通表亦同。

通：留而不行为滞，必通剂以行之，如水病、痰癖之类也。《本草》曰：通可去滞，通草。防己之属。攻其内则通者，行也，甘遂、滑石、茯苓、芫花、大戟、牵牛、木通之类是也。

补：不足为弱，必补剂以扶之，如气形羸弱之类是也。《本草》曰：补可去弱，人参、羊肉之属。攻其里则补养也。《经》所谓言而微，终日乃复言者，此夺气也，故形不足温之以气，精不足补之以味。是以膏粱理疾，药石蠲疾，五谷、五畜能补善养也。

泻：有余为闭，必泻剂以逐之，如腹胀、脾约之类是也。《本草》曰：泻可去闭，即葶苈、大黄之属。《经》所谓浊气在上，则生䐜胀，故气不施化而郁闭不通。所以葶苈、大黄味苦大寒，专能泄热、去湿、下气。仲景曰：趺阳脉浮而涩，浮则胃气强，涩则小便数，浮涩相搏，大便则难，其脾为约。故约束津液不得四布，苦寒之剂，通寒润燥，而能泄胃强也。

轻：实则气壅，欲其扬也。如汗不发而腠密，邪胜而中蕴，必轻剂以扬之。《本草》曰：轻可去实，麻黄、葛根之属。《经》所谓其在皮者，汗而发之，其实者，散而泻之。王注曰：阳实则发散。

重：怯则气浮，欲其镇也。如丧神守而惊悸，气上厥以颠疾，必重剂以镇之。《本草》曰：重可去怯，即磁石、铁粉之属。《经》所谓厥成为巅疾，故惊乃平之，所以镇涎也，故使其物体之重，则下涎而用之也。

涩：滑则气脱，欲其收敛也。如开肠、洞泄、便溺遗失，必涩剂以收之。《本草》曰：涩可去脱，则牡蛎、龙骨之属。如宁神、宁圣散之类是也。

滑：涩则气著，欲其利也。如便难、内闭，必滑剂以利之。《本草》曰：滑可去著，即冬葵、榆皮之属。滑能养窍，故润利也。

燥：湿气淫胜，肿满、脾湿，必燥剂以除之。《本草》曰：燥可去湿，即桑白皮、赤小豆之属。所谓湿甚于上，以苦泄之，以淡渗之是也。

湿：津耗为枯。五脏痿弱，荣卫涸流，必湿剂以润之。《本草》曰：湿可去枯，即紫石英之属，故痿弱者用之。王注曰：心热盛则火独光，火独光则火炎上，肾之脉常下行，令火盛而上炎用事，故肾脉亦随火炎烁而逆上行也。阴气厥逆，火复内燔，阴上隔阳，下不守位，心气通脉，故生脉痿。肾气主足，故膝腕枢纽如折去而不相提挈，胫筋纵缓而不能任用于地也。可下数百行而愈。

——金·刘完素《素问病机气宜保命集·本草论》

【提要】　本论主要阐述十剂的概念内涵和主治病证。刘完素在前人所论基础上，进一步明确了十剂的概念内涵、主治病证，并对相关病机进行了一定的解析，所论条分缕析，颇有理论价值。概括而言：①宣：用开郁散壅类药物，以解除壅塞、痞满不通。②通：用通利药物，以去滞、攻内。③补：用补益药物，滋补气形羸弱。④泻：用苦泄通利药物，逐闭祛阻。⑤轻：

用轻清升散药物，解除肌表邪气。⑥重：用重镇药物，镇静潜降。⑦涩：用酸敛固涩药物，收敛精气。⑧滑：用润滑药物，除去留着。⑨燥：用苦温或苦寒、淡渗药物以除湿。⑩湿：用濡润滋养药物，解除津液干枯。

张子和　论十剂※＊

所谓宣剂者，俚人皆以宣为泻剂，抑不知十剂之中，已有泻剂。又有言宣为通者，抑不知十剂之中，已有通剂。举世皆曰：春宜宣，以为下夺之药，抑不知仲景曰：大法春宜吐，以春则人病在头故也。况十剂之中，独不见涌剂，岂非宣剂，即所谓涌剂者乎!《内经》曰：高者因而越之；木郁则达之。宣者，升而上也，以君召臣曰宣，义或同此。伤寒邪气在上，宜瓜蒂散。头痛，葱根豆豉汤。伤寒懊憹，宜栀子豆豉汤。精神昏愦，宜栀子厚朴汤。自瓜蒂以下，皆涌剂也，乃仲景不传之妙。今人皆作平剂用之，未有发其秘者。予因发之，然则为涌明矣。故风痫中风，胸中诸实痰饮，寒结胸中，热蔚化上，上而不下，久则嗽喘满胀，水肿之病生焉，非宣剂莫能愈也。

所谓通剂者，流通之谓也。前后不得溲便，宜木通、海金沙、大黄、琥珀、八正散之属；里急后重，数至圊而不便，宜通因通用。虽通与泻相类，大率通为轻，而泻为重也。凡痹麻蔚滞，经隧不流，非通剂莫能愈也。

所谓补剂者，补其不足也。俚人皆知山药丸、鹿茸丸之补剂也。然此乃衰老下脱之人，方宜用之。今往往于少年之人用之，其舛甚矣。古之甘平、甘温、苦温、辛温，皆作补剂，岂独硫黄、天雄然后为补哉! 况五脏各有补泻，肝实泻心，肺虚补肾。《经》曰：东方实，西方虚，泻南方，补北方。大率虚有六：表虚、里虚、上虚、下虚、阴虚、阳虚。设阳虚则以干姜、附子，阴虚则补以大黄、硝石。世传以热为补，以寒为泻，讹非一日。岂知酸苦甘辛咸，各补其脏。《内经》曰：精不足者，补之以味。善用药者，使病者而进五谷者，真得补之道也。若大邪未去，方满方闷，心火方实，肾水方耗，而骤言鹿茸、附子，庸讵知所谓补剂者乎!

所谓泻剂者，泄泻之谓也。诸痛为实，痛随利减。《经》曰：实则泻之；实则散而泻之；中满者，泻之于内。大黄、牵牛、甘遂、巴豆之属，皆泻剂也。惟巴豆不可不慎焉。盖巴豆其性燥热，毒不去，变生他疾。纵不得已而用之，必以他药制其毒。盖百千证中，或可一、二用之。非有暴急之疾，大黄、牵牛、甘遂、芒硝足矣。今人往往以巴豆热而不畏，以大黄寒而反畏，庸讵知所谓泻剂者哉!

所谓轻剂者，风寒之邪，始客皮肤，头痛身热，宜轻剂消风散，升麻、葛根之属也。故《内经》曰：因其轻而扬之。发扬所谓解表也。疥癣痤痱，宜解表，汗以泄之，毒以熏之，皆轻剂也。故桂枝、麻黄、防风之流亦然。设伤寒冒风，头痛身热，三日内用双解散及嚏药解表出汗，皆轻剂之云尔。

所谓重剂者，镇缒之谓也。其药则朱砂、水银、沉香、水石、黄丹之伦，以其体重故也。久病咳嗽，涎潮于上，咽喉不利，形羸不可峻攻，以此缒之。故《内经》曰：重者，因而减之。贵其渐也。

所谓滑剂者，《周礼》曰：滑以养窍。大便燥结，小便淋涩，皆宜滑剂。燥结者，其麻仁、郁李之类乎! 淋涩者，其葵子、滑石之类乎! 前后不通者，前后两阴俱闭也，此名曰三焦约也。约，犹束也。先以滑剂润养其燥，然后攻之，则无失矣。

所谓涩剂者，寝汗不禁，涩以麻黄根、防己；滑泄不已，涩以豆蔻、枯白矾、木贼、乌鱼骨、罂粟壳。凡酸味亦同乎涩者，收敛之意也。喘嗽上奔，以齑汁、乌梅煎宁肺者，皆酸涩剂也。然此数种，当先论其本，以攻去其邪，不可执一以涩，便为万全也。

所谓燥剂者，积寒久冷，食已不饥，吐利腥秽，屈伸不便，上下所出水液，澄沏清冷，此为大寒之故，宜用干姜、良姜、附子、胡椒辈以燥之。非积寒之病，不可用也。若久服，则变血溢、血泄、大枯大润、溲便癃闭、聋瞽痿弱之疾。设有久服而此疾不作者，慎勿执以为是。盖疾不作者或一、二，误死者百千也。若病湿者，则白术、陈皮、木香、防己、苍术等。皆能除湿，亦燥之平剂也。若黄连、黄柏、栀子、大黄，其味皆苦。苦属火，皆能燥湿，此《内经》之本旨也。而世相违久矣。呜呼！岂独姜附之俦，方为燥剂乎？

所谓湿剂者，润湿之谓也。虽与滑相类，其间少有不同。《内经》曰：辛以润之。盖辛能走气、能化液故也。若夫硝性虽咸，本属真阴之水，诚濡枯之上药也。人有枯涸皴揭之病，非独金化为然。盖有火以乘之，非湿剂莫能愈也。

——金·张子和《儒门事亲·卷一·七方十剂绳墨订》

【提要】　本论以《内经》释十剂之性用，并立足于临床主治病证及用药，解读十剂之功能，对十剂的涵义做了较为全面的讨论和补订。其立论中有许多独特的观点。如认为宣剂即是涌剂，本于《内经》"高者因而越之""木郁则达之"；通剂与泻剂相类，"通为轻，而泻为重"。

王好古　十剂

宣：可以去壅，姜、橘之属是也。通：可以去滞，木通、防己之属是也。补：可以去弱，人参、羊肉之属是也。泻：可以去闭，葶苈、大黄之属是也。轻：可以去实，麻黄、葛根之属是也。重：可以去怯，磁石、铁浆之属是也。滑：可以去著，冬葵子、榆白皮之属是也。涩：可以去脱，牡蛎、龙骨之属是也。燥：可以去湿，桑白皮、赤小豆之属是也。湿：可以去枯，白石英、紫石英之属是也。只如此体，皆有所属。凡用药者，审而详之，则靡所失矣。陶隐居云：药有宣、通、补、泻、轻、重、滑、涩、燥、湿。此十剂，今详之，惟寒、热二种，何独见遗，今补二种，以尽厥旨。寒：可以去热，大黄、朴硝之属是也。热：可以去寒，附子、官桂之属是也。

——元·王好古《汤液本草·卷之二·东垣先生用药心法·十剂》

【提要】　本论主要阐述李东垣对于十剂的用药心法，在内容上实秉承前人之论，没有过多发挥。但值得注意的是，其对于陶弘景（一说寇宗奭）补入寒、热二剂是比较认可的，也一并收载记述。

陈嘉谟　十剂

宣可去壅，姜、橘之属是也。故郁壅不散，宜宣剂以散之。有积痰上壅，有积瘀上壅，有积食上壅，有积饮上壅。（宣，涌吐之剂也。《经》曰：高者因而越之。又曰：木郁则达之。

以病在上，而涌吐之也。若瓜蒂散、姜盐汤、人参芦、藜芦之属。）

通可去滞，通草、防己之属是也。故留滞不行，宜通剂以行之。（此中有发汗证。）痹留也，饮留也，痛亦留也。（通，疏通之剂。如小便滞而不通，宜通草、琥珀、海金砂之属。月经滞而不通，红花、桃仁、五灵脂之属。凡诸通窍亦然。）

补可去弱，人参、羊肉之属是也。（鹿肉亦可。）故羸弱不足，宜补剂以扶之。有气弱，有血弱、有气血俱弱。（补，滋补之剂也。不足为虚，《经》云：虚则补之。如气虚用四君子汤，血虚用四物，气、血俱虚用八珍、十全大补之属。又云：精不足者，补之以味。盖药味酸、苦、甘、辛、咸各补其脏，故此为云。虽然善摄生者，使病去而进于五谷，此尤得补之要也。）

泻可去闭，葶苈、大黄之属是也。故闭结有余，宜泻剂以下之。有闭在表，有闭在里，有闭在中。（泻，泄泻之剂也。有余为实，《经》曰：实则泻之，实则散之。如大小承气汤、大柴胡汤之属。）

滑可去着，冬葵子、榆白皮之属是也。故涩则气着，宜滑剂以利之。有经涩，有小便涩，有大便涩。（滑，滑利之剂也。《周礼》曰：滑以养窍。如大便结燥、小便淋涩，用火麻仁、郁李仁、冬葵子、滑石之属。）

涩：可去脱，牡蛎、龙骨之属是也。故滑则气脱，宜涩剂以收之。前脱者遗尿，后脱者遗屎。阳脱者自汗，阴脱者失精失血。（涩，收敛之剂也。如大便频泻，宜肉豆蔻、诃子之属。小水勤通，宜桑螵蛸、益智之属，冷汗不禁，宜黄芪、麻黄根之属。精遗不固，宜龙骨、牡蛎之属。血崩不止，宜地榆、阿胶之属。）

燥可去湿，桑根白皮、赤小豆之属是也。（绿豆亦可。）故湿则为重，宜燥剂以除之。有湿在上，有湿在中，有湿在下，有湿在经，有湿在皮，有湿在里。（燥，除湿之剂也。如夹食致泻，停饮成痰，宜白术、苍术、茯苓、半夏之属。肢体浮肿，胸腹胀满，宜桑白皮、大腹皮、赤小豆之属。又沉寒痼冷，吐利腥秽，宜高良姜、附子、川椒之属。非积寒冷之症，不可用也。）

湿可去枯，紫石英、白石英之属是也。故枯则为燥，宜湿剂以润之。有减气而枯，有减血而枯。（湿，润燥之剂也。与滑虽类，略有不同。《经》曰：辛以润之，盖辛能散气，能化液故也。若夫硝石性虽咸，本属真阴之水，诚润燥之要药。人有枯涸皴竭之病，匪独金化为然，亦有火化乘之，非湿剂莫能愈也。）

重可去怯，磁石、铁粉之属是也。故怯则气浮，宜重剂以镇之。神志失守，惊悸不宁。（重，镇固之剂也。如小儿急惊，心神昏冒，宜金银箔、朱砂丸之属。伤寒下利不止，心下痞硬，利在下焦，宜赤石脂、禹余粮汤之属。）

轻可去实，麻黄、葛根之属是也。故实而气蕴，宜轻剂以扬之。腠理闭闷，嚏塞中蕴。（轻，散扬之剂也。如寒邪客于皮肤，头疼身热无汗，宜麻黄汤、升麻葛根汤之属。）

——明·陈嘉谟《本草蒙筌·总论·十剂》

【提要】　本论载述了十剂的内容，并简明扼要地分析了十剂的主治病证。另外，在代表药物的基础上，对于宣、补、泻、重、轻剂，列出了代表方剂。

李时珍　十剂

徐之才曰：药有宣、通、补、泄、轻、重、涩、滑、燥、湿十种，是药之大体，而《本经》

不言，后人未述。凡用药者，审而详之，则靡所遗失矣。

宣剂

之才曰：宣可去壅，生姜、橘皮之属是也。

杲曰：外感六淫之邪，欲传入里，三阴实而不受，逆于胸中，天分气分窒塞不通，而或哕、或呕，所谓壅也。三阴者，脾也。故必破气药，如姜、橘、藿香、半夏之类，泻其壅塞。

从正曰：俚人以宣为泻，又以宣为通，不知十剂之中已有泻与通矣。仲景曰：春病在头，大法宜吐，是宣剂即涌剂也。《经》曰：高者因而越之，木郁则达之。宣者，升而上也，以君召臣曰宣，是矣。凡风痫中风，胸中诸实，痰饮寒结，胸中热郁，上而不下，久则嗽喘满胀、水肿之病生焉，非宣剂莫能愈也。吐中有汗，如引涎、追泪、嚏鼻，凡上行者，皆吐法也。

完素曰：郁而不散为壅，必宣以散之，如痞满不通之类是矣。攻其里，则宣者上也，泄者下也。涌剂则瓜蒂、栀子之属是矣。发汗通表亦同。

好古曰：《经》有五郁：木郁达之，火郁发之，土郁夺之，金郁泄之，水郁折之，皆宣也。

敩曰：宣，扬制曰宣朗，君召臣曰宣唤，臣奉君命宣布上意，皆宣之意也。

时珍曰：壅者，塞也；宣者，布也，散也。郁塞之病，不升不降，传化失常，或郁久生病，或病久生郁。必药以宣布敷散之，如承流宣化之意，不独涌越为宣也。是以气郁有余，则香附、抚芎之属以开之；不足，则补中益气以运之。火郁微，则山栀、青黛以散之；甚，则升阳解肌以发之。湿郁微，则苍术、白芷之属以燥之；甚，则风药以胜之。痰郁微，则南星、橘皮之属以化之；甚，则瓜蒂、藜芦之属以涌之。血郁微，则桃仁、红花以行之；甚，则或吐或利以逐之。食郁微，则山楂、神曲以消之；甚，则上涌下利以去之。皆宣剂也。

通剂

之才曰：通可去滞，通草、防己之属是也。

完素曰：留而不行，必通以行之，如水病为痰澼之类。以木通、防己之属攻其内，则留者行也。滑石、茯苓、芫花、甘遂、大戟、牵牛之类是也。

从正曰：通者，流通也。前后不得溲便，宜木通、海金沙、琥珀、大黄之属通之。痹痛郁滞，经隧不利，亦宜通之。

时珍曰：滞，留滞也。湿热之邪留于气分，而为痛痹癃闭者，宜淡味之药，上助肺气下降，通其小便，而泄气中之滞，木通、猪苓之类是也。湿热之邪留于血分，而为痹痛肿注、二便不通者，宜苦寒之药下引，通其前后，而泄血中之滞，防己之类是也。《经》曰：味薄者通，故淡味之药谓之通剂。

补剂

之才曰：补可去弱，人参、羊肉之属是也。

杲曰：人参甘温，能补气虚；羊肉甘热，能补血虚。羊肉补形，人参补气。凡气味与二药同者，皆是也。

从正曰：五脏各有补泻，五味各补其脏，有表虚、里虚、上虚、下虚、阴虚、阳虚、气虚、血虚。《经》曰：精不足者，补之以味；形不足者，补之以气。五谷、五菜、五果、五肉，皆补养之物也。

时珍曰：《经》云：不足者补之。又云：虚则补其母。生姜之辛补肝，炒盐之咸补心，甘草之甘补脾，五味子之酸补肺，黄柏之苦补肾。又如茯神之补心气，生地黄之补心血；人参之补脾气，白芍药之补脾血；黄芪之补肺气，阿胶之补肺血；杜仲之补肾气，熟地黄之补肾血；

芎劳之补肝气，当归之补肝血之类，皆补剂。不特人参、羊肉为补也。

泄剂

之才曰：泄可去闭，葶苈、大黄之属是也。

杲曰：葶苈苦寒，气味俱厚，不减大黄，能泄肺中之闭，又泄大肠。大黄走而不守，能泄血闭肠胃渣秽之物。一泄气闭，利小便；一泄血闭，利大便。凡与二药同者，皆然。

从正曰：实则泻之。诸痛为实，痛随利减。芒硝、大黄、牵牛、甘遂、巴豆之属，皆泻剂也。其催生下乳，磨积逐水，破经泄气，凡下行者，皆下法也。

时珍曰：去闭，当作去实。《经》云：实者泻之，实则泻其子，是矣。五脏五味皆有泻，不独葶苈、大黄也。肝实，泻以芍药之酸；心实，泻以甘草之甘；脾实，泻以黄连之苦；肺实，泻以石膏之辛；肾实，泻以泽泻之咸，是矣。

轻剂

之才曰：轻可去实，麻黄、葛根之属是也。

从正曰：风寒之邪，始客皮肤，头痛身热，宜解其表，《内经》所谓轻而扬之也。痈疮疥痤，俱宜解表，汗以泄之，毒以熏之，皆轻剂也。几熏洗蒸灸，熨烙刺砭，导引按摩，皆汗法也。

时珍曰：当作轻可去闭。有表闭、里闭、上闭、下闭。表闭者，风寒伤营，腠理闭密，阳气怫郁，不能外出，而为发热、恶寒、头痛、脊强诸病，宜轻扬之剂发其汗，而表自解也。里闭者，火热郁抑，津液不行，皮肤干闭，而为肌热、烦热、头痛、目肿、昏瞀、疮疡诸病，宜轻扬之剂以解其肌，而火自散也。上闭有二：一则外寒内热，上焦气闭，发为咽喉闭痛之证，宜辛凉之剂以扬散之，则闭自开。一则饮食寒冷抑遏阳气在下，发为胸膈痞满闭塞之证，宜扬其清而抑其浊，则痞自泰也。下闭亦有二：有阳气陷下，发为里急后重，数至圊而不行之证，但升其阳而大便自顺，所谓下者举之也。有燥热伤肺，金气膹郁，窍闭于上，而膀胱闭于下，为小便不利之证，以升麻之类探而吐之，上窍通而小便自利矣，所谓病在下取之上也。

重剂

之才曰：重可去怯，磁石、铁粉之属是也。

从正曰：重者，镇缒之谓也。怯则气浮，如丧神守，而惊悸气上，朱砂、水银、沉香、黄丹、寒水石之伦，皆体重也。久病咳嗽，涎潮于上，形羸不可攻者，以此缒之。《经》云：重者，因而减之，贵其渐也。

时珍曰：重剂凡四：有惊则气乱，而魂气飞扬、如丧神守者；有怒则气逆，而肝火激烈、病狂善怒者，并铁粉、雄黄之类以平其肝。有神不守舍，而多惊健忘、迷惑不宁者，宜朱砂、紫石英之类以镇其心。有恐则气下，精志失守而畏，如人将捕者，宜磁石、沉香之类以安其肾。大抵重剂压浮火而坠痰涎，不独治怯也。故诸风掉眩及惊痫痰喘之病，吐逆不止及反胃之病，皆浮火痰涎为害，俱宜重剂以坠之。

滑剂

之才曰：滑可去着，冬葵子、榆白皮之属是也。

完素曰：涩则气着，必滑剂以利之。滑能养窍，故润利也。

从正曰：大便燥结，宜麻仁、郁李之类；小便淋沥，宜葵子、滑石之类。前后不通，两阴俱闭也，名曰三焦约。约者，束也。宜先以滑剂润养其燥，然后攻之。

时珍曰：着者，有形之邪，留着于经络脏腑之间也，便尿、浊带、痰涎、胞胎、痈肿之类是矣。皆宜滑药以引去其留着之物。此与木通、猪苓通以去滞相类而不同。木通、猪苓，淡泄之物，去湿热无形之邪；葵子、榆皮，甘滑之类，去湿热有形之邪。故彼曰滞，此曰着也。大便涩者，菠菱、牵牛之属；小便涩者，车前、榆皮之属；精窍涩者，黄柏、葵花之属；胞胎涩者，黄葵子、王不留行之属；引痰涎自小便去者，则半夏、茯苓之属；引疮毒自小便去者，则五叶藤、萱草根之属，皆滑剂也。半夏、南星皆辛而涎滑，能泄湿气、通大便，盖辛能润、能走气、能化液也。或以为燥物，谬矣。湿去则土燥，非二物性燥也。

涩剂

之才曰：涩可去脱，牡蛎、龙骨之属是也。

完素曰：滑则气脱，如开肠洞泄、便溺遗失之类，必涩剂以收敛之。

从正曰：寝汗不禁，涩以麻黄根、防风；滑泄不已，涩以豆蔻、枯矾、木贼、罂粟壳；喘嗽上奔，涩以乌梅、诃子。凡酸味同乎涩者，收敛之义也。然此种皆宜先攻其本，而后收之可也。

时珍曰：脱者，气脱也，血脱也，精脱也，神脱也。脱则散而不收，故用酸涩温平之药，以敛其耗散。汗出亡阳，精滑不禁，泄痢不止，大便不固，小便自遗，久嗽亡津，皆气脱也。下血不已，崩中暴下，诸大亡血，皆血脱也。牡蛎、龙骨、海螵蛸、五倍子、五味子、乌梅、榴皮、诃黎勒、罂粟壳、莲房、棕灰、赤石脂、麻黄根之类，皆涩药也。气脱兼以气药，血脱兼以血药及兼气药，气者血之帅也。脱阳者见鬼，脱阴者目盲，此神脱也，非涩药所能收也。

燥剂

之才曰：燥可去湿，桑白皮、赤小豆之属是也。

完素曰：湿气淫胜，肿满脾湿，必燥剂以除之，桑皮之属。湿胜于上，以苦吐之，以淡渗之是也。

从正曰：积寒久冷，吐利腥秽，上下所出，水液澄彻清冷，此大寒之病，宜姜、附、胡椒辈以燥之。若病湿气，则白术、陈皮、木香、苍术之属除之，亦燥剂也。而黄连、黄柏、栀子、大黄，其味皆苦，苦属火，皆能燥湿，此《内经》之本旨也，岂独姜、附之俦为燥剂乎？

好古曰：湿有在上、在中、在下、在经、在皮、在里。

时珍曰：湿有外感，有内伤。

外感之湿，雨露岚雾，地气水湿，袭于皮肉筋骨经络之间；内伤之湿，生于水饮酒食，及脾弱肾强，固不可一例言也。故风药可以胜湿，燥药可以除湿，淡药可以渗湿，泄小便可以引湿，利大便可以逐湿，吐痰涎可以祛湿。湿而有热，苦寒之剂燥之；湿而有寒，辛热之剂燥之；不独桑皮、小豆为燥剂也。湿去则燥，故谓之燥。

湿剂

之才曰：湿可去枯，白石英、紫石英之属是也。

从正曰：湿者，润湿也。虽与滑类，少有不同。《经》云：辛以润之，辛能走气、能化液故也。盐硝味虽咸，属真阴之水，诚濡枯之上药也。人有枯涸皱揭之病，非独金化，盖有火以乘之，故非湿剂不能愈。

完素曰：津耗为枯。五脏痿弱，营卫涸流，必湿剂以润之。

好古曰：有减气而枯，有减血而枯。

时珍曰：湿剂当作润剂。枯者燥也，阳明燥金之化，秋令也，风热怫甚，则血液枯涸而为燥病。上燥则渴，下燥则结，筋燥则强，皮燥则揭，肉燥则裂，骨燥则枯，肺燥则痿，肾燥则消。凡麻仁、阿胶膏润之属，皆润剂也。养血，则当归、地黄之属；生津，则麦门冬、瓜蒌根之属；益精，则苁蓉、枸杞之属。若但以石英为润药则偏矣，古人以服石为滋补故尔。

　　刘完素曰：制方之体，欲成七方、十剂之用者，必本于气味也。寒、热、温、凉，四气生于天；酸、苦、辛、咸、甘、淡，六味成乎地。是以有形为味，无形为气。气为阳，味为阴。阳气出上窍，阴味出下窍。气化则精生，味化则形长。故地产养形，形不足者温之以气；天产养精，精不足者补之以味。辛甘发散为阳，酸苦涌泄为阴；咸味涌泄为阴，淡味渗泄为阳。辛散、酸收、甘缓、苦坚、咸软，各随五脏之病，而制药性之品味。故方有七，剂有十。方不七，不足以尽方之变；剂不十，不足以尽剂之用。方不对证，非方也；剂不蠲疾，非剂也。此乃太古先师，设绳墨而取曲直；叔世方士，乃出规矩以为方圆。

　　　　　　　　　　　　——明·李时珍《本草纲目·序例第一卷上·序例上·十剂》

　　【提要】　本论集各家之说论十剂，详其主治及药例，其中不乏独立见解。如其认为，"泄可去闭"当作"去实"。涩可固脱，"脱"有气脱、血脱、精脱、神脱等分别，因此在用药上不但要用涩药，气脱当兼以气药，血脱兼以血药及兼气药。另外，李时珍认为"十剂"之说，出于徐之才，在各剂下注有"之才曰"三字。其观点影响深远，其后言"十剂"作"徐之才曰"者，大都源于此。

缪希雍　十剂补遗

　　十剂之后，陶隐居续入寒、热二剂。岂知寒有时而不可以治热，热有时而不可以治寒，何者？阴虚内热，当用甘寒滋肾家之阴，是益水以制火也。设有芩、连、栀子苦寒之剂以攻热，则徒败胃气。苦寒损胃而伤血，血愈不足而热愈炽。胃气伤则后天之元气愈无所养，而病转增剧也。阳虚中外俱寒，当以人参、黄芪以益表里之阳气，而少佐桂、附以回阳，则其寒自解。是益火以祛寒也。设专用辛热，如吴茱萸、干姜、麻黄、葫芦巴、荜茇、胡椒之属以散寒，则辛能走散，真气愈虚，其寒愈甚。王安道所谓辛热愈投而沉寒愈滋也。二者非徒无益，而又害之，顾不悖欤！况寒热二剂，摄在补泻，义不重出。今当增入升、降二剂，升降者，治法之大机也。《经》曰：高者抑之，即降之义也。下者举之，即升之义也。是以病升者用降剂，病降者用升剂。火空则发，降气则火自下矣，火下是阳交于阴也，此法所宜降者也。劳伤则阳气下陷，入于阴分，东垣所谓阴实阳虚。阳虚则内外皆寒，间有表热类外感者，但不头疼口渴、及热有时而间为异耳，法当升阳益气，用参、芪、炙甘草益元气以除虚寒虚热，佐以升麻、柴胡引阳气上行，则表里之寒热自解，即甘温除大热之谓，此法所宜升者也。

　　　　　　　　　　　　——明·缪希雍《神农本草经疏·卷一·续序例上·十剂补遗》

　　【提要】　本论主要阐述对陶弘景在十剂基础上补入寒、热二剂的异议，提出当增入升、降二剂。具体论点有二：①以"寒有时不可以治热，热有时不可以治寒"立论，否定了十剂当续入寒、热二剂。②以"升降者，治法之大机"立论，增入升、降二剂，以病升者用降剂，病降者用升剂。

贾所学　论古圣用药十八法※

宣可去壅，通可去滞，补可去弱，泻可去闭，轻可去实与虚同，重可去怯与实同，滑可去着与腻同，涩可去脱，燥可去湿与干同，湿可去枯与润同，寒可去实，热可去寒与温同，雄可表散，锐可下行，和可安中，缓可制急，平可主养，静可制动。此古圣用药十八法，深入造化之窟，制方之义必本于是，如云至静而能制群动，无形而能生有形，此太极玄机，藉学者深心领会，神而用之。

——明·贾所学《药品化义·卷一·辨药八法·药力所主》

【提要】　本论主要阐述"古圣用药十八法"，又称"药力所主"。此虽不称之为剂，但实际是十剂以外加寒、热、雄、锐、和、缓、平、静八剂。景日昣《嵩厓尊生书·卷四·论治部·十剂用药规矩谱》亦载十八剂，内容基本相同。

陈士铎　十剂论

有方则必有剂，剂因方而制也。剂不同，有宣剂、通剂、补剂、泻剂、轻剂、重剂、滑剂、涩剂、燥剂、湿剂，剂各有义，知其义可以用药。倘不知十剂之义而妄用药，是犹弃绳墨而取曲直，越规矩而为方圆也。虽上智之士，每能变通于规矩绳墨之外，然亦必先经而后权，先常而后变。苟昧常求变，必诡异而不可为法，离经用权，必错乱而不可为型。深知十剂之义，则经权常变，折衷至当，又何有难治之病哉。此十剂之必宜论也。

一论宣剂

岐伯夫子曰：宣可去壅。又曰：木郁达之，火郁发之，土郁夺之，金郁泄之，水郁折之，皆宣之之谓也。夫气郁则不能上通于咽喉头目口舌之间，血郁则不能上通于胸腹脾胃经络之内，故上而或哕、或咳、或嗽、或呕之症生，中而或痞、或满、或塞、或痛、或饱、或胀之症起，下而或肿、或泻、或利、或结、或畜、或黄之症出，设非宣剂以扬其气，则气壅塞而不舒。设非宣剂以散其血，则血凝滞而不走。必宣之而木郁可条达矣，必宣之而火郁可启发矣，必宣之而金郁可疏泄矣，必宣之而水郁可曲折矣，必宣之而土郁可杀夺矣。

或问：吾子发明宣剂，几无剩义，医理无尽，不识更可发明乎？曰：郁症不止五也，而宣郁之法亦不止二。有郁之于内者，有郁之于外者，有郁之于不内不外者。郁于内者，七情之伤也；郁于外者，六淫之伤也；郁于不内不外者，跌扑坠堕之伤也。治七情之伤者，开其结；治六淫之伤者，散其邪；治跌扑坠堕之伤者，活其瘀，皆所以佐宣之之义也。

或疑：宣剂止开郁解郁，遂足尽宣之之义乎。夫宣不止开郁解郁也。邪在上者，可宣而出之；邪在中者，可宣而和之；邪在下者，可宣而泄之；邪在内者，可宣而散之。邪在外者，可宣而表之也。宣之义大矣哉。

或疑：宣剂止散邪而已乎，抑不止散邪而已乎。夫宣之义，原无尽也。可宣而宣之，不必问其邪；宜宣而宣之，不必问其郁。总不可先执宣邪之意，以试吾宣之之汤，并不可先执宣郁之心，以试吾宣之之药也。

二论通剂

岐伯夫子曰：通可去滞。盖留而不行，必通而行之。是通剂者，因不通而通之也。通不同，或通皮肤，或通经络，或通表里，或通上下，或通前后，或通脏腑，或通气血。既知通之异，而后可以用通之法。通营卫之气，即所以通皮肤也；通筋骨之气，即所以通经络也；通内外之气，即所以通表里也；通肺肾之气，即所以通上下也；通膀胱之气，即所以通前后也；通脾胃之气，即所以通脏腑也；通阴阳之气，即所以通气血也。虽因不通而通之，亦因其可通而通之耳。

或问：子论通剂，畅哉言之矣。然而通之意则出，通之药未明也。曰：通之药又何不可示也。通营卫，则用麻黄、桂枝；通筋骨，则用木瓜、仙灵脾；通内外，则用柴胡、薄荷；通肺肾，则用苏叶、防己；通膀胱，则用肉桂、茯苓；通脾胃，则用通草、大黄；通阴阳，则用附子、葱、姜。虽所通之药不止于此，然亦可因此而悟之矣。

或疑：通剂药甚多，子何仅举数种以了义，将使人执此数味以概通之剂乎。不知通不同，而通剂之药，又何可尽同乎。虽然通药不可尽用通也。用通于补之中，用通于塞之内，而后不通者可通，将通者即通，已通者悉通也。然则用通之剂，全在善用通也。善用通，而吾所举之药已用之而有余，又何不可概通之剂哉。

或疑：通剂之妙，用之如神，但我何以用通剂之妙，使之有如神之功乎。嗟呼！通之法可以言，而通之窍不可言也。不可言而言之，亦惟有辨虚实耳。虚之中用通剂，不妨少而轻；实之中用通剂，不妨多而重。虽不能建奇功，亦庶几可无过矣。

三论补剂

岐伯夫子曰：补可去弱，然而补之法亦不一也。补其气以生阳焉，补其血以生阴焉，补其味以生精焉，补其食以生形焉。阳虚补气，则气旺而阳亦旺；阴虚补血，则血盛而阴亦盛；精虚补味，则味足而精亦足；形虚补食，则食肥而形亦肥。虽人身之虚，不尽于四者，而四者要足以尽之也。

或问：补法尽于气血味食乎？曰：补法尽于四者，而四者之中实有变化也。补气也，有朝夕之异，有脏腑之异，有前后之异；补血也，有老少之异，有胎产之异，有衰旺之异，有寒热之异；补味也，有软滑之异，有消导之异，有温冷之异，有新久之异，有甘苦之异，有燔熬烹炙之异。补食也，有南北之异，有禽兽之异，有果木之异，有米谷菜豆之异，有鱼鳖虾蟹之异。补各不同，而变化以为法，又何能一言尽哉，总在人临症而善用之也。

或疑：虚用补剂，是虚病宜于补也。然往往有愈补愈虚者，岂补剂之未可全恃乎。吁！虚不用补，何以起弱哉。愈补愈虚者，乃虚不受补，非虚不可补也。故补之法亦宜变。补中而少增消导之品，补内而用制伏之法，不必全补而补之，不必纯补而补之，更佳也。

或疑：补剂无多也，吾子虽多举其补法，而终不举其至要之剂，毕竟补剂以何方为胜？曰：补不同，乌可举一方以概众方乎。知用补之法，则无方不可补也。况原是补剂，又何必问何方之孰胜哉。

四论泻剂

岐伯夫子曰：泄可去闭。然而泻之法，亦不一也。有淡以泻之，有苦以泻之，有滑以泻之，有攻以泻之，有寒以泻之，有热以泻之。利小便者，淡以泻之也；利肺气者，苦以泻之也；利大肠者，滑以泻之也；逐痛祛滞者，攻以泻之也；陷胸降火者，寒以泻之也；消肿化血者，热以泻之也。虽各病之宜泻者甚多，或于泻之中而寓补，或于补之中而寓泻，总不外泻之义也。

或问：泻之义，古人止曰葶苈、大黄，而吾子言泻之法有六，岂尽可用葶苈、大黄乎？曰：执葶苈、大黄以通治闭症，此误之甚者也。吾言泻之法有六，而泻之药实不止葶苈、大黄二味。

所谓淡以泻之者，用茯苓、猪苓；苦以泻之者，用黄芩、葶苈；滑以泻之者，用当归、滑石；攻以泻之者，用芒硝、大黄；寒以泻之者，用瓜蒌、厚朴；热以泻之者，用甘遂、巴豆也。夫泻之药不止此，广而用之，全恃乎人之神明。

或疑：泻剂，所以治闭乎？抑治开乎？开闭俱可用也。不宜闭而闭之，必用泻以启其门，不宜开而开之，必用泻以截其路。然而治开即所以治闭，而治闭即所以治开，正不可分之为二治也。或疑泻剂用之多误，易致杀人，似未可轻言泻也。曰：治病不可轻用泻剂，而论剂又乌可不言泻法乎。知泻剂而后可以治病，知泻法而后可以用剂也。

五论轻剂

岐伯夫子曰：轻可去实。夫实者，邪气实而非正气实也。似乎邪气之实，宜用重剂以祛实矣。谁知邪实者，用祛邪之药，药愈重而邪反易变，药愈轻而邪反难留。人见邪实而多用桂枝，反有无汗之忧。人见邪实而多用麻黄，又有亡阳之失。不若少用二味，正气无亏而邪又尽解，此轻剂之妙也。

或问：轻剂所以散邪也，邪轻者药可用轻，岂邪重者亦可用轻乎。曰：治邪之法，止问药之当与否也。用之当则邪自出，原不在药之轻重也。安在药重者始能荡邪哉。

或疑：邪气既重，何故轻剂反易去邪？盖邪初入之身，其势必泛而浮，乘人之虚而后深入之，故治邪宜轻不宜重也。倘治邪骤用重剂，往往变轻为重，变浅为深，不可遽愈。何若先用轻剂，以浮泛之药少少发散，乘其不敢深入之时，易于祛除之为得乎。

或疑：用轻剂以散邪，虽邪重者亦散，似乎散邪在药味之轻，而不在药剂之轻也。曰：药味之轻者，药剂亦不必重。盖味愈轻而邪尤易散，剂愈重而邪转难解也。

六论重剂

岐伯夫子曰：重可去怯。夫怯者，正气怯而非邪气怯也。正气强则邪气自弱，正气损则邪气自旺。似乎扶弱者必须锄强，补损者必须抑旺矣，然而正气既怯，不敢与邪相斗，攻邪而邪愈盛矣。故必先使正气之安固，无畏乎邪之相凌相夺，而后神无震惊之恐，志有宁静之休，此重剂所以妙也。

或问：正气既怯，扶怯可也，何必又用重剂，吾恐虚怯者反不能遽受也。曰：气怯者心惊，血怯者心动。心惊必用止惊之品，心动必用安动之味。不用重药，又何以镇静之乎。惟是重药不可单用，或佐之补气，则镇之而易于止惊；或佐之以补血，则静之而易于制动也。

或疑：重剂止怯，似乎安胆气也。曰：怯之意虽出于胆，而怯之势实成于心，以重剂镇心，正所以助胆也。

或疑：重剂去怯，怯恐不止心与胆也。天下惟肾虚之极者，必至伤肺，肺伤则不能生精，成痨怯矣。恐用重剂者，重治肾与肺也。不知怯不同，五脏七腑皆能成怯。治怯舍重剂，何以治之哉。又在人之善于变通耳。

七论滑剂

岐伯夫子曰：滑可去着。邪留于肠胃之间，不得骤化，非滑剂又何以利达乎。然而徒滑之正无益也。有润其气以滑之者，有润其血以滑之者，有润其气血而滑之者。物碍于上焦，欲上而不得上，吾润其气而咽喉自滑矣；食存于下焦，欲下而不得下，吾润其血而肛门自滑矣；滞秽积于中焦，欲上而不得，欲下而不得，欲留中而又不得，吾润其气血而胸腹自滑矣。滑剂之用，又胡可少乎。

或问：滑剂分上、中、下治法为得宜矣。然而用三法以治涩，而涩仍不解者，岂别有治法乎。夫滑之法虽尽于三，而滑之变不止于三也。有补其水以滑之，有补其火以滑之。补水者，补肾中真水也；补火者，补肾中真火也。真水足而大肠自润，真火足而膀胱自通，又何涩之不滑哉。此滑之变法也。

或疑：补水以润大肠，是剂之滑也，补火以通膀胱，恐非剂之滑矣。不知膀胱得火而不通者，乃膀胱之邪火也。膀胱有火则水涩，膀胱无火，水亦涩也。盖膀胱之水，必得命门之火相通，而膀胱始有流通之乐，然则补火正所以滑水，谓非滑之之剂乎。

或疑：滑剂治涩，然亦有病非涩而亦滑之者，何也？盖滑剂原非止治涩也。滑非可尽治夫涩，又何可见涩而即用滑剂乎。不宜滑而滑之，此滑剂之无功也。宜滑而滑之，虽非涩之病，偏收滑之功。

八论涩剂

岐伯夫子曰：涩可去脱。遗精而不能止，下血而不能断，泻水而不能留，不急用药以涩之，命不遽亡乎。然而涩之正不易也。有开其窍以涩之者，有遏其流以涩之者，有因其势以涩之者。精遗者，尿窍闭也，吾通尿窍以闭精，则精可涩；水泻者，脾土崩也，吾培土气以疏水，则水泻可涩。血下者，大肠热也，吾滋金液以杀血，则血下可涩矣。涩剂之用，又胡可少乎。

或问：涩剂，古人皆以涩为事，吾子反用滑于涩之中，岂亦有道乎。曰：徒涩何能涩也。涩之甚，斯滑之甚矣。求涩于涩之内，则涩止见功于一旦，而不能收功于久长；用滑于涩之中，则涩难收效于一时，而实可奏效于永远，谁云涩之必舍滑以涩之耶。

或疑：滑以治涩，终是滑剂而非涩剂。曰：滑以济涩之穷，涩以济滑之变，能用滑以治涩，则滑即涩剂也。况涩又不全涩乎，欲谓之不涩不可也。

或疑：涩剂治脱，而脱症不止三病也，不识可广其法乎。曰：涩剂实不止三法也，举一可以知三，举三独不可以悟变乎。

九论燥剂

岐伯夫子曰：燥可去湿。夫燥与湿相反，用燥所以治湿也。然湿有在上在中在下之分，湿有在经、在皮、在里之异，未可一概用也。在上之湿，苦以燥之；在中之湿，淡以燥之；在下之湿，热以燥之；在经之湿，风以燥之；在皮之湿，薰以燥之；在里之湿，攻以燥之。燥不同，审虚实而燥之，则无不宜也。

或问：湿症甚不一，吾子治湿之燥，亦可谓善变矣。然而湿症最难治，何以辨其虚实而善治之乎？夫辨症何难，亦辨其水湿之真伪而已。真湿之症，其症实；伪湿之症，其症虚。知水湿之真伪，何难用燥剂哉。

或疑：燥剂治湿，而湿症不可全用燥也，吾恐燥剂之难执也。曰：湿症原不可全用燥，然舍燥又何以治湿哉。燥不为燥，则湿不为湿矣。

或疑：湿症必尚燥剂，而吾子又谓不可全用燥，似乎燥剂无关轻重也。然而湿症有不可无燥剂之时，而燥剂有不可治湿症之日，此燥剂必宜讲明，实有关轻重，而非可有可无之剂也。

十论湿剂

岐伯夫子曰：湿可去枯。夫湿与燥相宜，用湿以润燥也。然燥有在气、在血、在脏、在腑之殊，有在内、在外、在久、在近之别，未可一概用也。气燥，辛以湿之；血燥，甘以湿之；脏燥，咸以湿之；腑燥，凉以湿之。内燥，寒以湿之；外燥，苦以湿之；久燥，温以湿之；近燥，酸以湿之。燥不同，审虚实而湿之，则无不宜也。

或问：燥症之不讲也久矣，幸吾子畅发燥症之门，以补六气之一。又阐扬湿剂以通治燥症，岂气血脏腑内外久近之湿，遂足以包治燥之法乎。嗟乎。论燥之症，虽百方而不足以治其常；论湿之方，若八法而已足以尽其变。正不可见吾燥门之方多，即疑吾湿剂之法少也。

或疑：湿剂治燥，而燥症实多，执湿剂以治燥，而无变通之法，吾恐前之燥未解，而后之燥更至矣。曰：变通在心，岂言辞之可尽哉；吾阐发湿剂之义，大约八法尽之，而变通何能尽乎，亦在人临症而善悟之耳。

或疑：湿剂之少也，人能变通，则少可化多，然而能悟者绝少，子何不多举湿剂以示世乎。嗟乎。燥症前代明医多不发明，故后世无闻焉。铎受岐天师与张仲景之传，《内经》已补注燥之旨，《六气》门已畅论燥之文，似不必《本草》重载燥症。然而湿剂得吾之八法，治燥有余，又何必多举湿剂之法哉。

以上十剂，明悉乎胸中，自然直捷于指下，然后细阅新注之《本草》，通经达权，以获其神，守常知变，以造于圣，亦何死者不可重生，危者不可重安哉。

——清·陈士铎《本草新编·十剂论》

【提要】　本论主要阐述十剂之义理。陈士铎在论中辨疑析惑，略人所详，详人所略，见解独特，多有变通扩展之用，其阐发的十剂义理有临床实用价值。

陈士铎　辟陶隐居十剂内增入寒热二剂论

陈远公曰：十剂之后，陶隐居增入寒热二剂，虽亦有见，缪仲醇辟寒有时不可以治热，热有时不可以治寒，以热有阴虚而寒有阳虚之异也。此论更超出陶隐居，但未尝言寒热二剂之宜删也。后人偏信陶隐居妄自增寒热二剂，又多岐路之趋，不知寒热之病甚多，何症非寒热也。七方十剂之中，何方、何剂不可以治寒热？若止用寒热二剂以治寒热，则宜于寒必不宜于热，宜于热必不宜寒，亦甚拘滞而不弘矣。故分寒热以治寒热，不可为训。或问陶隐居增入寒热二剂，甚为有见，吾子何党仲醇而删之。虽曰七方十剂俱可治寒热，然世人昧焉不察，从何方何剂以治之乎。不若增寒热二剂，使世人易于治病也。嗟乎！子言则美矣，然非用剂之义也。寒热之变证多端，执二剂以治寒热，非救人，正杀人也！予所以删之，岂党仲醇哉！

或疑寒热之变端虽多，终不外于寒热之二病，安在不可立寒热之二剂耶？曰：寒之中有热，热之中有寒；有寒似热而实寒，有热似寒而反热；有上实寒而下实热，有上实热而下实寒；有朝作寒而暮作热，有朝作热而暮作寒；有外不热而内偏热，有外不寒而内偏寒；更有虚热虚寒之分，实热实寒之异，偏寒偏热之别，假寒假热之殊。不识寒热二剂，何以概治之耶！予所以信寒热二剂断不可增于十剂之内，故辟陶隐居之非，而嘉缪仲醇之是也。

或疑寒热不常，方法可定，临症通变，全在乎人，不信寒热二剂之不可增也。嗟乎。立一方法，必先操于无弊，而后可以垂训，乃增一法，非确然不可移之法，又何贵于增乎，故不若删之为快耳。

——清·陈士铎《本草新编·辟陶隐居十剂内增入寒热二剂论》

【提要】　本论主要阐述寒热二剂不可增于十剂之内。陈士铎认为，"何症非寒热""何方、何剂不可以治寒热"，况寒热有夹杂、真假、虚实且变证多端，不可分寒热以治寒热，寒热二剂不可增于十剂之内。

陈士铎　辟缪仲醇十剂内增升降二剂论

陈远公曰：缪仲醇因陶隐居十剂中增入寒热二剂，辟其虚寒虚热之不可用也，另增入升降二剂。虽亦有见，而终非至当不移之法。夫升即宣之义，降即泻之义也。况通之中未尝无升，通则气自升矣；补之中未尝无升，补则气自升矣。推而轻重滑涩燥湿，无不有升之义在也。况通之内何常非降，通则气自降矣；补之内何常非降，补则气自降矣。推而轻重滑涩燥湿，无不有降之义在也。是十剂无剂不可升阳，何必再立升之名，无剂不可降阴，何必重多降之目。夫人阳不交于阴则病，阴不交于阳则亦病。十剂方法，无非使阳交阴而阴交阳也。阳既交，阴则阳自降矣。阴既交阳，则阴自升矣。阳降则火自安于下，何必愁火空难制；阴升则水自润于上，何必虞水涸难济。此升降二剂所以宜删，而前圣立方实无可议也。

或问：升降二剂经吾子之快论，觉十剂无非升降也，但不识于吾子所论之外，更可阐其微乎？曰：升降不外阴阳，而阴阳之道何能以一言尽。有升阳而阳升者，有升阳而阳反降者，有降阴而阴降者，有降阴而阴愈不降者，又不可不知也。然而升降之法，实包于十剂之中。有十剂之法，则可变通而甚神，舍十剂之法，而止执升降之二剂，未免拘滞而不化，此升降之二剂所以可删耳。

或疑：执升降二剂，不可尽升降阴阳也，岂增入之全非耶？曰：升降可增，则前人早增之矣，何待仲醇乎！正以阴阳之道无穷，升降之法难尽，通十剂以为升降，可以尽症之变，倘徒执升降之二剂，又何以变通哉。

或疑：可升可降，十剂中未尝言也，何不另标升降之名，使世人一览而知升降哉。曰：有升有降者，病之常也；宜升宜降者，医之术也。切人之脉，即知阴阳之升降矣。阴阳既知，升降何难辨哉！使必览剂而后知之，无论全用十剂，不可升降人之阴阳，即单执升降二剂，又何能治阴阳之升降哉。夫十剂之中，皆可升可降之剂。人知阴阳，即知升降矣。何必另标升降之多事哉！

——清·陈士铎《本草新编·辟缪仲醇十剂内增升降二剂论》

【提要】　本论主要阐述"十剂皆可升可降之剂，不必另标升降之法"。陈士铎认为，缪希雍主张在十剂基础上再增入升、降二剂，此虽是一种新见解，但升降之法实包于十剂之中，十剂皆可升可降之剂，不必增入升降之法。

沈金鳌　十剂分类要药※*

徐之才曰：药有宣、通、补、泻、轻、重、滑、涩、燥、湿十种，是药之大体，而本经不言，后人未述，凡用药者，审而详之，则靡所遗失……自神农著《本经》，历代药性书，悉以草、木、金、石等依类相次，读者几忘"十"字之义，并忘药有此十种之性。宜其制方用药，相反相戾，错杂以出之也。余辑是书援据十剂以分门类，非敢好异，欲阅者晓然于药之各有其性，因各有其用。

——清·沈金鳌《要药分剂·自序》

一、要药者，寻常日用必需之药，所以别乎险僻之味也。古人云：良药治病，十痊八九；毒药治病，治不一二。可见用药之当慎矣。兹编所录，止四百余品，稍涉险僻者，概摒去之。

一、是编照十剂分类，欲人晓然于药之各有其性。而宣、通、补、泻、轻、重、滑、涩、燥、湿，一览易知，不至引用错误也。

——清·沈金鳌《要药分剂·凡例》

【摘要】 本论主要阐述《要药分剂》以十剂分门类。清·沈金鳌的《要药分剂》，推崇"十剂"之说，收集常用药 420 种，据十剂以分门类，是"欲人晓然于药之各有其性"。沈金鳌在每一剂开头，皆有"徐之才曰"字样，每类中仍按自然属性编排，每味药先述药物性味及畏恶，然后以主治、归经、前论、禁忌、炮制等为标题，分别详述之。其所述内容，大部分是摘录自前代本草而并无新意，但其以"十剂"具体分类药物尚属首次。

沈金鳌 论增补升降二剂之失※*

徐之才曰：药有宣、通、补、泻、轻、重、滑、涩、燥、湿十种，是药之大体。而本经不言，后人未述。凡用药者，审而详之，则靡所遗失，诚哉是言也。内经发挥宣通等义亦甚详，而十剂之说，诚足尽药之用，以为依据矣。隐居陶氏续入寒、热二条，仲淳缪氏以寒有时不可治热，热有时不可治寒，訾为背谬，因去寒热而增升降二剂。夫缪之訾陶，其说良是。但即升降二义绎之，十剂中如宣轻则兼有升义，泻滑则兼有降义，且诸药性，非升即降，或可升可降，或升多降少，或升少降多，别无不升不降专为宣通等性者。则升降二字可以概群药，不得另立二门次于十剂后，宜之才以十剂为药之大体，靡所遗失也。

——清·沈金鳌《要药分剂·自序》

【提要】 本论认为，十剂之说足尽药之用，不必另立寒热、升降之剂。沈金鳌肯定了缪希雍驳斥增入寒、热二剂的观点，对于其增入升、降二剂则力辟之，认为升降之法实包含于十剂之中，不必另立名目。其与陈士铎对增入寒热、升降二剂的观点是一致的。基于此，其《要药分剂》以十剂分门类。

1.3 自然属性分类

《周礼》 以土会之法辨五地之物生※*

以土会之法辨五地之物生，一曰山林，其动物宜毛物，其植物宜皂鳞。其民毛而方。二曰川泽，其动物宜鳞物，其植物宜膏物，其民黑而津。三曰丘陵，其动物宜羽物，其植物宜核物，其民专而长。四曰坟衍，其动物宜介物，其植物宜荚物，其民皙而瘠。五曰原隰，其动物宜羸物，其植物宜丛物，其民丰肉而庳。

——《周礼·地官·司徒》

【提要】 本论是对动植物分类方法的首次记载。春秋战国时期，人们开始对动植物进行相对系统的分类。首先出现了"动物""植物"两个词语。植物，按照形态分为皂物（果实具有壳斗，如柞、栎等）、膏（囊）物（具有膨大的花托，像囊包含着果实，如莲和芡）、核物（核果类，如梅、李）、荚物（具有荚果一类的植物，如皂荚）、丛物（芦苇类植物）等5类。动物，分为毛物（密被长毛的兽类，如貂、狐等）、鳞物（被有鳞片的鱼类或蛇类）、羽物（有羽毛的禽类）、介物（有甲壳的龟、鳖类）、嬴物（短毛的兽类，如虎、豹）5类。其论述中，还将自然环境和动植物的种类相关联。如：山林地区适宜生长貂、狐等细毛动物和可以染色的柞实之类的植物，川泽地区适宜生长鱼龙一类有鳞的动物和莲芡一类结有果子的植物，丘陵地区适宜生长翟雉等鸟类和梅李等有核及果实的植物，坟衍地区适宜生长鱼鳖一类有甲壳的动物和有芒刺的植物，原隰地区适宜生长虎豹一类的浅毛动物和萑苇等枝叶茂密的植物。另外，《周礼·天官·疾医》亦有"以五味、五谷、五药、养其病"的记载。《注》曰："五药，草、木、虫、石、谷也。"这是现存文献中，针对药物自然属性对药物进行分类的最早记载。

陶弘景　分类论※*

魏、晋已来，吴普、李当之等，更复损益。或五百九十五，或四百四十一，或三百一十九；或三品混糅，冷、热舛错，草、石不分，虫、兽无辨；且所主治，互有得失，医家不能备见，则识智有浅深。今辄苞综诸经，研括烦省，以《神农本经》三品，合三百六十五为主，又进名医副品，亦三百六十五，合七百三十种。精粗皆取，无复遗落，分别科条，区畛物类，兼注诸时用，土地所出，及仙经道术所须，并此序录，合为七卷。

——南朝梁·陶弘景《本草经集注·序录上》

【提要】　本论为《本草经集注》对中药分类方法的记载。陶弘景在《本草经集注》序中，总结了当时本草分类存在的问题。如：三品混糅，冷热舛错，草石不分，虫兽无辨。批评一些本草著作对药物三品的划分不够准确，对药性的认识有误，对药物自然属性认识不清。因此，为弥补前人分类方法的不足，他提出了新的分类原则，"苞综诸经，研括烦省""分别科条，区畛物类"；首创自然属性分类方法，将药物分为玉石、草木、虫兽、果、菜、米食六类；又将一些来源不明或当时被弃用的药物，归入"有名未用"类下。每类（除"有名未用"外）又分为上、中、下三品，第一次出现了二级分类方法。这种分类方法，从历史的角度来看，是药物分类法的一大进步。此后，如唐代的《新修本草》、宋代的《开宝本草》《嘉祐本草》《证类本草》等典籍，都沿用了《本草经集注》的分类方法，只是类目略有分合变化和增加。

李时珍　析族区类、振纲分目分类法※*

《神农本草》三卷，三百六十种，分上、中、下三品。梁陶弘景增药一倍，随品附入。唐、宋重修，各有增附，或并或退，品目虽存，旧额淆混，义意俱失。今通列一十六部为纲，六十类为目，各以类从。三品书名，俱注各药之下，一览可知，免寻索也。

旧本玉、石、水、土混同，诸虫、鳞、介不别，或虫入木部，或木入草部。今各列为部，首以水、火，次之以土，水、火为万物之先，土为万物母也。次之以金、石，从土也。次之以草、谷、菜、果、木，从微至巨也。次之以服、器，从草、木也。次之以虫、鳞、介、禽、兽，终之以人，从贱至贵也。

——明·李时珍《本草纲目·〈本草纲目〉凡例》

【提要】 本论主要阐述《本草纲目》的分类方法。《本草纲目》采用"析族、区类、振纲、分目"的方法，将1892种药物分为16部为纲，即水、火、土、金石等矿物4部，草、谷、菜、果、木等植物5部，服、器1部，介、虫、鳞、禽、兽、人等动物6部。在16部之下，又分为60类为目，如草部又分山草、芳草、隰草、毒草、蔓草、水草、石草等11目。本论阐述了其分部之缘由："各列为部，首以水火，次之以土，水火为万物之先，土为万物之母也。次之以金、石，从土也。次之以草、谷、菜、果、木，从微至巨也。次之以服、器，从草木也。次之以虫、鳞、介、禽、兽，终之以人，从贱至贵也。"李时珍"不分三品，惟逐各部；物以类从，目随纲举"的分类方法，建立了较为完备的中药自然属性分类体系，也成为了中药自然属性分类法的典范。其后，如《本草正》《本草备要》《本草纲目拾遗》《本草从新》等，基本上都沿用《本草纲目》的自然属性分类方法。

1.4 功效主治分类

❧ 王 纶 药性分类[※*] ❧

《本草》第二卷，原有指抄病原，所主药名。今仿其意，分为十二门，曰药性分类，以为临病用药、制方之际，易于检寻。此为下部。

——明·王纶《本草集要·凡例》

【摘要】 本论扼要阐明了《本草集要》药性分类法的特点。明·王纶在《本草集要》中，将药物分为十二门。在《本草集要·下部》，将药物按功效、主治，分列为治"气、寒、血、热、痰、湿、风、燥、疮、毒、妇人、小儿"等12门，各门又细分若干类。具体是：①治气门：补气清气温凉药、温气快气辛热药、行气散气降气药、破气消积气药。②治寒门：治上焦寒药、治中焦寒药、治下焦寒药、各经主治药。③治血门：补血温血属阳药、补血生血属阴药、凉血止血行血药、破血消积血药。④治热门：治上焦热药、治中焦热药、治下焦热药、各经主治药、骨肉分劳瘵发热主治药。⑤治痰门：治热痰虚痰药、治湿痰行痰药、治寒痰风痰药、消克痰积药。⑥治湿门：行湿利大小便药、治湿热药、治寒湿药、各经主治药。⑦治风门：行气开表药、辛热散寒药、清热润燥药、各经主治药。⑧治燥门：解热生津药、滋血润燥药、各经主治药。⑨治疮门：泻火解热寒凉药、行气开滞辛温药、活血行血药、解毒攻毒药。⑩治毒门：解毒药、解毒兼治邪药、治邪药。⑪妇人门：补虚调经安胎药、理产和血行气药、攻克血积药。⑫小儿门：治脾病补虚痦泻药、治肝病风热惊痫药、治疮毒药。

黄宫绣　分类论※*

本草药味，他氏多以草木昆虫金石类为编次，以便披阅。然形质虽同，而气味不就一处合编，则诸药诸性又分散各部而不可以共束矣。是编开列药品，总以气味相类共为一处。如补火等药，则以补火为类；滋水等药，则以滋水为类。间有一味而兼数治数性者，不得不就一处以为品列，不必彼此重见，是亦限于编次之一道也。再于分别气味之下，又注是草、是木、是金、是石以为类次。俾气味既得依类而处，而形质亦得分类合观。庶泾渭攸分，而学者自无亡津之叹。

——清·黄宫绣《本草求真·凡例》

【提要】　本论是《本草求真》有关中药功效分类方法的概述。中药功效的分类方法，经过长期的酝酿、过渡，发展到清代终于趋于完善，其代表作是黄宫绣的《本草求真》。该书为弥补一般本草著作按药物性质即自然属性分类之不足，采用了以药物性用为依据的编次方法。其"悉从药性气味类裁，如补火则以补火之药一类，滋水则以滋水之药一类，散寒则以散寒之药一类，泻热则以泻热之药一类，以便批阅"（《本草求真·上编》）。《本草求真》收药520种，上编将药物分为补剂、收涩、散剂、泻剂、血剂、杂剂、食物7大类；然后进行二级分类，细分为31类，即又将补剂分为温中、平补、补火、滋水、温肾5类；将收涩分为温涩、寒涩、收涩、镇虚4类；将散剂分为散寒、驱风、散湿、散热、吐散、温散、平散7类；将泻剂分为渗湿、泻湿、泻水、降痰、泻热、泻火、下气、平泻8类；将血剂分为温血、凉血、下血3类；将杂剂分为杀虫、发毒、解毒、毒物4类。食物未再分类。下编则为"脏腑病证主药"和"六淫病证主药"，分别按肝、心、脾、肺、肾、命门、三焦、胆、胃、大肠、小肠、膀胱等十二脏腑经络，以及风、寒、暑、湿、燥、火、热、痰、气、血、积、痛、消渴等13种病证列出主药。这是以药物功效为主，试图从不同角度进行药物归类的尝试。

2
产地与采收

2.1 土 地 所 出

陈嘉谟　出产择土地

　　凡诸草本、昆虫，各有相宜地产。气味功力，自异寻常。谚云：一方风土养万民，是亦一方地土出方药也。摄生之士，宁几求真，多惮远路艰难，惟采近产充代。殊不知一种之药，远近虽生，亦有可相代用者，亦有不可代用者。可代者，以功力缓紧略殊，倘倍加犹足去病。不可代者，因气味纯驳大异，若妄饵反致损人。故《本经》谓参、芪虽种异治同，而芎、归则殊种各治足征矣。他如齐州半夏，华阴细辛，银夏柴胡，甘肃枸杞；茅山玄胡索、苍术，怀庆干山药、地黄；歙白术，绵黄芪，上党参，交趾桂。每擅名因地，故以地冠名。地胜药灵，视斯益信。又宜山谷者，难混家园所栽，芍药、牡丹皮为然；或宜家园者，勿杂山谷自产，菊花、桑根皮是尔。云在泽取滋润，泽傍匪止泽兰叶也；云在石求清洁，石上岂特石菖蒲乎？东壁土及各样土至微，用亦据理；千里水并诸般水极广，烹必合宜。总不悖于《图经》，才有益于药剂。《书》曰：慎厥始，图厥终。此之谓夫。

——明·陈嘉谟《本草蒙筌·总论·出产择土地》

　　【提要】　中药各有其相宜的地产，有专生于一境者，有可生于他处，却在气味、功力等品质方面有所差异者。我国古代医家，很早就认识到了这种差异。《神农本草经》中，谓之"土地所出"。《本草经集注》中，则已经明确强调一些药材以某产地"为良""最佳""最胜"等。我国疆域辽阔，江河湖泽、山陵丘壑、平原沃野以及辽阔海域等，自然地理环境复杂多样，为多种药用动、植物的生长提供了有利的条件，同时也使各种药材在品种、产量和质量上都有一定的地域性。历代医家经过长期的使用、观察和比较，发现药材由于产地不同，其质量有优劣之分，并逐渐形成了"道地药材"的概念。

黄璐琦　张瑞贤　论道地药材[※*]

　　道地药材之所以不同于普通药材，其根本原因即在于自身的品质。

如芎䓖，《本草蒙筌》记载："生川蜀名雀脑芎者，圆实而重，状如雀脑，此上口也，用治凡病证俱优；产历阳，属庐州府，名马衔芎者，根节大茎细，状如马衔，含止齿根血独妙。京芎，关中所种，关中古西京（今西安）多种莳，因而得名，功专疗偏头疼。台芎出台州，属浙江，只散风去湿。抚芎出抚郡，属江西，惟开郁宽胸。余产入药不堪，煮汤浴身则可。"书中指出芎䓖有川芎（雀脑芎）、马衔芎、京芎、台芎、抚芎等多种，而以川芎为佳。

又如黄芪，陶弘景言"虚而客热，加地骨皮，白水黄芪；虚而冷，用陇西黄芪"，因白水黄芪"冷补"，陇西黄芪"甘温补"。

又如菊花，有亳菊、滁菊、怀菊、川菊、杭菊之别。郁金，有川郁金、温郁金、桂郁金之分。牛膝，《本草图经》谓："生河南川谷及临朐，今江、淮、闽、粤、关中亦有之，然不及怀州者为真。"白芍，《药物出产辨》言："白芍产四川中江、渠河为川芍，产安徽亳州为亳芍，产浙江杭州为杭芍。"

此处有必要说明的是，并非所有的药材都具有道地性。不同的生物体，对生态条件的要求不同，有些要求十分严格，有些要求不甚严格，适应能力强，分布范围广。如蒲公英、荭草、雀卵等，分布较广，随处可得，又如桔梗适应范围广泛，也没有明显的道地产区。

——黄璐琦，张瑞贤《道地药材理论与文献研究》

【提要】　本论主要阐明道地药材之所以不同于普通药材，其根本原因即在于自身的品质，并指出并非所有的药材都具有道地性。道地药材，又称地道药材，是指历史悠久、产地适宜、品种优良、炮制考究、疗效突出、带有地域特点的药材，是优质纯真药材的专用名词。从《神农本草经》起，众多的本草文献都记载了名贵药材的品种产地资料。如四川的川芎、贝母、乌头、附子等，甘肃的当归，宁夏的枸杞，青海的大黄，内蒙古的黄芪，东北的人参、细辛、五味子，山西的党参，河南的地黄、牛膝、山药、菊花，云南的三七、茯苓，山东的阿胶、北沙参，浙江的贝母、乌药、延胡索、山茱萸，江苏的薄荷、苍术，广东的陈皮、砂仁等，都是著名的道地药材。

2.2　伐　取　得　时

◆◆　陶弘景　论采药时月※*　◆◆

本草（采药）时月，皆在建寅岁首，则从汉太初后记也。其根物多以二月、八月采者，谓春初津润始萌，未冲枝叶，势力淳浓故也。至秋则枝叶就枯，又归流于下。今即事验之，春宁宜早，秋宁宜晚，其华、实、茎、叶乃各随其成熟耳。

——南朝梁·陶弘景《本草经集注·序录上》

【提要】　本论为陶弘景有关根物类药材的采收时间与药物质量关系的论述。药材的质量，与采收时月密切相关。采收得时与否，对于药效有明显影响。论中提出的"根物多以二月、八月采者""春宁宜早，秋宁宜晚"为经验之谈，可以作为一般规律指导药物的采集。

❧ 沈 括 论采药 ❧

古方采草药，多用二八月，此殊未当。二月草已芽，八月苗未枯。采掇者易辨识耳，在药则未为良时。大率用根者，若有宿根，须取无茎叶时采，则津泽皆归其根。欲验之，但取芦菔地黄辈，观无苗时采，则实而沉；有苗时采，则虚而浮。其无宿根者，即候苗成而未有花时采，则根生定，而又未衰，如今紫草。未花时采，则根色鲜泽；花过而采，则根色黯恶，此其效也。用叶者，取叶初长足时取；（用芽者亦从本说）用花者，取花初敷时采；用实者，取成实时采，皆不可限以时月。缘气有早晚，天时有愆伏。如平地三月花者，深山中须四月花。白乐天游大林寺诗云：人间四月芳菲尽，山寺桃花始正开。盖常理也。此地势高下之不同也。如笙竹笋，有二月生者，有三四月生者，有五月方生者，谓之晚笙。稻有七月熟者，有八九月熟者。有十月熟者，谓之晚稻。一物同一畦之间，自有早晚，此物性之不同也。岭峤微草，凌冬不凋，并汾乔木，望秋先殒。诸越则桃李夏实，朔漠则桃李夏荣，此地气之不同也。同亩之稼，则粪溉者先芽。一丘之禾，则后种者晚实。此人力之不同也，岂可一切拘以定月哉？

——宋·苏轼、沈括《苏沈良方·卷第一·论采药》

【提要】 本论主要阐述各种药用植物，在其生长发育的各个时期，根、茎、花、叶、实、各个部分，由于生长时间或成熟度不同，药性、药效的强弱，也往往有较大差异。所以，为保证药材的质量，药物的采集应该"伐取得时"。时，指的是时节，很多用根的药物在农历二、八月采；时，更是时气，二、八月之期，也不可拘泥。其道理，即如《素问·至真要大论》所言"时有常位而气不必也"，亦即本论所讲的"气有早晚，天时有愆伏"。另外，更有物性、地气之别，根叶花实虽各有其适宜的采收时节，然不可完全拘泥于"时位"，更应该根据时气的早晚、植物的实际生长状况来采集。古人在采药过程中，积累了大量的经验。如：用根者，有宿根的须取无茎叶时采，则津泽皆归其根；无宿根者，即候苗成而未有花时采，则根生定，而又未衰。用叶者，取叶初长足时取；用花者，取花初敷时采；用实者，取成实时采。总之，适时的采收，可以保证性味完壮，药力雄厚。

❧ 陈嘉谟 收采按时月 ❧

草木根梢，收采惟宜秋末、春初。春初则津润始萌，未充枝叶；秋末则气汁下降，悉归本根。今即事验之。春宁宜早，秋宁宜迟，尤尽善也。茎叶花实，四季随宜。采未老枝茎，汁正充溢；摘将开花蕊，气尚包藏。实收已熟味纯，叶采新生力倍。入药诚妙，治病方灵。其诸玉、石、禽、兽、虫鱼，或取无时，或收按节，亦有深义。匪为虚文，并各遵依，毋恣孟浪。

——明·陈嘉谟《本草蒙筌·总论·收采按时月》

【提要】 本论主要阐述药物当按时月收采。陈嘉谟在陶弘景"根物多以二月、八月采者""春宁宜早，秋宁宜晚"论的基础上，进一步提出了"采未老枝茎，汁正充溢；摘将开花蕊，气尚包藏。实收已熟味纯，叶采新生力倍"的观点。唐·孙思邈《千金翼方》中论及"采药时节"，专篇介绍220多种药物的采收时节；民国·曹炳章在《增订伪药条辨·绪言》中，阐述了一些药物的采集规律，可作补充参考。

2.3 司 岁 备 物

《素问》 论司岁备物※*

帝曰：其主病何如？岐伯曰：司岁备物，则无遗主矣。帝曰：先岁物何也？岐伯曰：天地之专精也。帝曰：司气者何如？岐伯曰：司气者主岁同，然有余不足也。帝曰：非司岁物何谓也？岐伯曰：散也。故质同而异等也。气味有薄厚，性用有躁静，治保有多少，力化有浅深。此之谓也。

——《素问·至真要大论》

【提要】 本论主要阐述"司岁备物"的思想。禀岁气生化的药物，与非司岁的药物，在气味厚薄、性用的躁静、治保的多少、力化的深浅方面，都会存在一定的差异。因此，需要根据司岁之气来采备相应的药物，这也就是"司岁备物"。后世医家有不同的认识，如：张介宾认为，"备物"即根据司岁之气分备酸、苦、甘、辛、咸五味药物；张志聪则认为，是根据司岁之气分备寒、热、风、燥、甘润之药。其他医家也有一些不尽相同的观点，但综合来看，不外是药味、药性之异。司岁的药物得天地之专精，气味应该都是专而厚的。因此，可以根据岁气的特点，以及药物本身的作用特点，来决定采收哪一类的药物。

李时珍 采药分六气岁物

岐伯曰：厥阴司天为风化，在泉为酸化，清毒不生。少阴司天为热化，在泉为苦化，寒毒不生。太阴司天为湿化，在泉为甘化，燥毒不生。少阳司天为火化，在泉为苦化，寒毒不生。阳明司天为燥化，在泉为辛化，湿毒不生。太阳司天为寒化，在泉为咸化，热毒不生。治病者，必明六化分治，五味五色所生，五脏所宜，乃可言盈虚病生之绪。本乎天者，天之气；本乎地者，地之气。谨候气宜，无失病机。司岁备物，则无遗主矣。岁物者，天地之专精也。非司岁物则气散，质同而异等也。气味有厚薄，性用有躁静，治保有多少，力化有浅深。上淫于下，所胜平之；外淫于内，所胜治之。

王冰曰：化于天者，为天气；化于地者，为地气。五毒皆五行之气所为，故所胜者不生，惟司天在泉之所生者其味正。故药工专司岁气，所收药物，则所主无遗略矣。五运有余，则专精之气，药物肥浓，使用当其正气味也。不足，则药不专精而气散，物不纯，形质虽同，力用则异矣。故天气淫于下、地气淫于内者，皆以所胜平治之，如风胜湿、酸胜甘之类是也。

——明·李时珍《本草纲目·序例第一卷上·序例上·采药分六气岁物》

【提要】 本论主要阐述采药分六气岁物。李时珍集《素问》六化分治、司岁备物之论，以及王冰所作注释，总结为"采药分六气岁物"，认为"岁物"，得专精之气，药物肥浓，气味专正；非司岁物，则药不专精而气散，物不纯，形质虽同，力用不足。

张志聪 论司岁备物[※*]

凡物性有寒热温清燥润，及五色五味。五色五味以应五运，寒热温清燥润以应六气，是以上古司岁备物。如少阴君火，少阳相火司岁，则备温热之药。太阳寒水司岁，则备阴寒之药。厥阴风木司岁，则备清凉之药。太阴湿土司岁，则备甘润之药。阳明燥金司岁，则备辛燥之药。岐伯曰：司岁备物得天地之专精，非司岁备物则气散也。后世不能效上古之预备，因加炮制以助其力。如黄连水浸，附子火炮，即助寒水君火之火。后人不体经义，反以火炒黄连，尿煮附子。

——清·张志聪《本草崇原·卷上本经上品·黄连》

【提要】 本论主要阐述"司岁备物"理论。张志聪认为，"司岁备物"是根据君火、相火、寒水、风木、湿土、燥金司岁之气，分备温热、清凉、甘温、辛燥之药。实际中，"司岁备物"的实践有一定的难度。观其原因，一则在于理论上需要完善，一则也在于实际操作起来也较为耗时费力。后世医家不能做到这一点，于是常以炮制来改善药性。炮制能够在一定程度上改善和改变药物的性能，然而却并不能完全替代"司岁备物"。

3 炮　制

🌸 陈嘉谟　制造资水火 🌸

　　凡药制造，贵在适中，不及则功效难求，太过则气味反失。火制四：有煅、有炮、有炙、有炒之不同；水制三：或渍、或泡、或洗之弗等。水火共制造者，若蒸、若煮而有二焉。余外制虽多端，总不离此二者：匪故巧弄，各有意存。酒制升提，姜制发散。入盐走肾脏，仍使软坚；用醋注肝经，且资住痛。童便制，除劣性降下；米泔制，去燥性和中。乳制滋润回枯，助生阴血；蜜制甘缓难化，增益元阳。陈壁土制，窃真气骤补中焦；麦麸皮制，抑酷性勿伤上膈。乌豆汤，甘草汤渍曝，并解毒致令平和；羊酥油、猪脂油涂烧，咸渗骨容易脆断。有剜去瓢免胀，有抽去心除烦。大概具陈，初学熟玩。

——明·陈嘉谟《本草蒙筌·总论·制造资水火》

　　【提要】　本论主要阐述药物的炮制方法。作者总结为三类九法，即：①火制：煅、炮、炙、炒；②水制：渍、泡、洗；③水火共制：蒸、煮。另外，论中对某些炮制法，尤其加入辅料的炮制目的和功效进行了总结。主要有以下几类：其一，改变药物升、降、浮、沉之性，如酒制升提、姜制发散、童便制除劣性而降下等。其二，增强或改变药物的性能或功效，如烧灰存性、煅存性、麸炒抑酷性而和胃、盐制走肾而软坚，以及用醋制注肝经而止痛等。另外，还有本论没有提及的一种情况，就是可以通过炮制改变药物寒温之性。如黄连苦寒，可用生姜、吴茱萸拌炒，既可减其寒性，又能增加温胃止呕之功。其三，缓和药物性能，如米泔制去燥性和中，麸炒苍术能缓和苍术的燥性，增强健脾燥湿的作用等。其四，制约药物的毒性，如论中所说的乌豆汤，用甘草汤渍曝；另外，对于毒性较大的一类药物诸如乌头、附子、马钱子、半夏等，常采用砂烫、水煮、笼蒸等，以及加其他辅料的方法可以减低其毒性。其五，去瓢抽心等，去除不能发挥或者影响相应治疗效果的部分。去瓢免胀，如枳壳、枳实、青皮、陈皮；抽去心除烦，如巴戟天、远志等需去心。总之，三类方法，以改变药物的气味和质地，或转化其升降浮沉，总以趋利避害、减毒增效为目的。

🌸 缪希雍　雷公炮炙十七法 ※* 🌸

　　雷公炮炙法有十七：曰炮、曰爁、曰煿、曰炙、曰煨、曰炒、曰煅、曰炼、曰制、曰度、曰飞、曰伏、曰镑、曰搬、曰曋、曰曝、曰露是也，用者宜如法，各尽其宜。

——明·缪希雍《炮炙大法》

【提要】 明·缪希雍在《炮炙大法》卷首，归纳了明代以前的炮制方法，这就是后世所说的"雷公炮炙十七法"。上述十七法，因历史的变迁，其中的某些方法和术语现今已经不用了，有些方法的内涵现已难以准确表达，但却可从中窥见明代以前中药炮制的概况，对研究中药炮制仍有帮助。

张志聪　炮制辩

上古以司岁备物，谓得天地之专精。如君、相二火司岁，则收取姜、桂、附子之热类。如太阳寒水司岁，则收取芩、连、大黄之寒类。如太阴土气司岁，则收取芪、术、参、苓、山药、黄精之土类。如厥阴风木司岁，则收取羌活、防风、天麻、独活之风类。如阳明燥金司岁，则收取苍术、桑皮、半夏之燥类。盖得主岁之气以助之，则物之功力倍厚。中古之世，不能司岁备物，故用炮制以代天地之气。如制附子曰炮，制苍术、桑皮曰炒，盖以火助热、以炒助燥也。制白术以土拌，制黄连以水浸，皆所以助之也。近有制附子以水煮曰阴制，用芝麻炒苍术、以蜜拌桑皮曰润燥，以姜酒炒芩、连（按《伤寒》《金匮》诸方，芩、连俱生用），以半夏作曲饼，此皆由狐疑，而无力量故也。昔齐相徐之才论药，有宣、通、补、泄、轻、重、滑、涩、燥、湿之十剂，元人王安道，补出寒、热二种。是宜用寒者，专取其寒；用热者，专取其热；宜涩者，专取其燥；宜泄者，专取其滑。若反制其性而用之，何异束缚手足而使之战斗哉！

——清·张志聪《侣山堂类辩·卷下·炮制辩》

【提要】 本论主要阐述炮制以代"司岁备物"的思想。张志聪认为，得主岁之气以资助，则药物之功力倍厚。后世不能"司岁备物"，故炮制以代天地之气。同时，他认为炮制当起助力作用，而对反佐而制有所狐疑。反制法，是一种药材，用与其性味不同或相反的辅料炮制后，能使其原有的性味降低，功效有所下降，无异于"束缚手足"。

王洪绪　诸药法制及药性

夫用药如用兵也，兵有勇猛，药有燥烈，烈药经制则纯，勇兵经练则精，兵精破贼不难，药纯治病易愈。苟炮制不妥，犹勇兵之武艺未备也。今人不精于制，而视性之烈燥者，畏之如虎，反诿之曰：非徒无益，惟恐有害。予初续药性，继攻炮制。然药之性，古今之议未远，炮制之法，却有不同。予留心四十余年，深得其法，用之功灵效速，万无一失。如悉烈药之力如勇兵，制药之方如演武也。

——清·王洪绪《外科全生集·卷三·诸药法制及药性》

【提要】 本论以演武比喻并阐述诸药法制及药性。作者指出，兵有勇猛者，经练则精，精兵强将战则易胜；药有燥烈者，经制则纯，攻邪疗疾往往可以事半功倍。因此，燥烈之药，妥当炮制可成霸道，大可不必畏之如虎狼。

徐灵胎　制药论

制药之法，古方甚少，而最详于宋之雷敩，今世所传《雷公炮炙论》是也。后世制药之法，日我一日，内中亦有至无理者，固不可从；若其微妙之处，实有精义存焉。凡物气厚力大者，无有不偏，偏则有利必有害。欲取其利，而去其害，则用法以制之，则药性之偏者醇矣。其制之义又各不同，或以相反为制，或以相资为制，或以相恶为制，或以相畏为制，或以相喜为制。而制法又复不同，或制其形，或制其性，或制其味，或制其质，此皆巧于用药之法也。古方制药无多，其立方之法，配合气性，如桂枝汤中用白芍，亦即有相制之理，故不必每药制之也。若后世好奇眩异之人，必求贵重怪僻之物，其制法大费工本，以神其说。此乃好奇尚异之人造作，以欺诳富贵人之法，不足凭也。惟平和而有理者，为可从耳。

——清·徐灵胎《医学源流论·卷上·方药·制药论》

【提要】　本论主要阐述药物炮制法及其制之义。徐灵胎认为，制义有相反、相资、相恶、相畏、相喜为制，而制法又有制其形、制其性、制其味、制其质之不同，但总以"取其利，而去其害"为目的。此外，更需明确的是，药还有配伍相制之理，且药当生用者众多，"不必每药制之也"。

吴鞠通　雷公炮制论

雷公炮制，此雷公系五代时之雷敩，其学术未见精也。今人误认为黄帝、岐伯时论道之雷公，谨遵之而不敢议。盖世运至五季之衰，无道不坏。古方多用生药、毒药，药之偏，所以矫病之偏也。五季之时，医失其学，杀人者多，故雷公起而救之，不能使天下之医皆有学问，遂将稍有性气之药，不分有毒、无毒，上品、中品、下品，一概炮制。如茯苓，平淡之上品，用乳制，恐其渗也。若畏其渗，何如不用。用之者，用其渗也。去其渗而用之，何所用哉？人参用秋石制，欲其入肾也。以大队补肾药或补八脉药，而用人参，自有功用，何必制之？即制之亦未必入肾也。阿胶炒成珠，畏其腻也。既畏其腻，何不改用他药？且阿胶取济水之极深沉降，水曰润下，兹以火炒之，是炎上也。半夏不用姜制而用矾制，古法用生姜制，以生姜能制半夏之小毒，半夏、生姜有相须之妙。近日药肆中用矾制，洁白好看，不适于用，断不可从。他如麦冬之去心，论详《温病条辨》中。其他错谬之处，不能殚述。学者当随时考查，通者从之，不通者违之，一视天理之公，不可稍存好恶。

——清·吴鞠通《医医病书·七十一、雷公炮制论》

【提要】　本论对一些药物的炮制法提出了异议，强调药当适于用，不可一概炮制。吴鞠通认为，古方多用生药、毒药，是以药之偏，矫病之偏，不必非制过不可服，尤其不当制而制或制之不合法者，反致失药之本性，影响药物发挥应有的疗效。

莫枚士　制药论

自雷敩著炮制之论，而后世之以药制药者，愈出而愈奇，但因此而失其本性者亦不少。药之有利必有弊，势也；病之资利不资弊，情也；用之去弊勿去利，理也。古方能使各遂其性，如仲景小半夏汤类，凡生姜、半夏并用者，皆一时同入之，非先时专制之，正欲生半夏之得尽其长，而复借生姜以随救其短。譬诸用人，自有使贪、使诈之权衡，不必胥天下之菲材而尽桎梏之，使不得动也。各遂之妙如此。若后世专制之法，在临时修合丸散而即服者犹可，倘预制备售，则被制者之力已微，甚而至再、至三、至十余制，则取其质而汩其性，其能去病也几何？近见人治痰疟，于肆中求半贝丸服之无效，取生半夏、贝母为末，和姜汁，服之即效，但微有烦状耳！于此可类推已。或薄古法为疏，盍思之！

——清·莫枚士《研经言·卷一·制药论》

【提要】 本论主要阐述炮制的目的在于趋利避害，而炮制不当或炮制太过，往往会去弊又去利，使药物药力减弱甚或丧失其本性，就失去了炮制的本意。

唐容川 论炮制※※

药有当生用者，乃一定之理，未可一律论也。如仲景炙甘草汤取其益胃，则用炙而气升；芍药甘草汤取其平胃，则用生而气平；甘草干姜汤、侧柏叶汤，其姜皆炮过，则温而不烈；四逆、理中，则干姜不炮，取其气烈，乃能去寒；附子古用火炮，正是去其毒也，或解为助附子之热，非也。予四川人，知四川彰明县采制附子，必用盐腌，其腌附子之盐，食之毒人至死，并无药可解。可知附子之毒甚矣，然将腌附子之盐放于竹筒中，用火煅过则无毒，入补肾药又温而不烈，反为良药。据此则知，仲景炮附子亦是制其毒也，其用生附又是以毒追风，毒因毒用，一生一炮，有一定之理。读《金匮》者，可考而别之。葶苈不炒则不香，不能散，故必炒用。苏子、白芥必炒用，与此同意。半夏南星非制不用，去其毒也。礞石必用火硝煅过，性始能发乃能坠痰，不煅则石质不化，药性不发，又毒不散故必用煅。山甲不炒珠，则药性不发。鸡金不煅，其性亦不发。古铜钱、花蕊石均非煅不行，乃世不察，而矜言炮制。有朱砂亦用火煅者，不知朱砂中含银水，煅则水走失朱砂之性矣。地黄用砂仁、生姜酒煮，反寒为温，殊失药性。童便煎作秋石以为滋阴，实则大咸走血，反能发热，毫非童便本性。熟地烧炭则燥，安有滋润之功？若银花炭、槐花炭，轻虚之质，火气之余，故反能退火，与熟地炭有别。此最当审，未能尽述。大抵性平之药不可太制，以竭其力；性猛峻有毒者，非制不堪用。且有制得其宜而功益妙者，是在善于审量也。有如大黄直走下焦，用酒炒至黑色，则质轻味淡能上清头目，不速下也。独黄丸杂以他药，九蒸九晒，清润而不攻下，名清宁丸，真有天得一以清，地得一以宁之意。巴豆悍利，西洋人烘取去油，变其辛烈之味，为焦香，名曰咖啡茶。消食利肠胃并不攻泻，真善制巴豆者也。外利用巴豆为末，加雄黄炒至黑色为乌金膏。化腐肉妙不伤好肉，皆是善于制药之法。总之用其长而去其短，善炮制者也；损其长而益其短，不善炮制者也。

——清·唐容川《本草问答·卷下》

【提要】 本论主要阐述药物有宜炮制用者，有宜生用者之理。其论"大抵性平之药不可太制，以竭其力；性猛峻有毒者，非制不堪用""用其长而去其短，善炮制者也；损其长而益其短，不善炮制者也"，是为点睛之语。

4 性　能

4.1　概　说

4.1.1　辨识之法

《圣济经》　论药物形色自然之法象※*

　　天之所赋，不离阴阳。形色自然，皆有法象。毛羽之类，生于阳而属于阴。鳞介之类，生于阴而属于阳。空青法木，色青而主肝。丹砂法火，色赤而主心。云母法金，色白而主肺。磁石法水，色黑而主肾。黄石脂法土，色黄而主脾。触类长之，莫不有自然之理。或质同而性异，或名异而实同。或孕正气，或托异类。或物化之未渝，或物宜之相戾。

——宋·赵佶《圣济经·卷之九·药理篇·名定实辨章》

　　【提要】　本论主要阐述药物形色法象自然之理。《圣济经》提出了"法象"药理的概念，并举例说明了毛羽、鳞介之类，法阴阳，空青、丹砂、云母、磁石、黄石脂法五行，从而各有其相应功能的机制。药物的功用是具有复杂性的，但分析其药理规律，则是"形色自然，皆有法象""莫不有自然之理"。《圣济经》卷九"药篇"，作为中医最早的权威性的药理专论，其"法象"药理的提出，推动了中医对于药理的探索和中药理论的进一步发展。

《圣济经》　论药物性用※*

　　物各有性，性各有材，材各有用。圣人穷天地之妙，通万物之理，其于命药，不特察草石之寒温，顺阴阳之常性而已……于是有因其性而为用者，有因其用而为使者，有因其所胜而为制者，其凝不同，然通之皆有权，用之皆有法也。蝉吸风，用以治风。虻饮血，用以治血。鼠善穿，以消腹满。獭善水，以除水胀。乘风莫如鸢，故以止风眩。川泳莫如鱼，故以治水肿。蜂房成于蜂，故以治蜂螫。鼠妇生于湿，故以利水道。所谓因其性而为之用者如此。车能利转，淬辖以通喉。钥能开达，淬钥以启噤。弩牙速产，以机发而不括也。杵糠下噎，以杵筑而下也。所谓因其用而为之使者如此。萍不沉于水，可以胜酒，独活不摇于风，可以治风。鸬鹚制鱼，以之下鲠。鹰制狐，以之袪魅。所谓因其所胜而为之制者如此。

——宋·赵佶《圣济经·卷之九·药理篇·权通意使章》

【提要】 本论主要阐述药物"有因其性而为用者，有因其用而为使者，有因其所胜而为制者"。本论中的药理分析，是取法天地万物之象，格物穷理、寻究物性，进而推演药物功用的一种思维方式和方法，属"法象"药理的内容。"法象"药理，着眼于药物的外部特征和联系，由取象比类产生各种思维联想，将"形-性-用"关联起来探究药理，对后世医家对于药理的探索，无疑起到了一定的带动和指引作用。

刘完素 论药性自然之理※※

物各有性，以谓物之性有尽也，制而用之，将使之无尽；物之用有穷也，变而通之，将使之无穷。夫惟性无尽用无穷，故施于品剂，以佐使斯人，其功用亦不可一而足也。于是有因其性而为用者，有因其所胜为制者，有气同则相求者，有气相克则相制者，有气有余而补不足者，有气相感则以意使者，有质同而性异者，有名异而实同者。故蛇之性上窜而引药，蝉之性脱而退翳，虻饮血而用以治血，鼠善穿而用以治漏，所谓因其性而为用者如此。弩牙速产，以机发而不括也；杵糠下噎，以杵筑下也，所谓因其用而为使者如此。萍不沉水，可以胜酒；独活不摇风，可以治风，所谓因其所胜而为之用制也如此。麻，木谷而治风；豆，水谷而治水，所谓气相同则相求者如此。牛土畜，乳可以止渴疾；豕水畜，心可以镇恍惚，所谓因其气相克则相制也如此。熊肉振嬴，兔肝明视，所谓因其气有余，补不足也如此。鲤之治水，鹜之利水，所谓因其气相感，则以意使者如此。蜂蜜成于蜂，蜜温而蜂寒；油本生于麻，麻温而油寒，兹同质而异性也。蘼芜生于芎䓖，蓬蔂生于复盆，兹名异而实同者也。所以如此之类，不可胜举。故天地赋形，不离阴阳，形色自然，皆有法象。毛羽之类，生于阳而属于阴；鳞介之类，生于阴而属于阳。空青法水色青而主肝脉，丹砂法火色赤而主心，云母法金色白而主肺，磁石法水色黑而主肾，黄石脂法土色黄而主脾，故触类而长之，莫不有自然之理也。

——金·刘完素《素问病机气宜保命集·卷上·本草论》

【提要】 本论主要阐述药物的性用，千变万化，变而通之，活法无穷。刘完素将其总结为"有因其性而为用者，有因其所胜为制者，有气同则相求者，有气相克则相制者，有气有余而补不足者，有气相感则以意使者，有质同而性异者，有名异而实同者"。从内容上不难看出，其思想深受《圣济经》"药理篇"的影响，又有自己用药经验和理论的补充和总结，丰富了"法象"药理的内容。

刘完素 论药物形色性味体※※

真假　形　金木水火土
深浅　色　青赤黄白黑
急缓　性　寒热温凉平

厚薄　味　辛酸咸苦甘
润枯　体　虚实轻重中

　　轻枯虚薄缓浅假，宜上；厚重实润深真急，宜下。其中平者宜中，余形色性味，皆随脏腑所宜。

——金·刘完素《素问病机气宜保命集·卷下·药略》

　　【提要】　本论主要阐述药物形、色、性、味、体及之性能。刘完素将药物分解为形、色、性、味、体五大要素，各要素又以二分、五分法进行分析，辨析药物的性能。明·陈嘉谟《本草蒙筌·总论》全盘采用其论述，命之为"用药法象"。

❧ 李东垣　药性阴阳论 ❧

　　夫药有寒热温凉之性，酸苦辛咸甘淡之味，升降浮沉之能，厚薄轻重之用。或气一而味殊，或味同而气异，合而言之，不可混用。分而言之，各有所能。本乎天者亲上，本乎地者亲下。轻清成象，重浊成形。清阳发腠理，浊阴走五脏。清中清者，营养精神。浊中浊者，坚强骨髓。辛甘发散为阳，酸苦涌泄为阴。气为阳，气厚为阳中之阳，气薄为阳中之阴。薄则发泄，厚则发热。味为阴，味厚为阴中之阴，味薄为阴中之阳。薄则疏通，厚则滋润。升降浮沉之辨，豁然贯通，始可以言医，而司人命矣。人徒知药之神者，乃药之力也。殊不知乃用药之力也。人徒知辨真伪识药之为难，殊不知分阴阳用药之为尤难也。

——金·李东垣《珍珠囊补遗药性赋·卷一总赋·用药发明·药性阴阳论》

　　【提要】　本论主要阐明"寒热温凉之性，酸苦辛咸甘淡之味，升降浮沉之能，厚薄轻重之用"，涵盖了中药药性理论的主要内容。李东垣以气味阴阳厚薄论药之升降浮沉，则是对《素问·阴阳应象大论》《素问·至真要大论》气味阴阳理论的进一步发挥和丰富。掌握药物的气味阴阳、薄厚、升降浮沉，可以比较准确地认识药物的作用和性能，更好地指导临床用药。

❧ 王好古　用药根梢例 ❧

　　凡根之在土者，中半以上，气脉之上行也，以生苗者为根；中半以下，气脉之下行也，入土以为梢。病在中焦与上焦者，用根；在下焦者，用梢。根升而梢降。大凡药根有上中下：人身半以上，天之阳也，用头；在中焦用身；在身半以下，地之阴也，用梢。述类象形者也。

——元·王好古《汤液本草·卷之二·东垣先生用药心法·用药根梢例》

　　【提要】　本论主要阐述用药根梢寓含的"述类象形"之理。论中述类象形，指出根类药物上、中、下各有所治。这实际上是"取象比类"的思维方式和方法。李东垣在医学实践中运用这一思维方法，触类旁通，用以解释根类药物不同部位的功效差异。如当归，其头尾功效各异，治上当用头，治中当用身，治下当用尾，通治则全用。

陈嘉谟 咀片分根梢

根梢各治，尤勿混淆。生苗向上者为根，气脉行上；入土垂下者为梢，气脉下行。中截为身，气脉中守。上焦病者用根；中焦病者用身；下焦病者用梢。盖根升梢降，中守不移故也。

——明·陈嘉谟《本草蒙筌·总论·咀片分根梢》

【提要】 本论主要阐述"根升梢降，中守不移"之理。"咀片分根梢"的思想，源于李东垣用药根梢之论，陈嘉谟运用更为精炼的语言，总结了"根升梢降，中守不移"的一般规律。所谓根升，必其气味形色皆具升性，才能升达；梢降、中守不移亦同理。

陈嘉谟 用药法象

形：金木水火土，真假，轻枯虚薄缓浅假，宜治上。
色：青赤黄白黑，深浅，重润实厚急深真，宜治下。
性：寒湿温凉平，急缓 其中平者宜治中，余随脏。
味：辛酸咸苦甘，厚薄 腑所宜处。
体：虚实轻重平，枯润。

——明·陈嘉谟《本草蒙筌·总论·用药法象》

【提要】 本论将药物形、色、性、味、体及之性能，概括为"用药法象"。此论原出金·刘完素《素问病机气宜保命集·卷下·药略第三十二》，本论在行文上与其略有差异，如个别字的表述，如"体：虚实轻重平"，"平"原为"中"。与上条互参。

李时珍 草部论[※※]

天造地化而草木生焉。刚交于柔而成根荄，柔交于刚而成枝干。叶萼属阳，华实属阴。由是草中有木，木中有草。得气之粹者为良，得气之戾者为毒。故有五形焉（金、木、水、火、土），五气焉（香、臭、臊、腥、膻），五色焉（青、赤、黄、白、黑），五味焉（酸、苦、甘、辛、咸），五性焉（寒、热、温、凉、平），五用焉（升、降、浮、沉、中）。

——明·李时珍《本草纲目·草部第十二卷》

【提要】 本论主要阐明草部药物的阴阳五行之性。中药来源以植物药居多，本草类药为主。中药，后蜀·韩保昇说："药有玉石草木虫兽，而直云本草者，为诸药中草类最多也。"中药的性能，主要依据其性、味、形、气、色及升降浮沉，论中言五形、五气、五色、五味、五性、五用将之以五行配属归类，皆源于五行理论，具有一定的实际意义。

杜文燮 药性阴阳论

药有气味厚薄不同，轻重不等，寒热相杂，阴阳相混，或气一而味殊，或味同而气异。清阳发腠理，实四肢，清之清者也。浊阴走五脏归六腑，浊之浊者也。清中清者，养荣于神，浊中浊者，坚强骨髓。气为阳、气厚为纯阳，气薄为阳中之阴，气薄则发泄，气厚则发热。味为阴、味厚为纯阴，味薄为阴中之阳，味薄则通，味厚则泄。辛甘发散为阳，酸苦涌泄为阴，淡味渗泄为阳，酸苦涌泄为阴。辛甘淡之热者，为阴中之阳，酸苦咸之寒者，为阳中之阴。如茯苓淡，为在天之阳也，阳当上行，何为利水而泄下？《内经》云：气之薄者，乃阳中之阴。所以利水而泄下，然而泄下亦不离乎阴之体，故入乎太阴也。麻黄甘、为在地之阴也，阴当下行，何为发汗而上升？《内经》云：味之薄者，乃阴中之阳。所以发汗而上升，然而升上亦不离乎阳之体，故入乎太阳也。附子气味俱厚，其性热，乃阳中之阳，故《经》云：发热。大黄气味俱厚，其性寒，乃阴中之阴，故《经》云：泄下。淡竹乃阳中之阴，所以利小便。苦茶乃阴中之阳，所以清头目。

　　药有寒热温凉平和之气，辛甘淡苦酸咸之味，升降浮沉之性，宣通补泻之能。《内经》曰：补泻在味，随时换气。故升以散之，散其在表怫郁也。甘以缓之，缓其大热大寒也。淡以渗之，渗其内湿，利小便也。苦以泄之，泄其上升之火也。酸以收之，收其精散之气也。咸以软之，软其燥结之火也。春气温而宜用凉药，夏气热而宜用寒药，秋气凉而宜用温药，冬气寒而宜用热药，此特四时之正耳，若病与时违，又不拘此例也。假如夏月忌发散，苟表实极重之症，虽用麻黄一两何妨，其余可以例推。病在上而宜用升药，病在下而宜用降药，病在外而宜用浮药，病在内而宜用沉药，故《经》曰"升降浮沉则顺之"，谓顺其升降浮沉药味之性也；"寒热温凉则逆之"，谓逆其寒热温凉之病也。

——明·杜文燮《药鉴·卷之一·药性阴阳论》

　　【提要】　本论主要阐明药性阴阳及其应用法则。杜文燮的药性阴阳之论，亦是本于《内经》的，其理论特点是以经解经、以药为例，说理颇为透彻。尤其，第二段对于"升降浮沉则顺之，寒热温凉则逆之"的用药原则，以"顺其升降浮沉药味之性""逆其寒热温凉之病"来解释，可谓要言不烦。

龚廷贤　药物性用论※*

　　夫药者，天地间之万物也。昔古神农，悯苍生之疾苦，格物理之精微，其用心可为仁矣。故本草药品虽多，然其味不过五，乃甘、辛、咸、苦、酸也，而其性不过六，温、凉、补、泻、升、降者也，且甘辛温补升者阳也，苦咸凉泻降者阴也，淡渗泄而属阳，酸性阳而味阴。故药有纯阳者，有纯阴者，有阴中之阳，有阳中之阴，有专用其气者，有独用其味者。大抵味之厚者必补，气之重者必降，味淡则泻，性轻则升。升者治在上在表之病，降者治在下在里之疾。诸寒凉者治乎血热，诸温热者治乎气郁气虚。润以濡燥，涩以收脱。又甘为诸补之原，苦为诸泻之本，辛香者亦升泄之类，酸咸者皆补降之属。

　　所谓补者，性味各有所补；而其泻者，亦各有所泻。然补中有泻，而泻中有补。如酸入肝，生津以制燥；至苦入心，滋阴以降火；辛能温肺以退寒；咸可坚肾以御热。如欲去其邪，在使复其正。泻阳有以补阴，泻阴有以补阳。降则通其自升，升则欲其自降。惟病有兼成，而法当合用。故方有奇偶，而药有君臣，制之以散者散也，或成之以锭者镇也。

——明·龚廷贤《寿世保元·卷一·本草·药论》

【提要】 本论主要阐述药物性味之功能。龚廷贤依据前人之论，提炼了一些论断，具有代表性的，如"味之厚者必补，气之重者必降""甘为诸补之原，苦为诸泻之本，辛香者亦升泄之类，酸咸者皆补降之属"，确为经验之谈，可为参考。

缪希雍 药性差别论

药有五味，中涵四气。因气味而成性，合气与味及性而论。其为差别，本自多途。其间厚薄多少，单用互兼，各各不同，良难究竟。是故《经》曰：五味之变，不可胜穷。此方剂之本也。阴阳二象，实为之纲纪焉。咸味本水，苦味本火，酸味本木，甘味本土，辛味本金，此五味之常也。及其变也，有神明之用焉。今姑陈其略以明之。

第准经文，同一苦寒也，黄芩则燥，天冬则润，芦荟能消，黄柏能补，黄连止泻，大黄下通，柴胡苦寒而升，龙胆苦寒而降。同一咸也，泽泻则泻，苁蓉则补，海藻、昆布则消而软坚，马茎、鹿茸则补而生齿。同一酸也，硫黄味酸而热，空青味酸而寒。甘合辛而发散为阳，甘合酸而收敛为阴。人参、黄芪阳也，甘温以治大热；地黄、五味阴也，甘酸以敛阴精。聊采数端，引以为例，如斯之类，难以枚举。良由气味互兼，性质各异，参合多少，制用全殊。所以穷五味之变，明药物之能，厥有旨哉！顾其用纷错，其道渊微，可以意知，难以言尽。非由妙悟，则物不从心。固将拯烝民于夭枉，宜瘁瘝乎兹篇。

——明·缪希雍《神农本草经疏·卷一·续序例上·药性差别论》

【提要】 本论主要本于气味而阐述药物性用之差别。作者指出，药物因气味而成性，而气味厚薄、气味参合多少之不同，是药性差别之根源所在，即如其言"由气味互兼，性质各异，参合多少，制用全殊"。另外，药性的差别，除从气味论外，还有形、性、气、质上的区别，不可不知。

王肯堂 药说[※]

一物一名，有取其形者，有取其臭者，有取其味者，有取其性者，有取其义者，皆宜参互而考订之。其有名义莫解，而无从印证者，则当辨其色与臭味。五色、五臭、五味，皆应乎五行，五行应乎五脏六腑。凡物莫逃乎五行，五行各有其性，而为阴为阳判然两途。既得其五行之性，而复识其阴阳之所属，则甘酸辛苦咸升降寒热之分，皎然在目。又考其生之所自，孰得正气而生，孰得间气而生，孰得驳杂之气而生。而性之所近，或喜燥，或喜湿，或喜寒，或喜热，兼此数者，庶无大谬。至如诸书所传之品，其考察非不精到，而揆之今日，往往不合者，则时为之也。天地之气，应乎物产，天度日差而西，地气日动而南，以乾坤之清宁，尚有变易，而况于物乎。物之变者无他，纯者日薄，驳者日峻也。《本经》所载轻身延年神仙者，无虑数十种，今试服之，其效未必如此之神，而毒药之伤人，沾吻而立殒，至今未艾。即此以观，而用药之道可知。

——明·王肯堂《医学穷源集·卷二·药说》

【提要】 本论主要阐述药物的命名，有取其形、取其臭、取其味、取其性、取其义者，可与张志聪"药性形名论"所述命名之义互参。实际上，药名很多时候彰显了其药物的药性，所以辨识药性又何尝不是如此。当然，也有名义难解者，不在其例，则另当辨其色、臭、味。药物的色、臭、味皆得五行之性，而入相应脏腑。另外，再明晰阴阳升降浮沉之理，"而用药之道可知"。

❦ 贾所学　辨药八法[※] ❧

药之命名，俱有意义，或以体，或以色，或以气，或以味，或以形，或以性，或以能，或以力，或以地，或以时，惟格物者先能辨此，则药之义理，思过半矣。

每药一品，须分八款，更有次序：曰体、曰色、曰气、曰味，此四者乃天地产物生成之法象，必先辨明以备参订；曰形、曰性、曰能、曰力，此四者，藉医人格物推测之义理，而后区别以印生成。按此八法，交相详辨，庶不为古今诸书所误，以淆惑药理。列法如下。

辨药八法

体：燥润轻重滑腻干；色：青红黄白黑紫苍；

气：膻臊香腥臭雄和；味：酸苦甘辛咸淡涩；

形：阴阳木火土金水；性：寒热温凉清浊平；

能：升降浮沉定走破；力：宣通补泻渗敛散。

上八款当验其体，观其色，臭其气，嚼其味，是定法也。然有不能臭其气，嚼其味者，须煎汁尝之。惟辨此四者为先，而后推其形，察其性，原其能，定其力，则凡厚薄、清浊、缓急、躁静、平和、酷锐之性，及走经主治之义，无余蕴矣。

——明·贾所学《药品化义·卷一·辨药八法》

【提要】　本论主要阐述"辨药"八法。作者所论"辨药八法"，非特指药物真伪优劣之"辨"，而是全面认识、把握和判别中药属性和药物特性诸多方面特征之"辨"。所辨八法，体、色、气、味四者乃天成，形、性、能、力四者乃格物推理验证而成。贾所学的《药品化义》八法之论，对研究和辨知药物的性、用有一定的参考价值。

❦ 张志聪　药性形名论 ❧

按《本草纲目》金石、草木、禽兽、果谷，自神农及今，计一千六百余种，命名之义，各有思存。如黄连、白芷、青黛、元参之类，以色而命名也；甘草、苦参、酸枣、细辛之类，以味而命名也；寒水石、腽肭脐、火硝、香薷之类，以气而命名；桑皮、橘核、杏仁、苏子之类，以体而命名也；夏枯草、款冬花、长春、秋葵之类，因时而命名也；防风、续断、决明、益智之类，以功能而命名也；钩藤、兜铃、狗脊、乌头之类，以形象而命名也。命名之义，不能枚举，施于治道，各有功用。如五气分走五脏，五味逆治五行，皮以治皮，节以治骨，核以治丸，（松节、杉节及草根之多坚节者，皆能治骨；荔核、橘核之类，治睾丸。）子能明目，藤蔓者治筋脉，肉者补血肉，各从其类也。如水草、石草，其性主升；梢杪子实，其性主降；甘香之品，能横达于四旁；寒热之气，性浮沉于上下，在土之根荄，本乎上者亲上，本乎下者亲下；

在外之枝干，在根者治本，在枝者行于四肢。此物性之自然也。又如夏枯之草，夏收之术，半夏之生，豨莶之成，皆得火土之气，而能化土；秋英之菊，秋鸣之蝉，感金气而能制风；凌冬不凋者，得寒水之气，而能清热；先春而发者，秉甲木之性，而能生升。此感天地四时之气，而各有制化也。甘温者补，苦寒者泻；色赤者走血，色白者走气。赤圆者象心，白瓣者象肺，紫尺者益脾，香圆者入胃，径直青赤者走肝，双仁圆小者补肾，以形色之相类也。（以象形而治五脏，详《金匮要略》。）阳者主上，阴者主下，阴中之阳升，阳中之阴降；轻清者主上，重浊者主下，浊中之清升，清中之浊降。凡物感阴阳之气而生，各有清浊升降之质性者也。又如山栀炒黑而降，黑豆黄卷而升，红曲生血，神曲化粳。此假造酿而得化功者也。因名而取实，因象以用形，得其性之升降浮沉，气之温凉寒热，色之青黄赤白，味之甘苦酸辛，一千六百余种，大概不越乎此矣。

——清·张志聪《侣山堂类辩·卷下·药性形名论》

【提要】　本论主要阐述药性形名。药物常以色、味、气、体、生成时、功能、形象等命名，在一定意义上更是对药物药性特点的展现。张志聪论药性和药用，重视形气，总以"格物取象"（述类象形）及"五运六气"（感天地四时之气，而各有制化）之理为视角，认为万物各有自然之性，即当有其自然之性理，可于外在气化环境及药物本身自然形气中探求药性。

张志聪　本草纲领论

天地所生万物，皆感五运六气之化，故不出五气、五味、五色、五行、寒热温凉、升降浮沉之别。《经》云：五味阴阳之用，辛甘发散为阳，酸苦涌泄为阴，淡味渗泄为阳，咸味涌泄为阴，六者或收、或散、或缓、或急、或燥、或润、或软、或坚，随所利而行之。此物性之纲领也。五气、五味，各归所喜。酸先入肝，苦先入心，甘先入脾，辛先入肺，咸先入肾。肝色青，宜食甘；心色赤，宜食酸；肺色白，宜食苦；脾色黄，宜食咸；肾色黑，宜食辛。辛散，酸收，甘缓，苦坚，咸软。毒药攻邪，五谷为养，五果为助，五畜为益，五菜为充，气味合而服之，以补益精气。四时五脏之病，随五味所宜也。又肝苦急，急食甘以缓之，欲散，急食辛以散之，用辛补之，酸泻之，心苦缓，急食酸以收之，欲软，急食咸以软之，用咸补之，甘泻之，脾苦湿，急食苦以燥之，欲缓，急食甘以缓之，用苦泻之，甘补之；肺苦气上逆，急食苦以泄之，欲收，急食酸以收之，用酸补之，辛泻之；肾苦燥，急食辛以润之（辛又能润，为能开发腠理，致津液通气也），欲坚，急食苦以坚之，用苦补之，咸泻之。又辛走气，气病无多食辛；咸走血，血病无多食咸；苦走骨，骨病无多食苦（《灵枢》苦走血，咸走骨）；甘走肉，肉病无多食甘；酸走筋，筋病无多食酸。此五味补泻宜忌之纲领也。夫百病之生也，不出乎表里、阴阳、寒热、虚实。虚者补之，实者泻之，寒者热之，热者寒之，坚者削之，客者除之，劳者温之（凡甘温、辛温，皆从补），结者散之，留者攻之，燥者濡之，急者缓之，散者收之，损者温之，逸者行之，盛者折之，惊者平之，高者抑之，下者举之，微者逆之，甚者从之，上之下之，摩之浴之，薄之劫之，开之发之，适事为故，逆者正治，从者反治。此治病之纲领也。万物各有自然之性，凡病自有当然之理，即物以穷其性，即病以求其理，得其性理，豁然贯通，则天地所生之万物，人生所患之百病，皆归一致矣。用之可十可百，推之可万可千，岂不绰然有余裕哉！

——清·张志聪《侣山堂类辩·卷下·本草纲领论》

【提要】　本论主要阐明中药为天地所化生，皆感五运六气之化有五行、五气、五味、五色、寒热温凉、升降浮沉之别，此即药性之纲领。至其用，五气、五味，各归所喜；四时五脏之病，随五味所宜，总为五味补泻宜忌之纲领。辨证不外表里、阴阳、寒热、虚实，其治各有法则，此为治病之纲领。其论皆本于《内经》。

🌿 张志聪　草木不凋论 🌿

草木寒不黄陨，及花发于冬者，得冬令寒水之资也。木生于水，水通于天，水火相济，水由地行，水气之通于四脏者也。如麦门冬、款冬花、枇杷叶、侧柏叶、山豆根、巴戟天之类，肾之肺药也；黄连、菖蒲、山栀、南烛、茶花、梅花之类，肾之心药也，厚朴、豆蔻、丁香、枳橘之类，肾之脾药也，菌桂、纵竹、密蒙花、女贞实之类，肾之肝药也。夫肾为水脏，受藏五脏之精，而复还出于四脏，入肝为泪，入心为血，入脾为涎，入肺为涕，上下交通，而外注于九窍。是以得寒水之草木，能启阴气上滋四脏，复能导四脏之气而下交于阴，又匪独肾气之通于四脏。五脏之气，皆相贯通，而药性亦然。如枣仁脾之心药也，石斛脾之肾药也，芍药脾之肝药也，桑皮脾之肺药也。类而推之，总不出五行之生化。

——清·张志聪《侣山堂类辩·卷下·草木不凋论》

【提要】　本论主要阐述得寒水之草木类药物的性能特点。张志聪将药物置身于天地气化之中，以五行生化自然之理，分类分析药物、寻究药理，独具特色。

🌿 汪　昂　药有形性气质※* 🌿

药之为物，各有形、性、气、质。其入诸经，有因形相类者（如连翘似心而入心，荔枝核似睾丸而入肾之类）；有因性相从者（如属木者入肝，属水者入肾；润者走血分，燥者入气分；本天者亲上，本地者亲下之类）；有因气相求者（如气香入脾，气焦入心之类）；有因质相同者（如药之头入头，干入身，枝入肢，皮行皮。又如红花、苏木，汁似血而入血之类），自然之理，可以意得也。

药有以形名者，人参、狗脊之类是也；有以色名者，黄连、黑参之类是也；有以气名者，豨莶、香薷之类是也；有以味名者，甘草、苦参之类是也；有以质名者，石膏、石脂、归身、归尾之类是也；有以时名者，夏枯、款冬之类是也；有以能名者，何首乌、骨碎补之类是也。

——清·汪昂《本草备要·药性总义》

【提要】　本论主要阐述药有形、性、气、质，其作用于人体，有着同形相应、同性相从、同气相求、同质相得而"各从其类"的自然之理。具体来讲，就是药物在自然状态下呈现出的形象和气象（形性气质），与人体某些部位在现象层面上有一定的共性或相似的属性，药物即有趋向性作用于该处，即所谓"述类象形"，各从其类以为用。黄宫绣在《本草求真·下编·卷十·总义》中引用其论，命名为"药有形性气质"，十分切题。另外，需要明确的是，以形性气质辨析药物性用是其"大端"，虽有定法，也有变格，很多药物须形色气味等合参为论，方为确当。

汪　昂　论药物各以其类相从

凡药根之在土中者，半身以上则上升，半身以下则下降（以生苗者为根，以入土者为梢。上焦用根，下焦用梢，半身以上用头，中焦用身，半身以下用梢。虽一药而根、梢各别，用之或差，服亦罔效）。药之为枝者达四肢，为皮者达皮肤，为心、为干者内行脏腑。质之轻者上入心、肺，重者下入肝、肾。中空者发表，内实者攻里。枯燥者入气分，润泽者入血分。此上下内外，各以其类相从也。

——清·汪昂《本草备要·药性总义》

【提要】　本论主要阐述用药法象及各以其类相从的道理。作者将药物与人体部位相比类，通过"取类比象"分析药物的特性和作用趋向，即"各以其类相从"。其中，包括了形相类，如植物药根身梢上、中、下各有所治，为枝者达四肢，为皮者达皮肤，为心、为干者内行脏腑等。另外，还有轻重、虚实、燥润等质相类者，亦各从其类以为用。此皆有"述类象形"之义。

徐灵胎　药性变迁论

古方所用之药，当时效验显著，而本草载其功用凿凿者，今依方施用，竟有应与不应，其故何哉？盖有数端焉：一则地气之殊也。当时初用之始，必有所产之地，此乃其本生之土，故气厚而力全；以后传种他方，则地气移而力薄矣。一则种类之异也。凡物之种类不一，古人所采，必至贵之种。后世相传，必择其易于繁衍者而种之，未必皆种之至贵者。物虽非伪，而种则殊矣。一则天生与人力之异也。当时所采，皆生于山谷之中，元气未泄，故得气独厚。今皆人功种植，既非山谷之真气，又加灌溉之功，则性平淡而薄劣矣。一则名实之讹也。当时药不市卖，皆医者自取而备之。迨其后，有不常用之品，后人欲得而用之，寻求采访，或误以他物充之，或以别种代之。又肆中未备，以近似者欺人取利，此药遂失其真矣。其变迁之因，实非一端。药性既殊，即审病极真，处方极当，奈其药非当时之药，即效亦不可必矣。今之医者，惟知定方，其药则惟病家取之肆中，所以真假莫辨。虽有神医，不能以假药治真病也。

——清·徐灵胎《医学源流论·卷上·方药·药性变迁论》

【提要】　本论主要阐明药性变迁之因。徐灵胎从地气之殊、种类之异、天生与人力之异、名实之讹四方面，论药性差别。尤其地气变迁、人工种植对药性的影响，时至今日仍是一个不容忽视的问题。临床上，当辨证准确，处方恰当，当效不效之时，就要考虑药物的问题了。

徐灵胎　药性专长论

药之治病，有可解者，有不可解者。如性热能治寒，性燥能治湿。芳香则通气，滋润则生津，此可解者也。如同一发散也，而桂枝则散太阳之邪，柴胡则散少阳之邪。同一滋阴也，而麦冬则滋肺之阴，生地则滋肾之阴。同一解毒也，而雄黄则解蛇虫之毒，甘草则解饮食之毒，已有不可尽解者。至如鳖甲之消痞块，使君子之杀蛔虫，赤小豆之消肤肿，蕤仁生服不眠，熟服多眠，白鹤花之不腐肉而腐骨，则万不可解者。此乃药性之专长，即所谓单方秘方也。然人只知不可解者之为专长，而不知常用药之中，亦各有专长之功。后人或不知之，而不能用，或日用而忽焉，皆不能尽收药之功效者也。知医者，当广集奇方，深明药理，然后奇症当前，皆有治法，变化不穷。当年神农著《本草》之时，既不能睹形而即识其性，又不可每药历试而知，竟能深识其功能，而所投必效，岂非与造化相为默契，而非后人思虑之所能及者乎？

——清·徐灵胎《医学源流论·卷上·方药·药性专长论》

【提要】　本论主要阐明药性专长，是指药物对某种病证有专长之功，或者说为专主一证之要药。药性专长，可以从形质气味来推测和解释。但有些药物专长，医家也解不出其中的道理，于是谓之"单方""秘方"。关于这一问题，徐灵胎在《神农本草经百种录·上品·菟丝子》中指出："显于形质气味者，可以推测，而知其深藏于性中者，不可以常理求。"专长之药，不仅见于单方、秘方中，常用药之中也有，医者当知而能用。

徐灵胎　药石性同用异论

一药有一药之性情功效，其药能治某病，古方中用之以治某病，此显而易见者。然一药不止一方用之，他方用之亦效，何也？盖药之功用，不止一端。在此方，则取其此长；在彼方，则取其彼长。真知其功效之实，自能曲中病情，而得其力。迨至后世，一药所治之病愈多而亦效者，盖古人尚未尽知之，后人屡试而后知，所以历代本草所注药性，较之《神农本经》所注功用增益数倍，盖以此也。但其中有当有不当，不若《神农本草》字字精切耳。又同一热药，而附子之热，与干姜之热，迥乎不同；同一寒药，而石膏之寒，与黄连之寒，迥乎不同。一或误用，祸害立至。盖古人用药之法，并不专取其寒热温凉补泻之性也。或取其气，或取其味，或取其色，或取其形，或取其所生之方，或取嗜好之偏，其药似与病情之寒热温凉补泻若不相关，而投之反有神效。古方中如此者，不可枚举。学者必将《神农本草》字字求其精义之所在，而参以仲景诸方，则圣人之精理自能洞晓。而已之立方，亦必有奇思妙想，深入病机，而天下无难治之症也。

——清·徐灵胎《医学源流论·卷上·方药·药石性同用异论》

【提要】　本论主要阐述用药不仅专取其寒热温凉补泻之性，也常取其气、味、色、形、所生之地及嗜好之偏以为用。其在《神农本草经百种录·上品·丹砂》中说："凡药之用，或取其气，或取其味，或取其色，或取其形，或取其质，或取其性情，或取其所生之时，或取其所成之地，各以其所偏胜而即资之疗疾，故能补偏救弊，调和脏腑。"药物性同用异之理不外乎此。

许豫和　药性解

药之有性，犹人之有性，无所赋也。识其性，然后用之。不知其性而轻用，鲜有不败事者。《纲目》分门辨类，药无巨细，先释名，次辨误，次修治，然后因其形、色、气、味之各别，以合乎脏腑、经络而施之补泻之用。《本经》以下，代有增补，药品日繁，何能尽识？医家选用古方各随风土之宜，以合君臣之制，凡用一药，先读《本草》者知其体，次究古方者知其用，体用既明，然后置诸囊中，一有疑焉，未可轻试。仲景方箭无空发，东垣方众志成城，如炼兵炼将，各尽所长，要使吾心之精神与药之气味两相融洽，则药为我用，自有得心应手之妙。若不亲尝气味，训练乎平日，不可以为医也。为记药性解，欲学者知药之性，则知所用矣。

参芪之气，秉天地冲和，所谓得气之粹者为良是也。其气入胃，与人之元气相合，故能相生相长，以成补益之功，此参芪之用也。四物、阿胶得天地阴成之味，其味入胃与人之阴液相亲，故能相生相长以存其根，此四物之用也。有气血两虚而合用者，有五脏偏亏各随其所喜而加引经之味者，是在临症变通各从其类可也。

冬令伤寒，初感病在太阳尚未传里，麻黄、桂枝两把火往外一撑，严寒之气何患不解，此仲景麻黄、桂枝之用也。寒邪入里变而为热，则有苦寒之味三黄、白虎、承气等方从内而泄，此仲景攻下之用也。寒邪在表，以辛温之气散之，热邪入里，以苦寒之味泄之，《经》所谓升降浮沉则顺之，寒热温凉则逆之是也。

良药治病者，草木之性顺天之生气也，毒药攻病者，虻虫、水蛭、砒石、硝黄之类驱地之戾气也。病来杀我，我不杀他，不足以为治，势不两立之用也。医家能施毒药固是高手，一或有差，大命随之矣。胆欲大而心欲细，至言哉。

——清·许豫和《怡堂散记·卷下·药性解》

【提要】　本论以参芪、四物、阿胶、麻桂等药物为例，论述药物的性与用之理。认为"欲学者知药之性，则知所用"。关于药物的性与用，张志聪《本草崇原·序》中有一段精彩的论述。其曰："但言某药治某病，某病须某药，不探其原，只言其治，是药用也，非药性也。知其性而用之，则用之有本，神变无方。袭其用而用之，则用之无本，窒碍难通。"许豫和之论，亦是表达这样一个道理。

吴鞠通　药不能治病论

药之能治病者，止有制方。如吸毒石之吸毒，鸡嘴之治蜈蚣毒之类，所谓禽之制在气也。时下所用之汤、丸等方，皆和方也，药物不能直行治病。或曰：药既不能治病，汝医病能不用药乎？曰：药之走脏腑经络，拨动其气血。如官行文书，行该管衙门，使该管衙门官吏照牌理事。脏腑以气为官者，则以血为吏；以血为官者，则以气为吏。药入某脏某腑，使其气血调和，令本脏之气血，自行去本脏之病。亦有二三脏并治者，如会稿然；以一脏为主者，如主稿然。若脏腑气血稍离，虽有妙药，该管官吏不为奉行，不为核转查办，药其如之何哉？今人以为药能治病，尚隔一层。

——清·吴鞠通《医医病书·八、药不能治病论》

【提要】　本论主要阐述用药不在于直行祛病，而在于调和人体气血。其论凸显了中药扶"正"祛邪的原则，及如其所言"药入某脏某腑，使其气血调和，令本脏之气血，自行去本脏之病"。

吴鞠通　药物体用论

体用互根之理，医者不可不知。如肝与脾，阴脏也，而用则阳；胃与膀胱，阳腑也，而用则阴。如白芍、乌梅，生于阳，而用则阴。乌梅得初春之气，三阳开泰而开花；白芍生芽于亥月，历六阳之月，春尽而后开花。其性皆能以收敛为用。半夏生于夏半，当归秋分开花，皆得阴气而生者也。半夏逐痰饮而最补胃阳，当归行血中之阳气。推而广之，无不皆然。特举脏腑、药味一二条，以类其余。学者细心，随处体察，其用无穷，皆实学也。学医可也，学儒亦可也。泰极必否，否极必泰；损者多益，益者可损。莫不皆然，道在是矣！

——清·吴鞠通《医医病书·六、药物体用论》

【提要】　本论主要阐述药物体用互根之理。"体用"是中国传统哲学中的一个重要范畴，一般"体"指客观形体、形质、实体；"用"指功能、作用和属性。吴鞠通认为，人体五脏六腑有体用关系，药物也存在体用互根之理，并例举了肝与脾体阴而用阳、胃与膀胱体阳而用阴、白芍与乌梅生于阳而用阴、半夏与当归得阴气生而用阳的两条例证。学者可细心体察，触类旁通，举一反三。

吴鞠通　草木各得一太极论

古来著本草者，皆逐论其气味性情，未尝总论夫形体之大纲，生长化收藏之运用，兹特补之。盖芦主生，干与枝叶主长，花主化，子主收，根主藏，木也；草则收藏皆在子。凡干皆升，芦胜于干；凡叶皆散，花胜于叶；凡枝皆走络，须胜于枝；凡根皆降，子胜于根；由芦之升而长而化而收，子则复降而升而化而收矣。此草木各得一太极之理也。

——清·吴鞠通《温病条辨·卷六·解儿难·草木各得一太极论》

【提要】　本论主要阐述草木形体之大纲，生长化收藏之运用。吴鞠通在本论中，以草木形体之大纲，生长化收藏之运用，解释药物的"太极之理"。认为本草类药物各用药部位形体不同，则生长化收藏的特性、性能效用亦不同。一般而言，芦主生，干（升）与枝叶主长（散），花主化（散），子主收（降），根主藏（降）。此论所述通过入药部位的形象特点、生长特征为依据推理药物性能，只是一般规律，不必拘泥。

黄凯钧　古今药味不同论

古之为医，躬亲药物，如韩伯休之卖药，卖药即医也。《千金方》载采药以时，故有雷公之炮炙，仲景之咀，无一不入山采药，以救世人之疾。乐府虽有飞龙落药店之句，然至宋季，始立和剂局，复多药铺。是时医人尚撷药笼，贮一切丸散，其饮片则取给于店铺矣。药乃各方所产，皆本天生。白术赞曰：津如玉液，味似琼浆；人参必钉头鼠尾，黄芪必金井玉栏。至于近世，药既有铺，聚必有行，若汉口集川陕两湖两广之药，号称为薮，天下之商贩感集焉。蒙艟巨舰，日以百计，运行四方，而所产之地界不加广，生不敷销，无以应天下之求。土著者乃有下子分根之法，如茯苓乃百年松脂所化。近以松枝埋于土中，三年可采。凤州党参，陕州黄芪，于潜白术，无不称者，安能气味纯厚，得及上古哉？出处道地，最为难得，欲求天生者，非我所知也。即人参一味，从长白发祥，得地灵气厚，功魁群草；尚有下子分苗，名曰秧参，味淡而气薄，幸叨朝廷严禁，罪伪行真，功力如前。薄荷、青蒿，极贱之品，吴中山野，几遍原隰，余者可知矣。惟金石血肉之品，与结子采叶之药，无分古今也。

——清·黄凯钧《友渔斋医话·第二种·橘旁杂论下卷·古今药味不同论》

【提要】 本论主要阐明古今药味不同的原因。古今药味不同，最主要的原因，是药物天然生长、出处道地，与传种他方、地气移异而引起的差别。黄凯钧认为，药皆本天生，后世医药分离，药赖之于商贩，再加上药物所产之地界愈广，故某些药物的品质不及古人采用的天生的、道地的药材。这种气味、药效上的差别，徐灵胎在"药性变迁论"中也论及，可参上条。

黄凯钧 论金石药*

或问曰：金石之药，埋之不腐，煮之不烂，用能固气，可以延年；草木之药，未免腐烂，焉有固驻之功？答曰：金石之药，其性慓悍，而无津液之润。人服金石，当壮盛时，未见其害；及其衰弱，毒则发焉。夫壮年气盛则能制，血旺则能行，故不发也。及其气虚血衰，不能行制，毒积于脏腑，大患生焉。何固驻之有？或问曰：亦有未衰弱而石发，何也？答曰：忧患在心，气血不宣畅，营卫涩滞，不能行石，热结不散，随其所积，发诸痈疮。又有服石之人，倚石热而纵欲，恃石势而啖肥浓，以为奇效，而不知精液潜耗，猛热遂作，烈火燎原，罕不焦土，问曰：金石之为害若此，农皇何以标之于《本经》？答曰：大虚积冷之人，不妨暂服，疾愈即止，亦无害也。又问曰：石性标悍，脏衰则发，今病者先虚而后服石，岂能制其势力乎？且未见其害何也？答曰：初服之人，石势未积，又乘虚冷之体，焉得发邪。又曰：草木自不能久，岂能益人载？答曰：服之不倦，势力相接，积年之后，必获大益。夫攻之药，以疾瘥见功；固驻之方，觉安为效。形神既宁，则寿命日永矣。

——清·黄凯钧《友渔斋医话·第二种·橘旁杂论下卷·论金石》

【提要】 本论主要阐述服食金石药物养生延年的危害。金石药，因为采自天地之间，故不腐不朽。古人取象比类，认为服金石药有养生延年之用，这种观点在道家尤为盛行。如《神农本草经》受其影响，故诸如丹砂、云母、水银等金石药下，每有"久服轻身""延年"等论述。很多金石类药物有一定的毒性，又多是燥毒之品，常服久服，毒积于脏腑，发诸痈疮，而死者并不少见。黄凯钧指出，金石药性慓悍，不可轻用，不如以草木平和之品入药时而服之，以益养形神。这与孙思邈"宁服野葛，不服五石"的思想是一致的。

莫枚士 药性刚柔论*

药性有刚柔：刚为阳，柔为阴，故刚药动，柔药静。刚而动者其行急，急则迅发而无余，其起疾也速，其杀人也亦暴；柔而静者其行缓，缓则潜滋而相续，其起疾也迟，其杀人也亦舒。无识者，好为一偏，其害不可胜言。而中立者，因有牵掣之说焉。岂知柔者自迟，不能强之使速；刚者自速，不能强之使迟。迟速并使，迟者必让速者以先行，下咽之后，但见阳药之行阳，不见阴药之行阴。若病宜于阳，则阴药初不见功，而反酿祸于阳药已过之后；若病宜于阴，则阴药未及奏效，而已显受夫阳药反掌之灾。是以中立者亦谬也。总之，对病发药，斯为行所无事。

——清·莫枚士《研经言·卷一·用药论》

【**提要**】　莫枚士以刚柔论药性之用。性刚的药物，动而其行急，对证起效速，不对证伤人也暴；性柔的药物，静而其行缓，对证起效迟，不对证也是悄无声息酿祸。即使刚柔适中、阴阳中正平和之药，也不可有所偏好，因为气增日久必成一偏。所以，临证当"对病发药"，不可偏好。

石寿棠　用药大要论※

《易》曰：立天之道，曰阴与阳；立地之道，曰柔与刚。草木虽微，其气味有阴阳之分，体质有刚柔之别，一物一太极也。古人论药性，多言气味，少言体质。盖以地之刚柔，即天之阴阳所化，言阴阳而刚柔即在其中。后人不悟此理，每每误用。春山先生谓病有燥湿，药有燥润。凡体质柔软，有汁有油者，皆润；体质干脆，无汁无油者，皆燥。然润有辛润、温润、平润、凉润、寒润之殊，燥有辛燥、温燥、热燥、平燥、凉燥、寒燥之异，又有微润、甚润、微燥、甚燥之不同。大抵润药得春、秋、冬三气者多，得夏气者少；燥药得夏、秋、冬三气者多，得春气者少。燥药得天气多，故能治湿；润药得地气多，故能治燥。药未有不偏者也，以偏救偏，故名曰药。

试举其大略言之……

然既详其体质，又须辨其气味。大抵气薄者多升、多开；味厚者多降、多阖。辛甘发散为阳，主升；酸苦通泄为阴，主降。温者多开，寒者多阖。泻者多开，补者多阖。辛苦、辛酸之味多开，酸咸之味多阖。辛能散、能润，又能通津行水；苦能燥、能坚，又能破泄。酸能收之；咸能软之，又能凝之；甘得土之正味（甘药皆无毒），同开则开，同阖则阖，缓中之力独多；淡得天之全气（淡薄无味象天，寓有清肃之燥气，故功专渗湿），上升于天，下降于泉，渗湿之功独胜。若夫水族，如龟板、鳖甲诸品，禀乾刚之气，得坎水之精，体刚质柔，味咸而淡，能攻坚软坚，能燥湿清热，能滋阴潜阳，一药三用，阴虚夹湿热者、血燥结块者，用之尤宜。独是草木受气多偏，味难纯一，一药多兼数味，或先苦后辛、后甘，或先甘后辛、后苦，总以味偏胜者为主，味居后者为真，但须平昔亲尝，方能不误。春山先生从邵子元运之说，谓古今药性，未能画一，如今之元会世运，正当燥火司天，故燥病独多，万物亦从之而变燥，金味辛，火味苦，故药味多变苦辛。愚按：元运之说，似难尽凭，而地气不同，确有可据。如论中所辨麦冬本甘，今甘中带辛，杭产者辛味犹少，川产者辛味较多。钗斛本淡，今霍山产者，地近中州，味仍甘淡，川产者，味淡微苦，广西、云南产者，味纯苦而不甘，以广西、云南居中州西南之边陲，得燥火之气独胜也。所辨实皆不爽，不独时地不同，即种植亦异。如高丽人参，气本微湿，今用硫黄拌种，则温性较胜。如此类推，不可枚举。

至用药之法，须知用意。医者，意也。以意治病，是最上一乘，不得已而用药，已落二乘，然无情之药，以有知之意，用之则灵。古法用药如用兵，用兵有战有守，有奇有正，用药亦然。夫以天地之气，犹橐龠之开阖，运行不息，故能化生万物，在人则不能，故其机一停则病，一偏亦病，一息则死。六气之中，寒、湿偏于阖；燥、火偏于开；风无定体，兼寒、湿则阖，兼燥、火则开；暑有热有湿，偏于热者多开，偏于湿者多阖。用药治病，开必少佐以阖，阖必少佐以开，升必少佐以降，降必少佐以升，或正佐以成辅助之功，或反佐以作向导之用，阴阳相须之道，有如此者。燥病治以润，不妨佐以微苦，以微苦属火，火能胜金也；湿病治以燥，不如治以淡，以淡味得天之燥气，功专渗湿也。更有病纯者药纯，病杂者药杂（如泻心、黄连诸汤是也）。有病虽杂而出于一源，则立方要有专主；有病虽纯而夹以他病，则立方要有变通。燥病须防其夹湿，湿病须防其化燥。观其已往，以治其现在；治其现在，须顾其将来。表里、寒热、虚实，固当分明；标本、先后、重轻，尤宜权变。燥病当用膏滋，湿病当用丸散。燥病夹湿，润药用炒，或用水丸；湿病化燥，燥药用蒸，或用蜜丸。欲其速行，则用汤药，取汤以荡之之义；欲其缓化，则用丸药，取丸以缓之之义。

　　至于煎法，亦当用意。如阴液大亏，又夹痰涎，则浊药轻煎，取其流行不滞（如地黄饮子是也）。如热在上焦，法宜轻荡，则重药轻泡，取其不犯下焦（如大黄黄连泻心汤是也）。如上热下寒，则寒药淡煎，温药浓煎，取其上下不碍（如煎附子泻心汤法）。或先煎以厚其汁，或后煎以取其气，或先煎取其味厚而缓行，或后煎取其气薄而先至（如大承气汤，先煎大黄、枳实、厚朴，后下芒硝是也）。欲其速下，取急流水；欲其缓中，用甘澜水（即千扬水，如煎大半夏汤法）。欲其上升外达，用武火；欲其下降内行，用文火。或药后啜薄粥，助药力以取汗（如服桂枝汤法）。或先食后药，助药性之上升。种种治法，非参以意不可。试观仲景先师，一百一十三方，三百九十七法，皆有真意存乎其间。学者以意会意，自有心得。此不过论其大略而已！

——清·石寿棠《医原·卷下·用药大要论》

　　【提要】　本论主要阐述药物体质燥润及药性升降开阖理论，并论及用药之法和煎药之法。石寿棠因前人论药性大都以气味为辨，少言体质，于是从燥、润切入论药物体质，提出了"燥药得天气多，故能治湿；润药得地气多，故能治燥"的观点。另外，作者在《素问》气味理论的基础上，将四气五味、升降浮沉药性参以开阖之说论述，提出了诸如"大抵气薄者多升多开，味厚多降多阖""温者多开，寒者多阖。泻者多开，补者多阖。辛苦、辛酸之味多开，酸咸之味多阖"等论断。总之，石寿棠对药物体质燥润及药性升降开阖理论的阐发颇具新意，有一定的参考价值。至于用药、煎药法，直接影响药物性用，皆须知用意。

◆ 张秉成　用药法程 ◆

　　凡用药须明五味，辛者能散能横行，苦者能降能泄，甘者能补能缓中，酸者能收敛，咸者能润下，能软坚，能先知各药之性，然后可以合于病情。

　　凡用药须审质之轻重，性之有毒无毒，气之寒热温凉平，然后可以知用之多寡。

　　凡用药当明其五色、五臭，青入肝，黄入脾，赤入心，白入肺，黑入肾；臊入肝，焦入心，香入脾，腥入肺，腐入肾，然后可知其所入脏腑。

　　凡用药须知质之轻者，能浮能升，可以上入心肺；质之重者，能沉能降，可以下行肝肾；中空者发表，内实者攻里；为枝者达四肢，为皮者达皮肤，为心为干者，内行脏腑；枯燥者入气分，润泽者入血分；酸咸无升，辛甘无降，寒无浮，热无沉，然后可定其升降浮沉，以类相从之用。

凡用药当知有相反、相畏、相恶、相使、相须之别，惟相反不可合投，其余即无从顾虑，故特将相反之药，列于药品之末，然后可知药之宜忌。

凡用药须知制炒之法，各有所宜，如酒炒则升提，姜炒则温散，用盐可入肾而软坚，用醋则注肝而收敛，童便除劣性而降下，米泔去燥性而和中，乳能润枯生血，蜜能甘缓益元，土炒藉土气以补中州，面煨抑酷性勿伤上膈，黑豆甘草汤浸，并能解毒和中，羊酥猪脂涂烧，使其渗骨易脆，去穰者免胀，去心者除烦，明乎制炒之法，然后可以运用治病。

凡用药有宜陈久者，有宜新鲜者，陈者取其烈性渐减，火性渐脱，新者取其气味之全。

——清·张秉成《本草便读·用药法程》

【提要】　本论主要阐明药的五味、质之轻重、性之有毒无毒、气之寒热温凉平、五色、五臭、升降浮沉等，都是分析药性的重要因素，也是用药须知的法程。另外，配伍有相反、相畏、相恶、相使、相须之别，炮制之法各有所宜，用药有宜陈久者、有宜新鲜者，都是影响药性和药效的因素，不可不知。

唐容川　总论根实茎枝叶药性

问曰：凡药，根之性多升，实之性多降，茎身之性多和，枝叶之性多散，请示此何以故？

答曰：根主上生，故性升；子主下垂，故性降；茎身居中，能升能降，故性和；枝叶在旁，主宣发，故性散。然每一药性，或重在根，或重在实，或重在茎，或重在叶，各就其性之所重以为药之专长，未可泛泛议论也。

——清·唐容川《本草问答·卷上》

【提要】　本论主要阐述植物药根、实、茎、枝叶的药性特点。唐容川总论"根之性多升，实之性多降，茎身之性多和，枝叶之性多散"的内在机理。唐容川的观点秉承前人之论，但其在论述中加入"多"一字，表达了非必然的意思，在表述上更具严谨性。更值得称道的是，其明确提出了每一药性，"或重在根，或重在实，或重在茎，或重在叶，各就其性之所重，以为药之专长，未可泛泛议论"。另外，在其他篇章，也强调"亦有须合形色气味论之，方为确当"的观点。

唐容川　论金石禽兽昆虫药

问曰：神农以本草名经，而其中多及金石，递于禽兽、昆虫，何也？

答曰：草木最多，故以为主名。但草木虽备五行，然其得甲乙之气较多，于人之五脏六腑气化或未尽合。故又济之以金石、昆虫，而禽兽血肉之品，尤与人之血肉相近，故多滋补。比草木、昆虫、金石之品，更为见效，草木，植物也；昆虫，动物也。动物之攻利，尤甚于植物，以其动之性，本能行而又具攻性，则较之植物本不能行者，其攻更有力也……动植之物，性皆不镇静也，惟金石性本镇静，故凡安魂魄、定精神、填塞镇降，又以金石为要……至于禽兽血肉，与人无异，多能补益。

——清·唐容川《本草问答·卷上》

【提要】　本论主要阐述金石、禽兽、昆虫之品的性能特点。中药虽草木之品为多，但禽兽、昆虫、金石之品能助草木之所不及，有不可或缺之用。其中，禽兽血肉之品，与人之血肉相近，故多补益；昆虫之类，本能行而又具攻性，尤善攻利，且入血分者多，故多主攻血；金石之品，性本重镇，故长于安魂魄、定精神、镇降。诸如此类功效，是草木类药物力所不逮的。

陆士谔　辨药论

中医辨药，注重色、香、味、形；辨性，注重寒、热、温、凉；辨类，分作金、石、草、木；辨味，分出咸、苦、辛、甘；辨用，分为汗、吐、和、下。论其气，芳香之品，都能舒气行经；芳烈之品，都能开中祛浊。论其味，味厚者走阴，味薄者走阳；辛甘之味无降，苦咸之味无升，酸涩之味无散，甘淡之味无攻。论其形，则诸根皆升，升麻、葛根、黄芪即其例也；诸子皆降，麻仁、葶苈、杏仁即其例也；诸花诸叶皆散，菊花、金银花、竹叶、荷叶、桑叶即其例也。此不过言其常耳，有不然眷，乃其变也。心以治心，筋以治筋，络以治络，皮以治皮，及其常也，有不然者，乃其变也。凡物之中空者，皆能疏气；有刺者，皆能息风；有芽者，皆能透发；多汁者，皆能增液。论其色，则色白入肺，色赤入心，色青入肝。色黄入脾，色黑入肾，以其常也；有不然者，乃其变也。

——民国·陆士谔《士谔医话》

【提要】　本论主要阐述以气、味、形等辨药有常有变，皆有一定之理。陆士谔从气（嗅）、味（阴阳厚薄）、形（根升、子降、花叶散，述类象形）的一般规律论理药性，认为此为药性之常。同时，也指出了有不符此理的情况，当属其变。这实际上指出了"法象"药理不能通约的问题。其根源在于中药药性是多源性的，分析药理，或取气，或取味，或取形，或取色，或取"象"等等，或兼而取之，原则是"取药力专注处，以与病相得而已"，实难以标准化。

《医学言志录》　论药物之产地与药性*

凡药物之产于山者，多是敌风寒；生于水者，多是利水湿。药性之成分，不能不自然矣。（医学言志录）

——日本·长尾藻城《先哲医话集·九五·药物之产地》

【提要】　本论主要阐明药物的药性，受产地、生境的影响。当然，这种影响有大有小，影响大的则可以"取其所成之地"而辨药性。本论所言"产于山者，多是敌风寒；生于水者，多是利水湿"，是指产于山、产于水的药物的一般规律。此为究药物所由生而得其性理者。

4.1.2　纠偏之理

◆ 朱　橚　用药偏胜论 ◆

天有四时春为始，圣人作经，谓之履端。盖履端于始，序则不愆。以时令考之，生气既至，万物萌动，一有舛错，则物为暴陵，人为夭伤，故肃杀之令，行于发生之月，此养生之大禁也。在人之身，亦有四时焉。和气为养生之本，凡圣经所载寒药，必燥热之病乃可用之，不当以时令为限也。今人不问膏粱贵族，及闾巷细民，一切用寒凉药以自戕伐，不知庸医谁倡此论，至谓病字，疾脚下加丙火也，病无不热，然则疾字，乃疾脚下加矢，凡有疾者岂皆中箭乎！此尤可笑者。予细为辩之，夫寒物寒药，其性皆禀北方寒水之化而生，盖冬月寒气盛，主万物悉皆殒绝而不见，其为肃杀可知矣。寒物寒药，既禀此化而生，施之于人，非肃杀之令乎？况寒凉之剂入腹，周身之火，得水而升走，阴燥之极，欲坐井中，阳已先亡，医犹不悟，复指为热重，以寒药投之，其死也何疑焉。与夫春初服宣药，欲疏以导三冬积热，不知《月令》有云：二月之气，萌芽始发，阳气所养，物乃条畅。今反以寒药行肃杀之令，百谷草木，方欲甲坼重为霜雪抑遏之，虽欲发现，其可得乎？《内经》云：春三月此谓发陈，天地俱生，万物以荣。大概谓人顺春令，当生而勿杀，予而勿夺，赏而勿罚，此春气之应，养生之道也。即此观之，阳生阴杀，久则与之俱化，自取危亡信矣，岂惟寒哉！热亦如之。《经》云：一阴一阳谓之道，偏阴偏阳谓之疾。《圣济经》曰：阳剂刚胜，积热燎原，为消狂痈疽之属，则天癸竭而荣涸；阴剂柔胜，积若凝水，为洞泄寒中之属，则真火微而卫散。故大寒大热之药，当从权用之，以气平而止，如执而有所偏助，令脏气不平。呜呼！死生之机，捷若影响，殆不可忽。治寒以温，治热以凉，但中病即止，矫枉则过正也。盖凉药频施，必至于疲冘沉冷；温药频施，必至于烦燥闷热。所贵酌量权度，一毫无过用焉，是为活法。牵牛非神农药也，《本草名医续注》味苦寒，能除湿利小便，治下注脚气。此说气味主治俱误矣。何以明之？凡药用牵牛者，少则动大便，多则泄下如水，乃泻气之药。试取尝之，便得辛辣之味，久而嚼之，猛烈雄壮，渐渐不绝，非辛而何！《续注》味苦寒，果安在哉？苦以为湿家泻药，尤不知其的也。何则能泻气中之湿热，不能除血中之湿热，况湿从下受之，下焦主血，是血中之湿，宜苦寒之味，今反以辛药泻之，其伤必矣。夫湿者，地之别名，有形者也。若肺先受湿，则宜用之，或有湿无湿，但伤食或动大便，或有热证，或只常服克化之药，但用牵牛，岂不误哉！殊不知牵牛辛烈，泻人元气，比之诸辛药尤甚，以辛之雄烈故也。《经》云：辛泄气；辛走气。辛泻肺气，肺病者无多食辛。况饮食失节，劳役所伤，是胃气不行，心火乘之，肠胃受火邪，名曰热中。《经》云：脾胃主血，当血中泻火，润燥补血，泻胃经之湿热，及胸中热。是肺受火邪，以黄芩之苦寒抑之，以当归之辛温和血，以生地黄苦寒凉血益血，少加红花之辛温，以泻血络。以桃仁之辛温，油腻之药，除燥润大便，然犹不可专用，须于补中益气汤，泻阴火之药内，兼而用之。何则上焦元气，已自虚弱，若反用牵牛大辛辣气味俱阳之药，以泻水泻气可乎？津液已不足，口燥舌干，而重泻其津液，利其小便，元气伤竭，致阴火愈甚。今重为备言之：牵牛，感南政热火之化所生者也。血热泻气，差误太甚，若病湿胜，湿气不得施化，致大小便不通，则宜用之耳。湿去则气周流，所谓五脏有邪更相平也。《经》云：一脏未平，以所胜平之。火能平金而泄肺者，此之谓也。近代钱氏泻黄散中独用防风，比之余药过于两倍者，以防风辛温令于土中泻金不助湿者也。《经》云：从前来者为实邪。谓子能令母实，实则泻其子，此之谓以所胜者平之也。古人有云，牵牛不可耽嗜，则脱人元气。《经》云：秋不食姜，令人泻气。故夏月食姜不禁，为气正王之时，夏宜以汗散火，令其以汗出越其热，故秋月则禁之。朱晦庵语录中有戒秋食姜，则夭人天命，戒之深也。姜尚如此，况牵牛乎？故不可一概用之耳。张仲景治七种湿证，小便不利，无一药犯牵牛者，仲景岂不知牵牛能泻湿利小便，为湿病之根在下焦，是血分中气病，不可用辛辣气药，泻上焦太阴之气故也。仲景尚不敢轻用如此，世医一概用之可乎？

——明·朱橚、滕弘等《普济方·卷五·方脉药性总论·用药偏胜论》

【提要】 本论主要阐述"用药偏胜"之论。以寒药及辛烈之牵牛等应用为例，论大寒大热及烈药当从权用之，以气平而止，不可有所偏助，以免矫枉则过正，令脏气不平。即如论中所言"治寒以温，治热以凉，但中病即止，矫枉则过正也。盖凉药频施，必至于疲惫沉冷；温药频施，必至于烦燥闷热"。另外，医学史上医家有尚寒凉者，有善温补者，皆是因病而立法，并非因个人喜好而倡其论。

莫枚士 用药论

凡药能逐邪者，皆能伤正；能补虚者，皆能留邪；能提邪出某经者，皆能引邪入于某经。故麻、桂发表，亦能亡阳；苓、泻利水，亦能烁津。于此知无药之不偏矣。惟性各有偏，故能去一偏之病。若造物生药，概予以和平之性，何以去病乎？夫亦在驭之而已，驭之能否，全在医者识症有定见。俾逐邪者，辨其正之虚不虚，而邪去正自复；补虚者，知其邪之尽不尽，而正胜邪难干。斟酌轻重之间，分别后先之次，神明于"随症用药"四字，方法之能事毕矣。何必朋参、芪而仇硝、黄哉！

——清·莫枚士《研经言·卷一·用药论》

【提要】 本论主要阐述"药能逐邪者，皆能伤正；能补虚者，皆能留邪"。本论旨在告诫医者，药皆有偏性，不可偏喜偏用，以免过犹不及。对于补虚或是逐邪，皆在"随症用药"，不必贵补贱泻。

徐灵胎 形气药性论[※※]

百物与人殊体，而人藉以养生却病者，何也？盖天地亦物耳，惟其形体至大，则不能无生。其生人也得其纯，其生动物也得其杂，其生植物也得其偏。顾人之所谓纯者，其初生之体然耳。及其感风寒暑湿之邪，喜怒忧思之扰，而纯者遂漓；漓则气伤，气伤则形败。而物之杂者、偏者，反能以其所得之性补之、救之。圣人知其然也，思救人必先知物。盖气不能违理，形不能违气，视色别味，察声辨臭，权轻重，度长短，审形之事也；测时令，详嗜好，分盛衰，别土宜，求气之术也。形气得而性以得。性者，物所生之理也，由是而立本草、制汤剂以之治人。有余泻之，不足补之，寒者热之，热者寒之，温者清之，清者温之，从者反治，逆者正治。或以类相从，或畏忌各矫其弊以复于平。其始则异，其终则同。夫天地生之，圣人保之，造化之能，圣人半之，天地不能专也。

——清·徐灵胎《神农本草经百种录·序》

【提要】　本论主要阐述药物治病补偏救弊的基本原理，并立足于审形、求气辨析药性。徐灵胎认为，人得其纯，而动物得其杂，植物得其偏；人之形气一旦有所偏则变生疾病，物之杂者、偏者正能补偏救弊，于是有药物之用。在此基础上，徐灵胎更提出了据色味、声臭、轻重、长短等审形，据时令、嗜好、盛衰、土宜等求气，辨别药物的性能和功效的理论。这是对中药药性、药效原理，在认识上具有代表性的观点。

❧ 徐灵胎　补偏救弊论※*

凡药之用，或取其气，或取其味，或取其色，或取其形，或取其质，或取其性情，或取其所生之时，或取其所成之地，各以其所偏胜而即资之疗疾，故能补偏救弊，调和脏腑。深求其理，可自得之。

——清·徐灵胎《神农本草经百种录·上品·丹砂》

【提要】　本论主要阐述药物补偏救弊之理。药物各自具有若干特性和作用，即药物的偏性，可以从气、味、色、形、质、性情、所生之时及所成之地来分析。药物防病治病的基本作用，即是以药物的偏性纠正人体阴阳偏盛偏衰的疾病现象，恢复人体阴平阳秘的健康状态，即"补偏救弊，调和脏腑"，亦可简称为"以偏纠偏"。

❧ 吴鞠通　万物各有偏胜论

无不偏之药，则无统治之方。如方书内所云：某方统治四时不正之气，甚至有兼治内伤产妇者。皆不通之论也。近日方书盛行者，莫过汪䄄庵《医方集解》一书，其中此类甚多，以其书文理颇通，世多读之而不知其非也。天下有一方而可以统治四时者乎？宜春者即不宜夏，宜春夏者更不宜秋冬。余一生体认物情，只有五谷作饭。可以统治四时饿病，其他未之闻也。在五谷中尚有偏胜，最中和者莫过饮食，且有冬日饮汤，夏日饮水之别。况于药乎！得天地五运六气之全者，莫如人，人之本源虽一，而人之气质，其偏胜为何如者？人之中最中和者，莫如圣人，而圣人之中，且有偏于任，偏于清，偏于和之异。千古以来不偏者，数人而已。常人则各有其偏，如《灵枢》所载阴阳五等可知也。降人一等，禽与兽也；降禽兽一等，木也；降木一等，草也；降草一等，金与石也。用药治病者，用偏以矫其偏。以药之偏胜太过，故有宜用、有宜避者，合病情者用之，不合者避之而已。无好尚，无畏忌，惟病是从。医者性情中正和平，然后可以用药，自不犯偏于寒热温凉一家之固执，而亦无笼统治病之弊矣。

——清·吴鞠通《温病条辨·卷六·解儿难·万物各有偏胜论》

【提要】　本论主要阐述用药治病即以偏矫偏的道理。万物各有偏胜，药物自然不外其中。吴鞠通所谓"用药治病者，用偏以矫其偏。以药之偏胜太过，故有宜用、有宜避者，合病情者用之，不合者避之而已"，为本论落脚点。此论与徐灵胎的"补偏救弊"之论，有异曲同工之妙。

吴鞠通 论药不论病论

天下无不偏之药，无不偏之病。医者原以药之偏，矫病之偏。如对症，毒药亦仙丹；不对症，谷食皆毒药。无论病家、医士，只当讲求病系何病，法当用何法，方当用何方，药当用何药，对准病情，寒热温凉，皆在所用，无好无恶，妙手空空，无不见效。若不论病之是非，而议药之可否，寒者畏其泄，热者畏其燥，医者纸上谈兵，胶柱鼓瑟，病者以耳为目，恶直好谀，吾不知其可也。

——清·吴鞠通《医医病书·二十二、论药不论病论》

【提要】 本论主要阐述"天下无不偏之药，无不偏之病。医者原以药之偏，矫病之偏"。亦即，中医治病的基本原理，即是"以药之偏，矫病之偏"。临证用药，必当先议病而后议药，讲求"病（证）—法—方—药"的对应。若不论病而议药，偏执好用之药、避畏用之药，无异于胶柱鼓瑟，医家当引以为鉴。

丹波元坚 药性皆偏

缪仲淳曰：药石禀天地偏至之气者也。虽醇和浓懿，号称上药，然所禀既偏，所至必独脱也。用违其性之宜，则偏重之害，势所必至。故凡有益于阳虚者，必不利乎阴；有益于阴虚者，必不利乎阳。能治燥者，必不宜于湿；能治湿者，必不宜于燥。能破散者，不可以治虚；能收敛者，不可以治实。升不可以止升，降不可以疗降。寒有时而不宜于热，热有时而不宜于寒。古人半夏有三禁，谓渴家、汗家、血家；仲景呕家忌甘，酒家亦忌甘；王好古论肺热忌人参之属。诸如此类，莫可胜数。苟昧斯旨，吉凶贸焉。人命至重，冥报难逃。医为司命，其可不深思详察也哉。（《神农本草经疏》）

张介宾曰：药以治病，因毒为能。所谓毒者，以气味之有偏也。盖气味之正者，谷食之属，是也，所以养人之正气；气味之偏者，药饵之属，是也，所以去人之邪气。其为故也，正以人之为病，病在阴阳偏胜耳。欲救其偏，则惟气味之偏者能之，正者不及也。如《五常政大论》曰：大毒治病，十去其六，常毒治病，十去其七，小毒治病，十去其八，无毒治病，十去其九。是凡可辟邪安正者，均可称为毒药，故曰毒药攻邪也。（《类经》）

按《千金》载仲景曰：人体平和，唯须好将养，勿妄服药。药势偏有所助，令人藏气不平，易受外患。（《养生要集》引同，见《医心方》。又《唐书》裴潾传，载布衣张皋者上疏曰，高宗时处士孙思邈达于养生，其言：人无故不应饵药，药有以偏助，则藏气为不平。推此论之，可谓达见至理。）又王启玄注《五常政大论》曰：无毒之药，性虽平和，久而多之，则气有偏胜。（《至真要大论》曰：久而增气，物化之常也。气增而久，夭之由也。启玄注甚详。有久服黄连苦参而反热者，此其类也之语。）并二家所据也。又《卫生宝鉴》有无病服药辨，洽引诸说，以征药性之偏，宜并考焉。"毒药"二字，古多连称，见《素问》及《周官》，即总括药饵之词。（先君子《素问识》有详说，兹不繁引。）如张戴人曰：凡药皆有毒也。非止大毒、小毒谓之毒。虽甘草苦参，不可不谓之毒，久服必有偏胜。其言不能无疵矣。

又按程若水《医彀》曰：盖药有利有害。参、芪、归、术，补气补血等药，利人处极多，亦有受其害者，不中病也；香燥苦寒，损气损血等药，害人处极多，亦有受其利者，适中病也。

此说为是。盖医人能就每药，如其所以害，则其所以利，必益了然。缪氏《经疏》于各条下，附有简误，其用心切矣。

——日本·丹波元坚《药治通义·卷十一·药性皆偏》

【提要】　本论主要阐明药性有偏、药性用偏的道理。丹波元坚集《内经》及缪仲淳、张介宾、张从正、程若水等医家之论，阐明药性有偏、药性用偏之理。在远古时期，用来治病的药，被称为"毒药"，即丹波元坚所说"总括药饵之词"。"毒"是药物的偏性（气味之有偏），是逐邪驱病的药能，是药物产生疗效的基础，所以才有"药以治病，因毒为能"之说。药之偏性有大小，自身也有良毒之殊，但良毒善恶还是宜以用分，所谓"有毒无毒，所治为主"，实际上也就是"不中病"与"适中病"的差别。

唐容川　论药物以偏调人身之盛衰

问曰：药者，昆虫土石、草根树皮等物，与人异类，而能治人之病者，何也？答曰：天地只此阴阳二气流行，而成五运（金、木、水、火、土为五运），对待而为六气（风、寒、湿、燥、火、热是也）。人生本天亲地，即秉天地之五运六气以生五脏六腑。凡物虽与人异，然莫不本天地之一气以生，特物得一气之偏，人得天地之全耳。设人身之气偏胜偏衰则生疾病，又借药物一气之偏，以调吾身之盛衰，而使归于和平，则无病矣！盖假物之阴阳以变化人身之阴阳也，故神农以药治病。

——清·唐容川《本草问答·卷上》

【提要】　本论主要阐述药物以其偏性，调人身气之盛衰的原理。作者指出，万物与人皆本天地一气而生，物得一气之偏，人得天地之全气。人身之气偏胜偏衰则变生疾病，物则以其气所感或偏胜而疗疾。实际就是借药物一气之偏，矫病之偏，以使人体复归于阴阳平和的状态。此与徐灵胎"补偏救弊，调和脏腑"之论不谋而合。今人黄杰熙评注说："此问徐灵胎《神农本草经百种录》上虽曾提及，但不如唐氏将源流一并托出，源于阴阳五运六气，使药物与治疗疾病密切结合起来，立药物所以能治病之根本大法，较诸家本草略高一筹，真可谓探源握道奥之论，为以后诸问之总纲，药物学中登堂入室之金科玉律。"（《本草问答评注》）

4.2　四　气　五　味

4.2.1　概说

《素问》　论气味阴阳厚薄

水为阴，火为阳，阳为气，阴为味。味归形，形归气，气归精，精归化，精食气，形食味，化生精，气生形。味伤形，气伤精，精化为气，气伤于味。阴味出下窍，阳气出上窍。味厚者为阴，薄为阴之阳。气厚者为阳，薄为阳之阴。味厚则泄，薄则通。气薄则发泄，厚则发热。壮火之气衰，少火之气壮。壮火食气，气食少火。壮火散气，少火生气。气味，辛甘发散为阳，酸苦涌泄为阴。

——《素问·阴阳应象大论》

【提要】　本论主要阐述药物、饮食气味阴阳厚薄之性用。论中以气味的属性及其相互转化的关系，对药物、饮食气味厚薄及其作用进行阐释。这种说明和解释，构成了中药学的基本理论之一，为后世药物性能的归类和药物学的发展奠定了基础。具体要点有二：①气味有阴阳之别，因厚薄不同则阴阳中复有阴阳，因而具有不同的性能。气为阳，则气厚为阳中之阳，气薄为阳中之阴；味为阴，则味厚为阴中之阴，味薄为阴中之阳。因此，凡是药物饮食，气厚者有助阳发热的作用，气薄者有发汗解表的作用；味厚者有泄泻的作用，味薄者有通利小便的作用。②五味也分阴阳。辛走气而性散，甘走脾而灌溉四旁，所以辛甘为阳而有发散作用。酸主收敛，又依赖春生木性而上涌，苦主泻下，又炎上作苦，所以酸苦为阴而有涌泻作用。

《神农本草经》　药有四气五味※*

药有酸、咸、甘、苦、辛五味，又有寒、热、温、凉四气。

——《神农本草经·序》

【提要】　本论阐述的是药物的基本属性。寒热温凉四气、酸苦甘辛咸五味，是药物的基本属性，其直接影响药物的作用与效能。四气和五味，合称"气味""性味"，是论述和运用中药的主要依据。清·毛祥麟《对山医话·卷三》谓："中医用药，惟凭气味，以扶偏制胜。"《神农本草经》作为现存最早的中药专著，总结了汉代以前的本草学成就，提炼了四气五味理论，为中药学四气五味药性理论奠定了基础。在实际运用中，对药物的分析，必须把四气、五味两个方面综合起来，才能比较全面地掌握药性。

张元素　论气味之用※*

夫药有寒、热、温、凉之性，有酸、苦、辛、咸、甘、淡之味，各有所能，不可不通（也）。夫药之气味不必同，同气之物，（其）味皆咸，其气皆寒之类是也。凡同气之物，必有诸味，同味之物，必有诸气，互相气味，各有厚薄，性用不等，制方者，必须明其用矣。《经》曰：味为阴，味厚为纯阴，味薄为阴中之阳；气为阳，气厚为纯阳，气薄（为）阳中之阴。然，味厚则泄，薄则通；气厚则发热，气薄则发泄。又曰：辛甘发散为阳，酸苦涌泄为阴，咸味涌泄为阴，淡味渗泄为阳。凡此之味，各有所能。然，辛能散结润燥，苦能燥湿坚软，咸能软坚，酸能收缓，甘能缓急，淡能利窍。故《经》曰：肝苦急，急食甘以缓之；心苦缓，急食酸以收之；脾苦湿，急食苦以燥之；肺苦气上逆，急食苦以泄之；肾苦燥，急食辛以润之，（开腠理），致津液通气也。肝欲散，急食辛以散之，以辛补之，以酸泻之；心欲软，急食咸以软之，以咸补之，以甘泻之；脾欲缓，急食甘以缓之，以甘补之，以苦泻之；肺欲收，急食酸以收之，以酸补之，以辛泻之；肾欲坚，急食苦以坚之，以（苦）补之，以咸泻之。凡此者，是明其（气）

味之用也。若用其味，必明其味之可否；若用其气，必明其气之所宜。识其病之标本、脏腑、寒热、虚实、微甚、缓急，而用其药之气味，随其证而制其方也。

——金·张元素《医学启源·卷之下·用药备旨·制方法》

【提要】　本论基于《内经》四气五味、脏腑补泻等药物理论及遣药制方原则，阐明了药物气味之用。张元素深化了对药物气味的认识，阐明了"用其药之气味，随其证而制其方"的观点，使《内经》确立的散在的诸法则有了归结和落着点。这在一定程度上，反映了张元素在制方用药处方上的成就。

李东垣　五方之正气味

东方甲风、乙木，其气温，其味甘，在人以肝胆应之。

南方丙热、丁火，其气热，其味辛，在人以心、小肠、三焦、包络应之。

中央戊湿，其本气平，其兼气温、凉、寒、热，在人以胃应之。中央己土，其本味咸，其兼味辛、甘、酸、苦，在人以脾应之。

西方：庚燥，辛金，其气凉，其味酸，在人以肺、大肠应之。

北方：壬寒，癸水，其气寒，其味苦，在人以肾、膀胱应之。

人乃万物中之一也，独阳不生，独阴不长，须禀两仪之气而生化也，圣人垂世立教，不能浑说，必当分析。以至理而言，则阴阳相附不相离，其实一也。呼则因阳出，吸则随阴入，天以阳生阴长，地以阳杀阴藏，此上说止明补泻用药君之一也，故曰：主病者为君。用药之机会，要明轻清成象，重浊成形，本乎天者亲上，本乎地者亲下，则各从其类也。清中清者，清肺以助其天真；清中浊者，荣华腠理；浊中清者，荣养于神；浊中浊者，坚强骨髓。故《至真要大论》云：五味阴阳之用，辛甘发散为阳，酸苦涌泄为阴，淡味渗泄为阳，咸味涌泄为阴，六者或收或散，或缓或急，或燥或润，或软或坚，各以所利而行之，调其气使之平也。

——金·李东垣《东垣试效方·卷一·药象门·五方之正气味》

【提要】　本论主要阐述五方、五脏之正气味。作者基于五行理论将五方、五气、五味、五脏六腑关联起来，作为药物补泻、归经的理论基础，与张元素遣药制方理论一脉相承。其对于药物的轻清重浊之论，源于《内经》而又有所阐发。诸如"清中清者，清肺以助其天真；清中浊者，荣华腠理。浊中清者，荣养于神；浊中浊者，坚强骨髓"等，是李东垣的独到见地。至于其内涵，可与下条"药性清浊"互参。

陈嘉谟　治疗用气味

治疗贵方药合宜，方药在气味善用。气者，天也。气有四：温热者天之阳，寒凉者天之阴。阳则升，阴则降。味者，地也。味有六：辛、甘、淡者，地之阳；酸、苦、咸者，地之阴。阳则浮，阴则沉。有使气者，有使味者，有气味俱使者，有先使气后使味者，有先使味后使气者，不可一例而拘。有一药两味，或三味者；有一药一气，或二气者。热者多，寒者少，寒不为之寒；寒者多，热者少，热不为之热。或寒热各半而成温，或温多而成热，或凉多而成寒，不可一途而取。又或寒热各半，昼服之，则从热之属而升；夜服之，则从寒之属而降。至于晴日则从热，阴雨则从寒。所从求类，变化犹不一也。仍升而使之降，须其抑也；沉而使之浮，须其载也。辛散也，其行之也横。甘缓也，其行之也上。苦泻也，其行之也下。酸收也，其性缩。咸软也，其性舒。上下、舒缩、横直之不同如此，合而用之，其相应也。正犹鼓掌成声，沃水成沸。二物相合，象在其间也。有志活人者，宜于是而取法。

——明·陈嘉谟《本草蒙筌·总论·治疗用气味》

【提要】　本论主要阐述药物气味之用。药物气味法天地阴阳，因气味厚薄及使气、使味、气味俱使、先使气后使味、先使味后使气的不同，其升降浮沉，必须合而视之。若用其味，必明其气之可否；若用其气，必明其味之所宜。非但气味要合参而论，气味还要与药物之寒热偏胜、服用之昼夜晴雨结合起来运用。认为只要"气味善用"，治病"犹鼓掌成声，沃水成沸"。

徐春甫　药有四气五味

《本草经》云：药有四气寒热温凉，此兼性气而言也。又有香臭腥臊之四气，如沉檀、脑麝之气香，阿魏、大蒜其气臭，鱼、蛤、铜钱其气腥，鸡、鸭、狐狸其气臊，此则四气而兼性气为言也。《本经》独言寒热温凉四性，而不言香臭腥臊，恐或遗之耳。五味酸、咸、甘、苦、辛。盖天地定位，惟五行生化万类。生物者，气也；成之者，味也。如寒气坚，故咸味可用以软；热气软，故苦味可用以坚；风气散，故酸味可用以收；燥气收，故辛味可用以散；土为中气，无所不和，故甘味可用以缓。此四气五味，药之纪纲，业医者须详明之，方可以为司命之寄也。

——明·徐春甫《古今医统大全·卷之九十四·本草集要上·药有四气五味》

【提要】　本论主要阐述药之四气五味。论中以寒热温凉、香臭腥臊论四气，是兼性气而言。性气亦各有相应之味：寒-寒气-咸味、热-热气-苦味、温-风气-酸味、凉-燥气-辛味，土-甘味。味与性有相反相成之用，即：寒气坚，故其味咸可用以软；热气软，故其味苦可用以坚；风气散，故其味酸可用以收；燥气收，故其味辛可用以散。土为中气所生，无所不和，故其味甘可用以缓。

徐春甫　药用气味所宜

凡药之所用，皆以气味为主。补泻在味，随时而换。气薄为阳中之阴，气厚者为阳中之阳；味薄为阴中之阳，味厚者为阴中之阴。辛、甘、淡之热者，为阳中之阳；辛、甘、淡之寒者，为阳中之阴。酸、苦、咸之寒者，为阴中之阴；酸、苦、咸之热者，为阴中之阳。夫辛、甘、淡、酸、苦、咸乃味之阴阳，又为地之阴阳也。温凉寒热，乃气之阴阳，又为天之阴阳也。气味生成，而阴阳造化之机存焉。一物之内，气味兼有；一药之中，理性具焉。主对治疗，由是而出。

凡药苦平升，微寒平亦升，甘辛平降，甘寒泻火，苦寒泻湿热，苦甘寒泻血热。

茯苓淡，为在天之阳也。阳当上行，何谓利水而泄下？亦不离乎阳之体，故入手太阳。麻黄苦，为在地之阴也，阴当下行，何谓发汗而升上？《经》云：味之薄者，乃阴中之阳。所以麻黄发汗而升上，然亦不离乎阴之体，故入手太阴。附子气之厚者，乃阳中之阳，故《经》云发热；大黄味之厚者，乃阴中之阴，故《经》云泄下。粥淡，为阳中之阴，所以利小便；茶苦，为阴中之阳，所以清头目。

凡药根之在土中者，中半以上，脉之上行也，以生苗者为根；中半以下，气脉之下行也，以入土者为梢。病在中焦与上焦者，用根；在下焦者，用梢。根升梢降。大凡药根有上、中、下，人身半以上，天之阳也，用头；在中焦者，用身半以下，地之阴也，用梢。述类象形者也。

凡药之五味，大抵随五脏所入之味而为补泻。甘入脾，酸入肝，咸入肾，苦入心，辛入肺。所入之味，亦不过因其性而调治之。辛主散，酸主收，甘主缓，苦主坚，咸主软。辛能散结、润燥，苦能燥湿、软坚，咸能软坚，酸能收缓，甘能缓急，淡能利窍。

肝苦急，急食甘以缓之（甘草）。心苦缓，急食酸以收之（五味子）。脾苦湿，急食苦以燥之（白术）。肺苦气上逆，急食苦以泻之（诃子皮）。肾苦燥，急食辛以润之（知母、黄柏）。肾欲坚，急食苦以坚之（知母）。肝欲散，急食辛以散之（川芎）。心欲软，急食咸以软之（芒硝）。脾欲缓，急食甘以缓之（甘草）。肺欲收，急食酸以收之（白芍）。肝虚以陈皮、生姜之类补之。《经》云：虚则补其母。水能生木，肾乃肝之母，肾水也，若补其肾，熟地黄、黄柏是也。如无他证，惟不足，钱氏地黄丸主之，实则白芍药泻之。如无他证，钱氏泻青丸主之，实则泻其子，心乃肝之子，以甘草泻心。

心虚则炒盐补之，虚则补其母。木能生火，肝乃心之母，肝木也，心火也，以生姜补肝。如无他证，钱氏安神丸是也。实则甘草泻之。如无他证，以钱氏方中重则泻心汤，轻则导赤散。

脾虚则甘草、大枣之类补之，实则以枳壳泻之。如无他证，虚则以钱氏益黄散，实则泻黄散。心乃脾之母，以炒盐补心。肺乃脾之子，以桑白皮泻肺。

肺虚则五味子补之，实则桑白皮泻之。如无他证，实则用钱氏泻白散，虚则用阿胶散。虚则以甘草补脾土，补其母也。实则以泽泻泻肾水，泻其子也。

肾虚则熟地黄、黄柏补之，泻以泽泻泻之。肾本无实，本不可泻，钱氏有补肾地黄丸，无泻肾之药。肺乃肾之母，金生水故也，以五味子补肺而已。

——明·徐春甫《古今医统大全·卷之九十四·本草集要上·药用气味所宜》

【提要】　本论主要阐述药用气味所宜。徐春甫集张元素有关药性之论，而为"药用气味所宜"，如"纲之在网，如领之在裘"（《古今医统大全·序》）。使后学者可系统学习，免于颠倒紊乱之弊。

缪希雍　原本药性气味生成指归

夫物之生也，必禀乎天，其成也，必资乎地。天布令，主发生，寒热温凉，四时之气行焉，阳也；地凝质，主成物，酸苦辛咸甘淡，五行之味滋焉，阴也。故知微寒微温者，春之气也；大温热者，夏之气也；大热者，长夏之气也；凉者，秋之气也；大寒者，冬之气也。凡言微寒者，禀春之气以生，春气升而生；言温热者，盛夏之气以生，夏气散而长；言大热者，感长夏之气以生，长夏之气化；言平者，感秋之气以生，平即凉也，秋气降而收；言大寒者，感冬之气以生，冬气沉而藏。此物之气得乎天者也。天一生水，地六成之；地二生火，天七成之；天三生木，地八成之；地四生金，天九成之。天五生土，地十成之。水曰润下，润下作咸；火曰炎上，炎上作苦；木曰曲直，曲直作酸；金曰从革，从革作辛；土爱稼穑，稼穑作甘。本乎天者亲上。本乎地者亲下。气味多少，各从其类也。凡言酸者，得木之气；言辛者，得金之气；言咸者，得水之气；言苦者，得火之气；言甘者，得土之气。惟土也，寄旺于四季，生成之气皆五，故其气平，其味甘而淡，其性和而无毒。土德冲和，感而类之，莫或不然，固万物之所出，亦万物之所入乎。此物之味，资乎地者也。

气之毒者必热，味之毒者必辛，炎黄言味而不加气性者何也？盖古文尚简，故只言味。物有味，必有气，有气斯有性，自然之道也。气味生成，原本乎是，知其所自，则思过半矣。

——明·缪希雍《神农本草经疏·卷一·序例上·原本药性气味生成指归》

【提要】　本论主要阐述药性气味的生成本于天地自然。作者以天地生物，论气味生成：气为阳，味为阴，气本于天，故随四季变化，而有寒、热、温、凉之分；味滋于地，随五行所属而有酸、苦、甘、辛、咸之别。而每一药物有其味必有其气，有其气必有其性，气味合而成性。缪希雍对于气味的生成，气、味、性之间的关系，阐发较前人更加明了。论中"天一生水，地六成之……"的思想，源自古代"河图"。河图以十数合五方、五行、阴阳、天地之象，奇为阳，为天数，为生数；偶为阴，为地数，为成数，缪希雍借之以论五味之生成。

张介宾　气味篇

药物众多，各一其性，宜否万殊，难以尽识。用者不得其要，未免多误。兼之《本草》所注，又皆概言其能，凡有一长，自难泯没。惟是孰为专主，孰为兼能，孰为利于此而不利于彼，孰者宜于补而不宜于攻。学者味其真性，而惟按图以索骥，所以用多不效，益见用药之难矣。用药之道无他也，惟在精其气味，识其阴阳，则药味虽多，可得其要矣。

凡气味之辨，则诸气属阳，诸味属阴。气本乎天，气有四，曰寒热温凉是也。味本乎地，味有六，曰酸苦甘辛咸淡是也。温热者，天之阳；寒凉者，天之阴也。辛甘淡者，地之阳；酸苦咸者，地之阴也。阳主升而浮，阴主沉而降。辛主散，其行也横，故能解表。甘主缓，其行也上，故能补中。苦主泻，其行也下，故可去实。酸主收，其性也敛，故可治泄。淡主渗，其性也利，故可分清。咸主软，其性也沉，故可导滞。用纯气者，用其动而能行；用纯味者，用其静而能守。有气味兼用者，和合之妙，贵乎相成。有君臣相配者，宜否之机，最嫌相左。既曰合宜，尤当知忌，先避其害，后用其利，一味不投，众善俱弃。故欲表散者，须远酸寒；欲降下者，勿兼升散。阳旺者，当知忌温；阳衰者，沉寒毋犯。上实者忌升，下实者忌秘。上虚者忌降，下虚者忌泄。诸动者再动即散，诸静者再静即灭。甘勿施于中满，苦勿施于假热，辛勿施于热躁，咸勿施于伤血。酸木最能克土，脾气虚者少设。阳中还有阴象，阴中复有阳诀，使能烛此阴阳，则药理虽玄，岂难透彻。

五味所入，《内经》曰：五味入胃，各归所喜，故酸先入肝，苦先入心，甘先入脾，辛先入肺，咸先入肾。久而增气，物化之常也。气增而久，夭之由也。

——明·张介宾《景岳全书·卷之一·传忠录（上）·气味篇》

【提要】　本论主要阐述用药之道，惟在精其气味。气属阳，味属阴，气味阴阳升降浮沉有和合之妙，临证用药最嫌相左，故当先避其害，后用其利。其论"欲表散者，须远酸寒；欲降下者……酸木最能克土，脾气虚者少设"，实为点睛之笔，后学者当知。

贾所学　药性清浊

性凉为清，气味俱轻薄淡者，为清中清品。

性温为浊，气味俱重厚浓者，为浊中浊品。

清中清品，以清肺气，补助天真（如沙参、石斛、甘菊、山药、扁豆之类）。

清中浊品，以健脾阴，荣华肤腠（如人参、黄芪、白术、芡实、甘草之类）。

浊中清品，以补心血，宁养神志（如丹参、枣仁、生地、麦冬、紫菀之类）。

浊中浊品，以滋肝肾，坚强筋骨（如熟地、当归、天冬、枸杞、苁蓉之类）。

——明·贾所学《药品化义·卷一·辨药八法·药性清浊》

【提要】　本论主要阐明药性清浊及其功用。作者以药性温凉合气味厚薄论药性清浊之属。对于药性清浊之用，贾所学采用李东垣之论，更明确了清肺气与补助天真、健脾阴与荣华肤腠、补心血与宁养神志、滋肝肾与坚强筋骨之间的关系，并举药例以证，使人知其然亦知其所以然。

冯兆张　治疗用气味

治疗贵方药合宜，方药在气味合用。先圣设绳墨而取曲直，后哲出规矩以为方圆。然物之生也必要乎天，其成也必资乎地，故有形为味，无形为气，气为阳，味为阴，阳气出上窍，阴味出下窍，气化则精生、味化则形长，故地产养形，形不足者温之以气，天产养精，精不足者补之以味，是以气者天也。气有四，温热者天之阳，寒凉者天之阴。阳则升，阴则降。味者地也，味有六，辛甘淡者地之阳，酸苦寒者地之阴，阳则浮，阴则沉。有使气者，有使味者，有气味俱使者，有先使气后使味者，有先使味后使气者，更有因象而使，因色而使，因意而使者，不可一例而拘。有一药二味或三味者，有一药一气或二气看，热者多，寒者少，寒不为之寒；寒者多，热者少，热不为之热。或寒热各半而成温，或温多而成热，或凉多而成寒，不可一途而取。又或寒热各半，昼服之，则从热之属而升：夜服之，则从寒之属而降。至于晴日则从热，阴雨则从寒，所从求类，变化不一也。然酸咸无升，甘辛无降，寒无浮，热无沉，其性然也。而升而使之降，须其抑也；沉而使之浮，须其载也。辛散也，其行之也横；甘缓也，其行之也上；苦泻也，其行之也下；酸收也，其性缩；咸软也，其性舒，上下舒缩横之不同又如此。若夫热药之性，其伤人也必僭，以火曰炎上也；寒药之性，其伤人也必濫，以水曰润下也。不僭不濫，而独伤中焦冲和之气者，必无之理也。

——清·冯兆张《冯氏锦囊秘录·杂症痘疹药性主治合参卷三十六·总论诸要·治疗用气味》

【提要】　本论之观点，基本上出于陈嘉谟"治疗用气味"论，并在其基础上，参考前人所论，有所补充。主要有三点：①药物气味生成及气味阴阳生化。②李时珍论"升降浮沉"时提出的"酸咸无升，甘辛无降，寒无浮，热无沉。"③总结寒、热药性伤人之别，即热药伤人必僭、寒药伤人必濫。

南部生 药气味

药之理病，气以制气，而气不空生，必因于味。《国语》曰：味生气生也。（《技养录》）

——日本·长尾藻城《先哲医话集·一八药气味》

【提要】 本论简述药气味之间的关系。药物之气禀于天，其成则资于地。地凝质，主成物，酸苦辛咸甘淡，五行之味滋，药性始成。如《素问·阴阳应象大论》所云："阳化气，阴成形""阳为气，阴为味。味归形，形归气。"《技养录》作者为南部生，其师为日本德川时期知名思想家皆川淇园。

4.2.2 四气论

寇宗奭 四气当称"四性"论※*

《序例》药有酸、咸、甘、苦、辛五味，寒、热、温、凉四气。今详之：凡称气者，即是香臭之气；其寒、热、温、凉，则是药之性。且如鹅条中云：白鹅脂性冷，不可言其气冷也，况自有药性。论其四气，则是香、臭、臊、腥，故不可以寒、热、温、凉配之。如蒜、阿魏、鲍鱼、汗袜，则其气臭；鸡、鱼、鸭、蛇，则其气腥；肾、狐狸、白马茎、裈近隐处、人中白，则其气臊；沉、檀、龙、麝，则其气香。如此则方可以气言之。其序例中"气"字，恐后世误书，当改为"性"字，则于义方允。

——宋·寇宗奭《本草衍义·序例上》

【提要】 本论主要阐述药之四气当称四性。药物寒热温凉四种不同的药性，反映了药物对人体阴阳盛衰、寒热变化的作用倾向，为药性理论的重要组成部分，是说明药物作用的主要理论依据之一。寇宗奭认为，寒、热、温、凉是药之"四性"，不当称为"四气"，其说为是。明·贾所学《药品化义》指出："寒热温凉，在天则为气，在药则为性。"然而，"四气"的称谓沿用已久，难以更改。正如李时珍所说："寇氏言寒热温凉是性，香臭腥臊是气，其说与《礼记》文合。但自《素问》以来，只以气味言，卒难改易，姑从旧尔。"

陈嘉谟 四气

凡称气者，是香臭之气。其寒热温凉，是药之性。且如鹅条中云：白鹅脂性冷，不可言其气冷也。况自有药性，论其四气，则是香臭腥臊，故不可以寒热温凉配之。如蒜、阿魏、鲍鱼、汗袜，则其气臭；鸡、鱼、鸭、蛇，则其气腥；狐狸肾、白马茎、裈近阴处、人中白，则其气臊；沉、檀、脑、麝，则其气香。如此方可以气言之。其古本《序例》中，并各条内"气"字，恐或后世误书，当改为"性"字，于义方允。仍寒热温凉四性，五味之中，每一味各有此四者，如辛之属，则有硝石、石膏、干姜、桂、附、半夏、细辛、薄荷、荆芥之类；甘之属，则有滑石、凝水石、饧饴、酒、枣、参、芪、甘草、干葛、粳米之类；苦之属，则有大黄、枳实、厚朴、酒、糯米、白术、麻黄、竹茹、栀子之类；咸之属，则有泽泻、犀角、阳起石、皂荚、文蛤、白华、水蛭、牡蛎之类；酸之属，则有商陆、苦酒、硫黄、乌梅、五味子、木瓜、芍药之类。此虽不足以尽举，大抵五味之中，皆有四者也。

——明·陈嘉谟《本草蒙筌·总论·四气》

【提要】　本论基于寇宗奭"四性"之论，论药物四气，并补充列举五味之中各有寒热温凉之药。例虽不足尽举，但可知五味所属之药，皆有寒热温凉之分；相应地，寒热温凉各药，亦必有五味之别。正是气味错杂相合，及气味厚薄的差异，药物才有了各自的药性和功效。

李时珍　四时用药例

李时珍曰：《经》云：必先岁气，毋伐天和。又曰：升降浮沉则顺之，寒热温凉则逆之。故春月宜加辛温之药，薄荷、荆芥之类，以顺春升之气；夏月宜加辛热之药，香薷、生姜之类，以顺夏浮之气；长夏宜加甘苦辛温之药，人参、白术、苍术、黄柏之类，以顺化成之气；秋月宜加酸温之药，芍药、乌梅之类，以顺秋降之气；冬月宜加苦寒之药，黄芩、知母之类，以顺冬沉之气，所谓顺时气而养天和也。《经》又云：春省酸，增甘以养脾气；夏省苦，增辛以养肺气；长夏省甘，增咸以养肾气；秋省辛，增酸以养肝气；冬省咸，增苦以养心气。此则既不伐天和，而又防其太过，所以体天地之大德也。昧者，舍本从标，春用辛凉以伐木，夏用咸寒以抑火，秋用苦温以泄金，冬用辛热以涸水，谓之时药。殊背《素问》逆顺之理，以夏月伏阴，冬月伏阳，推之可知矣。虽然月有四时，日有四时，或春得秋病，夏得冬病，神而明之，机而行之，变通权宜，又不可泥一也。王好古曰：四时总以芍药为脾剂，苍术为胃剂，柴胡为时剂，十一脏皆取决于少阳，为发生之始故也。凡用纯寒、纯热之药，及寒热相杂，并宜用甘草以调和之，惟中满者禁用甘尔。

——明·李时珍《本草纲目·序例第一卷上·序例上·四时用药例》

【提要】　本论主要阐述四时用药的基本原则和药例。四气五味之因时制宜，以"升降浮沉则顺之，寒热温凉则逆之"为基本原则，各宜加顺时气之药。如：春月宜加辛温之药，以顺春升之气；夏月宜加辛热之药，以顺夏浮之气；长夏宜加甘苦辛温之药，以顺化成之气；秋月宜加酸温之药，以顺秋降之气；冬月宜加苦寒之药，以顺冬沉之气。此即所谓"顺时气而养天和也"。当然，还有"时令不齐"，及"舍时从症"之时，当变通权宜，不可拘泥。

李中梓　论四气※*

药有四气：温者应春生之气而主发育，热者应夏长之气而主畅遂，凉者应秋收之气而主清肃，寒者应冬藏之气而主杀伐。故虚弱之人，不足之症，当以生长为先。壮实之人，有余之邪，当以肃杀为要。两者易而为治，是为实实虚虚，损不足而益有余。

——明·李中梓《本草通玄·卷下·用药机要》

【提要】 本论主要阐述药物之四气禀受于天地自然之气，但对药物四气的确认，则来自药物作用于人体之后的不同反应和所获得的不同疗效。正如明·贾所学《药品化义》所说："寒热温凉，在天则为气，在药则为性。"正是因于这层关系，药物四气的应用，不仅要考虑药物寒热温凉的作用，还要注意升（温）降（凉）浮（热）沉（寒）的影响。论中言"虚弱之人，不足之症，当以生长为先"，是"形不足者，温之以气"；所言"壮实之人，有余之邪，当以肃杀为要"，则是"阳气有余，泻之以寒凉"。

李中梓 药性合四时论

尝论学者，不极天人之奥，不窥性命之元，辄开口言医，何怪乎其以人为试乎？寒热温凉，一匕之谬，覆水难收。始犹疗病，继则疗药，疗药之不能，而病尚可问哉？请以四时之气为喻。四时者，春温、夏热、秋凉、冬寒而已。故药性之温者，于时为春，所以生万物者也；药性之热者，于时为夏，所以长万物者也；药性之凉者，于时为秋，所以肃万物者也；药性之寒者，于时为冬，所以杀万物者也。夫元气不足者，须以甘温之剂补之，如阳春一至，生机勃勃也。元气不足而至于过极者，所谓大虚必夹寒，须以辛热之剂补之，如时际炎蒸，生气畅遂也。热气有余者，须以甘凉之剂清之，如秋凉一至，溽燔如失也。邪气盛满而至于过极者，所谓高者抑之，须以苦寒之剂泻之，如时值隆冬，阳气潜藏也。故凡温热之剂，均以补虚；凉寒之剂，均以泻实。大抵元气既虚，但有秋冬肃杀之气，独少春夏生长之机，然虚则不免于热，医者但见有热，便以凉寒之剂投之，是病方肃杀，而医复肃杀之矣！其能久乎？此无他，未察于虚实之故耳。独不闻丹溪有云：实火可泻，芩连之属；虚火可补，参芪之属。但知有火而不分虚实，投治一差，何异于入井之人，而又下之石乎？丹溪主于补阴者也，而犹以参芪补虚人之火，人亦可以断然无疑矣。

今天下喜用寒凉，畏投温热，其故有二：一者守丹溪阳常有余之说，河间有寒无热之论耳。致《求正录》云：刘、朱之言不息，则轩、岐之泽不彰，诚斯道之大魔，亦生民之厄运也。其言未免过激，然补偏救弊，为后学顶门下针，良有深心也。一者以寒凉之剂，即有差误，人多未觉，如阴柔小人在朝廷之上，国祚已移，犹善弥缝。温热之剂，稍有不当，其非易见，如阳明君子，苟有过则人皆见之。致近代有激之言曰：吾为俗医计，与其用寒凉之误，彼此不知，杀人必多；不如用温热而误，彼此具见，尚可改图。斯言虽近于谩骂，实则照妖之明鉴也。 余考之《内经》曰：阴阳之要，阳密乃固。此言阳密则阴亦固，而所重在阳。又曰：阳气者，若天与日，失其所则折寿而不彰，故天运当以日光明。此言天之运人之命，俱以阳为本也。《仙经》云：阴气一分不尽则不仙，阳气一分不尽则不死。岂非阳主生，阴主死欤？伏羲作《易》，首制一画，此元气之祖也。文王衍《易》六十四卦，皆以阳喻君子，阴喻小人，此言阳之德也。乾之象曰：大哉乾元，万物资始。此言阳为发育之首先。坤之初六曰：履霜坚冰至。此言阴长宜忧也。自古圣人，莫不喜阳而恶阴，今天下用药者反是，是欲使秋冬作生长之令，春夏为肃杀之时乎？则亦不思夫天人之故也已！

——明·李中梓《医宗必读·卷之一·药性合四时论》

【提要】 本论主要阐述药性合四时的道理。李中梓以四时之气比喻药之寒热温凉之用，并批评当时人喜寒凉、畏温热的时弊，强调"阳密乃固"的重要性，体现了其重阳气的思想。

实际上，寒热温凉药物的运用，最根本的还是以病之寒热虚实为依据，也就是文中所言，"凡温热之剂，均以补虚；凉寒之剂，均以泻实"。

❧ 张志聪　四气逆从论 ❧

《经》云：升降浮沉则顺之，寒热温凉则逆之。谓春宜用升，以助生气；夏宜用浮，以助长气，秋时宜降，以顺收令；冬时宜沉，以顺封藏。此药性之宜顺四时者也。春气温，宜用凉；夏气热，宜用寒；秋气凉，宜用温；冬气寒，宜用热。此用气之宜逆四时者也，而病亦如之。然时气、病气，又皆有常有变，知其常变，反其逆从，可以把握阴阳，裁成造化矣。

——清·张志聪《侣山堂类辩·卷下·四气逆从论》

【提要】　本论主要阐述四气逆从用药之理。四气逆从，是就药性之寒热温凉、升降浮沉药物的应用与四时之气的顺逆而言。总以"升降浮沉则顺之，寒热温凉则逆之"为基本原则，是药之因时制宜。然而，时气、病气有常有变，有"舍时从证"之变法，所以不必拘泥于四气逆从。

❧ 傅学渊　论四性之用无一定之治* ❧

寒、热、温、凉，有一定之药，无一定之治。入腑、入脏，或补、或攻，其气味与性，不可不细按也。故有正用，亦有反用，有独用，又有兼用，并有活用、借用之不同。如用寒可以治热，反用可以入寒，独用寒而热可除，兼用寒而热可制，微行消导，大可和中，稍借清滋，自能表汗，隔反焉而取资无尽矣。

——清·唐大烈《吴医汇讲·卷三·傅学渊：管见刍言》

【提要】　本论主要阐述药性寒热温凉是从药物作用于机体所发生的反应概括出来的，与所治疾病的寒热性质相对应。如：药性的寒与热，分别用于治疗热证和寒证，是中医基本用药法则之一。正如《神农本草经》所云："疗寒以热药，疗热以寒药。"《素问·至真要大论》也指出："治寒以热，治热以寒。"指出了药性寒热与治则的关系。阳热证用寒凉药，阴寒证用温热药，这是临床用药的一般原则。至于寒热错杂之证，往往采用寒药、热药并用。对于真寒假热之证，则当以热药治本，必要时反佐以寒药；真热假寒之证，则当以寒药治本，必要时反佐以热药。总之，药性寒热只是药物作用的一个方面，必须与其他方面的内容相结合，才能全面地认识药物，故"不可不细按也"。

4.2.3　五味论

❧《素问》　地食人以五味※* ❧

草生五色，五色之变，不可胜视。草生五味，五味之美，不可胜极。嗜欲不同，各有所通。天食人以五气，地食人以五味。五气入鼻，藏于心肺，上使五色修明，音声能彰。五味入口，藏于肠胃，味有所藏，以养五气，气和而生，津液相成，神乃自生。

——《素问·六节脏象论》

【提要】　本论主要阐述天以五气食人，地以五味食人。五气由鼻入而藏于心肺，以达五脏；五味由口入而藏于肠胃，以养五脏之气，而化生津液以成精，精气充而神自生。《素问·阴阳应象大论》："阳化气，阴成形""阳为气，阴为味。味归形，形归气，气归精，精归化，精食气，形食味，化生精，气生形。"可知，人之生，本于天之五气、地之五味。

《素问》　论五味之所合※*

心欲苦，肺欲辛，肝欲酸，脾欲甘，肾欲咸，此五味之所合也。

——《素问·五脏生成》

【提要】　本论主要阐述五脏对五味各有所欲。所欲，即所喜，如心喜苦味，肺喜辛味，肝喜酸味，脾喜甘味，肾喜咸味，这就是所说的五味各有所合。此与"五入"同理。五味合宜，对人是有益的，但因"欲"而过量却足以伤人。因此在饮食中，须调和恰当，勿使之太过。

《素问》　论五味所入※*

五味所入：酸入肝，辛入肺，苦入心，咸入肾，甘入脾，是谓五入。

——《素问·宣明五气》

【提要】　本论主要阐述五味入五脏。"五味所入"又称五入，即五味入胃后，各入相同五行属性的五脏，即酸合木而入肝，辛合金而入肺，苦合火而入心，咸合水而入肾，甘合土而入脾。五入，是归经、引的理论基础，对临床用药有一定的参考意义。

《素问》　论五味入五脏，久而增气※*

五味入胃，各归所喜，酸先入肝，苦先入心，甘先入脾，辛先入肺，咸先入肾。久而增气，物化之常也。气增而久，夭之由也。

——《素问·至真要大论》

【提要】　本论主要阐述五味入五脏，久而增气，为物化之常。五味入胃，各归所喜。然"喜"而不偏用，方为是。因为，五味化生五气，味久用则增气，气增日久则有偏胜以至偏绝暴夭之患。

《素问》　论五脏苦欲补泻，五味之所宜※*

黄帝问曰：合人形以法四时五行而治，何如而从？何如而逆？得失之意，愿闻其事。岐伯对曰：五行者，金木水火土也，更贵更贱，以知死生，以决成败，而定五脏之气，间甚之时，死生之期也。帝曰：愿卒闻之。岐伯曰：肝主春，足厥阴少阳主治，其日甲乙，肝苦急，急食甘以缓之。心主夏，手少阴太阳主治，其日丙丁，心苦缓，急食酸以收之。脾主长夏，足太阴阳明主治，其日戊己，脾苦湿，急食苦以燥之。肺主秋，手太阴阳明主治，其日庚辛，肺苦气上逆，急食苦以泄之。肾主冬，足少阴太阳主治，其日壬癸，肾苦燥，急食辛以润之。开腠理，致津液，通气也。

病在肝，愈于夏，夏不愈，甚于秋，秋不死，持于冬，起于春，禁当风。肝病者，愈在丙丁，丙丁不愈，加于庚辛，庚辛不死，持于壬癸，起于甲乙。肝病者，平旦慧，下晡甚，夜半静。肝欲散，急食辛以散之，用辛补之，酸泻之。

病在心，愈在长夏，长夏不愈，甚于冬，冬不死，持于春，起于夏，禁温食热衣。心病者，愈在戊己，戊己不愈，加于壬癸，壬癸不死，持于甲乙，起于丙丁。心病者，日中慧，夜半甚，平旦静。心欲软，急食咸以软之，用咸补之，甘泻之。

病在脾，愈在秋，秋不愈，甚于春，春不死，持于夏，起于长夏，禁温食饱食湿地濡衣。脾病者，愈在庚辛，庚辛不愈，加于甲乙，甲乙不死，持于丙丁，起于戊己。脾病者，日昳慧，日出甚，下晡静。脾欲缓，急食甘以缓之，用苦泻之，甘补之。

病在肺，愈在冬，冬不愈，甚于夏，夏不死，持于长夏，起于秋，禁寒饮食寒衣。肺病者，愈在壬癸，壬癸不愈，加于丙丁，丙丁不死，持于戊己，起于庚辛。肺病者，下晡慧，日中甚，夜半静。肺欲收，急食酸以收之，用酸补之，辛泻之。

病在肾，愈在春，春不愈，甚于长夏，长夏不死，持于秋，起于冬，禁犯焠㷅㷅热食温炙衣。肾病者，愈在甲乙，甲乙不愈，甚于戊己，戊己不死，持于庚辛，起于壬癸。肾病者，夜半慧，四季甚，下晡静。肾欲坚，急食苦以坚之，用苦补之，咸泻之。

——《素问·脏气法时论》

【提要】　本论主要阐述五脏苦欲理论。论中以五脏苦欲，阐明了五脏补泻的药味。同时，揭示了五脏之本气合于四时五行五味，五脏苦欲根于五脏本性，药物之五味随脏气喜恶不同，而产生不同的补泻作用。五脏所苦即是所恶，所欲即是所喜，按其喜恶的不同特性，选取相应的药味。以肝脏为例：肝喜条达而散，苦于躁急，则宜甘以缓其急，故曰"肝苦急，急食甘以缓之"；肝欲条达，因此当食辛散之味，使其条达，酸收之味则能阻其条达，所以辛味在肝为补，酸味为泻，故曰"肝欲散，急食辛以散之，用辛补之，酸泻之"。其余同理。总体来讲，即如几位医家所论："凡药之五味，随五脏所入而为补泻，亦不过因其性而调之"（张元素）；"甘缓、酸收、苦燥、辛散、咸软、淡渗，五味之本性，一定而不变者也；其或补或泻，则因五脏四时而迭相施用者也"（李时珍）；"此节专就五脏之本性而言补泻，不拘五行相克之常理也"（丹波元简）。

《素问》　论五味阴阳之用※*

帝曰：善。五味阴阳之用何如？岐伯曰：辛甘发散为阳，酸苦涌泄为阴，咸味涌泄为阴，淡味渗泄为阳。六者或收或散，或缓或急，或燥或润，或耎或坚，以所利而行之，调其气，使其平也。

——《素问·至真要大论》

【提要】 本论主要阐述五味阴阳之用。辛味、甘味的药物有发散作用，淡味的药物有利小便的作用，此类药味较轻薄，属阳。酸味、苦味、咸味的药物，有催吐或泻下作用，味较厚重，属阴。《素问·脏气法时论》亦曰："辛酸甘苦咸，各有所利，或散或收，或缓或急，或坚或软，四时五脏，病随五味所宜也。"文意与本论同，只是没有讲"淡"味。具体来讲，辛味能散、能行、能润，甘味药能补、能和、能缓，淡味药能渗、能利，酸味能收、能涩，苦味药能泄、能燥、能坚，咸味能软坚。此药味之能，可随病证而用。

《素问》 论五味所禁※*

五味所禁：辛走气，气病无多食辛；咸走血，血病无多食咸；苦走骨，骨病无多食苦；甘走肉，肉病无多食甘；酸走筋，筋病无多食酸，是谓五禁。无令多食。

——《素问·宣明五气》

【提要】 本论主要阐述五病五味所禁。五味走本脏所主气、血、骨、肉、筋，其用少则补，多则反伤其气，故无令多食。但论中言"咸走血，血病无多食咸；苦走骨，骨病无多食苦"，与《灵枢·九针论》五裁之"病在骨，无食咸；病在血，无食苦"所论不同。新校正云："按皇甫士安云，咸先走肾，此云走血者，肾合三焦血脉，虽属肝心而为中焦之道，故咸入而走血也。苦走心，此云走骨者，水火相济，骨气通于心也。"可作为参考。

《素问》 论五味过伤※*

阴之所生，本在五味；阴之五宫，伤在五味。是故味过于酸，肝气以津，脾气乃绝；味过于咸，大骨气劳，短肌，心气抑；味过于甘，心气喘满，色黑，肾气不衡；味过于苦，脾气不濡，胃气乃厚；味过于辛，筋脉沮弛，精神乃央。是故谨和五味，骨正筋柔，气血以流，腠理以密，如是则骨气以精。谨道如法，长有天命。

——《素问·生气通天论》

【提要】 本论主要阐述五味过嗜伤五脏气，需谨和五味，无使过之。五脏之气、精神、气血骨肉筋，皆由五味滋养。五味宣化，各入于本宫，虽因五味以滋，亦因五味太过以损，所谓"过犹不及"。

《灵枢》 论谷气五味入五脏※*

黄帝曰：愿闻谷气有五味，其入五脏，分别奈何？伯高曰：胃者，五脏六腑之海也，水谷皆入于胃，五脏六腑皆禀气于胃。五味各走其所喜，谷味酸，先走肝，谷味苦，先走心，谷味甘，先走脾，谷味辛，先走肺，谷味咸，先走肾。谷气津液已行，营卫大通，乃化糟粕，以次传下。

——《灵枢·五味》

【提要】　本论主要阐述五脏六腑皆赖谷气五味所滋养。谷入于口，其味有五，各归所喜，其理同"五入"，可参。

《灵枢》　论谷、果、畜、菜之五味^{※*}

五谷：粳米甘，麻酸，大豆咸，麦苦，黄黍辛。五果：枣甘，李酸，栗咸，杏苦，桃辛。五畜：牛甘，犬酸，猪咸，羊苦，鸡辛。五菜：葵甘，韭酸，藿咸，薤苦，葱辛。五色：黄色宜甘，青色宜酸，黑色宜咸，赤色宜苦，白色宜辛。凡此五者，各有所宜。

——《灵枢·五味》

【提要】　本论主要阐述五谷、五果、五畜、五菜之味。《素问·脏气法时论》曰："五谷为养，五果为助，五畜为益，五菜为充，气味合而服之，以补精益气。"五色合五味，各有所宜。

《灵枢》　论五脏病之五宜^{※*}

五宜：所谓五色者，脾病者，宜食粳米饭牛肉枣葵；心病者，宜食麦羊肉杏薤；肾病者，宜食大豆黄卷猪肉栗藿；肝病者，宜食麻犬肉李韭；肺病者，宜食黄黍鸡肉桃葱。

——《灵枢·五味》

【提要】　本论主要阐述五脏病各有适宜的谷、肉、果、菜，是为"五宜"。《素问·阴阳应象大论》曰："精不足者，补之以味。"论中言脾病、心病、肾病、肝病、肺病，当是就五脏虚损不足之病而言，故以本味入本脏以补之。"五宜"的说法，源于五行学说，为一般规律，在临床上还需灵活运用。

《灵枢》　论五宜^{※*}

肝色青，宜食甘，粳米饭牛肉枣葵皆甘。心色赤，宜食酸，犬肉麻李韭皆酸。脾色黄，宜食咸，大豆豕肉栗藿皆咸。肺色白，宜食苦，麦羊肉杏薤皆苦。肾色黑，宜食辛，黄黍鸡肉桃葱皆辛。

——《灵枢·五味》

【提要】　本论主要阐述五脏五味食物之所宜。五宜之理，即《素问·脏气法时论》："肝苦急，急食甘以缓之""心苦缓，急食酸以收之""脾苦湿，急食苦以燥之""肺苦气上逆，急食苦以泄之""肾苦燥，急食辛以润之"之义。

《灵枢》 论五禁^{※*}

五禁：肝病禁辛，心病禁咸，脾病禁酸，肾病禁甘，肺病禁苦。

——《灵枢·五味》

【提要】 本论主要阐述五脏病五味所禁。五味入五脏，有生克补泻，故五脏有病，当禁服胜克之味。即如李时珍所言："五脏不足之病，畏其所胜，而宜其所不胜。"

《灵枢》 论五走^{※*}

五走：酸走筋，辛走气，苦走血，咸走骨，甘走肉，是谓五走也。

——《灵枢·九针论》

【提要】 本论主要阐述五味入胃，各走其道。论中指出，筋、气、血、骨、肉，五脏之所生；五味入胃，各走其道，是为"五走"。论中按照五行的框架，将酸-肝-筋、辛-肺-气、苦-心-血、咸-肾-骨、甘-脾-肉联系起来。五走，亦是五味之所喜、所欲，当不可过嗜，尤其在相应的疾病状态下，更当节制。是故又有"五裁"之论。

《灵枢》 论五裁^{※*}

五裁：病在筋，无食酸；病在气，无食辛；病在骨，无食咸；病在血，无食苦；病在肉，无食甘。口嗜而欲食之，不可多也，必自裁也，命曰五裁。

——《灵枢·九针论》

【提要】 本论主要阐述病在筋、气、骨、血、肉，皆宜节制其本味，不可多食，以免反伤其气。裁，为节制的意思；无食，意指无多食。在中医五行理论框架下，五味与五脏有一一对应的关系。正常状态下，五味濡养五脏，但在疾病状态下则要节制所嗜五味的摄取，以免伤害脏腑。

《灵枢》 论五味偏胜致病^{※*}

五味入于口也，各有所走，各有所病。酸走筋，多食之，令人癃；咸走血，多食之，令人渴；辛走气，多食之，令人洞心；苦走骨，多食之，令人变呕；甘走肉，多食之，令人挽心。

——《灵枢·五味论》

【提要】 本论主要阐述五味偏嗜太过所致病证。具体病机：①酸味入筋，其气涩而收，多食酸，则宗筋缩绻，膀胱约而不通，故为癃闭。②咸走血，多食咸，则血与咸相得则凝。而"中焦受气取汁，变化而赤，是谓血"，故胃中汁以滋注之。胃中汁竭，故令人渴。③辛走气，多食之，另气走于上焦，而"上焦开发"而营诸阳，则汗与其并而出，而汗为心之液，故令人洞心。④苦走骨，性下泄，多食之，入下脘，三焦之道闭而不通，不得通调布散，故令人变呕。⑤多食甘，则甘与谷留于胃中，胃柔则气缓，久则甘从湿化，致生诸虫，虫动则令人挽心。

《圣济经》 论五味自然之理※*

味者，土也，物成之时也。物成而后有味，故五味皆生于土。而甘苦咸酸辛，又皆本于淡。淡者一也，口入一而为甘，甘出十而为苦。木作酸也，始于敷播，卒乃收聚。辛九数也，物穷则变，故辛甚则反甘。甘十数也，物极则反本，故甘甚则反淡。炎上作苦，苦生甘也。然火无正体，体草木焉。润下做咸，卤自咸也，亦有感于煎烦而咸者焉。此五味自然之理也。

——宋·赵佶《圣济经·卷之九药理篇·制字命物章》

【提要】　本论主要阐述基于象数的五味自然之理。

寇宗奭 五味※*

天地既判，生万物者，惟五气尔。五气定位，则五味生。五味生，则千变万化，至于不可穷已。故曰：生物，者气也；成之者，味也。以奇生则成而偶，以偶生则成而奇。寒气坚，故其味可用以软。热气软，故其味可用以坚。风气散，故其味可用以收。燥气收，故其味可用以散。土者冲气之所生，冲气则无所不和，故其味可用以缓。气坚则壮，故苦可以养气。脉软则和，故咸可以养脉。骨收则强，故酸可以养骨。筋散则不挛，故辛可以养筋。肉缓则不壅，故甘可以养肉。坚之而后可以软，收之而后可以散。欲缓则用甘，不欲则弗用，用之不可太过，太过亦病矣。古之养生治疾者，必先通乎此，不通乎此，而能已人之疾者，盖寡矣。

——宋·寇宗奭《本草衍义·卷一·序例上·衍义总叙》

【提要】　本论主要阐述气味之间的关系及如何用之养生治病。气为阳，味为阴；气生于味，味由气化，乃阴阳互根之理。说明五味虽殊，其性各异，而均得阴阳之正；也正因此，"味"有与"气"相反相成之用。即：寒气坚，其味咸，可用以软；热气软，故其味苦，可用以坚；风气散，其味酸，可用以收；燥气收，其味辛，可用以散。土则中气所生，其味甘，可用以缓。这是寇宗奭对五味生成、五味与五气关系最基本的理解。至于原文中提出的"苦可以养气""咸可以养脉""酸可以养骨""辛可以养筋""甘可以养肉"，尤其"酸可以养骨"之论，属一家之言，不知所据。明·陈嘉谟《本草蒙筌·总论》论"五味"采录了此观点。

李东垣 药本五味歌

酸为木化气本温，能收能涩利肝经；苦为火化气终热，能燥能坚心脏下；甘始土生气化湿，能开缓渗从脾行；辛自金生气滞燥，能散润濡通肺窍；咸从水化气生寒，下走软坚足肾道；淡味方为五行本，运用须知造化要。

——金·李东垣《珍珠囊补遗药性赋·卷二·用药须知·药本五味歌》

【提要】 本论主要阐述五味之化气及其功能特点。《素问·脏气法时论》将五味的功用，总结为辛散、酸收、甘缓、苦坚、咸软，是对五味作用的最早最为精辟的概括。李东垣在此基础上，以歌诀的形式对五味的作用特点做了补充。

王肯堂　五味补泻

问：五味之补泻五脏，其义何居？答：天地之气不交，则造化几乎息矣。故辛者散也，东方之气散，宜辛而反酸，是震中有兑也。酸者敛也，西方之气敛，宜酸而反辛，是兑中有震也。故酸入肝而补肺，辛入肺而补肝，是震兑互也。咸入肾而补心，苦入心而补肾，是坎离互也。脾不主时，寄旺于四季，则守其本味而已矣。至其泻也又不然，肾肝之各以本味为泻，易知也，乃心脾独异何耶？曰：心，君主官也；脾，脏腑经络之所从禀气者也，故独异。君主之官，以所生之味为泻，恶其泄气也。脾纳水谷，散精于脏腑，新新相因，故以生我之味为泻，恶其休气也，我王则生我者休故也。

——明·王肯堂《郁冈斋医学笔麈·卷下·五味补泻》

【提要】 本论主要阐述五味补泻五脏之理。①五味之补：以震（木—肝—酸）兑（金—肺—辛）、坎（水—肾—咸）离（火—心—苦）对冲互藏为据，指出了"酸入肝而补肺，辛入肺而补肝""咸入肾而补心，苦入心而补肾"的道理。脾不主时，则守其本味甘为补。②五味之泻：肾（咸）、肝（酸）各以本为泻，肺（辛）亦是；而王肯堂独对比较特殊的心、脾二脏做了解释，提出了心以"所生之味为泻，恶其泄气"，脾以"生我之味为泻，恶其休气"的论点。五脏五味补泻原论出《素问·脏气法时论》，王肯堂之论不失为一种注解，可为参考。

李中梓　论五味之用※※

药有五味：苦者入心，直行而泄；辛者入肺，横行而散；酸者入肝，束而收敛；咸者入肾，甘而软坚。甘者入脾，有和、有缓、有补、有泻、可上、可下、可内、可外，土味居中而能兼五行也。淡之一味，五脏无归，专入太阳而入小便。

——明·李中梓《本草通玄·卷下·用药机要》

【提要】 本论主要阐述了五味入五脏的作用特点。药味有五，辛、酸、甘、苦、咸。辛能散能行，酸能收能涩，甘能补能缓，苦能泻能燥，咸能软坚润下。另外，还有淡味，能渗、能利。《素问·至真要大论》："淡味渗泄为阳。"因淡者无味，又受五行思想的影响，所以习惯上仍称为五味。《素问·脏气法时论》："此五者，有辛酸甘苦咸，各有所利，或散或收，或缓或急，或坚或软，四时五脏，病随五味所宜也。"

贾所学 五味所主

辛主散，甘主缓，淡主渗，酸主收，苦主泄，咸主软，滑主利，涩主敛。

——明·贾所学《药品化义·卷一·辨药八法·五味所主》

【提要】 本论主要阐述五味所主。其论较《内经》之论，增入"滑主利，涩主敛"。滑，指润滑而言，有通便利窍之功；涩，指收涩言，有收脱之功。本段所论五味所主，十分简要，至于其具体所能，详参下条。

贾所学 五味所能

凡药品之功，专在于味，一味之中，又有数能。如升降浮沉定守走破之类，良工用药制方，错综变化之妙，全藉乎此，尤宜详悉。

辛：能散结，能驱风，能横行，能利窍，能润燥。甘：能缓急，能上行，能发生，能润肠，能补气，能补阳。淡：能渗泄，能利窍，能下行。酸：能收缓，能收湿，能敛散，能敛热，能束表，能活血。苦：能坚脆，能燥湿，能直行，能降下，能涌泄，能去垢，能解毒，能开导，能养血，能补阴。咸：能软坚，能凝结，能沉下。滑：能利窍，能养窍。涩：能收脱。

——明·贾所学《药品化义·卷一·辨药八法·五味所能》

【提要】 本论主要阐述五味各有所专能，而一味又有数能。贾所学详细列出了五味的各种所能，对五味的运用是一个很好的参考。但同时应该知道，五味之间、性味之间有合化配伍之用，错综变化之妙，更当存乎于心。另外，作者也提出了"辨药八法"，言"或以体，或以色，或以气，或以味，或以形，或以性，或以能，或以力，或以地，或以时"辨药，因此不能孤立地以"五味所能"来论药物之用。

4.3 升降浮沉

张元素 药性要旨

苦药平升，微寒平亦升；甘辛药平降，甘寒泻火；苦寒泻湿热，甘苦寒泻血热。

——金·张元素《医学启源·卷之下·用药备旨·药性要旨》

【提要】 本论主要阐述气与味合而成药性，有升降浮沉补泻之别，是药效作用的根本所在。张元素在遣方用药过程中，十分重视这一问题。张元素此段论述，对于气味药性的归纳还是初步的认识，而其总结药物的脏腑归属时，药性药味就较为完备了。与下条互参。

◆ 张元素　用药升降浮沉补泻法 ◆

　　肝、胆：味辛补，酸泻；气温补，凉泻。

　　心、小肠：味咸补，甘泻；气热补，寒泻。

　　脾、胃：味甘补，苦泻；气温热补，寒凉泻。

　　肺、大肠：味酸补，辛泻；气凉补，温泻。

　　肾、膀胱：味苦补，咸泻；气寒补，热泻。

——金·张元素《医学启源·卷之下·用药备旨·用药升降浮沉补泻法》

　　【提要】　本论主要阐述脏腑的补泻和气味的关系。张元素依据《内经》的理论，结合临床实践，对脏腑的补泻和气味的关系做了阐释。文题称"升降浮沉补泻法"，文中却不言升降浮沉，是升降浮沉蕴含于药物气味补泻之中。《素问·阴阳应象大论》："气味辛甘发散为阳，酸苦涌泄为阴。"如肝胆，辛味为阳，主升顺应肝胆升发、条达之性，是为补；酸为阴，主下降，可收敛肝气，所以就是酸泻之。与《素问·脏气法时论》："肝欲散，急食辛以散之，用辛补之，酸泻之"之理同。

◆ 王好古　论东垣先生用药法象* ◆

　　天有阴阳，风寒暑湿燥火，三阴、三阳上奉之。温凉寒热，四气是也，皆象于天。温、热者，天之阳也。凉、寒者，天之阴也。此乃天之阴阳也。

　　地有阴阳，金木水火土，生长化收藏下应之。

　　辛甘淡酸苦咸，五味是也，皆象于地。辛甘淡者，地之阳也。酸苦咸者，地之阴也。此乃地之阴阳也。

　　味之薄者，为阴中之阳，味薄则通，酸、苦、咸、平是也。味之厚者，为阴中之阴，味厚则泄，酸、苦、咸、寒是也。气之厚者，为阳中之阳，气厚则发热，辛、甘、温、热是也。气之薄者，为阳中之阴，气薄则发泄，辛、甘、淡、平、凉、寒是也。

　　轻清成象（味薄，茶之类）本乎天者亲上。重浊成形（味厚，大黄之类）本乎地者亲下。气味辛甘发散为阳，酸苦涌泄为阴。清阳发腠理，清之清者也。清阳实四肢，清之浊者也。浊阴归六腑，浊之浊者也。浊阴走五脏，浊之清者也。

——元·王好古《汤液本草·卷之一·东垣先生〈药类法象〉·用药法象》

　　【提要】　本论所谓"用药法象"，是法天地阴阳之象而论药之气味厚薄清浊。其论出李东垣，传承自张元素。李东垣著有《用药法象》，但原书已佚，其主要内容保留于《汤液本草》中。总之，气味阴阳厚薄，奠定了中药升降浮沉理论的基础。

◆ 李时珍　升降浮沉 ◆

　　李杲曰：药有升、降、浮、沉、化，生、长、收、藏、成，以配四时。春升，夏浮，秋收，冬藏，土居中化。是以味薄者，升而生；气薄者，降而收；气厚者，浮而长；味厚者，沉而藏；

气味平者，化而成。但言补之以辛、甘、温、热及气味之薄者，即助春夏之升浮，便是泻秋冬收藏之药也。在人之身，肝心是矣。但言补之以酸、苦、咸、寒及气味之厚者，即助秋冬之降沉，便是泻春夏生长之药也。在人之身，肺肾是矣。淡味之药，渗即为升，泄即为降，佐使诸药者也。用药者，循此则生，逆此则死；纵令不死，亦危困矣。

王好古曰：升而使之降，须知抑也；沉而使之浮，须知载也。辛散也，而行之也横；甘发也，而行之也上；苦泄也，而行之也下；酸收也，其性缩；咸软也，其性舒，其不同如此。鼓掌成声，沃火成沸，二物相合，象在其间矣。五味相制，四气相和，其变可轻用哉。本草不言淡味、凉气，亦缺文也。

味薄者升：甘平、辛平、辛微温、微苦平之药是也。

气薄者降：甘寒、甘凉、甘淡寒凉、酸温、酸平、咸平之药是也。

气厚者浮：甘热、辛热之药是也。

味厚者沉：苦寒、咸寒之药是也。

气味平者，兼四气四味：甘平、甘温、甘凉、甘辛平、甘微苦平之药是也。

李时珍曰：酸咸无升，甘辛无降，寒无浮，热无沉，其性然也。而升者引之以咸寒，则沉而直达下焦；沉者引之以酒，则浮而上至颠顶。此非窥天地之奥而达造化之权者，不能至此。一物之中，有根升、梢降，生升、熟降，是升降在物亦在人也。

——明·李时珍《本草纲目·序例第一卷上·序例上·升降浮沉》

【提要】　本论主要阐述药物的升降浮沉理论。李时珍所论药物升降浮沉理论，采用了易水学派李东垣、王好古的理论观点。在此基础上，李时珍总结了"酸咸无升，甘辛无降，寒无浮，热无沉""升者引之以咸寒，则沉而直达下焦；沉者引之以酒，则浮而上至颠顶"的观点。与此同时，也指出了根升、梢降，生升、熟降的一般规律。

尤在泾　制方用药必本升降浮沉之理

《易》曰：天道下济而光明，地道卑而上行，故上下升降而气乃和。古人制方用药，一本升降浮沉之理，不拘寒热补泻之迹者，宋元以来，东垣一人而已。

盖四时之气，春升、夏浮、秋降、冬沉，而人身之气，莫不由之。然升降浮沉者，气也，其所以升降浮沉者，人之中，犹天之枢也。今人饥饱、劳役，损伤中气，于是当升者不得升，当降者不得降，而发热、困倦、喘促、痞塞等症见矣。夫内伤之热，非寒可清；气陷之痞，非攻可去。惟阴阳一通，而寒热自已；上下一交，而痞隔都损。此东垣之学，所以能为举其大欤！

李濒湖曰：升降浮沉则顺之，寒热温凉则逆之，故春宜辛温，夏宜辛热，长夏宜甘苦辛温，秋宜酸温，冬宜苦寒。愚谓升降浮沉则顺之者，所以顺天时之气也；寒热温凉则逆之者，所以救气化之过也。李氏辛甘酸苦之用是已，若春宜温、夏宜热、冬宜寒之谓，是助之也，岂逆之谓哉！

——清·尤在泾《医学读书记·卷下·制方用药必本升降浮沉之理》

【提要】　本论主要阐述制方用药必本升降浮沉之理。尤在泾立足于李东垣的学说，阐发制方用药必本升降浮沉之理，指出饥饱劳役、损伤中气的病证，应采取调理中气以使人身之气顺应四时之气的原则。另外，对李时珍用药注重性味，以顺应四时之气的观点加以发挥。这些看法，对于因时制宜用药，具有一定的指导意义。

唐容川　论升降浮沉之理※*

问曰……药之分上下表里者，又有升降浮沉之别，可得闻欤？

答曰：此本于天地之阴阳也。本于阳者以气为主，而上行外达，故升而气浮，能走上焦；以发表本于阴者，以味为主，而内行下达，故降而气沉，能行里达下焦。气本于天，味成于地。《内经》谓：天食人以五气，地食人以五味。本天亲上，本地亲下，而升降浮沉之理见矣。

——清·唐容川《本草问答·卷上》

【提要】　本论主要阐述药物本天亲上、本地亲下的升降浮沉之理。唐容川本于《素问·六节脏象论》"天食人以五气，地食人以五味"之论，及"本天亲上，本地亲下"的规律，论药性升降浮沉之理。从一定意义上讲，药有升降浮沉之别，故有上下表里之用。升浮属天阳主气，故药之气厚者，主升浮表散；沉降属地阴主味，故药之味厚者，主沉里降下。当然，气味参合又有厚薄不同者，则各以其偏重而论治。

4.4 归经引经

张元素　各经引用

太阳经，羌活，在下者黄柏，小肠、膀胱也。

少阳经，柴胡，在下者青皮，胆、三焦也。

阳明经，升麻、白芷，在下者，石膏，胃、大肠也。

太阴经，白芍药，脾、肺也。

少阴经，知母，心、肾也。

厥阴经，青皮，在下者，柴胡，肝、包络也。以上十二经之的药也。

——金·张元素《医学启源·卷之下·用药备旨·各经引用》

【提要】　本论主要阐述中药的"引经报使"理论。十二经各经引用，亦即"引经报使"。引经报使，是指某些药物能引导其他药物的药力，到达病变部位或某一经脉，起"向导"的作用。易水学派张元素，依据《内经》理论，对药物的引经进行了深入探讨，创立了"引经报使"理论。其认为取各药性之长，使之各归其经，则力专效宏。同时，张元素明确指出了各经的引经药。其弟子李东垣、王好古继承其说，并将之发扬光大。另据李时珍《本草纲目·序例第一卷上·序例上》所采张元素《珍珠囊》"引经报使"，内容更为详尽，可以互参。

王好古　东垣报使

太阳：羌活，下黄柏。阳明：白芷、升麻，下石膏。少阳：上柴胡，下青皮。 太阴：白芍药。少阴：知母。厥阴：青皮，上柴胡。

小肠膀胱属太阳，藁本羌活是本方。三焦胆与肝包络，少阳厥阴柴胡强。阳明大肠兼足胃，葛根白芷升麻当。太阴肺脉中焦起，白芷升麻葱白乡。脾经少与肺经异，升麻芍药白者详。少阴心经独活主，肾经独活加桂良。通经用此药为使，更有何病到膏肓。

——元·王好古《汤液本草·卷之二·东垣先生用药心法·东垣报使》

【提要】 本论主要阐述李东垣提出的引经报使代表药物。王好古师事张元素，后又从李东垣学医。其在张元素、李东垣的影响下，也十分重视归经、引经药物的运用和阐发。尤其，王好古以歌诀的形式载述，便于其理论的记忆和应用，对"引经报使"之说的推广和流传发挥了很大的作用。在内容上，较张元素"各经引用"也更为丰满。例如，太阴脾肺之用白芍，被拓展为手太阴肺脉：白芷、升麻、葱白，足太阴脾经：升麻、白芍药，更切于实用。

李时珍　引经报使

手少阴心（黄连、细辛）；手太阳小肠（藁本、黄柏）；

足少阴肾（独活、桂、知母、细辛）；足太阳膀胱（羌活）；

手太阴肺（桔梗、升麻、葱白、白芷）；手阳明大肠（白芷、升麻、石膏）；

足太阴脾（升麻、苍术、葛根、白芍）；足阳明胃（白芷、升麻、石膏、葛根）；

手厥阴心包络（柴胡、牡丹皮）；手少阳三焦（连翘、柴胡、上地骨皮、中青皮、下附子）；

足厥阴肝（青皮、吴茱萸、川芎、柴胡）；足少阳胆（柴胡、青皮）。

——明·李时珍《本草纲目·序例第一卷上·序例上·引经报使》

【提要】 本论主要阐述"十二经"的引经报使药。张元素撰有《珍珠囊》一卷，论引经报使等，创见颇多，惜其书已散佚。幸而，李时珍推崇其引经用药方法，将《珍珠囊》的"引经报使"论，收载在《本草纲目》中，为归经引经理论的广泛流传，做出了重要的贡献。

汪　昂　论诸药入诸经

凡药色青、味酸、气臊、性属木者，皆入足厥阴肝、足少阳胆经（肝与胆相表里，胆为甲木，肝为乙木）；色赤、味苦、气焦、性属火者，皆入手少阴心，手太阳小肠经（心与小肠相表里，小肠为丙火，心为丁火）；色黄、味甘、气香、性属土者，皆入足太阴脾、足阳明胃经（脾与胃相表里，胃为戊土，脾为己土）；色白、味辛、气腥、性属金者，皆入手太阴肺、手阳明大肠经（肺与大肠相表里，大肠为庚金，肺为辛金）；色黑、味咸、气腐、性属水者，皆入足少阴肾、足太阳膀胱经（肾与膀胱相表里，膀胱为壬水，肾为癸水，凡一脏配一腑，腑皆属阳，故为甲、丙、戊、庚、壬；脏皆属阴，故为乙、丁、己、辛、癸也）。十二经中，惟手厥阴心包、手少阳三焦经无所主，其经通于足厥阴、少阳。厥阴主血，诸药入肝经血分者，并入心包；少阳主气，诸药入胆经气分者，并入三焦。命门相火，散行于胆、三焦、心包络，故入命门者，并入三焦。此诸药入诸经之部分也。

——清·汪昂《本草备要·药性总义》

【提要】 本论主要阐述药物归经理论的形成，和药物自身的色、味、气、五行属性等特性有关。汪昂所论，沿袭了《内经》五色、五味入五脏的理论，以色、味并五气作为归经依据，将脏、腑、经脉联系起来，论诸药归经之机理。较张元素、李东垣所述，更明确地提出了手厥阴心包通于足厥阴，手少阳三焦经通于足少阳，命门相火散行于胆、三焦、心包络的观点，论理更显详尽。

吴鞠通 引经论

药之有引经，如人之不识路径者用向导。若本人至本家，何用向导为哉？如麻黄汤之麻黄，直走太阳气分；桂枝汤之桂枝，直走太阳营分。盖麻黄、桂枝为君者，即引也。虽其中有生姜、大枣，生姜为气分之佐，大枣为营分之佐，非引经也。何今人凡药铺中不卖，须本家自备者，皆曰引子！甚至所加之引，与症不合，如痘科中既用芦根，又用香菜，大热赤疹，必用三春柳。每方必曰引加何物，不通已极，俗恶难医。

——清·吴鞠通《医医病书·七十二、引经论》

【提要】 本论主要阐述引经之药如向导，不识路径者用之，起"向导"的作用。清·尤在泾在《医学读书记》中说："药无引使，则不通病所。"药引，则是指某些药物或食物，配入药方中对身体某部位或某些病证，有特殊导向或效用。《医学阶梯·药引》："汤之有引，如舟之有楫。"药引与引经药作用相类，在概念和内容上，二者也常常交叉混用，在广义上可不做区分，但是狭义而言，二者还是有差别的。比如：①引经药受经络学说和归经、引经理论的影响，而药引则不受其限制，作用部位和效用更广泛。②药引大都不是常用或方便储备的药物，多需病家自备，而引经药则随方取用，一般不需要病家自己去配制。另外，需要明确的是，在实际处方中，引经药和药引皆非必须之物，需不需要用，由医生根据患者病情临机取用。"每方必曰引加何物"，就是故作玄虚了，不可取。

韦协梦 药有经络

伤寒有六经之异，杂症亦各归经络，但伤寒传变，杂症不传耳。然如火郁，本厥阴肝病，久而吞酸，则木克土而传至太阴脾矣。怔忡，本少阴病，久而喘咳，则火铄金而传至太阴肺矣。病有经络，药亦有经络。某药入某经，或兼入某经，果识之真而用之当，自尔百发百中；倘辨之不明，焉能凿枘相投？如感冒初起，先在太阳，治以羌活、苏叶之类，是其本药；乃兼用防风、柴胡，开阳明少阳之开。风寒由外入内，轻者尚可奏功，重者转生他患。即他症之应补应散、应寒应热，以此经之病，而误用他经之药，徒伤正气，难臻速效。药之经络，可不讲明而切究欤？

——清·韦协梦《医论三十篇·药有经络》

【提要】 本论主要阐述病有经络，药有归经、引经之理。作者以药明经络，知道某药入某经，或兼入某经，才能有的放矢。另外，作者特别强调引经药的通络作用。其在《医论三十篇·用药必先通络》一文中，强调了"病在某经，必以某经之药引之""络通而病解"的观点。

徐灵胎 治病不必分经络脏腑论

病之分经络脏腑，夫人知之。于是天下遂有因经络脏腑之说，而拘泥附会，又或误认穿凿，并有借此神其说以欺人者。盖治病之法多端，有必求经络脏腑者，有不必求经络脏腑者。盖人之气血，无所不通，而药性之寒热温凉，有毒无毒，其性亦一定不移，入于人身，其功能亦无所不到。岂有其药止入某经之理？即如参芪之类，无所不补。砒鸩之类，无所不毒，并不专于一处。所以古人有现成通治之方，如紫金锭、至宝丹之类，所治之病甚多，皆有奇效。盖通气者，无气不通；解毒者，无毒不解；消痰者，无痰不消。其中不过略有专宜耳。至张洁古辈，则每药注定云独入某经，皆属附会之谈，不足征也。曰：然则用药竟不必分经络脏腑耶？曰：此不然也。盖人之病，各有所现之处；而药之治病必有专长之功。如柴胡治寒热往来，能愈少阳之病；桂枝治畏寒发热，能愈太阳之病；葛根治肢体大热，能愈阳明之病。盖其止寒热，已畏寒，除大热，此乃柴胡、桂枝、葛根专长之事。因其能治何经之病，后人即指为何经之药。孰知其功能，实不仅入少阳、太阳、阳明也。显然者尚如此，余则更无影响矣。故以某药为能治某经之病则可，以某药为独治某经则不可。谓某经之病，当用某药则可；谓某药不复入他经则不可。故不知经络而用药，其失也泛，必无捷效；执经络而用药，其失也泥，反能致害。总之变化不一，神而明之，存乎其人也。

——清·徐灵胎《医学源流论·卷上·经络脏腑·治病不必分经络脏腑论》

【提要】 本论主要阐述"治病不必分经络脏腑"。徐灵胎非是反对归经、引经之论，其在此论中只是强调治病之法多端，有求之于经络脏腑者，有不必求经络脏腑者，不可执经络而用药，更不可拘泥附会。

张 睿 药引

汤之有引，如舟之有楫。古人用汤，必须置引。如仲景桂枝汤，生姜三两、大枣十二枚，与药等分同用，良可取汗。又如东垣补中益气汤，亦用姜、枣，并无发汗之说，乃姜、枣少用而力薄，故不致渍形以为汗也。即此两汤，类推药引，不可不考。古今汤方莫尽，药引无穷，临机取用，各有所宜。如发表用鲜姜，温中用炮姜，解胀用姜皮，消痰用姜汁，调营益卫用大枣，泻火疏风用红枣，补气益肺用龙眼，泻火安神用灯芯，表皮用葱叶，表肌用葱白，表里用葱茎，健脾用湖莲，止痢用石莲，治风用桑叶，治湿用桑枝，固肾用莲蕊，涩精用莲须，保胎用陈苎根，安胎用鲜苎根，抑脾用青荷叶，疏土用枯荷梗，补心用新小麦，止汗用浮小麦，清热解烦用青竹叶，利水泻火用淡竹叶，消瘀通经用赤糖，止痛温中用饴糖，安中益脾用陈壁土，止呕和胃用新黄土，消痰用藕节，止血用侧柏叶，止呃用柿蒂，凉大肠用柿霜，消热痰用竹沥，泻实火用竹茹，导虚火用童便，益真阴用秋石，延年祛病用松黄、松脂，去风舒筋用黄松节，定喘用白葵花，疗痢用赤、白扁豆花，壮阳用胡桃、蜀椒，暖子宫用艾叶，虚烦用粳米，热渴用芦根，止消用兰叶，定嗽用梨汁，止血用京墨，疗崩用陈棕，治肠风用石榴皮，治红痢用红曲，治白痢用煨姜，治赤白带浊用韭子、白果，止呕、定嗽用枇杷叶，止鼻衄用白茅花，行瘀用百草霜，达生用黄杨脑，探吐用瓜蒂，速产用弩牙，下噎用杵糠，定喘用铅汞，疗黄用铁屎，镇心用辰砂，辟邪用雄黄，润肠用松子仁，治疝用荔橘核，催浆用笋尖、樱桃蕚，拔毒用蒲公英，通乳用通草，发麻用紫背浮萍，治心烦不眠用鸡子黄。药引多端，指难遍屈，今以常用之引，聊录数则，举一反三，其惟良工乎！

——清·张睿《医学阶梯·药引》

【提要】　本论主要阐述常用药引及其作用。药引也称引子药或引药。其包括除引经药以外其他具有引导药物发挥或加强和扩大疗效的药物。一定意义上讲，引经药也属引药，只是引经药受经络学说和引经理论的影响，而药引则不受其限制，作用更广泛。用汤置引，如舟之有楫，或可取捷效。然而，也应知，药引也非必用之物，并非每方必须置引。

龙之章　大药引子甚是得力

治病引子最为先，引子便是先锋官。先锋如硬实，他自打敌前。我尝治伤寒，大葱一把煮水煎。我尝治吐衄，茅根一握煮水煎。我尝治腹疼，黑豆一碗（炒焦）煮水煎。我尝治尿血，蓟根一束煮水煎。我尝治疮肿，忍冬一掐煮水煎。我尝治风症，艾叶一团煮水煎。我尝治眼红，薄荷一襟煮水煎。我尝治滑泻，五倍一两煮水煎。我尝治虚热，童便一罐当水煎。又尝姜汁一大盏，对药治顽痰。又尝韭汁一大杯，入药治血鲜。又尝酪酰一大壶，炒药（炒大黄半斤）治喉干。治火呃之症。又尝治半边，外用醋麸（炒热）裹腿缠。又尝治项强，外用热砖枕藉眠。又尝治瘰疬，外用神针把火燃。硫黄、麝、朱砂合银朱卷入油纸，炼成丸，用针挑住，贴瘰疬上，日一次，以火燃之。诸如此类症，引子最为先。好似乌骓马，全在霸王去著鞭。又如青龙刀，全在关帝去传宣。幸当用药时，不妨此笔添。

按：自古用兵最重先锋，取能冲阵开路，直捣敌巢。用药如用兵，此言大药引子亦如是也。不得谓其大而减之。（侄孙浚川谨志）

——清·龙之章《蠢子医·卷二·大药引子甚是得力》

【提要】　本论主要阐述常用药引的"先锋"作用。引经药一般被视为"向导"，而药引则有"舟楫"之喻，此则将药引比喻为"先锋"。先锋能冲阵开路，直捣病巢。作者以朗朗上口的语言，例举了伤寒、吐衄、腹疼、尿血、疮肿、风症等合宜的药引，在临证中可作为参考。

赵竹泉　不先辨症乱用药引

男女春日所发之病，有春温、风温。夏时发者，有暑热、斑疹、湿温、霍乱。秋季发者，有秋邪。冬令发者，有冬温，以及小儿痧疹。凡由风热而得者，总宜先以轻平之药，疏达气分，不难随手取效。奈世俗不究病之阴阳，即遇阳症，犹投阳药，更喜常用青葱、生姜为引，不知葱性温散伤阴，姜味辛热耗气，使人药甫入腹，旋增烦躁昏蒙，譬如抱薪救火，竟变轻病为重，重病入危，尚然执迷不悟，比比皆是，将必归咎，病起不治，非人力可为，岂不冤哉？

——清·赵竹泉《医门补要·卷中·不先辨症乱用药引》

【提要】 本论主要阐述药引各有其功，当随症选用，忌沿俗而不懂变通，随意轻用。作者提到的一见感冒便以葱、姜为引，却不知"抱薪救火"，误治了多少风热之证。医者，当引以为戒。总之，用药引当以辨证为先，若药引与证不合，画蛇添足事小，影响药效、贻误病情，就是医者的过错了。

唐容川 黄杰熙 论归经引经※※

问曰：《本草》有引经之药，如羌活麻黄入太阳经，白芷、粉葛入阳明经；柴胡入少阳经；白芍入厥阴经；甘草入太阴，以为引经报使；细辛入少阴经，以为引经入使。用药之捷径也，有是理乎？答曰：分经用药为仲景之大法，故伤寒论以六经括病，诚为治病用药一定之门径也。惜引经之药拘守数药，未能尽妙。盖本于天地之六气，而生人身之脏腑。有脏腑然后生经脉，即有气化往来出入于其间。不得单于经脉论之，果能将脏腑气化经脉合而论之，以求药性之主治，则得仲景分经用药之妙，岂守引经报使之浅说哉？有如葛根，仲景用治太阳痉病，而后人以为阳明引经，皆未深考耳。吾所论各条已寓引经之义，通观自明，兹不再赘。

（黄杰熙）评注：此问论引经药之含义与出入。唐氏此论颇超，提倡分经用药，诚仲景之遗规，应恪守其法。引经须浅，但其中寓有之奥理，迄今还未阐发出来。引经药创始于金元时之张元素，经李东垣补之，终未达到化境，故使手足三阴三阳之引经药，定出而不统一，互相矛盾，原因是理路不通，政出多门引起的。今据理——正之，可为今后之学者，指出一条用药处方之光明捷径。首先要分清归经、引经之别。凡药，不管其气味形色质如何，皆首先入胃，然后才能分别归于何经、何脏、何腑，因五脏六腑，各有所欲，如酸味入肝，苦味入心，辛味入肺，咸味入肾，甘味入脾；温气归肝，热气归心，凉气归肺，寒气归肾，平气归脾；青色入肝，红色入心，白色入肺，黑色入肾，黄色入脾等等，归与入一义也。药具以上诸种味气色等，可归入各自之脏及相为表里之腑。如生地黄，味甘苦性寒色黄，色黄入脾，甘味归脾胃；苦味归心小肠，性寒归肾膀胱达于肝胆，所以归经应归太阴经、少阴经。其余诸药，可准此以推之。但归经之药性有缓有急，缓者有时找不到路，而乱走一起，所以必须引经之药作导游，则见效快。引经药即归经药中性轻捷而富走窜性者，所以引经药加入，因其性敏捷走窜，很快引入该经而起作用。张元素、李东垣虽为引经报使药之创始与守成者，因未达到高峰境界，所以列出之引经药中，往往混入归经药。如手太阳小肠、足太阳膀胱引经药，上羌活，下黄柏，羌活辛温微苦，根与藤蔓皆长，似太阳经脉，性又敏捷走窜，定为太阳引经药诚是，若黄柏苦寒，性龟缩行动慢，只能归经，何能引经报使。同理阳明引经药，上升麻；白芷，下石膏，升麻白芷引经固是，石膏入腑则可，引经不洽当。少阳之柴胡，青皮固是，因皆具升降走窜之性。太阴上白芍，下桔梗，更是上下颠倒，且白芍有酸敛之性，何能引经。少阴上黄连，下知母，皆属迟缓之品，只能归经，何能引经。厥阴上青皮，下柴胡，又是上下颠倒。观李东垣引经主治，对者固有，错者不少，皆未划清引经归经界限，不明药性有迟缓与走窜迅速之别，必然犯主观乱点鸳鸯谱之错误。今更正如下：因手经与足经连结，并为六经引经药，羌活、藁本、麻黄入太阳经；升麻、白芷、葛根入阳明经；柴胡、青皮入少阳经；苍术、桔梗、甘草入太阴经；细辛、独活、肉桂入少阴经；柴胡、青皮、川芎入厥阴经。唐氏谓"吾所论各条，已寓引经之义，通观自明"，盖亦未明归经与引经之别，余受其启悟，结合临床实际，反复揣摩寻思，得此划分结论，当否，就教高明。

——黄杰熙《本草问答评注·第五章 引经》

【提要】 本论主要阐述引经药的含义与分经用药之理。引经为治病用药一定之门径。唐容川列六经常用引经药，并指出了临证当知经络而用药，但切忌执经络而用药。论后黄杰熙则对归经与引经作了区别论述，提出药性有迟缓与走窜迅速之别，引经与归经当划清界限。

谢海洲　漫话"药引"

药引，也叫引子，是指医师根据患者病情所开处方内药物性质和需要，加入药剂中同煎或另制成汤汁送服的药。其功能有：①增强疗效：如服银翘解毒丸加鲜芦根两段送服，可提高疗效。②引申用药范围，扩大治疗对象：由于中成药处方固定不变，在相当程度上不能适应辨证施治的需要。但灵活变化药引，可达到随证加减的目的。③引经报使：按照辨证论治原则引药入经，可促进疗效，尤其适用于送服某些中成药，既可以协同成药提高疗效，又可引导成药达病所，使之对某些脏腑、经络的病变作针对性的治疗。如上部疾病用羌活，下肢不利用牛膝，入肝经用柴胡，走肺经选桔梗。又如祛风活络的再造丸，或活血化瘀的七厘散等，宜用温黄酒送下，取其温经通络或活血化瘀的作用；如温中散寒的附子理中丸或和中解表的藿香正气丸等，宜用生姜煎汤送下，取其温散里寒或发散表寒和温中止呕作用；如滋补肾阴的六味地黄丸，或固肾涩精的锁阳固精丸等，宜用淡盐汤送下，取其引药入肾。④降低毒副作用：某些中成药临床疗效虽然可靠，但由于毒副作用较大，临床应用往往受到局限，如行气逐水药舟车丸虽疗效确切，但泻下作用峻烈，易伤人正气，但若辅之以大枣汤送服，即可扶正补脾、益气护胃，缓解峻药之毒，减少药后反应。

——谢海洲《中国百年百名中医临床家丛书·谢海洲》

【提要】 本论主要阐述药引的四个作用。包括：①增强疗效；②引申用药范围，扩大治疗对象；③引经报使，直达病所；④降低毒副作用。其中，"降低毒副作用"一说，似乎泛化了药引的作用。药"引"，还是以引导作用为主。

颜德馨　引经药之奥旨

《史载之传》载："蔡元长苦大肠秘，医不能通。堪诊脉已，曰：请求二十钱。元长曰：何为？曰：欲市紫菀耳。末紫菀以进，须臾遂通。"殆以大肠赖肺之传送，肺气浊则壅，紫菀清肺气，此所以通也。张元素称升麻"若补其脾胃，非此为引用不补"。一药之妙，可引达病巢，愈于一旦，实质即君、臣、佐、使的组织基础，"引"即为"使"，历代医家咸重视之。余临床仿载之之义，治老年便秘，使以紫菀，确可使二便通利，延伸其义以治头面浮肿亦佳，乃取头为诸阳之会，唯风可到，紫菀宣肺散风，宜其速效。余治急慢性肾炎，亦使之。因肺为水之上源，肾为水之下源，治肾病之浮肿，益之多验。治各种皮肤病，按"肺主皮毛"之旨，重其剂皆获近效。益治牙痛患者，前医投清胃泻火或育阴泄热不应，余喜加牛膝与青盐为使，一则引药入肾，一则使上浮之火趋下，事半功倍。

又治失眠不效者，辄加黄连为使，以其味苦入心，确有画龙点睛之趣。幼年侍诊于家严时，案语方药，皆具规范，处方之末尾一行，必殿以药引一味或双味，如习以鲜姜皮发汗；荷叶清暑升阳；荷梗通气宽中；梨皮清热止咳；煨姜暖中止痛；还有灶心土煎汤代水，厚土止呕等等；承上启下，导龙入海，在整个治疗之法则中，引用得当，确属不可或缺之一笔。惜乎近世颇少及此，姑不究书写格式，处方时信手拈来，忽略中医特色，影响疗效。

——颜德馨《中国百年百名中医临床家丛书·颜德馨》

【提要】 本论主要阐述引经药之妙在于可引达病巢。如紫菀为引，藉其通利二便、宣肺散风之用，治老年便秘、头面浮肿、急慢性肾炎、皮肤病获效，为活学活用，堪为经验之谈。其他，如治牙痛之患加牛膝与青盐为使，一则引药入肾，一则使上浮之火趋下，事半功倍；治失眠不效者，辄加黄连为使，以其味苦入心等论，确有画龙点睛之效。

4.5 毒 性

《素问》 毒药治病无使过之※*

帝曰：有毒无毒，服有约乎？岐伯曰：病有久新，方有大小，有毒无毒，固宜常制矣。大毒治病，十去其六；常毒治病，十去其七；小毒治病，十去其八；无毒治病，十去其九。谷肉果菜，食养尽之，无使过之，伤其正也。不尽，行复如法。必先岁气，无伐天和，无盛盛，无虚虚，而遗人夭殃，无致邪，无失正，绝人长命。

——《素问·五常政大论》

【提要】 本论主要阐述毒药治病无使过之。药有大毒、常毒、小毒、无毒之分，去病有六分、七分、八分、九分之约。王冰注曰："大毒之性烈，其为伤也多。小毒之性和，其为伤也少。常毒之性，减大毒之性一等，加小毒之性一等，所伤可知也。故至约必止之，以待来证尔。然无毒之药，性虽平和，久而多之，则气有偏胜，必有偏绝，久攻之则脏气偏弱，既弱且困，不可长也，故十去其九而止。"以药祛邪，药不及病，则无济于事；药过于病，则反戕害正气。因此，必须权衡所感病邪之轻重、深浅，并根据药性的峻猛程度，亦即大毒、常毒、小毒、无毒之分，决定用药的轻重、大小、时机，即所谓知约知止。这样，就能最大限度地保存正气、消除病邪。

《神农本草经》　毒药疗病取去为度※*

若毒药治病，先起如黍粟，病去即止，不去倍之，不去什之，取去为度。

——《神农本草经·序》

【提要】　本论主要阐述毒药治病，当小量渐加，取去为度。毒药治病，服用过量容易导致中毒，因此当须量宜。论中提出小量渐加、中病即止的原则和方法，十分稳妥。临证时，除考虑药物的毒性大小外，病人老少虚实、病之新久等情况，也是斟酌用量不可忽视的因素。

王　履　神农尝百草论

《淮南子》云：神农尝百草，一日遇七十毒。予尝诵其书，每至于此，未始不叹夫孟子所谓"尽信书，则不如无书"。夫神农，立极之大圣也，悯生民之不能以无疾，故察夫物性之可以愈疾者以贻后人，固不待乎物物必尝而始知。如待必尝而始知，则不足谓之生知之圣也；以生知之圣言之，则虽不尝亦可知矣。设使其所知果有待乎必尝，则愈疾之功，非疾不能以知之，其神农众疾俱备而历试之乎？况秽污之药不可尝者，其亦尝乎？且味固可以尝而知，其气、其性、其分经主治，及畏恶反忌之类，亦可以尝而知乎？苟尝其所可尝，而不尝其所不可尝，不可尝者既可知，而可尝者亦不必待乎尝之而后知矣。谓其不尝不可也，谓其悉尝亦不可也。然《经》于诸药名下，不著"气""性"等字，独以"味"字冠之者，由药入口唯味为先故也。又药中虽有玉石虫兽之类，其至众者惟草为然，故遂曰尝百草耳，岂独尝草哉。夫物之有毒，尝而毒焉有矣，其中毒者日必七十乎？设以其七十毒偶见于一日而记之，则毒之小也，固不死而可解；毒之大也，则死矣，孰能解之？亦孰能复生之乎？先正谓《淮南子》之书多寓言，夫岂不信！

——元·王履《医经溯洄集·神农尝百草论》

【提要】　本论主要阐述对"神农尝百草，一日遇七十毒"的疑义。神农氏是传说中药物的发现者和中医药学的创始者，"神农尝百草"的传说，流传很广，也最具传奇色彩。论中提出三点质疑：其一，药物的治疗功效，非疾之身不能知之；其二，药有不可尝者，且药之气、性、分经主治及畏恶反忌之类，亦不可尝而得出；其三，一日遇七十毒是一种夸张的说法。由此，可见"神农尝百草"是先民尝试、发现药物的代表和缩影，并非尽是实况。

虞　抟　论药性相畏相恶相反同剂而用※*

或问：药性有相畏、相恶、相反，而古方多有同为一剂而用者，其理何如？曰：若夫彼畏我者，我必恶之，我所恶者，彼必畏我，盖我能制其毒而不得以自纵也。且如一剂之中，彼虽畏我，而主治之能在彼，故其分两，当彼重我轻，略将以杀其毒耳；设我重彼轻，制之太过，则尽夺其权而治病之功劣矣。然药性各有能毒，其所畏者畏其能，所恶者恶其毒耳。如仲景制小柴胡汤，用半夏、黄芩、生姜三物同剂，其半夏、黄芩畏生姜，而生姜恶黄芩、半夏，因其分两适中，故但制其慓悍之毒，而不减其退寒热之能也。其为性相反者，各怀酷毒，如两军相敌，决不与之同队也。虽然，外有大毒之疾，必用大毒之药以攻之，又不可以常理论也。如古方感应丸用巴豆、牵牛同剂，以为攻坚积药。四物汤加人参、五灵脂辈，以治血块。丹溪治尸瘵二十四味莲心散，以甘草、芫花同剂，而谓妙处在此。是盖贤者真知灼见方可用之，昧者固不可妄试以杀人也。夫用药如用兵，善用者置之死地而后存，若韩信行背水阵也，不善者徒取灭亡之祸耳，可不慎哉！

——明·虞抟《医学正传·卷一·医学或问》

【提要】　本论主要阐述药物之间的配伍，影响药性的能毒。其中，相畏、相杀，是一种药物毒性或副作用，能被另一种药物消减，如半夏畏生姜、生姜杀半夏毒。另一种情况是相反，即两种药物同用，可能产生毒性或副作用，如乌头反半夏。相反，在药物配伍中属于禁忌，一般不同用，但若遇顽证、重证一般治法难以取效时，又取其相激相成之效为用。如甘遂与甘草配伍攻治水肿、巴豆与牵牛攻坚破积等。因此种治法犹如险棋，故《本草纲目·序例第一卷上·序例上·〈神农本经〉名例》谓"相反同用者，霸道也"。

王绍隆　潘　楫　论无毒所以疗病，有毒所以发病※※

《周礼》：医师掌医之政令，聚毒药以共医事。凡邦之有疾病者，疕疡者造焉，则使医分而治之。（政谓聚毒药以供医事。令谓使医分而治之，毒药药之。辛苦者，头疮曰疕，身疮曰疡。分治者，医各有能也。凡药有有毒者，有无毒者。无毒所以疗病，有毒所以发病。而药物之性，随四时而生死。金石之性，禀五行而厚薄。其类不一，其性必偏。而人之身，感阴阳寒暑之偏而有病。病以偏而感，药以偏而用，必相攻而后相济。用之不善，则无毒者亦毒矣。必欲医者知用药之为毒，而不敢轻。辨君臣佐使之制，调温凉燥湿之宜，审表里吐纳之方，达造化性命之理，则虽毒不毒矣。故其职以聚毒药为主者，重之也？）

——明·王绍隆，清·潘楫《医灯续焰·卷二十（附余）：医范》

【提要】　本论主要阐述药以偏为用，必相攻而后相济；用之得宜，则虽毒不毒；用之不善，则无毒者亦毒。"毒"是一个多义概念。毒药，广义而言可以是对药的总称，也可以是对药物偏性的概括；狭义而言，则是指药物的有害性。分别来看：①毒，指药能；毒药，为药物的总称。《周礼》所言"聚毒药以共医事"是指药能而言。药之所以能祛邪安正，皆因毒乃能，故通谓之毒药。②毒，指药物的偏性。药有无毒、小毒、常毒、大毒之分。《素问·五常政大论》："大毒治病，十去其六；常毒治病，十去其七；小毒治病，十去其八；无毒治病，十去其九。"③毒，指药物的有害性，亦即其毒，或副作用。如砒霜、巴豆、狼毒、马钱子等皆为有毒药。另外，中药的"毒"也是一个相对概念。《素问·至真要大论》："有毒无毒，所治为主。"本论所谓"用之不善，则无毒者亦毒……达造化性命之理，则虽毒不毒"，亦是此意。可见，药之有毒无毒在于其用：用之得宜，毒皆为药；用之失宜，药皆为毒。

黄宫绣　论毒物*

凡药冲淡和平，不寒不热，则非毒矣！即或秉阳之气为热，秉阴之气为寒，而性不甚过烈，亦非毒矣！至于阴寒之极，燥烈之甚，有失冲淡和平之气者，则皆为毒。然毒有可法制以疗人病，则药虽毒，而不得以毒称。若至气味燥迫，并或纯阴无阳，强为制伏，不敢重投者，则其为毒最大，而不可以妄用矣！如砒霜、硇砂、巴豆、凤仙子、草乌、射罔、钩吻，是热毒之杀人者也。水银、铅粉、木鳖、蒟蒻，是寒毒之杀人者也。蓖麻、商陆、狼牙，是不寒不热，性非冲和，寓有辛毒之气，而亦能以杀人者也。然绣窃谓医之治病，凡属毒物，固勿妄投。即其性非毒烈，而审症不真，辨脉不实，则其为毒最大，而不可以救矣！况毒人之药，人所共知，人尚知禁；若属非毒，视为有益，每不及防。故余窃见人病，常有朝服无毒之药，而夕见其即毙者，职是故也。因附记以为妄用药剂一戒。

——清·黄宫绣《本草求真·卷八·杂剂·毒物》

【提要】　本论主要阐述有毒之药，警示临证勿妄投；同时也指出了非毒之药，用之不当亦为毒，当避免。论中提到的热毒、寒毒、辛毒等，皆是"有失冲淡和平之气者"，其物性非常毒烈，易引起中毒反应，对人体危害较大。这些，人所共知，医者也多采取比较慎重的态度。而对于无毒之药的滥用，尤其是不论病、不问虚实，但以药品贵重、药性补益为虑，则无毒者亦毒。黄宫绣所言"朝服无毒之药，而夕见其即毙者"，前车之鉴，当引以为戒。

❦ 原昌克　五毒五药 ❧

古语往往指药言毒药，皆是比谕之言也。古方家先生，常以为谈资，凡药之为物，对疾而为用，其不冠毒字，亦非常用物，仰药而死之类，可以见也。《周礼》所说毒药，原是二物，东门随笔既辨之，然无明证敌异说，藤田子定辨之而示余，其说凿凿有据明了。乃今录诸左曰：《周礼》医师掌医之政令，聚毒药以共医事。郑玄注云：毒药药之辛苦者，药之物，恒多毒。孟子曰：若药不暝眩，厥疾不瘳（按此孟子引书之文，而郑玄不直引书者，今所谓古文尚书，晋时始行，郑玄尚未之睹故也。）。近世大儒物茂卿引此以解论语季康子馈药夫子不尝之章，而医人好奇者，狃闻其说，遂创为古方家者流，谓疾医之业，非专用毒药不可。妄庸之徒，一意攻击，其病虽除其人亦随而毙，故时人有古方善杀人之谚，不意二王（王莽、王安石）之后，周礼再流毒于世也。以余观之，此不善读《周礼》之过也，夫医师，众医（食医、疾医、疡医、兽医）之长，上士二人，下士四人，府二人，史二人，徒二十人，犹后世尚药局也，其职固云：凡邦之有疾病者，疕疡者造焉，则使医分而治之。则上文所谓"聚毒药"者，乃以供疾医疡医等之事也。药则疾医职所谓五药（注云：五药，草、木、虫、石、谷也），毒则疡医职所谓五毒（注云：五毒，五药之有毒者），总而曰毒药。其不言五者，从省文也。康成以为药之辛苦者，虽与良药苦口之谈相类（古书良药苦口，或有作毒药苦口者），然下文明言五药五毒，则不可从也。以毒药为五毒五药，不独余臆说，昔人亦有此解（顷阅清人姜兆锡《周礼辑义》，其解既已如此，更考明·柯尚迁《周礼全经》云：毒谓五毒，攻之之毒药谓五药，疗之之药二物也，聚之所以共众医之用。其说最为明了）。余请更详其说，假如典妇功之职，为主妇人丝枲功官之长，而典丝职曰，及献功，则受良功而藏之（郑司农云：良功丝功缣帛），典枲职曰：及献功，受苦功（郑司农云：苦功谓麻功布绤）。典妇功统之则曰：凡授嫔妇功，及秋献功，辨其苦良（郑司农读苦为盐，谓分别其缣帛与布绤之粗细）。苦良，即典丝之良功，典枲之苦功，犹省五毒五药而言毒药也。疾医职曰：以五味五谷五药，养其病，以五气五声五色眂其死生，两之以九窍之变，参之以九藏之动。凡民之有疾病者，分而治之，死终则各书其所以，而入医师。疡医职曰：凡疗疡以五毒攻之，以五气养之，以五药疗之，以五味节之。凡药以酸养骨，以辛养筋，以咸养脉，以苦养气，以甘养肉，以滑养窍。凡有疡者，受其药焉，医师之职统之则曰：聚毒药以共医事。例以苦良之为良功、苦功，斯可以证其为五药、五毒矣。盖古人命名，各有其义，均之草木虫石谷，自其可以攻之而言则为毒，自其可以疗养而言则为药。故疡医职掌肿疡、溃疡、金疡、折疡之祝药劀杀之齐，则备有五毒五药，而疾医职掌万民之疾病，则言五味五谷五药，而不言五毒，可以见已，今之古方医，动以周礼疾医为口实，不知本职实无五毒之文，可发一笑也。

——日本·原昌克《丛桂偶记·五毒五药》

【提要】　本论立足于"药"与"毒"，以五毒五药论毒药。原昌克在论中就《周礼》"聚毒药以供医事"之"毒药"的涵义，提出了自己的观点，认为毒药是指五毒五药。他将"毒药"分"药"与"毒"来解释，指出：药，是疾医养生治病所用者，是草、木、虫、石、谷五类药物中无毒者，即五药；毒，是疡医拔毒疗疡所用者，是五类药物中有毒者，即五毒。五毒五药，总而为毒药。观《周礼》原文之论："疾医掌养万民之疾病……以五味、五谷、五药养其病""疡医掌肿疡、溃疡、折疡之祝药、劀杀之剂。凡疗疡，以五毒攻之，以五气养之，以五药疗之，以五味节之"，原昌克的解释是有一定道理的。毒药，包括了有毒之药和无毒之药，实际上就是对药物的统称。

长尾藻成　毒药

药者，草木变性者也。偏性之气皆有毒，以此毒除彼毒耳。《周礼》曰：聚毒药以供医事。又曰：以五毒攻之。《左传》曰：美疢弗如恶石。古语曰：毒药苦口利于病。《内经》曰：毒药攻邪。古者以药为毒，可以知也。后世自道家之说混疾医，以药为补气养生之物，不知其为逐邪驱病之设也。可谓失其本矣。甚则至有延龄长年，还少不死等之说，庸愚信之，煅炼服食，以误其身者多矣。悲夫！

——日本·长尾藻成《先哲医话集·一〇毒药》

【提要】　本论主要阐述药物皆有一定的偏性，这种偏性，是药能，也是药毒，故论中言"偏性之气皆有毒"。药物以其偏性纠正人体之偏，而起到治疗疾病的效果，是为"以此毒除彼毒"。有些药物偏性小，本身没有毒性，尤其补益类药物，常被用来养生而长期服食，殊不知气增而久也会有偏胜偏绝之患，不可不知。所以，药物"有毒无毒，所治为主"。即如郑钦安在《医法圆通·用药弊端说》所言："病之当服，附子砒霜皆是至宝；病之不当服，参芪鹿茸枸杞皆是砒霜。"

5
应　用

5.1　选　药

5.1.1　概说

《神农本草经》　论用药各随其所宜 ※*

疗寒以热药，疗热以寒药，饮食不消以吐下药，鬼疰蛊毒以毒药，痈肿疮瘤以疮药，风湿以风湿药，各随其所宜。

——《神农本草经·序录》

【提要】　本节是《神农本草经》对随证用药原则的阐述。其言"疗寒以热药，疗热以寒药"，理同《素问·至真要大论》所言"治寒以热，治热以寒"。都指出了如何掌握药物的四气理论以指导临床用药的原则。至于其他病证，则应针对具体证候，给出相应的具体治疗方法，再选择相应的药物进行治疗。

曹其旭　浅谈中医用药

中医用药，一般包括辨证用药、对症用药、特效用药三类。

辨证用药，就是根据辨证的结果，而选用相应的方药，这是中医最主要的用药方法，其基本精神，在于调整机体内部阴阳的偏盛偏衰。故凡属阳性之热证，必用阴性之寒凉药物治疗；阴性之寒证，必用阳性之温热药物治疗；虚证必用补药，实证必用泻药；上逆者必用降逆药，下陷者必用升举药。总之，是以药性之偏，调整人体阴阳之偏。例如感冒病，属风寒表证者宜用辛温解表药；属风热表证者宜用辛凉解表药。又如肺痈病，因其病理演变过程先后有不同，即"证"不同，故治疗用药也异。初期为风热犯肺，邪在卫分，治宜清肺散邪，可用银翘散加减；继之是痰热内壅的成痈期，治宜清热解毒，祛痰化瘀，可用千金苇茎汤加银花、黄芩、鱼腥草等清热解毒药；病至血脉凝滞腐溃的脓溃期，治宜排脓解毒，可用桔梗汤合苇茎汤加减。

对症用药，就是为消除或减轻疾病的某些症状而使用的药物。如用元胡止痛，用酸枣仁、茯神安神，用半夏、生姜止呕，用大黄、芒硝通大便，用云南白药止血等，随着症状的减轻或消除，可以改善患者的精神状态、饮食情况，从而增强整个机体的抗病能力，促使病情向好的方面转化。当然，对症用药只是一种辅助的用药方法，我们必须避免那种忽视辨证，只强调对症、头痛医头、脚痛医脚的简单的治疗方法。

特效用药，是指使用能够直接消除致病因素的药物。如用使君子、苦楝根皮驱蛔虫，南瓜子、槟榔驱绦虫，用黄连、黄芩、马齿苋治痢疾，用常山、青蒿治疟疾，用百部、大蒜、夏枯草治结核病，用大青叶、银花治某些病毒感染等。特效用药，有时可收到立竿见影的效果，有时却不灵，因其作用主要在祛邪方面，往往需要与扶正药物相互配合才能取得较好的疗效。

在临床上，如能将以上三种用药方法密切配合，灵活运用，则可提高疗效。如痢疾属寒湿型者，治宜温脾化湿，可用理中汤合五苓散加减，这是辨证用药。腹痛甚者可用元胡、白芍止痛；恶心呕吐者可用半夏、生姜止呕，这是对症用药。另外还可用对痢疾杆菌有抗菌作用的黄连、马齿苋等，这是特效用药。但要注意科学地配伍，不能生拼硬凑。

——孙继芬《黄河医话·浅谈中医用药》

【提要】　本论主要阐述辨证用药、对症用药、特效用药三类中医用药法。其中，辨证用药是中医最主要的用药方法，对症用药、特效用药属辅助的用药方法。在临床上，将三种用药方法密切配合，灵活运用，则可提高疗效。

5.1.2　诸病主药

张元素　论随证治病用药*

头痛须用川芎，如不愈，各加引经药，太阳蔓荆，阳明白芷，（少阳柴胡），（太阴苍术），少阴细辛，厥阴（吴）茱萸。顶巅痛，（用）藁本，去川芎。肢节痛，用羌活，风湿亦用之。小腹痛，用青皮、桂、茴香。腹痛用芍药，恶寒而痛加桂；恶热而痛加黄柏。腹中窄狭，（用）苍术、麦芽。下部腹痛川楝子。腹胀用姜制厚朴、紫草。腹中实热，用大黄、芒硝。心下痞，用枳实、黄连。肌热去痰，用黄芩；（肌热）亦用黄芪。虚热，用黄芪，亦止虚汗。胁下痛，往来寒热，用柴胡。胃脘痛，用草豆蔻。气刺痛，用枳（壳），看何经，分以引经药导之。眼痛不可忍者，用黄连、当归根，以酒浸煎。茎中痛，用甘草（梢）。脾胃受湿，沉困无力，怠惰嗜卧，去痰。用白术（枳实、半夏、防风、苦参、泽泻、苍术）。破滞气，用枳壳（高者用之，能损胸中至高之气，三二服而已）（陈皮、韭白、木香、白豆蔻、茯苓）。调气用木香（香附子、丁、檀、沉），补气用人参、（用）膏、粳米。去滞气用青皮，多则泻元气。破滞血用桃仁、苏木、（红花、茜根、玄胡索、郁李仁）。补血不足用甘草（当归、阿胶），和血用当归，凡血受病皆用。血刺痛用当归，详上下用根梢。（上部血，防风使牡丹皮、剪草、天麦二门冬。中部血，黄连使。下部血，地榆使。新血红色，生地黄；陈血瘀色，熟地黄。）去痰用半夏，热痰加黄芩，风痰加南星。胸中寒邪痞塞，用陈皮、白术。然，多则泻脾胃。嗽用（五味、杏仁、贝母），去上焦湿及热，须用黄芩，泻肺火故也。去中焦湿与痛，用黄连，泻心火故也。去下焦湿肿及痛，并膀胱火，必用汉防己、草龙胆、黄柏、知母。渴者用干（葛）、茯苓（天花粉、乌梅），禁半夏。心烦，用栀子仁（牛黄、朱砂、犀角、茯苓）。饮水多致伤脾，用白术、茯苓、猪苓。喘用阿胶。宿水不消，用黄连、枳壳。水泻，用白术、茯苓、芍药。肾燥香豉。疮痛不可忍者，用苦寒药，如黄芩、黄连，详上下分根梢及引经药（则可）。小便黄用黄柏，涩者加泽泻（余沥者杜仲）惊悸恍惚，用茯神、（金虎睛珠）（凡春加防风、升麻；夏加黄芩、知母、白芍药；秋加泽泻、茯苓；冬加桂、桂枝）。凡用纯寒纯热药，必用甘草，以缓其力（也）；寒热相杂，亦用甘草，调和其性也；中满者禁用。《经》曰：中满勿食甘。

——金·张元素《医学启源·卷之上·主治心法·随证治病用药》

【提要】 随证治病用药，是中医经典的用药模式。张元素详细地阐述了头痛、腹痛、虚热、胁下痛，以及气、血、湿等病证的用药加减法。此随证治病用药之论，切合临床实际，可为临证用药之参考。

❧ 刘全德 治病主药诀 ❧

头痛必须用川芎，不愈还加引经药。太阳羌活少柴胡，阳明白芷还须着。太阴苍术少细辛，厥阴吴茱用无错。巅顶之痛又不同，藁本须用去川芎。肢节之痛用羌活，去风去湿亦其功。小腹痛用青皮治，心痞黄连枳实从。腹痛须用白芍药，寒痛加桂热黄柏。腹中窄狭苍术宜，腹胀厚朴姜制法。腹中实热何所施，大黄芒硝功有力。虚热虚汗用黄芪，肌肤浮热黄芩宜。胁下疼痛往来热，日晡潮热柴胡宜。脾胃受湿困无力，怠惰嗜卧用白术。下焦湿肿有火邪，知母防龙并酒柏。上焦湿热用黄芩，中焦湿热黄连释。渴用干姜白茯苓，半夏燥脾当禁革。嗽用五味喘阿胶，枳实黄连消宿食。烦躁须用栀子仁，水泻白芍苓白术。调气必当用木香，若然气盛又非良。补气必是用人参，肺经有热不相应。痰涎为病须半夏，热加黄芩风南星。胸中寒痰多痞塞，白术陈皮两件增。胃脘痛用草豆蔻，若然挟热芩连凑。眼痛黄连当归根，心中恍惚用茯神。小便黄时用黄柏，涩者泽泻用之灵。气刺痛时用枳壳，血痛当归上下分。痢疾当归白芍药，疟疾柴胡为之君。滞血桃仁与苏木，滞气青皮与枳壳。枳壳青皮若用多，反泄元气宜改作。凡用纯寒纯热药，必用甘草缓其力。寒热相杂亦用之，调和其性无攻击。惟有中满不食甘，临症还须究端的。

——明·刘全德《考证病源·一、治病主药诀》

【提要】 本论主要阐述诸病证主药歌诀，朗朗上口，便于记诵和应用。

❧ 龚廷贤 诸病主药 ❧

中风卒倒不语，须用皂角、细辛，开关为主。痰气壅盛，须用南星、木香为主。语言謇涩，须用石菖蒲、竹沥为主。口眼㖞斜，须用防风、羌活、竹沥为主。手足搐搦，须用防风、羌活为主。左瘫属血虚，须用川芎、当归为主。右瘫属气虚，须用参、术为主。诸风，须用防风、羌活为主。伤寒头痛，须用羌活、川芎为主。遍身疼痛，须用苍术、羌活为主。发汗，须用麻黄、桂枝为主。久汗不出，须用紫苏、青皮为主，表热，须用柴胡为主。止汗，须用桂枝、芍药为主。里热，须用黄连、黄芩为主。大热谵语，须用黄芩、黄连、黄柏、栀子为主。发狂大便实，须用大黄、芒硝为主。发渴，须用石膏、知母为主。胸膈膨闷，须用桔梗、枳壳为主。心下痞闷，须用枳实、黄连为主。懊恼，须用栀子、豆豉为主。虚烦，须用竹叶、石膏为主。不眠，须用枳实、竹茹为主。鼻干不得眠，须用葛根、芍药为主。发斑，须用玄参、升麻为主。发黄，须用茵陈、栀子为主。中寒阴症，须用附子、干姜为主。中暑，须用香薷、扁豆为主。中湿，须用苍术、白术为主。泻心火，须用黄连为主。泻肺火，须用黄芩为主。泻脾火，须用芍药为主。泻胃火，须用石膏为主。泻肝火，须用柴胡为主。泻肾火，须用知母为主。泻膀胱火，须用黄柏为主。泻小肠火，须用木通为主。泻屈曲之火，须用栀子为主。泻无根火，须用玄参为主。内伤元气，须用黄芪、人参、甘草为主。脾胃虚弱，须用白术、山药为主。消食积，须用麦芽、神曲为主。消肉积，须用山楂、草果为主。消酒积，须用黄连、干葛、乌梅为主。消冷积，须用巴豆为主。消热积，须用大黄为主。六郁，须用苍术、香附为主。结痰，须用瓜蒌、贝母、枳实为主。湿痰，须用半夏、茯苓为主。风痰，须用白附子、南星为主。痰在四肢经络，须用竹沥、姜汁为主。痰在两胁，须用白芥子为主。老痰，须用海石为主。肺寒咳嗽，须用麻黄、杏仁为主。肺热咳嗽，须用黄芩、桑白皮为主。咳嗽日久，须用款冬花、五味子为主。气喘，须用苏子、桑白皮为主。疟疾，新者宜截，须用常山为主；疟疾久者宜补，须用白豆蔻为主。痢疾初起者宜下，须用大黄为主；痢属热积气滞，须用黄连、枳壳为主，里急后重者，须用木香、槟榔为主；久痢白者属气虚，须用白术、茯苓为主；久痢赤者属血虚，须用当归、川芎为主。泄泻须用白术、茯苓为主；水泻须用滑石为主；久泻须用诃子、肉豆蔻为主（或加柴胡、升麻，升提下陷之气，其泻自止）；霍乱，须用藿香、半夏为主，呕吐，须用姜汁、半夏为主。咳逆，须用柿蒂为主。吞酸，须苍术、神曲为主。嘈杂，须用姜炒黄连、炒栀子为主。顺气须用乌药、香附为主。痞满，须用枳实、黄连为主。胀满，须用大腹皮、厚朴为主。水肿，须用猪苓、泽泻为主。宽中须用砂仁、枳壳为主。积聚，须用三棱、莪术为主。积在左是死血，须用桃仁散结为主；积在右是食积，须用香附、枳实为主；积在中是痰饮，须用半夏为主。黄疸，须用茵陈为主。补阳须用黄芪、附子为主；补阴须用当归、熟地为主；补气须用黄芪、人参为主，补血须用当归、生地为主。破瘀血须用归尾、桃仁为主。提气须用升麻、桔梗为主。痨热痰嗽声嘶，须用竹沥、童便为主。暴吐血，须用大黄、桃仁为主。久吐血，须用当归、川芎为主。衄血，须用枯黄芩、芍药为主。止血须用京墨、韭汁为主。溺血，须用栀子、木通为主。虚汗，须用黄芪、白术为主。眩晕，须用川芎、天麻为主。麻者是气虚，须用黄芪、人参为主。木者是湿痰死血，须用苍术、半夏、桃仁为主。癫属心，须用当归为主。狂属肝，须用黄连为主。痫症，须用南星、半夏为主。健忘，须用远志、石菖蒲为主。怔忡惊悸，须用茯神、远志为主。虚烦，须用竹茹为主。不寐，须用酸枣仁为主。头左痛，须用芎、归为主；头右痛，须用参、芪为主；头风痛，须用藁本、白芷为主；诸头痛，须用蔓荆子为主。乌须黑发，须用何首乌为主。耳鸣，须用当归、龙荟为主。鼻中生疮，须用黄芩为主。鼻塞声重，须用防风、荆芥为主。鼻渊，须用辛夷仁为主。口舌生疮，须用黄连为主。牙痛，须用石膏、升麻为主。眼肿，须用大黄、荆芥为主。眼中云翳，须用白豆蔻为主。翳障，须用蒺藜、木贼为主。内障昏暗，须用熟地黄为主。肺痈肺痿，须用薏苡仁为主。咽喉肿痛，须用桔梗、甘草为主。结核瘰疬，须用夏枯草为主。心胃痛，须用炒栀子为主。腹痛，须用芍药、甘草为主。腹冷痛，须用吴茱萸、良姜为主。止诸痛，须用乳香、没药为主。腰痛，须用杜仲、故纸为主。胁痛，须用白芥子、青皮为主。手臂痛，须用薄桂、羌活为主。疝气，须用小茴香、川楝子为主。脚气湿热，须用苍术、黄柏为主。下元虚弱，须用牛膝、木瓜为主。痿躄，须用参、芪为主。肢节痛，须用羌活为主。半身不遂，须用何首乌、川、草乌为主。诸痛在上者属风，须用羌活、桔梗、桂枝、威灵仙为主；在下者属湿，须用牛膝、木通、防己、黄柏为主。消渴，须用天花粉为主。生津液须用人参、五味子、麦门冬为主。赤白痢，须用茯苓为主。遗精，须用龙骨、牡蛎为主。小便闭，须用木通、车前子为主。大便闭，须用大黄、芒硝为主。便血，须用槐花、地榆为主。痔疮，须用黄连、槐角为主。脱肛，须用升麻、柴胡为主。诸虫，须用使君子、槟榔为主。妇人诸病，须用香附为主。妇人腹痛，须用吴茱萸、香附为主。妇人经闭，须用桃仁、红花为主。妇人血崩，须用炒蒲黄为主。妇人带下，须用炒干姜为主。妇人安胎，须用条芩、白术为主。妇人产后虚热，须用炒黑干姜为主。妇人产后恶露不行，须用益母草为主。妇人难产，须用芎、归为主。妇人乳汁不通，须用穿山甲为主。妇人吹乳，须用白芷、贝母为主。小儿疳积，须用芦荟、蓬术为主。小儿惊风，须用朱砂为主。诸毒初起，须用艾火灸之为主。发背，须用槐花为主。痈疽，须用金银花为主。败脓不去，须用白芷为主。恶疮，须用贝母为主。疔疮，须用白矾为主。便毒，须用穿山甲、木鳖子为主。鱼口疮，须用牛膝、穿山甲为主。痔疮，须用五倍子为主。杨梅疮，须用土茯苓为主。臁疮，须用轻粉、黄柏为主。杖疮跌伤，须用童便、好酒为主。疥疮，须用白矾、硫黄为主。癜风，须用密陀僧为主。诸疮肿毒，须用连翘、牛蒡子为主。破伤风，须用南星、防风为主。汤烫火烧，须用白矾、大黄为主。犬咬伤，须用杏仁、甘草为主。癫狗咬伤，须用斑蝥为主。蛇咬伤，须用白芷为主。中诸毒，须用香油灌之为主。中砒毒，须用豆豉、蚯蚓为主。诸骨哽喉，须用狗涎频服为主。

——明·龚廷贤《万病回春·卷之一·诸病主药》

【提要】 本论主要阐述"诸病主药"。此论对于临证加减用药颇有裨益。

朱时进 治病主药论

头痛必须用川芎，不愈各加引经药。太阳羌活少柴胡，阳明白芷还须着；太阴苍术少细辛，厥阴吴萸用无错。顶巅之痛又不同，藁本须去川芎，肢节之痛用羌活，去风去湿亦其功。小肠痛用青皮治，心痞黄连枳实从，腹痛须用白芍药，恶寒加桂热黄柏。腹中窄狭用苍术，腹痛厚朴姜制法；腹中实热将何治？大黄芒硝真有力。虚热虚汗用黄芪，肌肤浮热黄芩宜。胁下疼痛往来热，日晡潮热柴胡宜；脾胃受湿因无力，怠惰嗜卧用白术。下焦湿肿有火邪，知母防龙并酒柏；上焦湿热用黄芩；中焦湿热黄连释，泻用干葛白茯苓。半夏燥脾当禁革，嗽用五味喘阿胶。枳实黄连消宿食，烦躁须用栀子仁。水泻芍药芩白术。调气必当用木香，若然气盛又非良。补气必是用人参，肺经热甚不相应。痰涎为病须半夏，热加黄芩风南星，胸中寒痰多痞塞，白术陈皮两件增。胃脘痛用草豆蔻，疮痛必须黄连凑；眼痛黄连当归根，心中恍惚用茯神。小便黄时用黄柏，涩者泽泻用之灵，气刺痛时用枳壳，血刺当归上下分，痢疾当归白芍药，疟疾柴胡为之君。滞血桃仁与苏木，滞气青皮与枳壳，枳壳青皮若用多，反泄元神宜改作。凡用纯寒纯热药，必用甘草缓其力，寒热相杂亦用之，调和其性无攻击。惟有中满不食甘，临证还须用端的。生甘梢治茎中疼，心下痛兮吴萸力。调血延胡补血芎，伤风甘术佐防风。上部见血防风医，中部黄连下地榆。表虚桂枝同芍药，表实麻黄葛根宜。表寒桂枝柴胡热，里虚参术何必疑。肩背痛疼防羌活，足膝痿软柏防己。喉痛颔肿山栀炒，黄芩贝母桔梗齐；干呕竹茹黄连使，冷涎丁藿二香奇。吐酸黄连须土炒，吞酸炒连拌茱萸；肾虚地黄牡蛎粉，肺虚二冬五味居。多梦纷纭用龙骨，远志、菖蒲枣仁宜。

——清·朱时进《一见能医·卷之八·用药须知·治病主药论》

【提要】 本论主要阐述"治病主药"。临床病证多端，要在触类旁通，灵活把握诸病证主药。此歌诀源于临床实践，在现代也有临床参考价值。

朱时进 证药增损歌

人病无常，用药不一，增损合宜，全在活泼。诸风分防、麻、姜、沥，诸湿分苍白二术。中寒厥冷附子、天雄，中暑躁烦黄连、香薷。头痛而芎、蔓、细辛，未应而引经药用。太阳羌活，阳明白芷，少阳柴胡，太阴苍术，少阴细辛，厥阴吴萸。痰饮痛而半夏，血虚痛而当归。气弱人参、黄芪，冒风麻黄、葱白。顶痛藁本，脑痛细辛。若夫遍身节痛而羌活，风湿亦加；水肿胀急而甘遂，虚人忌用。心疼良姜、五灵，下痛吴萸；心痞枳壳、枳实，去闷黄连；腹痛芍药，恶寒佐以官桂，恶热佐以黄芩。骨蒸柴胡，有汗增以地骨，无汗增以丹皮。栝实、橘红消胸中之疼痞，柴胡、牡蛎理胁下之痛坚。腰疼杜仲，膝疼牛膝，喉嗌疼而黄芩、桔、贝；胃痛草蔻，茎痛甘梢，脐下痛而肉桂、地黄。气刺木香，血刺当归。腹中窄而苍术，腹中急而炒甘。足膝痿软，黄柏、防己，肩背酸疼，羌活、防风。腹痛分厚朴，咳逆分柿霜。气不转运而木香、砂仁，风痰上壅而竹沥、姜汁。活血当归，补血川芎，调血胡索，崩血五灵。死血苏木、虻、蛭、破血桃仁、归须，止血炒蒲、归首。补气人参，顺气乌药，调气木香，降气沉香，清气檀香，导气槟榔。破滞气以青壳，提元气以升麻。虚热黄芪，蒸热地骨。上焦热而黄芩，中焦热而黄连，下焦热而黄柏。咽干干葛，烦渴天花，牛黄开清心火，朱砂善安神志。热痰瓜实，湿痰苍术、半夏，风痰南星，老痰枳实、礞石。脾胃受湿分白术，下部湿肿分防己。肉积草果，食积曲芽，口甜石膏，口苦柴、连。五味子肺虚咳嗽，桑白皮肺实咳嗽。风寒嗽而麻黄、杏仁，肺痿嗽而麦冬、黄芩。有声无痰生姜、防、杏，有声有痰，壳、夏、防风。上气喘急分肺气有余，杏仁、苏子；气促气短分元气不足，参、味、麦冬。吞酸吴萸、黄连，吐酸土炒黄连。冷涎丁香、藿香，干哕竹茹、姜汁。水肿喘急，葶苈、桑皮，诸虚泄泻，术、苓、芍药。伤食作泻者，草果；伤寒热泻者，黄连。诸痢芍药、当归，血痢黄连、犀角。上部见血分防风，中部见血分黄连，下部见血分地榆。大便热结，硝、大黄，血秘者，麻仁、桃仁，气秘者，大黄、枳壳。小便不通木通、滑石。淋涩者，猪苓、泽泻。频数者，益智、螵蛸。滑泄不禁，脏寒也，诃子、肉蔻。若不已，而升麻、羌活。小便失遗，气虚也，人参、黄芪。若肾虚而地黄、牡蛎。惊悸恍惚，茯神、龙骨；心志不宁，菖蒲、远志。胸中烦热不眠而栀子，心胆虚怯不眠而枣仁。癫狂烦乱朱砂、黄连；自汗盗汗，黄芪、浮麦。眼暴发而连、归、防风，眼久昏而当归、熟地。翳膜，木贼、谷精；沸泪，川椒、甘菊。胎气上升者，砂仁；胎动不安者，芩、术。股肿，大黄、牡蛎。

——清·朱时进《一见能医·卷之八·用药须知·证药增损歌》

【提要】 本论主要阐述诸病证主治药及其加减例。论中指出，临证处方用药，在主证不变的情况下，可以随其兼夹症状的不同和变化，进行药味的加减。

❧ 龙之章 诸病主药论 ❧

治病一定有主药，不用主药便是错。火结必要用大黄，枳壳枳实紧跟着。寒结必要用巴豆，三棱莪术紧跟着。实结必要用山甲，蝎子蜈蚣紧跟着。调气必要用木香，槟榔元胡紧跟着。透坚必要用牙皂，细辛辛夷紧跟着。破血必要用桃仁，红花赤芍紧跟着。脾胀必要用干漆，火麻郁仁紧跟着。暖胃必要用硫黄，丹参玉竹紧跟着。腰疼必要用杜仲，续断艾叶紧跟着。陷下必要用洋参，三生（生附子、生半夏、生南星）狗脊紧跟着。去虫必要用榧子，芜荑使君紧跟着。顺气必要用香附，乌药腹毛紧跟着。通淋必要用斑蝥，川漆萆薢紧跟着。清心必要用黄连，连翘枝子紧跟着。老痰必要用砒霜，雄黄绿豆紧跟着。助脾必要用马前，虎骨猴骨紧跟着。定痛必要用良姜，缩砂益智紧跟着。治疗必要用斑（斑蝥）麻（麻黄），大枫蓖麻紧跟着。治疮必要用神灯，艾绒乳（乳香）没（没药）紧跟着。治疗必要用蒜灸，乌金（乌金膏）巴豆（炒黑研细用，水调涂患处，以膏药贴之）菊花（内服甘菊汤，方见卷四疗疮门）紧跟着。治邪必要用铜（自然铜）砂（避阳砂），良姜葛根紧跟着。补气必要用党参，炙芪白术紧跟着。补血必要用川（川芎）归（当归），生地酒芍紧跟着。补阴必要用熟地，山药萸肉紧跟着。补火必要用肉桂，干姜附子紧跟着。滋阴必要用黄柏，知母丹皮紧跟着。（以上一药为君。）麻黄杏仁疗寒嗽，芥子半夏紧跟着。款冬紫菀疗虚嗽，百合五味紧跟着。川乌草乌疗风痹，桂枝灵仙紧跟着。黑姜吴萸疗翻胃，丁香胡椒紧跟着。苍术麻黄疗风寒，羌活独活紧跟着。川贝蒌霜疗火痰，苏子卜子（莱菔子）紧跟着。乌梅五倍疗虚脱，龙骨牡蛎紧跟着。乌贼诃子疗带下，阿胶肉果（肉豆蔻）紧跟着。条参云苓疗阴虚，骨皮枸杞紧跟着。藿香杷叶疗逆气，赤石滑石紧跟着。芫花大戟疗水肿，牵牛防己紧跟着。瓜蒌天冬疗结胸，川贝川朴紧跟着。苦参赤苓（赤茯苓）疗湿痒，蛇床白芷紧跟着。槐花地榆疗崩漏，荆芥秦艽紧跟着。前胡元参疗头风，薄荷柴胡紧跟着。白附天麻疗风痰，僵蚕郁金紧跟着。桔梗豆根疗喉风，牛子射干紧跟着。三七莲子疗诸血，黄芩童便紧跟着。黄芪（用生）防风疗自汗，枣仁麦皮紧跟着。芦荟胡连疗阴热，泽泻车前紧跟着。小茴川椒疗肾气，宿砂故纸紧跟着。菖蒲柏仁疗心疾，茯神远志紧跟着。葶苈桑皮疗肺喘，礞石朱砂紧跟着。石膏知母疗热渴，香薷糯米紧跟着。川楝茴香疗疝气，芦巴巴戟紧跟着。升麻柴胡疗气陷，干葛潞党紧跟着。扁豆薏苡疗泻泄，猪苓木通紧跟着。土硇红糖疗菸毒（洋烟），大黄芒硝紧跟着。（以上两药为君。）此皆治病之大略，小小蒙医有捉摸。

——清·龙之章《蠢子医·卷一·治病皆有主药》

【提要】 本论主要阐述治病一定有主药。作者通过丰富的医疗实践经验，以歌诀的形式，总结出诸如火结、寒结、调气、顺气、补气、破血、气陷、泻泄等多种病证的治则及选用的主药，对医家尤其是初临证的医家大有裨益。

❧ 陆晋笙 论病有对待药亦有对待 ❧

有热病即有寒病，有湿病即有燥病，以及表里、虚实，莫不对待。故无论何病，皆有寒热、燥湿、表里、虚实之异，执一书而谓道尽，于是执一方而谓治无他法者，未能透彻至理者也。是以用药之误，每误于病状相同。同一肝风抽搐也，而虚甚与热极异；同一肺劳咳嗽也，而湿盛与火灼异；同一胃虚不食也，而阳亏与阴亏异；同一腹滞作痛也，而寒郁与热郁异。以及血有寒瘀、热瘀，便有阳秘、阴秘。诸如此类，不胜枚举。何以辨之？亦先辨诸体气而已。余论人生体气实分四种，已载前篇。盖天地之气，不外寒热燥湿，即人身应之，亦不外湿热、燥热、寒湿、寒燥四种。既有是病，即有是药。病皆对待，药亦皆对待。有辛温解表之荆、防，即有辛凉解表之前、蒡；有甘温重镇之紫石英，即有甘寒重镇之代赭石；有温疏气之木香、豆蔻，即有凉疏气之郁金、香附；有温降气之苏子、沉香，即有凉降气之白前、兜铃；有温补血之当归、炙草，即有凉补血之生地、白芍；有温破瘀之桃仁、红花，即有凉破瘀之夜明砂、生卷柏；有寒症噎膈之高良姜、缩砂仁，即有热症噎膈之青竹茹、代赭石；有凉消水肿之防己、赤小豆，即有温消水肿之椒目、杉木片；有寒杀虫之芜荑、苦楝，即有温杀虫之榧子、川椒；有寒湿成痹之苍术、姜黄，即有湿热成痹之萆薢、防己；有子宫寒冷之蛇床、续断，即有子宫瘀热之猪胰、槐实；有寒湿疝气之小茴香、天仙藤，即有湿热疝气之川楝子、海蛤粉；有热症消渴之天花粉、地骨皮，即有寒症消渴之枸杞子、原蚕茧；有温消食滞之神曲、山楂炭，即有凉消食滞之荞麦、荸荠粉；有寒通大便之芦荟朱砂丸，即有温通大便之半夏硫黄丸；有润通大便之郁李仁、海松子，即有燥通大便之皂荚实、丁香柄。诸如此类，亦不胜枚举。

更有专主一证之要药。如肝肾虚寒腰痛用杜仲，肝肾虚热腰痛用女贞；膀胱气寒不化溺闭用肉桂，膀胱气热不化溺闭用知母；阳虚劳损脊痛用鹿角胶，阴虚劳损脊痛用猪脊髓；凉消乳痈用蒲公英，温消乳痈用橘叶汁；凉杀劳虫用天冬、百部、明月砂，温杀劳虫用水獭肝；凉定肝风用羚角，温定肝风用肉桂；凉散内风用嫩钩藤，温散内风用明天麻；热郁发疹用蝉衣、牛蒡，寒郁发疹用柽柳、棉纱；热体呕吐用竹茹、芦根，寒体呕吐用丁香、柿蒂；胃热流涎用子芩，脾寒流涎用益智；阴虚眩晕用甘菊花、黑芝麻，阳虚眩晕用山茱萸、鹿角霜；湿热脚气用防己、赤小豆，寒湿脚气用槟榔、杉木片；热瘀胁痛用广郁金、川楝子，寒瘀胁痛用归横须、苏子霜；虚寒阳痿用阳起石、鹿茸，虚热阳痿用女贞实、石斛；热体肝火郁胃困倦嗜卧用生地、青黛，寒体脾湿自困困倦嗜卧用苍术、香芷。诸如此类，尚不胜枚举。

苟于体质辨别不明，即难免于混用。须知病同而原异，药似而性非。辨别既明，则湿热为痰，用黄芩、胆星；燥热为痰，用花粉、竹沥；寒湿有痰，用陈皮，半夏；寒燥有痰，用姜汁、白芥；肾经湿热，用黄柏、知母；肾经寒湿，用茴香、附子；肾经燥热，用龟板、黑豆；肾经寒燥，用苁蓉、胡桃。试举一证一脏以为例，余可类推。

诚能自儆知一不知二之弊；庶几同一肝燥，不致以治寒燥之枸杞、当归误治温燥；同一胃湿，不致以治寒湿之草果、肉蔻误治湿热乎。庶几热体胎动之黄芩、苎根，寒体胎动之艾叶、杜仲，热体邪迷之朱砂、白薇，寒体邪迷之龙齿、雄黄，热体遗精之牡蛎、决明；寒体遗精之桑螵、益智，热体崩漏之侧柏、蓟根，寒体崩漏之乌鲗、禹粮，热体通络之丝瓜络、竹沥，寒体通络之白芥子、乳香，热体肺虚之沙参，寒体肺虚之人参，热体心液亏之柏子仁、麦冬心，寒体心液亏之龙眼肉、炒枣仁，均不致混用乎。

惟是此篇所举，皆寒热对待者。燥湿未备也，攻补、升降、滑涩、散敛、通塞更未及也，皆不可以混用者也。学者即是以一隅三反，取诸家本草而寻绎之，自能洞彻。夫何、可依稀仿佛，剿袭成方，反咎方之无效也哉！

——民国·陆晋笙《景景室医稿杂存·论病有对待药亦有对待》

【提要】 本论主要阐明有是病即用是药，是为对待用药。此篇所举皆寒热对待用药、专主一证之要药，余如燥湿、表里、虚实用药亦皆有对待，可触类旁通。

5.1.3　脏腑病主治药

《素问》　论五脏苦欲补泻用药※*

肝主春，足厥阴少阳主治，其日甲乙，肝苦急，急食甘以缓之。心主夏，手少阴太阳主治，其日丙丁，心苦缓，急食酸以收之。脾主长夏，足太阴阳明主治，其日戊己，脾苦湿，急食苦以燥之。肺主秋，手太阴阳明主治，其日庚辛，肺苦气上逆，急食苦以泄之。肾主冬，足少阴太阳主治，其日壬癸，肾苦燥，急食辛以润之。开腠理，致津液，通气也。

病在肝，愈于夏，夏不愈，甚于秋，秋不死，持于冬，起于春，禁当风。肝病者，愈在丙丁，丙丁不愈，加于庚辛，庚辛不死，持于壬癸，起于甲乙。肝病者，平旦慧，下晡甚，夜半静。肝欲散，急食辛以散之，用辛补之，酸泻之。病在心，愈在长夏，长夏不愈，甚于冬，冬不死，持于春，起于夏，禁温食热衣。心病者，愈在戊己，戊己不愈，加于壬癸，壬癸不死，持于甲乙，起于丙丁。心病者，日中慧，夜半甚，平旦静。心欲软，急食咸以软之，用咸补之，甘泻之。脾欲缓，急食甘以缓之，用苦泻之，甘补之。病在肺，愈在冬，冬不愈，甚于夏，夏不死，持于长夏，起于秋，禁寒饮食寒衣。肺病者，愈在壬癸，壬癸不愈，加于丙丁，丙丁不死，持于戊己，起于庚辛。肺病者，下晡慧，日中甚，夜半静。肺欲收，急食酸以收之，用酸补之，辛泻之。病在肾，愈在春，春不愈，甚于长夏，长夏不死，持于秋，起于冬，禁犯焠㶼焠㶼热食温灸衣。肾病者，愈在甲乙，甲乙不愈，甚于戊己，戊己不死，持于庚辛，起于壬癸。肾病者，夜半慧，四季甚，下晡静。肾欲坚，急食苦以坚之，用苦补之，咸泻之。

——《素问·脏气法时论》

【提要】　本论主要阐述五脏苦欲皆根于五脏的本性，违其性故苦，遂其性故欲，故当据其苦欲之特性调治，而不使其有所偏胜偏虚。也就是说，所苦即是所患、所恶，所欲即是所喜，按其喜恶的特性，一方面可调济饮食，一方面可运用药物，补偏救弊，而不使其有所偏胜偏虚。以药食补泻，必须结合脏气的喜恶、病变的性质、药食的性味，正确地区别使用。总之，正如李中梓《医宗必读·苦欲补泻论》中的评价所言："五脏之苦欲补泻，乃用药第一义也……五脏者，违其性则苦，遂其性则欲。本脏所恶，即名为泻；本脏所喜，即名为补。苦欲既明，而五味更当详审。"

张元素　五脏补泻法

肝

虚以陈皮、生姜之类补之，《经》曰：虚则补其母，水能生木，肾乃肝之母。肾，水也，若补其肾，熟地黄、黄柏是也。如无他证，钱氏地黄丸主之。实则白芍药泻之，如无他证，钱氏泻青丸主之。实则泻其子，心乃肝之子，以甘草泻心。

心

虚则炒盐补之，虚则补其母，木能生火，肝乃心之母。肝、木也；心、火也。以生姜泻肝。

如无他证，钱氏安神丸是也。实则甘草泻之，如无他证，以钱氏方中重则泻心汤，轻则导赤散。

脾

虚则甘草、大枣之类补之，实则以枳壳泻之。如无他证，虚则以钱氏益黄散，实则泻黄散。心乃脾之母，以炒盐补之；肺乃脾之子，以桑白皮泻肺。

肺

虚则五味子补之，实则桑白皮泻之。如无他证，实则用钱氏泻白散，虚则用阿胶散。虚则以甘草补土，补其母也；实则泻子，泽泻泻其肾水。

肾

虚则熟地黄、黄柏补之，泻以泽泻之咸。肾本无实，本不可泻，钱氏止有补肾地黄丸，无泻肾之药。肺乃肾之母，金生水，补之故也。补则以五味子。

以上五脏，《素问·脏气法时论》中备言之，欲究其详，精看本论。

——金·张元素《医学启源·卷之上·九·主治心法·五脏补泻法》

【提要】 本论主要阐述"五脏补泻"的用药之法。作者基于《内经》"五脏苦欲补泻"以及"虚则补其母""实则泻其子"的理论，论五脏补泻用药法。五脏六腑各有其苦欲，各有其补法、泻法，其理详参《素问·脏气法时论》。

王好古 五脏苦欲补泻

肝苦急，急食甘以缓之，甘草。欲散，急食辛以散之，川芎。以辛补之，细辛。以酸泻之，芍药。虚，以生姜、陈皮之类补之。《经》曰：虚则补其母。水能生木，肾乃肝之母，肾，水也，苦以补肾，熟地黄、黄柏是也。如无他证，钱氏地黄丸主之。实，则白芍药泻之。如无他证，钱氏泻青丸主之。实则泻其子，心乃肝之子，以甘草泻心。

心苦缓，急食酸以收之，五味子。欲软，急食咸以软之，芒硝。以咸补之，泽泻。以甘泻之，人参、黄芪、甘草。虚，以炒盐补之。虚则补其母，木能生火，肝乃心之母，肝，木也，以生姜补肝。如无他证，钱氏安神丸主之。实，则甘草泻之。如无他证，钱氏方中重则泻心汤，轻则导赤散。

脾苦湿，急食苦以燥之，白术。欲缓，急食甘以缓之，甘草。以甘补之，人参。以苦泻之，黄连。虚，则以甘草、大枣之类补之。如无他证，钱氏益黄散主之。心乃脾之母，以炒盐补心。实，则以枳实泻之。如无他证，以泻黄散泻之。肺乃脾之子，以桑白皮泻肺。

肺苦气上逆，急食苦以泻之，诃子皮（一作黄芩）。欲收，急食酸以收之，白芍药。以辛泻之，桑白皮。以酸补之，五味子。虚，则五味子补之。如无他证，钱氏阿胶散补之。脾乃肺之母，以甘草补脾。实，则桑白皮泻之。如无他证，以泻白散泻之。肾乃肺之子，以泽泻泻肾。

肾苦燥，急食辛以润之，知母、黄柏。欲坚，急食苦以坚之，知母。以苦补之，黄柏。以咸泻之，泽泻。虚，则熟地黄、黄柏补之。肾本无实，不可泻，钱氏只有补肾地黄丸，无泻肾之药。肺乃肾之母，以五味子补肺。

以上五脏补泻，《素问·脏气法时论》中备言之，欲究其精，详看本论。

——元·王好古《汤液本草·卷之一·五脏苦欲补泻》

【提要】 本论主要阐述基于《素问·脏气法时论》五脏苦欲理论的五脏补泻用药法。论中指出，药物之五味因五脏脏气喜恶不同，而产生不同的补泻作用。作者基于这一认识加以发挥，将五脏五味苦欲与补母泻子之论揉和在一起，并列举了药例，可作为参考。但应当明确的是，此五脏补泻用药法，是基于五脏之本性而言。正如丹波元简所释："就五脏之本性而言补泻，不拘五行相克之常理也。"

李时珍 脏腑虚实标本用药式

肝

藏魂，属木。胆火寄于中。主血，主目，主筋，主呼，主怒。

本病：诸风眩晕，僵仆强直，惊痫，两胁肿痛，胸肋满痛，呕血，小腹疝痛痃瘕，女人经病。

标病：寒热疟，头痛吐涎，目赤面青，多怒，耳闭颊肿，筋挛卵缩，丈夫癫疝，女人少腹肿痛、阴病。

有余泻之：泻子（甘草），行气（香附、芎䓖、瞿麦、牵牛、青橘皮），行血（红花、鳖甲、桃仁、莪术、京三棱、穿山甲、大黄、水蛭、虻虫、苏木、牡丹皮），镇惊（雄黄、金箔、铁落、真珠、代赭石、夜明砂、胡粉、银箔、铅丹、龙骨、石决明），搜风（羌活、荆芥、薄荷、槐子、蔓荆子、白花蛇、独活、防风、皂荚、乌头、白附子、僵蚕、蝉蜕）

不足补之：补母（枸杞、杜仲、狗脊、熟地黄、苦参、萆薢、阿胶、菟丝子），补血（当归、牛膝、续断 白芍药、血竭、没药、芎䓖），补气（天麻、柏子仁、白术、菊花、细辛、密蒙花、决明、谷精草、生姜）

本热寒之：泻木（芍药、乌梅、泽泻），泻火（黄连、龙胆草、黄芩、苦茶、猪胆），攻里（大黄）

标热发之：和解（柴胡、半夏），解肌（桂枝、麻黄）

心

藏神，为君火。包络为相火，代君行令。主血，主言，主汗，主笑。

本病：诸热瞀瘛，惊惑谵妄烦乱，啼笑骂詈，怔忡健忘，自汗，诸痛痒疮疡。

标病：肌热畏寒战栗，舌不能言，面赤目黄，手心烦热，胸胁满痛，引腰背、肩胛、肘臂。

火实泻之：泻子（黄连、大黄），气（甘草、人参、赤茯苓、木通、黄柏），血（丹参、牡丹、生地黄、玄参），镇惊（朱砂、牛黄、紫石英）

神虚补之：补母（细辛、乌梅、酸枣仁、生姜、陈皮），气（桂、泽泻、白茯苓、茯神、远志、石菖蒲），血（当归、乳香、熟地黄、没药）

本热寒之：泻火（黄芩、竹叶、麦门冬、芒硝、炒盐），凉血（地黄、栀子、天竺黄），

标热发之：散火（甘草、独活、麻黄、柴胡、龙脑）

脾

藏意，属土，为万物之母。主营卫，主味，主肌肉，主四肢。本病：诸湿肿胀，痞满噫气，大小便闭，黄疸痰饮，吐泻霍乱，心腹痛，饮食不化。标病：身体胕肿，重困嗜卧，四肢不举，舌本强痛，足大趾不用，九窍不通，诸痉项强。

　　土实泻之：泻子（诃子、防风、桑白皮、葶苈），吐（豆豉、栀子、萝卜子、常山、瓜蒂、郁金、齑汁、藜芦、苦参、赤小豆、盐汤、苦茶），下（大黄、芒硝、青礞石、大戟、甘遂、续随子、芫花）

　　土虚补之：补母（桂心、茯苓），气（人参、黄芪、升麻、葛根、甘草、陈橘皮、藿香、葳蕤、缩砂仁、木香、扁豆），血（白术、苍术、白芍药、胶饴、大枣、干姜、木瓜、乌梅、蜂蜜）

　　本湿除之：燥中宫（白术、苍术、橘皮、半夏、吴茱萸、南星、草豆蔻、白芥子），洁净府（木通、赤茯苓、猪苓、藿香）

　　标湿渗之：开鬼门（葛根、苍术、麻黄、独活）

肺

　　藏魄，属金，总摄一身元气。主闻，主哭，主皮毛。

　　本病：诸气膹郁，诸痿喘呕，气短，咳嗽上逆，咳唾脓血，不得卧，小便数而欠，遗失不禁。

　　标病：洒淅寒热，伤风自汗，肩背痛冷，臑臂前廉痛。

　　气实泻之：泻子（泽泻、葶苈、桑白皮、地骨皮），除湿（半夏、白矾、白茯苓、薏苡仁、木瓜、橘皮），泻火（粳米、石膏、寒水石、知母、诃子），通滞（枳壳、薄荷、干生姜、木香、厚朴、杏仁、皂荚、桔梗、紫苏梗）

　　气虚补之：补母（甘草、人参、升麻、黄芪、山药），润燥（蛤蚧、阿胶、麦门冬、贝母百合、天花粉、天门冬），敛肺（乌梅、粟壳、五味子、芍药、五倍子）

　　本热清之：清金（黄芩、知母、麦门冬、栀子、沙参、紫菀、天门冬）

　　本寒温之：温肺（丁香、藿香、款冬花、檀香、白豆蔻、益智、缩砂、糯米、百部）

　　标寒散之：解表（麻黄、葱白、紫苏）

肾

　　藏志，属水，为天一之源。主听，主骨，主二阴。

　　本病：诸寒厥逆，骨痿腰痛，腰冷如冰，足胻肿寒，少腹满急疝瘕，大便闭泄，吐利腥秽，水液澄彻清冷不禁，消渴引饮。

　　标病：发热不恶热，头眩头痛，咽痛舌燥，脊股后廉痛。

　　水强泻之：泻子（大戟、牵牛），泻腑（泽泻、猪苓、车前子、防己、茯苓）

　　水弱补之：补母（人参、山药），气（知母、玄参、补骨脂、砂仁、苦参），血（黄柏、枸杞、熟地黄、锁阳、肉苁蓉、山茱萸、阿胶、五味子）

　　本热攻之：下（伤寒少阴证，口燥咽干，大承气汤）

　　本寒温之：温里（附子、干姜、官桂、蜀椒、白术）

　　标寒解之：解表（麻黄、细辛、独活、桂枝）

　　标热凉之：清热（玄参、连翘、甘草、猪肤）

命门

　　为相火之原，天地之始，藏精生血，降则为漏，升则为铅，主三焦元气。

　　本病：前后癃闭，气逆里急，疝痛奔豚，消渴膏淋，精漏精寒，赤白浊，溺血，崩中带漏。

　　火强泻之：泻相火（黄柏、知母、牡丹皮、地骨皮、生地黄、茯苓、玄参、寒水石）

　　火弱补之：益阳（附子、肉桂、益智子、破故纸、沉香、川乌头、硫黄、天雄、乌药、阳

起石、舶茴香、胡桃、巴戟天、丹砂、当归、蛤蚧、覆盆）

精脱固之：涩滑（牡蛎、芡实、金樱子、五味子、远志、山茱萸、蛤粉）

三焦

为相火之用，分布命门元气，主升降出入，游行天地之间，总领五脏六腑营卫经络内外上下左右之气，号中清之府。上主纳，中主化，下主出。

本病：诸热瞀瘛，暴病暴死暴喑，躁扰狂越，谵妄惊骇，诸血溢血泄，诸气逆冲上，诸疮疡痘疹瘤核。

上热则喘满，诸呕吐酸，胸痞胁痛，食饮不消，头上出汗。中热则善饥而瘦，解□中满，诸胀腹大，诸病有声，鼓之如鼓，上下关格不通，霍乱吐利。下热则暴注下迫，水液浑浊，下部肿满，小便淋沥或不通，大便闭结下痢。上寒则吐饮食痰水，胸痹，前后引痛，食已还出。

中寒则饮食不化，寒胀，反胃吐水，湿泻不渴。

下寒则二便不禁，脐腹冷，疝痛。

标病：恶寒战栗，如丧神守，耳鸣耳聋，嗌肿喉痹，诸病胕肿，疼酸惊骇，手小指次指不用。

实火泻之：汗（麻黄、柴胡、葛根、荆芥、升麻、薄荷、羌活、石膏），吐（瓜蒂、沧盐、齑汁），下（大黄、芒硝）

虚火补之：上（人参、天雄、桂心），中（人参、黄芪、丁香、木香、草果），下（附子、桂心、硫黄、人参、沉香、乌药、破故纸）

本热寒之：上（黄芩、连翘、栀子、知母、玄参、石膏、生地黄），中（黄连、连翘、生地、石膏），下（黄柏、知母、生地、石膏、牡丹、地骨皮）

标热散之：解表（柴胡、细辛、荆芥、羌活、葛根、石膏）

胆

属木，为少阳相火，发生万物，为决断之官，十一脏之主（主同肝）。

本病：口苦，呕苦汁，善太息，澹澹如人将捕状，目昏不眠。

标病：寒热往来，痁疟，胸胁痛，头额痛，耳痛鸣聋，瘰疬结核马刀，足小指次指不用。

实火泻之：泻胆（龙胆、牛膝、猪胆、生蕤仁、生酸枣仁、黄连、苦茶）

虚火补之：温胆（人参、细辛、半夏、炒蕤仁、炒酸枣仁、当归、地黄）

本热平之：降火（黄芩、黄连、芍药、连翘、甘草），镇惊（黑铅、水银）

标热和之：和解（柴胡、芍药、黄芩、半夏、甘草）

胃

属土，主容受，为水谷之海。（主同脾）。

本病：噎膈反胃，中满肿胀，呕吐泻痢，霍乱腹痛，消中善饥，不消食，伤饮食，胃管当心痛，支两胁。

标病：发热蒸蒸，身前热，身前寒，发狂谵语，咽痹，上齿痛，口眼㖞斜，鼻痛鼽衄赤皶。

胃实泻之：湿热（大黄、芒硝），饮食（巴豆、神曲、山楂、阿魏、硇砂、郁金、三棱、轻粉）

胃虚补之：湿热（苍术、白术、半夏、茯苓、橘皮、生姜），寒湿（干姜、附子、草果、官桂、丁香、肉豆蔻、人参、黄芪）

本热寒之：降火（石膏、地黄、犀角、黄连）

标热解之：解肌（升麻、葛根、豆豉）

大肠

属金，主变化，为传送之官。

本病：大便闭结，泄痢下血，里急后重，痔痔脱肛，肠鸣而痛。

标病：齿痛喉痹，颈肿口干，咽中如核，衄衄目黄，手大指次指痛，宿食发热寒栗。

肠实泻之：热（大黄、芒硝、桃花、牵牛、巴豆、郁李仁、石膏），气（枳壳、木香、橘皮、槟榔）

肠虚补之：气（皂荚），燥（桃仁、麻仁、杏仁、地黄、乳香、松子、当归、肉苁蓉），湿（白术、苍术、半夏、硫黄），陷（升麻、葛根），脱（龙骨、白垩、诃子、粟壳、乌梅、白矾、赤石脂、禹余粮、石榴皮）

本热寒之：清热（秦艽、槐角、地黄、黄芩）

本寒温之：温里（干姜、附子、肉豆蔻）

标热散之：解肌（石膏、白芷、升麻、葛根）

小肠

主分泌水谷，为受盛之官。

本病：大便水谷利，小便短，小便闭，小便血，小便自利，大便后血，小肠气痛，宿食夜热且止。

标病：身热恶寒，嗌痛颔肿，口糜耳聋。

实热泻之：气（木通、猪苓、滑石、瞿麦、泽泻、灯草），血（地黄、蒲黄、赤茯苓、栀子、牡丹皮）

虚寒补之：气（白术、楝实、茴香、砂仁、神曲、扁豆），血（桂心、延胡索）

本热寒之：降火（黄柏、黄芩、黄连、连翘、栀子）

标热散之：解肌（藁本、羌活、防风、蔓荆）

膀胱

主津液，为胞之府，气化乃能出，号州都之官，诸病皆干之。

本病：小便淋沥，或短数，或黄赤，或白，或遗失，或气痛。

标病：发热恶寒，头痛，腰脊强，鼻窒，足小指不用。

实热泻之：泄火（滑石、猪苓、泽泻、茯苓）

下虚补之：热（黄柏、知母），寒（桔梗、升麻、益智、乌药、山茱萸）

本热利之：降火（地黄、栀子、茵陈、黄柏、牡丹皮、地骨皮）

标寒发之：发表（麻黄、桂枝、羌活、苍术、防己、黄芪、木贼）

——明·李时珍《本草纲目·序例第一卷上·序例上·脏腑虚实标本用药式》

【提要】　本论主要阐述基于"脏腑虚实标本"的用药纲领。李时珍吸取前代医家的用药经验，根据脏腑虚实寒热辨证要点、脏腑生理特性，以及脏腑之间的五行生克制化关系，以六脏六腑为纲，以虚实、标本为目，以补泻、寒温论治，以药为例，确立了名为"脏腑虚实标本用药式"的用药纲领。其中，尤其对肾的本病、标病，命门的本病，肾与命门的虚实寒热证候用药特点论证精详，对临床实践很有指导意义。

缪希雍　五脏苦欲补泻

肝

苦急，急食苦以缓之，甘草。欲散，急食辛以散之，川芎。以辛补之，细辛。以酸泻之，芍药。虚以生姜、陈皮之类补之。《经》曰：虚则补其母，水能生木，肾乃肝之母。肾，水也。苦以补肾，熟地黄、黄柏是矣。如无他证，钱氏地黄丸主之。实则白芍药泻之，如无他证，钱氏泻青丸主之。实则泻其子，心乃肝之子，以甘草泻心。

肝为将军之官，言不受制者也。急则有摧折之意焉，故苦而恶之。缓之，是使遂其性也。甘可以缓，甘草之属是已。扶苏条达，木之象也；升发开展，魂之用也。故其性欲散，辛以散之，解其束缚也，是散即补也。辛可以散，川芎之属是已。若其太过，则屈制之，毋使逾分，酸可以收，芍药之属是已。急也，敛也，肝性之所苦也，违其性而苦之，肝斯虚矣。补之以辛，是明以散为补也，细辛、生姜、陈皮之属是已。

心

苦缓，急食酸以收之，五味子。欲软，急食咸以软之，芒硝。以咸补之，泽泻。以甘泻之，人参、黄芪、甘草。虚以炒盐补之，虚则补其母，木能生火，肝乃心之母。肝，木也，以生姜补肝，如无他证，钱氏安神丸主之。实则甘草泻之，如无他证，钱氏方中重则泻心汤，轻则导赤散。

心为形君，神明之性恶散缓而喜收敛，散缓则违其性，敛则宁静清明，故宜酸以收其缓也。软者，和调之意也。心君本自和调，邪热乘之则躁急，故复须芒硝之咸寒，除其邪热，以软其躁急坚劲之气，使复其平也。以咸补之，泽泻，导心气以入肾也。烦劳则虚而生热，故须人参、黄芪、甘草之甘温，以益元气而虚热自退，故谓之泻也。心以下交于肾为补，炒盐之咸以润下，即得心与肾交也。火空则发，盐为水味，得之俾心气下降，是既济之道也，有补之义焉，故软即补也。

脾

苦湿，急食苦以燥之，白术。欲缓，急食甘以缓之，甘草。以甘补之，人参。以苦泻之，黄连。虚以甘草、大枣之类补之，如无他证，钱氏益黄散主之。心乃脾之母，以炒盐补心。实则以枳实泻之，如无他证，以泻黄散泻之。肺乃脾之子，以桑白皮泻肺。

脾为仓廪之官，主运动磨物之脏，燥，其性也，宜健而不宜滞，湿，斯滞矣，违其性，故苦而恶之，急食苦以燥之，使复其性之所喜，脾斯健矣。白术之苦温是已。过燥则复欲缓之以甘，甘草之属是已。稼穑之化，故甘先入脾，性欲健运，气旺则行，补之以甘，人参是已。长夏之令，湿热主之，脾气斯困，故当急食苦以泻之，黄连之苦寒是已。虚则宜补，炙甘草之甘以益血，大枣之甘温以益气，乃所以补其不足也。

肺

苦气上逆，急食苦以泄之，诃子皮，一作黄芩。欲收，急食酸以收之，白芍药。以辛泻之，桑白皮。以酸补之，五味子。虚则五味子补之，如无他证，钱氏阿胶散补之。脾乃肺之母，以甘草补脾。实则桑白皮泻之，如无他证，以泻白散泻之。肾乃肺之子，以泽泻泻肾。

肺为华盖之脏，相傅之官，藏魄而主气者也。气常则顺，气变则逆。逆则违其性矣，故宜急食苦以泄之，黄芩之属是已。肺主上焦，其政敛肃，故其性喜收，宜急食酸以收之，白芍药之属是已。贼肺者，热也，肺受热邪，急食辛以泻之，桑白皮之属是已。不敛，则气无所管束，是肺失其职也，故宜补之以酸，使遂其收敛之性，以清肃乎上焦，是即补也，五味子之属是已。

肾

苦燥，急食辛以润之，知母。欲坚，急食苦以坚之，黄柏。以苦补之，地黄。以咸泻之，泽泻。虚则熟地黄、黄柏补之。肾本无实，不可泻，钱氏只有补肾地黄丸，无泻肾之药。肺乃肾之母，以五味子补肺。

肾为作强之官，藏精与志，主五液，属真阴，水脏也。其性本润，故恶润燥，宜急食辛以润之，知母之属是已。欲坚，急食苦以坚之，盖肾非坚，则无以称作强之职。四气以遇湿热即软，遇寒冷即坚，五味以得咸即软，得苦即坚，故宜急食苦以坚之，黄柏味苦气寒，可以坚肾，故宜急食，以遂其欲坚之性也。以苦补之，是坚即补也，地黄、黄柏是已。咸能软坚，软即泻也，泽泻是已。虚者，精气夺也，藏精之脏，苦固能坚，然非益精，无以为补，故宜熟地黄、黄柏之属以补之是已。

——明·缪希雍《神农本草经疏·卷一·续序例上·附录五脏苦欲补泻》

【提要】　本论基于《素问·脏气法时论》五脏苦欲补泻的用药法则，阐述五脏生理、病变特点，及苦欲补泻用药。较张元素、王好古之论更详于对五脏功能、药味药性特点的分析。

黄宫绣　脏腑病症主药

肝（足厥阴　乙木）

肝属木，木为生物之始，故言肝者，无不比类于木。（凡药色青、味酸、气臊性属木者，皆入足厥阴肝、足少阳胆。肝与胆相为表里，胆为甲木，肝为乙木。）谓其肝气勃勃，犹于百木之挺植，肝血之灌注，犹于百木之敷荣。昔人云：肝无补，非无补也，实以肝气过强，则肝血不足，补之反为五脏害，故以无补为贵。讵知肝气不充，是犹木之体嫩不振，而折甚易（肝气不充，犹木体软不振），非不用以山茱萸、杜仲、续断、鸡肉壮气等药以为之补，乌能以制夭折之势乎？肝血既竭，是犹木之鲜液而槁在即（肝血不足，犹不枯槁不荣），非不用以地黄、山药、枸杞以滋其水（肝以肾为子。《经》曰：虚则补母），当归、首乌、阿胶、菟丝、人乳以生其血（血燥则急。《经》曰：肝苦急，急食甘以缓之），其何以制干燥之害乎？肝气冷而不温，是犹木之遇寒而冻（肝冷不温犹木遇寒而冻），非不用以肉桂、鹿茸以暖其血，川芎、香附、艾叶、吴茱萸以温其气，其何以制严寒之威，而抒发生之象乎？肝气郁而不舒，是犹木受湿热之蒸，历久必黄必菱（肝郁不舒，犹木受郁而菱），非不用以茯苓、赤苓、天仙藤以渗其湿，木香、香附、柴胡、川芎以疏其气，灵脂、蒲黄、归尾、鳖甲、桃仁、母草以破其血，其何以舒其郁而去其热乎？若使肝气既浮，而症已见目赤发热口渴，则宜用以龙骨、枣仁、白芍、乌梅、木瓜之类以为之收。是犹木气过泄，日久必有强直之害（肝气过浮。犹木强直不屈），不治不足以折其势也（木以敛为泻。《经》曰：以酸泻之）。肝挟风热内侮，而症见有诸风眩晕，僵仆惊痫，则宜用以桂枝、羌活、乌附、荆芥、钩藤、薄荷、川芎以除其风（木喜条达。《经》曰：肝欲散，急食辛以散之。散即是补。故经又曰：以辛补之），黄芩、胆草、青黛、青蒿、前胡以泻其火、以除其热，红花、地榆、槐角、紫草、茅根、赤芍、生地以凉其血，甘草以缓其势（肝以心为子。《经》曰：实则写其子）。是犹木之值于风感厥厥动摇，日久必有摧折之势（肝受风侮，犹木遇风而摇），不治不足以制其暴也。肝气过盛而脾肺皆亏，症见咳嗽喘满，惊悸气逆，则宜用以金银箔、青皮、铁粉、密陀僧、侧柏叶以平其肝，三棱、枳实以破其气。是犹木之丛林茂蔚，值此斧不可加，土不可载，日久必有深藏不测之虞，不如是不足以制其害也（肝风过盛，犹木茂蔚克土侮金）。凡此肝气之盛衰，实与木气之强弱如一；肝血之荣枯，实与木液之膏竭相等，使不比类以观，而但谓其肝盛宜制。呜呼！制则制矣！盍亦思其肝有虚怯，果能受此摧残剥落否耶？《经》曰：肝苦急（血燥则急），急食甘以缓之（如人乳、甘草之类）。肝欲散（木喜条达），急食辛以散之（如桂枝、羌活、川芎、薄荷之类），以辛补之（肝以辛为补，故川芎、薄荷能以补肝），以酸泻之（肝以敛为泻，故白芍、赤芍、乌梅皆曰泻肝）。

补肝气：杜仲、山茱萸、鸡肉、续断

补肝血：荔枝、阿胶、桑寄生、何首乌、狗脊、麋茸、獭肝、紫河车、菟丝、人乳

疏肝气：木香、香附、柴胡、芎劳

平肝气：金银薄、青皮、铁粉、密陀僧、云母石、珍珠、龙骨、龙齿

破肝气：三棱、枳实

敛肝气：龙骨、酸枣仁、炒白芍、龙齿、乌梅、木瓜

散肝风：荆芥、钩藤、蛇蜕、蒺藜、蝉蜕、浮萍、王不留行、全蝎、桂枝、白花蛇、石南藤、蜈蚣、川乌附、樟脑

散肝风湿：桑寄生、羌活、侧附子、狗脊、松脂、苍耳子、豨莶草、威灵仙、茵芋、海桐皮、秦艽、五加皮

散肝风热：木贼、蕤仁、冰片、决明子、炉甘石、青葙子

散肝风气：芎劳、麝香、薄荷、苏合香

散肝风痰：南星、皂角、乌尖附、白芥子、天麻

散肝风寒痰：蔓荆子、僵蚕、山甲

散肝血：谷精草、石灰

祛肝寒：肉桂、桂心、吴茱萸、艾叶、大茴香、小茴香

渗肝湿：茯苓、土茯苓、天仙藤

泻肝湿：龙胆草、连翘、珍珠、皂矾、白蔹

泻肝痰滞：前胡、鹤虱、磁石

温肝血：虫白蜡、肉桂、续断、芎劳、香附、荆芥、伏龙肝、延胡索、炉甘石、苍耳子、海螵蛸、酒、百草霜、沙糖、兔屎、王不留行、泽兰、韭菜、墨、刘寄奴、大小蓟、天仙藤、海狗肾、蒺藜、鹿茸、鹿角、艾叶

凉肝血：生地黄、代赭石、蒲公英、青鱼胆、红花、地榆、白芍、槐角、槐花、侧柏叶、卷柏、无名异、凌霄花、猪尾血、紫草、夜明沙、兔肉、旱莲草、茅根、蜈蚣、山甲、琥珀、芙蓉花、赤芍、醋、熊胆

破肝血：莪术、紫贝、五灵脂、紫参、益母草、蒲黄、血竭、莲藕、古文钱、皂矾、归尾、鳖甲、贯众、茜草、桃仁

败肝血：干漆、三七、虻虫、螃蟹、瓦楞子、水蛭、花蕊石

止肝血：炙卷柏、伏龙肝、墨、炒艾叶、炒蒲黄、花蕊石、青黛、百草霜、炒侧柏、石灰、刘寄奴、王不留行

散肝热：决明子、野菊花、夏枯草、木贼

泻肝热：代赭石、石南叶、琥珀、车前子、牛黄、前胡、秦皮、空青、铜青、蒙花、石决明、珍珠、凌霄花、生枣仁、芦荟

泻肝热痰：磁石、前胡、牛黄

吐肝热痰：胆矾

泻肝火：钩藤、熊胆、女贞子、羚羊角、青黛、熊胆草、人中白、黄芩、大青、青蒿草

散肝毒：蜈蚣、蛇蜕、野菊花、王不留行

解肝毒：土茯苓、蒲公英、芙蓉花、皂矾、连翘、醋、蓝子

拔肝毒：青黛、轻粉

心（手少阴、丁火）

心有拱照之明，凡命门之水与三焦分布之火，无不悉统于心而受其裁。故曰君火。（凡药色赤、味苦、气焦性属火者，皆入手少阴心、手太阳小肠经。心与小肠为表里，小肠为丙火，心为丁火。）第心无气不行，无血不用。有气以运心，则心得以坚其力，有血以运心，则心得以神其用。是以补心之气（心气虚），无有过于龙眼肉；补心之血（心血虚），无有过于当归、柏子仁、龟板、食盐（《经》曰：心欲软，急食咸以软之）。心而挟有沉寒痼冷（心寒），则有宜于桂心之燥，及或加以延胡索、乳香、骨碎补、安息香之类以为之却。心或散而不收（心气散），则有宜于五味子之酸以为之敛（《经》曰：心苦缓，急食酸以收之。又按：五味子虽属肺肾专药，然亦具有苦性，可以通用。）心而挟有痰湿（心挟痰湿），则有宜于半夏、茯神、灯心、萱草以为之渗。心而挟有内湿内热（心挟热湿），则有宜于代赭石、木通、瞿麦、牛黄、天竺黄、连翘、山栀、西瓜、黄连、辰砂、百合、郁金、莲须、贝母、钩藤、珍珠、土贝母、川楝子之属以为之泻。心而挟有血瘀不解（心有血瘀），则有宜于丹参、没药、郁金、桃仁、茜草、苏木、益母草、莲藕、童便血余之属以为之破、以为之软。（《经》曰：心欲奭，急食咸以软之。又曰：以咸补之。）至心挟有热邪内起（心有热邪），则有灯草、竹叶、熊胆、羚羊角、山豆根、童便、麦冬、萱草、生地、栀子、犀角、木通、黄连等药可选。心挟热痰内起（心有热痰），则有牛黄、贝母等药可用。心气不通，则有菖蒲、远志、桑螵蛸、薰香、雄黄、胡荽等药可进。盖心以通为主，心通则思无所窒而运用灵，犹火必空而后发也；心又以气为要，气足则事历久而不堕，犹火必薪而始永也；心又以血为需，血足则心常存而不离，犹灯必膏继而后光也。合此三者以治，则心拱照自若，庶绩咸熙，又何有病之克生乎？

《经》曰：心苦缓（缓则散逸），急食酸以收之（如五味子之类。按：五味子虽属肝肾专药，然亦具有苦性，可以通用）。心欲奭，急食咸以软之（如童便血余之类），以咸补之（心以咸为主），以甘泻之。

补心气：龙眼肉

补心血：当归、柏子仁、食盐、龟板

通心气：菖蒲、远志、桑螵蛸、薰香、安息香、雄黄、胡荽

却心寒：桂心

散心湿热：香薷

散心痰湿：半夏、菖蒲

渗心湿：茯神、灯心、萱草

泻心热：代赭石、木通、瞿麦、牛黄、天竺黄、连翘、西瓜、黄连、山栀子、辰砂、百合、郁金、莲须、贝母、钩藤、珍珠、土贝母、川楝子

泻心湿热：木通、黄连、连翘、栀子、珍珠、苦楝子、瞿麦

温心血：延胡索、安息香、骨碎补、桂心、乳香

凉心血：犀角、射干、童便、血余、红花、辰砂、紫草、熊胆、生地黄

破心血：丹参、没药、郁金、桃仁、茜草、苏木、益母草、莲藕

解心毒：射干、贝母、连翘、山豆根、黄连

泻心火：灯草、竹叶、熊胆、羚羊角、山豆根、童便、麦冬、萱草、生地、栀子、犀角木通、黄连

镇心怯：禹余粮、铁粉、代赭石、珍珠、辰砂

泻心热痰：牛黄、贝母

脾（足太阴、己土）

土有长养万物之能，脾有安和脏腑之德，取脾味甘配土，理适相合。（凡药色黄、味甘、气香性属土者，皆入足太阴脾、足阳明胃经。脾与胃相表里，胃为戊土，脾为己土。）是以古之治脾，每借土为比喻，盖谓脾气安和，则百病不生。脾土缺陷，则诸病丛起。（张元素曰：五脏更相平也！一脏不平，所胜平之。故云：安谷则昌，绝谷则亡。水去则营散，谷消则卫亡，神无所居。故血不可不养，卫不可不温，血温气和，营卫乃行，长有天命。）《经》曰：土不及则卑监。当补之培之，治当用以白术之苦以补其缺（土亏宜补。《经》曰：脾苦湿，急食苦以燥之）。然有寒痰与食凝结胸口，滞而不消，则术又当暂停。如寒则有宜于干姜、生姜，痰则宜于半夏，滞则宜于砂仁、白蔻木香之类。使犹用以白术，不更以增其滞乎？（亦有补散兼施，但须看其邪气微甚以酌因应权变之宜。）火气内结而土燥涸不润，则土当以水制（土燥宜润），如地黄、山药、枸杞、甘草之类。（《经》曰：以甘补之。）使犹用以白术，不更以增其燥乎？脾湿滑而不固，而症见有泄泻，则土当以涩制（土滑宜宣），如莲子、芡实、肉豆蔻之类。使徒用以白术，不更使脱难免乎？（白术当兼涩药同投。）土受偶尔寒湿不伸，而症见有呕吐、恶心、心痛，则土当以疏泄（土滞宜宣），如木香、甘松、藿香、菖蒲、大蒜、红豆蔻、胡荽之类。使犹用以白术，不更以增其窒乎？（亦有白术与诸散药同用，须看邪微甚以分先后治法。）土因湿热内蒸，而症见有溺闭便秘脚痛恶毒等症，则土当以清解（土杂宜清），如白鲜皮、薏苡仁、木瓜、蚯蚓、紫贝、皂白二矾、商陆、郁李之类。使犹用以白术，不更以增其热乎？若使水胜于热，而症见有肿胀溺涩，日久必有浸淫倾覆之害，则治当以渗投，如茯苓、芡实、泽兰、扁豆、山药、浮萍、鸭肉、鲫鱼之类。使或用以白术，其何以止倾荡之势乎？土因寒气栗烈而冻，而症见有四肢厥逆不解，则药当以热投（土寒而湿），如附子、肉桂、干姜之类。使仅用以白术，其何以除寒厥之症乎。（如四逆汤姜附汤之类。）至于土敦而厚，土高而阜，是为热实内结，宜用苦寒以下（土高土厚而下宜削），如枳实、大黄、朴硝之类（《经》曰：以苦泻之）。使犹用以白术，不更使敦而至腹满莫救。使阜而致喘逆殆甚乎？脾土既亏，生气将绝，是犹土崩而解，治当用以升固（土崩而固），如参、芪、白术、甘草、升麻之类。（《经》曰：脾欲缓，急食甘以缓之。）使仅用以白术，而不合以参芪以为升补，其何以固崩解之势乎？（如补中益气汤之类。）凡此虽非以补为要，而补脾之理，无不克寓。要使土气安和，不寒不热，不燥不湿，不升不降，不厚不薄。则于脏气适均，又奚必拘拘于所补为是而以不补为非哉？是可只其用补之妙法耳。《经》曰：脾苦湿，急食苦以燥之（如白术之类）。脾欲缓（舒和意），急食甘以缓之（如甘草之类），以甘补之（甘缓脾，故以甘为补），以苦泻之（苦燥湿，故以苦为泻）。

补脾气：白术

缓脾气：炙甘草、合欢皮

健脾：白术、白蔻、砂仁、肉豆蔻、莲子

温脾：龙眼、大枣、荔枝、犬肉、牛肉、饴糖、熟蜜

润脾：山药、黄精、羊肉、人乳、猪肉

醒脾气：木香、甘松、藿香、菖蒲、大蒜、红豆蔻、胡荽

宽脾气：乌药、藿香、神曲

升脾气：苍术

消脾气：山楂、橘皮、郁李、神曲、姜黄

破脾气：枳实、郁李

敛脾气：木瓜

散脾湿：苍术、松脂、苍耳子、防风、厚朴、排草

散脾湿痰：半夏、橘皮、神曲、石菖蒲

吐脾湿热痰：白矾、皂矾

燥脾湿：白术、蛇床子、密陀僧、松脂、石灰、橘皮、芜荑、伏龙肝、苍术、红豆蔻、川椒、鲤鱼

燥脾湿痰：乌尖附、附子、干姜

渗脾湿：茯苓、芡实、泽兰、扁豆、山药、浮萍、鸭肉、鲫鱼

清脾湿痰：白鲜皮、薏苡仁、木瓜、蚯蚓、紫贝、皂矾、白矾、商陆、郁李

清脾热：石斛、白芍、竹叶

泻脾火：石斛、白芍

降脾痰：白矾、皂矾、射干、密陀僧

消脾积：砂仁、木香、使君子、山楂、神曲、阿魏、橘皮

杀脾蛊：松脂、使君子、芜荑、雄黄、萹蓄、紫贝、蚯蚓、皂矾、白矾、阿魏、乌梅、百草霜、苍耳子、密陀僧、石灰

温脾血：虫白蜡、伏龙肝、百草霜、天仙藤

凉脾血：射干

破脾血：郁李仁、紫贝、姜黄、莲藕、皂矾、蚯蚓

止脾血：百草霜、石灰

解脾毒：蚯蚓、射干、白矾

肺（手太阴、辛金）

肺为清肃之脏，处于至高，不容一物，故经以此配金，谓其禀气肃烈，脏适与之相均也。（凡药味辛、色白、气腥性属金者，皆入手太阴肺、手阳明大肠经。肺与大肠为表里，大肠为庚金，肺为辛金。）惟是肺主于秋，秋主收而恶燥，故肺常以清凉为贵，犹之金气燥烈，忽得凉气以解，则金坚强不软。然使寒之过极，则铁精华尽失，必致受锈而败。肺虽以凉为贵，而亦恐其过寒，以致气不克伸（金寒而锈），仍当治以温和，如燕窝、饴糖、甘菊、胡桃肉之类是也。若使胃气素虚，肺金失养，咳声渐少，步武喘鸣，与夫足痿莫行，是犹金之燥烈而痿（金燥而痿），治当亟补肺阴，兼滋肾水，如补肺则当用以葳蕤、人乳、阿胶、胡麻、熟蜜、榧实之类，滋水则当用以枸杞、熟地、菟丝、山药之类是也。心火挟其相火上克于肺，则肺受烁之

极，是犹金之被烁而熔（金烁而熔），治当审其火势稍微，则当用以生地、栀子、天冬、麦冬、桑白皮、薏苡仁、百部、百合之类，火势与热稍甚，则当用以瓜蒌、花粉、马兜铃、青木香、竹茹、黄芩之类是也。至于肺气久泄，逆而不收，是犹金之锋利太过，则当急为收藏（金锐而泄），如粟壳、木瓜、乌梅、诃子、五味子、蛤蜊粉之属是也（《经》曰：肺欲收，急食酸以收之，以酸补之）。肺有寒痰与气内塞，而声不能以发，是为金实不鸣，治当相其所实以治，大约实在于寒，（寒实不散，）则有桔梗、麻黄、紫苏、葱管、党参、白蔻、生姜、薰香、马兜铃、紫白二英、红豆蔻、川椒、冬花、百部、丁香、杏仁等药可散；实在风湿痰热（风痰湿热不开），则有甘菊、葳蕤、五倍子、百药煎、辛夷、牛子、白前、芜荑、皂角可解；实在于气不得降下（气实不降），则有马兜铃、青木香、旋覆花、瓜蒌、花粉、葶苈、苏子、枇杷叶、杏仁、莱菔子、补骨脂可降（《经》曰：肺苦气上逆，急食苦以泻之）；实在肺气不宜宣通（气塞不通），则有薰香安息香可去；实在肺气不得疏泄，则有丁香、冬花、牵牛、白前、橘皮、女菀可除（《经》曰：以辛泄之）；实在中有湿热不得渗泄（气有湿热不泄），则有黑牵牛、黄芩、石韦、车前子、通草、薏苡仁、葶苈可渗。若使肺气空虚，而肺自嗽不已，是为金空而鸣，肺气衰弱，而气不得上升以胜，是为金衰而钝，皆当用以人参、黄芪、桔梗以为振拔；或兼白术补土以生金，惟有肺气内伤，声哑不开，是为金破不鸣，治当滋水清肺，如熟地、山药、枸杞、阿胶、天冬、麦冬、人参之类，余则看症酌施。然要肺属娇脏，寒热皆畏，故治当酌所宜，而不可有过寒过热之弊耳！《经》曰：肺苦气上逆（火旺克金），急食苦以泻之（如青木香、葶苈子之类）。肺欲收，急食酸以收之（如五味子、乌梅之类），以酸补之（酸能收，气不散，故以酸为补），以辛泄之（如牵牛之类）。

补肺气：人参、黄芪

温肺：燕窝、饴糖、甘菊、胡桃肉

润肺：葳蕤、人乳、阿胶、胡麻、熟蜜、榧实

升肺气：桔梗

通肺气：薰香、安息香

泄肺气：丁香、冬花、牵牛、白前、橘皮、女菀

降肺气：马兜铃、青木香、旋覆花、瓜蒌、花粉、葶苈、苏子、枇杷叶、杏仁、莱菔子、补骨脂

破肺气：枳壳

敛肺气：粟壳、木瓜、乌梅、诃子、五味、蛤蜊粉

散肺寒：桔梗、麻黄、紫苏、青葱、杏仁、白豆蔻、生姜、薰香、马兜铃、白石英、紫石英、红豆蔻、川椒、款冬花、百部、丁香

宣肺风：甘菊、皂角

宣肺风湿：葳蕤、五倍子、百药煎、白前

宣肺风热：辛夷、牛子

燥肺湿：川椒

渗肺湿：茯苓、桑白皮、姜皮

泻肺湿热：牵牛、黄芩、石韦、车前子、通草、薏苡仁、葶苈

散肺暑湿：紫苏

泻肺热：马兜铃、青木香、五倍子、百药煎、通草、车前子、贝母、牵牛、石韦、牛子、

金银花、山栀子、白薇、知母、沙参、薏苡仁、百部、百合、黄芩、芙蓉花、柿霜、柿干、土贝母、竹茹、梨、蛤蜊粉

泻肺火：黄芩、瓜蒌、花粉、竹茹、桑白皮、羚羊角、地骨皮、枇杷叶、沙参、麦冬、生地、天冬、栀子

凉肺血：生地、紫菀

涩肺血：白及

散肺毒：野菊花

解肺毒：金银花、芙蓉花、牛子、贝母、黄芩

降肺痰：瓜蒌、花粉、贝母、生白果、旋覆花、杏仁、土贝母、诃子

肾（足少阴、癸水）

书曰：肾藏志，属水，为天一之源。（凡色黑、味咸、气腐、性属水者，皆入足少阴肾、足太阳膀胱经。肾与膀胱相表里，膀胱为壬水，肾为癸水。）主听、主骨、主二阴。又曰：诸寒厥逆，皆属于肾。又曰：肾中之水则能行脊至脑而为髓海，泌其津液，注之于脉，以荣四末。内注脏腑，以应刻数，上达皮毛，为汗为涕为唾。下濡膀胱，为便为液，周流一身为血。则是肾中之水，实为养命之源，生人之本。惟是肾无水养，则肾燥而不宁；水无火生，则水窒而不化。绣常即肾以思。其水之涸竭而不盈者（水涸不盈），固不得不赖熟地、枸杞、山茱萸、菟丝以为之补。若使水寒而冻，火不生水，水反凝结如土如石（水寒不温），则补不在于水而在于火，是有宜于附、桂、硫黄、细辛之味矣！（《经》曰：肾苦燥，急食辛以润之）。水因食积寒滞而聚（水聚不散），则补不在于水，而先在于疏泄渗利，是有宜于茯苓、香砂、干姜之味矣。水因火衰而水上逆，是谓之泛，水因水衰而水上逆，是谓之沸（水逆不下），治当审其火衰，则有宜于附、桂加于地黄之内，火盛则有宜于知柏之苦（《经》曰：肾欲坚，急食苦以坚之），加于地黄之中。是皆补水之味矣（《经》曰：以苦补之）。若使水郁而热不化而致症变多端（水蓄不泄），其在轻剂则有茯苓、桑螵蛸、土茯苓、乌贼骨以为之渗；重剂则有防己、木瓜、苦参、海蛤、文蛤、琥珀以为之泻；再重则有海藻、海带、昆布以为之代（《经》曰：以咸泻之）。此又以渗以泻为补者也。若使水藏于下而性反逆于上，是为肾气不藏（水气不收），肝气佐使，审其气自寒成，当以枝核、乌药、沉香、补骨脂、硫黄、青皮、吴茱萸以为之治；气因热至，当以枳实、黑铅等药以为之治。此又以降以破为补者也。若使肾气不充而水顺流而下，绝无关闭，症见遗尿精滑泄泻，（水脱不固），则又当用补骨脂、复盆、莲须、金樱子、山茱萸、龙骨、牡蛎、沉香、灵砂、秦皮、石斛、桑螵蛸、芡实、诃子、石钟乳、五味子、菟丝等药分别以治（《经》曰：肾欲坚，急食苦以坚之），使之以救其水而固其泄（《经》曰：以苦泄之）。此又以固为补者也。总之，治水之道，法不一端，然大要则在使水与火相称，而不致有或偏之为害耳！

《经》曰：肾苦燥（指寒燥言），急食辛以润之（如细辛、附桂之类）。肾欲坚（坚固则无摇荡之患），急食苦以坚之（如黄柏之类），以苦补之（火去而水自安，故以苦为补），以咸泻之（如海藻之类）。

滋肾：冬青子、燕窝、桑寄生、枸杞、龟板、龟胶、胡麻、冬葵子、榆白皮、黑铅、桑螵蛸、楮实、磁石、食盐、阿胶、火麻、生地黄

温肾：苁蓉、锁阳、巴戟天、续断、菟丝、熟地黄、复盆子、狗脊、鹿胶、紫河车、犬肉、獭肝、灵砂、海狗肾、山茱萸、葡萄、白蒺藜、海螵蛸、川膝、胡桃肉、麋茸

燥肾：附子、肉桂、鹿茸、沉香、阳起石、仙茅、胡巴、淫羊藿、蛇床子、硫黄、远志石钟乳、蛤蚧、虾、雄蚕蛾、阿芙蓉、川椒、胡椒、益智、补骨脂、丁香

固肾：胡桃肉、菟丝子、复盆子、补骨脂、莲须、金樱子、山茱萸、五味子、葡萄、阿芙蓉、没石子、龙骨、牡蛎、沉香、灵砂、秦皮、石斛、桑螵蛸、芡实、诃子、石钟乳

散肾寒：细辛、附子

燥肾寒：肉桂、阳起石、仙茅、胡巴、补骨脂、川椒、艾叶、胡椒

降肾气：沉香、补骨脂、黑铅、硫黄、灵砂

宽肾气：荔枝核、乌药

引肾气：川牛膝、五味子

祛肾风湿热：白花蛇、石南藤、川乌附、独活、桑寄生、蛇床子、巴戟天、冰片、淫羊藿、五加皮、天雄、蔓荆子、细辛

渗肾湿：茯苓、桑螵蛸、土茯苓、海螵蛸、鲤鱼

泻肾湿：防己、木瓜、苦参、海蛤、文蛤、琥珀、寒水石

伐肾：海藻、海带、昆布、茯苓

软肾坚：海狗肾、牡蛎、海藻、海带、昆布、食盐、青盐、蛤蜊粉、海石、白梅

泻肾热：琥珀、防己、青盐、秋石、寒水石、龙胆草、食盐、童便、地骨皮

泻肾火：玄参、黄柏、茶茗、丹皮、胡黄连、青蒿草

暖肾血：阳起石、续断、韭菜、骨碎补、海狗肾、墨、鹿茸

凉肾血：童便、地骨皮、血余、银柴胡、蒲公英、生牛膝、旱莲草、赤石脂

破肾血：自然铜、古文钱

止肾血：墨、黑姜、炒黑艾、炙卷柏、炒栀子、象皮灰

消肾痰：海石

命门

火居两肾之中，为人生命生物之源。但人仅知肾之所藏在水，而不知其两肾之中，七节之间，更有火寓。吴鹤皋曰：此火行于三焦，出入肝胆，听命于天君，所以温百骸，养脏腑，充九窍，皆此火也。为万物之父，故曰天非此火不能生物，人非此火不能有生。此火一息，犹万物无父，故其肉衰而瘦，血衰而枯，骨衰而齿落，筋衰而肢倦，气衰而言微矣。此火衰之说也。（火衰气寒。）是以补火之味，则有宜于附子、肉桂、鹿茸、硫黄、阳起石、仙茅、胡巴、淫羊藿、蛇床子、远志、蛤蚧、雄蚕蛾、川椒、益智、补骨脂、丁香之类，但须相其形证以施，不可一概妄投。若使火炎而燥，（火燥气热。）审其火自下起，则当以清为要，如丹皮、黄柏、知母、玄参、茶茗、胡连、青蒿草之属是也；火挟上见，则当兼心与肺同泻，如麦冬、黄连、栀子、知母、黄芩之类是也；火因水涸，则当滋水制火，如熟地黄、山茱萸、山药、枸杞之类是也。（书曰：壮水之主，以镇阳光。）至于火浮而散，此非肾火内炽，乃是阴盛于下，逼火上浮，（火淫不归。）宜用沉香、补骨脂、黑铅、硫黄、灵砂等药以为之降，牛膝、五味子以为之引。（《经》曰：以酸收之。）火空而发，则火不在于补，不在于清，惟在塞中以缓其势，则火自熄，如甘草、麦门冬、人参、五味子、合欢皮之类是也；火伏不发，则火已有告尽之势，其证必见恶寒厥逆，舌卷囊缩，唇甲皆青，在火因于寒郁不出，则当用以麻、细、升、葛解表之剂以为之发；因于热郁不出，则当用以三黄、石膏、知母清里之剂以为之发。（《经》曰：以苦发之。）若使泥以厥逆而犹用以附桂峻补，是与操刀杀人无异，其为败也必矣。治之者可

不审其所因，以定其治乎。

补肾火：附子、肉桂、鹿茸、沉香、阳起石、仙茅、胡巴、淫羊藿、蛇床子、硫黄、远志、石钟乳、蛤蚧、虾、雄蚕蛾、阿芙蓉、川椒、胡椒、益智、补骨脂、丁香

补脾火：白术、白蔻、缩砂密、肉豆蔻、使君子、莲子

补胃火：大枣、韭菜、肉豆蔻、草豆蔻、草果、白豆蔻、缩砂密、丁香、檀香、益智、山奈、良姜、炮姜、使君子、神曲、川椒、胡椒、大蒜、荜茇

补肺火：人参、黄芪、饴糖

补大肠火：韭菜

补心火：龙眼肉、桂心、菖蒲、远志、薰香、安息香、胡荽、雄黄

补小肠火：小茴、橘核

补肝火：杜仲、山茱萸、鸡肉、续断

泻肾火：玄参、黄柏、茶茗、丹皮、胡黄连、青蒿草

泻脾火：大黄、白芍

泻胃火：茶茗、茅根、石膏

泻肺火：黄芩、瓜蒌、花粉、竹茹、天冬、桑白皮、羚羊角、地骨皮、枇杷叶、沙参、麦冬、生地、栀子

泻心火：灯草、竹叶、熊胆、羚羊角、山豆根、童便、麦冬、萱草、生地、栀子、犀角木通、黄连

泻肝火：钩藤、熊胆、女贞子、羚羊角、青黛、龙胆草、人中白、黄芩、大青、青蒿草

泻胆火：龙胆草、青黛、大青

泻膀胱火：人中白、童便

泻三焦火：青蒿草、栀子

散火：柴胡、升麻、葛根、薄荷、香附、羌活、白芷、水萍

缓火：甘草、麦冬、葳蕤、合欢皮

滋火：地黄、山茱萸、枸杞

引火：肉桂、附子、五味子

敛火：白芍、乌梅

三焦（手少阳经）

书曰：上焦如雾，中篇如沤，下焦如渎。又曰：三焦为相火之用，分布命门，主气升降出入，游行上下，总领五脏六腑，营卫经络，内外上下左右之气，号中清之府，上主纳，中主化，下主出。观此气虽分三，而实连为一气，通领上下，不可令有厚薄偏倚轻重之分矣。玩书所论三焦泻热（泻热分三焦），大约汗则宜于麻黄、柴胡、葛根、荆芥、升麻、薄荷、羌活、防风；吐则宜于瓜蒂、莱菔子、藜芦、食盐、栀、豉；下则宜于大黄、芒硝，此泻热之味也。所论泻火，（泻火分三焦），大约上则宜于连翘、栀子、黄芩、黄连，生地、知母；中则宜于龙胆、青黛、白芍、石斛、石膏；下则宜于黄柏、知母，丹皮、青蒿草，此泻火之味也。至于所论补虚，大约上则宜于参、芪、桂心、当归、龙眼；中则宜于白术、炙草、淮山、首乌、山茱萸；下则宜于附、桂，硫黄、沉香，补骨脂、地黄、枸杞、菟丝子，此补虚之味也。（补虚分三焦。李濒湖列当归以补命门相火，似觉倒置。）盖此统领一身，名为决导之官，其气不可偏胜，偏则其病立见。三焦之药，不可混用，用则其害立生。明其三焦之义，以平三焦之气，则气上下

适均，无轻无重，随遇而安，因地自得，又安有偏倚不平之憾者乎。（汪昂曰：十二经中，惟手厥阴心包、手少阳三焦经丸所主，其经通于足厥阴、少阳。厥阴主血，诸药入肝经血分者，并入心包；少阳主气，诸药入胆经气分者，并入三焦命门，相火散行于胆，三焦、心包络，故入命门者并入三焦。）

用汗解热：麻黄、柴胡、葛根、荆芥、升麻、薄荷、羌活、防风

用吐解热：瓜蒂、莱菔子、藜芦、食盐、栀子、豆豉

用下解热：大黄、芒硝

泻上火：连翘、栀子、黄芩、黄连、生地、知母

泻中火：龙胆草、青黛、白芍、石斛、石膏

泻下火：黄柏、知母、丹皮、青蒿草

补上虚：人参、黄芪、桂心、当归、龙眼肉

补中虚：白术、炙草、淮山、首乌、山茱萸、阿胶

补下虚：附子、肉桂、硫黄、沉香、补骨、地黄、枸杞、菟丝子

胆（足少阳、甲木）

胆为中正之官，居于表里之界。凡邪由于太阳、阳明入于是经，自非麻、桂、升、葛，并硝、朴、大黄之所施，惟取柴胡辛苦微寒，以引邪气左转上行；黄芩气味苦寒，以清里邪未深，所以寒热往来，口苦耳聋，头痛胁痛等证，靡不用以柴胡为主。且肝开窍于目，肝与胆为表里，其色青。凡风热邪传于胆，未有不累于目，而致目赤障翳，其药必杂木贼同入，以其能散肝经风热也。又用空青、绿青、铜青、熊胆、青鱼胆、胆矾同入，以其能泻胆经热邪也。若使有热而更见有痰气，证见身热咳嗽，则又当用前胡而不可以柴胡治矣。盖柴胡性主上升，前胡性主下降，凡水亏血涸火起，柴胡切忌。（有用柴胡热愈盛者，义实基此，凡水亏血燥切忌。）

至于胆经有火，其泻亦不越乎胆草、大青、青黛，以其气味形色，皆与胆类，故即以此治胆可耳。若其胆气过寒，证见不眠，则又当用枣仁、半夏以温。胆气过怯，则又当用龙骨等药以镇。凡此皆当审视明确，则用自不致有所误。

散胆热：柴胡

散胆风热：木贼

泻胆热：空青、绿青、铜青、熊胆、青鱼胆、胆矾、前胡

泻胆热痰：前胡

泻胆火：龙胆草、青黛、大青

温胆：枣仁、半夏

镇胆：龙骨

胃（足阳明、戊土）

胃为水谷之海，凡水谷入胃，必赖脾为健运。盖脾得升则健，健则水壳入胃而下降矣；胃以得降为和，和则脾益上升而健运矣。但世仅知脾胃同为属土，皆宜升提补益，讵知太阴湿土，得阳则运；阳明阳土，得阴始安。故脾主于刚燥能运，而胃主于柔润能也（胃气得阴始安）。是以胃气不协，治多宜于陈仓米、人乳、大枣以为之温，使之胃气冲和，尝以气不过胜为贵。（胃宜温养）。若使胃气过润，则胃多寒不温，而血亦寒而滞，治当用以韭菜、炉甘石等药以为之理。炉甘石必兼目疾方用。胃湿不爽，当以白豆蔻、草蔻、草果、肉蔻、砂仁、丁香、檀香、益智、山柰、良姜、炮姜、使君、神曲、川椒、胡椒、大蒜、荜茇等药以为之疏；胃有风

湿不除，当以防风、秦艽、白芷以为之祛；胃有风痰内结，当以白附等药以为之散；胃有暑湿不清，当以香薷以为之解；胃有寒痰湿滞不消，当以半夏、肉蔻、草蔻、白蔻、砂仁、丁香、草果、檀香、益智、山柰、良姜、炮姜、使君、神曲、川椒、胡椒、大蒜、荜茇、红豆蔻以为之燥，以为之温；胃有湿热不化，轻则备有冬葵子、榆白皮、神曲、茅根、陈仓米、鸭肉、鲤鱼、萆薢等药可采；重则备有扁豆、白鲜皮、木瓜、苦参、茵陈、刺猬皮、白薇、寒水石、续随子、莞花等药可选。至于胃有积热及火，则有雪水、柿蒂、大黄、竹茹、竹叶、玄明粉、梨汁、西瓜、珍珠、白薇、芦根、犀角、粳米、石膏、柿干、柿霜、雷丸、朴硝、刺猬皮、茶茗，可以相证通治。胃有血热血积，则有地榆、槐角、槐花、苏木、三七、干漆等药可凉可通；胃有毒气不消，则有土茯苓、漏芦、白头翁、金汁、绿豆、蜗牛、蒲公英、人中黄可选。他如胃热在经，止宜用以升、葛以为之散，而不可妄清；胃有益积，则当用以使君、干漆、五倍子、百药煎、阿魏、雷丸、谷虫、厚朴以为之杀；胃气内结不消，则有枳实、枳壳、荞麦等药以为之破；胃积不化，则有山楂、使君、砂仁、神曲、麦芽等药以为之消；胃气不开，则有烟草、通草、大蒜、雄黄以为之通；胃气窄狭，则有藿香、神曲等药以为之宽；胃散不收，则有木瓜以为之敛；胃虚不固，则有莲子、诃子、赤石脂、禹余粮、肉豆蔻、粟壳、乌梅、龙骨、粳米以为之涩。然此止就胃之补泻大概立说，至于临证施治，又当细为参考。喻嘉言曰：脾之土，体阴而用阳；胃之土，体阳而用阴，两者和同，不刚不柔，谷气运行，水道通调，灌注百脉，相得益大，其用斯美。观此是真得乎论胃之要，而不失乎治胃之方也矣。

养胃：陈仓米、大枣、人乳

温胃：韭菜、炉甘石

固胃气：莲子、诃子、赤石脂、禹余粮、肉豆蔻、粟壳、龙骨、粳米

敛胃气：木瓜

升胃气：干葛、升麻、檀香、白附

通胃气：烟草、通草、大蒜、雄黄

宽胃气：藿香、神曲、荞麦

破胃气：枳实、山甲、荞麦、续随子

消胃积：砂仁、使君子、山楂、神曲、麦芽、荞麦、雷丸、谷虫、阿魏、朴硝、硇砂、丁香、沙糖

杀胃虫：使君子、干漆、五倍子、百药煎、阿魏、雷丸、谷虫、厚朴

祛胃风湿：白芷、秦艽、防风

散胃风痰：白附

散胃湿、热痰：香薷（湿热）、半夏（湿痰）

燥胃寒痰湿：肉豆蔻、草豆蔻、白豆蔻、砂仁、草果、丁香、檀香、益智、山柰、良姜炮姜、使君子、神曲、川椒、胡椒、大蒜、荜茇、红豆蔻

渗胃湿：石钟乳、冬葵子、榆白皮、神曲、土茯苓、茅根、陈仓米、鸭肉、鲤鱼、萆薢

泻胃湿热：萹蓄、白鲜皮、木瓜、苦参、茵陈、刺猬皮、白薇、寒水石、续随子、莞花

散胃热：干葛、升麻

泻胃热：雪水、柿蒂、大黄、竹茹、竹叶、玄明粉、漏芦、白头翁、人中黄、金汁、梨、西瓜、珍珠、白薇、芦根、犀角、蒲公英、粳米、石膏、柿干、柿霜、雷丸、朴硝、绿豆、刺

猬皮、贯众

凉胃血：地榆、槐角、槐花

破胃血：苏木、三七、干漆

吐胃痰毒：胡桐泪

解胃毒：土茯苓、漏芦、白头翁、金汁、绿豆、蜗牛、蒲公英、人中黄、茶茗、茅根、石膏

大肠（手阳明、庚金）

肠以通利为尚，与胃宜于降下之意相同。故凡肠闭不解，用药通调，亦当细为审量，不可一概混施。如肠枯而结，润之为便，凡胡麻、冬葵子、榆白皮、枸杞、花生、苁蓉肉、锁阳、油当归、蜂蜜等药，是即润之之剂也；肠冷而结，温之疏之为便，凡硫黄、巴豆、大蒜、葱白、川椒、半夏等药，是即温之疏之之味也；肠热而结，开之泻之为便，凡大黄、黄柏、朴硝、食盐、猪胆汁，是即泻之开之之剂也；肠积不化，消之为便，凡荞麦、谷虫、硇砂、厚朴，是即消之之味也；肠毒不清，清解为便，凡绿豆、白头翁、蜗牛，是即解之之剂也。至于血积不除，则有干漆以破之；血热内结，则有石脂、地榆、槐角、槐花、刺猬皮以凉之；肠气不消，则有枳实、枳壳、荞麦、厚朴、陈皮以破之；肠蛊内蚀，则有雷丸、谷虫、硇砂、厚朴、乌梅等药以杀之。外此肠风内炽，证见鲜血四射；则有皂角等药以祛之；湿热内积，证见蚀肛内痔，则有防己、白鲜皮、莲子、诃子、赤石脂、禹余粮、肉豆蔻、粟壳、乌梅以为之清，以为之收；气陷不举，则有升麻，干葛以为之升。但须辨其寒热，及病与药相投以服，不可谓其宜用而即概为之治也。

收涩：莲子、诃子、赤石脂、禹余粮、肉豆蔻、粟壳、乌梅、龙骨、粳米

温补：韭菜

润燥：胡麻、冬葵子、榆白皮、枸杞、花生、苁蓉、油当归、锁阳、蜂蜜

祛肠风：皂角

开肠寒结：硫黄、巴霜、大蒜、葱白、川椒、半夏

开肠热结：大黄、朴硝、食盐、猪胆汁

泻肠热：白头翁、人中黄、生地、朴硝、大黄、黄芩、绿豆、蜗牛、玄明粉

除肠湿：石钟乳

除肠湿热：防己、白鲜皮、苦参、刺猬皮、黄连、玄明粉

升阳气：升麻、干葛

宽肠气：荞麦

消肠积：荞麦（气）、雷丸（热）、谷虫（食）、硇砂（食）、厚朴（湿）

杀肠虫：雷丸、谷虫、硇砂、厚朴、乌梅

凉肠血：石脂、地榆、槐角、槐花、刺猬皮

破肠血：干漆

解大肠毒：白头翁、蜗牛、绿豆

小肠（手太阳、丙火）

小肠接于胃口之下，连于膀胱、大肠之上。凡胃挟有寒热未清，靡不转入小肠以为之病，是以治此之药，亦不越乎治胃之法以推；且小肠与心相为表里，凡心或有寒热未清，皆得移入小肠。玩书有用小茴、橘核、荔枝核，以治小肠之气者，是即寒气内入之意也；有用海金砂、

赤小豆、木通、生地、赤苓、黄芩、川楝子、防己，以治淋闭不解者，是即热气内入之意也；有用冬葵子、榆白皮，以治小便不通者，是即湿气内入之意也。凡此所因不同，治各有别，惟在深于医者之能知其所因而为之治耳。

宽小肠气：小茴、橘核、荔枝核

渗小肠湿：冬葵子、榆白皮

泻小肠湿热：海金沙、赤小豆、木通、生地、赤苓、黄芩、川楝子、防己

膀胱（足太阳、壬水）

《经》曰：膀胱者，州都之官，津液藏焉，气化则能出矣。《内景图说》曰：胃之下口，曰幽门，传于小肠，至小肠下口，曰阑门，泌别其汁，精者渗出小肠而渗入膀胱，滓秽之物则转入大肠。膀胱赤白莹净，上无入窍，止有下口，出入全假三焦之气化施行，气不能化，则关格不通而为病。入气不化，则水归大肠而泄泻；出气不化，则闭塞下窍而为癃肿矣。观此，膀胱州都出入，全在真气充足，故能化其津液，而不致有泄泻癃肿之患。是以小便不通，审其真气亏损，热证全无，须用肉桂以为之开，以肉桂味辛性热色紫，故能直入血分，补其真气而化液也。若使真气既微，寒气内结，而见疝痛等证，则于荔枝核最宜；如其是经非府，寒犯太阳膀胱，而见头痛发热，恶寒无汗，则当用以麻黄，有汗则当用以桂枝；风犯太阳膀胱，而见头痛发热身痛，则又当用藁本、羌活、防风以治。以太阳本属寒水之经，不温不足以散之也。然过温则恐于热于火有助，故凡热盛而见闭溺等证，则有猪苓、泽泻、地肤子、茵陈、黄柏、黄芩、龙胆草、川楝子、田螺、滑石等药可采；火盛而见溺闭等证，则有人中白、童便可入。其余证非膀胱寒热，而见溺闭不解，则又当审别因，而不可仅于膀胱拘也。

补膀胱气：肉桂

散膀胱气：荔枝核

泻膀胱热：猪苓、泽泻、地肤子、茵陈、黄柏、黄芩、龙胆草、川楝子

泻膀胱湿热：猪苓、泽泻、地肤子、黄柏、田螺、川楝子、滑石

祛膀胱风：藁本、羌活、防风

表膀胱寒：麻黄

泻膀胱火：人中白、童便

——清·黄宫绣《本草求真·附：主治卷上·脏腑病证主药》

【提要】　本论主要阐述脏腑常见病症主药。黄宫绣在分析五脏、命门、六腑之生理、病变特点的基础上，详细列述了脏腑常见病症主药。如肝脏有体阴而用阳的特点，其病症有补母泻子之虚实补泻、药味苦欲补泻的一般规律。在临证时，常以虚实两类为辨，而以实证为多，常见的有：肝气郁结、肝火上炎、肝风内动、寒凝肝脉；虚证多见肝阴、肝血不足，但常与实证风火并见。其治法用药，详见论中。再如，肾左右各一，命门附之，为阴阳水火之宅，更主藏精，为先天之本。一般而言，肾无表证与实证，以虚证多见，有气虚、阴虚、阳虚及阴阳两虚证。肾病总的用药原则，是"培其不足，不可伐其有余"；阳虚者，"益火之源，以消阴翳"；阴虚者，"壮水之主，以制阳光"。至于累及他脏或兼杂他脏病症者，则随证加减用药。至于命门，其火温百骸、养脏腑、充九窍，病则以"火衰"多见，补火之味，如附子、肉桂、鹿茸等最为常用。但临证时，须辨其形证以施药，不可一概妄投。总之，其论说理透彻，用药契合

临床，可作为参考。

吴鞠通　五脏六腑体用治法论

今人概言用补虚，不知五脏六腑，亦各有补法。即一脏一腑之中，又有体用相反之殊。脏属阴，其数五者，阴反用奇也。腑属阳，其数六，阳反用耦也。亦如乾之四德，坤之五行，阳用耦而阴其互也。故五脏六腑，体阴者用必阳，体阳者用必阴。肝为足厥阴，肝之体主入，本阴也；其用主出，则阳也。补阴者，补其体也，如阿胶、萸肉、鳖甲、牡蛎之类；补阳者，补其用也，如当归、郁金、降香、香附之类。心为少阴之体，心之体主静，本阴也；其用主动，则阳也。补阴者，补其体也？如龟板、柏子仁、丹参、丹砂之类；补阳者，补其用也，如人参、桂枝、茯神之类。脾为足太阴，主安贞，体本阴也；其用主运行，则阳也。补阴者，补其体也，如桂圆、大枣、甘草、白术之类；补阳者，补其用也，如陈皮、益智仁、白蔻仁、神曲之类。肺为手太阴，主降，本阴也；其用主气，则阳也。补阴者，补其体也，如麦冬、沙参、五味子、百合之类；补阳者，补其用也，如人参、茯苓、白术、白蔻皮之类。肾为足少阴，主润下，主封藏，体本阴也；其用主布液，主卫气，则阳也。补阴者，补其体也，如鲍鱼、海参、地黄、玄参之类；补阳者，补其用也，如肉桂、附子、硫黄、菟丝子之类。

六腑为阳，其用皆阴。盖胆为少阳，主开阳气之先，输转一身之阳气，体本阳也；其用主决断，主义，十一脏皆取决于胆，则阴也。补阳者，补其体也，如川椒、吴萸、当归之类；补阴者，补其用也，如青黛、龙胆草、胡黄连、芦荟之类。胃为足阳明，主诸阳之会。《经》云："阳明如市"，体本阳也；其用主纳，主下降，则阴也。补阳者，补其体也，如茯苓、人参、半夏、苡仁之类；补阴者，补其用也，如生地、玉竹、梨汁、藕汁之类。大肠为手阳明，主传变运化，体本阳也；其用主纳小肠之糟粕而降浊，则阴也。补阳者，补其体也，如薤白、杏仁、诃子、木香之类；补阴者，补其用也，如芒硝、旋覆花、知母、猪苓之类。小肠为手太阳，主受盛化物，体本阳也；其用主纳胃之水谷，分其水而传糟粕于大肠，则阴也。补阳者，补其体也，如附子、灶中黄土、公丁香、荜茇之类；补阴者，补其用也，如芦荟、黄连、黄芩、甘草之类。三焦为手少阳，体本阳也；其用主引导阴阳，开通障塞，则阴也。补阳者，补其体也，如川椒、吴萸、丁香、肉桂之类；补阴者，补其用也，如滑石、木通、灯芯、寒水石之类。膀胱为足太阳，体本阳也，其用则承气化，溲便注泻，则阴也。补阳者，补其体也，如肉桂、附子、猪苓、茯苓之类；补阴者，补其用也，如黄柏、川楝子、晚蚕沙、滑石之类。凡补五脏之体者皆守药，补六腑之体者皆通药。盖脏者藏也，腑则通而不留者也。

——清·吴鞠通《医医病书·七、五脏六腑体用治法论》

【提要】　本论主要阐述五脏六腑体用治法及用药。吴鞠通认为，五脏六腑有体用相反之殊，体阴者用必阳，体阳者用必阴：五脏属阴，其用阳；六腑为阳，其用阴。因而，在治疗上不仅五脏与六腑的体用相反而用药不同，而且各脏腑"补体""补用"之药也有区别，即"补五脏之体者皆守药，补六腑之体者皆通药"。吴鞠通对五脏六腑体用关系、体用治法用药的论述，见解独到。

赵术堂　肺经补泻寒热用药式*

气实泻之

肺主气。实者，邪气之实也，故用泻，下分四法。

泻子：水为金之子，泻膀胱之水，则水气下降，肺气乃得通调。泽泻（入膀胱利小便）、葶苈（大能下气，行膀胱水）、桑皮（下气行水）、地骨皮（降肺中伏火，从小便出）。

除湿：肺气起于中焦，胃中湿痰凝聚，其气上注于肺，去胃中湿痰，正以清肺。半夏（除湿化痰，和胃健脾）、白矾（爆湿追涎，化痰坠浊）、白茯苓（利窍除湿，泻热行水）、薏苡仁（甘益胃，土胜水，淡渗湿）、木瓜（敛肺和胃，去湿热）、橘皮（理气燥湿，导滞消痰）。

泻火：肺属金畏火。火有君相之别，君火宜清，相火有从逆两治，气实只宜逆治。粳米（色白入肺，除烦清热）、石膏（色白入肺，清热降火）、寒水石（泻肺火、胃火，治痰热喘嗽）、知母（清肺泻火，润肾滋阴）、诃子（敛肺降火，泄气消痰）。

通滞：邪气有余，壅滞不通，去其滞气，则正气自行。枳壳（破气行痰）、薄荷（辛能散，冷能清，搜肝气，抑肺盛）、生姜（辛温发表，宣通肺气）、木香（升降诸气，泄肺疏肝）、厚朴（辛温苦降，下气消痰）、杏仁（泻肺解肌，降气行痰）、皂荚（通窍吐痰，入肺、大肠）、桔梗（入肺泻热，开提气血，表散寒邪）、苏梗（下气消痰，祛风定喘）。

气虚补之

正气虚，故用补，下分三法。

补母：土为金母，补脾胃，正以益肺气。甘草（补脾胃不足）、人参（益土生金，大补元气）、升麻（参芪上行，须此引之）、黄芪（壮脾胃，补肺气）、山药（入肺归脾，补其不足）。

润燥：补母是益肺中之气，润燥是补肺中之阴。金为火刑则燥，润燥不外泻火。泻实火则用苦寒，泻虚火则用甘寒。蛤蚧（补肺益精，定喘止嗽）、阿胶（清肺滋肾，补阴润燥）、麦冬（清心润肺，强阴益精）、贝母（泻火散结，润肺清痰）、百合（润肺安心，清热止嗽）、天花粉（降火润燥，生精滑痰）、天冬（清金降火，滋肾润燥）。

敛肺：久嗽伤肺，其气散漫，或收而补之，或敛而降之，宜于内伤，外感禁用。乌梅（敛肺涩肠，清热止渴）、粟壳（敛肺涩肠，固肾止嗽）、五味子（收敛肺气，消嗽定喘）、白芍（安脾肺，固腠理，收阴气，敛逆气）、五倍子（敛肺降火，生津化痰）。

本热清之

清热不外泻火润燥，前分虚实，此分标本寒热，意各有注，故药味亦多重出。

清金：清金不外滋阴降火，甘寒苦寒随虚实而用。黄芩（苦入心，寒胜热，泻上焦中焦实火）、知母（苦寒泻火）、麦冬（甘寒润肺）、栀子（苦寒泻心肺邪热）、沙参（甘寒补肺，滋五脏之阴）、紫菀（润肺泻火，下气调中）、天冬（甘苦大寒，清金降火）。

本寒温之

金固畏火，而性本寒冷，过用清润，肺气反伤，故曰：形寒饮冷则伤肺。

温肺：土为金母，金恶燥而土恶湿，清肺太过，脾气先伤，则土不能生金，故温肺必先温脾胃，亦补母之义也。丁香（辛温纯阴，泄肺温胃）、藿香（快气和中，开胃止呕，入手足太阴）、款冬花（辛温纯阳，温肺理气）檀香（调脾肺，利胸膈，引胃气上升）、白豆蔻（温暖脾胃，为肺家本药）、益智仁（燥脾胃，补心肾）、砂仁（和胃醒脾，补肺益肾）、糯米（甘温，补脾肺虚寒）、百部（甘苦微温，润肺杀虫）。

标寒散之

不言标热者，肺主皮毛，邪气初入则寒，犹未变为热也。

解表：表指皮毛，属太阳，入肌肤则属阳明，入筋骨则属少阳，此解表、解肌、和解，有浅深之不同也。麻黄（辛温发汗，肺家要药）、葱白（外实中空，肺之药也，发汗解肌，通上下阳气）、紫苏（发表散寒，祛风定喘）。

——清·赵术堂《医学指归·卷上·肺经第一·治法解》

【提要】　本论主要阐述"肺经补泻寒热用药式"。题为"治法解"，实则为《本草纲目》所载肺经虚实标本用药式解。要点：肺气实泻之，有泻子、除湿、泻火、通滞；气虚补之，有补母、润燥、敛肺。本热则清金，清金不外滋阴降火，而甘寒、苦寒随虚实而用；本寒温之，温肺必先温脾胃；标寒则用表药以表散之。

赵术堂　大肠经补泻寒热用药式*

肠实泻之

大肠主出糟粕，邪气有余，壅滞不通，则为实，故用泻，下分两法。

热：热结于肠，大便不通，寒以下之。大黄（荡涤肠胃，下燥结，去瘀热）、芒硝（润燥软坚，荡涤实热）、芫花（荡涤留癖饮食，寒热邪气）、牵牛（泻气分湿热，通大肠气秘）、巴豆（开窍宣滞，斩关夺门）、郁李仁（下气行水，破血润燥）、石膏（清热降火）。

气：气实则壅，行气破气，则滞自下。枳壳（破气行痰，消痞胀，宽肠胃）、木香（泄肺气，实大肠，治泻痢后重）、橘皮（理气燥湿，下气消痰）、槟榔（泻气行痰，攻坚去胀，治大便气秘）。

肠虚补之

大肠多气多血，气血不足则虚，故用补，下分五法。

气：补气不外下文升阳降湿二法。此所谓气，疑指风言。盖风为阳气，善行空窍，风气入肠，则为肠鸣、泻泄诸证。故药只举皂荚一味，正以其入肠而搜风也。皂荚（辛温性燥，入肺、大肠，搜风除湿）。

燥：燥属血分，金被火伤，则血液枯燥，养血所以润燥也。桃仁（行血润燥，通大肠气秘）麻仁（润燥滑肠）、杏仁（润燥消积，通大肠气秘）、地黄（泻丙火，清燥金，补阴凉血）、乳香（消气活血，通十二经）、松子（治大便虚秘）、当归（补血润燥，滑大肠）、肉苁蓉（补精血，滑大肠）。

湿：土为金母，脾虚湿胜，则水谷不分，下渗于大肠而为泻泄。燥脾中之湿，所以补母也。白术（补脾燥湿）、苍术（燥胃强脾，除湿散郁）、半夏（和胃健脾，除湿化痰）、硫黄（大热纯阳而疏利大肠，治老人虚秘）。

陷：清气在下，则生飧泄。胃中清阳之气陷入下焦，升而举之，如补中益气、升阳除湿之法是也。升麻（升阳气于至阴，引甘温药上行）、葛根（轻扬升发，能鼓胃气上行）。

脱：下陷不已，至于滑脱，涩以止之，所以收敛正气也。龙骨（涩肠固精）、白垩（涩肠止利）、诃子（收脱止泻，涩肠敛肺）、粟壳（敛肺涩肠）、乌梅（敛肺涩肠）、白矾（性涩而收，燥湿止血）、赤石脂（收湿止血，固大小肠）、禹余粮（重涩固下）、石榴皮（涩肠止利泄）。

本热寒之

大肠属金，恶火。肺火下移大肠，每多无形之热，故宜寒之。

清热：实热则泻，虚热则清。前言其实，此言其虚，省文也。秦艽（燥湿散风，去肠胃热）、槐角（苦寒纯阴，凉大肠）、地黄（泻火清金，凉血止血）、黄芩（寒胜热，泻肺火）。

本寒温之

金寒水冷，每多下利清谷，故用温。

温里：温里亦所以补虚，前补虚条中未之及，亦省文也。干姜（去脏腑沉寒痼冷）、附子（大热纯阳，通十二经络，治一切沉寒）、肉果（涩大肠，止冷痢虚泻）。

标热散之

不言标寒者，邪入阳明，已变为热，且手阳明经脉在上，非寒邪所干。

解肌：阳明主肌肉，已非在表，不可发汗，第用解肌之法。石膏（体重泻火，气轻解肌）、白芷（散风除湿，通窍表汗，为阳明主药）、升麻（表散风邪，亦入手阳明）、葛根（开腠发汗，解肌退热）。

——清·赵术堂《医学指归·卷上·大肠经第二·治法解》

【提要】 本论主要阐述"大肠经补泻寒热用药式"。要点：肠实泻之，寒以下热结，行气破气以除壅滞；肠虚补之，补气不外升阳降湿，下陷滑脱则涩以止之，养血则可以润燥。本热寒之，实热则泻，虚热则清；本寒每多下利清谷，故用温药。

赵术堂　胃经补泻寒热用药式*

胃实泻之

胃主容受，然太实则中焦阻塞，上下不通，故用泻，下分二法。

湿热：热盛则湿者化而为燥，故用下法。大黄（荡涤肠胃，下燥结，去瘀热）、芒硝（润燥软坚，荡涤肠胃）。

饮食：重者用下，轻者用消。巴豆（去脏腑沉寒，下冷积）、神曲（化水谷，消积滞）、山楂（消食磨积，化油腻滞）、阿魏（入脾胃，消肉积）、硇砂（消食破瘀，治肉积）、郁金（下气破血）、三棱（破血消积）、轻粉（劫痰涎，消积滞）。

胃虚补之

土喜冲和，或热或寒，皆伤正气、耗津液，故用补，下分二法。

湿热：气虚湿胜，湿胜热生，去湿即所以去热，热去而正气自生。苍术（燥胃除湿）、白术（燥湿和中）、半夏（除湿化痰）、茯苓（渗湿行水）、橘皮（导滞消痰）、生姜（调中畅胃，开痰下食）。

寒湿：脾中之阳气不足。则胃中之津液不行。补阳乃以健脾，亦以燥胃，故寒去而湿出，乃能上输津液，灌溉周身。干姜（逐寒邪，燥脾湿，除胃冷）、附子（补真阳，逐寒湿）、草果（健脾暖胃，燥湿祛寒）、官桂（补命门火，抑肝扶脾）、丁香（温胃补肾）、肉果（理脾暖胃，逐冷祛痰）、人参（补阳气，扶脾土）、黄芪（补中益气，壮脾强胃）。

本热寒之

不言本寒者，治寒湿之法，已见上条也。

降火：土生于火，火太过则土焦，降心火乃以清胃热。石膏（足阳明经大寒之药）、地黄（苦寒入心，泻丙火）、犀角（泻心火，清胃热）、黄连（泻心火，厚肠胃）。

标热解之

邪入阳明则病在肌肉，寒变为热，故不言标寒。

解肌：阳明主肌肉，邪及肌肉，已不在表，故用解不用发。升麻（表散风寒，足阳明引经药）、葛根（入阳明经，开腠发汗）、豆豉（发汗解肌，调中下气）。

——清·赵术堂《医学指归·卷上·胃经第三·治法解》

【提要】　本论主要阐述"胃经补泻寒热用药式"。要点：胃实泻之，轻者用消，重者用下；胃虚补之，祛湿热、寒湿而正气自生。本热寒之，用清胃热之药；标热解之，以解肌药。

赵术堂　脾经补泻寒热用药式*

土实泻之

脾胃俱为仓廪之官，而脾主运化，脾气太实，则中央枢轴不灵，故用泻，下分三法。

泻子：金为土之子，土满则肺气壅遏，泻肺气所以消满。诃子（泄气消痰，开胃调中）、防风（泻肺，散头目滞气）、桑皮（泻肺行水，下气消痰）、葶苈（下气行水，大能泻肺）。

吐：《经》云：在上者因而越之。痰血食积壅塞上焦，涌而去之，其势最便，故用吐法。胃实不言吐者，胃主容受，脾主消化，积虽在胃，而病生于脾也。豆豉（能升能散，得盐则吐）、栀子（苦寒泻火，吐虚烦客热）、萝卜子（长于利气，能吐风痰）、常山（引吐行水，祛老痰积饮）、瓜蒂（吐风热痰涎，上膈宿食）、郁金（行气破血，轻扬上行，同升麻服能吐）、齑汁（吐诸痰饮宿食）、藜芦（吐上膈风涎）、苦参（泻火燥湿，祛风逐水）、赤小豆（行水散血，清热解毒）、盐汤（能涌吐）、苦茶（泻热清痰，下气消食，浓茶能引吐）。

下：下法不止去结除热，凡驱逐痰水皆是也。盖脾恶湿，脾病则湿胜，土不足以制水，每生积饮之证，故与肠胃、三焦下热结之法稍异。大黄（泻血分实热，下有形积滞）、芒硝（荡涤实热，推陈致新）、青礞石（体重沉坠，下气利痰）、大戟（泻脏腑水湿）、续随子（下积饮，治水气）、芫花（去水气，消痰癖）、甘遂（泻隧道水湿）。

土虚补之

土为万物之母，而寄旺于四时。土虚则诸脏无所禀承，故用补，下分三法。

补母：土生于火，益心火所以生脾土也。桂心（苦入心经，益阳消阴）、茯苓（安心益气，助阳补脾）。

气：气属阳，阳气旺，则湿不停而脾能健运。人参（大补元气，益土生金）、黄芪（补中气，壮脾胃）、升麻（升阳气，补卫气，脾胃引经药）、葛根（升胃气，兼入脾经）、甘草（补脾胃不足）、陈皮（调中快膈，脾胃气分之药）、藿香（入脾经去恶气）、葳蕤（补中益气，治风湿）、砂仁（和胃醒脾，快气调中）、木香（疏肝和脾，三焦气分药）、扁豆（调脾暖胃，消暑除湿）。

血：脾统血，喜温而恶寒。寒湿伤脾，则气病而血亦病。甘温益脾，则阳能生阴，所以和血而补血也，与他脏养血之法不同。白术（甘温和中，同血药用则补血）、苍术（甘温辛烈，燥胃强脾）、白芍（泻肝安脾，为太阴行经药）、胶饴（温补脾，甘缓中）、大枣（甘温补中，入脾经血分）、干姜（辛温燥湿，能引血药入气分而生血）、木瓜（伐肝理脾，调营卫，利筋骨）、乌梅（酸涩而温，脾肺血分之药）、蜂蜜（甘温补中，调和营卫）。

本湿除之

不言寒热者，实兼寒热也，下分二法。

燥中宫：脾恶湿，燥湿所以健脾。脾喜温，故只言寒湿，不言湿热，且湿去而热自除也。白术（苦燥湿）、苍术（除寒湿）、橘皮（理气燥湿）、半夏（除湿化痰）、吴茱萸（燥脾除湿）、南星（燥湿除痰）、白芥子（温中开胃，利气豁痰）。

洁净府：水乃湿之原，行水乃以除湿，故治湿必利小便。木通（通膀胱，导湿热）、赤茯苓（利湿热，赤胜于白）、猪苓（利湿行水）、藿香（去恶气则正气通畅，气化则小便利）。

标湿渗之　脾之经络受伤者，不止于湿。外感之湿中人，不止脾之一经。脾专言湿，举一以概其余也。以湿属脾，从其类也。

开鬼门：湿从汗解，风能燥湿。葛根（解肌开腠）、苍术（发汗除湿）、麻黄（辛温发汗）独活（搜风去湿）。

（以上所举四药，或入阳明。或入太阳，或入少阴，非专入脾经也。盖湿与热合，伤在肌肉，则用阳明药。湿与风合，伤在皮肤，则用太阳药。湿与寒合，伤在筋骨，则用少阴药。湿土于五行寄旺，故兼诸经药也，推之他经，湿在太阳，则用麻黄；湿在阳明，则用葛根、苍术；湿在少阴，则用独活。触类引伸，方得作者本旨，不可泥看，余仿此。）

——清·赵术堂《医学指归·卷上·脾经第四·治法解》

【提要】　本论主要阐述"脾经补泻寒热用药式"。要点：土实泻之，泻肺气（泻子）所以消满，上焦痰血食积壅塞则以吐涌，去结除热、驱逐痰水则以药行下法；土虚补之，有补母、健运阳气、和血而补血三法。本湿除之，健脾以燥湿，行水、利小便以除湿；标湿渗之，则开鬼门以从汗解。

赵术堂　小肠经补泻寒热用药式*

实热泻之

小肠承胃之下脘，而下输膀胱，大肠实热则不能泌别清浊，故用泻，下分二法。

气：气分有热，则水谷不分，行水即以导热。木通（通大小肠，导诸湿热）、猪苓（利湿利水）、滑石（利窍渗湿，泻热行水）、瞿麦（降心火，利小肠，行水破血）、泽泻（利湿行水）、灯草（降心火，利小肠）。

血：热入血分，则血妄行，清热所以凉血止血。地黄（泻丙火，凉血生血）、蒲黄（生行血，熟止血）、赤茯苓（入心、小肠，利湿热）、栀子（泻心肺邪热，下从小便出）、丹皮（泻血中伏火，凉血而生血）。

虚寒补之

小肠属火，化物出焉，虚寒则失其职，故用补，下分二法。

气：胃为小肠上流，胃气虚则湿流小肠而水谷不分，调补胃气，即以补小肠之气也。白术

（燥湿和中，益阳补气）、楝实（导小肠热，引心包相火下行）、茴香（开胃调中，疗小肠冷气）、砂仁（快气调中，通行结滞，入大小肠）、神曲（调中开胃，化水谷，消积滞）、扁豆（调脾暖胃，消暑除湿）。

血：血分寒虚，则多凝滞，补阳行气，所以活血而补血也。桂心（辛走血，能补阳活血）、胡索（行血中气滞、气中血滞）。

本热寒之

不言本寒者，虚寒已见上条，省文也。

降火：小肠与心为表里，心火太旺，往往下传于小肠，降心火所以清小肠之上流也。黄柏（泻相火，补肾水）、黄芩（苦入心，寒胜热）、黄连（大苦大寒，入心泻火）、连翘（形似心。入心经气分而泻火）、栀子（泻心、肺、三焦之火）。

标热散之

阳邪中上，阴邪中下。手太阳经脉在上，非寒邪所能干，故止言标热。

解肌：阳邪每多自汗之证，故不用发表，且小肠经专主上部，与足阳明解肌不同。藁本（辛温雄壮，为太阳风药）、羌活（搜风发表）、防风（解表去风，主上焦风邪）、蔓荆（轻浮升散，主上部风邪）。

——清·赵术堂《医学指归·卷上·小肠经第六·治法解》

【提要】　本论主要阐述"小肠经补泻寒热用药式"。要点：实热泻之，气分有热则行水以导热，热入血分则凉血止血；虚寒补之，调补胃气以补小肠之气，血分虚寒凝滞则补阳活血。本热寒之，降心火所以清小肠之上流；标热散之，以藁本、羌活、防风等药解肌。

赵术堂　膀胱经补泻寒热用药式*

实热泻之

膀胱主津液，实热则津液耗散，泻之所以救液也，下一法。

泄火：水不利则火无由泄，行水所以泄火也。滑石（淡渗湿。寒泻热。下走膀胱而行水）、猪苓（除湿泻热，下通膀胱）。

下虚补之

膀胱气化乃出，或热或寒皆能伤气，气虚则下焦不固，故用补，下分二法。

热：热在下焦，乃真水不足，无阴则阳无以化，宜滋肾与膀胱之阴。知母（润肾燥而滋阴，为气分药）、黄柏（泻膀胱火，补肾水不足，为血分药）。

寒：虚寒则气结于下，或升或散，皆所以通其气；虚寒则元气不固，或温或涩，皆所以固其气。桔梗（开提气血，载药上浮）、升麻（能升阳气于至阴之下）、益智仁（涩精固气缩小便）、乌药（辛温顺气，治膀胱冷气）、萸肉（固精秘气，缩小便）。

本热利之

不言本寒者，已见补虚条中，省文也。

降火：水在高源，上焦有火则化源绝。清金泻火，亦补母之义。前虚热条中所载，乃正治法。此乃隔一治法，互文也。至行水泄火，惟实者宜之，已见前泻实条中，与此条有别。地黄（苦寒泻火，入手足少阴）、栀子（泻心肺邪热，从小便出）、茵陈（寒胜热，苦燥湿，入足太阴经）、黄柏（泻相火，补肾水）、丹皮（入手足少阴，泻血中伏火）、地骨皮（降肺中伏火）。

标寒发之

不言标热者，寒邪中下，初入太阳，犹未变为热也。

发表：太阳主表，寒邪入表，急宜驱之使出，故发汗之法，较解表尤重。麻黄（辛温发汗，去营中寒邪）、桂枝（发汗解肌，调和营卫）、羌活（搜风胜湿，入足太阳经）、防己（通腠理，疗风水，太阳经药）、黄芪（无汗能发，有汗能止）、木贼草（发汗解肌，升散火郁风湿）苍术（发汗除湿）。

——清·赵术堂《医学指归·卷下·膀胱经第七·治法解》

【提要】　本论主要阐述"膀胱经补泻寒热用药式"。要点：实热泻之，行水所以泄火以救液；下虚补之，虚热宜滋肾与膀胱之阴，虚寒则温通、温固其气。本热利之，或清上源之肺金以泻火，或行水泄火；标寒发之，则是以发汗之药驱之使出。

赵术堂　肾经补泻寒热用药式*

水强泻之

真水无所谓强也，膀胱之邪气旺则为水强，泻膀胱乃以泻水也，下分二法。

泻子：木为水之子，水湿壅滞，得风火以助之，结为痰涎，控去痰涎，正所以疏肝而泄水也。牵牛（逐水消痰，泻气分之湿热）、大戟（去脏腑水湿，泻肝经风火之毒）。

泻腑：膀胱为肾之腑，泻腑则脏自不实。泽泻（利湿行水）、猪苓（利湿利水）、车前子（渗膀胱湿热，利小便而不走气）、防己（泻下焦血分湿热，为疗风水之要药）、茯苓（除湿泻热，下通膀胱）。

水弱补之

肾为水脏，而真阳居于其中，水亏则真阳失其窟宅，无所依附，故固阳必先补水。

补母：肺为肾之母，补肺金所以生肾水也。人参（大补肺中元气）、山药（色白入肺，益肾强阴）。

气：火强则气热，火弱则气寒，寒热皆能伤气。补气之法亦不外泻火、补火二端。《内经》肾脏不分左右，本草虽分，究竟命门治法已该左肾中。知母（泻火补水润燥，为肾经气分药）、元参（色黑入肾，能壮水以制火）、破故纸（补相火以通君火，暖丹田，壮元阳）、砂仁（辛温益肾，通行结滞）、苦参（泻火燥湿，补阴益精）。

血：血属阴，阴与阳相配，阳强则阴亏，无阳亦无以生阴，故滋阴温肾，皆所以益精而补血也，亦兼命门治法在内。黄柏（泻火补水，肾经血分药）、枸杞（生精助阳，清肝滋肾）、熟地黄（滋肾水，补真阴，填骨髓，生精血）、锁阳（益精兴阳，补阴润燥）、肉苁蓉（入肾经血分，补命门相火）、萸肉（补肾温肝，强阴助阳）　阿胶（养肝滋肾，和血补阴）、五味子（敛肺滋肾，强阴涩精）。

本热攻之

邪热入里，直攻肾脏，非如前补气条中用清热之法，可以缓图者也，惟有急攻一法。

下：热入肾脏，真水已亏，岂可攻下。而伤寒少阴条中，有用大承气汤下之者，以有口燥咽干之证，故属之少阴，其实乃少阴阳明也。热结于足阳明，则土燥耗水；热结于手阳明，则金燥不能生水。攻阳明之热，正所以救肾水也。况肾主二阴，泻腑所以通小便，攻下所以通大便，此亦泻实之法，补前条所未备。

本寒温之

北方水脏，加以寒邪，恐真阳易至消亡，故有急温一法。

温里：温里亦不外下条益阳之法，但本非真阳不足，以寒邪犯本，急用温法，故所用皆猛烈之药，与下补火法大同小异。附子（大热纯阳，逐风寒湿）、干姜（生逐寒邪而发表，炮除胃冷而守中）、官桂（益阳补气，治沉寒痼冷之病）、白术（苦燥湿，温和中）、蜀椒（发汗散寒，入命门补火）。

标寒解之

寒邪直入阴分，然尚在经络，未入脏腑，故曰标寒。

解表：寒邪入于少阴经络，虽在表未入于里，已与太阳之表不同，第可引之从太阳而出，不可过汗以泄肾经，故不言发表而言解表也。麻黄（发表解肌，去营中寒邪，卫中风邪）、细辛（辛温散风邪，乃足少阴本药）、独活（搜风去湿，入足少阴气分）、桂枝（发汗解肌，温经通脉）。

标热凉之

寒邪入于骨髓，久之变而为热，以邪犹在表，故为标热。

清热：热自内出，发热而不恶寒，不可发汗，故用清热之法。元参（入肾补水，散无根浮游之火）、连翘（入心泻火，除三焦湿热）、甘草（生用泻火，炙用补中，入汗剂则解肌，入凉剂则泻邪火）、猪肤（治少阴下利咽痛）。

火强泻之

火强非火实也，水弱故火强，火强则水愈弱，故泻法仍是补法。

泻相火：肾火与水并处，水不足火乃有余，滋阴即以泻火，所谓壮水之主以制阳光是也。黄柏（泻相火，补肾水不足）、知母（润肾燥而滋阴）、丹皮（入足少阴泻伏火，凉血而生血）地骨皮（泻肝肾虚热，凉血而补正气）、生地黄（滋阴退阳，入足少阴）、茯苓（行水泻热）元参（色黑入肾，壮水以制火）、寒水石（除三焦火热）。

火弱补之

火居水内，即坎中一画之阳，先天之本是也。弱则肾虚而真阳衰败，故宜补。

益阳：肾中元阳不足，无以藏精而生血，故补火而不失之燥，则阳能配阴而火不耗水。即用燥药亦必以滋肾之药佐之，益阳与温里所以不同，所谓益火之原以消阴翳是也。附子（引补气药以复散失之元阳，引补血药以滋不足之真阳）、肉桂（入肝肾血分，补命门相火不足）、益智仁（补命门之不足。涩精固气）、破故纸（暖丹田，壮元阳）、沉香（入右肾命门，能暖精壮阳）、川乌（功同附子而稍暖，寒宜附子，风宜乌头）、硫黄（补命门真火不足，性虽热而能通）、天雄（补下焦命门阳虚）、乌药（治厥逆之气）、阳起石（补右肾命门）、茴香（暖丹田，补命门不足）、胡桃（属水入肾，佐破故纸大补下焦）、巴戟（入肾经血分，强阴益精）、丹砂（同地黄、枸杞之类养肾）、当归（和血养血，治一切血证阴虚而阳无所附者）、蛤蜊（补肺润肾，益精助阳）、覆盆（益肾脏而固肾，起阳痿，缩小便）。

精脱固之

血生于阴，而精化于阳，阳不能固，则精不能藏，故固精属之右肾。

涩滑：涩以止脱，涩之所以固之也。牡蛎（涩以收脱，治遗精）、芡实（固肾涩精）、金樱子（固精气，入肾经）、五味子（收耗散之气，强阴涩精）、远志（能通肾气上达于心，治梦泄）、萸肉（固精秘气）、蛤蚧（与牡蛎同功）。

——清·赵术堂《医学指归·卷下·肾经第八·治法解》

【提要】　本论主要阐述"肾经补泻寒热用药式"。其要点：（1）肾水虚实：①水强泻之：泻子，疏肝而泄水；泻腑，泻膀胱腑则脏自不实。②水弱补之：补母，补肺金所以生肾水；补气，因寒热皆能伤气，故不外泻火、补火二法；补血，益精而补血。（2）标本寒热：①本热攻之：邪热入里，惟有急攻一法，但若真水已亏，本不可攻下，但亦有"急下存阴"一法。②本寒温之：寒邪犯本，急用温里之法。③标寒解之：寒邪尚在经络，药以温散解表。④标热凉之：热自内出，发热而不恶寒，不可发汗，故用清热之法。（3）肾火虚实：①火强泻之：水弱故火强，火强则水愈弱，故泻法仍是补法。所谓"壮水之主以制阳光"，滋阴即以泻火。②火弱补之：火弱则肾虚而真阳衰败，故宜补，所谓"益火之原以消阴翳"，益阳所以补火。（4）肾藏精，精脱固之：涩药以固脱。

赵术堂　心包络经补泻寒热用药式*

火实泻之

心属火，邪气有余则为火实，故用泻，下分四法。

泻子：土为火之子，泻脾胃之热，而心火自清。黄连（苦寒泻心火。王海藏曰：泻心实泻脾也）、大黄（大泻血分实热，入足太阴、足阳明）。

气：火入上焦，则肺气受伤，甘温以益元气，而热自退，虽以补气，亦谓之泻火。火入下焦，则小肠与膀胱气化不行，通水道、泻肾火，正以导赤也。甘草（生用泻火，入凉剂则泻邪热）、人参（大补元气，生亦泻火）、赤茯苓（泻热行水，入小肠气分）、木通（通小肠、膀胱，导湿热从小便出）、黄柏（沉阴下降，泻膀胱相火）。

血：火入血分则血热，凉血所以泻火。丹参（色赤入心，破宿血，生新血）、丹皮（泻血中伏火，凉血而生血）、生地黄（泻心火，凉血而生血）、元参（壮水以制火）。

镇惊：心藏神，邪入心包则神不安。化痰清热，兼以重坠，亦镇惊之义也。朱砂（泻心经邪热，镇心定惊）、牛黄（清心解热，利痰凉惊）、紫石英（重以去怯，入心肝血分）。

神虚补之

心藏神，正气不足则为神虚，故用补，下分三法。

补母：木为火之母，肝虚则无以生火，故补心必先补肝。细辛（辛温肝胆）、乌梅（味酸入肝）、枣仁（甘酸而润，专补肝胆）、生姜（肝欲散，辛散所以补肝）、陈皮（辛能散，入厥阴行肝气）。

气：膻中为气海，膻中清阳之气不足，当温以补之，即降浊升清，亦所以为补也。桂心（苦入心，补阳活血）、泽泻（利湿热，湿热既降，则清气上行）、白茯苓（安心益气，定魄安魂）茯神（开心益智，安魂养神）、远志（苦泻热，温壮气，能通肾气上达于心）、石菖蒲（辛苦而温，通窍补心）。

血：心主血，补心必先补血，生新去滞，皆所以为补也。当归（苦温助心，为血中气药）、熟地黄（入手少阴、厥阴，生精血）、乳香（香窜入心，调气和血）、没药（通滞血，补心虚）。

本热寒之

不言本寒者，心虚则寒，上补虚条中已载，省文也。

泻火：虚用甘寒，实用苦寒，泻火之法，不外二端。黄芩（苦入心，寒胜热，泻实火）、竹叶（甘寒泻上焦烦热）、麦冬（清心火，润肺燥）、芒硝（苦寒除热）、炒盐（泻热润燥补心）。

凉血：凉血亦不外泻火，但泻血中之火，则为凉血。生地黄（入心泻火，平诸血逆）、栀子（色赤入心，泻心经邪热）、天竺黄（入心经泻热豁痰）。

标热发之

不言标寒者，心经在上，非寒邪所能干，且心主血脉，邪入于脉，已非在表，有热无寒可知。

散火：火郁则发之，升散之药，所以顺其性而发之，与解表、发表之义不同。甘草（入汗剂则解肌）、独活（搜风去湿）、麻黄（发汗解肌，兼走手少阴）、柴胡（发表升阳，平少阴、厥阴邪热）、龙脑（辛温散热）。

——清·赵术堂《医学指归·卷下·心包络经第九·治法解》

【提要】 本论主要阐述"心包络经补泻寒热用药式"要点：火实泻之，必先泻子，火入上、下二焦，则甘温益气退热与导赤分用；热入血分则凉血，心神不安必化痰清热兼以重坠；神虚补之，必先补母（补肝），清阳之气不足则温以补之，血不足则补血生新去滞。本热寒之，泻火，则虚火用甘寒，实火用苦寒；凉血，则不外泻火凉血。标热发之，则以升散之药顺其性而发之。

赵术堂 三焦经补泻寒热用药式*

实火泻之

三焦属火，邪气有余则实，故用泻，下分三法。

汗：实在表则发汗，亦兼诸经解表之法。麻黄（足太阳，手少阴、阳明汗药）、柴胡（少阳汗药）、葛根（手足阳明汗药）、荆芥（足厥阴经汗药）、升麻（阳明、太阴汗药）、薄荷（足厥阴经汗药）、羌活（足太阳、足少阴、厥阴汗药）、石膏（足阳明、手太阴、三焦汗药）。

吐：实在上焦，则用吐法。瓜蒂（吐风热痰涎，上膈宿食）、食盐（辛温能涌吐）、齑汁（酸咸吐痰饮宿食）。

下：实在中焦、下焦，则用下法。大黄（大泻血分实热，下有形积滞）、芒硝（荡涤三焦肠胃实热）。

虚火补之

虚火谓火不足之证，即寒也，故温之所以为补。

上焦：人参（甘温补肺）、天雄（补下焦以益上焦）、桂心（苦入心）。

中焦：人参（益土生金）、黄芪（补中益气）、丁香（温胃）、木香（和脾气）、草果（健脾暖胃）。

下焦：附子（补命门相火）、肉桂（入肝肾血分，补命门相火）、硫黄（补命门真火不足）

人参（得下焦引药补三焦）、沉香（入命门，暖精壮阳）、乌药（治膀胱冷气）、破故纸（入命门，补相火）。

本热寒之

不言本寒者，虚火即寒，省文也。实火亦热，但前言泻法，此不用泻而用寒，则本热不必皆实火，泻热亦不止汗、吐、下三法也，参看具有精义。

上焦：黄芩（酒炒，上行泻肺火）、连翘（泻心火与心包火）、栀子（泻心肺热）、知母（上清肺金而泻火）、元参（散浮游之火）、石膏（色白入肺）、生地黄（泻心火）。

中焦：黄连（为中部之使）、连翘（兼除手足少阳、手阳明湿热）、生苄（随他药能治诸经血热）、石膏（足阳明大寒之药）。

下焦：黄柏（泻膀胱相火）、知母（泻肾火）、生苄（入手太阳、阳明，治溺血、便血）、石膏（兼入三焦）、丹皮（泻肝肾火）、骨皮（泻肝肾虚热）。

标热散之

三焦经脉在上，且少阳居表里之间，无所谓寒也，故不言标寒。

解表：解表亦是汗法，但前通言诸经汗法，此则专指本经言，故前条首言麻黄，而此条首言柴胡，不用麻黄也。柴胡（少阳表药）、细辛（少阴本药，辛益肝胆，可通少阳）、荆芥（肝经表药，可通少阳）、羌活（肝经表药，可通少阳）、葛根（阳明表药，能升阳散火）、石膏（三焦表药）。

——清·赵术堂《医学指归·卷下·三焦经第十·治法解》

【提要】　本论主要阐述"三焦经补泻寒热用药式"。要点：实火泻之，汗、吐、下三法分治之；虚火补之，以温为补。本热寒之，三焦清热、泻热各有所主；标热散之，亦是汗法，但言柴胡、细辛、荆芥等，不用麻黄。

赵术堂　胆经补泻寒热用药式[*]

实火泻之

木旺生火，火有余则为实，故用泻。

泻胆：相火有余则胆实，泻火所以泻胆也。龙胆草（益肝胆而泻火）、牛膝（泻胆，除脑中热）、猪胆（泻肝胆之火）、生菉仁（消火散热，治目赤肿痛）、生酸枣仁（生用酸平，疗胆热）、黄连（泻火益肝胆，猪胆汁炒）、苦茶（泻热消痰）。

虚火补之

肝肾亏弱，相火易虚，故用补。

温胆：胆虚则寒，故宜温补，补气补血，所以温之也。人参（甘温补气，正气旺则心肝静）、细辛（辛益肝胆）、半夏（补肝润肾，除湿化痰）、当归（和血养血）、炒菉仁（补肝明目）、炒枣仁（专补肝胆，炒熟疗胆虚不眠）、地黄（补阴生血）。

本热平之

不言本寒者，已具温胆条中，省文也。

除火：泻胆条中亦多降火之药，但火兼虚实，前言其实，此兼言其虚。黄芩（泻实火，仲景柴胡汤用为少阳里药）、黄连（解见前条）、芍药（泻肝火，能于土中泻木）、连翘（除少阳气分实热）、甘草（入凉剂则泻邪火）。

镇惊：肝藏魂，有热则魂不安而胆怯，重以止怯，所以镇之也。黑铅（镇心安神）、水银（主天行热疾，安神镇心）。

标热和之

不言标寒者，少阳半表，所主在筋，邪入于筋，较肌肉更深，则寒变为热。

和解：和法较解肌更轻。柴胡（足少阳表药）、芍药（泻肝火，入肝经血分）、黄芩（足少阳里药）、半夏（发表开郁）、甘草（入汗剂则解肌）。

——清·赵术堂《医学指归·卷下·胆经第十一·治法解》

【提要】　本论主要阐述胆经补泻寒热用药式。要点：实火泻之，泻火所以泻胆；虚火补之，温胆以补相火之虚。本热平之，清热以除火，胆怯则重以镇之；标热和之，则是以药和解表里。

赵术堂　肝经补泻寒热用药式*

本经所言补泻寒热，治病之法已该。但经以针言，后世针法失传，以用药代之。本草所论补泻寒热用药之式，正与经意相合，详注于后，以代治法解。

有余泻之

肝实则为有余，故用泻，下分五法。

泻子：心为肝之子，泻心火所以泻子也。甘草（泻丙火）。

行气：肝主血，而气者所以行乎血，气滞则血凝，行血中之气，正以行血也。香附（血中气药，调气开郁）、川芎（行气散瘀，血中气药）、瞿麦（破血利窍）、牵牛（泻气分湿热，通下焦郁遏）、青皮（入肝胆气分，破气散血）。

行血：血凝滞不行则为实，旧血不去则新血不流，破血乃所以行血也。红花（入肝经，破瘀活血）、鳖甲（色青入肝，治血瘕经阻）、桃仁（厥阴血分药，泄血滞，生新血）、莪术（入肝经血分，破血消积）、三棱（入肝经血分，破血消积）、穿山甲（专能行散，入厥阴通经）、大黄（大泻血分实热，下积通经）、水蛭（逐恶血、瘀血，破血癥、积聚）、虻虫（破血积坚痞癥瘕）、苏木（入三阴血分，破瘀血）、丹皮（破积血，通经脉）。

镇惊：邪入肝经，则魂不安而善惊。逐风热、坠痰涎，皆所以镇之也。雄黄（得正阳之气，入肝经气分，泻肝风）、金箔（金制木，重镇怯，治胆胆风热之病）、铁落（平肝去怯，治善怒发狂）、珍珠（泻热定惊，镇心安神）、代赭石（镇虚逆，治血热）、夜明砂（泻热散结）、胡粉（坠痰消胀）、银箔（镇心明目，主风热癫痫）、铅丹（坠痰去怯）、龙骨（收敛浮越之正气，安神镇惊）、石决明（除肝经风热）。

搜风：肝主风木，故诸风属肝，搜风之法，于肝经独详。羌活（搜肝风）、荆芥（入肝经，散风热）、薄荷（搜肝风，散风热）、槐子（入肝经气分，疏导风热）、蔓荆子（散上部风邪）、白花蛇（透骨搜风）、独活（搜肝去风）、皂荚（搜风泄热）、乌头（大燥去风）、防风（搜肝去风）、白附子（去头面游风）、僵蚕（治风化痰）、蝉蜕（除风热，治皮肤）。

不足补之

肝虚则为不足，故用补，下分三法。

补母：肾为肝之母，故云肝无补法，补肾即所以补肝也。枸杞（清肝滋肾，益气生精）、杜仲（甘温补肾）、狗脊（平补肝肾）、熟地黄（滋肾水，补真阴）、苦参（燥湿胜热，补阴益精）、萆薢（固下焦，补肝虚）、阿胶（养肝滋肾，和血补阴）、菟丝子（强阴益精，平补三阴）。

补血：血宜流通而恶壅滞，补血之中，兼以活血，乃善用补者也。当归（和血补血，为血中气药）、牛膝（益肝肾，生用破恶气）、续断（补肝肾，宣通血脉）、白芍药（补血泻肝）、血竭（散瘀生新，和血圣药）、没药（通滞血，补肝胆）、川芎（补血润燥，散瘀通经）。

补气：木性条达，郁遏之则其气不扬，辛以补之，所以达其气。天麻（辛温入肝经气分，益气强阴）、柏子仁（滋肝明目，肝经气分药）、苍术（升气散瘀）、菊花（去风热，明目）、细辛（辛散风热，补益肝胆）、密蒙花（润肝明目）、决明（入肝经，除风热）、谷精草（辛温去风热，入厥阴肝经）、生姜（辛温散寒，宣气解郁）。

本热寒之

不言本寒者，不足即为虚寒，温补之法，已见上条，省文也。

泻木：木中有火，泻木亦不外泻火。但酸以泻木，咸以泻火，泻中有补，与下泻火攻里，有虚实之分；与上补母补气血，又有寒温之辨。芍药（酸泻肝，大补肝血）、乌梅（酸敛肺，补金以制木）、泽泻（咸泻肾火，起阴气）。

泻火：苦寒泻火，亦是泻其有余，但不用攻伐，止用寒凉，亦是和解之法。黄连（泻肝胆火，猪胆汁炒）、龙胆草（益肝胆而泻火，除下焦湿热）、黄芩（泻少阳相火）、苦茶（泻热下气）、猪胆（泻肝胆火）。

攻里：行血亦用大黄，是行血亦攻里，但攻里不必行血，故另立攻里一条，皆所以泻实火也。大黄（入肝经血分，下燥结而去瘀热）。

标热发之

肝主筋，在肌肉之内，邪入肝经，寒变为热，故不言标病。

和解：肝之表，少阳也，故用少阳和解之法。柴胡（少阳表药）、半夏（辛散发表开郁）。

解肌：邪入筋而用解肌法，解肌而用太阳发表药，盖邪已深入，引之从肌肉而达皮毛也。桂枝（发汗解肌）、麻黄（发汗解肌）。

——清·赵术堂《医学指归·卷下·肝经第十二·治法解》

【提要】　本论主要阐述"肝经补泻寒热用药式"。要点：有余泻之，分泻子、行气、行血、镇惊、搜风五法；不足补之，有补母、补血、补气三法。本热寒之，有泻木（酸以泻木，咸以泻火）、苦寒泻火、用大黄行血攻里三法；标热发之，用少阳和解之法，邪入筋则用解肌法。

王旭高　治肝卅法

肝气、肝风、肝火，三者同出异名。其中侮脾乘胃，冲心犯肺，挟寒挟痰，本虚标实，种种不同，故肝病最杂而治法最广，姑录大略于下。

肝气证治

一法曰：疏肝理气。如肝气自郁于本经，两胁气胀或痛者，宜疏肝，香附、郁金、苏梗、青皮、橘叶之属。兼寒，加吴萸；兼热，加丹皮、山栀；兼痰，加半夏、茯苓。

一法曰：疏肝通络。如疏肝不应，营气痹室，络脉瘀阻，兼通血络，如旋复、新绛、归须、桃仁、泽兰叶等。

一法曰：柔肝。如肝气胀甚，疏之更甚者，当柔肝，当归、杞子、柏子仁、牛膝。兼热，加天冬、生地；兼寒，加苁蓉、肉桂。

一法曰：缓肝。如肝气甚而中气虚者，当缓肝，炙草、白芍、大枣、橘饼、淮小麦。

一法曰：培土泄木。肝气乘脾，脘腹胀痛，六君子汤加吴茱萸、白芍、木香。即培土泄木之法也。（温中疏木，黄玉楸惯用此法。）

一法曰：泄肝和胃。肝气乘胃（即肝木乘土），脘痛呕酸，二陈加左金丸，或白蔻、金铃子。即泄肝和胃之法也。

一法曰：泄肝。如肝气上冲于心，热厥心痛，宜泄肝，金铃、延胡、吴萸、川连。兼寒，去川连，加椒、桂；寒热俱有者，仍入川连，或再加白芍。盖苦、辛、酸三者，为泄肝之主法也。

一法曰：抑肝。肝气上冲于肺，猝得胁痛，暴上气而喘，宜抑肝，如吴萸汁炒桑皮、苏梗、杏仁、橘红之属。

肝风证治

肝风一证，虽多上冒巅顶，亦能旁走四肢。上冒者，阳亢居多。旁走者，血虚为多。然内风多从火出，气有余便是火，余故曰肝气、肝风、肝火，三者同出异名，但为病不同，治法亦异耳。

一法曰：熄风和阳。如肝风初起，头目昏眩，用熄风和阳法，羚羊、丹皮、甘菊、钩钩、决明、白蒺藜、即凉肝是也。

一法曰：熄风潜阳。如熄风和阳不效，当以熄风潜阳，如牡蛎、生地、女贞子、玄参、白芍、菊花、阿胶。即滋肝是也。

一法曰：培土宁风。肝风上逆，中虚纳少，宜滋阳明，泄厥阴，如人参、甘草、麦冬、白芍、甘菊、玉竹。即培土宁风法，亦即缓肝法也。

一法曰：养肝。如肝风走于四肢，经络牵掣或麻者，宜养血熄风，生地、归身、杞子、牛膝、天麻、制首乌、三角胡麻。即养肝也。

一法曰：暖土以御寒风，如《金匮》近效白术附子汤，治风虚头重眩苦极，不知食味。是暖土以御寒风之法。此非治肝，实补中也。

一法曰：平肝。金铃、蒺藜、钩钩、橘叶。

一法曰：搜肝。外此有搜风一法。凡人必先有内风而后外风，亦有外风引动内风者，故肝风门中，每多夹杂，则搜风之药，亦当引用也，如天麻、羌活、独活、薄荷、蔓荆子、防风、荆芥、僵蚕、蚕蜕、白附子。

肝火证治

肝火燔灼，游行于三焦，一身上下内外皆能为病，难以枚举。如目红颧赤，痉厥狂躁，淋秘疮疡，善饥烦渴，呕吐不寐，上下血溢皆是。

一法曰：清肝。如羚羊、丹皮、黑栀、黄芩、竹叶、连翘、夏枯草。

一法曰：泻肝。如龙胆泻肝汤、泻青丸、当归龙荟丸之类。

一法曰：清金制木。肝火上炎，清之不已，当制肝，乃清金以制木火之亢也，如沙参、麦冬、石斛、枇杷叶、天冬、玉竹、石决明。

一法曰：泻子。如肝火实者，兼泻心，如甘草、黄连。乃"实则泻其子"也。

一法曰：补母。如水亏而肝火盛，清之不应，当益肾水，乃"虚则补母"之法，如六味丸、大补阴丸之类。亦乙癸同源之义也。

一法曰：化肝。景岳治郁怒伤肝，气逆动火，烦热胁痛，胀满动血等证，用青皮、陈皮、丹皮、山栀、芍药、泽泻、贝母，方名化肝煎。是清化肝经之郁火也。

肝寒肝虚等证治

一法曰：温肝。如肝有寒，呕酸上气，宜温肝，肉桂、吴萸、蜀椒。如兼中虚胃寒，加人参、干姜，即大建中汤法也。

一法曰：补肝。如制首乌、菟丝子、杞子、枣仁、萸肉、脂麻、沙苑蒺藜。

一法曰：镇肝。如石决明、牡蛎、龙骨、龙齿、金箔、青铅、代赭石、磁石之类。

一法曰：敛肝。如乌梅、白芍、木瓜。此三法，无论肝气、肝风、肝火，相其机宜，皆可用之。

一法曰：补肝阴。地黄、白芍、乌梅。

一法曰：补肝阳。肉桂、川椒、苁蓉。

一法曰：补肝血。当归、川断、牛膝、川芎。

一法曰：补肝气。天麻、白术、菊花、生姜、细辛、杜仲、羊肝。

——清·王旭高《西溪书屋夜话录·治肝卅法》

【提要】　本论主要阐述"治肝三十法"。王旭高认为"肝病最杂而治法最广"。肝为风木之脏、将军之官，其为病多是气火有余，风阳上潜。作者以肝气、肝风、肝火三者为辨证要点，深得肝病证治要领。另外，肝五行属木，有赖于肾水的涵养，肺金的制约，脾土的栽培，方能遂其条达畅茂之性。在治肝病用药时，亦必当注意调和五脏之间的生克制化关系。对于王氏之论，任应秋主编的《中医各家学说》评价指出："三十法中，治标治本，兼顾虚实，泻子补母，培土制木，以及乘侮冲逆，兼挟诸治，就是为了调整肝木与四脏之间的关系，考虑周到，方法具备了，所以为临床所常用……至于用药路子，一出于叶桂手法；学有渊源。不过，疏肝不用柴胡，散肝才用逍遥散，郁怒亦仅用化肝煎。可能受到'柴胡劫肝阴'说的影响。"

5.1.4　六淫病主治药

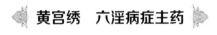
黄宫绣　六淫病症主药

风

《经》曰：风为百病长，其变无常。非无常也，实以风随四时之气而乃变耳。喻嘉言曰：风在冬为蜇发之寒风，在春为调畅之温风，在夏为南薰之热风，在秋为凄其之凉风。则知风随时易，其变靡定，是以风在于肝，其风为热，风在于脾于肾，其风为寒为湿，风在于胃于肺，其风为燥，风在于脾于肝，其风为痰为湿，随其脏腑气候以分，则风愈变愈多而莫测矣！考古有言风在于肝（肝风），宜用荆芥、钩藤、蛇蜕、蒺藜、蝉蜕、全蝎、浮萍、虎骨、蜈蚣、稀莶草、海桐皮、木贼、蕤仁、决明子、芎䓖、南星、天麻、芜黄、薄荷、五加皮、僵蚕；风在于脾（脾风），宜用萆薢；风在于肾，宜用独活、蛇床子、巴戟、淫羊藿、附子、细辛；风在于胃，宜用白附、蜗牛；风在于肺（肺风），宜用甘菊、葳蕤、辛夷、牛子、杏仁、白前；风在经络关窍（经络风），宜用白花蛇、麝香、皂角、山甲、茵芋、苏合香、樟脑、蓖麻子；风在膀胱（膀胱经风），宜用藁本、羌活；风在肝肾（肝肾风），宜用白花蛇、石南藤、川乌附、桑寄生、狗脊；风在肝脾（肝脾风），宜用苍耳子、炉甘石、秦艽；风在肺胃（肺、胃风），宜用五倍子、百药煎；风在于卫（肌表风），宜用桂枝以治（《经》曰：以辛散之），此治风之有分其经络脏腑之异也。至于风以寒见（寒风），其药则有杏仁、淫羊藿之类；风以热见（热风），其药则有辛夷、木贼、薏仁、冰片、决明子、炉甘石、牛蒡子、青葙子之类；风以湿见（湿风），其药则有羌活、独活、葳蕤、桑寄生、蛇床子、巴戟、狗脊、白芷、松脂、茵芋、苍耳子、豨莶草、五倍子、百药煎、萆薢、灵仙、海桐皮、秦艽、防风之类；风与痰见（风痰），其药则有南星、皂角、乌尖附、白芥子、白附、天麻、白前之类；风与湿热皆见，其药则有芜荑、蜗牛之类；风与热气并见，其药则有薄荷之类（《经》曰：风淫于内，治以辛凉）；风与寒湿并见，其药则有五加皮、天雄、蔓荆子、僵蚕、细辛之类。但风性急莫御，用辛宜以甘制（《经》曰：以甘缓之）。且此止属论药大概，至其临症施治，则又在人心通化裁，而不为药所拘，是真得乎用药之妙法矣！

　　《经》曰：风淫于内，治以辛凉，佐以苦甘，以甘缓之，以辛散之（风属木，辛属金，金能胜木，故治以辛凉，过辛恐伤真气，故佐以苦甘，苦胜辛，甘益气也，木性急，故以甘缓之，木喜条达，故以辛散之），五运（厥阴司天，巳亥；厥阴在泉，寅申）。

　　祛风：荆芥（肝）、钩藤（肝）、蛇蜕（肝）、蒺藜（肝）、蝉蜕（肝）、浮萍（肝）、全蝎（肝）、王不留行（肝）、虎骨（肝）、蜈蚣（肝）、白花蛇（肝、肾）、川乌附（肝、肾）、石南藤（肝、肾）、甘菊（肺、肾）、藁本（膀胱）、桂枝（卫）。

　　祛风湿：海桐皮（肝）、豨莶草（肝）、苍耳子（肝、脾）、松脂（肝脾）、桑寄生（肝、肾）、狗脊（肝肾）、巴戟天（肾）、独活（肾）、侧附子（肾）、蛇床子（肾）、葳蕤（肺）、白芷（胃）、萆薢（胃）、百药煎（肺、胃）、五倍子（肺、胃）、秦艽（肝、胃）、防风（膀胱、胃）、羌活（膀胱、肝）、茵芋（关节）、威灵仙（十二经）。

　　祛风热：辛夷（肺）、牛蒡子（肺）、木贼（肝、胆）、决明子（肝）、薏仁、冰片（骨髓）、炉甘石（肝、脾）。

　　祛风寒：杏仁（肺）、淫羊藿（肾）。

　　祛风气：芎䓖（肝）、麝香（关窍）。

　　祛风痰：南星（肝）、天麻（肝）、白前（肺）、白附子（胃）、皂角（肝、肺、大肠）、白芥子（胁）。

　　祛风热湿：芜荑（肝）、蜗牛（经络、肠、胃）。

　　祛风热气：薄荷（肝）。

　　祛风寒湿：细辛（肾）、天雄（肾）、五加皮（肝、肾）、僵蚕（肝、肺、胃）、蚕沙（肝、肺、胃）、蔓荆子（筋骨、头面）。

　　通关诸药：皂角、山甲、蜈蚣、白花蛇、茵芋、苏合香、樟脑、细辛、蓖麻子、麝香、冰片、全蝎、川乌附。

　　寒

　　风为六淫之长，而寒亦居其次，故汉仲景专以伤寒立论。凡风寒由于背俞而入，次第传变，则为传经；伤寒其邪止在于表，而不在里，若不由经传变，直入三阴，有寒无热者，则为直中伤寒；其邪在里，而不在表，且有表症全无，厥气内生，寒战不已者，则为火衰，内虚真寒而表，切禁。更有火热内闭，火不得泄，外显种种厥象者，则为假寒症见，又非温药表药可治。以寒初在表，邪未深入，或止偶尔感伤轻寒薄冷，用以紫苏、桔梗、葱白、生姜，一药可愈。如其次第传变，在太阳膀胱，则当用以麻黄；在阳明，则当用以升葛；在少阳，则当用以柴胡，此治表寒（寒邪在三阳）之大概也（《经》曰：以辛润之）。至有中气素虚，其寒或兼有痰有气有湿（寒兼诸邪），则当用以荜茇、白蔻、姜黄、红豆蔻、干姜、薰香、川椒、冬花、百部、紫白二英、马兜铃等类以治。寒兼有风，则当用以杏仁、淫羊藿等药以治；寒兼风湿，则当用以五加皮、天雄、蔓荆子、僵蚕、蚕沙、细辛以治；寒兼痰壅，则当用以生姜以治，然亦不失散药之类。若使内寒之极（真寒内见），在胃则有草豆蔻、草果、白檀香、益智、丁香可逐，但丁香则合肺肾而皆治；在肾则有仙茅、胡巴、肉桂、川椒、补骨脂、阳起石可入；在肝则有吴茱萸、艾叶、大小茴可进；在大肠则有巴豆可通；在心则有桂心可投（《经》曰：寒淫于内，治以甘热，佐以苦辛）。若更兼有痰湿，则又无若附子、胡椒，此逐寒之大概也。若使寒止假见，则为内热灰伏（假寒外见），有非燥药可愈，在表宜以轻剂疏散，使热外发；在里宜以苦咸下降，如三黄、石膏、知母、黄柏、朴硝（《经》曰：以咸泻之，以苦坚之），使热除而寒自不见矣！但世仅知以寒治寒，而不知寒有真伪，则治又当变活，而不可仅以寒拘耳。

《经》曰：寒淫于内，治以甘热，佐以苦辛，以咸泻之，以辛润之，以苦坚之（土能制水，热能胜寒，故治以甘热，苦而辛，亦热品也，伤寒内热者，以咸泻之，内燥者，以辛润之，苦能泻热而坚肾，泻中有补也），五运（太阳司天，辰戌；太阳在泉，丑未）。

散寒：桔梗（肺）、紫苏（肺）、葱白（肺）、紫石英（肺）、白豆蔻（肺）、马兜铃（肺）、党参（肺）、白石英（肺）、红豆蔻（肺）、冬花（肺）、百部（肺）、麻黄（膀胱）、荜茇（胸、腹）、良姜（胃）、薰香（肺、心）、干姜（脾、胃）。

散寒风：杏仁（肺）、淫羊藿（肾）、荷叶（胆）。

散寒风湿：五加皮（肝、肾）、天雄（肾）、细辛（肾）、蔓荆子（筋骨、血脉）、僵蚕（肝、肺、胃）、蚕沙（肝、肺、胃）。

散寒痰：生姜（肺）。

逐血寒：肉桂（肝、肾）、桂心（心）。

逐寒：阳起石（肾）、胡巴（肾）、仙茅（肾）、补骨脂（肾）、川椒（肾）、巴豆（肾）、吴茱萸（肝）、大茴香（肝）、小茴香（肝）、艾叶（脾、肝、肾）、草果（胃）、白檀香（胃）、益智（胃）、丁香（肺、胃、肾）、大蒜（诸窍）、草豆蔻（胃口、上）。

逐寒痰：胡椒（胃、肾）、附子（肾）、砒石（肠、胃）。

暑

书曰：静而得之为中暑，动而得之为中热。又曰：暑症有二，一曰阴暑，一曰阳暑。阴暑者，因暑受寒之谓；阳暑者，因暑受热之意。可知阴暑即为中暑，阳暑即为中热也。玩书所载治暑药类甚多，而其确实以指治暑之药，其数有限。盖暑必挟有湿，如书所言能散暑中湿气（暑湿），其药止有紫苏以疏肺受暑邪，厚朴以消胸腹暑胀，大蒜以开暑塞窍穴，扁豆以舒脾中暑郁，苍术以发脾中湿郁也。又暑必挟有热，如书所言，能散暑中热气（暑热），其药止有香薷以除上下热气熏蒸，木瓜以收湿热耗损之气也。至于湿热伤胃而渴（暑湿热），则有雪水西瓜石膏可除，伤腑而见溺闭，则有滑石可解。他则无有论及，惟于症治之内，或言暑有宜于参、芪、白术，是因暑能伤气（暑伤气），气补则于暑可除矣。有言宜用黄柏、黄连，是因暑挟有热，热除则于暑克除矣；有言宜用猪苓、泽泻，是因暑湿不利，湿利则于暑更可除矣；有言宜用姜、附、肉桂，是因暑挟沉寒（暑寒），寒去则于暑无不去矣；有言宜于草果、砂仁，是因暑湿伤中（暑伤中），中治则于暑无不治矣；有言宜于干葛、升麻，是因暑伤于胃（暑伤中气），而气不升，气升则于暑无不消矣；有言宜于乌梅、甘草，是因暑热伤津，津和而暑无不和矣；有言宜于生地、赤芍、阿胶，是因暑伤血燥，血和而暑无不和矣。若使意义不明，徒以书载香薷以为治暑要剂，无论是虚是实，是阴是阳，概为投服，且令朝夕代茶，保无有伤元气之害乎？噫，误矣！

散暑湿：紫苏（肺）、厚朴（胸、腹）、大蒜（诸窍）、苍术（脾）、扁豆（脾）。

散暑湿热：木瓜（脾）、香薷（肺、胃、心）。

散暑热：雪水（胃）、石膏（胃）、滑石（中、下）、西瓜（心包、胃）。

补气治暑：人参、黄芪、白术。

清热治暑：黄柏、黄芩、黄连。

利湿热除暑：猪苓、泽泻。

祛寒治暑：干姜、附子。

消滞治暑：草果、砂仁。

升胃气治暑：干葛、升麻。

养津治暑：乌梅、甘草。

养血治暑：赤芍、生地、阿胶。

湿

《经》曰：诸湿胀满，皆属于脾。则湿当以理脾为主。又《书》有曰：湿因于寒，为寒湿，湿因于热，为热湿，湿因于风，为风湿，湿因于燥，为燥湿。则湿当视所因以治。又曰：湿在上，宜散；湿在中，宜燥；湿在下，宜清，然亦未可尽拘。如湿有宜于散，其湿挟寒而至者，则当以寒为治（散寒湿），如蔓荆、细辛、天雄之属是也；因于热者，则当以热为治（散热湿），如香薷、木瓜之属是也；因于风者，则当以风为治（散风湿），如白芷、羌活、独活、威灵仙、海桐皮、秦艽、葳蕤、桑寄生、侧附子、蛇床子、巴戟、狗脊、松脂、茵芋、炉甘石、苍耳子、豨莶草、五倍子、百药煎、萆薢、防风之属是也；因于燥者，则当以燥为治（散燥湿），如葳蕤、桑寄生、巴戟、狗脊之属是也。至于中寒而湿不去，则有疑于燥矣（燥寒湿中），凡白术、伏龙肝、橘皮、红豆蔻、川椒、草豆蔻、蛇床子、密陀僧，皆属燥类（《经》曰：湿淫于内，治以苦热。又曰：以苦燥之）。肾寒而湿不化，则有宜于渗矣（渗寒湿在肾），其渗宜以热施，凡肉桂、钟乳、附子，皆属热类。若使中下皆热（泻热湿在中下），在中，轻则宜以芡实、木瓜、木通、神曲、扁豆、山药、陈仓米、浮萍等药以为采择（《经》曰：佐以酸淡，又曰，以淡渗之），重则宜以滑石、赤小豆、萹蓄、白鲜皮、苦参、茵陈、刺猬皮、猪苓、皂白二矾、商陆、紫贝、郁李、胆草以为选入；在下，轻则宜以地肤子、文蛤、苦楝子、泽泻、琥珀，重则宜以海带、海藻、昆布、田螺以为审用。总之，湿症虽多，而要不外寒湿、热湿两种。寒湿者，宜以去寒燥湿补火为要；热湿者，宜以清热利湿滋阴为尚。若概用以清利，及仅知其苍术为上下治湿要药，不惟效不克臻，且更变见多端矣，可不慎于所用乎？

《经》曰：湿淫于内，治以苦热，佐以酸淡，以苦燥之，以淡泄之（湿为土气，苦热皆能燥湿，淡能利窍渗湿，用酸者，木能制土也），五运（太阴司天，丑未；太阴在泉，辰戌）。

散湿：苍术（脾）、厚朴（胸、腹）、排草（肌）。

散湿风：豨莶草（肝）、海桐皮（肝）、松脂（肝、脾）、苍耳子（肝、脾）、桑寄生（肝、肾）、狗脊（肝、肾）、巴戟（肾）、独活（肾）、侧附子（肾）、蛇床子（肾）、葳蕤（肺）、白芷（胃）、萆薢（胃）、百药煎（肺、胃）、五倍子（肺、胃）、秦艽（肝、胃）、防风（膀胱、胃）、羌活（膀胱、肝）、茵芋（关节）、威灵仙（十二经）。

散湿风寒：细辛（肾）、天雄（肾）、五加皮（肝、肾）、僵蚕（肝、肺、胃）、蚕沙（肝、肺、胃）、蔓荆子（骨、头面）。

散湿热风：芜荑（肝）。

散湿热：香薷（肺、胃、心）。

散湿痰：半夏（脾、胃、胆、心）。

燥湿：白术（脾）、石灰（脾）、草豆蔻（脾）、伏龙肝（肝脾）、橘皮（肺、脾）、川椒（肺胃）、红豆蔻（胃）、草豆蔻（胃）。

燥湿风：蛇床子（肾）。

燥湿热：密陀僧（脾）。

渗湿：茯神（心）、萱草（心）、山药（脾）、浮萍（脾）、扁豆（脾）、泽兰（脾）、鲫鱼（脾）、芡实（脾）、鸭肉（脾）、海螵蛸（肾）、桑螵蛸（肾）、椒目（肾）、桑白皮（肺）、姜皮（肺）、石钟乳（肠、胃）、冬葵子（肠、胃）、榆白皮（肠、胃）、神曲（肠、胃）、土茯苓（肝、肾）、肉桂（膀胱）、天仙藤（肝）、鲤鱼（胃、肾）、通草（肺、胃）。

泻湿热：白矾（脾）、蚯蚓（脾）、苦参（肠、胃）、茵陈（肠、胃）、刺猬皮（肠、胃）、萹蓄（肠、胃）、木瓜（脾、胃、筋骨）、石燕（脾、胃、肝、小肠）、瞿麦（心）、灯草（心）、黄连（心）、白鲜皮（肠、脾、胃）、黑牵牛（肺）、黄芩（肺）、石韦（肺）、车前子（肺）、海蛤（肾）、文蛤（肾）、琥珀（肾）、猪苓（膀胱）、泽泻（膀胱）、龙胆草（肝）、赤苓（小肠）、赤小豆（小肠）、白薇（肺、胃）、寒水石（胃、肾）、薏苡仁（脾、肺）、白蔹（肝、脾）、皂矾（肝、脾）、连翘（心、肝）、珍珠（心、肝）、木通（小肠、心）、滑石（中、下）、苦楝子（心胞、小肠、膀胱）。

伐水：海藻（肾）、海带（肾）、昆布（肾）、郁李（脾）、商陆（脾）、葶苈（肺）、田螺（膀胱）、紫贝（肝、脾）、甘遂（经隧）、大戟（脏腑）、芫花（里、外）、续随子（胃腑湿滞）、蓖麻子（经络）、蝼蛄（诸水）

燥

燥为六淫之一，何肺多以燥见？以肺处于高源而燥，故肺独以燥名也。然肺燥烈不润，则脾自必见枯，血亦自必见槁，精亦自必见竭，肠亦自必见涸，又安有肺燥而不与之俱燥哉？是以治燥而在于肺，则有葳蕤、人乳、阿胶、熟蜜、榧实以润之矣。治燥而在于脾（脾燥），则有山药、黄精、羊肉、人乳、猪肉以润之矣。治燥而在于肝（肝燥），则有荔枝、阿胶、桑寄生、何首乌、狗脊、麋茸、獭肝、紫河车、兔屎以润之矣。治燥而在于肾（肾燥），则有冬青子、燕窝、桑寄生、枸杞、龟板、龟胶、胡麻、冬葵子、榆白皮、黑铅、桑螵蛸、楮实磁石以润之矣。治燥而在于心（心燥），则有柏子仁、龟板、食盐以润之矣。治燥而在于大肠（大肠燥），则有胡麻、枸杞、花生、苁蓉油、当归、锁阳、蜂蜜以润之矣。至于因风而燥（风燥），则有羌活、秦艽、防风；因火而燥（火燥），则有黄芩、麦冬；因热而燥，则有石膏、知母、生地、大黄、朴硝（《经》曰：以苦下之），然此人所皆知；其有水极而燥（水燥），寒极而燥（寒燥），人绝不晓。盖水冲击横溢。血气不周。上下隔绝。而症有不燥乎？寒冻不解。津无气化。而症有不燥乎？如大便秘结，症果属热，用以大黄以下，其燥自开。症果属燥，用以胡麻、火麻以润，其燥亦开。若使燥属于寒，在表（表寒），则当用以麻、桂、羌、防、细辛以开其郁。在里（里寒），则当用以硫黄、巴豆、半夏以开其结。在中（中寒），则当用以香砂、姜、半以通其滞（《经》曰：燥淫于内，治以苦温，佐以甘平）。水燥而溺不通，在寒（水燥因寒），则当用以苓、桂。在热（水燥因热），则当用以知柏，若使寒热皆见（水燥寒热俱见），则治又当用以四苓。至于燥气结极而有块硬不消（燥极成块），则治又当用以食盐、芒硝、海藻等药以为之软，其燥无有不化。易曰：燥万物者，莫熯乎火。治燥必兼治火。然苟如此通活，则遇燥皆识，治无不效，又奚必仅以所见之燥为拘哉？

《经》曰：燥淫于内，治以苦温。佐以甘辛，以苦下之（燥属金，苦属火，火能胜金。故治以苦温，甘能缓，辛能润，苦能下，故以为佐也），五运（阳明司天，卯酉；阳明在泉，子午）。

通燥：胡麻、冬葵子、榆白皮、苁蓉肉、锁阳、熟蜜。

通寒燥：硫黄、巴豆、大蒜、葱白、半夏。

通热燥：大黄、猪胆汁、食盐。

软坚：海狗肾（肾）、牡蛎（肾）、海带（肾）、昆布（肾）、食盐（肾）、青盐（肾）、蛤蜊粉（肾）、海石（肾）、白梅（肾）、芒硝（肠、胃）、䗪虫（肝）、紫贝（肝、脾）　凤仙子（骨穴、硬处）。

火

火有在于外者，宜散（失于不治，则即变为郁火）；火有因于虚者，宜补宜滋宜缓；火有因于实者，宜泻宜清；火有根于里虚上浮者，宜引；火有因于表虚外浮者，宜敛；此治火之大概也。但人止知栀、连、芩、柏为泻火要剂（《经》曰：以苦发之），讵知火郁于表，宜散，是即麻黄、桂枝、升麻、干葛、柴胡轻可去实之意也；火燥于里，宜滋，是即六味补精化气，壮水镇阳之意也；火虚于中，宜补宜缓，是即参、芪、甘、术，甘温能除大热之意也；火实于里，宜泻宜清，是即三黄、石膏、朴硝、知母，热不远寒之意也（《经》曰：火淫于内，治以咸冷）；因于里虚上浮者（火浮）宜引，是即川膝、车前、五味、补骨脂、附、桂八味，引阳归阴之意也；因于表虚者，宜敛，是即参、芪、白芍、枣仁、龙骨、牡蛎，敛阴秘阳之意也（《经》曰：以酸收之）。至其泻火之味，考之本草，所载虽多，然究其要，脾不外乎石斛、白芍，肺不外乎黄芩、桑皮，心不外乎黄连、栀子，胆不外乎胆草、青黛，肾不外乎黄柏、知母，余则按症酌增，但须审症明确，则所投皆应，自无牵制悖谬之弊矣！（李时珍曰：燥甚则地干，暑胜则地热，风胜则地动，湿胜则地泥，寒胜则地裂，火胜则地涸，此六淫见胜之义也。）

《经》曰：火淫于内，治以咸冷，佐以苦辛，以酸收之，以苦发之（相火肾火也，故治以咸冷，辛能滋润，酸能收敛，苦能泄热，或从其性而升发之也），五运（少阳司天，寅申；少阳在泉，巳亥）。

散火：麻黄、桂枝、升麻、干葛、柴胡、香薷。

滋火：地黄、枸杞、淮山药、首乌、阿胶、菟丝子。

补火：人参、黄芪、白术、附子、肉桂、干姜。

缓火：甘草、合欢皮、人乳、黄精、麦冬、葳蕤。

泻火：黄柏、黄芩、黄连、石膏、知母、胆草。

引火：五味、补骨脂、附子、肉桂、熟地黄、牛膝。

收火：人参、黄芪、白芍、龙骨、枣仁、牡蛎。

——清·黄宫绣《本草求真·附：主治卷下·六淫病证主药》

【提要】　本论主要阐述"六淫病症主药"。六淫病症自外而成，始虽及于经络，终则深入脏腑。六淫各自不同，症类异形，用药各有其规律和特点。要点：①风为百病长，变化无常。治风用药有经络脏腑之异，又有与寒、湿、痰、热等并见各不同治。至其临症施治，则要辨证准确、灵活化裁，不为药所拘。②寒有在表、在里，有兼风、痰、湿诸邪，更有真寒假热、真热假寒之象，临证用药皆当详审。③暑邪为病，常挟有湿或热，是为暑湿、暑热，最为常见，以紫苏、厚朴、扁豆、香薷等为要药。同时，需注意暑伤气、暑伤中、暑热伤津、暑伤血燥的变化。暑多阳证，阴证亦可见，其如暑挟沉寒者，宜用姜、附、肉桂之温。由此也可知，香薷虽是治暑要药，却不可一概而用，必当分阴阳虚实。④湿症虽多，以病机言，不外寒湿、热湿两种。寒湿者，宜以去寒燥湿补火为要；热湿者，宜以清热利湿滋阴为尚。以部位言：湿在上，宜散；湿在中，宜燥；湿在下，宜清。同时，治湿当用理脾之药，亦须在意。⑤以五脏言，肺处于高源，故肺燥最为多见，有葳蕤、人乳、阿胶、熟蜜、榧实以润之；它脏亦有燥症，亦当辨证施治。以病因而言，有风燥、火燥、水燥、寒燥之不同。其中，因火而燥者，最为常见，人所皆知；而水极而燥、寒极而燥者，亦当知晓。⑥治火之要：火在外者，宜散，如升麻、干葛、柴胡之类；火因于虚者，宜补宜滋宜缓，如六味地黄丸类壮水镇阳；火有因于实者，宜泻宜清，三黄、石膏、朴硝、知母等为要药；火有根于里虚上浮者，宜引，如川膝、车前、附、桂等引阳归阴；火有因于表虚外浮者，宜敛如参、芪、白芍、牡蛎等。其中，实火最为多见，清、泻有各有其要药，亦当审所在脏腑。

王旭高　六淫治法

风寒治法　风寒初起宜散，羌活、防风、荆芥、紫苏、豆豉、秦艽、桔梗；咳加杏仁，恶心加橘皮、半夏，胸闷加枳壳，无汗加葱白。

风热治法　风热初起：牛蒡、薄荷、连翘、桔梗、豆豉、前胡、桑叶、茅根。

风湿治法　风湿初起：防风、白术、茯苓、豆卷、羌活。

风燥治法　风燥：沙参、贝母、玉竹、薄荷、桑叶、知母。

风火治法　风火：羚羊、连翘、山栀、薄荷、牛蒡、芦根；甚则犀角、石膏、川连、大黄。各随证而施之。

寒湿治法　寒湿宜温散，必身重腿股酸痛，此为杂病之寒湿，非伤寒门中夹湿之证。宜桂枝、苡仁、防己、防风、羌活、独活、牛膝等。

伤寒另有专书。仲景《伤寒论》，柯韵伯注最详，所宜熟读者也。至于寒邪化热，种种治法，亦在《伤寒论》中。后人如刘河间热病论，近时叶桂《温热论》，皆要读之书。

暑病治法　暑属火，暑必夹湿。有因贪凉闭汗，外则无汗恶寒（暑兼外寒），内则热甚烦闷者，宜香薷饮（香薷饮：扁豆、厚朴各半斤，香薷一斤。为粗末，每服三钱，酒水煎服。功能祛暑解表，化湿和中。《和剂局方》方）为主。有因食瓜果冷水，内变寒湿者（暑兼内冷），腹痛吐泻，轻者霍香正气散；重者脉伏肢冷，此即所谓阴暑也，寒多宜理中汤；欲饮水者宜五苓散。

暑热治法 暑热甚，烦躁多汗，脉洪大，宜白虎汤。但热不寒，背微恶寒者，白虎加桂枝汤。

暑湿治法 暑湿胸痞呕恶，消暑丸为主，醋炒半夏、茯苓、甘草是也。仿此则二陈汤、藿香正气散等，皆所宜用。他如湿温，舌白腻，恶心，身疼足冷，口渴不多饮，而又烦躁者，苍术白虎汤可选。

阴湿治法 湿而兼寒者，阴湿也，在内证门中。如舌白呕恶，身疼恶寒，无汗，宜苍术皮、羌活、半夏、茯苓、陈皮。

阳湿治法 湿而兼热者，为阳湿，即湿热病也。如舌白恶心，身热有汗，胸痞，宜豆卷、杏仁、半夏、茯苓、滑石等；如呕恶胸痞，有汗烦闷，或大便泄者，姜汁炒川连、半夏、黄芩、蔻仁、枳实、竹茹，即泻心温胆法也。

风湿治法 风湿乃湿病而兼风邪者，并非外科与疯科门之风湿也，必恶风身重。如王海藏神术散（王海藏神术散：又名神术汤。苍术二两，防风二两，甘草一两。为粗末，加生姜、葱白，水煎服。治内伤冷饮，外感寒邪而无汗者。《阴症略例》方）之例，无汗用苍术、防风、羌活；有汗用白术、防风、茯苓等。

湿化燥治法 湿化燥，宜清润之中兼渗湿。如《局方》甘露饮：二地、二冬、茵陈、泽泻；河间甘露饮：五苓（五苓：五苓散之简称）三石（三石：滑石、石膏、寒水石）；子和甘露饮：于河间方中再加葛根、藿香、木香，随证采取。

内燥外燥治法 内燥宜滋，证必大便坚、咽燥、干咳心跳，如二地、二冬、玉竹、石斛。外燥宜清，咳嗽、胸中膹郁，喻嘉言清燥救肺汤。重者加人参，大便不燥结者，去麻仁而加川贝。

气燥血燥治法 气分燥，宜石膏、连翘、桔梗、甘草；血分燥，如生地、当归、桃仁、玄参。然气燥血必燥，清气药中略加花粉、知母；血燥气亦燥，滋燥药中可入芦根、石斛。

实火虚火治法 实火宜苦寒，黄芩、黄连、黄柏、山栀，甚则大黄；虚火宜甘寒，鲜地、鲜斛、鲜沙参、玄参、麦冬、雪梨汁、甘蔗浆。

三焦火、五脏六腑火治法 上焦火，黄芩、桑皮、甘草，甚则石膏；中焦火，黄连、甘草；下焦火，川柏、知母。肺火，黄芩、麦冬；心火，犀角、川连、甘草；肝火，羚羊、山栀、胆草、青黛；脾火，黄连、防风、山栀；肾火，知母、黄柏；大肠火，条芩、槐花；小肠火，木通、鲜生地；胆火，龙胆草、苦参、猪胆汁；心胞火，犀角、连翘、犀黄；膀胱火，黄柏、车前子；三焦火，山栀为主，其余即上中下三焦之法也。

——清·王旭高《医学刍言·第二章六淫治法》

【提要】 本论主要阐述六淫病症的治法与用药。要点：①风邪为病多兼寒、热、湿、燥、火，是以风寒、风热、风湿、风燥、风火分治；②寒有伤寒、寒湿；③暑有阴阳，暑热、暑湿最多见；④湿而兼寒者，为阴湿，湿而兼热者为阳湿，湿而兼风邪者为风湿；⑤燥有湿化燥、内燥外燥、气燥血燥，治有清兼渗湿、清、润、滋等法；⑥火有虚实，实火宜苦寒，虚火宜甘寒，另需分其所在三焦、五脏六腑而为治。其用药详于论中，可资参考。

俞根初　六淫病用药法

风寒暑湿燥火，为六淫之正病，亦属四时之常病，选药制方，分际最宜清析，举其要而条列之。

一、风病药

风为百病之长，善行数变，自外而入，先郁肺气。肺主卫，故治风多宣气泄卫药，轻则薄荷、荆芥，重则羌活、防风，而杏、蔻、橘、桔，尤为宣气之通用。且风郁久变热，热能生痰，故又宜用化痰药，轻则蜜炙陈皮，重则瓜蒌、川贝，及胆星、竺黄、蛤粉、枳实、荆沥、海粉之属，而竹沥、姜汁，尤为化痰之通用。但风既变热，善能烁液，故又宜用润燥药，轻则梨汁、花露，重则知母、花粉，而鲜地、鲜斛，尤为生津增液之良药。至主治各经风药，如肺经主用薄荷，心经主用桂枝，脾经主用升麻，肝经主用天麻、川芎，肾经主用独活、细辛，胃经主用白芷，小肠经主用藁本，大肠经主用防风，三焦经主用柴胡，膀胱经主用羌活，前哲虽有此分别，其实不必拘执也。

二、寒病药

外寒宜汗，宜用太阳汗剂药；里寒宜温，宜用太阴温剂药，固已。惟上焦可佐生姜、蔻仁，中焦可佐川朴、草果，或佐丁香、花椒，下焦可佐小茴、沉香，或佐吴萸、乌药，随症均可酌入。

三、暑病药

张凤逵《治暑全书》曰：暑病首用辛凉，继用甘寒，终用酸泄敛津。虽已得治暑之要，而暑必挟湿，名曰暑湿；亦多挟秽，名曰暑秽，俗曰热痧；炎风如箭，名曰暑风；病多晕厥，名曰暑厥；亦多咳血，名曰暑瘵。至于外生暑疖热疮，内则霍乱吐利，尤数见不鲜者也。故喻西昌谓夏月病最繁苛，洵不诬焉。用药极宜慎重，切不可一见暑病，不审其有无兼症夹症，擅用清凉也。

以予所验，辛凉宣上药，轻则薄荷、连翘、竹叶、荷钱，重则香薷、青蒿，而芦根、细辛，尤为辛凉疏达之能品。甘寒清中药，轻则茅根、菰根、梨汁、竹沥，重则石膏、知母、西参、生甘，而西瓜汁、绿豆清，尤为甘寒清暑之良品。酸泄敛津药，轻则梅干、冰糖，重则五味、沙参、麦冬，而梅浆泡汤，尤为敛津固气之常品。

若暑湿乃浊热黏腻之邪，最难骤愈，初用芳淡，轻则藿梗、佩兰、苡仁、通草，重则苍术、石膏、草果、知母、蔻仁、滑石，而炒香枇杷叶，鲜冬瓜皮瓤，尤为芳淡清泄之良药，继用苦辛通降，轻则栀、芩、橘、半，重则连、朴、香、楝，佐以芦根、灯草而五苓配三石，尤为辛通清泄之重剂。

暑秽尤为繁重，辄致闷乱烦躁，呕恶肢冷，甚则耳聋神昏，急用芳香辟秽药，轻则葱、豉、菖蒲、紫金片锭，重则蒜头绛雪，而鲜青蒿、鲜薄荷、鲜佩兰、鲜银花，尤为清芬辟秽之良药，外用通关取嚏，执痧挑痧诸法，急救得法，庶能速愈。

暑风多挟秽浊，先郁肺气，首用辛凉轻清宣解，如芥穗、薄荷、栀皮、香豉、连翘、牛蒡、瓜蒌皮、鲜茅根、绿豆皮、鲜竹叶等品，均可随证选用。身痛肢软者，佐络石、秦艽、桑枝、蜈蚣草、淡竹茹、等一二味可也。继用清凉芳烈药，泄热辟秽，如青蒿、茵陈、桑叶、池菊、山栀、郁金、芦根、菰根、芽茶、青萍、灯心等品。秽毒重者，如金汁甘中黄、大青叶、鲜石菖蒲等，亦可随加。如识蒙窍阻，神昏苔腻者，轻则紫金锭片，重则至宝丹等，尤宜急进。

暑厥乃中暑之至急证，其人面垢肢冷，神识昏厥，急用芳香开窍药，如行军散、紫雪等最效。神苏后、宜辨兼证夹证，随证用药。

暑瘵，乃热劫、络伤之暴证，急用甘凉咸降药，西瓜汁和热童便服，历验如神，鲜茅根煎汤磨犀角汁，投无不效。

暑疖，乃热袭皮肤之轻证，但用天荷叶、满天星杵汁，调糊生军末搽上，屡多奏效。

惟热霍乱最为夏月之急证，急进调剂阴阳药，阴阳水磨紫金锭汁一二锭，和中气以辟暑秽。继用分利清浊药，地浆水澄清、调来复丹灌服一二钱，解暑毒以定溷乱，最良。次辨其有否夹食夹气，食滞者消滞，如神曲、楂炭、枳实、青皮、陈佛手、陈香团皮、焦鸡金、嫩桑枝等选用；气郁者疏气，如香附、郁金、陈皮、枳壳、白蔻仁、青木香等选用。若干霍乱证，其人吐泻不得，腹痛昏闷，俗名绞肠痧。病虽险急而易愈，急用涌吐法，川椒五七粒和食盐拌炒微黄，开水泡汤，调入飞马金丹十四五粒，作速灌服，使其上吐下泻，急祛其邪以安正，历验如神。

四、湿病药

《内经》云：脾恶湿。湿宜淡渗，二苓、苡、滑、是其主药。湿重者脾阳必虚，香砂、理中、是其主方；湿着者肾阳亦亏，真武汤是正本清源之要药。他如风湿宜温散以微汗之，通用羌、防、白芷，重则二术、麻、桂，所谓风能胜湿也。寒湿宜辛热以干燥之，轻则二蔻、砂、朴，重则姜、附、丁、桂，所谓湿者燥之也。湿热宜芳淡以宣化之，通用如蔻、藿、佩兰、滑通、二苓、茵泽之类，重则五苓、三石，亦可暂用以通泄之，所谓辛香疏气，甘淡渗湿也。惟湿火盘踞肝络，胆火内炽，血瘀而热，与湿热但在肺脾胃气分者迥异，宜用苦寒泻火为君，佐辛香以通里窍，如栀、芩、连、柏、龙荟、清麟丸等，略参冰、麝、归须、泽兰，仿当归龙荟丸法，始能奏效。

五、燥病药

《内经》云：燥热在上。故秋燥一症，先伤肺津，次伤胃液，终伤肝血肾阴，故《内经》云：燥者润之。首必辨其凉燥、温燥。

凉燥温润，宜用紫菀、杏仁、桔梗、蜜炙橘红等，开达气机为君，恶风怕冷者，加葱白、生姜、辛润以解表；咳嗽胸满者，加蜜炙苏子、百部通润以利肺；挟湿者，加蔻仁四分拌研滑石，辛滑淡渗以祛湿；痰多者，加瓜蒌仁、半夏、姜汁、荆沥等，辛滑流利以豁痰；里气抑郁，大便不爽，或竟不通而腹痛者，加春砂仁三分拌捣郁李净仁、松仁、光桃仁、柏子仁、萎皮、酒捣薤白等，辛滑以流利气机，气机一通，大便自解；后如胃液不足，肝逆干呕者，用甜酱油、蔗浆、姜汁等，甘咸辛润，以滋液而止呕；阳损及阴，肝血肾阴两亏者，用当归、苏蓉、熟地、杞子、鹿胶、菟丝子等，甘温滋润以补阴，且无阴凝阳滞之弊。

温燥凉润，宜用鲜桑叶、甜杏仁、瓜蒌皮、川贝等，清润轻宣为君。热盛者，如花粉、知母、芦根、菰根、银花、池菊、梨皮、蔗皮等，酌加三四味以泄热，热泄则肺气自清，肺清则气机流利，每多化津微汗而解。如咳痰不爽，甚则带血者，酌加竹沥、梨汁、藕汁、芽根汁、童便等，甘润咸降，以活痰而止血。若痰活而仍带血者，加犀角汁鲜地汁等，重剂清营以止血，胃阴虚燥者，酌加鲜石斛、鲜生地、蔗浆、麦冬等，以养胃阴。便艰或秘者，酌加海蜇、荸荠、白蜜和姜汁一二滴，甘咸辛润，滋液润肠以通便。

总之，上燥则咳，嘉言清燥救肺汤为主药；中燥则渴，仲景人参白虎汤为主药；下燥则结，景岳济川煎为主药。肠燥则隔食，五仁橘皮汤为主药；筋燥则痉挛，阿胶鸡子黄汤为主药；阴竭阳厥，坎气潜龙汤为主药；阴虚火旺，阿胶黄连汤为主药；生津液以西参、燕窝、银耳、柿霜为主药，养血则归身、生地、阿胶、鸡血藤胶，益精则熟地、杞子、龟胶、鱼鳔、猪羊脊髓。在用者广求之，此总论凉燥、温燥、实燥、虚燥用药之要略也。

六、火病药

郁火宜发，发则火散而热泄，轻扬如葱、豉、荷、翘、升达如升、葛、柴、芎，对证酌加数味以发散之。《内经》所谓身如燔炭，汗出而散也。透疹斑如角刺、蝉衣、芦笋、西河柳叶，疹斑一透，郁火自从外溃矣。

实火宜泻，轻则栀、芩、连、柏，但用苦寒以清之，重则硝、黄、龙荟，必须咸苦走下以泻之。

虚火宜补，阳虚发热，宜以东垣补中益气为主药，李氏所谓甘温能除大热是也。阳浮候热，宜以季明六神汤为主药，张氏所谓解表已复热，攻里热已复热，利小便愈后复热。养阴滋清，热亦不除，元气无所归着，保元、归脾以除虚热是也。阴虚火旺，由心阴虚者，阿胶黄连汤为主药；由肝阴虚者，丹地四物汤为主药；由脾阴虚者，黑归脾汤为主药；由肺阴虚者，清燥救肺汤为主药；由肾阴虚者，知柏地黄汤为主药；由冲任阴虚者，滋任益阴煎为主药；若胃未健者，则以先养胃阴为首要，西参、燕窝、银耳、白毛石斛、麦冬等品，是其主药。惟阴火宜引，破阴回阳为君，附、姜、桂、是其主药，或佐甘咸如炙草、童便，或佐介潜如牡蛎、龟板，或佐镇纳如黑锡丹，或佐交济如磁朱丸，或佐纳气如坎气、蚧尾，或佐敛汗如五味、麻黄根，皆前哲所谓引火归源，导龙入海之要药。

——清·俞根初《重订通俗伤寒论·第一章·伤寒要义·第八节·六淫病用药法》

【提要】　本论主要阐述六淫病用药法。俞根初以六淫病属四时之常病，举其要而条列其用药法。要点：①风病自外而入，先郁肺气，药用宣气泄卫类药；风郁久变热，有生痰或烁液之变，故宜兼化痰、生津之药。对于各经风药，俞根初认为不必拘泥。②寒病用药，外寒宜汗，宜用太阳汗剂药；里寒宜温，宜用太阴温剂药。另外，可根据三焦病位所在，随症佐药。③暑病用药"首用辛凉，继用甘寒，终用酸泄敛津"为治暑之要。然而，暑病最为繁杂，不可一见暑病就用清凉药，必需审其兼症、夹症而后用药。④湿宜淡渗，重者佐以温阳。其他，如风湿宜温散以微汗之、寒湿宜辛热以干燥之、湿热宜芳淡以宣化之，惟湿热痹夹杂，宜用苦寒泻火佐辛香通里窍之药。⑤燥病以"燥者润之"为用药总纲，再辨凉燥、温燥、实燥、虚燥，而后或温润或凉润，或兼补或兼泻而用药。⑥火病用药，以郁火宜发、实火宜泻、虚火宜补、阴火宜引为总纲。其中，对于引火归原，俞根初提出了或佐甘咸，或佐介潜，或佐交济，或佐纳气，或佐敛汗药物的方法。

5.1.5　辨病位选药

俞根初　六经用药法

太阳宜汗，轻则杏、苏、橘红，重则麻、桂、薄荷，而葱头尤为发汗之通用。

少阳宜和，轻则生姜、绿茶，重则柴胡、黄芩。浅则木贼、青皮。深则青蒿、鳖甲。而阴阳水尤为和解之通用。

阳明宜下，轻则枳实、槟榔，重则大黄、芒硝，滑则桃杏、五仁，润则当归、苁蓉，下水结则甘遂、大戟，下瘀结则醋炒生军。下寒结则巴豆霜，下热结则主生军，应用则用，别无他药可代，切勿以疲药塞责，药稳当而病反不稳当也。惟清宁丸最为缓下之通用，麻仁脾约丸，亦为滑肠之要药。

太阴宜温，轻则藿、朴、橘、半，重则附、桂、姜、萸，而香、砂、尤为温运之和药，姜枣亦为温调之常品。

少阴宜补，滋阴、轻则归、芍、生地，重则阿胶、鸡黄，而石斛、麦冬、尤生津液之良药。补阳，刚则附子、肉桂，柔则鹿胶、虎骨，而黄连、官桂，尤交阴阳之良品。

厥阴宜清，清宣心包，轻则栀、翘、菖蒲，重则犀、羚、牛黄，而竹叶、灯心，尤为清宣包络之轻品。清泄肝阳，轻则桑、菊、丹皮，重则龙胆、芦荟，而条芩、竹茹，尤为清泄肝阳之轻品。

——清·俞根初《重订通俗伤寒论·第一章·伤寒要义·第七节·六经用药法》

【提要】　本论主要阐述六经病用药法。俞根初据其六经层形、病机、病证，以及太阳宜汗、少阳宜和、阳明宜下、太阴宜温、少阴宜补、厥阴宜清的六经治法大旨，总结了六经用药法，并以轻重刚柔，列举了主要代表药物。

俞根初　三焦用药法

上焦主胸中、膈中，橘红、蔻仁是宣畅胸中主药，枳壳、梗桔是宣畅膈中主药。中焦主脘中、大腹，半夏、陈皮是疏畅脘中主药，川朴、腹皮是疏畅大腹主药。下焦主小腹、少腹，乌药、官桂是温运小腹主药，小茴、橘核是辛通少腹主药。而棉芪皮为疏达三焦外膜之主药，焦山栀为清宣三焦内膜之主药，制香附为疏达三焦气分之主药，全当归为辛润三焦络脉之主药。

——清·俞根初《重订通俗伤寒论·第一章·伤寒要义·第七节·六经用药法》

【提要】　本论主要阐述三焦病用药法。作者基于其"六经分主三焦之分部"说，提出三焦用药法及代表药物。要点：①上焦主胸中、膈中，治宜宣畅，代表药物为橘红与蔻仁、枳壳与桔梗；②中焦主脘中、大腹，宜疏畅，代表药物分别是半夏与陈皮、川朴与腹皮；③下焦主小腹、少腹，宜温运和辛通，代表药物为乌药与官桂、小茴与橘核。除此之外，俞根初提出疏达三焦外膜、清宣三焦内膜、疏达三焦气分、辛润三焦络脉之主药，分别为生黄芪、焦山栀、制香附、全当归。

5.1.6　依四时选药

徐彦纯　论用药必本四时

凡用药者，若不本四时，以顺为逆。四时者，是春升夏浮秋降冬沉，乃天地之升降浮沉。造化者，脾土中造化也，是为四时之宜。但言补之，以辛甘温热之剂，及味之薄者，诸风药是也，此助春夏之升浮者也，此便是泻，秋收冬藏之药也。在人之身，乃肝心也。但言之以酸苦寒凉之剂，并淡味渗泄之药，此助秋冬之降沉者也。在人之身，乃肺肾也。用药者，因此法度则生，逆之则死。纵令不死，危困必矣。

——明·徐彦纯《本草发挥·卷四·论用药必本四时》

【提要】 本论主要阐述用药当"本四时"，以顺四时升降浮沉为要。所谓"升降浮沉则顺之"，是指春夏之气升浮，宜用辛甘温热之剂及味薄类的药物，助春夏生浮之气；秋冬之气收藏，宜酸苦寒凉之剂及淡味渗泄之药，助秋冬降沉之气。此为四时用药的一般原则，临证时则需结合病证而取舍。

李时珍 四时用药例

李时珍曰：《经》云：必先岁气，毋伐天和。又曰：升降浮沉则顺之，寒热温凉则逆之。故春月宜加辛温之药，薄荷、荆芥之类，以顺春升之气；夏月宜加辛热之药，香薷、生姜之类，以顺夏浮之气；长夏宜加甘苦辛温之药，人参、白术、苍术、黄柏之类，以顺化成之气；秋月宜加酸温之药，芍药、乌梅之类，以顺秋降之气；冬月宜加苦寒之药，黄芩、知母之类，以顺冬沉之气，所谓顺时气而养天和也。《经》又云：春省酸、增甘以养脾气，夏省苦、增辛以养肺气，长夏省甘、增咸以养肾气，秋省辛、增酸以养肝气，冬省咸、增苦以养心气。此则既不伐天和，而又防其太过，所以体天地之大德也。昧者，舍本从标，春用辛凉以伐木，夏用咸寒以抑火，秋用苦温以泄金，冬用辛热以涸水，谓之时药。殊背《素问》逆顺之理，以夏月伏阴，冬月伏阳，推之可知矣。虽然月有四时，日有四时，或春得秋病，夏得冬病，神而明之，机而行之，变通权宜，又不可泥一也。王好古曰：四时总以芍药为脾剂，苍术为胃剂，柴胡为时剂，十一脏皆取决于少阳，为发生之始故也。凡用纯寒、纯热之药，及寒热相杂，并宜用甘草以调和之，惟中满者禁用甘尔。

——明·李时珍《本草纲目·序例上·四时用药例》

【提要】 本论主要阐述四时用药逆从的原则，即"升降浮沉则顺之，寒热温凉则逆之"。具体而言，春宜用升，宜加辛温之药，以助生气；夏宜用浮，宜加辛热之药，以助长气；秋时宜降，宜加酸温之药，以顺收令；冬时宜沉，宜加苦寒之药，以顺封藏。从反面而言，则需忌"春用辛凉以伐木，夏用咸寒以抑火，秋用苦温以泄金，冬用辛热以涸水"。需要明确的是，时为标、病为本，四时用药的原则当与辨证论治相结合，方不至于舍本逐末，也才能真正做到"因时制宜"。

缪希雍 脏气法时并四气所伤药随所感论

夫四时之气，行乎天地之间，人处气交之中，亦必因之而感者，其常也。春气生而升，夏气长而散，长夏之气化而软，秋气收而敛，冬气藏而沉。人身之气，自然相通，是故生者顺之，长者敷之，化者坚之，收者肃之，藏者固之。此药之顺乎天者也。春温夏热，元气外泄，阴精不足，药宜养阴；秋凉冬寒，阳气潜藏，勿轻开通，药宜养阳。此药之因时制用，补不足以和其气者也。

　　然而一气之中，初中末异；一日之内，寒燠或殊。假令大热之候，人多感暑，忽发冰雹，亦复感寒。由先而感则为暑病，由后而感则为寒病。病暑者投以暑药，病寒者投以寒药。此药之因时制宜，以合乎权，乃变中之常也。此时令不齐之所宜审也。假令阴虚之人，虽当隆冬，阴精亏竭，水既不足，不能制火，则阳无所依，外泄为热，或反汗出，药宜益阴，地黄、五味、鳖甲、枸杞之属是已；设从时令，误用辛温，势必立毙。假令阳虚之人，虽当盛夏，阳气不足，不能外卫其表，表虚不任风寒，洒淅战栗，思得热食，及御重裘，是虽天令之热，亦不足以敌其真阳之虚，病属虚寒，药宜温补，参、芪、桂、附之属是已；设从时令，误用苦寒，亦必立毙。此药之舍时从证者也。假令素病血虚之人，不利苦寒，恐其损胃伤血，一旦中暑，暴注霍乱，须用黄连、滑石以泄之；本不利升，须用葛根以散之。此药之舍证从时者也。从违之际，权其轻重耳。至于四气所伤，因而致病，则各从所由。是故《经》曰：春伤于风，夏生飧泄。药宜升之、燥之，升麻、柴胡、羌活、防风之属是已。夏伤于暑，秋必痎疟。药宜清暑益气，以除寒热。石膏、知母、干葛、麦门冬、橘皮、参、苓、术之属是已。邪若内陷，必便脓血，药宜祛暑消滞，专保胃气，黄连、滑石、芍药、升麻、莲实、人参、扁豆、甘草之属是已。秋伤于湿，冬生咳嗽。药宜燥湿清热，和表降气保肺，桑白皮、石膏、薄荷、杏仁、甘草、桔梗、苏子、枇杷叶之属是已。冬伤于寒，春必病温。邪初在表，药宜辛寒、苦温、甘寒、苦寒，以解表邪，兼除内热，羌活、石膏、葛根、前胡、知母、竹叶、柴胡、麦门冬、荆芥、甘草之属是已。至夏变为热病，六经传变，药亦同前，散之贵早，治若后时，邪结于里，上则陷胸，中下承气，中病乃已，慎毋尽剂，勿憛勿忒，能事必矣。

　　以上皆四时六气所伤致病，并证重舍时，时重舍证，用药主治之大法，万世遵守之常经，圣哲复起，不可改已。所云六气者，即风寒暑湿燥火是也。过则为淫，故曰六淫。淫则为邪，以其为天之气，从外而入，故曰外邪。邪之所中，各有其地，在表治表，在里治里，表里之间，则从和解。病有是证，证有是药，各有司存，不相越也。此古人之定法，今人之轨则也。

　　　　——明·缪希雍《神农本草经疏·卷一·续序例上·脏气法时并四气所伤药随所感论》

　　【提要】　本论主要阐述因时制宜的用药原则和方法。缪希雍立足于四时六气所伤致病，一方面强调时气之宜当审，提倡"春温夏热，元气外泄，阴精不足，药宜养阴；秋凉冬寒，阳气潜藏，勿轻开通，药宜养阳"的药之因时制用原则和方法；另一方面，着重于审"时令不齐"，并提出了"舍时从证"（证重舍时）"舍证从时"（时重舍证）之大法及具体用药。至于四气所伤、六气淫胜致病，则各从所由，有是证用是药。

5.1.7　论治法相同药效有异

5.1.7.1　补益

❧ 黄宫绣　温中 ❧

　　人身一小天地耳。天地不外阴阳五行以为健顺，人身不外水火气血以为长养。盖人禀赋无偏，则水以附火，火以生水，水火既足，则气血得资，而无亏缺不平之憾矣。惟其禀有不同，赋有各异，则或水衰而致血有所亏，火衰而致气有所歉，故必假以培补，俾偏者不偏，而气血水火，自尔安养而无病矣。第其病有浅深，症有轻重，则于补剂之中，又当分其气味以求，庶于临症免惑。如补之有宜于先天真火者，其药必燥必裂，是为补火之味；补有宜于先天真水者，其药必滋必润，是为滋水之味；补有宜于水火之中而不敢用偏胜之味者，其药必温必润，是为温肾之味；补有宜于气血之中而不敢用一偏之药者，其药必甘必温，是为温中之味；补有宜于气血之中而不敢用过补之药者，其药必平必淡，是为平补之味。合是诸补以分，则于补剂之义，已得其概，又何必过为分别云。又按万物惟温则生，故补以温为正也；万物以土为母，甘属土，故补又以甘为贵也。土亏则物无所载，故补脾气之缺陷，无有过于白术；补肝气之虚损，无有过于鸡肉；补肺气之痿弱，无有过于参、芪；补心血之缺欠，无有过于当归。是皆得味之甘，而不失其补味之正也。其次补脾之味，则有如牛肉、大枣、饴糖、蜂蜜、龙眼、荔枝、鲫鱼，皆属甘温，气虽较与白术稍纯，然蜂蜜、饴糖则兼补肺而润燥，龙眼则兼补心以安神，荔枝则兼补营以益血，惟有牛肉则能补脾以固中，大枣则能补脾以助胃，鲫鱼则能补土以制水也。且绣尝即补脾以思，其土之卑监而不平者，不得不藉白术以为培补。若使土干而燥，能无滋而润乎？是有宜于山药、人乳、黄精、猪肉之属是也。土湿而凝，能无燥而爽乎？是有宜于白蔻、砂仁之属是也。土润而滑，能无涩而固乎？是有宜于莲子、芡实、肉蔻之属是也。土郁而结，能无疏而醒乎？是有宜于木香、甘松、藿香、菖蒲、胡荽、大蒜之属是也。土浸而倾，能无渗而利乎？是有宜于茯苓、扁豆、山药、鲫鱼之属是也。土郁而蒸，能无清而利乎？是有宜于薏苡仁、木瓜、白鲜皮、蚯蚓、紫贝、皂白二矾、商陆、郁李之属是也。土寒而冻，能无温而散乎？是有宜于干姜附子之属是也。土敦而阜，能无通而泄乎？是有宜于硝黄、枳实之属是也。土崩而解，能无升而举乎？是有宜于参、芪、甘草之属是也。凡此皆属补脾之味，然终不若甘温补脾之为正耳。

——清·黄宫绣《本草求真·卷一·补剂·温中》

【提要】　本论主要阐述"万物惟温则生，故补以温为正"。黄宫绣将补剂分为温中、平补、补火、滋水、温肾五类，认为万物惟温则生，故补以温为正。温补之药，有补火之味、温肾之味、温中之味等。其中，"补有宜于气血之中而不敢用一偏之药者，其药必甘必温，是为温中之味"。另外，黄宫绣更指出，万物以土为母，甘属土，故补又以甘为贵，以甘温补脾为正。

黄宫绣　平补

精不足而以事味投补，是亏已在于精，而补不当用以平剂矣。气不足而以轻清投补，是亏已在于气，而补亦不当用以平剂矣。惟于补气而于血有损，补血而于气有窒，补上而于下有碍，补下而于上有亏，其症似虚非虚，似实非实，则不得不择甘润和平之剂以进。如葳蕤、人乳，是补肺阴之至平者也；山药、黄精、羊肉、猪肉、甘草，是补脾阴之至平者也；柏子合欢皮、阿胶，是补心阴之至平者也；冬青子、桑寄生、桑螵蛸、狗脊，是补肝肾阴之至平者也；燕窝鸽、肉鸭肉，是补精气之至平者也。但阿胶、人乳，则令肝肾与肺而皆润；合欢则令脾阴五脏而皆安；山药则令肺肾而俱固；桑螵蛸则能利水以交心；至于仓米扁豆，一能养胃以除烦，一能舒脾以利脾，皆为轻平最和之味，余则兼苦兼辛兼淡，平虽不失，而气味夹杂，未可概作平补论耳。

——清·黄宫绣《本草求真·卷一·补剂·平补》

【提要】　本论主要阐述平补之法及其临床运用。黄宫绣在《本草求真·补剂·温中》中指出："补有宜于气血之中而不敢用过补之药者，其药必平必淡，是为平补之味。"平补之味，多是甘润和平之剂，多用于"补气而于血有损，补血而于气有窒，补上而于下有碍，补下而于上有亏，其症似虚非虚，似实非实"之证。

黄宫绣　补火

按李时珍云：命门为藏精系胞之物，其体非脂非肉，白膜裹之，在脊骨第七节两肾中，此火下通二肾，上通心肺，贯脑，为生命之源，相火之主，精气之府，人物皆有，生人生物，俱由此出。又按汪昂谓：人无此火，则神机灭息，生气消亡。赵养葵谓：火可以水折，惟水中之火不可以水折，故必择其同气招引归宅，则火始不上浮而下降矣。此火之所由补也。第世止知附、桂为补火之最，硫黄为火之精，越外毫不计及，更不知其附、桂因何相需必用。讵知火衰气寒而厥，则必用以附子；火衰血寒腹痛，则必用以肉桂；火衰寒结不解，则必用以硫黄；火衰冷痹精遗，则必用以仙茅；火衰疝瘕偏坠，则必用以胡巴；火衰气逆不归，则必用以沉香；火衰肾泄不固，则必用以补骨脂；火衰阳痿血瘀，则必用以阳起石；火衰风冷麻痹，则必用以淫羊藿；火衰风湿疮痒，则必用以蛇床子；火衰脏寒蛊生，则必用以川椒；火衰气逆呃起，则必用以丁香；火衰精涎不摄，则必用以益智。至于阳不通督，须用鹿茸以补之；火不交心，须用远志以通之；水窍不开，须用钟乳石以利之；气虚喘乏，须用蛤蚧以御之；精滑不禁，须用阿芙蓉以涩之，皆当随症酌与，不可概用。若使水火并衰，及或气陷不固，阴精独脱，尤当切禁，否则祸人反掌。

——清·黄宫绣《本草求真·卷一·补剂·补火》

【提要】　本论主要阐述"补火"是就补命门之火而言。黄宫绣在《本草求真·补剂·温中》中，提到"补之有宜于先天真火者，其药必燥必裂，是为补火之味"。补火之味，以"附桂为补火之最，硫黄为火之精"，至于具体药味的选择，当随火衰兼见之症状酌与。

黄宫绣　滋水

冯楚瞻曰：天一生水，故肾为万物之源，乃人身之宝也。奈人自伐其源，则本不固，而劳热作矣。热则精血枯竭，憔悴羸弱，腰痛足酸，自汗盗汗，发热咳嗽，头晕目眩，耳鸣耳聋，遗精便血，消渴淋沥，失音喉疮舌燥等症，靡不因是悉形，非不滋水镇火，无以制其炎烁之势。绣按：滋水之药，品类甚多，然终不若地黄为正。盖地黄性温而润，色黑体沉，可以入肾滋阴，以救先天之精。至于气味稍寒，能佐地黄以除骨蒸、痞、疟之症者，则有龟板、龟胶，胶则较板而更胜矣；佐地黄补肌泽肤，以除枯竭之症者，则有人乳、猪肉，肉则较乳而有别矣；佐地黄以通便燥之症者，则有火麻、胡麻，胡麻则较火麻而益血矣。至于水亏而目不明，则须佐以枸杞；水亏而水不利胎不下，则有佐于冬葵子、榆白皮；水亏而风湿不除，则有佐于桑寄生；

水亏而心肾不交，则有佐于桑螵蛸、龟板；水亏而阴痿不起，则有佐于楮实；水亏而筋骨不健，则有佐于冬青子；水亏而精气不足，则有佐于燕窝；水亏而血热吐衄，则有佐于干地；水亏而坚不软，则有佐于食盐；水亏而虚怯不镇，则有佐于磁石；水亏而气不收及血不行，则有佐于牛膝；水亏而噎隔不食，则有治于黑铅。但黑铅为水之精，凡服地黄而不得补者，须用黑铅镇压，俾水退归北位，则于水有补，然必火胜水润，方敢用此以为佐。若使水火并衰，则又当佐性温以暖肾脏，否则害人不轻。

——清·黄宫绣《本草求真·卷一·补剂·滋水》

【提要】 本论主要阐述"地黄为正"的滋水之法及水火病衰之证的治法。黄宫绣在《本草求真·补剂·温中》中，提到"补有宜于先天真水者，其药必滋必润，是为滋水之味"。滋水之药，品类众多，黄宫绣则以"地黄为正"，认为地黄性温而润，色黑体沉，可以入肾滋阴以救先天之精，其余滋水之味可根据证候配伍。另外，如果临床见水火并衰之证，则当在滋水的基础上，佐温肾之品以固护真阳。

❦ 黄宫绣 温肾 ❧

肾虚而在于火，则当用辛用热；肾虚而在于水，则当用甘用润；至于水火并衰，则药有难兼施，惟取其性温润，与性微温力专入肾者以为之补，则于水火并亏之体，自得温润调摄之宜矣。按：地黄体润不温，因于火日蒸晒而温，实为补水温肾要剂，其药自属不易。然有肝肾虚损，气血凝滞，不用杜仲、牛膝、续断、以通，而偏用肉桂、阳起石以燥；风湿内淫，不用巴戟天、狗脊以温，而偏用淫羊藿、蛇床子以燥；便结不解，不用苁蓉、肉、锁阳以温，而偏用火麻、枸杞、冬葵子以润；遗精滑脱，不用菟丝子、覆盆子、山茱萸、胡桃肉、锁锁、葡萄等药以收，而偏用粟壳、牡蛎等药以进；软坚行血，不用海狗肾温暖以润，而偏用食盐、青盐咸寒以投；补精益血，不用麋茸、鹿胶、犬肉、紫河车、何首乌等药以温，而偏用硫黄、沉香以胜；鬼疰蛊毒，不用獭肝温暖以驱，而偏用川椒、乌梅以制。凡此非失于燥，而致阴有所劫，即失于寒而致火有所害，岂温暖肾脏之谓哉？噫！误矣。

——清·黄宫绣《本草求真·卷一·补剂·温肾》

【提要】 本论主要阐述水火并衰之证当治以温润之法。黄宫绣所言温肾，是针对水火并衰之证而言。其在《本草求真·补剂·温中》中，提到"补有宜于水火之中而不敢用偏胜之味者，其药必温必润，是为温肾之味"。温润之品为之补，较之用辛用热，则不至于失于燥而伤阴。

5.1.7.2 治气

❦ 缪希雍 论治气三法药各不同 ❧

一、补气

气虚宜补之，如人参、黄芪、羊肉、小麦、糯米之属是也。

二、降气、调气

降气者，即下气也。虚则气升，故法宜降。其药之轻者，如紫苏子、橘皮、麦门冬、枇杷叶、芦根汁、甘蔗。其重者，如番降香、郁金、槟榔之属。调者，和也。逆则宜和，和则调也。其药如木香、沉水香、白豆蔻、缩砂蜜、香附、橘皮、乌药之属。

三、破气

破者，损也。实则宜破，如少壮人暴怒气壅之类，然亦可暂不可久。其药如枳实、青皮、枳壳、牵牛之属。

　　　　　　　　——明·缪希雍《神农本草经疏·卷一·续序例上·论治气三法药各不同》

【提要】　本论主要阐述治气三法各自所用药物。治气三法，言补气，降气、调气，破气，其用药各不相同。如：①补气法：主治气虚之证。气虚者补之，其用药多甘温、甘平，如人参、黄芪、羊肉等。②降气、调气法：主治气逆及气机失调证。降气，即下气，多用于降肺气、胃气，其用药有轻有重。轻者，轻降如紫苏子、橘皮，重降如降香、槟榔。调气，即疏理气机，主治气机失调证。药如木香、白豆蔻、香附、橘皮等。③破气法：主要针对气滞壅实或痞结之证。破气药，如枳实、青皮之类。破气之药，多服损气，故不宜久用。

徐春甫　治气药论

治气用气药，枳壳利肺气，多服损胸中至高之气。青皮泻肝气，多服损真气。木香行中、下焦气，香附快滞气，陈皮泻逆气，紫苏散表气，厚朴泻卫气，槟榔泻至高之气，藿香之馨香上行胃气，沉香升降真气，脑麝散真气，若此之类，气实所宜。其中有行散者，有损泄者，其过剂乎？用之能治气之标，而不能治气之本。其调气有木香，味辛气能上升，如转达而不达，固宜用之。若阴火冲上而用之，则反助火邪矣，故必用黄柏、知母，而少用木香佐之。

　　　　　　　　——明·徐春甫《古今医统大全·卷之九十四·本草集要（上）·治气药论》

【提要】　本论主要阐述理气药的类别和用法。治气用理气药，无论是泻肝气，行中下焦气，快滞气，泻逆气，散表气，泻卫气，泻至高之气，用药各有所宜。然而，气药多辛温香燥，多行散，不可过用、久用，以免损泄正气。同时，也应该避免助火邪，如"阴火冲上"者用木香，必当配伍滋阴降火之黄柏、知母。

梁学孟　诸气药性主治

枳壳利肺气，多服损胸中至高之气；青皮泻肝气，多服损真气；木香行中下焦气；陈皮泻逆气；紫苏散表气；厚朴泻胃气；槟榔泻至高之气；藿香行胃气；沉香降真气；麝脑散真气；香附快滞气。

膈塞腹满气：紫苏叶、青皮，大腹皮，厚朴、香附。

气盛少气：麦芽、砂仁、山楂。

气结胸胁不利咳嗽：瓜蒌、桑白皮（炒）。

郁气作痛：青皮、陈皮（去白）、延胡索、木香。

郁气胸隔作痛：香附子（童便浸炒）、川芎。

气盛久郁上下膈间，游走作痛，吞酸刺心嘈杂：细辛、山栀子（炒黑色）。

气郁胸中心下满闷：黄连（姜汁炒）、神曲（炒香）。

气病感寒作喘：苏子、麻黄、杏仁（去皮尖炒）荆芥穗。

病后气肿：大腹皮、五加皮、萝卜子（炒入）。

气病服诸气药不效：用破故纸（引气归肾经即效）。

诸气病木香不可无，然木香味辛，如气郁不达固宜用之，若阴火冲上而用之则反助火邪矣，故必用黄柏、知母而少用（以为使）。

解五脏结气：山栀子（炒黑为末，以姜汁同煎饮其效甚捷）。

开五脏郁气：苍术、香附、川芎、半夏、竹茹、山栀、枳壳、连翘、青皮、黄连、泽泻。

怒气调肝：柴胡、青皮（俱用醋炒）、枳壳、桔梗、白芍、半夏、白芥子、竹茹，木香、萝卜子。

腰疼气：木瓜、破故纸、枳壳。

上焦滞气：桔梗、黄芩、枳壳、香附、砂仁。

中焦滞气：厚朴、枳实、三棱、莪术。

下焦滞气：青皮、木香、槟榔。

水气面目浮：猪苓、泽泻、车前子、木瓜、葶苈、麦门冬。

气块有形：三棱，莪术。

诸气肿甚：用萝卜子甚效。

相火上冲气滞：知柏，芩连、香附（阴虚四物汤加知柏）。

小肠气：茴香、川楝子。

梅核气：桔梗、枳实。

——明·梁学孟《国医宗旨·卷之一·诸气药性主治》

【提要】 本论主要阐述诸气药性主治。气之为病，非止一端，有郁气，有滞气，有逆气，有中满气，有腹胀气等，其治法用药各不相同。论中提及的诸气药，有行散者，有损泄者，多为气实所宜；用之能治气之标，还需辨证配伍它药以治气之本。

黄宫绣 论气药*

气者，人身之宝，凡人五脏六腑，筋骨皮肉血脉，靡不本气以为迭运，则气关人甚重。又曰：百病皆生于气。又曰：气之源，发于肾，出于肺，统于脾，护于表，行于里。又曰：气有余便是火，气不足便是寒。又曰：诸气郁膹，皆属于肺。则气之见病甚多，而其治气之药亦复不少。姑以补气之剂为论，如人参、黄芪，是补肺气之不足也；白术，是补脾气之不足也；杜仲、鸡肉、山茱萸、续断，是补肝气之不足者也；龙眼肉，是补心气之不足者也；附子、肉桂、沉香、鹿茸、阳起石、仙茅、胡巴、硫黄、远志、石钟乳、蛤蚧、益智、补骨脂、丁香，是补肾气之不足者也；但蛤蚧则兼肺气以同理，益智则兼心脾冷痰以为逐耳，此补气诸药之各异也。诸气缺陷不升（气陷宜升），在肺，则有桔梗白党以为用；在脾，则有苍术以为理；在胃，则有干葛、升麻、檀香、白附以为投；在肝，则有柴胡、薄荷以为散；此升提诸气诸药之各异也。至于诸气不通（气塞宜通），在心与肺，则有宜于薰香、安息香；在脾，则有宜于甘松、木瓜、菖蒲、红豆蔻、木香、大蒜、胡荽，但木香则合肝气而皆通，大蒜则合胃气以同理，胡荽则合心气以皆治也；在肝，则有宜于川芎、香附，在表与胃与肺，则有宜于生姜、烟草；在诸窍，则有宜于麝香、苏合；在血脉，则有宜于诸酒；在通阳辟阴，则有宜于雄黄，此通气诸药之各异也。若使诸气窄胀，其言脾肺与肾，则有乌药可投；脾胃，则有藿香、神曲、荞麦可治；膀胱与肾，则有荔枝核可入，小肠，则有橘核、小茴可采；肝经寒窒，则有艾叶、吴萸可进；表里中外有形之气，则有槟榔可理；无形之气，则有大腹皮可施；此宽诸气诸药之各异也。气滞不通而泄（气滞宜泄），于肺，不得不用丁香、冬花、白牵牛、白前、女菀；于脾，不得不用山楂、郁李、姜黄；于肝，不得不用青皮、鹤虱、玄胡索，但须相症酌用，气逆不下而降（气升宜降）；在肺，无有过于马兜铃、青木香、旋覆花、瓜蒌、葶苈、苏子、莱菔子、杏仁、枇杷叶、补骨脂；在肠，无有过于荞麦；在肾，无有过于沉香、黑铅；在胃，无有过于续随子，但补骨脂降肺而更降肾，莱菔子降脾而更降肺之为异耳。气结不解而破（气坚宜破），在肺上膈，无有若于枳壳；在肺下膈，无有若于枳实；在肝气闭，无有若于三棱；在肝胃经络，无有若于山甲之为捷耳。他如气散气浮不敛（气散宜敛），有言粟壳、乌梅于肺最宜，龙骨、枣仁、白芍于肝最宜，蛤蜊牡蛎于肾最宜，木瓜则于脾胃肺又最宜也。气走不固（气脱宜固），则病皆属于肾，凡治所用胡桃、菟丝、覆盆、补骨脂、莲须、金樱子、山茱萸、五味子、葡萄、阿芙蓉、没石子、龙骨、牡蛎、沉香、灵砂、秦皮、石斛、桑螵蛸、芡实、诃子、石钟乳无不皆于肾理；惟有恶气内入（气恶宜辟），在胃与肾，则必用以良姜、甘松、大蒜、苍术、山柰以辟；在肺，则必用以生姜以辟；在肝，则必用以虎骨、蛇蜕、蜈蚣、胡荽、薰香及酒以辟；在诸窍，则必用以樟脑、苏合香以辟；在胃与肝，则有雄黄以辟；在外，则有排草以辟。若使时行瘴毒，则又更有草果、烟草、槟榔、贯众以辟矣。仍须分其寒恶、臭恶、湿恶、毒恶、邪恶以治。大约寒不外于生姜、良姜为辟，臭不外于胡荽薰香为辟，湿不外于苍术为辟，邪不外于樟脑苏合雄黄为辟，毒不外于蛇蜕蜈蚣虎骨为辟也。至于气浮不镇（气浮宜镇），总不越乎金石重坠之药以为之压；气急不舒（气急宜缓），总不越乎甘草等药以为之缓。凡此皆当审实以投。他如气寒宜散宜温，气热宜表宜清，气湿宜燥宜利，气燥宜滋宜润，气挟痰至宜开，气挟暑至宜消，亦何莫不本此理以为审治。昔人云：枳壳利肺气，多服损胸中至高之气；青皮泻肝气，多服能损真气；木香调诸经之气，兼泻肺，能使上焦之气下达，阴火上冲禁用；砂仁醒脾气而能上升，然后滞气得以下通；白豆蔻能泻肺气而使下行，然后阳气得以上达；香附快滞气；陈皮泄逆气；乌药、紫苏俱能散气，使浊从汗散也；厚朴升胃气；前胡下气推陈；槟榔泻至高之气，能使浊气下坠，后重有积者宜之；藿香、薰香上行胃气；沉香升降诸气；脑、麝散真气；苏子、杏仁下气润燥，气滞有火者宜之；豆蔻、丁、沉、檀、麝俱辛热，能散郁气，暴怒者宜用，积久成火者忌之。禀壮气实，气不顺而刺痛，枳壳、乌药可用，不愈，加木香；肥人气不顺而刺痛，二陈加厚朴、枳壳；气虚脉弱，异功散加枳壳、木香。若使药性不审，病症不识，而徒用以香燥，是殆速其毙耳！观此可为妄用气药者一箴。

——清·黄宫绣《本草求真·附：主治卷下·六淫病证主药·气》

【提要】 本论主要阐述诸气病症主治药。作者将气药分为气虚宜补、气陷宜升、气塞宜通、气窄宜宽、气实宜泄、气升宜降、气坚宜破、气散宜敛、气脱宜固、气恶宜辟、气浮宜镇、气急宜缓等类别，并各举其药例。论中强调指出，"药性不审，病症不识，而徒用以香燥……

为妄用气药者一箴"。

唐容川　论降气药[※*]

问曰：凡降药皆沉入中下焦，其上焦逆气，何以降之哉？答曰：降药虽沉，然未有不由上焦而下者也，故赭石能从上焦以坠镇，槟榔能兼利胸膈。大抵气性重且速者，直达下焦，而不能兼利上焦；气味轻且缓者，则皆能降利上焦。葶苈泻肺；杏仁利肺；射干微苦，利喉中痰；厚朴花性轻，利膈上气；川贝母色白性平，利胸肺之痰气；旋覆花味咸质轻，故润肺降痰；陈皮之气味不轻不重，故可降上焦，可降中焦。惟木香气浮味沉，上中下三焦皆理。他如性之重者，橘核、楂核、荔枝核皆专治下焦之气，性之速者，如大黄、巴豆、牛膝则直走下焦，同一行气又别其轻重浮沉，用之得当，自无谬差。

——清·唐容川《本草问答·卷上》

【提要】　本论主要阐述上中下三焦降气之药。唐容川认为，沉降药皆是由上焦沉入中下焦。一般规律是：气性厚重且速者，直达下焦，而不能兼利上焦；气味轻且缓者，则皆能降利上焦；气味不轻不重者，则可降上焦，可降中焦。木香一味，较为特殊，因为气浮而味沉，故能通理上中下三焦。橘核、楂核、荔枝核，则专治下焦之气；而大黄、巴豆、牛膝之类性速，则直走下焦。

5.1.7.3　治血

徐春甫　治血药论

治血用血药，四物汤之类是也。请陈其气味专司之要。川芎，血中之气药也，通肾经，性味甘寒，能生真阴之虚也。当归分三治，血中主药也，通肝经，性味辛温，能活血，各归其经也。芍药阴分药也，通肝经，性味酸寒，能和血，治血虚腹痛也。若求阴药之属，必于此而取则焉。若治者随经损益，损其一二之所宜，为主治可也。此特论血病而求血药之属耳。若虚血弱，又当长沙，血虚以人参补之，阳旺则生阴血也。若四物者，独能主血分受伤，为气不虚也。辅佐之属，若桃仁、红花、苏木、血竭、牡丹皮者，血滞所宜。蒲黄、阿胶、地榆、百草霜、棕榈炭者，血崩所宜。乳香、没药、五灵脂、凌霄花者，血痛所宜。苁蓉、锁阳、牛膝、枸杞子、益母草、夏枯草、败龟板者，血虚所宜。乳酪、血液特物，血燥所宜。干姜、肉桂，血寒所宜。生地黄、苦参，血热所宜。此特取其证治大略耳，余宜触类而长之也。

——明·徐春甫《古今医统大全·卷之九十四·本草集要（上）·治血药论》

【提要】　本论主要阐述治血辨证用药大略。血病求血药，如：川芎为血中之气药，能通行气血；当归行血补血，为血中主药；芍药为阴分药，能和血养血。此三味，为血药中治血之要药。然而，血病其成因不同，当根据血滞、血崩、血痛、血虚、血燥、血热等病机与证候，于血药之外选取相应的药物以治本。

张介宾 论血证用药*

凡治血证，须知其要，而血动之由，惟火惟气耳。故察火者，但察其有火无火，察气者，但察其气虚气实，知此四者而得其所以，则治血之法无余义矣。详列如下：

一、凡诸口鼻见血，多由阳盛阴虚，二火逼血而妄行诸窍也，悉宜以一阴煎加清降等剂为主治。盖血随气上则有升无降，故惟补阴抑阳，则火清气降而血自静矣。此治阳盛动血之大法也。

一、火盛逼血妄行者，或上或下，必有火脉火证可据，乃可以清火为先，火清而血自安矣。宜芩、连、知、柏、玄参、栀子、童便、犀角、天花粉、生地、芍药、龙胆草之属，择而用之。如阳明火盛者，须加石膏；三焦热极，或闭结不通者，须加大黄；如热壅于上，火不能降者，于清火药中，须加泽泻、木通、栀子之属导之泄之，则火可降，血可清也。然火有虚实，或宜兼补，或宜兼清，所当酌也。若以假火作真火，则害不旋踵矣。

一、气逆于脏，则血随气乱而错经妄行，然必有气逆喘满，或胸胁痛胀，或尺寸弦强等证，此当以顺气为先，宜陈皮、青皮、杏仁、白芥子、泽泻之属主之。有火者，宜栀子、芍药之类，兼以平肝；无火者，宜香附、乌药、干姜、郁金之属用行阴滞。然此必气实多逆者，乃堪用此。盖气顺则血自宁也。其或实中有虚，不堪消耗者，则或宜暂用，或酌其佐使，不可拘也。

一、凡火不盛，气不逆，而血动不止者，乃其元阴受损，营气失守，病在根本而然。《经》曰：起居不节，用力过度，则络脉伤，阳络伤则血外溢，血外溢则吐衄，阴络伤则血内溢，血内溢则后血。此二言者，最得损伤失血之源。故凡治损伤无火无气而血不止者，最不宜妄用寒凉以伐生气，又不宜妄用辛燥以动阳气。盖此二者，大非真阴亏损者所宜，而治此之法，但宜纯甘至静之品培之养之，以完固损伤，则营气自将宁谧，不待治血而自安矣。且今人以劳伤而病者多属此证，若不救根本，终必败亡。方列后条，用宜详酌。

一、吐血失血等证，凡见喘满、咳嗽，及左右腔膈间有隐隐胀痛者，此病在肺也。若胸膈膻中之间觉有牵痛，如缕如丝，或懊憹嘈杂有不可名状者，此病在心主包络也。若胸腹膨膨，不知饥饱，食饮无味，多涎沫者，此病在脾也。若胁肋牵痛，或躁扰喘急不宁，往来寒热者，此病在肝也。若气短似喘，声哑不出，骨蒸盗汗，咽干喉痛，动气忡忡者，此病在肾也。若大呕大吐，烦渴头痛，大热不得卧者，此病在胃也。于此而察其兼证，则病有不止一脏者，皆可参合以辨之也。其于治法，凡肺病者，宜清降不宜升浮。心主病者，宜养营不宜耗散。脾病者，宜温中不宜酸寒。肝病者，或宜疏利，或宜甘缓，不宜秘滞。肾病者，宜壮水，宜滋阴，不宜香燥克伐。胃病者，或宜大泻，或宜大补，当察兼证虚实，勿谓阳明证尽可攻也。

一、治血之药，凡为君为臣，或宜专用，或宜相兼，病有浅深，方有轻重。其间参合之妙，固由乎人，而性用之殊，当知其类，故兹条列于下：

血虚之治有主者，宜熟地、当归、枸杞、鹿胶、炙甘草之属。

血虚之治有佐者，宜山药、山茱萸、杜仲、枣仁、菟丝子、五味子之属。

血有虚而微热者，宜凉补之，以生地、麦冬、芍药、沙参、牛膝、鸡子清、阿胶之属。

血有因于气虚者，宜补其气。以人参、黄芪、白术之属。

血有因于气实者宜行之降之。以青皮、陈皮、枳壳、乌药、沉香、木香、香附、瓜蒌、杏仁、前胡、白芥子、海石之属。

血有虚而滞者，宜补之活之。以当归、牛膝、川芎、熟地、醇酒之属。

血有寒滞不化及火不归原者，宜温之。以肉桂、附子、干姜、姜汁之属。

血有乱动不宁者，宜清之和之。以茜根、山楂、丹皮、丹参、童便、贝母、竹沥、竹茹、百合、茅根、侧柏、藕汁、荷叶蒂、柿霜、桑寄生、韭汁、萝卜汁、飞罗面、黑墨之属。

血有大热者，宜寒之泻之。以黄连、黄芩、黄柏、知母、玄参、天花粉、栀子、石膏、龙胆草、苦参、桑白皮、香薷、犀角、青黛、童便、槐花之属。

血有蓄而结者，宜破之逐之。以桃仁、红花、苏木、玄胡、三棱、蓬术、五灵脂、大黄、芒硝之属。

血有陷者，宜举之。以升麻、柴胡、川芎、白芷之属。

血有燥者，宜润之。以乳酪、酥油、蜂蜜、天门冬、柏子仁、苁蓉、当归、百合、胡桃肉之属。

血有滑者，宜涩之止之。以棕灰、发灰、白及、人中白、蒲黄、松花、百草霜、百药煎、诃子、五味子、乌梅、地榆、文蛤、川续断、椿白皮之属。

血有涩者，宜利之。以牛膝、车前、茯苓、泽泻、木通、瞿麦、益母草、滑石之属。

血有病于风湿者，宜散之燥之。以防风、荆芥、葛根、秦艽、苍术、白术、半夏之属。

一、治血之剂，古人多以四物汤为主，然亦有宜与不宜者。盖补血行血无如当归，但当归之性动而滑，凡因火动血者忌之。因火而嗽，因湿而滑者，皆忌之。行血散血无如川芎，然川芎之性升而散，凡火载血上者忌之。气虚多汗，火不归原者，皆忌之。生血凉血无如生地，敛血清血无如芍药，然二物皆凉，凡阳虚者非宜也，脾弱者非宜也，脉弱身凉，多呕便溏者，皆非宜也。故凡四物汤以治血者，不可不察其宜否之性。

——明·张介宾《景岳全书·卷之三十·杂证谟·血证·论治》

【提要】 本论主要阐述诸血证治法、用药之大略。其中，最为可贵的是，张介宾总结性地提出"火"与"气"为血动之主由；治血之法、用药之要，皆当求之于此二者，即所谓"察火者，但察其有火无火；察气者，但察其气虚气实"。当然，血证有火无火、气虚气实之间，又有相兼、夹杂之证，故治血之药的运用之妙，又在于参合病机、证候以配伍。文中之论，例甚详，可细参。

梁学孟 失血各经药性主治

咸走血，血病无多食咸物。

胃经血：山栀子、大黄。清气，加粉葛。

肝经血：条芩（酒炒）、韭汁、童便、牡丹皮、郁金、山茶花、黄柏（蜜炙）、侧柏叶、清气柴胡。

心经血：黄连（炒）、当归、青黛、阿胶、熟地，清气麦门冬。

肾经血：玄参、黄柏、天门冬、麦门冬、贝母、桔梗、百部、远志、熟地、清气知母。

脾经血：百合、葛根、黄芪、黄连、当归、甘草、白术、山药，清气白芍、升麻、山栀子、黄芩、芍药、生地、紫菀、丹参，阿胶。

肺经血：天门冬、片芩、山栀子、百部、犀角、清气石膏。

三焦涌血（血来涌者，多出自三焦火盛）：地骨皮，清气连翘。

胆经血（口吐苦汁，乃胆经血也）：淡竹叶，清气柴胡。

心胞络血：倍牡丹、茅根（紫黑色，唾之，小腹胀痛者是也），清气麦门冬。

大肠便血：炒山栀、槐花、地榆、百草霜、条芩，清气连翘。

小肠溺血：炒山栀子、木通、车前子、小蓟、黄连、琥珀、滑石、蒲黄、淡竹叶、藕节、清气赤茯苓。

膀胱尿血：牛膝、茅根、黄柏，清气滑石、琥珀。

积热：加大黄、芒硝、犀角、薄荷、生地、玄参。

瘀血死血：藕节汁、茅根、桃仁、韭汁、红花。

吐血不止：加桃仁、红花、大黄。

诸血症阿胶不可无。

——明·梁学孟《国医宗旨·卷二·失血各经药性主治》

【提要】　本论主要阐述失血各经主治用药。失血之证，有上溢、下渗、外溢、内溢者，症状有咳血、吐血、衄血、溺血、便血等不同。临床可通过经络脏腑辨证，明确病变之所属；还需要明确其寒、热、虚、瘀之病因病机，用药方为周全。梁学孟还强调"诸血症阿胶不可无"，指明了阿胶为血证之要药。

梁学孟　失血分经引用便览

《经》云：善治血者，先清气。盖气清则血和，气浊则血乱故妄行也。血赤色者乃心经血也，倍加当归、熟地黄，以生心血，用青黛以降心火，用阿胶以散心血，用麦门冬以清心气。

小便混浊溺血者，此小肠血也，加炒山栀子以清小肠血，用木通以泻小肠火，用黄连清心以治小肠之源，用琥珀、滑石以通小肠之气，用蒲黄、竹叶、藕节之类以散小肠之血，用赤茯苓以清小肠之气。

吐血青紫色者，乃肝经血也，四物汤内倍牡丹皮引血使归肝经，不致妄行，酒炒条芩以降肝火，用韭汁、童便，侧柏以散肝血，用郁金以达肝气，用蜜炙黄柏滋肾以培肝之源，用柴胡以清肝之气。

吐血兼呕苦汁者，此胆经血也。用淡竹叶以降胆火，用柴胡以清胆气。

吐血黑色者，乃肾经血。用黄柏以滋肾水，用玄参以泻肾火，用天冬、麦冬、贝母以清肾血，用熟地黄、远志以生肾血，用知母以清肾气。

吐紫黑色血，唾之小腹胀疼者，此命门心包络血也。四物汤内，倍加牡丹皮以清命门之血，用茅根以泻命门之火，用麦冬以清命门之气。

吐血中多兼白痰，咳而声嘶者，此肺经血也。倍用天门冬以润肺金，用片黄芩以降肺火，用山栀子、百部、升麻、白芍、生地，以泻肺气，用紫菀、阿胶，以清肺热，用石膏以清肺气。

吐血兼大便血者，此大肠血也。四物内加条芩以降大肠火，用山栀子、百草霜以清大肠之血，用炒槐花、地榆以散大肠之血，用连翘以清大肠之气。

吐血兼黄痰稠浊者，此脾经血也。加白术、山药、甘草以养脾之本，用当归、黄连以清脾之血，用黄芪以开脾之气，用百合、粉葛以清脾之热，用白芍以清脾之气。

吐血多作呕逆，不纳饮食者，此胃脘血也。主方内加山栀子以清胃脘之血，用酒大黄以引胃火下行，用粉葛以清胃之气。

吐血涌出过多者，此三焦火盛也。主方内加地骨皮以泻三焦之火，用连翘以清三焦之气。

尿血茎中痛甚者，此膀胱经血也。用川牛膝、黄柏以降膀胱之火，用茅根以清膀胱之热，用滑石、琥珀以清膀胱之气。

　　　　　　　　　　——明·梁学孟《国医宗旨·卷二·失血分经引用便览》

【提要】　本论主要阐述吐血、尿血等失血证的辨证论治，具体论及出血的部位、脏腑经络所主、病机、证候、治法与方药。如同属吐血，吐血青紫色者为肝经血，吐血中多兼白痰、咳而声嘶者为肺经血，而吐血兼大便血者为大肠血，吐血多作呕逆、不纳饮食者为胃脘血等。在治疗方面，主要根据脏腑经络所主、病机及证候等选用方药。一则在于有的放矢，一则有助于引血归经。

黄宫绣　论理血药*

　　血者，人身之液。有血则筋骨、脏腑皆得受其灌溉而成形，无血则形色枯槁而即死矣！玩书所论补血之剂，多以古方四物为要，盖以营中之血，非此不能以生。讵知血属有形，凡有形之物，必赖无形之气以为之宰，故参芪最为生血要药。《经》曰：阳生则阴长。职是故耳。且血寒则血不归，血热则血不活，血凝则血不散不止，血积则血不下不破。如温血则以桂心为最，凡乳香、泽兰、鸡苏、百草霜、天仙藤、骨碎补等药皆属温类，但须看其形症以施，而不可以概用耳。凉血则以生地、红花、紫草为最，凡赤芍、地榆、槐角、侧柏叶、银柴胡、蒲公英、卷柏等药皆属凉类，仍须看其兼症兼脉以审，而不可以妄用耳。破血下血，则以桃仁、三七、水蛭、虻虫、䗪虫、螃蟹等药为最，凡郁金、姜黄、蒲黄、紫菀、血竭、归尾、苏木、瓦楞子、花蕊石、斑蝥、茜草、紫参、郁李仁等药皆属破类，但须看其形症浅深，而不可以竟用耳。若属血瘀不散（散血），则有石灰、谷精草等药可施；血出不止（止血），则有炙卷柏、伏龙肝、黑姜、炒艾叶、炒蒲黄、栀子、石脂、白及、花蕊石、青黛、百草霜、炒侧柏、王不留行、刘寄奴等药可治，但须分其内外，别其微甚，审其经络以为权衡，则治始无差，而不致有鱼鲁之混矣。独惜今之补血，多以四物为主（须看柯琴、吴鹤皋、张璐、张介宾诸家注解四物汤说自明），凉血多以生地、犀角、栀、连、芩、柏为要，止血多以卷柏、侧柏叶为尚，破血多以桃仁、红花为施。至于温血之理，绝不讲究，及补血止血，多责于气之义，绝不体会，是徒得乎治血之名，而未审乎治血之实也。

　　　　　　　　　　——清·黄宫绣《本草求真·附：主治卷下·六淫病证主药·血》

【提要】　本论主要阐述血药之属。血虚有补血、生血药，血瘀有活血、散血、破血药，而寒凝血滞则有温经通络药，血热有凉血药，出血又有止血之药。另外，又当根据血与气、血与脏腑经络之间的关系，同时审其形症、兼症、兼脉以为权衡。

黄宫绣　论温血药*

　　人身气以卫外，血以营内，有气以统血，则血始能灌溉一身，而凡目得藉血以视，耳得藉血以听，手得藉血以摄，掌得藉血以握，足得藉血以步者，靡不本其气之所运；有血以附气，则气始能升降出入，而凡伎巧能强，治节能出，水谷能腐，谋虑能断，二便能通，万事能应者，靡不本其血之所至，此有血不可无气以统，而有气不可无血以附也。第血有盛于气，则血泣而不流，故有必用温暖之药以行之。气胜于血，则血燥而不通，故有必赖清凉之药以行之；若使气血并胜，挟有积热，而致瘀块不消，根深蒂固，经年累月不愈者，则又不得不赖破气损血之药以下，俾气血无乖，而病自可以愈。又按血盛于气，则气失其所司，而血愈寒愈滞，故凡用药治血，必得其气稍厚以为之主，而凡味厚气薄之品，自不得以相兼。如血有凝于肝，症见恶寒战栗，其可不用肉桂以治乎？风郁血闭，其可不用川芎以治乎？肌肤灼热、吐衄、肠风，其可不用荆芥以治乎！经闭不通，其可不用苍耳子以治乎？阴肿、崩、瘕，其可不用海螵蛸以治乎？目翳不散，其可不用谷精草、兔屎以治乎？风痹、乳阻，其可不用王不留行以治乎？恶露不净，其可不用大、小蓟以治乎？血晕血滞，其可不用沙糖以治乎？此肝经血滞之当温也。若使肝经血滞，而更见有脾气不运，则伏龙肝似不能离；肌肉不生，则白蜡似不能舍；水肿、癥瘕，则泽兰似不能却；蛊毒恶气，则百草霜似不能去；子肿不消，则天仙藤似不能别；胃滞不通，则韭菜汁似不可废；血脉不通，周身痛痹，则酒酿似不能除；肌肉不生，目翳不开，则炉甘石似不能少；血脱不固，溃疡肉消，则赤石脂似不能削。是症有兼脾胃如此，且或见有心腹卒痛，则延胡索不得不用；神气不畅，则安息香不得不急；骨碎血瘀，则骨碎补不得不进，是症有兼心肺者又如此矣。若于肝经血滞而更见有鼻衄、血脱之不得不用乌墨以止，筋骨血瘀之不得不用续断以通，肺痿、血痢之不得不用鸡苏以散，肾寒血瘀之不得不用阳起石以宣，目赤、精遗之不得不用白蒺藜以解，督脉不通之不得不用鹿茸以温，瘀块坚硬、疝癖、尪羸之不得不用海狗肾以软，是症有兼肾经者又如此矣。至于心经血滞，而症见有疝癖冷痛，在书已有桂心可用；见有痈疡痛迫，在书已有乳香可除。凡此止就温血大概，略为分晰，而究其要，则又在临症审脉，分别无差，庶于用药治血之理，自不致有天渊之隔矣。

——清·黄宫绣《本草求真·卷七·血剂·温血》

【提要】 本论主要阐述温血药之大略。黄宫绣指出："血有盛于气，则血泣而不流，故有必用温暖之药以行之。"血得热则行，得寒则凝，脉道凝泣，必须统藉温通辛散之力，方能疏利。血气寒滞，有凝于肝、风郁血闭、风痹乳阻、血晕血滞、血脉不通，而周身痛痹、筋骨血瘀、瘀块坚硬等不同见证，其用药"必得其气稍厚以为之主"的基础上，又在"临症审脉，分别无差"。总之，血寒自当用温，温血即为温通之药味通滞化瘀。

黄宫绣 论凉血药[*]

血寒自当用温，血热自当用凉。若使血寒不温，则血益寒而不流矣；血热不凉，则血益结而不散矣。故温血即为通滞活瘀之谓，而凉血亦为通滞活瘀之谓也。第书所载凉血药味甚多，然不辨晰明确，则用多不合。如血闭经阻，治不外乎红花；毒闭不解，治不外乎紫草，此定法也。然有心胃热极，症见吐血，则又不得不用犀角；心脾热极，症见喉痹，不得不用射干；肝胃热极，症见呕吐血逆，不得不用茅根；肠胃热极，症见便血，不得不用槐角、地榆；心经热极，症见惊惕，不得不用辰砂。且痈肿伤骨，血瘀热聚，无名异宜矣；毒盛痘闭，干红晦滞，猪尾血宜矣；目盲翳障，血积上攻，夜明沙、谷精草、青鱼胆宜矣；瘀血内滞，关窍不开，发余宜矣；肝木失制，呕血过多，侧柏叶宜矣；火伏血中，肺痈失理，凌霄花宜矣；肝胃血燥，乳痈淋闭，蒲公英宜矣。至于肠红脱肛，血出不止，则有炒卷柏可治；血瘕疝癖，经闭目赤，则有赤芍药可治；诸血通见，上溢不下，则有生地黄可治；心肾火炽，血随火逆，则有童便可治；肝肾火起，骨蒸血结，则有童便可治。其他崩带、惊痫，噎膈、气逆之有赖于代赭石，湿热下注、肠胃痔漏之有赖于刺猬皮，血瘀淋滴、短涩溺痛之有赖于琥珀，心肝热极恶疮、目翳之有赖于龙胆，齿动须白、火疮红发之有赖于旱莲草。亦何莫不为通瘀活血之品？但其诸药性寒，则凡血因寒起，当知所避，慎不可妄见血闭，而即用以苦寒之味以理之也。

——清·黄宫绣《本草求真·卷七·血剂·凉血》

【提要】　本论主要阐述凉血药之大略。血热自当用凉，即为用凉血之味通滞化瘀。此外，黄宫绣在《本草就真·血剂·温血》中又说："气胜于血，则血燥而不通，故有必赖清凉之药以行之。"也是指凉血药的应用而言。凉血药味甚多，需辨证配伍为用。黄宫绣列举了不少用药例，有定法，有活法，医者当知。

黄宫绣　论下血药*

血为人身之宝，安可言下？然有血瘀之极，积而为块，温之徒以增热，凉之或以增滞，惟取疏动走泄，苦咸烈毒之品，以为驱逐，则血自尔不凝。按书所载破血下血，药类甚众，要在审症明确，则于治方不谬。如症兼寒兼热，内结不解，则宜用以莪术、桃仁、郁金、母草以为之破，取其辛以散热，苦以降结之意也；瘀气结甚，则宜用以斑蝥、干漆以为之降，取其气味猛烈，得以骤解之意也；寒气既除，内结滋甚，则宜用以丹参、郁李、没药、姜黄、三七、紫菀、柴紫参、贯众以为之下，取其苦以善降，不令内滞之意也；寒气既除，瘀滞不化，则宜用以蒲黄、苏木以为之疏，取其气味宣泄，不令郁滞之意也。至有借食人血以治血，则有虻虫、水蛭可用；借其咸味引血下走，则有茜草、血竭、瓦楞、紫贝、䗪虫、鳖甲可取；借其质轻灵活不滞，则有莲藕、花蕊石可投；借其阴气偏布可解，则有螃蟹、蚯蚓可啖；借其酸涩咸臭以解，则有皂矾、五灵脂可入。惟有苦温而破，则又更有刘寄奴等味，但刘寄奴、自然铜、古文钱、三七、血竭、没药、䗪虫则于跌仆损伤而用，蚯蚓则于解毒而用，丹参则于血瘀神志不安而用，水蛭、虻虫、桃仁，则于蓄血而用，花蕊石则于金疮血出而用，五灵脂、益母草、蒲黄则于妇人血滞而用，茜草则于妇人经闭不解而用，瓦楞子则为妇人块积而用，斑蝥则为恶疮、恶毒而用，郁金则为血瘀胞络、痰气积聚而用，莪术则为血瘀积痛不解而用，郁李仁则为下气行水破血而用，干漆则为铲除老血、蛊、积而用，紫贝则为血、蛊、水积而用，贯众则为时行不正而用，鳖甲则为劳热骨蒸而用，紫参则为血痢、痈肿而用，姜黄则为脾中血滞而用，苏木则为表里风起而用，皂矾则为收痰、杀虫除湿而用，生藕则为通调津液而用也。至于斑蝥、干漆、三七、水蛭、虻虫、䗪虫、螃蟹、瓦楞子、花蕊石，尤为诸剂中下血败血之最，用之须当审顾，不可稍有忽略，以致损人元气于不测中也！

——清·黄宫绣《本草求真·卷七·血剂·下血》

【提要】　本论主要阐述下血、破血药之大略。血瘀之极，积而为块，可取下血、破血药以泄血滞、祛瘀结。黄宫绣在《本草就真·血剂·温血》中指出："若使气血并胜，挟有积热，而致瘀块不消，根深蒂固，经年累月不愈者，则又不得不赖破气损血之药以下，俾气血无乖，而病自可以愈。"此亦是就下血药而言。此书所载破血下血药甚多，其中的"斑蝥、干漆、三

七、水蛭、虻虫、䗪虫、螃蟹、瓦楞子、花蕊石，尤为诸剂中下血败血之最"，临证用之当审慎，以免损人元气。至于其他下血药物，要在审证明确，则于治方不谬。

5.1.7.4　发散

黄宫绣　散寒

凡病伤于七情者宜补，伤于六淫者宜散宜清。伤于七情者宜补，则补自有轻重之分，先天后天之别。伤于六淫者宜散，则散自有经络之殊，邪气之异。如轻而浅者，其邪止在皮毛，尚谓之感，其散不敢过峻。若至次第传变，则邪已在于经，其散似非轻剂可愈。迨至愈传愈深，则邪已入不毛，其邪应从下夺，又非散剂所可愈矣。是以邪之本乎风者，其散必谓之驱，以风善行数变，不驱不足御其奔迅逃窜之势也。邪之本于寒者，其散止谓之散，以寒凝结不解，不散不足启其冰伏痞塞之象也。邪之得于雾露阴寒之湿者，其邪本自上受，则散当从上解，而不得以下施。邪之渐郁而成热者，其散当用甘平辛平，而不可用辛燥。至于邪留于膈，欲上不上，欲下不下，则当因高而越，其吐之也必宜。邪固于中，流连不解，则当从中以散，其温之也必便。若使邪轻而感，有不得用峻劣之药者，又不得不用平淡以进，俾邪尽从轻散，而不致有损伤之变，此用散之概也。又按：阴盛则阳微，阳胜则阴弱，凡受阴寒肃杀之气者，自不得不用辛热以治，惟是邪初在表，而表尚有表中之表以为区别。如邪初由皮毛而入太阳，其症必合肺经并见，故药必先用以麻黄以发太阳膀胱之寒，及或佐以杏仁、生姜入肺，并或止用桔梗、紫苏、葱管、党参入肺之味以进。但杏仁则专入肺散寒下气止喘，生姜则专入肺辟恶止呕，葱管则专入肺发汗解肌，桔梗则专入肺开提肺中风寒、载药上浮，党参本于防风、桔梗伪造，则其气味亦即等于防风、桔梗以疏肺气。至于细辛、蔓荆，虽与诸药同为散寒之品，然细辛则宣肾经风寒，蔓荆则除筋骨寒湿及发头面风寒，皆非太阳膀胱专药及手太阴肺经药耳。他如白蔻、荜茇、良姜、干姜、川椒、红豆蔻气味辛热，并薰香气味辛平，与马兜铃、紫白石英、冬花、百部气味辛温，虽于肺经则治，然终非属入肺专品，所当分别而异视者也。

——清·黄宫绣《本草求真·卷三·散剂·散寒》

【提要】　本论主要阐述散剂和散寒之药的作用及特点。论中先论散剂，以散寒、驱风、散湿、吐散、温散、平散概之，内容宽泛，非单指表散而言；后论散寒之药，提出邪之本于寒者与寒凝结不解者，宜于散。散寒当分邪初在表，还是已由皮毛而入太阳，是否兼见肺经之症；又随着寒邪深入，传至何经，兼见何症，当分别而异视。从作者所论看，"散寒"不仅包括辛温解表之发散风寒，也涉及辛热散里寒，其"散寒"的范围较广。

黄宫绣　驱风

风为阳邪，寒为阴邪。风属阳，其性多动而变；寒属阴，其性多静而守。故论病而至于风，则症变迁而莫御，论药而至于风，则其药亦变迁而莫定矣。如肝属风，病发于风，则多由肝见症。乃有风不在肝，而偏在于肌肉之表，症见恶风自汗之当用桂枝以解其肌；风在太阳膀胱，症见游风攻头之当用以羌活；症见一身骨痛之当用以防风；症见风攻巅顶之当用以藁本者，有如斯矣。且有风在少阴肾经，症见伏风攻头之当用以独活。症见口干而渴之当用以细辛；与风在骨髓，症见痰迷窍闭之当用以冰片；风在皮肤骨髓，症见惊痫、疥癞之当用以白花蛇；风在关节，症见九窍皆闭之当用以麝香，症见风湿痹痛之当用以茵芋；风在经络，症见疮疡痈肿之当用以山甲，症见痰涎壅塞之当用以皂角；风在十二经络，症见顽痹冷痛之当用以威灵仙；风在肠胃，症见恶疮肿毒之当用以肥皂；风在阳明胃经，症见头面诸疾之当用以白附、白芷者，又如此矣。更有风热在肺，症见鼻塞鼻渊之当用以辛夷，症见目翳、眩晕之当用以甘菊，症见恶寒发热、无汗而喘之当用以杏仁，症见痈肿、疮毒之当用以牛蒡，症见喘嗽、体肿之当用以白前者，又如此矣。至于风已在肝，而症又挟有湿，则如秦艽既除肠胃湿热，又散肝经风邪，浮萍既入肝经散风，复利脾经之湿，海桐皮以疗风湿诸痛，豨莶草以治麻木痛冷，苍耳子以治皮肤疮癣，通身周痹，巴戟、狗脊、寄生以强筋骨之类，而葳蕤、萆薢、茵芋、白芷、白附之俦，风湿而治，可类推矣。风已在肝，而症见有热成，则如全蝎之治胎风发搐，钩藤之治惊痫瘛疭，蝉蜕之治皮肤瘾疹，薄荷之治咽喉口齿，石南叶之能逐热坚肾，决明子、木贼、蕤仁之治风热目翳之类，而辛夷、冰片、牛蒡之俦，风热以理，又可想矣。风病在肝而症见有痰气，则如南星之散经络风痰，天麻之治肝经气郁虚风，川芎之散肝经气郁之类，而麝香之俦，痰气并理，又可思矣。风病在肝而症见有风毒，则有如蛇蜕之能杀虫辟恶，蜈蚣之能散瘀疗结之类，而山甲、草乌、牛蒡、肥皂之俦，风毒以理，又其余矣。风病在肝而更见有寒湿之症，则有宜于蔓荆、僵蚕、五加皮、乌尖附之类，但其功用治效，则有殊矣。风病在肝而症见有骨痿不坚之症，则有宜于虎骨、虎胶之类，但其气味缓急，则有间矣。至于风病在肝而症见有肌肤燥热，则不得不用荆芥以达其肤而疏其血；风病在肝而症见有疮疥目赤，则不得不用蒺藜以散其风而逐其瘀；风病在肝而症见有湿热燥痒，则不得不用芜荑以泄其湿。要皆随症审酌以定其趋，但其理道无穷，变化靡尽，其中旨趣，在于平昔细为体会，有非仓卒急迫所能得其精微也。

——清·黄宫绣《本草求真·卷三·散剂·驱风》

【提要】 本论主要阐明驱风药的作用及特点。黄宫绣认为，风邪善行而数变，不驱不足御其走窜之势，故谓之"驱风"。风为百病之长，症状多端、证候变幻莫测，而其用药亦变迁而莫定。然而，其用药还是有一定规律可循的，以"风之所在"为辨：病发于风，多由肝而见肝证，亦常可兼见挟热、湿、痰气、郁、虚风等；有风不在肝，而偏在于肌肉之表，有风在太阳膀胱，在皮肤骨髓，在关节，在经络等之不同，"要皆随症审酌以定其趋"。黄宫绣所举药例十分详尽，临证可参考。

❧ 黄宫绣 散热 ❧

热自外生者宜表宜散，热自内生者宜清宜泻。热自外生而未尽至于内者宜表宜散，热自内成而全无表症者宜攻宜下。凡人感冒风寒，审其邪未深入，即当急撤其表，俾热仍从表解，不得谓热已成，有清无散，而不用表外出也。第热之论乎散者，其法不一。有止就热以言散者，如升麻之升诸阳引热外出，干葛之升阳明胃气引热外出，柴胡之升少阳胆热外出，淡豆豉之升膈热外出，夏枯草之散肝热外出，野菊花之散肝肺热外出也；有合风热以言散者，如辛夷能散肺经风热，冰片能散骨蒸风热，木贼能散肝胆风热，蕤仁、决明子、炉甘石、薄荷能散肝经风热也；有合湿热而言散者，如芜荑能散皮肤骨节湿热，香薷能散肺胃心湿热是也；有就风火热毒而言散者，如蟾蜍、蟾酥之能升拔风火热毒外出是也；有就血热而言散者，如石灰能散骨肉皮肤血热，谷精草能散肝经血热也。至于热结为痰，有藉吐散，如木鳖则能引其热痰成毒结于胸膈而出，瓜蒂则能引其热痰结于肺膈而出，胆矾则能引其风热之痰亦结在膈而出也。若使表症既罢，内症已备，则又另有法在，似无庸于琐赘。

——清·黄宫绣《本草求真·卷三·散剂·散热》

【提要】 本论主要阐述散热药的作用及特点。热邪袭表、热自外生而未尽至于内者，宜表宜散。黄宫绣列举出了止就热以言散者，以及合风热、合湿热、就风火热毒、就血热而言散者的代表药物。黄宫绣虽言"热自内生者宜清宜泻"，实际在散热时，也常有藉于寒凉清、泻的药物。另外，需要注意的是"邪之渐郁而成热者，其散当用甘平辛平，而不可用辛燥"。本论之末，黄宫绣将木鳖、瓜蒂、胆矾之吐散热结之痰，亦纳入散热剂，此似"解散"而非"发散"之义。

黄宫绣 平散

药有平补，亦有平散。补以益虚，散以去实。虚未甚而以重剂投之，其补不能无害。实未甚而以重剂散之，其散更不能无害矣。如散寒麻黄，散风桂枝，散湿苍术，散热升葛，散暑香薷，散气乌药，皆非平者也。乃有重剂莫投，如治风与湿，症见疥癣周痹，止有宜于苍耳子；症见瘙痒消渴，止有宜于蚕沙；症见麻木冷痛，止有宜于豨莶；症见肤痒水肿，止有宜于浮萍；症见目翳疳蚀，止有宜于炉甘石，皆能使其风散湿除。又如治风与热，症见目翳遮睛、烂弦胞肿，止有宜于甘菊、蕤仁、木贼；症见风热蒸腾，肾阴不固，止有宜于石南叶，皆能使其风熄热退。又如治寒与热，症见咳嗽不止，止有宜于冬花；症见头面风痛，止有宜于荷叶；症见肺热痰喘，声音不清，止有宜于马兜铃；症见寒燥不润，止有宜于紫、白石英；症见肝经郁热不散，止有宜于夏枯草；症见风寒湿热脚气，止有宜于五加皮；症见风寒痰湿，止有宜于僵蚕，皆能使其寒热悉去。至于治气，则又止用橘皮之宣肺燥湿，青皮之行肝气不快，神曲之疗六气不消，槟榔、大腹皮之治胸腹痞胀，白及之散热毒而兼止血，野菊花之散火气、痈毒疔肿、瘰疬、目痛，青木香之除风湿、恶毒、气结，皆能使其诸气悉消。凡此药虽轻平，而用与病符，无不克应，未可忽为无益而不用也。

——清·黄宫绣《本草求真·卷三·散剂·平散》

【提要】 本论主要阐述平散药的作用及特点。平散是相对于散剂之重剂而言。黄宫绣认为，散寒麻黄，散风桂枝，散湿苍术，散热升葛，散暑香薷，散气乌药，皆为重剂散之。当"实未甚"时，其散不宜过峻，可"用平淡以进，俾邪尽从轻散，而不致有损伤之变"。如论中提到的苍耳子治风与湿，蚕沙治瘙痒、消渴，浮萍治肤痒、水肿，僵蚕用治风寒、痰湿，野菊花之散火气等等，皆为平散。

5.1.7.5 泻实

黄宫绣 泻热

《内经》：帝曰：人伤于寒而传为热，何也？岐伯曰：寒气外凝内郁之理，腠理坚致，玄府闭密，则气不宣通，湿气内结，中外相薄，寒盛热生。观此则知热之由作，悉皆外邪内入而热，是即本身元阳为邪所遏，一步一步而不得泄，故尔变而为热耳。然不乘势以除，则热更有进而相争之势，所以古人有用三黄石膏，及或大小承气，无非使其热泻之谓。余按：热病用泻，考之方书，其药甚众，然大要在肺则止用以黄芩、知母，在胃则止用以石膏、大黄、朴硝，在心则止用以黄连、山栀、连翘、木通，在肝则止用以青黛、龙胆，在肾则止用以童便、青盐，在脾则止用以石斛、白芍，此为诸脏泻热首剂。至于在肺，又有他剂以泻，盖以热邪初成未盛，则或用以百合、百部、马兜铃；毒气兼见，则或用以金银花、牛蒡子；久嗽肺痿，则或用以沙参；脚气兼见，则或用以薏苡仁；咽疮痔漏，则或用以柿干柿霜；热挟气攻，则或用以牵牛；三焦热并，则或用以栀子；烦渴而呕，则或用以竹茹；热而有痰，则或用以贝母；热而气逆不舒，则或用以青木香；热而溺闭，则或用以车前石韦；久嗽兼脱，则或用以五倍子、百药煎；乳水不通，则或用以通草；若更兼有血热，则又当用生地、紫菀，此泻肺热之大概也。在胃又有他剂以泻，盖以热兼血燥，犀角宜矣；毒盛热炽，绿豆宜矣；中虚烦起，粳米宜矣；暑热渴生，西瓜宜矣；时行不正，贯众宜矣；疫热毒盛，人中黄、金汁、雪水宜矣；咽疮痔漏，柿蒂柿干宜矣；便结不软，玄明粉宜矣；乳痈便闭，漏芦宜矣；蛊积不消，雷丸宜矣；热盛呃逆，竹茹芦根宜矣；肠毒不清，白头翁、刺猬皮宜矣；口渴不止，竹叶宜矣。若更兼有血热，则又宜于地榆、槐角、槐花、苏木、三七、干漆，此泻胃热之大概也。而大肠热结，仍不外乎硝黄、白头翁、黄芩、绿豆、蜗牛、生地之药矣。在心又有他剂以泻，则或因其溺闭，而用瞿麦、木通；气逆而用赭石，痰闭而用贝母、天竺黄；暑渴而用西瓜；精遗而用莲须；抽掣而用钩藤；咳嗽而用百合；疝瘕而用川楝。与夫血热而更用以犀角、射干、童便、血余、红花、辰砂、紫草、生地、郁金、桃仁、茜草、苏木、丹参、没药、莲藕、益母草、熊胆等药，又可按味以考求矣，此泻心热之大概也。在肝，又有他剂以泻，则如肝经气逆，宜用赭石以镇之；肾气不固，则用石南叶以坚之；溺闭不通，则用车前子以导之；痰闭不醒，则用牛黄以开之；目翳不明，则用秦皮、空青、蒙花、石燕、青葙子、石决明以治之；咳嗽痰逆，则用全胡以降之；蛊积不消，则用芦荟以杀之；湿郁惊恐，宜用琥珀以镇之；神志昏冒，宜用枣仁以清之。若使热在于血，其药众多，大约入肝凉血，则有赤芍、赭石、蒲公英、青鱼胆、红花、地榆、槐花、槐角、侧柏叶、卷柏、无名异、凌霄花、猪尾血、紫草、夜明砂、兔肉、旱莲草、茅根、蜈蚣、山甲、琥珀、芙蓉花、苦酒、熊胆之类；入肝破血，则有莪术、紫贝、灵芝、紫参、益母草、蒲黄、血竭、莲藕、古文钱、皂矾、归尾、鳖甲、贯众、茜草、桃仁之类；入肝败血，则有三七、虻虫、䗪虫、螃蟹、瓦楞子、水蛭、花蕊石之类，皆当审实以投，此泻肝热之大概也。而泻胆热之味，又岂有外空青、铜绿、铜青、熊胆、胆矾、前胡等药者乎？在肾，又有他剂以泻，如龙胆、防己，为肾热盛溺闭者所宜用也；秋石为肾热盛虚咳嗽、溺闭者所必用也；寒水石为肾热盛口渴、水肿者所必用也；地骨皮为肾热盛有汗骨蒸者所必用也；食盐为肾热盛便闭者所必用也；琥珀、海石为肾热盛血瘀溺秘者所必用也。若使热在于血，则药亦不出乎童便、地骨皮、血余、银柴胡、蒲公英、生牛膝、旱莲草、赤石脂、自然铜、古文钱、青盐之类。而泻膀胱热结，其用猪苓、泽泻、地肤子、茵陈、黄柏、黄芩、龙胆、川楝子药者，又可按其症治以考求矣。此泻肾热之大概也。脾热泻药无多，惟有脾经血热，考书有用郁李、射干、紫贝、姜黄、莲藕、皂矾、蚯蚓，然亦须辨药症以治。要之治病用药，须当分其脏腑，然其是上是下，毫微之处，未可尽拘。如药既入于肺者，未有不入于心；入于肝者，未有不入于脾；入于肾者，未有不入于膀胱。且药气质轻清者上浮，重浊者下降，岂有浮左而不浮右，重此而不重彼者乎？

但于形色气味重此，比较明确，则药自有圆通之趣，又奚必拘拘于毫芒间互为较衡，而致踬其神智者乎？

——清·黄宫绣《本草求真·卷六·泻剂·泻热》

【提要】 本论主要阐述泻热药的作用及特点。黄宫绣基于"热病用泻"的用药原则，详细例举了泻热以治各脏腑热病的主药，如：在肺则用黄芩、知母，在胃则用石膏、大黄、朴硝，在心用黄连、山栀、连翘、木通，在肝则用青黛、龙胆，在肾则用童便、青盐，在脾则用石斛、白芍。此外，五脏热病，又常兼见其他症状，当"按其症治以考求"，详于论中。

黄宫绣 泻火

赵养葵曰：真火者，立命之本，为十二经之主。肾无此，则不能以作强，而伎巧不出矣；膀胱无此，则三焦之气不化，而水道不行矣；脾胃无此，则不能腐水谷，而五味不出矣；肝胆无此，则将军无决断，而谋虑不出矣；大小肠无此，则变化不行，而二便闭矣；心无此，则神明昏而万事不应知。治病者，的宜以命门真火为君主，而加意以火之一字，观此则火不宜泻也明矣。而丹溪又言，气有余便是火，使火而果有余，则火亦能为害，乌在而不泻乎？惟是火之所发，本有其基，药之所主，自有其治，气味不明，则治罔不差。如大黄是泻脾火之药，故便闭硬痛，其必用焉；石膏、茅根，是泻脾胃之药，口渴燥热，其必用焉。黄芩、生地，是泻肺火之药，膈热血燥，效各呈焉。火盛则痰与气交窒，是有宜于瓜蒌、花粉；火盛则水与气必阻，是有宜于桑白皮；火盛则骨必蒸，是有宜于地骨皮；火盛则三焦之热皆并，是有宜于栀子；火盛则肺化源不清，是有宜于天冬、麦冬；火盛则必狂越躁乱，是有宜于羚羊角；火盛则气必逆而嗽，是有宜于枇杷叶；火盛则必挟胃火气上呃，是有宜于竹茹，此非同为泻肺之药乎。黄连、犀角，是泻心火之药也。燥热湿蒸，时疫斑黄，治各着焉。火盛则小肠必燥，是有宜于木通、灯草；火盛则喉必痹而痛，是有宜于山豆根；火盛则目必翳而障，是有宜于熊胆；火盛则心必烦燥懊忱，是有宜于栀子；火盛则口必渴而烦，是有宜于竹叶；火盛则肺失其养，是有宜于麦门冬；火盛则血必妄沸，是有宜于童便、生地；火盛则忧郁时怀，是有宜于萱草；此非同为泻心之药乎？至于青黛、胆草，号为泻肝之火，然必果有实热实火者方宜。若止因火而见抽掣，则钩藤有难废矣；因火而见目障，则熊胆其莫除矣；因火而见骨蒸，则青蒿草其必须矣；因火而见惊痫骨痛，则羚羊角其必用矣；因火而见口舌诸疮，则人中白其必进矣；因火而见时疾斑毒喉痹，则大青其亟尚矣；因火而见寒热往来，则黄芩其必用矣，此非同为泻肝之用乎？而胆火之必用以胆草、大青、青黛者可思。若在肾火，症见骨蒸劳热，不得不用黄柏；症见咽痛不止，不得不用玄参；症见杨梅恶毒，不得不用胡连；症见头目不清，痰涎不消，不得不用茶茗；症见火留骨筋，不得不用青蒿草；症见无汗骨蒸，不得不用地骨皮；此非同为泻肾药乎？而膀胱火起之必用以人中白、童便，及三焦火起之必用以青蒿、草栀子者，又自可验。诸火之泻，当分脏腑如此，但用而不顾其病症之符、脏气之合，则其为祸最速，可不深思而长虑乎？

——清·黄宫绣《本草求真·卷六·泻剂·泻火》

【提要】 本论主要阐述泻火药的作用及特点。"气有余便是火"，火有余，必当泻之。

诸火之泻，当分脏腑。如：大黄为泻脾火之药，黄连、犀角为泻心火之药，青黛、胆草为泻肝火之药，而泻胆火必用胆草、大青、青黛。若属肾火，症见骨蒸劳热，用黄柏；症见无汗骨蒸，则用地骨皮。而泻膀胱火必用人中白、童便，泻三焦火必用青蒿、草栀子。至于具体组方用药，必当全面审证以"顾其病症之符、脏气之合"，方为周详。

黄宫绣 平泻

平泻者，从轻酌泻之意也。凡人脏气不固，或犯实邪不泻，则养虎贻患，过泻则真元有损，故仅酌其微苦微寒，至平至轻之剂以进。如泻脾胃虚热，不必过用硝、黄，但取石斛轻淡以泻脾，茅根以泻胃，柿蒂以敛胃蕴热邪，粳米、甘米甘凉以固中而已。泻肺不必进用黄芩、知母，但用沙参清肺火热，百部除肺寒郁，百合清肺余热，薏苡仁清肺理湿，枇杷叶清肺下气，金银花清肺解毒而已。泻肝不必进用胆草、青黛，但用鳖甲入肝清血积热、消劳除蒸，旱莲草入肝凉血，青蒿草清三焦阴火伏留骨节，白芍入肝敛气，钩藤入肝清热除风而已。泻心不必黄连、山栀，但用麦冬清心以宁肺，连翘清心以解毒，竹叶清心以涤烦，萱草清心以醒忧利水，郁金入心以散瘀，丹参入心以破血而已。泻肾不必进用黄柏、童便、知母，但用丹皮以除无汗骨蒸，地骨皮以除有汗骨蒸而已。至于调剂阴阳，则或用以阴阳水止嗽消渴，解毒则或用以茅苃，散瘀行血则或用以蒲黄没药苦酒，开郁则或用以木贼、蒙花、谷精草而已。凡此虽属平剂，但用之得宜，自有起死回生之力，未可忽为浅常已也。

——清·黄宫绣《本草求真·卷七·泻剂·平泻》

【提要】 本论主要阐述平泻药的作用及特点。平泻，是相对于泻火、泻热之重剂而言，所谓"从轻酌泻"。黄宫绣指出："人脏气不固，或犯实邪不泻，则养虎贻患，过泻则真元有损，故仅酌其微苦微寒，至平至轻之剂以进。"如泻脾胃虚热，不必过用硝、黄之类的重剂，但取石斛轻淡以泻脾；泻肺不必用黄芩、知母，但用沙参清肺火热，百部除肺寒郁，百合清肺余热，薏苡仁清肺理湿，枇杷叶清肺下气，金银花清肺解毒等。平泻之剂，虽泻热作用和缓，但用之得宜，自有桴鼓之效。

黄宫绣 下气

气者人身之宝，周流一身，倾刻无间，稍有或乖，即为病矣。治之者，惟有保之养之，顺之和之，使之气常自若，岂有降伐其气而使不克自由哉？然河间谓"人五志过极，皆为火"，丹溪谓"人气有余便是火"，则是气过之极，亦为人身大患也。是以气之虚者宜补，气之降者宜升，气之闭者宜通，气之郁迫者宜宽，气之郁者宜泄，气之散者宜敛，气之脱者宜固，气之实而坚者，则又宜破宜降宜下而已。盖气之源，发于肾，统于脾，而气之出，由于肺，则降之药，每出于肺居多，而肾与脾与肝，止偶见其一二而已。如马兜铃非因入肺散寒清热，而降其气乎？苏子非因入肺宽胸消痰，止嗽定喘，而下其气乎？杏仁非因入肺开散风寒，而下其气乎？枇杷叶非因入肺泻热而降其气乎？葶苈非因入肺消水而下其气乎？桑白皮非因入肺泻火利水而通其气乎？旋覆花非因入肺消痰除结而下其气乎？瓜蒌花粉，非因入肺消痰清火，而下其气乎？续随子非因入肺，而泻湿中之滞乎？枳壳非因入肺宽胸开膈，而破其气乎？若在枳实降气，则在胸膈之下；三棱破气，则在肝经血分之中；赭石则入心肝二经，凉血解热，而气得石以压而平；郁李则入脾中下气，而兼行水破瘀；山甲则破痈毒结聚之气，而血亦消；荞麦则消肠中积滞之气，炒熟莱菔子则下肺喘而消脾滞。至于沉香、补骨脂是引肾真火收纳归宅，黑铅是引肾真水收纳归宅，皆能下气定喘。凡此皆属降剂，一有错误，生死反掌，治之者可不熟思而详辨乎？

——清·黄宫绣《本草求真·卷七·泻剂·下气》

【提要】　本论主要阐述下气药的作用及特点。黄宫绣将"下气"药归于"泻剂"，是基于朱丹溪"气有余便是火"的观点，认为"气之实而坚者，则又宜破宜降宜下而已"。黄宫绣列举了多种下气药的应用，虽为一家之言，但可资参考。

5.1.7.6　温里

黄宫绣　温散

热气久积于中，自当清凉以解；寒气久滞于内，更当辛温以除，故温散之味，实为中虚寒滞所必用也。然中界乎上下之间，则治固当以中为主，而上下亦止因中而及，是以温以守内而不凝，散以行外而不滞，温散并施，而病不致稍留于中而莫御矣。第不分辨明晰，则治多有牵混不清。如缩砂密、木香、香附、干姜、半夏、胡椒、吴茱萸、使君子、麦芽、松脂，皆为温中行气快滞之味，然缩砂密则止暖胃快滞，木香则止疏肝醒脾，香附米则止开郁行结活血通经，半夏则止开痰逐湿，干姜则止温中散寒，胡椒则止温胃逐痰除冷，吴茱萸则止逐肝经寒气上逆肠胃，使君子则止燥胃杀虫，麦芽则止消谷磨食，松脂则止祛风燥湿，而有不相兼及者也。至于温中而兼及上，则有如荜茇之散胸腹寒逆、藿香之醒脾辟恶、宽胸止呕，菖蒲之通心开窍醒脾逐痰，玄胡索之行血中气滞气中血滞，安息香之通活气血，各有专司自得之妙。温中而兼及下，则有如益智之燥湿逐冷、温肾缩泉，蛇床子之补火宣风燥湿，蒺藜之祛肝肾风邪，大小茴之逐肝肾沉寒痼冷，各有主治独得之趣。温中而兼通外，则有草果之温胃逐寒辟瘴辟疟，苏合香、樟脑、大蒜、山柰、甘松、排草之通窍逐邪杀鬼，白檀香之逐冷除逆以引胃气上升，良姜红豆蔻之温胃散寒，艾叶之除肝经沉寒痼冷，以回阳气将绝，胡椒之通心脾小腹、辟恶、发痘，烟草之通气爽滞、辟瘴除恶，白芥子之除胁下及皮里膜外之风痰，石灰之燥血、止血、散血，乌药之治气逆胸腹不快，各有其应如响之捷。温中而至通上彻下，则有如丁香之泄肺暖胃燥肾止呃，川椒之补火温脏、除寒杀虫，各有气味相投之宜。若使温中独见于上，则有如草豆蔻之逐胃口上之风寒，止当心之疼痛，薰草之通气散寒、辟恶止痛，其效俱不容掩。且温中而独见于上下，则有如薤之通肺除痹、通肠止痢，其效又属不泯。其一温中，而气味各殊，治效各别，有不相同如此。然绣窃谓，温中之味，其气兼浮而升，则其散必甚；温中之味，其气必沉而降，则其散甚微。温中其气既浮，而又表里皆彻，则其散更甚而不可以解矣。是以丁香、白蔻之降，与于草豆蔻、白檀之升，绝不相同；即与缩砂密之散，木香之降，亦且绝不相似。良姜气味过散，故止可逐外寒内入，而不可与干姜温内同比，藿香气味稍薄，故止可除臭恶呕逆，而不可与木香快滞并议。乌药彻上彻下，治气甚于香附，故为中风中气所必需，薤白气味辛窜，行气远驾木香，故为胸痹、肠滞所必用。

凡此是温是散，皆有义理。错综在人细为体会可耳。

——清·黄宫绣《本草求真·卷四·散剂·温散》

【提要】　本论主要阐述温散药的作用及特点。寒气久滞于内，以辛温、辛热之药以除，是为温散。黄宫绣认为，温散之味，实为中虚寒滞所必用，"温以守内而不凝，散以行外而不滞，温散并施，而病不致稍留于中而莫御"。又因温中之药而气味各殊，有兼通内外、通上彻下者，不可不知。

5.1.7.7　祛湿

黄宫绣　散湿

《经》曰：半身以上，风受之也；半身以下，湿受之也。然有湿不下受，而湿偏从上感，则湿又当上治。盖湿无风不行，如风在上，其湿从风以至者，则为风湿，是风是湿，非散不愈也。湿值于寒，寒气凛冽，其湿由寒至者，则为寒湿。是寒是湿，亦非由散不除也。且有好食生冷，留滞肠胃，合于两露感冒，留结不解，随气胜复，变为寒热，以致头重如裹，皮肉筋脉，皆为湿痹，则不得不从开发以泄其势。然散湿之药不一，有止就湿而言散者，如苍术之属是也；有因风湿而言散者，如白芷、羌活、独活、防风、寄生、葳蕤、秦艽、巴戟、狗脊、灵仙、海桐皮、豨莶草、苍耳子、萆薢、茵芋之属是也；有就寒湿而言散者，如五加皮、天雄、蔓荆子、僵蚕、细辛之属是也；有兼风热而言散者，如芜荑之属是也；有就热湿而言散者，如香薷之属是也；有就痰湿而言散者，如半夏之属是也。至湿而在胸腹，症见痞满，宜用川朴以散之；湿在肌肉，症见肤肿，宜用排草以洗之；湿在肠胃，挟风而见拘挛痹痛，宜用秦艽以除之；湿在筋骨而见头面不利，宜用蔓荆子以治之。此皆就表就上，受湿论治，故以散名，若使湿从下受，及已内入为患，则又另有渗湿、泻湿诸法，而非斯药所可统而归之也。

——清·黄宫绣《本草求真·卷三·散剂·散湿》

【提要】　本论主要阐述散湿药的作用及特点。散湿，皆就表就上受湿论治，故名以"散湿"。散者，从上解，从表解。散湿之药不一，功专散湿者，如苍术；有散风湿者，如白芷、羌活、独活、防风等；有散寒湿者，如五加皮、天雄、蔓荆子、僵蚕、细辛之类；有兼风热而言散者，如芜荑之属；有就热湿而言散者，如香薷之属等。

黄宫绣　渗湿

病之切于人身者，非其火之有余，即其水之不足，火衰则水益胜，水衰则火益炽。昔人云：火偏盛者，补水配火，不必去火；水偏多者，补火配水，不必去水，譬之天乎？此重彼轻，其重于一边者勿补，则只补足轻者之一边也，决不凿去砝码。审是则凡水火偏胜，决无凿去砝码用泻之理。惟是禀体素厚，脏气偏胜，并或外邪内入，阻遏生机，如湿气流行，土受水制，在初湿气内盛，能毋渗而泄乎？久而水气横逆，泛流莫御，能无决而去乎？此水之宜渗宜泻者然也。火气内炽，一火发动，众火剂起，冲射搏激，莫可名状，此火之不得不泻者也；热气内蒸，水受煎熬，苟不乘势即解，则真阴立槁，此又热之不得不泻者也。至于或热或火，结而为痰，或热或火，盈而为气，痰之微者，或从渗湿、泻湿之药以去；若使痰甚而涌，宜用苦，宜苦咸之药以降，气之微者，或用泻火、泻热之药以消；若使气盛而迫，须用苦寒、苦劣之药以下。其有禀受素亏，邪气不甚，则止酌以平剂以投，不可概用苦寒，以致胃气有损。又按湿为阴邪，凡人坐卧卑地，感受湿蒸，及或好食生冷，遏其元阳，郁而为热，在初受邪未深，不必竟用重剂，惟取轻淡甘平以渗。然渗亦须分其脏腑，如扁豆、山药、陈仓米、茯苓、浮萍、通草、鸭肉、鲫鱼、鲤鱼、泽兰，是渗脾胃之湿者也。但茯苓则兼肺肾以同治，通草则止合肾以共理，鲫鱼则止合肾以皆渗。故暑湿熏蒸，三焦混乱，宜用扁豆以除之；胃气不平，烦渴不止，宜用仓米以止之；脾虚热泄，宜用山药以渗之；水肿不消，宜用浮萍以利之；淋闭不通，宜用通草以开之；肠风下血，膈气吐食，宜用鲫鱼以理之；陈气不化，宜用泽兰以去之；虚痨嗽肿，宜用鸭肉以平之；肿嗽泄泻，宜用茯苓以利之；水肿脚气，宜用鲤鱼以治之。又如榆白皮、冬葵子、神曲、石钟乳，是渗肠胃之湿者也；故五淋肿满，胎产不下，宜用榆白皮、冬葵子以服之；乳汁不通，宜用石钟乳以通之。又如茯神、萱草，是渗心经之湿者也，故惊悸健忘，水湿内塞，宜用茯神以利之；消渴心烦，宜用萱草以释之。他如肾有邪湿，症见心气不交，则有桑螵蛸以治之；症见杨梅毒结，则有土茯苓以导之；但土茯苓则兼诸脏之湿同理，肺有邪湿，汗闭不泄，则有姜皮以发之；肺气不降，则有通草以通之；肝有邪湿，而见子肿风痨，则用天仙藤以治之。至于湿热稍胜，药非轻剂可治，则又另有泻剂，而非斯药所能尽者也。

——清·黄宫绣《本草求真·卷五·泻剂·渗湿》

【提要】　本论主要阐述渗湿药的作用及特点。湿从下受，或已内入为患，可治以渗湿。黄宫绣言"渗湿者，受湿无多，止用甘平轻淡，使水缓渗，如水入土，逐步渗泄，渐渍不骤"。至于湿气甚于内，或热或火，结而为痰，或盈而为气者，宜适当配伍苦咸之药以降，或用泻火泻热之药以消，苦寒苦劣之药以下。其他，如禀受素亏，邪气不甚者，或邪初受邪未深者，皆不必用重剂，惟取轻淡甘平以渗湿。当然，渗湿之要，亦须分其脏腑为治。

❁ 黄宫绣　泻湿 ❁

泻湿与渗湿不同。渗湿者，受湿无多，止用甘平轻淡，使水缓渗，如水入土，逐步渗泄，渐渍不骤；泻湿者，受湿既多，其药既须甘淡以利，又须咸寒以泻，则湿始从热解，故曰泻湿。然泻亦须分其脏腑，如湿在肺不泄，宜用薏苡仁、黑牵牛、车前子、黄芩、白薇之类。但薏苡仁则治水肿湿痹，疝气热淋；黑牵牛则治脚气肿满，大小便秘；黄芩则治癃闭肠澼，寒热往来；车前子则治肝肺湿热以导膀胱水邪；白薇则治淋痹酸痛，身热肢满之为异耳。如湿在于脾胃不泻，宜用木瓜、白鲜皮、蚯蚓、白矾、寒水石之类。但木瓜则治霍乱泄泻转筋，湿热不调；白鲜皮则治关窍闭塞，溺闭阴肿；蚯蚓则治伏热鬼疰，备极热毒；白矾则能酸收涌吐，逐热去沫；寒水石则能解热利水之有别耳。如湿在于脾胃不清，宜用萹蓄、茵陈、苦参、刺猬皮之类。但萹蓄、苦参则除湿热杀虫，茵陈则除湿热在胃发黄，刺猬皮则治噎膈反胃之不同耳。如湿在心不化，宜用灯草、木通、黄连、连翘、珍珠、苦楝子之类。但灯草则治五淋伏热，黄连则治实热湿蒸，木通则治心热、水闭，连翘则治痛毒、淋结，珍珠则治神气浮游、水胀不消，苦楝子则治热郁狂躁、疝瘕蛊毒之有分耳。若在小肠湿闭而见淋闭茎痛，则有海金沙以除之；溺闭腹肿，则有赤小豆以利之；娠妊水肿，则有赤茯苓以导之；膀胱湿闭而见水肿风肿，则有防己以泄之；暑湿内闭，则有猪苓以宣之；小便频数，则有地肤子以开之；水蓄烦渴，则泽泻以治之；实热炽甚，则有黄柏以泻之；暑热湿利，则有滑石以分之。他如肾有邪湿症见血瘀溺闭，则有宜于琥珀海石矣；症见水气浮肿，则有宜于海蛤矣；症见痔漏淋渴，则有宜于文蛤矣；而寒水石、苦参之能入肾除湿，又自可见。肝有邪湿，症见惊痫疫疟，则有宜于龙胆矣；症见风湿内乘，小便痛闭，则有宜于萆薢矣。而连翘、珍珠、琥珀之能入肝除湿，又自可推，凡此皆属泻湿之剂也。至于水势澎湃，盈科溢川，则又另有法在，似不必于此琐赘云。

——清·黄宫绣《本草求真·卷五·泻剂·泻湿》

【提要】　本论主要阐述泻湿药的作用及特点。湿邪盛，湿气重，则必以泻湿之剂。黄宫绣言"泻湿者，受湿既多，其药既须甘淡以利，又须咸寒以泻，则湿始从热解，故曰泻湿"。可见，泻湿之药，多为甘淡、咸寒之品。至于临床用药，亦是"须分其脏腑"，各有所司。

5.1.7.8　利水

黄宫绣　泻水

泻水者，因其水势急迫，有非甘淡所可渗、苦寒所可泻，正如洪水横逆，迅利莫御，必得极辛、极苦、极咸、极寒、极阴之品，以为决溃，则水始平。此泻水之说所由起也。然水在人脏腑，本自有分，即人用药以治水势之急，亦自有别。如大戟、芫花、甘遂同为治水之药矣，然大戟则泻脏腑水湿，芫花则通里外水道，荛花则泻里外水湿，甘遂则泻经隧水湿也。葶苈、白前同为入肺治水剂矣。然葶苈则合肺中水气以为治，白前则搜肺中风水以为治也。商陆入脾行水，功用不减大戟，故仲景牡蛎泽泻汤用之。海藻、海带、昆布气味相同，力专泄热散结软坚，故瘰疬、瘕疝隧道闭塞，其必用之。蝼蛄性急而奇，故能消水拔毒；田螺性禀至阴，故能利水以消胀；续随子有下气之速，凡积聚胀满诸滞，服之立皆有效；紫贝有利水道通瘀之能，故于水肿蛊毒目翳，用之自属有功。至于瞿麦泻心，石韦清肺，虽非利水最峻，然体虚气弱，用亦增害，未可视为利水浅剂，而不审实以为用也。

——清·黄宫绣《本草求真·卷五·泻剂·泻水》

【提要】　本论主要阐述泻水药的作用及特点。泻水者，因其水势急迫，用峻下逐水以为决溃。本类药物作用峻猛，多是"极辛、极苦、极咸、极寒、极阴之品"，代表药物，如大戟、芫花、甘遂，三者各有所长，以大戟善泻脏腑水湿，芫花则通里外水道，甘遂则泻经隧水湿。其他药物，如葶苈、白前、商陆、海藻、海带、蝼蛄、紫贝等，亦各有所主、各有所能，当辨水之所在为用。还要注意，本类药物易于损伤正气，临床应用当"中病即止"，不可久服，同时也要注意用量、用法及禁忌，以确保用药安全。

5.1.7.9　祛痰

◆ 朱丹溪　治痰用药法 ※*◆

脉浮当吐。久得脉涩，卒难开也，必费调理。大凡治痰用利药过多。致脾气虚，则痰易生而多。湿痰，用苍术、白术；热痰，用青黛、黄连、芩；食积痰，用神曲、麦芽、山楂；风痰，用南星；老痰，用海石、半夏、瓜蒌、香附、五倍子，作丸服。痰在膈上，必用吐法，泻亦不能去。风痰多见奇证，湿痰多见倦怠软弱。气实痰热结在上者，吐难得出。痰清者属寒，二陈汤之类。胶固稠浊者，必用吐。热痰挟风，外证为多。热者清之；食积者，必用攻之；兼气虚者，用补气药送；痰因火盛逆上者，以致火为先，白术、黄芩、软石膏之类；内伤挟痰，必用参、芪、白术之属，多用姜汁传送，或加半夏；虚甚，加竹沥；中气不足，加参、术。痰之为物，随气升降，无处不到。脾虚者，宜清中气以运痰降下，二陈汤加白术之类，兼用升麻提起。中焦有痰则食积，胃气亦赖所养，卒不便虚，若攻之尽，则虚矣。痰成块，或吐咯不出，兼气郁者，难治。气湿痰热者，难治。痰在肠胃间者，可下而愈；在经络中，非吐不可。吐法中就有发散之义焉。假如痫病，因惊而得，惊则神出舍，舍空则痰生也。血气入在舍，而拒其神，不能归焉。血伤必用姜汁传送。黄芩治热痰，假其下火也。竹沥滑痰。非姜汁不能行经络。五倍子能治老痰，佐他药，大治顽痰。二陈汤，一身之痰都治管，如要下行，加引下药；在上，加引上药。凡用吐药，宜升提其气，便吐也，如防风、山栀、川芎、桔梗、芽茶、生姜、齑汁之类，或用瓜蒂散。凡风痰病，必用风痰药，如白附子、天麻、雄黄、牛黄、片芩、僵蚕，猪牙、皂角之类（诸吐法另具于后）。

凡人身上中下有块者多是痰，问其平日好食何物，吐下后，方为药。许学士用苍术治痰成窠囊一边行极妙。痰挟瘀血，遂成窠囊。眩运嘈杂，乃火动其痰，用二陈汤加山栀子、黄连、黄芩之类。噫气吞酸，此食郁有热，火气上动，以黄芩为君，南星、半夏为臣，橘红为便，热多加青黛。痰在胁下，非白芥子不能达；痰在皮里膜外，非姜汁、竹沥不可导达；痰在四肢，非竹沥不开；痰结核在咽喉中，燥不能出入，用化痰药，加咸药软坚之味，瓜蒌仁、杏仁、海石、桔梗、连翘，少佐朴硝，以姜汁蜜和丸，噙服之。海粉即海石，热痰能降，湿痰能燥，结痰能软，顽痰能消，可入丸子，末子不可入煎药。枳实泻痰，能冲墙壁。小胃丹治膈上痰热、风痰湿痰肩膊诸痛，能损胃气，食积痰实者用之，不宜多。

喉中有物咯不出，咽不下，此是老痰。重者吐之，轻者用瓜蒌辈，气实必用荆沥，天花粉大能降膈上热痰。痰在膈间，使人颠狂，或健忘，或风痰，皆用竹沥。亦能养血，与荆沥同功，治稍重。能食者用此二味，效速稳当。二沥治痰结在皮里膜外及经络中痰，必佐以姜汁。韭汁治血滞不行，中焦有饮，自然汁冷吃二三银盏，必胸中烦躁不宁，后愈。参芪丸能消痰。

——元·朱丹溪《丹溪心法·卷二·痰》

【提要】　本论主要阐述朱丹溪所论痰证用药法则。朱丹溪认为"痰之为物，随气升降，无处不到"，可以导致多种病证，当辨其所在脏腑、经络、皮里膜外、上下证候而施治。根据痰之成因和特点，有湿痰、热痰、食积痰、风痰、老痰，各有要药为治。朱丹溪提出"湿痰，用苍术、白术；热痰，用青黛、黄连、黄芩；食积痰，用神曲、麦芽、山楂；风痰，用南星；老痰，用海石、半夏、瓜蒌、香附、五倍子"；还指出"痰在胁下，非白芥子不能达；痰在皮里膜外，非姜汁、竹沥不可导达；痰在四肢，非竹沥不开"等经典之论，常为后世医家所取法。

汪　机　丹溪治痰活套

凡痰症皆以二陈汤为主。欲上，加柴胡、升麻；欲下，加木通、黄柏。如偏头痛在右，本方加川芎、白芷、防风、荆芥、薄荷、升麻之类；在左，本方合四物汤，加防风、荆芥、薄荷、细辛、蔓荆子、柴胡、酒芩之类。

如头项痛者，本方加川芎、藁本、升麻、柴胡、菟丝子、细辛、薄荷之类可也。如痰在腰胯膝下肿痛者，本方加苍术、防己、木通、黄柏、牛膝、川草薢之类。

如痰在胸腹中作痛，或痞满者，本方加白术、神曲、麦芽、砂仁之类。

如在经络中，胸、背、臂、膝作痛者，在上加防风、羌活、威灵仙，在下加牛膝、木通之类。冬加乌、附、竹沥。

如风痰壅塞，喘急、咳嗽不宁者，本方加防风、羌活、南星、枳壳、皂角之类。其症多奇形怪状。

凡热痰，如病腹胀满，本方加芩、连、栀子、瓜蒌仁、石膏、滑石、竹沥之类。

凡湿痰，身重倦怠，本方加苍术、白术、南星之类。

凡寒痰，本方加干姜、附子、益智、甘草、豆蔻之类。

凡酒痰，本方加葛粉、枳壳、神曲、砂仁、麦芽之类。

凡气痰，本方加木香、槟榔、砂仁、枳壳、乌药、香附之类。

凡燥痰，本方加瓜蒌、杏仁、贝母、五味之类。

如阴虚咯血痰嗽者，本方加知母、贝母、黄柏、款冬花、紫菀茸、马兜铃之类。

如痰在中焦，作嗳气吞酸，胃脘当心而痛，或呕清水，恶心等症，本方倍白术，加苍术、神曲、麦芽、川芎、砂仁、草蔻、猪苓、泽泻、黄连、吴茱萸、栀子、木香、槟榔之类，作丸服。

如内伤挟痰，本方加参、芪，倍白术，多用姜汁以为传送。

凡风痰必用白附子、防风、天麻、雄黄、牛黄、片黄芩、白僵蚕、牙皂之类。

凡眩晕、嘈杂者，乃火动其痰也。本方加栀子、芩、连之类。

凡嗳气吞酸，乃食郁有热，因火气上动所致。黄芩为君，半夏、南星为臣，橘红为使。热甚加青黛。

大抵善治痰者，不治痰而治气，盖气顺则一身之津液流通，痰饮自不生矣。

——明·汪机《医学原理·卷之五·痰门·丹溪治痰活套》

【提要】　本论主要阐述朱丹溪以二陈汤加减化裁治痰证的临证心法。朱丹溪治痰证，对二陈汤的运用灵活多变。如《丹溪心法·卷二·痰十三》："二陈汤，一身之痰都治管，如要下行，加引下药；在上，加引上药。"至于具体运用，朱丹溪所论虽详，但散在内容也不少，汪机全面进行了梳理，谓之"丹溪治痰活套"，实为朱丹溪治痰用二陈汤的加减用药法则。

汪 机 治痰饮大法

痰饮之症，丹溪分而为七，曰酒痰，曰食积痰，曰风痰，曰寒痰，曰热痰，曰老痰，曰湿痰，故此治法亦异。

如酒痰，用青黛、瓜蒌、葛花蜜丸，噙化。

如食积痰，用神曲、麦芽、山楂之类，或化痰丸及消积之药攻之，极妙。

如风痰，宜用南星、白附子之类。

如热痰，宜用青黛、黄连、及青礞石丸之类。

如寒痰，宜用南星、姜半夏、及诸辛凉药之类。

如老痰，宜海石、香附、半夏、瓜蒌、五倍子之类。丹溪云：五倍子佐他药，大能治顽痰。

如湿痰，身多软而重，宜苍术、白术、黄芩、香附、半夏、贝母，或加青黛、瓜蒌。

如痰结核在咽喉间，嗽不出，咽不下，宜化痰，加咸能软坚之剂，如瓜蒌、杏仁、海石、连翘、桔梗等，少佐朴硝，蜜丸，噙化。

如痰在胁下，非白芥子不能达。

如痰在四肢，非竹沥、姜汁不能行。

如痰在肠胃间，下之而愈。盖痰之为物，随气升降，无处不到。痰症脉浮，当吐痰：在膈上，亦宜吐；痰胶固稠浊，亦宜吐；痰在经络中，非吐不可。盖吐中就有发散之义，其吐法必先升提其气，用防风、山栀、川芎、桔梗、芽茶、生姜之类，或就以此探吐，吐须用布勒腰腹，于不通风处行之。其法用萝菔子半升，擂，和浆水一碗，去渣，少入油与蜜，温服；或用虾半斤，入酱、葱、姜等料，水煮，先吃虾，后饮汁，少时以鹅毛探吐，其翎毛先以桐油浸，后以皂角水洗，晒干待用。如服瓜蒂、藜芦等药即吐，不必用吐法。姜煎半夏，大治湿痰，又有治喘心痛。粥丸生姜汤下。

如枳实泄痰，如冲墙倒壁。黄芩治痰，假其下行也。天花粉大能降上焦热痰。

海粉治痰大有力，以其热痰能降，湿痰能燥，顽痰能消。

人中黄大能降火消痰，又能治食积痰。用饭捣丸如绿豆大，每服十数丸，效。

凡痰因火盛逆上者，法当治火为先，宜白术、黄芩、石膏之类。

凡久病阴火上升，津液生痰不生血者，宜补阴血、制相火其痰自降，其药必姜汁制，以助传送。

凡痰成块，吐咯不出，气郁滞者，难治。

凡痰症多有作遏者，盖由津液凝滞，积聚成痰，不能荣润三焦之故。

凡痰在左同肥气，在右同息贲，入肺则咳，流大肠则泻，入肾为涌水，在上则面浮，在下则跗肿，在中则肢满痞隔，隔于经隧则偏枯，寒于肉分则麻木不仁。

凡痰药中多用利气药者，正先哲所谓顺气则痰自行之意。

大抵痰症多生于湿，是以古方多用燥药为君，利气为臣，如二术、南星、半夏、橘红之类。

——明·汪机《医学原理·卷之五·痰门·治痰饮大法》

【提要】 本论虽名为"治痰饮大法"，但其实际内容是论述"治痰大法"。汪机所论皆本于朱丹溪的治痰法。本论内容要点：①痰分酒痰、食积痰、风痰、寒痰、热痰、老痰、湿痰七种，药各有司；②在具体用药上，则针对痰的成因、性质、痰证的病变部位等，有针对性地用药；③治痰方药中多用利气药、燥药，以"顺气则痰自行""痰症多生于湿"之故。

徐春甫 治痰药味各有所能

痰在四肢，非竹沥不能达。痰在胁下，非芥子不能除。痰在皮里膜外，非姜汁、竹沥不能导达。热痰火痰用青黛、黄芩、黄连、天花粉，实者滚痰丸最效。老痰用海石、瓜蒌、贝母、老痰丸之类。风痰用南星、白附子。湿痰用白术、苍术、半夏。食积痰用神曲、山楂、麦芽。酒痰用天花粉、黄连、白术、神曲。痰因火盛逆上者，治火为先，白术、黄芩、石膏之类，中气不足加参、术。痰结核在咽喉咯唾不出，化痰药加咸能软坚之味，瓜蒌仁、杏仁、海石、连翘，佐以朴硝、姜汁。二陈汤丹溪谓一身之痰都管治，如要下行加引下药，要上行加引上行药。噫！斯言过矣。按：二陈不过治轻小饮食之湿痰耳。痰势甚者，宜各从其门户，如火炎上者用流金膏、滚痰丸，胶固者老痰丸，饮积者小胃丹之类是也。如此对证，尚有不去，况二陈乎？润下丸降痰最妙，可以常服。小胃丹治痰饮必用之药，实者用之亦二三服而已，虚者便不宜多用。滚痰丸治火痰必用之药，亦不宜多用。竹沥导痰，非姜汁不能行经络。荆沥治痰速效，能食者用之。二沥佐以姜汁，治经络中痰最效。痰中带血者，加韭汁效。海粉热痰能清，湿痰能燥，坚痰能软，顽痰能消，可入丸药，亦可入煎药。南星治风痰湿痰，半夏油炒大治湿痰喘气心痰。石膏坠痰火极效，黄芩治热痰，假其下火也。枳实去痰，有冲墙倒壁之功。五倍子能治老痰，人鲜知之。天花粉治热痰酒痰最效，又云大治膈上热痰。玄明粉治热痰老痰速效，能降火软坚故也。硝石、礞石大能消痰结，降痰火，研细末和白糖置手心，舌舐服甚效。苍术治痰饮成窠囊，行痰极效（即神术丸），又治痰挟瘀血成窠囊。

——明·徐春甫《古今医统大全·卷之四十三·痰饮门·治法·治痰药味各有所能》

【提要】 本论主要阐述治痰药味，内容多本于朱丹溪。但徐春甫对于朱丹溪提出的二陈汤"一身之痰都管治"，持有不同看法，认为言过其实。指出"二陈不过治轻小饮食之湿痰"，于痰势甚者宜各从其门户为治。

徐春甫 燥热药治痰之误

丹溪曰：气之初病，其端甚微。或因饮食不谨；或外触风雨寒暑；或内因七情；或食味过厚，偏助阳气，蕴为膈热；或资禀充实，表密无汗，津液不行，清浊相干。气之为病，或痞或痛，或不思食，或嗳腐气，或吞酸，或嘈杂，或膨满。不求病源，便认为寒，遂以辛香燥热之剂，投之数服，时暂得快，以为神方。厚味依前不节，七情又复相仍，旧病被劫，暂开浊液，易于攒聚。或半月一月，前证复作，如此延蔓，自气成积，自积成痰，此为痰、为饮、为吞酸之由也。医犹不察，复以香燥之药，久服过多，血液俱耗，胃脘枯槁，渐成痞痛膈噎之证，此燥热之误也。若夫用热药，其必挟虚寒之证，或为外束风寒，痰气内郁，可以温散，或先疏导痰滞，必当攻补兼施，要在临病制方，随时增减。河间、子和、丹溪诸家治法靡不精详，或热或寒，或攻或补，究其所属，合其所宜，无施不当矣，何热药之误哉！

——明·徐春甫《古今医统大全·卷之四十三·痰饮门·治法·燥热药治痰之误》

【提要】　本论主要阐述痰证的成因及燥热药治痰之误。痰证多生于湿，用燥药以燥湿化痰是常用治法。然而，痰之为病，成因不一，变化多端，症状不一，医者不可不推求病源、辨别寒热，一概予以辛香燥热之药以燥湿化痰。若燥热药施之不当，"久服过多，血液俱耗，胃脘枯槁，渐成痞痛膈噎之证"。

王肯堂　痰火

痰火上壅，喘嗽发热，足反冷者，服消痰降火药必死，宜量其轻重而用人参，多至一两少则三五钱，佐以桂、附，煎浓汤候冷饮之，立愈。韩懋所谓假对真也。然此症实由肾中真水不足，火不受制而上炎，桂、附火类也。下咽之初，得其冷性，暂解郁，及至下焦，热性始发，从其窟宅而招之，同气相求，火必下降，自然之理也，然非人参君之则不能奏功。

——明·王肯堂《郁冈斋医学笔麈·卷上·痰火》

【提要】　本论主要阐述肾中真水不足，则相火不受制而随炽，火沸为痰的治法与用药。痰者，火之标。桂、附火类，同气相求，可引火归其宅。一般而言，龙雷之火，不可以水伏，不可以直折，引火归宅，方为正治。

吴　澄　积痰禁用滋降

痰之为病最多，诸书所载不尽。有等发热昼轻夜重，或为内伤，类乎虚劳，潮热往来，咳嗽吐痰，医以参、芪、柴胡、五味、鳖甲、黄柏滋阴退热之品，殊不知寒补之药，极滞痰气，反延绵而剧也。

澄按：葛真人治痨瘵积痰，不用滋阴降火，反以峻悍之剂，祛痰如神。书治痰热壅甚，用沉香消化丸，内有礞石、明矾、南星、枳实、猪牙皂角，何其峻猛，毫不顾忌。真人有见于此而然也。以为积痰不去，壅嗽不除，除得十分之痰，便可望生十分之气血，何则？痰与气血不两立。如民之顺则为民，逆则为寇。今气血尽化为痰，是负固也。负固不服，可不平乎？果能平之，则向之为寇者，今皆转为良民矣。积痰一去，则饮食之精华，尽皆生为气血矣。气血一复，则虚者可不虚，损者可不损矣。

——清·吴澄《不居集·下集·卷之八·积痰·禁用滋降》

【提要】　本论主要阐述劳损积痰，不宜用滋阴降火法，以免壅滞痰气，可予祛痰、消痰之药。积痰一去，气血自复，所谓"积痰不去，壅嗽不除，除得十分之痰，便可望生十分之气血"。

黄宫绣　降痰

痰之见病甚多，痰之立治不少。如痰之在于经者，宜散宜升；痰之在于上者，宜涌宜吐；

痰之在中、在膈，不能以散、不能以吐者，宜降宜下，此降之法所由起也。第降有在于肺以为治者，如瓜蒌、贝母、生白果、杏仁、土贝母、诃子之属是也；有在胸膈以为治者，如硼砂、礞石、儿茶之属是也；有在心肝以为治者，如牛黄之属是也；有在肝胆以为治者，如全蝎、鹤虱之属是也；有在皮里膜外以为治者，如竹沥之属是也；有在脾以为治者，如密陀僧、白矾之属是也；有在肾以为治者，如沉香、海石之属是也。但贝母则合心肝以为治，射干则合心脾以为理，皆属清火清热，降气下行。惟白矾则收逐热涎，或从上涌，或自下泄，各随其便。至于痰非热成，宜温宜燥，宜收宜引，则又在人随症活泼。毋自拘也。

——清·黄宫绣《本草求真·卷五·泻剂·降痰》

【提要】 本论主要阐述降痰之法的作用及用药法则。黄宫绣以"痰之在中在膈，不能以散不能以吐者，宜降宜下"立论，列举了痰在肺、胸膈、心肝、肝胆、皮里膜外、脾、肾等降痰之药例。其所谓"降"，大概是将不宜散升、温燥、收引等祛痰法之外者一并纳入，故范围较广，非是指降气化痰、泄下逐痰之谓。

黄宫绣 痰病证主药*

痰病本于人身浊气浊液所致，故书多责于脾，谓其脾气清彻则痰不生，脾气混浊则痰始成。又考书言：痰之标在脾，而痰之本在肾。盖以脾属后天，肾属先天，凡后天之病，未有不根先天之所致也。惟是痰症异形，变幻莫测，故书所论治法，多不一端，而药亦不一致。即以散痰药论之，如生姜、胡椒，是散寒门之痰也；神曲、半夏、橘皮、菖蒲，是散湿闭之痰也；南星、皂角、白芥、僵蚕、白附、乌尖附、天麻、白前，是散风湿之痰也。凡此因有不同，而散有各别如此。且即吐痰以论，如木鳖、青木香，非吐热毒在膈之痰乎？瓜蒂、胡桐泪，非吐热结在膈之痰乎！蜀漆、常山，非吐积饮在于心下之意乎？乌尖附，非吐风痰在膈之意乎？生莱菔子，非吐气痰在膈之意乎！砒石，非吐寒痰在膈之意乎？桔梗芦、皂白二矾，非吐风痰热痰在膈之意乎！参芦，非吐虚痰在膈之意乎？凡此痰有不同，而吐有各别如此。更即降痰以论，如瓜蒌、花粉、贝母、生白果、旋覆花、杏仁、诃子，是降在肺之痰矣，但贝母则兼心痰同理；白矾密、陀僧、射干，是降在脾之痰矣，但射干则兼心痰共除；海石、沉香，是降在肾之痰矣，但沉香则兼肾气同治，海石则兼肺气并驱；鹤虱、磁石、牛黄、前胡、蓬砂、礞石，是降在肝之痰矣，但牛黄则兼心痰皆祛；若在竹沥则治皮里膜外之痰。凡此痰有不同，而降有各别如斯。惟有火衰寒胜，痰气上沸（水沸为痰），非用六味不能以收；水气上逆，脾气不运（水泛为痰），非用八味六君四君不能以去。此惟深于医者，始能以明其蕴。若使初学褊浅，则惟知用竹沥、贝母、牛黄、礞石等剂，又乌知其医理活变。固有若是其神者乎！此治痰之大法也。

——清·黄宫绣《本草求真·附：主治卷下·六淫病证主药·痰》

【提要】 本论主要阐述"痰病症"主药，包括散痰药、吐痰药、降痰药等。散痰药，包括散寒门之痰、散湿闭之痰、散风湿之痰等；吐痰药，包括吐热毒在膈之痰、吐热结在膈之痰、吐风痰在膈、吐气痰在膈、吐寒痰在膈、吐风痰热痰在膈、吐虚痰在膈等；降痰药，包括降在肺之痰、降在脾之痰、降在肾之痰、降在肝之痰等。黄宫绣还指出，"惟有火衰寒胜，痰气上沸（水沸为痰），非用六味不能以收；水气上逆，脾气不运（水泛为痰），非用八味六君四君不能以去"。

心禅僧 痰症随宜施治论

人之痰病甚多，全部《内经》无一痰字。《金匮》又以痰饮、咳嗽同列一门，以致后世治痰，专责于肺。不知古人以肾为生痰之本，胃为贮痰之器，理固甚精。盖肾主五液，入肺为涕，痰与涕，同为津液之化，而津液又生于胃，为水谷所归，炼气存精，为之津液，上升肺而下输脾，则又随气运行。痰因气而周历四肢、巅顶，无所不到。故内伤外感，皆能生痰。治外感，寒则温之，火则清之；治内伤，虚则补之，实则泻之。壅上宜吐，滞下宜攻，此大略也。如痰因风生，则用轻剂疏其表，风为阳邪，从皮毛而入腠理，渐渐达于肺胃，必致水谷之精液，不能上升，因郁结而化痰，仍当从肺窍咳出，肺位最高，故宜轻剂。风淫于内，治以辛凉，佐以苦甘。吴氏之银翘散、桑菊饮是也。如风已化热，热蒸胃液而成痰，宜佐以清胃之品，知母、花粉、石膏、竹叶、等是也。如感寒邪而生痰，则毛窍闭拒，肺气逆满，太阳之气，无以发泄于外，宜杏苏散、麻杏甘石汤之类。热盛则佐以条芩、知母、桑皮、山栀等。如暑邪由口鼻吸受，直趋中道，入于胃府，积滞而为热痰，宜白虎汤、竹叶石膏汤之类。宣泄热邪，如湿郁于中，脾胃不克升降，壅阻为痰，务须运脾清胃，运脾宜厚朴、干姜、腹皮、山楂、茯苓、苍术、藿香、豆蔻、橘皮之类；清胃宜竹茹、条芩、知母、甘草、花粉之类；或加淡渗利水之味。如湿郁变成热症，又宜透湿清热，如芩、连、知、柏、豆卷、通草、滑石之类。详见吴氏《条辨》、薛氏《湿热病篇》。如伤秋金燥气，消烁肺胃之津液而化痰，宜滋养肺胃之阴，喻氏主清燥救肺汤，或佐以五汁，养阴甘凉润燥，即雪羹之类亦是。且六淫之中，火最生痰，火有君相之别，五志之分。治肝火以苦泄，治胃火以苦降，苦泄与苦降不同。苦泄如山栀、青黛、龙胆、芦荟、猪胆等，苦降如大黄、黄连、黄芩、知母、黄柏、枳实等。又痰郁久而化火，其升于上则怔忡眩晕，嘈杂不寐；入于经络，则疼痛、瘫痪、麻木、结核；入于肌腠，则凝滞而成痈疽，流于下焦，则必痿痹、鹤膝、骨疽；入于胞络，则又痰厥、癫痫、痴呆、昏迷。大抵怔忡、眩晕、嘈杂、不寐，宜清火以治肝，佐以安神之药。如羚羊角、桑叶、丹皮、山栀、钩藤、天竺黄、连翘、麦冬、茯神、远志、青黛、牡蛎、石决明之属。疼痛、瘫痪、麻木，则宜控涎丹、滚痰丸、及荆沥、竹沥之属。盖痰居深远，不克吐出，不得不从下也。凝结肌腠而成痈疽，宜调和营卫，佐以芳香透络，开腠如归、芍、穿山甲、白芥子、桃仁、乳香、没药、皂角之属，攻其瘀积而导散之。痿痹、鹤膝、骨疽，则宜大活络、控涎丹之属。诚以下焦之痰，非峻药不能通达也。痰厥、癫痫、痴呆、昏迷，又宜运出胞络之痰，先用藜芦汤吐之。至症急口噤，用藜芦为末，搐入鼻内，亦能致吐。若过吐不止，用葱汤饮之即解，次用牛黄清心丸、或白金丸、以清余邪。又次用安魂定神丸，以善其后，无不效验如神。以上皆六淫外邪之治法也。至有因内伤者，形寒饮冷则伤肺，肺被伤则寒邪郁结于内，而下得出，势必喘逆咳嗽，喉中作水鸡声，即《金匮》支饮、悬饮是也。轻则苏子降气汤，重则小青龙汤、射干麻黄汤，以寒邪非温散不可耳。如饮食不调，失饥伤饱，劳倦伤脾，脾阳不升，宜补中益气汤、小建中汤，调其中而痰自化。如暴怒伤肝，肝气逆而犯胃，亦能生痰，又必胁痛呕吐，口苦嗳酸，宜逍遥散加丹皮、山栀、青黛、竹茹，或越鞠丸用青黛为衣，或加石斛、木瓜、乌梅、川连、辈以平胃气，或用代赭、海石、蒺藜、辈以镇肝，使土木无忤则安矣。如因房劳伤肾，水泛为痰，亦必喘逆倚息不能卧，然与寒邪伤肺之喘逆有间。气邪伤肺，其脉必弦，或沉细而寸口滑数；肾虚之喘逆，其脉必虚大，尺脉反浮，可按验也。水泛为痰，宜治温补，轻则建中汤，重则二加龙牡汤，或八味肾气丸作煎剂，使肾中温暖，水不上泛，而痰喘自除矣。《经》云：精不足者，补之以味。故必用杞子、当归、鹿角胶、潼蒺藜、海螵蛸、杜仲、补骨脂雄骏之物，乃克有济。年久老痰，窠囊锢结，当遵喻氏法以运出之；又须继以补脾。而为填空之计。胸腹堆积酿成痰癖，坚大如盂如盘，当用丸药攻之。如大黄、三棱、莪术、归须、桃仁、巴豆、莱菔子等为丸。然终不可过服，以伤正气。予因治痰古无成法，妄为评论，尚希高明裁正。

——清·心禅僧《一得集·卷上诸论·痰症随宜施治论》

【提要】 本论主要阐述痰之成因甚多，痰之为病甚杂，是故"痰症"当随宜施治。"宜"，则需辨脏腑所主、病位所在、内伤外感而为施治。论中总结了"治外感寒则温之，火则清之；治内伤虚则补之，实则泻之。壅上宜吐，滞下宜攻"的外感、内伤"痰症"的治法大略，具体运用详于论中，不赘述。

5.1.7.10 收涩

黄宫绣 温涩

收者，收其外散之意；涩者，涩其下脱之义。如发汗过多，汗当收矣；虚寒上浮，阳当收矣；久嗽亡津，津当收矣，此皆收也。泄痢不止，泄当固矣；小便自遗，遗当固矣；精滑不禁，精当固矣；固即涩也。十剂篇云：涩可去脱，牡蛎、龙骨之属是也。凡人气血有损，或上升而浮，下泄而脱，非不收敛涩固，无以收其亡脱之势。第人病有不同，治有各异，阳旺者阴必竭，故脱多在于阴；阴盛者阳必衰，故脱多在于阳。阳病多燥，其药当用以寒；阴病多寒，其药当用以温，此定理耳。又按温以治寒，涩以固脱，理虽不易，然亦须分脏腑以治。如莲子肉、豆蔻是治脾胃虚脱之药也，故泄泻不止者最宜；莲须是通心交肾之药也，为心火摇动精脱不固者最佳；补骨脂、锁锁葡萄、阿芙蓉、没石子、沉香、芡实、石钟乳、胡桃肉、灵砂是固肾气之药也，为精滑肾泄者最妙。但补骨脂则兼治肾泄泻，葡萄则兼起阳稀痘，阿芙蓉则专固涩收脱，没石子、沉香则专降气归肾，芡实则兼脾湿并理，石钟乳则兼水道皆利，胡桃肉则兼肠肺俱润，灵砂则合水火并降也。他如菟丝、覆盆，性虽不涩，而气温能固；木瓜酸中带涩，醒脾收肺有功；乌梅敛肺涩肠；诃子收脱止泻，清痰降火；赤石脂固血久脱；治虽不一，然要皆属温涩固脱药耳。惟有禹余粮、柿蒂性属涩平，与于体寒滑脱之症，微有不投，所当分别异视。

——清·黄宫绣《本草求真·卷二·收涩·温涩》

【提要】 本论主要阐述温涩的作用及特点。论中指出，温以治寒，涩以固脱，为温涩不易之理。对于具体运用，指出须分脏腑以治，详于论中。其中，不乏经验之谈，如"莲子肉、豆蔻是治脾胃虚脱之药也，故泄泻不止者最宜；莲须是通心交肾之药也，为心火摇动精脱不固者最佳"。又言"菟丝、覆盆，性虽不涩，而气温能固；木瓜酸中带涩，醒脾收肺有功；乌梅敛肺涩肠；诃子收脱止泻，清痰降火；赤石脂固血久脱"。

黄宫绣　寒涩

病有寒成，亦有热致，寒成者固当用温，热成者自当用寒。如五倍子、百草煎，其味虽曰酸涩，而性实寒不温，为收肺虚火浮之味，故能去嗽止痢，除痰定喘，但百草煎则较倍子而鲜收耳。牡蛎性专入肾固脱，化痰软坚，而性止专入肾而不入肝。龙骨入肝敛气，收魂固脱，凡梦遗惊悸，是其所宜，而性不及入肾，各有专治兼治之妙耳。至于粟壳，虽与五倍入肺敛气涩肠相似，而粟壳之寒，则较倍子稍轻，粟壳之涩，则较倍子更甚，故宁用粟而不用倍也。粳米气味甘凉，固中除烦，用亦最妙。若在蛤蜊粉气味咸冷，功专解热化痰固肺；及秦皮性亦苦寒，功专入肝除热，入肾涩气，亦宜相其热甚以行，未可轻与龙骨、牡蛎、粟壳微寒之药为比也。

——清·黄宫绣《本草求真·卷二·收涩·寒涩》

【提要】　本论主要阐述寒涩的作用及特点。论中指出，脱证有以热所致者，当用寒；寒以治热，涩以固脱，谓之"寒涩"。药如五倍子、百草煎、牡蛎、粟壳、粳米、蛤蜊粉、秦皮等。

黄宫绣　收敛

酸主收，故收当以酸为主也。然徒以酸为主，而不兼审阴阳虚实以治，亦非得乎用酸之道矣！故酸收之药，其类甚多，然大要：性寒而收者，则有白芍、牡蛎、粟壳、五倍子、百药煎、皂白二矾，其收兼有涩固，而白芍则但主收而不涩耳；性温与涩而收者，则有五味、木瓜、乌梅、诃子、赤石脂等味，但五味则专敛肺归肾涩精固气，木瓜则专敛肺醒脾，乌梅则专敛气涩肠，诃子则专收脱止泻，清痰降火，赤石脂则专收脱止血也。若在金樱，虽为涩精要剂，然徒具有涩力，而补性绝少，山茱萸温补肝肾，虽为收脱固气之用，而收多于涩，不可分别而异施耳。

——清·黄宫绣《本草求真·卷二·收涩·收敛》

【提要】　本论主要阐述收涩药的作用及特点。论中指出，收涩以酸为主，而兼审阴阳虚实以治。药有酸寒者，如白芍、牡蛎、粟壳、五倍子、百药煎、皂白二矾；有酸温者，如五味、木瓜、乌梅、诃子、赤石脂等味。其中，又有各有所专者，如：五味则专敛肺归肾、涩精固气，木瓜则专敛肺醒脾，乌梅则专敛气涩肠，诃子则专收脱止泻、清痰降火，赤石脂则专收脱止血。

5.1.7.11　涌吐

黄宫绣　吐散

邪在表宜散，在里宜攻；在上宜吐，在中下宜下，反是则悖矣。昔人谓：邪在上，因其高而越之。又曰：在上者涌而吐之是也。但吐亦须分其所因所治以为辨别。如常山、蜀漆是吐积饮在于心下者也，藜芦、皂白二矾、桔梗、芦、皂角是吐风痰在于膈者也，生莱菔子是吐气痰在于膈者也，乌尖附是吐湿痰在于膈者也，胡桐泪是吐肾胃热痰上攻于膈而见者也，栀子、瓜蒂是吐热痰聚结于膈而成者也，砒石是吐寒痰在于膈者也。至于膈有热毒，则有木鳖、青木香以引之；痰涎不上，则有烧盐以涌之。但吐药最峻，过用恐于元气有损。况砒石、木鳖，尤属恶毒，妄用必致生变，不可不慎。

——清·黄宫绣《本草求真·卷三·散剂·吐散》

【提要】　本论主要阐述邪留于膈，欲上不上，欲下不下，则当"因其高而越之"，宜涌而吐。在具体运用上，则须分其所因所治以为辨别。例如，常山、蜀漆吐积饮在于心下，生莱菔子吐气痰在于膈，栀子、瓜蒂吐热痰聚结于膈者等。需要注意的是，吐药作用峻猛，易损伤正气，使用不当或太过，往往会产生不良后果，故当中病即止，不可连服、久服。尤其论中提到的吐寒痰在膈之砒石、引膈上热毒之木鳖，皆是大毒之药，现代临床已经很少应用。

5.1.7.12　重镇

黄宫绣　镇虚

虚则空而不实，非有实以镇之，则易覆矣；虚则轻而易败，非有实以投之，则易坠矣，故重坠之药，亦为治病者所必需也。然用金石诸药以治，而不审其气味以别，亦非治病通活之妙。故有热者，宜以凉镇，如代赭石、珍珠之治心肝二经热惊，辰砂之清心热，磁石之治肾水虚怯，龙骨、龙齿之治肝气虚浮是也。有寒者宜以热镇，如云母石之能温中去怯，硫黄之能补火除寒，通便定惊是也。寒热俱有者，宜以平镇，如禹余粮、金银箔、铁粉、密陀僧之属是也。但禹余粮则兼止脱固泄，金银箔则兼除热祛风，铁粉则兼疗狂消痈，皆借金性平木；密陀僧则兼除积消热涤痰也。其一镇坠，而药品气味治用各自有别，其不容紊如此。然要病有外邪，不可轻投，寒邪得镇而愈固耳。

——清·黄宫绣《本草求真·卷二·收涩·镇虚》

【提要】　本论所言镇虚，是指用重坠之药以镇虚空不实。此类药物多为金石之品，具有质重沉降之性，重则能镇，多有安神、去怯、定惊的功效。其药有寒、热、平性之别，又各有所专：凉镇者，如代赭石、珍珠之治心肝二经热惊，辰砂之清心热，磁石之治肾水虚怯，龙骨、龙齿之治肝气虚浮；热镇者，如云母温中去怯，硫黄补火除寒、通便定惊；平镇者，如禹余粮、金银箔、铁粉、密陀僧之类。另外，黄宫绣还指出，病有外邪，不可轻投镇虚，以免固邪之患。

唐容川　论金石药性本镇静**

金石性本镇静，故凡安魂魄、定精神、填塞镇降，又以金石为要。金箔能镇心神，心神浮动赖肺气以收止之，故《内经》言肺为相传之官，以辅相其心君也。黄金本肺金之气，以镇静其心神，与相传之镇抚其君无以异也。朱砂之镇补心神，则直归于心，以填补之。龙骨亦重能潜阳气，故亦能镇心神。白银能定惊，小儿惊风、孕妇胎动，多用之，乃是以肺金平肝木，以重镇制浮动也。赤石脂、禹余粮，石中之土，又具涩性，故以之填涩肠胃。铜乃石中之液，色升象血，故能入血分，性能溶铸坚凝，能故能续接筋骨，为跌打接骨之药。自然铜有火血自熔入血分，熔铸接骨，尤为异品。此等皆草木昆虫所不逮者也。

——清·唐容川《本草问答·卷上》

【提要】 本论主要阐述金石之性，静而不动，又质重能潜，故能"安魂魄、定精神、填塞镇降"。论中提到的金箔、朱砂镇心神，龙骨潜阳气，赤石脂、禹余粮兼涩性而固肠胃，自然铜续接筋骨，皆是临床常用者。

5.1.7.13 杀虫、祛毒

黄宫绣 杀虫

病不外乎虚实寒热，治不越乎攻补表里。所以百病之生，靡不根于虚实寒热所致，即治亦不越乎一理以为贯通，又安有杂治杂剂之谓哉？惟是虚实异形，寒热异致，则或内滞不消而为传尸鬼疰，外结不散而为痈疽疮疡，在虫既有虚实之殊、寒热之辨，而毒亦有表里之异，升降之别。此虫之所必杀，而毒之所以必治也。至于治病用药，尤须审其气味冲和，合于人身气血，相宜为贵，若使辛苦燥烈，用不审顾，祸必旋踵。谨于杂剂之中，又将恶毒之品，另为编帙，俾人一览而知，庶于本草义蕴，或已得其过半云。又按虫之生，本于人之正气亏损而成，体实者，其虫本不易生，即生亦易殄灭；体虚者，其虫乘空内蓄，蓄则即为致害，害则非易治疗。考之方书所载，治虫药品甚多，治亦错杂不一。如黄连、苦参、黑牵牛、萹蓄是除湿热以杀虫也，大黄、朴硝是除热邪以杀虫也，苦楝子、青黛、蓝子是除郁热以杀虫也，雷丸、芦荟、蚯蚓是除热积以杀虫也，贯众是除时行热毒以杀虫也，青葙子是除肝经风热以杀虫也，故其为药，皆寒而不温。苍耳子、松脂、密陀僧，是除风湿以杀虫也，故其为药，稍温而不凉；川椒、椒目，是除寒湿水湿以杀虫也，故其为药，温燥而不平；苏合香、雄黄、阿魏、樟脑、蛇蜕，是除不正恶气以杀虫也，故其为药，最辛最温；水银、银朱、轻粉、铅粉、黄丹、大枫子、山茵陈、五倍子、百药煎，是除疮疥以杀虫也，故其为药，寒热皆有；紫贝、桃仁、干漆、皂矾、百草霜，是除血瘀以杀虫也，故其药亦多寒热不一；厚朴、槟榔，是除湿满瘴气以杀虫也，故其为药苦温而平；谷虫、鹤虱、使君，是除痰食积滞以杀虫也，故其为药，又温而又寒；獭肝是补肝肾之虚以杀虫也，故其药味咸而气温。至于榧实则能润肺以杀虫，乌梅则能敛肺以杀虫，百部则能清肺散热以杀虫，皆有不甚寒燥之虞。且虫得酸则止，凡乌梅五、倍子等药，非是最酸之味以止其虫乎？得苦则下，凡大黄、黄连、苦楝根、芦荟、苦参，非是至苦之味以下其虫乎？得辛则伏，凡川椒、雄黄、干漆、大枫子、阿魏、轻粉、樟脑、槟榔，非是最辛之味以伏其虫乎？得甘则动，凡用毒虫之药，必加甘蜜为使，非是用以至甘之味以引其虫乎？至于寒极生虫，可用姜附以为杀；虫欲上出，可用藜芦上涌以为杀；热闭而虫不下，可用芫花、黑牵牛以为杀；虫食龋齿，可用胡桐泪、莨菪、韭子、蟾酥以为之杀；虫食皮肤而为风癣，可用川槿皮、海桐皮以为杀；九蛊阴蚀之虫，可用青葙子、覆盆叶以为之杀；痨瘵之虫，可用败鼓心、桃符板、虎骨、死人枕、獭爪、鹳骨以为之杀。但用多属辛苦酸涩，惟使君、榧实治虫。

——清·黄宫绣《本草求真·卷八·杂剂·杀虫》

【提要】 本论主要阐述杀虫药，药品甚多，寒热温凉、无毒有毒者皆有，其治虫亦错杂不一，用药当各有所宜。黄宫绣所言"虫"，范围较广，包括了人体寄生虫、瘰虫、疥癣虫等，病症涉及各种寄生虫病、疥癣、湿疹、痨瘵等。临床辨证，有虚实之殊，寒热湿滞之辨，用药各有所宜，详参论中。

黄宫绣　发毒

《内经》曰：营气不从，逆于肉里，乃生痈肿。又曰：诸痛疮痒，皆属心火。又观丹溪有言：痈疽皆因阴阳相滞而生。则是痈疽之发，固合内外皆致，而不仅于肉里所见已也。但其毒气未深，等于伤寒，邪初在表，其药止宜升发，而不遽用苦寒，俾其毒从外发，若稍入内为殃，则毒势缠绵不已，而有毒气攻心必死之候矣。予按：发毒之药，品类甚多，凡三阳升麻、柴、葛、羌、防、白芷、荆芥、薄荷、桔梗等药，何一不为发毒散毒之最；山甲、皂角等药，何一不为驱毒追毒之方。至于蜈蚣则能驱风通瘀散结，蛇蜕则能驱风辟恶，野菊花则能散火逐气，王不留行则能行气宣滞，皆为祛散恶毒之剂。外有蟾酥、蟾蜍力能透拔风邪火毒，象牙力能拔毒外脱，枫香力能透毒外出，人牙力能入肾推毒，胡桐泪力能引吐热毒在膈，轻粉、黄丹、银朱力能制外痈疽疮疥，蝼蛄、蓖麻力能通水开窍、拔毒外行。若在芙蓉花，则药虽属清凉，而仍兼有表性，是以用此以为敷毒箍毒之方。余则治毒之剂，审其性有苦寒之味者，应另列于解毒之中，不可入于发毒剂例，俾人皆知毒从外发，不得竟用内药内陷云。

——清·黄宫绣《本草求真·卷八·杂剂·发毒》

【提要】　本论主要阐述发毒之药的作用特点。使毒从外发，谓之"发毒"。一般用于邪初在表或毒气未深，用升发之法可解者。发毒之药，品类甚多，黄宫绣条分缕析地指出：升麻、柴胡、葛根、羌活、防风、白芷、荆芥、薄荷、桔梗等药，为三阳经发毒散毒之要药；山甲、皂角驱毒追毒，蜈蚣驱风通瘀散结，蛇蜕驱风辟恶，野菊花散火逐气，王不留行行气宣滞，皆为祛散恶毒之药。对于其他拔毒外脱、透毒外出、推毒、敷毒、箍毒等发毒药，论中也有详例。

黄宫绣　解毒

毒虽见症于外，而势已传于内，则药又当从内清解，故解毒亦为治毒之方所不可缺也。第人仅知金银花、牛蒡子、甘草为解毒之品，凡属毒剂，无不概投。讵知毒因心热而成者，则有黄连、连翘可解；因于肺火而成者，则有黄芩可解；因于肝火而成者，则有胆草、青黛、蓝子可解；因于胃火胃毒而成者，则有石膏、竹叶、大黄可解；因于肾火而成者，则有黄柏、知母可解。且毒在于肠胃，症见痈疽乳闭，宜用漏芦以通之；症见消渴不止，宜用绿豆煮汁以饮之，症见肠澼便血，宜用白头翁以解之；症见时行恶毒，宜用金汁人中黄以利之；至于杨梅症见，多属肝肾毒发，宜用土茯苓以清之；喉痹咽痛，多属痰火瘀结，宜用射干以开之；心肾火炽，宜用山豆根以熄之，鬼疰瘰疬，溃烂流窜，多属经络及脾毒积，宜用蚯蚓以化之；口眼㖞斜，痈肠痔漏，多属经络肠胃毒发，宜用蜗牛以治之；乳痈乳岩，多属肝胃热起，宜用蒲公英以疗之；恶疮不敛，多属心肺痰结，宜用贝母以除之；无名疔肿，恶疮蛇虺，瘰疬结核，多属毒结不化，宜用山慈菇以治之；毒势急迫，咳唾不止，多属中气虚损，宜用荠苨以缓之。他如痈肿不消，有用米醋同药以治，热涎不除，积垢不清，有用皂白二矾以入；痈疽焮肿，胸热不除，有用甘草节以投。皆有深意内存，不可稍忽。若在斑蝥、凤仙子恶毒之品，要当审症酌治，不可一毫稍忽于其中也。

——清·黄宫绣《本草求真·卷八·杂剂·解毒》

【提要】　本论主要阐述从内清解之解毒药的应用。黄宫绣认为，毒虽见症于外，而势已传于内者，用药当从内清解。具体用药，除金银花、牛蒡子、甘草等最为常用的解毒药之外，很多其他要药也可以用来解毒，尤其是清热类药中很多长于解热毒和火毒者。至于解毒药物的运用，则需综合审察毒之所因、毒之所在及具体见证以投。

5.2　配　伍

5.2.1　君臣佐使配伍

《素问》　论方制君臣※*

帝曰：善。方制君臣何谓也？岐伯曰：主病之谓君，佐君之谓臣，应臣之谓使，非上下三品之谓也。帝曰：三品何谓？岐伯曰：所以明善恶之殊贯也。

——《素问·至真要大论》

【提要】　本论主要阐述方制之君臣的涵义。《素问·至真要大论》中，最早提出了君臣佐使的方剂组方理论，并对君臣佐使的含义作了概括性的界定。其"主病之谓君，佐君之谓臣，应臣之谓使"，也揭示了君臣佐使之间的关系。张介宾注曰："主病者，对证之要药也，故谓之君。君者，味数少而分两重，赖之以为主也。佐君者谓之臣，味数稍多而分两稍轻，所以匡君之不迨也。应臣者谓之使，数可出入而分两更轻，所以备通行向导之使也。此则君臣佐使之义，非上下三品如下文善恶殊贯之谓。"

沈　括　论君臣

旧说有：药用一君二臣三佐五使之说。其意以谓药虽众，主病者专在一物，其他则节给相为用。大略相统制，如此为宜，不必尽然也。所谓君者，主此一方，固无定物也。《药性论》乃以众药之和厚者定为君。其次为臣为佐，有毒者多为使，此谬论也。设若欲攻坚积，则巴豆辈，岂得不为君也？

——宋·苏轼、沈括《苏沈良方·卷一·论君臣》

【提要】　本论主要阐述方剂中君臣无定物，由其在治疗疾病中发挥的作用而定，所谓"主病之谓君"。《药性论》所言，是以药性善恶分君臣佐使，亦非谬论，立足角度不同而已。方剂中，针对主证起主要治疗作用的药物，按照需要可用一味或几味，所以主病的君药亦不"专在一物"。

李东垣　君臣佐使法

《至真要大论》云：有毒无毒，所治为主。主病者为君，佐君者为臣，应臣者为使。一法，力大者为君。凡药之所用，皆以气味为主，补泻在味，随时换气。气薄者，为阳中之阴，气厚者，为阳中之阳；味薄者，为阴中之阳，味厚者，为阴中之阴。辛、甘、淡中热者，为阳中之阳，辛、甘、淡中寒者，为阳中之阴；酸、苦咸之寒者，为阴中之阴，酸、苦、咸之热者，为阴中之阳。夫辛、甘、淡、酸、苦、咸，乃味之阴阳，又为地之阴阳也；温、凉、寒、热，乃气之阴阳，又为天之阴阳也。气味生成，而阴阳造化之机存焉。一物之内，气味兼有，一药之中，理性具焉，主对治疗，由是而出。假令治表实，麻黄、葛根；表虚，桂枝、黄芪。里实，枳实、大黄；里虚，人参、芍药。热者，黄芩、黄连；寒者，干姜、附子之类为君。

君药，分两最多，臣药次之，使药又次之，不可令臣过于君，君臣有序，相与宣摄，则可以御邪除病矣。如《伤寒论》云：阳脉涩，阴脉弦，法当腹中急痛。以芍药之酸，于土中泻木为君；饴糖、炙甘草甘温补脾养胃为臣。水挟木势亦来侮土，故脉弦而腹痛，肉桂大辛热，佐芍药以退寒水。姜、枣甘辛温，发散阳气，行于经脉皮毛为使。建中之名，于此见焉。有缓、急、收、散、升、降、浮、沉、涩、滑之类非一，从权立法于后。

——金·李东垣《脾胃论·卷上·君臣佐使法》

【提要】　本论主要阐述李东垣基于用药分量的君臣佐使法。《素问·至真要大论》谓："主病者为君，佐君者为臣，应臣者为使。"李东垣则提出另一法，是以分量分别，认为"君药分两最多，臣药次之，佐使药又次之，不可令臣过于君，君臣有序，相与宣摄"。王好古《汤液本草·卷之二·东垣先生用药心法·君臣佐使法》中，也载述了李东垣"主病者为君……兼见何证，以佐使药分治之"的观点；其在"用药各定分量"一论中，遵从李东垣之论，谓"为君者最多，为臣者次之，佐者又次之。药之于证，所主同者则等分"。此论所言君臣佐使分量之差，只是一说，非为定理，也未被后世持主流观点医家所采用。

徐春甫　药用君臣佐使

旧说药用一君、二臣、三佐、四使之说，其意以谓药虽众，主病者专在一物，其他则节级相为用，大略相统制，如此为宜，不必尽然。所谓君者，主此一方，固无定本也。《药性论》乃以众药之和厚者定为君，其次为臣为佐，有毒者多为使。此谬论也。设若欲破坚积，大黄、巴豆辈岂得不为君也？

医家有谓上药为君，主养命；中药为臣，主养性；下药为佐使，主治病。大抵养命之药宜多君，养性之药宜多臣，治病之药宜多佐使。此固用药之经，然其妙则未尽也。大抵药之治病，各有所主，主治者君也，辅治者臣也，与君相反而相助者佐也，引经及引治病之药至于病所者使也。如治寒病用热药，则热药君也，凡温热之药皆辅君者也，臣也。然或热药之过甚而有害也，须少用寒凉药以监制之，使热药不至为害，此则所谓佐也。至于五脏六腑及病之所在，各须有引导之药，使药与病相遇，此则所谓使也。余病准此。此用药之权也。二义《素问》俱有，而读者不察，故特发明之，以俟夫智者采云。

——明·徐春甫《古今医统大全·卷之三·翼医通考（下）·药剂·药用君臣佐使》

【提要】　本论主要阐述药用君臣佐使之义。徐春甫基于《素问·至真要大论》方制君臣之论，指出"主治者，君也；辅治者，臣也；与君相反而相助者，佐也；引经及引治病之药至于病所者，使也"，合主流观点。此一观点，喻嘉言在《医门法律·卷一·先哲格言》亦有载述，言其出《柏斋三书》，其评价说："柏斋此论，乃用药之权，最为精切。"

张介宾　反佐论

用药处方有反佐之道者，此轩岐之法旨，治病之微权，有不可不明者。奈何后世医家，每多假借以乱经常，不惟悖理于前，抑且遗害于后，是不可不辨也。观《内经》之论治曰：奇之不去则偶之，偶之不去则反佐以取之，所谓寒热温凉，反从其病也。此其义，盖言病有微甚，亦有真假，先从奇偶以正治，正治不愈，然后用反佐以取之，此不得不然而然也。又《经》曰：微者逆之，甚者从之。又曰：逆者正治，从者反治。此谓以寒治热，以热治寒，逆其病者，谓之正治；以寒治寒，以热治热，从其病者，谓之反治。如以热治寒而寒拒热，则反佐以寒而入之；以寒治热而热拒寒，则反佐以热而入之，是皆反佐之义，亦不得不然而然也。又《经》曰：热因寒用，寒因热用。王太仆注曰：热因寒用者，如大寒内结，当治以热，然寒甚格热，热不得前，则以热药冷服，下嗌之后，冷体既消，热性便发，情且不违，而致大益，此热因寒用之法也。寒因热用者，如大热在中，以寒攻治则不入，以热攻治则病增，乃以寒药热服，入腹之后，热气既消，寒性遂行，情且协和，而病以减，此寒因热用之法也。凡此数者，皆《内经》反佐之义。此外，如仲景治少阴之利，初用白通汤，正治也。继因有烦而用白通加猪胆汁汤，反佐也。其治霍乱吐痢，脉微欲绝者，初用四逆汤，正治也。继因汗出小烦，而用通脉四逆加猪胆汁汤，反佐也。又如薛立斋治韩州同之劳热，余尝治王蓬雀之喉痹，皆其法也。

若今诸家之所谓反佐者则不然，姑即时尚者道其一二以见之。如近代之所宗所法者，谓非丹溪之书乎？观丹溪之治吞酸证，必以炒黄连为君，而以吴茱萸佐之；其治心腹痛证，谓宜倍加山栀子而以炒干姜佐之，凡此之类，余不解也。夫既谓其热，寒之可也，而何以复用干姜、茱萸？既谓其寒，热之可也，而何以复用黄连、栀子？使其病轻而藉以行散，即或见效，岂曰尽无；使其病重，人则但见何以日甚，而不知犯寒犯热，自相矛盾，一左一右，动皆掣肘，能无误乎？矧作用如此，则其效与不效，必其莫知所因，而宜热宜寒，亦必从违奚辨。此其见有不真，故持两可，最是医家大病，所当自反而切戒者也。

或曰：以热导寒，以寒导热，此正得《内经》反佐之法。人服其善，子言其非。何其左也？余曰：此法最微，此用最妙，子亦愿闻其详乎？当为再悉之。夫反佐之法，即病治之权也。儒者有经权，医者亦有经权。经者，日用之常经，用经者，理之正也；权者，制宜之权变，用权者，事之暂也。此经权之用，各有所宜，诚于理势有不得不然，而难容假借者也。药中反佐之法，其亦用权之道，必于正经之外，方有权宜，亦因不得不然，而但宜于暂耳，岂果随病处方，即宜用乎？然则何者宜反？何者不宜反？盖正治不效者，宜反也；病能格药者，宜反也；火极似水者，宜反也；寒极反热者，宜反也。真以应真，假以应假，正反之道，妙用有如此也。设无格拒假证，自当正治，何以反为？不当权而用权，则悖理反常，不当反而佐反，则致邪失正。是乌可以混用耶？常观轩岐之反佐，为创经权之道也；后世之反佐，徒开杂乱之门也。至其变也，则泾渭不分者以之，模糊疑似者以之，寒热并用者以之，攻补兼施者以之，甚至广络妄投，十寒一暴，无所不谬，皆相藉口，此而不辨，医乎难矣。于戏！斯道失真，其来已久，安得愿闻精一者，与谈求本之道哉！是不能无望于后人也，因笔识其愚昧。以上仲景治法载《伤寒论》，薛立斋治韩州同按在虚损门，余治王蓬雀按在喉痹门。

——明·张介宾《景岳全书·卷之二·传忠录（中）·反佐论》

【提要】　本论主要阐述反佐之道。张介宾基于《内经》"奇之不去则偶之，偶之不去则反佐以取之，所谓寒热温凉，反从其病""微者逆之，甚者从之""逆者正治，从者反治""热因寒用，寒因热用"等理论，指出病有微甚，亦有真假，先从奇偶以正治；正治不愈，然后用反佐以取之。其更以张仲景用白通汤正治、白通加猪胆汁汤反佐治少阴下利，用四逆汤正治、通脉四逆加猪胆汁汤反佐治霍乱吐痢等例证，阐明反佐之法，是于正治法之外，制宜之权变，为"用权之道"，用于格拒之假证。至后世，组方无章，寒热杂投，攻补兼施，泾渭不分者，皆非其法，不得妄称"反佐"。

贾所学　君臣佐使论

药之为用，固取于精专，以见直入之功亦贵乎，群力更见相须之妙，此君臣佐使之所自立也。如《神农本经》名例，上药一百二十种为君，主养命以应天，中药一百二十种为臣，主养性以应人，下药一百二十五种为佐使，主治病以应地。陶弘景曰：上品药性势力和厚，不为速效，岁月常服，必获大益，病既愈矣，命亦兼申，天道人育，故曰应天，一百二十种者，当谓寅卯辰巳之月，法万物生荣时也；中品药性祛患为速，人怀性情，故曰应人，一百二十种，当谓午未申酉之月，法万物成熟时也；下品药性专主攻击，倾损中和，疾愈即止，地体收杀，故曰应地，一百二十五种，当谓戌亥子丑之月，法万物枯藏时也。故从《神农本经》及陶氏《别录》，历代诸大家所增补，择其精要，熟读而深思之，然后每治一病，必求君臣佐使，以相宣摄合而宜。论其大法，则一君二臣三佐五使，又可一君三臣九佐使也。陶又曰：用药犹如立人之制，君多君少臣多臣少，佐则气力不周，然检仙经世俗诸方，亦不必皆尔。大抵欲求益气轻身，延年不老养命之药则多君，取其气味冲和而无偏胜；欲求以寒胜热、以热胜寒，渐能除病养性，之药则多臣，取其气味稍偏而易入；欲求功成倾刻，反掌成事，疗病之药，则多佐使，取其专主攻击而足恃也。犹依本性所主，而复斟酌之。上品君中，复有贵贱，臣佐之中，亦复如之。所以门冬远志，别有君臣，甘草国老，大黄将军，明其优劣，皆不同秩。陶为此说，以上中下三品，分君臣佐使也。而岐伯则曰：方制君臣者，主病之谓君，佐君之谓臣，应臣之谓使，所以明善恶之殊贯。故李东垣曰：凡药之所用，皆以气味为主，补泻在味，随时换气，主病为君，假令治风，防风为君，治寒附子为君，治湿防己为君，治上焦热黄芩为君，中焦热黄连为君，兼见何证，以佐使药分治之，此制方之要。《本草》上品为君之说，各从其宜耳。在张元素又曰：为君者最多，为臣者次之，佐者又次之，药之于证，所主同者，则各等分。此又以药之多寡为君臣，亦非合论，乃知宗李说为是，药犹兵也，武王之八百国，不觉其多，昆阳沘水之数千，亦不为少，发踪指示，存乎其人，奈何区区于名数而议方之工拙也哉。

——明·贾所学撰，清·李延昰校订《药品化义·君臣佐使论》

【提要】 本论主要阐述《神农本草经》《内经》，及陶弘景、张元素、李东垣等有关君臣佐使的论点，即：①《神农本草经》、陶弘景，以上中下三品分君臣佐使。②《内经》立足于方制君臣，以"主病之谓君，佐君之谓臣，应臣之谓使"；李东垣谓："主病为君……兼见何证，以佐使药分治之。"③张元素（李东垣从之）以分量定君臣佐使，提出"为君者最多，为臣者次之，佐者又次之，药之于证，所主同者，则各等分"。贾所学更倾向于发挥《内经》之论的李东垣的观点。

《景岳全书发挥》 反佐论

用药处方，有反佐之道。《内经》论治曰：奇之不去，则偶之；偶之不去，则反佐以取之。所谓寒热温凉，反从其病也。近观丹溪之治吞酸症，必以炒黄连为君，而以吴茱萸佐之；其治心腹痛症，谓宜倍加栀子，而以炒干姜佐之。凡此之类，余不解也。夫既谓其热，何以复用干姜、茱萸？既谓其寒，何以复用连、栀？使其病轻，或藉以行散；如其病重，人但见其日甚，而不知犯寒犯热，自相矛盾，一左一右，动皆掣肘，能无误乎？（总之其意要辟丹溪耳。仲景、东垣用寒药，有以热药佐使者，如滋肾丸黄柏、知母，而以肉桂佐之。吞酸吐酸，乃肝火也。黄连恐其寒凉拒格，故少佐茱萸入肝而清火。胃火用姜汁炒山栀，亦是此意。独不观附子泻心汤寒热并用，岂仲景不知用药之理乎？可谓之自相矛盾乎？）尝观轩岐之反佐，为创经权之道也；后世之反佐，徒开杂乱之门也。至其变也，则泾渭不分者以之，模糊疑似者以之，寒热并用、攻补兼施者以之。东垣用药，寒热并用，攻补兼施，称为医中之王道，岂模糊疑似而不分乎？观新方八阵，真杂乱无理。

——原题清·叶桂《景岳全书发挥·卷一·传忠录·反佐论》

【提要】 本论主要阐述反佐之道，驳张介宾所论"反佐"之例，认为朱丹溪、李东垣诸家所用反佐皆有其理，并非因寒热并用而为"自相矛盾"，二者所论看似矛盾，实则相通。理解产生差异的原因，在于对"反"字之意认识不同。张介宾所举之例，从病机、病证出发，其"反佐"之"反"，为病机、病证性质之相反。本文之论则从方药出发，认为方剂运用寒热、虚实性质相反之药物，亦属"反佐"之"反"。当代方剂之"反佐"内涵，则两者兼而有之。编者按：《景岳全书发挥》为书贾伪托叶桂之名。据刘光华、吴振起考证，或为清初上海医家沈璠所著。

韦协梦 论君臣佐使[*]

官有正师司旅，药有君臣佐使。君药者，主药也。如六官之有长，如三军之有帅，可以控驭群药，而执病之权。臣药者，辅药也。如前疑、后丞、左辅、右弼，匡之、直之、辅之、翼之。佐药者，引经之药，从治之药也。引经者，汇众药而引入一经，若军旅之有前驱，宾客之有傧相；从治者，热因寒用，寒因热用，消中有补，补中有消，既立之监，或佐之史，沉潜刚克，高明柔克，制其偏而用其长，斯能和衷而共济。使药者，驱遣之药也。若身之使臂，臂之使指，占小善者率以录，名一艺者无不庸，俱收并蓄，待用无遗。

——清·韦协梦《医论三十篇》

【提要】　本论主要阐述君臣佐使之药的涵义。其对于佐药、使药的论述，与主流观点有出入。当前多认为，佐药是对君臣药发挥佐助、佐制、反佐作用的药物，使药是能引方中诸药至病所的引经药，以及具有调和方中诸药作用的药物。

倪维德　君臣佐使逆从反正说

君为主，臣为辅，佐为助，使为用，制方之原也。逆则攻，从则顺，反则异，正则宜，治病之法也。必热必寒必散必收者，君之主也；不宜不明不授不行者，臣之辅也；能授能令能合能分，佐之助也；或劫或开或击或散，使之用也。破寒必热，逐热必寒，去燥必濡，除湿必渗者，逆则攻也。治惊则平，治损须益，治留须攻，治坚须溃者，从则顺也。热病用寒药，而导寒攻热者必热，如阳明病发热，大便硬者，大承气汤、酒制大黄热服之类是也。寒病用热药，而导热去寒者必寒，如少阴病下利，服附子、干姜不止者，白通加人尿、猪胆之类是也。塞病用通药，而导通除塞者必塞，如胸满烦惊小便不利者，柴胡加龙骨、牡蛎之类是也。通病用塞药，而导塞止通者必通，如太阳中风下利，心下痞硬者，十枣汤之类是也。反则异也，治远以大，治近以小，治主以缓，治客以急，正则宜也。《至真大要论》曰：辛甘发散为阳，酸苦涌泄为阴，淡味渗泄为阳，咸味涌泄为阴，六者或收或散，或缓或急，或燥或润，或软或坚，或以所利而行之，调其气使之平。故味之薄者，为阴中之阳，味薄则通，咸苦盐平是也。气之厚者，为阳中之阳，气厚则发热，辛甘温热是也。气之薄者，为阴中之阳，气薄则发泄，辛甘淡平温凉是也。味之厚者，为阴中之阴，味厚则泄，盐寒酸苦是也。《易》曰：同声相应，同气相求，水流湿，火就燥，云从龙，风从虎。圣人作而万物睹，本乎天者亲上，本乎地者亲下，则各从其类也。故治病制方者，须本此说而推之。

——明·倪维德《原机启微·卷下·君臣佐使逆从反正说》

【提要】　本论主要阐述君臣佐使与逆从反正之说。论中基于"君为主，臣为辅，佐为助，使为用，制方之原"，及"逆则攻，从则顺，反则异，正则宜，治病之法"，论证君臣佐使逆从反正之说。所论遵循《内经》，但不乏真知灼见。

蔡陆仙　君臣佐使[※*]

方药之有君臣佐使者，一为合诸药之功能，以尽其用也。二为药有相反、相畏、相宜、相忌者，如兼病兼症，而必须互用，不有监制，不足以驾驭，不有缓冲，不足以平衡，不有辅翼，不足以厚其实力。譬诸编士卒为队伍，非纪律谨严，不能使万众一心。非智勇足备，不能尽攻守策略。非剿抚兼施，不能于溃乱后，以收安民善后之效果也。故曰：药有君臣佐使，以相宜摄合和。宜焉？然君臣佐使之制度，有以泛指药物言者，如云一君二臣三佐五使，及一君三臣九佐使是也。陶弘景曰：用药犹立人之制，若多君少臣，多臣少佐，则气力不周也。然检仙经世俗诸方，亦不必尽尔。大抵养命之药多君，养性之药多臣，疗病之药多佐，更依本性所主，而复斟酌之。上品君中，复有贵贱，臣佐之中，亦复如之。所以门冬、远志、别有君臣，甘草国老、大黄将军、明其优劣，皆不同秩也。此讵非以药品之优劣贵贱，以定其秩序为君臣佐使乎？有以方剂中治病之药力轻重言，谓一方中对主要病症之专力药，宜重用者为君，其治兼病兼症药为臣，助君药者，则谓之为佐焉。供导引前驱者，则谓之为使焉。岐伯曰：主病之谓君，佐君之谓臣，应臣之谓使，非药上中下三品之谓也。张元素曰：为君者最多，为臣者次之，佐者又次之。数症主要相同，则数药为君，分量亦各相等。或云：力大者，君药也。李杲曰：凡药之所用，皆以气味为主，补泻亦在气味，主病者为君。假令治风则防风为君，治寒则附子为君，治湿则防己为君。上焦热则黄芩为君，中焦热则黄连为君。兼见何症，以佐使药分治之，此制方之要也。本草上品为君之说，亦不过言各从其宜耳……以主病之药为君，治其兼症，或辅或制之者为臣，先驱后应，成为斡旋向导者为佐之义，岂不彰彰明甚耶。善用者，随机应变，斟酌权衡，勿拘泥于一说可也。

——民国·蔡陆仙《中国医药汇海（一九）·方剂部（一）·第一种·第三章、方剂制度·（一）君臣佐使》

【提要】 本论主要阐述方剂君臣佐使之制。论中论君臣佐使之用，以"泛指药物言"和"以方剂中治病之药力轻重言"，区分君臣佐使两种不同制度。单就方剂组方而言，彰明了"以主病之药为君，治其兼症，或辅或制之者为臣，先驱后应，成为斡旋向导者为佐之义"。君臣佐使之制虽为制方的原则，但在实际运用中，当随机应变，切勿拘泥。

蔡陆仙 反佐法[※※]

反佐法，又名从治法，即热病应投凉剂者，而以热药反佐之，寒病应投热剂者，而以寒药反佐之是也。所谓从者，从其性类以诱治之也。《内经》云：微者逆之，甚者从之，微即病之轻者，逆谓正治也。如以寒治热，以热治寒者是。甚即病之剧者，从谓反治也。如以热治热，以寒治寒者是。盖病之微者，如乌合之盗贼，只须临之以官兵，自不难一鼓剿灭，故用正治以克制之。病之剧者，如深踞巢穴之巨匪，苟以少数之官兵，与之作战，则不足以摧挫其锋，若临之以劲旅，则又出没靡常，隐显莫测，兵来则藏伏，或与民混处而莫之辨识，兵退则猖獗如故，而亦无法遏止其凶焰焉，且数数剿之，徒扰民而已，与寇固无损也，此正治之法之所以不克奏效者也，必也，以共同类诱之，以其重利饵之，先之以间谍，而后继之以重兵，使寇既离巢穴，自不难围而剿之，聚而歼之，此方药之所以必须有反佐者也。例如汤火灼伤，创甚者，如以冷水浇之，冷冰罨之，必致火毒攻心，转瞬即毙。又如中暑卒然倒仆，不知人事者，必须移置其人于阴凉处，而后以地上之土，围其脐之四周，中作一窍，使人溺其中，俄顷即苏，苏后再以温水饮之，暑气即解，若骤饮以冷水，则亦死不救矣，此亦从治之证佐焉。方剂中有寒因热用者，如左金丸之治肝火郁遏，脘痛呕吐吞酸者是也。肝火郁遏太过，致胃中水谷蕴腐不化，而上焦清阳之气，反不克升展，火遏愈甚，则脘膈上反因水聚而成寒矣。若投清火泄肝，势必格拒不入，而呕吐反加剧焉。左金丸用黄连以降泄郁火者也。为其格拒，故用苦寒之川连六分，必以辛热之吴萸一分为反佐也。此从治之法，亦即透之之道也。又如白通加人尿及猪胆汁汤之治阴寒剧甚，格阳于外者也。本应以干姜、附子、温其中下，以挽救其亡阳，惟阴寒既深，格阳于外，一遇辛温大热之药，则必格拒不入，而阳反因热势而飞越矣，故必须以人尿胆汁之苦寒咸寒者，混官兵于匪众中，诱之而后歼之，则匪去民安，寒退而阳自反其窟宅，此皆从治之妙用。而研究方剂者，能不知其义耶。

——民国·蔡陆仙《中国医药汇海（一九）·方剂部（一）·第一种·第三章、方剂制度·（二）七方举例》

　　【提要】　本论主要阐述反佐法。反佐法，又名从治法，是病重邪盛，可能拒药时，少量配用与君药药性相反，而又能在治疗中起相成作用的药物，即"热病应投凉剂者，而以热药反佐之；寒病应投热剂者，而以寒药反佐之"。方剂中反佐可细分为两类：一是寒因热用者，如左金丸之治肝火郁遏所致脘痛、呕吐、吞酸，以辛热之吴茱萸一分为反佐；一是以治疗大寒大热邪气极盛不能纳药者，如白通加人尿及猪胆汁汤之治阴寒剧甚，格阳于外者，以人尿、猪胆汁之寒引阳药，使不被格拒。

5.2.2　七情配伍

5.2.2.1　概说

《神农本草经》　论七情※*

　　药有阴阳配合，子母兄弟，根叶华实，草石骨肉。有单行者，有相须者，有相使者，有相畏者，有相恶者，有相反者，有相杀者。凡此七情，合和当视之。相须、相使者良，勿用相恶、相反者。若有毒宜制，可用相畏、相杀，不尔，勿合用也。

——《神农本草经·序》

　　【提要】　本论阐述了《神农本草经》的"七情合和"理论。论中指出，药物"有单行者，有相须者，有相使者，有相畏者，有相恶者，有相反者，有相杀者"。在这 7 类药物的配伍中，相须、相使是最常用的配伍方法，故提出"当用相须、相使者良"；相畏、相杀是应用毒、剧药物的配伍方法，故提出"若有毒宜制，可用相畏、相杀者"；相恶、相反是属于用药禁忌，故提出"勿用相恶、相反者"。对于七情各条，后世医家的解释不尽相同，现在主流解释如下：①独行：指单用一味药，以起应有的效能。如甘草汤、独参汤等。另一种说法，认为七情是指配伍言，而药物单用就没有发生配伍关系。因此，单行是指配伍在一起的药物各自发挥其功效，互不相干系。②相须：两种性能相类的药物同用，以互相增强作用。如知母配黄柏。③相使：两种以上药物同用，一种药为主，其余药为辅，以提高其药效。如款冬花配杏仁。④相畏：指药物之间的互相抑制作用，一种药物的毒性或副作用，能被另一种药物消减。如生半夏有毒性，可以用生姜来消除它的毒性。⑤相恶：一种药物能减弱另一种药物的性能。如生姜恶黄芩，因黄芩能减弱生姜的温性。⑥相反：就是两种药物配合应用后，可能发生剧烈的副作用。如甘草反大戟、芫花、甘遂等。⑦相杀：一种药物，能消除另一种药物的中毒反应。如防风能解砒霜毒、绿豆能减轻巴豆毒性等。

陶弘景　论配伍[※*]

　　其主疗虽同，而性理不和，更以成患。今检旧方，用药亦有相恶、相反者，服之乃不为害。或能有制持之者，犹如寇、贾辅汉，程、周佐吴，大体既正，不得以私情为害。虽尔，恐不如不用。今仙方甘草丸，有防己、细辛，俗方玉石散，用瓜蒌、干姜，略举大体如此。其余复有数十条，别注在后。半夏有毒，用之必须生姜，此是取其所畏，以相制尔。其相须、相使者，不必同类，犹如和羹、调食鱼肉，葱、豉各有所宜，共相宣发也。

　　相反为害，深于相恶。相恶者，谓彼虽恶我，我无忿心，犹如牛黄恶龙骨，而龙骨得牛黄更良，此有以制伏故也。相反者，则彼我交仇，必不宜合，今画家用雌黄、胡粉相近，便自黯妒。粉得黄即黑，黄得粉亦变，此盖相反之证也。

——南朝梁·陶弘景《本草经集注·序录上》

　　【提要】　本论主要阐述药物之间相恶、相反，是"性理不和，更以成患"，主张以不用相恶、相反为妥。陶弘景首先从临床实证角度，明确指出了"用药亦有相恶、相反者，服之乃不为害"的客观事实；接着对此种现象进行分析，指出相恶相反之所以能够在一些情况下被利用的理论根据，是"或能有制持"和"有以制伏故也"。最后，基于以上理论分析，提出了使用相恶相反配伍的一般性指导原则。即：相恶因有所制伏而可选择应用，但从审慎的角度出发，提示一般医家不如不用；而相反为害，深于相恶，彼我交仇，必不宜合。

陈嘉谟　七情

　　有单行者，不与诸药共剂，而独能攻补也，如方书所载独参汤、独桔汤之类是尔。有相须者，二药相宜，可兼用之也。有相使者，能为使卒，引达诸经也。此二者不必同类，如和羹调食，鱼肉、葱豉各有宜，合共相宜发足尔。有相恶者，彼有毒而我恶之也。有相畏者，我有能而彼畏之也。此二者不深为害，盖我虽恶彼，彼无忿心；彼之畏我，我能制伏。如牛黄恶龙骨，而龙骨得牛黄更良；黄芪畏防风，而黄芪得防风其功愈大之类是尔。有相反者，两相仇隙，必不可使和合也。如画家用雌黄胡粉相近便自黯，妒粉得雌则黑黄，雌得粉亦变之类是尔。有相杀者，中彼药毒，用此即能杀除也。如中蛇虺毒，必用雄黄；中雄黄毒，必用防己之类是尔。凡此七情共剂可否，一览即了然也。

——明·陈嘉谟《本草蒙筌·总论·七情》

　　【提要】　本论主要阐述七情的含义及药例。其中，对于"相恶，我恶彼毒；相畏，彼畏我能"的解释，与主流观点不同。一般认为，一种药物能减弱另一种药物的性能为"相恶"；一种药物毒性或副作用，能被另一种药物消减为"相畏"。

李时珍　论七情[※*]

　　药有七情：独行者，单方不用辅也。相须者，同类不可离也，如人参、甘草，黄柏、知母之类。相使者，我之佐使也。相恶者，夺我之能也。相畏者，受彼之制也。相反者，两不相合也。相杀者，制彼之毒也。古方多有用相恶、相反者。盖相须、相使同用者，帝道也；相畏、相杀同用者，王道也；相恶、相反同用者，霸道也。有经有权，在用者识悟尔。

——明·李时珍《本草纲目·序例第一卷上·序例上·〈神农本经〉名例》

【提要】 本论主要阐述七情的含义。李时珍以"单方不用辅""类不可离""我之佐使""夺我之能""彼之制""两不相合""制彼之毒"等十分精炼的语言，解释独行、相须、相使、相恶、相畏、相反、相杀，为后世医家所推崇。李时珍对于相恶、相反同用者，名以"霸道"，故其法不可不慎。另外，其对于相畏"受彼之制"的解释，与现代所谓"减毒"的含义也不尽相同。

5.2.2.2　十八反

张子和　十八反

本草名言十八反，半蒌贝蔹及攻乌，藻戟遂芫俱战草，诸参辛芍叛藜芦。

——金·张子和《儒门事亲·卷十四·十八反》

【提要】 本论阐述了中药配伍禁忌——"十八反"。《蜀本草》原有十八种，后世续有增加，已不限于十八种。两种药物同用，发生毒性反应或副作用，称相反。宋以后有歌诀形式传世，所载十八种相反药物为：甘草反大戟、芫花、甘遂、海藻；乌头反贝母、瓜蒌、半夏、白蔹、白及；藜芦反人参、丹参、沙参、苦参、玄参、细辛、芍药（玄参系《本草纲目》增入，所以实有十九种药）。《珍珠囊补遗药性赋》亦载有十八反歌诀。十八反配伍可发生毒副反应，但若用之得当则相反相成，可愈沉疴痼疾。如《金匮要略》甘遂半夏汤中甘遂与甘草配伍，《儒门事亲》海藻玉壶汤中甘草与海藻配伍，朱丹溪治尸瘵莲心散以甘草、芫花同剂，皆取其相反相成之妙。因此，十八反是古人的经验，有待于进一步研究。

缪希雍　十八反

本草明言十八反，逐一从头说与君。人参芍药与沙参，细辛玄参与紫参，苦参丹参并前药，一见藜芦便杀人。白及白蔹并半夏，瓜蒌贝母五般真，莫见乌头与乌喙，逢之一反疾如神。大戟芫花并海藻，甘遂已上反甘草，若还吐蛊用翻肠，寻常犯之都不好。蜜蜡莫与葱相睹，石决明休见云母，藜芦莫使酒来浸，人若犯之都是苦。

——明·缪希雍《先醒斋医学广笔记·十八反》

【提要】 本论阐述的药物配伍禁忌——十八反，补充了蜜蜡与葱、石决明与云母、藜芦与酒相反。

唐容川　黄杰熙　论十八反[※※]

问曰：《本草》明言十八反：半贝蔹蒌及攻乌，藻戟遂芫均战草，诸参辛芍反藜芦。又有十七忌，十九畏，宜恪守乎？答曰：性之反者，如水火冰炭之不容，故不可同用。然仲景有甘遂、甘草同用者，又取其相战以成功，后人识力不及，总以不用为是。至于相畏相使可不必论，相忌亦难尽拘。然服麻黄、细辛忌油腻，服蜜与地黄忌葱白，服黄腊忌鸡肉，此皆大不宜者，在所当忌，不可不知。

评注：此问主要论述药之相反，兼论其他。唐氏依旧说，对此问无多大发明。盖相反之药甚多，所问十八反，乃其最著者，如同用之夕病人反映振荡极大，难于支持，易引起病情恶化，甚至达到危险地步，所以为医者应熟记，不要同用为谨慎。然古方多有相反之药同用者，如仲景甘遂半夏汤中，则甘遂与甘草同用，取其相激战以成功，后人识力不及，也不愿但此风险者，总以不用为佳，免发生意外。

至于为什么相反之理，乃是药性如冰炭水火之相反也，如半夏，瓜蒌、贝母、白蔹、白及性皆主降下收敛，面乌头、乌啄之性主发散追风，一个要降下收敛，一个要上冲发散，性情恰恰相反，如一同共事，定然相互冲突，达到激战程度，病人何能支持。海藻、大戟、甘遂、芫花，皆是逐水去痰猛药，走而不守，有斩关夺门之功，甘草乃补土制水之药，一个要急走；一个守而不走，性情恰好相反，一起共事，必然激战。但大枣、黄芪同样味甘补土，何以藻戟遂芫不与枣芪作战，只与甘草为敌呢？此中寓有妙理，因甘草纯甘，为补脾胃之正药，甘以缓之，可缓肝之急，缓诸药之急而燮理阴阳，使归于平，但此只能对一般性近和平之药有效，如对藻戟遂芫走窜性过猛之药，性正相嫉，且引起反作用而激战。大枣皮红肉黄，皮辛肉甘，补土中有发散作用，与藻戟遂芫在补土上有矛盾，但发散游移，可避四药之锐势，故相反而不反；黄芪味亦纯甘，但中多孔窍，补土中有升散之力，且作用比四药缓慢，四药已起作用后，芪才起作用，因快慢升散游移之别，能避四药锐势，所以成了反而不反，甘草则不同，功专补脾胃，入胃即起作用，正好针锋相对，无所避讳，故不可同用。藜芦味苦辛性寒，服细末少许，入胃即吐，为涌吐之剧药，因其毒性刺激胃气胃液，上逆涌出所致。诸参指人参、沙参、苦参、丹参、元参等五参而言，凡药名参者，乃参于天地之间，于人皆具补性，有补气生津之义寓焉，但补气生津之药，性较缓，藜芦上涌之性急，缓急之间，产生矛盾，急者嫌缓者迟钝，供水津不上，故咄而斥之，缓者嫌急者过急，亦急惰以抗之，故同服以后，必引起激战，使人难于支持。同理细辛大辛，入肾走散风寒，藜芦入肝肺胃引吐风痰，细辛不引水以助之，藜芦引痰水而乏浠湿之水源，互相嫌恶，攻击相反。白芍敛阴使水下行，藜芦引痰水上行，亦互相嫌恶，攻击相反。但诸参辛芍不与甜瓜蒂、常山、胆矾等催吐药相反，而只与藜芦为敌，何故？因其他催吐药之性较缓，不如藜芦过急，它们之间虽同有相反一面，缓可调济冲突，与藜芦根本无缓和作用，非激战不可。此十八反之由来，古人从实验中来，只传当然，未细论过所以然，今费词而首次阐明之，使今后学者，层次升高一些，既知当然，又知所以然之理，于用药上，自觉遵守，或有所助益焉。

——黄杰熙《本草问答评注·第四章 相反》

【提要】 本论主要阐述了唐容川对于配伍禁忌的态度，黄杰熙则具体论及了"相反之理"。唐容川认为十八反、十七忌、十九畏，是"识力不及，总以不用为是"。对于与日常饮食密切相关的禁忌，论中特别强调了服麻黄、细辛忌油腻，服蜜与地黄忌葱白，服黄腊忌鸡肉等。在本论中，唐容川并未展开讨论十八反的问题，而在黄杰熙的评注中，对相反之理则做了比较详尽、透彻的解读，于临证运用必有所助益。

5.2.2.3　十九畏

◆ 李东垣　十九畏歌 ◆

硫黄原是火中精，朴硝一见便相争。水银莫与砒霜见，狼毒最怕密佗僧。巴豆性烈最为上，偏与牵牛不顺情。丁香莫与郁金见，牙硝难合京三棱。川乌草乌不顺犀，人参最怕五灵脂。官桂善能调冷气，若逢石脂便相欺。大凡修合看顺逆，炮爁炙煿莫相依。

——金·李东垣《珍珠囊补遗药性赋·十九畏歌》

【提要】　本论主要阐述中药配伍"十九畏"。古代医家总结了 19 种药物、10 对配伍，列为配伍禁忌，称为十九畏。与七情"相畏"减毒的概念不同。十九畏是古人经验，有的不尽符合临床实际，在某些情况下也是一种可以利用的配伍关系。如人参、五灵脂配伍，在宋代的《太平圣惠方》、明代的《普济方》《本草纲目》，及现代的《全国中成药处方集》中均用记载。李中梓亦言"两者同用，功乃益增"；张石顽谓"畏而不畏，最能浚血，为血蛊之的方也"。更如"古方感应丸，用巴豆、牵牛同剂，以为攻坚破积之用；四物汤加人参、五灵脂以治血块"（《珍珠囊补遗药性赋·卷一·总赋·用药法》），《兰台轨范》大活络丹乌头与犀角同用，《春脚集》十香返魂丹丁香、郁金同用，皆为例证。

◆ 章真如　谈相反相畏药 ◆

药物中有十八反、十九畏之说，成为医者立方遣药的戒律。相反、相畏既不是毫无依据，故弄玄虚，也不是性如鸩毒，用之则杀人。

章氏认为是某些药在同用过程中，曾经出现过不应有的现象，甚至可能出现误杀人的事例，故记录在案，引以为戒。他认为某些药的确不能同用，如硫黄与朴硝，二药都属于"霸道"之药，同用之，能不杀人误事乎？但有的药并不存在反和畏的严重性。如人参与五灵脂，二药都是"王道"之药，用之得当，有益无害。徐灵胎治血鼓案，用"肉桂、黄连、人参、五灵脂、大黄，水煎，一啜下瘀血而愈"，《张氏医道》亦有相类之方。

又如甘遂是否反甘草，也应重新考虑。甘遂为逐水剂，与甘草同用，可以缓和其逐水性能，使能利而不泻，古人就有"甘遂甘草汤"的运用。

章氏在临床中常遇有肝郁气滞而引起瘿瘤或乳核患者，喜用四逆散、消瘰丸加昆布、海藻之类药物，海藻与甘草共用，多数患者未出现不良反应，两药性质和平，何相反之有？所以古人所留下的许多经验或教训，都必须经过我们的临床实践进行消化吸收，去粗取精，去伪存真。不能人云亦云，全盘继承。

——郑翔，等《中国百年百名中医临床家丛书·章真如》

【提要】　本论主要阐述古人对于相反、相畏配伍的经验和教训，需要我们的临床实践进行消化吸收，去粗取精，去伪存真。十八反、十九畏之说，是古人对自己医疗经验或教训的总结和警示，它不是医者前方用药的戒律。如人参与五灵脂、甘遂与甘草的配伍，已经被医家们证实是可以配伍应用的。当然，对于如硫黄与朴硝等"霸道"之药的畏、反，还是要慎重对待的。

5.2.3　药对配伍

孙一奎　用药寒温合宜论

麻黄得桂枝则能发汗，芍药得桂枝则能止汗，黄芪得白术则止虚汗，防风得羌活则治诸风，苍术得羌活则止身痛，柴胡得黄芩则寒，附子得干姜则热，羌活得川芎则止头疼，川芎得天麻则止头眩，干姜得天花粉则止消渴，石膏得知母则止渴，香薷得扁豆则消暑，黄芩得连翘则消毒，桑皮得苏子则止喘，杏仁得五味则止嗽，丁香得柿蒂、干姜则止呃，干姜得半夏则止呕，半夏得姜汁则回痰，贝母得瓜蒌则开结痰，桔梗得升麻开提血气，枳实得黄连则消心下痞，枳壳得桔梗能使胸中宽，知母、黄柏得山栀则降火，豆豉得山栀治懊恼，辰砂得酸枣则安神，白术得黄芩则安胎，陈皮得白术则补脾，人参得五味、麦门则生肾水，苍术得香附开郁结，厚朴得腹皮开膨胀，草果得山楂消肉积，神曲得麦芽能消食，乌梅得干葛则消酒，砂仁得枳壳则宽中，木香得姜汁则散气，乌梅得香附则顺气，芍药得甘草治腹痛，吴茱萸得良姜亦止腹痛，乳香得没药大止诸痛，芥子得青皮治胁痛，黄芪得大附子则补阳，知母、黄柏得当归则补阴，当归得生地则生血，姜汁磨京墨则止血，红花得当归则活血，归尾得桃仁则破血，大黄得芒硝则润下，皂荚得麝香则通窍，诃子得肉果则止泻，木香得槟榔治后重，泽泻得猪苓则能利水，飧泻得白术则能收湿，此用药相得之大端也。

　　——明·孙一奎《赤水玄珠·第十九卷·用药寒温合宜论》

【提要】　本论主要阐述"用药相得之大端"，并非仅就寒温用药而言，而是比较全面地列举了"对药"的协同作用，亦即论中所言"合宜""相得"。其所论"对药"涉及了多种病证和治疗功效，堪为经验之谈，可资借鉴。

朱时进　诸药相济治病法

麻黄得葱白，则能发汗；桂枝得芍药，则能止汗。麻黄得桂，亦能行汗；芍药得甘草，则止腹痛；枳实得黄连，则消痞满；黄连得木香，则和痢疾；木香得槟榔，则行滞气；白术得黄芩，则能安胎；陈皮得白术，则能补脾；白术得芍药，亦能补脾；芍药得川芎，则能补肝；人参得麦冬，则能生脉；五味得干姜，则止寒嗽；生附配干姜，补中有发；熟附配麻黄，发中有补；附子得干姜，则热甚；栀子得连翘，降周身之火；栀子同甘草，泻心经之火；厚朴得苍术，则平胃气；黄柏得苍术，去经络之湿；枳实得山楂，去胃家之积；三棱得莪术，亦去胃家之积；紫苏得枳壳，可平气满；甘草同大枣，能补脾胃；陈皮得半夏，能去风痰；甘草节得忍冬藤，能消肿毒；栀子同香附，能去郁火；栀子得陈皮，去心中之痰；麦冬得地黄，阿胶得麻仁，则能润筋益血，复脉通心。

　　——清·朱时进《一见能医·卷之八·用药须知·诸药相济治病法》

【提要】　本论主要阐述相济相须用药配伍之例。药相济者，是一种药物辅佐另一种药物，提高主药的疗效，或者两种功效相近的药物配伍，以互相增强功效。诸药相济，常可"游于方之中，超乎方之外"，起画龙点睛、事半功倍的效果。

颜德馨　论常用"药对"*

相传上古有两部《药对》，一部出自桐君（见《七录》），一部为雷公所作（见《旧唐书》）。陶弘景在药总诀序中说："雷公桐君更增演本草，二家药对，广其主治，繁其类族。"先圣已经认识到，药物若孤立地看待，仅具有单纯的一般属性，可是当它们形成一定的组合时，其整体则由于药物与药物之间相对稳定的联系，而产生新的复杂的意义。

药物组对的产生，乃导源于八卦，爻爻相叠，演化以广其用，表达了朴素的整体结构和动态平衡观念。归纳起来，配伍及其效应有三大特点：相须协同、相辅佐助、相反相成。

相须协同类：瘀血在心，菖蒲、郁金；在肝，癥用三棱、阿魏、痞用水红花子、炮山甲；在肾，泽兰、益母草；在肺，苏木、降香；在脾，五灵脂、香附。当归、侧柏叶，治疗血虚脱发；鸟不宿、地锦草，治消渴；鲜藕、红枣，治血崩；三七、蒲黄，能治膜样痛经，使瘀块及内膜化屑排出；牛角鰓、棕榈皮，治功能性子宫出血；骨碎补、石菖蒲，治链霉素中毒性耳聋。全蝎、蜈蚣，止偏头痛及血管神经性头痛；黄药子、刘寄奴，治疗各种囊肿；土茯苓、百药煎，改善组织变性。

相辅佐助类：水蛭、通天草，治老年性痴呆；水红花子、泽兰，治疗结节性脉管炎；当归、细辛，治大动脉炎；黄芪、升麻，治低血压病；莪术、苡仁，治疗子宫颈癌；生山楂、泽泻，降脂；威灵仙、白茄根，治跟骨刺；海藻、莪术，治高血压、动脉硬化；佛耳草、款冬花，治一切咳嗽、昼夜无休；南烛子、腊梅花，疗百日咳；鬼箭羽、露蜂房，治类风湿性关节炎、关节变形；海桐皮、海风藤，治风湿性关节炎；牛膝、乳香，排尿路结石；鸡血藤、升麻，治放射性白细胞减少症；马鞭草、甜茶叶，疗不明原因之发热；广犀角、泽兰叶，治重症肝炎、转氨酶指标居高不下；仙人对坐草、老勿大，帮助乙肝澳抗阳转阴；丹皮、泽泻，治眼前房积水；米仁根、乌蔹梅，治慢性肾炎蛋白尿；六月雪、鹿衔草，治慢性肾衰高氮质血症；生麦芽、檀香，运脾和胃助消化；小茴香、泽泻，利气泄浊治尿闭；半夏、夏枯草，治失眠；琥珀、沉香，开癃闭。

相反相成类：黄连、川朴，治慢性胃炎（寒热合用）；降香、葛根，治疗冠心病心肌缺血（升降同用）；附子、磁石，治疗顽固性高血压（动静结合）；干姜、五味子，治过敏性哮喘（敛散并用）；紫河车、连翘心，治疗再生障碍性贫血（补泻并进）；细辛、熟地，治疗慢性肾炎水肿（刚柔并施）；苍术、黑芝麻，治疗雀盲（润燥并用）；生半夏（先煎二小时）、生姜，治疗尿毒症、饮食即吐（相畏相杀）；乌附、半夏，治疗哮喘持续发作（相反相恶）。

余用药对并不止限于二味，如习惯用麻杏石甘葶，即有五味药物（麻杏石甘汤加葶苈子）组成，用治咳逆上气，常能一剂而安；又如治疗男子不育、女子不孕，喜于活血化瘀方中加紫石英、蛇床子、韭菜子；治冠心病心绞痛用人参、琥珀、三七为末吞；薄荷、丹皮、山栀，取"火郁者发之、木郁者达之"之旨，调治更年期抑郁症；龙葵、蜀羊泉、蛇莓替代免疫抑制剂；附子、干姜、大黄泄浊，以助肌酐的清除等。

按照旧说中的相畏、相杀是指一种药物抑制另一种药物的毒副作用，是应用毒性药物时的一类配伍。而相反、相恶原属配伍禁忌，李时珍说："相反两不相合也""相恶者，夺我之能也"。相反会产生不良反应或使毒性加剧，相恶会使药效下降或消失。余以为这些结论还当重新评价，如临证常以人参配五灵脂、丁香配郁金、甘遂配甘草，治疗某些重症、顽症，"相反适相成，相恶以相激"，变法之用正取其慓悍之性。可见"相须、相使同用者如王道，相畏、相杀同用者犹法道，相恶、相反同用者乃霸道。有衡有权，全在善用者之悟性与胆识耳。"

——颜德馨《中国百年百名中医临床家丛书·颜德馨》

【提要】　本论主要阐述相须协同、相辅佐助、相反相成的药对配伍。这三种配伍，基本涵盖了中药的常用配伍形式。其中，其所举药例，有对证者，有对病者，比较切合临床实际。

谢海洲　论对药配伍*

对（组）药是两种或两种以上药物的配伍应用，既可增强疗效，产生独特的作用，又可抵消其副作用。如黄芪长于益气升阳，配当归可补气生血、气血双补，配党参增强补中益气、升举清阳之力；与升麻、柴胡相合，益气升阳之力倍增；与白术、防风伍用，可益气固表止汗；与茯苓配对，健脾益气、利水消肿之力增强；与汉防己相合，共奏益气利水、祛风除湿之功；与羌活同用，增强益气升阳之力。仙鹤草凉血止血、补虚养血，配黄芪增强益气升阳功效；配当归、阿胶，补气养血、强心补虚之力增强；配附子、炮姜，治疗便血属于虚寒者；配肥大枣，用于治疗贫血衰弱者；与浮小麦、五味子、黄芪同用，治疗自汗、盗汗效佳；与连翘伍用，治疗血小板减少症。威灵仙能通十二经脉，为风药中之善走者，配秦艽治湿热痹痛；配独活治下肢痹痛；配羌活治上肢痹痛，且能升举清阳；配白芍、白及、枳实可治反流性食道炎。穿山龙与徐长卿治寒湿痹痛；青风藤与海风藤治风湿痹痛；追地风与千年健治四肢关节酸痛；桑枝与桂枝通治各种痹痛；乳香与没药治气血失调痹痛，应用于痹痛之中，有"治风先治血，血行风自灭"之功；苡仁与白芷治风湿头痛；紫草与防风治系统性红斑狼疮；鹿角与猪髓治脊髓病；乌药与百合消除脘腹胀痛；麻黄与前胡治小儿腹泻；丹皮与丹参凉血活血、清透邪热；泽泻与泽兰利水消肿、行血治臌；木瓜与乌梅疏肝和胃、养阴生津；川芎与鸡血藤活血养血、行气止痛；丹参与葛根活血化瘀，扩张血管，降低血糖；狗脊与功劳叶补肝益肾、强筋壮骨等等，不胜枚举。在治疗疾病时，常复方组合以增强疗效。如久病入血者，常以四物汤、桃红四物汤、金铃子散、乳香止痛散、三棱丸、失笑散等组合配伍；治疗痹证常以二妙散、三妙丸、四妙丸、防己黄芪汤、四虫饮等，应用于风湿热痹或寒热错杂者，每获良效。

除此之外，我非常重视饮食调养，提倡食疗与药疗互相配合，相辅相成，可收到治疗的最佳效果。因为药食同源，邪去正复，脾胃自健，胃气乃复，诸证自愈。从狭义来说，蔬菜瓜果、鱼肉禽蛋之类为常用膳食；由广义上看，举凡滋养脾胃、补养正气、健身强壮之品皆可谓"药"。如大枣、龙眼肉、百合、桑椹、山药、蜂蜜等，均属药食同源之补益品；海蜇、海藻、海带、昆布等既是可口的海味，又为软坚散结之药；小茴香、八角茴香、丁香、官桂、肉蔻、生姜等既是调味品，又是温胃散寒、醒脾和胃常用中药。因此，药食结合，辨证论治与辨证食疗相辅相成，往往可以收到药物治疗难以达到的奇特功效。

——谢海洲《中国百年百名中医临床家丛书·谢海洲》

【提要】　本论主要阐述对（组）药是两种或两种以上药物的配伍应用，既可增强疗效，产生独特的作用，又可抵消其副作用。论中所总结的药对，有源于前人者，也有作者在医疗实践中总结出的疗效可靠的药对，可资借鉴。之外，作者还提倡药食结合，辨证论治与辨证食疗相辅相成，以达到治疗的最佳效果。

章真如　常用药物配伍功用

药物的配伍运用，即通常所称的药对，是临床用药中常常遇到的问题，用之得当则事半功倍，反之，疗效就不理想。在这方面章氏有许多成功的范例：如麻黄配桂枝为发汗重剂；苏叶合葱豉为发汗轻剂；银花配连翘、桑叶配菊花是轻宣清解；柴胡配黄芩则为疏散和解；蝉蜕合生军为升降和解；竹茹、橘皮合苏叶、栀子为旁达和解。

元明粉配白蜜属急性润下；芒硝配大黄属急下峻剂；楂、曲配制军能下食滞；桃仁合醋军可下瘀积；礞石、沉香配制军可下痰火；甘遂、大戟合制军能下水积；黄芪配当归、苁蓉能润下老人气秘；桃仁合松、柏二仁，可润下产妇血秘。

萝卜汁配瓜蒂能急吐痰涎；淡盐汤合橘红可缓吐痰涎；杏、蔻配姜、桔可辛温开上；香、砂合二陈能辛温和中；附、桂配丁、沉可辛温暖下；葱、豉配栀、芩能辛凉解肌；杏、栀合银、翘能轻清宣上；芩、连配姜、夏能苦辛清中；吴萸配黄连为苦降辛开。

五苓合三石，质重而导下；芦笋配灯心能轻清宣气；桑叶合丹皮能轻清凉血；知母配石、甘是甘寒清气；犀、羚合生地为咸寒清血；桔、夏配茯苓则消痰湿；蒌、贝合竹沥则清燥痰；姜、附配荆、沥可消寒痰；海蛤合梨汁则消火痰。

神曲配谷芽、麦芽则消谷食；山楂配莱菔子则消肉食；乌梅配蔗浆、葛花则消酒积。

参、芪配术、草是补气虚；归、地合芎、芍则补血虚；燕窝配冰糖是补津液；枣仁合茯神则补心神；熟地配枸杞可补肾精；杜仲合川断可补筋骨；枳壳配桔梗善开胸膈以疏气；桃仁合红花善通血脉以消瘀。

——郑翔，等《中国百年百名中医临床家丛书·章真如》

【提要】　本论主要阐述章真如临床常用配伍药对。论中所述，不乏历代流传下来的药对，亦包含了章真如自己许多成功的范例。这些都是医家长期医疗实践的经验总结和精华所在，疗效确切而实用，可为临床用药之参考。

查玉明　话"药对"

两药合用，称为"药对"。譬如古方中仲景之芍药甘草汤、东垣之当归补血汤、丹溪之二妙散等；又如当今用药中银花与连翘、二冬、棱莪之类，不一赘述。凡取其相似性能的药物配合而起到相辅相成之功效，称为药对，多验证有效，为临床所习用。"药对"在临床中组方得体，针对性强，为提高疗效起到了重要作用。

大黄与黄芪配合：用于肾功能不全。大黄通腑泄浊，走而不守，具有"荡涤肠胃，推陈出新"之力，使肠道通畅，湿浊排除，浊脂得下，泄毒热、消积滞、行瘀血、降瘀浊，能入血分，专能止血，善清血中之积垢，使邪去则正安；使胃肠和，五脏安，肾阳振，肾气复则血脉周流，可使氮质血症明显好转，促进代谢产物的排出，转危为安。黄芪为补气扶正之要药，既能入气分，亦能入血分，可助肾摄纳精气而消除尿中蛋白。两药相配，攻补并用，促进机体之新陈代谢，使肾功能不全得以改善。

人参与附子配合：用于慢性肾功能衰竭。精气被夺是肾脏疾病末期的最终结果。肾主水、司开阖，为胃之关。肾关得阳则开，从阴则阖，故取参附合用，有助于阳化气之功，司开阖，行升降之机能。人参补脾肺之气，助脾化湿；附子辛热，助阳散寒功擅力宏，上补心阳以通脉，下助肾阳益火源，使脾肾阳气衰败、阴寒内盛之证得以改善。

大黄与附子配合：大黄与附子合用可通腑散寒，重在降浊，能使体内湿浊羁留之邪、久郁形成之水毒得以消除。常以黄芪、大黄、人参、附子四味联合应用，效果更佳，可使尿毒症之危候得以缓解改善，每多奏效。

附子与白术配合：用于脾肾阳虚、湿浊凝聚、水湿内停所致尿少不利、肢体浮肿之水气病，常与茯苓同用，使脾阳得运、温化寒湿、温肾壮阳、助阳化气，使尿利肿消。附子具有温经散寒、回阳气、散阴寒、温补肾阳以益火、振奋心阳以通脉之功，是通行十二经之要药。凡阴寒内盛所致的各种疾病，真阳不足，机能衰退，沉疴痼疾，阳气虚衰者，用之多验。症见：面色苍白，倦怠乏力，身寒足冷，精神萎靡不振，大便不实，小便清长，阳痿尿频，舌淡胖，苔白润，舌质淡，脉沉迟或微细。凡阳虚阴盛之里寒虚证皆可用之。白术既能补气健脾，又能燥湿利水，与附子同用，相得益彰。

黄芪与附子配合：用于气虚阳衰、卫表不固所致的虚汗出、神疲倦怠。黄芪固表，附子固阳，卫阳得以外护，虚汗自敛。常与五味子合用，疗效更佳。黄芪甘温固表、温分肉、实腠理，无汗能发，有汗能止。阳虚自汗用之多效。

附子与干姜配合：寒淫于内，治以甘热，姜、附大热之剂伸发阳气、表散寒邪、温胃散寒。用于虚寒腹痛、体寒不温、四肢厥冷及中焦虚寒之脘腹隐痛。具有扶阳止泄之功，能壮真火而逐虚寒，温中止痛力专，效果显著。

赤芍与白芍配合：两药性能略同，但白芍以养血柔肝、缓中止痛功擅；赤芍以行血散瘀、和血止痛见长。白芍可敛阴和营、调血中之气；赤芍可行血散瘀、行血中之滞。白芍酸收为补，入气分；赤芍苦泄而收，入血分。两药一气一血，相须为用，调气血，和血脉。常与归、芎为伍，二芍微寒，归、芎辛温，寒温并用，注之于脉，贯通上下，可化瘀血、养新血、和血脉、行血痹、止心痛，活血化瘀之功效显著。多用于气滞血瘀、心脉痹阻之心胸痹痛，效果尤佳。具有扩张血管、改善心肌能量代谢、抑制血小板聚集、防止血栓形成、使血液畅通的作用，配加丹参、葛根改善微循环、增强心脏血流量，疗效更佳。

珍珠母与远志配合：用于劳思太过、五志过极所致阴虚阳亢、心肾不交，症见心烦不寐、心悸、惊恐不安、失眠等。珍珠母咸、寒，入心、肝二经，介类潜阳功擅、滋阴清火、平肝定惊功著，与远志为伍可宁心安神、祛痰开窍、益心气、交通心肾。人之精与志藏于肾，肾精不足则志气衰，不能上通于心，故迷惑善忘。远志味苦泄热，味辛散郁，能通肾气，上达于心，强志益智。常用于心神不安、惊悸不宁、忧伤不乐之症，具有定心气、强心志、止惊悸、安神志之效。常与龙齿同用，具有镇惊宁神、平肝熄风、安魂魄之功。使痰火散、心肝宁而记忆力强。对心悸失眠、多梦烦躁者效果甚佳。阳不入阴是失眠的主要病机，欲使阴阳协调，阳潜入阴，必须育阴潜阳，达到镇志安眠的目的。神志得宁，心安则寐，三药联合应用，使阴能敛阳、阳能入阴则不眠可愈。

佩兰与苍术配合：用于糖尿病湿郁脾虚证。伤脾化湿，湿从内生，积湿蕴热，脾热则口甜而诱发消渴，多伴有血脂增高，表现为形盛气虚、中满腹胀、大便稀溏、神疲乏力、口干恶心、舌胖苔腻或有齿痕、脉沉缓而细。高血糖及高脂血症用之多验。血糖乃水谷之精气也，精为气之本，气乃精之所化，精气来源于脾。脾为胃行其精气津液，病在脾则令人口甘也。若脾气虚，精微不化，统摄无力；肾气虚，肾不封藏，精不秘固，气失摄纳，则精气外泄下流，随小溲排出（糖）而多尿。脾气虚津液不能输于五脏而积留在脾。《素问·奇病论》曰："故其气上溢，转为消渴，治之以兰，除陈气也"。具体说明口甘是脾瘅（消渴）的主要表现，脾为胃行其精气，是其功能；津液不布，转为消渴，是其病机，明确指出消渴用药治之以兰，兰即佩兰也。佩兰味辛气平芳香，入脾、胃二经，具有避秽祛湿、化湿化浊、醒脾和中、生津止渴之功，可除陈郁之气。凡湿邪内蕴、阻滞中焦所致脘痞不饥，脾经湿热所致口甘苔腻者，取效甚著。苍术辛苦性平，入脾、胃经，具有燥脾湿、实脾土、敛脾精、除恶心、止呕逆、解诸郁、化湿健脾之功，祛上、中、下之湿，诸湿非此不能除，能升发胃中之阳气，有助脾之散精行津作用，功能尤著。佩兰与苍术相须为用可化湿降浊、健脾行津，有利于高血糖之改善。湿得温则化，得阳则宣。从脾论治，意在除湿，效果尤良。胃浊呕逆可加芦根降逆止呕、宣化湿浊，尤为重要。

　　红花与细辛配合：用于糖尿病并发周围神经炎。在消渴病变中始终存在血瘀表现，其成因甚多，如气虚无以行血则血滞；气滞阻遏血行则血瘀；痰阻脉络则血行不畅；阳气虚不能温运则寒凝血脉；久病入络，病久致瘀；老年多瘀，皆能致瘀，从而导致脉络失养，肢端麻痛，检查可出现血液流变学异常。依《素问·痹论》"病久入深，营卫之行涩"之理，当从血瘀论治，消除血瘀，促进血流畅通，恢复正常血行，使瘀滞不积，血脉通达，脉络得养，恢复肌肉神经功能，麻木可除，刺痛可解。红花辛温，走而不守，行血功专，入心养血，使血活瘀行，能行血中之气滞及气中之血涩，利九窍，通血脉，行血温经，止痛力宏。凡气滞血结，血瘀阻滞，脉络不畅，营卫不和，气血凝滞，上下内外诸痛皆可用之，为治血利气之要药。细辛辛温透达，善行走窜，可疏通脉络、温经散寒、通络止痛、内宣经络、温散表里之邪，为通痹之要药。凡气、血、寒、湿闭阻经络、气血阻滞导致之肢体麻痛，用之功能卓著。红花与细辛，一气一血，相使为用，辛能行散，温以通阳，使阳气通达，血流畅通，瘀滞可除，脉络得养，有利于改善微循环，体麻肢痛可解，效果甚佳。

——尹远平、查杰《中国百年百名中医临床家丛书·查玉明》

　　【提要】　本论主要阐释经典药对的配伍。论及大黄与黄芪、人参与附子、大黄与附子、附子与白术、黄芪与附子、附子与干姜、赤芍与白芍、珍珠母与远志、佩兰与苍术、红花与细辛等药对。论中对药物自身药性、功效，及药物间协同作用的解析十分透彻，再加上对所治病证病机的详细分析，其经验足可取用和借鉴。

5.2.4　根据运气配伍

◆《素问》　司天在泉淫胜用药法^{※*}

　　诸气在泉，风淫于内，治以辛凉，佐以苦，以甘缓之，以辛散之。热淫于内，治以咸寒，佐以甘苦，以酸收之，以苦发之。湿淫于内，治以苦热，佐以酸淡，以苦燥之，以淡泄之。火淫于内，治以咸冷，佐以苦辛，以酸收之，以苦发之。燥淫于内，治以苦温，佐以甘辛，以苦下之。寒淫于内，治以甘热，佐以苦辛，以咸泻之，以辛润之，以苦坚之……

司天之气，风淫所胜，平以辛凉，佐以苦甘，以甘缓之，以酸泻之。热淫所胜，平以咸寒，佐以苦甘，以酸收之。湿淫所胜，平以苦热，佐以酸辛，以苦燥之，以淡泄之。湿上甚而热，治以苦温，佐以甘辛，以汗为故而止。火淫所胜，平以酸冷，佐以苦甘，以酸收之，以苦发之，以酸复之，热淫同。燥淫所胜，平以苦温，佐以酸辛，以苦下之。寒淫所胜，平以辛热，佐以甘苦，以咸泻之。

——《素问·至真要大论》

【提要】　本论主要阐述司天、在泉之气淫胜，其致病也有其固有的特点和规律，在用药上有一定的规律可循。其要点如下：其一，药性上，以寒热温凉正治之法；其二，药味上，治以所不胜，佐以所利。然而，二者又有司天、在泉之别，有伤腑、伤脏的不同倾向。即：在泉为地气，通于六腑，地气淫胜，先伤所胜之腑，次及于所胜之脏，兼见本经病变；司天为天气，通于五脏，天气淫胜，伤所胜之脏为主。因此，在具体药味选择上就有所差异。

《素问》　邪气反胜用药法

帝曰：善。邪气反胜，治之奈何？岐伯曰：风司于地，清反胜之，治以酸温，佐以苦甘，以辛平之。热司于地，寒反胜之，治以甘热，佐以苦辛，以咸平之。湿司于地，热反胜之，治以苦冷，佐以咸甘，以苦平之。火司于地，寒反胜之，治以甘热，佐以苦辛，以咸平之。燥司于地，热反胜之，治以平寒，佐以苦甘，以酸平之，以和为利。寒司于地，热反胜之，治以咸冷，佐以甘辛，以苦平之……

帝曰：其司天邪胜何如？岐伯曰：风化于天，清反胜之，治以酸温，佐以甘苦；热化于天，寒反胜之，治以甘温，佐以苦酸辛；湿化于天，热反胜之，治以苦寒，佐以苦酸；火化于天，寒反胜之，治以甘热，佐以苦辛；燥火于天，热反胜之，治以辛寒，佐以苦甘；寒化于天，热反胜之，治以咸冷，佐以苦辛。

——《素问·至真要大论》

【提要】　本论主要阐述"邪气反胜"及其用药治法。司天、在泉之气主岁，其不胜之气为邪气以胜之，称为邪气反胜。如王冰注曰："不能淫胜于他气，反为不胜之气为邪以胜之。"治疗上，"先泻其邪，而后平其正气"。邪气反胜主岁之气，气候就会出现严重反常。如厥阴司天，则前半年的气候当是风气偏胜、气温偏温，而当其反为清邪所胜时，实际气候就会变得偏燥、偏凉。因此，在治疗上就不能固守"风淫所胜，平以辛凉，佐以苦甘，以甘缓之，以酸泻之"的治法，而是需要按照凉燥之气偏胜来治疗，同时也需要兼顾为燥气所胜的司天之风木。故曰"风化于天，清反胜之，治以酸温，佐以甘苦"。同样，厥阴在泉，为清气所胜，其治基本相同，只是佐治上兼顾在泉之气的特点。故曰"风司于地，清反胜之，治以酸温，佐以苦甘，以辛平之"。

《素问》　六气相胜用药法

厥阴之胜，治以甘清，佐以苦辛，以酸泻之。少阴之胜，治以辛寒，佐以苦咸，以甘泻之。太阴之胜，治以咸热，佐以辛甘，以苦泻之。少阳之胜，治以辛寒，佐以甘咸，以甘泻之。阳明之胜，治以酸温，佐以辛甘，以苦泄之。太阳之胜，治以甘热，佐以辛酸，以咸泻之……

　　厥阴之复，治以酸寒，佐以甘辛，以酸泻之，以甘缓之。少阴之复，治以咸寒，佐以苦辛，以甘泻之，以酸收之，辛苦发之，以咸耎之。太阴之复，治以苦热，佐以酸辛，以苦泻之，燥之，泄之。少阳之复，治以咸冷，佐以苦辛，以咸耎之，以酸收之，辛苦发之，发不远热，无犯温凉，少阴同法。阳明之复，治以辛温，佐以苦甘，以苦泄之，以苦下之，酸补之。太阳之复，治以咸热，佐以甘辛，以苦坚之。

——《素问·至真要大论》

　　【提要】　本论主要阐述六气相胜所致病证的用药之法。六气相胜用药，是针对风、热、火、湿、燥、寒六气，相互制胜而为病者。其治当取其正味，助不胜者，制行胜者，泻胜气之有余，佐以所利。如厥阴风木之胜，木胜土败，治以培土泻木之法：①治以甘清：甘益土，清平木。②佐以苦辛：以散风邪。③以酸泻之：以木之正味酸泻木之有余。对于六气之复，其治法较六气之胜为复杂，其治疗不但要考虑当前为胜的复气、不胜之气，同时也要兼顾先前为胜之气由胜气向不胜之气的转化。仍以厥阴为例，厥阴之复：①治以酸寒：木之正味酸，泻木之有余；木火相生，宜治以寒。②佐以甘辛：木胜土衰，则补以甘；辛从金化，以辛制木。③以酸泻之，以甘缓之：泻肝之实，缓肝之急。

5.3　宜　　忌

雷　丰　胎前产后慎药论

　　胎前之病，如恶阻、胞阻、胎漏、堕胎等证是也；产后之病，如血块、血晕等证是也。妇科书中已详，可毋备述。而其最要述者，惟胎前产后用药宜慎。凡治胎前之病，必须保护其胎，古人虽有"有故无殒，亦无殒也。大积大聚，其可犯也，衰其大半而止"之训，奈今人胶执"有故无殒"之句，一遇里积之证，恣意用攻，往往非伤其子，即伤其母，盖缘忽略衰其大半之文耳。窃揣胎在腹中，一旦被邪盘踞，攻其邪则胎必损，安其胎必碍乎邪，静而筹之，莫若攻下方中，兼以护胎为妥，此非违悖《内经》，实今人之气体，不及古人万一也。且不但重病宜慎其药，即寻常小恙，亦要留心。如化痰之半夏，消食之神曲，宽胀之厚朴，清肠之槐花，凉血之丹皮、茅根，去寒之干姜、桂、附，利湿之米仁、通、滑，截疟之草果、常山，皆为犯胎之品，最易误投，医者可不儆惧乎！至于产后之病，尝见医家不分虚实，必用生化成方，感时邪者，重投古拜，体实者未尝不可，虚者攻之而里益虚，散之而表益虚，虚虚之祸，即旋踵矣！又有一等病人信虚，医人信补，不分虚实，开口便说丹溪治产后之法，每每大补气血，体虚者未尝不可，倘外有时邪者，得补益剧，内有恶露者，得补弥留，双证迭加，不自知其用补之咎耳。要之胎前必须步步护胎，产后当分虚实而治，毫厘差谬，性命攸关。惟望同志者，凡遇胎前产后之疴，用药勿宜孟浪，慎之慎之！

——清·雷丰《时病论·附论·胎前产后慎药论》

【提要】 本论主要阐述胎前产后用药宜慎重，提出"胎前必须步步护胎，产后当分虚实而治"的用药原则。胎前之病，《内经》虽有"有故无殒，亦无殒"之说，但不能胶执；攻下方中亦当兼以护胎为妥，并且需要尽量避免犯胎之品。产后之病并非皆为虚证，不可一概大补气血或者通用生化汤方，当分虚实而治。

5.4 剂 量

张志聪 奇偶分两辩

《至真要论》曰：近者奇之，远者偶之；汗者不以奇，下者不以偶。夫近奇、远偶者，谓奇上而偶下，犹天地之定位也；下宜奇而汗宜偶者，以降者谓天，升者谓地，地气升而后能为云、为雨也。夫天地阴阳之道，天气下降，气流于地，地气上升，气腾于天，不则天地四塞，而汗从何来？有不明天地气交之道者，泥于近奇、远偶之句，反改为汗不以偶、下不以奇，此不通之甚也。《大要》曰：君一臣二，奇之制也；君二臣四，偶之制也；君二臣三，奇之制也；君二臣六，偶之制也。近而奇偶，制小其服，远而奇偶，制大其服。大则数少，小则数多。多则九之，少则二之。盖数少而分两重者为大方，数多而分两少者为小方。是以上古之方，少者一二三味，其分两各三两四两，多者不过八九味，分两亦各有两数，（古之二两，今之一两也。）皆有君臣佐使之分焉。有独赞东垣能用大方，如韩信将兵，多多益善。噫！此但知有东垣，而不知有《内经》者也。夫东垣之大方，不过以数方合用，是为复方。如清暑益气汤，以补中益气汤内，加二妙、生脉二方，焉能如先圣之大方乎？（上古大方，间或用之。）试观鳖甲煎丸，用至二十四味，其间参伍错综，如孔明阵图，人莫能识。

——清·张志聪《侣山堂类辩·卷下·奇偶分两辩》

【提要】 本论主要阐述大方与小方的区分，不在于药味多少，而在于剂量的轻重。论中指出，"近而奇偶，制小其服；远而奇偶，制大其服；大则数少，小则数多……数少而分两重者为大方，数多而分两少者为小方"。作者认为，所谓大方、小方的区分，不在于药味多少，而在于剂量的轻重。针对有人独赞李东垣能用大方，作者指出李东垣之大方不过是数方合用的"复方"。

徐灵胎 古今方剂大小论

今人以古人气体充实，故方剂分两甚重，此无稽之说也。自三代至汉、晋，升斗权衡，虽有异同，以今较之，不过十分之二。（余亲见汉时，有六升铜量，容今之一升二合。）如桂枝汤，伤寒大剂也。桂枝、芍药各三两，甘草二两，共八两为一剂。在今只一两六钱，又分三服，则一服不过五钱三分零。他方有药品多者，亦不过倍之而已。况古时之药，医者自备，俱用鲜者，分两以鲜者为准，干则折算。如半夏、麦冬之类，皆生大而干小。至附子，则野生者甚小，后人种之乃肥大，皆有确证。今人每方必十余味每味三四钱，则一剂重一三两矣。更有熟地用至四两一剂者，尤属可怪。古丸药如乌梅丸，每服如桐子大十丸，今秤不过二三分，今则用三四钱至七八钱矣。古末药用方寸经匕，不过今之六七分，今服三四钱矣。古人用药，分两未尝从重。（《周礼·遗人》凡万民之食，食者人四鬴，六斗四升曰鬴，四鬴共二石五斗六升，为人一月之食，则每日食八升有余矣。盖一升只二合也。）二十年来，时医误阅古方，增重分两，此风日炽。即使对病，无气不胜药力，亦必有害，况更与病相反，害不尤速乎？既不考古，又无师授，无怪乎其动成笑柄也。

——清·徐灵胎《医学源流论·卷上·方药·古今方剂大小论》

【提要】　本论主要阐述古今方剂分量的变化及背景。由于古今度量衡制度的变迁，方剂的用药分量也会随当代度量衡的变化而变化，但有的仍沿袭旧制不变。古今分量的差别，后人做过不少考证，但结论并不一致。在清代，有认为"古人气体充实，故方剂分两甚重"的说法。徐灵胎则持不同观点，认为"古人用药，分两未尝从重"，并批评了时医误循古方增重分两之风。明·李时珍折算古代的一两为当时的一钱，从一般实际运用而言，此折算方法比较合适。另外，方药用量的轻重，也受病人体质强弱、病情微甚的影响，不可一概而论。

徐灵胎　热药误人最烈论

凡药之误人，虽不中病，非与病相反者，不能杀人。即与病相反，药性平和者，不能杀人。与病相反，性又不平和，而用药甚轻，不能杀人。性既相反，药剂又重，其方中有几味中病者，或有几味能解此药性者，亦不能杀人。兼此数害，或其人病甚轻，或其人精力壮盛，亦不能杀人。盖误药杀人，如此之难也，所以世之医者，大半皆误，亦不见其日杀数人也。即使杀之，乃辗转因循，以至于死，死者不觉也。其有幸而不死，或渐自愈者，反指所误用之药以为此方之功效，又转以之误治他人矣。所以终身误人，而不自知其咎也。惟大热大燥之药，则杀人为最烈。盖热性之药，往往有毒；又阳性急暴，一入脏腑，则血涌气升。若其人之阴气本虚，或当天时酷暑，或其人伤暑伤热，一投热剂，两火相争，目赤便闭，舌燥齿干，口渴心烦，肌裂神躁，种种恶候，一时俱发。医者及病家俱不察，或云更宜引火归元，或云此是阴症，当加重其热药，而佐以大补之品。其人七窍皆血，呼号宛转，状如服毒而死。病家全不以为咎，医者亦洋洋自得，以为病势当然。总之，愚人喜服补热，虽死不悔。我目中所见不一垂涕泣而道之，而医者与病家，无一能听从者，岂非所谓命哉！夫大寒之药，亦能杀人，其势必缓，犹为可救；不若大热之药，断断不可救也。至于极轻淡之药，误用亦能杀人，此乃其人之本领甚薄，或势已危殆。故小误即能生变，此又不可全归咎于医杀之了。

——清·徐灵胎《医学源流论·卷上·方药·热药误人最烈论》

【提要】　本论主要阐述"热药误人最烈"，但医者与病家多不以为误。论中指出，药"误人"，多见于药性峻烈或有毒药物的错误应用。这类药物偏性大，很多为大寒、大热类，而"大热大燥之药，则杀人为最烈"，误用最多见，确为事实。究其原因，有"药"和"人"两个因素：一是，热毒急暴，误用后恶候急发，难于急救；二是，医者、病家尚温补，药误而不自知。

吴鞠通　用药分量论

用药分量，有宜多者，少则不效。如温暑、痹症、痰饮，脉洪者，用石膏每至数斤、数十斤之多，是其常也。乙酉年，余在浙江绍兴治赵大兄伏暑痰饮，发则大喘，每剂用石膏，必以半斤、一斤之多，而后喘得少减。连用七八剂，或十数剂，而后喘定。迟数日又发，脉必洪大。期年之间，用至一百七八十斤之多，而后大愈，是其变也。有宜少者，万不可多用。如寒、燥门之用蟾酥，瘀血门中之用皂矾。蟾酥犹可入丸药，皂矾止入外科丹药，丸药中亦不能用。汤剂中用新绛纱，用染匠之巧法，皂矾在几微之间，稍多则染成元青矣。奈纪晓岚先生《阅微草堂笔记》中云：乾隆癸丑春夏间，京中多疫，以张介宾法治之，十死八九，以吴又可法治之，亦不甚验。有桐城一医，以重剂石膏治冯鸿胪星实之姬人，见者骇异，然呼吸将绝，应手辄痊。踵其法者，活人无算。有一剂用至八两，一人服至四斤者。虽刘守真之《原病式》、张子和之《儒门事亲》专用寒凉，亦未敢至是，实自古所未闻矣。考喜用石膏者，莫过于明缪仲淳（名希雍，天崇间人，与张介宾同时，而所传各别），本非中道，故王懋竑《白田集》有石膏论一篇，力驳其非。不知何以取效如此。此亦五运六气适值是年，未可执为定例也。按先生深恶讲学家之拘执，先生何尝不是讲学家习气！皆识不卓之故耳。前云桐城医重用石膏治冯姬之病，见者骇异，然呼吸将绝，应手辄痊等论，是何足奇？余治西人李姓布贾热病，大热大渴，周身纯赤，一夜饮新汲凉水至二三担之多，汗如雨下，谵语癫狂，势如燎原，余用石膏，每剂先用八两，后加至十二两，后加至一斤，后早晚各服一剂，每剂煮六碗，一时服一碗，间服紫雪丹、牛黄丸。紫雪共用二三两之多，牛黄丸共用至二十余丸之多。鏖战十数日之久，邪之大势方解。继清余邪，石膏每帖仍用四两，六七帖之后，方能脉静身凉。他多类似，不能尽述，半载余医案中。盖药之多寡，视病之轻重也。又云：刘守真、张子和专用寒凉，亦未敢至是，实自古所未闻矣。斯未读古书之故也。按张仲景《伤寒论》中白虎汤，石膏本系半斤，别本有一斤者。即汪切庵《医方集解》中白虎汤，用石膏亦系半斤。《金匮要略》木防己汤中，石膏用鸡子大十二枚。或云：汉朝戥量本小，照今时不过二六扣耳。按汉时戥量本小，汉时鸡子亦小于今乎？又云：考古喜用石膏者，莫过于明缪仲淳，本非中道。是未闻道之言也。试问中道何以定哉？盖中无定体，病轻药重为不中，病重药轻亦为不中；病浅药深为不中，病深药浅亦为不中；味厚气盛之药，多用为不中；味淡气薄之药，少用亦为不中。石膏质坚汁少，气薄味淡者也，古皆重用，何缪仲淳为本非中道也哉？自王懋竑《白田集》石膏论力辩其非，亦系未闻道之下士，固不足论，何足为据？桐城医以秉辛凉金气、金水相生之石膏，以复太阴之金体、阳明之金用，制木火有余、火来克金之温病，救化源之绝，此所以取效如神，实系天经地义之定例，何云未可执为定例也？近时苏州医用甘草必三五分，余药皆五七分，至一钱即为重用，何病可治？此故用少之过也。本京有某砂锅之名，用大刚大燥，皆系八两、十两，一剂有用至数十两者；幼科用归宗法者，十日以外，咬牙寒战，灰白塌陷者，仍用大黄、石膏至一二斤之多，人命岂何堪哉？此误用多之过也。

——清·吴鞠通《医医病书·四十六、用药分量论》

【提要】　本论以石膏之用为例，阐述了用药分量没有定例，其用量多寡，当视病之轻重而定。

唐大烈 方药等分解

尝读古方，每有药味之下不注分两，而于末一味下注"各等分"者，今人误认为一样分两，余窃不能无疑焉。夫一方之中，必有君臣佐使，相为配合，况药味有厚薄，药质有轻重，若分两相同，吾恐驾驭无权，难于合辙也。即如地黄饮子之熟地、菖蒲，分两可同等乎？天真丹之杜仲、牵牛，分两可同等乎？诸如此类，不一而足，岂可以各等分为一样分两哉？或曰：子言是矣。然则古人之不为注定而云各等分者，何谓耶？愚曰：各者，各别也，古人云：用药如用兵，药有各品，犹之将佐偏裨，各司厥职也。等者，类也，分类得宜，如节制之师，不致越伍而哗也。分者，大小不齐，各有名分也。惟以等字与上各字连读，其为各样分两，意自显然；今以等字与下分字连读，则有似乎一样分两耳。千里之错，失于毫厘，类如是耳。窥先哲之不以分两明示后人者，盖欲令人活泼泼地临证权衡，毋胶柱而鼓瑟也。窃以为古人之用心如此，不揣愚陋，敢以质诸高明。

——清·唐大烈《吴医汇讲·卷八·方药等分解》

【提要】 本论主要阐述古方药味之下不注分两，于最后一味下注"各等分"者，非是指一样分两，而是"各样分两"。此为一家之言。

黄凯钧 用药不论多少

许嗣宗善医。言：病与药，惟用一物攻之，则气纯而愈速。今人多其物以幸其功，他物相制，不能专力。按：药用一味为单方，施于轻浅之症，何尝不可。古方莫如《内经》半夏秫米汤、鸡矢醴、雀卵丸，亦并非独用。至孙思邈《千金方》、王焘《外台秘要》，如淮阴用兵，多多益善。对症施之，其应如响，亦何尝因多药而相制耶？

——清·黄凯钧《友渔斋医话·第二种·橘旁杂论下卷·用药不论多少》

【提要】 本论主要阐明药之效在于对证而不在于药之多少。

莫枚士 古方权量有定论论

从来考古方权量者，人各言殊，大半误以汉制当之耳！岂知经方传于仲景，而不自仲景始。《外台》卷一谓桂枝汤为岐伯授黄帝之方，而分两与《伤寒论》悉同。可见经方传自上古，所用权量亦上古制，非汉制也。《千金》备详神农秤及古药升之制。盖古医权用神农、量用药升，于一代常用权量外，自成一例。仲景而下，讫于《外台》，所集汉晋宋齐诸方皆然。迨隋唐人兼用大两大升，而后世制方遂有随代为轻重者，此古权量所由湮也。国朝吴王绳林所考，宗法《千金》，参以考订，定为古一两，当今七分六厘；古一升，当今六勺七抄。洵不刊之论，无间然矣。其书载在《吴医汇讲》中。

——清·莫枚士《研经言·卷一·古方权量有定论论》

【提要】 本论主要阐述对"古方权量"的认识。由于古代度量衡制度在各个历史时期有所不同，故古今方剂用药分量从数字上看相差很大。古今医家对古代方剂用量，曾做过很多考证。莫枚士推崇王绳林（名丙，字朴庄）所考"古一两，当今七分六厘；古一升，当今六勺七抄"之说。具体内容可参《吴医汇讲·卷九》中收录的王朴庄"考证古方权量说"。

赵　濂　用药宜审分两为先

小儿之体最嫩，服药分两较大人当用药一钱者，只可二三分，以次加减。如药味过大，树皮草根，船小何能重载？反损真气。至老人与体虚者，纵药可合机，亦宜小其剂数。以其气质本衰，无能抵御药力，宣达脏腑，充贯脉络，易使气壅胸塞，呕恶神伤，未收本病之效，先发变端。合机之药尚如此，不合病之大剂，其不至误人，果谁信哉？故分两不可不慎。且古之一两，乃今时七分六厘，简编久载。古人禀赋强实，每用一药，不过数分，每服一方尚分数次，而今运会日下，人身较于古时倍见屡弱，无如医者漫喜大剂浪投，不辨症之虚实，不究分两之重轻。任情率意，恬不自悔，病家昧于不知，罹其夭札者，不一而足，何啻暗中以刃杀人？惜未经人发明者，良足致慨，倘病阴寒，非大温剂，不足以回其阳。大时热，非大凉药，不足以救其阴。骤脱症，非重用参芪，不足以接其元阳。与夫壮实之辈，非轻剂所能胜其病，又非可一例论也。

——清·赵濂《医门补要·卷中·用药宜审分两为先》

【提要】　本论主要阐述小儿之体最嫩，老人与体虚者气质本衰，用药亦应当小其剂数和剂量。

徐延祚　用药分量法则

古方自《灵》《素》至《千金》《外台》所集汉、晋、宋、齐诸名方，凡云一两者，以今之七分六厘准之；凡云一升者，以今之六勺七抄（抄，古量名，十撮为一抄。《汉书·律历志上》"量多少者不失圭撮"。按六十四黍为圭，四圭为撮。）准之，此说本诸《伤寒论注》，《吴医汇讲》亦备载之。

盖医之用药，求其中窍，不在多也，但拨之使转，即行所无事矣。顺者生，逆者死，不贵其药之重而（贵其）效之速也，药必有毒，非毒无以驭病，非节制无以驭毒，故药之分量不可不慎也。余在京中见同道之有用大剂治病者，每阅其方中至热之姜附亦不过四五钱，至寒之芩连亦不过三四钱，皆以北方之气禀醇厚，虽用药偏重尚不至有伤胃气，近见岭南之行道者，用姜附、吴萸等大辛热之品，硝黄等大苦寒之物，每味用至七八钱，甚至两许，未知何所本也。查辛热最伤胃阴，苦寒最伤胃气，虽岭南为温热卑湿之地，温药凉药在所不忌，然大寒大热之症亦未见如此之甚也，病者遭此辣手，每至胃伤，不能下咽，何不幸之甚也。盖人之禀赋不同，偏阴偏阳者在所常有，偏于阳不足者，以调阳气之药治之；偏于阴不足者，以滋阴气之药治之，其寒热温平随所加减，自无偏胜之弊。若岭南温热之区，人感湿热之病者居多，纵有虚病而辛热之剂亦当慎用，况病之虚由于湿热伤气者多，由于湿热伤阴者尤多，治病不推其源，不按方土，不按节候，率尔操觚，是诚杀人之具也。医家病家皆当知古之分量每两即今之七分六厘，每升即今之六勺七抄，斟酌慎用是所厚望焉。

——清·徐延祚《医粹精言·卷二·用药分量法则（附慎用辛热苦寒）》

【提要】　本论主要阐述"用药分量法则"和"慎用辛热苦寒之论"。用药分量法则，遵王朴庄（名丙，号绳林）《考正古方权量说》。所附"慎用辛热苦寒"之论，主要阐明岭南温热卑湿之地，人的禀气不如北方人醇厚，姜附、吴茱萸等大辛热之品，硝、黄等大苦寒之物当慎用；纵有当用者，也应当减其分量，避免辛热伤胃阴、苦寒伤胃气。

 蒋厚文　中医方药不传之秘在量※

"中医方药不传之秘在量上"，此话不无道理。盖其一，从单味药言，量变超出一定限度，必然会引起质变，故剂量不同，功效有别。如附子小量可温补脾肾，中量能祛寒止痛，大量则回阳救逆。红花小量可生血，中量能活血，大量则破血；大黄小量可健胃，中量清湿热。大量则泻下；黄芪小量无利尿效应，中量能显著利尿，大量则反使尿量减少；川芎小量能升高血压。大量反使血压下降等等。处方遣药，切莫一概认为量大则功效胜，而盲目追求大剂应用，要因病、因人、因药制宜，力求做到既对症、又适量否则难以达到预期的效果。其二、从组方配伍言，一方中药有主次，各药间又相互影响，彼此制约，故临证施治，除依法准确选择方药外，还要恰当处理好药物之间的量的关系。须知，适应不同病证的不同方剂，其主药间或主次药间各具一定的相对的有效剂量比例，倘此比例失调，势必导致全方功效重心的改变二如佳枝汤中桂枝和白芍等量，才能调和营卫，解肌发表；若倍用桂枝，就变为温阳降逆的桂枝加桂汤；若倍用白芍，就成了解表解表和里的桂枝加芍汤。其适应证也就随之改变。同样，麻黄汤中麻黄与桂枝的用量应是 3：2，枳术丸中白术与枳实的用量应是 2：1，白虎汤中石膏的用量宜 3 倍于知母，当归补血汤中黄芪的用量宜 5 倍于当归，而麦门冬汤中半夏的用量应为麦冬的 1/6 左右，一贯煎中川楝子的用量应为生地的 1/5 左右。如果不明这些行之有效的不传之秘（当然也可酌情适当调整或探索更佳比例），动则药量相平，主次不分，甚或颠倒比例，喧宾夺主，虽方与证合，其效难求。

——孙继芬《黄河医话·中医方药不传之秘在量》

【提要】　本论主要阐述"中医方药不传之秘在量"相关问题。剂量，是影响药效的重要因素之一。在临床上，某些药物，如作者提到的附子、红花、大黄、黄芪、川芎等，因用量不同，功能和作用就有所差别。因此，临床上当依据治病所需功效及病人的具体情况，来确定具体用量。另外，中药方剂讲究配伍及配伍比例，方中主次分明，方与证合，药与病合，才能起到良好的疗效。

5.5　用　　法

5.5.1　概说

徐灵胎　煎药服药法

煎药之法各殊：有先煎主药一味，后入余药者，有先煎众味，后煎一味者，有用一味煎汤以煎药者；有先分煎，后并煎者；有宜多煎者（补药皆然）；有宜少煎者（散药皆然）；有宜水少者；有不煎而泡渍者；有煎而露一宿者；有宜用猛火者；有宜用缓火者；各有妙义，不可移易。今则不论何药，惟用猛火多煎，将芳香之气散尽，仅存浓厚之质。如煎烧酒者，将糟久煮，则酒气全无矣，岂能和营达卫乎？须将古人所定煎法，细细推究，而各当其宜，则取效尤捷。

其服药亦有法。古方一剂，必分三服，一日服三次；并有日服三次，夜服三次者。盖药味入口，即行于经络，驱邪养正，性过即已，岂容间断？今人则每日服一次，病久药暂，此一暴十寒之道也。又有寒热不得其宜，早暮不合其时，或与饮食相杂，或服药时即劳动冒风，不惟无益，反能有害。至于伤寒及外症痘症，病势一日屡变，今早用一剂，明晚更用一剂，中间间隔两昼一夜，经络已传，病势益增矣。又发散之剂，必暖覆令汗出，使邪从汗散；若不使出汗，则外邪岂能内消？此皆浅易之理，医家病家，皆所宜知也。又恶毒之药，不宜轻用。昔神农遍尝诸药而成本草，故能深知其性。今之医者，于不常用之药，亦宜细辨其气味，方不至于误用。若耳闻有此药，并未一尝，又不细审古人用法，而辄以大剂灌之，病者服之苦楚万状，并有因此而死者，而已亦茫然不知其何故；若能每味亲尝，断不敢冒昧试人矣。此亦不可不知也。

——清·徐灵胎《慎疾刍言·煎药服药法》

【提要】 本论主要阐述煎药方法和服药方法。中药煎药有讲究，服药有法度。有先煎后下、煎煮用水多、文火武火各有所宜。徐灵胎特别点出了用猛火多煎、久煎芳香药物、烧酒，致芳香之气散尽、酒气全无的错误煎药方法。对于服药，徐灵胎特别强调了服药频次，指出了当时每日服一次的固化习惯，有病久药暂、药不及病的问题。现代，分早晚两次服用是最常见的服药方法。然而，常规亦不能固化，当根据病情和药物，灵活把握服药时间和频次。比如，在某些疾病，如危急重症、伤寒其传变迅速者，就可以用一日多服的方法。另外，徐灵胎在《医学源流论·卷上·方药》中，有"煎药法论""服药法论"，参后文。

5.5.2 煎药

❧ 王好古 汤液煎造 ❧

病人服药，必择人煎药。能识煎熬制度，须令亲信恭诚至意者煎药，铫器除油垢、腥秽。必用新净甜水为上，量水大小，斟酌以慢火煎熬分数。用纱滤去渣，取清汁服之，无不效也。

——元·王好古《汤液本草·卷之二·东垣先生用药心法·汤液煎造》

【提要】 本论主要阐述汤药的煎煮有一定的制度，用具、水、火皆有讲究：用具、用水干净为先；水量大小、火之文武与煎熬时间，则贵在适中。

❧ 缪希雍 煎药则例 ❧

凡煎汤剂，必先以主治之为君药，先煮数沸，然后下余药，文火缓缓熬之得所，勿揭盖，连罐取起坐凉水中，候温热服之，庶气味不泄。若据乘热揭封倾出，则气泄而性不全矣。煎时不宜烈火，其汤腾沸，耗蚀而速涸，药性未尽出，而气味不纯。人家多有此病，而反责药不效，咎将谁归？

发汗药，先煎麻黄二三沸，后入余药同煎。

止汗药，先煎桂枝二三沸，后下众药同煎。

和解药，先煎柴胡，后下众药。至于温药先煎干姜，行血药先煎桃仁，利水药先煎猪苓，止泻药先煎白术、茯苓，止渴药先煎天花粉、干葛，去湿药先煎苍术、防己，去黄药先煎茵陈，呕吐药先煎半夏、生姜，风药先煎防风、羌活，暑药先煎香薷，热药先煎黄连。凡诸治剂，必有主治为君之药，俱宜先煎，则效自奏也。

凡汤中用麻黄，先另煮二三沸，掠去上沫，更益水如本数，乃内余剂；不尔，令人烦。

凡用大黄，不须细锉，先以酒浸令淹浃，密覆一宿，明日煮汤，临熟乃内汤中，煮二三沸便起，则势力猛，易得快利。丸药中微蒸之，恐寒伤胃也。

凡汤中用阿胶、饴糖、芒硝，皆须待汤熟，起去渣，只内净汁中煮二三沸，熔化尽，仍倾盏内服。

凡汤中用完物，如干枣、莲子、乌梅仁、决明子、青葙、蔓荆、萝卜、芥、苏、韭等子，皆劈破研碎入煎，方得味出；若不碎，如米之在谷，虽煮之终日，米岂能出哉？至若桃、杏等仁，皆用汤泡去皮尖及双仁者，或捣如泥，或炒黄色用，或生用，俱可。

凡用砂仁、豆蔻、丁香之类，皆须打碎，迟后入药，煎数沸即起；不尔，久久煎之，其香气消散也，是以效少。

凡汤中用犀角、羚羊角，一概末如粉，临服内汤中，后入药。一法：生磨汁入药，亦通。

凡用沉香、木香、乳、没一切香末药味，须研极细，待汤熟，先倾汁小盏调香末，服讫，然后尽饮汤药。

凡煎汤药，初欲微火令小沸，其水数依方多少。大略药二十两，用水一斗，煮四升，以此为准。然利汤欲生，少水而多取汁；补汤欲熟，多水而少取汁。服汤宜小沸，热则易下，冷则呕涌。

凡汤液，一切宜用山泉之甘冽者，次则长流河水，井水不用。

——明·缪希雍《先醒斋医学广笔记·煎药则例》

【提要】　本论主要阐述汤液煎煮中有特殊煎法的各类药物及其煎煮注意事项。其中，先煎、后下的药物，是需要十分注意的。因为煎药不及则药力难出，若兼太过则药气全散。

徐灵胎　煎药法论

煎药之法，最宜深讲，药之效不效，全在乎此。夫烹饪禽鱼羊豕，失其调度，尚能损人，况药专以之治病，而可不讲乎？其法载于古方之末者，种种各殊。如麻黄汤，先煎麻黄去沫，然后加余药同煎，此主药当先煎之法也。而桂枝汤，又不必先煎桂枝，服药后，须啜热粥以助药力，又一法也。如茯苓桂枝甘草大枣汤，则以甘澜水先煎茯苓。如五苓散，则以白饮和服，服后又当多饮暖水。小建中汤，则先煎五味，去渣而后纳饴糖。大柴胡汤，则煎减半，去渣再煎。柴胡加龙骨牡蛎汤，则煎药成而后纳大黄。其煎之多寡，或煎水减半，或十分煎去二三分，或止煎一二十沸，煎药之法，不可胜者，皆各有意义。大者发散之药，及芳香之药，不宜多煎，取其生而疏荡；补益滋腻之药，宜多煎，取其熟而停蓄。此其总诀也。故方药虽中病，而煎法失度，其药必无效。盖病家之常服药者，或尚能依法为之；其粗鲁贫苦之家，安能如法制度？所以病难愈也。若今之医者，亦不能知之矣，况病家乎？

——清·徐灵胎《医学源流论·卷上·方药·煎药法论》

【提要】 本论主要阐述方药煎煮法并归纳总诀。即发散及芳香之药，不宜多煎，取其生而疏荡；补益滋腻之药，宜多煎，取其熟而停蓄等。

傅仁宇 用药生熟各宜论

药之生熟，补泻在焉，剂之补泻，利害存焉。盖生者性悍而味重，其攻也急，其性也刚，主乎泻；熟者性淳而味轻，其攻也缓，其性也柔，主乎补。补泻一差，毫厘千里，则药之利人害人判然明矣。如补药之用制熟者，欲得其醇厚，所以成其资助之功；泻药制熟者，欲去其悍烈，所以成其攻伐之力。用生用熟，各有其宜。实取其补泻得中，毋损于正气耳。岂为悦观美听而已哉！何今之庸医，专以生药饵人，夫药宜熟而用生，生则性烈，脏腑清纯中和之气，服之宁无损伤，故药生则性泻。性泻则耗损正气，宜熟岂可用生，又有以生药为嫌，专尚炮制称奇。夫药宜生而用熟，熟则其性缓，脏腑郁滞不正之邪，服之难以驱逐。故药熟则性缓，性缓则难攻邪气，宜生岂可用熟。殊不知补汤宜用熟，泻药不嫌生。夫药之用生，犹夫乱世之贼寇，非强兵猛将，何以成摧坚破敌之功。药之用熟，犹夫治世之黎庶，非礼乐教化，何以成雍熙揖让之风。故天下乱则演武，天下治则修文。医者效此用药，则治病皆得其宜，庶不至误人之疾也。噫！审诸。

——明·傅仁宇《审视瑶函·卷一·用药生熟各宜论》

【提要】 本论主要阐述用药生熟各有其宜，大抵"补汤宜用熟，泻药不嫌生"，以"补药之用制熟者，欲得其醇厚，所以成其资助之功；泻药制熟者，欲去其悍烈，所以成其攻伐之力"。其论甚为精当。

5.5.3 服药

孙思邈 论服饵

若用毒药治病，先起如黍粟，病去即止，不去倍之，不去十之，取去为度。病在胸膈以上者，先食而后服药；病在心腹以下者，先服药而后食；病在四肢血脉者，宜空腹而在旦；病在骨髓者，宜饱满而在夜。

凡服丸散，不云酒水饮者，本方如此，是可通用也。

凡服利汤欲得侵早，凡服汤欲得稍热服之，即易消下不吐。若冷则吐呕不下，若太热即破人咽喉，务在用意。汤必须澄清，若浊令人心闷不解，中间相去如步行十里久再服。若太促数，前汤未消，后汤来冲，必当吐逆，仍问病者腹中药消散，乃可进服。

凡服汤法，大约皆分为三服。取三升，然后乘病人谷气强进。一服最须多，次一服渐少，后一服最须少，如此即甚安稳。所以病人于后气力渐微，故汤须渐渐少。凡服补汤，欲得服三升半，昼三夜一，中间间食，则汤气溉灌百脉，易得药力。凡服汤不得太缓太急也。又须左右仰覆卧各一，食顷即汤势遍行腹中，又于室中行皆可，一百步许一日勿出外即大益。

凡服汤三日常忌酒，缘汤忌酒故也。凡服治风汤，第一服厚覆取汗，若得汗即须薄覆，勿令大汗，中间亦须间食。不尔人无力，更益虚羸。

凡丸药皆如梧桐子大，补者十丸为始，从一服渐加，不过四十丸，过亦损人。云一日三度服，欲得引日多时不阙。药气渐渍，熏蒸五脏，积久为佳，不必顿服，早尽为善。徒弃名药，获益甚少。

凡人四十以下，有病可服泻药，不甚须服补药，必若有所损，不在此限。四十以上，则不可服泻药，须服补药。五十以上四时勿阙补药，如此乃可延年，得养生之术耳。其方备在第二十七卷中。《素问》曰，实则泻之，虚则补之，不虚不实，以经调之，此其大略也。

凡有脏腑积聚，无问少长，须泻则泻；凡有虚损，无问少长，须补即补，以意量而用之。

凡服痔漏疳 等药，皆慎猪鸡鱼油等味，至瘥。

凡服泻药，不过以利为度，慎勿过多，令人下利无度，大损人也。

凡诸恶疮，瘥后皆百日慎口，不尔即疮发也。

凡服酒药，欲得使酒气相接，无得断绝，绝不得药力。多少皆以知为度，不可令至醉，及吐则大损人也。

凡服药，皆断生冷酢滑，猪犬鸡鱼，油面蒜及果实等。其大补丸散，切忌陈臭宿滞之物，有空青忌食生血物。天门冬忌鲤鱼，白术忌桃李及雀肉、胡荽、大蒜、青鱼鲊等物，地黄忌芜荑，甘草忌菘菜、海藻，细辛忌生菜，菟丝子忌兔肉，牛膝忌牛肉；黄连、桔梗忌猪肉，牡丹忌胡荽，藜芦忌狸肉，半夏、菖蒲忌饴糖及羊肉，恒山、桂心忌生葱、生菜，商陆忌犬肉，茯苓忌醋物，柏子仁忌湿面，巴豆忌芦笋羹及猪肉，鳖甲忌苋菜。

凡服药，忌见死尸及产妇秽污触之，兼及忿怒忧劳。

凡饵汤药，其粥食肉菜皆须大熟。熟即易消，与药相宜。若生则难消，复损药力。仍须少食菜及硬物，于药为佳，亦少进盐醋乃善，亦不得苦心用力及房室喜怒。是以治病用药力，唯在食治将息得力，大半于药有益。所以病者务在将息节慎，节慎之至，可以长生，岂惟病愈而已。

凡服泻汤及诸丸散酒等，至食时须食者，皆先与一口冷醋饭，须臾乃进食为佳。

凡人忽遇风发，身心顿恶，或不能言，有如此者，当服大小续命汤及西州续命、排风、越婢等汤，于无风处密室之中，日夜四五服，勿计剂数多少，亦无虑虚，常使头面手足腹背汗出不绝为佳。服汤之时，汤消即食粥，粥消即服汤，亦少与羊肉臛将补。若风大重者，相续五日五夜，服汤不绝，即经二日停汤，以羹臛自补，将息四体。若小瘥即当停药，渐渐将息。如其不瘥，当更服汤攻之，以瘥为度。

凡患风，服汤，非得大汗，其风不去。所以诸风方中皆有麻黄，至如西州续命，即用八两，越婢六两，大小续命或用一两、三两、四两，故知非汗不瘥。所以治风非密室不得，辄服汤药，徒自误耳。惟更加增，未见损减矣。

凡人五十以上，大虚者，服三石更生，慎勿用五石也。四时常以平旦服一二升，暖饮，终生勿绝，及一时勿食蒜、油、猪、鸡、鱼、鹅、鸭、牛、马等肉，即无病矣。

——唐·孙思邈《备急千金要方·卷一·序例·服饵》

【提要】 本论主要阐述服药的方法。孙思邈比较详细地阐述了服用有毒之药的节度、服药的有利时机、服不同剂型药物的方法、诸病服药宜忌、服药饮食禁忌等。这些服药方法，在现代中医临床上仍有参考和借鉴意义。

丹波康赖　服药节度

《千金方》云：扁鹊曰：人之所依者形也；乱于和气者，病也；理于烦毒者药也；济命扶厄者医也。安身之本必资于食，救疾之要必凭于药。不知食宜者不足以存生也，不明药忌者不能以除病也。斯之二事，有灵所要也。若忽而不学，诚可悲哉。

又云：夫为医者，当须洞视病源，知其所犯，以食治之。食疗不愈，然后命药。药性刚烈，犹为御兵。兵之猛暴，岂容妄发。发用乖仪，损伤更众。药之投病，夭滥亦然。

又云：仲景曰：欲治诸病，当先以汤洗除五脏六腑间，开通诸脉，理道阴阳，荡中破邪，润泽枯朽，悦人皮肤，益人气力。水能净万物，故用汤也。若四肢病人，风冷发动。次当用散，散能逐邪。风气、湿痹，表里移走，居无常处，散当平之。次用丸，丸药能逐风冷，破积聚，消诸坚痞；进饮食，调营卫，能参合而行之者，可谓上工。医者意也。（营卫，《千金方》曰：荣者，络脉之气通；卫者，经脉之气通；营出中焦，卫出上焦。）

《养生要集》云：张仲景曰：人体平和，唯好自将养，勿妄服药。药势偏有所助，则令人脏气不平，易受外患。唯断谷者可恒将药耳。

又云：郗愔论服药曰：夫欲服食，当寻性理所宜，审冷暖之适，不可见彼得力，我便服之。初御药，先草，次木，次石，将药之大较，所谓精粗相代，阶粗以至精者也。

《本草经》云：治寒以热药，治热以寒药。饮食不消，以吐下药。鬼注蛊毒，以毒药；痈肿疮瘤，以疮药。风湿，以风湿药。各随其所宜。

又云：病在胸膈以上者，先食后服药；病在心腹以下，先服药而后食；病在四肢血脉者，宜空腹而在旦；病在骨髓者，宜饱满而在夜。

《抱朴子》云：按中黄子服食节度曰：服治病之药，以食前服；服养生之药，以食后服之；吾以咨郑君何以如此也。郑君言：易知耳。欲以药攻病，既宜及未食内虚，令毒势易行，若以食后服之，则药攻谷而力尽矣。若欲养生，而以食前服药。力未行而谷驱之以下不得除，止作益也。蒋孝琬云：或病先患冷而卒得热者，治热不愈，不愈寻加进平温之药而调之，不然，冷方转增或冷患热时治之，不可一用热药攻之，反得热蒸。

又云：病力弱者形肉多消，欲治之法，先以平和汤一两剂少服，通调血气，令病人力渐渐强生，然可服当病大药耳。

又云：其病或年远而人仍强，或得病日近病人已致瘦弱。此二种病乃是腑脏受纳病别故尔。凡脏病皆年远始成，腑病日近寻剧。五脏为阴，六腑为阳，阴病难治，阳病易治。阴阳二病，用药性不同，阴须君药多，阳须臣药多，卒邪暴病使药多。又云：须知春秋服散，夏服汤，冬服丸，便是依时之药方。言夏服汤者，夏人气行皮肤营卫之中，若人夏受得邪，初病者浅不深，故服汤去初邪耳。冬服丸者，冬寒人气深入，行于五脏六腑骨髓之内，若初受邪者还，病深入与人气并行。若服汤，汤气散，未至疾所，气已尽矣。故作丸服之。散迟，日服之不废用者，不费而病愈，故冬服丸。春秋服散者，春秋二时，昼夜均，寒暑调；人气行于皮肉之间，不深不浅，故用散和酒服之。酒能将药气行入人肉中以去其邪，故春秋服散。

又云：春夏不可合吃热药，秋冬不可合吃冷药，但看病人冷热也。

又云：病有新旧疗法不同，邪在毫毛，宜服膏及以摩之。不疗，二十日入于孙脉，宜服药酒。酒是熟液，先走皮肤，故药气逐其酒势，入于孙脉，邪气散矣。不疗，四十日入于络脉，宜服汤。不疗，六十日传入经脉，宜服散。不疗，八十日入于脏腑，宜服丸。百日以上，谓之沉痾，宜服煎也。

又云：凡服补汤者，相去远；久服泻汤，相去近。

《小品方》云：凡病剧者人必弱，人弱则不胜药，处方宜用分两单省者也。病轻者人则强，胜于药，处方宜用分两重复者也。

凡久病者日月已积，必损于食力；食力既弱，亦不胜药，处方亦宜用分两单省者也。新病者日月既浅，虽损于食，其谷气未虚，犹胜于药，处方亦宜用分两重复者也。

少壮者病虽重，其人壮，气血盛，胜于药，处方宜用分两重复者也。虽是优乐人，其人骤病，数服药则难为药势，处方亦宜如此也。衰老者病虽轻，其气血衰，不胜于药，处方亦宜用分两单省者也。虽是辛苦人，其人希病不经服药者，则易为药势，处方亦宜如此也。

夫人壮病轻而用少分两方者，人盛则胜药势，处方分两单省者则不能制病，虽积服之，其势随消，终不制病。是以宜服分两重复者也。夫衰老虚人久病，病重而用多分两方者，人虚衰气力弱则病不堪药。药未能遣病而人气力先疲，人疲则病胜，便不敢复服，则不得力也。是以宜服分两单省者也。

又云：自有小盛之人，不避风凉，触犯禁忌，暴竭精液；虽得微疾，皆不可轻以利药下之。一利便竭其精液，因滞着床席，动经年岁也。初始皆宜与平药治也。宜利者，乃转就下之耳。唯小儿不在此例，大法宜知如此也。

夫长宿人病，宜服利汤药者，未必顿尽一剂也。皆视其利多少且消息之于一日之宽也。病源未除者，明后更合一剂，不必服尽，但以前后利势相成耳。气力堪剂尽者则不制也。病源宜服利药治取除者，服汤之后，宜将丸散也。时时服汤，助丸散耳。

夫病是服利汤得瘥者，从此以后，慎不中服补汤也。得补病势则还复成也。重就利之，其人则重弊也。若初瘥，气力未展平复者，当消息之。宜服药者，当以平和药逐和之也。若垂平复，欲将补益丸散者，自可以意断量耳。

夫有常患之人，不妨行走，气力未衰，欲将补益。冷热随宜丸散者，乃可先服利汤下便，除胸腹中瘀积痰实，然后可将补药。

复有虚人积服补药，或中实食为害者，可止服利药除之。复有平实之人暴虚空竭者，亦宜以微补药，止以和之，而不可顿补也。暴虚微补，则易平也。过补喜否，结为害也。

夫极虚极劳，病应服补汤者，风病应服治风汤者，此皆非五三剂可知也。自有滞风洞虚，积服数十剂及至百余剂乃可瘥者也。然应随宜增损之，以逐其体寒温涩利耳。

《千金方》云：凡人年四十以下，有病可服泻药；不甚须服补药，必有所损，不在此限。四十以上，则不可服泻药，须服补经；五十以上，四时勿缺补药。如此乃可延年，得养生之术耳。

又云：必有脏腑积聚，无问少长，须泻；必有虚损，无问少长，须补。以意商量而用之。

又云：每春秋皆须与服转泻药之一度，则不中天行时气也。

又云：凡用药皆随土地所宜。江南岭表，其地暑热，肌肤薄脆，腠理开疏，用药轻者；关中河北，土地埁燥，其人皮肤坚硬，膝理闭实，用药重复。

又云：凡服痢汤，欲得侵早。

凡服汤欲得如法。汤热服之，则易消下不吐，若冷则吐呕不下，若大热则破人咽喉。务在用意。汤必须澄清，若浊则令人闷不解。中间相去如步行十里，若太促数，前汤未消，后汤来冲，必当吐逆。仍问病儿，腹中药消散可不，乃可进服。

又云：凡服汤皆分三升为三服，然承病儿谷气强，前一服最须多，次一服如少，次后一服最须少。如此则其安稳。

又云：凡服补汤，欲得服三升半。昼三夜一，中间隔食，则汤气溉灌百脉，易得药力。如此则大大须缓不得速急也。又须左右仰覆卧，各一食顷，即汤势遍行腹中。又于室中行，皆可百步许，一日勿出外，则大大益也。

又云：凡服药三日慎酒，汤忌酒故也。

又云：凡服治风汤等，一服厚覆取汗，若得汗即须薄覆，勿令大汗。中间亦须间食，不尔，令人无力，更益虚羸。

又云：凡饵汤药，其粥食肉菜皆须大熟，大熟则易消，与药相宜。若生则难消。又复损药，仍须少食菜，于药为佳；亦少进盐醋乃善，亦不得苦用心力及房室喜怒。

又云：凡服泻汤及诸丸散酒等，至食时须食者，皆先与一口冷醋饭，须臾乃进食佳也。

又云：凡丸药皆如梧子，补者十丸为始，从十渐加，不过四十丸为限。过此，虚人亦一日三度服，欲得引日，多时不缺，药气渐积，熏蒸五脏，积久为佳。不必顿服，早尽为善，徒弃名药，获益甚少。

又云：凡服泻丸，不过以痢为度。慎勿过多，令人下痢无度，大损人。

又云：凡人忽遇风，发身心顿恶，或不能言。如此者当服大小续命及西州续命，排风越婢等汤。于无风密室之中，日夜四正五服，勿计剂数多少，亦勿虑虚。常使头面手足腹背汗出不绝为佳。服汤之消，即食粥，粥消即服汤。亦得少与羊肉臛将补。若风大重者，相续五日五夜服汤不绝，即经二日停汤，以美羹臛自补，消息四体。若小瘥，当即停药，渐渐将息。如其不瘥，当更服汤攻之，以瘥为限。

又云：凡患风服汤，非得大汗，其风不去，所以诸风方中皆有麻黄。至如西州续命用八两，越婢六两，大小续命或一两三两四两，故知非汗不瘥。所以治风非密室不得。辄漫服汤药，徒自误耳。唯更加增，未见损减焉。

《葛氏方》云：凡服药不言先食后食者，皆在食前。其应食后者，自各说之。

凡服汤云分三服再服者，要视病源候或疏或数，足令势力相及。毒利之药，皆须空腹，补汤间中自可进粥丸散。日三者，当以旦中暮四五服者，一日之中优量均分之。

凡服丸散不云酒水饮者，本方如此；而别说用酒水，则此可通得以水饮服之。

《删繁论》云：凡禁之法，若汤有触服，竟五日忌之。若丸散酒中有相违触，必须服药竟，之后十日方可饮啖。若药有乳石，复须一月日外。若不如尔，非唯不得力，反致祸也。

——日本·丹波康赖《医心方·卷第一·服药节度》

【提要】 本论主要阐述唐以前文献中有关服药法的论述。本论所引书籍颇广，有本草类著作，如《本草经》；有方书类著作，如《千金方》《小品方》《葛氏方》；有养生类著作，如《养生要集》；有杂家著作，如《抱朴子》，以及亡佚的《删繁论》等书。其内容涉及服药时机、宜忌、节度等法则。

《太平惠民和剂局方》 论服饵法

夫药有君臣佐使，人有强弱虚实，服饵之法，轻重不同，少长殊途，强羸各异，或宜补宜泻，或可汤可丸，加减不失其宜，药病相投必愈。若病在胸膈以上者，先食而后服药。病在心腹以下者，先服药而后食。病在四肢、血脉者，宜空腹而在旦。病在骨髓者，宜饱满而在夜。凡药势与食气不欲相逢，食气消即进药，药气散而进食。如此消息，即得五脏安和，非但药性之多方，其节适早晚，复须调理，今所云先食、后食，盖此义也。

凡服汤，欲得稍热服之，则易消下。若冷，则呕吐不下。若太热，则伤人咽喉，务在用意。汤必须澄清，若浊，则令人心闷不解。中间相去如步行十里久，即再服，若太促者，前汤未消，后汤来冲，必当吐逆。仍问病者腹中药消散否，乃更进服。

凡服丸药补者，皆如梧桐子大，以二十丸为始，从一服渐加至四十丸为限，过多亦损人。云一日再服者，欲得引日多时不阙，药力渐积，熏蒸五脏，弥久为佳，不须顿服为善，徒饵名药，获益甚少也。

凡服浸酒药，欲得使酒气相接，无得断绝，断绝则不得药力，多少皆随性饮之，以知为度。不可令大醉至吐，大损人也。

凡服毒药治病，先起如黍粟，病去而止，不去倍之，不去十之，取去为度。今药中单行一、两种有毒之药，只如巴豆、甘遂之辈，不可令至尽剂尔。如经所说：一味一毒服一丸如细麻，二味一毒服二丸如大麻，三味一毒服三丸如胡豆，四味一毒服四丸如小豆，五味一毒服五丸如大豆，六味一毒服六丸如梧桐子。以数为丸，而毒中又有轻重，只如狼毒、钩吻，岂同附子、芫花之辈耶！凡此之类，皆须量用也。

凡饵汤药后，其粥食、肉菜皆须大熟，大熟则易消，与药相宜。若生，则难消，复损药力，仍须少食菜，于药为佳。亦少进盐、醋乃善。亦不得苦心用力，及于喜怒。是以疗病用药力为首，若在食治，将息得力，太半于药。所以病者务在将息，摄养之至，可以长生，岂止愈病而已哉。

——宋·太医局《太平惠民和剂局方·附：指南总论·卷上·论服饵法》

【提要】 本论主要阐述服药的方法。因药物有君臣佐使不同配伍、有有毒无毒、汤丸散等不同剂型、补泻等不同作用，人有强弱虚实、长幼之不同，所以服药之法有异。本论集前人服药法之大成，阐述了服药饮食先后，服汤、丸、浸酒、毒药的方法和注意事项，以及药后食治将息法等。

《太平惠民和剂局方》 论服药食忌

有术，勿食桃、李及雀肉、胡荽、大蒜、青鱼鲊等物。

有黎芦，勿食狸肉。

有巴豆，勿食芦笋羹及野猪肉。

有黄连、桔梗，勿食猪肉。

有半夏、菖蒲，勿食饴糖及羊肉。

有地黄，勿食芜荑。

有细辛，勿食生菜。

有天门冬，勿食鲤鱼。

有甘草，勿食菘菜及海藻。

有牡丹，勿食生胡荽。

有商陆，勿食犬肉。

有常山，勿食生葱、生菜。

有空青、朱砂，勿食生血物。

有茯苓，勿食醋物。

有鳖甲，勿食苋菜。

服药，不可多食生胡荽及蒜杂生菜。又不可食诸滑物、果实等。又不可多食肥猪、犬肉、油腻肥羹、鱼脍腥臊物。

服药，通忌见死尸及产妇淹秽物。

——宋·太医局《太平惠民和剂局方·附：指南总论·卷上·论服药食忌》

【提要】　本论主要阐述某些食物会影响药物的疗效，故服药有"食忌"，即通常所说的"忌口"。其中某些"食忌"内容，可资参考和借鉴。

王好古　古人服药活法

在上不厌频而少，在下不厌顿而多。少服则滋荣于上，多服则峻补于下。

——元·王好古《汤液本草·卷之二·东垣先生〈用药心法〉·古人服药活法》

【提要】　本论主要阐述李东垣所传古人服药活法。此法主要针对病位在上、在下的服药方法而言。病位在上，可以少量频服，药气则轻而上浮；病位在下，可以一次顿服，药力则重而趋下。

王好古　古人服药有法

病在心上者，先食而后药；病在心下者，先药而后食。病在四肢者，宜饥食而在旦；病在骨髓者，宜饱食而在夜。

——元·王好古《汤液本草·卷之二·东垣先生〈用药心法〉·古人服药有法》

【提要】　本论主要阐述服药饮食先后和饥饱各有所宜，皆在于使药力易于布达病所。古人认为，病在胸膈以上者，宜在饭后服药，药力易于上达；病在下焦的，可在饭前服，使药力不致于滞留于上。病在四肢者，"饥食"使药力不与饮食夹杂而滞留于中，"在旦"则是借助自然界阳气升发之力以达邪；病在骨髓者，是病邪已深入，"饱食"可以助药力内入；"在夜"则阳入于阴，药力随之易达病所。这些说法，最早在《神农本草经·序录》里就有所记载。原文曰："病在胸膈以上者，先食后服药。病在心腹以下者，先服药后食。病在四肢血脉者，宜空腹而在旦；

病在骨髓者，宜饱满而在夜。"不过，现代对服药时间已不再如此讲究。一般来说，若性味平和而对肠胃没有刺激的药物，在饭前服；病人肠胃虚弱，或者服用对肠胃有刺激的药物，在食后服。

缪希雍　服药次序

病在胸隔以上者，先食后服药。病在心腹已下者，先服药而后食。病在四肢血脉及下部者，宜空腹而在旦。在头目骨髓者，宜饱满而在夜。虽食前、食后，亦停少顷，然后服药，食不宜与药并行，则药力稍为混滞故也。《汤液》云：药气与食气不欲相逢，食气稍消则服药，药气稍消则进食，所谓食先食后，盖有义在其中也。又有酒服者，饮服者，冷服者，暖服者。服汤有疏有数者，煮汤有生有熟者，各有次第，并宜详审而勿略焉！

清热汤宜凉服，如三黄汤之类。消暑药宜冷服，如香薷饮之类。散寒药宜热服，如麻黄汤之类。温中药宜熟而热，补中药皆然。利下药宜生而温，如承气汤之类。

病在上者，不厌频而少。病在下者，不厌顿而多。少服则滋荣于上，多服则峻补于下。

凡云分再服、三服者，要令势力相及，并视人之强弱赢瘦，病之轻重，为之进退增减，不必局于方说，则活泼泼地也。又云晬时，周时也，从今旦至明旦。亦有止一宿者。

——明·缪希雍《先醒斋医学广笔记·服药次序》

【提要】　本论主要阐述服药饮食先后、冷服与热服、服药多少及进退增减的圆机活法。其中，如"清热汤宜凉服，如三黄汤之类……利下药宜生而温，如承气汤之类"，发前人所未发，当为其经验之谈，可资参考。

徐灵胎　服药法论

病之愈不愈，不但方必中病，方虽中病；而服之不得其法，则非特无功，而反有害，此不可不知也。如发散之剂，欲驱风寒出之于外，必热服，而暖覆其体，令药气行于荣卫，热气周遍，挟风寒而从汗解。若半温而饮之，仍当风坐立，或公寂然安卧，则药留肠胃，不能得汗，风寒无暗消之理，而荣气反为风药所伤矣。通利之药，欲其化积滞而达之于下也，必空腹顿服，使药性鼓动，推其垢浊从大便解。若与饮食杂投，则新旧混杂，而药气与食物相乱，则气性不专，而食积愈顽矣。故《伤寒论》等书，服药之法，宜热宜温，宜凉宜冷，宜缓宜急，宜多宜少，宜早宜晚，宜饱宜饥，更有宜汤不宜散，宜散不宜丸，宜膏不宜圆。其轻重大小，上下表里，治法各有当。此皆一定之至理，深思其义，必其得于心也。

——清·徐灵胎《医学源流论·卷上·方药·服药法论》

【提要】　本论主要阐述服药得法的重要性和服药不得其法的危害性。其以"发散之剂热服""能利之药空腹顿服"为例，详细阐述了其中的理法。

钱敏捷　服药法则

急服：有通口直饮，重剂治下部宜之。有趋热连饮，轻剂发汗宜之。

缓服：有趋热徐徐小饮，治肺病宜之。有大剂频频连饮，虚证、热证、消证宜之。有含在口，随津自下，治咽喉病宜之。

冷服：有寒剂冷服，治大热证宜之。有热剂冷服，治假热病宜之。

热服：有热剂热服，治大寒病宜之。有寒剂热服，治假寒病宜之。

温服：有补剂温服，气血虚者宜之。有平药温服，病不犯大寒热者宜之。

空心服：病在肝肾者宜。

食后服：病在上部者宜之。

有食远方服：病在中部者宜之。

临卧服：病在上部素有积者宜之。

一二滚服：发散治上部者宜之。

数十滚服：温补治中下部者宜之。

——清·钱敏捷《医方絜度·叙·服药法则》

【提要】　本论主要阐述中药的服用方法与服用时间，总结了缓急、温凉、饮食先后、临卧服等基本法则。服药有讲究，遵守服药法则，有助于获取最佳药效。

黄凯钧　服药有六弊

世俗服药之弊有六，不可不知。有食已而即药者，有药已而即恣饮茶汤者；有药食杂进而恬不知忌者；有才服此医之药，而旋以彼医之药继之者；有明受此医之药，而阴则服彼医之药，不肯明言以欺人者；更有苦于服药，所投汤丸，潜倾暗废，中外侍人，又互为之隐，无可稽穷者。病或偶减，因无论已；设或病增，咎将安责？

——清·黄凯钧《友渔斋医话·第二种·橘旁杂论下卷·服药有六弊》

【提要】　本论主要阐述世俗服药之弊，剖析六种常见弊端。医患皆当避之。

中 药 各 论

1
解 表 药

凡以发散表邪、治疗表证为主的药物，称解表药，又叫发表药。

本类药物大多辛散轻扬，主入肺、膀胱经，偏行肌表，能促进肌体发汗，使表邪由汗出而解，从而达到治愈表证，防止疾病传变的目的。此外，部分解表药兼能利水消肿、止咳平喘、透疹、止痛、消疮等。解表药，主要用于治疗恶寒发热、头身疼痛、无汗或有汗不畅、脉浮之外感表证。部分解表药，尚可用于水肿、咳喘、麻疹、风疹、风湿痹痛、疮疡初起等兼有表证者。

使用解表药时应针对外感风寒、风热表邪不同，相应选择长于发散风寒或风热的药物，并根据四时气候变化的不同而恰当地配伍祛暑、化湿、润燥药。若虚人外感，正虚邪实，又应根据体质不同，分别与益气、助阳、养阴、补血药配伍，以扶正祛邪。温病初起，邪在卫分，除选用发散风热药物外，应同时配伍清热解毒药。使用发汗力较强的解表药时，用量不宜过大，以免发汗太过，耗伤阳气，损及津液。又汗为津液，血汗同源，故表虚自汗、阴虚盗汗以及疮疡日久、淋证、失血患者，虽有表证，也应慎用解表药。且解表药有效成分多为挥发油，入汤剂不宜久煎，以免降低药效。

根据解表药的药性及功效主治差异，可分为发散风寒药及发散风热药两类，有时又称辛温解表药与辛凉解表药。

1.1 发散风寒药

本类药物性味多属辛温，以发散肌表风寒邪气为主要作用，主治风寒表证。部分发散风寒药，分别兼有祛风止痒、止痛、止咳平喘、利水消肿、消疮等功效。

❀ 麻 黄 ❀

【提要】 麻黄，辛、微苦、温。归肺，膀胱经。发汗散寒，宣肺平喘，利水消肿。用于风寒感冒，胸闷喘咳，风水浮肿。

麻黄始载于《神农本草经》。本品辛温发散，有较强的散寒解表作用，被认为是"解肌第一药"（《本草经集注》）。常与透营达卫之桂枝相须为用，使发汗之力倍增。麻黄辛散逐邪力强，可外开皮毛之郁闭，以使肺气宣畅，呼吸调匀；藉其苦降之性，又能内复肺金清肃下降之常，以使逆气下降，喘咳平息。在众多平喘止咳药中，本品的效力都是十分突出的，故临床往往用于治疗外邪侵袭、肺气不畅所致的喉痒咳嗽、咯痰不爽，或咳嗽紧迫、胸闷、气喘等。如寒邪咳喘，多配杏仁、甘草同用；寒邪兼有痰饮，常配细辛、干姜等同用；肺热咳喘，常配石膏、杏仁、甘草等同用。麻黄既能发汗，又能利尿，故适用于水肿而伴有表证者，常与白术、生姜等同用。除此以外，历代本草还记载麻黄有"破癥坚积聚"（《神农本草经》）、"消赤黑斑毒"（《名医别录》）等其他应用。本品发汗宣肺力强，凡表虚自汗、阴虚盗汗及肺肾虚喘者均当慎用。此外，本品能兴奋中枢神经和升高血压，烦躁、失眠及高血压患者慎用。

【药论】　味苦，温。主治中风、伤寒头痛，温疟，发表出汗，去邪热气，止咳逆上气，除寒热，破癥坚积聚。

——《神农本草经·卷第二·中品药·麻黄》

微温，无毒。主中风伤寒头痛，温疟，发表出汗，去邪热气，止咳逆上气，除寒热，破癥坚积聚。五脏邪气缓急，风胁痛，治乳余疾，止好唾，通腠理，疏伤寒头疼，解肌，泄邪恶气，消赤黑斑毒。不可多服，令人虚。

——南朝梁·陶弘景《名医别录·中品·卷第二·麻黄》

用之折除节，节止汗故也。先煮一两沸，去上沫，沫令人烦。其根亦止汗。夏月杂粉用之。世用治伤寒，解肌第一。

——南朝梁·陶弘景《本草经集注·草木中品·麻黄》

以水半升煎，俟沸，去上沫，再煎，去三分之一，不用滓。病疮疱倒靥黑者，乘热尽服之，避风，伺其疮复出。一法用无灰酒煎。但小儿不能饮酒者难服，然其效更速。以此知此药入表也。

——宋·寇宗奭《本草衍义·第九卷·麻黄》

夫麻黄治卫实之药，桂枝治卫虚之药。桂枝、麻黄，虽为太阳经药，其实荣卫药也。肺主卫（为气），心主荣（为血），乃肺心所主，故麻黄为手太阴之剂，桂枝为手少阴之剂。故伤风伤寒而嗽者，用麻黄桂枝，即汤液之源也。

——元·王好古《汤液本草·卷之三·草部·麻黄》

［发明］　时珍曰：麻黄乃肺经专药，故治肺病多用之。张仲景治伤寒无汗用麻黄，有汗用桂枝。历代明医解释，皆随文傅会，未有究其精微者。时珍常绎思之，似有一得，与昔人所解不同云。津液为汗，汗即血也。在营则为血，在卫则为汗。夫寒伤营，营血内涩，不能外通于卫，卫气闭固，津液不行，故无汗发热而憎寒。夫风伤卫，卫气外泄，不能内护于营，营气虚弱，津液不固，故有汗发热而恶风。然风寒之邪，皆由皮毛而入。皮毛者，肺之合也。肺主卫气，包罗一身，天之象也。是证虽属乎太阳，而肺实受邪气。其证时兼面赤怫郁，咳嗽有痰，喘而胸满诸证者，非肺病乎？盖皮毛外闭，而邪热内攻，而肺气膹郁。故用麻黄、甘草同桂枝，引出营分之邪，达之肌表，佐以杏仁泄肺而利气。汗后无大热而喘者，加以石膏。朱肱《活人书》，夏至后加石膏、知母，皆是泄肺火之药。是则麻黄汤虽太阳发汗重剂，实为发散肺经

火郁之药也。腠理不密，则津液外泄，而肺气自虚。虚则补其母。故用桂枝同甘草，外散风邪以救表，内伐肝木以防脾。佐以芍药，泄木而固脾，泄东所以补西也。使以姜枣，行脾之津液而和营卫也。下后微喘者加厚朴、杏仁，以利肺气也。汗后脉沉迟者加人参，以益肺气也。朱肱加黄芩为阳旦汤，以泻肺热也。皆是脾肺之药。是则桂枝虽太阳解肌轻剂，实为理脾救肺之药也。此千古未发之秘旨，愚因表而出之。又少阴病发热脉沉，有麻黄附子细辛汤、麻黄附子甘草汤。少阴与太阳为表里，乃赵嗣真所谓熟附配麻黄，补中有发也。

——明·李时珍《本草纲目·草部第十五卷·麻黄》

〔简误〕　麻黄轻扬发散，故专治风寒之邪在表，为入肺之要药。然其味大辛，气大热，性轻扬善散，亦阳草也，故发表最速。若夫表虚自汗，阴虚盗汗，肺虚有热，多痰咳嗽，以致鼻塞；疮疱热甚不因寒邪所郁而自倒靥；虚人伤风，气虚发喘，阴虚火炎，以致眩晕头痛；南方中风瘫痪，及平日阳虚，腠理不密之人，皆禁用。汗多亡阳，能损人寿，戒之！戒之！自春深夏月，以至初秋，法所同禁。

——明·缪希雍《神农本草经疏·卷八·草部中品之上·麻黄》

味微苦微涩，气温而辛，升也，阳也。此以轻扬之味，而兼辛温之性，故善达肌表，走经络，大能表散风邪，祛除寒毒，一应瘟疫疟疾，瘴气山岚，凡足三阳表实之证，必宜用之。苦寒邪深入少阴、厥阴筋骨之间，非用麻黄、官桂不能逐也。但用此之法，自有微妙，则在佐使之间，或兼气药以助力，可得卫中之汗；或兼血药以助液，可得营中之汗；或兼温药以助阳，可逐阴凝之寒毒；或兼寒药以助阴，可解炎热之瘟邪。此实伤寒阴疟家第一要药，故仲景诸方以此为首，实千古之独得者也。今见后人多有畏之为毒药而不敢用，又有谓夏月不宜用麻黄者，皆不达可叹也。虽在李氏有云：若过发则汗多亡阳；若自汗表虚之人用之则脱人元气，是皆过用及误用而然；若阴邪深入，则无论冬夏，皆所最宜，又何过之有？此外如手太阴之风寒咳嗽，手少阴之风热斑疹，足少阴之风水肿胀，足厥阴之风痛目痛，凡宜用散者，惟斯为最。然柴胡、麻黄俱为散邪要药，但阳邪宜柴胡，阴邪宜麻黄，不可不察也。制用之法，须折去粗根，入滚汤中煮三五沸，以竹片掠去浮沫，晒干用之。不尔，令人动烦。

——明·张介宾《景岳全书·卷之四十八·本草正（上）·隰草部·麻黄》

辛甘而温，气味俱薄，轻清上浮，入手太阴、足太阳二经。去营中寒邪，泄卫中风热，通利九窍，宣达皮毛，消瘢毒，破癥结，止咳逆，散肿胀。按：麻黄轻可去实，为发表第一药。惟当冬令在表，真有寒邪者，始为相宜。虽发热恶寒，苟不头疼，身痛拘急，脉不浮紧者，不可用也。虽可汗之症，亦当察病之重轻，人之虚实，不得多服。盖汗乃心之液，若不可汗而误汗，虽可汗而过汗，则心血为之动摇。或亡阳，或血溢，而成坏症。可不兢兢至谨哉。服麻黄，须谨避风寒，不尔复发难疗。去根节，煮数沸，掠去上沫，不去沫，令人烦，根节能止汗故也。

——明·李中梓《本草通玄·卷上·草部·麻黄》

味微苦，性温。为发汗之主药。于全身之脏腑经络，莫不透达，而又以逐发太阳风寒为其主治之大纲。故《本经》谓其主中风伤寒头痛诸证，又谓其主咳逆上气者，以其善搜肺风，兼能泻肺定喘也。谓其破癥瘕积聚者，以其能透出皮肤毛孔之外，又能深入积痰凝血之中，而消坚化瘀之药可偕之以奏效也。且其性善利小便，不但走太阳之经，兼能入太阳之府，更能由太阳而及于少阴（是以伤寒少阴病用之），并能治疮疽白硬，阴毒结而不消。太阳为周身之外廓，外廓者皮毛也，肺亦主之。风寒袭人，不但入太阳，必兼入手太阴肺经，恒有咳嗽微喘之证。麻黄兼入手太阴为逐寒搜风之要药，是以能发太阳之汗者，不仅麻黄，而《伤寒论》治太阳伤寒无汗，独用麻黄汤者，治足经而兼顾手经也。

——民国·张锡纯《医学衷中参西录·二、药物·麻黄解》

❦ 桂　枝 ❧

【提要】 桂枝，辛、甘，温。归心、肺、膀胱经。发汗解肌，温通经脉，助阳化气，平冲降气。用于风寒感冒，脘腹冷痛，血寒经闭，关节痹痛，痰饮，水肿，心悸，奔豚。

桂枝始载于《神农本草经》。桂枝辛温，善祛风寒而解表、发热恶寒，不论有汗、无汗都可应用。风寒表实无汗，配麻黄同用，有相须作用，可促使发汗；如风寒表虚有汗，配芍药等，有协调营卫的作用。桂枝辛散温通，能温通经脉，散寒止痛，用于寒湿性风湿痹痛，气血寒滞所引起的经闭、痛经等证。桂枝甘温，既可温扶脾阳以助运水，又可温肾阳、逐寒邪以助膀胱气化，而行水湿痰饮之邪，为治疗痰饮病、蓄水证的常用药。本品辛温助热，易伤阴动血，凡外感热病、阴虚火旺、血热妄行等证，均当忌用。孕妇及月经过多者慎用。

【药论】 味辛，温。主上气咳逆，结气，喉痹，吐吸。利关节，补中益气。久服通神，轻身，不老。生南海山谷。

——《神农本草经·卷第一·上品药·牡桂》

桂大热。《素问》云：辛甘发散为阳。故汉张仲景桂枝汤，治伤寒表虚皆须此药，是专用辛甘之意也。《本草·第一》又云：疗寒以热药。故知三种之桂，不取菌桂、牡桂者，盖此二种，性止温而已，不可以治风寒之病。独有一字桂，《本经》言甘辛大热，此正合《素问》辛甘发散为阳之说，尤知菌、牡二桂不及也，然《本经》只言桂，仲景又言桂枝者，盖亦取其枝上皮。其木身粗厚处，亦不中用。诸家之说，但各执己见，终无证据。今又谓之官桂，不知缘何而立名。虑后世为别物，故书之。又有桂心，此则诸桂之心，不若一字桂也。

——宋·寇宗奭《本草衍义·第十三卷·桂》

《别说》交广商人所贩者，及医家见用，惟陈藏器之说最是。然筒桂厚实，气味厚重者，宜入治脏及下焦药。轻薄者，宜入治眼目发散药。《本经》以菌桂养精神，以牡桂利关节，仲景伤寒发汗用桂枝。桂枝者，桂条也，非身干也，取其轻薄而能发散。一种柳桂，乃小嫩枝条也，尤宜入上焦药。仲景汤液用桂枝发表，用肉桂补肾，本乎天者亲上，本乎地者亲下，理之自然，性分之所不可移也。一有差易，为效弥远。岁月既久，习以成弊，宜后世之不及古也……《心》云：桂枝气味俱轻，故能上行，发散于表。内寒则肉桂；补阳则柳桂。桂辛热散经寒，引导阳气。若正气虚者，以辛润之。散寒邪，治奔豚。

——元·王好古《汤液本草·卷之五·木部·桂》

［谟按］ 诸桂所治不同，无非各因其材而致用也。然《本经》谓：桂止烦出汗。仲景治

伤寒乃云：无汗不得服桂枝。又云：汗过多者，桂枝甘草汤。是又用其闭汗，何特反其经义耶？抑一药而二用耶？噫！此正所谓殊途而合辙也。盖桂善通血脉。《本经》言：桂止烦出汗者，非桂能开腠理而发出汗也，以之调其荣血，则卫气自和，邪无容地，遂自汗出而解矣。仲景言：汗多用桂枝者，亦非桂枝能闭腠理而止住汗也，以之调和荣卫，则邪从汗出，邪去而汗自止矣。

——明·陈嘉谟《本草蒙筌·卷之四·木部·桂》

［疏］ 桂禀天地之阳，而兼得乎土金之气，故其味甘辛，其气大热，亦有小毒。木之纯阳者也。洁古谓其气热，味大辛，纯阳。东垣谓其辛热有毒，浮也。气之薄者，桂枝也；气之厚者，肉桂也。气薄则发泄，故桂枝上行而发表。气厚则发热，故肉桂下行而补肾。此天地亲上亲下之道也。

——明·缪希雍《神农本草经疏·卷十二·木部上品·桂》

仲景治中风解表，皆用桂枝汤，又云，无汗不得用桂枝，其义云何？夫太阳中风，阳浮阴弱，阳浮者热自发，阴弱者汗自出，卫实营虚，故发热汗出，桂枝汤为专药；又太阳病发热汗出者，此为营弱卫强，阴虚阳必凑之，皆用桂枝发汗。此调其营，则卫气自和，风邪无所容，遂从汗解，非桂枝能发汗也。汗多用桂枝汤者，以之与芍药调和营卫，则邪从汗去，而汗自止，非桂枝能止汗也。世俗以伤寒无汗不得用桂枝者，非也。桂枝辛甘发散为阳，寒伤营血，亦不可少之药，麻黄汤、葛根汤未尝缺此，但不可用桂枝汤，以中有芍药酸寒收敛表腠为禁耳。若夫伤寒尺脉不至，是中焦营气之虚不能下通于卫，故需胶饴加入桂枝汤，方取稼穑之甘，引入胃中，遂名之曰建中，更加黄芪，则为黄芪建中。借表药为里药，以治男子虚劳不足。《千金》又以黄芪建中换入当归为内补建中，以治妇人产后虚羸不足，不特无余邪内伏之虞，并可杜阳邪内陷之患，非洞达长沙妙用，难以体此。详桂枝本手少阴血分药，以其兼走阳维，凡伤寒之邪无不由阳维传次，故此方为太阳首剂。昔人以桂枝汤为太阳经风伤卫之专药，他经皆非所宜，而仲景三阴例中阴尽复阳靡不用之，即厥阴当归四逆，未尝不本桂枝汤也。

——清·张璐《本经逢原·卷三·香木部·桂枝》

辛、甘、微热。入足太阳，兼手太阴经气分。通血脉，达营卫，去风寒，发邪汗，为内热外寒之圣剂，治肩臂诸药之导引。得茯苓，御水气之上犯以保心。得龙骨，使肾邪由经脉以出表。配黄芩，转少阳之枢。佐人参，发阴经之阳。佐干姜，开阳明之结。使石膏，和表邪之郁。勿经铁器，甘草汁浸，焙干用。阴血虚之，素有血症，外无寒邪，阳气内盛，四者禁用（《伤寒论》曰：桂枝下咽，阳盛则毙）。

——清·严洁，等《得配本草·卷之七·木部·肉桂》

至桂枝汤，因作伤寒首方，又因有春夏禁用桂枝之说，后人除有汗发热恶寒一症，他症即不用，甚至春夏则更守禁药不敢用矣。不知古人用桂枝，取其宣通血气，为诸药向导。即肾气丸古亦用桂枝，其意不止于温下也。他如《金匮》论虚损十方，而七方用桂枝：孕妇用桂枝汤安胎；又桂苓丸去癥；产后中风面赤，桂枝、附子、竹叶并用；产后乳子烦乱、呕逆，用竹皮大丸内；加桂枝，治热烦；又附方于建中加当归为内补。然则，桂枝岂非通用之药？若肉桂则性热下达，非下焦虚寒者不可用，而人反以为通用，宜其用之而多误矣。

——清·陈修园《神农本草经读·卷之二·上品·牡桂》

小青龙汤原桂枝、麻黄并用，至喘者去麻黄加杏仁而不去桂枝，诚以《本经》原谓桂枝主吐吸（吐吸即喘也），去桂枝则不能定喘矣。乃医者皆知麻黄泻肺定喘，而鲜知桂枝降气定喘，是不读《本经》之过也。其花开于中秋，是桂之性原得金气而旺，且又味辛属金，故善抑肝木之盛使不横恣。而桂之枝形如鹿角（树形分鹿角、蟹爪两种），直上无曲，故又善理肝木之郁使之条达也。为其味甘，故又善和脾胃，能使脾气之陷者上升，胃气之逆者下降，脾胃调和则留饮自除，积食自化。其宣通之力，又能导引三焦下通膀胱以利小便（小便因热不利者禁用，然亦有用凉药利小便而少加之作向导者），惟上焦有热及恒患血证者忌用。桂枝非发汗之品，亦非止汗之品，其宣通表散之力，旋转于表里之间，能和营卫、暖肌肉、活血脉，俾风寒自解，麻痹自开，因其味辛而且甘，辛者能散，甘者能补，其功用在于半散半补之间也。故服桂枝汤欲得汗者，必啜热粥，其不能发汗可知；若阳强阴虚者，误服之则汗即脱出，其不能止汗可知。

——民国·张锡纯《医学衷中参西录·二、药物·桂枝解》

荆　芥

【提要】　荆芥，辛，微温。归肺、肝经。解表散风，透疹，消疮。用于感冒，头痛，麻疹，风疹，疮疡初起。

荆芥始载于《神农本草经》，原名假苏。本品辛散气香，长于发表散风，且微温不烈，药性和缓，为发散风寒药中药性最为平和之品。对于外感表证，无论风寒、风热或寒热不明显者，均可广泛使用。用治风寒感冒，常与防风、羌活、独活等药同用；治疗风热感冒，每与银花、连翘、薄荷等配伍。荆芥质轻透散，祛风止痒，宣散疹毒。炒炭后长于止血，可用于多种出血证。《神农本草经》将该药列于中品，较为准确地记录了本品的主治范围。其后临床应用荆芥渐少，如《本草经集注》称其"方药不复用"。明代，对荆芥功用在认识上有较大发展。《本草蒙筌》进一步明确了其"发表"的主要功效。此后，《本草纲目》认为荆芥为"风病、血病、疮病要药"，如实反映出明代对荆芥功用的认识。

【药论】　味辛，温。主寒热，鼠瘘，瘰疬生疮，结聚气破散之，下瘀血，除湿痹。一名鼠蓂。生川泽。

——《神农本草经·卷第二·中品药·假苏》

味辛，温，无毒。主治寒热鼠瘘，瘰疬生疮，结聚气破散之，下瘀血，除湿痹。一名鼠蓂。方药亦不复用。

——南朝梁·陶弘景《本草经集注·草部中品·假苏》

荆芥也，只用穗。治产后血晕及中风，目带上，四肢强直。为末，二三钱，童子小便一小盏，调、下咽，良久即活，甚有验。又治头目风，荆芥穗、细辛、川芎等为末，饭后汤点二钱。风搔遍身，浓煎汤淋渫或坐汤中。

——宋·寇宗奭《本草衍义·第十九卷·假苏》

气温，味辛苦。《本草》云：辟邪毒，利血脉，通宣五脏不足气，能发汗，除劳渴。杵，和醋，封毒肿。去枝、梗，手搓碎用，治产后血晕如神。动渴疾。多食薰五脏神，破结气。

——元·王好古《汤液本草·卷之六·菜部·荆芥穗》

味辛、苦，气温。气味俱薄，浮而升，阳也。无毒。山谷生，在处有。作苏香气，又名假苏。夏末采收，阴干待用。须取花实成穗，能清头目上行。发表能解利诸邪，通血脉传送五脏。下瘀血除湿痹，破结聚散疮痍。捣和醋，敷风肿疔疮；研调酒，理中风强直。仍治产后血晕，杵末搀入童便。

——明·陈嘉谟《本草蒙筌·卷之二·草部中·荆芥》

［发明］ 时珍曰：荆芥入足厥阴经气分，其功长于祛风邪，散瘀血，破结气，消疮毒。盖厥阴乃风木也，主血，而相火寄之，故风病血病疮病为要药。其治风也，贾丞相称为再生丹，许学士谓有神圣功，戴院使许为产后要药，萧存敬呼为一捻金，陈无择隐为举卿古拜散，夫岂无故而得此隆誉哉？按《唐韵》：荆字举卿切，芥字古拜切。盖二字之反切，隐语以秘其方也。又曰：荆芥反鱼蟹河豚之说，本草医方并未言及，而稗官小说往往载之。按李鹏飞《延寿书》云：凡食一切无鳞鱼，忌荆芥。食黄鲿鱼后食之，令人吐血，惟地浆可解。与蟹同食，动风。又《蔡绦铁围山丛谈》云：予居岭峤，见食黄颡鱼犯姜芥者立死，甚于钩吻。洪迈《夷坚志》云：吴人魏几道，啖黄颡鱼羹，后采荆芥和茶饮。少顷足痒，上彻心肺，狂走，足皮欲裂。急服药，两日乃解。陶九成《辍耕录》云：凡食河豚，不可服荆芥药，大相反。予在江阴见一儒者，因此丧命。《苇航纪谈》云：凡服荆芥风药，忌食鱼。杨诚斋曾见一人，立致于死也。时珍按：荆芥乃日用之药，其相反如此，故详录之，以为警戒。又按《物类相感志》言：河豚用荆芥同煮，三五次换水，则无毒。其说与诸书不同，何哉？大抵养生者，宁守前说为戒可也。

——明·李时珍《本草纲目·草部第十四卷·假苏》

［疏］ 假苏，荆芥也。得春气，善走散，故其气温，其味辛，其性无毒。升也，阳也。春气升，风性亦升，故能上行头目。肝主风木，故能通肝气，行血分。能入血分之风药也，故能发汗。其主寒热者，寒热必由邪盛而作，散邪解肌出汗，则寒热自愈。鼠瘘由热结于足少阳、阳明二经，火热郁结而成。瘰疬为病，亦属二经故也。生疮者，血热有湿也，凉血燥湿，疮自脱矣。破结聚气者，辛温解散之力也。下瘀血，入血分，辛以散之，温以行之之功用也。痹者，风、寒、湿三邪之所致也。祛风燥湿散寒，则湿痹除矣。

——明·缪希雍《神农本草经疏·卷九·假苏》

味辛苦，气温。气厚味薄，浮而升，阳也。用此者，用其辛散调血。能解肌发表，退寒热，清头目，利咽喉，破结气，消饮食，通血脉，行瘀滞，助脾胃，辟诸邪毒气，醒酒逐湿，疗头痛头旋，脊背疼痛，手足筋急，瘴痹脚气，筋骨烦疼，风湿疝气，止下血血痢，崩淋带浊。若产后中风强直，宜研末酒服甚妙。捣烂醋调，敷疔疮肿毒最佳，亦鼠瘘、瘰疬、血风、疮疥必用之要药。

——明·张介宾《景岳全书·卷之四十八·本草正（上）·芳草部·荆芥》

荆芥穗入手太阴、足厥阴气分，其功长于祛经络中之风热，观《本经》所主，皆是搜经中风热痰血之病。又能清头目，去瘀血，破结气，消疮毒，故风病、血病、疮病、产后为要药。

治风兼治血者，以其入风木之脏，即是藏血之地，故并主之。华元化治产后中风、口噤发痉，及血晕不醒，荆芥末三钱，豆淋酒调服，神效。产后血晕，热童便调服。而表虚自汗，阴虚面赤者禁用。今人但遇风证，概用荆芥，此流气饮之相沿耳。

——清·张璐《本经逢原·卷二·芳草部·荆芥》

辛苦性温，芳香气散，入肺肝气分，兼入血分。为风邪、血病之专药。治风生用；治血炒黑用。然惟风在皮里膜外者宜之。若风入骨肉，又须防风，不得混用。

——原题清·徐灵胎《药性切用·卷之一中·草部·荆芥穗》

即假苏。一名姜芥。反鱼、蟹、河豚、驴肉。辛、苦、温。入足厥阴经气分，兼入血分。散瘀破结，通利血脉。祛风邪，清头目，利咽喉，消疮毒。治中风口噤，身直项强，口面㖞斜，目中黑花，及吐衄崩中，肠风血痢，产风血晕，最能祛血中之风，为风病血病疮病产后要药。得童便，治产后中风。配灵脂炭，止恶露不止。配生石膏，治风热头痛。配槐花炭，治大便下血。配缩砂末，糯米饮下，治小便尿血。佐桃仁，治产后血晕（若喘，加杏仁、炙甘草）。调陈皮汤，治口鼻出血如涌泉（因酒色太过者）。血晕用穗。止血，炒炭。散风，生用。敷毒，醋调。止崩漏，童便炒黑。表虚有汗者禁用。风在皮里膜外者，荆芥主之。风在骨肉者，防风主之。

——清·严洁，等《得配本草·卷之二·草部·荆芥》

［批］ 散肝肌肤气分风邪仍兼血风疏泄，辛苦而温，芳香而散，气味轻扬，故能入肝经气分，驱散风邪。凡风在于皮里膜外，而见肌肤灼热，头目昏眩，咽喉不利，身背疼痛者，用此治无不效。（时珍曰：其治风也，贾丞相称为再生丹，许学士谓不神圣功，戴院使许为产后要药，萧存敬呼为一捻金，陈无择隐为举卿古拜散，夫岂无故而得此隆誉哉？）不似防风气不轻扬，祛风之必入人骨肉也。是以宣散风邪，用以防风之必兼用荆芥者，以其能入肌肤宣散故耳，且既入于肝经风木之脏，则肝即属藏血之地，故又能以通利血脉，俾吐衄肠风崩痢产后血晕疮毒痈肿血热等症，靡不藉其轻扬，以为宣泄之具。宁于风木之脏既于其气而理，复不于血而治乎（本入肝经气分，兼入肝经血分）？玩古方产后血晕风起（血去过多则风自内生，故常有崩晕之患，不待外风袭之也），有用荆芥为末，同酒，及或童便调治，崩中不止，有用炒黑荆芥以治，于此可见其概矣。连穗用。治血须炒黑（穗在于巅，故善升发，黑能胜赤，故必炒黑）。反鱼、蟹、河豚、驴肉。

——清·黄宫绣《本草求真·卷三·散剂·驱风·荆芥》

荆芥气温，禀木气而入肝胆；味辛无毒，得金味而入肺。气胜于味，以气为主，故所主皆少阳相火、厥阴风木之症。寒热往来，鼠瘘瘰疬、生疮等症，乃少阳之为病也，荆芥辛温以发相火之郁，则病愈矣。饮食入胃，散精于肝，肝不散精，则气滞而为积聚；肝藏主血，血随气而运行；肝气一滞，则血亦滞而为淤，乃厥阴之为病也。荆芥辛温以达肝木之气，则病愈矣。其除湿疸者，以疸成于湿；荆芥温而兼辛，辛入肺而调水道，水道通则湿疸除矣。今人炒黑，则变为燥气而不能达，失其辛味而不能发，且谓为产后常用之品，昧甚！

——清·陈修园《神农本草经读·卷之三·中品·荆芥》

❧ 防　风 ❧

【提要】　防风，辛、甘，微温。归膀胱、肝、脾经。祛风解表，胜湿止痛，止痉。用于感冒头痛，风湿痹痛，风疹瘙痒，破伤风。

防风始载于《神农本草经》，较全面地记录了其在祛风止痛方面的主要适应证。《本草经集注》增加了防风的止痉功效。本品质松而润，祛风之力较强，为"风药之润剂""治风之通用药"。甘缓微温不峻烈，外感风寒、风湿、风热表证均可使用，还常与黄芪、白术等益卫固表药同用，治卫气不足，肌表不固，而感冒风邪者；又可以治疗多种皮肤病，其中尤以风邪所致之瘾疹瘙痒较为常用；功能祛风散寒，胜湿止痛，为较常用之祛风湿、止痹痛药；既能辛散外风，又能熄内风以止痉，用治风毒内侵，贯于经络，引动内风而致肌肉痉挛，四肢抽搐，项背强急，角弓反张的破伤风证。此外，张介宾谓其能"升举阳气"（《景岳全书》），与白术等药配伍，用于脾虚湿盛，清阳不升所致的泄泻。

【药论】　味苦，温。主大风头眩痛，恶风，风邪，目盲无所见，风行周身，骨节疼痹，烦满。久服，轻身。一名铜芸。生沙苑川泽。

——《神农本草经·卷第一·上品药·防风》

味辛，无毒。主治胁痛、胁风头面去来，四肢挛急，字乳金疮内痉。叶，主治中风热汗出。一名茴草，一名百枝，一名屏风，一名铜根，一名百蜚。生沙苑及邯郸、琅琊、上蔡。二月、十月采根，暴干。

——南朝梁·陶弘景《名医别录·中品·卷第二·防风》

今第一出彭城、兰陵，即近琅琊者。郁州互市亦得之。次出襄阳、义阳县界，亦可用，即近上蔡者。唯实而脂润，头节坚如蚯蚓头者为好。世用治风最要，道方时用。

——南朝梁·陶弘景《本草经集注·草木中品·防风》

防风、黄芪世多相须而用。唐许胤宗为新蔡王外兵参军，王太后病风，不能言，脉沉难对，医告术穷。胤宗曰：饵液不可进。即以黄芪、防风煮汤数十斛，置床下，气如雾熏薄之，是夕语。

——宋·寇宗奭《本草衍义·第八卷·防风、黄芪》

纯阳，性温，味甘辛，无毒。足阳明胃经、足太阴脾经，乃二经行经之药，太阳经本经药。

——元·王好古《汤液本草·卷之三·草部·防风》

身去身半已上风邪，梢去身半已下风疾。收滞气面颊，尤泻肺实有余；驱眩晕头颅，更开目盲无见，故云除上焦风邪要药。倘或误服，反泻人上焦元气，为害岂浅浅哉！花止痛骨节间，亦治风效；子消谷胃脘内，又调食香。叶收采煎汤，主风热汗出。

——明·陈嘉谟《本草蒙筌·卷之二·草部中·防风》

味甘辛，气温。升也，阳也。用此者，用其气平散风。虽膀胱脾胃经药，然随诸经之药，各经皆至。气味俱轻，故散风邪，治一身之痛，疗风眼，止冷泪。风能胜湿，故亦去湿，除遍体湿疮。若随实表补气诸药，亦能收汗。升举阳气，止肠风下血崩漏。然此风药中之润剂，亦能走散上焦元气，误服久服，反能伤人。

——明·张介宾《景岳全书·卷之四十八·本草正（上）·山草部·防风》

防风浮而升阳也，入手太阳、阳明、少阳、厥阴，兼通足太阳，治风去湿之仙药，以风能胜湿也。其治大风头眩痛，恶风，风邪等病，其性上行，故治上盛风邪，泻肺实喘满，及周身痹痛，四肢挛急，目盲无所见，风眼冷泪，总不出《本经》主治也。防风治一身尽痛，乃卒伍卑贱之职，随所引而至，风药中润剂也。若补脾胃非此引用不能行，盖于土中泻水也。凡脊痛项强不可回顾，腰似折，项似拔者，乃手足太阳证，正当用之。凡疮在胸膈以上者，虽无手足太阳证，亦当用防风，为能散结去上部风热也。《经验方》治妇人风入胞门，崩中不止，独圣散用一味防风，面糊酒调丸服，然惟血色清稀，而脉浮弦者为宜，如血色浓赤，脉来数者，又属一味子芩丸证，不可混也。惟肺虚有汗喘乏，及气升作呕，火升发嗽，阴虚盗汗，阳虚自汗者，勿服。妇人产后血虚发痉，婴儿泻后脾虚发搐，咸为切禁。

——清·张璐《本经逢原·卷一·山草部·防风》

防风气温，秉天春和风木之气，入足厥阴肝经；味甘无毒，得地中正之土味，入足太阴脾经。气味俱升，阳也。肝为风木，其经与督脉会于巅顶，大风之邪入肝，则行于阳位，故头眩痛。其主之者，温以散之。伤风则恶风，恶风，风邪在表之风也；肝开窍于目，目盲无所见，在肝经之风也；风行于周身，在经络之风也；骨节疼痛，在关节而兼湿也，盖有湿则阳气滞而痛也。皆主之者，风气通于肝，防风入肝，甘温风散也。

——清·姚球《本草经解要·卷二·草部下·防风》

凡药之质轻而气盛者，皆属风药，以风即天地之气也。但风之中人各有经络，而药之受气于天地亦各有专能，故所治各不同，于形质、气味细察而详分之，必有一定之理也。防风治周身之风，乃风药之统领也。

——清·徐灵胎《神农本草经百种录·上品·防风》

辛、甘，性温。太阳经本药，又入手足太阴、阳明经。又随诸经之药所引而入。治风去湿之要药，此为润剂。散风，治一身尽痛，目赤冷泪，肠风下血。去湿，除四肢瘫痪，遍体湿疮。能解诸药毒。得白术、牡蛎，治虚风自汗。得黄芪、白芍，止自汗。配白芷、细茶，治偏正头风。配浮小麦，止自汗。配炒黑蒲黄，治崩中下血。配南星末、童便，治破伤风。配白及、柏子仁，等分为末，人乳调，涂小儿解颅（一日一换）。佐阳起石、禹余粮，治妇人胞冷。

——清·严洁，等《得配本草·卷之二·草部·防风子》

防风气温，禀天春木之气而入肝；味甘无毒，得地中土之味而入脾。主大风三字提纲，详于巴戟天注，不赘。风伤阳位，则头痛而眩；风伤皮毛，则为恶风之风；邪风害空窍，则目盲无所见。风行周身者，经络之风也；骨节疼痛者，关节之风也；身重者，病风而不能矫捷也。防风之甘温发散，可以统主之。然温属春和之气，入肝而治风；尤妙在甘以入脾，培土以和木气，其用独神。此理证之易象，于剥复二卦而可悟焉。两土同崩则剥，故大病必顾脾胃；土木无忤则复，故病转必和肝脾。防风驱风之中，大有回生之力；李东垣竟目为卒伍卑贱之品，真门外汉也。

——清·陈修园《神农本草经读·卷之一·上品·防风》

❦ 羌 活 ❧

【提要】 羌活，辛、苦，温。归膀胱、肾经。解表散寒，祛风除湿，止痛。用于风寒感冒，头痛项强，风湿痹痛，肩背酸痛。

羌活始载于《神农本草经》，列于独活项下。本品辛温发散，气味雄烈，善于升散发表，有较强的解表散寒，祛风胜湿，止痛之功。故外感风寒夹湿，恶寒发热、肌表无汗、头痛项强、肢体酸痛较重者，尤为适宜，常与防风、细辛、川芎等祛风解表止痛药同用；本品辛散祛风、味苦燥湿、性温散寒，有较强的祛风湿，止痛作用，常与其他祛风湿、止痛药配伍，主治风寒湿痹，肢节疼痛。因其善入足太阳膀胱经，以除头项肩背之痛见长，故上半身风寒湿痹、肩背肢节疼痛者尤为多用，常与防风、姜黄、当归等药同用。本品辛香温燥之性较烈，故阴血亏虚者慎用。用量过多，易致呕吐，脾胃虚弱者不宜服。

【药论】 味苦，平。主风寒所击，金疮止痛，贲豚，痫痉，女子疝瘕。久服，轻身，耐老。一名羌活，一名羌青，一名护羌使者。生雍州川谷。

——《神农本草经·卷第一·上品药·独活》

味甘，微温，无毒。主治诸贼风，百节痛风无久新者。一名胡王使者，一名护羌使者，一名独摇草。此草得风不摇，无风自动。生雍州，或陇西南安。二月、八月采根，暴干。

——南朝梁·陶弘景《名医别录·上品·卷第一·独活》

羌活，足太阳、厥阴、少阴药也。与独活不分二种，后人用羌活，多用鞭节者，用独活，多用鬼眼者，羌活则气雄，独活则气细，故雄者入足太阳，细者入足少阴也。又钱氏泻青丸用此，壬乙同归一治也。或问：治头痛者何？答曰：巨阳从头走足，惟厥阴与督脉会于巅，逆而上行，诸阳不得下，故令头痛也。

——元·王好古《汤液本草·卷之三·草部·羌活》

［释名］ 时珍曰：独活以羌中来者为良，故有羌活、胡王使者诸名，乃一物二种也。正如川芎抚芎、白术苍术之义，入用微有不同，后人以为二物者非矣。

——明·李时珍《本草纲目·草部第十三卷·独活》

羌活气雄，独活气细。故雄者治足太阳风湿相搏，头痛肢节痛，一身尽痛者，非此不能除，乃却乱反正之主君药也。

——明·缪希雍《神农本草经疏·卷六·草部上品之上·羌活》

味微苦，气辛微温，升也，阳也。用此者，用其散寒定痛。能入诸经，太阳为最。散肌表之寒邪，利周身项脊之疼痛，排太阳之痈疽，除新旧之风湿。缘非柔懦之物，故能拨乱反正。

惟其气雄，大能散逐，若正气虚者忌用之。

——明·张介宾《景岳全书·卷之四十八·本草正（上）·山草部·羌活》

羌活生于羌胡雍州，陇西西川皆有之。治足太阳风湿相搏，一身尽痛，头痛，肢节痛，目赤，肤痒，乃却乱反正之主帅。督脉为病，脊强而厥者，非此不能除。

——清·张璐《本经逢原·卷一·山草部·羌活》

羌活气平，秉天秋燥之金气，入手太阴肺经；味苦甘无毒，得地南方中央火土之味，入手少阴心经、足太阴脾经。气味降多于升，阴也。其主风寒所击，金疮止痛者，金疮为风寒所击，则气血壅而不行，其痛更甚矣。羌活苦能泄，甘能和，入肺解风寒，所以气血行而痛止矣。奔豚者，肾水之邪，如豚奔突而犯心也，苦可燥湿，甘可伐肾，所以主之。痹者，风症也；痉者，湿流关节之症也。女子疝瘕，多行经后，血假风湿而成，羌活平风燥湿，兼之气雄，可以散血也。

——清·姚球《本草经解要·卷二·草部下·羌活》

蠡实为之使。辛、苦、性温，气雄而散。入足太阳经气分，以理游风。治风湿相搏，本经头痛，骨节酸疼，一身尽痛，失音不语，口眼歪斜，目赤肤痒，疸痈血癞。配独活、松节，酒煎，治历节风痛。君川芎、当归，治头痛脊强而厥（太阳、少阴、督脉为病）。使细辛，治少阴头痛（少阴入顶）。和莱菔子同炒香，只取羌活为末，每服二钱，温酒下，治风水浮肿。

——清·严洁，等《得配本草·卷之二·草部·羌活》

陈修园曰：羌活气平，禀金气而入肺；味苦甘无毒，得火味而入心，得土味而入脾。其主风寒所击者，入肺以御皮毛之风寒，入脾以御肌肉之风寒，入心助太阳之气以御营卫之风寒也。其主金疮止痛者，亦和营卫长肌肉完皮毛之功也。奔豚乃水气上凌心火，此能入肺以降其逆，补土以制其水，入心以扶心火之衰，所以主之。痹痉者，木动则生风，风动则挟木势而害土，土病则聚液而成痰，痰迸于心则为痉、为痹；此物禀金气以制风，得土味而补脾，得火味以宁心，所以主之。女子疝瘕；多经行后血假风湿而成，此能入肝以平风，入脾以胜湿，入心而主宰血脉之流行，所以主之。久服轻身耐老者，著其扶阳之效也。

——清·陈修园《神农本草经读·卷之二·上品·羌活》

细　辛

【提要】　细辛，辛，温。归心、肺、肾经。解表散寒，祛风止痛，通窍，温肺化饮。用于风寒感冒，头痛，牙痛，鼻塞流涕，鼻鼽，鼻渊，风湿痹痛，痰饮喘咳。

细辛始载于《神农本草经》。本品辛温发散，芳香透达，长于解表散寒，祛风止痛，宜于外感风寒，头身疼痛较甚者；因其既能散风寒，又能通鼻窍，并宜于风寒感冒而见鼻塞流涕者。且细辛既入肺经散在表之风寒，又入肾经而除在里之寒邪，配麻黄、附子，可治阳虚外感。细辛主咳逆，即咳嗽，肺气上逆，在《伤寒论》中应用广泛，临床应用时多与干姜、五味子等同用。细辛味辛，走窜之性甚强，能够温通经脉，擅长止痛。细辛的止痛作用甚强，广泛用于多种疼痛性疾病的治疗，如牙痛、胃痛、各种痹痛等。

细辛的用量，素有争论。历代本草记载其用量差异甚大。一般认为细辛有毒，"其可久服哉？"（《本草经疏》）。目前的中药著作，多将其用量定为1～3g。

【药论】　味辛，温。主治咳逆。头痛脑动，百节拘挛，风湿痹痛，死肌。久服，明目，利九窍，轻身，长年。一名小辛。生华阴山谷。

——《神农本草经·卷第一·上品药·细辛》

无毒。主温中，下气，破痰，利水道，开胸中，除喉痹，齆鼻，风痫，癫疾，下乳结，汗不出，血不行，安五脏，益肝胆，通精气。生华阴。二月、八月采根，阴干。

——南朝梁·陶弘景《名医别录·上品·卷第一·细辛》

得当归、芍药、白芷、芎藭、牡丹、藁本、甘草共治妇人，得决明、鲤鱼胆、青羊肝共治目痛。今用东阳临海者，形段乃好，而辛烈不及华阴、高丽者。用之去其头节。人患口臭者，含之多效，最能除痰明目也。

——南朝梁·陶弘景《本草经集注·草木上品·细辛》

气温，味大辛，纯阳。性温，气厚于味，阳也。无毒。少阴经药。手少阴引经之药。

——元·王好古《汤液本草·卷之三·草部·细辛》

〔疏〕　细辛禀天地阳升之气以生，故其味辛温而无毒。入手少阴、太阳经风药也。风性升，升则上行，辛则横走，温则发散。故主咳逆，头痛脑动，百节拘挛，风湿痹痛，死肌。盖痹及死肌，皆是感地之湿气，或兼风寒所成。风能除湿，温能散寒，辛能开窍，故疗如上诸风寒湿疾也。《别录》又谓：温中下气，破痰开胸中，除喉痹齆鼻，下乳结，汗不出，血不行，益肝胆，通精气，皆升发辛散开通诸窍之功也。其曰：久服明目，利九窍，轻身长年者，必无是理。盖辛散升发之药，其可久服哉？

——明·缪希雍《神农本草经疏·卷六·草部上品之上·细辛》

（反藜芦，忌生菜。）味大辛，气温，气味俱厚，升也，阳也，有小毒。用此者，用其温散。善祛阴分之寒邪，除阴经之头痛，益肝温胆利窍，逐诸风湿痹，风痫瘈疭，鼻齆不闻香臭，开关通窍，散风泪目疼。口臭牙虫，煎汤含漱。过服亦散真气，不可不知。此味辛甚，故能逐阴分之邪，阴分且然，阳分可知，旧云少阴、厥阴之药，然岂有辛甚而不入阳分者？但阳证忌热，用当审之。

——明·张介宾《景岳全书·卷之四十八·本草正（上）·山草部·细辛》

细辛辛温，上升入手足厥阴、少阴血分，治督脉为病，脊强而厥。《本经》治咳逆头痛脑痛，善搜厥阴伏匿之邪也。独活为使，治少阴头痛如神，亦主诸阳头痛。诸风药用之治风湿痹痛，百节拘挛。去死肌、明目者，取辛以散结，而开经脉窍隧之邪也。味辛而热，温少阴之经，故仲景少阴证用麻黄附子细辛汤。辛温能散，故凡风寒风湿头痛、口疮、喉痹、龋齿诸病用之，取其能散浮热，亦火郁发之之义也；辛能泄肺，故风寒咳嗽上气者宜之；辛能补肝，故胆气不足则肝气有余，惊痫眼目诸病宜之；辛能润燥，故通少阴，诸经及耳窍闭塞者宜之。又主痰结湿火，鼻塞不利。凡口舌生疮者，用细辛、黄连末掺之。凡血虚内热、火郁头痛、发热咳嗽者戒用，以其辛烈耗散真气也。细辛，辛之极者，用不过五分。

——清·张璐《本经逢原·卷一·山草部·细辛》

此以气为治也。凡药香者皆能疏散风邪，细辛气盛而味烈，其疏散之力更大。且风必挟寒以来，而又本热而标寒。细辛性温又能驱逐寒气，故其疏散上下之风邪，能无微不入、无处不到也。

——清·徐灵胎《神农本草经百种录·上品·细辛》

张隐庵曰：细辛气味辛温，一茎直上，其色赤黑，禀少阴泉下之水阴，而上交于太阳之药也。少阴为水脏，太阳为水腑，水气相通行于皮毛，内合于肺；若循行失职，则病咳逆上气，而细辛能治之。太阳之脉，起于目内眦，从巅络脑；若循行失职，则病头痛脑动，而细辛亦能治之。太阳之气主皮毛，少阴之气主骨髓，少阴之气不合太阳，则风湿相侵；痹于筋骨，则为百节拘挛；痹于腠理，则为死肌；而细辛皆能治之。其所以能治之者，以气胜之也。久服明目利九窍者，水精之气濡于空窍也；九窍利，则轻身而延年矣。

又曰：宋元祐陈承谓细辛单用末，不可过一钱，多则气闭不通而死。近医多以此语忌用，而不知辛香之药岂能闭气？上品无毒之药何不可多用？方书之言，类此者不少。学者不详察而遵信之，伊黄之门，终身不能入矣！

——清·陈修园《神农本草经读·卷之一·上品·细辛》

1.2　发散风热药

本类药物性味多辛苦而偏寒凉，以发散风热为主要作用，主要适用于风热感冒以及温病初起邪在卫分。部分发散风热药分别兼有清头目、利咽喉、透疹、止痒、止咳的作用。

薄　荷

【提要】　薄荷，辛，凉。归肺、肝经。疏散风热，清利头目，利咽，透疹，疏肝行气。用于风热感冒，风温初起，头痛，目赤，喉痹，口疮，风疹，麻疹，胸胁胀闷。

薄荷始载于《新修本草》。薄荷为辛凉之品，宜于外感风热，发热微恶风寒及温病初起而有表证者。又因其透散之力颇大，《新修本草》言其能"发汗"，故对风热表证无汗或有汗而不畅者，则尤为适宜。本品轻扬升浮、芳香通窍，功善疏散上焦风热，清头目、利咽喉。薄荷有疏散风热，宣毒透疹，祛风止痒之功，用治风热束表，麻疹不透。兼入肝经，能疏肝行气，常配伍柴胡、白芍、当归等疏肝理气调经之品，治疗肝郁气滞，胸胁胀痛，月经不调。本品富含挥发油，煎服时宜后下。芳香辛散，发汗耗气，故体虚多汗者不宜使用。

【药论】　味辛、苦，温，无毒。主贼风伤寒发汗，恶气，心腹胀满，霍乱，宿食不消，下气。煮汁服，亦堪生食。人家种之，饮汁发汗，大解劳乏。

——唐·苏敬，等《新修本草·卷第十八·薄荷》

世谓之南薄荷，为有一种龙脑薄荷，故言南以别之。小儿惊风、壮热，须此引药。猫食之即醉，物相感尔。治骨蒸热劳，用其汁与众药熬为膏。

——宋·寇宗奭《本草衍义·第十九卷·薄荷》

味辛、苦，气温。气味俱薄，浮而升，阳也。无毒。又名鸡苏，各处俱种。姑苏龙脑者第一（龙脑地名，在苏州府，儒学前此处种者，气甚香窜，因而得名，古方有龙脑鸡苏丸，即此是也），五月端午日采干。与薤作菹相宜，和蜜炒饯益妙。入手厥阴包络，及手太阴肺经。下气令胀满消弥，发汗俾关节通利。清六阳会首，驱诸热生风。退骨蒸解劳乏，善引药入荣卫。乃因性喜上升，小儿风涎尤为要药。新病瘥者忌服，恐致虚汗亡阳。猫误食之，即时昏醉，盖亦物相感尔。

——明·陈嘉谟《本草蒙筌·卷之二·草部中·薄荷》

［发明］　时珍曰：薄荷入手太阴、足厥阴，辛能发散，凉能清利，专于消风散热，故头痛头风眼目咽喉口齿诸病，小儿惊热及瘰疬疮疥，为要药。戴原礼氏治猫咬，取其汁涂之有效，盖取其相制也。陆农师曰：薄荷，猫之酒也。犬，虎之酒也。桑椹，鸠之酒也。茛草，鱼之酒也。昝殷《食医心镜》云：薄荷煎豉汤暖酒和饮，煎茶生食，并宜。盖菜之有益者也。

——明·李时珍《本草纲目·草部第十四卷·薄荷》

［疏］　薄荷感抄春初夏之气，而得乎火金之味，金胜火劣，故辛多于苦而无毒。洁古：辛凉，浮而升，阳也。入手太阴、少阴经。辛合肺，肺主皮毛；苦合心而从火化，主血脉，主热，皆阳脏也。贼风伤寒，其邪在表，故发汗则解。风药性升，又兼辛温，故能散邪辟恶。辛香通窍，故治腹胀满霍乱。《食疗》以为能去心家热，故为小儿惊风，风热家引经要药。辛香走散以通关节，故逐贼风。发汗者，风从汗解也。本非脾胃家药，安能主宿食不消？上升之性，亦难主下气。劳乏属虚，非散可解。三疗俱非，明者当自别之。

［主治参互］　风热上壅，斯为要药……

——明·缪希雍《神农本草经疏·卷九·薄荷》

味辛微苦，气微凉。气味俱轻，升也，阳也。其性凉散，通关节，利九窍，乃手厥阴、太阴经药。清六阳会首，散一切毒风，治伤寒头痛寒热，发毒汗，疗头风脑痛，清头目咽喉口齿风热诸病，除心腹恶气胀满霍乱，下气消食消痰，辟邪气秽恶，引诸药入营卫，开小儿之风涎，亦治瘰疬痈肿疮疥风瘙瘾疹。作菜食之除口气，捣汁含漱，去舌胎语涩，揉叶塞鼻止衄血。亦治蜂螫蛇伤。病新瘥者忌用，恐其泄汗亡阳。

——明·张介宾《景岳全书·卷之四十八·本草正（上）·芳草部·薄荷》

薄荷辛凉上升，入肝、肺二经。辛能发散，专于消风散热，凉能清利，故治咳嗽失音、头痛头风，眼目口齿诸病。利咽喉，去舌苔，小儿惊热，及瘰疬疮疥为要药。其性浮而上升，为药中春升之令，能开郁散气，故逍遥散用之。然所用不过二三分，以其辛香伐气，多服久服，令人虚冷。瘦弱人多服，动消渴病，阴虚发热、咳嗽自汗者勿施。

——清·张璐《本经逢原·卷二·芳草部·薄荷》

性味辛凉，散风热，清利头目，搜肝肺，宣滞解郁。但辛香耗气，多服损人。苏产者良。

——原题清·徐灵胎《药性切用·卷之一中·草部·薄荷叶》

辛、微苦，微凉。入手太阴、足厥阴经气分。散风热，清头目，利咽喉口齿耳鼻诸病。治心腹恶气，胀满霍乱，小儿惊热，风痰血痢，瘰疬疮疥，风瘙瘾疹。亦治蜂虿蛇蝎猫伤（薄荷，猫之酒也）。配生地、春茶，治脑热鼻渊。配花粉，治热痰。配蝉蜕、僵蚕，治风瘙瘾疹。配生姜汁，治眼弦赤烂。配白蜜、白糖，化痰利咽膈。入逍遥散，疏肝郁。捣取自然汁，滴聤耳。捣取自然汁，和姜汁、白蜜，擦舌胎语涩。揉叶塞鼻，止衄血（取汁滴鼻中即止）。

产苏州者名龙脑薄荷，方茎中虚，似苏叶而微长，齿密面皱。其气芳香，消散风热，其力尤胜。兼能理血。新病瘥人，服之令虚汗不止。瘦弱人，久服动消渴病。肺虚咳嗽，客寒无热，阴虚发热，痘后吐泻者，皆禁用。

——清·严洁，等《得配本草·卷之二·草部·薄荷》

味辛，气清郁香窜，性平，少用则凉，多用则热（如以鲜薄荷汁外擦皮肤少用殊觉清凉，多用即觉灼热）。其力能内透筋骨，外达肌表，宣通脏腑，贯串经络，服之能透发凉汗，为温病宜汗解者之要药。若少用之，亦善调和内伤，治肝气胆火郁结作疼，或肝风内动，忽然痫痉瘛疭，头疼目疼，鼻渊鼻塞，齿疼咽喉肿疼，肢体拘挛作疼，一切风火郁热之疾，皆能治之。痢疾初起挟有外感者，亦宜用之，散外感之邪，即以清肠中之热，则其痢易愈。又善消毒菌（薄荷冰善消霍乱毒菌，薄荷亦善消毒菌可知），逐除恶气，一切霍乱痧证，亦为要药。为其味辛而凉，又善表疹瘾，愈皮肤瘙痒，为儿科常用之品。

温病发汗用薄荷，犹伤寒发汗用麻黄也。麻黄服后出热汗，热汗能解寒，是以宜于伤寒；薄荷服后出凉汗，凉汗能清温，是以宜于温病。若以麻黄发温病之汗，薄荷发伤寒之汗，大抵皆不能出汗，即出汗亦必不能愈病也。

薄荷古原名苛，以之作蔬，不以之作药，《神农本草经》《名医别录》皆未载之，至唐时始列于药品，是以《伤寒论》诸方未有用薄荷者。然细审《伤寒论》之方，确有方中当用薄荷，因当时犹未列入药品，即当用薄荷之方，不得不转用他药者。试取伤寒之方论之，如麻杏甘石汤中之麻黄，宜用薄荷代之，盖麻杏甘石汤，原治汗出而喘无大热，既云无大热，其仍有热可知，有热而犹用麻黄者，取其泻肺定喘也。然麻黄能泻肺定喘，薄荷亦能泻肺定喘（薄荷之辛能抑肺气之盛，又善搜肺风），用麻黄以热治热，何如用薄荷以凉治热乎？又如凡有葛根诸汤中之葛根，亦可以薄荷代之，盖葛根原所以发表阳明在经之热，葛根之凉不如薄荷，而其发表之力又远不如薄荷，则用葛根又何如用薄荷乎？斯非背古训也，古人当药物未备之时，所制之方原有不能尽善尽美之处，无他，时势限之也。吾人当药物既备之时，而不能随时化裁与古为新，是仍未会古人制方之意也。医界之研究伤寒者，尚其深思愚言哉。

——民国·张锡纯《医学衷中参西录·二、药物·薄荷解》

牛 蒡 子

【提要】　牛蒡子，辛、苦，寒。归肺、胃经。疏散风热，宣肺透疹，解毒利咽。用于风热感冒，咳嗽痰多，麻疹，风疹，咽喉肿痛，痄腮，丹毒，痈肿疮毒。

牛蒡子始载于《名医别录》。牛蒡子辛苦而寒，主要有透发与清泄两种功效，既能疏散风热，又能清解热毒，为"散风、除热、解毒之要药"（《神农本草经疏》）。但本品透发的力量较弱，并无发汗作用，故在用于感风热或透发麻疹时，须与薄荷同用，始能收透发之效。至于它的清泄热毒的作用，则较为显著，无论咽喉红肿，痄腮肿痛，疮痈肿毒以及痰热咳嗽等症状，都可适用，常与银花、连翘等配伍。由于牛蒡子性寒滑利，能滑肠通便，故脾虚腹泻者忌用。

【药论】　味辛，平，无毒。主明目，补中，除风伤。根茎，治伤寒、寒热、汗出、中风，面肿，消渴，热中，逐水。久服轻身耐老。生鲁山平泽。

——南朝梁·陶弘景《名医别录·中品·卷第二·恶实》

［谨案］　鲁山在邓州东北。其草叶大如芋，子壳似栗状，实细长如茺蔚子。根主牙齿疼痛，劳疟，脚缓弱，风毒痈疽，咳嗽伤肺，肺壅，疝瘕，积血，主诸风，癥瘕，冷气。吞一枚，出痈疽头。《别录》名牛蒡，一名鼠粘草。

——唐·苏敬，等《新修本草·卷第九·恶实》

味辛、苦，气平。无毒。原产邓州（属河南），今生各处。叶如茵芋，叶长大。实似葡萄，核褐黄。壳类粟秕，小而多刺。鼠过之则缀惹不落，故又名曰鼠粘子也。秋后采取，制宜酒蒸。止牙齿蚀疼，散面目浮肿。退风热咽喉不利，及腰膝风凝。驱风湿瘾疹盈肌，并疮疡毒盛。生吞一粒，即出疮头。明目补中，润肺散气。

——明·陈嘉谟《本草蒙筌·卷之二·草部中·恶实》

［主治］　明目补中，除风伤（《别录》）。风毒肿，诸瘘（藏器）。研末浸酒，每日服三、二盏，除诸风，去丹石毒，利腰脚。又食前熟挼三枚吞之，散诸结节筋骨烦热毒（甄权）。吞一枚，出痈疽头（苏恭）。炒研煎饮，通利小便（孟诜）。润肺散气，利咽膈，去皮肤风，通十二经（元素）。消斑疹毒（时珍）。

［发明］　杲曰：鼠粘子其用有四：治风湿瘾疹，咽喉风热，散诸肿疮疡之毒，利凝滞腰膝之气，是也。

——明·李时珍《本草纲目·草部第十五卷·恶实》

［疏］　恶实至秋而成，得天地清凉之气。《本经》言：辛平，藏器：兼苦。升多于降，阳也。入手太阴、足阳明经。为散风、除热、解毒之要药。辛能散结，苦能泄热，热结散则脏气清明。故明目而补中。风之所伤，卫气必壅，壅则发热，辛凉解散则表气和，风无所留矣，故除风伤。藏器：主风毒肿，诸瘘。元素：主润肺散结气，利咽膈，去皮肤风，通十二经者，悉此意耳。故用以治瘾疹、痘疮，尤获奇验。

［主治参互］　同赤柽木，为疹家要药。

——明·缪希雍《神农本草经疏·卷九·恶实》

（鼠粘子。）一名牛蒡子，一名大力子。味苦辛，降中有升。治风毒斑疹诸瘘，散疮疡肿毒喉痹，及腰膝凝寒痹滞之气，以其善走十二经而解中有散也。

——明·张介宾《景岳全书·卷之四十八·本草正（上）·隰草部·鼠黏子》

一名鼠粘子，一名恶实。泻热、解毒。辛平。润肺解热，散结除风，利咽膈，理痰嗽，消斑疹，利二便，行十二经，散诸肿疮疡之毒，利腰膝凝滞之气。（性冷而滑利，痘症虚寒泄泻者忌服。）实如葡萄而褐色，酒拌蒸，待有霜，拭去用。根、苦寒。竹刀刮净，绞汁，蜜和服，治中风，汗出乃愈。捣和猪脂，贴疮肿及反花疮（肉反出如花状）。

——清·汪昂《本草备要·卷一·草部·牛蒡子》

［发明］　鼠粘子，肺经药也。治风湿瘾疹，咽喉风热，散诸肿疮疡之毒，痘疹之仙药也。痘不起发，用此为末，刺雄鸡冠血和酒酿调，胡荽汤下神效。疮疡毒盛，生研用之，即出疮头。酒炒上行能通十二经，去皮肤风，消癍疹毒。惟气虚色白，大便利者不宜。

——清·张璐《本经逢原·卷二·隰草部·恶实》

辛、平。入手太阴经。降肺气而不燥，祛滞气以利腰。疗疮疡，以其解热之功。消风毒，以其辛散之力。得旋覆花，治痰厥头痛。配荆芥、桔梗、甘草，治咽喉痘疹。配薄荷、浮萍，治风热瘾疹。配羌活，治历节肿痛。配萎仁，治时疫积热。佐生石膏，治头痛连睛。牙痛，生研绵裹噙患处，去黄水即愈。酒蒸去霜用，炒熟亦可。泄泻，痘症虚寒，气血虚弱，三者禁用。

——清·严洁，等《得配本草·卷之三·草部·恶实》

［批］　清肺风热。牛蒡子（专入肺），又名恶实，又名鼠粘子。辛苦冷滑。今人止言解毒，凡遇疮疡痈肿痘疹等症，无不用此投治，然犹未绎其义。凡人毒气之结，多缘外感风寒，营气不从，逆于肉里，故生痈毒。牛蒡味辛且苦，既能降气下行，复能散风除热（深得表里两解之义）。是以感受风邪热毒，而见面目浮肿，咳嗽痰壅，咽间肿痛，疮疡斑疹，及一切臭毒痧闭，痘疮紫黑便闭等症，无不藉此表解里清。但性冷滑利，多服则中气有损，且更令表益虚矣。至于脾虚泄泻，为尤忌焉。实如葡萄而褐色，酒拌蒸，待有霜，拭去用。

——清·黄宫绣《本草求真·卷六·杂剂·解毒·牛蒡子》

桑　叶

【提要】　桑叶，甘、苦，寒。归肺、肝经。疏散风热，清肺润燥，清肝明目。用于风热感冒，肺热燥咳，头晕头痛，目赤昏花。

桑叶始载于《神农本草经》，附于桑根白皮下。本品疏散风热作用较为缓和，但能清肺热、润肺燥，故常用于风热感冒；或温病初起，温热犯肺，发热、咽痒、咳嗽等症，常与菊花相须为用；桑叶轻清疏散，甘寒而润，苦寒清泄，入肝经，可清肝热、平肝阳、益阴明目；每治肝阳上亢之头晕目眩及肝热目赤涩痛，或肝虚目昏等证。并兼凉血止血，主治风热、燥热、血热所致诸疾。此外，桑叶有止汗功效，《神农本草经》有桑叶"除主除寒热，出汗"的记载。

【药论】 桑根白皮……叶：主除寒热，出汗。

——《神农本草经·卷第二·中品药·桑根白皮》

［谨案］ 柠耳，人常食；槐耳，用疗痔；榆、柳、桑耳，此为五耳，软者并堪啖。桑椹，味甘，寒，无毒。单食，主消渴。叶，味苦、甘，寒，有小毒。水煎取浓汁，除脚气水肿，利大小肠。灰，味辛，寒，有小毒。蒸淋取汁为煎，与冬灰等，同灭痣疣黑子，蚀恶肉。煮小豆，大下水胀。敷金创止血，生肌也。

——唐·苏敬，等《新修本草·卷第十三·桑根白皮》

［发明］ 颂曰：桑叶可常服。神仙服食方：以四月桑茂盛时采叶。又十月霜后三分，二分已落时，一分在者，名神仙叶，即采取，与前叶同阴干捣末，丸、散任服，或煎水代茶饮之。又霜后叶煮汤，淋渫手足，去风痹殊胜。又微炙和桑衣煎服，治痢及金疮诸损伤，止血。震亨曰：经霜桑叶研末，米饮服，止盗汗。时珍曰：桑叶乃手、足阳明之药，汁煎代茗，能止消渴。

——明·李时珍《本草纲目·木部第三十六卷·桑》

［疏］ 叶《本经》：无气味。详其主治，应是味甘，气寒，性无毒。甘所以益血，寒所以凉血，甘寒相合，故下气而益阴。是以能主阴虚寒热，及因内热出汗。其性兼燥，故又能除脚气水肿，利大小肠。原禀金气，故又能除风。经霜则兼得天地之清肃，故又能明目而止渴。发者，血之余也，益血故又能长发，凉血故又止吐血。合痈口，罨穿掌，疗汤火，皆清凉补血之功也。

——明·缪希雍《神农本草经疏·卷十三·木部中品·桑根白皮》

桑叶清肺胃去风明目，取经霜者。煎汤洗风眼下泪，同黑芝麻蜜丸，久服须发不白，不老延年。《本经》言除寒热出汗，即《大明》蒸熟捣罨署风痛出汗之谓。煎饮利五脏，通关节下气。煎酒服治一切风。桑根烧灰淋汁与石灰点面上风，灭痣去恶肉。

——清·张璐《本经逢原·卷三·灌木部·桑叶》

即经霜桑叶。苦甘性凉，入肺而清肃气化，除燥退热，为肺虚挟热专药。

——原题清·徐灵胎《药性切用·卷之三下·木部·冬桑叶》

凉血祛风。苦甘而凉（得金气而柔润不凋，故喻嘉言清燥救肺汤以之为君）。滋燥，凉血，止血（刀斧伤者，为末干掺妙），去风，长发，明目（采经霜者煎汤，洗眼去风泪，洗手足去风痹。桑叶、黑芝麻等分，蜜丸，名扶桑丸，除湿祛风，乌须明目）。代茶止消渴，末服止盗汗（严州有僧，每就枕汗出遍身，比旦衣被皆透，二十年不能疗，监寺教采带露桑叶，焙干为末，空心米饮下二钱，数日逐愈）。用经霜者。

——清·吴仪洛《本草从新·卷三（下）·木部·干桑叶》

甘，寒。入手足阳明经。清西方之燥，泻东方之实。去风热，利关节，疏肝，止汗。得生地、麦冬，治劳热。配生地、阿胶，治嗽血。阴干，芝麻研碎拌蒸用。肝燥者禁用。

——清·严洁，等《得配本草·卷之七·木部·桑根白皮》

菊 花

【提要】 菊花，甘、苦，微寒。归肺、肝经。散风清热，平肝明目，清热解毒。用于风热感冒，头痛眩晕，目赤肿痛，眼目昏花，疮痈肿毒。

菊花始载于《神农本草经》。菊花疏风较弱，清热力佳，用于外感风热常配桑叶同用，也可配黄芩、栀子治热盛烦燥等证。菊花治目赤肿痛，无论属于肝火或风热引起者，均可应用，因本品既能清肝火，又能散风热，常配伍蝉蜕、蒺藜等同用。如肝阴不足，眼目昏花，则多配生地、枸杞子等同用。菊花清热解毒之功甚佳，为外科要药，主要用于热毒疮疡、红肿热痛之症，特别对于疔疮肿痛毒尤有良好疗效，既可内服，又可捣烂外敷。临床上常与紫花地丁、蒲公英等清热解毒之品配合应用。菊花能平降肝阳，对肝阳上亢引起的头目眩晕，往往与珍珠母等配伍应用。

【药论】 味苦，无毒。主治腰痛去来陶陶，除胸中烦热，安肠胃，利五脉，调四肢。一名节花。一名日精，一名女节，一名女华，一名女茎，一名更生，一名周盈，一名傅延年，一名阴成。生雍州及田野。正月采根，三月采叶，五月采茎，九月采花，十一月采实，皆阴干。

——南朝梁·陶弘景《名医别录·上品·卷第一·菊花》

[发明] 震亨曰：黄菊花属土与金，有水与火，能补阴血，故养目。时珍曰：菊春生夏茂，秋花冬实，备受四气，饱经露霜，叶枯不落，花槁不零，味兼甘苦，性禀平和。昔人谓其能除风热，益肝补阴，盖不知其得金水之精英尤多，能益金水二脏也。补水所以制火，益金所以平木，木平则风息，火降则热除，用治诸风头目，其旨深微。黄者入金水阴分，白者入金水阳分，红者行妇人血分，皆可入药，神而明之，存乎其人。其苗可蔬，叶可啜，花可饵，根实可药，囊之可枕，酿之可饮，自本至末，罔有不功。宜乎前贤比之君子，神农列之上品，隐士采入酒擘，骚人餐其落英。费长房言：九日饮菊酒，可以辟不祥。《神仙传》言：康风子、朱孺子皆以服菊花成仙。《荆州记》言：胡广久病风赢，饮菊潭水多寿。菊之贵重如此，是岂群芳可伍哉？钟会"菊有五美"赞云：圆花高悬，准天极也。纯黄不杂，后土色也。早植晚发，君子德也。冒霜吐颖，象贞质也。杯中体轻，神仙食也。《西京杂记》言：采菊花茎叶，杂秫米酿酒，至次年九月始熟，用之。

——明·李时珍《本草纲目·草部第十五卷·菊》

[疏] 菊花生发于春，长养于夏，秀英于秋，而资味乎土。历三时之气，得天地之精，独禀金精，专制风木，故为祛风之要药。苦可泄热，甘能益血。甘可解毒，平则兼辛，故亦散结。苦入心、小肠，甘入脾胃，平辛走肝胆，兼入肺与大肠。其主风头眩肿痛，目欲脱，泪出，皮肤死肌，恶风湿痹者，诸风掉眩皆属肝木。风药先入肝，肝开窍于目。风为阳邪，势必走上。血虚则热，热则生风，风火相搏故也。腰痛去来陶陶者，乃血虚气滞之候。苦以泄滞结，甘以益血脉，辛平以散虚热也。其除胸中烦热者，心主血，虚则病烦，阴虚则热收于内，故热在胸中，血益则阴生，阴生则烦止。苦辛能泄热，故烦热并解。安肠胃，利五脉，调四肢，利血气者，即除热祛风益血，入心、入脾、入肝之验也。久服轻身耐老延年者，物久则力专，力专则气化，化则变常，其酿酒延龄，和药变白，皆服饵专气之功，故亦为《仙经》所录矣。生捣最治疗疮，血线疗犹为要药。疔者，风火之毒也。三、六、九、十二月，采叶、茎、花、根四物，

并阴干百日，等分捣末，酒调下钱许。又可蜜丸如桐子大，每七丸，日三服，皆酒吞。一年变白，二年齿生，三年返老。仙人王子乔方也。

[主治参互] 甘菊花祛风要药。风本通肝，肝开窍于目，故为明目之主……

——明·缪希雍《神农本草经疏·卷六·草部上品之上·菊花》

（白菊花根善利水，捣汁和酒服之，大治癃闭。）味甘色黄者，能养血散风，去头目风热，眩晕疼痛，目中翳膜，及遍身游风风疹。作枕明目，叶亦可用。味苦者性凉，能解血中郁热，清头目，去风热眼目肿痛流泪。根叶辛香，能消痈毒，止疼痛。

——明·张介宾《景岳全书·卷之四十八·本草正（上）·隰草部菊花》

（祛风温、补肺肾、明目。）味兼甘苦，性禀平和，备受四气，（冬苗、春叶、夏蕊、秋花。）饱经霜露，得金水之精居多，能益金水二脏（肺肾），以制火而平木（心肝）。木平则风息，火降则热除，故能养目血，去翳膜。（与枸杞相对，蜜丸久服，永无目疾。）治头目眩运（风热），散湿痹游风。

——清·汪昂《本草备要·卷一·草部·甘菊花》

味苦，平。主风，头眩肿痛，目欲脱，泪出，（芳香上达，又得秋金之气，故能平肝风而益金水。皮肤死肌，清肺疏风），恶风湿痹（驱风散湿）。久服，利血气，轻身，耐老，延年。（菊花晚开晚落，花中之最寿者也，故其益人如此。）凡芳香之物，皆能治头目肌表之疾。但香则无不辛燥者，惟菊得天地秋金清肃之气而不甚燥烈，故于头目风火之疾尤宜焉。

——清·徐灵胎《神农本草经百种录·上品·菊花》

甘苦微寒，清郁热兼益金水，平肝木解热熄风。为明目清头、善解郁热之专药。菊叶捣汁，能拯疔毒垂危。

——原题清·徐灵胎《药性切用·卷之一下·草部·甘菊花》

宣。祛风热，补肺肾，明目。甘苦，微寒。备受四气（冬苗、春叶、夏蕊、秋花），饱经霜露，得金水之精，能益肺肾二脏，以制心火而平肝木。木平则风息，火降则热除，故能养目血，去翳膜（与枸杞相对，蜜丸久服，永无目疾）。治目泪头眩，散湿痹游风。家园所种，杭产者良（花小味苦者名苦薏，非真菊也。景焕《牧竖闲谈》云：真菊延龄，野菊泻人）。有黄、白二种，单瓣味甘者入药。点茶，酿酒，作枕俱佳。白术、枸杞子、地骨皮为使。菊青叶。救垂危疔毒（以叶捣烂，入酒绞汁饮之，其渣敷于毒上，神效）。

——清·吴仪洛《本草从新·卷一（下）·甘菊花》

术、枸杞根、桑根白皮、青葙叶为之使。甘，平。入手太阴，兼足少阳经血分。清金气，平木火。一切胸中烦热，血中郁热，四肢游风。肌肤湿痹，头目眩晕者，俱无不治。配石膏、川芎，治风热头疼。配杞子，蜜丸，治阴虚目疾。白花，肺虚者宜之。黄花，肺热者宜之。去心蒂，地骨皮煎汁拌蒸，晒干用。去风热，生用。入补药，酒拌蒸，晒干用。味苦者伤胃气，勿用。

——清·严洁，等《得配本草·卷之三·草部·菊花》

气味苦、平，无毒。主诸风头眩肿痛，目欲脱，泪出，皮肤死肌，恶风湿痹。久服利血气，轻身耐老延年。

——清·陈修园《神农本草经读·卷之二·上品·甘菊花》

◈ 柴　胡 ◈

【提要】　柴胡，辛、苦，微寒。归肝、胆、肺经。疏散退热，疏肝解郁，升举阳气。用于感冒发热，寒热往来，胸胁胀痛，月经不调，子宫脱垂，脱肛。

柴胡始载于《神农本草经》。柴胡有较佳的退热作用，治疗感冒常与葛根、羌活等同用，治疗邪在少阳、寒热往来，常与黄芩、半夏等同用，《本草经集注》称"疗伤寒第一用"。柴胡既具良好的疏肝解郁作用，是治肝气郁结之要药；对胸胁疼痛，无论内由肝郁、外因伤仆皆可应用。凡见肝气郁结所致的月经不调或痛经等，均可与当归、白芍、香附、郁金等药同用。此外，柴胡药性升浮，配人参、黄芪等补气药物，对气虚下陷的久泻脱肛、子宫下垂等症，有升举阳气作用。柴胡其性升散，古人有"柴胡劫肝阴"之说，阴虚阳亢，肝风内动，阴虚火旺及气机上逆者忌用或慎用。

【药论】　味苦，平。主治心腹，去肠胃中结气，饮食积聚，寒热邪气，推陈致新。久服，轻身，明目，益精。一名地熏。生弘农山谷。

——《神农本草经·卷第一·上品药·柴胡》

微寒，无毒。主除伤寒，心下烦热，诸痰热结实，胸中邪逆，五藏间游气，大肠停积水胀，及湿痹拘挛，亦可作浴汤。一名山菜，一名茹草。叶，一名芸蒿，辛香可食。生洪农及宛朐，二月、八月采根，暴干。

——南朝梁·陶弘景《名医别录·上品·卷第一·柴胡》

[谨案]　茈是古柴字。《上林赋》云：茈姜，及《尔雅》云：藐，茈草，并作茈字。且此草，根紫色，今太常用此胡是也。又以木代系，相承呼为茈胡。且检诸本草，无名此者。伤寒大小柴胡汤，最为痰气之要，若以芸蒿根为之，更作茨音，大谬矣。

——唐·苏敬，等《新修本草·卷第六·柴胡》

《本经》并无一字治劳，今人治劳方中鲜有不用者。呜呼！凡此误世甚多。尝原病劳，有一种真脏虚损，复受邪热，邪因虚而致劳，故曰劳者牢也。当须斟酌用之，如《经验方》中，治劳热青蒿煎丸，用柴胡正合宜耳，服之无不效。热去，即须急已。若或无热，得此愈甚，虽至死，人亦不怨，目击甚多。《日华子》又谓补五劳七伤。《药性论》亦谓治劳乏羸瘦。若此等病，苟无实热，医者执而用之，不死何待！注释本草，一字亦不可忽，盖万世之后，所误无穷耳。苟有明哲之士，自可处治。中下之学，不肯究究，枉致沦没，可不谨哉？可不戒哉！如张仲景治寒热往来如疟状，用柴胡汤，正合其宜。

——宋·寇宗奭《本草衍义·第七卷·柴胡》

气平，味微苦，微寒。气味俱轻，阳也，升也。纯阳无毒。少阳经、厥阴经行经之药。《象》

云：除虚劳，定寒热，解肌热，去早晨潮热，妇人产前后必用之药，善除本经头痛，非他药能止。治心下痞，胸膈痛。去芦用。《心》云：少阳经分之药，引胃气上升，苦寒以发表热。《珍》云：去往来寒热。胆瘅，非此不能除。《日华子》云：味甘，补五劳七伤，除烦止惊，益气力。《药性论》亦谓治劳乏羸瘦。若此等病，苟无实热，医者取而用之，不亡何待？注释本草，一字亦不可忽，盖后世所误无穷也。苟有明哲之士。自可处制，中下之士不肯考究，枉致沦没，可不谨哉！可不戒哉！如张仲景治寒热往来如疟，用柴胡正合其宜。《图经》云：治伤寒有大小柴胡汤、柴胡加龙骨牡蛎、柴胡加芒硝等汤，故后人治伤寒热，此为最要之药。《东垣》云：能引清气而行阳道，伤寒外诸药所加，有热则加之，无热则不加。又能引胃气上行，升腾而行春令是也欲其如此，又何加之？《海藏》云：能去脏腑内外俱乏，既能引清气上行而顺阳道，又入足少阳盖以少阳之气，初出地之皮为嫩阳，故以少阳当之。

——元·王好古《汤液本草·卷之三·草部·柴胡》

味苦，气平、微寒。气味俱轻，升也，阳也，阴中之阳。无毒。州土各处俱生，银夏（州名，属陕西）出者独胜。根须长如鼠尾，一二尺余；香气直上云端，有鹤翔集。八月收采，折净芦头。疗病上升，用根酒渍。中行下降，用梢宜生。畏女菀、藜芦，使半夏一味。乃手足少阳、厥阴四经行经药也。泻肝火，去心下痰结热烦，用黄连（猪胆汁炒）为佐，治疮疡，散诸经血凝气聚，与连翘同功。止偏头疼，胸胁刺疼及胆瘅疼痛；解肌表热，早晨潮热并寒热往来。伤寒门实为要剂，温疟证诚作主方。且退湿痹拘挛，可作浓汤浴洗。在脏主血，在经主气。亦妇人胎前产后，血热必用之药也。经脉不调，加四物、秦艽、牡丹皮治之最效，产后积血，佐巴豆、三棱、蓬莪茂攻之即安。又引清气顺阳道而上行，更引胃气司春令以首达。亦堪久服，明目轻身。叶名芸蒿，辛香可食。

——明·陈嘉谟《本草蒙筌·卷之一·草部上·柴胡》

［气味］　时珍曰：行手足少阳，以黄芩为佐；行手足厥阴，以黄连为佐。

［主治］　治阳气下陷，平肝胆三焦包络相火，及头痛眩运，目昏赤痛障翳，耳聋鸣，诸疟，及肥气寒热，妇人热入血室，经水不调，小儿痘疹余热，五痔羸热（时珍）。

［发明］　时珍曰：劳有五劳，病在五脏。若劳在肝、胆、心、及包络有热，或少阳经寒热者，则柴胡乃手足厥阴、少阳必用之药；劳在脾胃有热，或阳气下陷，则柴胡乃引清气、退热必用之药。惟劳在肺、肾者，不用可尔。然东垣李氏言诸有热者，宜加之；无热，则不加。又言诸经之疟，皆以柴胡为君。十二经疮疽，须用柴胡以散结聚。则是肺疟、肾疟、十二经之疮，有热者皆可用之矣。但要用者精思病原，加减佐使可也。寇氏不分脏腑经络、有热无热，乃谓柴胡不治劳乏，一概摈斥，殊非通论。如《和剂局方》治上下诸血，龙脑鸡苏丸，用银柴胡浸汁熬膏之法，则世人知此意者鲜矣。

——明·李时珍《本草纲目·草部第十三卷·柴胡》

［疏］　柴胡禀仲春之气以生，兼得地之辛味。春气生而升，故味苦平，微寒而无毒。为少阳经表药。主心腹肠胃中结气，饮食积聚，寒热邪气，推陈致新，除伤寒心下烦热者，足少阳胆也。胆为清净之府，无出无入，不可汗，不可吐，不可下。其经在半表半里，故法从和解，小柴胡汤之属是也。其性升而散，属阳，故能达表散邪也。邪结则心下烦热，邪散则烦热自解。

阳气下陷则为饮食积聚，阳升则清气上行。脾胃之气行阳道，则饮食积聚自消散矣。诸痰热结实，胸中邪逆，五脏间游气者，少阳实热之邪所生病也。柴胡苦平而微寒，能除热散结而解表，故能愈以上诸病。大肠停积水胀，及湿痹拘挛者，柴胡为风药，风能胜湿故也。

……

[简误]　柴胡性升而发散，病人虚而气升者忌之。呕吐及阴虚火炽炎上者，法所同忌。疟非少阳经者，勿入。治疟必用柴胡，其说误甚！不可久服，亦无益精明目之理，尽信书则不如无书，此之谓也。按今柴胡俗用有二种。色白黄而大者，为银柴胡，用以治劳热骨蒸；色微黑而细者，用以解表发散。《本经》并无二种之说，功用亦无分别，但云银州者为最，则知其优于升散，而非除虚热之药明矣。《衍义》所载甚详，故并录之。

——明·缪希雍《神农本草经疏·卷六·草部上品之上·柴胡》

味苦微辛，气平微寒。气味俱轻，升也，阳中之阴。用此者，用其凉散，平肝之热，入肝、胆、三焦、心胞四经。其性凉，故解寒热往来，肌表潮热，肝胆火炎，胸胁痛结，兼治疮疡，血室受热；其性散，故主伤寒邪热未解，温疟热盛，少阳头痛，肝经郁证。总之，邪实者可用，真虚者当酌其宜。虽引清气上升，然升中有散，中虚者不可散，虚热者不可寒，岂容误哉！兼之性滑，善通大便，凡溏泄脾薄者，当慎用之；热结不通者，用佐当归、黄芩，正所宜也。愚谓柴胡之性，善泄善散，所以大能走汗，大能泄气，断非滋补之物，凡病阴虚水亏而孤阳劳热者，不可再损营气，盖未有用散而不泄营气者，未有动汗而不伤营血者。营即阴也，阴既虚矣，尚堪再损其阴否？然则用柴胡以治虚劳之热者，果亦何所取义耶？观寇宗奭《衍义》曰：柴胡，《本经》并无一字治劳，今人治劳方中，鲜有不用者。呜呼！凡此误世甚多。尝原病劳之人，有一种脏本虚损，复受邪热者，当须斟酌用之，如《经验方》中治劳青蒿煎之用柴胡，正合宜耳。若或无邪，得此愈甚，虽致死人亦不怨，目击甚多。《日华子》又谓补五劳七伤，《药性论》亦谓治劳乏羸瘦，若此等病，苟无实热，医者执而用之，不死何待？注释本草，一字不可忽，盖万世之后，所误无穷，可不谨哉？观此寇氏之说，其意专在邪热二字，谓但察有邪无邪，以决可用不可用，此诚得理之见，而复有非之者，抑又何也？即在王海藏亦曰：苟无实热而用柴胡，不死何待？凡此所见略同，用者不可不察。

——明·张介宾《景岳全书·卷之四十八·本草正（上）·山草部·柴胡》

柴胡能引清阳之气，从左上升，足少阳胆经之药。胆为清净之府，无出无入，禁汗吐下，惟宜和解，以其经居半表半里。《本经》治心腹肠胃结气、饮食积聚、寒热邪气，使清阳之气上升，而胃中留结宿滞亦得解散矣。仲景治伤寒寒热往来，胁痛耳聋，妇人热入血室，皆为必用。小儿五疳羸热，诸疟寒热，咸宜用之。痘疹见点后有寒热，或胁下疼热，于透表药内用之，不使热留少阳经中，则将来无咬牙之患。虚劳寒热多有可用者。劳有五劳，病在五脏，若劳在肝胆心包络有热，或少阳经寒热，则柴胡为必用药；劳在脾胃有热，或阳气下陷，则柴胡乃引清气退热之药。惟劳在肺肾者，不可用。东垣补中益气用之者，乃引肝胆清阳之气上行，兼升达参、芪之力耳。疮疽用之者，散诸经血结气聚也。今人以细者名小柴胡，不知小柴胡乃汤名也，若大柴胡汤而用银州者，可乎？按：柴胡为少阳经药，病在太阳，服之太早则引寇入门；病在阴经，用之则重伤其表，误人不可胜数。其性升发，病人虚而气升者忌之，呕吐及阴火炎上者勿服。若阴虚骨蒸服之，助其虚阳上逆，势必耗尽真阴而后已。奈何操司命之权者，多所未悟也）。

——清·张璐《本经逢原·卷一·山草部·柴胡》

味苦，平。主心腹，去肠胃中结气（轻扬之体，能疏肠胃之滞气），饮气积聚（疏肠胃之滞物），寒热邪气（驱经络之外邪），推陈致新（总上三者言之，邪去则正复也）。久服，轻身、明目、益精（诸邪不能容，则正气流通，故有此效）。

柴胡，肠胃之药也。观经中所言治效，皆主肠胃，以其气味轻清，能于顽土中疏理滞气，故其功如此。天下惟木能疏土，前人皆指为少阳之药，是知其末而未知其本也。张仲景小柴胡汤专治少阳，以此为主药何也？按伤寒传经次第，先太阳，次阳明，次少阳。然则少阳虽在太阳、阳明之间；而传经乃居阳明之后，过阳明而后入少阳，则少阳反在阳明之内也。盖以所居之位言，则少阳在太阳、阳明之间，以从入之道言，则少阳在太阳、阳明之内。故治少阳与太阳，绝不相干，而与阳明为近，如小柴胡汤之半夏、甘草，皆阳明之药也。惟其然，故气味须轻清疏达，而后邪能透土以出。知此则仲景用柴胡之义明，而柴胡为肠胃之药亦明矣。

——清·徐灵胎《神农本草经百种录·上品·柴胡》

半夏为之使。畏女菀、藜芦。恶皂荚。苦、微辛，微寒。入足少阳、厥阴经。在经主气，在脏主血。宣畅气血，散郁调经，升阳气，平相火。治伤寒疟疾，寒热往来，头角疼痛，心下烦热，呕吐胁疼，口苦耳聋，妇人热入血室，小儿痘症痲热，散十二经疮疽热痛。得益气药，升阳气。得清气药，散邪热。得甘草，治余热伏暑。得朱砂、獖猪胆汁，治小儿遍身如火。配人参，治虚劳邪热。配决明子，治眼目昏暗。佐地骨皮，治邪热骨蒸。和白虎汤，疗邪热烦渴。行厥阴，川连为佐。行少阳，黄芩为佐。产银州银县者良。外感，生用，多用。升气，酒炒，少用。下降用梢，上升用根。有汗咳者，蜜炒。瘰疬，用银柴胡。犯火便无效。太阳病（用此引盗入门），病入阴经（用此重伤其表），病在肝肾（用此经络不合），阴虚火动痰喘（宜清不宜升），虚寒呕吐（愈升则愈吐），五者皆禁用。怪症：肠胃极痒难忍，扒搔不得，或伸噫，小便之余，略觉可忍，此火气郁结。用柴胡为君，合芍药、山栀、花粉，重剂投之自愈。《本经》柴胡并未言及治劳，而劳热症误用之，害人不浅。然有一种虚劳，复受邪热，因邪热而愈成劳损者，柴胡在所必需。今人知劳热禁用之论，概不敢使，此又不知权变者也。

——清·严洁，等《得配本草·卷之二·草部·柴胡》

气味苦、平，无毒。主心腹肠胃中结气，饮食积聚，寒热邪气，推陈致新。久服轻身、明目、益精（按：经文不言发汗，仲圣用至八两之多，可知性纯，不妨多服，功缓必须重用也）。

叶天士曰：柴胡气平，禀天中正之气；味苦无毒，得地炎上之火味。胆者，中正之官，相火之府；所以独入足少阳胆经，气味轻升，阴中之阳，乃少阳也。其主心腹肠胃中结气者，心腹肠胃，五脏六腑也。脏腑共十二经，凡十一脏，皆取决于胆。柴胡轻清，升达胆气，胆气条达，则十一脏从之宣化，故心腹肠胃中凡有结气皆能散之也。其主饮食积聚者，盖饮食入胃散精于肝，肝之疏散又借少阳胆为生发之主也。柴胡升达胆气，则肝能散精，而饮食积聚自下矣。少阳经行半表半里，少阳受邪，邪并于阴则寒；邪并于阳则热。柴胡和解少阳，故主寒热之邪气也。春气一至，万物俱新。柴胡得天地春升之性，入少阳以生血气，故主推陈致新也。久服清气上行，则阳气日强，所以轻身。五脏六腑之精华上奉，所以明目。清气上行，则阴气下降，所以益精。精者，阴气之英华也。

——清·陈修园《神农本草经读·卷之一·上品·柴胡》

用柴胡以治少阳外感之邪，不必其寒热往来也。但知其人纯系外感，而有恶心欲吐之现象，是即病在少阳，欲藉少阳枢转之机透膈上达也。治以小柴胡可随手奏效，此病机欲上者因而越之也。又有其人不见寒热往来，亦并不喜呕，惟频频多吐黏涎，斯亦可断为少阳病，而与以小柴胡汤。盖少阳之去路为太阴湿土，因包脾之脂膜原与板油相近，而板油亦脂膜，又有同类相招之义，此少阳欲传太阴，而太阴湿土之气经少阳之火铄炼，遂凝为黏涎频频吐出，投以小柴胡汤，可断其入太阴之路，俾由少阳而解矣。又柴胡为疟疾之主药，而小心过甚者，谓其人若或阴虚燥热，可以青蒿代之。不知疟邪伏于胁下两板油中，乃足少阳经之大都会，柴胡能入其中，升提疟邪透膈上出，而青蒿无斯力也。若遇阴虚者，或热入于血分者，不妨多用滋阴凉血之药佐之；若遇燥热者，或热盛于气分者，不妨多用润燥清火之药佐之。是以愚治疟疾有重用生地、熟地治愈者，有重用生石膏、知母治愈者，其气分虚者，又有重用参、芪治愈者，然方中无不用柴胡也。

——民国·张锡纯《医学衷中参西录·二、药物·柴胡解》

葛　根

【提要】　葛根，甘、辛，凉。归脾、胃、肺经。解肌退热，生津止渴，透疹，升阳止泻，通经活络，解酒毒。用于外感发热头痛，项背强痛，口渴，消渴，麻疹不透，热痢，泄泻，眩晕头痛，中风偏瘫，胸痹心痛，酒毒伤中。

葛根始载于《神农本草经》。本品甘辛性凉，轻扬升散，具有发汗解表，解肌退热之功，外感表证发热，无论风寒与风热，均可选用本品，治疗风热感冒，发热、头痛等，可与薄荷、菊花、蔓荆子等辛凉解表药同用。若风寒感冒，邪郁化热，发热重，恶寒轻，头痛无汗，目疼鼻干，口微渴，苔薄黄等，常配伍柴胡、黄芩、白芷、羌活等药。本品既能辛散发表以退热，又长于缓解外邪郁阻、经气不利、筋脉失养所致的颈背强痛。葛根有透发麻疹作用，因其兼有生津、止泻功能，所以麻疹发热口渴，或伴有腹泻等，常与升麻等配合应用。本品又能生津止渴，对热病口渴，或消渴等症，可配麦冬、天花粉等同用。本品性能升发清阳，鼓舞脾胃阳气上升，有制止泄泻的作用，临床常配合党参、白术等治疗脾虚泄泻；但又可配黄连、黄芩等，用于湿热泻痢等。

【药论】　味甘，平。主消渴，身大热，呕吐，诸痹，起阴气，解诸毒，葛谷：治下痢十岁以上。一名鸡齐根。生汶山山谷。

——《神农本草经·卷第二·中品药·葛根》

无毒。主治伤寒中风头痛，解肌发表出汗，开腠理，治金疮，止痛，胁风痛。生根汁，大寒，治消渴，伤寒壮热。白葛，烧以粉疮，止痛断血。叶，主金疮，止血。花，主消酒。一名鹿藿。一名黄斤。生汶山。五月采根，暴干。

——南朝梁·陶弘景《名医别录·中品·卷第二·葛根》

即今之葛根，人皆蒸食之。当取入土深大者，破而日干之。生者捣取汁饮之。解温病发热。其花并小豆花干末，服方寸匕，饮酒不知醉。南康、庐陵间最胜，多肉而少筋，甘美。但为药用之，不及此间尔。五月五日日中时，取葛根为屑，治金疮断血为要药，亦治疟及疮，至良。

——南朝梁·陶弘景《本草经集注·草木中品·葛根》

[谨案]　葛谷，即是实尔，陶不言之。葛虽除毒，其根入土五、六寸已上者，名葛脰，脰颈也，服之令人吐，以有微毒也。根末之，主猘狗啮，并饮其汁良。蔓烧为灰，水服方寸匕，主喉痹。

——唐·苏敬，等《新修本草·卷第八·葛根》

澧、鼎之间，冬月取生葛，以水中揉出粉，澄成垛，先煎汤使沸，后擘成块下汤中，良久，色如胶，其体甚韧，以蜜汤中拌食之。擦少生姜尤佳。大治中热、酒、渴病，多食行小便，亦能使人利。病酒及渴者，得之甚良。彼之人，又切入煮茶中以待宾，但甘而无益。又将生葛根煮熟者，作果卖。虔、吉州、南安军亦如此卖。

——宋·寇宗奭《本草衍义·第九卷·葛根》

气平，味甘。无毒。阳明经引经药，足阳明经行经的药。《象》云：治脾虚而渴，除胃热，解酒毒，通行足阳明经之药。去皮用。《心》云：止渴升阳。《珍》云：益阳生津，勿多用，恐伤胃气。虚渴者，非此不能除。东垣云：葛根甘平温，世人初病太阳证，便服葛根升麻汤，非也。

——元·王好古《汤液本草·卷中·草部·葛根》

味甘，气平、寒。气味俱薄，体轻上行，浮而微降，阳中阴也。无毒。各山谷俱生，成藤蔓旋长。春初发叶，秋后采根。入土深者力洪，去皮用之效速。杀野葛巴豆百毒，入胃足阳明行经。疗伤寒发表解肌，治肺燥生津止渴。解酒毒卒中，却温疟往来。散外疮疹止疼，提中胃气除热。花消酒不醉，壳治痢实肠。生根汁乃大寒，专理天行时病。止热毒吐衄，去热燥消渴。妇人热闷能苏，小儿热痞堪却。葛粉甘冷，醉后宜食。除烦热利大便，压丹石解鸩鸟毒。叶敷金疮捣烂。蔓祛喉痹烧灰。

——明·陈嘉谟《本草蒙筌·卷之二·草部中·葛根》

[发明]　时珍曰：本草"十剂"云：轻可去实，麻黄、葛根之属。盖麻黄乃太阳经药，兼入肺经，肺主皮毛；葛根乃阳明经药，兼入脾经，脾主肌肉。所以二味药皆轻扬发散，而所入迥然不同也。

——明·李时珍《本草纲目·草部第十八卷·葛》

辛甘性平，轻扬升发。入阴阳经，能鼓胃气上行，生津止渴（风药多燥，葛根独能止渴者，以能升胃气、入肺而生津耳），兼入脾经，开腠发汗，解肌退热（脾主肌肉），为治脾胃虚弱泄泻之圣药。（《经》曰：清气在下，则生飧泄。葛根能升阳明清气。）疗伤寒中风，阳明头痛（张元素曰：头痛如破，乃阳明中风，可用葛根葱白汤。若太阳初病，未入阳明而头痛者，不可便服升葛汤发之，反引邪气入阳明也。仲景治太阳阳明合病，桂枝汤加葛根、麻黄。又有葛根黄芩黄连解肌汤，是用以断太阳入阳明之路，非太阳药也），血痢温疟（丹溪曰：凡治疟无汗要有汗，散邪为主，带补；有汗要无汗，扶正为主带散。若阳疟，有汗加参、芪、白术以敛之；无汗加芩、葛、苍术以发之），肠风痘疹（能发痘疹。丹溪曰：凡斑疹已见红点，不可更服升葛汤，恐表虚反增斑烂也）。又能起阴气，散郁火，解酒毒（葛花尤良），利二便，杀百药毒，多用反伤胃气（升散太过）。生葛汁大寒，解温病大热，吐衄诸血。

——清·汪昂《本草备要·卷一·草部·葛根》

　　［疏］　葛根禀天地清阳发生之气，其味甘平，其性升而无毒，入足阳明胃经。解散阳明温病热邪之要药也。故主消渴，身大热，热壅胸膈作呕吐，发散而升，风药之性也，故主诸痹。生气升腾，故起阴气。甘者，土之冲气，春令少阳，应兼微寒，故解诸毒及《别录》疗伤寒中风头痛，解肌发表，出汗开腠理。甘能和血而除热，故又主疗金疮止痛，及胁风痛也。

　　……

　　［简误］　伤寒头痛，兼项强腰脊痛，及遍身骨疼者，足太阳也，邪犹未入阳明，故无渴证，不宜服。五劳七伤，上盛下虚之人，暑月虽有脾胃病，不宜服。

——明·缪希雍《神农本草经疏·卷八·草部中品之上·葛根》

　　味甘，气平寒。气轻于味，浮而微降，阳中微阴。用此者，用其凉散，虽善达诸阳经，而阳明为最。以其气轻，故善解表发汗。凡解散之药多辛热，此独凉而甘，故解温热时行疫疾，凡热而兼渴者，此为最良，当以为君而佐以柴、防、甘、桔极妙。尤散郁火，疗头痛，治温疟往来，疮疹未透，解酒除烦，生津止渴，除胃中热狂，杀野葛、巴豆、毒箭、金疮等伤。但其性凉，易于动呕，胃寒者所当慎用。

——明·张介宾《景岳全书·卷之四十八·本草正（上）·蔓草部·葛根》

　　葛根性升属阳，能鼓舞胃中清阳之气，故《本经》主消渴、身热、呕吐，使胃气敷布，诸痹自开。其言起阳气、解诸毒者，胃气升发，诸邪毒自不能留而解散矣。葛根乃阳明经之专药，治头额痛，眉棱骨痛，天行热气呕逆，发散解肌，开胃止渴，宣斑发痘。若太阳经初病头脑痛而不渴者，邪尚未入阳明，不可便用，恐引邪内入也。仲景治太阳阳明合病，自利，反不利，但呕者，俱用葛根汤；太阳病下之，遂利不止，喘汗脉促者，葛根黄芩黄连汤，此皆随二经表里寒热轻重而为处方。按证施治，靡不应手神效。又葛根葱白汤为阳明头痛仙药。斑疹已见点，不可用葛根、升麻，恐表虚反增斑烂也。又葛根轻浮，生用则升阳生津，熟用则鼓舞胃气，故治胃虚作渴，七味白术散用之。又清暑益气汤兼黄柏用者，以暑伤阳明，额颅必胀，非此不能开发也。花能解酒毒，葛花解醒汤用之，必兼人参，但无酒毒者不可服，服之损人天元，以大开肌肉而发泄伤津也。

——清·张璐《本经逢原·卷二·蔓草部·葛根》

　　轻，宣。解肌，升阳散火。辛、甘，性平，轻扬升发，入阳明经。能鼓胃气上行，生津止渴（风药多燥，葛根独能止渴者，以其升胃气入肺而生津尔）。兼入脾经，开腠发汗，解肌退热（脾主肌肉）。为治清气下陷泄泻之圣药（《经》曰：清气在下，则生飧泄。葛根能升阳明清气）。疗伤寒中风，阳明头痛（元素曰：头痛如破，乃阳明中风，可用葛根葱白汤。若太阳初病，未入阳明而头痛者，不可便服升葛汤发之，反引邪气入阳明也。仲景治太阳阳明合病，桂枝汤加葛根、麻黄。又有葛根黄芩黄连解肌汤，是用以断太阳入阳明之路，非太阳药也），血痢温疟（丹溪曰：凡治疟，无汗要有汗，散邪为，带补；有汗要无汗，扶正为主，带散；若阳疟有汗，加参、芪、白术以敛之，无汗加柴、葛、苍术以发之），肠风痘疹（能发痘疹。丹溪曰：凡斑疹已见红点，不可更服升葛汤，恐表虚反增斑烂也），又能起阴气，散郁火，解酒毒（葛花尤良），利二便，杀百药毒。上盛下虚之人，虽有脾胃病亦不宜服。即当用者，亦宜少用，多则反伤胃气，以其升散太过也（夏月表虚汗多尤忌）。生葛汁，大寒，解温病大热，吐衄诸血。

——清·吴仪洛《本草从新·卷二（中）·草部·葛根》

甘、辛，凉。入阳明，兼入足太阴经气分。少用，鼓胃生津止渴。多用，解肌发表退热。治阳明头痛，烦热呕逆，解酒毒，治温疟。得葱白，治阳明头痛。佐健脾药，有醒脾之功。佐粟米，治热渴虚烦。同升、柴，有散火之力（阳气郁于脾胃者，状如表症，而饮食如常）。生葛汁解温病，并治大热吐衄（如无鲜者，滚水泡绞汁冲服）。多用伤胃气（升散太过）。太阳病初起勿用（误用引贼破家）。表虚多汗，痘疹见点后，俱不宜用。葛花辛、甘，入足阳明经。消酒积，去肠风。因酒已成弱者禁用。

——清·严洁，等《得配本草·卷之四·草部·葛根》

［批］　入胃升阳解肌，退热生津，葛根（专入胃，兼入脾）。辛甘性平，轻扬升发，能入足阳明胃经鼓其胃气上行，生津止渴（汪昂曰：风药多燥，葛根独能止渴者，以其能升胃气入肺而生津耳）。兼入脾经开腠发汗（脾主肌肉），解肌退热。缘伤寒太阳病罢，传入阳明，则头循经而痛；胃被寒蔽，而气不得上升，入肺则渴；胃主肌肉，气不宣通则热；故当用此以治，俾其气升津生，肌解热退（因其体轻故解肌，因其气升故生肌），而无复传之势矣。（时珍曰：《本草》十剂云：轻可去实，麻黄葛根之属，盖麻黄乃太阳经药，兼入肺经，肺主皮毛，葛根乃阳明经药，兼入脾经，脾主肌肉，所以二味药皆轻扬发散，而所入迥然不同也。绣曰：麻黄入肺而不入脾，因其中空象肺之故。葛根入脾而不入肺，因其体轻蔓延，周身通达象肌之故。）但葛根一味，必其于头额侠之处（阳明经行于面额），痛如刀劈，方谓邪传阳明，其药可用（张元素曰：头颅痛如刀破，乃阳明中风，可用葛根葱白汤）。若使未入阳明，又是引邪内入，不可用也。即邪在于太阳而略见于阳明，则以方来之阳明为重，故必用葛根以绝其路（仲景治太阳阳明合病桂枝汤加葛根麻黄，又有葛根黄芩黄连解肌汤，是用以断太阳阳明之路，非太阳药也）。若使阳明症备，而止兼有太阳，则又以未罢之太阳为重，故又不用葛根，且阳明主肌肉者也，而用干葛大开肌肉，则津液尽从外泄，恐胃愈燥而阴立亡。至于疹痘未发，则可用此升提，酒醉则可用此解醒，火郁则可用此升散，但亦须审中病辄止（如丹溪云：治疟无汗要有汗，散邪为主带补，有汗要无汗，扶正为主带散，若阳疟有汗，加参、芪以敛之，无汗加芩、葛、苍术以发之），不可过用，以致胃气有伤也。（如丹溪云：斑疹已见红点，不可更服升葛汤，恐表虚反增斑烂）

——清·黄宫绣《本草求真·卷三·散剂·散热·葛根》

2

清 热 药

凡以清解里热、治疗里热证为主的药物，称为清热药。

本类药物药性寒凉，沉降入里，通过清热泻火、凉血、解毒及清虚热等不同作用，使里热得以清解，主要用于治温热病高热烦渴、湿热泻痢、温毒发斑、痈肿疮毒及阴虚发热等里热证。

使用清热药时，应辨明热证的虚实。实热证有气分热、营血分热及气血两燔之别，应分别予以清热泻火、清营凉血、气血两清；虚热证又有邪热伤阴、阴虚发热及肝肾阴虚、阴虚内热之异，则须清热养阴透热或滋阴凉血除蒸。若里热兼有表证，治宜先解表后清里，或配解表药，以达到表里双解；若里热兼积滞，宜配通里泻下药用。本类药物性多寒凉，易伤脾胃，故脾胃气虚，食少便溏者慎用；苦寒药物易化燥伤阴，热证伤阴或阴虚患者慎用；清热药禁用于阴盛格阳或真寒假热之证。

根据清热药的功效及其主治证的差异，可将其分为五类：清热泻火药、清热燥湿药、清热凉血药、清热解毒药、清虚热药。

2.1　清热泻火药

本类药物性味多苦寒或甘寒，以清泄气分邪热为主，适用于热病邪入气分。此外，还分别适用于肺热、胃热、心火、肝火等引起的脏腑火热证。

◈ 石　膏 ◈

【提要】　石膏，甘、辛，大寒。归肺、胃经。清热泻火，除烦止渴。用于外感热病，高热烦渴，肺热喘咳，胃火亢盛，头痛，牙痛。

石膏始载于《神农本草经》。石膏性味辛甘寒，性寒清热泻火，辛寒解肌透热，甘寒清胃热、除烦渴，为清泻肺胃气分实热之要药。治温热病气分实热，症见壮热、烦渴、汗出、脉洪大者，常与知母相须为用。石膏善清肺胃热，如见邪热郁沸或胃火炽盛等，均可使用本品。在临床应用时，如配以知母，则清热泻火，可治阳明里热；如配麻黄，则清宣肺热，治肺热喘咳；治胃火齿痛，配熟地，则清胃滋阴，治虚火牙痛；配人参，则清热益气，治热盛津气两伤。总之，大都取其清肺凉胃的功效。本品火煅外用，有敛疮生肌、收湿、止血等作用，用治溃疡不敛、湿疹瘙痒、水火烫伤、外伤出血。本品大寒，故脾胃虚寒及阴虚内热者忌用。

【药论】　味辛，微寒。主治中风寒热，心下逆气，惊喘，口干苦焦不能息，腹中坚痛，除邪鬼，产乳，金创。生齐山山谷。

——《神农本草经·卷第二·中品药·石膏》

味甘，大寒，无毒。主除时气，头痛，身热，三焦大热，皮肤热，肠胃中鬲热，解肌，发汗，止消渴，烦逆，腹胀，暴气喘息，咽热，亦可作浴汤。一名细石，细理白泽者良，黄者令人淋。生齐山及齐庐山、鲁蒙山，采无时。

——南朝梁·陶弘景《名医别录·中品·卷第二·石膏》

［谨案］　石膏、方解石大体相似，而以未破者为异。今市人以方解石代石膏，未见有真石膏也。石膏生于石旁。其方解石不因石生，端然独处，大者如升，小者若拳，或在土中，或生溪水，其上皮随土及水苔色，破之方解，大者方尺。今人以此为石膏，疗风去热虽同，解肌发汗不如真者也。

——唐·苏敬，等《新修本草·卷第四·石膏》

气寒，味甘辛，微寒。大寒。无毒。入手太阴经、少阳经，足阳明经。《象》云：治足阳明经中热，发热，恶热，燥热，日晡潮热，自汗，小便滑赤，大渴引饮，肌肉壮热，苦头痛之药，白虎汤是也。善治本经头痛，若无，此有余证勿用。《心》云：细理白泽者良，甘寒。胃经大寒药，润肺除热，发散阴邪，缓脾益气。《珍》云：辛甘，阴中之阳。止阳明经头痛，胃弱不可服。下牙痛，须用香白芷为引。《太上》云：石膏发汗。辛寒，入手太阴也。东垣云：微寒，足阳明也。又治三焦皮肤大热，手少阳也。仲景治伤寒阳明证，身热，目痛鼻干，不得卧。身已前，胃之经也；胸，胃肺之室。邪在阳明，肺受火制，故用辛寒以清肺，所以号为白虎汤也。鸡子为之使，恶莽草、马目毒公。《药性论》云：石膏使。恶巴豆。《唐本》注：疗风去热，解肌。

——元·王好古《汤液本草·卷之六·玉石部·石膏 》

［谟按］　丹溪云：尝观药之命名，固有不可晓者。中间亦多意义，学者不可不察焉。如以色而名者，大黄、红花、白前、青黛、乌梅之类是也。以气而名者，木香、沉香、檀香、茴香、麝香之类是也。以质而名者，厚朴、干姜、茯苓、生熟地黄之类是也。以形而名者，人参、狗脊、乌喙、贝母、金铃子之类是也。以味而名者，甘草、苦参、龙胆草、淡竹叶、苦酒之类是也。以能而名者，百合、当归、升麻、防风、硝石之类是也。以时而名者，半夏、茵陈、冬葵、寅鸡、夏枯草之类是也。石膏火煅，研细醋调，封丹炉，其固密甚于石脂。苟非石膏，焉能为用。此兼质与能而得名，正与石脂同意。阎孝忠妄以方解石为石膏，况石膏味甘辛，本阳明经药，阳明主肌肉。其甘也，能缓脾益气，止渴去火。其辛也，能解肌出汗，上行至头。又入太阴，入手少阳。彼方解石，只体重质坚，性寒而已。求其所调有膏，可为三经之主者，安在哉！医欲责效，不亦难乎？

——明·陈嘉谟《本草蒙筌·卷之八·石部·石膏》

［发明］　时珍曰：东垣李氏云"立夏前多服白虎汤"者，令人小便不禁，此乃降令太过

也。阳明津液不能上输于肺，肺之清气亦复下降故尔。甄立言《古今录验方》，治诸蒸病有五蒸汤，亦是白虎加人参、茯苓、地黄、葛根，因病加减。王焘《外台秘要》：治骨蒸劳热久嗽，用石膏（文如束针者）一斤，粉甘草一两。细研如面，日以水调三四服。言其无毒有大益，乃养命上药，不可忽其贱而疑其寒。《名医录》言，睦州杨士丞寺女，病骨蒸内热外寒，众医不瘥，处州吴医用此方而体遂凉。愚谓此皆少壮肺胃火盛，能食而病者言也。若衰暮及气虚、血虚、胃弱者，恐非所宜。广济林训导年五十，病痰嗽发热。或令单服石膏药至一斤许，遂不能食，而咳益频，病益甚，遂至不起。此盖用药者之瞽瞽也，石膏何与焉。杨士瀛云：石膏煅过，最能收疮晕，不至烂肌。按刘跂《钱乙传》云：宗室子病呕泄，医用温药加喘。乙曰：病本中热，奈何以刚剂燥之，将不得前后溲，宜与石膏汤。宗室与医皆不信。后二日果来召。乙曰：仍石膏汤证也。竟如言而愈。又按：古方所用寒水石，是凝水石；唐宋以来诸方所用寒水石，即今之石膏也。故寒水石诸方多附于后。近人又以长石、方解石为寒水石，不可不辨之。

——明·李时珍《本草纲目·石部第九卷·石膏》

〔疏〕　石膏禀金水之正，得天地至清至寒之气。故其味辛甘，其气大寒而无毒。阴中之阳，可升可降。入足阳明，手太阴、少阳经气分。辛能解肌，甘能缓热，大寒而兼辛甘则能除大热，故《本经》主中风寒热，热则生风故也。邪火上冲，则心下有逆气及惊喘。阳明之邪热甚，则口干舌焦不能息。邪热结于腹中，则腹中坚痛。邪热不散，则神昏谵语，同乎邪鬼。肌解热散汗出，则诸证自退矣。惟产乳金疮，非其用也。《别录》：除时气头痛身热，三焦大热，皮肤热，肠胃中膈气。解肌发汗，止消渴烦逆，腹胀暴气，喘息咽热者，以诸病皆由足阳明胃经邪热炽盛所致。惟喘息咽热，略兼手太阴病。此药能散阳明之邪热，降手太阴之痰热，故悉主之也。甄权亦用以治伤寒头痛如裂，壮热如火。《日华子》：用以治天行热狂，头风旋，揩齿。东垣用以除胃热、肺热，散阳邪，缓脾益气者，邪热去则脾得缓，而元气回也。洁古又谓：止阳明经头痛，发热恶寒，日晡潮热，大渴引饮，中暑，及牙痛者，无非邪在阳明经所生病也。理阳明则蒇不济矣。足阳明主肌肉，手太阴主皮毛，故又为发斑、发疹之要品。起死回生，功同金液。若用鲜少，则难责其功。世医罔解，兹特表而著之。

——明·缪希雍《神农本草经疏·卷四·玉石部中品·石膏》

（体重、泻火气，轻、解肌。）甘辛而淡，体重而降。足阳明经（胃）大寒之药。色白入肺，兼入三焦（诸经气分之药）。寒能清热降火，辛能发汗解肌，甘能缓脾益气，生津止渴。治伤寒郁结无汗，阳明头痛，发热恶寒，日晡潮热，肌肉壮热（《经》云：阳盛生外热），小便赤浊，大渴引饮，中暑自汗（能发汗，又能止自汗），舌焦（胎厚无津），牙痛（阳明经热，为末擦牙固齿）。又胃主肌肉，肺主皮毛，为发斑、发疹之要品。（色赤如锦纹者为斑，隐隐见红点者为疹。斑重而疹轻，率由胃热，然亦有阴阳二证，阳证宜用石膏。又有内伤阴证见斑疹者，微红而稀少，此胃气极虚，逼其无根之火游行于外，当补益气血，使中有主，则气不外游，血不外散。若作热治，死生反掌！医者宜审。）但用之鲜少，则难见功。（白虎汤以之为君，或自一两加至四两，竹叶、麦冬、知母、粳米，亦加四倍，甚者加芩、连、柏，名三黄石膏汤；虚者加人参，名人参白虎汤。）然能寒胃，胃弱血虚及病邪未入阳明者禁用。（成无己解大青龙汤曰：风、阳邪伤卫；寒，阴邪伤营。营卫阴阳俱伤，则非轻剂所能独散，必须重轻之剂同散之，乃得阴阳之邪俱去，营卫俱和。石膏乃重剂，而又专达肌表也。质重气轻。又成氏以桂麻为轻剂，石膏为重剂也。东垣曰：石膏，足阳明药，仲景用治伤寒阳明证，身热、目痛、鼻开、不得卧。邪在阳明，肺受火制，故用辛寒以清肺气，所以有白虎之名，肺主西方也。按：阳明主肌肉，故身热；脉交额中，故目痛；脉起于鼻，循鼻外，金燥，故鼻干；胃不和，则卧不安，故不得卧。然亦有阴虚发热，及脾胃虚劳，伤寒阴盛格阳，内寒外热，类白虎汤证，误投之不可救也。按：阴盛格阳，阳盛格阴二证，至为难辨。盖阴盛极而格阳于外，外热而内寒；阳盛极而格阴于外，外冷而内热。经所谓重阴必阳，重阳必阴，重寒则热，重热则寒是也。当于小便分之，便清者，外虽燥热而中实寒；便赤者，外虽厥冷而内实热也。再看口中之燥润，及舌苔之浅深。胎黄黑者为热，宜白虎汤。然亦有舌黑属寒者，舌无芒刺，口有津液也，急宜温之。误投寒剂即死矣）。

——清·汪昂《本草备要·卷五·金石水土部·石膏》

古人以石膏、葛根并为解利阳明经药。盖石膏性寒，葛根性温，功用讵可不辩？葛根乃阳明经解肌散寒之药。石膏为阳明经辛凉解热之药，专治热病，喝病，大渴引饮，自汗头痛，尿涩便闭，齿浮面肿之热证，仲景白虎汤是也。东垣云，立夏前服白虎，令人小便不禁，降令大过也。今人以此汤治冬月伤寒之阳明证，服之未有得安者，不特石膏之性寒，且有知母引邪入犯少阴，非越婢、大青龙、小续命中石膏佐麻黄化热之比。先哲有云：凡病虽有壮热而无烦渴者，知不在阳明，切勿误与白虎。《本经》治中风寒热，是热极生风之象，邪火上冲，则心下有逆气及惊喘，阳明之邪热甚，则口干舌焦不能息，邪热结于腹中，则坚痛，邪热不散，则神昏谵语，等乎邪鬼，解肌散热外泄，则诸症自退矣；即产乳金疮亦是郁热蕴毒，赤肿神昏，故可用辛凉以解泄之，非产乳金疮可泛用也。其《金匮》越婢汤治风水，恶寒无大热，身肿，自汗不渴，以麻黄发越水气，使之从表而散；石膏化导胃热，使之从外而解。如大青龙、小续命等剂，又不当以此执泥也。至于三黄石膏汤，又以伊尹三黄、河间解毒，加入石膏、麻黄、香豉、姜、葱，全以麻黄开发伏气，石膏化导郁热，使之从外而解。盖三黄石膏之有麻黄，越婢、青龙、续命之有石膏，白虎之加桂枝，加苍术，加人参，加竹叶、麦门冬，皆因势利导之捷法。《千金》五石丸等方，用以解钟乳、紫白石英、石脂之热性耳。《别录》治时气头痛身热，三焦大热，皮肤热，肠胃中热气，解肌发汗，止消渴烦逆。腹胀暴气，喘息咽热者，以诸病皆由足阳明胃经邪热炽盛所致，惟喘息略兼手太阴病，此药能散阳明之邪热，阳明热邪下降，则太阴肺气自宁，故悉主之。粗理黄石破积聚，去三虫。《千金》炼石散醋煅水飞，同白敛、鹿角治石痈，以火针针破敷之。

——清·张璐《本经逢原·卷一·石部·石膏》

甘淡微辛，大寒，而入足阳明，兼入手太阴、少阳。质重降火，气轻泄热，为伤寒、温热表里不解、热郁烦渴专药。煨熟则不伤胃气，但可清火不能泄热为异。

——原题清·徐灵胎《药性切用·卷之五上·金石部·生石膏》

一名寒水石，一名细理石。鸡子为之使。畏铁。恶莽草、巴豆、马目毒公。甘、辛、淡寒。入足阳明、手太阴、少阳经气分。解肌发汗，清热降火，生津止渴。治伤寒疫症，阳明头痛，发热恶寒，日晡潮热，狂热发斑，小便浊赤，大渴引饮，舌焦鼻干，中暑自汗，目痛牙疼。得甘草、姜、蜜，治热盛喘嗽。得桂枝，治温疟。得荆芥、白芷，治胃火牙疼。得苍术，治中喝。

得半夏，达阴降逆。得黄丹，掺疮口不敛（生肌止痛）。配川芎、炙甘草，葱白、茶汤调下，治风邪眼寒。配牡蛎粉，新汲水服，治鼻衄头痛（并滴鼻内）。配蒌仁、枳壳、郁李仁，涤郁结之热。使麻黄，出至阴之火（麻黄止用二三分）。

——清·严洁，等《得配本草·卷之一·石部·石膏》

（清胃热，解肌发汗。）石膏（专入胃府，兼入脾、肺），甘辛而淡，体重而降，其性大寒。功专入胃，清热解肌，发汗消郁。缘伤寒邪入阳明胃府，内郁不解，则必日晡热蒸，口干舌焦唇燥，坚痛不解，神昏谵语，气逆惊喘，溺闭渴饮，暨中暑自汗，胃热发斑牙痛等症，皆当用此调治（成无己曰：风，阳邪也，寒，阴邪也，风喜伤阳，寒喜伤阴，营卫阴阳。为风寒所伤，则非轻剂所能独散，必须轻重之剂同散之，乃得阴阳之邪俱去，营卫之气俱和。是以大青龙汤以石膏为使，石膏乃重剂，而又专达肌表也），以辛能发汗解热，甘能缓脾益气，生津止渴，寒能清热降火故也。按石膏是足阳明府药，邪在胃府，肺受火制，故必用此辛寒以清肺气，所以有白虎之名，肺主西方故也（杲曰：石膏，足阳明药也，故仲景治伤寒阳明症，身热目痛，口干不眠，以身以前，胃之经也，胸前，肺之室也，邪在阳明，肺受火制，所以有白虎之名）。但西有肃杀而无生长，如不得已而用，须中病即止，切勿过食以损生气（时珍曰：此皆少壮肺胃火盛能食而病者言也，若衰暮及气虚、血虚、胃弱者，恐非所宜）。况有貌属热症，里属阴寒，而见斑黄狂躁，日晡潮热，便秘等症，服之更须斟酌，惟细就实明辨，详求其真可也。（汪昂曰：按阴盛格阳，阳盛格阴二症，至为难辨，盖阴盛极而格阳于外，外热而内寒，阳盛极而格阴于外，外冷而内热，经所谓重阴必阳，重阳必阴，重寒则热，重热则寒也，当于小便分之，便清者外虽燥热而中实寒，便赤者外虽厥冷而内实热也。再看口中之燥润。及舌胎之浅深，苔黄黑者为热，宜白虎汤，亦有苔黑属寒者，舌无芒刺，口有津液，急宜温之，误投寒剂则殆矣！又按：热在胃，热症见斑疹，然必色赤如锦纹者为斑，隐隐见红点者为疹，斑重而疹轻。斑疹亦有阴阳，阳证宜石膏；又有内伤阴症见斑疹者，微红而稀少，此胃气极虚，逼其无根之火游行于外，当补益气血，使中有主，则气不外游，血不外散，若作热治，生死反掌，医者宜审。）取莹白者良（亦名寒水石，非盐精渗入土中结成之寒水石也），研细，或甘草水飞，或火煅，各随本方用。鸡子为使。忌豆、铁。

——清·黄宫绣《本草求真·卷四·泻剂·泻热·石膏》

陈修园曰：石膏气微寒，禀太阳寒水之气；味辛无毒，得阳明燥金之味。风为阳邪，在太阳则恶寒发热，然必审其无汗烦燥而喘者，可与麻、桂并用；在阳明则发热而微恶寒，然必审其口干舌焦大渴而自汗者，可与知母同用。曰心下气逆，即《伤寒论》，气逆欲呕之互词；曰不能息，即《伤寒论》虚羸少气之互词；然必审其为解后里气虚而内热者，可与人参、竹叶、半夏、麦冬、甘草、粳米同用。腹中坚痛，阳明燥甚而坚，将至于胃实不大便之症。邪鬼者，阳明邪实，妄言妄见，或无故而生惊，若邪鬼附之，石膏清阳明之热，可以统治之。阳明之脉，从缺盆下乳，石膏能润阴阳之燥，故能通乳。阳明主肌肉，石膏外掺，又能愈金疮之溃烂也。但石品见火则成石灰，今人畏其寒而煅用，则大失其本来之性矣。

——清·陈修园《神农本草经读·卷之四·中品·石膏》

石膏，医者多误认为大寒而煅用之，则宣散之性变为收敛（点豆腐者必煅用，取其能收敛也），以治外感有实热者，竟将其痰火敛住，凝结不散，用至一两即足伤人，是变金丹为鸩毒也。迨至误用煅石膏偾事，流俗之见，不知其咎在煅不在石膏，转谓石膏煅用之其猛烈犹足伤人，而不煅者更可知矣。于是一倡百和，遂视用石膏为畏途，即有放胆用者，亦不过七八钱而止。夫石膏之质甚重，七八钱不过一大撮耳。以微寒之药，欲用一大撮扑灭寒温燎原之热，又何能有大效。是以愚用生石膏以治外感实热，轻证亦必至两许；若实热炽盛，又恒重用至四五两，或七八两，或单用，或与他药同用，必煎汤三四茶杯，分四五次徐徐温饮下，热退不必尽剂。如此多煎徐服者，欲以免病家之疑惧，且欲其药力常在上焦、中焦，而寒凉不至下侵致滑泻也。盖石膏生用以治外感实热，断无伤人之理，且放胆用之，亦断无不退热之理。惟热实脉虚者，其人必实热兼有虚热，仿白虎加人参汤之义，以人参佐石膏亦必能退热。盖诸药之退热，以寒胜热也，而石膏之退热，逐热外出也。是以将石膏煎服之后，能使内蕴之热息息自毛孔透出，且因其含有硫氧氢，原具发表之性，以之煮汤又直如清水，服后其寒凉之力俱随发表之力外出，而毫无汁浆留中以伤脾胃，是以遇寒温之大热势若燎原，而放胆投以大剂白虎汤，莫不随手奏效。其邪实正虚者，投以白虎加人参汤，亦能奏效。

——民国·张锡纯《医学衷中参西录·二、药物·石膏解》

❀ 知　母 ❀

【提要】　知母，苦、甘，寒。归肺、胃、肾经。清热泻火，滋阴润燥。用于外感热病，高热烦渴，肺热燥咳，骨蒸潮热，内热消渴，肠燥便秘。

知母始载于《神农本草经》。知母苦寒，上能清肺热，中能清胃火，故适用于肺胃有实热的病证。本品常和石膏同用，可以增强石膏的清热泻火作用。知母能泻肺火而滋肾，故不仅能清实热，且可清虚热。在临床上多与黄柏同用，配入滋阴药中，如知柏地黄丸，治阴虚火旺、潮热骨蒸等。知母滋阴生津的功效较弱，用于阴虚内热、肺虚燥咳及消渴等，须与滋阴药配伍，始能发挥其作用。配养阴润肺药，如沙参、麦冬、川贝等品，可用于肺虚燥咳；配清热生津药，如天花粉、麦冬、葛根等品，可用治消渴。本品还能润燥滑肠，故脾虚便溏者不宜使用，《名医别录》也指出本品"多服令人泄"。

【药论】　味苦，寒。主治消渴热中，除邪气，肢体浮肿，下水，补不足，益气。一名蚔母，一名连母，一名野蓼，一名地参，一名水参，一名水浚，一名货母，一名蝭母。生河内川谷。

——《神农本草经·卷第二·中品药·知母》

无毒。主治伤寒久疟烦热，胁下邪气，膈中恶，及风汗内疸。多服令人泄。一名女雷，一名女理，一名儿草，一名鹿列，一名韭逢，一名儿踵草，一名东根，一名水须，一名沈燔，一名薅。生河内。二月、八月采根，暴干。

——南朝梁·陶弘景《名医别录·中品·卷第二·知母》

气寒，味大辛。苦寒，味厚，阴也，降也。苦，阴中微阳。无毒。入足阳明经。手太阴肾经本药。《象》云：泻足阳明经火热，补益肾水膀胱之寒。去皮用。《心》云：泻肾中火，苦寒，凉心去热。《珍》云：凉肾，肾经本药。上颈行经，皆须用酒炒。东垣云：入足阳明、手太阴，味苦寒润。治有汗骨蒸，肾经气劳泻心。仲景用此为白虎汤，治不得眠者，烦躁也。烦者肺也，躁者肾也。以石膏为君主，佐以知母之苦寒，以清肾之源。缓以甘草、粳米之甘，而使不速下也。《经》云：胸中有寒者，瓜蒂散吐之。又云：表热里寒者，白虎汤主之。瓜蒂、知母味皆苦寒，而治胸中寒及里寒，何也？答曰：成无己注云，即伤寒寒邪之毒为热病也。读者要逆识之。如《论语》言乱臣十人，《书》言唯以乱民，其能而乱四方？乱皆治也，乃治乱者也，故云乱民，乱四方也。仲景所言"寒"之一字，举其初而言之，热病在其中矣。若以"寒"为寒冷之寒，无复用苦寒之剂。兼言白虎证"脉尺寸俱长"，则热可知矣。

——元·王好古《汤液本草·卷中·草部·知母》

［谟按］　东垣云：仲景用此为白虎汤，治不得眠者烦燥也。盖烦者肺，燥者肾，以石膏为君，佐以知母之苦寒，以清肾之燥。缓以甘草、粳米之甘，使不速下也。《经》云：胸中有寒者瓜蒂散，表热里寒者白虎汤。瓜蒂、知母味皆苦寒，何谓治胸中寒也？曰：读者当逆识之，如言乱臣十人，乱当作治。仲景言寒，举其效言之，热在其中矣。若果为寒，安得复用苦寒之剂？且白虎汤证，脉尺寸俱长，其热明矣。岂可因其辞而害其意乎？

——明·陈嘉谟《本草蒙筌·卷之一·草部上·知母》

［发明］　时珍曰：肾苦燥，宜食辛以润之。肺苦逆，宜食苦以泻之。知母之辛苦寒凉，下则润肾燥而滋阴，上则清肺金而泻火，乃二经气分药也。黄柏则是肾经血分药。故二药必相须而行，昔人譬之虾与水母，必相依附。补阴之说，详黄柏条。

——明·李时珍《本草纲目·草部第十二卷·知母》

［疏］　知母禀天地至阴之气，故味苦气寒而无毒。《药性论》：兼平。《日华子》：兼甘。皆应有之。入手太阴、足少阴经。苦寒能除烦热，至阴能入骨，故主消渴热中，除邪气。脾肾俱虚则湿热客之，而成肢体浮肿。肺为水之上源，肾属水，清热滋肺金，益水脏，则水自下矣。补不足者，清热以滋金水之阴，故补不足。热散阴生，故益气。苦寒至阴之性，烦热得之即解，故疗伤寒，久疟烦热，及胁下邪气。凡言邪者，皆热也。膈中恶，即邪恶之气中于膈中也。风汗者，热则生风，而汗自出也。内疸者，即女劳色疸也。热火既散，阴气即生，故主上来诸证也。多服令人泄者，阴寒之物，其味复苦，则必伤脾胃生发之气，故作泄也。

——明·缪希雍《神农本草经疏·卷八·草部中品之上·知母》

味苦，寒，阴也。其性沉中有浮，浮则入手太阴、手少阴，沉则入足阳明、足厥阴、足少阴也。故其在上，则能清肺止渴，却头痛，润心肺，解虚烦喘嗽，吐血衄血，去喉中腥臭；在中则能退胃火，平消瘅；在下则能利小水，润大便，去膀胱肝肾湿热，腰脚肿痛，并治痨瘵内热，退阴火，解热淋崩浊。古书言：知母佐黄柏，滋阴降火，有金水相生之义。盖谓黄柏能制膀胱命门阴中之火，知母能消肺金制肾水化源之火，去火可以保阴，见即所谓滋阴也，故洁古、东垣皆以为滋阴降火之要药。继自丹溪而后，则皆用以为补阴，诚大谬矣。夫知母以沉寒之性，本无生气，用以清火则可，用以补阴则何补之有？第其阴柔巽顺，似乎有德，倘元气既亏，犹欲借此以望补益，是亦犹小人在朝，而国家元气日受其削，有阴移焉而莫之觉者，是不可不见之真而辨之早也。

——明·张介宾《景岳全书·卷之四十八·本草正（上）·山草部·知母》

辛苦寒滑。上清肺金而泻火（泻胃热、膀胱邪热、肾命相火）下润肾燥而滋阴，入二经气分（黄柏入二经血分，故二药必相须而行）。消痰定嗽，止渴安胎。（莫非清火之用？）治伤寒烦热，蓐劳（产劳），骨蒸（退有汗之骨蒸），燥渴虚烦，久疟下痢。（治嗽者，清肺火也；治渴者，清胃热也；退骨蒸者，泻肾火也。）利二便，消浮肿。（小便利则肿消。东垣曰：热在上焦气分，便外门内必而渴，乃肺中伏热，不能生水，膀胱绝其化源；宜用渗湿之药，泻火清金，滋水之化源；热在下焦血分，便外门内必而不渴，乃真水不足，膀胱干涸，无阴则阳无以化，宜用黄柏、知母大苦寒之药，滋肾与膀胱之阴。而阳自化，小便自通。丹溪曰：小便不通，有热、有湿，有气结于下，宜清、宜燥、宜升。又有隔二隔三之治。如肺不燥，但膀胱热，宜泻膀胱，此正治。如因肺热不能生水，则清肺，此隔二之治。如因脾湿不运而精不上升，故肺不能生水，则燥胃健脾，此隔三之治。泻膀胱，黄柏、知母之类；清肺，车前、茯苓之类；燥脾，二术之类。昂按：凡病皆有隔二隔三之治，不独便外门内必也）。然苦寒伤胃而滑肠，多服令人泻。（李士材曰：苦寒肃杀，非长养万物者也。世以其滋阴，施之虚损之人，如水益深矣，特表出以为戒。）得酒良。上行酒浸，下行盐水拌。忌铁。

——清·汪昂《本草备要·卷一·草部·知母》

知母沉降，入足少阴气分，及足阳明手足太阴，能泻有余相火，能消渴烦蒸。仲景白虎汤、酸枣汤皆用之，下则润肾燥而滋阴，上则清肺热而除烦。但外感表证未除、泻痢燥渴忌之；脾胃虚热人误服，令人作泻减食，故虚损大忌。近世误为滋阴上剂、劳瘵神丹，因而夭枉者多矣。《本经》言：除邪气、肢体浮肿，是指湿热水气而言，故下文云下水。补不足、益气，乃湿热相火有余，烁灼精气之候，故用此清热养阴，邪热去则正气复矣。

——清·张璐《本经逢原·卷一·山草部·知母》

辛苦寒滑，泻阳明有余之热，滋少阴不足之阴，润燥止咳，除烦安胎。酒浸炒清上，盐水炒滋下。便滑者均忌之。

——原题清·徐灵胎《药性切用·卷之一上·草部·肥知母》

泻火补水，润燥滑肠。辛苦寒滑，泻肾家有余之火（膀胱邪热，服此亦清），因而上清肺金（兼泻胃热），入二经气分（黄柏入肾经血分，故二药每相须而行），润肾滋阴，消痰定嗽，止渴除烦（火入于肺则烦，泻肾家有余之火，是其本功。至于清金诸效，良由相火不炎，自当驯至也），安胎（能去胎前之热）。治伤寒烦热，蓐劳骨蒸（退有汗之骨蒸）。利二便，消浮肿（小便利则肿消。东垣曰：热在上焦气分，结秘而渴，乃肺中伏热，不能生水，膀胱绝其化源，宜用渗湿之药，泻火清金，滋水之化源。热在下焦血分，便秘而不渴，乃真水不足，膀胱干涸，无阴则阳无以化，宜用黄柏、知母大苦寒之药，滋肾与膀胱之阴，而阳自化，小便自通。丹溪曰：小便不通，有热有湿，有气结于下，宜清宜燥宜升。又有隔二、隔三之治，如肺不燥，但膀胱热，宜泻膀胱，此正治。如因肺热不能生水，则清肺，此隔二之治。如因脾湿不运，而精不上升，故肺不能生水，则燥胃健脾，此隔三之治。泻膀胱，黄柏、知母之类；清肺，车前、茯苓之类；燥脾二术之类。凡病皆有隔二、隔三之治，不独便闭也）。伤胃滑肠，令人作泻（李士材《本草通元·药性解》曰：苦寒肃杀，非长养万物者也。世以其滋阴，用治虚损，则如水益深矣）。得酒良，上行酒浸，下行盐水拌。忌铁。

　　　　　　　　　　　　　——清·吴仪洛《本草从新·卷一·草部·知母》

　　得黄柏及酒良。伏硼砂、盐。辛，苦，寒。入足少阴、手太阴经气分。泻肾火，除骨蒸，退邪热，滋化源。疗初痢腰痛，治久疟酷热，消痰定嗽，止渴除烦。得人参，治子烦。得地黄，润肾燥。得莱菔子、杏仁，治久嗽气急。配麦冬，清肺火。拣肥润里白者，去毛，铜刀切片。犯铁器，损肾。欲上行，酒拌焙燥。欲下行，盐水润焙。肠胃滑泄，虚损发热，二者禁用。邪热伏于肺中，不能生水，膀胱绝其化源，秘塞不通，用知母清金，而泉源滋长，此所以有知母补阴之谓。若真水不足，膀胱失气化之司，速当补肾，使阴气行而阳自化，便自通也。知母苦寒，大伤肾水，尤宜禁用。

　　　　　　　　　　　　——清·严洁，等《得配本草·卷之二·草部·知母》

　　（治肺久伏热邪以清化。）知母（专入肺，兼入肾），辛苦微滑，能佐黄柏以治膀胱热邪。缘人水肿癃闭，本有属血属气之分，肺伏热邪，不能生水，膀胱绝其化源，便秘而渴，此当清肺以利水者也。热结膀胱，真阴干涸，阳无以化，便秘不渴，此当清膀胱以导湿者也，黄柏气味纯寒，虽能下行以除膀胱湿热，但肺金不肃，则化源无滋，又安能上达于肺而得气分俱肃乎？知母味辛而苦，沉中有浮，降中有升，既能下佐黄柏以泄肾水，复能上行以润心、肺（汪昂曰：黄柏入二经血分，故二药必相须而行。）俾气清肺肃，而湿热得解。是以昔人有云：黄柏无知母，犹水母之无虾，诚以见其金水同源，子母一义，不可或离之义。（震亨曰：小便不通，有热、有湿有、气结于下，宜清、宜燥、宜升。又有隔二隔三之治，如肺不燥但膀胱热，宜泻膀胱，此正治，如因肺热不能生水，则清肺，此隔二之治，如因脾湿不运而津不上升，故肺不能生水，则燥胃健脾，此隔三之治。泻膀胱黄柏知母之类，清肺车前茯苓之类，燥脾二术之类。）故书皆言用此在上则能清肺止渴，却头痛，润心肺，解虚烦喘嗽，吐血衄血，去喉中腥臭，在中则能退胃火，平消瘅，在下则能利小水，润大肠，去膀胱肝肾湿热，腰脚肿痛，并治痨瘵内热，阴炎热淋崩渴等症，若谓力能补阴，则大谬矣。（补阴惟地黄为首。）景岳谓：此性最沉寒，本无生气，用以清火则可（的解），用以补阴，则何补之有？第其阴柔巽顺，似乎有德，犹之小人在朝，国家元气受其剥削，而有阴移而莫之觉者，是不可不见之真而辨之早也。读此可为妄用知母、黄柏一箴。得酒良，上行酒浸，下行盐水拌。忌铁。

　　　　　　　　　　　——清·黄宫绣《本草求真·卷六·泻剂·泻火·知母》

　　气味苦、寒，无毒。主消渴热中，除邪气，肢体浮肿，下水，补不足，益气。叶桂曰：知母气寒，禀水气而入肾；味苦无毒，得火味而入心。肾属水，心属火，水不制火，火烁津液，则病消渴；火熏五内，则病热中。其主之者，苦清心火，寒滋肾水也。除邪气者，苦寒之气味能除燥火之邪气也。热胜则浮，火胜则肿；苦者清火，寒能退热，故主肢体浮肿也。肾者水脏，其性恶燥，燥则开合不利而水反蓄矣。知母寒滑，滑利关门而水自下也。补不足者，苦寒补寒水之不足也。益气者，苦寒益五脏之阴气也。愚按：《金匮》有桂枝芍药知母汤，治肢节疼痛、身体尪羸、脚肿如脱，可知长沙诸方皆从《本经》来也。

　　　　　　　　　　——清·陈修园《神农本草经读·卷之三·中品·知母》

　　知母味苦，性寒，液浓而滑。其色在黄白之间。故能入胃以清外感之热，伍以石膏可名白虎（二药再加甘草、粳米和之，名白虎汤，治伤寒温病热入阳明）；入肺以润肺金之燥，而肺为肾之上源，伍以黄柏兼能滋肾（二药少加肉桂向导，名滋肾丸），治阴虚不能化阳，小便不利；为其寒而多液，故能壮水以制火，治骨蒸劳热，目病胬肉遮掩白睛；为其液寒而滑，有流通之性，故能消疮疡热毒肿疼。《本经》谓主消渴者，以其滋阴壮水而渴自止也；谓其主肢体浮肿者，以其寒滑能通利水道而肿自消也；谓其益气者，以其能除食气之壮火而气自得其益也。

　　知母原不甚寒，亦不甚苦，尝以之与黄芪等分并用，即分毫不觉凉热，其性非大寒可知。又以知母一两加甘草二钱煮饮之，即甘胜于苦，其味非大苦可知。寒苦皆非甚大，而又多液是以能滋阴也。有谓知母但能退热，不能滋阴者，犹浅之乎视知母也。是以愚治热实脉数之证，必用知母，若用黄芪补气之方，恐其有热不受者，亦恒辅以知母，惟有液滑能通大便，其人大便不实者忌之。

——民国·张锡纯《医学衷中参西录·二、药物·知母解》

栀　子

　　【提要】　栀子，苦，寒。归心、肺、三焦经。泻火除烦，清热利湿，凉血解毒；外用消肿止痛。用于热病心烦，湿热黄疸，淋证涩痛，血热吐衄，目赤肿痛，火毒疮疡；外治扭挫伤痛。

　　栀子始载于《神农本草经》。栀子善泻火而除烦。在外感热病的气分证初期，见有发热、胸闷、心烦等，可用栀子配合豆豉，以透邪泄热、除烦解郁；如属一切实热火证，而见高热烦躁、神昏谵语等，可用本品配黄连等泻火而清邪热。又有凉血止血、清热解毒的作用，用治血热妄行，常与生地、侧柏叶、丹皮等配伍；治目赤肿痛，可与菊花、石决明等配伍；治疮疡肿毒，可与黄连、银花、连翘等同用。本品又能泄热利湿，可用于湿热郁结所致黄疸、面目皮肤发黄、疲倦、饮食减少等，常与黄柏、茵陈蒿等同用。本品苦寒伤胃，脾虚便溏者不宜用。

　　【药论】　味苦，寒。主治五内邪气，胃中热气，面赤酒疱皶鼻，白癞，赤癞，创疡。一名木丹。生南阳川谷。

——《神农本草经·卷第二·中品药·栀子》

　　大寒，无毒。主治目热赤痛，胸心大小肠大热，心中烦闷，胃中热气。一名越桃。生南阳。九月采实，暴干。

——南朝梁·陶弘景《名医别录·中品·卷第二·栀子》

　　仲景治发汗吐下后，虚烦不得眠，若剧者，必反覆颠倒，心中懊憹，栀子豉汤治之。虚，故不用大黄，有寒毒故也。栀子虽寒无毒，治胃中热气，既亡血、亡津液，腑脏无润养，内生虚热，非此物不可去，张仲景《伤寒论》已著。又治心经留热，小便赤涩，去皮山栀子、火炮大黄、连翘、甘草炙，等分，末之，水煎三二钱匕，服之无不效。

——宋·寇宗奭《本草衍义·第十四卷·栀子》

气寒，味微苦。味苦，性大寒，味薄，阴中阳也。无毒。入手太阴经。《象》云：治心烦懊侬而不得眠，心神颠倒欲绝，血滞，小便不利。杵细用。《心》云：去心中客热，除烦躁，与豉同用。《珍》云：止渴，去心懊侬烦躁。《本草》云：主五内邪气，胃中热气，面赤，酒疱渣鼻，白癞、赤癞、疮疡，疗目热赤痛，胸心大小肠大热，心中烦闷，胃中热气。仲景用栀子治烦，胸为至高之分也。故易老云：轻浮而象肺也，色赤而象火，故能泻肺中之火。《本草》不言吐，仲景用此为吐药。栀子本非吐药，为邪气在上，拒而不纳，故令上吐，邪因得以出。《经》曰：其高者因而越之，此之谓也。或用栀子利小便，实非利小便，清肺也。肺气清而化，膀胱为津液之府，小便得此气化而出也。

——元·王好古《汤液本草·卷之五·木部·栀子》

味苦，气寒。味厚气薄，气浮味降，阴中阳也。无毒。一名越桃，霜后收采。家园栽者，肥大且长（此号伏尸栀子），只供染色之需，五棱六棱弗计。山谷产者，圆小又薄。堪为入药之用，七棱九棱方良。析梗及须，研碎才炒（止血用，须炒黑色；去热用，但燥而已）。留皮除热于肌表，去皮却热于心胸（一说：去皮泻心火，留皮泻肺火）。其所入之经，手太阴一脏。因轻浮象肺，色赤象火，故治至高之分，而泻肺中之火也。本不能作吐，仲景用为吐药者，为邪气在上，拒而不纳，食令上吐，邪因得出。《经》曰：在高者，因而越之。此之谓也。易不能利小便，易老用利小便者，实非利小便，乃清肺也。肺气清而化，则小便从此气化而出。《经》曰：膀胱为津液之府，气化则能出者，此之谓也。《本经》又谓：治大小肠热及胃中热者，此因辛与庚合，又与丙合，又能泄戊，其先于中州故焉。加生姜、橘皮，治呕哕不止。加厚朴、枳实，除腹满而烦。加茵陈，治湿热发黄。加甘草，治少气虚满。倘除烦躁于心内，须加香豉而建功。盖烦者，气也；躁者（懊侬不眠之谓），血也。气主肺，血主肾。故用栀子治肺烦，用香豉治肾燥也。若加生姜绞汁，尤治心腹久疼。上焦客热善驱，五种黄病竟解。去赤目作障，止霍乱转筋。赤白癞疮，酒疱皶鼻。五内邪气，悉能除之。丹溪又曰：解热郁，行结气。其性屈曲下行，大能降火从小便泄去，人所不知也。

——明·陈嘉谟《本草蒙筌·卷之四·木部·山栀子》

[主治] 五内邪气，胃中热气，面赤酒疱皶鼻，白癞赤癞疮疡（《本经》）。疗目赤热痛，胸心大小肠大热，心中烦闷（《别录》）。去热毒风，除时疾热，解五种黄病，利五淋，通小便，解消渴，明目，主中恶，杀䘌虫毒（甄权）。解玉支毒（弘景：羊踯躅也）。主喑哑，紫癜风（孟诜）。治心烦懊侬不得眠，脐下血滞而小便不利（元素）。泻三焦火，清胃脘血，治热厥心痛，解热郁，行结气（震亨）。治吐血衄血，血痢下血血淋，损伤瘀血，及伤寒劳复，热厥头痛，疝气，汤火伤（时珍）。

——明·李时珍《本草纲目·木部第三十六卷·栀子》

[疏] 栀子感天之清气，得地之苦味，故其性无毒。气薄而味厚，气浮而味沉，阳中阴也。入手太阴，手少阴，足阳明经。少阴为君主之官，邪热客之则五脏皆失所主。清少阴之热，则五内邪气自去，胃中热气亦除。面赤酒疱皶鼻者，肺热之候也。肺主清肃，酒热客之，即见是证，于开窍之所延于面也。肺得苦寒之气则酒热自除，而面鼻赤色皆退矣。其主赤白癞疮疡者，即诸痛痒疮疡，皆属心火之谓。疗目赤热痛，及胸心大小肠大热，心中烦闷者，总除心

肺二经之火热也。此药味苦气寒，泻一切有余之火，故能主如上诸证。

——明·缪希雍《神农本草经疏·卷十三·木部中品·栀子》

味苦，气寒。味厚气薄，气浮味降，阴中有阳。因其气浮，故能清心肺之火，解消渴，除热郁，疗时疾躁烦，心中懊侬，热闷不得眠，热厥头疼，耳目风热赤肿疼痛，霍乱转筋。因其味降，故能泻肝、肾、膀胱之火，通五淋，治大小肠热秘热结，五种黄疸、三焦郁火，脐下热郁疝气，吐血衄血，血痢血淋，小腹损伤瘀血。若用佐使，治有不同：加茵陈，除湿热疸黄；加豆豉，除心火烦躁；加厚朴、枳实，可除烦满；加生姜、陈皮，可除呕哕；同玄胡索，破热滞瘀血腹痛。此外如面赤酒皶，热毒汤火，疮疡肿痛，皆所宜用。仲景因其气浮而苦，极易动吐，故用为吐药，以去上焦痰滞。丹溪谓其解郁热，行结气。其性屈曲下行，大能降火从小便泄去，人所不知。

——明·张介宾《景岳全书·卷之四十八·本草正（下）·竹木部·栀子》

（泻心肺三焦之火。）苦寒。轻飘象肺，色赤入心，泻心、肺之邪热，使之屈曲下行，从小便出（海藏曰：或用为利小便药，非利小便，乃肺清则化行，而膀胱津液之府，得此气化而出也），而三焦之郁火以解，热厥（厥有寒热二证），心痛以平（丹溪曰：治心痛当分新久。若初起因寒、因食，宜当温散；久则郁而成热，若用温剂，不助痛添病乎？古方多用栀子为君，热药为之向导，则邪易伏。此病虽日久，不食不死，若痛止恣食，病必再作也），吐衄、血淋、血痢之病以息（最清胃脘之血。炒黑末服，吹鼻治衄。《本草汇》曰：治实火之血，顺气为先，气行则血自归经；治虚火之血，养正为先，气壮则自能摄血。丹溪曰：治血不可单行、单止，亦不可纯用寒药。气逆为火，顺气即是降火）。治心烦懊侬不眠（仲景用栀子豉汤。王好古曰：烦者气也，燥者血也，故用栀子治肺烦，香豉治肾燥。亦用作吐药，以邪在上焦，吐之邪散，经所谓其高者因而越之也。按：栀豉汤，吐虚烦客热；瓜蒂散吐痰食宿寒。）五黄（古方多用栀子、茵陈）五淋，亡血津枯，口渴目赤，紫癜白癜，炮皶疮疡（皮腠，肺所主故也。）生用泻火，炒黑止血，姜汁炒止烦呕。内热用仁，表热用皮。

——清·汪昂《本草备要·卷二·木部·栀子》

栀子仁体性轻浮，专除心肺客热。《本经》治五内邪气，胃中热气等病，不独除心肺客热也；其去赤癜白癜疮疡者，诸痛痒疮，皆属心火也。炮黑则专泻三焦之火及痞块中火，最清胃脘之血，屈曲下行能降火，从小便中泄去。仲景治伤寒发汗吐下后虚烦不得眠，心中懊侬，栀子豉汤主之。因其虚故不用大黄。即亡血亡津。内生虚热，非此不去也。治身黄发热，用栀子柏皮汤。身黄腹满小便不利，用茵陈、栀子、大黄，取其利大小便，而蠲湿热也。古方治心痛恒用栀子，此为火气上逆，气不得下者设也，今人泥丹溪之说，不分寒热通用，虚寒何以堪之？大苦大寒能损伐胃气，不无减食泄泻之虞。故仲景云：病人旧有微溏者，不可与之。世人每用治血，不知血寒则凝，反为败证。治实火之吐血顺气为先，气行则血自归经。治虚火之吐血养正为主，气壮则自能摄血。此治疗之大法，不可少违者也。

——清·张璐《本经逢原·卷三·灌木部·栀子》

味苦，寒。主五内邪气（热邪之气），胃中热气（黄色入阳明，性寒能清热），面赤、酒疱皶鼻、白癜、赤癜、疮疡（此皆肉肌之病，乃阳明之表证也）。栀子正黄，亦得金色，故为阳明之药。但其气体清虚，走上而不走下，故不入大肠而入胃，胃在上焦故也。胃家之蕴热，惟此为能除之。又胃主肌肉，肌肉有近筋骨者，有近皮毛者，栀子形开似肺，肺主皮毛，故专治肌肉热毒之见于皮毛者也。

——清·徐灵胎《神农本草经百种录·中品·栀子》

泻心肺三焦之火。苦寒。轻飘象肺，色赤入心。泻心肺之邪热，使之屈曲下行由小便出（海藏曰：或用为利小便药，非利小便，乃肺清则化行，而膀胱津液之腑，得此气化而出也），而三焦之郁火以解，热厥（厥有寒热二证），心痛以平（丹溪曰：治心痛当分新久，若初起因寒因食，宜温散，久则郁而成热，若用温剂，不助痛添病乎？古方多用栀子为君，热药为之向导，则邪易伏。此病虽日久不食不死，若痛止恣食，病必再作也），吐衄崩淋血痢之病以息（最清胃脘之血，炒黑末服。吹鼻治衄）；治心烦懊憹不眠（仲景用栀子豉汤。好古曰：烦者气也，躁者血也，故栀子治肺烦，香豉治肾躁，用作吐药，以邪在上焦，吐之则邪散，《经》所谓其高者因而越之也。按：栀豉汤吐虚烦客热，瓜蒂散吐痰热客寒），五黄（古方多用栀子、茵陈），五淋，目赤，紫癜白疬，疱皶疮疡（皮腠，肺所主故也）。损胃伐气，虚者忌之。心腹痛不因火者，尤为大戒。世人每用治血，不知血寒则凝，反为败证（《本草汇》曰：治实火之血，顺气为先，气行则血自归经，治虚火之血，养正为先，气壮则自能摄血。丹溪曰：治血不可单行单止，亦不可纯用寒凉。气有余而逆为火，顺气即是降火）。内热用仁，表热用皮，生用泻火，炒黑止血，姜汁炒止烦呕（烧灰吹鼻止衄）。

——清·吴仪洛《本草从新·卷三下·木部·栀子》

山栀、丹皮、白芍、龙胆，皆泻肝家之火，其中却自有别。盖肝喜散，遏之则劲，宜用栀子以清其气，气清火亦清。肝得辛为补，丹皮之辛，从其性以醒之，是即为补。肝受补，气展而火亦平。肝气过散，宜白芍制之，平其性即所以泻其火，使之不得自逞。火盛肝气必实，龙胆苦以泄其气，寒以制其火，故非实胆草勿用。如不审其究竟，而混投之，是伐其生生之气，即使火气悉除，而人已惫矣。

——清·严洁，等《得配本草·卷之七·木部·山栀子》

[批] 治心肺热邪，曲屈下行。栀子（专入心肺），味苦大寒，轻飘象肺，色赤入心。书言能泻心肺热邪，使之屈曲下从小便而出（肺清则气化行，而膀胱津液，亦得由气化而化，故曰能利小便，究之皆泻肺心药耳），而三焦之郁火以解，热厥心痛以平（心痛因热，治当用此，但丹溪谓心痛久则郁而成热，此止就其大势论耳，若使痛喜手按，及痛喜饮热汤，其痛虽久，岂可以作热治乎？仍当以脏之阴阳及今所见之兼症兼脉，以分病之是寒是热，药之宜温宜凉，则得之矣，不可以痛久成热为泥），吐衄血淋血痢之病以息（栀子止治热郁之血耳，若经寒而血不归，不可妄用。《本草汇》曰：治实火之血，顺气为先，气行则血自归经；治虚火之血，养正为先，气壮则能自摄血。绣窃见今医士，不论寒热虚实，但见病血，即作热治，妄用栀连芩柏，殊为可惜）。且能治心烦懊憹，五黄五淋，亡血津枯，口噤目赤风疮等症。此数语业已道其大要矣。然更就其轻清以推，则浮而上者其治亦上，故能治心肺之火。而凡在上而见消渴烦燥，懊憹不眠，头痛目赤肿痛等症，得此以除（烦属气，燥属血，仲景栀子豉汤用栀子以治肺烦，用香豉以治肾燥，又用栀子作吐药，以散在膈之邪，即经所谓高者因而越之是也。

故栀豉汤吐虚烦客热，瓜蒂散吐痰食宿食。）就其味苦而论，则苦而下者，其治亦下，故能泻肝肾膀胱之火，而凡在下而见淋闭便结，疸黄疝气，吐衄血痢，损伤血瘀等症，得此以泄（《易简方》治衄血不止，用山栀子烧灰吹之，屡效。《普济方》治小便不通，用栀子仁十四个，独蒜头一个，食盐少许，捣贴脐及囊，良久即通，怪症奇方治吃饭直出，用栀子二十四个，微炒去皮，水煎服，《食疗本草》治下痢鲜血，用栀子仁烧灰，水服一钱匙，绣按此惟实邪实热则宜耳）。惟其气浮，故仲景用此以吐上焦之痰滞；惟其味苦能降，故丹溪用此以降内郁之邪耳。但治上宜生，治下宜炒宜黑。虽其上下皆入，而究则由自肺达下，故能旁及而皆治者也。此惟实邪实热则宜，若使并非实热，概为通用，恐不免有损食泄泻之虞矣。生用泻火，炒黑止血，姜汁炒止烦呕，内热用仁，表热用皮。

——清·黄宫绣《本草求真·卷六·泻剂·泻火·栀子》

陈修园曰：栀子气寒，禀水气而入肾；味苦，得火味而入心。五内邪气，五脏受热邪之气也。胃中热气，胃经热烦懊恼不眠也。心之华在面，赤则心火盛也。鼻属肺，酒皶齄鼻，金受火克而色赤也。白癞为湿，赤癞为热，疮疡为心火。栀子下禀寒水之精，上结君火之实，能起水阴之气上滋，复导火热之气下行，故统主之。以上诸症，唯生用之，气味尚存，若炒黑则为死灰，无用之物矣。仲景栀子豉汤用之者，取其交媾水火、调和心肾之功。加香豉以引其吐，非栀子能涌吐也。俗本谓栀子生用则吐，炒黑则不吐，何其陋欤？

——清·陈修园《神农本草经读·卷之三·中品·栀子》

2.2 清热燥湿药

本类药物性味苦寒，主要用于湿热证。本类药物苦寒性大，过服易伐胃伤阴，故一般用量不宜过大。凡脾胃虚寒，阴津亏损者应慎用。

黄 芩

【提要】 黄芩，苦，寒。归肺、胆、脾、大肠、小肠经。清热燥湿，泻火解毒，止血，安胎。用于湿温、暑湿，胸闷呕恶，湿热痞满，泻痢，黄疸，肺热咳嗽，高热烦渴，血热吐衄，痈肿疮毒，胎动不安。

黄芩始载于《神农本草经》。本品性味苦寒，功能清热燥湿，善清肺胃胆及大肠之湿热，尤长于清中上焦湿热，主入肺经，善清泻肺火及上焦实热。对湿温发热，可与滑石、豆蔻、茯苓等配合应用；对湿热泻痢、腹痛，又常与白芍、葛根、甘草同用；对于湿热蕴结所致的黄疸，可与茵陈、栀子、淡竹叶等同用。治热病高热，常与黄连、山栀等配伍；治肺热咳嗽，可与知母、桑白皮等同用；治血热妄行，可与生地、丹皮、侧柏叶等同用；对热毒疮疡，可与银花、连翘等药同用。用于胎动不安，常与白术、竹茹等配合应用。本品苦寒伤胃，脾胃虚寒者不宜使用。

【药论】 味苦，平。主诸热，黄疸，肠澼泄痢，逐水，下血闭，恶疮疽蚀，火疡。一名腐肠。生秫归川谷。

——《神农本草经·卷第二·中品药·黄芩》

大寒，无毒。主治痰热，胃中热，小腹绞痛，消谷，利小肠，女子血闭、淋露、下血，小儿腹痛。一名空肠，一名内虚，一名黄文，一名经芩，一名妒妇。其子，主肠澼脓血。生秫归及宛朐。三月三日采根，阴干。

——南朝梁·陶弘景《名医别录·中品·卷第二·黄芩》

气寒。味微苦，苦而甘。微寒，味薄气厚，阳中阴也。阴中微阳，大寒，无毒。入手太阴经之剂。《象》云：治肺中湿热，疗上热，目中赤肿瘀肉壅盛必用之药。泄肺受火邪，上逆于膈。下补膀胱之寒不足，乃滋其化源也。《心》云：泻肺中之火。洁古云：利胸中气，消膈上痰。性苦寒，下痢脓血稠黏，腹疼后重，身热，久不可者，与芍药、甘草同用。《珍》云：除阳有余，凉心去热，通寒格。阴中微阳，酒炒上行，主上部积血，非此不能除。肺苦气上逆，急食苦以泄之。《本草》云：主诸热黄疸，肠澼泄痢，逐水，下血闭，恶疮疽蚀，火伤，疗痰热，胃中热，小腹绞痛，消谷，利小肠，女子血闭，淋露下血，小儿腹痛。东垣云：味苦而薄，中枯而飘，故能泻肺火而解肌热，手太阴剂也。细实而中不空者，治下部妙。陶隐居云：色深坚实者好。又治奔豚、脐下热痛。飘与实，高下之分，与枳实、枳壳同例。黄芩其子主肠澼脓血。《本草》又云：得厚朴、黄连，治腹痛，得五味子、牡蒙、牡蛎，令人有子，得黄芪、白薇、赤小豆，疗鼠瘘。山茱萸、龙骨为之使，恶葱实。畏丹砂、牡丹、藜芦。张仲景治伤寒心下痞满，泻心汤四方皆用黄芩，以其去诸热，利小肠故也。又太阳病下之利不止，有葛根黄芩黄连汤。亦主妊娠，安胎散内多用黄芩，今医家常用有效者，因著之。《千金方》：巴郡太守奏加减三黄丸，疗男子五劳七伤，消渴不生肌肉，妇人带下，手足寒热者，久服之，得行及奔马，甚验。陶隐居云：黄芩圆者名子芩，仲景治杂病方多用之。

——元·王好古《汤液本草·卷中·草部·黄芩》

味苦，气平、大寒。味薄气厚，可升可降，阴也，阴中微阳。无毒。所产尚彭城（属山东）。凡用择深色。剔去内朽，刮净外衣。薄片咀成，生炒如式。单恶葱实，勿令同煎。畏丹砂、牡丹、藜芦，用山茱、龙骨引使。枯飘者名宿芩，入手太阴，上膈酒炒为宜；坚实者名子芩，入手阳明，下焦生用最妙。宿芩泻肺火，消痰利气，更除湿热，不留积于肌表间。子芩泻大肠火，养阴退阳，又滋化源，常充溢于膀胱内，赤痢频并可止，赤眼胀痛能消。得五味、蒙、蛎（五味子、牡蒙、牡蛎）育妊娠，得白术、砂仁安胎孕。疗鼠瘘同芪、薇、赤豆，（黄芪、白薇、赤小豆）治腹疼同厚朴、黄连。又煎小清空膏（载丹溪方），单味而清头脑。总除诸热，收尽全功。子研细煎汤，治肠澼脓血。

——明·陈嘉谟《本草蒙筌·卷之二·草部中·黄芩》

［主治］　治风热湿热头疼，奔豚热痛，火咳肺痿喉腥，诸失血（时珍）。

［发明］　时珍曰：洁古张氏言黄芩泻肺火，治脾湿；东垣李氏言片芩治肺火，条芩治大肠火；丹溪朱氏言黄芩治上中二焦火；而张仲景治少阳证小柴胡汤，太阳少阳合病下利黄芩汤，少阳证下后心下满而不痛泻心汤，并用之；成无己言黄芩苦而入心，泄痞热。是黄芩能入手少阴阳明、手足太阴少阳六经矣。盖黄芩气寒味苦，色黄带绿，苦入心，寒胜热，泻心火，治脾

之湿热，一则金不受刑，一则胃火不流入肺，即所以救肺也。肺虚不宜者，苦寒伤脾胃，损其母也。少阳之证，寒热胸胁痞满，默默不欲饮食，心烦呕，或渴或痞，或小便不利。虽曰病在半表半里，而胸胁痞满，实兼心肺上焦之邪。心烦喜呕，默默不欲饮食，又兼脾胃中焦之证。故用黄芩以治手足少阳相火，黄芩亦少阳本经药也。成无己《注解伤寒论》，但云柴胡、黄芩之苦，以发传邪之热，芍药、黄芩之苦，以坚敛肠胃之气，殊昧其治火之妙。杨士瀛《直指方》云：柴胡退热，不及黄芩。盖亦不知柴胡之退热，乃苦以发之，散火之标也；黄芩之退热，乃寒能胜热，折火之本也。仲景又云：少阳证腹中痛者，去黄芩，加芍药。心下悸，小便不利者，去黄芩，加茯苓。似与《别录》治少腹绞痛、利小肠之文不合。成氏言黄芩寒中，苦能坚肾，故去之，盖亦不然。至此当以意逆之，辨以脉证可也。若因饮寒受寒，腹中痛，及饮水心下悸，小便不利，而脉不数者，是里无热证，则黄芩不可用也。若热厥腹痛，肺热而小便不利者，黄芩其可不用乎？故善观书者，先求之理，毋徒泥其文。昔有人素多酒欲，病少腹绞痛不可忍，小便如淋，诸药不效。偶用黄芩、木通、甘草三味煎服，遂止。王海藏言有人因虚服附子药多，病小便秘，服芩、连药而愈。此皆热厥之痛也，学者其可拘乎？予年二十时，因感冒咳嗽既久，且犯戒，遂病骨蒸发热，肤如火燎，每日吐痰碗许，暑月烦渴，寝食几废，六脉浮洪。遍服柴胡、麦门冬、荆沥诸药，月余益剧，皆以为必死矣。先君偶思李东垣治肺热如火燎，烦躁引饮而昼盛者，气分热也。宜一味黄芩汤，以泻肺经气分之火。遂按方用片芩一两，水二钟，煎一钟，顿服。次日身热尽退，而痰嗽皆愈。药中肯綮，如鼓应桴，医中之妙，有如此哉。

——明·李时珍《本草纲目·草部第十三卷·黄芩》

〔疏〕 黄芩禀天地清寒之气，而兼金之性，故味苦平无毒。《别录》益之以大寒。味厚气薄，阴中微阳，可升可降，阴也。入手太阴、少阴、太阳、阳明，亦入足少阳。其性清肃，所以除邪；味苦所以燥湿；阴寒所以胜热，故主诸热。诸热者，邪热与湿热也。黄疸、肠澼泄痢，皆湿热胜之病也。折其本则诸病自瘳矣。苦寒能除湿热，所以小肠利而水自逐，源清则流洁也。血闭者，实热在血分，即热入血室，令人经闭不通。湿热解则荣气清而自行也。恶疮疽蚀者，血热则留结而为痈肿溃烂也。火疡者，火气伤血也。凉血除热则自愈也。《别录》消痰热者，热在胸中则生炎火，在少腹则绞痛，小儿内热则腹痛。胃中湿热去，则胃安而消谷也。淋露下血，是热在阴分也。其治往来寒热者，邪在少阳也。五淋者，湿热胜所致也。苦寒清肃之气胜，则邪气自解，是伐其本也。

——明·缪希雍《神农本草经疏·卷八·草部中品之上·黄芩》

味苦气寒，气轻于味，可升可降，阴中微阳。枯者善于入肺，实者善入大肠。欲其上者酒炒，欲其下者生用。枯者清上焦之火，消痰利气，定喘嗽，止失血，退往来寒热、风热湿热头痛，解瘟疫，清咽，疗肺痿肺痈，乳痈发背；尤祛肌表之热，故治斑疹鼠瘘，疮疡赤眼。实者凉下焦之热，能除赤痢，热蓄膀胱，五淋涩痛，大肠闭结，便血漏血。胎因火盛不安，酌佐砂仁、白术；腹因火滞为痛，可加黄连、厚朴。大肠无火滑泄者，最当慎用。

——明·张介宾《景岳全书·卷之四十八·本草正（上）·山草部·黄芩》

酒炒则上行，泻肺火，利胸中气（肺主气，热伤气，泻热所以保肺）。治上焦之风热湿热

（丹溪曰：黄芩上、中二焦药），火嗽喉腥（五臭，肺为腥），目赤肿痛。过服损胃，血虚寒中者禁用。（得柴胡退寒热，得芍药治痢，得厚朴、黄连止腹痛，得桑皮泻肺火，得白术安胎之圣药。时珍曰：仲景治少阳证小柴胡汤，太阳、少阳合病下利黄芩汤，少阳证下后心满泻心汤，并用之。盖黄连苦寒，入心泻热，除脾家湿热，使胃火不流入肺，不致刑金，即所以保肺也。肺虚不宜者，苦寒伤土，损其母也。少阳证虽在半表半里，而胸膈痞满，实兼心肺上焦之邪，心烦喜呕，默默不欲食，又兼脾胃中焦之证，故用黄芩以治手足少阳相火，黄芩亦少阳药也。杨士瀛曰：柴胡退热，不及黄芩。时珍曰：柴胡乃苦以发之，散火之标也；黄芩乃寒能胜热，折火之本也。东垣治肺热，身如火燎，烦燥引饮，而昼盛者，宜一味黄芩汤，以泻肺经气分之火，黄芩一两煎服。《本事方》用治崩中暴下。）

——清·汪昂《本草备要·卷一·草部·黄芩》

黄芩苦燥而坚肠胃，故湿热黄疸、肠澼泻痢为必用之药。其枯芩性升，入手太阴经，清肌表之热；条芩性降，泻肝胆大肠之火，除胃中热。得酒炒上行，主膈上诸热；得芍药、甘草治下痢脓血、腹痛后重、身热；佐黄连治诸疮痛不可忍；同黑参治喉间腥臭；助白术安胎，盖黄芩能清热凉血，白术能补脾统血也，此惟胎热升动不宁者宜之，胎寒下坠及食少便溏者，慎勿混用。丹溪言黄芩治三焦火。仲景治伤寒少阳证用小柴胡汤。汗下不解，胸满心烦用柴胡桂姜汤，温病用黄芩汤，太阳少阳合病用葛根黄芩黄连汤，心下痞满用泻心汤，寒格吐逆用干姜黄芩黄连人参汤等方，皆用黄芩以治表里诸热，使邪从小肠而泄，皆《本经》主诸热之纲旨。其黄疸肠澼泻痢之治，取苦寒以去湿热也。逐水下血闭者，火郁血热之所致，火降则邪行，水下血闭自通矣。昔人以柴胡去热不及黄芩，盖柴胡专主少阳往来寒热，少阳为枢，非柴胡不能宣通中外，黄芩专主阳明蒸热，阳明居中，非黄芩不能开泄蕴隆。一主风木客邪，一主湿土蕴著，讵可混论。芩虽苦寒，毕竟治标之药，惟躯壳热者宜之。若阴虚伏热，虚阳发露，可轻试乎？其条实者兼行冲脉，治血热妄行。古方有一味子芩丸，治妇人血热、经水暴下不止者，最效。若血虚发热，肾虚挟寒，及妊娠胎寒下坠，脉迟小弱，皆不可用，以其苦寒而伐生发之气也。

——清·张璐《本经逢原·卷一·山草部·黄芩》

味苦，平。主诸热，黄疸（大肠经中之郁热），肠澼泄痢（大肠府中之郁热）。逐水（水在肠中者），下血闭（血之在阳明者，使从大便出）。恶疮疽蚀，火疡。（阳明主肌肉，凡肌肉热毒等病，此皆除之。）此以形色为治。黄芩中空而色黄，为大肠之药，故能除肠胃诸热病。黄色属土、属脾，大肠属阳明燥金，而黄芩之黄属大肠，何也？盖胃与大肠为出纳水谷之道，皆统于脾，又金多借土之色以为色。义详决明条下，相参益显也。

——清·徐灵胎《神农本草经百种录·中品·黄芩》

苦，寒。入手太阴、少阳、阳明经气分。泻三焦实火，祛肌表邪热，利气郁，消膈痰，解喉腥，化斑疹，治疮疡，通肠闭，止热痛，凉血安胎。得黄芪、白蔹、赤小豆，治鼠瘘。得厚朴、川连，止腹痛。得白芍，治下痢。得桑白皮，泻肺火。得白术，安胎。得米醋浸，炙七次为末，水服，治吐衄崩中下血。得酒炒为末服，治灸疮出血（一人灸至五壮，血出不止如尿，手冷欲绝，服此即止）。配人参为末，治小儿惊啼。配白芷、细茶，治眉眶痛。酒炒，上行。生用，下行。猪胆汁炒，泻肝胆火。片芩泻肺胃上焦之火，子芩泻大肠下焦之火。痘疹灌浆时，大肠无火，肺气虚弱，血虚胎动，皆禁用。黄芩、山栀、甘菊、知母、麦冬、沙参、桑皮、地骨皮、花粉、紫菀，皆制肺金之火。盖肺本清肃之府，最畏者惟火。故气热而欲泄之，桑皮、地骨皮之类。邪火而欲泄之，山栀、黄芩之类。金枯于火而欲泄之，沙参、麦冬之类。痰火而欲泄之，紫菀、花粉之类。木火侮金而欲泄之，甘菊、黄芩之类。肾火烁金而欲泄之，知母、地骨皮之类。其余各经之火，皆能侵犯肺金，务在各祛其火，不治肺而肺无不治，勿得专用黄芩以治肺火。

——清·严洁，等《得配本草·卷之二·草部·黄芩》

陈修园曰：黄芩与黄连、黄柏皆气寒味苦而色黄，主治大略相似。大抵气寒皆能除热，味苦皆能燥湿，色黄者皆属于土，黄而明亮者则属于金，金借土之色以为色，故五金以黄金为贵也。但黄芩中空似肠胃，肠为手阳明，胃为足阳明。其主诸热者，指肠胃诸热病而言也。黄疸为大肠经中之郁热，肠澼泄痢者，为大肠腑中之郁热。逐水者，逐肠中之水。下血闭者，攻肠中之蓄血。恶疮、疽蚀、火疡者，为肌肉之热毒，阳明主肌肉，泻阳明之火即所以解毒也。《本经》之言主治如此，仲景于少阳经用之：于心下悸易茯苓，于腹痛易芍药，又于《本经》言外别有会悟也。

——清·陈修园《神农本草经读·卷之三·中品·黄芩》

黄芩味苦性凉。中空象肺，最善清肺经气分之热，由脾而下通三焦，达于膀胱以利小便。色黄属土，又善入脾胃清热，由胃而下及于肠，以治肠澼下利脓血。又因其色黄而微青，青者木色，又善入肝胆清热，治少阳寒热往来（大小柴胡汤皆用之）。为其中空兼能调气，无论何脏腑，其气郁而作热者，皆能宣通之；为其中空又善清躯壳之热，凡热之伏藏于经络散漫于腠理者，皆能消除之。治肺病、肝胆病、躯壳病，宜用枯芩（即中空之芩）；治肠胃病宜用条芩（即嫩时中不空者亦名子芩）。究之，皆为黄芩，其功用原无甚差池也。

——民国·张锡纯《医学衷中参西录·二、药物·黄芩解》

❧ 黄　连 ❧

【提要】　黄连，苦，寒。归心、脾、胃、肝、胆、大肠经。清热燥湿，泻火解毒。用于湿热痞满，呕吐吞酸，泻痢，黄疸，高热神昏，心火亢盛，心烦不寐，心悸不宁，血热吐衄，目赤，牙痛，消渴，痈肿疔疮；外治湿疹，湿疮，耳道流脓。酒黄连善清上焦火热，用于目赤，口疮。姜黄连清胃和胃止呕，用于寒热互结，湿热中阻，痞满呕吐。萸黄连舒肝和胃止呕，用于肝胃不和，呕吐吞酸。

黄连始载于《神农本草经》。本品大苦大寒，尤长于清中焦湿热。配黄芩、大黄等，能治湿热内蕴之症。善去脾胃大肠湿热，为治泻痢要药，单用有效，对湿热留恋肠胃，常配合半夏、竹茹以止呕，配木香、黄芩、葛根等以治泻痢。善清泻心经实火，对热病高热、心火亢盛，有良好疗效，常配合栀子、连翘等同用；对于血热妄行，可配伍黄芩、大黄等同用；对热毒疮疡，可配伍赤芍、丹皮等药同用。用于胃火炽盛的中消证，可配合天花粉、知母、生地等同用。本品大苦大寒，过服久服易伤脾胃，脾胃虚寒者忌用；苦燥易伤阴津，阴虚津伤者慎用。

【药论】　味苦，寒。主热气，目痛，眦伤，泣出，明目，肠澼，腹痛，下痢，妇人阴中肿痛。久服，令人不忘。一名王连。生巫阳山谷。

——《神农本草经·卷第一·上品药·黄连》

微寒，无毒。主治五脏冷热，久下泄澼、脓血，止消渴，大惊，除水，利骨，调胃，厚肠，益胆，治口疮。生巫阳川谷及蜀郡、太山。二月、八月采。

——南朝梁·陶弘景《名医别录·中品·卷第二·黄连》

今人多用治痢，盖执以苦燥之义。下俚但见肠虚渗泄，微似有血便，即用之，更不知止。又不顾寒热多少，但以尽剂为度，由是多致危困。若气实初病，热多血痢，服之便止，仍不必尽剂也。或虚而冷，则不须服。余如经。

——宋·寇宗奭《本草衍义·第之八·黄连》

气寒。味苦。味厚气薄，阴中阳也，升也。无毒。入手少阴经。《象》云：泻心火，除脾胃中湿热，治烦恶心郁，热在中焦，兀兀欲吐，心下痞满必用药也。仲景治九种心下痞，五等泻心汤皆用之。去须用。《心》云：泻心经之火，眼暴赤肿，及诸疮，须用之。苦寒者主阳有余，苦以除之，安蛔，通寒格，疗下焦虚，坚肾。《珍》云：酒炒上行，酒浸行上头。《本草》云：主热气目痛，眦伤泣出，明目，肠澼，腹痛下痢，妇人阴中肿痛，五脏冷热，久下泄澼脓血，止消渴大惊，除水利骨，调胃厚肠，益胆，疗口疮，久服令人不忘。《液》云：入手少阴，苦燥，故入心，火就燥也。然泻心其实泻脾也，为子能令母实，实则泻其子。治血防风为上使，黄连为中使，地榆为下使。海藏祖方，令终身不发斑疮：煎黄连一口，儿生未出声时，灌之大应。已出声灌之斑虽发亦轻。古方以黄连为治痢之最。《衍义》云：治痢有微血，不可执，以黄连为苦燥剂，虚者多致危困，实者宜用之。《本草》又云：龙骨、理石、黄芩为之使，恶菊花、芫花、玄参、白鲜皮，畏款冬花。胜乌头，解巴豆毒。

——元·王好古《汤液本草·卷之四·草部·黄连》

［谟按］　苦先入心，火必就燥。黄连苦燥，乃入心经。虽云泻心实，泻脾脏为子能令母实，实则泻其子也。但久服之，反从火化，愈觉发热，不知有寒。故其功效惟初病气实热盛者，服之最良；而久病气虚发热，服之又反助其火也。

——明·陈嘉谟《本草蒙筌·卷之二·草部中·黄连》

［发明］　时珍曰：黄连治目及痢为要药。古方治痢：香连丸，用黄连、木香；姜连散，用干姜、黄连；变通丸，用黄连、茱萸；姜黄散，用黄连、生姜。治消渴，用酒蒸黄连；治伏暑，用酒煮黄连；治下血，用黄连、大蒜；治肝火，用黄连、茱萸；治口疮，用黄连、细辛。皆是一冷一热，一阴一阳，寒因热用，热因寒用，君臣相佐，阴阳相济，最得制方之妙，所以有成功而无偏胜之害也。

——明·李时珍《本草纲目·草部第十三卷·黄连》

［疏］　黄连禀天地清寒之气以生，故气味苦寒而无毒。味厚于气，味苦而厚，阴也。宜其下泄，欲使上行须加引导。入手少阴、阳明，足少阳、厥阴，足阳明、太阴。为病酒之仙药，

滞下之神草。六经所至，各有殊功。其主热气，目痛眦伤泪出，明目，大惊益胆者，凉心清肝胆也。肠澼腹痛下痢，《别录》：兼主泄澼。泄者，泻利也；澼者，大肠下血也。俗名为脏毒。除水利骨，厚肠胃，疗口疮者，涤除肠、胃、脾三家之湿热也。久服令人不忘者，心家无火则清，清则明，故不忘。禅家习定多饮苦茗，亦此义尔。

——明·缪希雍《神农本草经疏·卷七·草部上品之下·黄连》

味大苦，气大寒。味厚气薄，沉也，降也，降中微升，阴中微阳。专治诸火，火在上，炒以酒；火在下，炒以童便；火而呕者炒以姜汁；火而伏者炒以盐汤。同吴茱萸炒，可以止火痛；同陈壁土炒，可止热泻。同枳实用，可消火胀；同天花粉用，能解烦渴。同木香丸，和火滞下痢腹痛；同吴茱萸丸，治胃热吐吞酸水。总之，其性大寒，故惟平肝凉血，肃胃清肠凉胆，止惊痫，泻心除痞满。上可治吐血衄血，下可治肠澼便红。疗妇人阴户肿痛，除小儿食积热疳，杀蛔虫。消恶疮痈肿，除湿热郁热。善治火眼，亦消痔漏。解乌附之热，杀巴豆之毒。然其善泻心脾实火，虚热妄用，必致格阳。

——明·张介宾《景岳全书·卷之四十八·本草正（上）·山草部·黄连》

黄连性寒味苦，气薄味厚，降多升少，入手少阴、厥阴。苦入心，寒胜热，黄连、大黄之苦寒以导心下之实热，去心窍恶血。仲景九种心下痞、五等泻心汤皆用之。泻心者，其实泻脾，实则泻其子也。下痢胃口虚热口噤者，黄连、人参煎汤，时时呷之，如吐再饮，但得一呷下咽便好。诸苦寒药多泻，惟黄连、芩、柏性寒而燥，能降火去湿止泻痢，故血痢以之为君。今人但见肠虚渗泄，微似有血，不顾寒热多少，便用黄连，由是多致危殆。至于虚冷白痢，及先泻后痢之虚寒证，误用致死者多矣。诸痛疡疮，皆属心火；眼暴赤肿，痛不可忍，亦属心火，兼挟肝邪俱宜黄连、当归，治痢及目为要药，故《本经》首言治热气目痛，及肠澼腹痛之患，取苦燥之性，以清头目、坚肠胃、祛湿热也。妇人阴中肿痛，亦是湿热为患，尤宜以苦燥之。古方治痢香连丸，用黄连、木香，姜连散用干姜、黄连，左金丸用黄连、吴茱萸。治消渴用酒蒸黄连。治口疮用细辛、黄连。治下血用黄连、葫蒜，皆是寒因热用，热因寒用，而无偏胜之害。然苦寒之剂，中病即止，岂可使肃杀之令常行，而伐生发冲和之气乎？《医经》有久服黄连、苦参反热之说，此性虽寒，其味至苦，入胃则先归于心，久而不已，心火偏胜则热，乃其理也。近代庸流喜用黄连为清剂，殊不知黄连泻实火，若虚火而妄投，反伤中气，阴火愈逆上无制矣。故阴虚烦热、脾虚泄泻，五更肾泄，妇人产后血虚烦热、小儿痘疹气虚作泻，及行浆后泄泻，并皆禁用。

——清·张璐《本经逢原·卷一·山草部·黄连》

味苦，寒。主热气（除热在气分者），目痛、眦伤、泪出，明目（除湿热在上之病），肠澼，腹痛下痢（除湿热在中之病），妇人阴中肿痛（除湿热在下之病）。久服，令人不忘（苦入心，能补心也）。苦味属火，其性皆热，此固常理。黄连至苦，而反至寒，则得火之味与水之性者也，故能除水火相乱之病。水火相乱者，湿热是也。凡药能去湿者必增热，能除热者必不能去湿。惟黄连能以苦燥湿，以寒除热，一举两得，莫神于此。心属火，寒胜火，则黄连宜为泻心之药，而反能补心何也？盖苦为火之正味，乃以味补之也。若心家有邪火，则此亦能泻之，而真火反得宁，是泻之即所以补之也。苦之极者，其性反寒，即《内经》"亢害承制"之义。所谓火盛之极反兼水化也。

——清·徐灵胎《神农本草经百种录·上品·黄连》

大苦大寒，入心泻火而燥脾湿。泻火生用，燥湿炒用。猪胆汁炒，治肝胆火；酒炒，治上焦火；姜汁炒，治中焦火；盐水炒，治下焦火；吴萸汤炒，治湿热在肝胆气分；醋炒，治湿热在心脾。血分无实热者均忌。连非川产，反能泻人。

——原题清·徐灵胎《药性切用·卷之一上·草部·川黄连》

各经泻火药得川连，其力愈猛。泻心火，生用。火在上，酒炒；火在下，童便炒；火在中，姜汁炒；伏火，盐水炒；火在气分而痛，吴茱萸拌炒。食积成火，黄土炒；止泻，壁土炒；肝胆火，醋炒或胆汁炒；热结于下，朴硝拌炒。血中伏火，干漆拌炒。虚热妄用，必致格阳（真阴益乏），久服反化为热（连性燥而不润）。不可食猪肉，恐令人作泻。邪火横逆，非至苦至寒之品不能退其热势。然发热初起，邪火正欲攻击而出，投川连遏抑其火，则邪将盘结而不散，致内伤气血，热邪愈炎，所谓寒之益热也。又热久阴气大伤，胃液干枯，宜急救阴，以制阳火，凉润之剂在所必需。若用苦燥者治其热，则愈燥而愈热。盖苦以降气，气降则阴不生，燥以耗血，血亡则津益竭，由是畏火起与邪火交相攻击，其毙也可立而待。

——清·严洁，等《得配本草·卷之二·草部·黄连》

陈修园曰：黄连气寒，禀天冬寒水之气，入足少阴肾；味苦无毒，得地南方之火味，入手少阴心。气水而味火，一物同具，故能除水火相乱，而为湿热之病。其云主热气者，除一切气分之热也。目痛、眦伤、泪出、不明，皆湿热在上之病；肠澼腹痛下痢，皆湿热在中之病；妇人阴中肿痛，为湿热在下之病。黄连除湿热，所以主之。久服令人不忘者，苦入心即能补心也。然苦为火之本味，以其味之苦而补之；而寒能胜火，即以其气之寒而泻之。千古惟仲景得《本经》之秘。《金匮》治心气不足而吐血者，取之以补心；《伤寒》寒热互结心下而痞满者，取之以泻心；厥阴之热气撞心者，合以乌梅；下利后重者，合以白头翁等法。真信而好古之圣人也。

——清·陈修园《神农本草经读·卷之一·上品·黄连》

黄连味大苦，性寒而燥。为苦为火之味，燥为火之性，故善入心以清热。心中之热清，则上焦之热皆清，故善治脑膜生炎、脑部充血、时作眩晕、目疾肿疼、胬肉遮睛（目生云翳者忌用），及半身以上赤游丹毒。其色纯黄，能入脾胃以除实热，使之进食（西人以黄连为健胃药，盖胃有热则恶心懒食，西人身体强壮且多肉食，胃有积热故宜黄连清之），更由胃及肠，治肠澼下利脓血。为其性凉而燥，故治湿热郁于心下作痞满（仲景小陷胸肠，诸泻心汤皆用之），女子阴中因湿热生炎溃烂。

——民国·张锡纯《医学衷中参西录·二、药物·黄连解》

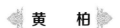 黄　柏

【提要】　黄柏，苦，寒。归肾、膀胱经。清热燥湿，泻火除蒸，解毒疗疮。用于湿热泻

痢，黄疸尿赤，带下阴痒，热淋涩痛，脚气痿躄，骨蒸劳热，盗汗，遗精，疮疡肿毒，湿疹湿疮。盐黄柏滋阴降火。用于阴虚火旺，盗汗骨蒸。

黄柏始载于《神农本草经》。黄柏清热燥湿之力，与黄芩、黄连相似，但以除下焦之湿热为佳。治泻痢合黄芩、黄连；疗黄疸合栀子、茵陈；如配苍术、牛膝，可用于足膝肿痛、下肢萎软无力；配合知母、生地、竹叶、木通，可用于小便淋涩热痛；配合白芷、龙胆草，可用于带下阴肿。用治湿热疮疡、湿疹之症，既可内服，又可外用；内服配黄芩、栀子等药同用，外用可配大黄、滑石等研末撒敷。清虚热以疗潮热骨蒸，泻肾火以疗梦遗滑精，常合知母、地黄等同用。本品苦寒伤胃，脾胃虚寒者不宜使用。

【药论】 味苦，寒。主治五脏肠胃中结气热，黄疸，肠痔，止泄痢，女子漏下赤白，阴阳蚀疮，一名檀桓。生喊着山谷。

————《神农本草经·卷第一·上品药·黄蘖》

无毒。主治惊气在皮间，肌肤热赤起，目热赤痛，口疮。久服通神。根，名檀桓，主心腹百病，安魂魄，不饥渴。久服轻身。延年通神。生汉中及永昌。

————南朝梁·陶弘景《名医别录·中品·卷第二·蘖木》

柏木，今用皮。以蜜匀炙，与青黛各一分，同为末，入生龙脑一字，研匀。治心脾热，舌颊生疮。当掺疮上，有涎即吐。又张仲景柏皮汤，无不验。《伤寒论》中已著。

————宋·寇宗奭《本草衍义·第十三卷·柏木》

气寒，味苦。苦厚微辛，阴中之阳，降也。无毒。足太阳经引经药。足少阴经之剂。

————元·王好古《汤液本草·卷之五·木部·黄柏》

[谟按] 《内经》云：肾苦燥，故肾停湿也。活人解毒汤，用黄柏、黄连、黄芩、栀子，盖栀子、黄芩入肺，黄连入心，黄柏入肾，燥湿所归，各随其类而然也。上下内外，并可治之。积热门中，诚为要药。至今医家，气虚用四君子，血虚用四物，有痰用二陈，有热用解毒，故常宗述而不易焉。

————明·陈嘉谟《本草蒙筌·卷之四·木部·黄柏皮》

[发明] 时珍曰：古书言知母佐黄柏，滋阴降火，有金水相生之义。黄柏无知母，犹水母之无虾也。盖黄柏能制膀胱、命门阴中之火，知母能清肺金，滋肾水之化源。故洁古、东垣、丹溪皆以为滋阴降火要药，上古所未言也。盖气为阳，血为阴。邪火煎熬，则阴血渐涸，故阴虚火动之病须之。然必少壮气盛能食者，用之相宜。若中气不足而邪火炽甚者，久服则有寒中之变。近时虚损，及纵欲求嗣之人，用补阴药，往往以此二味为君，日日服饵。降令太过，脾胃受伤，真阳暗损，精气不暖，致生他病。盖不知此物苦寒而滑渗，且苦味久服，有反从火化之害。故叶氏《医学统旨》有"四物加知母、黄柏，久服伤胃，不能生阴"之戒。

————明·李时珍《本草纲目·木部第三十五卷·蘖木》

[疏] 黄柏禀至阴之气而得清寒之性者也，其味苦，其气寒，其性无毒，故应主五脏肠胃中结热。盖阴不足则热始结于肠胃。黄疸虽由湿热，然必发于真阴不足之人。肠澼痔漏，亦皆湿

热伤血所致。泄痢者，滞下也，亦湿热干犯肠胃之病。女子漏下赤白，阴伤蚀疮，皆湿热乘阴虚流客下部而成。肤热赤起，目热赤痛，口疮，皆阴虚血热所生病也。以至阴之气，补至阴之不足。虚则补之，以类相从，故阴回热解湿燥而诸证自除矣。乃足少阴肾经之要药，专治阴虚生内热诸证，功烈甚伟，非常药可比也。洁古用以泻膀胱相火，补肾水不足，坚肾壮骨髓，疗下焦虚，诸痿瘫痪，利下窍除热。东垣用以泻伏火，救肾水，治冲脉气逆，不渴而小便不通，诸疮痛不可忍。丹溪谓：得知母滋阴降火，得苍术除湿清热，为治痿要药。得细辛泻膀胱火，治口舌生疮。

——明·缪希雍《神农本草经疏·卷十二·木部上品·檗木》

黄柏苦燥，为治三阴湿热之专药。详《本经》主治，皆湿热伤阴之候，即漏下赤白，亦必因热邪伤阴，火气有余之患，非崩中久漏之比。其根治心腹百病，魂魄不安，皆火气内亢之候。仲景栀子柏皮汤治身黄发热，得其旨矣。（按：黄柏味厚而降，入肾经血分。凡肾水膀胱不足，诸痿厥无力，于黄芪汤中加用，使两足膝中气力涌出，痿弱即愈。）黄柏、苍术乃治痿要药。凡下焦湿热肿痛，并膀胱火邪，小便不利及黄涩者并宜，黄柏、知母为君，茯苓、泽泻为佐。凡小便不通而渴者，邪热在气分，主治在肺不能生水；不渴者，邪热在血分，主治在膀胱不能化气，亦宜黄柏、知母。昔人病小便不通，腹坚如石，脚腿裂水，双睛凸出，遍服治满利小便药不效，此高粱积热损伤肾水，致膀胱不化火气，上逆而为呕哕，遂以滋肾丸主之，方用黄柏、知母，入桂为引导，服少时，前阴如火烧，溺即涌出，顾盼肿消。《金匮》治误食自死，六畜肉中毒，用黄柏屑捣服方寸匕解之，不特治高粱积热。盖苦以解毒，寒以泄热也。大抵苦寒之性利于实热，不利于虚热。凡脾虚少食，或呕或泻或好热恶寒，或肾虚五更泄泻，小便不禁，少腹冷痛，阳虚发热，瘀血停止，产后血虚发热，痈疽肿后发热，阴虚小便不利，痘后脾虚小便不利，血虚烦躁不眠等证，法皆忌之。一种小而实如酸石榴者，名曰小柏，性亦不甚相远，《千金翼》阿伽佗丸用之。

——清·张璐《本经逢原·卷三·乔木部·黄柏》

味苦，寒。主五脏、肠胃中结热，黄疸，肠痔，止泄痢，女子漏下赤白，阴阳蚀疮。（皆阳明表里上下所生湿热之疾。）黄柏极黄，得金之色，故能清热。其味极苦，若属火，则又能燥湿。凡燥者未有不热，而寒者未有不湿，惟黄柏于清热之中，而兼燥湿之效。盖黄色属金，阳明为燥金，故其治皆除阳明湿热之疾，气类相感也。

——清·徐灵胎《神农本草经百种录·上品·柏木》

泻相火，燥湿清热。苦、寒，微辛。沉阴下降，泻膀胱相火（足太阳引经药），除湿清热。疗下焦虚（非真能补也，肾苦燥，急食辛以润之，肾欲坚，急食苦以坚之，相火退而肾固，则无狂荡之患。按：肾本属水，虚则热矣；心本属火，虚则寒矣），骨蒸劳热，诸痿瘫痪（热甚则伤血，血不荣筋，则瘛短而为拘。湿胜则伤筋，筋不束骨则弛长而为痿。合苍术名二妙散，清热利湿，为治痿要药。或兼气虚、血虚、脾虚、肾虚、湿痰、死血之不一，宜随证施治），目赤耳鸣（肾火），消渴黄疸，水肿便闭（王善夫病便闭，腹坚如石，腿裂出水，治满，利小便，药遍服不效。东垣曰：此奉养太过，膏粱积热损伤肾水，致膀胱干涸，小便不化，火又逆上而为呕哕。《难经》所谓关则不得小便，格则吐逆。《内经》所谓无阴则阳无以化也。遂处以北方大苦寒之剂：黄柏、知母各一两，酒洗焙研，桂一钱为引，名滋肾丸。服二百丸，未几，前阴如刀刺火烧，溺出如泉，肿胀遂消），水泻热痢，痔血肠风，漏下赤白（皆湿热为病），诸疮痛痒，冻疮（乳调敷），头疮（末敷），口疮（蜜炒研含。凡口疮用凉药不效者，乃中气不足，虚火上炎，宜用反治之法，参、术、甘草补土之虚，干姜散火之标，甚者加附子，或噙官桂，引火归元），杀虫安蛕。必尺脉洪大，按之有力方可用。若虚火误服，有寒中之变。川产肉厚色深者良。生用降实火，蜜炙则庶不甚伤胃，炒黑能止崩带，酒制治上，蜜制治中，盐制治下。恶干漆。得知母良。

——清·吴仪洛《本草从新·卷八·木部·黄柏》

伏硫黄，恶干漆。苦，寒。入足少阴经血分。泻下焦隐伏之火，除脏腑至阴之湿；溲便癃秘，水泻血痢，由湿热致者，宜此治之。得肉桂，治咽痛（桂乃命门之匙，赖以开之）。配知母，降肺火。佐苍术，治湿痿（柏可直入）。使细辛，泻脬火（辛用二、三分）。治上，酒制。治中，蜜炙。治下，盐水制。止崩带，炒炭。涂疮，乳调。脾胃虚泻，尺脉细弱，二者禁用。川柏补水，以其能清自下泛上之阴火，火清则水得坚凝，不补而补也。盖阴中邪火，本非命门之真火，不妨用苦寒者除之。若肾中之真水不足，水中之真火虚浮于上，宜用二地以滋之，水足火自归藏也。如误投知、柏，水愈燥而火愈炎，反成孤阳飞越，莫可救矣。又曰：命门之火，安其位为生生之少火，出其位即为烁阴食气之壮火，是畏火也。非急除之不可，川柏、丹皮，在所必需。然少火出位，失水之源，用川柏之苦燥，不若丹皮之辛润，为无伤于真阴也。

——清·严洁，等《得配本草·卷之七·木部·川黄柏》

奈今天下人，不问虚实，竟有为去热治劳之妙药，而不知阴寒之性，能损人气，减人食，命门真元之火，一见而消亡；脾胃运行之职，一见而沮丧。元气既虚，又用苦寒，遏绝生机，莫此为甚。川产肉厚色深者良，生用降实火，蜜炙则不伤胃，炒黑能止崩带，酒制治上，蜜制治中，盐制治下。

——清·黄宫绣《本草求真·卷六·泻剂·泻火·黄柏》

陈修园曰：黄柏气寒，禀天冬寒之水气；味苦无毒，得地南方之火味；皮厚色黄，得太阴中土之化。五脏为阴，凡经言五脏者，皆主阴之药也。治肠胃中热结者，寒能清热也。治黄疸、肠痔者，苦能胜湿也。止泄利者，湿热泄痢，唯苦寒能除之，而且能坚之也。女子胎漏下血，因血热妄行；赤白带下及阴户伤蚀成疮，皆因湿热下注；黄柏寒能清热，苦可燥湿，所以主之。然皆正气未伤，热毒内盛，有余之病，可以暂用，否则不可姑试也。

——清·陈修园《神农本草经读·卷之三·中品·黄柏》

2.3　清热解毒药

本类药物性质寒凉，主要适用于痈肿疮毒、丹毒、瘟毒发斑、痄腮、咽喉肿痛、热毒下痢、虫蛇咬伤、癌肿、水火烫伤以及其他急性热病等。本类药物易伤脾胃，中病即止，不可过服。

金 银 花

【提要】　金银花，甘，寒。归肺、心、胃经。清热解毒，疏散风热。用于痈肿疔疮，喉痹，丹毒，热毒血痢，风热感冒，温病发热。

　　金银花始载于《神农本草经》。本品甘寒，既清气分热，又能清血分热，且在清热之中又有轻微宣散之功，所以能治外感风热或温病初起的表症未解、里热又盛的病证。应用时常配合连翘、牛蒡子、薄荷等同用。金银花清热解毒作用颇强，尤为治阳性疮疡的要药。热毒结聚肠道，入于血分，则下痢便血。银花能凉血而解热毒，故可疗血痢便血，在临床上常以银花炒炭，合黄芩、黄连、白芍、马齿苋等同用。脾胃虚寒及气虚疮疡脓清者忌用。

　　【药论】　味甘，温，无毒。主治寒热、身肿，久服轻身，长年，益寿。十二月采，阴干。

　　　　　　　　　　　　　　——南朝梁·陶弘景《名医别录·上品·卷第一·忍冬》

　　今按：《陈藏器本草》云：忍冬，主热毒血痢，水痢，浓煎服之。小寒，本条云温，非也。臣禹锡等谨按《药性论》云：忍冬亦可单用。味辛。主治腹胀满，能止气下澼。《肘后方》：飞尸者，游走皮肤，穿脏腑，每发刺痛，变作无常。遁尸者，附骨入肉，攻凿血脉，每发不可得近，见尸丧闻哀哭便作。风尸者，淫跃四肢，不知痛之所在，每发昏恍，得风雪便作。沉尸者，缠骨结脏，冲心胁，每发绞切，遇寒冷便作；尸注者，举身沉重，精神错杂，常觉昏废，每节气至，则辄致大恶。此一条别有治后熨也。忍冬茎叶，锉数斛，煮令浓，取汁煎之服如鸡子一枚，日二三服。

　　　　　　　　　　　　　　——宋·唐慎微《证类本草·第七卷·忍冬》

　　［发明］　时珍曰：忍冬，茎叶及花，功用皆同。昔人称其治风除胀，解痢逐尸为要药，而后世不复知用；后世称其消肿散毒治疮为要药，而昔人并未言及。乃知古今之理，万变不同，未可一辙论也。按陈自明《外科精要》云：忍冬酒，治痈疽发背，初发便当服此，其效甚奇，胜于红内消。洪内翰迈、沈内翰括诸方，所载甚详。如疡医丹阳僧、江西僧鉴清、金陵王琪、王尉子骏、海州刘秀才纯臣等，所载疗痈疽发背经效奇方，皆是此物。故张相公云，谁知至贱之中，乃有殊常之效，正此类也。

　　　　　　　　　　　　　　——明·李时珍《本草纲目·草部第十八卷·忍冬》

　　［疏］　忍冬，即金银花。藤一名鹭鸶藤。感土之冲气，禀天之春气，故味甘，微寒而无毒。主寒热身肿，久服轻身长年益寿者，甘能益血，甘能和中，微寒即生气也。气味如斯，所主宜矣。

　　　　　　　　　　　　　　——明·缪希雍《神农本草经疏·卷七·草部上品之下·忍冬》

　　一名忍冬。味甘，气平，其性微寒。善于化毒，故治痈疽肿毒疮癣，杨梅风湿诸毒，诚为要药。毒未成者能散，毒已成者能溃。但其性缓，用须倍加。或用酒煮服，或捣汁搀酒顿饮，或研烂拌酒厚敷。若治瘰疬、上部气分诸毒，用一两许，时常煎服，极效。

　　　　　　　　　　　　——明·张介宾《景岳全书·卷之四十八·本草正（上）·蔓草部·忍冬》

　　（泻热、解毒。）甘寒入肺。散热解毒（清热即是解毒），补虚（凡味甘者皆补），疗风，养血止渴（丹溪曰：痈疽安后发渴，黄芪六一汤，吞忍冬丸切当。忍冬养血，黄芪补气，渴何由作？），治痈疽疥癣，杨梅恶疮，肠澼血痢，五种尸疰。经冬不凋，一名忍冬（又名左缠藤）。花叶同功，花香尤佳，酿酒代茶、熬膏并妙。（忍冬酒，治痈疽发背一切恶毒，初起便服奇效。干者亦可，惟不及生者力速。忍冬五两，甘草二两，水二碗，煎至一碗，再入酒一碗略煎，分三服，一日一夜吃尽。重者日二剂，服至大小肠通利，则药力到。忍冬丸：照前分两，酒煮晒干，同甘草为末，以所煮余酒打糊为丸。陈藏器曰：热毒血痢，浓煎服之。为末，糖调，常服能稀痘。）

——清·汪昂《本草备要·卷一·草部·金银花》

忍冬，即金银花，甘温，无毒。发明：金银花芳香而甘，入脾通肺，主下痢脓血，为内外痈肿之要药；解毒祛脓，泻中有补，痈疽溃后之圣药。今世但知其消肿之功，昧其能利风虚也。但气虚脓清、食少便泻者勿用。痘疮倒陷不起，用此根长流水煎浴，以痘光壮为效，此即水杨汤变法。

——清·张璐《本经逢原·卷二·蔓草部·忍冬》

除热解毒。甘，平，除热解毒，补虚（凡物甘者皆补），疗风养血止渴（丹溪曰：痈疽愈后发渴、黄芪六一汤吞忍冬丸、切当、忍冬养血、黄芪补气、渴何由作）。除痢宽膨（士材曰：今人但入疮科、忘其治痢与胀、何金银花之蹇于遇乎）。治痈疽疥癣杨梅恶疮。肠澼血痢。五种尸疰。禀春气以生。性极中和。故无禁忌。其藤叶名忍冬（经冬不凋）。干者不及生者力速。酿酒代茶熬膏并妙（忍冬酒、治痈疽发背、一切恶毒、初起便服、奇效、忍冬五两、甘草一两、水二碗、再入酒一碗、略煎、分三服、一日一夜吃尽、重者日二剂、服至大小肠通利、则药力到、忍冬丸、照前分两、酒煮晒干、同甘草为末、以所煮余酒、打糊为丸、藏器云：热毒血痢、浓煎服之、为末、糖调常服、能稀痘），须多用乃效（近今有以漆花伪银花、为祸最烈、漆花短小梗多、色黑不香为异、亦易辨尔）。甘，平。除热解毒，补虚（凡物甘者皆补），疗风养血止渴（丹溪曰：痈疽安后发渴，黄芪六一汤吞忍冬丸，切当。忍冬养血，黄芪补气，渴何由作。士材曰：今人但入疮科，忘其治痢与胀，何金银花之蹇于遇乎）。杨梅恶疮，肠澼血痢，五种尸疰。禀春气以生，性极中和，熬膏并妙（忍冬酒，治痈疽发背，一切恶毒，初起便服奇效。忍冬五两，甘草一两，水二碗，再入酒一碗，略煎，分三服，一日一夜吃尽。重者日二剂，服至大小肠通利则药力到。忍冬丸，照前分两，酒煮晒干，同甘草为末，以所煮余酒打糊为丸。藏器云：热毒血痢浓煎服之。为末，糖调常服能稀痘。近今有以漆花伪银花，为祸最烈。漆花短小梗多。色黑不香，为异，亦易辨尔）。

——清·吴仪洛《本草从新·卷五·草部·金银花》

忍冬藤花，一名金银藤。伏硫。制汞。甘，平、微寒。入足阳明、太阴经。去风火，除气胀，解热痢，消肿毒。得黄芪、当归、甘草，托痈疽。得粉草，解热毒下痢。研末调糖常服，能稀痘。研烂拌酒，敷疮毒。煎取浓汁和温酒服，治五种尸疰（飞尸，游走皮肤，洞穿脏腑。遁尸，附骨入肉，攻凿血脉。风尸，淫跃四末，不知痛之所在。沉尸，缠结脏腑，冲引心胁。尸注，举身沉重，精神错杂）。藤、叶，皆可用，花尤佳。酒煮服，捣汁和酒饮亦可。人将痈毒，半载前常口燥思饮水，食过即饥，宜先服净银花膏解之。

——清·严洁，等《得配本草·卷之四·草部·忍冬藤花》

（清肺热。）解痈毒。金银花（专入肺），经冬不凋，故又名忍冬。味甘性寒，无毒。诸书皆言补虚养血，又言入肺散热，能治恶疮肠澼，痈疽痔漏，为外科治毒通行要剂。按：此似属两岐，殊不知书言能补虚者，因其芳香味甘，性虽入内逐热，而气不甚迅利伤损之意也。书言能养血者，因其毒结血凝，服此毒气顿解，而血自尔克养之谓也。究之止属清热解毒之品耳（确断），是以一切痈疽等病，无不藉此内入，取其气寒解热，力主通利。至云能治五种尸疰，事亦不虚（飞尸、遁尸、风尸、沉尸、尸疰，五疰病因不一，但此专主风湿内结为热而言。又按：《精要》云：忍冬酒云治一切痈疽，陋贫药材难得，须用忍冬藤生取一把，以叶入砂盆研烂，入生饼子酒少许，稀稠得所，涂于四围，中留一口泄气，其藤止用五两，木槌捶损，不可犯铁，大甘草节生用一两，同入砂瓶内，以水二盆，文武火慢煎至一盆，入无灰好酒一大盆，再煎十数沸，去渣，分为三服，一日一夜吃尽。病势重者，一日二剂，服至大小肠通利，则药力到）。如谓久服轻身，延年益寿，不无过诳。凡古人表著药功，类多如是，但在用药者审认明确，不尽为药治效所惑也。花与叶同功，其花尤妙（江浙地方，以此代茶）。

——清·黄宫绣《本草求真·卷八·杂剂·解毒·金银花》

陈修园曰：气温得春气而入肝，味甘得土味而入胃。何以知入胃不入脾？以此物质轻味薄，偏走阳分，胃为阳土也。其主寒热者，忍冬延蔓善走，花开黄白二色，黄入营分，白入卫分，营卫调而寒热之病愈矣。其主身肿者，以风木之气伤于中土，内则病胀，外则病肿，昔人统名为蛊，取卦象山风之义。忍冬甘入胃，胃为艮土（艮为山）；温入肝，肝为风木（巽为风）。内能使土木合德，外能使营卫和谐，所以善治之也。久服长年益寿者，夸其安内调外之功也。至于疮毒肿毒等症，时医重其功，而《别录》反未言及者，以外科诸效，特疏风祛湿，调和营卫之余事耳。

——清·陈修园《神农本草经读·本草附录·忍冬》

连　翘

【提要】　连翘，苦，微寒。归肺、心、小肠经。清热解毒，消肿散结，疏散风热。用于痈疽，瘰疬，乳痈，丹毒，风热感冒，温病初起，温热入营，高热烦渴，神昏发斑，热淋涩痛。

连翘始载于《神农本草经》。历代本草均载"诸痛痒疮，皆属于心"，连翘苦寒，主入心经，既能清心火，解疮毒，又散气血凝聚，兼有消痈散结之功，故有"疮家圣药"之称。本品苦能清泄，寒能清热，入心、肺二经；长于清心火，散上焦风热，常与金银花、薄荷、牛蒡子等同用，治疗风热外感或温病初起，头痛发热、口渴咽痛；本品苦寒通降，兼有清心利尿之功，多与车前子、白茅根、竹叶、木通等药配伍，治疗湿热壅滞所致之小便不利或淋沥涩痛。脾胃虚弱，气虚发热，痈疽已溃、脓稀色淡者忌服。

【药论】　味苦，平。主寒热、鼠瘘、瘰疬、痈肿，恶创，瘿瘤，结热蛊毒。一名异翘，一名兰华，一名折根，一名轵，一名三廉。

——《神农本草经·卷第四·下品药·连翘》

亦不至翘出众草，下湿地亦无，太山山谷间甚多。今只用其子。拆之，其间片片相比如翘，应以此得名尔。治心经客热最胜，尤宜小儿。

——宋·寇宗奭《本草衍义·卷之二十二·连翘》

气平，味苦。苦，微寒，气味俱轻，阴中阳也，无毒。手足少阳经、阳明经药。《象》云：治寒热瘰疬，诸恶疮肿，除心中客热，去胃虫，通五淋。《心》云：泻心经客热，诸家须用，疮家圣药也。《珍》云：诸经客热，非此不能除。《本草》云：主寒热鼠瘘，瘰疬，痈肿瘿瘤，结热蛊毒，去寸白虫。《液》云：手、足少阳。治疮疡、瘤、气瘿起结核有神。与柴胡同功，但分气血之异耳。与鼠黏子同用，治疮疡别有神功。

——元·王好古《汤液本草·卷之四·草部·连翘》

味苦，气平、微寒。气味俱薄，轻清而浮，升也，阳也。无毒。茎短微赤，叶狭常青。花细瓣深黄，实作房黄黑。因中片片相比，状如翘应故名。凡用采收，须择地土。生川蜀者，实类椿实，壳小坚（似椿实未开者），外完而无跗萼，剖则中解，气甚芬香，才干便脱茎间，不击自然落下；生江南者，实若菡萏，壳柔软，外有跗萼抱之，解脉绝无，香气自少，干久尚着茎上，任击亦不脱离。以此为殊，惟蜀最胜。去梗旋研，入剂方灵。余剩密藏，气味免失。经入少阴心脏，手足少阳阳明。泻心经客热殊功，降脾胃湿热神效。驱恶痈毒蛊毒，去寸白虫蛕虫。疮科尝号圣丹、血证每为中使。通月水下五淋，义盖取其结者散之。故此能散诸经血凝气聚，必用而不可缺也。实人宜用，虚者勿投。连轺系根之名。仲景方云去热。《本经》未载，此亦附之。

——明·陈嘉谟《本草蒙筌·卷之三·草部下·连翘》

［发明］　时珍曰：连翘状似人心，两片合成，其中有仁甚香，乃少阴心经、厥阴包络气分主药也。诸痛痒疮疡皆属心火，故为十二经疮家圣药，而兼治手足少阳、手阳明三经气分之热也。

——明·李时珍《本草纲目·草部第十六卷·连翘》

味苦微辛，气微寒，气味俱薄，轻清而浮，升也，阳中有阴。入手少阴、手足少阳、阳明。泻心经客热，降脾胃湿热，去寸白、蛔虫，通月水五淋。以其味苦而轻，故善达肌表，散鼠瘘、瘰疬、瘿瘤、结热、蛊毒、痈毒、斑疹，治疮疖，止痛消肿排脓，疮家号为圣丹；以其辛而能散，故又走经络，通血凝，气滞结聚，所不可无。

——明·张介宾《景岳全书·卷之四十八·本草正（上）·隰草部·连翘》

（轻宣，散结，泻火。）微寒升浮，形似心（实以莲房有瓣），苦入心，故入手少阴厥阴（心、心包）气分而泻火，兼除手足少阳（三焦、胆），手阳明经（大肠）气分湿热，散诸经血凝气聚（营气壅遏，卫气郁滞，遂成疮肿），利水通经，杀虫止痛，消肿排脓（皆结者散之。凡肿而痛者为实邪，肿而不痛为虚邪，肿而赤者为结热，肿而不赤为留气停痰），为十二经疮家圣药。（《经》曰：诸疮痛痒，皆属心火）

——清·汪昂《本草备要·卷一·草部·连翘》

苦平，无毒。根名连轺，甘寒平，小毒。《本经》主寒热鼠瘘，瘰疬痈肿，恶疮瘿瘤，结热蛊毒。

［发明］　连翘轻清而浮，本手少阴、厥阴气分药。泻心经客热，破血结，散气聚，消肿毒，利小便。诸痛痒疮，皆属心火。连翘泻心为疮家之圣药，十二经疮药中不可无此，乃结者散之之义。《本经》专主寒热鼠瘘、疬疬、瘿瘤结热等病，皆由足少阳胆经气郁而成，此药正清胆经郁热。痈疽恶疮，无非营卫壅遏，得清凉以散之；蛊毒所结，得辛香以解之。然苦寒之性仅可以治热肿，故痈疽溃后，脓清色淡及胃弱食少者，禁用。根寒降，专下热气，治湿热发黄，湿热去而面悦好，眼目明矣。仲景治瘀热在里发黄，麻黄连翘赤小豆汤主之。奈何世鲜知此，如无根，以实代之。

——清·张璐《本经逢原·卷二·隰草部·连翘》

味苦，平。主寒热（火气所郁之寒热），鼠瘘、瘰疬、痈肿、恶疮、瘿瘤结热（皆肝经热结之证），蛊毒（湿热之虫）。凡药之寒热温凉，有归气分者，有归血分者。大抵气胜者治气，味胜者治血。连翘之气芳烈而性清凉，故凡在气分之郁热皆能已之。又味兼苦辛，应秋金之令，故又能除肝家留滞之邪毒也。

——清·徐灵胎《神农本草经百种录·下品·连翘》

（轻宣，散结泻火。）味苦，微寒而性升浮。其形似心（实似莲房有瓣），故入手少阴、厥阴（心、心包）而泻火，兼除手、足少阳（三焦、胆）、手阳明经（大肠）湿热，散诸经血凝气聚，利水通经，杀虫止痛，消肿排脓，（皆结者散之。凡肿而痛者为实邪，肿而不痛为虚邪，肿而赤者为结热，肿而不赤，为留气停痰）为十二经疮家圣药（《经》曰：诸疮痛痒，皆属心火）。苦寒之物，多饵即减食。痈疽溃后勿服（《集验方》：治痔疮肿痛，连翘煎汤，熏洗后，以刀上飞过绿矾，入麝香贴之）。

——清·吴仪洛《本草从新·卷三·草部·隰草类·连翘》

苦，凉。入足少阴、手阳明、少阴、厥阴经气分。泻六经之血热，散诸疮之肿毒，利水通经，杀虫排脓。配木通，泻心火。佐芝麻末，治瘰疬。同鼠粘，疗痘毒。合大黄，治马刀。痈疽溃后，热由于虚，二者禁用。

——清·严洁，等《得配本草·卷之三·草部·连翘》

（解心经热邪。）连翘（专入心）味苦微寒，质轻而浮，书虽载泻六经郁火，然其轻清气浮，实为泻心要剂（连翘形像似心，但开有瓣）。心为火主，心清则诸脏与之皆清矣。然湿热不除，病症百出，是以痈毒五淋，寒热鼠瘘，瘰疬恶疮，热结蛊毒等症，书载皆能以治（汪昂曰：凡痈而痛者为实邪，肿而不痛为虚邪，肿而赤者为热结，肿而不结者为留气痰饮）。且经有言，诸痛疮疡，皆属心火。连翘实为疮家圣药也。然多用胃虚食少，脾胃不足者慎之。况清而无补，痈疽溃后勿服，火热由于虚者忌投。

——清·黄宫绣《本草求真·卷六·泻剂·泻热·连翘》

味淡微苦，性凉。具升浮宣散之力，流通气血，治十二经血凝气聚，为疮家要药。能透表解肌，清热逐风，又为治风热要药。且性能托毒外出，又为发表疹瘾要药。为其性凉而升浮，故又善治头目之疾，凡头疼、目疼、齿疼、鼻渊或流浊涕成脑漏证，皆能主之。为其味淡能利小便，故又善治淋证，溺管生炎。仲景方中所用之连轺，乃连翘之根，即《神农本草经》之连根也。其性与连翘相近，其发表之力不及连翘，而其利水之力则胜于连翘，故仲景麻黄连轺赤小豆汤用之，以治瘀热在里，身将发黄，取其能导引湿热下行也。连翘诸家皆未言其发汗，而以治外感风热，用至一两必能出汗，且其发汗之力甚柔和，又甚绵长。曾治一少年，风温初得，俾单用连翘一两煎汤服，彻夜微汗，翌晨病若失。连翘善理肝气，既能舒肝气之郁，又有平肝气之盛。曾治一媪，年过七旬，其手连臂肿疼数年不愈，其脉弦而有力，遂于清热消肿药中，每剂加连翘四钱，旬日肿消疼愈，其家人谓媪从前最易愤怒，自服此药后不但病愈，而愤怒全无，何药若是之灵妙也！由是观之，连翘可为理肝气要药矣。

——民国·张锡纯《医学衷中参西录·二、药物·连翘解》

❧ 蒲 公 英 ❧

【提要】 蒲公英，苦、甘，寒。归肝、胃经。清热解毒，消肿散结，利尿通淋。用于疔疮肿毒，乳痈，瘰疬，目赤，咽痛，肺痈，肠痈，湿热黄疸，热淋涩痛。

蒲公英始载于《新修本草》。本品苦寒，既能清解火热毒邪，又能泄降滞气，故为清热解毒、消痈散结之佳品。《药性切用》："为外科敷治专药。"《新修本草》："主妇人乳痈肿。"主治内外热毒疮痈诸证，兼能疏郁通乳，故为治疗乳痈之要药。蒲公英具有很好的清热利湿解毒之功，用于肝胆疾病的治疗，有很好的利湿退黄作用。也用于治疗湿热下注膀胱所致的热淋、血淋，小便赤涩热痛等病证。《本草备要》："亦为通淋妙品。"用量过大，可致缓泻，脾胃虚弱者慎用。

【药论】 味甘，平，无毒。主妇人乳痈肿，水煮汁饮之，及封之，立消。一名构耨草。叶似苦苣，花黄，断有白汁，人皆啖之。（新附）

——唐·苏敬，等《新修本草·草部下品之下卷第十一·蒲公草》

味甘，平，无毒。主妇人乳痈肿。水煮汁饮之及封之，立消。一名拘耨草。唐本注云：叶似苦苣，花黄，断有白汁，人皆啖之。（唐本先附）臣禹锡等谨按：蜀本《图经》云：花如菊而大。茎、叶断之俱有白汁，堪生食。生平泽田园中，四月、五月采之。《图经》曰蒲公草，旧不著所出州土，今处处平泽田园中皆有之。春初生苗，叶如苦苣，有细刺。中心抽一茎，茎端出一花，色黄如金钱。断其茎，有白汁出，人亦啖之。俗呼为蒲公英。语讹为"仆公罂"是也。水煮汁以疗妇人乳痈。又捣以傅疮皆佳。又治恶刺及狐尿刺。摘取根，茎白汁涂之，惟多涂立差止。此方出孙思邈《千金方》，其序云：余以贞观五年七月十五日夜，以左手中指背触著庭木，至晓遂患痛不可忍。经十日，痛日深，疮日高大，色如熟小豆色。尝闻长者之论有此方，遂依治之。手下则愈，痛亦除，疮亦即瘥，未十日而平复。杨炎《南行方》亦著其效云。《梅师方》治产后不自乳儿，畜积乳汁结作痈。取蒲公草捣傅肿上，日三、四度易之。《衍义》曰：蒲公草，今地丁也。四时常有花，花罢，飞絮，絮中有子，落处即生，所以庭院间亦有者，盖因风而来也。

——宋·唐慎微《证类本草·第十一卷·蒲公草》

［发明］ 时珍曰：萨谦斋《瑞竹堂方》，有擦牙乌须发还少丹，甚言此草之功，盖取其

能通肾也。故东垣李氏言其为少阴本经必用之药，而著本草者不知此义。

——明·李时珍《本草纲目·菜部第二十七卷·菜之二·蒲公英》

即黄花地丁。味微苦，气平。独茎一花者是，茎有桠者非。入阳明、太阴、少阳、厥阴经。同忍冬煎汁，少加酒服，溃坚消肿，散结核瘰疬最佳，破滞气，解食毒，出毒刺俱妙。若妇人乳痈，用水酒煮饮，以渣封之立消。

——明·张介宾《景岳全书·卷之四十八·本草正（下）·菜部·蒲公英》

（一名黄花地丁。泻热，解毒。）甘平。花黄属土，入太阴阳明（脾、胃）。化热毒，解食毒，消肿核。专治乳痈（乳头属厥阴，乳房属阳明，同忍冬煎，入少酒服，捣敷亦良），疗毒。亦为通淋妙品（诸家不言治淋，试之甚验）。擦牙乌髭发（《瑞竹堂》有还少丹，取其通肾。李东垣曰：苦寒肾经君药）。白汁涂恶刺（凡螳螂诸虫，盛夏孕育，游诸物上，必遗精汁，干久则有毒。人手触之成疾，名狐尿刺，惨痛不眠，百疗难效，取汁厚涂即愈。《千金方》极言其功），叶如莴苣，花如单瓣菊花，四时有花，花罢飞絮，断之茎中有白汁。（郑方升曰：一茎两花，高尺许者，掘下数尺，根大如拳，旁有人形拱抱。捣汁酒服，治噎膈如神。）

——清·汪昂《本草备要·卷一·草部·蒲公英》

（俗名奶汁草，苗高尺余者良。）甘平无毒。

［发明］ 蒲公英属土，开黄花，味甘。解食毒，散滞气，然必鲜者捣汁和酒服，治乳痈效速。服罢欲睡是其功验，微汗而愈。

——清·张璐《本经逢原·卷三·菜部·蒲公英》

一名黄花地丁。味苦甘寒，泻热解毒，消肿治疗，为外科敷治专药。服引亦可。

——原题清·徐灵胎《药性切用·卷之四中·菜部·蒲公英》

（一名黄花地丁。泻热解毒。）苦、甘，寒（东垣曰：苦寒入肾。丹溪曰：花黄味甘，可入阳明、太阴经）。化热毒，解食毒，消肿核。专治疗毒乳痈（乳头属厥阴，乳房属阳明。同忍冬煎，入少酒服，捣敷亦良）。亦为通淋妙品。擦牙，乌须发（萨谦斋《瑞竹堂方》：有还少丹方，取其通肾）。白汁涂恶刺（凡螳螂诸虫孕育，游诸物上，必遗精汁，干久则有毒，人手触之成疾，名狐尿刺，惨痛不眠，百治难效，取厚汁涂，即愈。《千金方》极言其功）。叶如莴苣，花如单瓣黄菊。四时有花，花罢飞絮，断之茎中有白汁（多年恶疮、蒲公英捣烂，贴之甚妙）。

——清·吴仪洛《本草从新·卷十一·菜部·荤辛类·蒲公英》

（一名黄花地丁。）辛、苦，微寒。入足太阴、阳明经。解食毒，散滞气，化热毒，消疗肿。治淋通乳，敷诸疮，涂狐刺（诸虫精汁遗诸物上，干久有毒，人手触之成疾，名狐尿刺，惨痛不眠，取厚汁涂之即愈）。同忍冬藤煎汤，入少酒服，治乳痈。捣汁和酒服。

——清·严洁，等《得配本草·卷之五·菜部·蒲公英》

（清胃热，凉肝血，疗乳痈乳岩。）蒲公英（专入胃、肝），即黄花地丁草也。味甘性平。

能入阳明胃、厥阴肝凉血解热，故乳痈乳岩为首重焉。且能通淋（淋症多属热结，用此可以通解），擦牙染须涂刺（茎断有白汁。凡螳螂诸虫游诸物上，必遗精汁，干久则有毒。人手触之成疾，名狐尿刺，惨痛不眠，百疗难效。取汁厚涂即愈。《千金方》极言其功），及解食毒疗毒。缘痈乳头属肝，乳房属胃，乳痈乳岩多因热盛血滞，用此直入二经，外敷散肿臻效（同忍冬煎入少酒服，捣敷亦良），内消须同夏枯、贝母、连翘、白芷等药同治。况此属土，花黄，故于食滞可解，毒气可散。又能入肾凉血，故于须发可染。独茎一花者是，有桠者非。

——清·黄宫绣《本草求真·卷七·血剂·凉血·蒲公英》

❀ 大 青 叶 ❀

【提要】 大青叶，苦，寒。归心、胃经。清热解毒，凉血消斑。用于温病高热，神昏，发斑发疹，痄腮，喉痹，丹毒，痈肿。

大青叶始载于《神农本草经》。本品苦寒，善解心胃二经实火热毒；又入血分而能凉血消斑，气血两清，故可用治温热病心胃毒盛，热入营血，气血两燔，高热神昏，发斑发疹。本品功善清热解毒，若与葛根、连翘等药同用，便能表里同治，故可用于风热表证或温病初起，发热头痛，口渴咽痛等。本品苦寒，既能清心胃实火，又善解瘟疫时毒，有解毒利咽，凉血消肿之效。脾胃虚寒者忌用。

【药论】 味苦，大寒，无毒。主治时气头痛，大热，口疮。三月、四月采茎，阴干。

——南朝梁·陶弘景《名医别录·中品·卷第二·大青》

治伤寒方多用此，《本经》又无。今出东境及近道，长尺许，紫茎。除时行热毒，为良。

——南朝梁·陶弘景《本草经集注·卷第四·草木中品·大青》

味苦，气大寒。无毒。多生郧蜀濠淄，亦产江东州郡。叶绿似石竹茎紫，花红如马蓼根黄。入药用叶兼茎，春末夏初收采。仲景书内，每每擅名。伤寒热毒发斑，有大青四物汤饮效；伤寒身强脊痛，有大青葛根汤服灵。又单味大青煎汤，治伤寒黄汗黄疸，天行时疫尤多用之。仍罯肿痛，且解烦渴。小青异种，惟产福州（属福建）。土人用治痈疮，取叶生捣敷上。

——明·陈嘉谟《本草蒙筌·卷之三·草部下·大青》

[发明] 时珍曰：大青气寒，味微苦咸，能解心胃热毒，不特治伤寒也。朱肱《活人书》治伤寒发赤斑烦痛，有犀角大青汤、大青四物汤。故李象先《指掌赋》云：阳毒则狂斑烦乱，以大青、升麻，可回困笃。

——明·李时珍《本草纲目·草部第十五卷·草之四·大青》

味苦，大寒，无毒。主疗时气头痛，大热口疮。

[疏] 大青禀至阴之气，故味苦，气大寒、无毒。甄权云：大青臣，味甘，能去大热，治温疫寒热。盖大寒兼苦，其能解散邪热明矣。《经》曰：大热之气，寒以取之，此之谓也。时行热毒头痛，大热口疮，为胃家实热之证，此药乃对病之良药也。

……

[简误]　大青乃阴寒之物，止用以祛除天行热病，而不可施之虚寒脾弱之人。

————明·缪希雍《神农本草经疏·卷八·草部中品之上·大青》

（泻心胃热毒。）微苦咸，大寒。解心胃热毒。治伤寒时疾热狂，阳毒发斑（热甚伤血，里实表虚，则发斑。轻如疹子，重如锦纹。紫黑者，热极而胃烂也，多死。《活人书》治赤斑烦痛，有犀角大青汤。）黄疸热痢，丹毒喉痹。

————清·汪昂《本草备要·卷一·草部·大青》

苦咸大寒，入心、胃而解斑毒热狂。取茎、叶用。无实热者忌。

————原题清·徐灵胎《药性切用·卷之一下·草部·大青》

（泻心，胃热毒。）苦咸，大寒。解心胃热毒。治伤寒时疾热狂，阳毒发斑。（[批]热甚伤血，里实表虚则发斑。紫黑者，热极而胃烂也，多死。《活人书》治赤斑烦痛，有犀角大青汤）。黄疸热痢，丹毒喉痹。非心胃热毒勿用。处处有之，高二三尺，茎圆叶长，叶对节生。八月开小红花，成簇，实大如椒，色赤。用茎叶。

————清·吴仪洛《本草从新·卷一下·草部·隰草类·大青》

微苦，大寒。入足阳明、手少阴经。解时行头痛，心胃热毒。治伤寒热狂，黄疸热痢。配好酒，治肚皮青黑（血气失养，风寒乘之也）。佐犀角、栀子，治阳毒发斑。

脾胃虚寒者禁用。

————清·严洁，等《得配本草·卷之三·草部·大青》

射　干

【提要】　射干，苦，寒。归肺经。清热解毒，消痰，利咽。用于热毒痰火郁结，咽喉肿痛，痰涎壅盛，咳嗽气喘。

射干始载于《神农本草经》。本品苦寒泄降，清热解毒，主入肺经，有清肺泻火，利咽消肿之功，为治咽喉肿痛常用之品。主治热毒痰火郁结，咽喉肿痛，可单用，或与升麻、甘草等同用。若治外感风热，咽痛音哑，常与荆芥、连翘、牛蒡子同用。本品善清肺火，降气消痰，以平喘止咳。常与桑白皮、马兜铃、桔梗等药同用，治疗肺热咳喘，痰多而黄；若与麻黄、细辛、生姜、半夏等药配伍，则可治疗寒痰咳喘，痰多清稀。除用为消痰、利咽的药物之外，在鳖甲煎丸中还用以消癥瘕、除疟母、通经闭。别名为乌扇。《名医别录》："久服令人虚"，故脾胃虚弱者慎用。

【药论】　味苦，平，主咳逆上气，喉痹咽痛，不得消息，散结气，腹中邪逆，食饮大热。一名乌扇，一名乌蒲。

————《神农本草经·卷第四·下品药·射干》

微温，有毒。主治老血在心肝脾间，咳唾，言语气臭，散胸中气。久服令人虚。一名乌翣，一名乌吹，一名草姜。生南阳田野。三月三日采根，阴干。

——南朝梁·陶弘景《名医别录·下品·卷第三·射干》

（又名乌扇。）气平。味苦微温。有毒。《本草》云：主咳逆上气，喉闭咽痛，不得消息，散结气，腹中邪逆，食饮大热，疗老血在心脾间，咳唾，言语气臭，散胸中热气。《衍义》云：治肺气喉痹为佳。仲景治咽中动气或闭塞，乌扇汤中用。《时习》云：仲景射干汤用之。《心》云：去胃痈。

——元·王好古《汤液本草·卷中·草部·射干》

［发明］ 时珍曰：射干能降火，故古方治喉痹咽痛为要药。孙真人《千金方》治喉痹有乌翣膏。张仲景《金匮玉函方》治咳而上气，喉中作水鸡声，有射干麻黄汤。又治疟母鳖甲煎丸，亦用乌扇烧过。皆取其降厥阴相火也。火降则血散肿消，而痰结自解，癥瘕自除矣。

——明·李时珍《本草纲目·草部第十七卷·射干》

味苦，平、微温，有毒。主咳逆上气，喉痹咽痛、不得消息，散结气，腹中邪逆，食饮大热，疗老血在心脾间，咳唾，言语气臭，散胸中热气。久服令人虚。

［疏］ 射干禀金气而兼火，火金相搏则辛而有毒，故《本经》谓其味苦平有毒，平亦辛也。《别录》：微温。保升：微寒。二说一义，并无异云。洁古云：味苦。阳中阴也。入手少阳、少阴、厥阴经。苦能下泄，故善降，兼辛，故善散，故主咳逆上气，喉痹咽痛不得消息，散结气，胸中邪逆。既降且散，益以微寒，故主食饮大热。《别录》又主老血在心脾间，咳唾言语气臭，散胸中热气。甄权主疰气，消瘀血，主女人月闭。《日华子》主消痰，破症结，胸膈满，腹胀气喘，疬癖。寇宗奭主脉气喉痹为佳。洁古主胃中痈疮。皆此意也。丹溪主行太阴、厥阴之积痰，使结核自消甚捷。又治足厥阴湿气下流，因疲劳而发为便毒。悉取其泄热散结之力耳。故古方治喉痹咽痛为要药。

……

［简误］ 射干虽能降手少阳、厥阴相火，泄热散结，消肿痛，然无益阴之性。故《别录》云：久服令人虚。凡脾胃薄弱，脏寒气血虚人，病无实热者，禁用。

——明·缪希雍《神农本草经疏·卷十·草部下品之上·射干》

味苦，微寒，有毒。阴也，降也。治咳逆上气，喉痹咽疼，散结气不得息。除胸腹邪热胀满，清肝明目，消积痰结核，疬癖热疝，降实火，利大肠，消瘀血，通女人经闭，苦酒磨涂，可消肿毒。

——明·张介宾《景岳全书·卷之四十八·本草正（上）·毒草部·射干》

（泻火、解毒、散血、消痰。）苦寒有毒。能泻实火，火降则血散肿消，而痰结自解，故能消心脾老血，行太阴（肺脾）、厥阴（肝）之积痰。治喉痹咽痛为要药（擂汁醋和，噙之引涎。《千金方》治喉痹有乌扇膏）。治结核瘕疬，便毒疟母（鳖甲煎丸治疟母用之，皆取其降厥阴相火也）。通经闭，利大肠，镇肝明目。

——清·汪昂《本草备要·卷一·草部·射干》

（《本经》名乌扇，其叶丛生，横铺一面如鸟翅及扇之状，故有乌翣、乌吹、乌蒲、风翼、鬼扇、扁竹、仙人掌等名。）苦辛微温，有毒。米泔浸，煮熟炒用。《本经》主咳逆上气，喉痹咽痛，不得消息，散结气，腹中邪逆，食饮大热。

　　［发明］　苦能下泄，辛能上散，《本经》治咳逆上气，喉痹咽痛，不得消息，专取散结气之功，为喉痹咽痛要药。痘中咽痛，随手取效，以其力能解散毒郁也，治腹中邪逆，食饮大热，是指宿血在内发热而言，即《别录》疗老血在心脾间之谓。《金匮》治咳而上气喉中水鸡声，有射干麻黄汤。又治疟母，鳖甲煎丸，用乌扇烧过，取其降厥阴之相火也。火降则血散肿消，而痰结自解。《千金》治喉痹有乌扇膏。中射工毒生疮，乌扇、升麻煎服，以滓敷疮上效。治便毒，射干同生姜煎服，利两三行即效。以其性善降，服之必泻，虚人禁用。苗名鸢尾，根名鸢头，又名东海鸢头。《千金》治蛊毒方用之。

——清·张璐《本经逢原·卷二·毒草部·射干》

　　（一名乌扇，一名乌翣，又呼紫蝴蝶根。）辛、苦，微寒，有毒。入手太阴，兼足厥阴经气分。泻上焦实热，降厥阴相火。行肝脾之积痰，则结核自消。散心脾之老血，则癥瘕自除。利大肠，除疟母，捣汁疗喉痹不通，治阴疝刺痛。得杏仁、北五味，稍加麻黄，治喉中水鸡声。配萱草根、白蜜，捣敷乳痈初肿。配黄芩、桔梗、生甘草，治喉痹。射干花、山豆根阴干为末，吹咽喉肿痛神效。采根切片，米泔浸一日，篁竹叶同煮半日，晒干用。取汁和醋荡喉，引涎。虚者禁用。

——清·严洁，等《得配本草·卷之三·草部·射干》

　　（泻火清热解毒、散血、消痰。）射干（专入心、脾、肝）形如乌羽、乌扇，又以乌羽、乌扇为名。辛苦微寒，书载泻火解毒，散血消痰，然究毒之所胎，血之所聚，痰之所积，又皆因火结聚而成（归到火处为重）。射干苦能降火，寒能胜热，兼因味辛上散，俾火降热除，而血与痰与毒，无不因之而平矣。是以喉痹咽痛，结核疝瘕，便毒疟母等症，因于老血结于心脾，痰涎积于太阴、厥阴者（肺、脾、肝），无不可以调治。如《金匮》之治咳气之用射干、麻黄，治疟母鳖甲煎丸用乌扇烧过。《千金》之治喉痹用乌扇膏（捣汁醋和噙之）；治便毒之用射干同生姜煎服，皆取性主善降，功多于上，服则必泻之意。若脾胃虚寒，切忌。泔浸煮熟，炒用。

——清·黄宫绣《本草求真·卷六·泻剂·泻火·射干》

2.4　清热凉血药

　　本类药物性味多为苦寒或咸寒，偏入血分以清热，多归心、肝经，主要用于营分、血分等实热证。亦可用于其他疾病引起的血热出血证。

地　黄

　　【提要】　鲜地黄，甘、苦，寒。归心、肝、肾经。生地黄，甘，寒。归心、肝、肾经。

鲜地黄清热生津，凉血，止血。用于热病伤阴，舌绛烦渴，温毒发斑，吐血，衄血，咽喉肿痛。生地黄清热凉血，养阴生津。用于热入营血，温毒发斑，吐血衄血，热病伤阴，舌绛烦渴，津伤便秘，阴虚发热，骨蒸劳热，内热消渴。

地黄始载于《神农本草经》。本品苦寒入营血分，为清热、凉血、止血之要药。其性甘寒质润，能清热生津止渴，故常用治温热病热入营血，壮热烦渴、神昏舌绛者，多配玄参、丹皮等药同用。本品甘寒养阴，苦寒泄热，常与知母等配伍，入肾经而滋阴降火，养阴津而泄伏热。甘寒质润，既能清热养阴，又能生津止渴。因能润肠，故脾虚湿滞，腹满便溏者不宜使用。

【药论】 味甘，寒。主治折跌，绝筋，伤中，逐血痹，填骨髓，长肌肉。作汤除寒热积聚，除痹。生者尤良。久服轻身，不老。一名地髓。

——《神农本草经·卷第二·上品药·干地黄》

味苦，无毒。主治男子五劳、七伤，女子伤中、胞漏、下血，破恶血、溺血，利大小肠，去胃中宿食，饱力断绝，补五脏内伤不足，通血脉，益气力，利耳目。生地黄：大寒。主妇人崩中血不止，及产后血上薄心、闷绝，伤身、胎动、下血，胎不落，堕坠，踠折，瘀血，留血，衄鼻，吐血，皆捣饮之。一名苄，一名芑，一名地脉。生咸阳黄土地者佳。二月、八月采根，阴干。

——南朝梁·陶弘景《名医别录·上品·卷第一·干地黄》

《药性论》云：干地黄，君。能补虚损，温中下气，通血脉。久服变白延年。治产后腹痛。主吐血不止。又云：生地黄，忌三白，味甘，平，无毒。解诸热，破血，通利月水闭绝。不利水道，捣薄心腹，能消瘀血。病人虚而多热，加而用之。萧炳云：干、生二种，皆黑须发良药。《日华子》云：干地黄，助心胆气，安魂定魄。治惊悸劳劣，心肺损，吐血鼻衄，妇人崩中血运，肋筋骨，长志。日干者平，火干者温，功用同前。又云生者水浸验，浮者名天黄，半浮半沉者名人黄，沉者名地黄。沉有力佳，半沉者次，浮者劣。煎忌铁器。《图经》曰：地黄，生咸阳川泽黄土地者佳，今处处有之，以同州为上。二月生叶，布地便出似车前，药上有皱文而不光。高者及尺余，低者三四寸。其花似油麻花而红紫色，亦有黄花者。其实作房如连翘，子甚细而沙褐色。根如人手指，通黄色，粗细长短不常。二月、八月采根，蒸三、二日，令烂，暴干，谓之熟地黄。阴干者是生地黄。种之甚易，根入土即生。一说：古称种地黄宜黄土，今不然，大宜肥壤虚地，则根大而多汁。其法：以苇席圆编如车轮，径丈余，以壤土实苇席中为坛。坛上又以苇席实土为一级，比下坛径减一尺。如此数级如浮屠也。乃以地黄根节多者寸断之，莳坛上，层层令满，逐日以水灌之，令茂盛。至春秋分时，自上层取之。根皆长大而不断折，不被鍬伤故也。得根，暴干之。熟干地黄最上，出同州，光润而甘美。南方不复识，但以生地黄草烟熏使干黑，洗之煤尽仍白也。今干之法：取肥地黄三二十斤净洗，更以拣去细根及根节瘦短者，亦得二三十斤，捣绞取汁，投银、铜器中，下肥地黄浸漉令浃，饭上蒸三四过，时时浸漉转蒸讫，又暴使汁尽。其地黄当光黑如漆，味甘如饴，须瓷器内收之，以其脂柔喜暴润也。又医家欲辨精粗，初采得以水浸，有浮者名天黄，不堪用。半沉者名人黄，为次。其沉者名地黄，最佳也。神仙方：服食地黄，采取根净洗，捣绞取汁，煎令小稠，纳白蜜更煎，令可丸。晨朝酒送三十丸如梧子，日三。亦入青州枣肉同丸。又煎膏入干根末丸服。又四月采其实，阴干筛末，水服钱匕，其效皆等。其花名地髓花。延年方有单服二法。又，治伤折金疮，为最要之药。

——宋·唐慎微《证类本草·第六卷·干地黄》

气寒，味苦，阴中之阳。甘苦大寒。无毒。入手太阳经、少阴经之剂。《象》云：凉血补血，补肾水真阴不足。此药大寒，宜斟酌用之，恐损胃气。《珍》云：生血凉血。《本草》云：主妇人崩中血不止，及产后血上薄心，闷绝，伤身，胎动下血，胎不落，堕坠踠折，瘀血留血，衄鼻吐血，皆捣饮之。《液》云：手少阴，又为手太阳之剂，故钱氏泻丙与木通同用，以导赤也。诸经之血热，与他药相随，亦能治之。溺血便血亦治之，入四散例。《心》云：苦甘，阴中微阳，酒浸上行、外行，生血凉血去热，恶贝母，畏芜荑。

——元·王好古《汤液本草·卷中·草部·生地黄》

[谟按]　丹溪云：气病补血，虽不中病亦无害也。读之不能无疑焉。夫补血药剂，无逾地黄、当归。若服过多，其性缠滞，每于胃气亦有亏尔。尝见胃虚气弱，不能运行，血越上窍者，用此合成四物汤，以为凉血补血之剂。多服调治，反致胸膈痞闷，饮食少进，上吐下泻，气喘呕血，日渐危迫，去死几近。此皆因血药伤其冲和胃气，安得谓无害耶？大抵血虚固不可专补其气，而气虚亦不可过补其血。所贵认证之真，最剂佐助，庶几不失于偏损也。

——明·陈嘉谟《本草蒙筌·卷之一·草部上·生干地黄》

[发明]　时珍曰：《本经》所谓干地黄者，乃阴干、日干、火干者，故又云生者尤良。《别录》复云生地黄者，乃新掘鲜者，故其性大寒。其熟地黄乃后人复蒸晒者。诸家本草皆指干地黄为熟地黄，虽主治证同，而凉血补血之功稍异，故今别出熟地黄一条于下。

——明·李时珍《本草纲目·草部第十六卷·干地黄》

[疏]　干地黄禀仲冬之气以生。黄者，土之正色，兼禀地之和气，故味甘气寒而无毒。《别录》又云苦者，以其兼入心脾也。此乃补肾家之要药，益阴血之上品。《本经》主折跌绝筋伤中，逐血痹者，肝藏血而主筋，补肝则荣血调，荣血调则伤中自去。痹者血分之病，因虚而风、寒、湿邪客之，故筋拘挛而痛。养血和肝，痹必瘳矣。作汤除寒热积聚、除痹者，血和则结散，故诸证自除也。其曰填骨髓，长肌肉，主男子五劳七伤者，地黄为至阴之药，正补肾水真阴而益血，血旺则髓满，阴足则肌肉自长。五劳七伤皆阴虚内热，真阴不足之候。甘寒能除内热而益精髓，故劳伤自除也。女子伤中胞漏下血者，阴虚则火炽而血热，火能销物，造化自然之道也。凉血益血则胞漏自止矣。下血者，血热也，凉血则下血自愈。荣血滞则为恶血。生地黄能行血，故破恶血。溺血者，肾与小肠热也。益阴凉血则溺血自止，二便自利矣。胃为足阳明，胃家湿热盛则食不消。生地黄能泻脾胃中湿热，湿热去而脾胃安，则宿食自去。饱而努力，则肠胃筋脉有绝伤之患。形属血，故行血益血则诸伤自理矣。五脏咸属阴，阴即精血，补精血，则五脏内伤不足自愈矣。通血脉，益气力，利耳目者，皆脏安之验也。又主妇人崩中血不止，及产后血上薄心闷绝，伤身胎动下血，胎不落，堕坠踠折，瘀血留血，衄血吐血，生者捣汁饮之，皆凉血行血之功也。久服轻身不老，则益阴填髓补五脏之能事毕矣。又按《日华子》云：助心胆气，强筋骨，长志安魂定魄，除惊悸者，胆为五脏六腑之首，行春升之气，故十一脏皆取决于胆，为中正之官。地黄入手足少阴，亦入足厥阴。心与肝为子母之脏，胆为肝

之腑，肝主筋，肾主骨，肾藏精与志，肝藏魂，肺藏魄，心胆二经虚则病惊悸。生地黄为手少阴之要药，能凉心助胆补肝。心凉则热不薄肺，肝肺清宁则魂魄自定，胆气壮则惊自除，肝肾足则筋骨自强，心肾交济则志自长矣。

——明·缪希雍《神农本草经疏·卷六·草部上品之上·干地黄》

味苦甘，气凉。气薄味厚，沉也，阴也。鲜者更凉，干者微凉。能生血补血，凉心火，退血热，去烦躁骨蒸，热痢下血，止呕血衄血、脾中湿热，或妇人血热而经枯，或上下三消而热渴。总之。其性颇凉，若脾胃有寒者，用宜斟酌。熟地黄：味甘微苦，味厚气薄，沉也，阴中有阳。本草言其入手足厥、少阴经，大补血衰，滋培肾水，填骨髓，益真阴，专补肾中元气，兼疗藏血之经，此虽泛得其概，亦岂足以尽之妙。夫地黄产于中州沃土之乡，得土气之最厚者也。其色黄，土之色也；其味甘，土之味也。得土之气，而曰非太阴，阳明之药，吾弗信也。惟是生者性凉，脾胃喜暖，故脾阳不足者，所当慎用。

——明·张介宾《景岳全书·卷之四十八·本草正（上）·隰草部·地黄》

（大泻火。）甘苦大寒，入心肾。泻丙火（小肠为丙火，心与小肠相表里。导赤散与木通同用），清燥金（胃大肠火），消瘀通经，平诸血逆。治吐衄崩中（唾血者，血随唾出。咯血者，随痰咯出，或带血丝，出肾经及肺经；自两胁逆上吐出者，属肝经。衄血者，血溢于脑，从鼻而出。咳血者，咳出痰内有血，并属肺经。吐出呕出成盆成碗者，属胃经。经漏不止曰崩。血热则妄行，宜以此凉之。虚人忌用，用干地黄可也），伤寒阳强，痘症大热（痘症用之甚多，《本草》未载）。多服损胃。生掘鲜者，捣汁饮之，或用酒制，则不伤胃。生则寒，干则凉，熟则温（故分为三条，以便施用）。

——清·汪昂《本草备要·卷一·草部·生地黄》

味甘、寒。主折跌绝筋，伤中，逐血痹（行血之功），填骨髓（血足能化精，而色黑归肾也），长肌肉。脾统血，血充则肌肉亦满矣。作汤，除寒热积聚（血充足则邪气散，血流动则凝滞消），除痹（血和利则经脉畅）。生者尤良（血贵流行，不贵滋腻，故中古以前用熟地者甚少）。久服，轻身不老（补血之功）。地黄色与质皆类血，故入人身则专于补血。血补则阴气得和，而无枯燥拘牵之疾矣。古方只有干地黄、生地黄，从无用熟地黄者。熟地黄乃唐以后制法，以之加入温补肾经中药颇为得宜。若于汤剂及养血、凉血等方甚属不合。盖地黄专取其性凉而滑利流通，熟则腻滞不凉全失其本性矣。又仲景《伤寒》一百十三方，惟复脉用地黄。盖伤寒之病，邪从外入，最忌滋滞。即使用补，必兼疏拓之性者，方可入剂。否则邪气向里，必有遗害。今人一见所现之证，稍涉虚象，便以六味汤为常用之品，杀人如麻，可胜长叹。

——清·徐灵胎《神农本草经百种录·上品·干地黄》

（凉血滋阴。）干地黄（即生地黄之干者也，专入肾，兼入心、脾）味苦而甘，性阴而寒。考诸长洲张璐谓其心紫入心，中黄入脾，皮黑归肾，味厚气薄，内专凉血滋阴，外润皮肤色泽，病患虚而有热者，咸宜用之（无热须用熟地）。戴原礼曰：阴微阳盛，相火炽强，来乘阴位，日渐煎熬，阴虚火旺之症，宜地黄以滋阴退阳。同人参、茯苓、石蜜，名琼玉膏，治虚劳咳嗽唾血（专补肺阴）；同天、麦门冬、熟地、人参，名固本丸，治老人精血枯槁（兼固肾本）；于固本丸中加枸杞煎膏，名集灵膏，治虚羸喘咳之力（诸脏兼固）。其琼玉须用鲜者捣汁，桑火熬膏，散中寓止，与干者无异。固本丸、集灵膏并用干者；而集灵变丸作膏，较之固本差胜。《易简方》曰：男子多阴虚，宜熟地黄；女子多血热，宜生地黄（因人酌施）。虞抟云：生地黄凉血，而胃气弱者恐妨食；熟地黄补血，而痰饮多者恐泥膈（妨食泥膈两症，最宜计较，何后人临症，全不于此问及？）或言生地黄酒炒则不妨胃，熟地黄姜制则不泥膈，然须详病人元气之浅深而用之（治病须明脏气为要）。若产后恶食泄泻，小腹结痛，虚劳脾胃薄弱，大便不实，胸腹多痰，气道不利，升降窒塞者，咸须远之（以其有损胃气故耳）。浙产者专于凉血润燥，病人元气本亏，因热邪闭结而舌干焦黑，大小便秘，不胜攻下者，用此于清热药中，通其秘结最佳。以其有润燥之功而无滋润之患也。愚按《本经》地黄虽列上品，而实性禀阴柔，与乡愿不异，譬诸宵人内藏隐隙，外示优容（描画阴药形象殆尽）。是以举世名家，靡不藉为滋阴上品，止血神丹（历今弊仍不改）。虽或用非其宜，得以稍清旺气，服之仍得暂安，非若人参之性禀阳明，象类君子，有过必知（阳药性劣，于病不合便知）。是以师家敛手不敢用，病家缄口不敢尝，故宁用以地黄、门冬阴柔最甚之属，以至于死不觉（用阴药杀人，人多不觉，故宁以阴为主）。张璐所论如此，然非深究病情，通达世故，洞悉药品，亦安有讨论而如斯乎？

生于江浙者阳气力微，生于北方者纯阴力大，生于怀庆肥大菊花心者良。酒制则上行外行，姜制则不泥膈。恶贝母。畏芜荑。忌莱菔、葱蒜、铜铁器。得酒、门冬、丹皮、当归良。

————清·黄宫绣《本草求真·卷二·补剂·滋水·干地黄》

陈修园曰：地黄，《本经》名地髓，《尔雅》名苄，又名芑。唐以后九蒸九晒为熟地黄，苦味尽除，入于温补肾经丸剂，颇为相宜；若入汤剂及养血凉血等方，甚属不合。盖地黄专取其性凉而滑利流通，熟则腻滞不凉，全失其本性矣。徐灵胎辨之甚详，无如若辈竟执迷不悟也。

又曰：百病之极，穷必及肾。及肾，危证也。有大承气汤之急下法，有桃花汤之温固法，有四逆汤、白通汤之回阳法，有猪苓汤、黄连鸡子黄汤之救阴法，有真武汤之行水法，有附子汤之温补法，皆所以救其危也。张介宾自创邪说，以百病之生俱从肾治。误以《神农本经》上品服食之地黄，认为治病之药（《内经》云：五谷为养，五果为助，五菜为充，毒药攻邪。神农所列上品，多服食之品，即五谷、五果、五菜之类也，玩"久服"二字可见。圣人药到病瘳，何以云久服？凡攻邪以去病，多取毒药）。滋润胶黏，反引邪气敛藏于少阴而无出路，以后虽服姜、附不热，服芩、连不寒，服参、术不补，服硝、黄不下，其故何哉？盖以熟地黄之胶黏善著。女人有孕，服四物汤为主，随证加入攻破之药而不伤，以四物汤中之熟地黄能护胎也。知其护胎之功，便可悟其护邪之害。胶黏之性最善著物，如油入面，一著遂不能去也。凡遇有邪而误用此药者，百药不效。病家不咎其用熟地黄之害，反以为曾用熟地黄而犹不效者，定为败症，岂非景岳之造其孽哉？

————清·陈修园《神农本草经读·卷之一·上品·地黄》

鲜地黄：性寒，微苦微甘，最善清热、凉血、化瘀血、生新血，治血热妄行吐血、衄血、二便因热下血。其中含有铁质，故晒之、蒸之则黑，其生血凉血之力，亦赖所含之铁质也。

干地黄（即药房中生地黄）：经日晒干，性凉而不寒，生血脉，益精髓，聪明耳目，治骨蒸劳热，肾虚生热。

————民国·张锡纯《医学衷中参西录·二、药物·地黄解》

玄 参

【提要】 玄参，甘、苦、咸，微寒。归肺、胃、肾经。清热凉血，滋阴降火，解毒散结。用于热入营血，温毒发斑，热病伤阴，舌绛烦渴，津伤便秘，骨蒸劳嗽，目赤，咽痛，白喉，瘰疬，痈肿疮毒。

玄参始载于《神农本草经》。本品咸寒入血分而能清热凉血，可用治温病热入营分，身热夜甚、心烦口渴、舌绛脉数者，常配生地黄、丹参、连翘等药用；若治温病邪陷心包，神昏谵语，可配麦冬、竹叶卷心、连翘心等药用；若治温热病，气血两燔，发斑发疹，可配石膏、知母等药用。本品甘寒质润，功能清热生津、滋阴润燥，可治热病伤阴，津伤便秘，或肺肾阴虚，骨蒸劳嗽。玄参滋养肾阴的功效与地黄相近，故两药常配合同用。本品性寒而滞，脾胃有湿及脾虚便溏者忌服。反藜芦。

【药论】 味苦，微寒。主腹中寒热积聚，女子产乳余疾，补肾气，令人目明。一名重台。

——《神农本草经·卷第三·中品药·玄参》

味咸，无毒。主治暴中风、伤寒，身热支满，狂邪、忽忽不知人，温疟洒洒，血瘕，下寒血，除胸中气，下水，止烦渴，散颈下核，痈肿，心腹痛，坚癥，定五脏。久服补虚，明目，强阴，益精。一名玄台，一名鹿肠，一名正马，一名咸，一名端。生河间及宛朐。三月、四月采根，暴干。

——南朝梁·陶弘景《名医别录·中品·卷第二·玄参》

气微寒，味苦咸，无毒。《象》云：足少阴肾经之君药也，治本经须用。《本草》云：主腹中寒热积聚，女子产乳余疾，补肾气，令人目明。主暴中风伤寒，身热肢满，狂邪，忽忽不知人，温疟洒洒，血瘕，下寒血，除胸中气，下水，止烦渴。易老云：玄参乃枢机之剂，管领诸气，上下肃清而不浊，风药中多用之。故《活人书》治伤寒阳毒，玄参升麻汤，治汗下吐后毒不散，则知为肃清枢机之剂。以此论之，治空中氤氲之气，无根之火，以玄参为圣药。

——元·王好古《汤液本草·卷中·草部·玄参》

味苦、咸，气微寒。无毒。春生深谷，茎方叶似芝麻（又如槐柳细长）；秋取旁根（正根勿用），初白干旋紫黑。鼻闻微臭，咀片忌铜。误犯饵之，噎喉丧目。古人深戒，吴载医通（郡《韩氏医通》）。恶芪枣姜萸（黄芪、大枣、生姜、山萸），反藜芦一味。可为君药，惟走肾经。强阴益精，补肾明目。治伤寒身热支满，忽忽如不知人。疗温疟寒热往来，洒洒时常发颤。除女人产乳余疾，驱男子骨蒸传尸。逐肠内血瘕坚癥，散颈下痰核痈肿。盖此乃枢机之剂，管领诸气，上下肃清而不致浊。治空中氤氲之气，散无根浮游之火，惟此为最也。

——明·陈嘉谟《本草蒙筌·卷之二·草部中·玄参》

［发明］ 时珍曰：肾水受伤，真阴失守，孤阳无根，发为火病，法宜壮水以制火，故玄参与地黄同功。其消瘰疬亦是散火，刘守真言结核是火病。

——明·李时珍《本草纲目·草部第十二卷·玄参》

［疏］ 玄参正禀北方水气，而兼得春阳之和，故味苦而微寒无毒。《别录》：兼咸，以

其入肾也。为足少阴经君药。黑乃水色，苦能下气，寒能除热，咸能润下软坚，故主腹中寒热积聚，女子产乳余疾。补肾气，令人明目者，益阴除热，故补肾而明目也。热则生风，故主暴中风，及疗伤寒至春变温病，身热支满，狂邪忽忽不知人。主温疟洒洒者，邪热在表也。胸中气亦邪热也。止烦渴，散颈下核痛肿者，解热软坚之效也。心腹痛亦热也。坚癥者，内热血瘀而干也。益阴除热，故定五脏，久服补虚强阴益精也。散结气而能软坚，故主瘰疬也。散结凉血降火，故解斑毒、利咽喉也。"下寒血"三字疑有误。

——明·缪希雍《神农本草经疏·卷八·草部中品之上·玄参》

反藜芦。味苦甘微咸，气寒。此物味苦而甘，苦能清火，甘能滋阴。以其味甘，故降性亦缓。《本草》言其惟入肾经，而不知其尤走肺脏。故能退无根浮游之火，散周身痰结热痛，逐颈项咽喉痹毒、瘰疬结核，驱男女传尸，烦躁骨蒸，解温疟寒热往来，治伤寒热斑支满，亦疗女人产乳余疾，或肠中血瘕热癥，并疗劳伤痰嗽热烦，补肾滋阴，明目解渴。

——明·张介宾《景岳全书·卷之四十八·本草正（上）·山草部·玄参》

（一名黑参。）苦微寒，无毒。反藜芦。《本经》主腹中寒热积聚，女子产乳余疾，补肾气，令人明目。

［发明］ 黑参入足少阴肾经，主肾水受伤，真阴失守，孤阳无根，亢而僭逆，咽喉肿痛之专药。又治伤寒阳毒，汗下不解，发斑咽痛，心下懊侬，心烦不得眠，心神颠倒欲绝者俱用。玄参专清上焦氤氲之气、无根之火。《本经》治腹中寒热积聚，女子产乳余疾，并可清有形热滞，故消瘰疬结核，治目赤肿痛。《本经》又云补肾气，令人明目，不特治暴赤肿痛，总皆散清火之验也。但其性寒滑，脾虚泄泻者禁用。

——清·张璐《本经逢原·卷一·山草部·玄参》

味苦微寒。主腹中寒热积聚（皆火气凝结之疾），女子产乳余疾（产后血亏，冲脉之火易动。清血中之火，则诸疾平矣）。补肾气，令人目明（除阴分之火，则头目清明矣）。玄参色黑属肾而性寒，故能除肾家浮游上升之火。但肾火有阳有阴，阳火发于气分，火盛则伤气。《内经》所谓壮火食气是也。阴火发于血分，火盛则伤血。《内经》所谓"诸寒之而热者，取之阴"是也。产后血脱则阴衰，而火无所制，又不可以寒凉折之；气血未宁，又不能纳峻补之剂。惟玄参宁火而带微补，用之最为的当也。

——清·徐灵胎《神农本草经百种录·中品·玄参》

（一名黑参。）恶黄芪、干姜、大枣、山茱萸。反藜芦。微苦，微寒。入足少阴经。清上焦氤氲之热，滋下焦少阴之水。治伤寒沉昏身热，疗温疟寒热发颐，退无根浮游之火，为清肃枢机之剂。得花粉，治痰结热痛。配大力子，治急喉痹风。配甘草、桔梗，治咽喉肿痛。配升麻、甘草，治发斑咽痛。佐二地，除阴虚火动。煮猪肝，治赤脉贯瞳。研末，敷年久瘰疬，塞鼻疮。用蒲草重重相隔，蒸熟焙用。勿犯铜铁器，犯则噎喉伤目。脾虚泄泻，肾经痘，二者禁用。肾水本寒，虚则燥热，非凉补不能滋。水之不足，至有虚而宜温养者，亦肾经之不足也。由精水虚乏，肾气散而无附，故尔。所以补水之中，宜加人参、杞子、菟丝之类，以助其阳，阳气盛，阴水自生，非滋水专恃乎凉剂也。但补水之阳，先天之不足者居多。滋水之阴，后天之失守者过半。且近今天赋日薄，生水之源日浅，人之真水，禀受无多，而戕贼之者十有八九，酒色之徒，劳伤之辈，将此一勺之水，消耗殆尽，未有不损乎其脏者，所以阴虚火动者比比矣。李士材云：肾之经虚则寒，肾之脏虚则热。玄参助补阴之剂以滋水，劳瘵者所必需也。

——清·严洁，等《得配本草·卷之二·草部·玄参》

（制肾浮游之火攻于咽喉。）玄参（专入肾）苦咸微寒，色黑入肾，书虽载能壮水，以制浮游无根之火，攻于咽喉（肾脉贯肝膈，入肺中，循喉咙，系舌本。凡肾水虚损，相火上炎者，多有喉痹咽肿，咳嗽吐血等症）。谓其肾水受伤，真阴失守，孤阳无根，发为火病，得此色黑性润，微寒以为节制，则阳得阴归，而咽喉不致肿痛而莫已也。然此只可暂治，以熄其火，非若地黄性禀纯阴，力能温肾壮水，以制阳光。即书有言服此玄参，可以益精明目，消痰除嗽，及治一切骨蒸传尸发斑（发斑有阴有阳，此止就阳毒言耳），懊侬烦渴，瘰疬痈疽等症，皆是从其浮游火熄起见而言，病无不治，非真真阴亏损，必藉此以为之壮（玄参其性微寒，故止可以折火，不能以滋阴）。若使病非火起，则服此寒滑之味，不更使病转剧乎？是以书载脾虚泄泻，服此黑参，为大忌耳。蒸过焙用，勿犯铁器，恶黄芪、山茱、姜、枣，反藜芦。

——清·黄宫绣《本草求真·卷六·泻剂·泻火·玄参》

玄参色黑，味甘微苦，性凉多液。原为清补肾经之药，中心空而色白（此其本色，药房多以黑豆皮水染之，则不见其白矣），故又能入肺以清肺家燥热，解毒消火，最宜于肺病结核、肺热咳嗽。《神农本草经》谓其治产乳余疾，因其性凉而不寒，又善滋阴，且兼有补性（凡名参者皆含有补性），故产后血虚生热及产后寒温诸证，热入阳明者，用之最宜。愚生平治产后外感实热，其重者用白虎加人参汤，以玄参代方中知母，其轻者用拙拟滋阴清胃汤（方载三期八卷，系玄参两半，当归三钱，生杭芍四钱，茅根二钱，甘草钱半），亦可治愈。诚以产后忌用凉药，而既有外感实热，又不得不以凉药清之，惟石膏与玄参，《神农本草经》皆明载治产乳，故敢放胆用之。然用石膏又必加人参以辅之，又不敢与知母并用，至滋阴清胃汤中重用玄参，亦必以四物汤中归芍辅之，此所谓小心放胆并行不背也。《神农本草经》又谓，玄参能明目，诚以肝开窍于目，玄参能益水以滋肝木，故能明目，且目之所以能视者，在瞳子中神水充足，神水固肾之精华外现者也。以玄参与柏实、枸杞并用，以治肝肾虚而生热视物不了了者，恒有捷效也。又外感大热已退，其人真阴亏损、舌干无津、胃液消耗、口苦懒食者，愚恒用玄参两许，加潞党参二三钱，连服数剂自愈。

——民国·张锡纯《医学衷中参西录·二、药物·玄参解》

牡 丹 皮

【提要】 牡丹皮，苦、辛，微寒。归心、肝、肾经。清热凉血，活血化瘀。用于热入营血，温毒发斑，吐血衄血，夜热早凉，无汗骨蒸，经闭痛经，跌扑伤痛，痈肿疮毒。

牡丹皮始载于《神农本草经》。牡丹皮善清血，而又活血，因而有凉血散瘀的功效，使血流畅而不留瘀，血热清而不妄行，故对血热炽盛、肝肾火旺及瘀血阻滞等症，都特为要药，如《本草经疏》："凉血热之要药也。"牡丹皮同时还能治阴虚发热，如《本草从新》所言"世人专以黄柏治相火，不知丹皮之功更胜"。牡丹皮，苦辛凉，有清热凉血，活血散瘀功效。经闭、跌扑损伤、疮痈肿毒、肠痈等，皆有气血瘀滞，由于络道瘀阻，常发生疼痛。丹皮能活血散瘀，使瘀滞散而气血流畅，疼痛得解。此外，对于疮痈肿毒、肠痈等，本品也是常用的药物。如治肠痈初起未能脓者，可和大黄、芒硝、桃仁、冬瓜子等同用；已成脓者合红藤、连翘、败酱草之类应用。血虚有寒，孕妇及月经过多者慎服。

【药论】 味辛，寒。主治寒热，中风，瘛疭，痉，惊痫，邪气，除癥坚，瘀血留舍肠胃，安五脏，治痈疮。一名鹿韭。一名鼠姑。

——《神农本草经·卷第四·下品药·牡丹》

味苦，微寒，无毒。主除时气，头痛，客热，五劳，劳气，头腰痛，风噤，癫疾。生巴郡及汉中，二月、八月采根，阴干。

——南朝梁·陶弘景《名医别录·下品·卷第三·牡丹》

[谨案] 牡丹，生汉中。剑南所出者，苗似羊桃，夏生白花，秋实圆绿，冬实赤色，凌冬不凋，根似芍药，肉白皮丹。出汉、剑南，土人谓之牡丹，亦名百两金，京下谓之吴牡丹者，是真也。今俗用者，异于此，别有膻气也。

——唐·苏敬，等《新修本草·草部中品之下卷第九·牡丹》

用其根上皮。花亦有绯者，如西洛潜溪绯是也。今禁苑又有深碧色者。惟山中单叶花红者为佳，家椑子次之。若移枝接者不堪用，为其花叶既多发，夺根之气也。何以知之？今千叶牡丹，初春留花稍多，来年花枝并叶便瘦，多是开不成。市人或以枝梗皮售于人，其乖殊甚。

——宋·寇宗奭《本草衍义·第十卷·牡丹》

气寒，味苦、辛。阴中微阳，辛苦微寒。无毒。手厥阴经。足少阴经。《象》云：治肠胃积血，及衄血、吐血必用之药。《珍》云：凉骨蒸。《本草》云：主寒热中风，瘛疭，痉，惊痫邪气，除癥坚，瘀血留舍肠胃。安五脏，疗痈疮，除时气头痛，客热五劳之气，腰痛，风噤癫疾。易老云：治神志不足，神不足者手少阴，志不足者足少阴，故仲景八味丸用之。牡丹乃天地之精，群花之首。叶为阳发生，花为阴成实。丹为赤，即火，故能泻阴中之火。牡丹皮，手厥阴，足少阴，治无汗骨蒸；地骨皮，足少阴，手少阳，治有汗骨蒸也。

——元·王好古《汤液本草·卷下·木部·牡丹皮》

味辛、苦，气寒。阴中微阳。无毒。多生汉中巴郡，花开品色异常。富贵表先贤赞扬，赏玩为当世贵重。凡资治疗，惟采根皮。家园花千层，根气发夺无力；山谷花单瓣，根性完具有神。赤专利多，白兼补最。入剂之际，不可不知。今世多取桔梗皮代充，或采五加皮杂卖。乖谬殊甚，选择宜精。经入足肾少阴，及手厥阴包络。忌葫蒜，畏菟丝。凉骨蒸不遗，止吐衄必用。除癥坚瘀血留舍于肠胃中，散冷热血气攻作于生产后。仍主神志不足，更调经水欠匀。治风痫定搐止惊，疗痈肿排脓住痛。

[谟按] 牡牝乃天地称，牡则为群花首。花为阴成实，叶为阳发生。丹系赤色象离，阴中之火能泻。故丹溪云：地骨皮治有汗骨蒸，牡丹皮治无汗骨蒸。盖有见于此尔。《本经》

又云：主神志不足。神不足，手少阴也；志不足，足少阴也。张仲景八味丸用者，又非主于斯乎。

——明·陈嘉谟《本草蒙筌·卷之三·草部下·牡丹》

［释名］　时珍曰：牡丹以色丹者为上，虽结子而根上生苗，故谓之牡丹。唐人谓之木芍药，以其花似芍药，而宿干似木也。群花品中，以牡丹第一，芍药第二，故世谓牡丹为花王，芍药为花相。欧阳修《花谱》所载，凡三十余种。其名或以地，或以人，或以色，或以异，详见本书。

［集解］　时珍曰：牡丹惟取红白单瓣者入药。其千叶异品，皆人巧所致，气味不纯，不可用。《花谱》载丹州、延州以西及褒斜道中最多，与荆棘无异，土人取以为薪，其根入药尤妙。凡栽花者，根下着白敛末辟虫，穴中点硫黄杀蠹，以乌贼骨针其树必枯，此物性，亦不可不知也。

［主治］　和血生血凉血，治血中伏火，除烦热（时珍）。

［发明］　时珍曰：牡丹皮治手、足少阴、厥阴四经血分伏火。盖伏火即阴火也，阴火即相火也。古方惟以此治相火，故仲景肾气丸用之。后人乃专以黄柏治相火，不知牡丹之功更胜也。此乃千载秘奥，人所不知，今为拈出。赤花者利，白花者补，人亦罕悟，宜分别之。

——明·李时珍《本草纲目·草部第十四卷·牡丹》

［疏］　牡丹皮禀季春之气，而兼得乎木之性。阴中微阳，其味苦而微辛，其气寒而无毒，其色赤而象火，故入手少阴、厥阴，足厥阴，亦入足少阴经。辛以散结聚，苦寒除血热，入血分凉血热之要药也。寒热者，阴虚血热之候也。中风瘈疭，痉、惊痫，皆坐阴虚内热，荣血不足之故。热去则血凉，凉则新血生，阴气复，阴气复则火不炎，而无热生风之证矣，故悉主之。痈疮者，热壅血瘀而成也。凉血行血，故疗痈疮。辛能行血，苦能泄热，故能除血分邪气，及癥坚瘀血留舍肠胃。脏属阴而藏精，喜清而恶热，热除则五脏自安矣。《别录》：并主时气头痛，客热，五劳劳气、头腰痛者，泄热凉血之功也。甄权：又主经脉不通，血沥腰痛，此皆血因热而枯之候也。血中伏火，非此不除，故治骨蒸无汗，及小儿天行痘疮血热。东垣谓心虚肠胃积热，心火炽甚，心气不足者，以牡丹皮为君，亦此意也。忌胡荽。赤花者利，白花者补。

——明·缪希雍《神农本草经疏·卷九·草部中品之下·牡丹》

味辛苦，气微凉，气味俱轻，阴中阳也。赤者行性多，白者行性缓，入足少阴及手厥阴经。忌胡蒜。凉骨蒸无汗，散吐衄瘀血，除产后血滞寒热，祛肠胃蓄血癥坚，仍定神志，通月水，治惊搐风痫，疗痈肿住痛。总之，性味和缓，原无补性，但其微凉而辛，能和血凉血生血。除烦热，善行血滞，滞去而郁热自解，故亦退热。用此者，用其行血滞而不峻。

——明·张介宾《景岳全书·卷之四十八·本草正（上）·芳草部·丹皮》

（泻伏火而补血。）辛甘寒微，入手足少阴（心、肾）厥阴（心包、肝），泻血中伏火（色丹故入血分。李时珍曰：伏火即阴火也，阴火即相火也。世人专以黄柏治相火，不知丹皮之功更胜，故仲景肾气丸用之），和血凉血而生血（血热则枯，凉则生），破积血（积瘀不去，则新血不生），通经脉，为吐衄必用之药（血属阴本静，因相火所逼，故越出上窍）。治中风五劳，惊痫瘈疭（筋脉伸缩抽掣为瘈疭，或手足抽掣，口眼㖞斜，卒然眩仆，吐涎身软，时发时止为痫，皆阴虚血热，风火相搏，痰随火涌所致），除烦热，疗痈疮（凉血），下胞胎，退无汗之骨蒸（张元素曰：丹皮治无汗之骨蒸，地骨皮治有汗之骨蒸。神不足者手少阴，志不足者足少阴，故仲景肾气丸用丹皮，治神志不足也。按《内经》曰：水之精为志，故肾藏志；火之精为神，故心藏神）。单瓣花红赤入药，肉厚者佳。酒拌蒸用。畏贝母、菟丝、大黄，忌蒜、胡荽，伏砒。（李时珍曰：花白者补，赤者利，人所罕悟，宜分别之。）

——清·汪昂《本草备要·卷一·草部·牡丹皮》

苦辛平，无毒。酒洗去碱土，曝干，勿见火。《本经》主寒热中风瘛疭、惊痫邪气，除癥坚、瘀血留舍肠胃五脏，疗痈疮。

[发明]　牡丹皮入手足少阴，厥阴，治血中伏火，故相火胜肾，无汗骨蒸为专药。《本经》主寒热中风瘛疭、惊痫等证，以其味辛气窜，能开发陷伏之邪外散。惟自汗多者勿用，为能走泄津液也。痘疹初起勿用，为其性专散血，不无根脚散阔之虑。王安道云：志不足者，足少阴病也。故仲景肾气丸用之。后人惟知黄柏治相火，不知丹皮之功更胜也。又癥坚瘀血留舍肠胃五脏，及阴虚吐血衄血必用之药，以能行瘀血而又能安好血，有破积生新，引血归经之功，故犀角地黄汤用之。凡妇人血崩及经行过期不净，属虚寒者，禁用。又赤者利血，白兼补气，亦如赤、白芍药之义，诸家言其性寒，安有辛香而寒者乎？

——清·张璐《本经逢原·卷二·芳草部·牡丹皮》

味辛寒。主寒热，中风、痉、惊痫邪气（皆肝气所发之疾），除癥坚，瘀血留舍肠胃（色赤走血，气香能消散也）。安五脏（五脏皆血气所留止，血气和则无不利矣），疗痈疮（清血家之毒火）。牡丹为花中之王，乃木气之最荣泽者，故能舒养肝气，和通经脉，与芍药功颇近。但芍药微主敛，而牡丹微主散，则以芍药味胜，牡丹气胜，味属阴而气属阳也。

——清·徐灵胎《神农本草经百种录·中品·牡丹》

畏菟丝子、贝母、大黄。忌葱、蒜、胡荽。伏砒。以乌贼骨针其树，必枯。辛、苦、微寒。入手足少阴、厥阴经血分。泻心胞伏火，清膻中正气，除血中内热，退无汗骨蒸（以其善行血滞，滞去而郁热自解）。滞下胞胎，治惊痫，除瘛疭疗痈肿，行瘀血。配防风，治上扩下颓疝偏坠。入辛凉药，领清气以达外窍。入滋肾药，使精神互藏其宅。川生者，内外俱紫，治肝之有余。亳州生者，外紫内白，治肝之不足。胃虚者，酒拌蒸。实热者，生用。胃气虚寒，相火衰者，勿用（以其凉少阴之火）。牡丹皮清神中之火以凉心，地骨皮清志中之火以安肾。丹皮治无汗之骨蒸，地骨皮治有汗之骨蒸。丹皮、川柏，皆除水中之火，然一清燥火，一降邪火，判不相合。盖肾恶燥，燥则水不归元，宜用辛以润之，凉以清之，丹皮为力。肾欲坚，以火伤之则不坚，宜从其性以补之，川柏为使。故川柏退邪火之胜剂，勿得以丹皮为稳于川柏，而置川柏于无用也。

——清·严洁，等《得配本草·卷之二·草部·牡丹皮》

（泻肾血分实热，治无汗骨蒸。）牡丹皮（专入心、肾、肝）。辛苦微寒，能入手少阴心、足少阴肾、足厥阴肝，以治三经血中伏火。时珍曰：伏火即阴火也，阴火即相火也。相火炽则血必枯、必燥、必滞，与火上浮而见为吐、为衄（汪昂曰：血属阴，本静，因相火所逼，故越出上窍）；虚损与风与痰与火相搏，而见五痿惊痫瘛疭（瘛则筋急而缩，疭则筋缓而伸，或伸或缩，手如拽锯，谓之瘛疭，即俗所谓为搐。惊则外有所触，心无所主。痫则卒然昏仆，身软吐痰，时发时止。五痨：一曰志劳，二曰心劳，三曰思劳，四曰忧劳，五曰疫劳）；瘀结而见疮疡痈毒产难，并无汗骨蒸。（阴虚又兼邪郁，故见无汗骨蒸。）用此不特味辛而散血中之实热，且有凉相火之神功。世人专以黄柏治相火，而不知丹皮之功更胜。盖黄柏恶寒而燥，初则伤胃，久则败阳，苦燥之性徒存，而补阴之功绝少；丹皮赤色象离，能泻阴中之火，使火退而阴生，所以入足少阴而佐滋补之用，较之黄柏，不啻霄壤矣。张元素曰：丹皮治无汗之骨蒸，地骨皮治有汗之骨蒸。神不足者手少阴心，志不足者足少阴肾（仲景）。肾气丸用丹皮，治神志不足也（《内经》曰：水之精为志，故肾藏志；火之精为神，故心藏神。）但补性少而泄性多，凡虚寒山崩，经行过期不尽者，为并禁焉。赤者（赤丹皮）利血，白者（白丹皮）兼补气。酒拌蒸用。忌蒜胡荽、伏砒。

——清·黄宫绣《本草求真·卷六·泻剂·泻火·牡丹皮》

2.5 清 虚 热 药

本类药物药性寒凉，以清虚热、退骨蒸为主要作用；主要用于肝肾阴虚，虚火内扰所致的虚热证。使用本类药常配伍清热凉血及清热养阴之品以标本兼顾。

青 蒿

【提要】 青蒿，苦、辛，寒。归肝、胆经。清虚热，除骨蒸，解暑热，截疟，退黄。用于温邪伤阴，夜热早凉，阴虚发热，骨蒸劳热，暑邪发热，疟疾寒热，湿热黄疸。

青蒿始载于《神农本草经》。本品苦寒清热，芳香气清，苦寒而不伤脾胃，不伤阴血，泻火而不耗气血。青蒿芳香透散，长于清肝胆和血分之热，可使阴分伏热外透而出，使热邪由阴分透出阳分，为清虚热要药。故可治温病后期，余热未清，夜热早凉，热退无汗，或热病后低热不退等，常与鳖甲、知母、丹皮、生地同用。本品又善解暑热，故可用治外感暑热，头昏头痛，发热口渴等，常与连翘、滑石、西瓜翠衣等同用。本品辛寒芳香，主入肝胆，截疟之功甚强，尤善除疟疾寒热，为治疗疟疾之良药。如《肘后方》单用较大剂量鲜品捣汁服，或随证配伍黄芩、滑石、青黛、通草等同用。不宜久煎；或鲜用绞汁。脾胃虚弱，肠滑者忌服。

【药论】 味苦，寒。主治疥瘙痂痒，恶疮，杀虱，留热在骨节间，明目。一名青蒿，一名方溃。生华阴川泽。

——《神农本草经·卷第四·下品药·草蒿》

草蒿，即青蒿也。生华阴川泽，今处处有之。春生苗，叶极细，嫩时人亦取杂诸香菜食之，至夏高三、五尺；秋后开细淡黄花，花下便结子，如粟米大，八、九月间采子，阴干。根、茎、子、叶并入药用，干者炙作饮香，尤佳。青蒿亦名方溃。凡使子勿使叶，使根勿使茎，四者若同，反以成疾。得童子小便浸之良。治骨蒸热劳为最，古方多单用者。葛氏治金刃初伤。取生青蒿，捣，傅上，以帛裹创，血止即愈。崔元亮《海上方》，疗骨蒸鬼气，取童子小便五大斗，澄过，青蒿五斗，八、九月采带子者最好，细剉，二物相和，内好大釜中，以猛火煎取三大斗，去滓，净洗釜令干，再泻汁，安釜中，以微火煎可二大斗，即取猪胆十枚相和，煎一大斗半，除火，待冷，以新瓷器盛，每欲服时，取甘草二、三两，熟炙，捣末，以煎和捣一千杵为丸。空腹，粥饮下二十丸，渐增至三十丸止。

——宋·苏颂《本草图经·草部下品之上卷第八·草蒿》

［释名］　时珍曰：《晏子》云：蒿，草之高者也。按《尔雅》诸蒿，独菣得单称为蒿，岂以诸蒿叶背皆白，而此蒿独青，异于诸蒿故耶？

［集解］　时珍曰：青蒿二月生苗，茎粗如指而肥软，茎叶色并深青。其叶微似茵陈，而面背俱青。其根白硬。七八月开细黄花颇香。结实大如麻子，中有细子。

［主治］　疗�疥瘙痒恶疮，杀虱，治留热在骨节间，明目（《本经》）。鬼气尸疰伏留，妇人血气，腹内满，及冷热久痢。秋冬用子，春夏用苗，并捣汁服。亦暴干为末，小便入酒和服（藏器）。补中益气，轻身补劳，驻颜色，长毛发，令黑不老，兼去蒜发，杀风毒。心痛热黄，生捣汁服，并贴之（《大明》）。治疟疾寒热（时珍）。生捣敷金疮，止血止痛良（苏恭）。烧灰隔纸淋汁，和石灰煎治恶疮息肉瘀瘢（孟诜）。

［发明］　时珍曰：青蒿得春木少阳之气最早，故所主之证，皆少阳、厥阴血分之病也。按《月令通纂》言：伏内庚日，采青蒿悬于门庭内，可辟邪气。阴干为末，冬至、元旦各服二钱亦良。观此，则青蒿之治鬼疰伏尸，盖亦有所伏也。

——明·李时珍《本草纲目·草部第十五卷·青蒿》

味苦微辛，性寒，阴中有阳，降中有散。主肝、肾、三焦、血分之病，疗阴火伏留骨节。故善治骨蒸劳热，尸疰鬼气，降火滋阴，润颜色，长毛发，治疟疾寒热，杀虫毒，及恶疮湿疥。生捣可敷金疮，止血止痛。

——明·张介宾《景岳全书·卷之四十八·本草正（上）·隰草部·青蒿》

（泻热，补劳。）苦寒，得春木少阳之令最早（二月生苗），故入少阳、厥阴（肝、胆）血分。治骨蒸劳热（童便捣汁，取汁熬膏），蓐劳虚热（凡苦寒之药，多伤胃气。惟青蒿芳香入脾，独宜于血虚有热之人，以其不犯胃气也），风毒热黄，久疟久痢，瘙疥恶疮，鬼气尸疰（李时珍曰：《月令通纂》言伏内庚日，采蒿悬门庭，可辟邪。冬至元旦，各服一钱亦良，则青蒿之治鬼疰，盖亦有所伏也），补中明目。童便浸叶用，熬膏亦良，使子勿使叶，使根勿使茎。

——清·汪昂《本草备要·卷一·草部·青蒿》

苦寒，无毒。茎紫者真。根茎子叶不可并用，恐成痼疾。叶主湿热，子治骨蒸，俱宜童便制用。《本经》主疗瘙疥痂痒恶疮，杀虫，留热在骨节间，明目。

［发明］　青蒿亦有二种，一种发于早春，叶青如绵茵陈，专泻丙丁之火，能利水道，与绵茵陈之性不甚相远。一种盛于夏秋，微黄如地肤子，专司甲乙之令，为少阳、厥阴血分之药。故茎紫者为良，其治骨蒸劳热，有杀虫之功，而不伤伐骨节中阳和之气者，以其得春升之令最早也。此与角蒿之性大都相类。又能明目，善清在上之虚热。烧灰淋汁，和石灰点治恶疮息肉靥瘢。苏恭生捣敷金疮。《经验方》和桂心治寒疟。但性偏苦寒，脾虚

虚寒泄泻者勿服。

——清·张璐《本经逢原·卷二·隰草部·青蒿》

苦寒芬芳，得春生之气最早；入少阳、厥阴。除烦清暑，退热除蒸，为劳热、暑热专药。梗：兼和胃。

——原题清·徐灵胎《药性切用·卷之一下·草部·青蒿叶》

伏硫黄。苦、微辛，微寒。入手少阴、足少阳、厥阴经血分。其气芬香，与胃独宜。治妇人血气腹满，退阴火伏留。捣敷金疮。得豆豉，治赤白痢。配桂心，治寒热疟。配赤柽柳，祛时行邪热。佐鳖甲，治温疟（但热不寒为温疟）。佐人参，治虚汗。入滋补药，治骨蒸虚劳（和童便捣汁熬膏）。使子勿使叶，使根勿使茎。治骨蒸，取子童便制。治痢去湿热，用叶，或捣汁更妙。

——清·严洁，等《得配本草·卷之三·草部·青蒿》

（清肝、肾、三焦，阴火伏留骨节。）青蒿（专入肝、肾、三焦）性禀芬芳，味甘微辛，气寒无毒。阴中有阳，降中有升，能入肝、肾、三焦血分，以疗阴火伏留骨节。故凡骨蒸劳热及风毒热黄，久疟久痢，瘙痒恶疮，鬼气尸疰等症，当须服此（时珍曰：《月令通纂》言：伏内庚日，采蒿悬门庭，可辟邪。冬至、元日，各服二钱亦良。则青蒿之治鬼疰，盖亦有所伏也）。以其苦有泄热杀蛊之能，阴有退热除蒸之用，辛有升发舒脾之功，而又于胃中气不犯，以其得春升之令最早也。其形有类山茵陈，又能清上虚热，以治目疾。且烧灰淋汁，点治恶疮、息肉、䗌瘯。生捣可敷金疮，止血止痛。但性偏寒不湿，虽曰于胃不犯，亦止就其血虚有热服之得宜而言，若使脾胃素虚及见泄泻，则于此终属有忌矣。童便浸叶用，熬膏良。使子勿使叶，使根勿使茎。

——清·黄宫绣《本草求真·卷七·泻剂·平泻·青蒿》

❧ 地 骨 皮 ❧

【提要】　地骨皮，甘，寒。归肺、肝、肾经。凉血除蒸，清肺降火。用于阴虚潮热，骨蒸盗汗，肺热咳嗽，咯血，衄血，内热消渴。

地骨皮始载于《神农本草经》。本品甘寒清润，能清肝肾之虚热，除有汗之骨蒸，为退虚热、疗骨蒸之佳品，常与知母、鳖甲、银柴胡等配伍，治疗阴虚发热。本品甘寒，善清泄肺热，除肺中伏火，则清肃之令自行，故多用治肺火郁结，气逆不降，咳嗽气喘，皮肤蒸热等，常与桑白皮、甘草等同用；本品甘寒入血分，能清热、凉血、止血，常用治血热妄行的吐血、衄血、尿血等。

【药论】　味苦，寒。主五内邪气，热中，消渴，周痹。久服坚筋骨，轻身，耐老。一名杞根，一名地骨，一名苟忌，一名地辅。生常山平泽。

——《神农本草经·卷第二·上品药·枸杞》

根大寒，子微寒，无毒。主治风湿，下胸胁气，客热头痛，补内伤，大劳、嘘吸，坚筋骨，强阴，利大小肠。久服耐寒暑。一名羊乳，一名却暑，一名仙人杖，一名西王母杖。生常山及诸丘陵阪岸上。冬采根，春夏采叶，秋采茎实，阴干。

——南朝梁·陶弘景《名医别录·上品·卷第一·枸杞》

今出堂邑，而石头烽火楼下最多。其叶可作羹，味小苦。世谚云：去家千里，勿食萝摩、枸杞，此言其补益精气，强盛阴道也。萝摩一名苦丸，叶厚大作藤生，摘有白乳汁，人家多种之，可生噉，亦蒸煮食也。枸杞根、实，为服食家用，其说乃甚美，仙人之杖，远自有旨乎也。

——南朝梁·陶弘景《本草经集注·卷第三·草木上品·枸杞》

气寒。味苦。阴也。大寒。无毒。足少阴经。手少阳经。《象》云：解骨蒸肌热，主风湿痹，消渴。坚筋骨。去骨，用根皮。《心》云：去肌热及骨中之热。《珍》云：凉血凉骨。《本草》云：主五内邪气，热中消渴，周痹风湿，下胸胁气，客热头痛。补内伤大劳嘘吸，坚筋骨，强阴，利大小肠。《药性论》云：根皮细判，面拌，熟煮吞之。主肾家风，益精气。

——元·王好古《汤液本草·卷之五·木部·地骨皮》

地骨皮者，性甚寒凉，即此根名，惟取皮用。经入少阴肾脏，并手少阳三焦。解传尸有汗，肌热骨蒸；疗在表无寒，风湿周痹。去五内邪热，利大小二便。强阴强筋，凉血凉骨。

——明·陈嘉谟《本草蒙筌·卷之四·木部·枸杞子》

[发明]　枸杞之滋益不独子，而根亦不止于退热而已。但根、苗、子之气味稍殊，而主治亦未必无别。盖其苗乃天精，苦甘而凉，上焦心肺客热者宜之；根乃地骨，甘淡而寒，下焦肝肾虚热者宜之。此皆三焦气分之药，所谓热淫于内，泻以甘寒也。至于子则甘平而润，性滋而补，不能退热，止能补肾润肺，生精益气。此乃平补之药，所谓精不足者，补之以味也。分而用之，则各有所主；兼而用之，则一举两得。世人但知用黄芩、黄连，苦寒以治上焦之火；黄柏、知母，苦寒以治下焦阴火。谓之补阴降火，久服致伤元气。而不知枸杞、地骨，甘寒平补，使精气充而邪火自退之妙，惜哉！予尝以青蒿佐地骨退热，屡有殊功，人所未喻者。

——明·李时珍《本草纲目·木部第三十六卷·枸杞、地骨皮》

枸杞……根名地骨，味甘淡，性沉而大寒，故主下焦肝肾虚热，为三焦气分之药。《经》曰：热淫于内，泻以甘寒者是已。

——明·缪希雍《神农本草经疏·卷十二·木部上品·枸杞》

枸杞根也。南者苦味轻，微有甘辛，北者大苦性劣，入药惟南者为佳。其性辛寒，善入血分肝肾三焦胆经。退阴虚血热，骨蒸有汗、止吐血衄血，解消渴，疗肺肾胞中阴虚伏火。煎汤漱口止齿血。凡不因风寒而热在精髓阴分者，最宜此物。凉而不峻，可理虚劳。气轻而辛，故亦清肺。假热者勿用。

——明·张介宾《景岳全书·卷之四十八·本草正（下）·竹木部·地骨皮》

（泻热，凉血，补正气。）甘淡而寒。降肺中伏火，泻肝肾虚热，能凉血而补正气。内治五内邪热（热淫于内，治以甘寒。地骨一斤，生地五斤，酒煮服，治带下），吐血尿血（捣鲜汁服），咳嗽消渴（清肺）；外治肌热虚汗，上除头风痛（能除风者，肝肾同治也。肝有热，则自生风，与外感之风不同，热退则风自息），中平胸胁痛（清肝），下利大小肠。疗在表无定之风邪，传尸有汗之骨蒸（李东垣曰：地为阴，骨为里，皮为表。地骨皮泻肾火，牡丹皮泻包络火，总治热在外无汗而骨蒸；知母泻肾火，治热在内有汗而骨蒸。四物汤加二皮，治妇人骨蒸。朱二允曰：能退内潮，人所知也。能退外潮，人实不知。病或风寒散而未尽，作潮往来，非柴葛所能治，用地骨皮走表又走里之药，消其浮游之邪，服之未有不愈者，特表明之。李时珍曰：枸杞、地骨，甘寒平补，使精气充足，则邪火自退。世人多用苦寒，以芩、连降上焦，知、柏降下焦，致伤元气惜哉！予尝青蒿佐地骨退热，累有殊功）。甘草水浸一宿用（肠滑者忌枸杞子。中寒者忌地骨皮。掘鲜者同鲜小蓟煎浓汁，浸下疳甚效）。

——清·汪昂《本草备要·卷二·木部·地骨皮》

甘、淡、微寒，无毒。泉州者良。《本经》主五内邪气，周痹风湿，久服坚筋骨，轻身不老。

　　［发明］　地骨皮，枸杞根也，三焦气分之药。下焦肝肾虚热、骨蒸自汗者宜之，热淫于内，泻以甘寒也。人但知芩、连治上焦之火，知、柏治下焦之火，谓之补阴降火，不知地骨之甘寒平补，有益精气、退邪火之妙。时珍尝以青蒿佐地骨退热，屡有殊功。又主骨槽风证，亦取入足少阴，味薄即通也。《本经》主五内邪气，周痹风湿，轻身不老，取其甘淡化热，苦寒散湿，湿散则痹著通，化热则五内安。其气清，其味薄，其质轻，诚为修真服食之仙药。按：《续仙传》云，朱孺子见溪侧二花犬，逐入枸杞丛下，掘之得根形如二犬，烹而食之，忽觉身轻，《本经》之轻身不老，可确征矣。则枸杞之滋益，不独在子，而根亦不止于退热也。苗叶微苦，亦能降火及清头目。

——清·张璐《本经逢原·卷三·灌木部·地骨皮》

（凉血，除虚热）甘淡而寒。降肺中伏火，除肝肾虚热。能凉血而治五内烦热（热淫于内，治以甘寒。地骨一斤，生地五斤，酒煮服，治带下）。吐血尿血（捣鲜汁服），消渴咳嗽（清肺），外治肌热虚汗，上除头风痛（肝有热则自生风，与外感之风不同，热退则风自息），中平胸胁痛（清肝），下利大小肠。疗在表无定之风邪，传尸有汗之骨蒸（东垣曰：地骨皮泻肾火，能治外热。地为阴，骨为里，皮为表，朱二允曰：能退内潮，人所知也。能退外潮，人实不知。病或风寒，散而未尽，作潮往来，非柴、葛所能治。用地骨走表又走里之药，消其浮游之邪，服之未有不愈者，特表明之。时珍曰：枸杞、地骨甘寒平补，使精气充足而邪火自退。世人多用苦寒，以芩、连治上，知柏治下，致伤元气，惜哉！予尝以青蒿佐地骨退热，屡有殊功）。中寒者勿用。甘草水浸一宿。叶（名天精草）苦甘而凉，清上焦心肺客热，代茶止消渴（妇人阴肿或生疮，地骨皮煎水频洗，效）。

——清·吴仪洛《本草从新·卷三下·木部·灌木类·地骨皮》

地骨皮（即杞子根皮）制硫黄、丹砂。味淡，性寒。入足少阴、手太阴经血分。降肺中伏火，泻肾虚热。上除风热头风，中平胸胁肝痛（肝火熄，痛自止），下利大小肠秘（热清便自行），除无定之虚邪，退有汗之骨蒸。得生地、甘菊，益肝肾阴血。配青蒿，退虚热。得麦冬、小麦，治骨节虚燔。配红花研末，敷足趾鸡眼，作痛作疮。君生地，治带下（湿热去也）。鲜者，同鲜小蓟煎汁洗，治下疳。鲜者捣碎，煎浓汤淋洗恶疮。脓血不止，更以细白穰贴之即愈。

去骨热，甘草汤浸一宿，焙干用。刮去粗皮，取细白穰，可贴疮。中寒者禁用。

——清·严洁，等《得配本草·卷之七·木部·枸杞子》

（入肺降火，入肾凉血凉骨。）地骨皮（专入肺、肾）即枸杞根也。味甘气寒，虽与丹皮同治骨蒸之剂，但丹皮味辛，能治无汗骨蒸；此属味甘，能治有汗骨蒸。且丹皮原属入血散瘀之品，汗者血也。无汗而见血瘀，则于辛于寒最宜。若有汗骨蒸而更用以丹皮辛散，不竟使夺汗无血乎？《经》曰：热淫于内，泻以甘寒，地骨皮是也。按地骨皮入肺降火，入肾凉血凉骨，凡五内热淫，而见肌肉潮热，二便癃闭，胸胁痛楚，与夫头而见风痛不休（外感之风宜散邪，内生之风宜清热，热除而风自熄），于表而见潮热无定（是内熏蒸而达于表。朱二允曰：能退内潮，人所知也。能退外潮，人实不知、病或风寒散而未尽，作潮往来，非柴、葛所能治，用地骨皮走表又走里之药，消其浮游之邪，服之未有不愈者，特表而出之），于肺而见消渴咳嗽不宁（肾火上蒸），靡不用此解除。今人但知芩连以治上焦之火，知、柏以治下焦之火，而不知地骨皮之甘淡微寒，深得补阴退热之义矣。时珍常以青蒿佐此退热，屡有殊功。李东垣曰：地为阴，骨为里，皮为表，服此既治内热不生，而于表里浮游之邪，无有不愈。此为表里上下皆治之药，而于下为尤切焉。但脾胃虚寒者禁服（汪昂曰：肠滑者忌枸杞子，中寒者忌地骨皮，掘鲜者同鲜小蓟煎浓汁，治下疳甚妙）。甘草水浸用。

——清·黄宫绣《本草求真·卷六·泻剂·泻火·地骨皮》

3

泻 下 药

凡以泻下通便为主要作用，主治便秘及里实积滞证的药物，称为泻下药。

本类药为沉降之品，主归大肠经，具有泻下通便作用，主要适用于大便秘结，胃肠积滞，实热内结，及水肿停饮等里实证。部分药物，还可用于疮痈肿毒及瘀血证。

使用泻下药，应根据里实证的兼证及病人体质，进行适当配伍。里实兼表邪者，当先解表后攻里，必要时可与解表药同用，表里双解，以免表邪内陷；里实而正虚者，应与补益药同用，攻补兼施，使攻邪而不伤正。本类药亦常配伍行气药，以加强泻下导滞作用。若属热积者，还应配伍清热药；属寒积者，应与温里药同用。使用泻下药中的攻下药、峻下逐水药时，因其作用峻猛，或具有毒性，易伤正气及脾胃，故年老体虚、脾胃虚弱者当慎用；妇女胎前产后及月经期应当忌用。应用作用较强的泻下药时，当奏效即止，切勿过剂，以免损伤胃气。应用作用峻猛而有毒性的泻下药时，一定要严格炮制法度，控制用量，避免中毒现象发生，确保用药安全。

根据泻下药作用强弱的不同，可分为攻下药、润下药及峻下逐水药。

3.1 攻 下 药

本类药大多苦寒沉降，主要适用于大便秘结，燥屎坚结及实热积滞之证。应用时常辅以行气药，以加强泻下及消除胀满作用。

◆ 大 黄 ◆

【提要】 大黄，苦，寒。归脾、胃、大肠、肝、心包经。下攻积，清热泻火，凉血解毒，逐瘀通经，利湿退黄。用于实热积滞便秘，血热吐衄，目赤咽肿，痈肿疔疮，肠痈腹痛，瘀血经闭，产后瘀阻，跌打损伤，湿热痢疾，黄疸尿赤，淋证，水肿；外治烧烫伤。酒大黄善清上焦血分热毒，用于目赤咽肿、齿龈肿痛。熟大黄泻下力缓、泻火解毒，用于火毒疮疡。大黄炭凉血化瘀止血，用于血热有瘀出血症。

大黄始载于《神农本草经》。本品有较强的泻下作用，能荡涤肠胃，推陈致新，为治疗积滞便秘之要药。又因其苦寒沉降，善能泄热，故实热便秘尤为适宜。《汤液本草》："大黄，阴中之阴药，泄满，推陈致新，去陈垢而安五脏，谓如戡定祸乱以致太平无异，所以有将军之名。"本品苦降，能使上炎之火下泄，又具清热泻火，凉血止血之功。本品有较好的活血逐瘀通经作用，其既可下瘀血，又清瘀热，为治疗瘀血证的常用药物。本品具有泻下通便，导湿热外出之功，故可用治湿热蕴结之证。本品为峻烈攻下之品，易伤正气，如非实证，不宜妄用；本品苦寒，易伤胃气，脾胃虚弱者慎用；其性沉降，且善活血祛瘀，故妇女怀孕、月经期、哺乳期应忌用。

【药论】　味苦，寒。主下瘀血，血闭，寒热，破癥瘕，积聚，留饮、宿食，荡涤肠胃，推陈致新，通利水谷道，调中化食，安和五脏。

——《神农本草经·卷第四·下品药·大黄》

大寒，无毒。平胃下气，除痰实，肠间结热，心腹胀满，女子寒血闭胀，小腹痛，诸老血留结。一名黄良。生河西及陇西。二月、八月采根，火干。

——南朝梁·陶弘景《名医别录·下品·卷第三·大黄》

得芍药、黄芩、牡蛎、细辛、茯苓治惊恚怒，心下悸气。得消石、紫石英、桃人治女子血闭。黄芩为之使。无所畏。今采益州北部汶山及西山者，虽非河西、陇西，好者犹作紫地锦色，味甚苦涩，色至浓黑。西川阴干者胜。北部日干，亦有火干者，皮小焦不如，而耐蛀堪久。此药至劲利，粗者便不中服，最为世方所重。道家时用以去痰疾，非养性所须也。将军之号，当取其骏快矣。

——南朝梁·陶弘景《本草经集注·卷第五·草木下品·大黄》

[谨案]　大黄性湿润，而易壤蛀，火干乃佳。二月、八月日不烈，恐不时燥，即不堪矣。叶、子、茎并似羊蹄，但粗长而厚，其根细者，亦似宿羊蹄，大者乃如碗，长二尺。作时烧石使热，横寸截着石上煿之，一日微燥，乃绳穿晾之，至干为佳。幽、并以北渐细，气力不如蜀中者。今出宕州、凉州、西羌、蜀地皆有。其茎味酸，堪生啖，亦以解热，多食不利人。陶称蜀地者不及陇西，误矣。

——唐·苏敬，等《新修本草·草部下品之上卷第十·大黄》

气寒。味苦，大寒。味极厚，阴也，降也，无毒。入手足阳明经，酒浸入太阳经，酒洗入阳明经。余经不用酒。《象》云：性走而不守，泻诸实热不通，下大便，涤荡肠胃间热，专治不大便。《心》云：涤荡实热。《珍》云：热淫于内，以苦泄之。酒浸入太阳经，酒洗入阳明经，余经不用酒。《本草》云：主下瘀血，血闭寒热，破癥瘕积聚，留饮宿食，荡涤肠胃，推陈致新，通利水谷，调中化食，安和五脏。平胃下气，除痰实，肠间结热，心腹胀满，女子寒血闭，胀，小腹痛，诸老血留结。《液》云：味苦寒，阴中之阴药，泄满，推陈致新，去陈垢而安五脏，谓如戡定祸乱以致太平无异，所以有将军之名。入手足阳明，以酒引之，上至高巅；以舟楫载之，胸中可浮。以苦泄之，性峻至于下。以酒将之，可行至高之分，若物在巅，人迹不及，必射以取之也。故太阳阳明、正阳阳明承气汤中俱用酒浸，惟少阳阳明为下经，故小承气汤中不用酒浸也。杂方有生用者，有面裹蒸熟者，其制不等。

——元·王好古《汤液本草·卷之四·草部·大黄》

　　味苦，气大寒。味极厚。阴中之阴，降也。无毒。形同牛舌，产自蜀川。必得重实锦纹，勿用轻松朽黑。使黄芩一味，入阳明二经。欲使上行，须资酒制。酒浸达巅顶上，酒洗至胃脘中。并载舟楫（桔梗）少停，仍缓国老（甘草）不坠。有斯佐助，才去病邪。如欲下行，务分缓速。欲速生使，投滚汤一泡便吞；欲缓熟宜，同诸药久煎方服。入剂多寡，看人实虚。盖性惟沉不浮，故用直走莫守。调中化食，霎时水谷利通；推陈致新，顷刻肠胃荡涤。夺土郁，无壅滞，定祸乱，建太平。因有峻烈威风，特加将军名号。仍导瘀血，更滚顽痰。破癥坚积聚止疼，败痈疽热毒消肿。勿服太过，下多亡阴。若研末鸡清调稠，可敷上火疮取效。

　　[谟按]　大黄极寒，硫黄极热。二黄气味悬隔，何号将军相同？盖硫黄系至阳之精，大黄乃至阴之类。一能破邪归正，挺出阳精；一能推陈致新，戡定祸乱。并有过乎诸药之能，宜其同得居上之号也。

——明·陈嘉谟《本草蒙筌·卷之三·草部下·大黄》

　　[发明]　时珍曰：大黄乃足太阴、手足阳明、手足厥阴五经血分之药。凡病在五经血分者，宜用之。若在气分用之，是谓诛伐无过矣。泻心汤治心气不足吐血衄血者，乃真心之气不足，而手厥阴心包络、足厥阴肝、足太阴脾、足阳明胃之邪火有余也。虽曰泻心，实泻四经血中之伏火也。又仲景治心下痞满、按之软者，用大黄黄连泻心汤主之。此亦泻脾胃之湿热，非泻心也。病发于阴而反下之，则作痞满，乃寒伤营血，邪气乘虚结于上焦。胃之上脘在于心，故曰泻心，实泻脾也。

——明·李时珍《本草纲目·草部第十七卷·大黄》

　　[疏]　大黄禀地之阴气独厚，得乎天之寒气亦深，故其味至苦，其气大寒而无毒。入足阳明、太阴、厥阴，并入手阳明经。气味俱厚。味厚则发泄，故其性猛利，善下泄，推陈致新，无所阻碍。所至荡平，有戡定祸乱之功，故号将军。味厚则入阴分，血者，阴也，故主下瘀血，血闭寒热，癥瘕积聚，留饮宿食，荡涤肠胃，通利水谷。其曰调中化食，安和五脏者，概指脏腑积滞既去，则实邪散而中自调，脏自和也。《别录》又云：平胃下气，除痰实，肠间结热，心腹胀满，女子寒热，女子因寒血凝而作胀，少腹痛因于血闭，及诸老血留结，皆由通利开导之力所致也。总之，此药乃除实热燥结，下有形积滞之要品。随经随证以为佐使，则奏功殊疾矣。

——明·缪希雍《神农本草经疏·卷十·草部下品之上·大黄》

　　味苦，气大寒。气味俱厚，阴中之阴，降也。有毒。其性推陈致新，直走不守，夺土郁壅滞，破积聚坚癥，疗瘟疫阳狂，除斑黄谵语，涤实痰，导瘀血，通水道，退湿热，开燥结，消痈肿，因有峻烈威风，积垢荡之顷刻。欲速者生用，汤泡便吞；欲缓者熟用，和药煎服。气虚同以人参，名黄龙汤；血虚同以当归，名玉烛散；佐以甘草、桔梗，可缓其行；佐以芒硝、厚朴，益助其锐。用之多寡，酌人实虚，假实误用，与鸩相类。

——明·张介宾《景岳全书·卷之四十八·本草正（上）·毒草部·大黄》

　　（《本经》名黄良，一名将军。）苦，寒，无毒。产川中者色如锦纹而润者良。若峻用攻下，生用。邪气在上，必用酒浸上引而驱热下行。破瘀血，韭汁制。虚劳吐血，内有瘀积，韭汁拌，炒黑用之。大肠风秘燥结，皂荚、绿矾酒制。又尿桶中浸过，能散瘀血，兼行渗道。妊娠产后，慎勿轻用。实热内结，势不可缓，酒蒸用之。凡服大黄，下药须与谷气相远，得谷气则不行矣。《本经》下瘀血血闭寒热，破癥瘕积聚，留饮宿食，荡涤肠胃，推陈致新，通利水谷，调中化食，安和五脏。

　　[发明]　　大黄气味俱厚，沉降纯阴，乃脾、胃、大肠、肝与三焦血分之药，凡病在五经血分者宜之。若在气分者用之，是诛伐无过矣。其功专于行瘀血，导血闭，通积滞，破癥瘕，消实热，泻痞满，润燥结，敷肿毒，总赖推陈致新之功。《本经》与元素皆谓去留饮宿食者，以宿食留滞中宫，久而发热，故用苦寒化热，宿食亦乘势而下。后世不察，以为大黄概能消食，谬矣。盖胃性喜温恶湿，温之则宿食融化，寒之则坚滞不消，以其能荡涤肠胃，食积得以推荡，然后谷气通利，中气调畅，饮食输化，五脏安和矣……至于老人血枯便秘，气虚便难，脾虚腹胀少食，妇人血枯经闭，阴虚寒热，脾气痞积，肾虚动气，及阴疽色白不起等证，不可妄用，以取虚虚之祸。

——清·张璐《本经逢原·卷二·毒草部·大黄》

　　味苦，寒。主下瘀血，血闭（除血中热结之滞），寒热（血中积滞之寒热）。破癥瘕积聚（凡腹中邪气之积无不除之），留饮宿食，荡涤肠胃，推陈致新，（凡腹中饮食之积无不除之）。通利水谷，调中化食，（助肠胃运化之力），安和五脏（邪积既去，则正气自和）。大黄色正黄而气香，得土之正气、正色，故专主脾胃之疾。凡香者无不燥而上升。大黄极滋润达下，故能入肠胃之中，攻涤其凝结之邪而使之下降，乃驱逐停滞之良药也。

——清·徐灵胎《神农本草经百种录·下品·大黄》

　　川大黄，大苦大寒，入足太阴、手足阳明、厥阴。其性沉阴降泄，酒制亦能上行，荡涤肠胃，为攻下实热之专药。生用更峻，苟非实热内结，不可轻投。

——原题清·徐灵胎《药性切用·卷之二上·草部·川大黄》

　　黄芩为之使。恶干漆。忌冷水。苦，大寒。入足太阴、手足阳明、厥阴经血分。性沉而不浮，用走而不守。荡涤肠胃之邪结，祛除经络之瘀血，滚顽痰，散热毒，痘初起血中热毒盛者宜之。得杏仁，疗损伤瘀血。得生地汁，治吐血刺痛。得牡蛎、僵蚕，治时疫疙瘩恶症。配桃仁，疗女子血秘。合芒硝，治伤寒发黄。同川连，治伤寒痞满。欲速行、下行，生用。欲缓行，煎熟用。欲上行，酒浸炒用。破瘀血，韭汁炒。加僵蚕、姜糊丸，蜜汤下，治大头瘟。血枯经闭，血虚便秘，病在气分、不在血分者，禁用。怪症：灸疮疮肉成片，痛不可忍，此血肉热极也，用硝、黄各五钱水送，得微利即愈。仲景百劳丸用大黄以理劳伤。盖内热既久，瘀血停于经络，必得将军开豁其路，则肝脾通畅，推陈而致新，清升而浊降，骨蒸自除，痨症自愈也。然须蒸熟入滋补之剂以治之，庶几通者通、补者补，两收其效。

——清·严洁，等《得配本草·卷之三·草部·大黄》

　　（入胃，下热攻滞。）大黄（专入脾胃）大苦大寒，性沉不降，用走不守，专入阳明胃府大肠，大泻阳邪内结，宿食不消（三承气汤皆有大黄内入，仲景治伤寒邪由大阳而入阳明之府者，则用调胃承气，取其内有甘草之缓，不令有伤胃府之意也。治邪由阳明之经直入阳明之府者，则用大承气，取其中有枳实之急，得以破气气之壅也。治邪由少阳之经而入阳明之府者，则用小承气，取其中无芒硝之咸，致令泄下以伤其胃也。）故凡伤寒邪入胃府，而见日晡潮热（阳明旺于申西），谵语斑狂，便秘硬痛手不可近（喜按属虚，拒按属实），及瘟热瘴疟，下痢赤白，腹痛里急，黄疸水肿，积聚留饮宿食，心腹痞满，二便不通，与热结血分，一切癥瘕血燥，血秘实热等症，用此皆能推陈致新，定乱致治，故昔人云有将军之号（成无己曰：热淫所胜，以苦泄之。大黄之苦，以荡涤瘀热，下燥结而泄胃强。）然苦则伤气，寒则伤胃，下则亡阴，故必邪热实结，宿食不下用之得宜。（宗奭曰：有是证者，用之无不效。惟在量其虚实而已。颂曰：梁武帝因发热，欲服大黄，姚僧垣曰：大黄乃是劫药，至尊年高，不可轻用。帝勿从，几至委顿。梁元帝常有心腹疾，诸医咸谓宜用平药，可渐宣通。僧垣曰：脉洪而实，此有宿妨，非用大黄无瘳理，帝从之遂愈。今医用一毒药而攻众病，偶中便谓之神，不中不语用药之失，可不戒哉？）若使病在上脘，虽或宿食不消，及见发热，只须枳实、黄连以消痞热，宿食自通。若误用大黄推荡不下，反致热结不消，为害不浅。

——清·黄宫绣《本草求真·卷六·泻剂·泻热·大黄》

陈修园曰：大黄色正黄而臭香，得土之正气正色，故专主脾胃之病；其气味苦寒，故主下泄。凡血淤而闭，则为寒热；腹中结块，有形可征曰症，忽聚忽散曰瘕；五脏为积，六腑为聚，以及留饮宿食，得大黄攻下，皆能已之。自"荡涤肠胃"下五句，是申明大黄之效。末一句是总结上四句，又大申大黄之奇效也。意谓人只知大黄荡涤肠胃，功在推陈，抑知推陈即所以致新乎？人知大黄通利水谷，功在化食，抑知化食即所以调中乎？且五脏皆禀气于胃，胃得大黄运化之力而安和，而五脏亦得安和矣。此《本经》所以有黄良之名也。（有生用者，有用清酒洗者。）

——清·陈修园《神农本草经读·卷之四·下品·大黄》

大黄：味苦，气香，性凉。能入血分，破一切瘀血。为其气香故兼入气分，少用之亦能调气，治气郁作疼。其力沉而不浮，以攻决为用，下一切症瘕积聚。能开心下热痰以愈疯狂，降肠胃热实以通燥结，其香窜透窍之力又兼利小便（大黄之色服后入小便，其利小便可知）。性虽趋下而又善清在上之热，故目疼齿疼，用之皆为要药。又善解疮疡热毒，以治疔毒尤为特效之药（疔毒甚剧，他药不效者，当重用大黄以通其大便自愈）。其性能降胃热，并能引胃气下行，故善止吐衄，仲景治吐血、衄血有泻心汤，大黄与黄连、黄芩并用。《神农本草经》谓其能"推陈致新"，因有黄良之名。仲景治血痹虚劳，有大黄䗪虫丸，有百劳丸，方中皆用大黄，是真能深悟"推陈致新"之旨者也。

——民国·张锡纯《医学衷中参西录·二、药物·大黄解》

芒 硝

【提要】 芒硝，咸、苦，寒。归胃、大肠经。泻下通便，润燥软坚，清火消肿。用于实热积滞，腹满胀痛，大便燥结，肠痈肿痛；外治乳痈，痔疮肿痛。

芒硝始载于《神农本草经》。对实热积滞、大便秘结之症，常配合大黄相须为用，泻热导滞的作用较为显著。此外，芒硝外用能清热消肿，如皮肤疮肿，或疮疹赤热、痒痛，可用本品溶于冷开水中涂抹；口疮、咽痛，可用本品配合硼砂、冰片等外吹患处，有清凉、消肿、止痛的功效。孕妇及哺乳期妇女忌用或慎用。

【药论】　味苦寒。主治五脏积热，胃胀闭，涤去蓄结饮食，推陈致新，除邪气。炼之如膏，久服轻身。一名芒硝，生益州山谷。

——《神农本草经·卷第二·上品药·消石》

芒消，味辛、苦，大寒。主治五脏积聚，久热、胃闭，除邪气，破留血、腹中淡实结搏，通经脉，利大小便及月水，破五淋，推陈致新。生于朴硝。

朴消，味辛，大寒，无毒。主治胃中食饮热结，破留血、闭绝，停痰痞满，推陈致新。炼之白如银，能寒、能热、能滑、能涩，能辛、能苦、能咸、能酸。入地千岁不变，色青白者佳，黄者伤人，赤者杀人。一名消石朴。生益州有咸水之阳，采无时。

——南朝梁·陶弘景《名医别录·上品·卷第一·芒消》

芒硝

盆硝即芒硝气寒，味咸。《心》云：去实热，《经》云：热淫于内，治以咸寒，此之谓也。《珍》云：纯阴，热淫于内，治以咸寒。《本草》云：主五脏积聚，久热胃闭，除邪气，破留血，腹中痰实结搏，通经脉及月水，破五淋。消肿毒，疗天行热病。《药性论》云：使。味咸，有小毒。通月闭癥瘕，下瘰疬，黄疸，主漆疮，散恶血。《圣惠方》云：治代指用芒硝煎汤，淋渍之愈。

朴硝

气寒，味苦辛。《象》云：除寒热邪气，逐六腑积聚，结痼留癖，胃中食饮热结，去血闭，停痰痞满，消毒。揉细生用。

——元·王好古《汤液本草·卷之六·玉石部·盆硝、朴硝》

［谟按］　七硝气味相同，俱善消化驱逐。但朴硝力紧，芒硝、英硝、马牙硝力缓。硝石、风化硝、玄明粉，缓而又缓也。以之治病致用，病退即已。《本经》载：能炼服补益，岂理也耶？若孕妇有可下证，用之必兼大黄引导，使之直入大肠，润燥泻热，子母均安。《经》曰：有故无殒。亦无殒也。此之谓欤。

——明·陈嘉谟《本草蒙筌·卷之八·石部·朴硝》

［释名］　时珍曰：此物见水即消，又能消诸物，故谓之消。生于盐卤之地，状似末盐，凡牛马诸皮须此治熟，故今俗有盐消、皮消之称。煎炼入盆，凝结在下，粗朴者为朴消，在上有芒者为芒消，有牙者为马牙消。《神农本经》止有朴消、消石，《名医别录》复出芒消，宋《嘉祐本草》又出马牙消。盖不知消石即是火消，朴消即是芒消、马牙消，一物有精粗之异尔。诸说不识此，遂致纷纭也。今并芒消、牙消于一云。

［集解］　时珍曰：消有三品。生西蜀者，俗呼川消，最胜；生河东者，俗呼盐消，次之；生河北、青、齐者，俗呼土消。皆生于斥卤之地，彼人刮扫煎汁，经宿结成，状如末盐，犹有沙土猥杂，其色黄白，故《别录》云，朴消黄者伤人，赤者杀人。须再以水煎化，澄去滓脚，入萝卜数枚同煮熟，去萝卜倾入盆中，经宿则结成白消，如冰如蜡，故俗呼为盆消。齐、卫之消则底多，而上面生细芒如锋，《别录》所谓芒消者是也。川、晋之消则底少，而上面生牙如圭角，作六棱，纵横玲珑，洞澈可爱，《嘉祐本草》所谓马牙消者是也。状如白石英，又名英

消。二消之底，则通名朴消也。取芒消、英消，再三以萝卜煎炼去咸味，即为甜消。以二消置之风日中吹去水气，则轻白如粉，即为风化消。以朴消、芒消、英消同甘草煎过，鼎罐升煅，则为玄明粉。陶弘景及唐宋诸人皆不知诸消是一物，但有精粗之异，因名迷实，谬猜乱度，殊无指归。详见消石正误下。

——明·李时珍《本草纲目·石部第十一卷·朴消》

芒硝

[疏]　芒硝禀天地至阴极寒之气所生，故味苦辛，性大寒，乃太阴之精。以消物为性，故能消五金八石，况乎五脏之积聚，其能比之金石之坚哉！久热即是邪热，伤寒热邪结中焦，或停饮食则胃胀闭，少少投之，可立荡除。除邪气者，寒能除热故也。破留血者，咸能软坚，辛能散结也。邪热盛则经脉闭。热淫于内，治以咸寒，结散热除则经脉自通，二便自利，月水复。五淋中惟石淋、膏淋为胶结难解，病由于积热，非得辛苦大寒之药，以推荡消散之，不能除也。推陈致新，总述其体用之功耳。由朴消再煎而成，故曰生于朴消。

朴硝

[疏]　朴硝乃初次煎成者，其味气烈于芒硝，主治皆同。总为除邪热，逐六腑积聚，结固留癖，胃中食饮停滞因邪热结，停痰痞满，破留血闭绝之要药。与芒硝功用曾无少别，文具芒硝条下，兹不复疏。

——明·缪希雍《神农本草经疏·卷三·玉石部上品·芒硝朴硝》

朴硝

味苦咸辛，气寒。阴也，降也，有毒。其性峻速。咸能软坚，推逐陈积，化金石药毒，去六腑壅滞胀急，大小便不通，破瘀血坚癥实痰，却湿热疫痢，伤寒胀闭热狂，消痈肿排脓，凡属各经实热，悉可泻除。孕妇忌用，最易堕胎。虚损误吞，伤生反掌。

——明·张介宾《景岳全书·卷之四十八·本草正（下）·金石部·朴硝》

（朴硝，即皮硝，大泻、润燥、软坚。）辛能润燥，咸能软坚，苦能下泄，大寒能除热。朴硝酷涩性急，芒硝经炼稍缓，能荡涤三焦肠胃实热，推陈致新（按：致新则泻亦有补，与大黄同。盖邪气不除，则正气不能复也）。治阳强之病，伤寒（《经》曰：人之伤于寒也必病热。盖寒郁而为热也）疫痢，积聚结癖，留血停痰，黄疸淋闭，瘰疬疮肿，目赤障翳，通经堕胎（丰城尉家有猫，子死腹中，啼叫欲绝，医以硝灌之，死子即下。后有一牛，亦用此法得活。本用治人，治畜亦验。《经疏》曰：硝者，消也。五金八石，皆能消之，况脏腑之积聚乎？其直往无前之性，所谓无坚不破，无热不荡也。病非热邪深固，闭结不通，不可轻投，恐误伐下焦真阴故也。成无己曰：热淫于内，治以咸寒；气坚者，以咸软之；热盛者，以寒消之。故仲景大陷胸汤、大承气汤、调胃承气汤，皆用芒硝以软坚，去实热。结不至坚者，不可用也。佐之以苦，故用大黄相须为使。许誉卿曰：芒硝消散，破结软坚；大黄推荡，走而不守，故二药相须，同为峻下之剂。王好古曰：《本草言》芒硝堕胎，然妊娠伤寒可下者，兼用大黄以润燥、软坚、泻热，而母子相安。《经》曰：有故无殒，亦无殒也，此之谓欤。谓药自病当之，故母与胎俱无患也）。硝能柔五金，化七十二种石为水，生于卤地。刮取煎炼，在底者为朴硝，在上有芒者为芒硝，有牙者为马牙硝。置风日中，消尽水气，轻白如粉，为风化硝。大黄为使。

（《本经》《别录》朴硝、硝石虽分二种，而气味、主治略同。后人辨论纷然，究无定指。李时珍曰：朴硝下降，属水性寒。硝石为造炮，焰硝上升，属火性温。昂按：世人用硝，从未有取其上升而温者。李氏之说，恐非确论。）

——清·汪昂《本草备要·卷五·金石水土部·朴硝、芒硝》

辛苦咸寒，有毒。黄者伤人，赤者杀人。入药必取白者。以水煎化，澄去滓，入莱菔自然汁同煮，入盆中，经宿结成如冰，谓之盆硝。齐卫之硝，上生锋芒，谓之芒硝。川晋之硝，上生六棱，谓之牙硝。取芒硝再三以莱菔汁炼去咸味，悬当风处吹去水气，轻白如粉，谓之风化硝。以芒硝、牙硝同莱菔汁、甘草煎过，鼎罐升煅，谓之玄明粉。《本经》主五脏积热，胃胀闭，涤蓄结饮食，推陈致新，除邪气（向错简在硝石条内，今正之。详治五脏等证，皆热邪固积，决非硝石所能）。

[发明]　热淫于内，治以咸寒，坚者以咸软之，热者以寒消之，不出《本经》推陈致新之妙用。仲景大陷胸汤、大承气汤、调胃承气汤，皆用芒硝软坚去实，且带微辛，所以走而不守。若热结不至坚者，不可轻用。小儿赤游风，以消倾汤中取布蘸湿拭之。

——清·张璐《本经逢原·卷一·卤石部·朴硝》

味苦，寒。（朴硝味咸，而云苦者，或古时所产之地与今不同，故味异耶？抑或以咸极而生苦耶？）主百病，除寒热邪气（邪气凝结则生寒热，硝味咸苦能软坚，而解散之），逐六腑积聚、结固、留癖（硝质重性轻而能透发郁结。置金石器中尚能渗出，故遇积聚等邪，无不消解也。）。能化七十二种石（此软坚之甚者）。炼饵服之，轻身神仙。（消尽人身之滓秽，以存其精华，故有此效。）硝者，消也。朴硝乃至阴之精而乘阳以出，其本水也，其标火也。遇湿则化为水，遇火则升为火，体最清而用最变，故丹家重之。石属金，硝遇火则亦变火。盖无火之性，而得火之精气者也。火铄金，故能化石。

——清·徐灵胎《神农本草经百种录·上品·朴硝》

即皮硝。味苦辛咸，其性大寒，泻热泄实，润燥软坚，荡涤三焦实热，肠胃燥结，为推陈致新专药。生于卤地，刮取煎炼，存底为朴硝；在上为芒硝；有芽者为马牙硝；风日消尽水气，轻白如粉者，为风化硝。朴硝酷烈性急，诸硝经炼稍缓。

——原题清·徐灵胎《药性切用·卷之五上·金石部·朴硝》

芒硝

（一名盆硝，一名英硝。）辛、苦、咸，大寒。荡涤三焦肠胃之实热，消除胸膈壅淤之痰痞。得鼠粘子，治大便痈毒。得水调，涂火焰丹毒。得童便温服，下死胎。配猪胆汁，涂豌豆毒疮。和沉香末，破下焦阳结。研末，吹喉痹不通（并治重舌、鹅口）。朴硝再煎炼，倾盆凝结，在上有芒者为芒硝，有牙者为马牙硝。大伐下焦真阴，不宜轻用。

朴硝

（一名皮硝，一名盐硝。）石韦为之使。畏荆三棱。恶麦句姜。辛、苦、咸、微寒。有小毒。逐六腑积聚，散三焦火郁。治天行热疾，除停痰痞满，疗伤寒发狂，利大小便，落死胎。得独蒜、大黄捣饼，贴痞块。配僵蚕、硼砂、脑子，吹风热喉痹。配硫黄、白矾、滑石，治伏暑泻痢。配矾石、大麦粥，治女劳黑疸。（发热恶寒，膀胱急，小腹满，身黄额黑，腹胀如水，大便溏黑，小便黄。）瓷瓶煅赤，投硝石于内，每四两，用鸡肠草、柏子仁共廿五个，丸如珠子大，以丸煅尽为度。虚极似实等症，勿得误投。孕妇禁用。朴硝黄者伤人，赤者杀人。

——清·严洁，等《得配本草·卷之一·石部·芒硝朴硝》

（消脏腑热邪固结。）朴硝（专入肠胃，兼入肾）即皮硝，生于卤地，刮取，初次煎成为朴，由朴再煎为芒。其性最阴，善于消物，故以硝名。其味苦而且辛，凡五金八石，用此俱能消除，况人脏腑积聚乎？然必热邪深固，闭结不解，用以苦咸以为削伐，则药与病符，自不见碍。（时珍曰：硝禀太阴之精，水之子也。气寒味咸，走血而润下，荡涤三焦肠胃实热阳强之病，乃折治火邪药也，好古曰：硝利小便而堕胎，然伤寒妊娠可下者，用此兼大黄引之，直入大腹润燥软坚泻热，而母子俱安。《经》云有故无殒，亦无殒也，此之谓软。以在下言之，则便溺俱阴；以前后言之，则前气后血，以肾言之，总主大小便难，溺涩闭结，俱为水少火盛。成无己曰：热淫于内，治以咸寒，佐之以苦，故用芒硝、大黄相须为用也。汪昂曰：丰城尉家有猫，子死腹中，啼叫欲绝，医以硝灌之，死子即下。后有一牛，亦用此法得活。）如仲景大陷胸汤、大承气汤、调胃承气汤之类，虽其用有大黄，可以除热，然亦不得不假软坚之药耳。若使病非实热，及或热结不坚，妄用承气朴硝等以为消削，其不人伤人性命几希。（唐时腊日，赐群臣紫雪、红雪、碧雪。皆用此硝炼成者，通治积热诸病，有神效。贵在用者的中尔。）但朴硝初煎性急，芒硝久煎差缓耳。大黄为使。

——清·黄宫绣《本草求真·卷六·泻剂·泻热·朴硝》

朴硝

气味苦、寒，无毒。主治百病，除寒热邪气，逐五脏六腑积聚，固结留癖。能化七十种石。炼饵服之，轻身神仙。张隐庵曰：雪花六出，元精石六棱，六数为阴，乃水之成数也。朴硝、硝石，面上生牙，如圭角，作六棱，乃感地水之气结成，而禀寒水之气化，是以形类相同。但硝石遇火能焰，兼得水中之天气；朴硝止禀地水之精，不得天气，故遇火不焰也，所以不同者如此。

——清·陈修园《神农本草经读·卷之二·上品·朴硝》

朴硝

味咸，微苦，性寒。禀天地寒水之气以结晶，水能胜火，寒能胜热，为心火炽盛有实热者之要药。疗心热生痰，精神迷乱，五心潮热，烦躁不眠。且咸能软坚，其性又善消，故能通大便燥结，化一切瘀滞。咸入血分，故又善消瘀血，治妊妇胎殇未下。外用化水点眼，或煎汤熏洗，能明目消翳，愈目疾红肿。《神农本草经》谓炼服可以养生，所谓炼者，如法制为玄明粉，则其性尤良也。然今时之玄明粉，鲜有如法炼制者，凡药房中所鬻之玄明粉，多系风化朴硝，其性与朴硝无异。

——民国·张锡纯《医学衷中参西录·二、药物·朴硝、硝石解》

3.2 润 下 药

本类药物多为植物种子和种仁，富含油脂，味甘质润，多入脾、大肠经，能润滑大肠，促使排便而不致峻泻。适用于年老津枯、产后血虚、热病伤津及失血等所致的肠燥津枯便秘。

火 麻 仁

【提要】 火麻仁，甘，平。归脾、胃、大肠经。润肠通便。用于血虚津亏，肠燥便秘。

火麻仁始载于《神农本草经》。本品甘平，质润多脂，能润肠通便，且又兼有滋养补虚作用。适用于老人、产妇及体弱津血不足的肠燥便秘证。单用有效，如《肘后方》用本品研碎，以米杂之煮粥服。临床亦常与郁李仁、瓜蒌仁、苏子、杏仁等润肠通便药同用，或与大黄、厚朴等配伍，以加强通便作用。本品不宜过量服用，"多食令人见鬼狂走"（《神农本草经》）。

【药论】 味甘，平。主补中益气，久服肥健不老。生太山川谷。

——《神农本草经·卷第二·上品药·麻子》

无毒。主治中风汗出，逐水，利小便，破积血，复血脉，乳妇产后余疾，长发，可为沐药。久服神仙。九月采。入土中者，贼人。生太山。

——南朝梁·陶弘景《名医别录·上品·卷第一·麻子》

味甘，平，主补中益气，久服肥健不老。

——南朝梁·陶弘景《本草经集注·卷第七·米实部药物上品·麻子》

［谨案］ 蕡，即麻实，非花也。《尔雅》云：蕡，枲实。《礼》云：苴，麻之有蕡者。注云：有子之麻为苴。皆谓子耳。陶以一名麻勃，谓勃勃然如花者，即以为花，重出子条，误矣。既以麻蕡为米之上品，今用花为之，花岂堪食乎？根主产难胞衣不出，破血壅胀，带下，崩中不止者，以水煮服之，效。沤麻汁，主消渴。捣叶水绞取汁，服五合，主蛔虫。捣敷蝎毒，效。

——唐·苏敬，等《新修本草·米部卷第十九·麻子》

味甘平。无毒。入足太阴经。手阳明经。《本草》云：主补中益气，中风汗出，逐水利小便，破积血，复血脉，乳妇产后余疾。长发，可为沐药。久服肥健不老。《液》云：入足太阴、手阳明。汗多冒热便难。三者，皆燥湿而亡津液，故曰脾约。约者，约束之义，《内经》谓：燥者润之，故仲景以麻仁润足太阴之燥及通肠也。

——元·王好古《汤液本草·卷之三·草部·麻仁》

经入阳明大肠及足太阴脾脏。恶茯苓一味，畏牡蛎白薇。益气补中，催生下乳。去中风出汗，皮肤顽痹。润大肠风热，结涩便难。止消渴而小水能行，破积血而血脉可复。胎逆横生易顺，产后余疾总除。和菖蒲鬼臼为丸，吞服即见鬼魅（要见鬼者，用各等分，杵，丸弹大。每朝向日服一丸，满百日即见鬼魅）。合豆子头发着井，祝敕能辟瘟魔（除夜四更，取麻子、豆子各二七粒，家人头发少许，着井中祝敕井吏，能辟五瘟鬼，竟年免瘟疫伤寒）。仍作沐汤，头发滋润。久服肥健，不老神仙。重压取油，亦能油物。麻花味苦性热，堪调经水不通。驱恶风黑色遍身，散诸风瘙痒难抵。麻根煮服，更通石淋。除难产带下崩中，逐踠折挝打瘀血。麻叶捣汁，又杀蚘虫。或被蝎伤，敷之即效。麻沸汤专主虚热，渍麻汁善解渴消。

——明·陈嘉谟《本草蒙筌·卷之五·穀部·火麻子》

［发明］　弘景曰：麻子中仁，合丸药并酿酒，大善。但性滑利。刘完素曰：麻，木谷也而治风，同气相求也。好古曰：麻仁，手阳明、足太阴药也。阳明病汗多、胃热、便难，三者皆燥也。故用之以通润也。成无己曰：脾欲缓，急食甘以缓之。麻仁之甘，以缓脾润燥。

——明·李时珍《本草纲目·谷部第二十二卷·大麻》

［疏］　麻子，即大麻仁，禀土气以生。《本经》：味甘平，无毒。然其性最滑利，甘能补中，中得补则气自益。甘能益血，血脉复则积血破，乳妇产后余疾皆除矣。风并于卫，则卫实而荣虚。荣者，血也，阴也。《经》曰：阴弱者，汗自出。麻仁益血补阴，使荣卫调和，风邪去而汗自止也。逐水利小便者，滑利下行，引水气从小便而出也。好古云：入手、足阳明，足太阴经。阳明病汗多，及胃热便难三者皆燥也。用之以通润。《经》曰：脾欲缓，急食甘以缓之。麻仁之甘以缓脾润燥，故仲景脾约丸用之。

——明·缪希雍《神农本草经疏·卷二十四·米谷部上品·麻子》

即黄麻也，亦名大麻。味甘平，性滑利。能润心肺，滋五脏，利大肠风热结燥，行水气，通小便湿热，秘涩五淋，去积血，下气，除风湿顽痹，关节血燥拘挛，止消渴，通乳汁，产难催生，经脉阻滞。凡病多燥涩者宜之。若下元不固，及便溏阳痿，精滑多带者，皆所忌用。

——明·张介宾《景岳全书·卷之四十八·本草正（下）·谷部·麻仁》

（大麻即作布之麻，俗作火麻。润燥、滑肠。）甘平滑利。脾胃大肠之药。缓脾润燥。治阳明病、胃热、汗多而便难（三者皆燥也。汗出愈多，则津枯而大便愈燥。仲景治脾约有麻仁丸。成无己曰：脾欲缓，急食甘以缓之。麻仁之甘，以缓脾润燥。张子和曰：诸燥皆三阳病）。破积血，利小便，通乳催生。又木谷也，亦能治风。极难去壳，帛裹置沸汤，待冷，悬井中一夜，晒干，就新瓦上挼去壳，捣用。畏茯苓、白薇、牡蛎。

——清·汪昂《本草备要·卷四·谷菜部·大麻仁》

（即麻子黄。）甘平，无毒。入药微炒研用。入丸，汤泡去壳，取帛包煮，沸汤中浸，至冷出之，垂井中一夜，勿著水，次日日中曝干，挼去壳，簸扬取仁。《本经》实名麻仁，补中益气，久服肥健不老神仙。花名麻勃，治一百二十种恶风，黑色，遍身苦痒，逐诸风恶血，女人经候不通。

［发明］　麻仁入手阳明、足太阴，其性滋润，初服能令作泻，若久服之，能令肥健，有补中益气之功。脏腑结燥者宜之。仲景治阳明病汗多胃热便难，脾约丸用之，取润脾土枯燥也。《日华》止消渴，通乳汁，主催生难产，及老人血虚，产后便秘宜之。麻勃治身中伏风，同优

钵罗花为麻药，砭痛肿不知痛。叶绞汁，服五合下蛔虫，捣烂敷蝎毒，俱效。黄麻破血利小便。麻根捣汁治产难衣胞不下，煮服治崩中不止，生走而熟守也，并治热淋下血不止。根叶并治挝打瘀血，心腹满痛，捣汁服之皆效。陈黄麻烧灰，酒服方寸匕，散内伤瘀血。

——清·张璐《本经逢原·卷三·谷部·麻子仁》

（一名火麻。润燥滑肠。）甘，平，滑利。缓脾润燥，治阳明病胃热，汗多而便难（汗出愈多，则精枯而大便愈燥。仲景治脾病，有麻仁丸。成无己曰：脾欲缓，急食甘以缓之，麻仁之甘以缓脾，润燥。子和曰：诸燥皆三阳病）。宣风利关节，催生而通乳。陈士良《食性本草》云：多食损血脉，滑精气，痿阳事。妇人多食，即发带疾，以其滑利下行，走而不守也，肠滑者尤忌。极难去壳，帛裹置沸汤中，待冷，悬井中一夜，晒干，就新瓦上揉去壳，捣用。畏牡蛎、白薇、茯苓（卒被毒箭，煮汁饮。赤游丹毒，捣末，水和敷）。

——清·吴仪洛《本草从新·卷四（下）·谷部·麻麦稻类·大麻仁》

（一名火麻。）畏茯苓、牡蛎、白薇。甘，平。滑利。入足太阴，兼手阳明经血分。理女子经脉，治汗多胃燥，除里结后重，去皮肤顽痹，能催生下乳。合苏子研汁煮粥，治虚风便秘。同紫菀、杏仁煎服，治大便不利（肺气润，便自利）。以葱、椒、盐豉入麻仁粥食之，治风水腹大，腰脐重痛。去壳研用。多食滑精痿阳发带疾。怪症：肠头出寸许，痛苦非常，干则自落，又出又落，名截肠。宜于初起麻油浸之，食大麻仁汁数升而愈。

——清·严洁，等《得配本草·卷之五·谷部·大麻仁》

（润燥滑肠。）火麻仁（专入脾、胃、大肠）即今作布火麻之麻所产之子也，与胡麻之麻绝不相似。味甘性平，按书载缓脾利肠润燥，如伤寒阳明胃热，汗多便闭，治多用此。盖以胃府燥结，非此不解（汪昂曰：胃热、汗多、便难，三者皆燥也。汗出愈多，则津枯而大便愈燥。仲景治脾约有麻仁丸。成无己曰：脾欲缓，急食甘以缓之，麻仁之甘以缓脾润燥。张子和曰：诸燥皆三阳病）。更能止渴通乳，及妇人难产，老人血虚，产后便秘最宜。（弘景曰，麻子中仁合丸药，并酿酒大善，但性滑利。许学士云：产后汗多则大便秘，难于用药，惟麻子粥最稳，不唯产后可服，凡老人诸虚、风秘皆得力也。）至云初服作泻，其说固是，久服能令肥健，有补中益气之功，亦是燥除血补而气自益之意。若云宽能益气，则又滋人歧惑矣。但性生走熟守。（生用破血利小便，捣汁治产难胎衣不下，熟用治崩中不止。）入药微炒研用，入丸汤泡去壳，取帛包煮，沸汤中浸，至冷出之，垂井中一夜，勿着水，次日日中曝干，挼出壳，簸扬取仁。畏茯苓、白薇、牡蛎。

——清·黄宫绣《本草求真·卷一·补剂·滋水·火麻仁》

❧ 郁 李 仁 ❧

【提要】　郁李仁，辛，苦，甘，平。归脾、大肠、小肠经。润肠通便，利水消肿。用于津枯血少肠燥便秘，水肿腹满等证。

郁李仁始载于《神农本草经》。本品质润多脂，润燥通便作用类似火麻仁而较强，适用于津枯血少肠燥之便秘，常与火麻仁、柏子仁、杏仁等润肠药同用，如《世医得效方·卷六》五仁丸。亦可配伍生地、当归、何首乌等养血润肠之品，标本兼顾。本品还具有下气利水消肿之功，适用于水肿腹满之证。早在《本经》已有治"大腹水肿"的记载。古方每用其与利水、行气之品配伍。如《圣济总录·卷八十》郁李仁汤，以其配桑白皮、赤小豆、橘皮等。此外，本品亦能止咳，治咳嗽气逆。《圣济总录·卷六十六》郁李仁煎，治积年上气咳嗽，不得卧，用郁李仁水研如酪，去滓，煮令无辛气，次下酥枣少食之。

【药论】 味酸，平，无毒。治大腹水肿，面目四肢浮肿，利小便水道。根，治齿龂肿，龋齿，坚齿。

——《神农本草经·卷四·下品·郁李仁》

味酸，平，无毒。主大腹水肿，面目四肢浮肿，利小便水道。

〔疏〕 郁李仁得木气而兼金化，《本经》：味酸，气平无毒。元素言辛苦。性润而降下，阴也。入足太阴，手阳明、太阳经。其主大腹水肿，面目四肢浮肿者，《经》曰：诸湿肿满，皆属脾土。又曰：诸腹胀大，皆属于热。脾虚而湿热客之，则小肠不利，水气泛溢于面目四肢。辛苦能润热结，降下善导癃闭，小便利则水气悉从之而出矣。甄权主肠中结气，关格不通。《日华子》云：泄五脏膀胱结痛，宣腰胯冷脓，消宿食下气。元素云：破血润燥。李杲云：专治大肠气滞，燥涩不通。均得之矣。

......

〔简误〕 郁李仁，性专降下，善导大肠燥结，利周身水气。然而下后多令人津液亏损，燥结愈甚，乃治标救急之药。津液不足者，慎勿轻用。

——明·缪希雍《神农本草经疏·卷十四·木部下品·郁李仁》

郁李仁性润而降，为大便风秘专药，《本经》治大腹水气，面目四肢浮肿，取其润下之意。利小便水道者，水气从之下趋也。搜风顺气丸用之，虽有润燥之功，而下后令人津液亏损，燥结愈甚，老人津液不足而燥结者戒之。根治风虫牙痛，浓煎含漱，冷即吐去更含，勿咽汁，以其能降泄也。

——清·张璐《本经逢原·卷之三·灌木部·郁李仁》

辛、苦、甘、酸。入足太阴经气分。开幽门，下结气，导大肠之结，利周身之水。得酒煮饮醉，治目不闭（此因悸病也）。目系内连肝胆，胆受惊气而然。去壳研用。去惊风，酒炒。大便不实者禁用。邪气结于胃府，用下药而不下，此幽门未开也。惟李仁开之，邪气自流而下。再者，惊忍后寒热加疟，治疟之剂不效，此惊气结于胆下，胆因气积，横而下垂。惟郁李去胆下之惊气，以散其结，则寒热自除。是李仁之用，不仅如麻仁之为润剂也。

——清·严洁等《得配本草·卷之七·木部·郁李仁》

3.3 峻下逐水药

本类药物大多苦寒有毒，药力峻猛，服药后能引起剧烈腹泻，有的兼能利尿，能使体内潴留的水饮通过二便排出体外，消除肿胀。适用于全身水肿，大腹胀满，以及停饮等正气未衰之证。

本类药攻伐力强，副作用大，易伤正气，临床应用当"中病即止"，不可久服，体虚者慎用，孕妇忌用。还要注意本类药物的炮制、剂量、用法及禁忌等，以确保用药安全、有效。

甘 遂

【提要】 甘遂，苦，寒；有毒。归肺、肾、大肠经。泻水逐饮，消肿散结。用于水肿胀满，胸腹积水，痰饮积聚，气逆咳喘，二便不利，风痰癫痫，痈肿疮毒。

甘遂始载于《神农本草经》。甘遂药性苦寒沉降，文献记载其"专于行水，攻决为用"。甘遂泻水逐饮力峻，使用后可连续泻下，使潴留水饮排泄体外。凡水肿，大腹臌胀，胸胁停饮，正气未衰者，均可用之。临床运用，可单用研末服，或与大戟、芫花为末，枣汤送服，如十枣汤。从《神经本草经》到后世历代本草，均强调甘遂的毒性，认为"入药须斟酌用之"，为降低其毒性，常醋制后使用。《本草经集注》提出"甘遂反甘草"，作为中药十八反重要内容之一，流传至今，《中国药典》一部 2015 年版在甘遂条中明确规定：不宜与甘草同用。

【药论】 味苦，寒。主治大腹疝瘕，腹满，面目浮肿，留饮宿食，破癥坚积聚，利水谷道。一名主田。

——《神农本草经·卷第四·下品药·甘遂》

味甘，大寒，有毒。主下五水，散膀胱留热，皮中痞，热气肿满。一名甘藁，一名陵藁，一名凌泽，一名重泽。生中山。二月采根，阴干。

——南朝梁·陶弘景《名医别录·下品·卷第三·甘遂》

气大寒，味苦甘。甘，纯阳，有毒。《本草》云：主大腹疝瘕，腹满，面目浮肿，留饮宿食。破坚消积，利水谷道。下五水，散膀胱留热，皮中痞热，气坚满。瓜蒂为使。恶远志，反甘草。《液》云：可以通水，而其气直透达所结处。《衍义》云：此药专于行水，攻决为用，入药须斟酌用之。《珍》云：若水结胸中，非此不能除。

——元·王好古《汤液本草·卷之四·草部·甘遂》

［发明］ 宗奭曰：此药专于行水，攻决为用。元素曰：味苦气寒。苦性泄，寒胜热。直达水气所结之处，乃泄水之圣药。水结胸中，非此不能除，故仲景大陷胸汤用之。但有毒不可轻用。时珍曰：肾主水，凝则为痰饮，溢则为肿胀。甘遂能泄肾经湿气，治痰之本也。不可过服，但中病则止可也。张仲景治心下留饮，与甘草同用，取其相反而立功也。刘河间《保命集》云：凡水肿服药未全消者，以甘遂末涂腹，绕脐令满，内服甘草水，其肿便去。又王璆《百一选方》云：脚气上攻，结成肿核，及一切肿毒。用甘遂末，水调傅肿处，即浓煎甘草汁服，其肿即散。二物相反，而感应如此。清流韩咏病脚疾用此，一服病去七八，再服而愈也。

——明·李时珍《本草纲目·草部第十七卷·甘遂》

味苦，性寒，有毒。反甘草。专于行水，能直达水结之处，如水结胸者，非此不除。若留痰留饮宿食，癥坚积聚，无不能逐，故善治腹脚阴囊肿胀，去面目浮肿，通二便、泻膀胱湿热，及痰逆癫痫，噎膈痞塞。然性烈伤阴，不宜妄用。

——明·张介宾《景岳全书·卷之四十八·本草正（上）·毒草部·甘遂》

瓜蒂为之使。恶远志。反甘草。甘、苦，寒。有毒。入足少阴经气分。直达水结之处，攻决隧道之水（行十二经，水从谷道而出）。配大黄、阿胶，治血结。配猪苓、泽泻，治转胞。配甘草，治心下留饮（肾主水，凝则为痰饮，溢则为肿胀。泄肾经之湿，治痰饮之本也）。末掺雄猪腰子内，煨熟，日服一片，治洪水肿胀。面裹煨透。妄用大损元气，腹胀而死。

——清·严洁，等《得配本草·卷之三·草部·甘遂》

（大泻经隧水湿。）甘遂（专入脾、胃、肺、肾、膀胱）皮赤肉白味苦，气寒有毒，其性纯阴。故书皆载能于肾经，及或隧道水气所结之处奔涌直决，使之尽从谷道而出，为下水湿第一要药（元素曰：水结胸中，非此不能除，故仲景大陷胸汤用之。但有毒，不可轻用。）……故凡因实邪，元气壮实（必壮实方可用以甘遂），而致隧道阻塞，见为水肿蛊胀，疝瘕腹痛，无不仗此迅利以为开决水道之首，如仲景大陷胸汤之类。然非症属有余，只因中气衰弱，小便不通，水液妄行，脾莫能制，误用泄之之品益虚其虚，水虽暂去，大命必随。甘草书言与此相反，何以二物同用而功偏见，亦以甘行而下益急（又按刘河间云：凡水肿服药未全消者，以甘遂末涂腹绕脐令满，内服甘草水，其肿便去。二物相反，而感应如此），非深于斯道者。未易语此。皮赤肉白，根作连珠重实者良。面裹，煨熟用。（用甘草、荠苨汁三日，其水如墨，以清为度，再面裹煨。）瓜蒂为使。恶远志。

——清·黄宫绣《本草求真·卷五·泻剂·泻水·苦甘遂》

大　戟

【提要】　大戟，苦，辛，寒；有毒。归脾、肾、大肠经。泻下逐水，消肿散结。用于水肿腹水，胸胁停饮，痈肿疮毒，瘰疬。

大戟始载于《神农本草经》。大戟逐水作用，类似甘遂而力稍逊，亦适用于身面浮肿，大腹水肿及胸胁停饮等症。《活法机要》治水肿腹大，用大戟与大枣同煮，去大戟不用，食枣。《圣济总录·卷八十》大戟散，以其配干姜；《本草纲目·卷十七·大戟》简便方以其配木香，皆为治水之方。再如《伤寒论·辨太阳病脉证并治》十枣汤，《景岳全书·卷五十五·攻阵》引刘河间方舟车丸等，均大戟与甘遂、芫花等逐水药同用。目前临床亦有用单味大戟煎服或研末吞服，治疗肝硬化腹水。大戟还有消肿散结之功，可治痈肿疮毒，瘰疬痰核等。内服或外敷均可。

【药论】　味苦，寒，有小毒。治蛊毒，十二水，腹满急痛，积聚，中风，皮肤疼痛，吐逆。

——《神农本草经·卷四·下品·大戟》

味辛、甘，气大寒。阴中微阳。有小毒。种甚猥贱，处处有生。春发红芽，日渐丛长。凡资入药，惟采正根。旁附误煎，冷泻难禁。恶薯蓣，使赤豆。反甘草、海藻、芫花，畏菖蒲、芦根、鼠屎。每与甘遂，同利小便。消水肿腹满急疼，除中风皮肤燥痛。驱蛊毒，破癥坚，通月信、堕胎，散颈病、逐瘀。

——明·陈嘉谟《本草蒙筌·卷之三·草部下·大戟》

［发明］　大戟性禀阴毒，峻利首推。苦寒下走肾阴，辛散上泻肺气，兼横行经脉，故《本经》专治蛊毒十二水，腹满急痛等证，皆浊阴填塞所致，然惟暴胀为宜。云中风者，是指风水肤胀而言，否则传写之误耳。夫大戟、甘遂之苦以泄水者，肾所主也。痰涎之为物，随气升降，无处不到。入于心，则迷窍而成癫痫，妄言妄见；入于肺，则塞窍而成咳唾稠黏，喘急背冷；入于肝，则留伏蓄聚而成胁痛干呕，寒热往来；入于经络，则麻痹疼痛；入于筋骨，则颈项胸背腰胁手足，牵引隐痛。《三因方》并以控涎丹主之。大戟能泄脏之水湿，甘遂能行经隧之水湿，白芥子能散皮里膜外之痰气。惟善用者，能收奇功也。痘疮变黑归肾，枣变百祥丸，用大戟制枣，去戟用枣以泻肝邪，非泻肾也。实则泻其子，因肾邪实而泻其肝也。仲景云：心下痞满，引胁下痛，干呕短气者，十枣汤主之。其中亦有大戟。夫干呕胁痛，岂非肝胆之病乎。百祥丸之泻肝，明矣。至玉枢丹，同续随子、山慈菇等解蛊毒药，则又不独肝胆矣。其脾胃肝肾虚寒，阴水泛滥，犯之立毙，不可不审。

——清·张璐《本经逢原·卷之二·大戟》

大戟得枣良。小豆为之使。畏菖蒲、芦苇、鼠屎。恶薯蓣。反甘草、芫花、海藻。菖蒲解之。苦，寒。有毒。入三阴、足太阳经。泻内外上下之水溢。驱蛊毒，破癥结，逐血瘀，除痰饮。配干姜为散，治水肿喘急。煮大枣，治水肿，去戟取枣食之。泔水浸洗，再用浆水煮干，去骨用。宜采正根用。若误用旁附，则冷泻不禁，即煎荠苨汤解之。妄用杀人。

——清·严洁等《得配本草·卷三·大戟》

❖ 芫 花 ❖

【提要】　芫花，辛，苦，温；有毒。归肺、肾、大肠经。泻下逐水，祛痰止咳，杀虫，攻用。用于水肿，腹水，胸胁停饮；咳嗽气喘；头疮，顽癣，痈肿。

芫花始载于《神农本草经》。芫花的泻下逐水功效，与甘遂、大戟相似，适用于身面浮肿、大腹水肿及胸胁停饮之证，三者常同用，如《伤寒论·太阳病脉证并治》十枣汤。《圣济总录·卷八十》小消化丸，治水病通身浮肿，腹大，饮食不消，芫花与甘遂、大黄、葶苈子、巴豆共为末蜜丸，每服如小豆大三丸。《普济方·卷一百九十四》枳壳丸，治蛊胀，以其配行气之枳壳。芫花能祛痰止咳，用于咳嗽痰喘之证。在《本经》已有治"咳逆上气，喉鸣喘"的记载。《外台秘要·卷九》引张文仲《随身备急方》治卒咳有痰，以单味芫花煎水入白糖食之。凡肺气壅实，寒饮内停之咳嗽、有痰、气喘，用本品与桑白皮、葶苈子同用；若咳久痰饮不化，则加干姜以温肺化饮。现用本品治疗慢性支气管炎寒湿偏重者，疗效较好。芫花还能杀虫，消痈肿，治疗头疮、白秃、顽癣等皮肤病及痈肿。治皮肤病均外用，单用研末，或配雄黄用猪脂调敷。治痈肿，《备急千金要方》用芫花研末，胶和如粥敷之。民间验方，以芫花煮鸡蛋，食蛋及汤治疗乳腺炎及深部脓肿，有一定疗效。此外，芫花还能止痛。《仁存堂经验方》治诸般气痛，以芫花配延胡为末食之；《魏氏家藏方》芫花散，治牙痛，以芫花末擦痛处。

【药论】 味辛，温，有小毒。治咳逆上气，喉鸣，喘，咽肿，短气，蛊毒，鬼疟，疝瘕，痈肿，杀虫、鱼。

——《神农本草经·卷四·下品·芫花》

芫花味辛、苦，气温。有小毒。川谷甚多，远近俱有。茎紫花白，二尺长。密开花盈旧枝茎，如紫梢作穗；未出叶采嫩苞蕊，向晴日曝干。花落叶生，不堪用也。得之煮醋数沸，漉出渍水一宵。复曝干收，才免毒害。反甘草，使决明。散皮肤水肿发浮，消胸膈痰沫善唾。咳逆上气能止，咽肿短气可安。驱疝瘕痈疽，除蛊毒鬼疟。令人虚损，久服不宜。汁渍线丝，系痔易落。根采尤毒，乃名蜀桑。捣烂堪毒鱼，研末能敷疥。

［谟按］ 芫花泻湿利水为要。夫水者，脾、胃、肾。三经所主，有五脏六腑十经之部分。上而头目，中而四肢，下而腰膝。外而皮毛，中而肌肉，内而筋骨。脉有寸、关、尺之殊，诊有浮、中、沉之异。必当审其病在何经何脏，乃可用之。倘若误投，为害非浅。

——明·陈嘉谟《本草蒙筌·卷之三·草部下·芫花》

芫花苦辛温，有毒。陈者良，水浸一宿，晒干醋炒，以去其毒。弘景曰：用者微熬，不可近眼，反甘草。《本经》主咳逆上气，喉鸣咽肿短气，蛊毒鬼疟，疝瘕痈肿，杀虫鱼。

［发明］ 芫花消痰饮水肿，故《本经》治咳逆咽肿，疝瘕痈毒，皆是痰湿内壅之象。仲景治伤寒表不解，心下有水气，干呕发热而咳，或喘或利者，小青龙汤主之。若表已解，有时头痛，汗出恶寒，心下有水气，干呕，痛引两胁，或喘或咳者，十枣汤主之。盖小青龙汤驱逐表邪，使水气从毛窍而出，《内经》开鬼门法也。十枣汤驱逐里邪，使水气从大小便而泄，《内经》洁净府，去菀陈莝法也。芫花、大戟、甘遂之性，逐水泻湿，能直达水饮窠囊隐僻处，取效甚捷。不可过剂，泄人真元。

——清·张璐《本经逢原·卷之二·芫花》

4
祛 风 湿 药

凡以祛风湿为主要作用，主治风湿痹证的药物，称为祛风湿药。

本类药物味多辛苦，性或温或凉，能祛除留着于肌肉、经络、筋骨的风湿之邪，有的还兼有散寒、舒筋、通络、止痛、活血，或补肝肾、强筋骨等作用。主要用于风湿痹证之肢体疼痛，关节不利、肿大，筋脉拘挛等。部分药物，还适用于腰膝酸软、下肢痿弱等。

使用祛风湿药时，应根据痹证的类型、邪犯的部位、病程的新久等，选择药物并作适当的配伍。如风邪偏盛的行痹，应选择善能祛风的祛风湿药，佐以活血养营之品；湿邪偏盛的着痹，应选用温燥的祛风湿药，佐以健脾渗湿之品；寒邪偏盛的痛痹，当选用温性较强的祛风湿药，佐以通阳温经之品；外邪入里而从热化或郁久化热的热痹，当选用寒凉的祛风湿药，酌情配伍凉血清热解毒药；感邪初期，病邪在表，当配伍散风胜湿的解表药；病邪入里，须与活血通络药同用；若挟有痰浊、瘀血者，须与祛痰、散瘀药同用；久病体虚，肝肾不足，抗病能力减弱，应选用强筋骨的祛风湿药，配伍补肝肾、益气血的药物，扶正以祛邪。痹证多属慢性疾病，为服用方便，可制成酒或丸散剂。酒还能增强祛风湿药的功效。也可制成外敷剂型，直接用于患处。辛温性燥的祛风湿药，易伤阴耗血，阴血亏虚者应慎用。

祛风湿药，根据其药性和功效的不同，分为祛风寒湿药、祛风湿热药、祛风湿强筋骨药三类。

4.1　祛风湿散寒药

本节药物，性味多为辛苦温，有较好的祛风、除湿、散寒、止痛、通经络等作用，尤以止痛为其特点，主要适用于风寒湿痹，肢体关节疼痛，筋脉拘挛，痛有定处，遇寒加重等。

◈　独　活　◈

【提要】　独活，辛、苦，微温。归肾、膀胱经。祛风除湿，通痹止痛。用于风寒湿痹，腰膝疼痛，少阴伏风头痛，风寒挟湿头痛。

独活始载于《神农本草经》。祛风胜湿，通痹止痛，凡风寒湿痹，关节疼痛，无论新久，均可应用。尤以下部之痹痛、腰膝酸痛、两足痿痹、屈伸不利等症为适宜。常与桑寄生、秦艽、牛膝等同用。用于风寒表证，兼有湿邪者，常与羌活同用。本品辛散温通苦燥，能散风寒湿而解表，治外感风寒挟湿所致的头痛头重，一身尽痛，多配羌活、藁本、防风等。此外，本品善入肾经而搜伏风，与细辛、川芎等相配，可治风扰肾经，伏而不出之少阴头痛。

【药论】 味苦，平。主治风寒所击，金疮止痛，贲豚，痫痓，女子疝瘕。久服轻身，耐老。一名羌活，一名羌青，一名护羌使者。

——《神农本草经·卷第二·上品药·独活》

[发明] 时珍曰：羌活、独活皆能逐风胜湿，透关利节，但气有刚劣不同尔。《素问》云：从下上者，引而去之。二味苦辛而温，味之薄者，阴中之阳，故能引气上升，通达周身，而散风胜湿。

——明·李时珍《本草纲目·草部第十三卷·独活》

独活，其主风寒所击，金疮止痛者，金疮为风寒之所袭击，则血气壅而不行，故其痛愈甚。独活之苦甘辛温，能辟风寒，邪散则肌表安和，气血流通，故其痛自止也。奔豚者，肾之积。肾经为风寒乘虚客之则成奔豚。此药本入足少阴，故治奔豚。痫与痓，皆风邪之所成也，风去则痫痓自愈矣。女子疝瘕者，寒湿乘虚中肾家所致也。苦能燥湿，温能辟寒，辛能发散，寒湿去而肾脏安，故主女子疝瘕，及疗诸贼风，百节痛风无久新也。

——明·缪希雍《神农本草经疏·卷六·草部上品之上·独活》

独活，善行血分，李东垣：祛风行湿散寒之药也（李东垣）。凡病风之证（夏碧潭稿），如头项不能屈申，腰膝不能俯仰，或痹痛难行，麻木不用，皆风与寒之所致，暑与湿之所伤也。必用独活之苦辛而温，活动气血，祛散寒邪，故《本草》言能散脚气，化奔豚（《日华》），疗疝瘕，消痈肿（元素），治贼风百节攻痛（《本经》），定少阴寒郁头疼，意在此矣。

——明·倪朱谟《本草汇言·卷之一·草部·山草类·独活》

（搜足少阴肾伏风头痛，并两足湿痹。）独活（专入肾）辛苦微温。比之羌活，其性稍缓。凡因风干足少阴肾经，伏而不出，发为头痛（痛在脑齿），则能善搜而治矣。以故两足湿痹动履，非此莫痊（风胜湿，故二活兼胜湿）。风毒齿痛，头眩目晕，非此莫攻（《肘后方》用独活煮酒，热漱之）。缘此有风不动，无风反摇，故名摇草（摇者动活之意，故名独活），因其所胜而为制也。且有风自必有湿，故羌则疗水湿游风，而独则疗水湿伏风也。羌之气清，行气而发散营卫之邪。独之气浊，行血而温养营卫之气。羌有发表之功（表之表），独有助表之力（表之里）。羌行上焦而上理（上属气，故云羌活入气），则游风头痛、风湿骨节疼痛可治；独行下焦而下理（下属血，故云独活入血），则伏风头痛、两足湿痹可治。二活虽属治风，而用各有别，不可不细审耳。去皮焙用。蠡实为使。

——清·黄宫绣《本草求真·卷三·散剂·驱风·独活》

木 瓜

【提要】 木瓜，酸，温。归肝、脾经。舒筋活络，和胃化湿。用于湿痹拘挛，腰膝关节酸重疼痛，暑湿吐泻，转筋挛痛，脚气水肿。

　　木瓜始载于《名医别录》。木瓜入脾经，善化湿和胃，舒筋和脾，其味酸略兼生津作用。湿浊化，中焦调和，则吐泻可止；津生筋脉得养，则转筋自愈。故为治因吐泻过多而致的转筋之要药。用于暑湿霍乱，吐泻转筋之病证，可配伍薏苡仁、蚕沙、黄连、吴茱萸等药同用。此外，本品又为治脚气肿痛要药，可配伍吴茱萸、紫苏、槟榔同用。尚有消食作用，可用于消化不良病证。

　　【药论】　味酸，温，无毒。主治湿痹邪气，霍乱，大吐下，转筋不止。其枝亦可煮用。

——南朝梁·陶弘景《名医别录·中品·卷第二·木瓜实》

　　得木之正，故入筋。以铅霜涂之，则失醋味。受金之制，故如是。今人多取西京大木瓜为佳，其味和美。至熟止青白色，入药绝有功。胜、宣州者味淡。此物入肝，故益筋与血。病腰肾脚膝无力，此物不可阙也。

——宋·寇宗奭《本草衍义·第十八卷·木瓜》

　　味酸，气温。无毒。各处俱产，宣州独良。经入手太阴，用之勿犯铁器。气脱能固，气滞能和。平胃以滋脾，益肺而去湿。助谷气，调荣卫，除霍乱，止转筋（凡转筋时，但呼其名及书木瓜字于病处皆愈，莫晓其义）。脚气能驱，水痢可禁。《衍义》云：木瓜得木之正，故入肝益筋与血。腰背脚膝无力，不可缺也。以铅霜涂之，则失酸味，受金之制故尔。枝大者可作策杖，木干者堪造桶盆。取根叶煎汤，淋足胫已厥。

——明·陈嘉谟《本草蒙筌·卷之七·果部·木瓜实》

　　［发明］　杲曰：木瓜入手、足太阴血分，气脱能收，气滞能和。弘景曰：木瓜最疗转筋。如转筋时，但呼其名及书上作木瓜字皆愈，此理亦不可解。俗人拄木瓜杖，云利筋胫也。宗奭曰：木瓜得木之正，酸能入肝，故益筋与血。病腰肾脚膝无力，皆不可缺也。人以铅霜或胡粉涂之，则失酢味，且无渣，盖受金之制也。时珍曰：木瓜所主霍乱吐利转筋脚气，皆脾胃病，非肝病也。肝虽主筋，而转筋则由湿热、寒湿之邪袭伤脾胃所致，故筋转必起于足腓。腓及宗筋皆属阳明。木瓜治转筋，非益筋也，理脾而伐肝也。土病则金衰而木盛，故用酸温以收脾肺之耗散，而借其走筋以平肝邪，乃土中泻木以助金也。木平则土得令而金受荫矣。《素问》云：酸走筋，筋病无多食酸。孟诜云：多食木瓜，损齿及骨。皆伐肝之明验，而木瓜入手、足太阴为脾、肺药，非肝药，益可征矣。又《针经》云：多食酸，令人癃。酸入于胃，其气涩以收，上之两焦，不能出入，流入胃中，下去注膀胱，胞薄以软，得酸则缩卷，约而不通，故水道不利而癃涩也。罗天益《宝鉴》云：太保刘仲海日食蜜煎木瓜三五枚，同伴数人皆病淋疾，以问天益。天益曰：此食酸所致也，但夺食则已。阴之所生，本在五味；阴之所生，伤在五味。五味太过，皆能伤人，不独酸也。又陆佃《埤雅》云：俗言梨百损一益，楙百益一损。故《诗》云：投我以木瓜，取其有益也。

——明·李时珍《本草纲目·果部第三十卷·木瓜》

　　［疏］　木瓜实得春生之气，禀曲直之化，故其味酸，气温，性无毒。气薄味厚，降多于升，阳中阴也。入足太阴、阳明，兼入足厥阴。其主湿痹脚气者，以脾主四肢，又主肌肉，性恶湿而喜燥。湿侵肌肉，则为湿痹；伤足络则成脚气。木瓜温能通肌肉之滞，酸能敛濡满之湿，则脚气、湿痹自除也。霍乱大吐下，转筋不止者，脾胃病也。夏月暑湿饮食之邪伤于脾胃，则

挥霍撩乱，上吐下泻，甚则肝木乘脾而筋为之转也。酸温能和脾胃，固虚脱，兼之入肝而养筋，所以能疗肝脾所生之病也。藏器：治脚气冲心，强筋骨，下冷气，止呕逆。《大明》主吐泻，水肿，心腹痛。好古治腹胀善噫，心下烦痞。无非取其去湿和胃，滋脾益肺，利筋骨，调荣卫，通行收敛，有并行不悖之功也。

——明·缪希雍《神农本草经疏·卷二十三·果部中品·木瓜实》

味酸，气温。用此者，用其酸敛，酸能走筋，敛能固脱。入脾肺肝肾四经，亦善和胃。得木味之正，故尤专入肝，益筋走血，疗腰膝无力，脚气，引经所不可缺。气滞能和，气脱能固，以能平胃，故除呕逆霍乱转筋，降痰去湿行水。以其酸收，故可敛肺禁痢，止烦满，止渴。

——明·张介宾《景岳全书·卷之四十八·本草正（下）·果部·木瓜》

酸，温，无毒。

［发明］　木瓜酸收下降，所主霍乱转筋、吐利脚气，皆取收摄脾胃之湿热，非肝病也。转筋虽属风木行脾，实由湿热或寒湿之邪袭伤脾胃所致，用此理脾而伐肝也。多食木瓜损齿及骨，皆伐肝之明验。患头风人，以鲜者放枕边引散肝风，日久渐安。凡腰膝无力，由于精血虚阴不足者，及脾胃有积滞者，皆不利于酸收也。

——清·张璐《本经逢原·卷三·果部·木瓜》

酸、涩、温。入手足太阴，兼足厥阴经血分。和胃理脾，伐肝敛肺。专治筋病，能疗暑湿（血为热迫，筋转而痛。气为湿滞，筋缓而软。木瓜凉血收脱，故可并治）。得桑叶，治霍乱腹痛。配槟榔，治脚气冲心。配杜仲酒，治久痢（木瓜醒筋骨之湿，杜仲合筋骨之离，用以收之，痢疾自止）。佐生地，加乳、没，治项强筋急（肝肾受邪也）。和青盐、甘菊、艾茸，治肾脏虚冷，气攻腹胁，胀满疼痛。

——清·严洁，等《得配本草·卷之六·果部·木瓜》

4.2　祛风湿清热药

本节药物性味多为辛苦寒，具有良好的祛风除湿，通络止痛，清热消肿之功，主要用于风湿热痹，关节红肿热痛等病证。

秦　艽

【提要】　秦艽，辛、苦，平。归胃、肝、胆经。祛风湿，清湿热，止痹痛，退虚热。用于风湿痹痛，中风半身不遂，筋脉拘挛，骨节酸痛，湿热黄疸，骨蒸潮热，小儿疳积发热。

秦艽始载于《神农本草经》。秦艽辛可宣散，苦泄不燥。汪昂在《本草备要》中，谓其为风药中的润剂，善于祛风湿、止痹痛、舒筋络、利关节。故凡风湿痹痛、筋脉拘挛及关节屈伸不利之证，不论病之新久，或寒或热，均可配伍使用。但其性寒清热，以热痹尤宜。秦艽又善清湿热、退虚热、除骨蒸，而治骨蒸潮热，常与鳖甲、地骨皮、知母、青蒿等滋阴清虚热之品伍用。此外，本品还常与祛风解表药同用，治疗表证肢体酸痛的病证。

【药论】　味苦，平。主治寒热邪气，寒湿风痹，肢节痛，下水，利小便。

——《神农本草经·卷第三·中品药·秦艽》

味辛，微温，无毒。治风无问久新，通身挛急。生飞乌。二月、八月采根，暴干。

——南朝梁·陶弘景《名医别录·中品·卷第二·秦艽》

气微温，味苦辛，阴中微阳，手阳明经药。《象》云：主寒热邪气，风湿痹，下水，利小便。治黄病骨蒸。治口噤及肠风泻血。去芦用。《珍》云：去手阳明经下牙痛，口疮毒，去本经风湿。《本草》云：菖蒲为之使。

——元·王好古《汤液本草·卷中·草部·秦艽》

味苦、辛，气平微温。可升可降，阴中阳也。无毒。出甘松龙洞及河陕诸州。长大黄白色为优，新好罗纹者尤妙。用菖蒲为使，入太阳手经。养血荣筋，除风痹肢节俱痛，通便利水。散黄疸遍体如金，除头风解酒毒。止肠风下血，去骨蒸传尸。

——明·陈嘉谟《本草蒙筌·卷之二·草部中·秦艽》

［发明］　时珍曰：秦艽，手足阳明经药也，兼入肝胆，故手足不遂，黄疸烦渴之病须之，取其去阳明之湿热也。阳明有湿，则身体酸疼烦热；有热，则日晡潮热骨蒸。所以《圣惠方》治急劳烦热，身体酸疼。用秦艽、柴胡各一两，甘草五钱，为末，每服三钱，白汤调下。治小儿骨蒸潮热，减食瘦弱。用秦艽、炙甘草各一两，每用一二钱，水煎服之。钱乙加薄荷叶五钱。

——明·李时珍《本草纲目·草部第十三卷·秦艽》

味苦，性沉寒、沉中有浮，手足阳明清火药也。治风寒湿痹，利小水，疗通身风湿拘挛，手足不遂，清黄疸，解温疫热毒，除口噤牙疼口疮，肠风下血，及虚劳骨蒸发热，潮热烦渴，及妇人胎热，小儿疳热瘦弱等证。

——明·张介宾《景岳全书·卷之四十八·本草正（上）·山草部·秦艽》

（宣、去寒湿。）苦燥湿，辛散风。去肠胃之热，益肝胆之气，养血荣筋（风药中润剂，散药中补剂）治风寒湿痹（《经》曰：风寒湿三气杂至，合而为痹。风胜为行痹，寒胜为痛痹，湿胜为着痹。痹在于骨则体重，在脉则血涩，在筋则拘挛，在肉则不仁，在皮则寒），通身挛急（血不荣筋），虚劳骨蒸（李时珍曰：手足阳明经药，兼入肝胆。阳明有湿，则手足酸痛寒热，有热则日晡潮热骨蒸。《圣惠方》治急劳烦热，秦艽柴胡各一两，甘草五钱，为末，每服三钱。治小儿骨蒸潮热食减瘦弱，秦艽炙甘草各一两，每服一二钱，钱乙加薄荷五钱），疸黄酒毒，肠风泻血，口噤牙痛（齿下龈属手阳明大肠经）。张洁古曰：秦艽能去下牙痛，及本经风湿），湿胜风淫之证。利大小便。（牛乳点服，兼治黄疸，烦渴便赤。）

——清·汪昂《本草备要·卷一·草部·秦艽》

菖蒲为之使。畏牛乳。辛、苦，温。入手足阳明经气分，去风湿寒痹，疗黄疸酒毒，舒筋养血（皆祛湿之功）。得肉桂，治产后中风。得牛乳，治伤寒烦渴，及发背初起，并治五种黄疸（一种误食鼠粪作黄，多涕痰，目有赤脉，憔悴面赤恶心者是也）。配阿胶、艾，治胎动不安。佐柴胡，治风湿骨蒸（风入骨，故热）。

——清·严洁，等《得配本草·卷之二·草部·秦艽》

（除肠胃湿热，兼除肝胆风邪，止痹除痛。）秦艽（专入肠胃，兼入肝、胆）苦多于辛，性平微温。凡人感冒风寒与湿，则身体酸痛，肢节烦疼，拘挛不遂，如风胜则为行痹（痹兼三气皆有，兹止就其胜者而言），寒胜则为痛痹，湿胜则为着痹。痹在于骨则体重，痹在于脉则血涩，痹在于筋则拘挛，痹在于肉则不仁，痹在于皮则肤寒。至于手足酸疼，寒热俱有，则为阳明之湿；潮热骨蒸，则为阳明之热。推而疸黄便涩，肠风泻血，口噤牙痛（上龈属胃，下龈属大肠，秦艽能除风湿牙痛），亦何莫不由阳明湿热与风所成。用此苦多于辛，以燥阳明湿邪，辛兼以苦，以除肝胆风热，实为祛风除湿之剂。（风除则润，故秦艽为风药中润剂。湿去则补，故秦艽为散药中补剂。《圣惠方》治急痨烦热，身体酸疼，用秦艽、柴胡一两，甘草五钱，为末，每服三钱，白汤调下。治小儿骨蒸潮热，减食瘦弱，用秦艽、炙甘草各一两，每用一二钱，水煎服之，加薄荷叶五钱。）然久痛虚羸，血气失养，下体虚寒，酸疼枯瘦，小便利者，咸非所宜。形作罗纹相交，长大黄白，左纹者良，右纹勿用。菖蒲为使。畏牛乳。

——清·黄宫绣《本草求真·卷三·散剂·散湿·秦艽》

❖ 防　己 ❖

【提要】　防己，苦，寒。归膀胱、肺经。祛风止痛，利水消肿。用于风湿痹痛，水肿脚气，小便不利，湿疹疮毒。

防己始载于《神农本草经》。本品辛能行散，苦寒降泄，既能祛风除湿止痛，又能清热。对风湿痹证湿热偏盛，肢体酸重，关节红肿疼痛，及湿热身痛者，尤为要药。本品苦寒降利，能清热利水，善走下行而泄下焦膀胱湿热，尤宜于下肢水肿，小便不利者。防己自古以来分为汉防己和木防己两大类，汉防己长于利水消肿，木防己则长于祛风止痛。本品苦寒伤胃，故不宜大量内服，脾胃虚寒、食欲不振、阴虚及无湿热者忌服。广防己含马兜铃酸，故不宜过量或长期服用，肾病患者忌服。

【药论】　味辛，平。主治风寒，温疟，热气，诸痫，除邪，利大小便。一名解离。

——《神农本草经·卷第四·下品药·防己》

味苦，温，无毒。主治水肿，风肿，去膀胱热，伤寒，寒热邪气，中风，手脚挛急，止泄，散痈肿，恶结，诸㖡疥癣，虫疮，通腠理，利九窍。文如车辐解者良。生汉中。二月、八月采根，阴干。

——南朝梁·陶弘景《名医别录·下品·卷第三·防己》

今出宜都、建平，大而青白色，虚软者好，黫黑冰强者不佳，服食亦须之。是治风水家要药尔。

——南朝梁·陶弘景·《本草经集注·卷第五·草木下品·防己》

［发明］　弘景曰：防己是疗风水要药。藏器曰：治风用木防己，治水用汉防己。元素曰：去下焦湿肿及痛，并泄膀胱火邪，必用汉防己、草龙胆为君，黄柏、知母、甘草佐之，防己乃太阳本经药也。杲曰：本草"十剂"云：通可去滞，通草、防己之属是也。夫防己大苦寒，能泻血中湿热，通其滞塞，亦能泻大便，补阴泻阳，助秋冬、泻春夏之药也。比之于人，则险而健者也。幸灾乐祸，能首为乱阶。然善用之，亦可敌凶突险。此瞑眩之药也，故圣人存而不废。大抵闻其臭则可恶，下咽则令人身心烦乱，饮食减少。至于十二经有湿热壅塞不通，及下注脚气，除膀胱积热而庇其基本，非此药不可，真行经之仙药，无可代之者。若夫饮食劳倦，阴虚生内热，元气谷食已亏，以防己泄大便，则重亡其血，此不可用一也。如人大渴引饮，是热在上焦肺经气分，宜渗泄，而防己乃下焦血分药，此不可用二也。外伤风寒，邪传肺经，气分湿热，而小便黄赤，乃至不通，此上焦气病，禁用血药，此不可用三也。大抵上焦湿热者皆不可用。下焦湿热流入十二经，致二阴不通者，然后审而用之。

——明·李时珍《本草纲目·草部第十八卷·防己》

4.3　祛风湿强筋骨药

本节药物主入肝肾经，除祛风湿外，兼有一定的补肝肾、强筋骨作用；主要用于风湿日久，肝肾虚损，腰膝酸软，脚弱无力等。风湿日久，易损肝肾；肝肾虚损，风寒湿邪又易犯腰膝部位。故亦可用于肾虚腰痛，骨痿，软弱无力者。

五 加 皮

【提要】　五加皮，辛、苦，温。归肝、肾经。祛风除湿，补益肝肾，强筋壮骨，利水消肿。用于风湿痹病，筋骨痿软，小儿行迟，体虚乏力，水肿，脚气。

五加皮始载于《神农本草经》。五加皮辛散苦泄温通，主入肝肾经。既善祛风散寒除湿、通经络，又能补肝肾、强筋骨。故凡风寒湿痹，四肢拘挛，腰膝酸软之证，不论虚实，皆可应用，而尤宜于老年及久病患者。单用浸酒常服即能奏效。如《本草纲目》酒条目下有五加皮酒，谓此酒"治一切风湿痿痹，壮筋骨，填精髓"，实为治风湿久痹之妙剂。五加皮又补肝肾、强筋骨。不但常用于风湿日久，肝肾亏损，筋骨不健者；而且对肝肾不足，腰膝软弱，行走无力及小儿迟行诸证也甚相宜。

【药论】　味辛，温。主治心腹疝气，腹痛，益气，治躄，小儿不能行，疽疮，阴蚀。一名豺漆。

——《神农本草经·卷第三·中品药·五加》

味苦微寒，无毒。主治男子阴痿，囊下湿，小便余沥，女人阴痒及腰脊痛，两脚疼痹风弱，五缓，虚羸，补中益精，坚筋骨，强志意。久服轻身耐老。一名豺节。五叶者良。生汉中及苑朐。五月、七月采茎，十月采根，阴干。

——南朝梁·陶弘景《名医别录·下品·卷第三·五茄》

今江淮间所生，乃为真者，类地骨，轻脆芬香是也。其苗茎有刺类蔷薇，长者至丈余；叶五出如桃花，香气如橄榄；春时结实如豆粒而扁，春青，得霜乃紫黑。吴中亦多，俗名为追风使，亦曰刺通。剥取酒渍以疗风，乃不知其为五加皮也。江淮、吴中往往以为藩篱，正似蔷薇、金樱草，一如上所说。但北间多不知用此种耳。亦可以酿酒，饮之治风痹四肢挛急。

——宋·苏颂《本草图经·木部上品卷第十·五加皮》

味辛、苦，气温、微寒。无毒。山泽多生，随处俱有。藤蔓类木，高并人肩。五叶作丛为良，三叶四叶略次。凡使入药，采根取皮。畏蛇蜕人参，宜远志为使。堪用酿酒，任研为丸。逐多年瘀血在皮筋中，驱常痛风痹缠脚膝里。坚筋骨健步，强志意益精。去女人阴痒难当，扶男子阳痿不举。小便遗沥可止，阴蚀疽疮能除。轻身延年，长生不老，真仙经药也。叶采作蔬食，散风疹于一身；根茎煎酒尝，治风瘫于四末。

［谟按］　五加之名据义甚大，盖天有五车之星精也。青精入茎，则有东方之液；白气入节，则有西方之津；赤气入花，则有南方之光；玄精入根，则有北方之饴；黄烟入皮，则有戊己之灵。五神镇生，相转育成。服一年者，貌如童稚。服三年者，可作神仙。故鲁定公母单服此酒，以致不死。张子声等皆服，得生二十余子，享寿三百多年。昔人尝云：宁得一把五加，不用金玉满车。宁得一斤地榆，不用明目宝珠。信非长生之药致是称乎。

——明·陈嘉谟·《本草蒙筌·卷之一·草部上·五加皮》

［发明］　时珍曰：五加治风湿痿痹，壮筋骨，其功良深。仙家所述，虽若过情，盖奖辞多溢，亦常理尔。造酒之方：用五加根皮洗净，去骨、茎、叶，亦可以水煎汁，和曲酿米酒成，时时饮之。亦可煮酒饮。加远志为使更良。一方：加木瓜煮酒服。谈野翁《试验方》云：神仙煮酒法：用五加皮、地榆（刮去粗皮）各一斤，袋盛，入无灰好酒二斗中，大坛封固，安大锅内，文武火煮之。坛上安米一合，米熟为度。取出火毒，以渣晒干为丸。每旦服五十丸，药酒送下，临卧再服。能去风湿，壮筋骨，顺气化痰，添精补髓。久服延年益老，功难尽述。王纶《医论》云：风病饮酒能生痰火，惟五加一味浸酒，日饮数杯，最有益。诸浸酒药，惟五加与酒相合，且味美也。

——明·李时珍《本草纲目·木部第三十六卷·五加》

❧ 桑 寄 生 ❧

【提要】　桑寄生，苦、甘，平。归肝、肾经。祛风湿，补肝肾，强筋骨，安胎元。用于风湿痹痛，腰膝酸软，筋骨无力，崩漏经多，妊娠漏血，胎动不安，头晕目眩。

桑寄生始载于《神农本草经》。桑寄生善补肝肾，强筋骨，祛风湿；甘补苦泄，药性平和，补而不滞；主入肝肾经，既善养血和血、益肝肾而强筋骨，又能祛风除湿、舒筋活络而止痹痛。故常用治营血亏虚，肝肾不足之风湿痹痛，腰膝酸软，筋骨无力等病证，对肝肾不足之痹痛尤为适宜。如独活寄生汤，与独活、杜仲、牛膝等善治腰膝疼痛之品伍用。本品能补肝肾，养血而固冲任，安胎，治肝肾亏虚，月经过多，崩漏，妊娠下血，胎动不安。

【药论】　味苦，平。主治腰痛，小儿背强，痈肿，安胎，充肌肤，坚发齿，长须眉。其实：明目，轻身，通神。一名寄屑，一名寓木，一名宛童。

——《神农本草经·卷第二·上品药·桑上寄生》

味甘，无毒。主治金创，去痹，女子崩中，内伤不足，产后余疾，下乳汁。一名茑，生弘农桑树上。三月三日采茎、叶，阴干。

——南朝梁·陶弘景《名医别录·上品·卷第一·桑寄生》

桑上者，名桑上寄生尔。诗人云：施于松上。方家亦有用杨上、枫上者，则各随其树名之，形类犹是一般，但根津所因处为异。法生树枝间，寄根在枝节之内，叶圆青赤，厚泽易折，傍自生枝节。冬夏生，四月华白，五月实赤，大如小豆。今处处皆有，以出彭城为胜。世人呼皆为续断用之。案《本经》续断别在中品药，所主治不同，岂只是一物，世人使混乱无复能甄识之者。服食方云是桑檽，与此说又为不同尔。

——南朝梁·陶弘景《本草经集注·卷第三·草木上品·桑上寄生》

[疏]　桑寄生感桑之精气而生，其味苦甘，其气平和，不寒不热，固应无毒。详其主治，一本于桑。抽其精英，故功用比桑尤胜。腰痛及小儿背强，皆血不足之候。痈肿多由于荣气热，肌肤不充由于血虚。齿者骨之余也，发者血之余也，益血则发华，肾气足则齿坚而须眉长。血盛则胎自安。女子崩中及内伤不足，皆血虚内热之故。产后余疾，皆由血分。乳汁不下，亦由血虚。金疮则全伤于血。上来种种疾病，莫不悉由血虚有热所发。此药性能益血，故并主之也。兼能祛湿，故亦疗痹。

——明·缪希雍《神农本草经疏·卷十二：木部上品·桑上寄生》

（补肝肾，除风湿，强筋骨。）桑寄生（专入肝、肾）感桑精气而生，味苦而甘，性平而和，不寒不热，号为补肾补血要剂。缘肾主骨发，主血，苦入肾，肾得补则筋骨有力，不致痿痹而酸痛矣；甘补血，血得补则发受其灌荫，而不枯脱落矣。故凡内而腰痛、筋骨笃疾、胎堕，外而金疮，肌肤风湿，何一不借此以为主治乎？第出桑树生者真（须自采，或连桑叶者乃可用），和茎叶细剉，阴干，忌火。服则其效如神。若杂树所出，性气不同，恐反有害。

——清·黄宫绣《本草求真·卷一·补剂·平补·桑寄生》

5 化湿药

凡以化湿运脾为主要功效,常用以治疗湿阻中焦证的药物,称为化湿药,又称芳香化湿药。

本类药物,多辛香温燥,主入脾、胃经,能促进脾胃运化,消除湿浊;同时,又因其辛能行气,善行中焦之气机,以缓解因湿浊引起的脾胃气滞之症状。此外,部分药物还兼有解暑、开窍、截疟等功效。化湿药主要用以治疗湿困脾胃,运化失常所致的脘腹痞满、呕吐泛酸、大便溏薄、食少体倦、口甘多涎、舌苔白腻等病证。此外,因其有解暑之功,湿温、暑湿等证亦可选用。

使用化湿药,应根据湿困脾胃的不同情况及兼证,进行恰当的配伍应用。湿阻气滞之脘腹胀满痞闷者,常与行气药配伍;湿阻偏于寒湿者,常配伍温中散寒药;脾虚湿阻之脘痞纳呆,神疲乏力者,需配伍补气健脾药;若用于湿温、湿热、暑湿者,应与清热燥湿、解暑、利湿之品同用。化湿药物气味芳香,一般作为散剂服用疗效为佳,若入汤剂宜后下,且不宜久煎。本类药物多属辛温香燥之品,易耗气伤阴,故阴虚血燥及气虚者宜慎用。

❖ 藿 香 ❖

【提要】 藿香,辛,微温。归脾、胃、肺经。芳香化浊,和中止呕,发表解暑。用于湿浊中阻,脘痞呕吐,暑湿表证;湿温初起,发热倦怠,胸闷不舒;寒湿闭暑,腹痛吐泻,鼻渊头痛等病证。

藿香始载于《名医别录》。本品气味芳香,为芳香化湿浊要药。《图经本草》称之"故近世医方治脾胃吐逆为最要之药"。《得配本草》:"理脾和胃,为吐逆要药。"历代医家均强调其化湿功效,认为藿香辛香而不燥烈,为和中止呕之要药,凡呕吐之证,无论寒热虚实皆可应用。因其主化湿,故尤适于治疗湿浊中阻所致呕吐。又因其性微温,故多用于寒湿困脾之脘腹痞闷,少食作呕,神疲体倦等,常与苍术、厚朴等同用。藿香辛温芳香,外可开肌腠,透毛窍,散表邪,内服能化湿浊,快脾胃,辟秽恶,故又可用于暑天外感风寒,内伤湿滞之寒热头痛,胸闷腹胀,呕恶便泻,苔腻者。鲜品用量加倍,阴虚血燥者不宜使用。

【药论】 悉治风水毒肿,去恶气……鸡舌、藿香治霍乱、心痛。

——南朝梁·陶弘景《名医别录·上品:卷第一·沉香》

藿香,旧附五香条,不著所出州土,今岭南郡多有之,人家亦多种植。二月生苗,茎梗甚密,作丛,叶似桑而小薄。六月、七月采之,暴干。乃芬香,须黄色,然后可收。又《金楼子》

及《俞益期笺》皆云：扶南国人言：众香共是一木。根便是栴檀，节是沉水，花是鸡舌，叶是藿香，胶是薰陆。详《本经》所以与沉香等共条，盖义出于此。然今南中所有，乃是草类。《南方草木状》云：藿香榛生，吏民自种之，正相符合也。范晔《和香方》云：零藿虚燥。古人乃以合熏香。《本经》主霍乱心痛。故近世医方治脾胃吐逆，为最要之药。

——宋·苏颂《本草图经·木部上品卷第十·藿香》

气微温，味甘辛。阳也，甘苦纯阳。无毒。入手足太阴经。《象》云：治风水，去恶气，治脾胃吐逆，霍乱心痛。去枝，梗用叶。《心》云：芳馨之气，助脾开胃，止呕。《珍》云：补卫气，益胃进食。《本草》云：主脾胃呕逆，疗风水毒肿，去恶气，疗霍乱心痛，温中快气，治口臭，上焦壅，煎汤漱口。入手足太阴，入顺气乌药汤则补肺，入黄芪四君子汤则补脾。

——元·王好古《汤液本草·卷下·木部·藿香》

味辛、甘，气微温。味薄气厚，可升可降，阳也。无毒。岭南郡州，人多种莳。七月收采，气甚芬香。市家多搀棉花叶、茄叶假充，不可不细择尔。拣去枝梗入剂，专治脾肺二经。加乌药顺气散中，奏功于肺；加黄芪四君子汤内，取效在脾。入伤寒方，名正气散。理霍乱俾呕吐止，开胃口令饮食增。禁口臭难闻，消风水延肿。

——明·陈嘉谟《本草蒙筌·卷之二·草部中·藿香》

味辛微甘，气温。气味俱薄，阳也，可升可降。此物香甜不峻，善快脾顺气，开胃口，宽胸膈，进饮食，止霍乱呕吐，理肺化滞。加乌药等剂，亦能健脾；入四君同煎，能除口臭。亦疗水肿，亦解酒秽。

——明·张介宾《景岳全书·卷之四十八·本草正（上）·芳草部·藿香》

辛、甘，微温。入足太阴、阳明经气分。温中快气，理脾和胃，为吐逆要药。治上中二焦邪气壅滞，霍乱吐泻，心腹绞痛，去恶气，疗水毒，除饮酒口臭。（得滑石，治暑月吐泻。加丁香，尤效。配豆仁，治饮酒口臭。）广产者良。叶主散，茎主通。胃弱胃热而呕，阴虚火旺者，禁用。

——清·严洁，等《得配本草·卷之二·草部·藿香》

（醒脾止恶，宣胸止呕。）藿香（专入脾、胃、肺），辛香微温，香甜不峻，但馨香气正能助脾醒胃以辟诸恶。故凡外来恶气内侵，而见霍乱呕吐不止者，须用此投服（如藿香正气散用此以理脾、肺之气，俾正气通而邪气除。）俾其胸开气宽，饮食克进（寒去正复）。故同乌药顺气散则可以利肺；同四君子汤则可健脾以除口臭，但因热作呕，勿服。

——清·黄宫绣《本草求真·卷四·散剂·温散·藿香》

苍　术

【提要】　苍术，辛、苦，温。归脾、胃、肝经。燥湿健脾，祛风散寒，明目。用于湿阻中焦，脘腹胀满，泄泻，水肿，脚气痿躄，风湿痹痛，风寒感冒，夜盲，眼目昏涩。

苍术始载于《神农本草经》。因当时只有"术"一条，故《本经》之记载为白术及苍术功效的综合。苍术辛香、苦温，入中焦能燥湿浊以健脾胃，除秽浊以悦脾气，解湿郁以快气机；对于湿浊阻滞中焦的病证最为适宜，为治疗之主药。苍术气味浓烈，善于燥三焦之湿，搜肌腠、关节之风。《神农本草经》："主风寒湿痹、死肌痉疸。"因其长于祛湿，故用于痹证以湿胜为宜，可与薏苡仁、独活等祛风湿药同用。苍术辛香燥烈，走而不守，能开肌腠而发汗，祛肌表之风寒表邪。又因其长于胜湿，故以风寒表证挟湿者最为适宜，常与羌活、白芷、防风等同用。苍术尚能明目，可用于雀目等多种目疾。此外，《本草正》："苍术……去心腹胀疼，霍乱呕吐……逐山岚寒疫。"皆因其气味辛香，具有芳香避秽逐疫之功，故可用于预防和治疗各种时行疫疠。苍术药性温燥，故阴虚内热者忌用；又因其有发汗之功，故气虚多汗者忌用。

【药论】 味苦，温。主风寒湿痹，死肌，痉，疸，止汗，除热，消食。作煎饵。久服轻身，延年，不饥。一名山蓟，生郑山山谷。

——《神农本草经·卷第二·上品药·术》

味甘，无毒。主治大风在身面，风眩头痛，目泪出，消痰水，逐皮间风水结肿，除心下急满，及霍乱、吐下不止，利腰脐间血，益津液，暖胃，消谷，嗜食。一名山姜，一名山连。生郑山、汉中、南郑。二月、三月、八月、九月采根，暴干。

——南朝梁·陶弘景《名医别录·上品·卷第一·术》

白术粗促，色微褐，气味亦微辛，苦而不烈。古方及《本经》止言术，未见分其苍、白二种也。只缘陶隐居言术有两种。自此，人多贵白者。今人但贵其难得，惟用白者，往往将苍术置而不用。如古方平胃散之类，苍术为最要药，功尤速。殊不详《本草》原无白术之名，近世多用，亦宜两审。嵇康曰："闻道人遗言，饵术、黄精，令人久寿。"亦无白字。

——宋·寇宗奭《本草衍义·第七卷·苍术》

〔批〕 术虽二种，补脾燥湿，功用皆同。但白者补性多，且有敛汗之效；苍者治性多，惟专发汗之能。凡入剂中，不可代用。然白术既燥，《本经》又谓生津何也？盖脾恶湿，脾湿既胜，则气不得施化，津何由生？故曰膀胱津液之府，气化出焉。今用白术以燥其湿，则气得周流，而津液亦随气化而生矣。他如茯苓亦系渗湿之药，谓之能生津者，义与此同。

——明·陈嘉谟《本草蒙筌·卷之一·草部上·白术》

味苦甘辛，性温而燥，气味俱厚，可升可降，阳也。用此者用其温散燥湿。其性温散，故能发汗宽中，调胃进食，去心腹胀疼，霍乱呕吐，解诸郁结，逐山岚寒疫，散风眩头疼，消痰癖气块，水肿胀满；其性燥湿，故治冷痢冷泄，滑泻肠风，寒湿诸疮。与黄柏同煎，最逐下焦湿热痿痹。若内热阴虚，表疏汗出者忌服。然惟茅山者，其质坚小，其味甘醇，补益功多，大胜他术。

——明·张介宾《景岳全书·卷之四十八·本草正（上）·山草部·苍术》

防风、地榆为之使。忌桃、李、雀肉、菘菜、青鱼。甘、苦、辛，温。入足太阴、阳明经。燥胃强脾，发汗除湿。治风寒湿痹，山岚瘴气，霍乱吐泻，心腹急痛，水肿胀满，筋骨痿躄。疗湿痰留饮，或挟瘀血成窠囊，及脾湿下流，肠风带浊。（得熟地、干姜，治面黄食少。得栀子，解术性之燥。得川椒醋丸，治飧泻久痢。得川柏，治痿躄。加牛膝更好。得米泔浸一宿，焙为末，蒸饼丸，治好食生米。得羊肝一具，撒术末四两，扎缚，以粟米水入砂锅煮熟食，治小儿癖疾，及青盲雀目。以热气熏目，临卧食。配香附，解六郁。痰、火、气、血、湿、热。烧烟，辟邪恶尸气。）茅山产者佳。糯米泔浸一宿，焙干用。或以脂麻研碎同炒用。白露后米泔水浸，置屋上晒露一月，转燥为清，能发散头风痰湿。燥结多汗，脾虚胀闷，阴虚津枯者，禁用。怪症：腹中如石，脐中出水，旋变作虫，行绕身匝，痒难忍，拨扫不尽，此湿气凝结也。外用苍术煎浓汤浴之，内服苍术末，入麝香少许，水调下，自愈。

——清·严洁，等《得配本草·卷之二·草部·苍术》

厚　朴

【提要】　厚朴，苦、辛，温。归脾、胃、肺、大肠经。燥湿消痰，下气除满。用于湿滞伤中，脘痞吐泻，食积气滞，腹胀便秘，痰饮喘咳。

　　厚朴始载于《神农本草经》。厚朴药味辛散苦燥，药性温能祛寒，既能行气，又能燥湿，并能消积，凡湿阻、食积、气滞所致脾胃不和，脘腹胀满者均可使用，兼有寒者尤为适宜，为消除胀满之要药，常与苍术、陈皮等同用。又下气宽中，消积导滞，常与大黄、枳实同用。又燥湿化痰，下气平喘，用治痰饮喘咳，能收到良好效果。此外，七情郁结，痰气互阻之梅核气证，亦可取其燥湿消痰，下气宽中之效，配伍半夏、茯苓、苏叶、生姜等药同用。历代本草对厚朴的使用注意记载较少，仅《得配本草》言厚朴"暴泻如水，胃虚呕恶，脾阴不足，孕妇，四者禁用"。厚朴因药性辛苦温燥，易耗气伤津，故气虚津亏者慎用。又因能下气破滞，药力较强，故孕妇也当慎用。

【药论】　味苦，温。主中风，伤寒，头痛，寒热，惊悸气，血痹，死肌，去三虫。

——《神农本草经·卷第三·中品药·厚朴》

　　大温，无毒。主温中，益气，消痰，下气，治霍乱及腹痛，胀满，胃中冷逆，胸中呕逆不止，泄痢，淋露，除惊，去留热，止烦满，厚肠胃。一名厚皮，一名赤朴。其树名榛，其子名逐杨。治鼠瘘，明目，益气。生交址、宛朐。三月、九月、十月采皮，阴干。（干姜为之使，恶泽泻、寒水石、硝石。）

——南朝梁·陶弘景《名医别录·中品·卷第二·厚朴》

　　今西京伊阳县及商州亦有，但薄而色淡，不如梓州者厚而紫色有油。味苦，不以姜制，则棘人喉舌。平胃散中用，最调中。至今此药盛行，既能温脾胃气，又能走冷气，为世所须也。

——宋·寇宗奭《本草衍义·第十四卷·厚朴》

　　味苦辛，气大温，气味俱厚，阳中之阴，可升可降。有小毒。用此者，用其温降散滞。制用姜汁炒。治霍乱转筋，消痰下气，止咳嗽呕逆吐酸，杀肠脏诸虫，宿食不消，去结水，破宿血，除寒湿泻痢，能暖脾胃，善走冷气。总之，逐实邪，泻膨胀，散结聚，治胸腹疼痛之要药。倘本元虚弱，误服脱人真气。孕妇忌用，堕胎须知。

——明·张介宾《景岳全书·卷之四十九·本草正（下）·竹木部·厚朴》

（泻，下气，散满。）苦降能泻实满，辛温能散湿满（王好古曰：《别录》言厚朴温中益气，消痰下气，果泄气乎？益气乎？益与枳实、大黄同用，则泻实满，所谓消痰下气是也；与橘皮、苍术同用，则除湿满，所谓温中益气是也，与解利药同用，则治伤寒头痛；与泻利药同用，则厚肠胃。大抵味苦性温，用苦则泻，用温则补也。同大黄、枳实，即承气汤；同橘皮、苍术，即平胃散。按胀满症多不同，清、补贵得其宜。气虚宜补气，血虚宜补血，食积宜消导，瘀滞宜行痰，挟热宜清热，湿盛宜利湿，寒郁者散寒，怒郁者行气，蓄血者消瘀，不宜专用行散药。亦有服参、芪而胀反甚者，以挟食、挟血、挟热、挟寒，不可概作脾虚气弱治也）。入足太阴、阳明（脾、胃）。平胃调中（佐苍术为平胃散，平湿土之太过，以致于中和），消痰化食，厚肠胃，行结水，破宿血，杀脏虫。治反胃呕逆，喘咳泻痢，冷痛霍乱。误服脱人元气，孕妇忌之。榛树皮也，肉厚紫润者良。去粗皮，姜汁炙，或醋炒用。干姜为使，恶泽泻硝石，忌豆，犯之动气。

——清·汪昂《本草备要·卷二·木部·厚朴》

厚朴苦温，先升后降，为阴中之阳药，故能破血中气滞。《本经》中风伤寒、头痛寒热者，风寒外伤于阳分也；其治惊悸逆气、血痹死肌者，寒湿入伤于腠理也。湿热内著于肠胃而生三虫，此药辛能散结，苦能燥湿，温能祛虫，故悉主之，消风散用之，深得《本经》之义。今世但知厚朴为温中散滞之药，而治肠胃湿满寒胀，温中下气，消痰止吐。平胃散用以治腹胀者，味辛能散滞气也，若气实人误服参、芪胀闷作喘，宜此泻之。与枳实、大黄同用能泻实满，所谓消痰下气也；与苍术、橘皮同用能泻湿满，所谓温中益气也。然行气峻猛，虚者勿服。气温即止，不可久服。

——清·张璐《本经逢原·卷三·乔木部》

苦、辛，温。入足太阴、阳明经气分。除肠胃之浊邪，涤膜原之秽积。破郁血，去结水，消宿食，散沉寒。得炒姜，治肠风下血（邪去血自归经）。配黄连，治带下（湿热消也）。配杏仁，治气逆急喘（寒邪去也）。佐白茯苓，治尿浑（邪气消也）。佐解表药，却卫气之有余（寒邪乘之则有余）。佐分理药，清大肠之多阻。去粗皮，姜汁炒，或醋炒用。暴泻如水（肠胃虚，忌辛散），胃虚呕恶，脾阴不足，孕妇（服之损胎元）四者禁用。

——清·严洁，等《得配本草·卷之七·木部·厚朴》

厚朴，味苦辛，性温，治胃气上逆，恶心呕哕，胃气郁结胀满疼痛，为温中下气之要药。为其性温味又兼辛，其力不但下行，又能上升外达，故《神农本草经》谓其主中风伤寒头痛，《金匮》厚朴麻黄汤，用治咳而脉浮。与橘、夏并用，善除湿满；与姜、术并用，善开寒痰凝结；与硝、黄并用，善通大便燥结；与乌药并用，善治小便因寒白浊。味之辛者属金，又能入肺以治外感咳逆；且金能制木，又能入肝、平肝木之横恣以愈胁下掀疼；其色紫而含有油质，故兼入血分，甄权谓其破宿血，古方治月闭亦有单用之者。诸家多谓其误服能脱元气，独叶香岩谓"多用则破气，少用则通阳"，诚为确当之论。

——民国·张锡纯《医学衷中参西录·二、药物·厚朴解》

❖ 豆 蔻 ❖

【提要】　豆蔻，辛，温。归肺、脾、胃经。化湿行气，温中止呕，开胃消食。用于湿浊中阻，不思饮食，湿温初起，胸闷不饥，寒湿呕逆，胸腹胀痛，食积不消。

　　豆蔻始载于《名医别录》。其气清香，故《本草求真》言其"有一种清爽妙气"。豆蔻药味辛善行气化湿，药性温而能温中，可用于上中两焦湿郁气滞之证。豆蔻清芬芳煦，能宽膈行滞，温脾暖胃，化湿和中，降逆止呕。《本草求真》："功专和胃醒脾调中。"治疗湿阻中焦及脾胃气滞证，常与藿香、陈皮等同用；脾虚湿阻气滞之胸腹虚胀，食少无力，常与黄芪、白术、人参等同用。《本草纲目》载其可"治噎膈"，尤以胃寒湿阻气滞呕吐最为适宜。可单用为末服，或配伍藿香、半夏等药。豆蔻入汤剂宜后下。因其药性温燥，阴虚血燥者慎用。

【药论】　味辛，温，无毒。主温中，心腹痛，呕吐，去口臭气。生南海。

——宋·刘翰《开宝本草·果部·卷第十七·豆蔻》

　　白豆蔻，出伽古罗国，今广州、宜州亦有之，不及蕃舶者佳。苗类芭蕉，叶似杜若，长八、九尺而光滑，冬夏不凋；花浅黄色，子作朵如葡萄，生青熟白，七月采。张文仲治胃气冷，吃食即欲得吐。以白豆蔻子三枚，捣筛，更研细，好酒一盏，微温调之，并饮三、两盏佳。又有治呕吐，白术等六物汤，亦用白豆蔻，大抵主胃冷，即宜服也。

——宋·苏颂《本草图经·草部中品之下卷第八·白豆蔻》

　　气热，味大辛。味薄气厚，阳也。辛，大温，无毒。入手太阴经。《珍》云：主积冷气，散肺中滞气，宽膈，止吐逆，治反胃，消谷下气，进食，去皮用。《心》云：专入肺经，去白睛翳膜，红者不宜多用。《本草》云：主积聚冷气，止吐逆反胃，消谷下气。《液》云：入手太阴，别有清高之气，上焦元气不足，以此补之。

——元·王好古《汤液本草·卷之三·草部·白豆蔻》

　　味辛，气大温。味薄气厚，阳也。无毒。原出外番，今生两广。苗类芭蕉最长，叶如杜若不凋。开花浅黄，结子作朵。生青熟白，七月采收。入手太阴肺经，别有清高之气。散胸中冷滞，益膈上元阳。温脾土却疼，退目云去障。止反胃呕，消积食膨。

——明·陈嘉谟《本草蒙筌·卷之二·草部中·白豆蔻》

　　[发明]　颂曰：古方治胃冷，吃食即欲吐，及呕吐六物汤，皆用白豆蔻，大抵主胃冷，即相宜也。元素曰：白豆蔻气味俱薄，其用有五：专入肺经本药，一也；散胸中滞气，二也；去感寒腹痛，三也；温暖脾胃，四也；治赤眼暴发，去太阳经目内大眦红筋，用少许，五也。时珍曰：按杨士瀛云：白豆蔻治脾虚疟疾，呕吐寒热，能消能磨，流行三焦，营卫一转，诸证自平。

——明·李时珍《本草纲目·草部第十四卷·白豆蔻》

　　味辛，气温，味薄气厚，阳也。入脾肺两经，别有清爽之气。散胸中冷滞，温胃口止疼，除呕逆翻胃，消宿食膨胀，治噎膈，除疟疾，解酒毒，祛秽恶，能退翳膜，亦消痰气。欲其速效，嚼咽甚良，或为散亦妙。

——明·张介宾《景岳全书·卷之四十八·本草正（上）·芳草部·白豆蔻》

（俗呼豆仁。）辛，大温。味薄气厚，轻清而升，阳也、浮也。入手太阴经。散胸中滞气，去感寒腹痛，温脾暖胃。治赤眼暴发，去太阳经目内大眦红筋。杨士瀛云：白豆蔻治脾虚疟疾，呕吐寒热，能消能磨，流行三焦，营卫一转，诸证自平。番舶来者佳。去壳微焙，研细用。火升作呕，因热腹痛，气虚，诸症皆禁用。

——清·严洁，等《得配本草·卷之二·草部·白豆蔻》

（宜散肺分寒滞，温暖脾胃）白豆蔻（专入肺、脾、胃，兼入大肠），本与缩砂密一类，气味既同，功亦莫别。然此另有一种清爽妙气，上入肺经气分，而为肺家散气要药。且其辛温香窜，流行三焦，温暖脾胃，而使寒湿膨胀，虚疟吐逆，反胃腹痛，并翳膜（必白睛见有白翳方用）、目眦红筋等症悉除。不似缩砂密辛温香窜兼苦，功专和胃醒脾调中，而于肺肾他部则止兼而及之也。是以肺胃有火，及肺胃气薄切忌。故凡用药治病，最宜审谅气味，分别形质，以为考求，不可一毫忽略，竟无分别于其间耳。

——清·黄宫绣《本草求真·卷四·散剂·温散·白豆蔻》

6 利水渗湿药

凡以通利水道、渗泄水湿为主要功效，用以治疗水湿内停病证为主的药物，称为利水渗湿药，又叫利湿药。

本类药物味多甘淡，主入膀胱、小肠经，作用趋向偏于下行，具有利水消肿、利尿通淋、利湿退黄等功效。利水渗湿药主要用于小便不利、水肿、泄泻、痰饮、淋证、黄疸、湿疮、带下、湿温等水湿所致的各种病证。

使用利水渗湿药，应根据不同病证作适当配伍。如水肿骤起有表证者，宜配伍宣肺解表药；水肿日久，脾肾阳虚者，宜配伍温补脾肾药；偏湿热者宜配伍清热药；偏寒湿者宜配伍温里祛寒药；热伤血络而尿血者，宜配伍凉血止血药；泄泻、痰饮、湿温、黄疸等，则应与健脾、化湿或清热燥湿等药物配伍。此外，因气行则水行，气滞则水停，故利水渗湿药还常与行气药配伍使用，以提高疗效。利水渗湿药，功善利尿，易耗伤津液，对阴亏津少、肾虚遗精遗尿者，宜慎用或忌用。某些有较强通利作用的药物，孕妇应慎用。

根据药物作用特点及临床应用的不同，利水渗湿药可分为利水消肿药、利尿通淋药及利湿退黄药三类。

6.1 利水消肿药

本类药物性味甘、淡，平或微寒，淡能渗泄水湿，使小便畅利，水肿消退，故具有利水消肿作用。常用于水湿内停之水肿、小便不利及泄泻、痰饮等病证。临证时则应根据不同病证之病因病机进行适当配伍。

茯 苓

【提要】 茯苓，甘、淡，平。归心、肺、脾、肾经。利水渗湿，健脾，宁心。用于水肿尿少，痰饮眩悸，脾虚食少，便溏泄泻，心神不安，惊悸失眠。茯苓皮，甘、淡，平。归肺、脾、肾经。利水消肿。用于水肿，小便不利。

茯苓始载于《神农本草经》。味甘而淡，入脾肾，甘能补脾，淡能渗泄，药性平和，既可祛邪，又可扶正，补而不峻，利而不猛。古人认为茯苓利水而不伤正，实为利水消肿之要药，可用治各类型之水肿证。肺为贮痰之器，脾为生痰之源，茯苓既健脾又渗湿，使湿无所聚，痰饮则无由生。因此，前人认为，治"痰饮必用茯苓"，茯苓宜用于各种饮证。此外，脾虚运化功能失常，以致使清浊不分，水湿下走大肠而致泄泻，茯苓既能健脾补中，又能渗利水湿而止泻，尤宜于脾虚湿盛泄泻。茯苓又健脾补中，常配以人参、白术、甘草，治疗脾胃虚弱之食少纳呆，倦怠无力等证。茯苓味甘能补，入心脾，益心脾而宁心安神，味淡能渗湿，水湿不能上凌于心，故可用于多种类型之心悸、失眠、健忘等病证。

【药论】 味甘，平。主胸胁逆气。忧恚，惊邪恐悸，心下结痛，寒热，烦满，咳逆，止口焦舌干，利小便。久服安魂魄养神，不饥，延年。一名茯菟。生太山山谷。

——《神农本草经·卷第二·上品药·茯苓》

无毒。止消渴，好睡，大腹淋沥，膈中痰水，水肿淋结，开胸腑，调脏气，伐肾邪，长阴，益气力，保神守中。其有根者，名茯神。茯神，味甘，平。主辟不祥，治风眩、风虚、五劳、七伤、口干，止惊悸，多恚怒，善忘，开心益智，安魂魄，养精神。生太山大松下。二月、八月采，阴干。

——南朝梁·陶弘景《名医别录·卷第一：上品·茯苓》

乃樵斫讫多年松根之气所生。此盖根之气味，噎郁未绝，故为是物。然亦由土地所宜与不宜。其津气盛者，方发泄于外，结为茯苓，故不抱根而成物。既离其本体，则有苓之义。茯神者，其根但有津气而不甚盛，故只能伏结于本根，既不离其本，故曰茯神。此物行水之功多，益心脾不可阙也。或曰松既樵矣，而根尚能生物乎？答曰：如马勃菌、五芝、木耳、石耳之类，皆生于枯木、石、粪土之上，精英未沦，安得不为物也。其上有菟丝，下有茯苓之说，甚为轻信。

——宋·寇宗奭《本草衍义·卷之十三·茯苓》

赤茯苓入心脾小肠，属己丙丁，泻利专主；白茯苓入膀胱肾肺，属辛壬癸，补益兼能。甘以助阳，淡而利窍。通便不走精气，功并车前；利血仅在腰脐，效同白术。为除湿行水圣药，乃养神益智仙丹。生津液缓脾，驱痰火益肺。和魂炼魄，开胃厚肠。却惊痫，安胎孕。久服耐老，延年不饥。倘汗多阴虚者误煎，伤元夭寿；若小便素利者过服，助燥损明。暴病有余相宜，久病不足切禁。凡须细察，不可妄投。茯神附结本根，因津泄少；谓既不离其本，故此为名。体比苓略松，皮与木须去。所忌畏恶，悉仿于前。专理心经，善补心气。止恍惚惊悸，除恚怒健忘。心木名黄松节载经，偏风致口㖞僻治验。

——明·陈嘉谟《本草蒙筌·卷之四·木部·茯苓》

白茯苓

［主治］ 胸胁逆气，忧恚惊邪恐悸，心下结痛，寒热烦满咳逆，口焦舌干，利小便。久服，安魂养神，不饥延年（《本经》）。止消渴好睡，大腹淋沥，膈中痰水，水肿淋结，开胸腑，调脏气，伐肾邪，长阴，益气力，保神守中（《别录》）。开胃止呕逆，善安心神，主肺痿痰壅，心腹胀满，小儿惊痫，女人热淋（甄权）。补五劳七伤，开心益志，止健忘，暖腰膝，安胎（《大明》）。止渴，利小便，除湿益燥，和中益气，利腰脐间血（元素）。逐水缓脾，生津导气，平火止泄，除虚热，开腠理（李杲）。泻膀胱，益脾胃，治肾积奔豚（好古）。

赤茯苓

［主治］　破结气（甄权）。泻心、小肠、膀胱湿热，利窍行水（时珍）。

茯苓皮

［主治］　水肿肤胀，开水道，开腠理（时珍）。

茯神

［主治］　辟不祥，疗风眩风虚，五劳口干，止惊悸、多恚怒、善忘，开心益智，安魂魄，养精神（《别录》）。补劳乏，主心下急痛坚满。人虚而小肠不利者，加而用之（甄权）。

神木（即伏神心内木也。又名黄松节）

［主治］　偏风，口面㖞斜，毒风，筋挛不语，心神惊掣，虚而健忘（甄权）。治脚气痹痛，诸筋牵缩（时珍）。

［发明］　弘景曰：仙方止云茯苓而无茯神，为疗既同，用应无嫌。时珍曰：《神农本草》只言茯苓，《名医别录》始添茯神，而主治皆同。后人治心病必用茯神。故洁古张氏云：风眩心虚，非茯神不能除。然茯苓亦未尝不治心病也。陶弘景始言茯苓赤泻白补。李杲复分赤入丙丁、白入壬癸。此其发前人之秘者。时珍则谓茯苓、茯神，只当云赤入血分，白入气分，各从其类，如牡丹、芍药之义，不当以丙丁、壬癸分也。若以丙丁、壬癸分，则白茯神不能治心病，赤茯苓不能入膀胱矣。张元素不分赤白之说，于理欠通。《圣济录》松节散用茯神心中木一两，乳香一钱，石器炒，研为末。每服二钱，木瓜酒下。治风寒冷湿搏于筋骨，足筋挛痛，行步艰难，但是诸筋挛缩疼痛并主之。

——明·李时珍《本草纲目·木部第三十七卷·茯苓》

茯苓

味甘淡，气平。性降而渗，阳中阴也。有赤白之分，虽《本草》言赤泻丙丁，白入壬癸，然总不失为泄物，故能利窍去湿。利窍则开心益智，导浊生津；去湿则逐水燥脾，补中健胃。祛惊痫，厚肠脏，治痰之本，助药之降。以其味有微甘，故曰补阳，但补少利多。故多服最能损目，久弱极不相宜。若以人乳拌晒，乳粉既多，补阴亦妙。

茯神

附根而生近，故能入心经，通心气，补健忘，止恍惚惊悸。虽《本草》所言如此，然总不外于渗降之物，与茯苓无甚相远也。

——明·张介宾《景岳全书·卷之四十八·本草正（下）·竹木部·白茯苓》

古注茯苓，皆云松脂入地所结，无苗叶花实。今之茯苓，皆有蔓可种，疑古今有异同也。

甘、平。主胸胁逆气，忧恚，惊邪，恐悸，心下结痛，寒热烦满，咳逆（皆脾虚不能化水，痰饮留结诸经之疾），口焦舌干（胸有饮，则水下聚而津液不升）。利小便（淡渗利水道）。久服，安魂养神，不饥，延年（心脾和通之效）。茯苓生山谷之中，得松柏之余气，其味极淡，故为调补脾阴之药，义见石斛条下。凡人邪气郁结，津液不行，则为痰为饮。痰浓稠为火之所结，饮清稀为水之所停，故治痰则咸以降之，治饮则淡以利之。若投以重剂，反拒而不相入。惟茯苓极轻淡，属土，土胜水能疏之涤之，令从膀胱以出，病渐去而不觉也。观仲景猪苓汤、五苓散等方，义自见矣。

——清·徐灵胎《神农本草经百种录·上品·茯苓》

茯苓

去皮。补阴，人乳拌蒸。利水，生用。补脾，炒用。研细入水，浮者是其筋膜，误服之损目。上热阳虚（虚阳上浮，故热），气虚下陷，心肾虚寒，汗多血虚，水涸口干，阴虚下陷，痘疹灌浆，俱禁用。怪症：手十指节断坏，惟有筋连，无节肉，出虫如灯心，长数寸，遍身绿毛卷，名曰血余。以茯苓、胡黄连煎汤饮之愈。皮，专行水，治水肿肤胀（肿而烦渴，属阳水，宜五皮饮。若溏而不渴，属阴水，宜实脾，不应利水。配椒目，治水肿尿涩）。

赤茯苓

甘、淡、平。入手少阴、太阳经气分。专利湿热。

茯神

（抱松根生者）得、使、畏、恶、忌，与白茯苓同。主治与茯苓同，但茯神入心之用多。治心虚健忘，疗风眩，安魂魄。较茯苓之淡渗稍差，然总属渗泄之物，心无火而口干者，不宜轻用（得灯草，退心火。配金银，镇惊悸。配竹茹，利惊痰。佐沉香，消阴气。使远志，逐心邪。使菖蒲，散心气）。去皮、木用。恐燥，人乳拌蒸。

黄松节

（即茯神中木）苦，温。治骨风，疗健忘，止指节痛，除血中湿（配乳香、木瓜，治筋挛疼痛）。

——清·严洁，等《得配本草·卷之七·木部·白茯苓》

（专入脾胃，兼入肺肝。）色白入肺，味甘入脾，味淡渗湿。故书皆载上渗脾肺之湿，下伐肝肾之邪，其气先升（清肺化源）后降（下降利水），凡人病因水湿而见气逆烦满，心下结痛，呃逆呕吐，口苦舌干，水肿淋结，忧恚惊恐，及小便或涩或多者（诸病皆从水湿所生而言），服此皆能有效（故治亦从水湿生义）。故入四君，则佐参、术以渗脾家之湿；入六味，则使泽泻以行肾邪之余，最为利水除湿要药。书曰健脾，即水去而脾自健之谓也。又曰定魄（肺藏魄），即水去而魄自安之意也。且水既去，则小便自开，安有癃闭之虑乎；水去则内湿已消，安有小便多见之谓乎。故水去则胸膈自宽而结痛烦满不作；水去则津液自生，而口苦舌干悉去（故效亦从水湿既去而见）。惟水衰精滑，小便不禁，非由水湿致者切忌，恐其走表泄气故耳。苓有赤白之分，赤入小肠，白入膀胱，白微有补，赤则止泻湿热，一气一血，自不容混如此，至皮专治水肿肤胀，以皮行皮之义（凡肿而烦渴，便闭溺赤，属阳水，有五皮散、疏凿饮；不烦渴、大便溏，小便数，不赤涩，属阴水，宜实脾饮、疏气饮。腰以上肿者宜汗，腰以下肿者宜利小便。）以大块坚白者良（系松根灵气结成）。恶白蔹。畏地榆、秦艽、龟甲、雄黄。忌醋。

——清·黄宫绣《本草求真·卷五·泻剂·渗湿·茯苓》

气味俱淡，性平。善理脾胃，因脾胃属土，土之味原淡（土味淡之理，徐灵胎曾详论之），是以《内经》谓淡气归胃，而《慎柔五书》上述《内经》之旨，亦谓味淡能养脾阴。盖其性能化胃中痰饮为水液，引之输于脾而达于肺，复下循三焦水道以归膀胱，为渗湿利痰之主药。然其性纯良，泻中有补，虽为渗利之品，实能培土生金，有益于脾胃及肺。且以其得松根有余之气，伏藏地中不外透生苗，故又善敛心气之浮越以安魂定魄，兼能泻心下之水饮以除惊悸，又为心经要药。且其伏藏之性，又能敛抑外越之水气转而下注，不使作汗透出，兼为止汗之要药也。其抱根而生者为茯神，养心之力，较胜于茯苓。茯苓若入煎剂，其切作块者，终日煎之不透，必须切薄片，或捣为末，方能煎透。

——民国·张锡纯《医学衷中参西录·二、药物·57. 茯苓、茯神解》

薏 苡 仁

【提要】　薏苡仁，甘、淡，凉。归脾、胃、肺经。利水渗湿，健脾止泻，除痹，排脓，解毒散结。用于水肿，脚气，小便不利，脾虚泄泻，湿痹拘挛，肺痈，肠痈，赘疣，癌肿。

薏苡仁始载于《神农本草经》。其味淡能渗，味甘偏补，入脾肾经，既能利水消肿，又能健脾补中，尤宜于脾虚湿盛之水肿，常以黄芪、白术、茯苓等同用，以增强其健脾利水消肿之功。薏苡仁既能渗利水湿，又能健脾而止泻，炒用健脾之功更佳。尤宜于脾虚夹湿之泄泻，以之与人参、茯苓、白术等同用。又渗湿除痹，能舒筋脉，缓和拘挛，常用治湿痹而筋脉挛急疼痛者，与独活、防风、苍术同用。此外，还具有清肺肠之热的功效，能排脓消痈，治疗肺痈胸痛，咳吐脓痰。清利湿热宜生用，健脾止泻宜炒用。

【药论】　味甘，微寒。主筋急拘挛，不可屈伸，风湿痹，下气。久服轻身益气。其根，下三虫。一名解蠡。生真定平泽。

——《神农本草经·卷第二·上品药·薏苡人》

无毒。主除筋骨邪气不仁，利肠胃，消水肿，令人能食。一名屋菼，一名起实，一名赣。生真定。八月采实，采根无时。

——南朝梁·陶弘景《名医别录·上品·卷第一·薏苡人》

此李商隐《太仓铭》中所谓"薏苡似珠，不可不虞"者也，取仁用。《本经》云："微寒，主筋急拘挛。"拘挛有两等，《素问》注中"大筋受热，则缩而短，缩短故挛急不伸"。此是因热而拘挛也，故可用薏苡仁。若《素问》言因寒则筋急者，不可更用此也。凡用之，须倍于他药。此物力势和缓，须倍加用，即见效。盖受寒，即能止人筋急；受热，故使人筋挛。若但热而不曾受，又亦能使人筋缓。受湿则又引长无力。

——宋·寇宗奭《本草衍义·第七卷·薏苡仁》

《衍义》云：《本经》谓主筋急拘挛，须分两等，大筋缩短，拘急不伸，此是因热拘挛，故此可用；倘若因寒筋急，不可用也。又云：受湿者亦令筋缓。再按丹溪曰：寒则筋急，热则筋缩。急因于坚强，缩因于短促。若受湿则弛，弛因于宽长。然寒于湿未尝不挟热，而三者又未始不因于湿。薏苡仁去湿要药也。二家之说，实有不同。以《衍义》言观之，则筋病因热可用，因寒不可用。以丹溪言观之，则筋病因寒、因热、因湿皆可用也。盖寒而留久，亦变为热。况外寒湿与热皆由内湿启之，方能成病（内湿病酒面为多，鱼肉继以成之。若甘滑、陈久烧炙、辛香、干硬皆致湿之因，宜戒之）。谓之曰：三者未始不因于湿，是诚盲者日月，聋者雷霆欤。

——明·陈嘉谟《本草蒙筌·卷之一·草部上·薏苡仁》

［发明］　宗奭曰：薏苡仁《本经》云：微寒，主筋急拘挛。拘挛有两等：《素问》注中，

大筋受热，则缩而短，故挛急不伸，此是因热而拘挛也，故可用薏苡；若《素问》言因寒则筋急者，不可更用此也。盖受寒使人筋急；寒热使人筋挛；若但受热不曾受寒，亦使人筋缓；受湿则又引长无力也。此药力势和缓，凡用须加倍即见效。震亨曰：寒则筋急，热则筋缩。急因于坚强，缩因于短促。若受湿则弛，弛则引长。然寒与湿未尝不挟热。三者皆因于湿，然外湿非内湿启之不能成病。故湿之为病，因酒而鱼肉继之。甘滑、陈久、烧炙并辛香，皆致湿之因也。[时珍曰]薏苡仁属土，阳明药也，故能健脾益胃。虚则补其母，故肺痿、肺痈用之。筋骨之病，以治阳明为本，故拘挛筋急风痹者用之。土能胜水除湿，故泄痢水肿用之。按古方小续命汤注云：中风筋急拘挛，语迟脉弦者，加薏苡仁。亦扶脾抑肝之义。又《后汉书》云：马援在交趾常饵薏苡实，云能轻身省欲以胜瘴气也。又张师正《倦游录》云：辛稼轩忽患疝疾，重坠大如杯。一道人教以薏珠用东壁黄土炒过，水煮为膏服，数服即消。程沙随病此，稼轩授之亦效。《本草》薏苡乃上品养心药，故此有功。颂曰：薏苡仁，心肺之药多用之。故范汪治肺痈，张仲景治风湿、胸痹，并有方法。《济生方》治肺损咯血，以熟猪肺切，蘸薏苡仁末，空心食之。薏苡补肺，猪肺引经也。赵君猷言屡用有效。

——明·李时珍《本草纲目·谷部第二十三卷·薏苡仁》

[疏]　薏苡仁正得地之燥气，兼禀乎天之秋气以生，故味甘淡，微寒无毒。阳中阴，降也。《经》曰：地之湿气，感则害人皮肉筋脉。又曰：风、寒、湿三者合而成痹。此药性燥，能除湿，味甘能入脾补脾，兼淡能渗泄，故主筋急拘挛不可屈伸，及风湿痹。除筋骨邪气不仁，利肠胃，消水肿，令人能食。久服轻身。总之湿邪去则脾胃安，脾胃安则中焦治，中焦治则能荣养乎四肢，而通利乎血脉也。甘以益脾，燥以除湿，脾实则肿消，脾强则能食，湿去则身轻。如是则以上诸疾，不求其愈而自愈矣。

……

[简误]　薏苡乃除湿燥脾胃之药。凡病人大便燥，小水短少，因寒转筋，脾虚无湿者忌之。妊娠禁用。

——明·缪希雍《神农本草经疏·卷六·草部上品之上·薏苡仁》

味甘淡，气微凉。性微降而渗，故能去湿利水。以其去湿，故能利关节，除脚气，治痿弱拘挛湿痹，消水肿疼痛，利小便热淋，亦杀蛔虫。以其微降，故亦治咳嗽唾脓，利膈开胃。以其性凉，故能清热，止烦渴上气。但其功力甚缓，用为佐使宜倍。

——明·张介宾《景岳全书·卷之四十八·本草正（下）·谷部·薏苡仁》

（俗呼米仁。）甘、淡，微寒。入足阳明、手太阴经气分。除筋骨中邪气不仁（筋受寒则急，热则缩，湿则弛，寒热皆因于湿也），利肠胃，消水肿（合郁李仁更效）。治肺痿肺痈，开心气，并治脚气筋急拘挛（阳明主润宗筋，宗筋主束骨而利机关，阳明虚则宗筋纵弛），利小便热淋。杀蛔，堕胎。（配附子，治周痹。配桔梗，治牙齿䘌痛。配麻黄、杏仁、甘草，治风湿周痹。佐败酱，化脓为水。蘸熟猪肺，治肺损咯血。）微炒用，治疝气。引药下行，盐水煮，或用壁土炒。治泻痢，糯米拌炒。治肺痈、利二便，生用。肾水不足，脾阴不足，气虚下陷，妊妇，四者禁用。

——清·严洁，等《得配本草·卷之五·谷部·薏苡仁》

（清肺热，除脾湿。）薏苡仁（专入肺脾胃），书载上清肺热，下理脾湿，以其色白入肺，性寒泻热，味甘入脾，味淡渗湿故也。然此升少降多，凡虚火上乘，而见肺痿肺痈，因热生湿，而见水肿湿痹，脚气疝气，泄痢热淋，并风热筋急拘挛等症，皆能利水而使筋不纵弛。（筋为厥阴所主，而亦藉于阳明胃土以为长养。盖阳明胃土，内无湿热以淫，则肺上不熏蒸焦叶，而宗筋亦润；宗筋润，则筋骨束而机关利。所以，痿厥多因肺热焦叶，机关不利，而治痿则独取于阳明。故薏苡清热除湿，实为治痿要药。震亨曰：寒则筋急，热则筋缩，急因于坚强，缩因于短促。若受湿则弛，弛则引长，然寒与湿，未尝不挟热。三者皆因于湿，然外湿非内湿启之不能成病。故湿之为病，因酒而鱼肉继之，甘滑陈久烧炙并辛香，皆致湿之因也。筋急寒热皆有，因热筋急，当用薏苡清热除湿；因寒筋急，法当散寒除湿，似不宜用薏苡泻热之剂。汪昂不然衍义之说，亦非确论。）非若白术气味苦温，寒性不见，号为补脾要药矣。此止清热利水之味，用于汤剂，性力和缓，须倍他药。若津枯便秘，阴寒转筋，及有孕妇女，不宜妄用，以性专下泄也。杀蛔取根同糯米炒熟，或盐汤煮过用。

——清·黄宫绣《本草求真·卷七·泻剂·平泻·薏苡仁》

泽　泻

【提要】　泽泻，甘、淡，寒。归肾、膀胱经。利水渗湿，泄热，化浊降脂。用于小便不利，水肿胀满，泄泻尿少，痰饮眩晕，热淋涩痛。

泽泻始载于《神农本草经》。本品性味甘淡，入肾、膀胱而"消水"（《神农本草经》），及"逐膀胱三焦停水"（《名医别录》）。其利水之功较茯苓强，通过配伍可用于各种水肿证。尤宜于水湿停蓄之水肿、小便不利的病证。古有"无湿不成泻"之说，本品有渗利水湿，利小便而实大便的作用。用治泄泻，小便短少。因其功专利水渗湿，故对于湿盛泄泻尤宜，可以之与猪苓、茯苓、生薏仁同用。药性偏寒，入肾与膀胱经，泄两经之热，利膀胱之水，故尤宜于下焦湿热之淋证，常与车前子（或草）、木通、黄柏等同用。又性寒入肾，长于泄肾之火，尤宜于相火偏盛之遗精，兼见头晕目眩，耳鸣腰酸者。以之与熟地黄、山萸肉、山药、茯苓、牡丹皮同用，以滋肾阴，泻肾火，止遗泄。泽泻能渗利水湿，"行痰饮"（《本草纲目》），用于心下支饮（水停心下）症见头目昏眩者，以之与白术同用，共奏利水燥湿，消痰化饮之功。

【药论】　味甘，寒。主风寒湿痹，乳难，消水，养五脏，益气力，肥健。久服耳目聪明，不饥，延年，轻身，面生光，能行水上。一名水泻，一名芒芋，一名鹄泻。生汝南池泽。

——《神农本草经·卷第二：上品药·泽泻》

味咸，无毒。主补虚损、五劳，除五脏痞满，起阴气，止泄精、消渴、淋沥，逐膀胱三焦停水。（扁鹊云：多服病人眼。）一名及泻。生汝南。五月、六月、八月采根。阴干。叶，味咸，无毒。主大风，乳汁不出，产难，强阴气。久服轻身。五月采。实，味甘，无毒。主风痹，消渴，益肾气，强阴，补不足，除邪湿。久服面生光，令人无子。九月采。

——南朝梁·陶弘景《名医别录·卷第一：上品·泽泻论*》

其功尤长于行水。张仲景曰：水搐渴烦，小便不利，或吐或泻，五苓散主之。方用泽泻，故知其用长于行水。《本经》又引扁鹊云"多服病人眼"，诚为行去其水。张仲景八味丸用之者，亦不过引接桂、附等归就肾经，别无他意。凡服泽泻散人，未有不小便多者。小便既多，肾气焉得复实？今人止泄精，多不敢用。

——宋·寇宗奭《本草衍义·第七卷·泽泻》

泽泻多服虽则昏目，暴服亦能明目。其义何也？盖味咸能泻伏水，则胞中留久陈积之物由之而去也。泻伏水，去留垢，故明目；小便利，肾气虚，故昏目。二者不可不知。

——明·陈嘉谟《本草蒙筌·卷之二·草部中·泽泻》

［发明］……时珍曰：泽泻气平，味甘而淡。淡能渗泄，气味俱薄，所以利水而泄下。脾胃有湿热，则头重而目昏耳鸣。泽泻渗去其湿，则热亦随去，而土气得令，清气上行，天气明爽，故泽泻有养五脏、益气力、治头旋、聪明耳目之功。若久服，则降令太过，清气不升，真阴潜耗，安得不目昏耶？仲景地黄丸用茯苓、泽泻者，乃取其泻膀胱之邪气，非引接也。古人用补药必兼泻邪，邪去则补药得力，一辟一阖，此乃玄妙。后世不知此理，专一于补，所以久服必致偏胜之害也。

——明·李时珍《本草纲目·草部第十九卷·泽泻》

畏海蛤、文蛤。忌铁。甘、淡、微咸。入足太阳、少阴经气分。走膀胱，开气化之源。通水道，降肺金之气。去脬垢，疗尿血，止淋沥，收阴汗，消肿胀，除泻痢。凡痘疮小便赤涩者，用此为宜。（配白术，治支饮。配薇衔、白术，治酒风。）健脾，生用或酒炒用。滋阴利水，盐水炒。多服昏目。肾虚者禁用。怪症：口鼻中气出。盘旋不散，凝如黑盖，过十日，渐至胸肩，与肉相连，坚胜金石。无由饮食，多因疟后得之。用泽泻煎服三碗，连服四五日，自愈。

小便不通，用泽泻之类利之。岂知膀胱癃秘，有不一而治者。如肺气虚，虚则气上逆，逆则溺短而涩，病在上焦气分，用茯苓、泽泻、车前理水之上源，则下便自利。若火邪烁于肺金，心火移于小肠而小水不利，宜黄芩、麦冬之品清之。有膀胱本寒，虚则为热，病在下焦血分而溺水不通，宜用知、柏去膀胱之热，桂心开水道之窍。有肾水亏而阴火下降，尿管涩、茎中痛者，宜二地、二冬，滋阴补肾以利之。再有宿垢结于大肠，大便不通，致小便不行者，但当通其大便，则小水不治而自利。泽泻、车前，更为不宜。淡渗之剂，宁容概施乎？

——清·严洁，等《得配本草·卷之四·草部·泽泻》

（泻膀胱气分湿热。）泽泻（专入膀胱、肾），甘淡微寒，能入膀胱气分，以泻肾经火邪，功专利水除湿，故五苓散用此以除湿热，（张仲景治伤寒，有大小泽泻汤、五苓散辈，皆用泽泻行利停水为最要药。又治水蓄烦渴，小便不利，或吐或泻，五苓散主之，方用泽泻，故知长于行水）八味丸用此以泻肾经湿火。（时珍曰：地黄丸用茯苓、泽泻者，乃取其泻膀胱之邪气，非接引也。古人用补药，必兼泻邪，邪去则补药得力，一辟一阖，此乃玄妙。后人不知此理，专一于补，所以久服必有偏胜之害矣。汪昂曰：六味丸有熟地之温，丹皮之凉，山药之涩，茯苓之渗，山茱之收，泽泻之泻，补肾而兼补脾，有补而必有泻，相和相济，以成平补之功，乃平淡之神奇，所以为古今不易之良方也。即有加减，或加紫河车一具，或五味、麦冬、杜仲、牛膝之类，不过一二味，极三四味而止，今人或疑泽泻之泻而减之，多拣本草补药，恣意加入，有补无泻，且客倍于主，责成不专，而六味之功，反退处于虚位，失制方之本意矣。此近世庸师之误也。）俾其补不偏胜，则补始无碍耳。岂曰泽泻补阴，功同于地黄之列哉。第其湿热不除，则病症莫测，故有消渴呕吐，痰饮肿胀，脚气阴汗，尿血泄精种种等症。（病症皆因湿热为害）。用此甘淡微咸以为渗泄（精泄安可渗利，因于湿热而成，不得不渗利耳），则浊气既降，而清气上行（故有耳聪目明之功），所谓一除而百病与之俱除也。但小便过利，则肾水愈虚，而目必昏（易老云：泻伏水，去留垢，故明目，小便利；肾气虚，故目昏）。此一定之理耳。盐水炒，或酒拌。忌铁。

——清·黄宫绣《本草求真·卷五·泻剂·泻湿·泽泻》

6.2　利尿通淋药

本类药物性味多苦寒，或甘淡而寒。苦能降泄，寒能清热，走下焦，尤能清利下焦湿热，以利尿通淋为主要作用，主要用于小便短赤，热淋，血淋，石淋及膏淋等证。临床应酌情选用适当配伍，以提高药效。

车 前 子

【提要】　车前子，甘，寒。归肝、肾、肺、小肠经。清热利尿通淋，渗湿止泻，明目，祛痰。用于热淋涩痛，水肿胀满，暑湿泄泻，目赤肿痛，痰热咳嗽。

车前子始载于《神农本草经》。其药性寒而滑，寒能清热，滑能利窍，善清膀胱热结，通利水道，为治热淋的常用药。用于热结膀胱所致小便淋沥涩痛，与木通、瞿麦、滑石等同用，以加强清热利尿通淋之功。小肠泌别清浊的功能失常，清浊不分，导致水谷混杂而出现小便短少、大便溏泄等症状。车前子能利水道而分清浊，小便利即泻自止。以治湿盛所致的水泻尤宜，单用本品研末，米饮送服，也可用于脾虚湿盛之泄泻。车前子性寒入肝经，善清肝热而明目，用于肝热目赤肿痛，常与菊花、夏枯草、决明子同用；用于肝肾阴虚，两目昏花或生翳膜，可与熟地黄、菟丝子同用。又入肺经，能清肺化痰止咳，对肺热咳嗽痰黄稠者尤宜。因其颗粒细小，宜布包包煎。

【药论】　味甘，寒。主治气癃，止痛，利水道小便，除湿痹。久服轻身，耐老。一名当道。生真定平泽。

——《神农本草经·卷第二：上品药·车前子》

味咸，无毒。主男子伤中，女子淋沥，不欲食，养肺，强阴，益精，令人有子，明目，治赤痛。

——梁·陶弘景《名医别录·上品·卷第一·车前子》

味甘、咸，气寒。无毒。山野道途，处处生长。一名牛舌草，又谓虾蟆衣。叶中起苗，苗上结子。细类葶苈，采择端阳。专入膀胱，兼疗肝脏。通尿管淋沥涩痛，不走精气为奇；驱风热冲目赤痛，旋去翳膜诚妙。湿痹堪却，生产能催。益精强阴，令人有子。故今种子方内所制五子衍宗丸,枸杞、菟丝、五味、覆盆,斯亦列其名者,盖由得此说也。根叶捣生汁饮之,治一切衄痢尿血。亦利水道,堪逐气癃。久服轻身,延年耐老。

——明·陈嘉谟《本草蒙筌·卷之一·草部上·车前子》

〔发明〕 弘景曰:车前子性冷利,仙经亦服饵之,云令人身轻,能跳越岸谷,不老长生也。颂曰:车前子入药最多。驻景丸用车前、菟丝二物,蜜丸食下服,古今以为奇方也。好古曰:车前子,能利小便而不走气,与茯苓同功。时珍曰:按《神仙服食经》云:车前一名地衣,雷之精也,服之形化,八月采之。今车前五月子已老,而云七八月者,地气有不同尔。唐《张籍诗》云:开州午月车前子,作药人皆道有神。惭愧文君怜病眼,三千里外寄闲人。观此亦以五月采开州者为良,又可见其治目之功。大抵入服食,须佐他药,如六味地黄丸之用泽泻可也。若单用则泄太过,恐非久服之物。欧阳公常得暴下病,国医不能治。夫人买市人药一帖,进之而愈。力叩其方,则车前子一味为末,米饮服二钱匕。云此药利水道而不动气,水道利则清浊分,而谷藏自止矣。

——明·李时珍《本草纲目·草部第十六卷·车前》

即芣苢。味甘微咸,气寒,入膀胱、肝经。通尿管热淋涩痛,祛风热目赤翳膜;利水能除湿痹,性滑极善催生,兼治湿热泻痢,亦去心胸烦热。根、叶,生捣汁饮,治一切溺血衄血热痢,尤逐气瘕利水。

——明·张介宾《景岳全书·卷之四十八·本草正(上)·隰草部·车前子》

常山为之使。甘、微咸,寒。入足太阳经气分。利水道,除湿热,去胸痹,疗翳障。清肺肝之风热,通尿管之涩痛。(配牛膝,疏肝利水。配菟丝,补虚明目。)入补药,酒蒸捣研。入泻药,炒研。阳气下陷者禁用。怪症:欲大便不见粪而清水倾流,欲小便不见尿而稀粪前出,此名易肠。乃暑热气横于阑门也。车前子三两,煎服,一口顿饮二三碗,二便自正。如因怒以致此疾者,逍遥散加升麻治之。真阳动则精窍开,阴气常致下泄。然命门之火动于心意之邪,亦由湿热为患也。小便利则湿热外泄,不致内动真火,俾精窍常闭,而漏泄之害自除,车前所以治遗泄也。若无湿热而肾气不固,或肺气不能下摄,或心虚不能下交,或肝胆受惊,相火内炎,以致精泄者,妄用车前利水窍,反使阴气泄于下,阴火动于中,痨损所由成也。用泽泻、木通、灯草利水等药,切宜斟酌,慎勿妄投,以致后悔。根、叶:可伏硫黄、五矾、粉霜。

——清·严洁,等《得配本草·卷之三·草部·车前子》

(清肝肺风热,以导膀胱水邪。)车前子(专入肝、肺。)甘咸性寒,据书皆载能治膀胱湿热,以通水道。然余谓膀胱之清,由于肝肺之肃,凡人泻利暴作,小水不通,并湿痹五淋,暑热泻利,难产目赤,虽有膀胱水涸不能化阳,然亦有为肝肺感受风热,以致水不克生,故须用此以清肝肺,兼咸下降以清水道。(《圣惠方》:风热目暗,用车前子、宣州黄连各一钱为末,食后温服效。又景驻丸治肝肾俱虚,眼目昏花,或生障翳,迎风有泪,久服补肝肾,增目力。车前子、熟地黄酒蒸三两,菟丝子酒浸五两,蜜丸。时珍曰:服此治目,须佐他药,如六味地黄丸之用泽泻也。若单用,则走泄太过,恐非久服之物。又欧阳公常得暴下病,国医不能治,夫人买市人药一帖进之而愈。方叩其方,则车前子一味为末,饮服二钱匕云,此药利水而不动气,水道利则清浊分,各藏自止矣。)是以五子衍宗丸,用此以为四子之佐(五子衍宗丸,枸杞、菟丝各八两,五味复盆各四两,车前二两,蜜丸;遗泄者,车前易莲子)。金匮肾气丸,用此以为诸药之助。且此肝肺既清，风热悉去，则肺不受热而化源有自，肝不破风而疏泄如常，精与溺二窍，本不相兼，水得气而通，精得火而泄，故水去而火益盛，精盛而气益固，所谓服此令人有子（《明医杂录》云：服固精药日久，须服此行房，即有子）及渗利而不走气（冯兆张曰：利膀胱水窍而不及命门精窍。故浊阴去而肾愈固，热去而目自明也），与茯苓同功者，正谓此也。但气虚下陷，肾气虚脱，切勿服耳。酒蒸捣饼焙研用。

——清·黄宫绣《本草求真·卷五·泻剂·泻湿·车前子》

❖ 瞿　麦 ❖

【提要】　瞿麦，苦，寒。归心、小肠经。利尿通淋，活血通经。用于热淋，血淋，石淋，小便不通，淋沥涩痛，经闭瘀阻。

瞿麦始载于《神农本草经》。其药性苦寒降泄，入心、膀胱，善于"降心火，利小便，逐膀胱邪热，为治淋要药"（《本草备要》）。尤宜于热淋，常与木通、车前子、萹蓄等同用。瞿麦苦泄下行，有活血通经的作用，对于血热兼瘀阻之月经病尤宜。因其能活血通经，孕妇忌服。

【药论】　味苦，寒。主治关格诸癃结，小便不通，出刺，决痈肿，明目去翳，破胎堕子，下闭血。一名巨句麦。生太山川谷。

——《神农本草经·卷第三·中品药·瞿麦》

味辛，无毒。主养肾气，逐膀胱邪逆，止霍乱，长毛发。一名大菊，一名大兰。生太山。立秋采实，阴干。

——南朝梁·陶弘景《名医别录·中品·卷第二·瞿麦》

八正散用瞿麦，今人为至要药。若心经虽有热而小肠虚者服之，则心热未退，而小肠别作病矣。料其意者，不过为心与小肠为传送，故用此入小肠药。按《经》，瞿麦并不治心热。若心无大热，则当止治其心。若或制之不尽，须当求其属以衰之。用八正散者，其意如此。

——宋·寇宗奭《本草衍义·卷第九·瞿麦》

气寒。味苦辛。阳中微阴也。《象》云：主关格诸癃结，小便不通，治痈肿排脓，明目去翳，破胎下闭血。逐膀胱邪热。用穗。《珍》云：利小便，为君主之用。《本草》云：出刺，决痈肿，明目去翳，破胎堕子，下闭血，养肾气，逐膀胱邪逆，止霍乱，长毛发。

——元·王好古《汤液本草·卷之四·草部·瞿麦》

［发明］　杲曰：瞿麦利小便为君主之用。颂曰：古今方通心经、利小肠为最要。宗奭曰：八正散用瞿麦，今人为至要药。若心经虽有热，而小肠虚者服之，则心热未退，而小肠别作病矣。盖小肠与心为传送，故用此入小肠。本草并不治心热。若心无大热，止治其心，或制之不尽，当求其属以衰之可也。时珍曰：近古方家治产难，有石竹花汤，治九孔出血，有南天竺饮，皆取其破血利窍也。

——明·李时珍《本草纲目·草部第十六卷·瞿麦》

味苦，微寒，降也，性滑利。能通小便，降阴火，除五淋，利血脉。兼凉药亦消眼目肿痛，兼血药则能通经破血下胎。凡下焦湿热疼痛诸病，皆可用之。

——明·张介宾《景岳全书·卷之四十八·本草正（上）·隰草部·瞿麦》

（通，利，破水。）苦寒。降心火，利小肠，逐膀胱邪热，为治淋要药（故八正散用之。五淋大抵皆属湿热，热淋宜八正及山栀、滑石之类；血淋宜小蓟、牛膝；膏，肾虚膏淋，宜补肾，不可独泻。老人气虚者，宜参、术兼木通、山栀。亦有痰滞中焦作淋者，宜行痰兼通利药，最忌发汗，汗之必便血）。破血利窍，决痈消肿，明目去翳，通经堕胎。性利善下，虚者慎用（寇宗奭曰：心经虽有热，而小肠虚者服之，则心热未清，而小肠别作病矣）。花大如钱，红白斑斓，色甚妖媚，俗呼洛阳花，用蕊壳。丹皮为使，恶螵蛸（产后淋当去血，瞿麦蒲黄皆为要药）。

——清·汪昂《本草备要·卷一·草部·瞿麦》

（一名石竹。）牡丹、蓑草为之使。恶螵蛸。伏丹砂。苦，寒。入足太阳，兼手少阴经。破血热之郁结，决上焦之痈肿。利小便，去目翳。（得蒲黄，治产后淋。配蒌仁、鸡子，治便秘。配葱白、栀子，治热结淋血。煎浓汁服之，下子死腹中。）只用蕊壳，不用茎、叶，若同用令人气噎、小便不禁。以纩竹沥浸漉晒用。小肠虚者禁用。

——清·严洁，等《得配本草·卷之三·草部·瞿麦》

（大泻心热，利水。）瞿麦（专入心，兼入小肠）味苦性寒，功专泻心利水。故书载利小便，决肿痛，去癃闭，拔肉刺，下胎产，除目翳。然其气禀纯阳，必其小肠气浓，服此疏泄之味，病始克除。（淋症有虚有实，如淋果属热致，其茎痛不可忍，手按热如火烁，血出鲜红不黯，淋出如沙如石，脐下妨闷，烦燥热渴，六脉沉数有力，洵为属热。如其茎中不痛，痛喜手按，或于溺后才痛，稍久则止，或登厕小便涩痛，大便牵痛，面色萎黄，饮食少思，语言懒怯，六脉虚浮无力，是为属虚。）若使小肠素虚，《经》云，心属有热，不惟其热不除，则虚而益虚，必致变生他症矣。妊娠产后小便不利，及脾虚水肿，均并禁焉。恶螵蛸。

——清·黄宫绣《本草求真·卷五·泻剂·泻湿·瞿麦》

6.3　利湿退黄药

本类药物性味多苦寒，主入脾、胃、肝经。苦寒则能清泄湿热、故以利湿退黄为主要作用，主要用于湿热黄疸，症见目黄、身黄、小便黄等。部分药物还可用于湿疮痈肿等证。临证可根据阳黄、阴黄之湿热寒湿偏重不同，进行适当配伍应用。

❖ 茵　陈　蒿 ❖

【提要】　茵陈蒿，苦、辛，微寒。归脾、胃、肝、胆经。清利湿热，利胆退黄。用于黄疸尿少，湿温暑湿，湿疮瘙痒。

　　茵陈蒿始载于《神农本草经》。茵陈蒿功专清热利湿退黄，为治黄疸证之要药。其性微寒，湿热之阳黄最为适宜；寒湿之阴黄，通过适当配伍亦可应用。黄疸证属湿热郁蒸，见发热，黄色鲜明，小溲短赤数者常与大黄、栀子配伍，以增强清热利湿之功。黄疸证属湿偏重，伴小便不利显著者，可与五苓散同用。黄疸证属寒湿郁滞，黄色晦暗，畏寒腹胀之阴黄，须配伍干姜、附子等温里之品。肝胆湿热蕴结，即使无黄疸出现，亦可应用，以其配伍柴胡、金钱草、郁金、大黄等疏肝清热之品同用。茵陈苦微寒，入肝经血分，有解毒疗疮之效，常用于治风瘙瘾疹、湿疹、癣、疥疮等皮肤病证。蓄血发黄者及血虚萎黄者慎用。

【药论】　味苦，平。主风湿寒热邪气，热结黄疸。久服轻身，益气，而老。生太山。

——《神农本草经·卷第二：上品药·茵陈蒿》

　　微寒，无毒。主治通身发黄，小便不利，除头热，去伏瘕。久服面白悦，长年。白兔食之，仙。生太山及丘陵坂岸上。五月及立秋采，阴干。

——南朝梁·陶弘景《名医别录·上品·卷第一·茵陈蒿》

　　味苦、辛，气平，微寒。阴中微阳。无毒。随处俱产，泰山者良。叶细青蒿虽同，叶背白色却异。秋后叶落，茎梗不凋。至春复发旧枝，故因名茵陈蒿也。所行经络，惟足太阳。专治疸证发黄，入剂使为君主。佐栀子、附子，分阳热、阴寒。阳黄热多，有湿有燥。湿黄加栀子大黄汤服，燥黄加栀子橘皮汤煎。如苗涝则湿黄，苗旱则燥黄。湿则泻之，燥则润之意也。阴黄寒多，只有一证，须加附子，共剂成功。解伤寒大热，仍除退瘴疟。风热悉逐，行滞止痛，宽膈化痰。久服轻身，益气耐老。

——明·陈嘉谟《本草蒙筌·卷之二·草部中·茵陈蒿》

　　[发明]　弘景曰：《仙经》云：白蒿，白兔食之仙。而今茵陈乃云此，恐是误耳。宗奭曰：张仲景治伤寒热甚发黄，身面悉黄者，用之极效。一僧因伤寒后发汗不彻，有留热，面身皆黄，多热，期年不愈。医作食黄治不对，而食不减。予与此药，服五日病减三分之一，十日减三分之二，二十日病悉去。方用山茵陈、山栀子各三分，秦艽、升麻各四钱，为散。每用三钱，水四合，煎二合，去滓，食后温服，以知为度。此药以山茵陈为本，故书之。王好古曰：张仲景茵陈栀子大黄汤，治湿热也。栀子檗皮汤，治燥热也。如苗涝则湿黄，苗旱则燥黄。湿则泻之，燥则润之可也。此二药治阳黄也。韩祗和、李思训治阴黄，用茵陈附子汤。大抵以茵陈为君主，而佐以大黄、附子，各随其寒热也。

——明·李时珍《本草纲目·草部第十五卷·茵陈蒿》

　　味苦微辛，气微寒，阴中微阳，入足太阳经。用此者，用其利湿逐热，故能通关节，解热滞，疗天行时疾，热狂头痛，利小水。专治黄疸，宜佐栀子。黄而湿者多肿，再加渗利；黄而燥者干涩，再加凉润。只有阴黄一证，因以中寒不运，此非所宜。又解伤寒瘴疟火热，散热痰风热疼痛，湿热为痢，尤其所宜。

——明·张介宾《景岳全书·卷之四十八·本草正（上）·隰草部·茵陈蒿》

　　（通，利湿热，治诸黄。）苦燥湿，寒胜热。入足太阳（膀胱）经。发汗利水，以泄太阴、阳明（脾、胃）之湿热。为治黄疸之君药（脾胃有湿热，则发黄。黄者，脾之色也。热甚者，身如橘色，汗如柏汁。亦有寒湿发黄、身熏黄而色暗。大抵治以茵陈为主，阳黄加大黄、栀子，阴黄加附子、干姜，各随寒热治之）。又治伤寒时疾，狂热瘴疟，头痛头旋，女人瘕疝（皆湿热为病）。

——清·汪昂《本草备要·卷一·草部·茵陈蒿》

苦，微寒。入足太阳、太阴经气分。利水燥湿。治瘴疟，疗疝瘕。得附子、干姜，治阴黄。（得白鲜皮，治痫黄如金。配秫米、麦曲酿酒，治挛急。佐大黄、栀子，治湿热。佐桃仁，治血黄。佐苍术、厚朴，治湿黄。佐枳实、山楂，治食积发黄。佐知母、黄柏，治火黄。佐车前子、木通，治黄而小便不利。）去根用，勿犯火，热甚发黄。无湿气，二者禁用。

——清·严洁，等《得配本草·卷之三·草部·茵陈蒿》

（治太阳阳明湿热。）茵陈（专入膀胱、胃），味苦微寒，诸书皆言湿热伏于阳明（胃），用此以入太阳膀胱发汗利水，俾太阳、阳明湿热之邪，尽得于药而解矣。且治伤寒时疾狂热，瘴疟头痛头旋，女人疝瘕，亦是湿热为病。但黄原有阴阳寒热之分，阳黄者由热蕴于脾土，如苗值于大旱，则苗必燥而黄，是苗因燥而黄者也。太涝则苗必湿而黄，是苗因湿而黄者也。热为阳、寒为阴，故黄亦以阴阳分之（阳黄身如橘色，汗如柏汁；寒黄黄而色晦，当细辨别）。是以仲景立有茵陈蒿汤、栀子柏皮汤、麻黄连翘赤小豆汤，以治阳黄之证；又立茵陈附子汤，以治阴黄之证。茵陈治黄通剂，在人审其所因而酌治耳。若蓄血发黄，则治不在茵陈之列，以茵陈本属气分药也，于血则不能治矣。茵陈本有二种，叶细而青蒿者可用，若生子如铃，则为山茵陈矣。专于杀虫，及治口疮。

——清·黄宫绣《本草求真·卷五·泻剂·泻湿·茵陈蒿》

茵陈者，青蒿之嫩苗也。秋日青蒿结子，落地发生，贴地大如钱，至冬霜雪满地，萌芽无恙，甫经立春即勃然生长，宜于正月中旬采之。其气微香，其味微辛微苦，秉少阳最初之气，是以凉而能散。《神农本草经》谓其善治黄疸，仲景治疸证，亦多用之。为其禀少阳初生之气，是以善清肝胆之热，兼理肝胆之郁，热消郁开，胆汁入小肠之路毫无阻隔也。《名医别录》谓其利小便，除头热，亦清肝胆之功效也。其性颇近柴胡，实较柴胡之力柔和，凡欲提出少阳之邪，而其人身弱阴虚不任柴胡之升散者，皆可以茵陈代之。

——民国·张锡纯《医学衷中参西录·二、药物·茵陈解》

❖ 金 钱 草 ❖

【提要】 金钱草，甘、咸，微寒。归肝、胆、肾、膀胱经。利湿退黄，利尿通淋，解毒消肿。用于湿热黄疸，胆胀胁痛，石淋，热淋，小便涩痛，痈肿疔疮，蛇虫咬伤。

金钱草始载于《本草纲目拾遗》，原名神仙对坐草。金钱草甘淡渗利，微寒清热，入肝胆二经，则能利湿退黄，常治各种原因导致的黄疸。因湿遏热伏，肝失疏泄，胆液不循常道，溢于肌肤而发黄疸，金钱草清热利湿退黄，用之最宜，常与茵陈蒿、栀子、虎杖等同用。金钱草能清热利湿，通淋，治疗热淋或石淋，因其善消结石，故为泌尿系结石所常用，可单用大剂量金钱草煎汤代茶饮，或与海金沙、鸡内金、滑石等同用。金钱草能清肝胆湿热，消胆石，为治疗肝胆结石之要药，常配伍茵陈、大黄、郁金等同用。又兼入膀胱、肾经，善清膀胱湿热而利尿。膀胱为湿热阻滞，气化不利而致小便点滴不通、小腹急胀难忍，或小便量少不利，尿黄赤等，可选用金钱草清热利尿，使热邪下达排出，膀胱湿热得解。本品有解毒消肿之效，可用治恶疮肿毒，毒蛇咬伤等证。可用鲜品捣汁内服或捣烂外敷。

【药论】　一名遍地香，佛耳草。俗讹白耳草、乳香藤、九里香、半池莲、千年冷、遍地金钱。其叶对生，圆如钱，铙儿草叶形圆，二瓣对生，象铙钹，生郊野湿地，十月二月发苗，蔓生满地，开淡紫花，间一二寸则生二节，节布地生根，叶四围有小缺痕，皱面，以叶大者力胜，干之清香者真。三月采，勿见火。《纲目》有积雪草，即此。但所引诸书，主治亦小异，故仍为补之，至《纲目》所载，言其治女子少腹痛有殊效，其方已载《纲目》，此不赘述。

味微甘，性微寒，祛风，治湿热。《百草镜》：跌打损伤，疟疾，产后惊风，肚痛便毒痔漏，擦鹅掌风。汁漱牙疼。

《葛祖方》：去风散毒，煎汤洗一切疮疥，神效。《采药志》云：发散头风风邪，治脑漏白浊热淋，玉茎肿痛，捣汁冲生酒吃，神效。

（按：蒋仪《药镜》云：佛耳草，下痰定喘，能去肺胀，止哮宁嗽，大救金寒，以之烈入热部，岂以其气辛耶。）

白虎丹：《祝氏效方》：鲜野淡菜，即车前草。洗净，加遍地香捣烂，用白酒和汁绞出，鹅毛蘸搽患处即消。

疥疮：《救生苦海》：铙儿草加盐少许，搓熟频擦全化，然后洗浴，三次必愈。若用煎洗，反不见效。疗疮走黄，毒归心。《慈航活人书》：铜钱草，即遍地香。采叶捣烂，童便煎服，服后再饮好菜油二三碗，令吐。如吐，即不必服矣。再加生猪脑一个，同白棕子捣匀敷。

张介宾《本草正》：佛耳草味微酸，性温，大温肺气，止寒嗽，散痰气，散风寒寒热，亦止泄泻。铺艾卷作筒，用熏久嗽尤妙。

——清·赵学敏《本草纲目拾遗·卷三·草部上·金钱草》

7

温 里 药

凡以温里祛寒为主要功效，用以治疗里寒证为主的药物，称为温里药，又名祛寒药。

本类药物均味辛而性偏温热，辛能散、行，温能通，善走脏腑而能温里祛寒，温经止痛，故可用治里寒证，尤以里寒实证为主。少数药物尚能助阳、回阳，用以治疗虚寒证，亡阳证。本类药物因其主要归经的不同，而有多种功效。主入脾胃经者，能温中散寒止痛，用以治疗外寒直中脾胃或脾胃虚寒证，症见脘腹冷痛、呕吐泄泻、舌淡苔白等；主入肺经者，能温肺化饮，用以治疗肺寒痰饮证，症见痰鸣咳喘、痰白清稀、舌淡苔白滑等；主入肝经者，能暖肝散寒止痛，用以治疗寒邪入肝经之少腹冷痛、寒疝腹痛或厥阴头痛等；主入肾经者，能温肾助阳，用以治疗肾阳不足证之见阳痿宫冷、腰膝冷痛、夜尿频多、滑精遗尿等；主入心肾两经者，能温阳通脉，用以治疗心肾阳虚证，症见心悸怔忡、畏寒肢冷、小便不利、肢体浮肿等；或能回阳救逆，用于治疗亡阳证，症见畏寒倦卧、汗出神疲、四肢厥逆、脉微欲绝等。

使用温里药应根据不同证候进行适当配伍。若外寒入里，表寒仍未解者，当与辛温解表药同用；寒凝经脉、气滞血瘀者，应配以行气活血药；寒湿内阻，宜配芳香化湿或温燥祛湿药；脾肾阳虚者，宜配温补脾肾药；亡阳气脱者，宜与大补元气药同用。温里药多辛热燥烈，易耗阴动火，故素体火旺者或遇天气炎热时应减少用量。孕妇慎用；实热证、阴虚火旺、津血亏虚者忌用；热伏于里，热深厥深，真热假寒证忌用。

❖ 附 子 ❖

【提要】 附子，辛、甘，大热；有毒。归心、肾、脾经。回阳救逆，补火助阳，散寒止痛。用于亡阳虚脱，肢冷脉微，心阳不足，胸痹心痛，虚寒吐泻，脘腹冷痛，肾阳虚衰，阳痿宫冷，阴寒水肿，阳虚外感，寒湿痹痛。

附子始载于《神农本草经》。其秉性纯阳，上能助心阳，中能温脾阳，下能补肾阳，为补火助阳、回阳救逆之要药，用治阳虚火衰之证，常以本品作为主药。治疗亡阳证，古今均视为必用之药。凡久病体虚、阳气衰微、阴寒内盛，或因于大汗、大吐、大泻而致之亡阳证，均常用之。张锡纯言其"为补助元阳之主药"。附子善于补火助阳，如肾阳虚衰阳痿宫冷、不孕不育者，脾肾阳虚所致久泻久痢、水肿者，脾阳不足、寒湿阻滞之阴黄者，阳虚外感风寒者，均可用附子为常用药，通过合理配伍以后应用。附子辛散温通，有较强的散寒止痛作用，故临床用治多种寒痛。其药性温燥，祛散里寒力强，故尤以治寒湿痹痛为宜。善助阳散寒止痛，故以治虚寒头痛为宜。附子辛热燥烈，易伤阴助火，故阴虚阳亢、真热假寒者忌用。根据十八反的记载，附子不能与半夏、瓜蒌、贝母、白蔹、白及等药配伍。本品有毒，内服不慎可引起中毒。孕妇禁用。宜先煎 0.5～1 小时，至口尝无麻辣感为度。

【药论】 味辛，温。主风寒咳逆，邪气，温中，金创，破癥坚积聚，血瘕，寒湿踒躄，拘挛，膝痛不能行步。生犍为山谷。

——《神农本草经·卷第四：下品药·附子》

味甘，大热，有大毒。主治脚疼冷弱，腰脊风寒心腹冷痛，霍乱转筋，下痢赤白，坚肌骨，强阴。又堕胎，为百药长。生犍为及广汉。八月采为附子，春采为乌头。

——南朝梁·陶弘景《名医别录·卷第三：下品·附子》

附子以八月上旬采也，八角者良。凡用三建，皆热灰炮令折，勿过焦，惟姜附汤生用之。世方动用附子，皆须甘草，或人参、干姜相配者，正以制其毒故也。

——南朝梁·陶弘景《本草经集注·草木下品·附子》

凡五等，皆一物也，止以大小、长短、似像而名之。后世补虚寒，则须用附子，仍取其端平而圆，大及半两以上者。其力全不僭。风家即多用天雄，亦取其大者。以其尖角多热性，不肯就下，故取敷散也。此用乌头、附子之大略如此。余三等，则量其材而用之。其炮制之法，经方已著。

——宋·寇宗奭《本草衍义·第十一卷·乌头、乌喙、天雄、附子、侧子》

［谟按］ 附子、乌头、乌喙、天雄、侧子、射罔、木鳖子七名，实出一种，但治各有不同。今尊《会编》，附其总论：天雄长而尖者，其气亲上，故曰非天雄不能补上焦阳虚。附子圆而矮者，其气亲下，故曰非附子不能补下焦阳虚。乌头原生苗脑，形如乌鸟之头，得母之气、守而不移，居乎中者也。侧子散生傍侧，体无定在。其气轻扬，宜其发四肢克皮毛，为治风疹之神妙也。乌喙两岐相合，形如鸟嘴。其气锋锐，宜其通经络利关节，寻蹊达径而直抵病所也。煎为射罔，禽兽中之即死。非气之锋锐捷利者，能如是乎？又有所谓木鳖子，乃雄、喙、乌、附、侧中有呲穗者。其形摧残，其气消索。譬如疲癃残疾之人，百无一能，徒为世累，且又令人丧目，宜其不入药用也。

——明·陈嘉谟《本草蒙筌·卷之三·草部下·附子》

［主治］ 风寒咳逆邪气，温中，寒湿踒躄，拘挛膝痛，不能行步，破癥坚积聚血瘕，金疮（《本经》）。腰脊风寒，脚疼冷弱，心腹冷痛，霍乱转筋，下痢赤白，强阴，坚肌骨，又堕胎，为百药长（《别录》）。温暖脾胃，除脾湿肾寒，补下焦之阳虚（元素）。除脏腑沉寒，三阳厥逆，湿淫腹痛，胃寒蛔动，治经闭，补虚散壅（李杲）。督脉为病，脊强而厥（好古）。治三阴伤寒，阴毒寒疝，中寒中风，痰厥气厥，柔痉癫痫，小儿慢惊，风湿麻痹，肿满脚气，头风，肾厥头痛，暴泻脱阳，久痢脾泄，寒疟瘴气，久病呕哕，反胃噎膈，痈疽不敛，久漏冷疮。合葱涕，塞耳治聋（时珍）。

——明·李时珍《本草纲目·草部第十七卷·附子》

气味辛甘，腌者大咸，性大热，阳中之阳也。有毒。畏人参、黄芪、甘草、黑豆、绿豆、犀角、童便、乌韭、防风。其性浮中有沉，走而不守。因其善走诸经，故曰与酒同功。能除表里沉寒，厥逆寒噤，温中强阴，暖五脏，回阳气，除呕哕霍乱，反胃噎膈，心腹疼痛，胀满泻痢，肢体拘挛，寒邪湿气，胃寒蛔虫，寒痰寒疝，风湿麻痹，阴疽痈毒，久漏冷疮，格阳喉痹，阳虚二便不通，及妇人经寒不调，小儿慢惊等证。大能引火归源，制伏虚热，善助参、芪成功，尤赞术、地建效。无论表证里证，但脉细无神，气虚无热者，所当急用。

——明·张介宾《景岳全书·卷之四十八·本草正（上）·毒草部·附子》

（大燥，回阳，补肾命火，逐风寒湿。）附子以西川彰明、赤水产者为最，皮黑体圆，底平八角，重一两以上者良（或云二两者更胜，然难得）。生用发散，熟用峻补（赵嗣真曰：仲景麻黄附子细辛汤，熟附配麻黄，发中有补；四逆汤生附配干姜，补中有发，其旨微矣。朱丹溪曰：乌、附行经，仲景八味丸用为少阴向导，后世因以为补药，误矣。附子走而不守，取其健悍走下，以行地黄之滞耳。相习用为风及补药，杀人多矣。昂按：附子味甘气热，峻补元阳。阳微欲绝者，回生起死，非此不为功，故仲景四逆、真武、白通诸汤多用之，其有功于生民甚大。况古人日用常方，用之最多，本非禁剂。丹溪乃仅以为行经之药，而云用作补剂，多致杀人，言亦过矣。盖丹溪法重滋阴，故每訾阳药，亦其偏也。王节斋曰：气虚用四君子汤，血虚用四物汤，虚甚者俱宜加熟附，盖四君四物，皆平和宽缓之剂，须得附子健悍之性行之，方能成功。附子热药，本不可轻用，但当病，则虽暑热时月，亦可用也）。水浸面裹煨，令发坼，乘热切片炒黄，去火毒用。又法：甘草二钱，盐水、姜汁、童便各半盏煮熟用（今人用黑豆煮亦佳）。畏人参、黄芪、甘草、防风、犀角、绿豆、童便，反贝母、半夏、瓜蒌、白及、白蔹。中其毒者，黄连、犀角、甘草煎汤解之，黄土水亦可解。乌头：功同附子而稍缓，附子性重峻，温脾逐寒；乌头性轻疏，温脾逐风。寒疾宜附子，风疾宜乌头。

——清·汪昂《本草备要·卷一·草部·附子》

（俗呼黑附子。）地胆为之使。畏防风、甘草、人参、黄芪、黑豆、绿豆、乌韭、童溲、犀角。恶蜈蚣。忌豉汁。大辛，大热。有大毒。入手少阴经，通行十二经络。主六腑沉寒，回三阴厥逆。雄壮悍烈之性，斩关夺门之气，非大寒直中阴经，及真阳虚散几脱，不宜轻用。（引补气药，追复失散之元阳。引补血药，滋养不足之真阴。引发散药，驱逐在表之风寒。引温暖药，祛除在里之冷湿。得蜀椒、食盐，下达命门。配干姜，治中寒昏困。配黑山栀，治寒疝诸痛。配生姜，治肾厥头痛。配肉果粥丸，治脏寒脾泄。配白术，治寒湿。配半夏、生姜，治胃中冷痰。配泽泻、灯心，治小便虚闭。两尺脉沉微者可用。配煅石膏等分为末，入麝香少许，茶酒任下，治头痛。合荆芥，治产后瘈疭。生用为宜。若血虚生热、热生风者，投之立毙。合肉桂，补命门相火。）童便浸，粗纸包煨熟，去皮、脐，切块，再用川连、甘草、黑豆、童便煎汤，乘热浸透，晒干用。或三味煎浓汁，去渣，入附子煮透用。回阳，童便制。壮表，面裹煨。亦是一法：或蜜炙用，或蜜煎用。中其毒者，生甘草、犀角、川连，煎汤服之可解。

——清·严洁，等《得配本草·卷之三·草部·附子》

味辛，性大热。为补助元阳之主药，其力能升能降，能内达能外散，凡凝寒锢冷之结于脏腑、着于筋骨、痹于经络血脉者，皆能开之，通之。而温通之中，又大具收敛之力，故治汗多亡阳（汗多有亡阳亡阴之殊，亡阳者身凉，亡阴者身热，临证时当审辨。凉亡阳者，宜附子与萸肉、人参并用；热亡阴者，宜生地与萸肉、人参并用），肠冷泄泻，下焦阳虚阴走，精寒自遗，论者谓善补命门相火，而服之能使心脉跳动加速，是于君相二火皆能大有补益也。种附子于地，其当年旁生者为附子，其原种之附子则成乌头矣。乌头之热力减于附子，而宣通之力较优，故《金匮》治历节风有乌头汤；治心痛彻背、背痛彻心有乌头赤石脂丸；治寒疝有乌头煎、乌头桂枝汤等方。若种后不旁生附子，惟原种之本长大，若蒜之独头无瓣者，名谓天雄，为其力不旁溢，故其温补力更大而独能称雄也。今药房中所鬻之乌附子，其片大而且圆者即是天雄，而其黑色较寻常附子稍重，盖因其力大而色亦稍变也。附子、乌头、天雄，皆反半夏。

——民国·张锡纯《医学衷中参西录·二、药物·附子、乌头、天雄解》

干　姜

【提要】　干姜，辛、热。归脾、胃、肾、心、肺经。温中散寒，回阳通脉，温肺化饮。用于脘腹胀痛，呕吐泄泻，肢冷脉微，寒饮喘咳。

　　干姜始载于《神农本草经》。其药性辛散温通，善散寒邪，通凝滞，可用治寒凝经脉、气血凝滞之多种疼痛证。主入脾胃经，长于温中散寒止痛，《名医别录》早已总结本品"治寒冷腹痛"。凡寒邪内侵中焦或脾胃阳虚、阴寒内生所致之脘腹冷痛，皆可用本品以温散寒邪、健运脾阳而止痛。本品性辛热，能散寒邪、温化水湿以治肾着证。《神农本草经》载本品能"逐风湿痹"，因其辛热散寒力强，故以治寒邪偏胜之痛痹为宜。本品善于温散脾胃之寒邪，以健运脾胃，使胃气得以通降而止呕，脾阳得以升清而止泻，故为治中寒呕吐、泄泻之要药。《神农本草经》载其能治"肠澼下利"。《名医别录》谓之可治"霍乱"，均是干姜温中止呕止泻的临床治证经验总结。本品主归肺、脾、胃经，有温肺化饮之功，既能温散肺中寒邪而利肺气之肃降，使水道通调而痰饮可化；又能温脾胃去湿浊而绝生痰之源，故痰饮咳喘证每多用之。本品入心脾经，有通心气、助阳之功，与附子合用而增强附子上助心阳、中温脾阳、下壮肾阳之力，故《本草求真》载"书有附子无姜不热之句"。一则取干姜回阳通脉以助附子回阳救逆；另则取干姜抑制附子之毒性，减轻其毒副作用。干姜辛散燥热，阴虚有热者忌服，以免损阴助热。孕妇慎服。

【药论】　味辛，温。主治胸满，咳逆上气，温中，止血，出汗，逐风湿痹，肠澼，下痢。生者尤良。久服去臭气通神明。生犍为山谷。

——《神农本草经·卷第三：中品药·干姜》

大热，无毒。主治寒冷腹痛，中恶，霍乱，胀满，风邪诸毒，皮肤间结气，止唾血，生者尤良。生姜，味辛，微温。主治伤寒头痛、鼻塞，咳逆上气，止呕吐。生犍为及荆州、扬州，九月采。

——南朝梁·陶弘景《名医别录·中品·卷第二·干姜》

味辛，温、大热，胸满，咳逆上气，温中，止血，出汗，逐风湿痹，肠澼下痢。干姜今惟出临海、章安，两三村解作之。蜀汉姜旧美，荆州有好姜，而并不能作干者。凡作干姜法，水淹三日毕，去皮置流水中六日，更去皮，然后晒干，置瓮缸中，谓之酿也。

——南朝梁·陶弘景《本草经集注·草木中品·干姜》

气热味大辛。辛大热。味薄气厚，阳中之阳也。辛温，无毒。《象》云：治沉寒痼冷，肾中无阳，脉气欲绝，黑附子为引，用水煎二物，名姜附汤，亦治中焦有寒。水洗，慢火炮。《心》云：发散寒邪，如多用则耗散元气。辛以散之，是壮火食气故也，须以生甘草缓之。辛热散里寒。散阴寒、肺寒，与五味同用，治嗽，以胜寒蛔。正气虚者，散寒与人参同补药，温胃腹中寒，其平以辛热。《珍》云：寒淫所胜，以辛散之。经炮则味苦。《本草》云：主胸满咳逆上气，温中止血，出汗，逐风湿痹，肠澼下利，寒冷腹痛，中恶霍乱，胀满，风邪诸毒，皮肤间结气，止唾血。生者尤良，主胸满，温脾燥胃，所以理中，其实主气而泄脾。易老云：干姜能补下焦，去寒，故四逆汤用之。干姜本味辛，及见火候，稍苦，故止而不移，所以能治里寒，非若附子行而不止也。理中汤用此者，以其四顺也。或云：干姜味辛热，人言补脾，今言泄而不言补者，何也？东垣谓：泄之一字，非泄脾之正气也，是泄脾中寒湿之邪，故以姜辛热之剂燥之，故曰泄脾也。

——元·王好古《汤液本草·卷下·菜部·干姜》

[发明] 元素曰：干姜气薄味厚，半沉半浮，可升可降，阳中之阴也。又曰：大辛大热，阳中之阳。其用有四：通心助阳，一也；去脏腑沉寒痼冷，二也；发诸经之寒气，三也；治感寒腹痛，四也。肾中无阳，脉气欲绝，黑附子为引，水煎服之，名姜附汤。亦治中焦寒邪，寒淫所胜，以辛散之也。又能补下焦，故四逆汤用之。干姜本辛，炮之稍苦，故止而不移，所以能治里寒，非若附子行而不止也。理中汤用之者，以其回阳也。李杲曰：干姜生辛炮苦，阳也。生则逐寒邪而发表，炮则除胃冷而守中。多用则耗散元气，辛以散之，是壮火食气故也，须以生甘草缓之。辛热以散里寒，同五味子用以温肺，同人参用以温胃也。好古曰：干姜，心、脾二经气分药也，故补心气不足。或言：干姜辛热而言补脾。今理中汤用之，言泄不言补，何也？盖辛热燥湿，泄脾中寒湿邪气，非泄正气也。又云：服干姜以治中者，必僭上，不可不知。震亨曰：干姜入肺中利肺气，入肾中燥下湿，入肝经引血药生血，同补阴药亦能引血药入气分生血，故血虚发热、产后大热者用之。止唾血、痢血，须炒黑用之。有血脱色白而夭不泽脉濡者，此大寒也。宜干姜之辛温以益血，大热以温经。时珍曰：干姜能引血药入血分，气药入气分，又能去恶养新，有阳生阴长之意，故血虚者用之；而人吐血、衄血、下血，有阴无阳者，亦宜用之。乃热因热用，从治之法也。

——明·李时珍《本草纲目·菜部第二十六卷·干姜》

味辛微苦，性温热。生者能散寒发汗，熟者能温中调脾。善通神明，去秽恶，通四肢关窍，开五脏六腑，消痰下气，除转筋霍乱，逐风湿冷痹，阴寒诸毒，寒痞胀满，腰腹疼痛，扑损瘀血，夜多小便。孙真人曰：呕家圣药是生姜。故凡脾寒呕吐宜兼温散者，当以生姜煨熟用之。若下元虚冷而为腹疼泻痢，专宜温补者，当以干姜炒黄用之。若产后虚热虚火盛而唾血、痢血者，炒焦用之。若炒至黑炭，已失姜性矣，其亦有用以止血者，用其黑涩之性已耳。若阴盛隔阳，火不归元，及阳虚不能摄血而为吐血、衄血、下血者，但宜炒熟留性用之，最为止血之要药。若阴虚内热多汗者，皆忌用姜。

——明·张介宾《景岳全书·卷之四十九·本草正（下）·菜部·干姜》

（燥，回阳；宣，通脉。）生用辛温，逐寒邪而发表；炮则辛苦大热，除胃冷而守中（辛则散，炮则稍苦，故止而不移，非若附子走而不守）。温经止血（炮黑止吐衄诸血，红见黑则止也），定呕消痰，去脏腑沉寒痼冷，能去恶生新，使阳生阴长，故吐衄下血有阴无阳者宜之。亦能引血药入气分而生血，故血虚发热产后大热者宜之（此非有余之热，乃阴虚生内热也。忌用表药、寒药。干姜能入肺利气，能入肝引血药生血，故与补阴药同用，乃热因热用，从治之法，故亦治目睛久赤）。引以黑附，能入肾而祛寒湿，能回脉绝无阳（仲景四逆、白通、姜附汤，皆用之）。同五味利肺气而治寒嗽（肺恶寒）。燥脾湿而补脾（脾恶湿），通心助阳而补心气（苦入心）。开五脏六腑，通四肢关节，宣诸脉络，治冷痹寒痞，反胃下利。多用损阴耗气，孕妇忌之（辛热能动血。王好古曰：服干姜以治中者必僭上，宜大枣辅之。李东垣曰：宜甘草以缓之）。母姜晒干者为干姜，炮黑为黑姜。

——清·汪昂《本草备要·卷四·谷菜部·干姜、黑姜》

（温中散寒。）干姜（专入胃）其味本辛，炮制则苦，大热无毒，守而不走。凡胃中虚冷，元阳欲绝，合以附子同投，则能回阳立效。故书则有附子无姜不热之句，与仲景四逆、白通、姜附汤皆用之。（元素曰：干姜气薄味厚，半沉半浮，可升可降，阳中之阴也。又曰，大辛大热，阳中之阳，其用有四，通心助阳，一也；去脏腑沉寒痼冷，二也；发诸经之寒气，三也；治感寒腹痛，四也。）且同五味则能通肺气而治寒嗽；同白术则能燥湿而补脾；同归、芍则能入气而生血。故凡因寒内入而见脏腑痼疾，关节不通，经络阻塞，冷痹寒痢，反胃膈绝者，无不藉此以为拯救。除寒炒黑（黑姜），其性更纯，味变苦咸，力主下走，黑又止血。辛热之性虽无，而辛凉之性尚在，故能去血中之郁热而不寒，止吐血之妄行而不滞，较之别药，徒以黑为能止血为事者，功胜十倍矣。血寒者可多用，血热者不过三四分为向导而已，白净结实者良。母姜晒干为干姜，炒炮为炮姜，炒黑为黑姜。

——清·黄宫绣《本草求真·卷四：散剂·温散·干姜》

味辛，性热，为补助上焦、中焦阳分之要药。为其味至辛，且具有宣通之力，与厚朴同用，治寒饮杜塞胃脘，饮食不化；与桂枝同用，治寒饮积于胸中，呼吸短气；与黄芪同用，治寒饮渍于肺中，肺痿咳嗽；与五味子同用，治感寒肺气不降，喘逆迫促；与赭石同用，治因寒胃气不降，吐血、衄血；与白术同用，治脾寒不能统血，二便下血，或脾胃虚寒，常作泄泻；与甘草同用，能调其辛辣之味，使不刺激，而其温补之力转能悠长。《神农本草经》谓其逐风湿痹，指风湿痹之偏于寒者而言也，而《金匮》治热瘫痫，亦用干姜，风引汤中与石膏、寒水石并用者是也。此乃取其至辛之味，以开气血之凝滞也。有谓炮黑则性热，能助相火者，不知炮之则味苦，热力即减，且其气轻浮，转不能下达。

徐灵胎曰："凡味厚之药主守，气厚之药主散，干姜气味俱厚，故散而能守。夫散不全散，守不全守，则旋转于经络脏腑之间，驱寒除湿、和血通气所必然矣，故性虽猛峻，不妨服食。"

——民国·张锡纯《医学衷中参西录·二、药物·干姜解》

肉 桂

【提要】 肉桂，辛、甘，大热。归肾、脾、心、肝经。补火助阳，引火归原，散寒止痛，温通经脉。用于阳痿宫冷，腰膝冷痛，肾虚作喘，虚阳上浮，眩晕目赤，心腹冷痛，虚寒吐泻，寒疝腹痛，痛经经闭。

　　肉桂始载于《神农本草经》中，为甘热助阳之品，是用治阳气不足、命门火衰之要药。肾阳不足而见男子阳痿不育、女子宫冷不孕，或兼腰膝冷痛、夜尿频多、滑精早泄者配附子用以增强疗效。阳气衰微、阴寒内盛之亡阳证，与附子同用增强附子回阳之力。下元虚衰、虚阳上浮之虚喘、汗出肢冷、面赤脉微或浮大无根者，配附子以大补肾阳，配沉香以引火归原、纳气平喘。以肉桂补火助阳之功，治疗肾阳不足之遗尿，在临床中也颇为常用。又善温补脾肾阳气，用以治疗阳虚久泻久痢、腰酸肢冷、食少神疲者，常配人参、白术、肉豆蔻、诃子等。《本草求真》谓本品有"鼓舞血气之能"，与活血祛瘀药合用，有助于祛瘀、消肿、止痛。肉桂辛散温通力强，为寒凝经脉、气血郁滞不通诸痛证之良药。可配伍后用以治疗脾胃虚寒之脘腹冷痛、寒疝腹痛证、痹证、痛经、闭经等。肉桂补火助阳，辛热耗阴动血，故阴虚火旺者忌服，有出血倾向者慎用。孕妇慎用。

　　【药论】　味辛，温。主上气咳逆，结气，喉痹，吐吸，利关节，补中益气。久服通神轻身，不老。生南海山谷。

——《神农本草经·卷第二：上品药·牡桂》

　　无毒。主治心痛，胁风，胁痛，温筋通脉，止烦，出汗。生南海。

——南朝梁·陶弘景《名医别录·上品·卷第一·牡桂》

　　味甘、辛，大热，有毒。主温中，利肝肺气，心腹寒热，冷疾，霍乱。转筋，头痛，腰痛，出汗，止烦，止唾、咳嗽、鼻齆，能堕胎，坚骨节，通血脉，理疏不足，宣导百药，无所畏。久服神仙，不老。生桂阳。二月、七八月、十月采皮，阴干。

——南朝梁·陶弘景《名医别录·上品·卷第一·桂》

　　案《本经》唯有菌桂、牡桂，而无此桂，用体大同小异，今世用便有三种，以半卷多脂者单名桂，入药最多，所用悉与前说相应。《仙经》乃并有三种桂，常服食，以葱涕合和云母蒸化为水者，正是此种尔。今出广州湛惠为好，湘州、始兴、桂阳县即是小桂，亦有，而不如广州者，交州、桂州者形段小，多脂肉，亦好。《经》云：桂叶如柏叶，泽黑，皮黄心赤。齐武帝时，湘州送桂树，以植芳林苑中，今东山有山桂皮，气粗相类，而叶乖异，亦能凌冬，恐或是牡桂，诗人多呼丹桂，正谓皮赤尔。北方今重此，每食辄须之。盖《礼》所云姜桂以为芬芳也。

——南朝梁·陶弘景《本草经集注·草木上品·桂》

　　桂大热。《素问》云：辛甘发散为阳。故汉张仲景桂枝汤，治伤寒表虚皆须此药，是专用辛甘之意也。《本草》第一又云："疗寒以热药。"故知三种之桂，不取菌桂、牡桂者，盖此二种，性止温而已，不可以治风寒之病。独有一字桂，《本经》言甘辛大热，此正合《素问》辛甘发散为阳之说，尤知菌、牡二桂不及也。然《本经》只言桂，仲景又言桂枝者，盖亦取其枝上皮。其木身粗厚处，亦不中用。诸家之说，但各执己见，终无证据。今又谓之官桂，不知缘何而立名。虑后世为别物，故书之。又有桂心，此则诸桂之心，不若一字桂也。

——宋·寇宗奭《本草衍义·第十三卷·桂》

［谟按］　诸桂所治不同，无非各因其材而致用也。然《本经》谓：桂止烦出汗。仲景治伤寒乃云：无汗不得服桂枝。又云：汗过多者，桂枝甘草汤。是又用其闭汗，何特反其经义耶？抑一药而二用耶？噫！此正所谓殊途而合辙也。盖桂善通血脉。《本经》言：桂止烦出汗者，非桂能开腠理而发出汗也，以之调其荣血，则卫气自和，邪无容地，遂自汗出而解矣。仲景言：汗多用桂枝者，亦非桂枝能闭腠理而止住汗也，以之调和荣卫，则邪从汗出，邪去而汗自止矣。昧者不解出汗止汗之意，凡病伤寒，便用桂枝汤，幸遇太阳伤风自汗者，固获奇效。倘系太阳伤寒无汗者，而亦用之，为害岂浅浅乎？犹有谓仲景之治表虚，而一概用敛虚汗者，此又大失经旨矣。

——明·陈嘉谟《本草蒙筌·卷之四·木部·桂》

桂（《别录》）

时珍曰：此即肉桂也。厚而辛烈，去粗皮用。其去内外皮者，即为桂心。

［主治］　九种心痛，腹内冷气痛不可忍，咳逆结气壅痹，脚痹不仁，止下痢，杀三虫，治鼻中息肉，破血，通利月闭，胞衣不下。（甄权）治一切风气，补五劳七伤，通九窍，利关节，益精明目，暖腰膝，治风痹骨节挛缩，续筋骨，生肌肉，消瘀血，破痃癖癥瘕，杀草木毒（《大明》）治风僻失音喉痹，阳虚失血，内托痈疽痘疮，能引血化汗、化脓，解蛇蝮毒（时珍）。

牡桂（《本经》）

时珍曰：此即木桂也。薄而味淡，去粗皮用。其最薄者为桂枝，枝之嫩小者为柳桂。

［主治］　上气咳逆结气，喉痹吐吸，利关节，补中益气。久服通神，轻身不老（《本经》）。心痛胁痛胁风，温筋通脉，止烦出汗（《别录》）。去冷风疼痛（甄权）。去伤风头痛，开腠理，解表发汗，去皮肤风湿（元素）。泄奔豚，散下焦　血，利肺气（成无己）。横行手臂，治痛风。（震亨）

——明·李时珍《本草纲目·木部第三十四卷·桂》

味辛甘，气大热，阳中之阳也。有小毒，必取其味甘者乃可用。桂性热，善于助阳，而尤入血分，四肢有寒疾者，非此不能达。桂枝气轻，故能走表，以其善调营卫，故能治伤寒，发邪汗，疗伤风，止阴汗。肉桂味重，故能温补命门，坚筋骨，通血脉，治心腹寒气，头疼咳嗽鼻齆，霍乱转筋，腰足脐腹疼痛，一切沉寒痼冷之病。且桂为木中之王，故善平肝木之阴邪，而不知善助肝胆之阳气。惟其味甘，故最补脾土，凡肝邪克土而无火者，用此极妙。与参、附、地黄同用，最降虚火，及治下焦元阳亏乏。与当归、川芎同用，最治妇人产后血瘀，儿枕腹痛，及小儿痘疹虚寒，作痒不起。虽善堕胎动血，用须防此二证。若下焦虚寒，法当引火归元者，则此为要药，不可误执。

——明·张介宾《景岳全书·卷之四十九·本草正（下）·竹木部·肉桂》

（大燥，补肾命火。）辛甘大热，气厚纯阳。入肝、肾血分（平肝、补肾）。补命门相火之不足（两肾中间，先天祖气，乃真火也。人非此火，不能有生，无此真阳之火，则无以蒸糟粕而化精微，脾胃衰败，气尽而亡矣），益阳消阴。治痼冷沉寒，能发汗疏通血脉，宣导百药（辛则善散，热则通行），去营卫风寒，表虚自汗（阳虚），腹中冷痛，咳逆结气（咳逆亦由气不归元，桂能引火，归宿丹田）。出岭南桂州者良（州因桂名）。色紫肉厚，味辛甘者，为肉桂（入肝、肾、命门）。去粗皮用（其毒在皮），去里外皮，当中心者，为桂心（入心），枝上嫩皮，为桂枝（入肺膀胱及手足）。得人参、甘草、麦冬良，忌生葱石脂（《本草》有菌桂、筒桂、牡桂、版桂之殊。今用者亦罕分别，惟以肉厚气香者良）。

——清·汪昂《本草备要·卷二·木部·肉桂》

甘、辛、热。有小毒。入足少阴经，兼足厥阴经血分。补命门之相火，通上下之阴结，升阳气以交中焦，开诸窍而出阴浊，从少阳纳气归肝，平肝邪扶益脾土，一切虚寒致病，并宜治之（专温营分之里，与躯壳经络之病无涉）。（得人参、甘草、麦门冬、大黄、黄芩，调中益气。得柴胡、紫石英、干地黄，疗吐逆。蘸雄鸡肝，治遗尿。入阳药，即汗散。入血药，即温行。入泄药，即渗利。入气药，即透表。）

——清·严洁，等《得配本草·卷之七·木部·肉桂》

（补命火，除血分寒滞）肉桂（专入命门、肝），气味纯阳，辛甘大热，直透肝肾血分，大补命门相火（相火即两肾中之真火，先天之脾气也。人非此火不能有生，故水谷入胃，全在此为蒸腐），益阳治阴（赵养葵云：益火之原，以消阴翳，八味地黄丸是也。）凡沉寒痼冷，营卫风寒，阳虚自汗，腹中冷痛，咳逆结气，脾虚恶食，湿盛泄泻（时珍治寒痹风湿，阴盛失血，泻痢惊痫，皆取辛温散结之力也。古方治小儿惊痫，及泄痢病，宜五苓散以泻丙火，渗土湿，内有桂，抑肝风而扶脾土，引利水药入膀胱也，）血脉不通，死胎不下（肉桂辛散，能通子宫而破血调经），目赤肿痛，因寒因滞而得者，用此治无不效。盖因气味甘辛，其色紫赤，有鼓舞血气之能。性体纯阳，有招导引诱之力。昔人云此体气轻扬，既能峻补命门，复能窜上达表以通营卫（的解）。非若附子气味虽辛，复兼微苦，自上达下，止固真阳，而不兼入后天之用耳。故凡病患寒逆，既宜温中，及因气血不和，欲其鼓舞（痘疮不起必用），则不必用附子，惟以峻补血气之内，加以肉桂，以为佐使，如十全大补、人参养营之类用此，即是此意。今人勿细体会，徒以附、桂均属辛温，任意妄投，不细明别。岂卫生救本辨药者所应尔尔欤。但精亏血少，肝盛火起者，切忌。桂出岭南，色紫肉厚，体松皮嫩，辛甘者佳。得人参良。忌生葱、石脂，锉入药，勿见火。

——清·黄宫绣《本草求真·卷一·补剂·补火·肉桂》

按：附子、肉桂，皆气味辛热，能补助元阳，然至元阳将绝，或浮越脱陷之时，则宜用附子而不宜用肉桂。诚以附子但味厚，肉桂则气味俱厚，补益之中实兼有走散之力，非救危扶颠之大药，观仲景《伤寒论》少阴诸方，用附子而不用肉桂可知也。肉桂气味俱厚，最忌久煎。而坊间又多捣为细末，数沸之后，药力即减，况煎至数十沸乎。至于石膏气味俱淡，且系石质，非捣细煎之，则药力不出，而坊间又多不为捣细。是以愚用石膏，必捣为细末然后煎之。若用肉桂，但去其粗皮，而以整块入煎。至药之类肉桂、类石膏者，可以肉桂、石膏为例矣。肉桂味辣而兼甜，以甜胜于辣者为佳，辣胜于甜者次之。然约皆从生旺树上取下之皮，故均含有油性，皆可入药，至其薄厚不必计也。若其味不但不甚甜，且不甚辣，又兼甚干枯者，是系枯树之皮，不可用也。

——民国·张锡纯《医学衷中参西录·二、药物·肉桂解》

吴 茱 萸

【提要】　吴茱萸，辛、苦，热；有小毒。归肝、脾、胃、肾经。散寒止痛，寒疝腹痛，寒湿脚气，经行腹痛，脘腹胀痛，呕吐吞酸，五更泄泻。

吴茱萸始载于《神农本草经》。载其"主温中下气，止痛，咳逆，寒热，除湿血痹，逐风邪，开腠理"，可见本品具有温中、止痛、下气等功效。吴茱萸辛散苦泄，性热温通，善温散寒凝以止痛，临床上用以治疗多种寒痛证。主入足厥阴肝经，善治肝气上冲之厥阴头痛。又善温散肝经寒邪，用于肝寒气滞之腹痛实证。如治疝气痛、经产腹痛、肝胃气痛等，均较为常用。吴茱萸长于温中散寒、降逆止呕止呃。《神农本草经》谓之"主温中下气"，《名医别录》谓之"主……逆气"，皆指出其下气止呕止呃之功。临床上，常用以治胃寒呕吐证、呃逆证。也可用治肝火犯胃、呕吐吞酸，须取少量吴茱萸以降逆止呕，配伍大剂清热泻火药以泻肝清胃，则可用治肝郁化火、肝火犯胃，胃失和降之呕吐吞酸。《本草纲目》谓本品"辛热能散能温，苦热能燥能坚，故所治之证，皆取其散寒温中，燥湿解郁之功"。取其温中散寒燥湿以止泻，宜用于阳虚寒湿泄泻证，常配补骨脂、肉豆蔻、五味子。本品辛热燥烈，易耗气动火，故不宜多用、久服。

【药论】　味辛，温。主温中下气，止痛。咳逆，寒热，除湿血痹，逐风邪，开腠理。根：杀三虫。一名薮。生上谷山谷。

——《神农本草经·卷第三：中品药·吴茱萸》

大热，有小毒。主去痰冷，腹内绞痛，诸冷、实不消，中恶，心腹痛，逆气，利五脏。根白皮：杀蛲虫，治喉痹咳逆，止泄注，食不消，女子经产余血，治白癣。一名薮。生上谷及宛朐。九月九日采，阴干。

——南朝梁·陶弘景《名医别录·中品·卷第二·吴茱萸》

此即今食茱萸。《礼记》亦名薮，而世中呼为樧子，当是不识薮字，薮字似樧字，仍以相传。其根南行、东行者为胜。道家去三尸方亦用之。

——南朝梁·陶弘景《本草经集注·草木中品·吴茱萸》

味辛、苦，气温、大热。气味俱厚，可升可降，阳中阴也。有小毒。所产吴地独妙，故加吴字为名。重阳采收，依法精制。汤泡苦汁七次，烘干杵碎才煎。畏紫白石英，恶丹参、硝石。用蓼实为使，入肺脾肾经。主咽嗌寒气，噎塞不通。散胸膈冷气，窒塞不利。驱脾胃停寒，脐腹成阵绞痛。逐膀胱受湿，阴囊作疝剜疼。开腠理，解风邪。止呕逆，除霍乱。仍顺折肝木之性，治吞吐酸水如神。厥阴头疼，引经必用。气猛不宜多食，令人目瞪口开。若久服之，亦损元气。肠虚泄者，尤忌沾唇，为速下气故尔。

——明·陈嘉谟《本草蒙筌·卷之四·木部·吴茱萸》

[发明]　颂曰：段成式言椒气好下，茱萸气好上。言其冲膈，不可为服食之药，故多食冲眼又脱发也。宗奭曰：此物下气最速，肠虚人服之愈甚。元素曰：气味俱厚，浮而降，阳中阴也。其用有三：去胸中逆气满塞，止心腹感寒㽲痛，消宿酒，为白豆蔻之使也。杲曰：浊阴不降，厥气上逆，咽膈不通，食则令人口开目瞪，阴寒隔塞，气不得上下。此病不已，令人寒

中，腹满膨胀下利。宜以吴茱萸之苦热，泄其逆气，用之如神，诸药不可代也。不宜多用，恐损元气。好古曰：冲脉为病，逆气里急，宜此主之。震、坤合见，其色绿。故仲景吴茱萸汤、当归四逆汤方，治厥阴病及温脾胃，皆用此也。时珍曰：茱萸辛热，能散能温；苦热，能燥能坚。故其所治之症，皆取其散寒温中、燥湿解郁之功而已。案《朱氏集验方》云：中丞常子正苦痰饮，每食饱或阴晴节变率同，十日一发，头疼背寒，呕吐酸汁，即数日伏枕不食，服药罔效。宣和初为顺昌司禄，于太守蔡达道席上，得吴仙丹方服之，遂不再作。每遇饮食过多腹满，服五、七十丸便已。少顷小便作茱萸气，酒饮皆随小水而去。前后痰药甚众，无及此者。用吴茱萸（汤泡七次）、茯苓等分，为末，炼蜜丸梧桐子大。每熟水下五十丸。梅杨卿方：只用茱萸酒浸三宿，以茯苓末拌之，日干。每吞百粒，温酒下。又咽喉口舌生疮者，以茱萸末醋调贴两足心，移夜便愈。其性虽热，而能引热下行，盖亦从治之义；而谓茱萸之性上行不下者，似不然也。有人治小儿痘疮口噤者，啮茱萸一二粒，抹之即开，亦取其辛散耳。

——明·李时珍《本草纲目·果部第三十二卷·吴茱萸》

味辛苦，气味俱厚，升少降多，有小毒。能助阳健脾，治胸膈停寒，胀满痞寒，化滞消食，除吞酸呕逆霍乱，心腹蓄冷，中恶绞痛，寒痰逆气，杀诸虫鬼魅邪疰，及下焦肝肾膀胱寒疝，阴毒疼痛，止痛泻血痢，厚肠胃，去湿气肠风痔漏，脚气水肿。然其性苦善降，若气陷而元气虚者，当以甘补诸药制而用之。

——明·张介宾《景岳全书·卷之四十八·本草正（下）·果部·吴茱萸》

吴茱萸得东方震气，直入厥阴，招其垂绝不升之阳，以达上焦。仲景于少阴症手足厥冷，烦躁欲死者，用吴茱萸汤重固元阳于厥阴之中，良有以也。王又原曰：少阴厥阴，俱有烦躁。少阴之躁在水，由龙火不归，姜、附得以回阳。厥阴之躁在木，乃雷火上逆，用姜、附则重其震烈矣。吴萸、姜、附，性俱大热，而主治不同。错用之，反伤元气，元阳即旋消散，更何药之可救。

——清·严洁，等《得配本草·卷之六·果部·吴茱萸》

（逐肝寒气上逆。）吴茱萸（专入肝，兼入脾、胃、肾、膀胱。）辛苦燥热，微毒。专入厥阴（肝）气分，散寒除胀。东垣云：浊阴不降，厥气上逆，甚而胀满，非吴茱萸不可治也。多用损人元气，故吞酸吐酸等症俱用。（绣按：吞吐酸水，河间、丹溪单指属热，景岳专指属寒。斯症寒热俱有，在医于病所见，兼症与脉，及平昔脏气偏纯，审实明辨可耳，不可专祖一家治法。）至如咽喉口舌生疮，以茱萸末醋调，贴两足心，一夜便愈者，以热下行也。兼入脾胃以除胸中寒冷，又脾经血分湿痹，令其表里宣通，而无拒闭之患矣。又兼入肾而治膀胱受湿，阴囊作疝，久滑冷泻，阴寒小腹作疼，暨脚气水肿，并口舌生疮，除蛊杀虫（诸症皆作阴寒论），要皆气味辛燥所致。但走气动火，久服令人目昏发疮（以温肝经燥血故），血虚有火者尤忌。陈者良。泡去苦烈汁用。止呕黄连水炒，治疝盐水炒，治血醋炒。恶丹参、硝石。

——清·黄宫绣《本草求真·卷四·散剂·温散·吴茱萸》

8
理 气 药

凡以疏畅气机、消散气滞为主要功效，主治气滞证或气逆证的药物，称为理气药，又叫做行气药。

理气药多具芳香之气，性味多辛、苦，温。其味辛能行，味苦能泄，芳香能走窜，性温能通行，故有疏理气机，即行气、降气、解郁、散结的作用。并可通过畅达气机、消除气滞而达到止痛之效。因本类药物主归脾、胃、肝、肺经，以其性能不同，而分别具有理气健脾、疏肝解郁、理气宽胸、行气止痛、破气散结等功效。理气药主要用于治疗脾胃气滞所致脘腹胀痛、嗳气吞酸、恶心呕吐、腹泻或便秘等；肝气郁滞所致胁肋胀痛、抑郁不乐、疝气疼痛、乳房胀痛、月经不调等；肺气壅滞所致胸闷胸痛、咳嗽气喘等。

使用本类药物，应针对病证选择相应功效的药物，并进行必要的配伍。如脾胃气滞，要首选调理脾胃气机的药物，因于饮食积滞者，应配伍消导药；因于脾胃气虚者，需配伍补中益气药；因于湿热阻滞者，宜配伍清热除湿药；因于寒湿困脾者，当配伍苦温燥湿药。肝气郁滞，应首选疏肝理气的药物，因于肝血不足者，配伍养血柔肝药；由于肝经受寒者，配伍暖肝散寒药；用于瘀血阻滞者，配伍活血祛瘀药。肺气壅滞，应首选理气宽胸的药物，因于外邪客肺者，配伍宣肺解表药；因于痰饮阻肺者，配伍祛痰化饮药。本类药物性多辛温香燥，易耗气伤阴，故气阴不足者慎用。

◈ 陈 皮 ◈

【提要】 陈皮，苦、辛，温。归肺、脾经。理气健脾，燥湿化痰。用于脘腹胀满，食少吐泻，咳嗽痰多。

陈皮始载于《神农本草经》。其味辛散苦降，药性温，芳香醒脾，长于理气健脾燥湿，调中快膈，降逆止呕；用于脘腹胀满，食少吐泻，常作为主药使用。脾胃气滞，脘腹胀满或疼痛，食少吐泻者，可与木香、砂仁、枳实、枳壳等药同用；湿浊中阻，脘痞呕恶，纳呆食少，大便溏泻，舌苔厚腻者，可与苍术、厚朴等同用；脾胃虚弱而兼气滞，症见饮食减少，消化不良，大便溏薄，胸脘痞闷不舒者，可配人参、白术、茯苓、甘草同用；胃气上逆，恶心呕吐呃逆者，可与半夏、竹茹、生姜等同用。陈皮辛散温通，能行能降，燥湿化痰，又善行肺经气滞，用治咳嗽，常作为主要药物以治疗湿痰、寒痰咳嗽。痰湿壅滞，肺失宣降，咳嗽痰多色白，胸膈胀满，恶心呕吐，舌苔白润，脉滑者，常与半夏、茯苓、甘草等同用；肺寒咳嗽，痰多清稀者，常与半夏、干姜、生姜、麻黄、杏仁等同用。因其苦燥性温，易伤津助热，故舌赤少津，内有实热，阴虚燥咳及咯血、吐血者慎用。

【药论】 味辛，温。主胸中瘕热逆气，利水谷。久服去臭，下气通神。一名橘皮。生南山川谷。

——《神农本草经·卷第三·中品药·橘柚》

自是两种，故曰一名橘皮，是元无柚字也。岂有两等之物，而治疗无一字别者，即知柚字为误。后人不深求其意，为柚字所惑，妄生分别，亦以过矣。且青橘与黄橘，治疗尚别，矧柚为别种也。郭璞云："柚似橙而大于橘，此即是识橘柚者也。"今若不如此言之，恐后世亦以柚皮为橘皮，是贻无穷之患矣。去古既远，后之贤者，亦可以意逆之耳。橘惟用皮与核。皮，天下甚所须也。仍汤浸去穰。余如《经》与《注》。核、皮二者须自收为佳。有人患气嗽将期，或教以橘皮、生姜焙干、神曲等分为末，丸桐子大，食后、夜卧，米饮服三五十丸。兼旧患膀胱，缘服此偕愈。然亦取其陈皮入药，此六陈中一陈也。肾疰腰痛、膀胱气痛，微炒核，去壳为末，酒调服，愈。

——宋·寇宗奭《本草衍义·第十八卷·橘柚》

[发明] 杲曰：橘皮气薄味厚，阳中之阴也。可升可降，为脾、肺二经气分药。留白则补脾胃，去白则理肺气。同白术则补脾胃，同甘草则补肺，独用则泻肺损脾。其体轻浮，一能导胸中寒邪，二破滞气，三益脾胃。加青皮减半用之去滞气，推陈致新。但多用久服，能损元气也。原曰：橘皮能散能泻，能温能补能和，化痰治嗽，顺气理中，调脾快膈，通五淋，疗酒病，其功当在诸药之上。时珍曰：橘皮，苦能泄能燥，辛能散，温能和。其治百病，总是取其理气燥湿之功。同补药则补，同泻药则泻，同升药则升，同降药则降。脾乃元气之母，肺乃摄气之籥，故橘皮为二经气分之药，但随所配而补泻升降也。洁古张氏云：陈皮、枳壳利其气而痰自下，盖此义也。同杏仁治大肠气秘，同桃仁治大肠血秘，皆取其通滞也。详见杏仁下。按方勺《泊宅编》云：橘皮宽膈降气，消痰饮，极有殊功。他药贵新，惟此贵陈。外舅莫强中令丰城时得疾，凡食已辄胸满不下，百方不效。偶家人合橘红汤，因取尝之，似相宜，连日饮之。一日忽觉胸中有物坠下，大惊目瞪，自汗如雨。须臾腹痛，下数块如铁弹子，臭不可闻。自此胸次廓然，其疾顿愈，盖脾之冷积也。其方：用橘皮去穰一斤，甘草、盐花各四两。水五碗，慢火煮干，焙研为末，白汤点服。名二贤散，治一切痰气特验。世医徒知半夏、南星之属，何足以语此哉？珍按：二贤散，丹溪变之为润下丸，用治痰气有效。惟气实人服之相宜，气不足者不宜用之也。

——明·李时珍《本草纲目·果部第三十卷·橘》

（能燥能宣，有补有泻，可升可降。）辛能散，苦能燥能泻，温能补能和。同补药则补，泻药则泻，升药则升，降药则降。为脾肺气分之药（脾为气母，肺为气籥。凡补药涩药，必佐陈皮以利气）。调中快膈，导滞消痰（大法治痰，以健脾顺气为主。批：张洁古曰：陈皮、枳壳利其气，而痰自下），利水破癥，宣通五脏，统治百病，皆取其理气燥湿之功（人身以气为主，气顺湿除，则百病散。《金匮》云：能解鱼毒食毒）。多服久服，损人元气。入补养药则留白，入下气消痰药则去白（《圣济》云：不去白，反生痰）。去白名橘红，兼能除寒发表（皮能发散皮肤）。核治疝痛。叶散乳痈（皆能入厥阴，行肝气，消肿散毒。腰肾冷痛，橘核炒酒服良。《十剂》曰：宣可去壅，生姜橘皮之属是也。《泊宅篇》曰：莫强中，食已辄胸满不下，百治不效。偶家人合橘皮汤，尝之似有味，连日饮之。一日坐厅事，觉胸中有物坠下，目瞪汗濡，大惊扶归，腹疼痛下数块如铁弹，臭不可闻，自此胸次廓然。盖脾之冷积也，半年服药不知，功乃在橘皮。方用橘皮一斤，甘草、盐各四两，煮干点服，名二贤散。蒸饼丸，名润下丸。治痰特有验。世医惟知半夏、南星、枳壳、茯苓之属，何足语此哉！朱丹溪曰：治痰，利药过多则脾虚，痰易生而反多。又曰：胃气亦赖痰以养，不可攻尽，攻尽则虚而愈剧）。广中陈久者良，故名陈皮（陈则烈气消，无燥散之患。半夏亦然，故同用名二陈汤）。治痰咳童便浸晒。治痰积姜汁炒，治下焦盐水炒。去核皮炒用。

——清·汪昂《本草备要·卷三·果部·陈皮》

陈皮，即黄橘皮，一名红皮，年久者曰陈皮。产广中者曰广皮，尤良。辛、苦，温。入手足太阴经气分。导滞消痰，调中快膈，运胃气，利水谷。止呕逆，通五淋，除膀胱留热，去寸白虫蛊。解鱼腥毒。（得川连、猪胆，治小儿疳瘦。得麝香，治乳痈。研末酒下。配干姜，治寒呃。配竹茹，治热呃。配白术，补脾。配人参，补肺。配花粉，治咳嗽。配炙甘草、盐，治痰气。配藿香，治霍乱。配槟榔，治气胀。佐桃仁，治大肠血秘。佐杏仁，治大肠气秘。合生姜、半夏，治呕哕厥冷。）去白名橘红，消痰下气，发表邪，理肺经血分之郁。留白和中气，理脾胃气分之滞。治痰，姜汁炒。下气，童便炒。理下焦，盐水炒。虚人气滞，生甘草、乌梅汁煮炒。汗家，血家，痘疹灌浆时，俱禁用。

——清·严洁，等《得配本草·卷之六·果部·橘子》

（宣肺气，燥脾湿。）橘皮（专入脾、肺，兼入大肠）味辛而温，治虽专主脾肺（时珍曰：脾乃元气之母，肺乃摄气之签，故橘皮为二经气分药），调中快膈，导痰消滞，利水破癥，宣五脏，理气燥湿。（汪昂曰：大法治痰以健脾顺气为主。洁古曰：陈皮、枳壳利其气而痰自下。）然同补剂则补，同泻剂则泻，同升剂则升，同降剂则降，各随所配而得其宜（凡补药涩药，必佐陈皮以利气）。且同生姜则能止呕（十剂篇云：宣可去壅，生姜、橘皮之属是也），同半夏则豁痰，同杏仁则治大肠气闭，同桃仁则治大肠血闭。至其利气，虽有类于青皮，但此气味辛温，则入脾肺而宣壅，不如青皮专入肝疏泄，而无入脾燥湿，入肺理气之故也。（诸湿皆属于脾，诸气皆属于肺。）然多服亦能损气。（胃气亦赖痰养，不可用此尽攻。）用补留白，下气消痰除白（出《圣济》）即书所名橘红，（今人有以色红形小如枳实者代充，其破气实甚。）然亦寓有发表之意。（以皮治皮意。）核（橘核）治疝痛偏坠。（凡核多入肾，而橘核尤入囊核，亦物类相感意。时珍曰：橘核入足厥阴肝，与青皮同功，故治腰痛有疝痛，及内有卵肿偏坠，或硬如石，或肿至溃，有橘核丸。用之有效。）叶（橘叶）散痈肿（莫强中为丰城令时得疾，凡食已，辄胸满不下，百方不效，偶家人合橘红汤，因取尝之，似相宜，连日饮之，一日，忽觉胸中有物坠下，大惊目瞪，自汗如雨，须臾腹痛，下数块如铁弹子，臭不可闻，自此胸次廓然，其疾顿愈，盖脾之冷积也。其方用橘皮去穰一斤，甘草、盐花各四两，为末，煮干点服，名二肾散，丹溪变为润下丸，用治痰气有效。惟气实人服之相宜，气不足者，不宜用之也。）取广陈久者良。（陈则烈气消散，故名陈皮。与半夏同用，名为二陈。）治火痰童便制，寒痰姜汁制，治下焦盐水制。核去皮炒用。

——清·黄宫绣《本草求真·卷四散剂·平散·橘皮》

❧ 枳实（枳壳）❧

【提要】　枳实，苦、辛、酸，微寒。归脾、胃经。破气消积，化痰散痞。用于积滞内停，痞满胀痛，泻痢后重，大便不通，痰滞气阻，胸痹，结胸，脏器下垂。枳壳，苦、辛、酸，微寒。归脾、胃经。理气宽中，行滞消胀。用于胸胁气滞，胀满疼痛，食积不化，痰饮内停，脏器下垂。

枳实始载于《神农本草经》。枳实辛散苦降，气锐力猛，为破气除痞，消积导滞之要药，用治积滞内停，痞满胀痛，泻痢后重，大便不通等病证，常作为主药。食积不化，脘腹胀满疼痛，嗳腐气臭者，可与山楂、莱菔子、麦芽等消食药同用；脾胃虚弱，运化无力，食积不化，脘腹痞满，不思饮食，可与白术同用；阳明腑实，大便秘结，胸脘痞闷，腹部胀满，常与大黄、厚朴、芒硝同用。枳实辛散苦泄，性烈而速，善于破气滞而化痰湿，消积滞而通痞塞。用于痰滞气阻，胸脘痞闷，胸痹结胸，亦常作为主要药物使用。此外，本品单用或与人参、黄芪、升麻、柴胡等补气、升阳药同用。

因其辛散苦泄，性烈而速，破气力强，能伤正气，耗散真气，故无气聚邪实者忌用，脾胃虚弱及孕妇慎用。

【药论】　味苦，寒。主大风在皮肤中，如麻豆苦痒，除寒热，热结，止痢，长肌肉，利五脏，益气，轻身。生河内川泽。

——《神农本草经·卷第三：中品药·枳实》

味酸，微寒，无毒。主除胸胁痰癖，逐停水，破结实，消胀满，心下急、痞痛、逆气、胁风痛，安胃气、止溏泄，明目。生河内。九月、十月采，阴干。

——南朝梁·陶弘景《名医别录·中品·卷第二·枳实》

今处处有，采破令干。用之除中核，微炙令香，亦如橘皮，以陈者为良。枳树枝茎及皮，治水胀，暴风，骨节疼急。枳实世方多用，道家不须也。

——南朝梁·陶弘景《本草经集注·草木中品·枳实》

枳实、枳壳一物也。小则其性酷而速，大则其性详而缓。故张仲景治伤寒仓猝之病，承气汤中用枳实，此其意也。皆取其疏通决泄、破结实之义。他方但导败风壅之气，可常服者，故用枳壳，其意如此。

——宋·寇宗奭《本草衍义·第十四卷·枳实》

味苦、酸，气寒。味薄气厚，阴也，阴中微阳。无毒。商州（属河南）所生，似橘极小。择如鹅眼，色黑陈者良（近道亦生。一种俗呼臭橘，其皮微绿，不堪药用。今市家每采指为绿衣者，欺世谋利无益有损。故凡入药剂，必求黑色为真也）。剜净内瓤，锉片麸炒用。本与枳壳一物，因收迟早异名。枳实秋收，枳壳冬采。今医者不以此泥，惟视皮厚小者为实，完大者为壳也。壳大则性详而缓治高，高者主气，治在胸膈；实小则性酷而速治下，下者主血，治在心腹。故胸中痞，肺气结也，有桔梗枳壳汤之煎；心下痞，脾血积也，有白术枳实汤之用（白术补脾，枳实去脾经积血，脾无积血，则不痞也）。此高下缓急之分，易老详定以为准的也。除胀满，消宿食，削坚积，化稠痰。破气佐牵牛、大黄、芒硝，益气佐人参、干姜、白术。仲景加承气汤内，取疏通破结之功。丹溪入泻痰药中，有倒壁冲墙之捷。树皮治风中身直，久不能屈伸。根皮主痔瘘来红，及肠风脏毒。树茎并皮收采，水胀风痛齐驱。其大枳壳，亦贵陈年。取翻肚如盆口唇，制剜瓤锉片麸炒。泻肺脏，宽大肠。结气胸中，两胁虚胀者急服；发疹肌表，遍身苦痒者宜加。逐水饮停留，关节并利；破痰癖积聚，宿食亦推。同甘草瘦胎（即枳壳散）和黄连灭痔（即连壳丸），能损至高之气，不宜接迹服多。虚怯劳伤，尤当全禁。

——明·陈嘉谟《本草蒙筌·卷之四·木部·枳实》

[释名]　子名枳实（《本经》）枳壳（宋《开宝》）宗奭曰：枳实、枳壳，一物也。小则其性酷而速，大则其性详而缓。故张仲景治伤寒仓猝之病，承气汤中用枳实，皆取其疏通、决泄、破结实之义。他方但导败风壅之气，可常服者，故用枳壳，其义如此。恭曰：既称枳实，须合核瓤，今殊不然。时珍曰：枳乃木名，从只，谐声也。实乃其子，故曰枳实。后人因小者性速，又呼老者为枳壳。生则皮厚而实，熟则壳薄而虚，正如青橘皮、陈橘皮之义。宋人复出枳壳一条，非矣。寇氏以为破结实而名，亦未必然。

[发明]　时珍曰：枳实、枳壳气味功用俱同，上世亦无分别。魏、晋以来，始分实、壳之用。洁古张氏、东垣李氏又分治高治下之说。大抵其功皆能利气。气下则痰喘止，气行则痞胀消，气通则痛刺止，气利则后重除。故以枳壳利胸膈，枳实利肠胃。然张仲景治胸痹痞满，以枳实为要药；诸方治下血痔痢、大肠秘塞、里急后重，又以枳壳为通用。则枳实不独治下，而壳不独治高也。盖自飞门至魄门，皆肺主之，三焦相通，一气而已。则二物分之可也，不分亦无伤。杜壬方载湖阳公主苦难产，有方士进瘦胎散方。用枳壳四两，甘草二两，为末。每服一钱，白汤点服。自五月后一日一服，至临月，不惟易产，仍无胎中恶病也。张洁古《活法机要》改以枳术丸日服，令胎瘦易生，谓之束胎丸。而寇宗奭《衍义》言：胎壮则子有力易生，令服枳壳药反致无力，兼子亦气弱难养，所谓缩胎易产者，大不然也。以理思之，寇氏之说似觉为优。或胎前气盛壅滞者宜用之，所谓八、九月胎必用枳壳、苏梗以顺气，胎前无滞，则产后无虚也。若气禀弱者，即大非所宜矣。震亨曰：难产多见于郁闷安逸之人，富贵奉养之家。古方瘦胎饮，为湖阳公主作也。予妹苦于难产，其形肥而好坐，予思此与公主正相反也。彼奉养之人，其气必实，故耗其气使平则易产。今形肥则气虚，久坐则气不运，当补其母之气。以紫苏饮加补气药，与十数贴服之，遂快产。

——明·李时珍《本草纲目·木部第三十六卷·枳（枳实　枳壳）》

枳壳

即枳实之迟收而大者。较之枳实，其气略散，性亦稍缓，功与枳实大类。但枳实性重，多主下行削坚，而此之气轻，故多主上行破气。通利关节，健脾开胃，平肺气，止呕逆反胃，霍乱咳嗽，消痰消食，破心腹结气，癥瘕疝癖，开胸胁胀满痰滞，逐水肿水湿泻痢，肠风痔漏，肛门肿痛。因此稍缓，故可用之束胎安胎，炙热可熨痔肿。虚者少用，恐伤元气。

枳实

味苦微酸，微寒，气味俱厚，阴中微阳。其性沉，急于枳壳。除胀满，消宿食，削坚积，化稠痰，破滞气，平咳喘，逐瘀血停水，解伤寒结胸，去胃中湿热。佐白术亦可健脾，佐大黄大能椎荡。能损真元，虚羸勿用。

——明·张介宾《景岳全书·卷之四十八·本草正（下）·竹木部·枳实》

枳实

辛、苦，微寒。入足太阴、阳明经气分。破结气，消坚积，泄下焦湿热，除中脘火邪，止上气喘咳。治结胸痞满，痰癖症结，水肿胁胀，胸腹闭痛，呕逆泻痢。（配芍药，治腹痛。配黄芪，治肠风下血。佐蒌仁，消痞结。佐大黄，推邪秽。）麸炒炭用。大损真元，非邪实者，不可误用。孕妇及气血虚者禁用。

枳壳

苦、酸，微寒。入手太阴、阳明经气分。破气胜湿，化痰消食。泄肺气，除胸痞，止呕逆，消肿胀，宽肠胃，治泻痢，疗痔肿，散风疹。（得桂枝、姜、枣，治胁骨疼痛。得木香，治呃噫。得黄连、木香，治赤白痢。得槟榔、黄连，治痞满。得甘草，治小儿二便秘涩。佐川连、槐蕊，灭诸痔肿痛。佐石膏、蒌仁，祛时疫热邪。入黄芪煎汤，浸产后肠出。）

商州陈久者良。去穰核，以麸炒焦，去麸用。柑、柚皮性寒，不宜入药。脾虚服之，气滞作胀。气血弱者禁用。

——清·严洁，等《得配本草·卷之六·果部·枳实》

木　香

【提要】　木香，辛、苦，温。归脾、胃、大肠、三焦、胆经。行气止痛，健脾消食。用于胸胁、脘腹胀痛，泻痢后重，食积不消，不思饮食。煨木香实肠止泻。用于泄泻腹痛。

　　木香始载于《神农本草经》。木香辛散苦泄温通，芳香醒脾，善于开壅导滞，升降诸气，能通理三焦而尤其善于行脾胃气滞，有调中宣滞，行气止痛之功，为治脾胃气滞，脘腹胀痛，饮食不化，食欲不振等病证的常用药，常与橘皮、砂仁、檀香、枳壳等同用。木香善于通畅胃肠气机，故为治泻痢腹痛，里急后重必用之品。若湿热泻痢，下痢赤白，腹痛，里急后重，胃肠气滞者，本品常与黄连同用。又调中宣滞，行气止痛，用于脾运失常，肝失疏泄，湿热郁蒸，气机阻滞所致胁肋胀痛，口苦，苔黄腻，甚或黄疸尿赤，常与疏肝理气的柴胡、郁金、枳壳及清热利湿的茵陈蒿、金钱草、大黄、栀子等药同用。本品辛温香燥，易伤阴血，故阴虚、津亏、火旺者慎服。

【药论】　味辛，温。主治邪气，辟毒疫温鬼，强志，主淋露。久服不梦寤魇寐。生永昌山谷。

——《神农本草经·卷第三·中品药·木香》

温，无毒。治气劣，肌中偏寒，主气不足，消毒，杀鬼、精物、温疟、蛊毒，行药之精。久服轻身致神仙，一名蜜香。生永昌。

——南朝梁·陶弘景《名医别录·上品·卷第一·木香》

此即青木香也。永昌不复贡，今皆从外国舶上来，乃云大秦国。以治毒肿，消恶气，有验。今皆用合香，不入药用。惟制蛀虫丸用之，常能煮以沐浴，大佳尔。

——南朝梁·陶弘景《本草经集注·草木上品·木香》

专泄决胸腹间滞塞冷气，他则次之。得橘皮、肉豆蔻、生姜相佐使绝佳，效尤速。又一种，尝自岷州出塞，得生青木香，持归西洛。叶如牛蒡但狭长，茎高三四尺，花黄，一如金钱，其根则青木香也。生嚼之，极辛香，尤行气。

——宋·寇宗奭《本草衍义·第七卷·木香》

味甘、苦，气温。味厚于气，降也，阴中阳也。无毒。出自外番，来从闽广。形如枯骨，苦口粘牙。凡欲用之，勿见火日。合丸散日际熏干，煎热汤临服投末。气劣气不足能补，气胀气窒塞能通。和胃气如神，行肝气最捷。散滞气于肺上膈，破结气于中下焦。驱九种心疼，逐积年冷气。药之佐使，亦各不同。破气使槟榔，和胃佐姜橘。止霍乱吐泻，呕逆反胃；除痞癖癥块，脐腹胀疼。安胎健脾，诛痛散毒。和黄连治暴痢，用火煨实大肠。辟瘟疫邪，御雾露瘴。易老云：总调诸气之剂，不宜久久服之。

〔谟按〕　王海藏谓《本经》云：主气劣气不足。《药性论》谓：安胎健脾，是皆补也。《衍义》谓：泻胸腹窒塞，积年冷气。《日华子》谓：除痞癖癥块，是皆破也。易老总谓：调气之剂，不言补，不言破。诸说不同何也？恐与补药为佐则补，与泻药为佐则泻，故云然也。

——明·陈嘉谟《本草蒙筌·卷之二·草部中·木香》

〔发明〕　弘景曰：青木香，大秦国人以疗毒肿、消恶气有验。今惟制蛀虫丸用之。常以煮汁沐浴大佳。宗奭曰：木香专泄决胸腹间滞塞冷气，他则次之。得橘皮、肉豆蔻、生姜相佐使绝佳，效尤速。元素曰：木香除肺中滞气。若治中下二焦气结滞，及不转运，须用槟榔为使。震亨曰：调气用木香，其味辛，气能上升，如气郁不达者宜之。若阴火冲上者，则反助火邪，当用黄柏、知母，而少以木香佐之。好古曰：本草云：主气劣，气不足，补也；通壅气，导一切气，破也。安胎，健脾胃，补也；除痃癖癥块，破也。其不同如此。洁古张氏但言调气，不言补也。机曰：与补药为佐则补，与泻药为君则泻也。时珍曰：木香乃三焦气分之药，能升降诸气。诸气膹郁，皆属于肺，故上焦气滞用之者，乃金郁则泄之也。中气不运，皆属于脾，故中焦气滞宜之者，脾胃喜芳香也。大肠气滞则后重，膀胱气不化则癃淋，肝气郁则为痛，故下焦气滞者宜之，乃塞者通之也。权曰：《隋书》言：樊子盖为武威太守，车驾入吐谷浑，子盖以彼多瘴气，献青木香以御雾露之邪。颂曰：《续传信方》著张仲景青木香丸，主阳衰诸不足。用昆仑青木香、六路诃子皮各二十两，捣筛，糖和丸梧桐子大。每空腹酒下三十丸，日再，其效尤速。郑驸马去沙糖用白蜜，加羚羊角十二两。用药不类古方，而云仲景，不知何从而得也？

——明·李时珍《本草纲目·草部第十四卷·木香》

详其治疗，与今白木香当是两种。按《图经》谓：生永昌，又云：今惟广州舶上有来者。一云：出大秦国，一云：产昆仑。则所出地土各异，是名同而实异可知已。《药性论》云：当以昆仑来者为胜。此绝不可得。又云：西胡来者劣。今市肆所有，正白木香也。其味辛，其气温，专主诸气不顺，求其能辟毒疫温鬼，杀鬼精物，恐或未然也。肺虚有热者，慎毋犯之。元气虚脱，及阴虚内热，诸病有热，心痛属火者禁用。《伤寒类要》所载：治天行热病，若发赤豆斑，用青木香水煮服者，盖指昆仑来者一种，定非坊间所市广州舶上世所常用之白木香也。

——明·缪希雍《神农本草经疏·卷六·草部上品之上·木香》

味苦辛，性温。气味俱厚，能升能降，阳中有阴，行肝脾肺气滞如神，止心腹胁气痛甚捷。和胃气，止吐泻霍乱；散冷气，除胀疼呃逆。治热痢可佐芩连，固大肠火煨用。顺其气，癥积恶逆自除；调其气，安胎月经亦用。亦治疫疠温疟，亦杀蛊毒鬼精。若下焦气逆诸病，亦可缩小便，亦能通秘结，亦能止气逆之动血，亦能消气逆之痈肿。

——明·张介宾《景岳全书·卷之四十八·本草正（上）·芳草部·木香》

辛、苦、温。入三焦气分，通上下诸气。止九种心痛，逐冷气，消食积，除霍乱吐泻，破痃癖症块，止下痢后重，能健脾安胎。君散药则泄，佐补药则补。痘出不快者，用之更宜。（得木瓜，治霍乱转筋腹痛。得黄芩、川连，治暴痢。得川柏、防己，治脚气肿痛。配煨姜，治冷滞。配枳壳、甘草，治小儿阴茎肿或痛缩。配没药，疗便浊。如因热邪而浊者，不宜用。配冬瓜子，治闭目不语。中气不省也。佐姜、桂，和脾胃。使皂角，治心痛。合槟榔，疗中下气结。）

——清·严洁，等《得配本草·卷之二·草部·木香》

（疏肝醒脾，泄滞和胃。）木香（专入肝、脾），味辛而苦，下气宽中，为三焦气分要药。然三焦则又以中为要。故凡脾胃虚寒凝滞而见吐泻停食；肝虚寒入而见气郁气逆，服此辛香味苦，则能下气而宽中矣。中宽则上下皆通，是以号为三焦宣滞要剂。（宗奭曰：木香专泄，快胸腹间滞寒冷气，他则次之。得橘皮、肉豆蔻、生姜相佐使绝佳，效尤速。好古曰：本草云：生气劣，气不足，补也。通壅气，导一切气，破也。安胎健脾胃，补也。除痃癖症块，破也。其不同如此。洁古张氏但言调气，不言补也。）至书所云能升能降，能散能补，非云升类升柴，降同沉香，不过因其气郁不升，得此气克上达耳。况此苦多辛少，言降有余，言升不足，言散则可，言补不及，一不审顾，任书混投，非其事矣。番船上来，形如枯骨，味苦粘舌者良。名青木香，非今所用马兜铃根者是也。（今用皆广木香、土木香。）入理气药，磨汁生用。若实大肠，面煨熟用。今医妄以西香代木香治痢，殊谬。

——清·黄宫绣《本草求真·卷四：散剂·温散·木香》

❧ 香 附 ❧

【提要】 香附，辛、微苦、微甘，平。归肝、脾、三焦经。疏肝解郁，理气宽中，调经止痛。用于肝郁气滞，胸胁胀痛，疝气疼痛，乳房胀痛，脾胃气滞，脘腹痞闷，胀满疼痛，月经不调，经闭痛经。

香附始载于《名医别录》。《本草求真》："香附，辛苦燥，入肝胆二经开郁。"本品味辛能散，微苦能降，微甘能和，性平不寒，芳香走窜，善于疏肝理气解郁，通调三焦气滞，有"气病之总司"之称（《本草纲目》）。用治肝郁气滞，胸胁胀痛，痛无定处，脘闷嗳气，精神抑郁，情绪不宁，善太息等病证，常与柴胡、芍药、枳壳、川芎等同用。香附长于疏肝解郁，气行则血行，气血通利，疏泄调达，则月经自调，疼痛自止，故本品又为妇科调经止痛之要药，李时珍称其为"女科之主帅"。血虚气弱者不宜单用，阴虚血热者慎服。

【药论】 味甘，微寒，无毒。主除胸中热，充皮毛。久服利人，益气，长须眉。一名薃，一名侯莎，其实名缇。生田野，二月、八月采。

——南朝梁·陶弘景《名医别录·中品·卷第二·莎草根》

气微寒，味甘阳中之阴。无毒。《本草》云：除胸中热，充皮毛，久服令人益气、长须眉。

后世人用治崩漏，本草不言治崩漏。《图经》云：膀胱、两胁气妨，常日忧愁不乐，饮食不多，皮肤瘙痒瘾疹，日渐瘦损，心忪少气。以是知益气，血中之气药也。方中用治崩漏，是益气而止血也。又能逐去凝血，是推陈也。与巴豆同治泄泻不止，又能治大便不通，同意。《珍》云：快气。

——元·王好古《汤液本草·卷中·草部·香附》

（即莎草根。）味苦、甘，气微寒。气厚于味，阳中阴也。无毒。近道郊野俱生，高州（属广东）出者独胜。壮如枣核，周匝有毛。秋取曝干，忌犯铁器。预春熟，童便浸透，复捣碎，砂锅炒成。若理气疼，醋炒尤妙。乃血中气药，凡诸血气方中所必用者也。快气开郁，逐瘀调经。除皮肤瘙痒外邪，止霍乱吐逆内证。炒黑色禁崩漏下血，调醋末敷乳肿成痈。宿食可消，泄泻能固。驱热长毛发，益气充皮毛，久服利人（疏利之剂），亦当解悟。又引血药至气分而生血，故因而称曰妇人要药也。

［谟按］　《本经》诸方用逐瘀血调经，是下气而推陈也。用治崩漏不止，是益气而止血也。又云：引血药至气分而生血，是又能补，何如言相背庆，用相矛盾耶？虽然是亦阴生阳长之义尔，但《本经》未尝言补，惟下老汤用之，言于老人有益，意有存焉。盖于行中兼有补，补中兼有行。正如天之所以为天者，健而有常也。健运不息，所以生生无穷，即此理也。

——明·陈嘉谟《本草蒙筌·卷之二·草部中·香附子》

［发明］　时珍曰：香附之气平而不寒，香而能窜。其味多辛能散，微苦能降，微甘能和。乃足厥阴肝、手少阳三焦气分主药，而兼通十二经气分。生则上行胸膈，外达皮肤；熟则下走肝肾，外彻腰足。炒黑则止血，得童溲浸炒则入血分而补虚，盐水浸炒则入血分而润燥，青盐炒则补肾气，酒浸炒则行经络，醋浸炒则消积聚，姜汁炒则化痰饮。得参、术，则补气；得归、芎，则补血，得木香，则疏滞和中；得檀香则理气醒脾，得沉香则升降诸气，得芎䓖、苍术则总解诸郁，得栀子、黄连则能降火热，得茯神则交济心肾，得茴香、破故纸则引气归元，得厚朴、半夏则决壅消胀，得紫苏、葱白则解散邪气，得三棱、莪术则消磨积块，得艾叶则治血气暖子宫，乃气病之总司，女科之主帅也。飞霞子韩懋云：香附能推陈致新，故诸书皆云益气。而俗有耗气之说，宜于女人不宜于男子者，非矣。盖妇人以血用事，气行则无疾。老人精枯血闭，惟气是资。小儿气日充，则形乃日固。大凡病则气滞而馁，故香附于气分为君药，世所罕知。臣以参、芪，佐以甘草，治虚怯甚速也。懋游方外时，悬壶轻赍，治百病黄鹤丹，治妇人青囊丸，随宜用引，辄有小效。人索不已，用者当思法外意可也。黄鹤丹乃铢衣翁在黄鹤楼所授之方，故名。其方用香附一斤，黄连半斤，洗晒为末，水糊丸梧子大。假如外感，葱姜汤下；内伤，米饮下；气病，木香汤下；血病，酒下；痰病，姜汤下；火病，白汤下。余可类推。青囊丸乃邵应节真人祷母病，感方士所授者。方用香附略炒一斤，乌药略炮五两三钱，为末，水醋煮面糊为丸。随证用引，如头痛，茶下；痰气，姜汤下；多用酒下为妙。

——明·李时珍《本草纲目·草部第十四卷·莎草、香附子》

味苦辛微甘，气温。气味俱厚，阳中有阴，血中气药也。专入肝胆二经，兼行诸经之气。用此者，用其行气血之滞。童便炒，欲其下行；醋炒，则理气痛。开六郁，散寒邪，利三焦，行结滞，消饮食痰涎，痞满腹胀，附肿脚气，止心腹肢体头目齿耳诸痛；疗霍乱吐逆，气滞泄泻，及吐血下血尿血，妇人崩中带下，经脉不调，胎前产后气逆诸病。因能解郁，故曰妇人之要药。然其味辛而动，若阴虚躁热而汗出血失者，概谓其要，则大误矣。此外，凡痈疽瘰沥疮疡，但气滞不行者，皆宜用之为要药。

——明·张介宾《景岳全书·卷之四十八·本草正（上）·芳草部·香附》

（宣，调气开郁。）去毛用，生则上行胸膈，外达皮肤；熟则下走肝肾，旁彻腰膝。童便浸炒，则入血分而补虚；盐水浸炒，则入血分而润燥（或蜜水炒）；青盐炒，则补肾气；酒浸炒，则行经络；醋浸炒，则消积聚（且敛其散）；姜汁炒，则化痰饮。炒黑又能止血。忌铁（[批]李时珍曰：得参、术则补气，得归、地则补血，得木香则散滞和中，得檀香则理气醒脾，得沉香则升降诸气，得芎䓖、苍术则总解诸郁，得栀子、黄连则清降火热，得茯神则交济心肾，得茴香、破故纸则引气归元，得厚朴、半夏则决壅消胀，得紫苏葱白则发汗散邪，得三棱、莪莸则消积磨块，得艾叶则治血气暖子宫。乃气病之总司，女科之仙药也。大抵妇人多郁，气行则郁解，故服之尤效，非宜于妇人，不宜于男子也。李士材曰：乃治标之剂，惟气实血未大虚者宜之，不然恐损气而燥血，愈致其疾矣。世俗泥于女科仙药之一语，惜未有发明及此者）。

——清·汪昂《本草备要·卷一·草部·香附》

辛、微苦。入足厥阴及手少阳经气分。通行十二经及奇经八脉气分。通两胁，解诸郁，引血药至气分而生血（气滞则血不生，疏之即所以生之）。治一切血凝气滞所致等症。（得夏枯草，治睛痛。肝气疏不痛。得黑川栀、川连，降郁火。得藿香、甘草，治妊娠恶阻。得海藻，治癩疝。得参、芪，治虚怯。补之不滞，则气自生。得茯神，交心肾。心肾之气不滞则交。得川芎、苍术，治诸郁头痛。得归、地，补阴血。气滞则血不生。得真艾叶，暖子宫，治心腹诸痛。得紫苏，散外邪。配广木香，疏中气。配厚朴、半夏，决壅胀。配沉香，升降诸气。配檀香，理气醒脾。配荔枝核，治血气刺痛。配细茶，治头痛。）

——清·严洁，等《得配本草·卷之二·草部·莎草·香附子》

（疏肝醒脾，泄滞和胃。）香附米（专入肝胆，兼入肺。）辛苦香燥，据书备极赞赏，能入肝胆二经开郁（郁有痰郁、火郁、气郁、血郁、湿郁、食郁），散滞，活血通经，兼行诸经气分。（张子和谓：圣人啬气，如持至宝，庸人役物，反伤太和。又曰：气本一也。因有所触而怒喜悲恐寒热惊思劳九气于焉而分。盖怒则气上，喜则气缓，恐则气下，寒则气收，热则气泄，惊则气乱，思则气结，劳则气耗，此九气之至也。须分虚实以治。）凡霍乱吐逆，泄泻崩漏（经候须详病症用药，如将行而痛者，属气之滞属实；行后而痛者，属气与血俱虚；痛而喜按者属虚；痛而拒按者属实；痛而喜按血淡者属虚；痛而拒按色紫者属实。大抵崩漏多因气虚血热而成，故须凉血补气为要）。三焦不利等症（上焦如雾、中焦如沤，下焦如渎），治皆有效。又云生则上行胸膈，外达皮肤；熟则下走肝肾，外彻腰足；炒黑则止血分补虚；盐水浸炒则入血分润燥；青盐炒则补肾气；酒浸炒则行经络；醋浸炒则消积聚；姜汁炒则化痰饮。得参、术则补气，得归地则补血；得木香则疏滞和中；得檀香则理气醒脾；得沉香则升降诸气；得川芎、苍术则总解诸郁；得栀子、黄连则能降火热；得茯苓则交济心肾；得茴香、补骨脂则引气归元；得三棱、莪术则消磨积块；得厚朴、半夏则决壅消胀；得紫苏、葱白则解散邪气；得艾叶则暖子宫，乃气病之总司。大抵妇人多郁，气行则郁解，故服之尤效，非云宜于妇人不宜于男子也。

按此专属开郁散气，与木香行气貌同实异。木香气味苦劣，故通气甚捷，此则苦而不甚，故解郁居多，且性和于木香，故可加减出入以为行气通剂，否则宜此而不宜彼耳。但气多香燥，阴虚气薄禁用。或酒，或童便，或盐水浸炒，各随本方制用。忌铁。

——清·黄宫绣《本草求真·卷四·散剂·温散·香附米》

薤　白

【提要】　薤白，辛、苦，温。归心、肺、胃、大肠经。通阳散结，行气导滞。用于胸痹心痛，脘腹痞满胀痛，泻痢后重。

薤白始载于《神农本草经》。薤白辛散苦降，温通滑利，善散阴寒之凝结，通胸中之阳气，为治胸痹之要药，临床主要用治胸痹证。治寒痰阻滞，胸阳不振所致胸痹证，常与瓜蒌、半夏、枳实等配伍。薤白性温滑利，入肺经能宣壅滞、降痰浊而达下气导滞、止咳平喘之功。治胸痹宜炒用，治痢疾宜生用。外用生品，适量捣敷。本品辛散行气，气虚者慎服。滑利之品，无滞者不宜使用。胃弱纳呆及不耐蒜味者不宜服用。久服对胃黏膜有刺激性，易发噫气，用时应注意。

【药论】　薤，味辛，温。主治金创，创败，轻身，不饥，耐老，生鲁山平泽。

——《神农本草经·卷第三·中品药·葱实》

味苦，无毒。归骨，菜芝也。除寒热，去水气，温中，散结，利病人。诸疮中风寒水肿以涂之。生鲁山。

——南朝梁·陶弘景《名医别录·中品·卷第二·薤》

葱、薤异物，而今共条。《本经》既无韭，以其同类故也，今亦取为副品种数。方家多用葱白及叶中涕，名葱苒，无复用实者。葱亦有寒热，其白冷、青热，伤寒汤不得令有青也。能消桂为水，亦化五石，仙术所用。薤又温补，仙方及服食家皆须之，偏入诸膏用，并不可生啖，熏辛为忌耳。

——南朝梁·陶弘景《本草经集注·卷第七·果菜米谷有名无实·菜部药物·中品·薤》

叶如金灯叶，差狭，而更光；故古人言薤露者，以其光滑难竮之义。《千金》治肺气喘急，用薤白，亦取其滑泄也。与蜜同捣，涂汤火伤，效甚速。

——宋·寇宗奭《本草衍义·第十九卷·薤白》

气温。味苦辛。无毒。入手阳明经。《本草》云：主金疮疮败，轻身不饥，耐老。除寒热，去水气，温中散结，利病人。诸疮中风寒水肿，以此涂之。下重者气滞也。四逆散加此，以泄气滞。《心》云：治泄痢下重，下焦气滞，泄滞气。

——元·王好古《汤液本草·卷下·菜部·薤白》

味辛、苦，气温。无毒。赤白殊种，家园多栽。白者虽辛不荤，赤者兼苦无味。其叶类韭，稍阔而光。故古云薤露之言，以光滑难贮之义。《千金》治肺喘急，亦取滑泄而然。为归骨菜芝，入阳明手腑。颇利病者，但少煮尝。除寒热调中，去水气散结。耐寒止冷，泻肥健身。主女妇带下久来，治老幼泄痢后重。诸疮中风寒水肿，生捣热涂上立差。又疗汤火金疮，和蜜捣敷即愈。新正宜食，辟疠驱邪。牛肉同餐，作癥成瘕。生啖引涕唾，多食防热侵。骨鲠在喉，煮食即下。

——明·陈嘉谟《本草蒙筌·卷之六·菜部·薤》

［主治］ 金疮疮败。轻身，不饥耐老（《本经》）。归骨，除寒热，去水气，温中散结气。作羹食，利病人。诸疮中风寒水气肿痛，捣涂之（《别录》）。煮食，耐寒，调中补不足，止久痢冷泻，肥健人（《日华》）。治泄痢下重，能泄下焦阳明气滞（李杲[好古曰]：下重者，气滞也。四逆散加此以泄气滞）。治少阴病厥逆泄痢，及胸痹刺痛，下气散血，安胎（时珍）。心病宜食之。利产妇（思邈）。治女人带下赤白，作羹食之。骨哽在咽不去者，食之即下（孟诜）。补虚解毒（苏颂）。白者补益，赤者疗金疮及风，生肌肉（苏恭）。与蜜同捣，涂汤火伤，效甚速（宗奭）。温补，助阳道（时珍）。

——明·李时珍《本草纲目·菜部第二十六卷·薤》

辛、苦、温、滑。入手阳明经。调中助阳，散血生肌。泄大肠气滞，消风寒水肿。配瓜蒌，治胸痹作痛（加白酒更好）。配当归，治胎动冷痛；佐川柏，治赤痢不止；和羊肾炒，治产后诸痢。

——清·严洁，等《得配本草·卷之五·菜部·薤》

（通肺气，利肠胃。）薤（专入肺、大肠，即藠子）亦动滑药耳。故书皆载调中助阳，散血疏滞，定喘，安胎利产，及治汤火伤损。缘薤味辛则散，散则能使在上寒滞立消；味苦则降，降则能使在下寒滞立下；气温则散，散则能使在中寒滞立除；体滑则通，通则能使久痼寒滞立解，是以下痢可除（王好古曰：下重者气滞也。四逆散加此以泄滞）。瘀血可散（《本经》治金疮疮败，取辛以泄气，温以长肉也），喘急可止（是风寒喘急，《千金方》用之），水肿可敷（是风寒水肿，生捣敷之，捣汁生饮），胸痹刺痛可愈（仲景用瓜蒌薤白白酒汤），胎产可治（俱指寒滞而言），汤火及中恶卒死可救（汤火伤和蜜捣用，《肘后方》治中恶卒死。用薤汁灌鼻中，韭汁亦可）。实通气滑窍助阳佳品也。功用有类于韭，但韭则止入血行气及补肾阳，此则专通寒滞及兼滑窍之为异耳。取白用。忌牛肉。（《黄帝》云：薤不可同牛肉作羹，食之成瘕。）

——清·黄宫绣《本草求真·卷四：散剂·温散·薤》

9 消食药

凡以消食化积为主要功效，主治饮食积滞的药物，称为消食药。

消食药多味甘性平，主归脾、胃二经。具有消食化积，健脾开胃，和中之功。主治宿食停留，饮食不消所致之脘腹胀满，嗳气吞酸，恶心呕吐，不思饮食，大便失常；以及脾胃虚弱，消化不良等病证。

本类药物多属渐消缓散之品，适用于病情较缓，积滞不甚者。食积者多有兼证，故应根据不同病情予以适当配伍。若宿食内停，气机阻滞，需配理气药，使气行而积消；若积滞化热，当配苦寒清热或轻下之品；若寒湿困脾，或胃有湿浊，当配芳香化湿药；若中焦虚寒者，宜配温中健脾之品；而脾胃素虚，运化无力，食积内停者，则当配伍健脾益气之品，以标本兼顾，使消积而不伤正，不可单用消食药取效。消食药物虽多数效缓，但仍有耗气之弊，故气虚而无积滞者慎用。

❖ 山 楂 ❖

【提要】 山楂，酸、甘，微温。归脾、胃、肝经。消食健胃，行气散瘀，化浊降脂。用于肉食积滞，胃脘胀满，泻痢腹痛，瘀血经闭，产后瘀阻，心腹刺痛，胸痹心痛，疝气疼痛，高脂血症。焦山楂消食导滞作用增强。用于肉食积滞，泻痢不爽。

山楂始载于《新修本草》。山楂性温，入脾、胃经。能消一切饮食积滞，尤为消化油腻肉食积滞之要药。单味煎服有效。亦常配合神曲、炒麦芽等同用。又能入血分，功善行气活血，散瘀止痛，可用于治疗气滞血瘀所造成的多种疼痛。腹泻之因较多，但多与六淫、饮食所伤有关。饮食所伤致泄泻者，是由于饮食损伤脾胃，脾失健运，胃失和顺，则水为湿，谷为滞，精华之气不能输化，垢浊下降而成泄泻。多以健脾利湿和行气、消食药配伍治之。山楂功善健脾消食，行气导滞和止泻，一般伤食腹痛泄泻，单用本品研细粉，加糖冲服即有效。山楂酸，温，活血祛瘀之中能行补脾、消滞、止泻痢之功，故对多种痢疾有效，或单用，或与其他药配伍用之。脾胃虚而无积滞者及胃酸过多者慎用。

【药论】 实，味酸冷，无毒。汁服主利，洗头及身差疮痒。一名羊梂，一名鼠查。

——唐·苏敬，等《新修本草·木部·下品·卷第十四·赤爪草》

味甘、辛，气平。无毒。一名糖毯子，俗呼山里红。深谷沿生，立秋摘取。蒸熟去核，曝干收藏。益小儿摩宿食积，扶产妇除儿枕疼。消滞血，理疮疡。行结气，疗癞疝。脾胃可健，膨胀立驱。煮肉少加，须臾即烂。

——明·陈嘉谟《本草蒙筌·卷之七·果部·山查子》

[气味]　时珍曰：酸、甘，微温。生食多令人嘈烦易饥，损齿，齿龋人尤不宜也。

[主治]　化饮食，消肉积癥瘕，痰饮痞满吞酸，滞血痛胀（时珍）。

[发明]　时珍曰：凡脾弱食物不克化，胸腹酸刺胀闷者，于每食后嚼二三枚，绝佳。但不可多用，恐反克伐也。按《物类相感志》言：煮老鸡、硬肉，入山楂数颗即易烂。则其消肉积之功，盖可推矣。珍邻家一小儿，因食积黄肿，腹胀如鼓。偶往羊杭树下，取食之至饱。归而大吐痰水，其病遂愈。羊杭乃山楂同类，医家不用而有此效，则其功应相同矣。

——明·李时珍《本草纲目·果部第三十卷·山楂》

味甘微酸，气平，其性善于消滞。用此者，用其气轻，故不甚耗真气。善消宿食痰饮吞酸，去瘀血疼痛，行结滞，驱膨胀，润肠胃，去积块，亦祛颓疝。仍可健脾，小儿最宜。亦发疮疹。妇人产后儿枕痛，恶露不尽者，煎汁入沙糖服之，立效。煮汁洗漆疮亦佳。肠滑者少用之。

——明·张介宾《景岳全书·卷之四十九·本草正（下）·果部·山楂》

（查，古字作楂，一名棠毬子，泻滞气、消积、散瘀、化痰。）酸甘咸温。健脾行气，散瘀化痰，消食磨积（消油腻腥膻之积，与麦芽消谷积者不同。凡煮老鸡硬肉，投数枚则易烂，其消肉积可知）。发小儿痘疹，止儿枕作痛（恶露积于太阴，少腹作痛，名儿枕痛。砂糖调服）。多食令人嘈烦易饥，反伐脾胃生发之气（破泄太过，中气受伤，凡服人参不相宜者，服山楂即解。一补气，一破气也）。有大小二种，小者入药，去皮核用（一云核亦有力，化食磨积）。

——清·汪昂《本草备要·卷三·果部·山查》

酸、甘、微温。入足太阴、阳明经。消积散瘀，破气化痰。理疮疡，除儿枕，疗疝气，发痘疹。得紫草煎酒调服，发痘疹。得茴香，治偏坠疝气。配鹿茸，治老人腰痛。入艾汤调服，治肠风下血。

——清·严洁，等《得配本草·卷之六·果部·山楂》

（消食，磨肉，伐胃戕脾。）山楂（专入脾、胃）甘酸咸平。何书既言健脾，又曰能伐脾胃生化之气，得非自相矛盾乎？使明其理以推，则知所谓健脾者，因其脾有食积，用此酸咸之味，以为消磨，俾食行而痰消，气破而泄化，谓之为健，止属消导之健矣。如系冒昧之辈，便以补益为名，以为用药进步，讵知实而用此轻平消导，得此则健，虚而用此，保无书云伐生之说乎？按楂味酸与咸，最能消化肉食（与麦芽消谷食者，绝不相同）。凡煮老鸡硬肉，但投楂肉数枚则易烂（其消肉积之功可推）。且人多食则嘈烦易饥。服参太过，但用山楂即解，岂非戕脾伐生之验欤（时珍曰：凡脾弱食物不化，胸腹酸刺胀闷者，于每食后嚼二三枚，绝佳。但不可多用，恐反克伐也）。至于儿枕作痛，力能以止；痘疮不起，力能以发；犹见通瘀运化之速（儿枕痛犹于恶露积于太阴，故合沙糖调服；以行其瘀）。有大小二种，小者入药，去皮核（核亦能以化食磨积），捣作饼子，日干用。（时珍曰：生食多令人嘈烦易饥，损齿，齿龋人尤不宜也。出北地，大者良。）

——清·黄宫绣《本草求真·卷七：泻剂·平泻·山楂》

味至酸，微甘，性平。皮赤肉红黄，故善入血分为化瘀血之要药。能除疬癖癥瘕、女子月闭、产后瘀血作疼（俗名儿枕疼）。为其味酸而微甘，能补助胃中酸汁，故能消化饮食积聚，以治肉积尤效。其化瘀之力，更能躅除肠中瘀滞，下痢脓血，且兼入气分以开气郁痰结，疗心腹疼痛。若以甘药佐之（甘草蔗之类，酸甘相合，有甲己化土之义），化瘀血而不伤新血，开郁气而不伤正气，其性尤和平也。女子至期，月信不来，用山楂两许煎汤，冲化红蔗糖七八钱服之即通，此方屡试屡效。若月信数月不通者，多服几次亦通下。痢疾初得者，用山楂一两，红白蔗糖各五钱，好毛尖茶叶钱半，将山楂煎汤，冲糖与茶叶在盖碗中，浸片时，饮之即愈。

——民国·张锡纯《医学衷中参西录·二、药物·山楂解》

麦　芽

【提要】　麦芽，甘，平。归脾、胃经。行气消食，健脾开胃，回乳消胀。用于食积不消，脘腹胀痛，脾虚食少，乳汁郁积，乳房胀痛，妇女断乳，肝郁胁痛，肝胃气痛。生麦芽健脾和胃，疏肝行气。用于脾虚食少，乳汁郁积。炒麦芽行气消食回乳。用于食积不消，妇女断乳。焦麦芽消食化滞。用于食积不消，脘腹胀痛。

麦芽始载于《名医别录》。其功效，能"宽中，下气，止呕吐，消宿食，止泻，消胃宽膈"（《滇南本草》），尤善"消化一切米、面、诸果食积"（《本草纲目》）。主治宿食不消、胸膈痞满、嗳气吞酸，不思饮食，常配山楂、神曲等同用，以消积滞、和脾胃。《滇南本草》："治妇人奶乳不收，乳汁不止。"现用回乳，需要使用大剂量方可奏效。授乳期妇女不宜使用。

【药论】　味甘，微寒，无毒。主轻身，除热。久服令人多力健行。以作糵，温。消食和中。

——南朝梁·陶弘景《名医别录·中品·卷第二·穬麦》

此是今马所食者，性乃言热，而云微寒，恐是作屑与合谷异也。服食家，并食大、穬二麦，令人轻身、健。

——南朝梁·陶弘景《本草经集注·卷第七·果菜米谷有名无实·米实部药物·中品·穬麦》

［气味］　咸，温，无毒。

［主治］　补脾胃虚，宽肠下气，腹鸣者用之（元素）。消化一切米、面、诸果食积（时珍）。

［发明］　时珍曰：麦糵、谷芽、粟糵，皆能消导米、面、诸果食积。观造饧者用之，可以类推矣。但有积者能消化，无积而久服，则消人元气也，不可不知。若久服者，须同白术诸药兼用，则无害也矣。

——明·李时珍《本草纲目·谷部第二十五卷·糵米》

味甘微咸，气温。善于化食和中，破冷气，消一切米面诸果食积，去心腹胀满，止霍乱，除烦热，消痰饮，破癥结，宽肠下气。病久不食者，可借此谷气以开胃；元气中虚者，毋多用此以消肾。亦善催生落胎，单服二两，能消乳肿。其耗散血气如此，而脾胃虚弱，饮食不消方中，每多用之何也？故妇有胎妊者，不宜多服。

——明·张介宾《景岳全书·卷之四十九·本草正（下）·谷部·麦芽》

（开胃、健脾，行气、消积。）咸温。能助胃气上行而资健运，补脾宽肠，和中下气，消食除胀，散结祛痰（咸能软坚），化一切米面果食积，通乳下胎（《外台方》：麦芽一升、蜜一升服，下胎神验。薛立斋治一妇人，丧子乳胀，几欲成痈，单用麦芽一二两炒，煎服立消，其破血散气如此。《良方》曰：神曲亦善下胎，皆不可轻用）。久服消肾气（王好古曰：麦芽、神曲，胃虚人宜服之，以伐戊己，腐熟水谷。李时珍曰：无积而服之，消人元气。与白术诸药，消补兼施，则无害也。胃为戊土，脾为己土）。炒用。豆蔻、砂仁、乌梅、木瓜、芍药、五味为使。

——清·汪昂《本草备要·卷四·谷菜部·大麦芽》

咸，温。入足阳明经。除痰饮，化癥结。治一切米麦果积，治妇人乳秘成痈。得川椒、干姜，治谷劳嗜卧。炒黑用。多服伤肾气。孕妇禁用。

——清·严洁，等《得配本草·卷之五·谷部·麦芽》

（专消谷食。）麦芽（专入胃。味甘气温，功专入胃消食。又味微咸，能软坚，温主通行，其生发之气，能助胃气上行以资健运。故能消食化谷，及治一切宿食冷气，心腹胀满，温中下气除烦，止霍乱，消痰饮，破癥结等症。然真火不充，则精液不溉，徒以温胃之品，以为杀虫之具。（王好古曰：麦芽、神曲，胃虚人宜服之，以伐戊己腐熟水谷。李时珍曰：无积而服之，消人元气，与白术诸药消补兼施，则无害也。）虽于逐坚破积，偶有见效，而精华实失，肾气先损，岂胃长服之味也乎？是以孕妇勿食，恐坠胎元。（《外台》方：麦芽一升服，下胎神验。薛立斋治一妇人丧子乳胀，几欲成痈，单服麦芽一二两，炒煎服，立消，其破血散气如此。）虚者少煎，防消肾水，故必杂于补剂内用，则无虑耳。炒用，豆蔻、砂仁、乌梅、木瓜、芍药、五味为使。

——清·黄宫绣《本草求真·卷四：散剂·温散·麦芽》

性平，味微酸（含有稀盐酸，是以善消）。能入脾胃，消化一切饮食积聚，为补助脾胃药之辅佐品（补脾胃以参、术、芪为主，而以此辅之）。若与参、术、芪并用，能运化其补益之力，不至作胀满。为其性善消化，兼能通利二便，虽为脾胃之药，而实善舒肝气（舒肝宜生用，炒用之则无效）。夫肝主疏泄为肾行气，为其力能舒肝，善助肝木疏泄以行肾气，故又善于催生。至妇人之乳汁为血所化，因其善于消化，微兼破血之性，故又善回乳（无子吃乳欲回乳者，用大麦芽二两炒为末，每服五钱白汤下）。入丸散剂可炒用，入汤剂皆宜生用。

——民国·张锡纯《医学衷中参西录·二、药物·大麦芽解》

❧ 莱 菔 子 ❧

【提要】　莱菔子，辛、甘，平。归肺、脾、胃经。消食除胀，降气化痰。用于饮食停滞，脘腹胀痛，大便秘结，积滞泻痢，痰壅喘咳。

　　莱菔子始载于《日华子本草》。其药味辛、甘，主入脾、胃经。功擅消食化积，行气除胀，常用于食积气滞引起之脘腹胀满，腹痛泄泻等病证。其辛能行散，消食化积之中，尤善行气消胀，常与山楂、神曲、陈皮等配伍，治疗食积气胀，消化不良或由食滞引起之腹痛、腹泻等。《本草纲目》："下气定喘，治痰，消食，除胀，利大小便，止气痛，下痢后重，发疮疹。"明确了莱菔子下气、消食、除胀、祛痰之功用。本品入肺经，降气化痰，止咳平喘之功尤善。用治咳喘痰壅，胸闷食少者尤宜，单用即有效。莱菔子辛散耗气，气虚及无食积、痰滞者慎用。非脾虚气滞者，不宜与人参同用。

【药论】　萝卜，平，能消痰止咳，治肺痿吐血。温中，补不足，治劳瘦，咳嗽，和羊肉、鲫鱼煮食之。子，水研服，吐风痰。醋研消肿毒。

——宋·唐慎微《证类本草·卷第二十七·菜部上品·莱菔根》

［气味］　辛、甘，平，无毒。

［主治］　下气定喘治痰，消食除胀，利大小便，止气痛，下痢后重，发疮疹（时珍）。

［发明］　时珍曰：莱菔子之功，长于利气。生能升，熟能降。升则吐风痰，散风寒，发疮疹；降则定痰喘咳嗽，调下痢后重，止内痛，皆是利气之效。予曾用，果有殊绩。

——明·李时珍《本草纲目·菜部第二十六卷·莱菔》

　　味大辛，气温，气味俱厚，降也。善于破气消痰，定喘除胀，利大小便，有推墙倒壁之功。研水搀薄饮之，立吐风痰尽出。胃有气食停滞致成鼓胀者，非此不除。同醋研敷，大消肿毒。中气不足，切忌妄用。

——明·张介宾《景岳全书·卷之四十九·本草正（下）·菜部·萝卜子》

　　（俗作萝卜，宣、行气、化痰、消食。）莱菔子辛入肺，甘走脾，长于利气。生能升，熟能降。升则吐风痰，散风寒，宽胸膈，发疮疹；降则定痰喘咳嗽，调下痢后重，止内痛（皆利气之功。朱丹溪曰：莱菔子治痰，有冲墙倒壁之功。《食医心镜》研汤煎服，治气嗽痰喘吐脓血）。炒用。

——清·汪昂《本草备要·卷四·谷菜部·莱菔》

　　辛、甘，平。生升熟降。升则吐痰涎，散风寒，发疮疹。降则化食除胀，下气消痰（有推墙倒壁之功）。利二便，除气痛。配牙皂煎服，吐中风口噤。配杏仁，治久嗽。和水生研汁服，吐风痰。和醋研，敷肿毒。虚弱者禁用。服补药者忌之。

——清·严洁，等《得配本草·卷之五·菜部·萝卜》

　　（莱菔子生吐风痰，炒熟下气定喘。菔根生用消痰除血，熟用生痰助湿。）莱菔子（专入脾、肺）气味甚辛，生用研汁，能吐风痰，有倒墙推壁之功，迅利莫御。若醋研敷，则痈肿立消。炒熟则下气定喘，消食宽膨。一生一熟，性气悬殊。菔根性亦类子（生升熟降），但生则克血消痰治痢（汪昂云：夏月食其菜数斤则不患痢，秋月以菜叶摊屋瓦上，任霜雪打压，至春收之，煎汤饮，治痢得效），熟则生痰助湿。以故火伤垂绝用，生莱菔汁灌之即苏（方人避难，入石洞中，贼烧烟熏之，口含莱菔一块，烟不能毒，嚼汁擂水饮之亦可），打扑损伤青紫，捣烂罨之即散；煨熟擦摩冻瘃，二三日即和；偏头风取近蒂青色半寸许，捣汁滴鼻孔，左痛滴右，右痛滴左，左右俱痛，两鼻皆滴，滴后少倾，日滴一次，不过六七日，永不再发。欲令须发白者，以生地黄汁一升，合生莱菔汁饮之即白，伤血之验可征也。（生地黄凉血，莱菔汁破气，须发安得不白，是以人服何首乌、地黄者，切忌莱菔，犯之惟用生姜以制。）小儿瘤赘游风，涂之即愈。并能消面毒，腐积（腐浆见萝苣不成）。并解附子毒，但其性总属耗气伤血，故脾胃虚寒，食不化者，为切忌焉。子炒用。

——清·黄宫绣《本草求真·卷三：散剂·吐散·莱菔子》

生用味微辛、性平，炒用气香性温。其力能升、能降，生用则升多于降，炒用则降多于升，取其升气化痰宜用生者，取其降气消食宜用炒者。究之，无论或生或炒，皆能顺气开郁、消胀除满，此乃化气之品，非破气之品，而医者多谓其能破气，不宜多服、久服，殊非确当之论。盖凡理气之药，单服久服，未有不伤气者，而莱菔子炒熟为末，每饭后移时服钱许，藉以消食顺气，转不伤气，因其能多进饮食，气分自得其养也。若用以除满开郁，而以参、芪、术诸药佐之，虽多服、久服，亦何至伤气分乎。

——民国·张锡纯《医学衷中参西录·二、药物·莱菔子解》

10 驱虫药

凡以驱除或杀灭人体肠道寄生虫为主要功效，主治肠道寄生虫证的药物，称为驱虫药。

本类药物主入脾、胃、大肠经，部分药物具有一定的毒性，对人体内的寄生虫，特别是肠道寄生虫虫体有杀灭或麻痹作用，促使其排出体外。故可用于治疗蛔虫病、蛲虫病、绦虫病、钩虫病、姜片虫病等多种肠道寄生虫病。此类寄生虫病多由湿热内蕴或饮食不洁，食入或感染寄生虫卵所致。症见不思饮食或多食善饥，嗜食异物，绕脐腹痛、时发时止，胃中嘈杂，呕吐清水，肛门瘙痒等；迁延日久，则见面色萎黄，肌肉消瘦，腹部膨大、青筋浮露，周身浮肿等病证。部分病人症状较轻，无明显证候，只在检查大便时才被发现。凡此，均当服用驱虫药物，以求根治。对机体其他部位的寄生虫，如血吸虫、阴道滴虫等，部分驱虫药物亦有驱杀作用。某些驱虫药物，兼有行气、消积、润肠、止痒等作用，对食积气滞、小儿疳积、便秘、疥癣瘙痒等病证，亦有疗效。

应根据寄生虫的种类及病人体质强弱、证情缓急，选用适宜的驱虫药物，并视病人的不同兼证，进行相须用药及恰当配伍运用。如大便秘结者，当配伍泻下药物；兼有积滞者，可与消积导滞药物同用；脾胃虚弱者，配伍健脾和胃之品；体质虚弱者，须先补后攻或攻补兼施。使用肠道驱虫病时，多与泻下药同用，以利虫体排出。驱虫药一般应在空腹时服用，使药物充分作用于虫体而保证疗效。对发热或腹痛剧烈者，不宜急于驱虫，待症状缓解后，再施用驱虫药物。驱虫药物对人体正气多有损伤，故要控制剂量，防止用量过大中毒或损伤正气；对素体虚弱、年老体衰及孕妇，更当慎用。

❧ 使 君 子 ❧

【提要】 使君子，甘，温。归脾、胃经。杀虫消积。用于蛔虫病，蛲虫病，虫积腹痛，小儿疳积。

使君子始载于《开宝本草》。使君子有良好的杀虫消积作用，又具有缓慢的滑利通肠之性，故可用于蛔虫、蛲虫等肠道虫证。可单用使君子仁炒香嚼食。《开宝本草》："主小儿五疳。"但宜于虫积内停，壅塞气机，损伤脾胃，渐成疳积羸瘦者，可用其杀虫消积。捣碎入煎剂。炒香嚼食。亦可入丸、散剂。服生使君子仁或用量过大可引起腹部不适、呃逆、恶心呕吐、腹痛腹泻等反应。服药时忌饮热茶及热食，否则易引起呃逆、腹泻。

【药论】 味甘，温，无毒。主小儿五疳，小便白浊，杀虫，疗泻痢。生交、广等州。形如栀子，棱瓣深而两头尖，亦似诃梨勒而轻。俗传始因潘州郭使疗小儿多是独用此物，后来医家因号为使君子也。

——宋·刘翰，等《开宝本草·草部·中品·卷第九·使君子》

使君子，生交、广等州，今岭南州郡皆有之，生山野中及水岸。其叶青，如两指头，长二寸；其茎作藤如手指；三月生，花淡红色，久乃深红，有五瓣；七、八月结子如拇指，长一寸许，大类栀子，而有五棱；其壳青黑色，内有仁白色，七月采实。

——宋·苏颂《本草图经·草部中品之下卷第七·使君子》

紫黑色，四棱高，瓣深。今经中谓之棱瓣深，似令人难解。秋末冬初，人将入鼎、澧。其仁味如椰子肉。经不言用仁，为复用皮。今按文味甘即是用肉，然难得仁，盖绝小。今医家或兼用壳。

——宋·寇宗奭《本草衍义·第十卷·使君子》

味甘，气温，无毒。交趾多生，岭南亦有。新采香润，陈久干枯。用须慢火微煨，去壳便可嚼食。或和诸药，凭作散丸。去白浊，除五疳，杀蛔虫，止泻痢。因郭使君原用以治小儿，后人竟名之曰使君子也。

——明·陈嘉谟《本草蒙筌·卷之四·木部·使君子》

［释名］　留求子。时珍曰：按嵇含《南方草木状》谓之留求子，疗婴孺之疾。则自魏、晋已用，但名异耳。

［气味］　甘，温，无毒。

［主治］　健脾胃，除虚热，治小儿百病疮癣（时珍）。

［发明］　时珍曰：凡杀虫药多是苦辛，惟使君子、榧子甘而杀虫，亦异也。凡大人小儿有虫病，但每月上旬侵晨空腹食使君子仁数枚，或以壳煎汤咽下，次日虫皆死而出也。或云：七生七煨食亦良。忌饮热茶，犯之即泻。此物味甘气温，既能杀虫，又益脾胃，所以能敛虚热而止泻痢，为小儿诸病要药。俗医乃谓杀虫至尽，无以消食，鄙俚之言也。树有蠹，屋有蚁，国有盗，福耶祸耶？修养者先去三尸，可类推矣。

——明·李时珍《本草纲目·草部第十八卷·使君子》

味甘，温，无毒。主小儿五疳，小便白浊，杀虫，疗泻痢。俗传始因潘州郭使君疗小儿，多是独用此物，后医家因号为使君子。

［疏］　使君子得土之冲气，而兼感乎季春之令以生，故其味甘，其气温，其性无毒。甘入脾，故入足太阴、阳明。为补脾健胃之要药。小儿五疳、便浊、泻利及腹虫，莫不皆由脾虚胃弱，因而乳食停滞，湿热瘀塞而成。脾健胃开，则乳饮自消，湿热自散，水道自利，而前证俱除矣。不苦不辛而能杀疳蛔，此所以为小儿上药也。

……

［简误］　小儿泄痢有赤积，是暑气所伤，禁与肉豆蔻、诃子等涩药同用，亦忌食热物，及饮热茶，犯之即泄。

——明·缪希雍《神农本草经疏·卷九·草部中品之下·使君子》

味甘，气温，有小毒，性善杀虫。治小儿疳积，小便白浊。凡大人小儿有虫病者，但于每月上旬，侵晨空腹食数枚，或即以壳煎汤咽下，次日虫皆死而出也。或云七生七煨食，亦良。或云一岁食一枚。食后忌饮热茶，犯之即作泻。凡小儿食此，亦不宜频而多，大约性滑，多则能伤脾也。李时珍曰：凡杀虫药多是苦辛，惟使君子、榧子甘而杀虫，亦异也。但使君子专杀蛔虫，榧子专杀寸白虫耳。

——明·张介宾《景岳全书·卷之四十八·本草正（上）·蔓草部·使君子》

甘，温。入足太阴、阳明经。除食热，疗疳虫。健脾胃，止泄痢。治白浊，利小便。配芦荟，治脾疳。去壳，或生、或熟听用。杀虫，宜上半月空腹拌青糖食之，即其壳煎汤送下。无食积者禁用。服此忌食热物、热茶，犯之即泻。

——清·严洁，等《得配本草·卷之四·草部·使君子》

（温脾燥胃，杀虫除积。）使君子（专入脾胃）味甘气温，功专补脾杀虫除积。凡人证患五疳便浊，泻痢腹虫，皆脾胃虚弱，因而乳停食滞，湿热瘀塞而成。服此气味甘温以助脾胃，则积滞消，湿热散，水道利，而前症尽除矣。时珍曰：凡杀虫之药，多是苦辛，独使君子、榧子而杀虫亦异也。每月上旬，虫头向上，中旬虫头向中，下旬虫头向下，于上旬空心服此数枚，则虫皆死而出也。但忌热茶同服，则令人作泻矣。出闽蜀，五瓣五棱，内仁如榧，亦可煨食，久则油黑不可用。

——清·黄宫绣《本草求真·卷四：散剂·温散·使君子》

槟　榔

【提要】　槟榔，苦、辛，温。归胃、大肠经。杀虫，消积，行气，利水，截疟。用于绦虫病，蛔虫病，姜片虫病，虫积腹痛，积滞泻痢，里急后重，水肿脚气，疟疾。

槟榔始载于《名医别录》。杀虫是槟榔最重要的功效之一，可驱杀多种肠道寄生虫，是治疗肠道寄生虫病的广谱驱虫药。临床可用于治疗绦虫病、蛔虫病、钩虫病、蛲虫病等多种寄生虫病。槟榔疗绦虫病效果较佳，也是最早发现的功效之一，如《名医别录》即云"治寸白"。单用槟榔即能取效，亦可与南瓜子等药配伍以增加疗效，或配大黄、芒硝等泻下药同用，以利虫体排出。槟榔有驱杀蛔虫的作用，常用于虫积腹痛，大便下蛔、吐蛔等。槟榔对钩虫病、蛲虫病亦有一定疗效。槟榔既可杀虫，又能消积行滞。湿热虫积，饮食不节而致疳积者，可用之消疳祛积。可单用本品，或配芦荟、使君子、胡黄连等共用。槟榔味辛，入胃肠，功擅行胃肠之气，消积导滞，故用治食积气滞，腹胀便秘及泻痢里急后重等症。槟榔有行气利水之功，可用于水肿实证。治遍身水肿，喘息口渴，二便不利属表里俱实，水湿较重者，可以之配商陆、泽泻、木通等。

脾虚便溏或气虚下陷者忌用。槟榔服用剂量过大，可出现流涎、恶心、呕吐、腹痛、心悸、头昏甚至惊厥等。

【药论】　味辛，温，无毒。主消谷，逐水，除痰澼，杀三虫，去伏尸，治寸白。生南海。

——南朝梁·陶弘景《名医别录·中品·卷第二·槟榔》

此有三、四种：出交州，形小而味甘；广州以南者，形大而味涩，核亦大；尤大者，名楮槟榔，作药皆用之。又小者，南人名蒳子，世人呼为槟榔孙，亦可食。

——南朝梁·陶弘景《本草经集注·卷第四·草木中品·槟榔》

［谨按］ 槟榔，苿者极大，停数日便烂。今入北来者，皆先灰汁煮熟，仍火熏使干，始堪停久，其中仁，主腹胀，生捣末服，利水谷道，敷疮生肌肉，止痛。烧为灰，主口吻白疮。生交州、爱州及昆仑。

——唐·苏敬，等《新修本草·木部·中品·卷第十三·槟榔》

槟榔，生南海，今岭外州郡皆有之。大如桄榔，而高五、七丈，正直无枝，皮似青桐，节如桂竹；叶生木巅，大如楯头，又似甘蕉叶；其实作房，从叶中出，旁有刺若棘针，重叠其下；一房数百实，如鸡子状，皆有皮壳，肉满壳中，正白。味苦、涩，得扶留藤与瓦屋子灰同咀嚼之，则柔滑而甘美。岭南人啖之，以当果实。其俗云：南方地温，不食此无以祛瘴疠。其实春生，至夏乃熟，然其肉极易烂，欲收之，皆先以灰汁煮熟，仍火焙熏干，始堪停久。此有三、四种：有小而味甘者，名山槟榔；有大而味涩核亦大者，名猪槟榔；最小者名蒳子。其功用不说有别。又云尖长而有紫纹者名槟，圆而矮者名榔，槟力小，榔力大。今医家不复细分，但取作鸡心状，存坐正稳，心不虚，破之作锦纹者为佳。其大腹所出，与槟榔相似，但茎、叶、根、干小异，并皮收之，谓之大腹槟榔。或云槟榔极难得真者，今贾人货者多大腹也。

——宋·苏颂《本草图经·木部中品卷第十一·槟榔》

［谟按］ 槟榔服之，苦以破滞气，辛以散邪气。久服则损真气，多服则泻至高之气。较诸枳壳、青皮，此尤甚也。夫何岭南烟瘴之地，平居无病之人，朝夕如常猛噬？云：可辟除山岚瘴气之疾。习以成俗，至今为然。吾儒有仕于彼者，亦随其俗而噬之，使一身冲和胃气，竟常被其耗析矣。正所谓非徒无益而反害之，因习之弊，死而无悔者焉！罗谦甫曰：无病服药，如壁里安鼠，诚哉是言也！尝闻用药如用兵，朝廷不得已而行之，以御寇尔。若无寇可平，而无故发兵，不惟空费粮饷，抑且害及无辜。戒之！戒之！

——明·陈嘉谟《本草蒙荃·卷之四·木部·槟榔》

［气味］ 苦、辛，温，涩，无毒。甄权曰：味甘，大寒。

［主治］ 治冲脉为病，气逆里急（好古）。治泻痢后重，心腹诸痛，大小便气秘，痰气喘急，疗诸疟，御瘴疠（时珍）。

［发明］ 时珍曰：按：罗大经《鹤林玉露》云：岭南人以槟榔代茶御瘴，其功有四：一曰醒能使之醉，盖食之久，则熏然颊赤，若饮酒然，苏东坡所谓"红潮登颊醉槟榔"也；二曰醉能使之醒，盖酒后嚼之，则宽气下痰，余醒顿解，朱晦庵所谓"槟榔收得为祛痰"也；三曰饥能使之饱；四曰饱以使之饥。盖空腹食之，则充然气盛如饱；饱后食之，则饮食快然易消。又且赋性疏通而不泄气，禀味严正而更有余甘，有是德故有是功也。又按：吴兴章杰《瘴说》云：岭表之俗，多食槟榔，日至十数。夫瘴疠之作，率因饮食过度，气痞积结，而槟榔最能下气消食去痰，故人狃于近利，而暗于远患也。夫峤南地热，四时出汗，人多黄瘁，食之则脏器疏泄，一旦病瘴，不敢发散攻下，岂尽气候所致，槟榔盖亦为患，殆未思尔。又东阳卢和云：闽广人常服槟榔，云能祛瘴。有瘴服之可也，无瘴而服之，宁不损正气而有开门延寇之祸乎？

南人喜食此果，故备考诸说以见其功过焉。又朱晦庵《槟榔诗》云：忆昔南游日，初尝面发红。药囊知有用，茗碗讵能同？蠲疾收殊效，修真录异功。三彭如不避，糜烂七非中。亦与其治疾杀虫之功，而不满其代茶之俗也。

——明·李时珍《本草纲目·果部第三十一卷·槟榔》

　　［简误］　槟榔性能坠诸气。至于下极，病属气虚者忌之。脾胃虚，虽有积滞者不宜用。下利，非后重者不宜用。心腹痛，无留结及非虫攻咬者不宜用。凡病属阴阳两虚，中气不足，而非肠胃壅滞，宿食胀满者，悉在所忌。

——明·缪希雍《神农本草经疏·卷十三·木部中品·槟榔》

　　味辛涩，微苦微甘，气微温。味厚气薄，降中有升，阴中阳也。能消宿食，解酒毒，除痰癖，宣壅滞，温中快气。治腹胀积聚，心腹疼痛喘急，通关节，利九窍，逐五膈、奔豚、膀胱诸气，杀三虫，除脚气，疗诸疟瘴疠湿邪。《本草》言其治后重如马奔，此亦因其性温行滞而然。若气虚下陷者，乃非所宜。又言其破气极速，较枳壳、青皮尤甚。若然，则广南之人，朝夕笑噬而无伤，又岂破气极速者？总之，此物性温而辛，故能醒脾利气；味甘兼涩，故能固脾壮气，是诚行中有留之剂。观《鹤林玉露》云：饥能使之饱，饱能使之饥，醉能使之醒，醒能使之醉。于此四句详之，可得其性矣。其服食之法：小者气烈，俱以入药。广中人惟能用其大而扁者，以米泔水浸而待用，每一枚切四片，每服一片；外用细石灰以水调如稀糊，亦预制待用。用时以蒌叶一片，抹石灰一二分，入槟榔一片，裹而嚼服。盖槟榔得石灰则滑而不涩，石灰、蒌叶得槟榔则甘而不辣。服后必身面俱暖，微汗微醉，而胸腹豁然。善解吞酸，消宿食，辟岚瘴，化痰醒酒下气，健脾开胃润肠，杀虫消胀，固大便，止泻痢。又，服法：如无蒌叶，即以肉桂，或大茴香，或陈皮俱可代用，少抹石灰，夹而食之。然此三味之功，多在石灰、蒌叶，以其能燥脾温胃也，然必得槟榔为助，其功始见。此物理相成之妙，若有不可意测者。大约此物与烟性略同，但烟性峻勇，用以散表逐寒，则烟胜于此；槟榔稍缓，用以和中暖胃，则此胜于烟。二者皆壮气辟邪之要药，故滇广中人一日不可少也。又，习俗之异，在广西用老槟榔，滇中人用清嫩槟榔，广东人多在连壳腌槟榔，亦各得其宜耳。

——明·张介宾《景岳全书·卷之四十九·本草正（下）·果部·槟榔》

　　（泻气、行水、破胀、攻坚。）苦温破滞，辛温散邪。泻胸中至高之气，使之下行。性如铁石，能坠诸药至于极下。攻坚去胀，消食行痰，下水除风，杀虫醒酒。治痰癖癥结，瘴疠疟痢，水肿脚气（脚气冲心，尤须用之，童便姜汁温酒调服）。治大小便气秘，里急后重（同木香用，木香能利气）。过服则损真气（岭南多瘴，以槟榔代茶，其功有四：醒能使醉，醉能使醒，饥能使饱，饱能使饥。然泄脏气，无瘴之地忌用）。鸡心尖长，破之作锦纹者良（程星海曰：阴毛生虱，世鲜良方，以槟榔煎水洗即除。又方，以心红擦之亦好）。

——清·汪昂《本草备要·卷二·木部·槟榔》

　　苦、辛、温。入手足阳明经气分。泄胃中至高之气，坠诸药至于下极，达膜原而散疫邪。治泻痢，破滞气，攻坚积，止诸痛，消痰癖，杀三虫，除水胀，疗瘴疟。得童便，治脚气上冲。

（或入姜汁）。得橘皮，治金疮呕恶。配良姜，治心脾作痛。配麦冬，治大便秘及血淋。配枳实、黄连，治伤寒痞满。

——清·严洁，等《得配本草·卷之六·果部·槟榔》

（治胸膈瘴疠膨胀。）槟榔（专入肠胃）辛苦而温，书何言其至高之气，彼独能泻，使之下行以至于极，以其味苦主降，性如铁石之重，故尔有坠下之力耳。是以无坚不破，无胀不消，无食不化，无痰不行，无水不下，无气不除，无虫不杀（如阴毛住虱，用此煎水以洗），无便不开（凡开二便药内，多有用此）。故凡里急后重（同木香用），岚瘴疠疟（如达原饮治疫用此），并水肿脚气，酒醉不醒，无不因其苦温辛涩之性，以为开泄行气破滞之地耳。至书所云饱能使之饥，醉能使之醒者，以其能下气也。饥能使之饱，醒能使之醉者，以槟榔必用蒟叶裹嚼。蒟叶气味辛温，得此能除中外之气，以散瘴疠之邪也（岭南瘴地，多以槟榔代茶）。然非瘴之地，不可常服，恐其能泄真气耳。鸡心尖长，劈之作锦纹者良。

——清·黄宫绣《本草求真·卷四·散剂·平散·槟榔》

11

止 血 药

凡以制止体内外出血为主要功效，治疗各种出血证为主的药物，称为止血药。

止血药均入血分，因心主血、肝藏血、脾统血，故本类药物以归心、肝、脾经为主，尤以归心、肝二经者为多。均具有止血作用。因其药性有寒、温、散、敛之异，故本章药物的功效，分别有凉血止血、温经止血、化瘀止血、收敛止血之别。止血药主要用于治疗咯血、咳血、衄血、吐血、便血、尿血、崩漏、紫癜以及外伤出血等体内外各种出血病证。

止血药物的应用，须根据出血的不同原因和病情，进行相应的选择和必要的配伍，以期标本兼顾。如血热妄行而出血者，宜选用凉血止血药，并配伍清热泻火、清热凉血药；阴虚火旺、阴虚阳亢而出血者，宜配伍滋阴降火、滋阴潜阳的药物；若瘀血内阻，血不循经而出血者，宜选用化瘀止血药，并配伍行气活血药；虚寒性出血，宜选用温经止血药或收敛止血药，并配伍益气健脾、温阳药。根据前贤"下血必升举，吐衄必降气"的用药经验，故对于便血、崩漏等下部出血病证，应适当配伍升举之品；而对于衄血、吐血等上部出血病证，可适当配伍降气之品。运用止血药，须始终注意"止血不留瘀"的问题。凉血止血药和收敛止血药，易凉遏恋邪，有止血留瘀之弊，故出血兼有瘀滞者不宜单独使用。若出血过多，气随血脱者，当急投大补元气之药，以挽救气脱危候。

根据前人经验，止血药多炒炭用。一般而言，炒炭后其性变苦、涩，可增强止血之效，但并非所有的止血药均宜炒炭用。有些止血药炒炭后，止血作用并不增强，反而降低，故仍以生品或鲜用为佳。因此，止血药是否炒炭用，应视具体药物而定，不可一概而论，总以提高疗效为原则。

根据止血药的药性和功效不同，分为凉血止血药、化瘀止血药、收敛止血药和温经止血药四类。

11.1 凉血止血药

本类药物性属寒凉，味多甘苦，入血分，能清泄血分之热而止血，适用于血热妄行所致的各种出血病证。本类药物虽有凉血之功，但清热作用不强，在治疗血热出血病证时，常需配清热凉血药物同用。若治血热夹瘀之出血，宜配化瘀止血药，或配伍少量的化瘀行气之品。急性出血较甚者，可配伍收敛止血药以加强止血之效。本类药物均为寒凉之品，原则上不宜用于虚寒性出血。又因其寒凉易于凉遏留瘀，故不宜过量久服。

大蓟（小蓟）

【提要】　大蓟，甘、苦，凉。归心、肝经。凉血止血，散瘀解毒消痈。用于衄血，吐血，尿血，便血，崩漏，外伤出血，痈肿疮毒。小蓟，甘、苦，凉。归心、肝经。凉血止血，散瘀解毒消痈。用于衄血，吐血，尿血，血淋，便血，崩漏，外伤出血，痈肿疮毒。

　　大、小二蓟，首载于《名医别录》，因其性状、功用有相似之处，故大小蓟常混称。至《证类本草》《救荒本草》《本草纲目》之中，才逐渐将其区别开来。二者药性均寒凉而入血分，功能凉血止血，主治血热妄行之诸出血证，尤多用于吐血、咯血及崩漏下血。既能凉血解毒，又能散瘀消肿，无论内外痈肿都可运用，单味内服或外敷均可，以鲜品为佳。大蓟散瘀消痈力强，止血作用广泛，故对吐血、咯血及崩漏下血尤为适宜；小蓟兼能利尿通淋，故以治血尿、血淋为佳。

【药论】　味甘，温。主养精，保血。大蓟，主治女子赤白沃，安胎，止吐血、衄鼻，令人肥健。五月采。

——南朝梁·陶弘景《名医别录·中品·卷第二·大小蓟根》

　　大蓟是虎蓟，小蓟是猫蓟，叶并多刺，相似。田野甚多，方药不复用，是贱之故。大蓟根甚治血，亦有毒。

——南朝梁·陶弘景《本草经集注·卷第四·草木中品·大、小蓟根》

[谨按]　大、小蓟，叶欲相似，功力有殊，并无毒，亦非虎、猫蓟也。大蓟生山谷，根疗痈肿；小蓟生平泽。俱能破血，小蓟不能消肿也。

——唐·苏敬，等《新修本草·草部·中品·卷第九·大、小蓟根》

　　小蓟根，《本经》不著所出州土，今处处有之。俗名青刺蓟，苗高尺余，叶多刺，心中出花，头如红蓝花而青紫色，北人呼为千针草。当二月苗初生二、三寸时，并根作茹，食之甚美。四月采苗，九月采根，并阴干入药，亦生捣根绞汁饮。以止吐血、衄血、下血皆验。大蓟根苗与此相似，但肥大耳。而功力有殊，破血之外，亦疗痈肿。小蓟专主血疾。

——宋·苏颂《本草图经·草部中品之下卷第七·小蓟根》

　　味甘、苦，气温。一云气凉。无毒。虽系两种，气味不殊。随处田野俱生，北平（今改顺天）出者力胜。盖蓟门以蓟取名，则可征矣。凡资治疗，用须采根。大蓟高三四尺余，叶多青刺而皱。花开如髻，赤若红蓝，北人因之，呼为千针草也。破血捷，消肿奇。吐衄唾咯立除，沃漏崩中即止。去蜘蛛蝎子咬毒，平焮突痛甚痈疽。并捣烂绞浓汁半瓯，搀童便或醇酒饮下。小蓟苗高尺许，花亦如前，但叶略差，有刺不皱。仅理血疾，不治外科。

——明·陈嘉谟《本草蒙筌·卷之三·草部下·大小蓟》

[主治]　女子赤白沃，安胎，止吐血鼻衄，令人肥健（《别录》）。捣根绞汁服半升，主崩中血下立瘥（甄权）。叶：治肠痈，腹脏瘀血，作运扑损，生研，酒并小便任服。又恶疮

疥癣，同盐研罨之（《大明》）。

——明·李时珍《本草纲目·草部第十五卷·大蓟、小蓟》

味甘，温。主养精保血。大蓟主女子赤白沃，安胎，止吐血鼻衄。令人肥健。

［疏］　大蓟根禀土之冲气，兼得天之阳气，故味甘气温而无毒。《日华子》：凉，当是微寒。陶云有毒。误也。女子赤白沃，血热所致也。胎因热则不安。血热妄行，溢出上窍则吐衄。大蓟根最能凉血，血热解则诸证自愈矣。其性凉而能行，行而带补。补血凉血则荣气和，荣气和故令肥健也。

［主治参互］　小蓟根苗，气味甘温，微寒，无毒。其所禀与大蓟皆同，得土中冲阳之气，而兼得乎春气者也。故主养精保血。精属阴，气血之所生也。甘温益血而除大热，故能养精而保血也……

——明·缪希雍《神农本草经疏·卷九·草部中品之下·大、小蓟》

小蓟力微，能破瘀生新，保精养血，退热补虚，不能如大蓟之消痈毒（朱丹溪曰：小蓟治下焦结热血淋。《本事方》：一人冷气入阴囊，肿满疼痛，煎大蓟汁服，立瘥）。两蓟相似，花如髻，大蓟茎高而叶皱，小蓟茎低而叶不皱，皆用根。

——清·汪昂《本草备要·卷一·草部·大小蓟》

（破血逐瘀。）大小蓟（专入肝），虽书载属甘温，可以养精保血（《别录》）。然究精之养，血之保，则又赖于血荣一身，周流无滞。若使血瘀不消，而致见有吐衄、唾咯、崩漏之症，与血积不行，而致见有痈疼肿痛之病，则精血先已不治，安有保养之说乎。用此气味温和，温不致燥，行不过散，瘀滞得温则消，瘀块得行斯活。恶露既净，自有生新之能，痈肿潜消，自有固益之妙，保养之说，义由此起，岂真具有补益之力哉（恭曰：大小蓟皆能破血）。但小蓟力微，不如大蓟力迅；小蓟只可退热凉血，若大蓟则于退热之中，犹于气不甚伤也（恭曰：大蓟叶疗痈肿，而小蓟专主血，不能消痈也）。能理血疾，不治外科。若脾胃虚寒，饮食不思，泄泻不止者，切勿妄服。两蓟相似，花如髻。大蓟茎粗而叶皱。小蓟茎低而叶不皱，皆用茎。

——清·黄宫绣《本草求真·卷七·血剂·温血·大小蓟》

味微辛，气微腥，性凉而润。为其气腥与血同臭，且又性凉濡润，故善入血分，最清血分之热。凡咳血、吐血、衄血、二便下血之因热者，服者莫不立愈。又善治肺病结核，无论何期用之皆宜，即单用亦可奏效。并治一切疮疡肿疼，花柳毒淋，下血涩疼，盖其性不但能凉血止血，兼能活血解毒，是以有以上种种诸效也。其凉润之性，又善滋阴养血，治血虚发热，至女子血崩赤带，其因热者用之亦效。按：小蓟各处皆有，俗名刺尔菜（小蓟原名刺蓟），又名青青菜，山东俗名姜姜菜，奉天俗名枪刀菜，因其多刺如枪刀也。其叶长二寸许，宽不足一寸，叶边多刺，叶上微有绒毛，其叶皆在茎上，其茎紫色高尺许，茎端开紫花，花瓣如绒丝，其大如钱作圆形状，若小绒球，其花叶皆与红花相似，嫩时可作羹，其根与茎皆可用，而根之性尤良。剖取鲜者捣烂，取其自然汁冲开水服之，若以入煎剂不可久煎，宜保存其新鲜之性，约煎四五沸即取汤饮之。又其茎中生虫即结成疙疸，状如小枣，其凉血之力尤胜，若取其鲜者十余枚捣烂，开水冲服，以治吐血、衄血之因热者尤效。今药房中有以此为大蓟者，殊属差误。用时宜取其生农田之间嫩而白者。

——民国·张锡纯《医学衷中参西录·二、药物·鲜小蓟根解》

◆ 地　榆 ◆

【提要】　地榆，苦、酸、涩，微寒。归肝、大肠经。凉血止血，解毒敛疮。用于便血、痔血，血痢，水火烫伤，痈肿疮毒。

地榆始载于《神农本草经》。地榆因其苦寒入血分，故能清降，泄血分之热而为凉血止血要药；又因其味兼酸涩，又有收敛止血作用；又因其性沉而涩，故尤宜于下焦血热之便血、痔血、崩漏之证。地榆苦寒而兼酸涩，能清热解毒，凉血涩肠而治泻痢，尤以血痢为宜。地榆苦寒能清热泻火解毒，又味酸涩，能敛疮，《神农本草经》谓其"止痛除恶肉"。《名医别录》谓其"止脓血，诸瘘恶疮热疮……又作金疮膏"。皆以外疡言之，血热盛，火毒为患则疮痈肿痛，地榆清热凉血解毒敛疮故为外科疮疡，烫伤诸证所常用。《本草纲目》："杨士瀛云：诸疮痛者加地榆。"止血多炒炭用，清热解毒敛疮多生用。地榆性寒沉降，崩漏便血、泻痢属虚寒者应慎用。大面积烧伤，不宜使用地榆外涂，以防其所含鞣质被大量吸收而引起中毒性肝炎。

【药论】　味苦，微寒。主治妇人乳痓痛，七伤，带下十二病，止痛，除恶肉，止汗，治金创。生桐柏山谷。

——《神农本草经·卷第四·下品药·地榆》

味甘、酸，无毒。止脓血，诸瘘，恶疮，热疮，消酒，除消渴，补绝伤，产后内塞。可作金疮膏。生桐柏及宛朐。二月、八月采根，曝干。（得发良，恶麦门冬。）

——南朝梁·陶弘景《名医别录·下品·卷第三·地榆》

[谨按]　主带下十二病。《孔氏音义》云：一曰多赤，二曰多白，三曰月水不通，四曰阴蚀，五曰子藏坚，六曰子门僻，七曰合阴阳患痛，八曰小腹寒痛，九曰子门闭，十曰子宫冷，十一曰梦与鬼交，十二曰五脏不定。用叶作饮代茶，甚解热。

——唐·苏敬，等《新修本草·草部·中品·卷第九·地榆》

味苦、甘、酸，气微寒，气味俱薄。阴中阳也。无毒。山谷俱有生长，八月采根曝干。恶麦门冬，宜人头发。虽理血病，惟治下焦。止妇人带下崩中，及月经不断；却小儿疳热泻痢，驱积瘀时行。止痔瘘来红，禁肠风下血。散乳痓，愈金疮。因性沉寒，故诸血热者可用。倘若虚寒水泻冷痢，切宜忌之。

——明·陈嘉谟《本草蒙筌·卷之三·草部下·地榆》

[气味]　苦，微寒，无毒。

[主治]　汁酿酒治风痹，补脑。捣汁涂虎犬蛇虫伤（时珍）。

[发明]　时珍曰：地榆除下焦热，治大小便血证。止血取上截切片炒用。其梢则能行血，不可不知。杨士瀛云：诸疮，痛者加地榆；痒者加黄芩。

——明·李时珍《本草纲目·草部第十二卷·地榆》

味苦微涩，性寒而降。既清且涩，故能止吐血衄血，清火明目，治肠风血痢，及妇人崩漏下血，月经不止，带浊痔漏，产后阴气散失；亦敛盗汗，疗热痞，除恶肉，止疮毒疼痛。凡血热者当用，虚寒者不相宜也。作膏可贴金疮；捣汁可涂虎犬蛇虫伤毒，饮之亦可。

——明·张介宾《景岳全书·卷之四十八·本草正（上）·山草部·地榆》

得发良。恶麦冬。伏丹砂、雄黄、硫黄。苦、微酸、涩、微寒。入手阳明、足厥阴经。专理下焦血分，除下焦湿热。治吐衄崩中，肠风血痢，脓血，诸瘘疮疡恶肉，虎犬蛇虫伤毒，及产后阴气散失。亦敛盗汗。得犀角，治热痢（心热下血）；配黄芩，治疮痒（火盛则痛，火微则痒）；配苍术，治肠风痛痒不止；佐砂仁、甘草，治下血腹痛。止血，炒黑、用上截。其梢能行血。

——清·严洁，等《得配本草·卷之二·草部·地榆》

（清下焦血热血崩。）地榆（专入肝、肠胃）苦酸微寒，性沉而涩。诸书皆言因其苦寒，则能入于下焦血分除热，俾热悉从下解。又言性沉而涩，凡人证患吐衄崩中，肠风血痢等证（肠风下血，清而色鲜，四射如溅，乃风性使然，《素问》所谓久风入中，则为肠风飧泄是也，若肛门射血如线，或点滴不已者，乃五痔之血耳），得此则能涩血不解。按此不无两岐，讵知其热不除，则血不止，其热既清，则血自安，且其性主收敛，既能清降，又能收涩，则清不虑其过泄，涩亦不虑其或滞，实为解热止血药也。但血热者当用，虚寒者不宜用。久病者宜用，初起者不宜用。作膏可贴金疮，捣汁可涂虎犬蛇虫伤毒，饮之亦可。似柳根，外黑里红，取上截炒黑用。梢反行血，得发良，恶麦冬。

——清·黄宫绣《本草求真·卷七·血剂·凉血·地榆》

白 茅 根

【提要】　白茅根，甘，寒。归肺、胃、膀胱经。凉血止血，清热利尿。用于血热吐血，衄血，尿血，热病烦渴，湿热黄疸，水肿尿少，热淋涩痛。

白茅根始载于《神农本草经》。其味甘性寒而入血分，能清血分之热而凉血止血；又因其主入肺胃及膀胱经，故尤宜于鼻衄、吐血、咯血、尿血等病证。白茅根，《神农本草经》言其"利小便"，《名医别录》谓其"主五淋"，《本草纲目》谓其治"水肿，黄疸"。本品甘寒入膀胱经，能清热利尿，而达利水消肿，利尿通淋，利湿退黄之效。白茅根味甘性寒，能清热生津，而治热病烦渴，能清泄胃火，而治胃热呕哕。治热病烦渴，常与芦根同用，也可与知母、石膏等同用。

【药论】　味甘，寒。主治劳伤虚羸，补中益气，除瘀血，血闭，寒热，利小便。其苗：主下水。一名兰根，一名茹根。生楚地山谷。

——《神农本草经·卷第三·中品药·茅根》

无毒。主下五淋，除客热在肠胃，止渴，坚筋，妇人崩中。久服利人。一名地菅，一名地筋，一名兼杜。生楚地田野。六月采根。

——南朝梁·陶弘景《名医别录·中品·卷第二·白茅根》

此即今白茅菅。《诗》云：露彼菅茅。其根如渣芹甜美。服食此断谷甚良。世方稀用，惟治淋及崩中尔。

——南朝梁·陶弘景《本草经集注·卷第四·草木中品·茅根》

味甘，气寒。无毒。旷野平原，无处不产。本为盖屋草，俗呼过山龙。收采法去衣皮，掘断忌犯铁器。甘美可啖，断壳甚良。下淋利小便，通闭逐瘀血。除客热在肠胃，止吐衄因劳伤。解渴坚筋，补中益气。苗破血且下水肿，花止血仍罯金疮。又有茅针，一名茅笋。禁崩漏，塞鼻洪。肿毒未溃服之，一针便溃一孔。屋茅陈久，酒浸煎浓。吐衄血来，服亦即止。烂茅（老屋上及盖墙者）得酱汁和研，斑疮蚕咬疮可敷。屋四角茅收，治鼻洪尤验。取茅屋滴溜水饮，杀云母石毒须知。又种菅（音奸）花，甘温无毒。亦止吐衄，可贴炙疮。

——明·陈嘉谟《本草蒙筌·卷之二·草部中·茅根》

[气味] 甘，寒，无毒。

[主治] 止吐衄诸血，伤寒哕逆，肺热喘急，水肿黄疸，解酒毒（时珍）。

[发明] 时珍曰：白茅根甘，能除伏热，利小便，故能止诸血哕逆喘急消渴，治黄疸水肿，乃良物也。世人因微而忽之，惟事苦寒之剂，致伤冲和之气，乌足知此哉？

——明·李时珍《本草纲目·草部第十三卷·白茅》

[疏] 茅根正禀土之冲气，而兼感乎春阳生生之气以生，故其味甘，气寒而无毒。入手少阴，足太阴、阳明。劳伤虚羸必内热，甘能补脾，甘则虽寒而不犯胃，甘寒能除内热，故主劳伤虚羸。益脾所以补中，除热所以益气，甘能益血，血热则瘀，瘀则闭，闭则寒热作矣。寒凉血，甘益血，热去则血和，和则瘀消而闭通，通则寒热自止也。小便不利，由于内热也，热解则便自利。淋者，血分虚热所致也，凉血益血则淋自愈，而肠胃之客热自解。津液生而渴亦止矣。肝藏血而主筋，补血凉肝则筋坚矣。血热则崩，凉血和血，崩自愈矣。血热则妄行，溢出上窍为吐，为咯，为鼻衄、齿衄。凉血和血则诸证自除。益脾补中利小便，故亦治水肿、黄疸，而兼理伤寒哕逆也。

——明·缪希雍《神农本草经疏·卷八·草部中品之上·茅根》

即白茅。味甘凉，性纯美，能补中益气，此良药也。善理血病，凡吐血衄血，瘀血血闭，及妇人经水不调，崩中漏下。且通五淋，除客热，止烦渴，坚筋骨，疗肺热哕逆喘急，解酒毒及黄疸水肿，久服大是益人。若治痈疽疔毒，及诸毒诸疮诸血，或用根捣敷，或用此煮汁调敷毒等药，或以酒煮服，无不可也。茅有数种，处处有之，惟白者为胜。春生芽，布地如针，故曰茅针，可以生啖，甚益小儿，功用亦同。

——明·张介宾《景岳全书·卷之四十八·本草正（上）·山草部·茅根》

治吐衄诸血（心肝火旺，逼血上行，则吐血；肺火盛，则衄血。茅根甘和血，寒凉血，引火下降，故治之。扑损瘀血，捣汁服，名茅花汤。亦治鼻衄产淋），血闭寒热（血瘀则闭，闭则寒热作矣），淋沥崩中（血热则崩），伤寒哕逆（即呃逆。《说文》曰：哕，气牾也。东垣作干呕之甚者，未是），肺热喘急，内热烦渴，黄疸水肿（清火行水。李时珍曰：良药也。世人以微而忽之，惟事苦寒之剂，伤冲和之气，乌足知此哉）。

——清·汪昂《本草备要·卷一·草部·白茅根》

甘，寒。入手少阴、太阴，兼入足太阴、阳明经。善理血病。治吐衄诸血，瘀血血闭，经水不调，淋沥崩中。除伏热烦渴，胃热哕逆，肺热喘急。消水肿黄疸，通五淋，解酒毒。配葛根，治温病热哕。汁煮猪肉，治五种黄疸。根配枇杷叶，治冷哕（因热盛饮水，暴作冷哕）。止血、治产淋，用花亦良。痈疖未溃者，用针，酒煎服，一针溃一孔，二针二孔。消瘀血，童便浸，捣汁用。

——清·严洁，等《得配本草·卷之二·草部·白茅根》

（清胃火，消瘀血，利水道。）茅根（专入胃、肝）味甘性寒，清热泻火，消瘀利水。凡苦寒之药，未有不伤气败胃。此药味甘性纯，专理血病，凡一切吐血衄血、血瘀血淋、血崩血闭，并哕逆喘急烦渴，黄疸水肿等证，因热因火而成者，服之热除而血即理，火退而气与水即消矣（吐血由于心肝火旺，逼而上行，与衄血由于肺火所致，皆当用此水煎温服。或为末，米泔水调服）。且能解酒毒（恐烂五脏，用茅根汁饮一升），溃痈疽，及疔毒诸疮。或用根捣敷，或用此煮汁调敷毒等药，或以酒煮亦无不可。此药甘不泥膈，寒不伤中，为治虚羸客犯中州之剂（时珍曰：良药也。世人以微而忽之，惟事苦寒之剂，伤中和之气，乌足知此哉）。至云能以补中益气，虽出《本经》，然亦不过因其胃热既除而中气自复，岂真补益之谓哉。经解之说，似未可信。茅以白者为良。初生茅针，可以生啖，甚益小儿，功用亦同。屋上败茅，止血敷疮最妙。

——清·黄宫绣《本草求真·卷七：泻剂·平泻·白茅根》

白茅根

味甘，性凉，中空有节，最善透发脏腑郁热，托痘疹之毒外出；又善利小便淋涩作疼、因热小便短少、腹胀身肿；又能入肺清热以宁嗽定喘；为其味甘，且鲜者嚼之多液，故能入胃滋阴以生津止渴，并治肺胃有热、咳血、吐血、衄血、小便下血，然必用鲜者其效方著。春前秋后剖用之味甘，至生苗盛茂时，味即不甘，用之亦有效验，远胜干者。

茅针

即茅芽，初发犹未出土，形如巨针者，其性与茅根同，而稍有破血之力。凡疮溃脓未破者，将茅针煮服其疮即破，用一针破一孔，两针破两孔。

——民国·张锡纯《医学衷中参西录·二、药物·白茅根解》

11.2 化瘀止血药

本类药物既能止血，又能化瘀，具有"止血不留瘀"的特点，适用于瘀血内阻，血不循经之出血病证。部分药物尚能消肿、止痛，还可用治跌打损伤、经闭、瘀滞心腹疼痛等病证。本类药物虽适用于出血兼有瘀滞之证，然随证配伍也可用于其他出血之证。本类药物具行散之性，对于出血而无瘀血者及孕妇宜慎用。

<h1 align="center">三 七</h1>

【提要】 三七，甘、微苦，温。归肝、胃经。散瘀止血，消肿定痛。用于咯血，吐血，衄血，便血，崩漏，外伤出血，胸腹刺痛，跌扑肿痛。

三七始载于《本草纲目》。三七，甘苦，性温；入肝经血分，善止血散瘀；用于各种内外出血证，尤以有瘀者为宜。有止血而不留瘀，化瘀而不伤正的特点，实为血证良药。如用于咳血、吐血、衄血、尿血、便血、崩漏、紫癜及创伤等，单味内服外用即可奏效。三七善于活血化瘀而消肿定痛，为伤科要药。可单味内服或外敷，或配活血行气药同用。如《本草纲目》以本品研末，米醋调涂，治疗无名痈肿，疼痛不已。还可治疗风中经络、脏腑、络脉瘀阻所致的头痛，半身不遂等多种病证。此外，本品具有补虚强壮的作用，民间用治虚损劳伤。孕妇忌用。个别患者服用本品可引起恶心，频繁呕吐，出血倾向。

【药论】

［气味］ 甘、微苦，温，无毒。

［主治］ 止血散血定痛，金刃箭伤跌扑杖疮血出不止者，嚼烂涂，或为末掺之，其血即止。亦主吐血衄血，下血血痢，崩中经水不止，产后恶血不下，血运血痛，赤目痈肿，虎咬蛇伤诸病（时珍）。

［发明］ 时珍曰：此药近时始出，南人军中用为金疮要药，云有奇功。又云：凡杖扑伤损，瘀血淋漓者，随即嚼烂，罨之即止，青肿者即消散。若受杖时，先服一二钱，则血不冲心，杖后尤宜服之。产后服亦良。大抵此药气温、味甘微苦，乃阳明、厥阴血分之药，故能治一切血病，与骐驎竭、紫矿相同。

——明·李时珍《本草纲目·草部第十二卷·三七》

叶之性用与根大同，凡折伤跌仆出血，敷之即止，青肿亦散。

——明·张介宾《景岳全书·卷之四十八·本草正（上）·山草部·三七》

（一名山漆。泻，散瘀，定痛。）甘苦微温。散血定痛。治吐血衄血，血痢血崩，目赤痈肿（醋磨涂即散，已破者为末掺之），为金疮杖疮要药（杖时先服一二钱，则血不冲心；杖后敷之，去瘀消肿易愈。大抵阳明厥阴血分之药，故治血病）。此药近时始出，军中恃之。从广西山洞来者，略似白及、地黄有节、味微甘，颇似人参。以末掺猪血中，血化为水者真。（近出一种，叶似菊艾，而劲厚有歧尖，茎有赤棱，夏秋开黄花，蕊如金丝，盘纽可爱，而气不香，根大如牛蒡，味甘极极易繁衍云是三七，治金疮折伤血病甚效，与南中来者不同。）

——清·汪昂《本草备要·卷一·草部·三七》

甘苦微温，散血，止血，定痛。能损新血，吐衄无瘀者勿服。

——原题清·徐灵胎《药性切用·卷之一上·草部·参三七》

（一名山漆。）甘、微苦、温。入足厥阴经血分。止血散血，定痛，治一切血病。得生地、阿胶，治吐衄。活血之力。得当归、川芎，治恶血。味微甘而苦，颇似人参，以末掺猪血中，血化为水者真。肿毒，醋磨涂；刃杖伤，嚼涂。血痢崩下，煎汁服。血虚吐衄，血热妄行，能损新血，无瘀者禁用。

——清·严洁，等《得配本草·卷之二·草部·三七》

（入肠明厥阴血分，化血为水。）三七（专入肝、胃，兼入心、大肠。又名山漆。时珍曰：或云能合金疮，如漆粘物也），甘苦微寒而温。世人仅知功能止血住痛，殊不知痛因血瘀则痛作，血因敷散则血止。三七气味苦温，能于血分化其血瘀，试以诸血之中入以三七，则血旋化为水矣。此非红花、紫草类也。故凡金刃刀剪所作，及跌仆杖疮血出不止，嚼烂涂之，或为末渗，其血，即止（时珍曰：受杖时，先服一、二钱，则血不冲，杖后尤宜服之），且以吐血衄血，下血血痢，崩漏经水不止，产后恶露不下，俱宜自嚼，或为末，米饮送下即愈。并虎咬蛇伤血出可治（与血竭同）。此为阳明、厥阴血分之药，故能治一切血病。一种庭砌栽植者，以苗捣敷肿毒即消，亦取散血之意。广产形如人参者是。（时珍曰：此药近时出自南人军中，用为金疮要药，云有奇功。）有节非，研用良。

——清·黄宫绣《本草求真·卷七·血剂·下血·三七》

味苦微甘，性平（诸家多言性温，然单服其末数钱，未有觉温者）。善化瘀血，又善止血妄行，为吐衄要药。病愈后不至瘀血留于经络证变虚劳（凡用药强止其血者，恒至血瘀经络成血痹虚劳）。兼治二便下血，女子血崩，痢疾下血鲜红（宜与鸦胆子并用）久不愈，肠中腐烂，浸成溃疡，所下之痢色紫腥臭，杂以脂膜，此乃肠烂欲穿（三七能化腐生新，是以治之）。为其善化瘀血，故又善治女子癥瘕，月事不通，化瘀血而不伤新血，允为理血妙品。外用善治金疮，以其末敷伤口，立能血止疼愈。若跌打损伤，内连脏腑经络作疼痛者，外敷、内服奏效尤捷，疮疡初起肿疼者，敷之可消（当与大黄末等分，醋调敷）。《本草备要》所谓，近出一种，叶似菊艾而劲厚有歧尖，茎有赤棱，夏秋开花，花蕊如金丝，盘纽可爱，而气不香，根小如牛蒡，味甘，极易繁衍，云是三七，治金疮折伤血病甚效者，是刘寄奴非三七也。三七之性，既善化血，又善止血，人多疑之，然有确实可征之处。如破伤流血者，用三七末擦之则其血立止，是能止血也；其破处已流出之血，着三七皆化为黄水，是能化血。

——民国·张锡纯《医学衷中参西录·二、药物·三七解》

蒲　黄

【提要】　蒲黄，甘，平。归肝、心包经。止血，化瘀，通淋。用于吐血，衄血，咯血，崩漏，外伤出血，经闭痛经，胸腹刺痛，跌扑肿痛，血淋涩痛。

蒲黄始载于《神农本草经》。蒲黄甘凉，既可止血，又可散瘀。出血证无论属寒属热，有无瘀血，均可随证用之，但以属实夹瘀者尤宜。治咯血、吐血、衄血、尿血、崩漏等，可以单味应用，亦可配伍他药同用。蒲黄味辛入血分，常与五灵脂配伍，用于瘀血痛证，如妇女痛经、产后腹痛、恶露不尽，心腹痛等。此外，本品还可散瘀治疗外伤瘀血，可单用本品酒调服。纱布包煎。孕妇慎用。

【药论】 味甘，平。主治心腹膀胱寒热，利小便，止血，消瘀血。久服轻身，益气力，延年神仙。生河东池泽。

——《神农本草经·卷第二·上品药·蒲黄》

臣禹锡等谨按：《药性论》云：蒲黄，君。通经脉，止女子崩中不住，主痢血，止鼻衄，治尿血，利水道。《日华子》云：蒲黄，治扑血闷，排脓，疮疖，妇人带下，月候不匀，血气心腹痛，妊孕人下血坠胎，血晕，血症，儿枕急痛，小便不通，肠风泻血，游风肿毒，鼻洪，吐血，下乳，止泄精，血痢。此即是蒲上黄花。入药要破血消肿即生使，要补血止血即炒用。蒲黄筛下后有赤滓，名为萼。炒用，甚涩肠，止泻血及血痢。《图经》曰：蒲黄，生河东池泽，香蒲，蒲黄苗也。生南海池泽。今处处有之，而泰州者为良。当其欲开时，有便取之。市廛间亦采。以蜜搜作果食货卖，甚益小儿。医家又取其粉，下筛后有赤滓，谓之蒲萼。入药以涩肠已泄，殊胜。《千金方》：治重舌，舌上生疮，涎出。以蒲黄敷之，不过三度瘥。又方：治丈夫阴下湿痒。蒲黄末敷之，三、四良。《肘后方》：治肠痔，每大便常血水。服蒲黄方寸匕，日三服良。《葛氏方》：忍小便久致胞转。以蒲黄裹腰肾，令头致地，三度通。又方：若血内漏者。蒲黄二两，水服方寸匕，立止。《梅师方》：治产后血不下。蒲黄三两，水三升，煎取一升，顿服。《孙真人食忌》：主卒吐血，以水服蒲黄一升。《简要济众》：治吐血，唾血。蒲黄一两，捣为散。每服三钱，温酒或冷水调，妙。又方：治小儿吐血不止。蒲黄细研，每服半钱，用生地黄汁调下。量儿大小，加减进之。《塞上方》：治鼠奶痔。蒲黄末，空心温酒下方寸匕，日三服。又方：治坠伤扑损，瘀血在内，烦闷。蒲黄末，空心热酒调下，三钱匕服。《子母秘录》：治日月未足而欲产者。蒲黄如枣许大，以井花水服。又方：治脱肛肠出。蒲黄和猪脂敷上，日三五度。《杨氏产乳》：疗母劳热胎动下血，手足烦躁。蒲黄根绞汁，服一二升。《产宝》：治产后下血，虚羸迨死。蒲黄二两，水二升，煎取八合，顿服。又方：治产后妒乳并痈肿。蒲黄草熟杵，敷肿上，日二度易之。并煎叶汁饮之亦佳，食之亦得，并瘥。催生：蒲黄、地龙、陈橘皮等分。地龙洗去土，于新瓦上焙令微黄，各为末，三处贴之。如经日不产，各抄一钱匕，新汲水调服，立产。此常亲用之，甚妙。

——宋·唐慎微《证类本草·卷第七·草部上品之下·蒲黄》

处处有，即蒲槌中黄粉也。今京师谓槌为蒲棒。初得黄，细罗，取萼别贮，以备他用。将蒲黄，水调为膏，擘为块，人多食之，以解心脏虚热。小儿尤嗜。涉月则燥，色味皆淡，须蜜水和。然不可多食，令人自利，不益极虚人。

——宋·寇宗奭《本草衍义·第八卷·蒲黄》

苗采作荐，乃名香蒲。除臭烂口中，驱邪气心下。聪耳明目，耐老坚牙。

——明·陈嘉谟《本草蒙筌·卷之一·草部上·蒲黄》

［气味］ 甘，平，无毒。

［主治］ 治痢血，鼻衄吐血，尿血泻血，利水道，通经脉，止女子崩中（甄权）。妇人带下，月候不匀，血气心腹痛，妊妇下血坠胎，血运血癥，儿枕急痛，颠扑血闷，排脓，疮疖游风肿毒，下乳汁，止泄精（《大明》）。凉血活血，止心腹诸痛（时珍）。

［发明］ 时珍曰：蒲黄，手足厥阴血分药也，故能治血治痛。生则能行，熟则能止。与

五灵脂同用，能治一切心腹诸痛，详见禽部寒号虫下。按许叔微《本事方》云：有士人妻舌忽胀满口，不能出声。一老叟教以蒲黄频掺，比晓乃愈。又《芝隐方》云：宋度宗欲赏花，一夜忽舌肿满口。蔡御医用蒲黄、干姜末等分，干搽而愈。据此二说，则蒲黄之凉血活血可证矣。盖舌乃心之外候，而手厥阴相火乃心之臣使，得干姜是阴阳相济也。

——明·李时珍《本草纲目·草部第十九卷·香蒲、蒲黄》

［疏］ 蒲黄得地之阴气，兼得金之辛味。其言甘平者，是兼辛而言也，非辛则何以能散邪？又禀天之阳气，故曰微寒而无毒也。如是则甘能和血，辛能散结，微寒能除热。入手少阴、太阳、太阴，足阳明、厥阴。故主心腹、膀胱寒热，利小便，止血，消瘀血。久服轻身、益气力者，是血热、瘀血、伤损之病去，而身轻力长也。欲止血，熟用；欲消血，生用。产泰州。

……

［简误］ 一切劳伤发热，阴虚内热，无瘀血者禁用。

——明·缪希雍《神农本草经疏·卷七·草部上品之下·蒲黄》

（生滑行血，炒涩止血。）甘平，厥阴（心包、肝）血分药。生用性滑，行血消瘀，通经脉，利小便，祛心腹膀胱寒热（同五灵脂，名失笑散，治心腹血气痛）。疗扑打损伤，疮疖诸肿。黑性涩，止一切血，崩带泄精。香蒲，花中蕊屑，汤成入药。

——清·汪昂《本草备要·卷一·草部·蒲黄》

味淡微甘微辛，性凉。善治气血不和、心腹疼痛、游风肿疼、颠仆血闷（用生蒲黄半两，煎汤灌下即醒）、痔疮出血（水送服一钱，日三次）、女子月闭腹痛、产后瘀血腹疼，为其有活血化瘀之力，故有种种诸效。若炒熟用之（不宜炒黑），又善治吐血、咳血、衄血、二便下血、女子血崩带下。外用治舌胀肿疼，甚或出血，一切疮疡肿疼，蜜调敷之（皆宜用生者），皆有捷效。为其生于水中，且又味淡，故又善利小便。邹润安曰：《金匮》用蒲灰散，利小便治厥而为皮水，解者或以为香蒲，或以为蒲席烧灰。然香蒲但能清上热，不云能利水，败蒲席，《名医别录》主筋溢恶疮，亦非利水之物。蒲黄，《神农本草经》主利小便，且《本事方》《芝隐方》，皆述其治舌胀神验，予亦曾治多人，毫丝不爽，不正合治水之肿于皮乎？夫皮水为肤腠间病，不应有厥，厥者下焦病也。膀胱与肾为表里，膀胱以水气归皮，致小便不利，气阻而成寒热，则肾亦承其弊为之阴壅而阳不得达，遂成厥焉。病本在外，非可用温，又属皮水，无从发散，计惟解心腹膀胱之寒热，使小便得利，又何厥逆之有，以是知其为蒲黄无疑也。曰蒲灰者，蒲黄之质，固有似于灰也。蒲黄诚为妙药，失笑散用蒲黄、五灵脂等分生研，每用五钱，水、酒各半，加醋少许，煎数沸连渣服之，能愈产后腹疼于顷刻之间。人多因蒲黄之质甚软，且气味俱淡，疑其无甚力量而忽视之，是皆未见邹氏之论，故不能研究《神农本草经》主治之文也。

——民国· 张锡纯《医学衷中参西录·二、药物·蒲黄解》

❧ 茜 草 ❧

【提要】 茜草，苦，寒。归肝经。凉血，祛瘀，止血，通经。用于吐血，衄血，崩漏，外伤出血，瘀阻经闭，关节痹痛，跌扑肿痛。

茜草始载于《神农本草经》。茜草性味苦寒，苦能泄降，寒能清热，故可凉血止血。又因其能活血行血，通壅结之瘀，故其对于血热妄行或血瘀脉络所致的失血，都可使血行故道，而不致横逆升溢，为治疗血证所常用。以治疗血热型吐、咯、衄血为主，可以单用。止血作用广泛，既可用于上部出血，又可用治下部出血。主要用治血热证，虚寒证则通过配伍亦可应用。为治疗崩漏的常用药，无论虚实皆可用之。本品能"通经脉……活血行血"（《本草纲目》），具行血气，疏经络，通瘀滞之能，故可治疗闭经、痹证、跌打损伤等血瘀经络闭阻之证，可单用，或配桃仁、红花、当归等同用。脾胃虚寒及无瘀滞者慎用。

【药论】 味苦，寒。主治寒湿风痹，黄疸，补中。久服益精气，轻身。生乔山川谷。

——《神农本草经·卷第二·上品药·茜根》

无毒。主止血内崩，下血，膀胱不足，踒跌，蛊毒。久服益精气，轻身。可以染绛。一名地血，一名茹芦，一名茅蒐，一名蒨。生乔山。二月、三月采根，曝干。（畏鼠姑。）

——南朝梁·陶弘景《名医别录·上品·卷第一·茜草》

臣禹锡等谨按：蜀本《图经》云：染绯草，叶似枣叶，头尖下阔，茎叶俱涩，四五叶对生节间，蔓延草木上，根紫赤色。今所在有，八月采根。《药性论》云：茜根，味甘。主治六极伤心肺，吐血，泻血用之。陈藏器云：茜根，主蛊，煮汁服。今之染绯者，字亦作茜。《周礼·庶氏掌》除蛊毒，以嘉草攻之。嘉草、襄荷与茜，主蛊为最也。《日华子》云：味酸。止鼻洪，带下，产后血晕，乳结，月经不止，肠风，痔瘘，排脓，治疮疖，泄精，尿血，扑损，瘀血，酒煎服。杀蛊毒，入药锉、炒用。雷公云：凡使，勿用赤柳草根，真似茜根，只是味酸涩，不入药中用。若服，令人患内障眼，速服甘草水解之，即毒气散。凡使茜根，用铜刀于槐砧上锉，日干，勿犯铁并铅。《简要济众》：治吐血不定。茜草一两，生捣罗为散。每服二钱，水一中盏，煎至七分，放冷，食后服之良。《伤寒类要》：治心瘅烦心，心中热，茜根主之。又方：治中蛊毒，或吐下血如烂肝。茜草根、襄荷叶根各三两切，以水四升，煮取二升，去滓适寒温，顿服即愈。

——宋·唐慎微《证类本草·卷第七·草部上品之下·茜根》

［气味］ 苦，寒，无毒。权曰：甘。大明曰：酸。入药炒用。震亨曰：热。元素曰：微酸、咸，温。阴中之阴。《别录》曰：茜根：咸，平，无毒。之才曰：畏鼠姑。汁，制雄黄。

［主治］ 治六极伤心肺，吐血泻血（甄权）。止鼻洪尿血，产后血晕，月经不止，带下，扑损瘀血，泄精，痔瘘疮疖排脓。酒煎服（《大明》）。通经脉，治骨节风痛，活血行血（时珍）。

［发明］ 震亨曰：俗人治痛风，用草药取速效。如石丝为君，过山龙等佐之。皆性热而燥，不能养阴，却能燥湿病之浅者。湿痰得燥而开，瘀血得热而行，故亦暂效。若病深而血少者，则愈劫愈虚而病愈深矣。时珍曰：茜根赤色而气温，味微酸而带咸。色赤入营，气温行滞，味酸入肝而咸走血，手足厥阴血分之药也，专于行血活血。俗方用治女子经水不通，以一两煎酒服之，一日即通，甚效。《名医别录》言其久服益精气轻身，《日华子》言其泄精，殊不相合，恐未可凭。

——明·李时珍《本草纲目·草部第十八卷·茜草》

［疏］ 茜根禀土与水之气，而兼得天令少阳之气以生。盖尽之矣。入足厥阴、手足少阴，

行血凉血之要药也。非苦不足以泄热，非甘不足以和血，非咸不足以入血软坚，非温少阳之气不足以通行。故主痹及疸。疸有五，此其为治，盖指蓄血发黄，而不专于湿热者也。痹者血病，行血软坚则痹自愈。甘能益血而补中，病去血和，补中可知已。苦寒能下泄热气，故止内崩及下血，除热故益膀胱。蹶跌则血瘀，血行则蹶跌自安。凉无病之血，行已伤之血，故治蛊毒。

……

［简误］　病人虽见血证，若加泄泻，饮食不进者，勿服。

　　　　　　　　　　　　——明·缪希雍《神农本草经疏·卷七·草部上品之下·茜根》

亦名过山龙。味苦甘，气微寒。阴中微阳，血中要药。其味苦，故能行滞血；其性凉，故能止动血。治劳伤吐衄时来，除虚热漏崩不止。亦通经滞，又疗乳痈，散跌扑血凝瘀聚，解蛊毒吐下败血烂肝，对各种血热血瘀病病证，都能建立奇功。若女人经血不通，以一两酒煎服之，一日即通，甚效。若气虚不摄血，及脾寒者勿用。

　　　　　　　　　　——明·张介宾《景岳全书·卷之四十八·本草正（上）·蔓草部·茜草》

（通，行血。）色赤入营，气温行滞，味酸走肝，而咸走血（《本经》苦寒）。入厥阴（心包、肝）血分，能行血止血（能行故能止。消瘀通经，又能止吐崩尿血），消瘀通经（酒煎一两，通经甚效）。治风痹黄疸（疸有五，黄疸、谷疸、酒疸、黄汗疸、女劳疸。此盖蓄血发黄，不专于湿热者也。女劳疸必属肾虚，亦不可以湿热例治，当用四物、知、柏壮其水，参、术培其气，随证而加利湿清热药），崩运扑损，痔瘘疮疖。血少者忌用。根可染绛。忌铁。

　　　　　　　　　　　　　——清·汪昂《本草备要·卷一·草部·茜草》

畏鼠姑。制雄黄。苦，凉。入足厥阴经血分。行血通经。除霉毒，疗乳痈。配黑豆、炙甘草，煮，治血渴。配石榴皮，治脱肛。佐乌梅、生地，治鼻衄不止。佐阿胶、侧柏，疗妇人败血。勿犯铅、铁器。酒炒，行血。童便炒，止血。血虚吐衄，泄泻不食，二者禁用。

　　　　　　　　　　　——清·严洁，等《得配本草·卷之四·草部·茜草》

气味苦、寒，无毒。主寒湿风痹，黄疸，补中。陈修园曰：气味苦寒者，得少阴之气化也。风寒湿三气合而为痹，而此能入足少阴，俾上下交通而旋转，则痹自愈矣。上下交通则中土自和，斯有补中之效矣。中土和则湿热之气自化，而黄疸愈矣。又《素问》以芦茹一两、乌鲗鱼骨四两，丸以雀卵，饮以鲍鱼汁，治气竭肝伤、脱血、血枯，妇人血枯经闭，丈夫阴痿精伤，名曰四乌鲗骨一芦茹丸。芦茹即茜草也，亦取其入少阴以生血，补中宫以统血。汁可染绛，似血而能行血软。（后人以此三味入乌骨白丝毛鸡腹内，以陈酒、童便煮烂，烘干为丸。以百劳水下五七十丸，治妇人倒经血溢于上、男子咳嗽吐血、左手关脉弦，背上畏寒、有瘀血者）。

　　　　　　　　　　　——清·陈修园《神农本草经读·卷之二·上品·茜草》

11.3　收敛止血药

本类药物大多味涩，或为炭类、或质黏，故能收敛止血，广泛用于各种出血病证。然因其收涩而有留瘀恋邪之弊，临证每多配化瘀止血药或活血祛瘀药同用。对于出血有瘀或出血初期邪实者，当慎用之。

白 及

【提要】 白及，苦、甘、涩，微寒。归肺、肝、胃经。收敛止血，消肿生肌。用于咯血，吐血，外伤出血，疮疡肿痛，皮肤皲裂。

白及始载于《神农本草经》。白及苦甘涩、微寒而质极黏腻，为收敛止血之要药。又入肺、胃二经，故肺胃出血较常用，如咯血、吐血、衄血等。《本草纲目》言白及能"入肺止血"。本品治疗咯血，可以单用。张山雷曰：白及能"消散血热之痈肿。性黏而多脂，则能疗败疽之死肌。苦辛之品又能杀虫，则除白癣疥虫，外疡消肿生肌之药也"。常用于疮疡肿毒，汤火灼伤等。本品消肿生肌，用治疮疡，不论已溃未溃均可应用。本品味涩收敛，能生肌敛疮，治疗手足皲裂、肛裂等。外感咳血、肺痈初起及肺胃有实热者忌服。因本品质极黏腻，味涩收敛，甘能补虚，故而宜用于内伤咯吐血，肺痈中晚期，肺胃实热不甚者。否则，恐有"闭门留寇"之虞。根据十八反之规定，白及不宜与乌头同用。

【药论】 味苦，平。主治痈肿，恶疮，败疽，伤阴，死肌，胃中邪气，贼风鬼击，痱缓不收。一名甘根，一名连及草。生北山川谷。

——《神农本草经·卷第四·下品药·白及》

味辛，微寒，无毒。除白癣疥虫。生北山及宛朐及越山。（紫石英为之使，恶理石，畏李核，杏仁。）

——南朝梁·陶弘景《名医别录·下品·卷第三·白及》

臣禹锡等谨按：蜀本云：反乌头。又《图经》云：叶似初生栟（音并）榈（音闾）棕也及藜芦。茎端生一台，四月开生紫花。七月实熟，黄黑色，冬凋。根似菱，三角，白色，角头生芽。今出申州。二月、八月采根用。《吴氏云神农》：苦。黄帝：辛。季氏：大寒。雷公：辛，无毒。茎叶如生姜、藜芦，十月华，直上，紫赤，根白连，二月、八月、九月采。《药性论》云：白及，使。能治结热不消，主阴下痿，治面上䵟疱，令人肌滑。《日华子》云：味甘辛止惊邪血邪，痈疾，赤眼癥结，发背瘰疬，肠风痔瘘，刀箭疮，扑损，温热疟疾，血痢，汤火疮，生肌止痛，风痹。《图经》曰：白及，生北山川谷，又宛朐及越山，今江淮、河、陕、汉、黔诸州皆有之，生石山上。春生苗，长一尺许。似栟榈及藜芦，茎端生一台，叶两指大，青色。夏开花紫。七月结实至熟，黄黑色。至冬叶凋。根似菱米，有三角，白色，角端生芽。二月、七月采根。今医治金疮不瘥及痈疽方中多用之。

——宋·唐慎微《证类本草·卷第十·草部下品之上·白及》

味苦、辛，气平、微寒。阳中之阴。无毒。多出石山，苗高尺许。叶青两指大，茎端生一苔。花开紫红，实熟黄黑。根如菱米，节间有毛。二八月采干，紫石英为使。恶理石，畏杏仁。名擅外科，功专收敛。不煎汤服，惟熬膏敷。除贼风鬼击，痱缓不收；去溃疡败疽，死肌腐肉。

敷山根（额之下，鼻之上）止衄，涂疥癣杀虫。作糊甚粘，裱画多用。

——明·陈嘉谟《本草蒙筌·卷之三·草部下·白及》

[气味]　苦，平，无毒。《别录》曰：辛，微寒。白给：辛，平，无毒。普曰：神农：苦。黄帝：辛。李当之：大寒。雷公：辛，无毒。大明曰：甘、辛。杲曰：苦、甘，微寒，性涩，阳中之阴也。

[主治]　结热不消，阴下痿，面上皯疱，令人肌滑（甄权）。止惊邪血邪血痢，痈疾风痹，赤眼癥结，温热疟疾，发背瘰疬，肠风痔瘘，扑损，刀箭疮，汤火疮，生肌止痛（《大明》）。止肺血（李杲）。

[发明]　时珍曰：白及性涩而收，得秋金之令，故能入肺止血，生肌治疮也。按洪迈《夷坚志》云：台州狱吏悯一大囚。囚感之，因言：吾七次犯死罪，遭讯拷，肺皆损伤，至于呕血。人传一方，只用白及为末，米饮日服，其效如神。后其囚凌迟，刽者剖其胸，见肺间窍穴数十处，皆白及填补，色犹不变也。洪贯之闻其说，赴任洋州，一卒忽苦咯血甚危，用此救之，一日即止也。《摘玄》云：试血法：吐在水碗内，浮者肺血也，沉者肝血也；半浮半沉者心血也。各随所见，以羊肺、羊肝、羊心煮熟，蘸白及末，日日食之。

——明·李时珍《本草纲目·草部第十二卷·白及》

[疏]　辛为金味，收为金气，其为得季秋之气，而兼金水之性者哉？宜乎入肺理伤有奇效矣。苦能泄热，辛能散结，痈疽皆由荣气不从，逆于肉里所生，败疽、伤阴死肌，皆热壅血瘀所致，故悉主之也。胃中邪气者，即邪热也。贼风鬼击，痱缓不收，皆血分有热，湿热伤阴之所生也。入血分以泄热散结逐腐，则诸证靡不瘳矣。

[**主治参互**]　白及性涩，破散中有收敛，盖去腐逐瘀以生新之药也……
[简误]　痈疽已溃，不宜同苦寒药服。

——明·缪希雍《神农本草经疏·卷十·草部下品之上·白及》

味苦涩，性收敛，微寒。反乌头。能入肺止血，疗肺痈肺痿。治痈疽败烂恶疮，刀箭汤火损伤，生肌止痛，俱可为末敷之。凡吐血不能止者，用白及为末，米饮调服即效。

——明·张介宾《景岳全书·卷之四十八·本草正（上）·山草部·白及》

此以质为治，白及气味冲淡和平，而体质滑润又极黏腻，入于筋骨之中，能和柔滋养，与正气相调，则微自退也。

——清·徐灵胎《神农本草经百种录·下品·白及》

（入肺涩血散瘀。）白及（专入肺）味苦而辛，性涩而收，微寒无毒。方书既载功能入肺止血，又载能治跌扑折骨，烫火灼伤，恶疮痈肿，败疽死肌，得非似收不收，似涩不涩，似止不止乎？不知书言功能止血者，是因性涩之谓也。

——清·黄宫绣《本草求真·卷四·散剂·平散·白及》

❖ 仙 鹤 草 ❖

【提要】　仙鹤草，苦、涩，平。归心、肝经。收敛止血，截疟，止痢，解毒，补虚。用于咯血，吐血，崩漏下血，疟疾，血痢，痈肿疮痛，阴痒带下，脱力劳伤。

仙鹤草始载于《神农本草经》。本品味涩收敛而性平，能收涩止血，可用以治疗吐血、咯血、衄血、尿血、崩漏、便血等各种出血证，不论寒热虚实，皆可单味煎服，或适当配伍其他药物同用。若由于血热妄行出血，可配合凉血止血药，如鲜生地、赤芍、丹皮、侧柏叶、藕节等；若由于虚寒性出血，可配伍益气补血，温阳止血药如党参、黄芪、熟地、当归、炮姜、艾叶等。仙鹤草味苦而燥湿，入大肠经，可除大肠湿热而止痢，治疗湿热痢疾，下利赤白黏冻；又本品味涩收敛涩肠止痢，且又兼补虚消积之功，故又治久痢不愈，下利赤白时发时止，日久难愈。此外，仙鹤草还具有杀虫作用，可用于人体的多种寄生虫病，如绦虫、蛔虫、钩虫等。

【药论】　味苦，寒。主治邪气，热气，疥瘙，恶疡疮，痔，去白虫。一名牙子。生淮南川谷。

——《神农本草经·卷第四·下品药·狼牙》

龙牙草，生施州。株高二尺已来，春夏有苗叶，至秋冬而枯。其根味辛、涩，温，无毒。春夏采之。洗净拣择，去芦头，焙干，不计分两，捣罗为末。用米饮调服一钱匕，治赤白痢，无所忌。

——宋·苏颂《本草图经·本经外草类卷第十九·龙牙草》

炳章按：毛退之《中西医话》云：龙芽草，多年生草，山野自生，高二三尺，叶为羽状复叶。夏月出花轴，花黄五瓣，实多刺，俗称仙鹤草，治吐血颇效。《百草镜》云：龙芽草生山土，立夏时展苗布地，叶有微毛，起茎高一二尺，寒露时开花成穗，色黄而细小，根有白芽，尖圆似龙芽，顶开黄花，故名金顶龙芽，一名铁胡蜂，以其老根黑色形似之。《救荒本草》云：龙芽草一名瓜香草，生辉县鸭子口山野间，苗高尺余，茎多涩毛，叶如地棠叶而宽大，叶头齐团，每五叶或七叶作一茎排生，叶茎脚上又有小芽叶两两对生，梢间出穗，开小圆五瓣黄花，结实毛菁突，有子大如黍粒，味甜。《植物名实图考》云：此草建昌呼为老鹳嘴，广信呼为子母草，湖南呼为毛脚茵。以治风痰腰痛。《滇南本草》谓之黄龙尾，味苦性温，治妇人月经前后红崩白带，面寒腹痛，赤白痢疾，考诸家学说，并采鲜草察视，再使园中种植，将其生长目睹形状辨之，确是仙鹤草无疑。兹将目睹形态，再辨于下：总茎圆，根如茜草根，根傍有白芽，叶互生，每茎七叶，尖端一叶，下六叶，两两对生，每对叶下有小耳叶两对，亦对生，叶卵圆形，端尖，边缺曲如锯齿，叶面有糙毛，近根老叶枯萎，则红缡色，性硬，不若别种草木叶枯时皆黄也。正茎直上。八月间茎端成穗，开五瓣黄色小花九月结子，如小米。证诸实验，与《百草镜》《救荒本草》《中西医话》之龙芽草亦相符合，治吐血、咯血皆效。徐君所云《仙鹤草非龙芽草辨》或误以《百草镜》之紫顶龙芽，或《李氏草秘》之石见穿。因仙鹤草开黄花，故曰金顶龙芽；紫顶龙芽开紫花，即马鞭草也。《本草纲目拾遗》龙芽草亦收于石打穿下，石见穿云即石打穿。据炳章详细考证，龙芽草当分二种：金顶龙芽即仙鹤草，紫顶龙芽即马鞭草，石打穿即石见穿，别有一物。

——民国·曹炳章《增订伪药条辨·卷一·山草部·仙鹤草》

11.4 温经止血药

本类药物性属温热，能温内脏，益脾阳，固冲脉而统摄血液，具有温经止血之效。适用于脾不统血，冲脉失固之虚寒性出血病证。应用时应根据出血原因予以配伍。若属脾不统血者，应配益气健脾药；属肾虚冲脉失固者，宜配益肾暖宫补摄之品。然因其药性偏温热，热盛火旺之出血证忌用。

艾 叶

【提要】 艾叶，辛、苦，温；有小毒。归肝、脾、肾经。温经止血，散寒止痛；外用祛湿止痒。用于吐血，衄血，崩漏，月经过多，胎漏下血，少腹冷痛，经寒不调，宫冷不孕；外治皮肤瘙痒。醋艾炭温经止血，用于虚寒性出血。

艾叶始载于《名医别录》。本品入肝、脾经，肝藏血、脾统血，则其辛行气血，温通散寒，能暖气血而温经脉，具有温经止血之功，用于治疗虚寒性出血证，如崩漏、吐衄下血、冷痢脓血等。艾叶苦燥辛散，生温熟热，能暖气血而温经脉，逐寒湿而止冷痛，常用治腹中虚寒性疼痛诸证。艾叶善走下焦，可行气血，温经脉，止胎漏，定腹痛，具调经，止血而安胎之效，可用于下焦虚寒或寒客胞宫所致的月经不调、痛经及胎漏下血、胎动不安等证。《本草经疏》曰本品乃"调经之妙品，故妇人方多须之"。艾叶通行十二经，可调经开郁，理气行血，故将本品制成艾条等，用为穴位烧灸，能使热气内注，温运气血，透达经络，为针灸科必用之品。艾叶苦燥杀虫，辛温除湿，局部煎洗外用，有除湿止痒之功。可治皮肤湿疹瘙痒、阴疮疥癣等症，如《名医别录》曰："可作煎，止下部䘌疮"。阴虚血热者慎用。

【药论】 味苦，微温，无毒。主灸百病，可作煎，止下痢，吐血，下部䘌疮，妇人漏血，利阴气，生肌肉，辟风寒，使人有子。一名冰台，一名医草。生田野。三月三日采，曝干。作煎，勿令见风。

——南朝梁·陶弘景《名医别录·中品·卷第二·艾叶》

捣叶以灸百病，亦止伤血。汁，又杀蛔虫。苦酒煎叶，治癣甚良。

——南朝梁·陶弘景《本草经集注·卷第四·草木中品·艾叶》

或悬户资禳疫疠，或藏家防治病邪。煎服宜新鲜，气则上达；灸火宜陈久，气仍下行。揉碎入四物汤，安胎漏腹痛；捣汁搀四生饮，止吐衄唾红。艾附丸（同香附末醋糊丸，）开郁结，调月经，温暖子宫，使孕早结。姜艾丸（同干姜末蜜丸。）驱冷气，去恶气，免证久缠。和研细雄黄，熏下部䘌痋湿痹及疥癣神效；和蜡片诃子，熏痢后寒热急痛并带漏殊功。作灸灸诸经穴不差，凿窍拨风湿毒尤验。实取入药，令人有娠。助水脏壮阳，暖腰膝明目。又九牛草，产均州山。（属湖广）。叶圆长背白有芒，茎独植高二尺许。气香似艾，采亦端阳。治诸般风劳，止遍身疼痛。

——明·陈嘉谟《本草蒙筌·卷之三·草部·艾叶》

　　[修治]　时珍曰：凡用艾叶，须用陈久者，治令细软，谓之熟艾。若生艾灸火，则伤人肌脉。故《孟子》云：七年之病，求三年之艾。拣取净叶，扬去尘屑，入石臼内木杵捣熟，罗去渣滓，取白者再捣，至柔烂如绵为度。用时焙燥，则灸火得力。入妇人丸散，须以熟艾，用醋煮干，捣成饼子，烘干再捣为末用。或以糯糊和作饼，及酒炒者，皆不佳。洪氏《容斋随笔》云：艾难著力，若入白茯苓三五片同碾，即时可作细末，亦一异也。

　　[气味]　时珍曰：苦而辛，生温熟热，可升可降，阳也。入足太阴、厥阴、少阴之经。苦酒、香附为之使。

　　[主治]　温中逐冷除湿（时珍）。

　　[发明]　时珍曰：艾叶生则微苦太辛，熟则微辛太苦，生温熟热，纯阳也。可以取太阳真火，可以回垂绝元阳。服之则走三阴，而逐一切寒湿，转肃杀之气为融和。灸之则透诸经，而治百种病邪，起沉疴之人为康泰，其功亦大矣。苏恭言其生寒，苏颂言其有毒。一则见其能止诸血，一则见其热气上冲，遂谓其性寒有毒，误矣。盖不知血随气而行，气行则血散，热因久服致火上冲之故尔。夫药以治病，中病则止。若素有虚寒痼冷，妇人湿郁带漏之人，以艾和归、附诸药治其病，夫何不可？而乃妄意求嗣，服艾不辍，助以辛热，药性久偏，致使火躁，是谁之咎欤，于艾何尤？艾附丸治心腹少腹诸痛，调女人诸病，颇有深功。胶艾汤治虚痢，及妊娠产后下血，尤著奇效。老人丹田气弱，脐腹畏冷者，以熟艾入布袋兜其脐腹，妙不可言。寒湿脚气，亦宜以此夹入袜内。

——明·李时珍《本草纲目·草部第十五卷·艾》

　　[疏]　艾叶禀天地之阳气以生，故味苦微温，熟则大热。可升可降，其气芳烈，纯阳之草也，故无毒。入足太阴、厥阴、少阴三经。烧则热气内注，通筋入足，故灸百病。性能通窍，辟恶杀鬼精，故止鬼击吐血。芳烈之气必燥，故主下部蜃疮。其治妇人漏血，利阴气，生肌肉者，皆以之导引凉血补血药为用者也。使人有子，盖指气血两虚之人，风寒乘虚入子宫不孕者设也。辟风寒，其性辛温也。捣汁服止伤血者，生寒而兼辛散也。杀蛔虫者，辛而苦也。主衄血者，伤寒邪热，郁而不汗则发衄也。风邪入大肠则下血，湿热伤脾胃则下痢脓血。煮则上升，故亦止崩漏也。理金疮，血热则行也。胎为风寒之气所犯则不安，风寒散则胎自安也。苦酒作煎治癣甚良者，杀虫之功也。治妇人带下，温中除湿而升也。止霍乱转筋者，因寒而得也。为治白带之要药，调经之妙品，故妇人方多须之。

——明·缪希雍《神农本草经疏·卷九·草部中品之下·艾叶》

　　味苦大辛，生温熟热。入三阴而祛寒理血，止痛调经，为暖子宫专药。灸火通十二经阳气，治寒湿痹痛。野艾：但能灸火，不入汤剂。

——原题清·徐灵胎《药性切用·卷之一下·草部·蕲三七》

　　苦酒、香附为之使。辛、苦，温。走足三阴，通十二经，兼入奇经脉络。理气血，辟诸疫。搜僻处接应之虫，除寒湿不时之痢。得生姜，治男女下血。得干姜，驱冷气。得乌梅，治盗汗。（热在阴分而汗者，不宜用）。配香附，理气以治腹痛。佐阿胶，安胎，兼治虚痢。（虚热而胎不安者，不宜用）。捣汁饮，治一切冷气鬼气。烧灰，吹鼻血不止。产蕲州者为胜。可灸百病，可入煎丸。酒制助其焰，醋炒制其燥火。灸下行，入药上行。煎服宜鲜，灸火宜陈，久捣至柔烂如绵，焙燥用。产后血虚生热，阴虚火动血燥者，禁用。久服多服，热气上冲，并发内毒。

——清·严洁，等《得配本草·卷之三·草部·艾》

❖ 灶 心 土 ❖

【提要】　灶心土，辛，微温。归脾、胃经。温中止血，止呕，止泻。可用于吐血，衄血，便血，崩漏；中焦虚寒之呕吐，妊娠恶阻；脾虚久泻。

灶心土始载于《名医别录》。灶心土味辛性温，入脾胃经功能温脾胃、止血溢，为扶阳抑阴、温经止血之要药。对脾气虚寒，不能统血所致的吐血、衄血、便血等症见血色暗淡、面色萎黄、四肢不温、舌淡脉细者，本品能温中散寒、收涩止血。若治便血属下焦寒损者，可配合干姜、阿胶、烧发灰、黄芩等同用。若血痢而同时兼腹痛、烦热、口干等热象，可以之合犀角、黄连、阿胶、艾叶等同为散服。本品还常用于妇女崩漏下血，经血不止及赤白带下。若与阿胶、附子、白术、地黄等同用，可治脾气虚寒的大便下血、吐血衄血、妇人崩漏等。灶心土能温中和胃而降逆止呕，常用于中焦虚寒、胃气不降而致呕吐者，亦可与人参、白术、砂仁、陈皮等益气补中，醒脾止呕药配伍同用。对妊娠呕吐可单用，亦可与苏梗、砂仁、竹茹等同用。伏龙肝还可温中阳、和中州，能温脾涩肠以止泻，用于脾虚久泻，常配伍附子、干姜、白术等同用。亦可用于胎前下痢，产后不止之症。

【药论】　味辛，微温。主治妇人崩中，吐下血，止咳逆，止血，消痈肿毒气。

——南朝梁·陶弘景《名医别录·下品·卷第三·伏龙肝》

伏龙肝乃灶心赤土，《本经》云：味辛微温，主妇人崩中吐血。《千金》名釜月下土，言正对釜脐处也。然必日用炊饭者良，若煮羹者味咸，不堪入药。止咳逆吐血，消痈肿毒气，盖以失血过多，中气必损，故取微温调和血脉也。消痈肿毒气者，辛散软坚也。《日华子》主催生者，取温中而镇重下坠也。其胎漏不止，产后下利，并宜煮水澄清去滓，代水煎药，取温土脏和营血也。《千金方》治中风口噤，狂不识人，并用搅水澄服；又久利不止，横生逆产，胞衣不下，皆醋调涂脐腹效；小儿重舌，和苦酒涂之；发背，酒调厚敷，干即易，平乃止；杖疮肿痛，香油调涂；灸疮肿痛，煮水热淋；皆孙真人法也。《外台》治一切痈肿，和蒜泥贴，干再易之。

——清·张璐《本经逢原·卷之一·土部·诸土》

伏龙肝即灶心土。苦辛，温。调中燥湿，消肿止血。疗赤白带下，止尿血遗精。得黄芩、阿胶，治大便后血；得阿胶、蚕沙，治妇人血漏；得醋调，敷阴肿；得鸡子清，调涂丹毒。研水飞。

——清·严洁，等《得配本草·卷一·土部·伏龙肝》

12

活血化瘀药

凡以通畅血行，消散瘀血为主要功效，治疗瘀血病证的药物，称活血化瘀药，又叫活血祛瘀药。

本类药物多辛，多归心、肝二经，以其能行能散来活血化瘀，通过通畅血行，消散瘀血，从而达到止痛、消癥、疗伤、通痹、消痈、通经络、通月经等目的。此外，部分活血化瘀药，兼能行气、凉血、止血等。活血化瘀药，主要用于各种瘀血疼痛、癥瘕积聚、跌扑损伤、关节痹痛、中风后遗症之半身不遂、血滞痛经、闭经等一切瘀血证。部分活血化瘀药，尚可用于治疗一般的气滞、血热及出血证。

使用活血化瘀药时，应针对寒、热、癥瘕积聚等原因的不同，选择温里散寒、清热凉血、软坚散结的药物，还可考虑体虚与血瘀的关系配伍补益药。古有"气行则血行，气滞则血凝"之说，故可配伍行气药。本类药物易耗血动血，不宜用于月经过多或其他出血证无瘀血征象者；孕妇慎用本类药物，忌用能催产下胎的活血化瘀药；体虚者，慎用活血作用较强的破血药。

根据活血化瘀药的药性及功效主治差异，可分为活血止痛药、活血调经药、活血疗伤药及破血消癥药四类。

12.1　活血止痛药

本类药物，味多属辛温，辛能行能散；既入血分，又入气分，能活血兼行气；通则不痛，故具有良好的止痛作用。主治气血瘀滞诸证，症见患处疼痛，痛处固定，痛如针刺，舌质或有瘀点、瘀斑，脉涩或弦等。部分活血止痛药，分别兼有解郁、清心凉心、利胆退黄、消肿生肌等功效，又可用于治疗热病神昏、癫痫、吐血、衄血、结石、疮痈等病证。

川　芎

【提要】　川芎，辛，温。归肝、胆、心包经。活血行气，祛风止痛。用于胸痹心痛，胸胁刺痛，跌扑肿痛，月经不调，经闭痛经，癥瘕腹痛，头痛，风湿痹痛等。

川芎始载于《神农本草经》。本品辛散温通，能活血亦能行气，为"血中气药"，善于治血瘀气滞所致的胸、胁、腹诸痛，常与柴胡、白芍、香附等行气解郁、养血柔肝药物配伍；因其"下行血海""调经水"，常与当归、桃仁、红花等活血调经药配伍，治月经不调（《汤液本草》）；又因其"上行头目"，祛风止痛，为"头面风不可缺"（《本草衍义》），临证可配伍解表散寒、清热祛风、胜湿止痛、补血活血等药物治疗各类头痛；本品辛散温通，祛风通络止痛，又可治风湿痹痛，常与祛风除湿、温经止痛药配伍；川芎单用为末，烧酒调服之可治胸痹心痛；亦可用于外科跌扑损伤或疮痈肿毒。除此之外，历代本草尚有记载川芎治"口齿疾"（《证类本草》）、河鱼腹疾（《本草纲目》）、"乳悬"（《得配本草》）等其他应用。川芎温燥辛散，不可久服，阴虚火旺者慎用，孕妇忌用。

【药论】　无毒。主除脑中冷动，面上游风去来，目泪出，多涕唾，忽忽如醉，诸寒冷气，心腹坚痛，中恶，卒急肿痛，胁风痛，温中内寒。一名胡芎，一名香果。其叶名蘼芜。生武功、斜谷、西岭。三月、四月采根，曝干。（白芷为之使，恶黄连。）

　　　　　　　　　　——南朝梁·陶弘景《名医别录·中品·卷第二·芎䓖》

今惟出历阳，节大茎细，状如马衔，谓之马衔川芎。蜀中亦有而细，人患齿根血出者，含之多瘥。苗名蘼芜，亦入药，别在下说。世方多用，道家时须尔。

　　　　　　　　　——南朝梁·陶弘景《本草经集注·卷第四·草木中品·川芎》

能治腰脚软弱，半身不遂，主胞衣不出，治腹内冷痛。《日华子》云：畏黄连。治一切风，一切气，一切劳损，一切血，补五劳，壮筋骨，调众脉，破癥结宿血，养新血，长肉，鼻洪，吐血及溺血，痔瘘，脑痈，发背，瘰疬，瘿赘，疮疥及排脓，消瘀血。《淮南子》所谓夫乱人者，若芎䓖之与藁本，蛇床之与蘼芜是也。其叶倍香。江东、蜀川人采其叶作饮香，云可以已泄泻。蘼芜一名蕲（古芹字）（古方切），古方单用芎䓖，含咀以主口齿疾，近世或蜜和作指大丸，欲寝服之，治风痰殊佳。《圣惠方》：治妇人崩中下血，昼夜不止。以芎䓖一两锉，酒一大盏，煎至五分去滓，入生地黄汁二合，煎三两沸，食前分二服。《千金方》：治崩中，昼夜不止。芎䓖八两，清酒五升，煎取二升半，分三服。不耐者，徐徐进之。《经验后方》：治头风，化痰。川芎不计分量，用净水洗浸，薄切片子。日干或焙，杵为末，炼蜜为丸如小弹子大。不拘时，茶、酒嚼下一丸。《斗门方》：治偏头疼。用京芎细锉，酒浸，服之佳。《灵苑方》：治妇人经络，住经三个月。验胎法：川芎生为末，空心浓煎艾汤下一匙头。腹内微动者，是有胎也。《续十全方》：治胎忽因倒地，忽举动擎重促损，腹中不安及子死腹中。以芎䓖为末，酒服方寸匕，须臾一二服，立出。又方：风齿败口臭，但含芎䓖。《御药院方》：真宗赐高公相国，去痰清目，进饮食。生犀丸：川芎十两紧小者，粟米泔浸三日换，切片子，日干，为末作两料。每料入麝、脑各一分，生犀半两，重汤煮，蜜杵为丸小弹子大。茶、酒嚼下一丸。痰，加朱砂半两；膈雍，加牛黄一分，水飞铁粉一分；头目昏眩，加细辛一分。口眼㖞斜，加炮天南星一分。《春秋》注云：麦曲鞠穷，所以御湿。《简文帝劝医文》：麦曲芎䓖，才止河鱼之腹。

　　　　　　　　　——宋·唐慎微《证类本草·卷第七·草部上品之下·川芎》

今出川中，大块，其里色白，不油色，嚼之微辛甘者，佳。他种不入药，止可为末，煎汤沐浴。此药今人所用最多，头面风不可阙也；然须以他药佐之。沈括云：予一族子，旧服芎䓖，医郑叔熊见之云，芎穷不可久服，多令人暴死，后族子果无疾而卒。又朝士张子通之妻病脑风，服芎䓖甚久，亦一旦暴亡。皆目见者。此盖单服耳，若单服既久，则走散真气。既使他药佐使，又不久服，中病便已，则何能至此也。

——宋·寇宗奭《本草衍义·第八卷·川芎》

气温，味辛，纯阳，无毒，入手足厥阴经，少阳经本经药。《象》云：补血，治血虚头痛之圣药，妊妇胎不动数月，加当归，二味各二钱，水二盏，煎至一半，服。神效。《珍》云：散肝经之风，贯芎治少阳经苦头痛。《心》云：治少阳头痛，及治风通用。《日华子》云：能除鼻洪、吐血及溺血，破癥结宿血，养新血。易老云：上行头目，下行血海，故清神、四物汤所皆用也，入手足厥阴经。东垣云：头痛甚者加蔓荆子，顶与脑痛加川芎，苦头痛者加藁本，诸经苦头痛加细辛。若有热者不能治，别有青空之剂，为缘诸经头痛，须用四味。

——元·王好古《汤液本草·卷之三·草部·川芎》

[主治]　搜肝气，补肝血，润肝燥，补风虚（好古）。燥湿，止泻痢，行气开郁（时珍）。

[发明]　宗奭曰：今人用此最多，头面风不可缺也，然须以他药佐之。元素曰：川芎上行头目，下行血海，故清神及四物汤皆用之。能散肝经之风，治少阳厥阴经头痛，及血虚头痛之圣药也。其用有四：为少阳引经，一也；诸经头痛，二也；助清阳之气，三也；去湿气在头，四也。杲曰：头痛必用川芎。如不愈，加各引经药：太阳羌活，阳明白芷，少阳柴胡，太阴苍术，厥阴吴茱萸，少阴细辛，是也……时珍曰：芎䓖，血中气药也。肝苦急，以辛补之，故血虚者宜之。辛以散之，故气郁者宜之。《左传》言麦曲鞠穷御湿，治河鱼腹疾。予治湿泻每加二味，其应如响也。血痢已通而痛不止者，乃阴亏气郁，药中加芎为佐，气行血调，其病立止。此皆医学妙旨，圆机之士，始可语之……时珍曰：五味入胃，各归其本脏。久服则增气偏胜，必有偏绝，故有暴夭之患。若药具五味，备四气，君臣佐使配合得宜，岂有此害哉？如芎䓖，肝经药也。若单服既久，则辛喜归肺，肺气偏胜，金来贼木，肝必受邪，久则偏绝，岂不夭亡？故医者贵在格物也。

——明·李时珍《本草纲目·草部第十四卷·芎䓖》

[简误]　芎䓖性阳、味辛。凡病人上盛下虚，虚火炎上，呕吐、咳嗽，自汗，易汗，盗汗，咽干口燥，发热作渴烦躁，法并忌之。

——明·缪希雍《神农本草经疏·卷七·草部上品之下·芎䓖》

配参、芪，补元阳（理气之功），配薄荷、朴硝，为末，少许吹鼻中，治小儿脑热，目闭赤肿。佐槐子，治风热上冲。佐犀角、牛黄、细茶，去痰火、清目疾。

——清·严洁，等《得配本草·卷之二·草部·芎䓖》

味辛、微苦、微甘，气香窜，性温。温窜相并，其力上升、下降、外达、内透无所不至。故诸家本草，多谓其能走泄真气，然无论何药，皆有益有弊，亦视用之何如耳。其特长在能引人身清轻之气上至于脑，治脑为风袭头疼、脑为浮热上冲头疼、脑部充血头疼。其温窜之力，又能通活气血，治周身拘挛，女子月闭无子。虽系走窜之品，为其味微甘且含有津液，用之佐使得宜，亦能生血。四物汤中用芎䓖，所以行地黄之滞也，所以治清阳下陷时作寒热也。若其人阴虚火升，头上时汗出者，芎䓖即不宜用。

——民国·张锡纯《医学衷中参西录·二、药物·芎䓖解》

延 胡 索

【提要】　延胡索辛、苦，温。归肝、脾、经。活血，行气，止痛。用于胸胁、脘腹疼痛，胸痹心痛，闭经痛经，产后瘀阻，跌扑肿痛。

　　延胡索始载于《海药本草》。本品辛散温通，作用温和，能"行血中之气滞，气中血滞，故能专治一身上下诸痛"（《本草纲目》），为活血行气止痛之良药。常配伍当归、红花、香附等药物，治疗气血瘀滞之痛经、月经不调、产后瘀滞腹痛，与三棱、鳖甲、大黄相配伍，治疗产后恶露不止。除此之外，历代本草还记载延胡索有"通小便"（《本草备要》）等作用。不同的炮制方法可以改变其药用效果，有记载酒制用以行血，醋制用以止血，生用则有破血之效果，炒制之后药性温和，可用以调气和血（《本草备要》）。血热气虚及孕妇忌服。

【药论】　臣禹锡等谨按：《日华子》云：除风治气，暖腰膝，破癥癖，扑损瘀血，落胎，及暴腰痛。《海药》云：生奚国，从安东道来。味苦、甘，无毒。主肾气，破产后恶露及儿枕。与三棱、鳖甲、大黄为散，能散气通经络，蛀蚛成末者，使之惟良。偏主产后病也。《圣惠方》：治产后秽污不尽腹满方：延胡索末，和酒服一钱，立止。又方：治堕落车马，筋骨疼痛不止。用延胡索一两，捣罗为散，不计时候，以豆淋酒调下二钱匕。《胜金方》：治膜外气及气块方：延胡索不限多少为末，猪胰一具切作块子，炙熟蘸药末食之。《产书》：治产后心闷，手脚烦热，气力欲绝，血晕连心头硬，及寒热不禁。延胡索熬捣为末，酒服一钱匕。《拾遗》序云：延胡索，止心痛，酒服。

——宋·唐慎微《证类本草·卷第九·草部中品之下·延胡索》

［发明］　时珍曰：玄胡索味苦微辛，气温，入手足太阴厥阴四经，能行血中气滞，气中血滞，故专治一身上下诸痛，用之中的，妙不可言。荆穆王妃胡氏，因食荞麦面着怒，遂病胃脘当心痛，不可忍。医用吐下行气化滞诸药，皆入口即吐，不能奏功。大便三日不通。因思《雷公炮炙论》云：心痛欲死，速觅延胡。乃以玄胡索末三钱，温酒调下，即纳入，少顷大便行而痛遂止。又华老年五十余，病下痢腹痛垂死，已备棺木。予用此药三钱，米饮服之，痛即减十之五，调理而安。按：方勺《泊宅编》云：一人病遍体作痛，殆不可忍。都下医或云中风，或云中湿，或云脚气，药悉不效。周离亨言：是气血凝滞所致。用玄胡索、当归、桂心等分，为末，温酒服三四钱，随量频进，以止为度，遂痛止。盖玄胡索能活血化气，第一品药也。其后赵待制霆因导引失节，肢体拘挛，亦用此数服而愈。

——明·李时珍《本草纲目·草部第十三卷·延胡索》

［疏］　延胡索禀初夏之气，而兼得乎金之辛味，故味辛气温而无毒。入足厥阴，亦入手少阴经。温则和畅，和畅则气行。辛则能润而走散，走散则血活。血活气行，故能主破血，及产后诸病因血所为者。妇人月经之所以不调者，无他，气血不和，因而凝滞，则不能以时至而多后期之证也。腹中结块，产后血晕，暴血冲上，因损下血等证，皆须气血和而后愈，故悉主

之也。崩中淋露，利守不利走，此则非与补气血同用，未见其可。

……

［简误］ 此药性温味辛，能走而不能守。故经事先期，及一切血热为病。凡崩中淋露，皆应补气血，凉血清热则愈。一切辛走之药，法所应禁。

——明·缪希雍《神农本草经疏·卷九·草部中品之下·延胡索》

（宣，活血，利气。）辛苦而温，入手足太阴（肺、脾）、厥阴（心包、肝）经。能行血中气滞，气中血滞，通小便，除风痹。治气凝血结，上下内外诸痛（通则不痛），癥瘕崩淋，月候不调（气血不和，因而凝滞，不以时至），产后血运，暴血上冲，折伤积血，疝气危急，为活血利气第一药。然辛温走而不守（独用力迅，宜兼补气血药），通经坠胎，血热气虚者禁用。根如半夏，肉黄小儿坚者良。酒炒行血，醋炒止血，生用破血，炒用调血。

——清·汪昂《本草备要·卷一·草部·延胡索》

苦辛温，无毒。上部酒炒，中部醋炒，下部盐水炒。

［发明］ 延胡索色黄入脾胃，能活血止痛，治小便溺血。得五灵脂同入肝经散血破滞。《炮炙论》曰：心痛欲死，急觅延胡，以其能散胃脘气血滞痛也。概当归、芍药调腹中血虚痛，延胡、五灵治胸腹血滞痛。又延胡善行血中气滞，气中血滞，与当归、桂心治一身上下诸痛，及经癸不调，产后血病，往往独行多功，杂他药中便缓。按延胡走而不守，惟有瘀滞者宜之，若经事先期，虚而崩漏，产后血虚而晕，咸非所宜。

——清·张璐《本经逢原·卷一·山草部·延胡索》

延胡索气温，禀天春升之木气，入足厥阴肝经；味辛无毒，得地西方之金味，入手太阴肺经。气味俱升，阳也。辛能散结，温能行血，肝藏血，故入肝而破血。肝属木，木性条达，郁则肝血不藏，月经不调矣，辛温畅肝，所以调经。腹为阴，腹中结块，血结成块也，辛能散结，温能行血，所以主之。崩中，肝血不藏而下崩也，淋露下之淋沥不止也，辛温气味上升条达，肝气畅而肝血藏，崩淋自止也。产后诸血症，指恶露未尽之病而言也，辛温破血，所以主之。血晕，血闭而晕也，其主之者，藉其辛散之功也。暴血冲上，血挟邪气而上冲也，其主之者，辛温破血之力，然必佐他药以成功也。因损下血，血伤而下也，辛温活血，故佐酒则血归经也。

制方：延胡索为末酒服，治胃脘痛及下利腹痛。同归身、生地、牛膝、益母花、童便，治产后血晕。同芎、归、芍、地、白胶、牛膝、香附，治女人经阻少腹痛。同朴硝，治蓄血。专为末，猪胰蘸服，治气块痛。同当归、陈皮，丸，治经水不调腹痛。同归身、桂心，末，治冷气腰痛。

——清·姚球《本草经解·卷一·草部上·延胡索》

❧ 郁 金 ❧

【提要】 郁金，辛、苦，寒。归肝、心、肺经。活血止痛，行气解郁，清心凉血，利胆退黄。用于胸胁刺痛，胸痹心痛，经闭痛经，乳房胀痛，热病神昏，癫痫发狂，血热吐衄，黄疸尿赤。

郁金始载于《新修本草》。本品味辛，能行能散，活血行气解郁，为"血分之气药"，能治气血瘀滞之痛证，常配伍行气止痛之木香，根据气郁或血瘀的侧重倍用木香或郁金；心血瘀阻之胸痹，常配伍瓜蒌、薤白、丹参，以宽胸、通阳、散结；藉其辛散苦泄，可用于治湿温病、浊邪蒙清窍；配伍生地、丹皮等清热凉血之品，可治血淋、尿血；郁金入肝胆经，能清利肝胆湿热而退黄排石，配伍茵陈蒿、栀子可治湿热黄疸。此外，历代本草还记载郁金多用于小儿方中，亦能治马疾（《证类本草》），治"失心癫狂蛊毒"（《本草纲目》），耳内肿痛（《景岳全书》）等。郁金不宜与丁香同用，阴虚失血禁用。

【药论】　郁金，味辛、苦，寒，无毒。主血积，下气，生肌，止血，破恶血，血淋，尿血，金疮。

——唐·苏敬，等《新修本草·草部·中品·卷第九·郁金》

臣禹锡等谨按：《药性论》云：郁金，单用亦可。治女人宿血气心痛，冷气结聚。温醋摩服之。亦啖马药，用治胀痛。古方稀用。今小儿方及马医多用之。谨按：许慎《说文解字》云：郁，芳草也。十叶为贯，百二十贯筑以煮之为郁。郁，今郁林郡也。木部中品有郁金香，云生大秦国。二月、三月有花，状如红蓝，其花即香也。陈氏云：为百草之英，既云百草之英，乃是草类。又与此同名，而在木部，非也。今人不复用，亦无辨之者，故但附于此耳。《经验方》：治尿血不定。以一两捣为末，葱白一握相和，以水一盏，煎至三合，去滓，温服，日须三服。《经验后方》：治风痰。郁金一分，藜芦十分，各为末，和令匀，每服一字，用温浆水一盏，先以少浆水调下，余者水漱口都服。便以食压之。孙用和：治阳毒入胃，下血频，疼痛不可忍。郁金五个大者，牛黄一皂荚子，别细研，二味同为散。每服用醋浆水一盏，同煎三沸，温服。《丹房镜源》云：灰可用结砂子。

——宋·唐慎微《证类本草·卷第九·草部中品之下·郁金》

味苦，气寒。纯阴。属土与金，有水。无毒。色赤兼黄，生蜀地者胜；体圆有节，类蝉肚者真。倘或入药难求，采山茶花可代。（烧灰存性，研细调服。）凉心经下气，消阳毒生肌。禁尿血，除血淋，兼驱血气作痛；破恶血，止吐血，仍散积血归经。因性轻扬上行，又治郁遏殊效。名由此得，曾载《本经》。

——明·陈嘉谟《本草蒙筌·卷之三·草部下·郁金》

[气味]　辛、苦，寒，无毒。元素曰：气味俱厚，纯阴。

[主治]　治血气心腹痛，产后败血冲心欲死，失心颠狂蛊毒（时珍）。

[发明]　震亨曰：郁金属火、属土与水，其性轻扬上行，治吐血衄血，唾血血腥，及经脉逆行，并宜郁金末加韭汁、姜汁、童尿同服，其血自清。痰中带血者，加竹沥。又鼻血上行者，郁金、韭汁加四物汤服之。时珍曰：郁金入心及包络，治血病。《经验方》治失心颠狂，用真郁金七两，明矾三两，为末，薄糊丸梧子大，每服五十丸，白汤下。有妇人颠狂十年，至人授此。初服心胸间有物脱去，神气洒然，再服而苏。此惊忧痰血络聚心窍所致。郁金入心去恶血，明矾化顽痰故也。庞安常《伤寒论》云：斑豆始有白泡，忽搐入腹，渐作紫黑色，无脓，日夜叫乱者。郁金一枚，甘草二钱半，水半碗煮干，去甘草，切片焙研为末，入真脑子炒半钱。每用一钱，以生猪血五七滴，新汲水调下。不过二服，甚者毒气从手足心出，如痛状乃瘥。此

乃五死一生之候也。又《范石湖文集》云：岭南有挑生之害。于饮食中行厌胜法，鱼肉能反生于人腹中，而人以死，则阴役其家。初得觉胸腹痛，次日刺人，十日则生在腹中也。凡胸膈痛，即用升麻或胆矾吐之。若膈下痛，急以米汤调郁金末二钱服，即泻出恶物。或合升麻、郁金服之，不吐则下。李巽岩侍郎为雷州推官，鞫狱得此方，活人甚多也。

——明·李时珍《本草纲目·草部第十四卷·郁金》

［疏］ 郁金禀天令清凉之气，而兼得土中金火之味，故其味辛苦，其气寒而无毒。洁古论气味俱薄，阴也，降也，入酒亦能升。入手少阴、足厥阴，兼通足阳明经。辛能散，苦能泄，故善降逆气。入心、肝、胃三经，故治血积。气降而和，则血凝者散，故主生肌止血。其破恶血，治血淋尿血，主金疮者，调气行血之功也。单用亦治女人宿血气，心痛冷气积聚。温醋磨服之，入心凉血，故洁古用以凉心。入足阳明，故治阳毒入胃，下血频痛。其性轻扬，能开郁滞，故为调逆气，行瘀血之要药。

……

［简误］ 郁金本入血分之气药，其治已上诸血证者，正谓血之上行，皆属于内热火炎。此药能降气，气降即是火降，而其性又入血分，故能降下火气，则血不妄行。丹溪不达此理，乃谓其上行治血则误矣。凡病属真阴虚极，阴分火炎，迫血妄行，溢出上窍，而非气分拂逆，肝气不平，以致伤肝吐血者，不宜用也。即用之亦无效。

——明·缪希雍《神农本草经疏·卷九·草部中品之下·郁金》

若治痔漏肿痛，宜水调敷之。耳内肿痛，宜水调灌入，少顷倾出即可愈。

——明·张介宾《景岳全书·卷之四十八·本草正（上）·芳草部·郁金》

辛苦平，无毒。《本草》以为性寒，误矣。今世误以为诸血圣药，病者不惜重费，医者藉为射利，咸以姜黄代充，为害非浅。凡属阴虚失血，及阴火迫血上逆，咸为切禁。

——清·张璐《本经逢原·卷二·芳草部·郁金》

陈修园曰：时医徇名有二误：一曰生脉散，因其有生脉二字，每用之以救脉脱，入咽少顷，脉未生而人已死矣。一曰郁金，因其命名为郁，往往取治于气郁之症，数服之后，郁未解，而血脱立至矣。医道不明，到处皆然，而江、浙、闽、粤尤其甚者。

——清·陈修园《神农本草经读·本草附录·郁金》

12.2 活血调经药

本类药物性味多辛苦，主入肝经血分，能活血散瘀、通畅血脉以调经水。主治因血行不畅所致月经病、产后病，亦可用于瘀血痛症、癥瘕、疮痈肿毒等。症见经行腹痛，产后腹痛，舌质紫暗，脉沉弦等。部分活血调经药，分别兼有凉血消痈、清热解毒、除烦安神、利水消肿、补肝肾、强筋骨、舒经络等功效，又可用治疮疡肿毒、心烦不眠、腰膝酸痛、风湿痹痛等。

❧ 丹　参 ❧

【提要】　丹参，苦，微寒。归心、肝经。活血祛瘀，通经止痛，清心除烦，凉血消痈。用于胸痹心痛，脘腹胁痛，癥瘕积聚，热痹疼痛，心烦不眠，月经不调，痛经经闭，疮疡肿痛诸证。

丹参始载于《神农本草经》。其性平和，"能破宿血，补新血"（《本草纲目》），活血不伤正，对瘀血诸证效果俱佳。配伍活血调经之川芎、行气止痛之砂仁、破血消癥之鳖甲等，

能治疗月经病、胸痹心疼证、癥瘕积聚等。又因其凉血活血之功，配伍清热解毒之品时，能有效治疗由热毒引起的疮痈肿毒。丹参入心经，微寒之性，常配生地、玄参以治温热病入营分之不寐，常配生地、酸枣仁以治血不荣心之心悸、失眠等。此外，历代本草还记载丹参"治风软脚"（《证类本草》），"能治疝痛"（《本草纲目》）等其他作用。丹参不宜与藜芦同用。孕妇慎用。

【药论】　无毒。主养血，去心腹痼疾、结气，腰脊强，脚痹，除风邪留热。久服利人。一名赤参，一名木羊乳。生桐柏山及太山。五月采根，曝干。（畏咸水，反藜芦。）

——南朝梁·陶弘景《名医别录·中品·卷第二·丹参》

此桐柏山，是淮水源所出之山，在义阳，非江东临海之桐柏也。今近道处处有，茎方有毛，紫花，时人呼为逐马。酒渍饮之，治风痹。道家时有用处，时人服之多眼赤，故应性热，今云微寒，恐为谬矣。

——南朝梁·陶弘景《本草经集注·卷第四·草木中品·丹参》

唐本注云：此药冬采良，夏采虚恶。《药性论》云：丹参，臣，平。能治脚弱疼痹。主中恶，治百邪鬼魅，腹痛，气作声音鸣吼，能定精。萧炳云：酒浸服之，治风软脚，可逐奔马，故名奔马草，曾用有效。《日华子》云：养神定志，通利关脉，治冷热劳，骨节疼痛，四肢不遂，排脓止痛，生肌长肉，破宿血，补新生血，安生胎，落死胎，止血崩带下，调妇人经脉不匀，血邪心烦，恶疮疥癣，瘿赘肿毒，丹毒，头痛赤眼，热温狂闷。又名山参。《圣惠方》：治寒疝，小腹及阴中相引痛，白汗出欲死。以丹参一两，杵为散。每服热酒调下二钱匕，佳。《千金方》：治落胎，身下有血。丹参十二两，以酒五升，煮取三升，温服一升，日三服。《梅师方》：治中热油及火烧，除外痛。丹参八两，细锉，以水微调，取羊脂二斤，煎三上三下，以敷疮上。《肘后方》同。

——宋·唐慎微《 证类本草·卷第七·草部上品之下·丹参》

［主治］　活血，通心包络，治疝痛（时珍）。

［发明］　时珍曰：丹参色赤味苦，气平而降，阴中之阳也。入手少阴、厥阴之经，心与包络血分药也。按《妇人明理论》云：四物汤治妇人病，不问产前产后，经水多少，皆可通用。惟一味丹参散，主治与之相同。盖丹参能破宿血，补新血，安生胎，落死胎，止崩中带下，调经脉，其功大类当归、地黄、芎䓖、芍药故也。

——明·李时珍《本草纲目·草部第十二卷·丹参》

丹参、玄参皆气味苦寒，而得少阴之气化。但玄参色黑，禀少阴寒水之精而上通于天；丹

参色赤，禀少阴君火之气而下交于地；上下相交，则中土自和。故玄参下交于上，而治腹中寒热积聚；丹参上交于下，而治心腹邪气，寒热积聚。君火之气下交，则土温而水不泛溢，故治肠鸣幽幽如走水。破癥除瘕者，治寒热之积聚也；止烦满益气者，治心腹之邪气也。夫止烦而治心邪，止满而治腹邪，益正气所以治邪气也。

——清·张志聪《本草崇原·卷中：本经中品·丹参》

味苦，微寒。主心腹邪气（赤走心，故能逐心腹之邪），肠鸣幽幽如走水（心与脾不和则鸣），寒热积聚，破癥除瘕（赤走血，凡血病凝结者无不治之），止烦满（心气不舒）。益气（益心气）。此以色为治也。赤走心，心主血，故丹参能走心，以治血分之病。又辛散而润泽，故能通利而涤邪也。

——清·徐灵胎《神农本草经百种录·上品·丹参》

（一名赤参，一名奔马草。）畏盐水。反藜芦。苦，微寒。入手少阴、厥阴经血分。养血活血，生新血，去宿血。治风邪留热，除产后烦热，开心腹结气，调女人经脉，有孕能安，死胎可落，愈冷热痨，止骨节痛。配白芷、芍药、猪脂，敷乳痈。配查炭、益母草。酒炒。清血瘀。丹参、茯神、犀角、川连、辰炒、赤石脂、淡竹叶、玄明粉，俱治心经之火，而用之各有攸当。心血不足以养神，神不安而虚火动者，丹参补之。心怯弱而火气欲发者，茯神镇之。心怯甚而虚火上炎、惊悸毕见者，辰砂降之。心血亏而心火横发者，赤石脂敛之。心受暑热而脉来混浊者，淡竹叶清之。热邪炽盛而心脉劲急者，川连平之。心火郁结而心脉沉急者，犀角发之。心火燔灼而病多狂躁者，玄明粉涤之。若不分轻重以治，非但治之无效，抑且阴受其殃。

——清·严洁，等《得配本草·卷之二·草部·丹参》

❀ 红　花 ❀

【提要】　红花，辛，温，归心、肝经。活血通经，散瘀止痛。用于经闭，痛经，恶露不行，癥瘕痞块，胸痹心痛，瘀滞腹痛，胸胁刺痛，跌扑损伤，疮疡肿痛。

红花始载于《本草图经》。本品辛散温通，是活血祛瘀、通经止痛之要药，常与养血活血调经之当归、桃仁、芍药相伍。本品活血散瘀作用突出，常用于治疗癥瘕积聚、胸痹心痛、疮疡肿痛等，分别配伍活血之三棱莪术、通阳散结之瓜蒌、消痈散结之连翘等。此外，历代本草还记载红花可治喉痹与鼻塞（《本草图经》），可作胭脂；其苗治游肿，子治天行疮不出，燕脂可治小儿聤耳（《证类本草》）。番红花为行血滞之药，中病即止。孕妇慎用。

【药论】　红蓝花，即红花也，生梁汉及西域，今处处有之，人家场圃所种，冬而布子于熟地，至春生苗，夏乃有花。下作球汇多刺，花蕊出球上，圃人承露采之，采已夏出，至尽而罢。球中结实，白颗如小豆大。其花暴干，以染真红及作燕脂，主产后病为胜。其实亦同叶，颇似蓝，故有蓝名，又名黄蓝。《博物志》云：张骞所得也。张仲景治六十二种风，兼腹内血气刺痛，用红花一大两，分为四分，以酒一大升煎强半，顿服之，不止再服。又一方用红蓝子一升，捣碎，以无灰酒一大升八合，拌了，暴令干，重捣筛，蜜丸如桐子大，空腹酒下四十丸。《正元广利方》治女子中风，血热烦渴者，以红蓝子五大合，微熬，捣碎，旦日取半大匙，以水一升，煎取七合，去滓，细细咽之。又崔元亮《海上方》治喉痹壅塞不通者，取红蓝花捣绞取汁一小升，服之，以差为度。如冬月无湿花，可浸干者浓绞取汁如前，服之，极验。但咽喉塞服之，皆差。亦疗妇人产运绝者。

——宋·苏颂《本草图经·草部中品之下卷第七·红蓝花》

味辛，温，无毒。主产后血晕口噤，腹内恶血不尽绞痛，胎死腹中，并酒煮服。亦主蛊毒下血。堪作燕脂。其苗生捣碎，傅游肿。其子吞数颗，主天行疮子不出。其燕脂，主小儿聤耳，滴耳中。生梁、汉及西域。一名黄蓝。《博物志》云：黄蓝，张骞所得。今仓魏地亦种之。（今附）

本注云：治口噤不语，血结，产后诸疾。堪染红。《外台秘要》：治一切肿方。以红花熟烂捣取汁服之。不过再三服便差。服之多少，量肿大小而进之。《简要济众》：产后血晕，心闷气绝。红花一两，捣为末，分作两服，酒二中盏，煎取一盏并服。如口噤，斡开灌之。《子母秘录》同。《产宝》：疗产后中风，烦渴。红花子五合，微熬研碎，以一匙水一升，煎取七合，徐徐呷之。《近效方》治血晕绝不识人，烦闷者。红花三两，新者佳。无灰酒半升，童子小便半升，煮取一大盏，去滓，候冷，顿服之，新汲水煮之亦良。

——宋·唐慎微《证类本草·第九卷·红蓝花》

味辛、甘、苦，气温。阴中之阳。无毒。各乡俱莳，五月旋收。因叶似蓝，故此为誉。堪染颜色，可作胭脂。欲留日曝干，入药手揉碎。惟入血分，专治女科。下胎死腹中，为末生圣药。疗口噤血晕，诚已产仙丹。多用则破血通经，酒煮方妙；少用则入心养血，水煎却宜。

——明·陈嘉谟《本草蒙筌·卷之三·草部下·红蓝花》

[气味]　辛，温，无毒。元素曰：入心养血，谓其苦温，阴中之阳，故入心。佐当归，生新血。好古曰：辛而甘苦温，肝经血分药也。入酒，良。

[主治]　多用破留血，少用养血（震亨）。活血润燥，止痛散肿，通经（时珍）。

[发明]　时珍曰：血生于心包，藏于肝，属于冲任。红花汁与之同类，故能行男子血脉，通女子经水。多则行血，少则养血。按《养疴漫笔》云：新昌徐氏妇，病产晕已死，但胸膈微热。有名医陆氏曰：血闷也。得红花数十斤，乃可活。遂呼购得，以大锅煮汤，盛三桶于窗格之下，异妇寝其上熏之，汤冷再加。有顷指动，半日乃苏。按此亦得唐许胤宗，以黄芪汤熏柳太后风病之法也。

——明·李时珍《本草纲目·草部第十五卷·红蓝花》

[释名]　泊夫蓝（《纲目》）、撒法郎。

[集解]　时珍曰：番红花，出西番回回地面及天方国，即彼地红蓝花也。元时，以入食馔用。按：张华《博物志》言：张骞得红蓝花种于西域，则此即一种，或方域地气稍有异耳。

[气味]　甘，平，无毒。

[主治]　心忧郁积，气闷不散，活血。久服令人心喜。又治惊悸（时珍）。

——明·李时珍《本草纲目·草部第十五卷·红蓝花》

[简误]　红蓝花本行血药也，血晕解，留滞行，即止。过用能使血行不止而毙，世人所

不知者。

——明·缪希雍《神农本草经疏·卷九·草部中品之下·番红花》

（活血通瘀。）红花（专入心包肝）辛苦而温，色红入血，为通瘀活血要剂。盖血生于心包，藏于肝，属于冲任。一有外邪内侵，则血滞而不行。红花汁与血类，故凡血燥而见喉痹不通，痘疮不起，肌肤肿痛，经闭便难，血晕口噤，子死腹中，治当用此通活。但用不宜过多，少用则合当归能生，多用则血能行，过用则能使血下行不止而毙。胭脂系红花染出，可治小儿聤耳（红蓝花三钱半，枯矾五钱，为末，以绵杖缴净吹之。无花则用枝叶。一方去矾），并解痘疮毒肿（有痘疮挑破，以油胭脂敷之良）。

——清·黄宫绣《本草求真·卷七·血剂·凉血·红花》

益 母 草

【提要】 益母草，苦、辛，微寒。归肝、心包、膀胱经。活血调经，利尿消肿，清热解毒。用于月经不调，痛经经闭，恶露不尽，水肿尿少，疮疡肿毒。益母草始载于《名医别录》。本品苦泄辛散，有较强的活血调经作用，且能祛瘀生新，是为妇人经产要药，单用或配伍活血调经药如丹参、赤芍等。本品尚可利尿消肿，单用或配伍白茅根等；常配伍川芎、当归等治跌打损伤；配伍蒲公英、黄柏治疮痛肿毒。此外，历代本草还记载长期服用益母草有益于人体，用益母草茎干洗浴可治疗斑疹痒痛；还可治疗头痛，心烦（《本草经集注》）；"久服令人有子"，通大便（《本草纲目》）等。全草入药。内服生用、灸用或熬膏，外用捣敷或煎汤外洗。因其能行血下胎，孕妇慎用。

【药论】 味甘，微寒，无毒，主治血逆大热，头痛，心烦。一名贞蔚。生海滨。五月采。

——南朝梁·陶弘景《名医别录·上品·卷第一·茺蔚子》

味辛、甘，微温、微寒，无毒。主明目，益精，除水气。治血逆大热，头痛，心烦。久服轻身。茎：主治瘾疹痒，可作浴汤。一名益母，一名益明，一名大札，一名贞蔚。生海滨池泽，五月采。今处处有。叶如荏，方茎，子形细长三棱。方用亦稀。

——南朝梁·陶弘景《本草经集注·卷第三·草木上品·茺蔚子》

[谨案] 捣茺蔚茎，敷丁肿，服汁使丁肿毒内消。又下子死腹中，主产后血胀闷，诸杂毒肿、丹游等肿。取汁如豆滴耳中，主聤耳。中虺蛇毒敷之良。

——唐·苏敬，等《新修本草·草部上品之上卷第六·茺蔚子》

《圣惠方》：治妇人勒乳痛成痈。益母为末，水调涂乳上一宿，自瘥。生捣烂用之亦得。又方：治产后血不下。益母捣绞汁，每服一小盏，入酒一合，温搅匀服。《外台秘要》：治折伤内损有瘀血，每天阴则痛。兼治产妇诸疾神方：三月采益母草，一名负担，一名夏枯草，洗择令净，于箔上摊暴令水干，则用拔断，可长五寸以来，勿用刀，即置锅中，以水二硕以来，令草上水深二、三寸，煎煮，候益母烂，水三分减二，漉出草。取五、六斗汁，泻入盆中，澄之半日以来，以绵滤取清汁，盆中滓淀尽弃之。其清汁于小釜中，慢火煎取一斗以来如稀饧。

每取梨许大，暖酒和服之，日再服。以和羹粥并可。如远行，不能稀煎去，即更炼可丸得。每服之，七日内则疼痛渐瘳，七日平复。或有产妇恶露不尽及血晕，一二服瘥。其药治风，益心力，无忌。《肘后方》：治一切产后血病，并一切伤损。益母草不限多少，竹刀切，洗净，银器内炼成膏，瓷器内封之，并以酒服，内损亦服。《孙真人》：治马咬方：益母草细切，和醋炒，封之。《食医心镜》治小儿疳痢，痔疾。以益母草叶煮粥食之，取汁饮之亦妙。《简要济众》：新生小儿浴法：益母草五两锉，水一斗，煎十沸，温浴而不生疮疥。《斗门方》：治疖子已破，用益母捣傅疮，妙。《丹房镜源》：烧益母灰，用面汤溲，烧之遍，治面上风刺，亦制硫黄。《集验方》：治妇人带下赤白色，益母草花开时，采捣为末。每服二钱，食前温汤调下。《子母秘录》：治产后血晕，心气绝。益母草研绞汁，服一盏，妙。又方：治小儿疳。益母草绞汁，稍稍服。

——宋·唐慎微《证类本草·第六卷·茺蔚子》

子

[修治]　时珍曰：凡用，微炒香，亦或蒸熟，烈日曝燥，舂簸去壳，取仁用。

[气味]　辛、甘，微温，无毒。

[主治]　……舂仁生食，补中益气，通血脉，填精髓，止渴润肺（吴瑞）。治风解热，顺气活血，养肝益心，安魂定魄，调女人经脉，崩中带下，产后胎前诸病。久服令人有子（时珍）。

[发明]　震亨曰：茺蔚子活血行气，有补阴之功，故名益母。凡胎前产后所恃者，血气也。胎前无滞，产后无虚，以其行中有补也。时珍曰：茺蔚子味甘、微辛，气温，阴中之阳，手、足厥阴经药也。白花者入气分；紫花者入血分。治妇女经脉不调，胎产一切血气诸病，妙品也，而医方鲜知用。时珍常以之同四物、香附诸药治人，获效甚多。盖包络生血，肝藏血。此物能活血补阴，故能明目、益精、调经，治女人诸病也。东垣李氏言：瞳子散大者，禁用茺蔚子，为其辛温主散，能助火也。当归虽辛温，而兼苦甘，能和血，故不禁之。愚谓目得血而能视，茺蔚行血甚捷，瞳子散大，血不足也，故禁之，非助火也。血滞病目则宜之，故曰明目。

茎

《大明》曰：苗、叶、根同功。

[气味]　藏器曰：寒。时珍曰：茎、叶：味辛、微苦。花：味微苦、甘。根：味甘。并无毒。

[主治]　……活血破血，调经解毒，治胎漏产难，胎衣不下，血晕、血风、血痛，崩中漏下，尿血、泻血、疳痢、痔疾，打扑内损瘀血，大便、小便不通（时珍）。

[发明]　时珍曰：益母草之根、茎、花、叶、实，并皆入药，可同用。若治手、足厥阴血分风热，明目益精，调女人经脉，则单用茺蔚子为良。若治肿毒疮疡，消水行血，妇人胎产诸病，则宜并用为良。盖其根、茎、花、叶专于行，而子则行中有补故也。

——明·李时珍《本草纲目·草部第十五卷·茺蔚》

味辛、甘，微温、微寒，无毒。主明目益精，除水气，疗血逆，大热头痛心烦。久服轻身。茎：主瘾疹痒，可作浴汤。一名益母草（忌铁）。

〔疏〕　茺蔚子禀地中之阳气以生，兼感乎上天春夏之气而成，亦阳草也。味辛甘，微温微寒无毒，入手足厥阴经。为妇人胎产调经之要药。此药补而能行，辛散而兼润者也。目者，肝之窍也。益肝行血，故明目益精。其气纯阳，辛走而不守，故除水气。肝脏有火则血逆，肝凉则降而顺矣。大热头痛心烦，皆血虚而热之候也。清肝散热和血，则头疼心烦俱解。微温微寒说，见人参条内。

——明·缪希雍《神农本草经疏·卷六·草部上品之上·茺蔚子》

俗名益母。辛甘微温，无毒。忌犯铁器。其子微炒香。蒸熟，烈日曝燥，杵去壳用。

〔发明〕　茺蔚，入手少阴、足厥阴血分，活血行气，有补阴之功。凡胎前产后，所恃者血气也，胎前无滞，产后无虚，以其行中有补也。然所谓补者，是散其瘀而营血受荫，非补养血气之谓。《丹方》以益母之嫩叶阴干，拌童便、陈酒九蒸九晒，入四物汤料为丸，治产后诸证。但功专行血，故崩漏下血，若脾胃不实、大肠不固者，勿用，为其性下行也。近世治番痧，腹痛呕逆，用以浓煎，少加生蜜，放温，恣饮，有效，取其能散恶血也。其子能明目，功专益精利水，水亏而瞳子收小者宜之。若火盛瞳子散大者切忌，为其辛散能助火邪也。白花者名錾菜，嫩苗可食，故谓之菜。藏器主产后腹痛。今人治白带，用一味为末，服之大效。

——清·张璐《本经逢原·卷二·隰草部·茺蔚》

一名茺蔚。辛苦微寒，入手足厥阴，行血去瘀，为经产专药。无瘀勿用。茺蔚子：性味略同，更能调经活血，令人有子。微炒。非血滞者不可用。

——原题清·徐灵胎《药性切用·卷之一下·草部·益母草》

得山楂炭，治产后血不止。得陈盐梅炭，止赤痢。白花入气分。红花入血分。或酒拌蒸。或蜜水炒。去瘀生用。

——清·严洁，等《得配本草·卷之三·草部·益母草》

牛　膝

【提要】　牛膝，苦、甘、酸，平。归肝、肾经。逐瘀通经，补肝肾，强筋骨，利尿通淋，引血下行。用于经闭，痛经，腰膝酸痛，筋骨无力，淋证，水肿，头痛，眩晕，牙痛，口疮，吐血，衄血。

牛膝始载于《神农本草经》。本品逐瘀通经，性善下行，对于瘀血所致的月经及产后病、跌扑损伤等，常配伍调经止痛、活血疗伤等药治疗。牛膝有较强的补益肝肾，强筋健骨之功，常配伍补骨脂、续断、杜仲等，治肝肾亏虚之腰膝酸软、腰痛等；常配伍利水通淋药，治淋证、水肿、小便不利；因其味苦，能降能泄，引血下行，配伍代赭石、石膏、白茅根等，可治疗火热上炎、血热上扰诸证。此外，历代本草还记载牛膝治"鹤膝风""疟在阴分"（《神农本草经疏》）、"出竹木刺"（《证类本草》）、治喉痹（《本草求真》）等其他应用。孕妇及月经过多者忌服。

【药论】　味酸，平，无毒。主伤中少气，男子阴消，老人失溺，补中续绝，填骨髓，除脑中痛及腰脊痛，妇人月水不通，血结，益精，利阴气，止发白。生河内谷及临朐。二月、八月、十月采根，阴干。

——南朝梁·陶弘景《名医别录·上品·卷第一·牛膝》

臣禹锡等谨按：《药性论》云：牛膝，臣，忌牛肉。能治阴痿，补肾填精，逐恶血流结，助十二经脉。病人虚羸，加而用之。《日华子》云：牛膝，治腰膝软怯冷弱。破癥结，排脓止痛，产后心腹痛并血运，落死胎。壮阳。怀州者长白，近道苏州者色紫。《雷公》云：凡使，去头并尘土了，用黄精自然汁浸一宿，漉出，细锉，焙干用之。《圣惠方》治眼卒生珠管。牛膝并叶捣绞取汁，日三四度点之。又方：治气湿痹腰膝痛。用牛膝叶一斤切，以米三合，于豉汁中相和，煮作粥，和盐、酱，空腹食之。《外台秘要》：治劳疟积久不断者。长生牛膝一握，切，以水六升，煮取二升，分二服，未发前服，临发又一服。《千金方》：治妇人小户嫁痛。牛膝五两，酒三升，煮取一升半，去滓，分作三服。又方治风瘙瘾疹。牛膝末，酒服方寸匕，日三。并主骨疽癫病及瘾疹。《肘后方》口中及舌上生疮烂。取牛膝酒渍，含渐之，无酒者，空含亦佳。又方治卒暴癥，腹中有如石刺，昼夜啼呼。牛膝二斤，以酒一斗渍，密封，热灰火中温令味出，服五合至一升，量力服之。又方治齿痛，牛膝末着齿间含之。又方：凡痢下应先白后赤，若先赤后白为肠蛊。牛膝三两捣碎，以酒一升渍，经一宿。每服饮一、两杯，日三服。又方：治小便不利，茎中痛欲死，兼治妇人血结腹坚痛。牛膝一大把并叶，不以多少，酒煮饮之，立愈。《经验后方》：治消渴不止，下元虚损。牛膝五两，细锉为末，生地黄汁五升浸，昼暴夜浸，汗尽为度，蜜丸梧桐子大，空心温酒下三十丸。久服壮筋骨，驻颜色，黑发，津液自完。《梅师方》：治竹木针在肉中不出。取生牛膝茎捣末，涂之即出。又方治胞衣不出。牛膝八两，葵子一两，以水九升，煎取三升，分三服。又方治金疮痛所。生牛膝捣傅疮上，立瘥。《孙真人食忌》：治牙齿疼痛，烧牛膝根灰致牙齿间。又方治卒得恶疮，人不识者。以牛膝根捣傅之。

——宋·唐慎微《证类本草·第六卷·牛膝》

[简误]　误用伤胎，经闭未久疑似有娠者勿用。上焦药中勿入。血崩不止者，忌之。

——明·缪希雍《神农本草经疏·卷六·草部上品之上·牛膝》

补肝肾，泻恶血。苦酸而平。足厥阴少阴经药（肝肾），能引诸药下行。酒蒸则甘酸而温，益肝肾，强筋骨（肝主筋，肾主骨），治腰膝骨痛，足痿筋挛（下行故理足，补肝则筋舒，血行则痛止），阴痿失溺（筋衰则阴痿，肾虚则失溺），久疟下痢，伤中少气（以上皆补肝肾之功）。生用则散恶血，破癥结（血行则结散），治心腹诸痛，淋痛尿血（热蓄膀胱、便涩而痛曰淋。气淋，便涩余沥。劳淋，房劳即发。冷淋，寒战后溲。膏淋，便出如膏。石淋，精结成石。尿血即血淋也。鲜色者心与小肠实热；色瘀者，肾与膀胱虚冷。张子和曰：石淋乃肝经移热于胞中，日久熬煎成石，非肾与小肠病也。大法治淋宜通气、清心、平火、利湿；不宜用补，恐湿热得补增剧也。牛膝淋证要药，血淋尤宜用之，杜牛膝亦可。又有中气不足，致小便不利者，宜补中益气，经所谓气化则能出是也，忌用淋药通之），经闭产难（下行之效，误用堕胎），喉痹齿痛（引火下行），痈肿恶疮，金疮伤折（以上皆散恶血之功），出竹木刺（捣烂罨之即出，纵疮口合刺犹自出）。然性下行而滑窍，梦遗失精，及脾虚下陷，因而腿膝肿痛者禁用。

出西川及怀庆府，长大肥润者良。下行生用，入滋补药酒浸蒸。

——清·汪昂《本草备要·卷一·草部·牛膝》

川牛膝（引入下部经络血分）

牛膝（专入肝肾）苦酸而平。按：据诸书，虽载酒蒸温补肝肾，强健筋骨。凡足痿筋挛，阴痿失溺，久疟下痢，伤中少气，治皆有效。又载生用则能活血，破瘀消肿，治痛通淋，引药下行（淋属热致，至其茎痛不可忍，手按热如火烁，血出鲜红不黯，淋出如砂如石，脐下妨闷，烦燥热渴，六脉沉数有力。淋属虚致，其茎多不见痛，即痛或喜手按，或于溺后才痛，稍久则止，或登厕小便涩痛，大便牵痛，面色萎黄，饮食少思，语言懒怯，六脉虚浮无力。淋属虚实兼致，其茎或见痛极，六脉弦数而按不甚有力，饮食少思而神不见昏倦，溺即滴点不断而出则无砂石膏血，脉即虚软无力，而血反见鲜润，腹即胀硬不消，而气短结。牛膝虽淋症要药，然亦须审虚实权衡，不可尽以牛膝治也）。然味薄气厚，性沉质滑，用于下部经络血分。舒气则可，若使肺分气薄遗脱泄泻，则又当知忌戒，不可因其气虚而概用之。（时珍曰：牛膝乃足厥阴、少阴所主之病，大抵得酒则能补肝肾，生用则能去恶血，二者而已。其治腰膝骨痛，足痿，阴消失溺，久疟，伤中少气诸病，非取其补肝肾之功欤？其治癥瘕，心腹诸痛，痈肿恶疮，金疮折伤，喉痹齿痛，淋痛尿血，经候胎产诸病，非取其去恶血之功欤。）出于川者性味形质虽与续断相似，服之可无精滑之弊。然肝主司疏泄，肾主闭藏，此则疏泄独具而鲜固蛰。书云益肾，殊觉未是。

杜牛膝

气味更凉，嚼之味甘而不苦，主治多是解毒破血，泻热吐痰（如溺闭症，见气喘面赤有斑，用杜牛膝浓煎膏饮，下血一桶，小便通而愈。又不省人事，绞汁入好酒，灌之即苏。以醋拌渣敷项下，惊风痰疟，服汁能吐痰涎。喉痹用杜牛膝捣汁，和米醋半盏，用鸡翅毛蘸搅喉中以通其气）。较之川牛膝，微觉有别。牛膝出西川及怀庆府，长大肥润者良。下行生用，入滋补药酒蒸。恶龟甲。畏白前。忌牛肉。

——清·黄宫绣《本草求真·卷一：补剂·滋水·川牛膝（杜牛膝）》

味甘微酸，性微温。原为补益之品，而善引气血下注，是以用药欲其下行者，恒以之为引经。故善治肾虚腰疼腿疼，或膝疼不能屈伸，或腿痿不能任地，兼治女子月闭血枯，催生下胎。又善治淋疼，通利小便，此皆其力善下行之效也。然《别录》又谓其除脑中痛，时珍又谓其治口疮齿痛者何也？盖此等证，皆因其气血随火热上升所致，重用牛膝引其气血下行，并能引其浮越之火下行，是以能愈也。愚因悟得此理，用以治脑充血证，伍以赭石、龙骨、牡蛎诸重坠收敛之品，莫不随手奏效，治愈者不胜纪矣。为其性专下注，凡下焦气化不固，一切滑脱诸证皆忌之。此药怀产者佳，川产者有紫白两种色，紫者佳。

——民国·张锡纯《医学衷中参西录·二、药物·牛膝解》

12.3 活血疗伤药

本类药物性味多属辛苦咸，辛能行散，咸可入血，故以活血化瘀、消肿止痛、续筋接骨等为主要作用。主治跌打损伤，症见患处瘀肿疼痛，骨折筋伤等外伤科疾患。一般血瘀证亦可用之。本类药物孕妇忌服。

土 鳖 虫

【提要】　土鳖虫，咸，寒，有小毒，归肝经。破血逐瘀，续筋接骨。用于跌打损伤，筋伤骨折，血瘀经闭，产后瘀阻腹痛，癥瘕痞块。

　　土鳖虫始载于《神农本草经》。本品咸寒入血，走窜之性能破血逐瘀，续筋接骨，为外伤常用药；常配伍骨碎补、自然铜、没药、乳香等祛瘀疗伤止痛药；土鳖虫入肝经，常配伍活血调经药，治疗血瘀所致闭经、产后腹痛、积聚痞块。张仲景用土鳖虫治久瘀积结。此外，历代本草还记载土鳖虫研水合治乳脉不行（《证类本草》）、小儿腹痛啼哭（《本草纲目》），为"治疟母之必备药"（《神农本草经疏》）等其他应用。无瘀血停留者不宜用，孕妇禁用。

【药论】　味咸，寒。主心腹寒热洗洗，血积癥瘕，破坚，下血闭，生子大良。一名地鳖。

——《神农本草经·卷第三·中品药·䗪虫》

　　陶隐居云：形扁扁如鳖，故名土鳖，而有甲，不能飞，小有臭气，今人家亦有之。唐本注云：此物好生鼠壤土中及屋壁下，状似鼠妇，而大者寸余，形小似鳖，无甲，但有鳞也。臣禹锡等谨按：《药性论》云：䗪虫，使，畏屋游，味苦、咸。治月水不通，破留血积聚。今小儿多捕以负物为戏。张仲景治杂病方，主久瘀积结，有大黄䗪虫丸。又，大鳖甲丸中，并治妇人药，并用䗪虫，以其有破坚积下血之功也。《衍义》曰：䗪虫，今人谓之簸箕虫，为其像形也。乳脉不行，研一枚，水半合，滤清，服，勿使服药人知。

——宋·唐慎微《证类本草·第二十一卷·䗪虫》

　　[主治]　……行产后血积，折伤瘀血，治重舌木舌口疮，小儿腹痛夜啼（时珍）。

——明·李时珍《本草纲目·虫部第卷之四十一·䗪虫》

　　[疏]　䗪虫生于下湿土壤之中，故其味咸，气寒。得幽暗之气，故其性有小毒。以刀断之，中有白汁如浆，凑接即连，复能行走。故今人以之治跌扑损伤，续筋骨有奇效。乃足厥阴经药也。夫血者，身中之真阴也。灌溉百骸，周流经络者也。血若凝滞则经络不通，阴阳之用互乖，而寒热洗洗生焉。咸寒能入血软坚，故主心腹血积，癥瘕血闭诸证。血和而荣卫通畅，寒热自除，经脉调匀，月事时至，而令妇人生子也。又：治疟母为必用之药。

　　……

　　[简误]　无瘀血停留者，不宜用。

——明·缪希雍《神农本草经疏·卷二十一·虫鱼部中品·䗪虫》

　　《本经》名地鳖。咸寒有毒。或去足炒用，或酒醉死，去足捣汁用。

　　[发明]　䗪虫伏土而善攻隙穴，伤之不死，与陵鲤不殊。故能和伤损，散阳明积血。无实结者勿用。跌扑重伤，焙干为末，酒服二钱，接骨神效。

——清·张璐《本经逢原·卷四·虫部·䗪虫》

　　一名地鳖虫（泻，破血）。咸，寒。有毒。去血积，搜剔极周。主折伤，补接至妙。煎含而木舌冰消，水服而乳浆立至。虚人有瘀，斟酌用之。畏皂荚、菖蒲。

——清·吴仪洛《本草从新·卷十七·虫鱼鳞介部·化生类·䗪虫》

（凉血破积，软坚接骨。）䗪虫（专入肝）即属地鳖，又名土鳖者是也。味咸，性寒。其物生于土中，伏而不出，善攻隙穴，以刀断之，中有汁如浆，斗接即连，复能行走，故书载跌扑损伤，续筋接骨，义由此耳。真奇物也！且人阴血贯于周身，虽赖阳和，亦忌燥烈。若热气内郁，则阴阳阻隔而经络不通，因而寒热顿生，得此咸寒入血软坚，则凡血聚积块癥痕，靡不因是而除，而血脉调和，营卫畅达，月事时至，又安有血枯血闭，而不见其生育者乎？故又能治诸般血证而使挟孕而有子也。是以古人用此以治跌扑损伤，则多合自然铜、龙骨、血竭、乳香、没药、五铢钱、黄荆子、麻皮灰、狗头骨。以治下腹痛，血痛血闭，则合桃仁、大黄以治。（颂曰：张仲景治杂病方，及久病积结，有大黄䗪虫丸，又有大鳖甲丸及妇人药并用之，以其有破坚下血之功。）各随病症所因而用之耳。阴干，临时研入。畏皂荚、菖蒲、屋游。

——清·黄宫绣《本草求真·卷七·血剂·下血·䗪虫》

12.4 破血消癥药

本类药物性味多辛苦，兼有咸味。作用强烈，多为虫类，主入肝经血分。因其药性峻猛，走而不守，故以破血逐瘀、消癥散积为主要作用。主治瘀血时间长、病情重的癥痕、积聚，症见腹内积块，或胀或痛，舌紫暗，脉沉涩等。部分破血消癥药，分别兼有活血通经、消肿止痛、通络等功效，有可用治血瘀闭经、瘀肿疼痛、偏瘫等。

❖ 莪 术 ❖

【提要】 莪术，辛、苦，温，归肝、脾经。破气行血，消积止痛。用于癥痕痞块，瘀血闭经，胸痹心痛，食积胀痛。

莪术始载于《雷公炮炙论》。本品苦泄辛散温通，既入血分，亦入气分，"能破气中之血"（《本草纲目》），与三棱常相须为用，以治疗气滞血瘀所致的癥痕痞块、闭经、心痛等。本品能消积化食，又能行气，故而常配伍行气止痛、消食导滞药之食积胀痛；莪术亦可用于跌扑损伤，临证常与祛瘀疗伤药配伍。此外，历代本草还记载莪术能"续气短"（《证类本草》）等其他应用。本品药性峻烈，过服久服有耗气伤血之弊。孕妇忌用。

【药论】 味苦、辛，温，无毒。主心腹痛，中恶疰忤鬼气，霍乱冷气，吐酸水，解毒，饮食不消，酒研服之。三月生苗，在田野中。其茎如钱大，高二三尺。叶青白色，长一、二尺，大五寸已来，颇类蘘荷。五月有花作穗，黄色，头微紫。根如生姜，而茂在根下，似鸡鸭卵，大小不常。九月采，削去粗皮，蒸熟暴干用。此物极坚硬难捣。治用时，热灰火中煨令透熟，乘热入臼中，捣之即碎如粉。古方不见用者。今医家治积聚诸气，为最要之药。与京三棱同用之良。妇人药中亦多使。《雷公》云：凡使，于砂盆中用醋磨令尽，然后于火畔吸令干，重筛过用。《十全博救方》：治小儿气候止疼。蓬莪茂，炮，候热捣为末，用一大钱，热酒调下。孙用和：正元散，治气不接，续气短，兼治滑泄及小便数。王丞相服之有验。蓬莪茂一两，金铃子去核一两，右件为末，更入鹏砂一钱，炼过研细。都和匀，每服二钱，盐汤或温酒调下，空心服。

——宋·唐慎微《证类本草·第九卷·蓬莪茂》

蓬莪茂色黑，破气中之血。入气药发诸香。虽为泄剂，亦能益气，故孙用和治气短不能接续，所以大小七香丸、集香丸散及汤内，多用此也。

——元·王好古《汤液本草·卷之四·草部·蓬莪茂》

多产广南诸州，或生江浙田野。子如干椹，叶似襄荷。茎钱大略高，根类姜成块。茂生根底相对，似卵大小不常。九月采收，依前炮制。色黑属在血分，气中之血。专驱破痃癖，止心疼，通月经，消瘀血。治霍乱积聚，理恶症邪伤。入气药仍发诸香，在女科真为要剂。丸求速效，摩酒单尝。

——明·陈嘉谟《本草蒙筌·卷之三·草部下·蓬莪茂》

［发明］……郁金入心，专治血分之病；姜黄入脾，兼治血中之气；茂入肝，治气中之血，稍为不同。按：王执中《资生经》云：执中久患心脾疼，服醒脾药反胀。用耆域所载蓬莪茂面裹炮熟研末，以水与酒醋煎服，立愈。盖此药能破气中之血也。

——明·李时珍《本草纲目·草部第十四卷·蓬莪茂》

［疏］蓬莪茂感夏末秋初之气，而得土金之味，故其味苦辛，其气温而无毒。阳中阴，降也。入足厥阴肝经气分，能破气中之血。入气药发诸香。主积聚诸气，为最要之药。与京三棱同用之，良。心腹痛者，非血气不得调和，即是邪客中焦所致。中恶痋忤鬼气，皆由气不调和，脏腑壅滞，阴阳乖隔，则疫疠、痋忤、鬼气得以凭之。术气香烈，能调气通窍，窍利则邪无所容而散矣。解毒之义，亦同乎是。其主霍乱，冷气、吐酸水，乃饮食不消，皆行气之功也，故多用酒磨。又疗妇人血气结积，丈夫奔豚，入肝破血行气故也，多用醋磨。郁金入心亦入肝，专主血分，亦散肝郁；茂与三棱专能行气破积；姜黄行气破血，入脾为多。

——明·缪希雍《神农本草经疏·卷九·草部中品之下·蓬莪茂》

善破气中之血。通月经，消瘀血，疗跌仆损伤，血滞作痛。在中焦攻饮食气滞不消，胃寒吐酸膨胀；在下焦攻奔豚痃癖，冷气积聚，气肿水肿。制宜或酒或醋炒用，或入灰火中煨熟捣切亦可。但其性刚气峻，非有坚顽之积不宜用。

——明·张介宾《景岳全书·卷之四十八·本草正（上）·芳草部·蓬术》

破气中之血（能通肝经聚血），消瘀通经，开胃化食，解毒止痛。治心腹诸痛，冷气吐酸，奔豚痃癖（酒醋磨服。痃，音贤，小腹积。痃癖多见于男子，癥瘕多见于妇人。莪术香烈，行气通窍，同三棱用，治积聚诸气良。按五积：心积曰伏梁，起脐上至心下；肝积曰肥气，在左胁；肺积曰息贲，在右胁；脾积曰痞气，在胃脘右侧；肾积曰奔豚，在小腹上至心下。治之不宜专用下药，恐损真气，宜于破血行气药中加补脾胃药。气旺方能磨积，正旺则邪自消也。《经》曰：大积大聚，其可犯也，衰其大半而止，过者死。东垣五积方，用三棱莪术，皆兼人参，赞助成功。按：治积诸药，神曲、麦芽化谷食，莱菔化面食，硇砂、阿魏、山楂化肉食，紫苏化鱼蟹毒，葛花、枳椇消酒积，麝香消酒积果积，芫花、牵牛、大戟行水饮，三棱、莪术、鳖甲消癥瘕，木香、槟榔行气滞，礞石、蛤粉功痰积，巴豆攻冷积，大黄芒硝攻热积，雄黄、腻粉攻涎积、虻虫、水蛭攻血积）。虽为泄剂，亦能益气。

——清·汪昂《本草备要·卷一·草部·莪术》

入肝经药，醋炒。入心脾药，面裹煨熟。入四物汤调经，羊血或鸡血拌炒。蓬莪诚为磨积之药，但虚人得之，积不去，而真已竭，更可虞也。须得参、术健运，补中寓泻，乃得力耳。

——清·张璐《本经逢原·卷二·芳草部·蓬莪茂》

病患积块，攻之始破其结，补之益助其邪。然攻之不得其方，致令元气日亏，积聚愈逞，医者每致束手。当此惟有外用散气消积膏药，内用补气滋阴等剂，庶几攻补并得其效。莪术非可轻进也。

——清·严洁，等《得配本草·卷之二·草部·蓬莪茂》

◈ 三　棱 ◈

【提要】　三棱，苦、辛，平，归肝、脾经。活血祛瘀，行气止痛。用于经闭腹痛，癥瘕积聚；食积脘腹胀痛。

三棱始载于《本草拾遗》。三棱活血祛瘀力强，善入血分而破除瘀血以通经脉。若癥瘕积聚坚满痞隔，食积腹胀，与活血行气之品同用，如配当归、术、槟榔、木香等。女子经血闭阻不行腹痛，与莪术、青皮等同用，破血行气以通冲任。三棱既入血分能破瘀，又入气分能行散气滞，善消食积止疼痛。常与莪术、青皮、陈皮等伍用，治因食积而致的气滞不行、脘腹胀满之证。若兼有脾虚证候者，又可配合健脾补气之品，如党参、白术等同用。

【药论】　味苦，平，无毒。主老癖癥瘕结块。俗传：昔人患癥癖死，遗言令开腹取之。得病块，坚硬如石，纹理有五色。人谓异物，窃取削成刀柄，后因以刀刈三棱，柄消成水，乃知此可疗癥癖也。黄色体重，状若鲫鱼而小者良。

［疏］　京三棱禀火土之气，故《本经》：味苦平。洁古：兼甘。亦应兼辛兼甘，故无毒。入足厥阴，亦入足太阴。从血药则治血，从气药则治气。老癖癥瘕积聚结块，未有不由血瘀、气结、食停所致。苦能泄而辛能散，甘能和而入脾，血属阴而有形，此所以能治一切凝结停滞有形之坚积也。又主产后恶血血结，通月水，堕胎，止痛利气者，亦散血行气之功用也。洁古用以治心膈痛，饮食不消。海藏用以通肝经积血，皆与作者之意合也。

……

［简误］　京三棱，洁古谓其辛苦甘，无毒。阴中之阳，能泻真气，真气虚者勿用。此见谛之言也。故凡用以消导，必资人参、芍药、地黄之力，而后可以无弊。观东垣五积方皆有人参，意可知已。何者？盖积聚癥癖，必由元气不足，不能运化流行致之。欲其消也，必借脾胃气旺，能渐渐消磨开散，以收平复之功。如只一味专用克削，则脾胃之气愈弱，后天之气益亏，将见故者不去，新者复至矣。戒之哉！

——明·缪希雍《神农本草经疏·卷九·京三棱》

13

化痰止咳平喘药

凡以化痰或祛痰、缓解或制止咳嗽气喘，治疗痰证、咳、喘证的药物，称化痰止咳平喘药。

本类药物大多具有化痰（或祛痰、消痰）、止咳、平喘功效，主入肺经，又因肺与大肠相表里，故部分药物兼能解表、消痈、利咽、利尿、润肠等。化痰止咳平喘药，主要用于外感或内伤所致的痰阻于肺，咳嗽气喘，和因痰所致的痰核、瘿瘤、瘰疬、癫痫、眩晕、流注等。部分化痰止咳平喘药，尚可治疗表证、咽喉不利、疮痈肿毒、肠燥便秘、水肿、小便不利等。

使用此类药时，根据兼有风寒、风热、燥邪的不同，配伍发散风寒、疏散风热或清肺润燥之药；根据主要症状不同，如痰阻于肺而咳嗽气喘者、肝风夹痰或痰蒙清窍致眩晕、惊风、癫痫者，瘰疬、瘿瘤者，阴疽流注、麻木肿痛者，分别配伍止咳平喘药，平肝息风，开窍醒神药，软坚散结药、温阳通滞药和散结祛寒药；又应根据体质不同，如肺肾阴虚予补益肺气或纳气平喘药伍之，阴虚者予滋阴润肺或滋阴降火伍之，脾虚湿盛者予健脾益气药伍之。温燥药性的化痰药，一般不宜于热痰、燥痰；寒凉药性的化痰药，则一般不宜于寒痰、湿痰；作用强烈的且具有刺激性的化痰药，不宜于咳嗽兼有咯血或痰中带血者，以免加重出血。有毒性的化痰药，需制用后内服，中病即止，生用一般只作外用。个别种子类药物富含油脂，脾虚便溏者慎用以避免滑肠。

根据化痰药的药性及功效主治差异，可分为温化寒痰药、清热化痰药及止咳平喘药三类。

13.1　温化寒痰药

本类药物药性多偏温燥，以燥湿化痰或温肺化痰为主要作用。主治寒痰、湿痰所致的咳喘痰多、眩晕、惊风癫痫、肢体麻木、阴疽流注等病证，一般症见口不渴，痰多易咳，苔白腻，脉滑等。部分温化寒痰药，还分别兼有降肺气、息肝风、消肿散结等功效，又可用治咳嗽、破伤风、疮痈肿毒等病证。

❖ 半　夏 ❖

【提要】　半夏，辛，温，有毒。归脾、胃、肺经。燥湿化痰，降逆止呕，消痞散结。用于湿痰寒痰，咳喘痰多，痰饮眩悸，风痰眩晕，痰厥头痛，呕吐反胃，胸脘痞闷，梅核气；外治痈肿痰核。

半夏始载于《神农本草经》。本品辛温且燥，是治寒痰、湿痰之要药。与陈皮、茯苓同用可治脾湿不化；半夏为降逆止呕之要药，常与生姜配伍治寒饮或胃寒呕吐；本品消痞散结之力亦强，可配伍薤白、瓜蒌治胸痹，配伍黄连等燥湿之品治湿热互结心下痞证，配伍厚朴治梅核气等。除内服外，外敷可治痈疽肿毒、毒蛇咬伤等。此外，历代本草还记载半夏可"止汗"（《神农本草经》），治"霍乱转筋"（《证类本草》）、"厥阴痰厥头痛"（《汤液本草》）、目不得瞑，白浊梦遗带下（《本草纲目》）等应用。内服一般炮制后使用，姜半夏长于降逆止呕，法半夏长于燥湿且温性较弱，半夏曲则有化痰消食之功，竹沥半夏清化热痰。外用磨汁涂或研末以酒调敷患处。不宜与川乌、制川乌、草乌、制草乌、附子同用；生品内服宜慎。

【药论】 味辛，平。主伤寒寒热，心下坚，下气，喉咽肿痛，头眩胸胀，咳逆肠鸣，止汗。一名地文，一名水玉（以上八字，原本黑字）。生川谷。

——《神农本草经·卷第四·下品药·半夏》

主消心腹胸中膈痰热满结，咳嗽上气，心下急痛坚痞，时气呕逆，消痈肿，堕胎，治痿黄，悦泽面目。生令人吐，熟令人下。五月、八月采根，暴干。（射干为之使，恶皂荚，畏雄黄、生姜、干姜、秦皮、龟甲，反乌头。）

——南朝梁·陶弘景《名医别录·下品·卷第三·半夏》

槐里属扶风，今第一出青戈，吴中亦有，以肉白者为佳，不厌陈久，用之皆汤洗十许过，令滑尽，不尔戟人咽喉。方中有半夏，必须生姜者，亦以制其毒故也。

［谨案］ 半夏所在皆有，生泽中者，名羊眼半夏，圆白为胜。然江南者，大乃径寸，南人特重之。顷来互相用，功状殊异，问南人说：苗，乃是由跋。陶注云：虎掌极似半夏，注由跋，乃说鸢尾，于此注中，似说由跋。三事混淆，陶竟不识。

——唐·苏敬，等《新修本草·草部下品之上卷第十·半夏》

臣禹锡等谨按：蜀本云：熟可以下痰。又《图经》云：苗一茎，茎端三叶，有二根相重，上小下大，五月采则虚小，八月采实大。采得当以灰裛二日，汤洗，暴干之。《药性论》云：半夏，使，忌羊血、海藻、饴糖，柴胡为之使。有大毒，汤淋十遍去涎方尽，其毒以生姜等分制而用之。能消痰涎，开胃健脾，止呕吐，去胸中痰满，下肺气，主咳结。新生者，摩涂痈肿不消，能除瘤瘿气。虚而有痰气，加而用之。《日华子》云：味辛。治吐食反胃，霍乱转筋，肠腹冷痰痃。《图经》曰：半夏，生槐里川谷，今在处有之，以齐州者为佳。二月生苗一茎，茎端出三叶，浅绿色，颇似竹叶而光，江南者似芍药叶。根下相重生，上大下小，皮黄肉白。五月、八月内采根，以灰二日，汤洗暴干。一云五月采者虚小，八月采者实大。然以圆白、陈久者为佳。其平泽生者甚小，名羊眼半夏。又由跋绝类半夏，而苗高近一二尺许，根如鸡卵大，多生林下。或云即虎掌之小者，足以相乱。半夏主胃冷呕哕，方药之最要。张仲景治反胃呕吐，大半夏汤：半夏三升，人参三两，白蜜一升，以水一斗二升和，扬之一百二十遍，煮取三升半，温服一升，日再。亦治膈间支饮。又主呕哕，谷不得下，眩悸。半夏加茯苓汤：半夏一升，生姜半斤，茯苓三两，切，以水七升，煎取一升半，分温服之。又主心下悸。半夏麻黄丸：二物等分，筛末蜜丸，大如小豆。每服三丸，日三。其余主寒厥赤丸，四逆呕吐。附子粳米汤及伤寒方：用半夏一升，洗去滑，焙干，捣末，小麦面一升，合和，以水搜令熟，丸如弹丸，以水煮令面熟则药成，初吞四五枚，日二，稍稍增至十五枚，旋煮旋服，觉病减，欲更重合亦佳。禁食饧与羊肉。《圣惠方》：治时气，呕逆不下食。又方：治蝎瘘五孔皆相通。《经验后方》：正胃。《斗门方》：治胸膈壅滞，去痰开胃。《简要济众》：治久积冷，不下食，呕吐不止，冷在胃中。《深师方》：治伤寒病不止。《子母秘录》治小儿腹胀。又方：治五绝。《产书》：治产后运绝。

——宋·唐慎微《证类本草·第十卷·半夏》

《象》云：治寒痰，及形寒饮冷伤肺而咳，大和胃气，除胃寒，进食。治太阴痰厥头痛，非此不能除。《药性论》云：半夏使，忌羊血、海藻、饴糖。柴胡为之使。俗用为肺药，非也。止吐为足阳明，除痰为足太阴。小柴胡中虽为止呕，亦助柴胡能止恶寒，是又为足少阳也。又助黄芩能去热，是又为足阳明也。往来寒热在表里之中，故用此有各半之意。本以治伤寒之寒热，所以名半夏。

——元·王好古《汤液本草·卷中·草部·半夏》

半夏，今人惟知去痰，不言益脾，盖能分水故也。脾恶湿，湿则濡而困，困则不能制水。《经》曰：湿胜则泻。一男子夜数如厕，或教以生姜一两碎之，半夏汤洗，与大枣各三十枚，水一升，瓷瓶中慢火烧为熟水，时时呷，数日便已。

——宋·寇宗奭《本草衍义·第十一卷·半夏》

久藏入药，同橘皮谓二陈；生嚼戟喉（生用则麻，戟人喉咙），宜沸汤制七次。仍加姜制，才可投瓶。若研末挼少枯矾（每泡过半夏四两，入枯矾一两，共研），拌姜汁捏作小饼。诸叶包裹，风际阴干，此又名半夏曲也。片则刀峻，曲则力柔。总主诸痰，验证佐助。火痰黑，老痰胶，加芩、连、瓜蒌、海粉；寒痰清，湿痰白，入姜、附、苍术、陈皮。风痰卒中昏迷，皂角、天南星和；痰核延生肿突，竹沥、白芥子挼。劫痰厥头疼，止痰饮胁痛。散逆气，除呕恶，开结气，发音声。脾泻兼驱，心汗且敛。盖脾恶湿，半夏专能燥湿胜水故尔。孕妇忌用，恐堕胎元。如不得已用之，复加姜汁炒过。消渴并诸血证尤禁莫加，因燥反助火邪，真阴愈被熬害，津枯血耗，危殆日侵，不得不预防也。生半夏消痈肿，成颗者摩水，敷蝎子螫人，涂上即愈。妇人产后晕绝，为丸塞两鼻中，能顷刻回苏。此扁鹊捷法。

——明·陈嘉谟《本草蒙筌·卷之三·草部下·半夏》

［释名］　……时珍曰：《礼记·月令》五月半夏生。盖当夏之半也，故名。守田会意，水玉因形。

［修治］　时珍曰：今治半夏，惟洗去皮垢，以汤泡浸七日，逐日换汤，晾干切片，姜汁拌焙入药。或研为末，以姜汁入汤浸澄三日，沥去涎水，晒干用，谓之半夏粉。或研末以姜汁和作饼子，日干用，谓之半夏饼。或研末以姜汁、白矾汤和作饼，楮叶包置篮中，待生黄衣，日干用，谓之半夏曲。白飞霞《医通》云：痰分之病，半夏为主，造而为曲尤佳。治湿痰以姜汁、白矾汤和之，治风痰以姜汁及皂荚煮汁和之，治火痰以姜汁、竹沥或荆沥和之，治寒痰，以姜汁、矾汤入白芥子末和之，此皆造曲妙法也。

［主治］　除腹胀，目不得瞑，白浊梦遗带下（时珍）

［发明］　……时珍曰：脾无留湿不生痰，故脾为生痰之源，肺为贮痰之器。半夏能主痰饮及腹胀者，为其体滑而味辛性温也。涩滑能润，辛温能散亦能润，故行湿而通大便，利窍而泄小便。所谓辛走气，能化液，辛以润之是矣。洁古张氏云：半夏、南星治其痰，而咳嗽自愈。丹溪朱氏云：二陈汤能使大便润而小便长。聊摄成氏云：半夏辛而散，行水气而润肾燥。又《和剂局方》，用半硫丸治老人虚秘，皆取其滑润也。世俗皆以南星、半夏为性燥，误矣。湿去则土燥，痰涎不生，非二物之性燥也。古方治咽痛喉痹，吐血下血，多用二物，非禁剂也。二物亦能散血，故破伤扑打皆主之。惟阴虚劳损，则非湿热之邪，而用利窍行湿之药，是乃重竭其津液，医之罪也，岂药之咎哉？《甲乙经》用治夜不眠，是果性燥者乎？岐伯云：卫气行于阳，阳气满，不得入于阴，阴气虚，故目不得瞑。治法：饮以半夏汤一剂，阴阳既通，其卧立至。方用流水千里者八升，扬之万遍，取清五升，煮之，炊以苇薪，大沸，入秫米一升，半夏五合，煮一升半，饮汁一杯，日三，以知为度。病新发者，覆杯则卧，汗出则已。久者，三饮而已。

——明·李时珍《本草纲目·草部第十七卷·半夏》

［疏］　半夏得土金之气，兼得乎天之燥气。故其味辛平苦温，火金相搏，则辛而有毒。洁古谓味辛苦，性温，气味俱薄，沉而降。好古谓其辛厚苦轻，阳中阴也。入足太阴、阳明、少阳，亦入手少阴经。

［简误］　半夏，虽能祛湿分水实脾，开寒湿痰，气郁结痰，而其所大忌者，乃在阴虚血少，津液不足诸病。故古人立三禁，谓血家、渴家、汗家也。故凡一切吐血、衄血、咯血、齿衄、舌上出血、金疮、产后失血过多、尿血、便血、肾水真阴不足发渴、中暑发渴、阳虚自汗、阴虚盗汗、内热烦躁出汗诸证，皆所当禁者也。然三禁之外，应忌者尚多，兹更详列于后：凡咳嗽由于阴虚火空上炎，上炎烁肺，喉痒因而发嗽，内热煎熬津液凝结为痰所致，而不由于寒湿，病本乎肺而不本乎脾。呕吐由于火冲胃热，而不由于寒湿痰壅。饮食不化由于脾阴不足，而不由于因湿。脾慢呕、哕、眩、悸、谷不得下，由于胃气虚弱，见食厌恶，而不由于寒湿邪所干。霍乱腹胀由于脾虚邪热客中焦，而不由于寒湿饮食停滞。咽痛由于阴虚，肾水不足则水涸而阳无所附，故火空上炎而发咽痛，而不由于伤寒少阴病邪热不解。气喘由于气虚，而不由于风寒气郁。头痛由于血虚，而不由于痰厥。小儿吐痰由于伤热，而不由于脾胃。不寐由于心络血少，而不由于病后胆虚。自汗由于表虚腠理不固，而不由于湿热内客自胜。如上诸证，法所同禁。其所最易误而难明者，世医类以其能去痰，凡见痰嗽莫不先投之，殊不知咳嗽吐痰，寒热骨蒸，类皆阴虚肺热，津液不足之候，误服此药，愈损津液，则肺家愈燥，阴气愈虚，脓痰愈结，必致声哑而死。若合参、术，祸不旋踵。盖以其本脾胃家药，而非肺肾药也。寒湿痰饮作嗽，属胃病者固宜，然亦百之一二。其阴虚火炽，煎熬真阴，津液化为结痰，以致喉痒发咳者，往往而是。故凡痰中带血，口渴咽干，阴虚咳嗽者大忌之。又有似中风痰壅失音，偏枯拘挛，及二便闭涩，血虚腹痛，于法并忌。犯之过多，则非药可救，吉凶贸理，悔不可追，责在司命，谨诸！戒诸！

——明·缪希雍《神农本草经疏·卷十·草部下品之上·半夏》

味大辛，微苦，气温，可升可降，阳中阴也。有毒。其质滑润，其性燥湿降痰，入脾胃胆经。生嚼戟喉，制用生姜。下肺气，开胃健脾，消痰饮痞满，止咳嗽上气，心痛胁痛，除呕吐反胃，霍乱转筋，头眩腹胀，不眠气结，痰核肿突，去痰厥头痛，散风闭喉喑，治脾湿泄泻，遗精带浊，消痈疽肿毒，杀蜈蚣蜂虿虫毒。性能堕胎，孕妇虽忌，然胃不和而呕吐不止，加姜汁微炒，但用无妨。若消渴烦热，及阴虚血证，最忌勿加。丹溪曰：二陈汤能使大便润而小便长。成聊摄云：半夏辛而散，行水而润肾燥。又《局方》用半硫丸治老人虚秘，皆取其滑润也。世俗皆以半夏、南星为性燥，误矣。湿去则土燥，痰涎不生，非二物之性燥也。古方治咽痛喉痹，吐血下血，多用二物，非禁剂也。二物亦能散血，故破伤打扑皆主之。

——明·张介宾《景岳全书·卷之四十一·本草正（上）·毒草部·半夏》

治咳逆头眩（火炎痰升则眩），痰厥头痛，眉棱骨痛（风热与痰），咽痛（成无己曰：半夏辛散，行水气而润肾燥。又《局方》半硫丸，治老人虚秘，皆取其润滑也。俗以半夏南星为性燥，误矣，湿去则土燥，痰涎不生，非二物之性燥也。古方用治咽痛、喉痹、吐血、下血，非禁剂也。二物亦能散血，故破伤扑打皆主之。惟阴虚劳损，则非湿热之邪，而用利窍行湿之药，是重竭其津液，医之罪也，岂药之咎哉！《甲乙经》用治不眠，是果性燥者乎？王好古曰：按：有声无痰曰咳，盖伤于肺气；有痰无声曰嗽，盖动于脾湿也；有声有痰曰咳嗽，或因火、因风、因寒、因湿、因虚劳、因食积，宜分证论治。大法治嗽，当以治痰为先，而治痰又以顺气为主。宜以半夏、南星燥其湿，枳壳、橘红利其气，肺虚加温敛之味，肺热加凉泻之剂。

——清·汪昂《本草备要·卷一·草部·半夏》

辛温，有毒。汤浸，同皂荚、白矾煮熟，姜汁拌、焙干用；或皂荚、白矾、姜汁、竹沥四制尤妙。咽痛醋炒用。小儿惊痰发搐及胆虚不得眠，猪胆汁炒。入脾胃丸剂，为细末姜汁拌和作面，候陈炒用。反乌附者，以辛燥鼓激悍烈之性也；忌羊血、海藻、饴糖者，以甘腻凝滞开发之力也。按：《灵枢》云：阳气满则阳跷盛，不得入于阴，阴虚则目不瞑，饮以半夏汤一剂，通其阴阳，其卧立至。半夏得瓜蒌实、黄连，名小陷胸汤，治伤寒小结胸；得鸡子清、苦酒，名苦酒汤，治少阴咽痛生疮，语声不出；得生姜，名小半夏汤，治支饮作呕；得人参、白蜜，名大半夏汤，治呕吐反胃；得麻黄，蜜丸名半夏麻黄丸，治心下悸怵。得茯苓、甘草，以醋煮半夏共为末，姜汁面糊丸，名消暑丸，治伏暑引饮，脾胃不和，此皆得半夏之妙用。惟阴虚羸瘦，骨蒸汗泄，火郁头痛，热伤咳嗽，及消渴肺痿，咳逆失血，肢体羸瘦禁用，以非湿热之邪，而用利窍行湿之药，重竭其津，医之罪也，岂药之咎哉！

——清·张璐《本经逢原·卷二·毒草部·半夏》

味辛、平。主伤寒寒热（寒热之在肺胃间者），心下坚。下气（辛能开肺降逆），咽喉肿痛，头眩（开降上焦之火）胸胀，咳逆，肠鸣（气降则通和，故能愈诸疾），止汗（涩敛肺气）。

半夏色白而味辛，故能为肺经燥湿之药。肺属金，喜敛而不喜散，盖敛则肺叶垂而气顺，散则肺叶张而气逆。半夏之辛，与姜桂之辛迥别，入喉则闭不能言，涂金疮则血不复出，辛中带涩，故能疏而又能敛也。又辛之敛，与酸之敛不同，酸则一主于敛，辛则敛之中有发散之意，尤与肺投合也。

——清·徐灵胎《神农本草经百种录·下品·半夏》

辛温性燥，入脾胃而化痰止呕，燥湿醒脾。生姜汁制透用。半夏曲：以半夏末入面作曲，盒生黄衣，性稍和缓，能治血虚伏湿之痰。霞天曲：以霞天膏渣入半夏末和造毚成，能治中虚沉痼之痰。霞天膏：以嫩黄牛肉煮取净汁煎炼成膏，大补中虚羸弱。按：南星、半夏均是燥药，但南星治风痰，半夏治湿痰，为不同。

——原题清·徐灵胎《药性切用·卷之二上·草部·半夏》

风痰，姜汁、皂荚汁拌和造。火痰姜汁、竹沥拌和造。寒痰，姜汁、白芥子末拌和造。肺病咳嗽，痨瘵吐痰，阴虚血少，痰因火动，孕妇、配生姜则无害。汗家、渴家、血家，并禁用。

——清·严洁，等《得配本草·卷之三·草部·半夏》

今人以半夏功专祛痰，概用白矾煮之，服者往往致吐，且致酸心少食，制法相沿之陋也。古人只用汤洗七次，去涎，今人畏其麻口，不敢从之。此药是太阴、阳明、少阳之大药，祛痰却非专长，故仲景诸方加减，俱云呕者加半夏，痰多者加茯苓，未闻以痰多加半夏也。张寿颐：半夏味辛，辛能泄散，而多涎甚滑，则又速降。《本经》以主伤寒寒热，是取其辛散之义。又治心下坚满而下气者，亦辛以开泄其坚满，而滑能降达逆气也。咽喉肿痛，头眩咳逆，皆气逆上冲，多升少降使然，滑而善降，是以主之。胸胀即心下之坚满，肠鸣乃腹里之窒塞，固无一非泄降开通之效用。止汗者，汗出多属气火上逆为病，此能抑而平之，所以可止。固非肌腠空疏，卫气不固之虚汗可知。后人止知半夏为消痰主将，而《本经》乃无一字及于痰饮，然后知此物之长，全在于开、宣、滑、降四字，初非以治痰专长，其所以能荡涤痰浊者，盖即其开泄滑下之作用。《本经》主治，皆就其力量之所以然者而诠次之。至《别录》主治，大率皆与《本经》同义，惟多痈肿萎黄两症。盖痈肿仍是脉络之结滞，萎黄又多湿热之不通，此能主之，亦犹是开泄之力。悦泽面目，则外敷之面脂药也。俗本医书，皆谓半夏专治湿痰，贝母专治燥痰，此其说实自汪切庵开之。究之古用半夏治痰，惟取其涎多而滑降，且兼取其味辛而开泄，本未有燥湿之意。惟其涎荎甚，激刺之力甚猛，故为有毒之品，多服者必有喉痛之患。而生药，且制法日以益密，而于此物之制造，则尤百出而不穷。于是浸之又浸，捣之又捣，药物本真，久已消灭。甚至重用白矾，罨之悠久，而辛开滑降之实，竟无丝毫留存，乃一变而为大燥之渣滓。则古人所称种种功用，皆不可恃，此所谓矫枉而过其正。或者又疑古书之不可信，不亦冤耶。古书每谓半夏善治风痰，说者辄以辛能散风作解，遂谓治大人中风，小儿惊痫，皆其法风搜风之功。其实半夏泄降，惟积痰生热，积热气升，而内风自动者，此能降气开痰，则风阳自息，决非可以发散外感之风。

——清·陈修园《神农本草经读·卷之四·下品·半夏》

能治胃气厥逆，吐血、衄血（《内经》谓阳明厥逆衄呕血，阳明厥逆，即胃气厥逆也）。惟药房因其有毒，皆用白矾水煮之，相制太过，毫无辛味，转多矾味，令人呕吐，即药房所鬻之清半夏中亦有矾，以之利湿痰犹可，若以止呕吐及吐血、衄血，殊为非宜。愚治此等证，必用微温之水淘洗数次，然后用之。然屡次淘之则力减，故须将分量加重也。愚因药房半夏制皆失宜，每于仲春、季秋之时，用生半夏数斤，浸以热汤日换一次；至旬日，将半夏剖为两瓣，再入锅中，多添凉水煮一沸，速连汤取出，盛盆中，候水凉，净晒干备用。每用一两，煎汤两茶盅，调入净蜂蜜二两，徐徐咽之。无论呕吐如何之剧，未有不止者。盖古人用半夏，原汤泡七次即用，初未有用白矾制之者也。

——民国·张锡纯《医学衷中参西录·二、药物·半夏解》

❦ 芥　子 ❧

【提要】　芥子，辛，温，归肺经。温肺豁痰利气，散结通络止痛。用于寒痰咳嗽，胸胁胀痛，痰滞经络，关节麻木、疼痛，痰湿流注，阴疽肿毒。

芥子始载于《名医别录》。本品辛温走散，温肺化痰且利气止痛，尤善祛"皮里膜外之痰"，配伍苏子、莱菔子即为三子养亲汤，专治寒痰壅滞，喘咳胸闷等，与甘遂、大戟相伍可治悬饮咳喘；芥子可通络，能散经络之痰，常与没药、马钱子等活血通络药相伍治痰湿阻络，肢体麻木；夏令时节本品同细辛、麝香、甘遂等，以末外敷穴位可治冷哮日久。除此之外，历代本草还记载本品有治"射工毒""面目黄赤"（《证类本草》）及"解肌发汗"（《景岳全书》）等其他应用。因其辛温走散，易耗气伤阴，不宜过服，久咳肺虚及阴虚火旺者忌用。

【药论】　白芥子，粗大白色，如白粱米，甚辛美，从戎中来。《别录》云：子主射工及注气发无恒处，丸服之，或捣为末，醋和涂之，随手验也。

——唐·苏敬，等《新修本草·菜部卷第十八·菜上·芥》

味辛，温，无毒。主冷气。色白，甚辛美，从西戎来。子，主射工及疰气，上气发汗，胸膈痰冷，面黄。生河东。（今附）臣禹锡等谨按陈藏器云：白芥，生太原。如芥而叶白，为茹食之，甚美。《日华子》云：白芥，能安五脏，功用与芥颇同。子，烧及服，可辟邪魅。陈藏器云：主冷气。子，主上气，发汗，胸膈痰冷，面目黄赤。亦入镇宅用之。《外台秘要》：治气。小芥子一升，捣碎以绢袋盛。好酒二升浸七日。空心温服三合，日二服。《千金方》：治反胃，吐食上气。小芥子晒干为末，酒服方寸匕。又方：三种射工即水弩子。以芥子杵令熟，苦酒和，厚敷上。半日痛即便止。又方：治游肿诸痈。以芥子末、猪胆，和如泥敷上，日三易之《肘后方》：治中风，卒不得语。以苦酒煮芥子，敷颈一周，以帛包之，一日一夕乃瘥。

——宋·唐慎微《证类本草·第二十七卷·芥》

似芜菁，叶上纹皱起，色尤深绿为异。子与苗皆辛，子尤甚。多食动风。一品紫芥与此无异，紫色可爱，人多食之，然亦动风。又，白芥子比诸芥稍大，其色白，入药用。

——宋·寇宗奭《本草衍义·第十九卷·芥》

味辛，气温。无毒。原种来从西戎，白脆作茹甚美。冷气堪却，五脏能安。子生比他芥略粗，色白与粱米相类。善却疰气，最辟鬼邪。研醋敷射工，煎液消痰癖。久疟蒸成癖块，须此敷除。皮里膜外痰涎，必用引达。故三子养亲汤方中，加萝卜子消食，苏子定喘，此却消痰。是皆切中老人病也。

——明·陈嘉谟《本草蒙筌·卷之六·菜部·白芥》

［气味］　辛，温，无毒。

［主治］　发汗，主胸膈痰冷，上气，面目黄赤。又醋研，敷射工毒（《别录》）。御恶

气遁尸飞尸，及暴风毒肿流四肢疼痛（弘景）。烧烟及服，辟邪魅。（《日华》）。藏器曰：入镇宅方用。咳嗽，胸胁支满，上气多唾者，每用温酒吞下七粒（思邈）。利气豁痰，除寒暖中，散肿止痛，治喘嗽反胃，痹木脚气，筋骨腰节诸痛（时珍）。

［发明］ 震亨曰：痰在胁下及皮里膜外，非白芥子莫能达。古方控涎丹用白芥子，正此义也。时珍曰：白芥子辛能入肺，温能发散，故有利气豁痰、温中开胃、散痛消肿辟恶之功。

按韩懋《医通》云：凡老人苦于痰气喘嗽，胸满懒食，不可妄投燥利之药，反耗真气。因人求治其亲，静中处三子养亲汤治之，随试随效。盖白芥子白色主痰，下气宽中。紫苏子紫色主气，定喘止嗽。萝卜子白种者主食，开痞降气。各微炒研破，看所主为君。每剂不过三四钱，用生绢袋盛入，煮汤饮之。勿煎太过，则味苦辣。若大便素实者，入蜜一匙。冬月加姜一片尤良。南陵未斋子有辞赞之。

——明·李时珍《本草纲目·菜部第二十六卷·白芥》

味辛，温，无毒。主冷气，色白。甚辛美。

［疏］ 芥禀火金之气以生，而白芥则又得金气之胜，故味辛气温无毒。辛温入肺而发散，故有温中除冷，发汗辟邪，豁痰利气之功。

［简误］ 白芥子，味极辛，气温，能搜剔内外痰结，及胸膈寒痰，冷涎壅塞者殊效。然而肺经有热，与夫阴火虚炎，咳嗽生痰者，法在所忌。其茎叶煮食，动风动气，有疮疡痔疾便血者，咸忌之。

——明·缪希雍《神农本草经疏·卷二十七·菜部上品·白芥》

味大辛，气温。善开滞消痰，疗咳嗽喘急，反胃呕吐，风毒流注，四肢疼痛，尤能祛辟冷气，解肌发汗，消痰癖疟痞，除胀满极速。因其味厚气轻，故开导虽速而不甚耗气。既能除胁肋皮膜之痰，则他近处者不言可知。善调五脏，亦熨散恶气。若肿毒乳癖痰核初起，研末用醋或水调敷甚效。

——明·张介宾《景岳全书·卷之四十八·本草正（下）·菜部·白芥子》

［发明］ 痰在胁下及皮里膜外，非此不能达，控涎丹用白芥子，正此义也。辛能入肺，温能散表，故有利气豁痰、散痛消肿、辟恶之功。昔有胁痛，诸治不效，因食芥蓝而愈者，偶中散结开痰之效。其治射工疰气、上气发汗者，亦取辛散祛毒力耳。此虽日常用品，然多食则昏目动火，泄气伤精。肺经有热、虚火亢者切忌。陈年咸芥卤治肺痈，吐尽臭痰秽毒即愈，然惟初起未溃宜之。

——清·张璐《本经逢原·卷三·菜部·白芥子》

芥子气温，禀天春升之木气，入足厥阴肝经；味辛无毒. 得地西方之金味，入手太阴肺经。气味俱升，阳也。味辛入肺，肺合皮毛，辛温发散，所以发汗。胸者肺之分也，膈者肝之分也，白芥子辛温疏散，所以入肝肺之分，而消痰冷也。肺主气，气温则下行，所以主上气也。面目黄赤，肝乘脾也，气温达肝，肝不乘脾，黄赤自退也。醋研主射工毒，亦辛温条达之功效也。

——清·姚球《本草经解要·卷四·谷菜部·白芥子》

宣，利气豁痰，辛温入肺。通行经络，发汗散寒，温中开胃，利气豁痰，消肿止痛（痰行则肿消，气行则痛止。为末，醋调敷，消痈肿）。治咳嗽反胃，痹木脚气，筋骨诸痛（痰气阻滞）。阴虚火亢，气虚久嗽者，勿服。北产者良。煎汤不可太熟，熟则力减。茎叶，动风动气，有疮疡痔疾便血者，俱忌。芥菜子，豁痰利气，主治略同。芥菜，辛热而散，能通肺开胃，利气豁痰。久食则积温成热，辛散太甚，耗人真元，昏目发疮。

——清·吴仪洛《本草从新·卷四中·菜部·荤辛类·白芥子》

辛，温。入手太阴经气分。通经络，散水饮，除疟癖，治喘嗽。痰在胁下皮里膜外，非此不达。炒研蒸饼丸，治腹中冷气。生研，水调贴足心，引毒归下，令痘疹不入目。肺气虚、胃中热者禁用。

——清·严洁，等《得配本草·卷之五·菜部·白芥子》

（除胁下皮里膜外风痰。）白芥子（专入肺）气味辛温，书载能治胁下及皮里膜外之痰，非此不达，古方控涎丹用之，正是此义。盖辛能入肺，温能散表，痰在胁下皮里膜外，得此辛温以为搜剔，则内外宣通，而无阻隔窠囊留滞之患矣，是以咳嗽反胃痹木，脚气，筋骨痛毒肿痛，因于痰气阻塞，法当用温用散者，无不藉此以为宣通。然此大辛大热，中病即已。久服耗损正气，令人眩晕损目，若肺热阴虚火盛者忌之。芥菜豁痰利气，主治略同，但较北芥子力微有别。

——清·黄宫绣《本草求真·卷四：散剂·温散·白芥子》

13.2　清热化痰药

本类药物药性多偏寒凉，以清热化痰或润燥化痰为主要作用。主治热痰、燥痰阻肺，或痰气、痰火互结的瘰疬、瘿瘤、癫痫、惊厥，症见苔黄腻，脉滑数或弦滑。部分清热化痰药分别兼有散结消肿、清心定惊等功效，又可用治疮痈肿痛、惊风神昏等。

❦ 贝　母 ❦

【提要】　贝母有川贝、浙贝之分。川贝，味甘，性微寒；浙贝，味苦，性寒。均入肺经、心经，皆能清热化痰、止咳、散结。川贝甘润，长于润肺止咳；浙贝苦泄，长于清降、开郁散结。贝母始载于《神农本草经》，《本草纲目》以前历代本草，皆统称"贝母"。至明《本草汇言》始有本品以"川者为妙"之说，明《轩岐救正论》才正式有浙贝母之名。川贝母与浙贝母功效基本相同，但川贝母以甘味为主，性偏于润，肺热燥咳，虚劳咳嗽用之为宜，常配伍麦冬、沙参、百合等养阴润肺药，及知母等清肺润燥止咳药。浙贝母以苦味为主，性偏于泄，风热犯肺或痰热郁肺之咳嗽用之为宜，"较之川贝母，清降之功，不啻数倍"（《景岳全书》）。至于清热散结之功，二者共有，但以浙贝母为胜，常配伍牡蛎、玄参治痰火互结型瘰疬，配伍蒲公英治热毒壅结之乳痈，配伍鱼腥草、桔梗治肺痈等。浙贝尤善治痰热咳嗽，常配伍瓜蒌、黄芩、知母等。若配伍桑叶、菊花等疏散风热药，则可治风热外感之咳嗽有痰。此外，历代本草还记载，川贝母治胞衣不下，末和砂糖含以止嗽，烧灰油调敷治人畜恶疮（《证类本草》）；浙贝"治黄疸、治疮疡、清喉咽，治吐衄、疗痰嗽、通二便"，皆归于清、热、泄、降四字（《本草正义》）。

贝母乃苦泄之品，脾胃虚寒及寒痰者慎服。反乌头。

【药论】　味辛，平。主治伤寒烦热，淋沥邪气，疝瘕，喉痹，乳难，金创，风痉。

——《神农本草经·卷第三·中品药·贝母》

治腹中结实，心下满，洗洗恶风寒，目眩项直，咳嗽上气，止烦热渴，出汗，安五脏，利骨髓。（厚朴、白薇为之使，恶桃花，畏秦椒、礜石、莽草，反乌头。）今出近道，形似聚贝子，故名贝母。断谷服之不饥。

——南朝梁·陶弘景《本草经集注·卷第四·草木中品·贝母》

［谨案］　此叶似大蒜，四月蒜熟时采，良。若十月，苗枯根亦不佳也。出润州、荆州、襄州者，最佳，江南诸州亦有。味甘、苦，不辛。

——唐·苏敬，等《新修本草·草部中品之上卷第八·贝母》

《药性论》云：贝母，臣，微寒。治虚热，主难产。作末服之。兼治胞衣不出，取七枚，末，酒下。末，点眼去肤翳。主胸胁逆气，疗时疾、黄疸。与连翘同主项下瘤瘿疾。《日华子》云：消痰，润心肺。末和沙糖为丸，含止嗽。烧灰油调傅人畜恶疮。《图经》曰贝母生晋地。今河中、江陵府、郢、寿、随、郑、蔡、润、滁州皆有之。根有瓣子，黄白色，如聚贝子，故名贝母。二月生苗，茎细青色，叶亦青，似荞麦，叶随苗出。七月开花碧绿色，形如鼓子花。八月采根，晒干。又云：四月蒜熟时采之良。陆机《疏》云：贝母也。其叶如瓜蒌而细小。其子在根下，如芋子，正白，四方连累相著有分解。今近道出者正类此。唐人记其事云：江左尝有商人，左膊上有疮，如人面，亦无它苦。商人戏滴酒口中，其面亦赤色。以物食之，亦能食，食多则觉膊内肉胀起。或不食之，则一臂痹。有善医者，教其历试诸药，金石草木之类，悉试之无苦，至贝母，其疮乃聚眉闭口，商人喜曰：此药可治也。因以小苇筒毁其口灌之，数日成痂，遂愈。然不知何疾也。谨按：《本经》主金疮，此岂金疮之类欤！《雷公》云凡使，先于柳木灰中炮令黄，擘破。去内口鼻上有米许大者心一小颗，后拌糯米于鏊上同炒，待米黄熟，然后去米，取出。其中有独颗团，不作两片无皱者，号曰丹龙精。不入用。若误服，令人筋脉永不收。用黄精、小蓝汁合服，立愈。别说云：谨按贝母能散心胸郁结之气，殊有功。则《诗》所谓言"采其虻者"是也。盖作诗者，本以不得志而言之，今用以治心中气不快，多愁郁者，殊有功信矣！

——宋·唐慎微《证类本草·第八卷·贝母》

仲景：寒实结胸，外无热证者，三物小陷胸汤主之，白散亦可。以其内有贝母也。别说贝母能散胸中郁结之气，殊有功。海藏祖方，下乳三母散：牡蛎、知母、贝母三物为细末，猪蹄汤调下。

——元·王好古《汤液本草·卷之四·草部·贝母》

味辛、苦，气平、微寒，无毒。荆襄多生，苗茎青色。叶如大麦叶，花类豉子花。近冬采根，曝干听用。有瓣如聚贝子，故人以贝母名。黄白轻松者为良，油黑重硬者勿用。去心咀片，入肺行经。消膈上稠痰，久咳嗽者立效；散心中逆气，多愁郁者殊功。仲景治寒实结胸，制小陷胸汤，以瓜蒌子、黄连辅斯作主。（因味辛散苦泻，故能下气，今方改用半夏误也。）海藏疗产后无乳，立三母散，用牡蛎知母尊此为君（煮猪蹄汤调服）。足生人面恶疮，烧灰油敷收口。产难胞衣不出，研末酒服离怀。时疾黄疸能驱，赤眼肤翳堪点。除疝瘕喉痹，止消渴热烦。又丹龙睛系独颗瓣无分拆，倘误煎服，令遍身筋不收持。蓝汁黄精，合饮即解。

〔谟按〕　世俗多以半夏有毒，弃而不用，每取贝母代之。殊不知贝母乃太阴肺经之药，半夏乃太阴脾、阳明胃经之药，何得而相代耶？且夫咳嗽吐痰、虚劳吐血咯血、痰中见血、咽痛喉闭、肺痈肺痿、妇人乳难痈疽及诸郁证，此皆贝母为向导也，半夏乃为禁用。若涎者，脾之液也。美味膏粱炙煿大料，皆生脾胃湿热。故涎化稠黏为痰，久则生火，痰火上攻，故令昏愦不省人事，口噤偏废，僵仆蹇涩不语，生死旦夕。自非半夏、南星曷可治乎？若以贝母代之，则束手待毙矣。

——明·陈嘉谟《本草蒙筌·卷之二·草部中·贝母》

〔发明〕　承曰：贝母能散心胸郁结之气。故诗云：言采其蝱，是也。作诗者，本以不得志而言。今用治心中气不快、多愁郁者，殊有功，信矣。好古曰：贝母乃肺经气分药也。仲景治寒实结胸外无热证者，三物小陷胸汤主之，白散亦可，以其内有贝母也。成无己云：辛散而苦泄，桔梗、贝母之苦辛，用以下气。机曰：俗以半夏有毒，用贝母代之。夫贝母乃太阴肺经之药，半夏乃太阴脾经、阳明胃经之药，何可以代？若虚劳咳嗽、吐血咯血、肺痿肺痈、妇人乳痈痈疽及诸郁之证，半夏乃禁忌，皆贝母为向导，犹可代也；至于脾胃湿热，涎化为痰，久则生火，痰火上攻，昏愦僵仆蹇涩诸证，生死旦夕，亦岂贝母可代乎？颂曰：贝母治恶疮。

——明·李时珍《本草纲目·草部·第十三卷·贝母》

半夏、贝母，俱治痰嗽，但半夏兼治脾肺，贝母独善清金；半夏用其辛，贝母用其苦；半夏用其温，贝母用其凉；半夏性速，贝母性缓；半夏散寒，贝母清热；性味阴阳，大有不同，俗有代用者，其谬孰甚！

——明·张介宾《景岳全书·卷之四十八·本草正（下）·山草部》

大治肺痈肺萎、咳喘、吐血衄血。最降痰气，善开郁结，止疼痛，消胀满，清肝火，明耳目，除时气烦热，黄疸淋闭，便血溺血，解热毒，杀诸虫及疗喉痹瘰疬，乳痈发背，一切痈疡肿毒，湿热恶疮，痔漏金疮出血，火疮疼痛，较之川贝母，清降之功不啻数倍。

——明·张介宾《景岳全书·卷之四十八·本草正（上）·山草部·土贝母》

贝母开郁下气化痰之药也。润肺消痰，止咳定喘，则虚劳火结之证，贝母专司首剂，故配知母，可以清气滋阴；配芩、连，可以清痰降火；配参、芪可以行补不聚；配归、芍，可以调气和营；又配连翘，可以解郁毒，治项下瘰核；配二陈，代半夏用，可以清肺消痰，和中降火者也。以上修用，必以川者为妙。若解痈毒，破癥结，消实痰，敷恶疮，又以土者为佳。然川者味淡性优，土者味苦性劣，二者以分别用。

——明·倪朱谟《本草汇言·卷之一·草部·山草类·贝母》

微寒。泻心火，辛散肺郁（入肺经气分，心火降则肺气宁。《诗》曰：言采其虻。虻，即贝母也，取其解郁）。润心肺，化燥痰。治虚劳烦热，咳嗽上气，吐血咯血，肺痿肺痈，喉痹（君相之火），目眩（火热上攻），淋沥（小肠邪热，心与小肠相为表里，肺为气化之源。）瘰瘤（化痰），乳闭，产难。功专散结除热，敷恶疮（唐时有人膊上生疮如人面，能饮酒食物，亦无他苦。遍投诸药，悉受之，至贝母。疮乃颦眉，灌之数日，成痂而愈。）敛疮口（火降邪散，疮口自敛，非贝母性敛也。俗以半夏燥毒，代以贝母。不知贝母寒润，主肺家燥痰；半夏温燥，主脾家湿痰。脱或误用，贻误匪浅。故凡风寒湿食诸痰，贝母非所宜也，宜用半夏、南星）。川产、开瓣者良，独颗无瓣者不堪用。去心，糯米拌炒黄，捣用。厚朴、白微为使。畏秦艽。反乌头。

——清·汪昂《本草备要·卷一·草部·贝母》

甘苦平微寒，无毒。反乌头。川者味甘最佳，西者味薄次之，象山者微苦又次之，一种大而苦者，仅能解毒，并去心用。凡肺经药皆当去心，不独贝母也。其独颗无瓣者名丹龙睛，误服令人筋不收持。

——清·张璐《本经逢原·卷一·山草部·贝母》

川贝母，味甘微寒，凉心散郁，清肺而化热痰。象贝：形坚味苦，泻热功胜，不能解郁也。土贝：形大味苦，泻热解毒，外科专药。俱去心用之。

——原题清·徐灵胎《药性切用·卷之一上·草部·川贝母》

（宣。散结清火，润肺，化燥痰。）甘微寒，泻心火，辛散肺郁（入肺经气分，心火降则肺气宁。《诗》曰：言采其虻。虻，即贝母也，取其解郁），润心肺，化燥痰，治虚劳烦热，咳嗽上气，吐血咯血，肺痿肺痈，喉痹目眩（火热上攻），淋沥（小肠邪热，心与小肠相为表里，肺为气化之源），瘰瘤（化痰），乳闭，产难。功专散结除热，敷恶疮，敛疮口（火降邪散，疮口自敛，非贝母性敛也）。能入肺治燥。非脾家所喜（汪机曰：俗以半夏燥毒，代以贝母，不知贝母寒润，主肺家燥痰，半夏温燥，主脾家湿痰，何可代也？故凡风寒湿热诸痰，贝母非所宜也，宜用半夏、南星）。川产最佳，圆正底平，开瓣味甘。象山贝母，体坚味苦，去时感风痰。土贝母，形大味苦，治外科证痰毒。俱去心捣用，厚朴、白薇为使。畏秦艽。反乌头。

——清·吴仪洛《本草从新·卷一·草部·山草类·贝母》

辛、苦、微寒。入手太阴经气分。开心胸郁结之气，降肺火咳逆之痰。治淋疝乳难，消喉痹瘰疬，解小肠邪热，疗肺痿咯血。得厚朴，化痰降气。配白芷，消便痈肿痛。配苦参、当归，治妊娠尿难。配连翘，治瘿瘤。配瓜蒌，开结痰（导热下行，痰气自利）；配桔梗，下气止嗽。

川中平藩者味甘最佳，象山者味苦。去时感火痰，去心糯米拌炒，米熟为度，去米用。胃寒者姜汁炒。贝母中有独颗不作两片无皱者，号曰丹龙精，不入药，误服令人筋脉不收。惟以黄精、小蓝汁服之立解。寒痰停饮，恶心冷泻，二者禁用。川贝降肺经之火痰，杏仁行肺经之寒痰，白附去肺经之风痰，蒌仁涤肺经之结痰。肺经之虚痰，非阿胶不下。肺经之毒痰，非硝石不除。若湿痰发于脾经，半夏驱之使不滞。痰气伏于脾经，旋复推之使不停。血痰结于脾经，冬花开之使不积。又有湿热在脾胃而成痰者，槐角理之，痰自清豁而弗生。实痰留于胃腑而致胀者，玄明荡之，痰自消归于乌有。如因痰而胃痛，蠃壳止之。宿痰而成囊，苍术除之。豁痰迷于心窍，远志为功。破心经之痰郁，赖有蕤仁。礞石滚痰之滞，肺经独爽。铁花开痰之结，肝脏自泰。肾经得青盐，痰火顿息。肾中入蛤粉，痰热皆除。至于肾经之虚痰，牡蛎逆之而见功。肾水泛为痰，熟地补之而奏续。膈上之痰，兼火者青黛疗之，兼燥者花粉降之。惟大黄能下顽痰于肠胃，枳实能散积痰之稠黏。更有相火逆结之痰，解之者在僵蚕。胁下寒结之痰，豁之者需白芥。经络中之风痰，南星可祛。郁则荆沥导之，结则牵牛散之，热则竹沥行之。惊风而生痰饮，非攻之不退，全蝎之力也。风热多致痰壅，非吐之不平，白矾之力也。常山逐痰积，狼毒开恶痰，槟榔坠痰癖，慈菇吐痰痫，川蓼子决风痰之上壅，马兜铃下梅核之痰丸。诸药各有专治，诸痰别有分消。不知痰所从来，不审药所职司，动以川、半为治痰之品，一概混施，未有能济者也。

——清·严洁，等《得配本草·卷之二·草部·川贝母》

（清肺心痰热。）贝母（专入肺，兼入心）辛苦微寒，世多用为治痰之药，殊不知痰有因燥因湿之不同（痰有风痰、寒痰、湿痰、火痰、燥痰、虚痰、热痰之别，须在临证细分）。如果肺因火刑，水饮不化，郁而为痰，此痰因于燥者也；脾胃虚寒，水饮停积，窒而不通，此痰因于湿者也。因以燥者，非用苦以泻火，辛以散郁，寒以折热莫治；因以湿者，非用辛以散寒，温以燥湿莫投。贝母味苦而辛，其性微寒，止于心肺燥郁，痰食壅盛，及虚劳烦热，肺痿肺痈，喉痹、咯血吐血（火刑于肺）。目眩淋沥（火移小肠）。瘿瘤乳闭，难产，恶疮不敛等证服之，卒能有效。（承曰：贝母能散心胸郁之气，故诗云言采其蝱是也，作诗者本以不得志而言，今用治心中不快，多愁郁者殊有功）。若使因于脾虚而见咳嗽不宁，混以贝母妄代，其失远矣。盖一宜半夏，一宜贝母，况半夏兼治脾肺，贝母独清肺金；半夏用其辛，贝母用其苦，半夏用其温，贝母用其凉；半夏性速，贝母性缓；半夏散寒，贝母清热，气味阴阳，大有不同（汪昂云：故凡风寒湿食诸痰，贝母非所宜也）。彼此误投，为害不浅。大者为土贝母，大苦大寒，（如浙江贝母之类）。清解之功居多。小者川贝母，味甘微寒，滋润胜于清解，不可不辨。川产开瓣者良。独瓣不堪入药。去心，米拌炒用。厚朴、白薇为使，畏秦艽，反乌头。

——清·黄宫绣《本草求真·卷五·泻剂·降痰·贝母》

陈修园曰：贝母气平味辛，气味俱属于金，为手太阴、手阳明药也。其主伤寒烦热者，取西方之金气以除酷暑。《伤寒论》以白虎汤命名，亦此义也。其主淋沥邪气者，肺之治节行于膀胱，则邪热之气除，而淋沥愈矣。疝瘕为肝木受病，此则金平木也。喉痹为肺窍内闭，此能宣通肺气也。乳少为阳明之汁不通，金疮为阳明之经脉受伤，风痉为阳明之宗筋不利，贝母清润而除热，所以统治之。今人以主治痰嗽，大失经旨。且李士材谓：贝母主燥痰，半夏主湿痰，二物如冰炭之反，皆臆说也。

——清·陈修园《神农本草经读·卷之三·中品·贝母》

象贝母，苦寒泄降，而能散结。《本经》主伤寒烦热、淋沥邪气；《别录》止烦热、渴、出汗，皆泄降除热也。疝瘕以热结而言，泄热散结，故能治之。喉痹，热之结于上者也。乳难之乳，即孳乳之乳，指产难也。贝母滑降，且能散结，故催生而治产难。甄权《药性论》谓：贝母作末酒服，治产难及胞衣不出。近人保生无忧散一方，为催生保产灵药，内有贝母。程钟龄释之谓：贝母滑润。义皆本此。而注《本经》者，仅以为下乳汁，恐非真旨。主金疮者，苦降清热之功也。不仅可以内服，亦可外作掺药。后人以象贝通治阳证痈疡，消肿退热，殊有捷效，亦本于此。主风痉者，苦寒清热，泄降定风之功也。《别录》疗腹中结实、心下满，皆指邪热窒塞之证，苦泄散结，故皆主之。洗洗恶风寒者，则风寒外袭于皮毛，内合于肺，象贝清泄肺气而辛能疏散，其效可知。目眩为肝阳上乘，项直为风邪外感。舌降熄风，辛泄疏散，治之宜也。咳嗽上气，又痰热之侵肺，苦泄清金而又降逆之功用也。象贝母，味苦而性寒，然含有辛散之气。故能除热，能泄降，又能散结。今人乃以通治风热、温热、时气、热邪，则寒能胜热，辛能散邪也。主郁气痰核等证，虽辛散苦泄，开结散郁也，催生下乳，又其泄降之余义。至于治疸治疡、清喉咽，主吐衄、疗痰嗽、通二便，种种功用，无非"清热泄降"四字足以赅之。要之，皆象贝之功用。而市肆通行之川贝，则淡泊异常，断不足以语此。

——民国·张山雷《本草正义·草部·山草类·象贝母》

❖ 桔　梗 ❖

【提要】　桔梗，苦、辛，平，归肺经。宣肺，利咽，祛痰，排脓，用于咳嗽痰多，胸闷不畅，咽痛音哑，肺痈吐脓。

桔梗始载于《神农本草经》。本品辛散苦泄，专归肺经，有宣肺祛痰之功，因其药性平和，故咳嗽痰多不论寒热皆可用之，可配伍不同药物以治风寒、风热、温病初起之咳嗽或痰壅气滞、胸膈满闷不舒等。本品亦能宣肺利咽，常配伍牛蒡子、防风等疏风清热解毒之品，治风热犯肺之咽痛失音；对于热毒壅滞型咽喉痛者，可配伍清热解毒消肿药如板蓝根、射干等。桔梗祛痰排脓，与甘草、鱼腥草、芦根、天花粉等清泄肺热、祛痰排脓药配伍，可治肺痈吐脓。本品亦有"舟楫之剂"（《汤液本草》）之称，能载药上行，亦能宣利肺气行二便。此外，历代本草还记载桔梗有治蛊毒（《神农本草经》）、补五劳，养气、补虚等补益（《证类本草》）、"治蛇虫毒"（《本草蒙筌》）、"强中为病"（《本经逢原》）等其他应用。本品性升散，凡气机上逆，呕吐，呛咳，眩晕，阴虚火旺咳血等不宜用。用量过大易出致恶心呕吐。

【药论】　味辛，微温。主胸胁痛如刀刺，腹满，肠鸣幽幽，惊恐悸气。

——《神农本草经·卷第三·中品药·桔梗》

味苦，有小毒。主利五脏肠胃，补血气，除寒热风痹，温中消谷，治喉咽痛，下蛊毒。

——南朝梁·陶弘景《名医别录·中品·卷第二·桔梗》

[谨案]　人参，苗似五加阔短，茎圆，有三、四丫桠，桠头有五叶。陶引荠苨乱人参，谬矣。且荠苨、桔梗，又有叶差互者，亦有叶三、四对者，皆一茎直上，叶既相乱，惟以根有心、无心为别尔。

——唐·苏敬，等《新修本草·草部下品之上卷第十·桔梗》

臣禹锡等谨按：《药性论》云：桔梗，臣，味苦，平，无毒。能治下痢，破血，去积气，消积聚痰涎，主肺气，气促嗽逆，除腹中冷痛，主中恶及小儿惊痫。《日华子》云：下一切气，止霍乱转筋，心腹胀痛，补五劳，养气，除邪辟温，补虚，消痰破癥瘕，养血排脓，补内漏及喉痹，有毒。以白粥解。《图经》曰：今在处有之。根如小指大，黄白色。春生苗，茎高尺余。叶似杏叶而长椭，四叶相对而生，嫩时亦可煮食之。夏开花紫碧色，颇似牵牛子花，秋后结子。八月采根，细锉暴干用。叶名隐忍。其根有心，无心者乃荠苨也。而荠苨亦能解毒，二物颇相乱。但荠苨叶下光泽无毛为异。关中桔梗，根苗，颇似蜀葵根。茎细，青色。叶小，青色，似菊花叶。古方亦单用之。《古今录验》：疗卒中蛊下血如鸡肝者，昼夜出血石余，四脏皆损，唯心未毁，或鼻破待死者。取桔梗捣屑，以酒服方寸匕，日三。不能下药，以物拗口开灌之，心中当烦，须臾自定，服七日止。当食猪肝臛以补之，神良。《集验方》：疗胸中满而振寒，脉数，咽燥，不渴，时时出浊唾腥臭，久久吐脓如粳米粥，是肺痈。治之以桔梗、甘草各二两炙，以水三升，煮取一升。分再服，朝暮吐脓血则差。《雷公》云凡使，勿用木梗，真似桔梗，咬之只是腥涩不堪。凡使，去头上尖硬二三分已来，并两畔附枝子。于槐砧上细锉，用百合水浸一伏时，漉出，缓火熬令干用。每修事四两，用生百合五分捣作膏，投于水中浸。《圣惠方》：治马喉痹并毒气壅塞。用桔梗二两去芦头锉，以水三大盏，煎至一盏，去滓，不计时分温三服。又方：妊娠中恶，心腹疼痛。用桔梗一两细锉，水一中盏，入生姜三片，煎至六分去滓，非时温服。《外台秘要》：治卒客忤停尸不能言者。烧桔梗二两，末，米饮服，仍吞麝香如大豆许，佳。《千金方》治喉闭并毒气。桔梗二两，水三升，煮取一升，顿服。又方：鼻衄：桔梗为末，水服方寸匕，日四五，亦止吐下血。《百一方》：若被打击，瘀血在肠内，久不消，时发动者。取桔梗末，熟水下刀圭。桔梗为末，枣穰和丸如皂子大，绵裹咬之。肿则荆芥汤漱之。《简要济众》：治痰嗽喘急不定。桔梗一两半，捣罗为散，用童子小便半升，煎取四合，去滓温服。《子母秘录》：治小儿卒客忤死。亦治肺壅。《梅师方》：治卒蛊毒，下血如鹅肝，昼夜不绝，脏腑败坏。桔梗捣汁，服七合佳。

——宋·唐慎微《证类本草·第十卷·桔梗》

治肺热，气奔促，嗽逆，肺痈，排脓。陶隐居云：俗方用此，乃名荠苨。今别有荠苨，所谓乱人参者便是，非此桔梗也。《唐本》注云：陶引荠苨乱人参，谬矣。今详之：非也。隐居所言，其意只以根言之，所以言乱人参。《唐本》注却以苗难之，乃本注误矣。

——宋·寇宗奭《本草衍义·第十一卷·桔梗》

气微温，味辛苦，阳中之阳，味厚气轻，阳中之阴也。有小毒。入足少阴经。入手太阴肺经药。《象》云：治咽喉痛，利肺气。去芦，米泔浸一宿，焙干用。《珍》云：阳中之阴，谓之"舟楫"，诸药有此一味，不能下沉。治鼻塞。《心》云：利咽嗌胸膈之气。以其色白故属肺。辛甘微温，治寒呕，若咽中痛，桔梗能散之也。《本草》云：主胸胁痛如刀刺，腹满，肠鸣幽幽，惊恐悸气。利五脏肠胃，补血气，除寒热风痹，温中消谷，疗咽喉痛，下蛊毒。

——元·王好古《汤液本草·卷之三·草部·桔梗》

味辛、苦，气微温。味厚气轻，阳中阴也，有小毒。嵩山（注前）虽盛，近道亦多。交秋分后采根，噬味苦者入药。芦苗去净，泔渍（洗米泔渍一宿）焙干。入手足肺胆二经，畏白及龙眼龙胆。开胸膈除上气壅，清头目散表寒邪。驱胁下刺疼，通鼻中窒塞。咽喉肿痛急觅，中恶蛊毒当求。逐肺热住咳下痰，治肺痈排脓养血。仍消恚怒，尤却怔忡。又与国老（甘草）并行，同为舟楫之剂。载诸药不致下坠，引将军（大黄）可使上升。解利小儿惊痫，开提男子血气。荠苨别种，味甘气寒。在处山谷生，苗与桔梗似。根甚甘美，可乱人参。上人取蒸、扎扁以充人参卖者，即此是也。善解诸毒，别无所能。蛇虫毒捣敷，药石毒生服。以毒药与之共处，其毒气自旋消无。野猪被毒箭中伤，亦每食此物得出。

——明·陈嘉谟《本草蒙筌·卷之二·草部中·桔梗》

[修治] ……时珍曰：今但刮去浮皮，米泔水浸一夜，切片微炒用。

[主治] ……主口舌生疮，赤目肿痛（时珍）。

[发明] ……时珍曰：朱肱活人书治胸中痞满不痛，用桔梗、枳壳，取其通肺利膈下气也。张仲景伤寒论治寒实结胸，用桔梗、贝母、巴豆，取其温中消谷破积也。又治肺痈唾脓，用桔梗、甘草，取其苦辛清肺，甘温泻火，又能排血、补内漏也。其治少阴证二、三日咽痛，亦用桔梗、甘草，取其苦辛散寒，甘平除热，合而用之，能调寒热也。后人易名甘桔汤，通治咽喉口舌诸病。宋仁宗加荆芥、防风、连翘，遂名如圣汤，极言其验也。按王好古《医垒元戎》载之颇详，云失音加诃子，声不出加半夏，上气加陈皮，涎嗽加知母、贝母，咳渴加五味子，酒毒加葛根，少气加人参，呕加半夏、生姜，唾脓血加紫菀，肺痿加阿胶，胸膈不利加枳壳，心胸痞满加枳实，目赤加栀子、大黄，面肿加茯苓，肤痛加黄芪，发斑加防风、荆芥，疫毒加鼠粘子、大黄，不得眠加栀子。震亨曰：干咳嗽，乃痰火之邪郁在肺中，宜苦梗以开之。痢疾腹痛，乃肺金之气郁在大肠，亦宜苦梗开之，后用痢药。此药能开提气血，故气药中宜用之。

——明·李时珍《本草纲目·草部十二卷·桔梗》

桔梗，观其所主诸病，应是辛苦甘平，微温无毒。伤寒邪结胸胁，则痛如刀刺。邪在中焦，则腹满及肠鸣幽幽。辛散升发，苦泄，甘和，则邪解而气和，诸证自退矣。其主惊恐悸气者，心脾气血不足则现此证，诸补心药中借其升上之力，以为舟楫胜载之用，此佐使之职也。《别录》：利五脏肠胃，补血气者，盖指邪解则脏腑肠胃自和，和则血气自生也。除寒热风痹，温中，疗喉咽痛，下蛊毒者，皆散邪解毒通利之功也。消谷者，以其升载阳气，使居中焦而不下陷，则脾中阳气长浮，而谷食自消矣。甄权用以治下痢及去肺热气促者，升散热邪之故也。《日华子》：用以除邪辟瘟，肺痈排脓。洁古用以利窍除肺部风热，清利头目咽嗌，胸膈滞气及痛，除鼻塞者，入肺开发和解之功也。

——明·缪希雍《本草经疏·草部下品·桔梗》

一名荠苨。味苦微辛，气微凉。气轻于味，阳中有阴，有小毒，其性浮。用此者，用其载药上升，故有舟楫之号，入肺、胆、胸膈、上焦。载散药表散寒邪；载凉药清咽疼喉痹，亦治赤白肿痛；载肺药解肺热肺痈，鼻塞唾脓咳嗽；载痰药能消痰止呕，亦可宽胸下气。引大黄可使上升，引青皮平肝止痛。能解中恶蛊毒，亦治惊痫怔忡。若欲专用降剂，此物不宜同用。

——明·张介宾《景岳全书·卷之四十八·本草正（上）·桔梗》

宣通气血，泻火散寒，载药上浮。苦辛而平。色白属金，入肺（气分）泻热。兼入手少阴心，足阳明胃经。开提气血，表散寒邪，清利头目咽喉，开胸膈滞气。凡痰壅喘促，鼻塞（肺气不利）目赤，喉痹咽痛（两少阴火），齿痛（阳明风热），口疮，肺痈干咳（火郁在肺），胸膈刺痛（火郁上焦），下痢腹痛，腹满肠鸣（肺火郁于大肠），并宜苦梗以开之。为诸药舟楫，载之上浮，能引苦泄峻下之剂，至于至高之分成功（既上行而又能下气何也？肺主气，肺金清，浊气自下行耳）。养血排脓，补内漏（故治肺痈。时珍曰：枳桔汤治胸中痞满不痛，取其通肺利膈下气也。甘桔汤通治咽喉口舌诸病，取其苦辛散寒甘平除热也。宋仁宗加荆芥、防风、连翘，遂名如圣汤。王好古加味甘桔汤，失音加诃子，声不出加半夏，上气加陈皮，涎嗽加知母贝母，咳渴加五味，酒毒加葛根，少气加人参，呕加半夏生姜，吐脓血加紫菀，肺痿加阿胶，胸膈不利加枳壳，痞满加枳实，目赤加栀子、大黄，面肿加茯苓，肤痛加黄芪，发斑加荆、防，疫毒加牛蒡、大黄，不得眠加栀子。昂按：观海藏所加，则用药之大较，亦可识矣）。

去浮皮，泔浸微炒用。畏龙胆白及，忌猪肉。

——清·汪昂《本草备要·卷一·草部·桔梗》

[发明]　桔梗上升清肺气，利咽喉，为肺部引经，又能开发皮腠，故与羌、独、柴胡、荆、苏辈同为解表药，与甘草同为舟楫之剂，诸药有此一味，不能下沉也。伤寒邪结胸胁，则痛如刀刺，邪在中焦则腹满肠鸣幽幽，辛甘升发，苦淡降泄，则邪解而气和矣。其主惊恐悸气者，心脾气郁不舒，用以升散之也。朱肱用桔梗治胸中痞满，总不出《本经》主治。仲景治寒实结胸，同贝母、巴豆，取其温中消谷破积也。治肺痈唾脓血，用桔梗、甘草，取排脓而清浊气也。治少阴证。二三日咽痛，用甘桔汤，取其调寒热通阴气也。《千金方》治喉痹毒气，桔梗二两，水煎顿服。加甘草、连翘、荆、防名如圣汤，通治咽喉诸病。桔梗有甘、苦二种，甘者曰荠苨，《千金》治强中为病，茎长兴发，不交精出，取其能升解热邪于上也。又干咳嗽乃痰火之邪郁在肺中，亦宜甘以润之。痢疾腹痛，乃肺金之气郁在大肠，则宜苦以开之，甘升而苦降也。此药升降诸气，能入肺使诸气下降，俗泥为上升而不能下行，失其用矣。痘疹下部不能起发，为之切忌，以其性升，能阻药力于上，不得下达也。惟阴虚久嗽不宜用，以其通阳泄气也。其芦吐膈上风热实痰，生研末，白汤调服二三钱，探吐之。

——清·张璐《本经逢原·卷一·山草部·桔梗》

辛苦性平，色白入肺，力能清咽利膈，表散外邪。肺气滞于大肠者，宜桔梗开之，为诸药舟楫，能引沉降之品至于至高之分成功。有一种甜者，兼能解毒，又名荠苨，亦可伪参。

——原题清·徐灵胎《药性切用·卷之一上·草部·桔梗》

宣通气血，泻火散寒，载药上浮。苦辛平，色白属金，入肺（气分），泻热，兼入手少阴心、足阳明胃经。开提气血，表散寒邪，清利头目咽喉，开胸膈滞气。凡痰壅喘促，鼻塞（肺气不利），目赤，喉痹咽痛（两少阴火），齿痛（阳明风热），口疮。肺痈干咳（火郁在肺），胸膈刺痛，（火郁上焦），腹痛肠鸣（肺火郁于大肠），并宜苦梗以开之。为诸药舟楫，载之上浮，能引苦泄峻下之剂，至于至高之分成功（既上行而又能下气，何也？肺主气，肺金清肃，气自下行耳。枳桔汤治胸中痞满不痛，取其能通肺，利膈下气也。甘桔汤通治咽喉口舌诸病，取其苦辛散寒，甘平除热也）。去浮皮，泔浸。微炒。畏龙胆、白及。忌猪肉。（《本经》：桔梗一名荠苨，盖桔梗荠苨乃一类，有甜苦二种，《别录》始分荠苨条。）

——清·吴仪洛《本草从新·卷一·草部·山草类·桔梗》

辛、苦、平。入手太阴经气分。行表达窍，开提气血，能载诸药上浮，以消郁结。治痰壅喘促、鼻塞、肺痈、干咳、目赤、喉痹咽痛、齿痛口疮、胸膈刺痛、腹痛肠鸣。配栀子、大黄，治目赤肿痛。配大力子、大黄，治疫毒。配阿胶，治肺痿。配诃子，治失音。配茴香，烧研敷牙痈臭烂。配枳壳,利胸膈。君甘草,治少阴咽痛,及肺痈咳嗽吐脓如粳米粥者。入凉膈散,则不峻下。入补血药,清理咽喉。入治痢药,开肺气之郁于大肠。入治嗽药,散火邪之郁于肺中。刮去浮皮,米泔浸,微炒。若欲专用降剂,此物不宜同用。诸气上浮,血病火炎,二者禁用。

——清·严洁,等《得配本草·卷之二·草部·桔梗》

桔梗(专入肺,兼入心,胃),辛苦而平。按书既载能引诸药上行,又载能以下气,其义何居?盖缘人之脏腑胸膈本贵通利,一有寒邪阻塞则气血不通。其在于肺则或为不利而见痰壅喘促鼻塞;其在阳明胃则或风热相搏而见齿痛;其在少阴肾,则困寒蔽火郁而见目赤喉痹咽痛;久而火郁于肺则见口疮、肺、痈、干咳;火郁上焦则见胸膈刺痛;肺火移郁大肠,则见下痢腹痛,腹满肠鸣。总皆寒入于肺,闭其窍道,则清不得上行,浊因不得下降耳。桔梗味苦气平,质浮色白,系开提肺气之圣药,可为诸药舟楫,载之上浮,能引苦泄峻下之剂至于至高之分成功,俾清气既得上升,则浊气自克下降,降气之说,理根于是。

——清·黄宫绣《本草求真·卷三·散剂·散寒·桔梗》

瓜　蒌

【提要】　瓜蒌,甘、微苦,寒,归肺、胃、大肠经。清热涤痰,宽胸散结,润燥滑肠。用于肺热咳嗽,痰浊黄稠,胸痹心痛,结胸痞满,乳痈,肺痈,肠痈,大便秘结。

瓜蒌始载于《神农本草经》。本品苦寒清热,入肺经,能清上焦之火,使痰气下降,为治嗽要药。常与清肺化痰或润肺化痰之药配伍,以治热痰、燥痰咳嗽;本品宽胸散结,又能清热涤痰,常与薤白、半夏等通阳散结之品配伍,以治浊痰闭阻之胸痹短气;瓜蒌质润,润燥滑肠可治肠燥便秘,多配伍火麻仁、桃仁等其他润肠通便药;本品尚具有清热散结、消痈止痛之功,配伍软坚散结、清热消痈等药物可治乳痈、肺痈、肠痈等。此外,历代本草还记载瓜蒌治“消渴、补虚安中”(《神农本草经》),治马疾、中风口眼㖞斜(《证类本草》),“通月水”(《本草经集注》)等其他应用。天花粉,即瓜蒌根,其性味与瓜蒌相似,但润肺降气之功效较弱。脾虚便溏者慎用。反乌头。

【药论】　瓜蒌根,味苦,寒。主治消渴,身热烦满,大热,补虚安中,续绝伤。一名地楼。

——《神农本草经·卷第三·中品药·瓜蒌》

除肠胃中痼热,八疸,身面黄,唇干口燥,短气,通月水,止小便利。一名果蓏,一名天瓜,一名泽姑。实,名黄瓜,主胸痹,悦泽人面。茎叶,治中热伤暑。生洪农及山阴地。入土深者良,生卤地者有毒。二月、八月采根,曝干,三十日成。

——南朝梁·陶弘景《名医别录·中品·卷第二·瓜蒌根》

出近道,藤生,状如土瓜,而叶有叉。《毛诗》云:果裸之实,亦施于宇。其实今以杂作手膏,用根,入土六、七尺,大二、三围者,服食亦用之。

——南朝梁·陶弘景《本草经集注·草木中品·瓜蒌》

　　唐本注云：今用根作粉，大宜服石，虚热人食之。作粉如作葛粉法，洁白美好。今出陕州者，白实最佳。臣禹锡等谨按《尔雅》云：果臝之实，瓜蒌。释曰：果臝之草，其实名瓜蒌。郭云：今齐人谓之天瓜。《日华子》云：瓜蒌子，味苦，冷，无毒。补虚劳，口干，润心肺，疗手面皱，吐血，肠风泻血，赤白痢，并炒用。又瓜蒌根，通小肠，排脓，消肿毒，生肌长肉，消扑损瘀血，治热狂时疾，乳痈，发背，痔瘘，疮疖。《图经》曰：瓜蒌，生洪农山谷及山阴地，今所在有之。实名黄瓜。《诗》所谓果臝之实是也。根亦名白药，皮黄肉白。三、四月内生苗，引藤蔓。叶如甜瓜叶，作叉，有细毛。七月开花，似葫芦花，浅黄色。实在花下，大如拳，生青，至九月熟，赤黄色。其实有正圆者，有锐而长者，功用皆同。其根惟岁久入土深者佳，卤地生者有毒。谨按瓜蒌主消渴，古方亦单用之。孙思邈作粉法：深掘大根，厚削皮至白处，寸切之，水浸，一日一易水，经五日取出，烂捣研，以绢袋盛之，澄滤令极细如粉，去水。服方寸匕，日三四服，亦可作粉粥，乳酪中食之，并宜。卒患胸痹痛，取大实一枚切，薤白半升，以白酒七升，煮取二升，分再服。一方加半夏四两，汤洗去滑，同煮服更善。又唐崔元亮疗箭镞不出，捣根敷疮，日三易，自出。又疗时疾发黄，心狂烦热，闷不认人者。取大实一枚黄者，以新汲水九合，浸淘取汁，下蜜半大合，朴硝八分，合搅令消尽，分再服，便差……《食疗》：子，下乳汁；又，治痈肿。《圣惠方》：治热病头疼发热进退方。又方：治中风口眼㖞斜。《肘后方》：治耳卒得风。又方：消渴，小便多。瓜蒌薄切，炙取五两，水五升，煮取四升，随意饮之良。又方：折伤。又方：若肠随肛出，转久不可收入《梅师方》治诸痈发背，乳房初起微赤。捣瓜蒌作末，以井华水调方寸匕。《胜金方》：治太阳伤寒。《集验方》：下乳汁。杜壬：治胸膈痛彻背，心腹痞满，气不得通及治痰嗽。《伤寒类要》：治脾瘅溺赤出少，惕惕若恐，瓜蒌主之。《子母秘录》：治乳肿痛。《杨氏产乳》：治热游丹赤肿。瓜蒌末二大两，酽醋调涂之。又方：治痈未溃。瓜蒌根、赤小豆。等分为末，醋调涂。《衍义》曰：瓜蒌，实，九月、十月间取穰，以干葛粉拌，焙干，银石器中慢火炒熟为末。食后、夜卧，以沸汤点一、二钱服，治肺燥、热渴、大肠秘。其根与贝母、知母、秦艽、黄芩之类，皆治马热。

——宋·唐慎微《证类本草·第八卷·瓜蒌》

　　九月十月间取穰，以干葛粉拌，焙干，银石器中熳火炒熟为末。食后，夜卧，以沸汤点一二钱服，治肺燥，热渴，大肠秘。其根与贝母、知母、秦艽、黄芩之类，皆治马热。

——宋·寇宗奭《本草衍义·第九卷·瓜蒌》

　　瓜蒌根，气寒，味苦。味厚，阴也，无毒。《本草》云：主消渴，身热，烦满大热，补虚安中，通月水。消肿毒瘀血，及热狂。《心》云：止渴，行津液。苦寒，与辛酸同用，导肿气。
　　《珍》云：苦，纯阴。若心中枯渴者，非此不能除。

——元·王好古《汤液本草·卷之四·草部》

　　味苦、甘，气寒。味厚气薄，属土有水，阴也。无毒。春生山野僻处，苗系藤蔓引长。叶作叉有毛（似甜瓜叶），花浅黄六瓣（似葫芦花）。实结拳大，青渐赤黄。皮黄蒂小正圆者名栝，皮赤蒂粗锐长者名蒌。名传虽异，证治相同。霜降采收，刵冏捣烂。或煅蛤蜊粉和（择紫口者煅，研瓜蒌一斤、蛤粉半斤），或研明矾末搀（瓜蒌一斤、明矾四两）。各以新瓦贮盛，置于风日处所，待甚干燥，复研细霜。明矾者号如圣丹，用姜汁打糊丸就（生姜汤吞下，出何良碧方）。蛤蜊者胜真海粉，可多备听用一年（出《诸证辩疑方》）。并主痰喘咳哮，服下神效立获。取子剥壳，用仁渗油（重纸包裹砖压渗之）。只一度免人恶心，毋多次失药润性。畏牛膝干漆，及附子乌头。恶干姜，使枸杞。味甘补肺捷，性润下气佳。令垢涤郁开，故伤寒结胸必用；俾火弥痰降，凡虚怯痨嗽当求。解消渴生津，悦皮肤去皱。下乳汁，炒香酒调末服（取仁炒香熟为末，酒调一匕，覆面卧少时）；止诸血，并炒入药煎汤（一切血症并治）。茎叶捣汁浓煎，中暍（音谒）伤暑服效。又天花粉，即瓜蒌根。挖深土者曝干，刮粗皮净咀片。善润心中枯渴，大降膈上热痰。肿毒排脓，溃疡长肉。消扑损瘀血，除时疾热狂。驱酒疸去身面黄，通月水止小便利。仍治偏疝，酒浸微煎。如法服之，住痛如劫（先以棉袋包暖阴囊，取天花粉五钱以醇酒一碗，早晨渍至下午，微煎滚，于天空下露过一宿，次早低凳坐定，双手按膝，饮下即愈，如未效再服一剂）。造粉调粥日食，亦润枯燥补虚。

——明·陈嘉谟《本草蒙筌·卷之二·草部中·瓜蒌实》

［集解］　时珍曰：其根直下生，年久者长数尺。秋后掘者结实有粉。夏月掘者有筋无粉，不堪用。其实圆长，青时如瓜，黄时如熟柿，山家小儿亦食之。内有扁子，大如丝瓜子，壳色褐，仁色绿，多脂，作青气。炒干捣烂，水熬取油，可点灯。

［修治］　时珍曰：瓜蒌，古方全用，后世乃分子、瓤各用。

［气味］　时珍曰：味甘，不苦。

［主治］　润肺燥，降火，治咳嗽，涤痰结，利咽喉，止消渴，利大肠，消痈肿疮毒（时珍）。

［发明］　时珍曰：张仲景治胸痹痛引心背，咳唾喘息，及结胸满痛，皆用瓜蒌实。乃取其甘寒不犯胃气，能降上焦之火，使痰气下降也。成无己不知此意，乃云苦寒以泻热。盖不尝其味原不苦，而随文傅会尔。

——明·李时珍《本草纲目·草部十八卷·瓜蒌》

［疏］　瓜蒌根禀天地清寒之气，故味苦气寒而无毒。能止渴清身热，烦满大热。热散则气复，故又主补虚安中。凉血则血和，故主续绝伤，并除肠胃中痼热。苦寒能除热，故主八疸身面黄，唇干口燥，短气。血凉则不瘀，故通月水。膀胱热解则小便不频，故能止小便利。
……

［简误］　脾胃虚寒作泄者，勿服。

——明·缪希雍《神农本草经疏·卷八·草部中品之上·瓜蒌根》

瓜蒌仁

味甘，气寒。气味俱厚，性降而润。能降实热痰涎，开郁结气闭，解消渴，定胀喘，润肺止嗽。但其气味悍劣善动，恶心呕吐、中气虚者不宜用。《本草》言其补虚劳，殊为大谬。

天花粉

即瓜蒌根。味苦，性寒。气味颇轻，有升有降，阴中有阳。最凉心肺，善解热渴，大降膈上热痰，消乳痈肿毒痔瘘疮疖，排脓生肌长肉，除跌仆瘀血，通月水，除狂热，去黄疸，润枯燥，善解酒毒，亦通小肠，治肝火疝痛。

——明·张介宾《景岳全书·卷之四十八·本草正（上）·蔓草部·天花粉》

泻火，润肺，滑肠，止血，治热痰。甘补肺，《本草苦》。寒润下。能清上焦之火，使痰气下降，为治嗽要药（肺受火逼，失下降之令，故生痰作嗽）。又能荡涤胸中郁热垢腻，生津止渴（丹溪曰：消渴神药），清咽利肠（通大便。《是斋方》：焙研酒调或米饮下，治小便不通）。通乳消肿。治结胸胸痹（仲景小陷胸汤用之。又云：少阳证口渴者，小柴胡汤，以此易半夏），酒黄热痢，二便不通。炒香酒服，止一切血。寒降火）。泻者忌用。实圆长如熟柿，子扁多脂，去油用。枸杞为使。畏牛膝、干漆。恶干姜。反乌头。

——清·汪昂《本草备要·卷一·草部·瓜蒌仁》

古名瓜蒌。甘苦性寒，入肺、胃，而消痰解热，荡涤胸中垢腻。壳主宽胸除热。仁主润燥豁痰，为治咳专药。炒研去油用，亦有生用者。肠滑均忌。

——原题清·徐灵胎《药性切用·卷之二中·草部·瓜蒌实》

能开胸间及胃口热痰。故仲景治结胸有小陷胸汤，瓜蒌与连、夏并用；治胸痹有瓜蒌薤白等方，瓜蒌与薤、酒、桂、朴诸药并用。若与山甲同用，善治乳痈（瓜蒌两个，山甲二钱煎服）；若与赭石同用，善止吐衄（瓜蒌能降胃气、胃火故治吐衄）；若但用其皮，最能清肺、敛肺、宁嗽、定喘（须用新鲜者方效）；若但用其瓤（用温水将瓤泡开，拣除仁，余煎一沸，连渣服之），最善滋阴、润燥、滑痰、生津；若但用其仁（须用新炒熟者，捣碎煎服），其开胸降胃之力较大，且善通小便。

——民国·张锡纯《医学衷中参西录·药物·瓜蒌解》

竹　茹

【提要】　竹茹，甘，微寒，归肺、胃、心、胆经。清热化痰，除烦止呕，用于痰热咳嗽，胆火挟痰，惊悸不宁，心烦失眠，中风痰迷，舌强不语，胃热呕吐，妊娠恶阻，胎动不安。

竹茹始载于《名医别录》。竹茹善清热化痰，治痰热咳嗽多配伍瓜蒌、黄芩等清肺化痰之品；常配伍半夏、枳实等，治胆胃不和、痰热内扰之心烦不眠；竹茹入胃经，善清胃府之热，为虚烦烦渴、胃虚呕逆之要药。通过配伍清热降逆、益气和中、安胎止呕等中药，可治疗胃热、胃虚、妊娠恶阻等不同证型的呕吐。此外，竹茹亦可治"痰在经络四肢、皮里膜外者"（《景岳全书》）等。竹茹性微寒，故寒痰咳嗽、胃寒呕逆及脾虚泄泻者慎服。

【药论】　气微寒，味苦。《本草》云：主呕哕、温气、寒热。吐血崩中，溢筋。

——元·王好古《汤液本草·卷之五·木部》

［气味］　甘，微寒，无毒。

［主治］　呕啘，温气寒热，吐血崩中，溢筋（《别录》）。止肺痿唾血鼻衄，治五痔（甄权）。噎膈（孟诜）。伤寒劳复，小儿热痫，妇人胎动（时珍）。

——明·李时珍《本草纲目·木部第三十七卷·竹》

［疏］　竹茹虽与竹叶同本，然竹茹得土气多，故味带甘，气微寒无毒。入足阳明经。《经》

曰：诸呕吐酸水，皆属于热。阳明有热则为呕哕，温气寒热，亦邪客阳明所致。甘寒解阳明之热，则邪气退而呕哕！止矣。甘寒又能凉血清热，故主吐血崩中，及女劳复也。

……

[简误] 胃寒呕吐，及感寒挟食作吐，忌用。

——明·缪希雍《神农本草经疏·卷十三·木部中品·淡竹茹》

味甘，微凉。治肺痿唾痰，唾血吐血，衄血尿血，胃热呕哕噎膈，妇人血热崩淋胎动，及小儿风热癫痫，痰气喘咳，小水热涩。

——明·张介宾《景岳全书·卷之四十八·本草正（下）·竹木部·淡竹茹》

泻上焦烦热，凉血。甘而微寒。开胃土之郁，清肺金之燥，凉血除热。治上焦烦热（皮入肺，主上焦。温胆汤用之），温气寒热，膈噎呕哕（胃热），吐血衄血（清肺凉胃。齿血不止。浸醋含之），肺痿惊痫（散肝火），崩中胎动（凉胎气）。

——清·汪昂《本草备要·卷二·木部·竹茹》

甘寒无毒。取竹茹法，选大青竹，磁片刮去外膜，取第二层如麻缕者，除去屑末用之。

[发明] 竹茹专清胃府之热，为虚烦烦渴、胃虚呕逆之要药。咳逆唾血，产后虚烦无不宜之。《金匮》治产后虚烦呕逆，有竹皮大丸。《千金》治产后内虚烦热短气，有甘竹茹汤。产后虚烦，头痛短气，闷乱不解，有淡竹茹汤。内虚用甘以安中，闷乱用淡以清胃，各有至理存焉。其性虽寒而滑，能利窍，可无郁遏客邪之虑。

——清·张璐《本经逢原·卷三·苞木部·竹茹》

（清肺凉胃，解烦除呕。）竹茹（专入肺、胃）味甘而淡，气寒而滑。凡因邪热客肺，肺金失养，而致烦渴不宁，膈噎呕逆，恶阻呕吐，吐血衄血等证者，皆当服此（诸证皆就肺胃热论）。盖味甘则中可安而烦不生，气寒则热得解而气悉宁（又皮入肺上焦，温胆汤用之）。所以《金匮》之治产后虚烦呕逆，则有竹皮大丸；《千金》之治产后内虚烦热短气，则有甘竹茹汤（竹茹一升，甘草、茯苓、黄芩各二两，水煎服）；产后虚烦头痛，短气闷乱不解，则有淡竹茹汤，皆有至理内存，不可不知。取竹刮去外膜，取二层如麻缕者良。

——清·黄宫绣《本草求真·卷六：泻剂·泻热·竹茹》

味淡，性微凉。善开胃郁，降胃中上逆之气使之下行（胃气息息下行为顺），故能治呕吐、止吐血、衄血（皆降胃之功）。《金匮》治妇人乳中虚、烦乱呕逆，有竹皮大丸。竹皮即竹茹也，为其为竹之皮，且凉而能降，故又能清肺利痰，宣通三焦水道下通膀胱，为通利小便之要药，与叶同功而其力尤胜于叶。又善清肠中之热，除下痢后重腹疼。为其凉而宣通，损伤瘀血肿疼者，服之可消肿愈疼，融化瘀血。醋煮口漱，可止齿龈出血。须用嫩竹外边青皮，里层者力减。

——民国·张锡纯《医学衷中参西录·二、药物·竹茹解》

13.3 止咳平喘药

本类药物药味多苦，以缓解或制止咳嗽和喘息为主要作用。主治以咳嗽、喘息为主要表现的病证。部分止咳平喘药，还分别兼有清热、润肠、消水利肿等功效，又可用治热证、肠燥便秘、水肿、小便不利等。

❖ 苦 杏 仁 ❖

【提要】 苦杏仁，苦，微温，有小毒，归肺、大肠经。降气止咳平喘，润肠通便。用于咳嗽气喘，胸满痰多，肠燥便秘。

苦杏仁始载于《神农本草经》。本品苦泄润降，善宣降相济以降气止咳平喘，随证配伍可治多种咳嗽喘证。如与麻黄、甘草配伍，治风寒咳嗽；与桑叶、菊花配伍，治风热咳嗽；与贝母、沙参配伍，治燥热咳嗽等。杏仁多脂，能润肠通便，常用于肠燥便秘。除此之外，历代本草还记载杏仁可杀虫（《证类本草》）、"祛头面诸风气疮"（《本草纲目》）等其他应用。杏仁有小毒，内服不宜过量。阴虚咳喘及大便溏泄者忌用，婴儿慎用。

【药论】 味甘，温。主咳逆上气，雷鸣，喉痹，下气，产乳，金创、寒心、贲豚。

——《神农本草经·卷第四·下品药·杏核仁》

味苦，冷利，有毒。主治惊痫，心下烦热，风气去来，时行头痛，解肌，消心下急，杀狗毒。一名杏子。五月采。其两人者杀人，可以毒狗。花，味苦，无毒。主补不足，女子伤中，寒热痹，厥逆。实，味酸，不可多食，伤筋骨。生晋山。

——南朝梁·陶弘景《名医别录·下品·卷第三·杏核》

治腹痹不通，发汗，主温病。治心下急满痛，除心腹烦闷，疗肺气咳嗽，上气喘促。入天门冬煎，润心肺。可和酪作汤，益润声气。宿即动冷气。

——唐·甄权《药性论·苦杏仁》

陶隐居云：处处有，药中多用之，汤浸去尖、皮、熬令黄。臣禹锡等谨按：《药性论》云：杏仁，能治腹痹不通，发汗，主温病，治心下急满痛，除心腹烦闷，疗肺气，咳嗽上气、喘促，入天门冬煎，润心肺，可和酪作汤，益润声气，宿即动冷气。孟诜云：杏，热。而奸者取仁，去皮，捣和鸡子白，夜卧涂面，明早以暖清酒洗之。人患卒哑，取杏仁三分，去皮、尖熬，别杵桂一分，和如泥，取李核大绵裹含，细细咽之，日五夜三。谨按：心腹中结伏气，杏仁、橘皮、桂心、诃梨勒皮为丸。空心服三十丸。无忌。又烧令烟尽，研如泥，绵裹，纳女人阴中，治虫疽。陈藏器云：杏仁本功外，杀虫，烧令烟未尽，细研如脂，物裹内䘌齿孔中。亦主产门中虫疮痒不可忍者，去人及诸畜疮，中风。取仁去皮熬令赤，和桂末，研如泥，绵裹如指大，含之，利喉咽，去喉痹，痰唾，咳嗽，喉中热结生疮。杏酪浓煎如膏服之，润五脏，去痰嗽。生熟吃俱得，半生半熟杀人。《日华子》云：杏，热，有毒。不可多食，伤神。《图经》曰：杏核仁，生晋川山谷，今处处有之，其实亦数种，黄而圆者名金杏。相传云：种出济南郡之分流山，彼人谓之汉帝杏，今近都多种之，熟最早。其扁而青黄者名木杏，味酢，不及金杏。杏子入药，今以东来者为胜，仍用家园种者，山杏不堪入药。五月采，破核去双仁者。古方有单服。杏仁修治如法，自朝蒸之至午而止，便以慢火微烘，至七日乃收贮之。每旦腹空时，不约多少，任意啖之，积久不止，驻颜延年，云是夏姬法。然杏仁能使人血溢，少误之必出血不已，或至委顿。故近人少有服者。又有杏酥法：主风虚，除百病。捣烂杏仁一石，以好酒二石，研滤取汁一石五斗，入白蜜一斗五升，搅匀，封于新瓮中，勿泄气，三十日看酒上酥出即掠取，内瓷器中贮之，取其酒滓，团如梨大，置空屋中，作格安之。候成饴脯状，旦服一枚，以前酒下，其酒任性饮之。杏花，干之亦入药。杏枝，主堕伤。取一握，水一大升煮半，下酒三合，分再服，大效。

——宋·唐慎微《证类本草·第二十三卷·下品·杏仁核》

气温，味甘苦，冷利，有小毒。入手太阴经。《象》云：除肺燥，治风燥在胸膈间。麸炒，去皮尖用。《心》云：散结润燥，散肺之风及热，是以风热嗽者用之。《本草》云：欬逆上气雷鸣，喉痹。下气，产乳金疮，寒心贲豚。惊痫，心下烦热，风气往来，时行头痛。解肌，消心下急，杀狗毒。破气，入手太阴。王朝奉治伤寒气上喘衡逆者，麻黄汤内加杏仁、陈皮，若气不喘衡逆者，减杏仁、陈皮。知其能泻肺也。

——元·王好古《汤液本草·卷之五·果部·杏仁》

味甘、苦，气温。可升可降，阴中阳也。有小毒。树种山傍园侧（家园种者妙，山杏不堪用），实结生青熟黄。五月摘收，堪为果品。凡资拯治，惟取核仁。所恶药有三般，黄芪、黄芩、干葛。解锡毒，得火良。单仁者泡去皮尖，麸炒入药；双仁者惟堪毒狗，误服杀人。专入太阴肺经，乃为利下之剂。除胸中气逆喘促，止咳嗽坠痰；润大肠气闭便难，逐贲豚散结。研纳女人阴户，又治发痒虫疽。根主堕胎，花治厥逆。实啖多督，伤筋骨伤神。叶逢端午采收，煎汤洗眼止泪。

——明·陈嘉谟《本草蒙筌·卷之七·果部·杏核仁》

［修治］ 时珍曰：治风寒肺病药中，亦有连皮尖用者，取其发散也。

［气味］ 甘（苦），温（冷利），有小毒。两仁者杀人，可以毒狗。

［主治］ 惊痫，心下烦热，风气往来，时行头痛，解肌，消心下急满痛，杀狗毒（《别录》）。解锡毒（之才）。治腹痹不通，发汗，主温病脚气，咳嗽上气喘促。入天门冬煎，润心肺。和酪作汤，润声气（甄权）。除肺热，治上焦风燥，利胸膈气逆，润大肠气秘（元素）。杀虫，治诸疮疥，消肿，去头面诸风气疱（时珍）。

［发明］ 时珍曰：杏仁能散能降，故解肌散风、降气润燥、消积治伤损药中用之。治疮杀虫，用其毒也。按：《医余》云：凡索面、豆粉，近杏仁则烂。顷一兵官食粉成积，医师以积气丸、杏仁相半研为丸，熟水下，数服愈。又《野人闲话》云：翰林学士辛士逊，在青城山道院中，梦皇姑谓曰：可服杏仁，令汝聪明，老而健壮，心力不倦。求其方，则用杏仁一味，每盥漱毕，以七枚纳口中，良久脱去皮，细嚼和津液顿咽。日日食之，一年必换血，令人轻健。此申天师方也。又杨士瀛《直指方》云：凡人以水浸杏仁五枚，五更端坐，逐粒细嚼至尽，和津吞下。久则能润五脏，去尘滓，驱风明目，治肝肾风虚，瞳人仁带青，眼翳风痒之病。珍按：

杏仁性热降气，亦非久服之药。此特其咀嚼吞纳津液，以消积秽则可耳。古有服杏丹法，云是左慈之方。唐慎微收入《本草》，云久服寿至千万。其说妄诞可鄙，今删其纰谬之辞，存之于下，使读者毋信其诳也。

———明·李时珍《本草纲目·果部第二十九卷·杏》

　　[疏]　杏核仁禀春温之气，而兼火土之化以生。故《本经》：味甘，气温。《别录》加苦，有毒。其言冷利者，以其性润利下行之故，非真冷也。气薄味厚，阴中微阳，降也。入手太阴经。太阴为清肃之脏，邪客之则咳逆上气。火炎乘金，则为喉痹。杏仁润利而下行，苦温而散滞，则咳逆上气、喉痹俱除矣。其主心下烦热者，邪热客于心肺之分也。风气去来，时行头痛者，肺主皮毛，风邪自外而入也。温能解肌，苦能泄热，故仲景麻黄汤中用之，亦取其有发散之功也。主产乳、金疮者，亦指为风寒所乘者言之。消心下急者，以其润利而下气也。心寒贲豚者，心虚而肾邪凌之也。惊痫者，痰热盛也。雷鸣者，大肠不和也。总之，取其下气消痰，温散甘和，苦泄润利之功也。

　　……

　　[简误]　杏仁性温，散肺经风寒滞气殊效。第阴虚咳嗽，肺家有虚热、热痰者忌之。风寒外邪，非壅逆肺分，喘急息促者，不得用。产乳、金疮无风寒击袭者，不得用。惊痫，喉痹，亦非必须之药。用者详之。双仁者能杀人。《本经》言有毒，盖指此耳。

———明·缪希雍《神农本草经疏·卷二十三·果部三品·杏仁核》

　　味苦辛微甘，味厚于气，降中有升。有毒。入肺胃大肠经。其味辛，故能入肺润肺，散风寒，止头痛，退寒热咳嗽，上气喘急，发表解邪，疗温病脚气。其味苦，降性最疾，观其澄水极速可知。故能定气逆上冲，消胸腹急满胀痛，解喉痹，消痰下气，除惊痫烦热，通大肠气闭干结，亦杀狗毒。佐半夏、生姜，散风邪咳嗽；佐麻黄发汗，逐伤寒表邪；同门冬、乳酥煎膏，润肺治咳嗽极妙；同轻粉研匀油调，敷广疮肿毒最佳。元气虚陷者勿用，恐其沉降太泄。

———明·张介宾《景岳全书·卷之四十八·本草正（下）·果部·杏仁》

　　泻肺，解肌，润燥，下气。辛苦甘温而利。泻肺解肌（能发汗），除风散寒，降气行痰，润燥消积（索面、豆粉，近之则烂），通大肠气秘。治时行头痛，上焦风燥，咳逆上气（杏仁炒研，蜜和为膏，含咽），烦热喘促。有小毒，能杀虫治疮，制狗毒（可毒狗，消狗肉积）、锡毒。肺虚而咳者禁用。去皮、尖炒研，发散连皮、尖研。双仁者杀人。得火良。恶黄芪、黄芩、葛根。

———清·汪昂《本草备要·卷三·果部·杏仁》

　　苦辛甘温，小毒。汤泡去皮尖，研如泥用，两仁者有毒伤人。凡果花六出者必双仁，得纯阴之气也。

———清·张璐《本经逢原·卷三·果部·杏仁》

　　得火良。畏蘘草。恶黄芩、黄芪、葛根。甘、苦、温。入手太阴经气分。泻肺降气，行痰散结，润燥解肌，消食积，通大便，解锡毒，杀狗毒，逐奔豚，杀虫蛔。得陈皮，治便秘。配天冬，润心肺。佐柿饼，治咯血。合紫菀，利小便。开水中之气以解结。汤浸，去皮尖，炒黄，或麸炒，研用。发散，连皮尖研用。双仁者有毒，不可用。肺虚而咳，虚火炎肺，二者禁用。

怪症：舌尖穿断，血出不止，先以米醋刷断处，其血立止，仍用蒲黄、杏仁，再加月石少许为末，蜜调含化。

——清·严洁，等《得配本草·卷之六·果部·杏仁》

杏仁（专入肺），既有发散风寒之能，复有下气除喘之力，缘辛则散邪，苦则下气，润则通秘，温则宣滞行痰。杏仁气味俱备，故凡肺经感受风寒，而见喘嗽咳逆，胸满便秘，烦热头痛，与夫蛊毒疮疡、狗毒、面毒、锡毒、金疮，无不可以调治。东垣论杏仁与紫菀，均属宣肺除郁开溺，而一主于肺经之血，紫菀。一主于肺经之气，杏仁。杏仁与桃仁俱治便秘，而一治其脉浮，气喘便秘，于昼而见；杏仁。一治其脉沉，狂发便秘，于夜而见，桃仁。冯楚瞻论杏仁、瓜蒌，均属除痰，而一从腠理中发散以祛，故表虚者最忌；杏仁。一从肠胃中清利以除，故里虚者切忌。瓜蒌。诸药貌虽相同，而究实有分辨，不可不细审而详察也。但用杏仁以治便秘，须用陈皮以佐，则气始通。

——清·黄宫绣《本草求真·卷七：泻剂·下气·杏仁》

陈修园曰：杏仁气味甘苦，其实苦重于甘，其性带湿，其质冷利（冷利者，滋润之意也）。下气"二字，亦足以尽其功用。肺实而胀，则为咳逆上气。雷鸣喉痹者，火结于喉为痹痛，痰声之响如雷鸣也，杏仁下气，所以主之。气有余便是火，气下即火下，故乳汁可通，疮口可合也。心阳虚，则寒水之邪自下上奔，犯于心位；杏仁有下气之功，伐寒水于下，即所以保心阳于上也。凡此皆治有余之症，若劳伤咳嗽之人，服之必死。时医谓产于叭哒者味纯甘可用，而不知纯甘非杏仁之正味，既无苦降之功，徒存其湿以生痰，甘以壅气，阴受其害，至死不悟，惜哉！

——清·陈修园《神农本草经读·卷之三·中品·杏仁》

紫 苏 子

【提要】　紫苏子，辛，温，归肺经。降气化痰，止咳平喘，润肠通便。用于痰壅气逆，咳嗽气喘，肠燥便秘。

紫苏子始载于《本草经集注》。苏子长于降气化痰，气降痰化则喘平。与白芥子、莱菔子合为三子养亲汤，专治咳嗽气喘、痰多胸痞；与肉桂、厚朴等合为苏子降气汤，治上盛下虚之久咳痰喘；苏子可润肠通便，与火麻仁、瓜蒌仁等合用，可治肠燥便秘。此外，历代本草有记载苏子可治霍乱（《证类本草》）等其他作用。阴虚喘咳及脾虚便溏者慎用。

【药论】　苏，味辛，温。主下气，除寒中，子尤良……子主下气，与橘皮相宜同治也。

——南朝梁·陶弘景《本草经集注·果菜米谷有名无实·菜部药物·苏》

苏，味辛，温。主下气，除寒中，其子尤良。叶下紫色而气甚香。其无紫色不香似荏者，名野苏，不任用。子主下气，与橘皮相宜同疗也。

——唐·苏敬，等《新修本草·菜部卷第十八·菜中·苏》

此紫苏也。背面皆紫者佳。其味微辛甘，能散，其气香。今人朝暮汤其汁饮，为无益。医家以谓芳草致豪贵之疾者，此有一焉。脾胃寒人，饮之多泄滑，往往不觉。子，治肺气喘急。

——宋·寇宗奭《本草衍义·第十九卷·苏》

陶隐居云：叶下紫色而气甚香。其无紫色不香似荏者，名野苏，不堪用。其子主下气，与桔皮相宜同疗。《药性论》云：紫苏子，无毒，主上气咳逆，治冷气及腰脚中湿风结气。将子研汁煮粥良，长服令人肥白身香。和高良姜、桔皮等分，蜜丸，空心下十丸。下一切宿冷气及脚湿风。叶可生食，与一切鱼肉作羹，良。孟诜云：紫苏，除寒热，治冷气。《日华子》云：紫苏，补中益气，治心腹胀满，止霍乱转筋，开胃下食并一切冷气，止脚气，通大小肠。子主调中，益五脏，下气，止霍乱，呕吐，反胃，补虚劳，肥健人，利大小便，破癥结癥结，消五膈，止嗽，润心肺，消痰气。

——宋·唐慎微《证类本草·第二十八卷·苏》

子研驱痰，降气定喘。润心肺，止咳逆，消五膈，破癥坚。利大小二便，却霍乱呕吐。

——明·陈嘉谟《本草蒙筌·卷之二·草部中·紫苏》

［主治］　治风顺气，利膈宽肠，解鱼蟹毒（时珍）。
［发明］　时珍曰：苏子与叶同功，发散风气宜用叶，清利上下则宜用子也。

——明·李时珍《本草纲目·草部十四卷·苏》

苏子
与叶同功。润心肺，尤能下气定喘，止嗽消痰，利膈宽肠，温中开郁（有苏子降气汤）。
梗
下气稍缓，虚者宜之（叶发汗散寒，梗顺气安胎，子降气开郁，消痰定喘。表弱气虚者忌用叶，肠滑气虚者忌用子）。炒研用。

——清·汪昂《本草备要·卷一·草部·苏子》

辛温，无毒。粗而色深紫者真，细而色淡者假。
［发明］　诸香皆燥，惟苏子独润，为虚劳咳嗽之专药。性能下气，故胸膈不利者宜之，与橘红同为除喘定嗽、消痰顺气之良剂。但性主疏泄，气虚久嗽，阴虚喘逆，脾虚便滑者，皆不可用。

——清·张璐《本经逢原·卷二·芳草部·苏子》

苏子（泻、降气消痰）开郁降气（力倍苏叶），消痰利膈，温中宽肠，润心肺，止喘咳。肠滑气虚者禁之。炒研。

——清·吴仪洛《本草从新·卷二·芳草类·紫苏》

子降气定喘，宽肠开郁，利大小便，温中祛寒，消痰止嗽。得川贝，降气止嗽。配萝卜子、桑白皮，治消渴变水。服此令水从小便出。研末，入粳米煮粥，和葱、椒、姜、豉食，治风寒湿痹。炒熟研碎用。治冷气，良姜拌炒用。肠滑气虚，虚气上逆，呕吐频频者，禁用。

　　　　　　　　　　　　　　——清·严洁，等《得配本草·卷之二·草部·紫苏》

　　子降气最速（苏子。《务本新书》云：凡地畔近道，可种苏以遮六畜，收子打油，燃灯甚明。弘景曰：苏子下气），与橘皮相宜，与橘红同为除喘定嗽，消痰顺气之药（叶，发汗散寒；梗，顺气安胎；子，降气开郁，消痰定喘。表弱气虚者忌用叶，肠滑气虚者忌用子）。但性主疏泄，气虚阴虚喘逆者并禁。宜橘皮，忌鲤鱼，子炒研用。

　　　　　　　　　　　　——清·黄宫绣《本草求真·卷三：散剂·散寒·紫苏》

百　　部

　　【提要】　百部，甘、苦，微温，归肺经。润肺下气止咳，杀虫灭虱，用于新久咳嗽，肺痨咳嗽，顿咳；外用于头虱，体虱，蛲虫病，阴痒。

　　百部始载于《名医别录》。百部甘润苦泄，归肺经，能润肺下气以止咳，各种原因所致咳嗽皆可用之。常配伍黄芪、沙参等补气滋阴类药物，治疗久咳气阴两虚者；配伍补阴润肺药，治肺痨咳嗽阴虚；配伍疏散外风药，治外感咳嗽等。百部外用，有很好的杀虫灭虱作用，特别是头虱，体虱，蛲虫病，阴痒等。蜜百部润肺止咳，用于阴虚劳嗽。

　　【药论】　微温，有小毒。主治咳嗽上气。

　　　　　　　　　　　　　——南朝梁·陶弘景《名医别录·中品·卷第二·百部根》

　　山野处处有。根数十相连，似天门冬而苦强，亦有小毒。火炙酒渍饮之。治咳嗽，亦主去虱。煮作汤，洗牛犬虱即去。《博物志》云：九真有一种草似百部，但长大尔。悬火上令干，夜取四五寸短切，含咽汁，勿令人知，治暴嗽甚良，名为嗽药。疑此是百部，恐其土肥润处，是以长大尔。

　　　　　　　　　　　　　——南朝梁·陶弘景《本草经集注·草木中品·百部》

　　《本草》云：百部根，火炙浸酒，空腹饮。去虫蚕咬兼疥癣疮。臣禹锡等谨按《药性论》云：百部，使，味甘，无毒。能治肺家热，上气咳逆，主润益肺。《日华子》云：味苦，无毒。治疳蛔及传尸，骨蒸劳，杀蛔虫、寸白、蛲虫，并治一切树木蛀蚛，烬之亦可杀蝇蠓。又名婆妇草。一根三十来茎。《图经》曰：百部根，旧不著所出州土，今江、湖、淮、陕、齐、鲁州郡皆有之。春生苗作藤蔓，叶大而尖长，颇似竹叶，面青色而光，根下作撮如芋子。一撮乃十五六枚，黄白色，二月、三月、八月采，暴干用。古今方书治嗽多用。葛洪主卒嗽。以百部根、生姜二物，各绞汁合煎，服二合。张文仲单用百部根，酒渍再宿。大温，服一升，日再。《千金方》：疗三十年嗽。以百部根二十斤，捣绞取汁，煎之如饴，服方寸匕，日三。验。唐本云：微寒，有小毒。《雷公》云：凡使，采得后，用竹刀劈破，去心、皮、花作数十条，于檐下悬令风吹，待土干后，却用酒浸一宿，漉出焙干，细锉用。忽一窠自有八十三条者，号曰地仙苗。若修事饵之，可千岁也。《外台秘要》治误吞钱。百部根四两，酒一升，渍一宿，温服一升，日再服。《续十全方》：治暴嗽。百部藤根捣自然汁，和蜜等分，沸汤煎成膏咽之。《抱朴子》

百部根，理咳嗽及杀虱。

——宋·唐慎微《证类本草·第九卷·百部根》

味甘、苦，气微温。又云：微寒。无毒。一云：有小毒。随处生长，用惟取根。劈开去心，酒浸火炒。主肺热上气，止年久咳嗽急求；治传尸骨蒸，杀寸白、蛔虫、蛲虫须用。又专治虱，亦可去疳。烧汤洗牛马身虱不生，烧烟熏树木蛀虫即死。人家烧烬，尽逐蝇蝇。

——明·陈嘉谟《本草蒙筌·卷之三·草部下·百部》

［气味］ 甘，微温，无毒。权曰：甘，无毒。大明曰：苦，无毒。恭曰：微寒，有小毒。时珍曰：苦、微甘，无毒。

［主治］ 咳嗽上气。火炙酒渍饮之。（《别录》）治肺热，润肺（甄权）。治传尸骨蒸劳，治疳，杀蛔虫、寸白、蛲虫，及一切树木蛀虫，烬之即死。杀虱及蝇蝇。火炙酒浸空腹饮，治疥癣，去虫蚕咬毒（藏器）。

［发明］ 时珍曰：百部亦天门冬之类，故皆治肺病杀虫。但百部气温而不寒，寒嗽宜之；天门冬性寒而不热，热嗽宜之。此为异耳。

——明·李时珍《本草纲目·草部第十八卷·百部》

微温（《蜀本》云微寒）。主咳嗽上气。

［疏］ 百部根正得天地阴寒之气，故《蜀本》云：微寒。《日华子》言：苦。《本经》言微温者，误也。苦而下泄，故善降肺气。升则喘嗽，故善治咳嗽上气。能散肺热，故《药性论》：主润益肺。其性长于杀虫，传尸骨蒸劳，往往有虫，故亦主之。疳热有虫，及蛔虫、寸白虫、蛲虫，皆能杀之。又烧熏树木蛀虫，触烟即死，亦杀蝇蝇。《日华子》论之详矣。陶云：杀虱，浓煎，洗牛马虱即去。陈藏器云：火炙酒浸，空腹饮，去虫蚕咬，兼疥癣疮。

……

［简误］ 百部味苦，脾虚胃弱人，宜兼保脾安胃药同用，庶不伤胃气。

——明·缪希雍《神农本草经疏·卷九·草部中品之下·百部根》

润肺，杀虫。甘苦微温，能润肺，治肺热咳嗽（苦能泻热。）有小毒，杀蛔、蛲、蝇、虱、一切树木蛀虫（触烟即死）。治骨蒸传尸，疳积疥癣（皆有虫。时珍曰：百部亦天冬之类，故皆治肺而杀虫，但天冬寒，热嗽宜之；百部温，寒嗽宜之）。根多成百，故名。取肥实者，竹刀劈去心、皮，酒浸焙用。

——清·汪昂《本草备要·卷一·草部·百部》

苦微甘，小毒。肥白者良。抽去心用则不烦闷。《本经》 主咳嗽上气，火炙酒渍饮之。

［发明］ 百部为杀虫要药。故肺热劳瘵喘嗽，有寸白虫宜之。蛲虫痢及传尸骨蒸多用之。时珍云，天、麦门冬之类皆主肺痰。但百部气温，肺胃寒者宜之。二冬性寒，肺胃热者宜之。脾胃虚人勿用，以其味苦伤胃也。又浓煎洗牛马虱、树木虫蛀，用填孔中，更削杉木塞之，其虫即死，杀虫之功于此可知。

——清·张璐《本经逢原·卷二·蔓草部·百部》

甘苦微温。润肺理嗽，治疳杀虫。劈去心皮，酒焙用。

——原题清·徐灵胎《药性切用·卷之二中·草部·百部》

温肺，治寒嗽，杀虫。甘、苦，微温。能润肺温肺，治寒嗽暴嗽久嗽（苦温能利肺气。《千金方》：用百部熬膏，入蜜，不时取服，可疗三十年嗽）。杀蛲蛲蝇虱（同秦艽为末，入竹笼烧烟熏衣被去虱，亦可煎汤洗衣被，作汤洗牛犬去虱）。一切树木蛀虫（触烟即死）。疗骨蒸传尸，疳积疥癣（皆有虫。与天门冬形相类而用相仿，故名野天门冬，但天门冬治肺热，此治肺寒为异耳）。能伤胃滑肠，脾胃虚人须与补气药并行。根多队成百，故名。取肥实者，竹刀劈去心、皮。酒浸，焙。

——清·吴仪洛《本草从新·卷五·蔓草类·百部》

甘、苦，微温。入手太阴经气分。润肺气，止咳嗽，杀疳蛔及寸白诸虫，疗疥癣及虫蚕咬毒。配生姜，治寒嗽。配秦艽，熏衣去虱。捣取汁，和蜜煎如饴，治三十年嗽。竹刀劈，去心皮花，酒浸焙用。热嗽、水亏火炎者禁用。

——清·严洁，等《得配本草·卷之四·草部·百部》

（除肺寒，泄肠热，杀虫止嗽。）百部（专入肺）。甘苦微温。功专杀虫，能除一切蛊毒，及传尸骨蒸，树木蛀虫，疳积疥癣（虫触烟即死），然亦能治寒嗽及泄肺热，以其气味甘温故也。李时珍云：二冬亦属治嗽，但二冬性寒治热，此则气温治寒耳。百部虽云微温，而苦过于甘，于气总属有碍，似于虚人不宜（苦伤气），不可不知。根多成百，故以百名。取肥实者，竹刀劈去心皮，酒浸焙用。

——清·黄宫绣《本草求真·卷七：泻剂·平泻·百部》

枇杷叶

【提要】 枇杷叶，苦，微寒，归肺、胃经。清肺止咳，降逆止呕。用于肺热咳嗽，气逆喘急，胃热呕吐，烦热口渴。

枇杷叶始载于《名医别录》。枇杷叶苦降寒清，能清降肺气止咳平喘，为治疗咳嗽之要药，治疗各类咳嗽时随证配伍即可。因其微寒之性，尤善治疗肺热咳喘。本品既入肺经，也入胃经，其清降之功亦能治疗各类胃气上逆之证，如呕吐、呃逆等，常配伍陈皮、竹茹等行气和中止呕之辈。

【药论】 味苦，平，无毒。主治卒哕不止，下气。

——南朝梁·陶弘景《名医别录·下品·卷第三·枇杷叶》

［谨案］ 用枇杷叶，须火炙，布拭去毛。毛射人肺，令咳不已。又主呕逆，不下食。

——唐·苏敬，等《新修本草·果部卷第十七·果中·枇杷叶》

陶隐居云：其叶不暇煮，但嚼食亦差。人以作饮，则小冷。唐本注云：用叶须火炙，布拭去毛，不尔射人肺，令咳不已。又主咳逆，不下食。今注实，味甘，寒，无毒。多食发痰热。

臣禹锡等谨按：蜀本《图经》云：树高丈余，叶大如驴耳，背有黄毛。子梂生如小李，黄色，味甘、酸。核大如小栗，皮肉薄。冬花春实，四月、五月熟，凌冬不凋。生江南、山南，今处处有。孟诜云：枇杷，温。利五脏，久食亦发热黄。子，食之润肺，热上焦。若和热炙肉及热面食之，令人患热毒黄病。《药性论》云：枇杷叶，使，味甘。能主胃气冷，呕哕不止。《日华子》云：枇杷子，平，无毒。治肺气，润五脏，下气，止吐逆并渴疾。又云：叶疗妇人产后口干。《图经》曰：枇杷叶，旧不著所出州郡，今襄、汉、吴、蜀、闽岭皆有之。木高丈余，叶作驴耳形，皆有毛。其木阴密婆娑可爱，四时不凋。盛冬开白花，至三、四月而成实。故谢瞻《枇杷赋》云：禀金秋之青条，抱东阳之和气，肇寒葩之结霜，成炎果乎纤露，是也。其实作梂如黄梅，皮肉甚薄，味甘，中核如小栗。四月采叶暴干，治肺气，主渴疾。用时须火炙，布拭去上黄毛。去之难尽，当用粟秆作刷刷之乃尽。人以作饮，则小冷。其木白皮，止吐逆，不下食。《雷公》云：凡使，采得后秤，湿者一叶重一两，干者三叶重一两者是，气足堪用。使粗布拭上毛令尽，用甘草汤洗一遍，却用绵再拭，令干。每一两以酥一分炙之，酥尽为度。食疗卒呕哕不止，不欲食。又，煮汁饮之，止渴。偏理肺及肺风疮、胸面上疮。孙真人咳嗽，以叶去毛煎汤服之。

——宋·唐慎微《证类本草·第二十三卷·中品·枇杷叶》

江东、西，湖南、北，二川皆有之。以其形如枇杷，故名之。治肺热嗽有功。花白，最先春也。子大如弹丸，四、五月熟，色若黄杏，微有毛，肉薄，性亦平，与叶不同。有妇人患肺热，久嗽，身如炙，肌瘦将成肺痨以枇杷叶、木通、款冬花、紫菀、杏仁、桑白皮各等分，大黄减半，各如常制，治讫，同为末，蜜丸如樱桃大。食后、夜卧，各含化一丸，未终一剂而愈。

——宋·寇宗奭《本草衍义·第十八卷·枇杷叶》

味苦，气平。无毒。襄汉闽广皆有，近道各处亦生。木高丈余，四时不瘁。叶如驴耳，背有黄毛。凡入剂中，惟采叶用。以粗布拭去毛净，捣姜汁浸炙微黄。锉碎煎汤，偏理肺脏。下气除呕哕不已，解渴治热嗽无休。实味甘酸，滋润五脏。少食止吐止渴，多食发热发痰。木白皮亦入医方，主吐逆不能下食。

——明·陈嘉谟《本草蒙筌·卷之七·果部·枇杷叶》

［修治］　恭曰：凡用须火炙，以布拭去毛。不尔射人肺，令咳不已。或以粟秆作刷刷之，尤易洁净。敩曰：凡采得，秤湿叶重一两，干者三叶重一两，乃为气足，堪用。粗布拭去毛，以甘草汤洗一遍，用绵再拭干。每一两，以酥二钱半涂上，炙过用。时珍曰：治胃病，以姜汁涂炙；治肺病，以蜜水涂炙，乃良。

［气味］　苦，平，无毒。权曰：甘、微辛。弘景曰：煮汁饮之，则小冷。

［主治］　卒啘不止，下气，煮汁服（《别录》）。弘景曰：若不暇煮，但嚼汁咽，亦瘥。治呕哕不止，妇人产后口干（《大明》）。煮汁饮，主渴疾，治肺气热嗽，及肺风疮，胸面上疮（诜）。和胃降气，清热解暑毒，疗脚气（时珍）。

［发明］　时珍曰：枇杷叶，气薄味厚，阳中之阴。治肺胃之病，大都取其下气之功耳。气下则火降痰顺，而逆者不逆，呕者不呕，渴者不渴，咳者不咳矣。

——明·李时珍《本草纲目·果部第三十卷·枇杷》

　　[疏]　枇杷叶禀天地清寒之气，四时不凋，其味苦，气平，平即凉也，无毒。入手太阴、足阳明经。气薄味厚，阳中之阴，降也。《经》曰：诸逆冲上，皆属于火。火气上炎，则为卒哕不止。哕者，哕也，其声浊恶而长。《经》曰：树枯者叶落，病深者声哕。病者见此，是为危证。枇杷叶性凉，善下气，气下则火不上升，而胃自安，故卒哕止也。其治呕吐不止，妇人产后口干，男子消渴，肺热咳嗽，喘息气急，脚气上冲，皆取其下气之功。气下则火降痰顺，而呕者不呕，渴者不渴，咳者不咳，冲逆者不冲逆矣。又治妇人发热咳嗽，经事先期，佐补阴清热之药，服之可使经期正而受孕。

　　……

　　[简误]　胃寒呕吐，及肺感风寒咳嗽者，法并忌之。

——明·缪希雍《神农本草经疏·卷二十三·果部三品·枇杷叶》

　　泻肺、降火。苦平。清肺和胃而降气，气下则火降痰消（气有余便是火，火则生痰）。治热咳呕逆口渴（李时珍曰：火降痰顺，则逆者不逆，呕者不呕，咳者不咳，渴者不渴矣。一妇肺热久嗽，身如火炙，肌瘦将成劳。以枇杷叶、款冬花、紫菀、杏仁、桑皮、木通等分，大黄减半，蜜丸樱桃大，食后、夜卧，各含化一丸，未终剂而愈）。叶湿重一两、干重三钱为气足，拭净毛（毛射肺，令人咳）。治胃病姜汁炙；治肺病蜜炙。

——清·汪昂《本草备要·卷三·果部·枇杷叶》

　　辛苦平，无毒，刷去毛，蜜炙用。发明：枇杷味甘色黄，为脾家果。然必极熟，乃有止渴下气润五脏之功。若带生味酸，力能助肝伐脾，食之令人中满泄泻。其叶气味俱薄，故入肺胃二经，治夏月伤暑气逆最良。近世治劳嗽无不用之，盖取其和胃下气，气下则火降痰消，胃和则呕定哕止。然胃寒呕吐及风寒咳嗽忌之。其核大寒而伐肝脾，以之同落苏入麸酱，则色青翠。同蟹入锅煮则至熟不赤，性寒走肝可知。

——清·张璐《本经逢原·卷三·果部·枇杷叶》

　　性味苦辛，平肝清肺，降气化痰，为咳逆、吐逆、喘逆专药。刷净毛，毛射肺令人咳。止咳定喘蜜水炙；止呕定吐姜汁炒。枇杷叶煎汁收膏，润燥止咳。枇杷叶蒸熟吊露，清彻达邪。枇杷肉：甘酸性平，润肺定咳，止渴除烦。

——原题清·徐灵胎《药性切用·卷之四上·果部·枇杷叶》

　　泻肺下气。苦，平。清肺和胃而降气，气下则火降痰消（气有余，便是火，火则生痰）。治热咳呕逆口渴。虚寒呕吐，风寒咳嗽忌之。叶，湿重一两、干重三钱为气足。拭净毛（毛射肺，令人咳）。治胃病，姜汁涂，炙黄；治肺病，蜜水涂，炙黄。枇杷，甘、酸，平。止渴下气，利肺气，止吐逆，除上焦热，润五脏。多食发痰热伤脾。同炙肉及热面食，令人患热黄疾。

——清·吴仪洛《本草从新·卷十·果部·山果类·枇杷叶》

　　苦，平。入手太阴、足阳明经气分。清肺和胃，降气清火。消痰止嗽，及呕哕口渴（下气之功）。得茅根，治温病发哕。得栀子，治赤鼻面疮。配人参、丁香，治反胃呕哕。焙焦研末，茶服，止衄血。刷去毛，洁净。毛射入肺，令咳不已。胃病，姜汁涂炙。肺病，蜂蜜涂炙。虚寒呕吐，风寒咳嗽者，禁用。

——清·严洁，等《得配本草·卷之六·果部·枇杷》

（泻肺降气。）枇杷叶（专入肺）味苦气平，诸书皆言泻肺治嗽。缘嗽多由胃气不和，肺气不顺，以致火气痰塞，因而咳嗽不已。丹溪云：气有余便是火，火起则痰生，服此味苦而平，则肺金清肃，而气不得上逆而顺矣。气顺则痰与火皆顺（痰、气、火同为一类），而逆者不逆，呕者不呕，咳者不咳，渴者不渴，是以昔人用此，合以款冬花、紫菀、杏仁、桑皮、木通等分，大黄减半，蜜丸，以治肺热火嗽，身如火炎，令其食后夜卧含化一丸，剂未终而病即愈，则知此为清肺治火止嗽之要剂也。取叶干重三钱者为气足，拭净毛，以免射肺作咳。或姜炙，或蜜炙，各依方用。

——清·黄宫绣《本草求真·卷六：泻剂·泻火·枇杷叶》

桑　白　皮

【提要】　桑白皮，甘，寒，归肺。泻肺平喘，利水消肿。用于肺热喘咳，水肿胀满尿少，面目肌肤浮肿。

桑白皮始载于《神农本草经》。本品甘寒降泄，入肺经，能清降肺气，善治肺热咳喘。常与地骨皮等清泻肺热之品为伍，配伍葶苈子等宣肺逐饮药可治水饮停肺之胀满喘急者，配伍人参、五味子等补益药则可治肺虚有热之咳嗽气短、潮热盗汗；本品降肺气，通调水道以利水消肿，故水肿胀满、小便不利、面目肌肤浮肿者可用之，多配伍其他利水消肿药，如茯苓皮、大腹皮等。此外，历代本草还记载桑白皮能补虚益气，治五劳六疾（《神农本草经》）、产后下血不止、饮食中蛊毒（《证类本草》）等其他应用。

【药论】　味甘，寒。主治伤中，五劳，六极，羸瘦，崩中，脉绝，补虚，益气。叶：主除寒热，出汗。桑耳，黑者：主女子漏下赤白汁，血病，癥瘕积聚，阴补，阴阳寒热，无子。五木耳名檽，益气，不饥、轻身、强志。

——《神农本草经·卷第三·中品药·桑根白皮》

［谨案］　柠耳，人常食；槐耳，用疗痔；榆、柳、桑耳，此为五耳，软者并堪啖。桑椹，味甘，寒，无毒.单食，主消渴.叶，味苦、甘，寒，有小毒。水煎取浓汁，除脚气水肿，利大小肠。灰，味辛，寒，有小毒。蒸淋取汁为煎，与冬灰等，同灭痣疵黑子，蚀恶肉。煮小豆，大下水胀。敷金创止血，生肌也。

——唐·苏敬《新修本草·木部中品卷第十三·桑根白皮》

今按陈藏器《本草》云：桑叶汁，主霍乱腹痛吐下。冬月用干者浓煮服之，研取白汁合金疮，又主小儿吻疮。细锉，大釜中煎，取如赤糖，去老风及宿血。叶桠者名鸡桑，最堪入用。椹，利五脏、关节，通血气。久服不饥。多收暴干。捣末蜜和为丸。每日服六十丸，变白不老。取黑椹一升，和科斗子一升，瓶盛封闭悬屋东头，一百日尽化为黑泥，染白鬓如漆。又取二七枚和胡桃脂研如泥，拔去白发，点孔中即生黑者。味甘、辛，无毒。能治女子崩中带下，月闭血凝，产后血凝，男子疝癖，兼疗伏血，下赤血。又云：木耳，亦可单用，平。孟诜云：寒，无毒。利五脏，宣肠胃气拥，毒气。不可多食，惟益服丹石人热发，和葱、豉作羹。萧柄云：桑叶炙煮饮，止霍乱。孟诜云：桑根白皮煮汁饮，利五脏。又入散用，下一切风气，水气。又云：桑叶炙煎饮之，止渴，一如茶法。又云：桑皮煮汁，可染褐色久不落，柴烧灰淋汁入炼，五金家用。孟诜云：菌子，寒。发五脏风，拥经脉，动痔病，令人昏昏多睡，背膊四肢无力。又菌子有数般，槐树上生者良。野田中者，恐有毒，杀人。又多发冷气，令腹中微微痛。雷公云：凡使，十年已上向东畔嫩根，采得后，铜刀剥上青黄薄皮一重，只取第二重白嫩青涎者，于槐砧上用铜刀锉了，焙令干。勿使皮上涎落，涎是药力。此药恶铁并铅也。《圣惠方》：治大风，头面髭发脱落。以桑柴灰热汤淋取汁洗头面（以大豆水研取浆，解泽灰味，弥佳）。次用熟水，入绿豆面濯之，取净。不遇十度良。三日一沐头，一日一洗面。《外台秘要》：治偏风及一切风。桑枝锉一大升，用今年新嫩枝，以水一大斗，煎取二大升。夏用井中沉，恐酢酸坏。每日服一盏，空心服尽。又煎服终身，不患偏风，若预防风，能服一大升佳。又方：脉极寒，发鬓堕落，令发润生。桑白皮二升，以水淹浸，煮五、六沸去滓，洗沐鬓发自不落。《又方》：五痔。以桑耳作羹，空心下饭饱食之，日三食之。待孔卒痛如乌啄，取大小豆各一升，合捣作两囊蒸之及热，更互坐之，即差。《千金方》：治口疮白漫漫。《深师方》同。《葛氏方》：卒小便多，消渴。入地三尺取桑根，剥取白皮，炙令黄黑，锉，以水煮之令浓，随意饮之，亦可内少米，勿入盐。又方：产后下血不止，炙桑白皮煮水饮之。又方：血露不绝。锯截桑根，取屑五指撮，取醇酒服之。日三。又方：因疮而肿者，皆因中水浸中风寒所作，其肿入腹则杀人。多以桑灰淋汁渍，冷复易，取愈。《梅师方》同。又方：饮食中蛊毒，令人腹内坚痛，面黄青，淋露骨立，病变无常。取桑木心，锉得一斛，著釜中以水淹之，令上有三斗水，煮取二斗，澄取清，微火煎，得五升。宿勿食，旦服五合，则吐蛊毒出。梅师方：治水肿，坐卧不得，头面身体悉肿。取东引花桑枝，烧灰淋汁，煮赤小豆。空心食令饱，饥即食尽，不得吃饮。又方：治金疮止痛。取桑柴灰研傅疮上，佳。

——宋·唐慎微《证类本草·第十三卷·桑根白皮》

气寒，味苦酸。甘而辛，甘厚辛薄，无毒。入手太阴经。《象》云：主伤中、五劳羸瘦，补虚益气，除肺气，止唾血、热渴，消水肿，利水道。《心》云：甘以固元气，辛以泻肺气之有余。

——元·王好古《汤液本草·卷之五·木部》

味甘而辛，甘厚辛薄。气寒。可升可降，阳中阴也。无毒。山谷出少，家园植多。山桑质坚，木堪作檠。家桑气厚，叶可饲蚕。凡入剂中，须觅家者。近冬收采，如式制精。根出土外者杀人，根向东行者得气（得生气也）。皮取近木洗净，留白去青片用。铜刀咀成，恶铅忌铁。稀蜜拌透，文火炒干。为使续断桂心，入手太阴肺脏。甘助元气，补劳怯虚羸。辛泻火邪（罗谦甫曰：桑白皮泻肺，是泻肺中火邪，非泻肺气也，火去则气得安矣）。止喘嗽唾血，利水消肿，解渴驱痰。刀刃伤作线缝，热鸡血涂即合。皮中白汁，取依四时。春夏取向上者从升（枝干皮汁也），秋冬取向下者因降（根皮汁也），敷金疮血止（剥白皮裹之，令汁得入疮中良），敷蛇咬毒消。点唇裂易差，染褐色不落。釜中煎如糖赤，老痰宿血并推。

——明·陈嘉谟《本草蒙筌·卷之四·木部·桑根白皮》

［气味］　甘，寒，无毒。权曰：平。大明曰：温。元素曰：苦、酸。杲曰：甘、辛，寒。可升可降，阳中阴也。好古曰：甘厚而辛薄，入手太阴经。之才曰：续断、桂心、麻子为之使。

［主治］　伤中，五劳六极，羸瘦，崩中绝脉，补虚益气（《本经》）。去肺中水气，唾血热渴，水肿腹满胪胀，利水道。去寸白，可以缝金疮（《别录》）。治肺气喘满，虚劳客热头痛，内补不足（《甄权》）。煮汁饮，利五脏。入散用，下一切风气水气（孟诜）。调中下气，消痰止渴，开胃下食，杀腹脏虫，止霍乱吐泻。研汁，治小儿天吊惊痫客忤，及敷鹅口疮，大验（《大明》）。泻肺，利大小肠，降气散血（时珍）。

［发明］　杲曰：桑白皮，甘以固元气之不足而补虚，辛以泻肺气之有余而止嗽。又云：桑白皮泻肺，然性不纯良，不宜多用。时珍曰：桑白皮长于利小水，乃实则泻其子也，故肺中有水气及肺火有余者宜之。十剂云：燥可去湿，桑白皮、赤小豆之属是矣。宋医钱乙治肺气热盛，咳嗽而后喘，面肿身热，泻白散：用桑白皮（炒）一两，地骨皮（焙）一两，甘草（炒）半两。每服一、二钱，入粳米百粒，水煎，食后温服。桑白皮、地骨皮皆能泻火从小便去，甘草泻火而缓中，粳米清肺而养血，此乃泻肺诸方之准绳也。元医罗天益，言其泻肺中伏火而补正气，泻邪所以补正也。若肺虚而小便利者，不宜用之。颂曰：桑白皮作线缝金疮肠出，更以热鸡血涂之。唐安金藏剖腹，用此法而愈。

——明·李时珍《本草纲目·木部第三十六卷·桑》

［疏］　桑根白皮得土金之气，故味甘气寒而无毒。东垣、海藏俱云：兼辛。然甘厚辛薄，降多升少，阳中阴也。入手太阴经。甘以固元气而补不足，辛以泻肺邪之有余，故能止嗽也。凡肺中有水气及肺火有余者宜之。伤中者，中气伤也。五劳者，五脏劳伤也。六极者，六腑之中气极也。羸瘦者，肌肉脱也。崩者中，血脱也。脉绝者，气血两虚之至，故脉不来也。之数者，皆由阴不足则阳有余，阳有余则火盛而内热，火与元气不两立，火能消物，造化自然也。惟甘也，可以补元气；惟寒也，可以除内热。热除矣，元气生矣，则上来诸证自瘳，故《本经》终之以补虚益气焉。《别录》去肺中水气者，即《十剂》中云燥可去湿，桑白皮之属是已。吐血热渴者，热伤肺，火炎迫血妄行，溢出上窍，而兼发热作渴也。其主水肿腹满胪胀者，即利水道，除湿补虚之功也。湿热盛则寸白生，消除湿热则虫自不能留也。缝金疮者，甘寒补益，宜于伤损也。

……

［简误］　肺虚无火，因寒袭之而发咳嗽者，勿服。

——明·缪希雍《神农本草经疏·卷十三·木部中品·桑根白皮》

味甘微辛微苦，气寒。气味俱薄，升中有降，阳中有阴。入手太阴肺脏。气寒味辛，故泻肺火；以其味甘，故缓而不峻。止喘嗽唾血，亦解渴消痰，除虚劳客热头痛。水出高原，故清肺亦能利水。去寸白，杀腹脏诸虫。研汁治小儿天吊惊痫客忤，及敷鹅口疮，大效。作线可缝金疮。既泻肺实，又云补气，则未必然。

——明·张介宾《景岳全书·卷之四十八·本草正（下）·竹木部·桑白皮》

泻肺、行水，《十剂》作燥，以其行水也。甘、辛而寒。泻肺火（罗谦甫曰：是泻肺中火邪，非泻肺气也。火与元气不两立，火去则气得安矣，故《本经》又云益气。李东垣曰：甘，固元气之不足而补虚；辛，泻肺气之有余而止嗽。然性不纯良，不宜多用。钱乙泻白散，桑皮、地骨各一两，甘草五钱，每服二钱，入粳米百粒煎。李时珍曰：桑皮、地骨，皆能泻火从小便。甘草泻火缓中，粳米清肺养血，乃泻肺诸方之准绳也。一妇鼻久不闻香臭，后因他疾，缪仲醇为处方，每服桑皮至七八钱，服久而鼻塞忽通），利二便，散瘀血，下气行水，止嗽清痰（《发明》曰：肺中有水，则生痰而作嗽，除水气正所以泻火邪，实则泻其子也。火退气宁，则补益在其中矣。《十剂》曰：燥可去湿，桑白皮、赤小豆之类是也）。治肺热喘满，唾血热渴，水肿胪胀。肺气虚及风寒作嗽者慎用。为线可缝金疮。刮去外皮，取白用（如恐其泻气，用蜜炙之）。续断、桂心为使。忌铁。桑乃箕星之精。其木利关节，养津液，行水（《录验》方：枝皮细剉，酿酒服良）祛风（桑枝一升，细锉炒香，水三升，熬至二升，一日服尽，名桑枝煎，治风气脚气口渴）。其火拔引毒气，祛风寒湿痹（凡痈疽不起，瘀肉不腐，瘰疬、流注、臁顽恶疮不愈，用桑木片，扎成小把，燃火，吹息，灸患处。内服补托药良）。煎补药，熬诸膏，宜用桑柴，内亦宜桑枝搅。桑椹甘、凉。色黑入肾而补水，利五脏关节，安魂镇神，聪耳明目，生津止渴（炼膏，治服金石药热渴），利水消肿，解酒乌髭。晒干为末，蜜丸良。取极熟者，滤汁熬膏，入蜜炼稠，点汤和酒并妙。入烧酒经年愈佳（每日汤点服，亦治瘰疬，名文武膏，以椹名文武实也）。桑叶甘、寒。手、足阳明（大肠、胃）之药，凉血（刀斧伤者，为末干贴之妙）燥湿，去风明目（采经霜者，煎汤洗眼，去风泪。洗手足，去风痹。桑叶、黑芝麻等分，蜜丸，名扶桑丸，除湿去风，乌须明目。以五月五日，六月六日，立冬日采者佳。一老人年八十四，夜能细书，询之，云得一奇方，每年九月二十三日，桑叶洗目一次，永绝昏暗）。末服止盗汗（严州有僧，每就枕，汗出遍身，比旦，衣被皆透，二十年不能疗。监寺教采带露桑叶，焙干为末，空心米饮下二钱，数日而愈），代茶止消渴。

——清·汪昂《本草备要·卷二·木部·桑白皮》

甘寒无毒。须蜜酒相和拌令湿透，炙熟用。否则伤肺泄气，大不利人。根见土面者有毒伤人。

[发明]　桑根白皮泻肺气之有余，止嗽而能利水。肺中有水气，及肺火有余者宜之。肺虚无火，因风寒而嗽者服之，风邪反闭固不散而成久嗽者有之。甄权治肺中水气，唾血，热渴水肿，腹满胪胀，利水道，去寸白虫。可以缝金疮，缝后以热鸡血涂之，桑皮之功用尽矣。

——清·张璐《本经逢原·卷三·灌木部·桑根白皮》

泻肺行水。甘辛而寒，泻肺火（钱乙泻白散，桑皮、地骨各一两，甘草五钱，每服二钱，粳米百粒煎。时珍曰：桑皮、地骨，皆能泻火从小便出，甘草泻火缓中，粳米清肺养血，乃泻肺诸方之准绳也），利二便，散瘀血，下气行水，止嗽清痰（肺中有水则生痰而作嗽。《十剂》曰：燥可去湿，桑白皮、赤小豆之类是也）。治肺热喘满，唾血热渴，水肿胪胀。肺虚无火及因风寒而嗽者，勿服。刮去薄皮，取白，或生用，或蜜炙（制其凉泻之性），为线可缝金疮。续断、桂心为使。忌铁（小儿流涎，脾热也，胸膈有痰，新桑根白皮捣自然汁涂之，甚效。或干者，煎水涂亦可）。

——清·吴仪洛《本草从新·卷九·木部·桑根白皮》

（泻肺火，利水通气。）桑白皮（专入肺），辛甘性寒，善入肺中气分，泻火利水，除痰泄气。缘气与水与痰，止属病标，其气逆不利，与水饮胶结，未有不因火结而成。（罗谦甫曰：

是泻肺中火邪，非泻肺气也。火与元气不两立，火去则气得安矣）。久而不治，则瘀结便秘，喘嗽胸满，唾血口渴，水肿胪胀，靡不色色而见。桑白皮辛甘而寒，能于肺中治火利水，俾火去而水自消，水去而火即灭，而气因尔而治。（时珍曰：桑白皮长于利小水，乃实则泻其子也。故肺中有水气，及肺火有余者宜之。十剂云，燥可去湿，桑白皮、赤小豆之属是也，宋医钱乙治肺气热盛，咳嗽而后喘，面肿身热，泻白散，用桑白皮炒一两，地骨皮焙一两，甘草炒半两，每服一二钱，入粳米百粒，水煎，食后温服。桑白皮、地骨皮皆能泻火从小便去，甘草泻火而缓中，粳米清肺而养血，此乃泻肺诸方之准绳也）。至书有云，能补元气之不足，不过云其气得自安，若以甘寒之味可以补气，则当置甘温于何地乎。况本草《十剂篇》云：燥可去湿，桑白皮、赤小豆之属是也。故湿则为重，宜燥剂以除之（燥字从湿去重除之后而言，勿泥燥热之燥看）。但此性寒而裂（其裂亦作寒裂），虽有甘味，不能以制，故古人有戒勿多用之条，及肺虚火衰、水涸风寒作嗽者，为切忌焉！为线可缝金疮，刮去皮取白，或恐泻气，蜜炙用。续断、桂心为使。忌铁。（桑木）桑乃箕木之精，其木能开关利水，扎把燃火则能去风除痹，故煎药熬膏宜用……桑椹甘凉色黑，治能除热养阴止泻，乌须黑发（《月令》云：四月宜饮桑椹酒，能理百种风，又椹可以汁熬烧酒，藏之经年，味力愈佳）。桑耳散血除瘀，破癥攻瘕。桑叶清肺泻胃，凉血燥湿，去风明目。（《圣济录》：治吐血不止，晚桑叶焙研，凉茶服三钱，只一服止，后用补肝肺药。《千金方》：治头发不长，用桑叶、麻叶煮泔水沐之，七次可长数尺。《集简》：治风眼下泪，用腊月不落桑叶煎汤，日日温洗，或入芒硝。扶桑丸除风湿，乌须明目，用黑芝麻同桑叶等分为丸。震亨曰：经霜桑叶研末，米饮服，止盗汗。）

——清·黄宫绣《本草求真·卷六：泻剂·泻火·桑白皮》

叶天士曰：桑皮气寒。禀水气而入肾。味甘无毒，得土味而入脾。中者，中州脾也。脾为阴气之原，热则中伤，桑皮甘寒，故主伤中。五劳者，五脏劳伤真气也。六极者六腑之气虚极也。脏腑俱虚，所以肌肉削则羸瘦。其主之者，桑皮甘以固脾气而补不足，寒以清内热而退火邪，邪气退而脾阴充，脾主肌肉，自然肌肉丰而劳极愈矣。崩中者，血脱也。脉者，血之府。血脱故脉绝不来也。脾统血而为阴气之原，甘能益脾，所以主崩中绝脉也。火与元气势不两立，气寒清火，味甘益气，气充火退。虚得补而气受益也。陈修园曰：今人以补养之药，误认为清肺利水之品，故用多不效。且谓生用大泻肺气，宜涂蜜炙之。然此药忌火。不可不知。张隐庵曰：桑刈而复茂，生长之气最盛，故补续之功如此。

——清·陈修园《神农本草经读·卷之二·上品·桑根白皮》

14
安　神　药

凡可以安神定志、治疗心神不宁的药物，称安神药。

本类药物大多性平味甘，主入心经，趋于沉降，均具有安神定志之功，体现"惊者平之"。此外，部分药物还兼能平肝潜阳、清心、解毒、敛汗、润肠、祛痰等。安神药主要用作心神不宁，或辅助用于惊风、惊痫、癫狂等。部分安神药，还能用于肝阳眩晕、热毒疮肿、喘咳咯痰、自汗盗汗、肠燥便秘等。

针对不同的病机，如心火炽盛、肝郁化火，痰热扰心者，痰浊和血瘀所致心神不宁者。在使用安神药时，应分别给予清泻心火、疏肝解郁，清热化痰，温化寒痰和活血化瘀药。又应针对正气亏虚的不同，予以补血、养阴等药物配伍。使用安神药应辨明虚实，实者宜重镇安神，虚者宜养心安神。如朱砂类有毒药物，应注意用法用量，中病即止。又矿石类药质地沉重易伤胃耗气，脾胃虚弱者慎用。

根据安神药的药性及功效主治差异，可分为重镇安神药及养心安神药两类。

14.1　重镇安神药

本类药物药性多平，主入心经，以矿石、化石等质重沉降之品为主。以镇心安神为主要作用。主治心火亢盛、阳气躁动之实证，症见心神不宁、心悸失眠或惊痫癫狂等。部分重镇安神药，分别兼有清热解毒、平肝潜阳、明目、收敛、利尿等功效，又可用治疮痈肿毒、肝阳上亢、视物昏花、疮疡久溃不敛及淋证等。

朱　砂

【提要】　朱砂，甘，微寒，有毒。归心经。清心镇惊，安神，明目，解毒。用于心悸易惊，失眠多梦，癫痫发狂，小儿惊风，视物昏花，口疮，喉痹，疮疡肿毒。

朱砂始载于《神农本草经》。本品属寒清重镇之品，专入心经，能清心镇怯，常用于心火亢盛所致心神不宁、心悸怔忡、心烦失眠者；多与黄连、生甘草等清心火药配伍，如配伍清火养心药，如当归、生地黄之类，可用于心火亢盛、阴血不足证；配伍养心安神药，如人参、茯神等，则可用于心气血虚证；本品属矿石类，可清心镇惊止痉，多与磁石相须为用，以治惊风、癫痫等；亦能随证配伍，治小儿癫痫、温热病之热入心包或痰热内闭证等。朱砂既可内服，亦能外用，且均有清热解毒之功。可用以治疗疮疡肿毒、咽喉肿痛、口舌生疮等病证，常与清热解毒、消肿散用之品为伍。此外，历代本草还记载朱砂有"益气，明目""通神明"（《神农本草经》）、发汗（《本草纲目》）、染画、杀虫（《本草蒙筌》）等应用。朱砂有毒，内服不可过量或持续服用。孕妇慎服。入药只宜生用，忌火煅。

【药论】　味甘，微寒。主身体五脏百病，养精神，安魂魄，益气，明目，杀精魅邪恶鬼。久服通神明，不老。能化为汞。

——《神农本草经·卷第二·上品药·丹沙》

丹砂大略二种，有土沙、石沙。其土沙，复有块沙、末沙，体并重而色黄黑，不任画用，疗疮疥亦好，但不入心腹之药尔，然可烧之，出水银乃多。其石沙便有十数种，最上者光明沙，云一颗别生一石龛内，大者如鸡卵，小者如枣栗，形似芙蓉，破之如云母，光明照澈，在龛中石台上生。得之者，带之辟恶为上，其次或出石中，或出水内，形块大者如拇指，小者如杏仁，光明无杂，名马牙沙，一名无重沙，入药及画俱善，俗间亦少有之。其有磨嵯、新井、别井、水井、火井、芙蓉、石末、石堆、豆末等沙，形类颇相似，入药及画，当择去其杂土石，便可用矣。别有越沙，大者如拳，小者如鸡鹅卵，形虽大，其杂土石不如细明净者。经言末之名真朱，谬矣。岂有一物而以全、末为殊名者也。

——唐·苏敬，等《新修本草·玉石等部上品卷第三·丹砂》

唐本注云：丹砂，大略二种，有土砂、石砂。其土砂，复有块砂、末砂，体并重而色黄黑，不任画用。疗疮疥亦好，但不入心腹之药尔，然可烧之，出水银乃多。其石砂便有十数种，最上者光明砂，云一颗别生一石龛内，大者如鸡卵，小者如枣栗，形似芙蓉，破之如云母，光明照澈，在龛中石台上生，得此者，带之辟恶为上；其次，或出石中或出水内，形块大者如拇指，小者如杏仁，光明无杂，名马牙砂，一名无重砂。入药及画俱善，俗间亦少有之。其有磨嵯、新井、别井、水井、火井、芙蓉、石末、石堆、豆末等砂，形类颇相似。入药及画，当择去其杂土石，便可用矣。南有越砂，大者如拳，小者如鸡鹅卵，形虽大，其杂土石，不如细明净者。《外台秘要》：伤寒、时气、温疫、头痛、壮热脉盛，始得一、二日者。取真砂一两，以水一斗，煮取一升，顿服，覆衣被取汗。《又方》：辟瘟疫。取上等朱砂一两细研，以白蜜和丸如麻子大，常以太岁日平旦，一家大小勿食诸物，面向东立，各吞三、七丸，永无疫疾。又方：疗心腹宿症及卒得症。取朱砂细研，搜饭令朱匀，以雄鸡一只，先饿二日，后以朱饭饲之，著鸡于板上，收取粪，曝燥为末，温清酒服方寸匕至五钱，日三服。若病困者，昼夜可六服。一鸡少更饲，一鸡取足服之，俟愈即止。《斗门方》：治小儿未满月惊着，似中风欲死者。用朱砂以新汲水浓磨汁，涂五心上，立差。最有神验。十全博救：疗子死腹中不出。用朱砂一两，以水煮数沸，末之，然后取酒服之，立出。姚和众：小儿初生六日，温肠胃，壮血气方：炼成朱砂如大豆许，细研，以蜜一枣大熟调，以绵搵取，令小儿吮之。一日令尽。太上八帝玄变经三皇真人炼丹方：丹砂一斤，色发明者，研末，重绢筛之，令靡靡，以醇酒不见水者沃丹，挠之令如彭泥状，盛以铜盘中，置高阁上，勿令妇人见，曝之，身自起居数挠燥，复沃之，当令如泥，若阴雨疾风，复藏之无人处；天晏，出曝之，尽酒三斗而成；能长曝之三百日，当紫色，握之不污手；如着手，未干可丸。欲服时，沐浴兰香，斋戒七日，勿令妇人近药过旁傍，丸如麻子大，常以平旦向日吞三丸，服之一月，三虫出。服之五、六月，腹内诸病皆瘥。服之一年，眉发更黑，岁加一丸。服之三年，神人至。青霞子：丹砂，自然不死，若以气衰，血散，体竭，骨枯，入石之功，稍能添益，若欲长生久视，保命安神，须饵丹砂，且八石见火，悉成灰烬，丹砂伏火，化为黄银，能重能轻，能神能灵，能黑能白，能暗能明，一斛人擎，力难升举，万斤遇火，轻速上腾，鬼神寻求，莫知所在。太清服炼灵砂法：丹砂，外包八石，内含金精，先禀气于甲，受气于丙，出胎见壬，结魄成庚，增光归戊，阴阳升降，各本其原，且如矿石五金，俱受五阴神之气结，亦分为五类之形，形质顽恶，志性沉滞。宝藏论：朱砂若草伏住火，胎包在囊，成汁可点银为金，次点铜为银。

——宋·唐慎微《证类本草·第三卷·丹砂》

《衍义》曰：丹砂，今人谓之朱砂。辰州朱砂，多出蛮峒。锦州界猺獠峒老鸦井，其井深广数十丈，先聚薪于井，满则纵火焚之。其青石壁迸裂处，即有小窍，窍中自有白石床，其石如玉，床上乃生丹砂。小者如箭镞，大者如芙蓉，其光明可鉴，研之鲜红。砂泊床，大者重七、八两至十两者。晃州亦有形如箭镞带石者，得自土中，非此之比也。此物镇养心神，但宜生使。炼服，少有不作疾者，亦不减硫黄辈。又一医流服伏火者数粒，一旦大热，数夕而毙。李善胜尝炼朱砂为丹，经岁余，沐浴再入鼎，误遗下一块，其徒丸服之，遂发懵冒，一夕而毙。生朱砂，初生儿便可服。因火力所变，遂能杀人，可不谨也。

——宋·寇宗奭《本草衍义·第四卷·丹砂》

味甘。《珍》云：心热者，非此不能除。《局方本草》云：丹朱味甘，微寒，无毒，养精神，安魂魄，益气明目，通血脉，止烦渴。《药性论》云：君。有大毒。镇心，主抽风。《日华子》云：凉，微毒。润心肺。恶磁石，畏咸水。

——元·王好古《汤液本草·卷之六·玉石部》

味甘，气微寒。生饵无毒，炼服杀人。出辰州（属湖广）。峦峒井中（本境所出朱砂，多在猺獠峒、老鸦井得之。），在井围青石壁内。土人欲觅，多聚干柴。纵火满井焚之，致壁迸裂，始见有石床如玉洁白。生砂块，似血鲜红。大类芙蓉头（有四、五两，至十两一块者），小若羽箭簇（俗呼箭头砂）。其甚小者，豆砂米砂。作墙壁明彻为优，成颗粒鹿籔略次。米砂下品，铁屑常多。磁石引除，染画充用。一云：火井者，不如水井力胜（水井有砂者，其水尽赤，每有烟霞郁蒸之气）；新井者，难及旧井色深。凡治病邪，惟取优等。磁钵擂细，清水淘匀。服饵无忧，效验自应。恶磁石，畏咸水（今市卖者，有烧凝水石，或石膏为粉以乱真。须烧火上走者，真也）。其功惟治外科，所忌一切生血。银朱亦汞烧就，时俗又唤心红。染画色最奇，杀虫虱亦验。庸医不晓，研为药衣。违误太深，伤寒宁免。

［谟按］　汪石山曰：《经》云：朱砂微寒，生饵无毒。伏火者，大毒杀人。水银乃火煅朱砂而成，何谓无毒？其性滑动，走而不守。气味俱阳，从可知矣。阳属热火。《经》云：水银辛寒，似难凭据。又云：有毒。得非谓以朱砂伏火而成之耶？故毒比朱砂尤甚。宜其蚀脑至尽，入肉百节拘挛也。又水银和入皂矾，再加火煅，飞着釜盖者，谓之水银粉，又名轻粉。此经煅而又煅，阳中之阳。更资皂矾燥烈，比之朱砂水银，尤为大毒燥烈之剂也。《经》云：粉寒无毒，岂理也哉？近见世之淫夫淫妇，多生恶疮。始起阴股，不数日间，延及遍体，状似杨梅，因名曰杨梅疮，甚者传染。俗医以轻粉为君，佐以雄、朱、脑、麝等剂。或散或丸，服之

虽效，愈而又发，发则又服。久久致手足挛曲，遂成痼疾。俗又名曰杨梅风。盖由药之燥热酷烈，耗其血液，筋失所养，以致是也。俗人不知由死于药，良可哀悯。

——明·陈嘉谟《本草蒙筌·卷之八·石部·丹砂》

［气味］　甘，微寒，无毒。

［主治］　身体五脏百病，养精神，安魂魄，益气明目，杀精魅邪恶鬼。久服通神明不老。能化为汞（《本经》）。通血脉，止烦满消渴，益精神，悦泽人面，除中恶腹痛，毒气疥瘘诸疮。轻身神仙（《别录》）。镇心，主尸疰抽风（《甄权》）。润心肺，治疮痂息肉，并涂之（《大明》）。治惊痫，解胎毒痘毒，驱邪疟，能发汗（时珍）。

［发明］　保昇曰：朱砂法火色赤而主心。杲曰：丹砂纯阴，纳浮溜之火而安神明，凡心热者非此不能除。时珍曰：丹砂生于炎方，禀离火之气而成，体阳而性阴，故外显丹色而内含真汞。其气不热而寒，离中有阴也。其味不苦而甘，火中有土也。是以同远志、龙骨之类，则养心气；同当归、丹参之类，则养心血；同枸杞、地黄之类，则养肾；同厚朴、川椒之类，则养脾；同南星、川乌之类，则祛风。可以明目，可以安胎，可以解毒，可以发汗，随佐使而见功，无所往而不可。夏子益《奇疾方》云：凡人自觉本形作两人，并行并卧，不辨真假者，离魂病也。用辰砂、人参、茯苓，浓煎日饮，真者气爽，假者化也。《类编》云：钱丕少卿夜多噩梦，通宵不寐，自虑非吉。遇邓州推官胡用之曰：昔常如此。有道士教戴辰砂如箭镞者，涉旬即验，四五年不复有梦。因解髻中一绛囊遗之。即夕无梦，神魂安静。道书谓丹砂辟恶安魂，观此二事可征矣。《抱朴子》曰：临沅县廖氏家，世世寿考。后徙去，子孙多夭折。他人居其故宅，复多寿考。疑其井水赤，乃掘之，得古人埋丹砂数十斛也。饮此水而得寿，况炼服者乎？陈文中曰：小儿初生，便服朱砂、轻粉、白蜜、黄连水，欲下胎毒。此皆伤脾败阳之药，轻粉下痰损心，朱砂下涎损神，儿实者服之软弱，弱者服之易伤，变生诸病也。时珍曰：叶石林《避暑录》载：林彦振、谢任伯皆服伏火丹砂，俱病脑疽死。张杲《医说》载：张悫服食丹砂，病中消数年，发鬓疽而死。皆可为服丹之戒。而周密《野语》载：临川周推官平生孱弱，多服丹砂、乌、附药，晚年发背疽。医悉归罪丹石，服解毒药不效。疡医老祝诊脉曰：此乃极阴证，正当多服伏火丹砂及三建汤。乃用小剂试之，复作大剂，三日后用膏敷贴，半月而疮平，凡服三建汤一百五十服。此又与前诸说异。盖人之脏腑禀受万殊，在智者辨其阴阳脉证，不以先入为主。非妙入精微者，不能企此。

——明·李时珍《本草纲目·石部第九卷·丹砂》

［疏］　丹砂本禀地二之火气以生，而兼得乎天七之气以成。色赤法火，中含水液，为龙为汞，亦曰阴精。七为阳火之少，故味甘微寒而无毒，盖指生砂而言也。《药性论》云：丹砂为清镇少阴君火之上药，辟除鬼魅百邪之神物。安定神明则精气自固，火不妄炎则金木得平，而魂魄自定，气力自倍。五脏皆安则精华上发，故明目。心主血脉，心火宁谧，则阴分无热而血脉自通，烦满自止，消渴自除矣。杀精魅邪恶鬼，除中恶腹痛者，阳明神物，故能辟除不祥，消散阴恶杀厉之气也。久服通神明不老者，古之真人，飞丹炼石，引纳清和，配以金铅，按之法象，自能合丹道而成变化也。《青霞子》及《太清服炼灵砂法》云：能重能轻，能暗能明，能黑能白，能神能灵。一斛人擎，力难举升；万斤遇火，轻速上腾。鬼神寻求，莫知所在。先禀气于甲，受气于丙，出胎见壬，结魄成庚，增光归戊，阴阳升降，各本其原。非虚语矣！

......

[简误] 丹砂为八石之主，故列石部之首。体中含汞，汞味本辛，故能杀虫、杀精魅，宜乎《药性论》谓其有大毒。若经伏火，及一切烹炼，则毒等砒、硇，服之必毙。自唐以来，上而人主，下而缙绅，曾饵斯药，鲜克免者。戒之！戒之！

——明·缪希雍《神农本草经疏·卷三·玉石部上品·丹砂》

味微甘，性寒，有大毒。通禀五行之气，其色属火也，其液属水也，其体属土也，其气属木也，其入属金也，故能通五脏。其入心可以安神而走血脉，入肺可以降气而走皮，入脾可逐痰涎而走肌肉，入肝可行血滞而走筋膜，入肾可逐水邪而走骨髓，或上或下，无处不到。故可以镇心逐痰，祛邪降火，治惊痫，杀虫毒，祛蛊毒鬼魅中恶，及疮疡疥癣之属。但其体重性急，善走善降，变化莫测，用治有余，乃其所长；用补不足，及长生久视之说，则皆谬妄不可信也。若同参、芪、归、术兼朱砂以治小儿，亦可取效。此必其虚中挟实者乃宜之，否则不可概用。

——明·张介宾《景岳全书·卷之四十九·本草正（下）·金石部·朱砂》

重、镇心、定惊、泻热。体阳性阴（内含阴汞），味甘而凉，色赤属火（性反凉者，离中虚、有阴也；味不苦而甘者，火中有土也）。泻心经邪热（心经血分主药），镇心清肝，明目发汗（汗为心液），定惊祛风，辟邪（胡玉少卿多恶梦，遇推官胡用之，胡曰：昔常患此，有道士教戴灵砂而验。逐解髻中绛囊授之，即夕无梦）解毒（胎毒痘毒宜之），止渴安胎（《博救方》：水煮一两，研，酒服，能下死胎）。忌一切血（郑康成注《周礼》，以丹砂、雄黄、石胆、矾石、磁石为五毒，古人用以攻疡）。

——清·汪昂《本草备要·卷五·金石水土部·丹砂》

甘微寒，无毒。研细水飞用，入火则烈，毒能杀人，急以生羊血、童便、金汁等解之。

[发明] 丹砂体阳性阴，外显丹色，内含真汞，不热而寒，离中有坎也。不苦而甘，火中有土也。婴儿姹女交会于中，镇心安神是其本性。用则水飞以免镇坠，不宜见火，恐性飞腾。《本经》治身体五脏百病，安定神明，则精气自固。火不妄炎，则金木得平，而魂魄自定。五脏皆安，精华上发，而气益目明。阳明神物，故应辟除不祥，消散阴恶杀厉之气，仲淳缪子《经疏》之言也。同远志、龙骨则养心气。同当归、丹参则养心血。以人参、茯神浓煎调入丹砂，治离魂病。以丹砂末一钱和生鸡子黄三枚搅匀顿服，治妊娠胎动不安，胎死即出，未死即安。又以丹砂一两为末，取飞净三钱，于一时顷分三次酒服，治子死腹中立出。慎勿经火，若经伏火及一切烹炼，则毒等于砒硇。惟养正丹则同铅汞硫黄煅之，以汞善走而火毒不致蕴发也。

——清·张璐《本经逢原·卷一·石部·丹砂》

味甘，微寒。（甘言味，寒言性.何以不言色与气？盖入口则知其味，入腹则知其性。若色与气则在下文主治之中，可推而知之也。）主身体五脏百病（百病者，凡病皆可用，无所禁忌，非谓能治天下之病也。凡和平之药皆如此）。养精神（凡精气所结之物，皆足以养精神。人与天地同，此精气以类相益也），安魂魄（亦入心，重镇怯），益气（气降则藏，藏则益），明目（凡石药皆能明目，石者金气所凝，目之能鉴物，亦金气所成也。又五脏之精皆上注于目，目大小眦属心，丹砂益目中心脏之精），杀精魅邪恶鬼（大赤为天地纯阳之色，故足以辟阴邪）。

久服，通神明，不老（能化为汞，石属金，汞亦金之精也。凡上品之药，皆得天地五行之精以成其质。人身不外阴阳五行，采其精气以补真元，则神灵通而形质固矣。但物性皆偏，太过不及翻足为害，苟非通乎造化之微者，未有试而不毙者也）。此因其色与质，以知其效者。丹砂正赤，为纯阳之色。心属火，色赤，故能入心，而统治心经之证。其质重，故又有镇坠气血之能也。凡药之用，或取其气，或取其味，或取其色，或取其形，或取其质，或取其性情，或取其所生之时，或取其所成之地，各以其所偏胜而即资之疗疾，故能补偏救弊，调和脏腑。深求其理，可自得之。

——清·徐灵胎《神农本草经百种录·上品·丹砂》

　　重。镇心，定惊，泻热。甘凉，体阳性阴（内含阴汞，郑康成注《周礼》，以丹砂、雄黄、石胆、矾石、磁石为五毒）。色赤属火（性反凉者，离中虚，有阴也；味不苦而甘者，火中有土也）。泻心经邪热（心经血分主药），镇心定惊，辟邪清肝，明目祛风，止渴解毒（胎毒、痘毒宜之）。定癫狂，止牙疼，下死胎（《十全博救方》：水煮一两，研酒服）。独用多用，令人呆闷。辰产，明如箭镞者良（名箭镞砂），细研，水飞三次（若火炼则有毒，服饵常杀人）。畏盐水，恶慈石，忌一切血。

——清·吴仪洛《本草从新·卷十三·金石部·石类·朱砂》

　　辟邪祟，下死胎，乃其镇重之力。去目翳，疗疮毒（心为火藏，不受辛热之品，宜用此治之）。得蜜水调服五分，预解痘毒（多者可少，重者可轻）。得南星虎掌，去风痰。配枯矾末，治心痛。配蛤粉，治吐血。配当归、丹参，养心血。佐枣仁、龙骨，养心气（抑阴火以养元气）。得人参、茯苓，治离魂（自觉本形作两人，并行并卧，不辨真假者，离魂病也）。和鸡子白服一钱，治妊妇胎动（胎死即出，未死即安）。入六一散，治暑气内伏。入托裹散，治毒气攻心。同生地、杞子，养肾阴。纳猪心蒸食，治遗浊。研敷产后舌出不收（暗掷盆盎作堕地声惊之，即自收）。紫背天葵、粉甘草同煮，研末水飞用。荞麦梗灰淋汁煮，研末水飞亦可。若火炼，则有毒杀人。

——清·严洁，等《得配本草·卷之一·石部·丹砂》

　　（清心热，镇惊，安神。）辰砂（专入心）即书所云丹砂、朱砂者是也，因砂出于辰州，故以辰名。体阳性阴，外显丹色，内含真汞。不热而寒，离中有坎也。不苦而甘，水中有土也。婴儿姹女，交会于中，故能入心解热，而神安魄定（杲曰：丹砂纯阴，纳浮游之火而安神明，凡心热者非此不能除）。是以同滑石、甘草，则清暑；同远志、龙骨，则养心气；同丹参则养心血；同地黄、枸杞则养肾；同厚朴、川椒则养脾；同南星、川乌之类则祛风；且以人参、茯神浓煎，调入丹砂，则治离魂病（夏子益《奇疾方》云：凡人自觉本形作两人，并行并卧，不辨真假者，离魂病也。《类编》云：钱丕少卿夜多恶梦，通宵不寐，自虑非吉，遇邓州推官胡用之曰：昔常如此。有道士教戴辰砂如箭簇者，涉旬即验，四五年不复有梦。因解髻中一绛囊遗之。即夕无梦，神魂安静）。以丹砂末一钱，和生鸡子黄三枚，搅匀顿服，则妊娠胎动即安，胎死即出。慎勿经火，用一切烹炼，则毒等于砒硇。况此纯阴重滞，即未烹炼，久服呆闷，以其虚灵之气被其镇坠也。辰砂明如箭簇者良。恶磁石，畏盐水，忌一切血（颂曰：郑康成注《周礼》，以丹砂、石胆、雄黄、矾石、磁石为五毒，古人惟以攻疮疡，而《本经》以丹砂为无毒，故多炼治服食，鲜有不为药患者，岂五毒之说胜乎？当以为戒）。

——清·黄宫绣《本草求真·卷七：血剂·凉血·辰砂》

气味甘、微寒，无毒。主身体五脏百病，养精神，安魂魄，益气明目，杀精魅邪恶鬼。久服通神明不老。陈修园曰：丹砂气微寒入肾，味甘无毒入脾，色赤入心。主身体五脏百病者，言和平之药，凡身体五脏百病，皆可用而无顾忌也。心者，生之本，神之居也；肾者，气之源，精之处也。心肾交，则精神交养。随神往来者谓之魂，并精出入者谓之魄，精神交养则魂魄自安。气者得之先天，全赖后天之谷气而昌。丹砂味甘补脾所以益气。明目者，以石药凝金之气，金能鉴物，赤色得火之象，火能烛物也。杀精魅邪恶鬼者，具天地纯阳之正色，阳能胜阴，正能胜邪也。久服通神明不老者，明其水升火降之效也。

——清·陈修园《神农本草经读·卷之二·上品·丹砂》

味微甘性凉，为汞五硫一化合而成。性凉体重，故能养精神、安魂魄、镇惊悸、熄肝风；为其色赤入心，能清心热，使不耗血，故能治心虚怔忡及不眠；能消除毒菌，故能治暴病传染、霍乱吐泻；能入肾导引肾气上达于心，则阴阳调和，水火既济，目得水火之精气以养其瞳子，故能明目；外用之，又能敷疮疡疥癞诸毒。邹润安曰：凡药所以致生气于病中，化病气为生气也。凡用药取其禀赋之偏，以救人阴阳之偏胜也。是故药物之性，未有不偏者。徐洄溪曰：药之用，或取其气，或取其味，或取其色，或取其形，或取其质，或取其性情，或取其所生之时，或取其所成之地。愚谓：丹砂，则取其质与气与色为用者也。质之刚是阳，内含汞则阴气之寒是阴，色纯赤则阳，故其义为阳抱阴，阴承阳，禀自先天，不假作为。人之有生以前，两精相搏即有神，神依于精乃有气，有气而后有生，有生而后知识具以成其魂，鉴别昭以成其魄，故凡精气失其所养，则魂魄遂不安，欲养之安之，则舍阴阳紧相抱持，密相承接之丹砂又奚取乎？然谓主身体五脏百病，养精神，安魂魄，益气明目何也？夫固以气寒，非温煦生生之具，故仅能于身体五脏百病中，养精神、安魂魄益气明目耳。若身体五脏百病中，其不必养精神、安魂魄、益气明目者，则不必用丹砂也。血脉不通者，水中之火不继续也。烦满消渴者，火中之水失滋泽也。中恶腹痛，阴阳不相保抱，邪得乘间以入。毒气疥瘘诸疮，阳不畜阴而反灼阴。得惟药之阳抱阴，阴涵阳者治之，斯阳不为阴贼，阴不为阳累，诸疾均可已矣。按此为邹氏释《神农本草经》之文，可谓精细入微矣。

——民国·张锡纯《医学衷中参西录·二、药物·朱砂解》

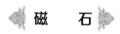

磁　石

【提要】　磁石，辛、咸，寒。归肝、心、肾经。潜阳安神，聪耳明目，纳气平喘。用于阴虚阳亢，烦躁失眠，癫痫，小儿惊风；肝肾阴虚之耳鸣、耳聋、目昏；肾虚喘息。

磁石始载于《神农本草经》。本品咸寒质重，功能护真阴，镇浮阳，安心神。本品既可重镇安神，又能潜阳平肝，故对肝阳上亢、扰动心神、神志不安的患者尤宜。本品能潜阳益阴，故有聪耳明目之效。用治肝肾阴虚，耳鸣、耳聋者，常与熟地、山茱萸、山药等同用。磁石还有纳气平喘的功效，故可治疗肾不纳气之虚喘证。临证可配伍代赭石、五味子、胡桃肉等药同用。若为肾阴虚者，可以之加入补肾阴的六味地黄丸中，滋阴补肾纳气平喘。生磁石，质重沉降，镇惊纳气的功效较好，但生品药汁难出，疗效欠佳。煅磁石，经醋淬后质地松脆，其味较酸，长于入肝，平肝潜阳功胜，且易于煎出汁，疗效较好。

【药论】　味辛，寒，无毒。治周痹，风湿，肢节中痛，不可持物，洒洒酸瘠，除大热烦满，及耳聋。

——《神农本草经·卷三·中品·磁石》

味咸，无毒。主养肾脏，强骨气，益精，除烦，通关节，消痈肿，鼠瘘，颈核，喉痛，小儿惊痫，练水饮之。亦令人有子，一名处石。

——南朝梁·陶弘景《名医别录·中品·卷第二·慈石》

味辛、咸，寒，无毒。主周痹风湿，肢节中痛，不可持物，洗洗酸消，除大热烦满，及耳聋。养肾脏，坚骨气，益精除烦，通关节，消痈肿，鼠瘘颈核，喉痛，小儿惊痫。炼水饮之，亦令人有子。一名玄石。即吸铁石。入药须火烧醋淬，研末水飞，或醋煮三日夜。

[疏]　磁石生于有铁处，得金水之气以生。《本经》：味辛，气寒，无毒。《别录》、甄权：咸，有小毒。《大明》：甘、涩，平。藏器：咸，温。今详其用，应是辛咸微温之药，而甘寒非也。气味俱厚，沉而降，阳中阴也。入足少阴，兼入足厥阴经。其主周痹风湿，肢节中痛，不可持物，洗洗酸者，皆风寒湿三气所致，而风气尤胜也。风淫末疾，发于四肢，故肢节痛不能持物。风湿相搏，久则从火化，而骨节皮肤中洗洗酸也。辛能散风寒，温能通关节，故主之也。咸为水化，能润下软坚；辛能散毒，微温能通行除热，故主大热烦满，及消痈肿，鼠瘘颈核。喉痛者，足少阳、少阴虚火上攻所致，咸以入肾，其性镇坠而下吸，则火归元而痛自止也。夫肾为水脏，磁石色黑而法水，故能入肾养肾脏。肾主骨，故能强骨。肾藏精，故能益精。肾开窍于耳，故能疗耳聋。肾主施泄，久秘固而精气盈溢，故能令人有子。小儿惊痫，心气怯，痰热盛也，咸能润下，重可去怯，是以主之。甄权云：补男子肾虚，风虚身强，腰中不利，加而用之。宗奭云：养肾气，填精髓，肾虚耳聋目昏者，皆用之。

——明·缪希雍《神农本草经疏·卷四·磁石》

[发明]　磁石为铁之母，肾与命门药也。惟其磁，故能引铁。《千金》磁朱丸，治阴虚龙火上炎，耳鸣嘈嘈，肾虚瞳神散大。盖磁石入肾，镇养真精，使神水不外移；朱砂入心，镇养心血，使邪火不上侵，耳目皆受荫矣。《本经》主周痹风湿，肢节中痛，洗洗酸消，取辛以通痹而祛散之，重以去怯而镇固之，则阴邪退听，而肢节安和，耳目精明，大热烦满自除矣。《济生方》治肾虚耳聋，以磁石豆大一块，同煅穿山甲末，绵裹塞耳中，口含生铁一块，觉耳中如风雨声即通。

——清·张璐《本经逢原·卷之一·磁石》

龙　骨

【提要】　龙骨，甘、涩，微寒。归心、肝经。镇心安神，平肝潜阳，收敛固涩。用于神志不安，惊痫，癫狂；肝阴不足，肝阳上亢；遗精，带下，虚汗，崩漏，久泻，久痢，吐血，便血。

龙骨始载于《神农本草经》。龙骨质重，入心、肝二经，故能镇心、定惊。常用治心悸怔忡，失眠健忘，惊痫癫狂等症。治疗失眠多梦，每与朱砂、磁石等重镇之品同用，以加强镇静安神之功；火扰心神，烦躁失眠，常配伍栀子、黄连等清心泻火药同用；血不养心，心悸失眠，记忆力减退，常配合酸枣仁、柏子仁、远志等养心安神药同用。心肾阴虚，心神不安、健忘失眠者，常与龟甲、远志、石菖蒲同用。龙骨能平肝而潜敛浮阳，常与生代赭石、生牡蛎、生白芍等同用。本品既善潜阳平肝，又能重镇安神，故对肝阳上亢、扰动心神、神志不安的患者尤宜。龙骨涩可固脱，长于固精、敛汗、止血、涩肠、生肌敛疮，为收敛固涩要药。故可用于治疗多种滑脱证。治肾虚遗精，腰痛耳鸣，可与牡蛎、沙苑蒺藜、芡实等配伍；治冲任不固，月经过多者，可与牡蛎、白术、海螵蛸等配伍；治尿血，可配伍蒲黄；治虚汗者，常与牡蛎同用，气虚自汗配黄芪、白术；阴虚盗汗配五味子、麦冬；若亡阳汗出，手足厥冷，脉微欲绝，配伍人参、附子以补气回阳救脱；亡阴汗出，汗黏稠，脉细数，配人参、麦冬、五味子，以益气阴敛汗固脱。治久泻久痢，常配伍赤石脂。此外，煅龙骨研末外用，可治湿疮痒疹、疮疡溃后久不愈合、鼻衄、金疮出血、水火烫伤等。

【药论】 味甘，平，无毒。治心腹鬼疰，精物老魅，咳逆，泄利脓血，女子漏下，癥瘕坚结，小儿热气惊痫。

——《神农本草经·卷二·上品·龙骨》

微寒，无毒。主治心腹烦满，四肢痿枯，汗出，夜卧自惊，恚怒，伏气在心下，不得喘息，肠痈内疽阴蚀，止汗，小便利，溺血，养精神，定魂魄，安五脏。

——南朝梁·陶弘景《名医别录·上品·卷第一·龙骨》

[疏] 龙禀阳气以生，而伏于阴，为东方之神，乃阴中之阳，鳞虫之长，神灵之物也。故其骨味甘平，气微寒，无毒。内应乎肝，入足厥阴、少阳、少阴，兼入手少阴、阳明经。神也者，两精相合，阴阳不测之谓也。神则灵，灵则能辟邪恶、蛊毒、魔魅之气，及心腹鬼疰、精物老魅，遇之则散也。咳逆者，阳虚而气不归元也。气得敛摄而归元，则咳逆自止。其性涩以止脱，故能止泄痢脓血，因于大肠虚而久不得止，及女子漏下也。小儿心肝二脏虚则发热，热则发惊痫，惊气入腹则心腹烦满，敛摄二经之神气而平之，以清其热则热气散，而惊痫及心腹烦满皆自除也。肝气贼脾，脾主四肢，故四肢痿枯，肝宁则热退，而脾亦获安，故主之也。汗者，心之液也。心气不收，则汗出。肝心肾三经虚，则神魂不安而自惊。收敛三经之神气，则神魂自安。气得归元，升降利而喘息自平，汗自止也。肝主怒，肝气独盛，则善恚怒。魂返乎肝，则恚怒自除。小肠为心之腑，膀胱为肾之腑。二经之气虚脱，则小便多而不禁。脏气敛则腑亦随之，故能缩小便，及止梦寐泄精，小便泄精，兼主溺血也。其主养精神，定魂魄，安五脏者，乃收摄神魂，闭涩精气之极功也。又主癥瘕坚结，肠痈，内疽，阴蚀者，以其能引所治之药，粘着于所患之处也。按：龙骨入心、肾、肠、胃。龙齿单入肝、心。故骨兼有止泻涩精之用，齿惟镇惊安魂魄而已。

——明·缪希雍《神农本草经疏·卷十六·龙骨》

[发明] 涩可以去脱，龙骨入肝敛魂，收敛浮越之气。《本经》主心腹鬼疰精魅诸疾，以其神灵能辟恶气也。其治咳逆泄利脓血，女子漏下，取涩之固上下气血也。其性虽涩，而能

入肝破结，癥瘕坚结，皆肝经之血积也。小儿热气惊痫，亦肝经之病，得牛黄以协济之，其祛邪伐肝之力尤捷。许洪云：牛黄恶龙骨，而龙骨得牛黄更良，有以制伏之也。其性收阳中之阴，专走足厥阴经，兼入手足少阴，治夜梦交合，多梦纷纭，多寐泄精，衄血吐血，胎漏肠风，益肾镇心，为收敛精气要药，有客邪，则兼表药用之。故仲景治太阳证，火劫亡阳惊狂，有救逆汤；火逆下之，因烧针烦躁，有桂枝甘草龙骨牡蛎汤；少阳病误下惊烦，有柴胡龙骨牡蛎汤。《金匮》治虚劳失精，有桂枝加龙骨牡蛎汤，《千金方》同远志酒服，治健忘心忡。以二味蜜丸，朱砂为衣，治劳心梦泄。《梅师》同桑螵蛸为末，盐汤服二钱，治遗尿淋沥。又主带脉为病，故崩带不止，腹满腰溶溶若坐水中，止涩药中加用之。止阴疟，收湿气，治休息痢，久痢脱肛，生肌敛疮皆用之。但收涩太过，非久痢虚脱者，切勿妄投。火盛失精者误用，多致溺赤涩痛，精愈不能收摄矣。

——清·张璐《本经逢原·卷之四·龙骨》

14.2　养心安神药

　　本类药物药性多平，以植物种子、种仁类为主，多具有甘润滋养之性，故以养心安神或宁心安神为主要作用。主治因心阴血不足、心气虚、心失所养所致之症见心悸、怔忡、失眠、多梦、健忘等。部分养心安神药，分别兼有润肠、祛痰、消痈等功效，又可用治肠燥便秘、咳嗽痰多、痈疽疮毒等。

酸 枣 仁

　　【提要】　酸枣仁，甘、酸，平。归肝、胆、心经。养心补肝，宁心安神，敛汗，生津。用于虚烦不眠，惊悸多梦，体虚多汗，津伤口渴。

　　酸枣仁始载于《神农本草经》。本品酸甘化阴，入心、肝二经，能补养心肝阴血；可治心神不宁、失眠、心悸怔忡属阴者，针对不同证候类型，如肝虚有热、心脾两虚、心肾不足者，分别配伍滋阴除热、补养气血、交通心肾类药。本品味酸，酸可收敛止汗，用于体虚自汗、盗汗者，多配伍益气固表止汗，如五味子、黄芪等。本品亦能生津止渴，常配伍养阴生津药治津伤口渴；此外，历代本草还记载酸枣仁能治湿痹（《神农本草经》）、醒睡（《新修本草》）、刺入肉中（《本草蒙筌》）等其他应用。

　　【药论】　味酸，平。主心腹寒热，邪结气聚，四肢酸疼，湿痹。久服安五脏，轻身延年。

——《神农本草经·卷第二·上品药·酸枣》

　　味酸，平，无毒。主心腹寒热，邪结气，四肢酸疼湿痹，烦心不得眠，脐上下痛，血转、久泄，虚汗、烦渴。补中，益肝气，坚筋大骨，助阴气，令人肥健。久服安五脏，轻身延年。生河东川泽。八月采实，阴干卅日成。恶防己。今出东山间，云即是山枣树子，子似武昌枣，而味极酸，东人乃啖之以醒睡，与此疗不得眠，正反矣。谨案：此即樲枣实也，树大如大枣，实无常形，但大枣中味酸者是。《本经》唯用实，疗不得眠，不言用仁。今方用其仁，补中益气。自补中益肝以下，此为酸枣仁之功能。又于下品白棘条中，复云用其实。今医以棘实为酸枣，大误矣。

——唐·苏敬，等《新修本草·木部上品卷第十二·酸枣》

今注陶云醒睡，而《经》云疗不得眠。盖其子肉味酸，食之使不思睡，核中仁，服之疗不得眠，正如麻黄发汗，根节止汗也。此乃棘实，更非他物。若谓是大枣味酸者，全非也。酸枣小而圆，其核中仁微扁；大枣仁大而长，不类也。臣禹锡等谨按蜀本《图经》云：今河东及滑州，以其木为车轴及匙箸等，木甚细理而硬，所在有之。八月采实，日干。药性论云：酸枣仁，主筋骨风，炒末作汤服之。五代史后唐刊《石药验》云：酸枣仁睡多生使，不得睡炒熟。《日华子》云：酸枣仁治脐下满痛。《图经》曰：酸枣，生河东川泽，今近京及西北州郡皆有之，野生多在坡坂及城垒间。似枣木而皮细，其木心赤色，茎、叶俱青，花似枣花。八月结实，紫红色，似枣而圆小味酸。当月采实，取核中仁，阴干，四十日成。《尔雅》辨枣之种类曰：实小而酸，曰樲枣。《孟子》曰：养其樲枣。赵歧注：所谓酸枣是也。一说惟酸枣县出者为真，其木高数丈，径围一、二尺，木理极细，坚而且重，邑人用为车轴及匕箸。其皮亦细，文似蛇鳞。其核仁稍长而色赤如丹，亦不易得。今市之货者，皆棘实耳，用之尤宜详辨也。《本经》主烦心不得眠。今医家两用之，睡多生使，不得睡炒熟，生熟便尔顿异。而胡洽治振悸不得眠，有酸枣人汤：酸枣仁二升，茯苓、白术、人参、甘草各二两，生姜六两，六物切，以水八升，煮取三升，分四服。《深师》主虚不得眠，烦不可宁，有酸枣仁二汤：酸枣仁二升，蝭母、干姜、茯苓、芎䓖各二两，甘草一两炙，并切，以水一斗，先煮枣，减三升后，内五物，煮取三升，分服。一方更加桂一两。二汤酸枣并生用，疗不得眠，岂便以煮汤为熟乎？《雷公》云：酸枣仁，凡使，采得后晒干，取叶重拌酸枣仁蒸半日了，去尖皮了，任研用。《食疗》酸枣，平。主寒热结气，安五脏，疗不得眠。《圣惠方》：治胆虚睡卧不安，心多惊悸。又方：治夜不眠睡。又方：治骨蒸劳，心烦不得眠卧。《外台秘要》：疗齿虫腐烂，棘针二百枚即是枣树棘朽落地者。以水二升，煎取一升含之，日四、五度，即差。又方：疗刺在仁肉中不出。酸枣人核烧末，水服之，立便得出。《简要济众》：治胆风毒气，虚实不调，昏沉睡多。酸枣仁一两生用，金挺腊茶二两，以生姜汁涂，炙令微焦，捣罗为散。每服二钱，水七分，煎六分，无时温服。

——宋·唐慎微《证类本草·第十二卷·酸枣》

气平，味酸。无毒。《本草》云：主心腹寒热，邪结气聚，四肢酸疼湿痹，烦心不得眠，脐上下痛，血转久泄，虚汗烦渴；补中、益肝气，坚筋骨，助阴气，令人肥健。久服，安五脏、轻身、延年。胡洽治振悸不得眠，人参、白术、白茯苓、甘草、生姜、酸枣仁六物煮服。《圣惠方》：胆虚不眠，寒也。酸枣仁炒香，竹叶汤调服。《济众方》：胆实多睡，热也。酸枣仁生用，末、茶、姜汁调服。

——元·王好古《汤液本草·卷之五·木部·酸枣》

味酸，气平。无毒。生河东川泽，秋采实阴干。因肉味酸，故名酸枣。凡仗入药，碎核取仁。粒遍色丹，亦不易得。市家往往以棘实充卖，不可不细认焉。能治多眠不眠，必分生用炒用。多眠胆实有热，生研末，取茶叶姜汁调吞；不眠胆虚有寒，炒作散，采竹叶煎汤送下。倘和诸药共剂，却恶防己须知。宁心志，益肝补中。敛虚汗，驱烦止渴。去心腹寒热，五脏能安。疗手足酸疼，筋骨堪健。久服长寿，且令人肥。核壳烧末水调，刺入肉中敷效。

——明·陈嘉谟《本草蒙筌·卷之四·木部·酸枣》

［气味］　酸，平，无毒。

［发明］　恭曰：《本经》用实疗不得眠，不言用仁。今方皆用仁。补中益肝，坚筋骨，助阴气，皆酸枣仁之功也。宗奭曰：酸枣，经不言用仁，而今天下皆用之。志曰：按《五代史·后唐》刊石药验云：酸枣仁，睡多生使，不得睡炒熟。陶云食之醒睡，而经云疗不得眠。盖其子肉味酸，食之使不思睡；核中仁服之，疗不得眠。正如麻黄发汗，根节止汗也。时珍曰：酸枣实，味酸性收，故主肝病，寒热结气，酸痹久泄，脐下满痛之症。其仁甘而润，故熟用疗胆虚不得眠、烦渴虚汗之症，生用疗胆热好眠，皆足厥阴、少阳药也。今人专以为心家药，殊昧此理。

——明·李时珍《本草纲目·木部第三十六卷·酸枣》

［疏］　酸枣仁得木之气而兼土化，故其实酸平，仁则兼甘。气味匀齐，其性无毒。为阳中之阴。入足少阳，手少阴，足厥阴、太阴之经。专补肝胆，亦复醒脾，从其类也。熟则芳香，香气入脾，故能归脾。能补胆气，故可温胆。母子之气相通，故亦主虚烦，烦心不得眠。其主心腹寒热，邪结气聚，及四肢酸疼湿痹者，皆脾虚受邪之病，脾主四肢故也。胆为诸脏之首，十一脏皆取决于胆。五脏之精气皆禀于脾。故久服之，功能安五脏，轻身延年也。《别录》主烦心不得眠，脐上下痛，血转久泄，虚汗烦渴，补中益肝气，坚筋骨，助阴气，能令人肥健者，缘诸证悉由肝胆脾三脏虚而发。胆主升，肝藏血，脾统血。三脏得补，久而气增，气增则满足，故主如上功能也。

……

［简误］　凡肝、胆、脾三经，有实邪热者勿用。以其收敛故也。

——明·缪希雍《神农本草经疏·卷十二·木部上品·酸枣仁》

味微甘，气平。其色赤，其肉味酸，故名酸枣。其仁居中，故性主收敛而入心。多眠者生用，不眠者炒用。宁心志，止虚汗，解渴去烦，安神养血，益肝补中，收敛魂魄。

——明·张介宾《景岳全书·卷之四十九·本草正（下）·竹木部·枣仁》

补而润，敛汗，宁心。甘、酸而润（凡仁皆润）。专补肝胆，炒熟酸温而香，亦能醒脾（故归脾汤用之）。助阴气，坚筋骨，除烦止渴（敛阴生津），敛汗（《经疏》曰：凡服固表药而汗不止者，用枣仁炒研，同生地、白芍、五味，麦冬、竹叶、龙眼肉，煎服多效。汗为心液故也）。宁心（心君易动，皆由胆怯所致。《经》曰：凡十一官皆取决于胆也）。疗胆虚不眠（温胆汤中或用之。肝虚则胆也虚，肝不藏魂，故不寐。血不归脾，卧亦不安。《经》曰：卧则血归于肝。苏颂曰：一方加桂一两，二方枣仁并生用，治不得眠，岂得以煮过便为熟乎），酸痹久泻（酸收涩，香舒脾）。生用酸平，疗胆热好眠（时珍曰：今人专以为心家药，殊昧此理。昂按：胆热必有心烦口苦之证，何以反能好眠乎？温胆汤治不眠，用二陈加竹茹、枳实，二味皆凉药，乃以凉肺胃之热，非以温胆经之寒也。其以温胆名汤者，以胆欲不寒不燥，当温为候耳。胆热好眠四字，不能无疑也）。炒，研用。恶防己。

——清·汪昂《本草备要·卷二·木部·酸枣仁》

实酸平，仁甘平，无毒。《本经》主心腹寒热邪结气聚，四肢酸痛湿痹，久服安五脏。

［发明］　酸枣仁味甘而润。熟则收敛津液，故疗胆虚不得眠，烦渴虚汗之证。生则导虚热，故疗胆热好眠，神昏倦怠之证，足厥阴少阳本药，兼入足太阴脾经。按：酸枣本酸而性收，其仁则甘润而性温，能散肝胆二经之滞。故《本经》治心腹寒热，邪气结聚酸痛，血痹等证，皆生用，以疏利肝脾之血脉也。盖肝虚则阴伤两烦心，不能藏魂，故不得眠也。伤寒虚烦多汗及虚人盗汗，皆炒熟用之，总取收敛肝脾之津液也。归脾汤用以滋养营气，则脾热自除。单用煮粥除烦益胆气，胆气宁而魂梦安矣。今人专以为心家药，殊昧此理。

——清·张璐《本经逢原·卷三·灌木部·酸枣仁》

甘酸性润，入心、脾、肝、胆。生用酸平，益肝胆以宁心敛汗；熟酸温，醒脾气以养血安神。

——原题清·徐灵胎《药性切用·卷之三下·木部·酸枣仁》

补肝胆，敛汗，宁心醒脾。甘酸而润。生用酸平，专补肝胆（今人专以为心家药，殊未明耳）。炒熟酸温而香，亦能醒脾。助阴气，坚筋骨，除烦止渴（敛阴生津），敛汗（《经疏》曰：凡服固表药而汗不止者，用枣仁炒研，同生地、白芍、北五味、麦冬、龙眼肉、竹叶煎服多效。以汗为心液也）宁心（心君易动，皆由胆怯所致。《经》曰：凡十一官，皆取决于胆也）。疗胆虚不眠（温胆汤中，或加用之。肝虚则胆亦虚，肝不藏魂，故不寐。血不归脾，卧亦不安。《金匮》治虚劳虚烦不眠用酸枣仁汤，枣仁二升，甘草炙，知母、茯苓各二两、芎藭，《深师》加生姜二两，此补肝之剂。《经》曰：卧则血归于肝。苏颂曰：一方加桂一两，二方枣仁皆生用，治不得眠，则生用疗胆热好眠之说，未可信也。盖胆热必有心烦口苦之证，何以反能好眠乎？若肝火郁于胃中，以致倦怠嗜卧，则当用辛凉透发肝火如柴薄之属，非枣仁所得司也），酸痹久泻（酸收涩，香舒脾）。肝胆二经有实邪热者勿用。炒香研。恶防己。

——清·吴仪洛《本草从新·卷九·木部·酸枣仁》

恶防己。酸，平。入足厥阴，兼入手少阴经血分。收肝脾之液，以滋养营气。敛心胆之气，以止消渴。补君火以生胃土，强筋骨以除酸痛。得人参、茯苓，治盗汗（无火可用）。得生地、五味子，敛自汗（心火盛不用）。配辰砂、乳香，治胆虚不寐（有火勿用）。配地黄、粳米，治骨蒸不眠（枣仁只用一钱）。去壳，治不眠。炒用，治胆热不眠。生用，止烦渴虚汗。醋炒，醒脾。临时炒用恐助火，配二冬用。肝旺烦躁，肝强不眠（服之肝气敛，火益盛），心阴不足，致惊悸者（血本不足，敛之益增烦躁），俱禁用。世医皆知枣仁止汗，能治不眠。岂知心火盛、汗溢不止，胆气热、虚烦不眠，阴虚痨瘵症，有汗出上焦而终夜不寐者，用此治之，寐不安而汗更不止。

——清·严洁，等《得配本草·卷之七·木部·酸枣仁》

收肝胆虚热不眠。酸枣仁（专入肝胆，兼入脾）。甘酸而润，仍有生熟之分。生则能导虚热，故疗肝热好眠，神昏燥倦之症；熟则收敛津液，故疗胆虚不眠，烦渴虚汗之症（《志》曰：按《五代史》后唐刊《石药验》云：酸枣仁睡多生使，不得睡炒熟，陶云，食之醒睡，而经云疗不得眠，盖其子肉味酸，食之使不思睡，核中仁服之，疗不得眠，正如麻黄发汗，根节止汗也）。本肝胆二经要药，因其气香味甘，故又能舒太阴之脾（时珍曰：今人专以为心家药，殊昧此理）。按肝虚则阴伤而心烦，而魂不能藏（肝藏魂），是以不得眠也。故凡伤寒虚烦多汗，及虚人盗汗，皆炒熟用之，取其收敛肝脾之津液也（如心多惊悸，用酸枣仁一两，炒香，捣为散，每服二钱，竹叶汤调下，又温胆汤或加枣仁，《金匮》治虚劳虚烦，用酸枣仁汤，枣仁二升，甘草一两炙，知母、茯苓、芎穷各二两，《深师》加生姜二两，此补肝之剂）。归脾汤用以滋营气，亦以营气得养，则肝自藏魂而弥安，血自归脾而卧见矣。其曰胆热好眠可疗，因其胆被热淫，神志昏冒，故似好眠。其症仍兼烦燥，用此（同茶）疗热。热疗则神清气爽，又安有好眠之弊乎（汪昂曰：温胆汤治不眠，内用二陈加竹茹枳实凉味，乃凉肺泻胃之热以温胆之寒也，其以温胆名汤者，以胆欲不寒不燥，常温为候耳）。但仁性多润，滑泄最忌，纵使香能舒脾，难免润不受滑矣。附记以补书所未及，炒研用（炒久则油香不香，碎久则气味俱失，便难见功），恶防己。

——清·黄宫绣《本草求真·卷二：收涩·收敛·酸枣仁》

◈ 远 志 ◈

【提要】 远志，苦、辛，温。归心、肾、肺经。安神益智，交通心肾，祛痰，消肿。用于心肾不交引起的失眠多梦、健忘惊悸、神志恍惚，咳痰不爽，疮疡肿毒，乳房肿痛。

远志始载于《神农本草经》。本品苦辛性温，同时入心、肾二经，即能宁心安神，亦能通肾强志；常用于安神定志、交通心肾，常配伍人参、茯苓等，治心肾不交之健忘、多梦，治心悸、失眠。可辨虚实以配伍应用，虚者伍酸枣仁、柏子仁，实者配磁石、龙骨等。远志属通利之品，能祛痰利窍，癫痫、惊狂等属痰阻心窍者可与化痰、息风、开窍药配伍。本品入肺，又祛痰利窍，固有止咳化痰之功，治痰多黏稠或外感风寒所致咳嗽有痰者，可辨证配伍其他化痰止咳药，如半夏、贝母等。本品苦辛温，苦泄辛散温通，能治疗气血壅滞所致痈疽疮毒、乳房肿痛。临床可单品为末，黄酒送服或隔水蒸软，加黄酒捣烂外敷。

此外，历代本草还记载远志能"主膈气，惊魇，长肌肉，助筋骨，妇人血噤，失音，小儿客忤"（《证类本草》），治"肾积奔豚"（《本草纲目》）。蜜炙可减轻其胃毒性。凡实热或痰火内盛者慎用。

【药论】 味苦，温。主治咳逆，伤中，补不足，除邪气，利九窍，益智慧，耳目聪明，不忘，强志，倍力。久服轻身，不老。叶名小草，一名棘菀，一名葽绕，一名细草。生太山川谷。

——《神农本草经·卷第一·上品药·远志》

唐本注云：《药录》下卷有齐蛤，即齐蛤元有，不得言无。今陶云恐是百合，非也。今注远志茎叶似大青而小，比之麻黄，陶不识尔。臣禹锡等谨按：《尔雅》云：葽绕，棘菀。注：今远志也，似麻黄，赤华，叶锐而黄，其上谓之小草。《药性论》云：远志畏蛴螬。治心神健忘，安魂魄，令人不迷，坚壮阳道，主梦邪。《日华子》云：主膈气，惊魇，长肌肉，助筋骨，妇人血噤，失音，小儿客忤。服无忌。《图经》曰：远志，生泰山及冤句川谷，今河、陕、京西州郡亦有之。根黄色形如蒿根。苗名小草，似麻黄而青，又如荜豆。叶亦有似大青而小者。三月开花白色，根长及一尺。四月采根、叶，阴干，今云晒干用。泗州出者花红，根、叶俱大于它处。商州者根又黑色。俗传夷门远志最佳。古方通用远志、小草。今医但用远志，稀用小草。《古今录验》及《范汪方》治胸痹心痛，逆气，膈中饮不下，小草丸。小草、桂心、蜀椒去汗、干姜、细辛各三分，附子二分炮，六物合捣下筛，和以蜜丸大如梧子。先食米汁下三丸，日三，不知稍增，以知为度。禁猪肉、冷水、生葱、菜。雷公曰：远志，凡使，先须去心，若不去心，服之令人闷。去心了，用熟甘草汤浸宿，漉出，曝干用之也。《肘后方》治人心孔惛塞，多忘喜误。丁酉日密自至市买远志，着巾角中，还为末服之，勿令人知。抱朴子《内篇》云：陵阳仲子服远志二十年，有子三十七人，开书所视，便记而不忘。

——宋·唐慎微《证类本草·卷第六·远志》

味苦，气温。无毒。茎类麻黄而青，兖州（郡名）泰山（并属山东）俱有。根名远志，四月采收。用宜去骨取皮，甘草汤渍一宿（因苦下行，以甘缓之，使上发也）。漉向日曝，干入剂煎。畏真珠、藜芦、蜥蜴，宜冬葵、茯苓、龙骨。雄附（雄黄、附子）。大毒，亦能杀除。益精壮阳，强志倍力。辟邪气，去邪梦，定心气，安心神。增益智慧不忘，和悦颜色耐老。仍利九窍，亦补中伤。咳逆能驱，惊悸可止。治小儿惊痫客忤，疗妇人血禁失音。小草苗叶之名，古方曾用获效。除胸痹心痛气逆（《范汪方》治此证，有小草丸），禁虚损梦魇精遗。

——明·陈嘉谟《本草蒙筌·卷之一·草部上·远志》

[释名]　苗名小草（《本经》）细草（《本经》）棘菀（《本经》）葽绕（《本经》）。时珍曰：此草服之能益智强志，故有远志之称。世说载郝隆讥谢安云：处则为远志，出则为小草。《记事珠》谓之醒心杖。

根

[气味]　苦，温，无毒。之才曰：远志、小草，得茯苓、冬葵子、龙骨良。畏珍珠、藜芦、蜚蠊、齐蛤。弘景曰：药无齐蛤，恐是百合也。权曰：是蜥蜴也。恭曰：《药录》下卷有齐蛤，陶说非也。

[主治]　咳逆伤中，补不足，除邪气，利九窍，益智慧，耳目聪明，不忘，强志倍力。久服轻身不老（《本经》）。利丈夫，定心气，止惊悸，益精，去心下膈气，皮肤中热，面目黄（《别录》）。杀天雄、附子、乌头毒，煎汁饮之（之才）。治健忘，安魂魄，令人不迷，坚壮阳道（甄权）。长肌肉，助筋骨，妇人血噤失音，小儿客忤（《日华》）。肾积奔豚（好古）。治一切痈疽（时珍）。

叶

[主治]　益精补阴气，止虚损梦泄（《别录》）。

[发明]　好古曰：远志，肾经气分药也。时珍曰：远志入足少阴肾经，非心经药也。其功专于强志益精，治善忘。盖精与志，皆肾经之所藏也。肾精不足，则志气衰，不能上通于心，故迷惑善忘。《灵枢经》云：肾藏精，精合志。肾盛怒而不止则伤志，志伤则喜忘其前言，腰脊不可以俯仰屈伸，毛悴色夭。又云：人之善忘者，上气不足，下气有余，肠胃实而心肺虚，虚则营卫留于下，久之不以时上，故善忘也。陈言《三因方》远志酒治痈疽，云有奇功，盖亦补肾之力尔。葛洪《抱朴子》云：陵阳子仲服远志二十年，有子三十七人，能开书所视不忘，

坐在立亡也。

——明·李时珍《本草纲目·草部第十二卷·草之一·远志》

[疏]　远志感天之阳气，得地之芳烈而生，故无毒，亦阳草也。其菖蒲之流乎？其味苦温，兼微辛。为手少阴经君药，兼入足太阴经。苦能泄热，温能壮气，辛能散郁，故主咳逆伤中，补不足。养性全神明，故除邪气。阳主发散，故利九窍，心气开通则智慧自益。《经》曰：心为君主之官，神明出焉。天君既定，五官自明，故耳目聪明，不忘强志。阳气盛则力增长，男子属阳，故利丈夫。定心气，止惊悸者，心脏得补而实，故心气定而惊悸止也。心火不妄动，则阳不妄举，精不摇矣，故益精。心下膈气，是心气郁而不舒也；皮肤中热、面目黄者，湿热在上部也。苦以泄之，温以畅之，辛以散之，则二证自去矣。久服轻身不老，好颜色，延年者，心主血，心气足则血色华于面，君主强明则十一官皆得职，故延年不老，阳气日积，故身轻也。人之心肾，昼夜必交，心家气血旺盛，则肾亦因之而实，肾藏精与志，肾实故志强也。茎名小草，性味略同，功用相近。故亦主益精补阴气，止虚损梦泄。

……

[简误]　心经有实火，为心家实热，应用黄连、生地黄者，禁与参、术等补阳气药同用。

——明·缪希雍《神农本草经疏·卷六·草部上品之上·远志》

味微苦、微辛，气温，阳也，升也。制以甘草汤，浸一宿，晒干炒用。功专心肾，故可镇心止惊，辟邪安梦，壮阳益精，强志助力。以其气升，故同人参、甘草、枣仁，极能举陷摄精，交接水火。但可为佐，用不宜多。神气上虚者所宜，痰火上实者当避。

——明·张介宾《景岳全书·卷之四十八·本草正（上）·山草部·远志》

补心肾。苦泄热，温壮气，辛散郁。主手少阴（心），能通肾气上达于心。强志益智，补精壮阳，聪耳明目，利九窍，长肌肉，助筋骨。治迷惑善忘，惊悸梦泄（能交心肾。时珍曰：远志入足少阴肾经，非心经药也。强志益精，故治健忘。盖精与志，皆藏于肾，肾精不足，则志气衰，不能上通于心，故健忘梦泄也），肾积奔豚，一切痈疽（酒煎服。《经疏》曰：痈疽皆属七情忧郁恼怒而得，远志辛能散郁。昂按：辛能散郁者多矣，何独远志？《三因》云：盖亦补肾之力耳。缪希雍著《本草经疏》）。去心，甘草水浸一宿用。畏珍珠藜芦，得茯苓龙骨良。

——清·汪昂《本草备要·卷一·草部·远志》

辛苦温，无毒。甘草汤泡，去骨，制过不可陈久，久则油气戟入喉。《本经》主咳逆伤中，补不足，除邪气，利九窍，益智慧，耳目聪明不忘，强志倍力，久服轻身不老。

[发明]　远志入足少阴肾经气分，非心经药也。专于强志益精，主梦泄。盖精与志皆肾所藏，肾气充，九窍利，智慧生，耳目聪明，邪气不能为害。肾气不足则志气衰，不能上通于心，故迷惑善忘。不能闭蛰封藏，故精气不固也。小便赤浊，用远志、甘草、茯神、益智为丸，枣汤服效，取其为阴火之向导也。昔人治喉痹失音作痛，远志末吹之，涎出为度，取其通肾气而开窍也。又治妇人血噤失音，及一切痈疽搐鼻，治脑风，杀乌附毒，惟水亏相火旺者禁服，以其善鼓龙雷之性也。《本经》言：治咳逆伤中，详远志性温助火，非咳逆所宜，当是呕逆之误。以其性禀纯阳，善通诸窍，窍利则耳目聪明，强志不忘，皆益肾气之验。《别录》云，去

心下膈气非呕吐之类乎，一切阴虚火旺，便浊遗精，喉痹肿痛慎用。苗名小草，亦能利窍兼散少阴风气之结也。

——清·张璐《本经逢原·卷一·山草部·远志》

味苦，温。主咳逆（气滞之咳），伤中，补不足（心主荣，荣气顺则中焦自足），除邪气，利九窍（辛香疏达，则能辟秽通窍也），益智慧，耳目聪明，不忘，强志（心气通则精足神全矣）倍力（心气盛则脾气亦强，而力生也）。久服，轻身不老（气和之效）。远志气味苦辛而芳香清烈，无微不达，故为心家气分之药。心火能生脾土，心气盛则脾气亦和，故又能益中焦之气也。

——清·徐灵胎《神农本草经百种录·上品·远志》

宣，散郁，通心肾。苦泄热，温行气，辛散郁。主手少阴（心），能通肾气，上达于心。强志益智，聪耳明目，利九窍。治迷惑善忘，惊悸不寐（诸证皆因心肾不交所致），皮肤中热，肾积奔豚。一切痈疽，敷服皆效（缪希雍《本草经疏》曰：痈疽皆从七情忧郁恼怒而得。远志辛能散郁）。并善豁痰。远志交通心肾，并无补性。虚而挟滞者，同养血补气药用，资其宣导，臻于太和。不可多用独用。纯虚无滞者忌。山西白皮者佳（山东黑皮者次之），去心，甘草水浸一宿用。畏珍珠、藜芦。得茯苓、龙骨良。叶（名小草），益精补阴气，治虚损梦泄（可于统柴胡内拣出用之）。

——清·吴仪洛《本草从新·卷一·草部·远志》

得茯苓、龙骨、冬葵子良。畏珍珠、飞蠊、藜芦、齐蛤。杀天雄、附子、乌头毒。辛、苦，温。入手足少阴经气分。开心气，去心邪，利九窍，散痈肿。得甘草、陈皮，治脾经郁结。配川贝、茯神，除痰郁，开心窍。佐茯苓，入肾经以泄邪。佐麦冬，散心郁以宁神（若无邪，则散心之正气）。研末搐鼻，治脑风头痛。米泔水浸，槌碎，去心用，不去心令人闷绝，再用甘草汤泡一宿，漉出晒干或焙干用。生用则戟人咽喉。心虚不寐（用之则有怔忡之患）。肾气不足（用之恐过提肾气）。二者禁用。远志一味，今皆以为补心安神之剂，其实消散心肾之气。心肾一虚，鼓动龙雷之火而莫有底止，虚怯者实所禁用。惟心气郁结，痰涎壅塞心窍，致有神呆健忘、寤寐不宁等症，用以豁痰利气则可。若谓益精强志，使心肾交密，万万不能。观仲淳《经疏》，九如化裁，自知从来之误。

——清·严洁《得配本草·卷二·草部·远志》

（补火通心。）远志（专入肾）辛甘而温，入足少阴肾经气分，强志益精。凡梦遗善忘，喉痹失音，小便赤涩，因于肾水衰薄而致者，宜用是药以补。盖精与志皆藏于肾，肾气充则九窍利，智慧生，耳目聪明，邪气不能为害。肾气不足则志气衰，不能上通于心，故迷惑善忘（时珍曰：远志入足少阴肾经，非心经药也。其功专于强志益精，治善忘。盖精与志，皆肾经之所藏也。肾精不足则志气衰，不能上通于心，故迷惑善忘），不能蛰闭封藏，故精气不固也。昔人治喉痹失音作痛（火衰喉痹）。远志末吹之，涎出为度，非取其通肾气而开窍乎？一切痈疽背发，从七情忧郁而得，单煎酒服，其渣外敷，投之皆愈。非苦以泄之，辛以散之之意乎？小便赤浊，用远志、甘草、茯神、益智为丸，枣汤服效，非取远志归阴以为向导之药乎？但一切阴虚火旺，便浊遗精，喉痹痈肿，慎勿妄用。去心，用甘草水浸一宿，曝干焙干用（敩曰：

凡使须去心，否则令人烦闷）。苗名小草，亦能利窍，兼散少阴风气之结也。畏珍珠、藜芦，得茯苓、龙骨良。

——清·黄宫绣《本草求真·上编·卷一：补剂·补火·远志》

[按]　远志气温，禀厥阴风木之气，入手厥阴心包；味苦，得少阴君火之味，入手少阴心。然心包为相火，而主之者心也。火不刑金，则咳逆之病愈；火归土中，则伤中之病愈。主明则下安，安则不外兴利除弊两大事，即"补不足，除邪气"之说也。心为一身之主宰，凡九窍利，智慧益，耳聪目明，善记不忘，志强力壮，所谓天君泰，百体从令者此也。又云"久服轻身不老者"，即《内经》所谓"主明则下安，以此养生则寿"之说也。夫曰养生，曰久服，言其为服食之品，不可以之治病，故经方中绝无此味。今人喜用药丸为补养，久则增气而成病。惟以补心之药为主，又以四脏之药为佐，如四方诸候，皆出所有以贡天子，即乾纲克振，天下皆宁之道也。诸药皆偏，惟专于补心则不偏。《抱朴子》谓：陵阳子仲，服远志二十七年，有子三十七人，开书所视，记而不忘，著其久服之效。若以之治病，则大失经旨矣。

——清·陈修园《神农本草经读·卷之二·上品·远志》

味酸微辛，性平。其酸也能翕，其辛也能辟。故其性善理肺，能使肺叶之翕辟纯任自然，而肺中之呼吸于以调，痰涎于以化，即咳嗽于以止矣。若以甘草辅之，诚为养肺要药。至其酸敛之力，入肝能敛戢肝火，入肾能固涩滑脱，入胃又能助生酸汁，使人多进饮食，和平纯粹之品，夫固无所不宜也。若用水煎取浓汁，去渣重煎，令其汁浓若薄糊，以敷肿疼疮疡及乳痈甚效，若恐其日久发酵，每一两可蓬砂二钱溶化其中。愚初次细嚼远志尝之，觉其味酸而实兼有矾味，西人谓其含有林檎酸，而林檎酸中固无矾也。后乃因用此药，若末服至二钱可作呕吐，乃知其中确含有矾味。因悟矾能利痰，其所以能利痰者，亦以其含有矾味也。矾能解毒，《本草纲目》谓其解天雄、附子、乌头毒，且并能除疮疡肿疼者，亦以其兼有矾味也。是以愚用此药入汤剂时，未尝过二钱，恐多用之亦可作呕吐也。

——民国·张锡纯《医学衷中参西录·二、药物·远志解》

15
平肝潜阳药

凡通过平肝潜阳，治疗肝阳上亢病证的药物，称平肝潜阳药，又叫平抑肝阳药，简称平肝药。

本类药物多为寒凉趋下之品，主入肝经。都具有平肝潜阳的作用。此外，部分平肝潜阳药还兼能清肝或宁心安神等。平肝潜阳药，主要用治肝阳上亢病证。部分药物尚用治于肝热所致之目赤肿痛、阳热扰心、心神不宁、心悸失眠等。

使用平肝潜阳药时，应针对不同病因病机进行配伍，治肝阳上亢时须配伍滋养肝肾阴之品以达标本兼治，针对火热炽盛、肝阳上扰神明、肝阳化风等不同兼证，分别给予清热泻火、安神、息风止痉等药配伍。使用矿石类平肝潜阳药时用量可稍大，宜打碎先煎，若长期服用易伤脾胃，脾胃虚寒者慎服。

❧ 石 决 明 ❧

【提要】 石决明，咸，寒。平肝潜阳，清肝明目。用于头痛眩晕，目赤翳障，视物昏花，青盲雀目。

石决明始载于《名医别录》。石决明，咸寒入肝，能清肝热、降肝阳，略兼益养肝阴之功，被称为"凉肝镇惊之要药"（《医学衷中参西录》），故能平肝潜阳。善治肝肾阴虚、阴不制阳之肝阳上亢证，常配伍生地、白芍等养阴平肝之品；本品专入肝经，善清肝热，兼养肝阴；又肝开窍于目，故常用作明目之品，治肝热目疾及肝虚目暗不明的病证。临证常配伍清肝明目、益精明目之品；本品煅用有收敛、制酸、止血之功。此外，历代本草记载石决明有"益精、轻身"（《本草经集注》）、通淋（《本草纲目》）等其他应用。本品煎汤宜打碎先煎，或入丸、散。外用研末水飞点眼。

【药论】 味咸，平，无毒。主治目障翳痛，青盲。久服益精轻身，生南海。

——南朝梁·陶弘景《名医别录·虫兽三品·上品·石决明》

唐本注云：此物是鳆鱼甲也，附石生，状如蛤，惟一片无对、七孔者良。今俗用者紫贝，全别，非此类也。今注石决明，生广州海畔。壳大者如手，小者如三、两指，其肉，南人皆啖之，亦取其壳，以水渍洗眼，七孔、九孔者良，十孔以上者不佳，谓是紫贝及鳆鱼甲，并误矣。臣禹锡等谨按《蜀本》云：石决明，寒。又注云：鳆鱼，主咳嗽，啖之明目。又《图经》云：今出莱州，即墨县南海内。三月、四月采之。《日华子》云：石决明，凉，明目。壳磨障翳。

亦名九孔螺也。《图经》曰：石决明，生南海，今岭南州郡及莱州皆有之。旧说，或以为紫贝，或以鰒鱼甲。按紫贝即今人砑螺，古人用以为货币者，殊非此类。鰒鱼，王莽所食者，一边著石，光明可爱，自是一种，与决明相近耳。决明壳大如手，小者三、两指，海人亦啖其肉，亦取其壳，渍水洗眼，七孔、九孔者良，十孔者不佳。采无时。《海药》云：主青盲、内障，肝肺风热，骨蒸劳极，并良。凡用先以面裹熟煨，然后磨去其外黑处，并粗皮了，烂捣之，细罗，于乳钵中再研如面，方堪用也。《雷公》云：凡使，即是珍珠母也，先去上粗皮，用盐并东流水于大瓷器中，煮一伏时了，漉出拭干，捣为末，研如粉，却入锅子中，再用五花皮、地榆、阿胶三件，更用东流水于瓷器中，如此淘之三度，待干，再研一万匝，方入药中用。凡修事五两，以盐半分，取则第二度煮，用地榆、五花皮、阿胶各十两。服之十两，永不得食山桃，令人丧目也。《胜金方》：治小肠五淋。石决明去粗皮甲，捣研细，右件药如有软硬物淋，即添朽木细末，熟水调下二钱匕服。

——宋·唐慎微《证类本草·卷第二十·上品·石决明》

《经》云"味咸"，即是肉也。人采肉以供馔，及干至都下，北人遂为珍味。肉与壳两可用，方家宜审用之。然皆治目，壳研，水飞，点磨外障翳。登、莱州甚多。

——宋·寇宗奭《本草衍义·卷十七·石决明》

［修治］　时珍曰：今方家只以盐同东流水煮一伏时，研末水飞用。

［气味］　咸，平，无毒。

［主治］　目障翳痛，青盲。久服，益精轻身（《别录》）。明目磨障（《日华》）。肝肺风热，青盲内障，骨蒸劳极（李珣）。水飞，点外障翳（寇宗奭）。通五淋（时珍）。

——明·李时珍《本草纲目·介部第四十六卷·介之二·石决明》

味咸，平，无毒。主目障翳痛，青盲。久服益精轻身（凡用以面裹煨熟，磨去粗皮，捣细如飞面，方堪入药。一名千里光。得龙骨疗泄精。畏旋覆花）。

［疏］　石决明得水中之阴气以生，故其味咸，气应寒无毒也。乃足厥阴经药也。足厥阴开窍于目，目得血而能视。血虚有热，则青盲赤痛障翳生焉。咸寒入血除热，所以能主诸目疾也。咸寒又能入肾补阴，故久服益精轻身也。研细水飞，主点外障翳。

——明·缪希雍《神农本草经疏·卷二十·虫鱼部上品·石决明》

泻风热，明目。咸、平。除肺、肝风热，除青盲内障，水飞点目外障。亦治骨蒸劳热。通五淋（能清肺肝故也，古方多用治疡疽），解酒酸（为末，投热酒中，即解）。如蚌而扁，唯一片无对，七孔九孔者良。盐水煮一伏时，或面裹煨熟，研粉极细，水飞用。恶旋覆。

——清·汪昂《本草备要·卷七·鳞介鱼虫部·石决明》

一名珍珠母。咸平无毒，九孔者佳。面裹煨熟，水飞用。反云母。

［发明］　石决明味咸，软坚，入肝肾二经，为磨翳消障之专药。又治风热入肝，烦扰不寐，游魂无定。《本事方》珍珠母丸与龙齿同用，取散肝经之积热，须与养血药同用。不宜久服，令人寒中，非其性寒，乃消乏过当耳。

——清·张璐《本经逢原·卷四·介部·石决明》

咸，平。入足厥阴经血分。能生至阴之水，以制阳光。清肝肺之风热，以疗内障。除骨蒸，通五淋。得龙骨，止泄精。得谷精草，治痘后目翳。得杞子、甘菊，治头痛目暗。地榆汁同煮研，水飞用。煅，童便淬研，水飞用。面裹煨熟，水飞用。

——原题清·徐灵胎《药性切用·卷之六中·介部·石决明》

泻肝热，明目。咸凉。除肺肝风热。内服，疗青盲内障。外点，散赤膜外障。亦治骨蒸劳热，通五淋（能清肺肝），愈疡疽。多服令人寒中。如小蚌而扁，惟一片无对。七孔九孔者良，盐水煮一伏时，或面裹煨熟，研粉极细，水飞。恶旋复。肉与壳同功。

——清·吴仪洛《本草从新·卷第十七·虫鳞鱼介部·石决明》

咸，平。入足厥阴经血分。能生至阴之水，以制阳光。清肝肺之风热，以疗内障。除骨蒸，通五淋。得龙骨，止泄精。得谷精草，治痘后目翳。得杞子、甘菊，治头痛目暗。地榆汁同煮研，水飞用。煅，童便淬研，水飞用，用面裹煨熟，水飞用。

——清·严洁《得配本草·卷八·介部·石决明》

（入肝除热磨翳。）石决明（专入肝）。一名千里光，得水中阴气以生，其形如蚌而扁，味咸气寒无毒，入足厥阴肝经除热，为磨翳消障之品。缘热炽则风必生，风生则血被风阻而障以起，久而固结不解，非不用此咸寒软坚逐瘀、清热祛风，则热何能祛乎？故《本事》真珠母丸与龙齿同用。皆取清散肝经积热也。但此须与养血药同入，方能取效。且此气味咸平，入服消伐过当，不无寒中之弊耳，亦治骨蒸劳热、五淋（汪昂曰：能清肝肺故也），研细水飞点目，能消外瘴，痘后眼翳，可同谷精草等分细研，猪肝蘸食即退，七孔九孔者良，盐水煮，面裹煨熟。为末水飞，恶旋覆。

——清·黄宫绣《本草求真·上编·卷六：泻剂·泻热·石决明》

味微咸，性微凉。为凉肝镇肝之要药。肝开窍于目，是以其性善明目，研细水飞作敷药，能除目外障，作丸散内服，能消目内障（消内障丸散优于汤剂）。为其能凉肝，兼能镇肝，故善治脑中充血作疼、作眩晕，因此证多系肝气肝火挟血上冲也。是以愚治脑充血证，恒重用之至两许。其性又善利小便、通五淋。盖肝主疏泄为肾行气，用决明以凉之镇之，俾肝气肝火不妄动自能下行，肾气不失疏泄之常，则小便之难者自利，五淋之涩者自通矣。此物乃鳆甲也，状如蛤，单片附石而生，其边有孔如豌豆，七孔九孔者佳，宜生研作粉用之，不宜煅用。

——民国·张锡纯《医学衷中参西录·二、药物·石决明解》

◆ 牡　蛎 ◆

【提要】　牡蛎，咸，微寒。归肝、胆、肾经。重镇安神，潜阳补阴，软坚散结。用于惊悸失眠，眩晕耳鸣，瘰疬痰核，癥瘕痞块。煅牡蛎收敛固涩，制酸止痛。用于自汗盗汗，遗精滑精，崩漏带下，胃痛吞酸。

牡蛎始载于《神农本草经》。本品性微寒，质沉降。入肝胆肾经。能平肝潜阳，略能兼清肝热，益肝息风，能治肝肾阴虚，肝阳上亢证；或热病日久，灼伤真阴，阴虚阳亢之动风证；

常配伍滋阴潜阳之龙骨、白芍、龟甲、鳖甲等。本品咸能散结，有清热软坚散结之功，可治痰火郁结或气滞血瘀，所致痰核、瘿瘤、癥瘕、积聚等病证，常配伍清热消痰、软坚散结，或行气活血消癥类药。牡蛎煅后"涩能收脱"（《本草备要》），可治疗因肾虚不固、冲任失调、脾虚失统导致的自汗、盗汗、遗精、滑精、尿频、遗尿、崩漏、带下病等病证。可辨证配伍补肾固精止遗药、缩尿止遗药、固精止带药等对症治疗。本品质重，能镇静安神，常与其他镇惊安神药，如龙骨、琥珀等同用，治惊悸失眠、心神不宁；亦可与黄连、栀子、石菖蒲等清心泻火、化痰开窍药同用，治痰热癫狂。此外，历代本草还记载牡蛎能"治痘后目翳"（《神农本草经》），"疗髓疽，嗜卧"（《证类本草》）、"酒后烦渴"（《本草蒙筌》）等其他应用。本品煎汤宜打碎先煎。

【药论】　味咸，平。主治伤寒寒热，温疟洒洒，惊恚怒气，除拘缓，鼠瘘，女子带下赤白。久服强骨节，杀邪鬼，延年。一名蛎蛤。生池泽。

——《神农本草经·卷第一·上品药·牡蛎》

微寒，无毒。主除留热在关节荣卫，虚热去来不定，烦满，止汗，心痛气结，止渴，除老血，涩大小肠，止大小便，治泄精、喉痹、咳嗽、心胁下痞热。一名牡蛤。生东海，采无时。

——南朝梁·陶弘景《名医别录·虫兽三品·上品·牡蛎》

今按陈藏器《本草》云：牡蛎捣为粉。粉身，主大人、小儿盗汗；和麻黄根、蛇床子、干姜为粉，去阴汗。肉煮食，主虚损，妇人血气，调中，解丹毒。肉于姜、醋中生食之，主丹毒，酒后烦热，止渴。天生万物皆有牝牡。惟蛎是咸水结成，块然不动，阴阳之道，何从而生？《经》言牡者，应是雄也。臣禹锡等谨按：《蜀本》云：又有牡蛎，形短，不入药用。孟诜云：牡蛎火上炙令沸，去壳食之甚美，令人细肌肤，美颜色。又药家比来取左顾者，若食之即不拣左右也，可长服之，海族之中惟此物最贵，北人不识，不能表其味尔。段成式《酉阳杂俎》云：牡蛎言牡，非谓雄也。《图经》曰：牡蛎，生东海池泽，今海旁皆有之，而南海、闽中及通泰间尤多。此物附石而生，块礧相连如房，故名蛎房（读如阿房之房）。一名蚝山。晋安人呼为蚝莆。初生海边才如拳石，四面渐长，有一、二丈者，崭岩如山。每一房内有蚝肉一块，肉之大小随房所生，大房如马蹄，小者如人指面。每潮来，则诸房皆开，有小虫入，则合之以充腹。海人取之，皆凿房以烈火逼开之，挑取其肉，而其壳左顾者雄，右顾者则牝蛎耳。或曰以尖头为左顾。大抵以大者为贵，十一月采左顾者入药。南人以其肉当食品。其味尤美好，更有益，兼令人细肌肤，美颜色，海族之最可贵者也。《经验方》：治一切渴。大牡蛎不计多少，于腊日、端午日，黄泥裹煅通赤，放冷取出，为末。用活鲫鱼煎汤调下一钱匕，小儿服半钱匕，只两服瘥。又方：治一切丈夫、妇人瘰疬经效。牡蛎用炭一秤，煅通赤取出，于湿地上用纸衬，出火毒一宿，取四两，玄参三两，都捣罗为末，以面糊丸如梧桐子。早晚食后、临卧各三十丸，酒服。药将服尽，疬子亦除根本。又方：除盗汗及阴汗。牡蛎为末，有汗处粉之。胜金方：治甲疽，弩肉裹甲，脓血疼痛不瘥。牡蛎头厚处，生研为末。每服二钱，研殿花酒调下。如痛盛已溃者，以末敷之，仍更服药，并一日三服。初虞世：治瘰疬发颈项，破、未破甚效如神。牡蛎四两，甘草二两，为末。每服一大钱，食后腊茶同点，日二。又方：治水癫偏大，上下不定疼痛。牡蛎不限多少，盐泥固济，炭三斤，煅令火尽，冷取二两，干姜一两炮，又为细末，用冷水调稀稠得所，涂病处，小便大利即愈。《集验方》：治痈，一切肿未成脓，拔毒。牡蛎白者为细末，水调，涂干更涂。《伤寒类要》：疗髓疽，嗜卧。牡蛎、泽泻主之。

——宋·唐慎微《证类本草·卷第二十·上品·牡蛎》

气微寒，味咸平，无毒。入足少阴经。《象》云：治伤寒寒热温疟，女子带下赤白，止汗，止心痛气结。涩大小肠，治心胁痞。烧白研细用。《珍》云：能软积气之痞。《经》曰：咸能软坚。《心》云：咸平。熬，泄水气。《本草》云：主伤寒寒热，温疟洒洒，惊恚怒气。除拘缓，鼠瘘，女子带下赤白。除留热在关节，荣卫虚热，往来不定，烦满。止汗，心痛气结。止渴，除老血，涩大小肠，止大小便，疗泄精，喉痹咳嗽，心胁下痞热。能去瘰疬，一切疮肿。入足少阴，咸为软坚之剂，以柴胡引之，故能去胁下之硬；以茶引之，能消结核；以大黄引之，能除股间肿；地黄为之使，能益精收涩，止小便，本肾经之药也。久服强骨节，杀鬼延年。贝母为之使。得甘草、牛膝、远志、蛇床子，良。恶麻黄、吴茱萸、辛夷。《药性论》云：君主之剂。治女子崩中，止血及盗汗，除风热，定痛。治温疟。又和杜仲服，止盗汗。为末蜜丸，服三十丸，令人面光白，永不值时气。又治鬼交精出，病人虚而多热加用之，并地黄、小草。

陈士良云：牡蛎捣粉粉身，治大人小儿盗汗。和麻黄根、蛇床子、干姜为粉，粉身，去阴汗。《衍义》意同。

——元·王好古《汤液本草·卷之六·虫部·牡蛎》

（一名蛎蛤。）味咸，气平、微寒。无毒。系咸水结成，居海旁不动（天生万物皆有牝牡，惟蛎是咸水结成块，然不动阴阳之道何从而生？经言牡者，非指为雄，正犹牡丹之牡同一义也）。小乃磈礴，大则崭岩（始生不如拳石，四面渐长，二三丈者如山崭岩）。口向上如房相连，肉藏中随房渐长（每一房有蟷肉一块，肉之大小随房渐长）。海潮辄至，房口悉开。涌入小虫，合以充腹。海人欲取其肉，凿房火迫得之（以锥凿房，用烈火迫开，方得挑取其肉）。入药拯疴，除甲并口。采胐胐如粉之处，得左顾大者尤良（左顾之说诸注不同。一云：取蛎向南视之，口斜向东者是。一云：头尖者是，俱无证据，惟大者为上）。火煅微红，杵罗细末。宜蛇床、牛膝、甘远（甘草、远志），恶吴茱、麻黄、辛夷。入少阴肾经，以贝母为使，能软积癖，总因味咸。茶清引消结核疳，柴胡引去胁下硬。同大黄泻热，焮肿即平；同熟节益精，尿遗可禁。麻黄根共作散，敛阴汗如神；川杜仲共煎汤，固盗汗立效。髓疽日深嗜卧，泽泻和剂频调。又单末蜜丸水吞，令面光时气不染。摩宿血，消老痰。闭塞鬼交精遗，收涩气虚带下。肉炙令沸，去壳食佳。海族之中，亦为上品。美颜色，细肌肤，补虚劳，调血气。若和姜醋生啖，酒后烦渴亦驱。

——明·陈嘉谟《本草蒙筌·卷之十一·虫鱼部·牡蛎》

[释名]　牡蛤（《别录》）蛎蛤（《本经》）古贲（《异物志》）。时珍曰：蛤蚌之属，皆有胎生、卵生。独此化生，纯雄无雌，故得牡名。曰蛎曰蠔，言其粗大也。

[集解]　《别录》曰：牡蛎生东海池泽。采无时。颂曰：今海旁皆有之，而通、泰及南海、闽中尤多。皆附石而生，磈礴相连如房，呼为蛎房。晋安人呼为蠔莆。初生止如拳石，四面渐长，有至一二丈者，崭岩如山，俗呼蠔山。每一房内有肉一块，大房如马蹄，小者如人指面。每潮来，诸房皆开，有小虫入，则合之以充腹。海人取者，皆凿房以烈火逼之，挑取其肉当食品，其味美好，更有益也。海族为最贵。时珍曰：南海人以其蛎房砌墙，烧灰粉壁，食其

肉谓之蛎黄。时珍曰：按温隐居云：牡蛎将童尿浸四十九日（五日一换），取出，以硫黄末和米醋涂上，黄泥固济，煅过用。

[气味]　咸，平，微寒，无毒。

[主治]　伤寒寒热，温疟洒洒，惊恚怒气，除拘缓鼠瘘，女子带下赤白。久服，强骨节，杀邪鬼，延年（《本经》）。除留热在关节营卫，虚热去来不定，烦满心痛气结，止汗止渴，除老血，疗泄精，涩大小肠，止大小便，治喉痹咳嗽，心胁下痞热（《别录》）。粉身，止大人、小儿盗汗。同麻黄根、蛇床子、干姜为粉，去阴汗（藏器）。治女子崩中，止痛，除风热温疟，鬼交精出（甄权）。男子虚劳，补肾安神，去烦热，小儿惊痫（李珣）。去胁下坚满，瘰疬，一切疮肿（好古）。化痰软坚，清热除湿，止心脾气痛，痢下赤白浊，消疝瘕积块，瘿疾结核（时珍）。

[发明]　好古曰：牡蛎入足少阴，为软坚之剂。以柴胡引之，能去胁下硬。以茶引之，能消项上结核。以大黄引之，能消股间肿。以地黄为使，能益精收涩，止小便，肾经血分之药也。

——明·李时珍《本草纲目·介部第四十六卷·牡蛎》

[疏]　牡蛎得海气结成，故其味咸平，气微寒无毒。气薄味厚，阴也，降也。入足少阴、厥阴、少阳经。其主伤寒寒热，温疟洒洒，惊恚怒气，留热在关节，去来不定，烦满气结心痛，心胁下痞热等证，皆肝胆二经为病。二经冬受寒邪，则为伤寒寒热。夏伤于暑，则为温疟洒洒。邪伏不出，则热在关节，去来不定。二经邪郁不散，则心胁下痞热。邪热甚，则惊恚怒气，烦满气结心痛。此药味咸气寒，入二经而除寒热邪气，则荣卫通，拘缓和，而诸证无不瘳矣。少阴有热，则女子为带下赤白，男子为泄精，解少阴之热而能敛涩精气，故主之也。咸属水，属阴而润下，善除一切火热为病，故又能止汗止渴，及鼠瘘、喉痹、咳嗽也。老血者，宿血也。咸走血而软坚，所以主之。其性收敛，故能涩大小肠，止大小便利也。肾主骨，入肾益精，则骨节自强。邪本因虚而入，肝肾足则鬼邪自去。人以肾为根本，根本固，则年自延矣。更能止心脾气痛，消疝瘕积块，瘿瘤结核，胁下坚满等证，皆寒能除热，咸能软坚之功也。

……

[简误]　凡病虚而多热者宜用。虚而有寒者忌之。肾虚无火，精寒自出者非宜。

——明·缪希雍《神农本草经疏·卷二十·虫鱼部上品·牡蛎》

味微咸微涩，气平。用此者，用其涩能固敛，咸能软坚。专入少阴肾脏，随药亦走诸经。能解伤寒温疟寒热往来，消瘀血，化老痰，去烦热，止惊恚心脾气痛，解喉痹咳嗽，疝瘕积块，痢下赤白，涩肠止便，禁鬼交遗沥，止滑精带下，及妇人崩中带漏，小儿风痰虚汗。同熟地，固精气，禁遗尿。同麻黄根，敛阴汗。同杜仲，止盗汗。同白术，燥脾利湿。同大黄，善消痈肿。同柴胡，治胁下硬痛。同天花茶，消上焦瘿瘤瘰疬结核。

——明·张介宾《景岳全书·卷之四十九·本草正（下）·虫鱼部·牡蛎》

咸平微寒无毒。煅赤用，左顾者良。《本经》主伤寒寒热，温疟洒洒，惊恚怒气，除拘缓鼠瘘，女子带下赤白。

[发明]　牡蛎入足少阴，为软坚之剂。以柴胡引之去胁下痛。以茶引之消项上结核。以大黄引之消股间肿。以地黄引之益精收涩，止小便。肾经血分药也。《本经》治伤寒寒热，温

疟洒洒，是指伤寒发汗后寒热不止而言，非正发汗药也。仲景少阳病犯本，有柴胡龙骨牡蛎汤。《金匮》百合病变渴有瓜蒌牡蛎散，用牡蛎以散内结之热，即温疟之热从内蕴。惊恚之怒气上逆，亦宜咸寒降泄为务。其拘缓鼠瘘，带下赤白，总由痰积内滞，端不出软坚散结之治耳。今人以牡蛎涩精而治房劳精滑则虑其咸降，治亢阳精伤又恐其敛涩。惟伤寒亡阳汗脱，温粉之法最妙。其肉糟制，即蛎黄酱也。

——清·张璐《本经逢原·卷四·介部·牡蛎》

性味咸寒，入肝肾而涩精敛汗，潜热益阴，为虚热上浮专药。又能软坚消瘿，随所引而施。潜热生研，涩脱火煅。

——原题清·徐灵胎《药性切用·卷之六中·介部·牡蛎》

涩肠，补水，轻坚。咸以软坚化痰，消瘰疬结核，老血瘕疝；涩以收脱，治遗精崩带，止嗽敛汗（或同麻黄根为粉扑身，或加入煎剂），固大小肠。微寒以清热补水，治虚劳烦热，温疟赤痢，利湿止渴，为肝肾血分之药（好古曰：以柴胡引之，去胁下硬；茶引之，消颈核；大黄引，消股间肿；以地黄为使，益精收涩，止小便利；以贝母为使，消结积）。虚而热者宜之，有寒者禁与。海气化成，潜伏不动（故体用皆阴）。盐水煮一伏时，煅粉。亦有生用者。贝母为使。恶吴萸、细辛、麻黄。得蛇床、远志、牛膝、甘草良。肉名蛎黄（味美且益人，为海错上品）。

——清·吴仪洛《本草从新·卷十七·虫鳞鱼介部·牡蛎》

咸，平，微寒，涩。入足少阴经血分。主泄精带下，逐虚痰宿血，除鬼交，治温疟，止遗溺，散喉痹。收往来潮热，消胃膈胀满。凡肝虚魂升于顶者，得此降之，而魂自归也。得杜仲，止盗汗（加麻黄根更好）。得玄参，治男女瘰疬。得柴胡，治腹痛。配大黄，消痈肿。配鳖甲，消胁积。和贝母，消痰结。合花粉，消瘿瘤，并治伤寒百合变渴。同干姜末，水调，涂阴囊水肿（热如火，若干燥再涂之，小便利自愈）。煅研。久服寒中。

——清·严洁《得配本草·卷八·介部·牡蛎》

（入肾涩精，固气、化痰、软坚。）牡蛎（专入肾，兼入肝）咸涩微寒。功专入肾，软坚化痰散结，收涩固脱。故瘰疬结核，血痕遗精崩带，咳嗽盗汗，遗尿滑泄，燥渴温疟、赤痢等症，皆能见效（权曰：病虚而多热，宜同地黄、小草用之。好古曰：牡蛎入足少阴，为软坚之剂，以柴胡引之，能去胁下硬，以茶引之，能消项上结核，以大黄引之，能消股间肿，以地黄为使，能益精收涩止小便，肾经血分之药也，成无己曰：牡蛎之咸，以消胸膈之满，以泄水气，使痞者消硬者软也，元素曰：壮水之主以镇阳光。则渴饮不思，故蛤蛎之类能止渴也）。然咸味独胜，走肾敛涩居多，久服亦能寒中。或生用，盐水煮煅成灰用，此本海气化成，纯雄无雌，故曰牡蛎。贝母为使。得甘草、牛膝、远志、蛇床子良，恶麻黄、辛夷、吴茱萸。伏砒砂。

——清·黄宫绣《本草求真·上编·卷二：收涩·寒涩·牡蛎》

陈修园曰：牡蛎，气平者，金气也，入手太阴肺经；微寒者，寒水之气也，入膀胱经；味咸者，真水之味也，入足少阴肾经，此物得金水之性。凡病起于太阳，皆名曰伤寒，传入少阳之经，则为寒热往来，其主之者，藉其得秋金之气，以平木火之游行也。温疟者，但热不寒之疟疾，为阳明经之热病，洒洒者，即阳明白虎证中背微寒、恶寒之义，火欲发而不能径达也。主以牡蛎者，取其得金之气，以解炎暑之苛。白虎汤命名，亦同此意也。惊恚怒气，其主在心，其发在肝，牡蛎气平，得金之用以制木，味咸，得水之用以济火也。拘者筋急，缓者筋缓，为肝之病。鼠瘘即瘰疬之别名，为三焦胆经火郁之病，牡蛎之平以制风，寒以胜火，咸以软坚，所以咸主之。止带下赤白与强骨节二句，其义互见于龟板注中，不赘。杀鬼邪者，补肺而申其清肃之威；能延年者，补肾而得其益精之效也。

——清·陈修园《神农本草经读·卷之二·上品·牡蛎》

味咸而涩，性微凉。能软坚化痰，善消瘰疬，止呃逆，固精，治女子崩带。《神农本草经》谓其主温疟者，因温疟但在足少阳，故不与太阳相并为寒，但与阳明相并为热。牡蛎能入其经而祛其外来之邪。主惊恚怒气者，因惊则由于胆，怒则由于肝，牡蛎咸寒属水，以水滋木，则肝胆自得其养。且其性善收敛有保合之力，则胆得其助而惊恐自除，其质类金石有镇安之力，则肝得其平而恚怒自息矣。至于筋原属肝，肝不病而筋之或拘或缓者自愈，故《神农本草经》又谓其除拘缓也。牡蛎所消之瘰疬，即《神农本草经》所谓瘿瘤。而其所以能消瘿瘤者，非因其咸能软坚也。盖牡蛎之原质，为碳酸钙化合而成，其中含有沃度（亦名海典），沃度者，善消瘤赘瘰疬之药也（"医方篇"消瘰丸下附有验案可参观）。龙骨、牡蛎，若专取其收涩可以煅用。若用以滋阴，用以敛火，或取其收敛，兼取其开通者（二药皆敛而能开），皆不可煅。

若作丸散，亦可煅用，因煅之则其质稍软，与脾胃相宜也。然宜存性，不可过煅，若入汤剂仍以不煅为佳。今用者一概煅之，殊非所宜。

——民国·张锡纯《医学衷中参西录·二、药物·牡蛎解》

16
息风止痉药

凡以平息肝风、制止痉挛为主，治疗肝风内动的药物，称息风止痉药，简称息风药或止痉药。

本类药物多为寒凉趋下之品，主入肝经。都具有息风止痉的作用。此外，息风止痉药还常兼有平肝潜阳、清热解毒、清肝明目等作用，部分药物还能祛外风等。息风止痉主要用治肝风内动证。多数还可用于治疗肝阳眩晕、肝火上炎之目赤、头痛或热毒证，部分药物尚用治于风邪中经络之口眼㖞斜，肢麻拘挛、头痛、痹症等。

使用息风止痉药时，应针对引起肝风内动的不同病因，分别配伍平肝潜阳、清热泻火、滋阴潜阳、养阴补血、健脾药等，对于兼窍闭神昏、心神不宁者，应配伍开窍醒神、安神药。本类药物有药性偏寒热之分，应区别使用。某些药物有毒性，用量宜小。孕妇慎用。

◆ 羚 羊 角 ◆

【提要】 羚羊角，咸，寒。归肝、心经。平肝息风，清肝明目，散血解毒。用于肝风内动，惊痫抽搐，妊娠子痫，高热痉厥，癫痫发狂，头痛眩晕，目赤翳障，温毒发斑，痈肿疮毒。

羚羊角始载于《神农本草经》。本品清肝热，息肝风，镇惊解痉，为治惊痫抽搐之要药。热极生风者，多配伍如钩藤、菊花等清肝热、息肝风之品。痰热化风者，可配伍如钩藤、天竺黄等化痰息风、开窍安神之品。本品亦可用于治肝阳上亢之头晕目眩，烦躁失眠，多配伍其他平肝潜阳或补阴药，如石决明、菊花等。本品入肝经，性寒清热，可清泻肝火明目、止痛，多配伍石决明、龙胆草、黄芩等清肝明目或清热泻火药，治肝火上炎所致之目赤肿痛等。羚羊角为咸寒之品，能清气血之热，有很好的清心凉肝、泻火解毒之效，通过辨证配伍可治温热病热毒炽盛证。此外，历代本草还记载羚羊角久服能"安心、益气、轻身"（《神农本草经》）、避"蛇啮"（《本草蒙筌》）、治"恶水不祥"（《本草经解》）等其他应用。本品性寒，惊风属脾虚所致者忌用。

【药论】 味咸，寒。主明目，益气起阴，去恶血注下，辟虫毒，恶鬼，不祥，安心气，常不魇寐，久服强筋骨，轻身，生川谷。

——《神农本草经·卷第二·中品药·羚羊角》

苦，微寒，无毒。治伤寒，时气寒热，热在肌肤，温风注毒伏在骨间，除郁，惊梦，狂越，僻谬，及食噎不通。久服强筋骨，轻身，起阴，益气，利丈夫。生石城山及华阴山，采无时。

——南朝梁·陶弘景《本草经集注·虫兽三品·中品·羚羊角》

味咸、苦，寒、微寒，无毒。主明目，益气，起阴，去恶血注下，辟蛊毒恶鬼不祥，安心气，常不魇寐。疗伤寒，时气寒热，热在肌肤，温风注毒伏在骨间，除郁，惊梦，狂越，僻谬，及食噎不通。久服强筋骨，轻身，起阴，益气，利丈夫。生石城山川谷及华阴山，采无时。今出建平宜都诸蛮中及西域，多两角者，一角者为胜。角甚多节，蹙蹙圆绕。别有山羊角极长，惟一边有节，节亦疏大，不入方用。而《尔雅》云名羱羊，而羌夷云只此即名零羊，甚能陟峻坂；短角者，乃是山羊耳，亦未详其正。

——唐·苏敬，等《新修本草·卷第十五·兽中·羚羊角》

味咸、苦，寒、微寒，无毒。主明目，益气，起阴，去恶血注下，辟蛊毒恶鬼不祥，安心气，常不魇寐，疗伤寒，时气寒热，热在肌肤，温风注毒伏在骨间，除邪气惊梦，狂越僻谬及食噎不通。久服强筋骨，轻身，起阴，益气，利丈夫。生石城山川谷及华阴山，采无时。

——宋·唐慎微《证类本草·卷第十七·羚羊角》

味咸、苦，气寒。无毒……专走肝经，因性属木。尝加紫雪（仲景伤寒方名），为味苦寒。解伤寒寒热，在于肌肤；散温风注毒，伏于骨肉。安心气，除魇寐惊梦狂越；泽邪气，辟蛊毒恶鬼不祥。退小儿卒热发搐惊痫，驱产妇败血冲心烦闷。去恶血注下，治食噎不通。明目益气轻身，强阴健筋坚骨。肉和五味子同炒投酒，能逐中风证筋骨急强。南人食之，免致蛇啮。

——明·陈嘉谟《本草蒙筌·卷之九·兽部·羚羊角》

［主治］ 平肝舒筋，定风安魂，散血下气，辟恶解毒，治子痫痉疾（时珍）。

［发明］ 时珍曰：羊，火畜也，而羚羊则属木，故其角入厥阴肝经甚捷，同气相求也。肝主木，开窍于目；其发病也，目暗障翳，而羚羊角能平之。肝主风，在合为筋；其发病也，小儿惊痫，妇人子痫，大人中风搐搦，及筋脉挛急，历节掣痛，而羚角能舒之。魂者，肝之神也；发病则惊骇不宁，狂越僻谬，魇寐卒死，而羚角能安之。血者，肝之藏也；发病则瘀滞下注，疝痛毒痢，疮肿瘘疬，产后血气，而羚角能散之。相火寄于肝胆，在气为怒；病则烦懑气逆，噎塞不通，寒热及伤寒伏热，而羚角能降之。羚之性灵，而筋骨之精在角；故又能辟邪恶而解诸毒，碎佛牙而烧烟走蛇虺也。《本经》《别录》甚著其功，而近俗罕能发扬，惜哉！

——明·李时珍《本草纲目·兽部第五十一卷·兽之二·麢羊》

［疏］ 羊，火畜也。而羚羊则属木。《本经》：味咸气寒。《别录》：苦微寒，无毒。气薄味厚，阳中之阴，降也。入手太阴、少阴，足厥阴经。少阴为君主之官，虚则神明不守，外邪易侵。或蛊毒恶鬼不祥，或邪气魇寐，惊梦狂越僻谬。羚羊性灵能通神灵，逐邪气，心得所养而诸证除矣。其主伤寒时气寒热，热在肌肤，温风注毒伏在骨间者，皆厥阴为病。厥阴为风木之位，风热外邪伤于是经，故见诸证。入肝散邪，则诸证自除。《经》曰：壮火食气。又曰：热则骨消筋缓。火热太甚，则阴反不能起，而筋骨软。咸寒入下焦，除邪热则阴自起，气自益，筋骨强，身自轻也。肝热则目不明，肝藏血。热伤，血则恶血注下，肝在志为怒，病则

烦满气逆，噎塞不通。苦寒能凉血热，下降能平逆气，肝气和而诸证无不瘳矣。

——明·缪希雍《神农本草经疏·卷十七·兽部中品·羚羊角》

味咸，性寒。羊本火畜，而此则属木，善走少阳、厥阴二经。故能清肝定风，行血行气，辟鬼疰邪毒，安魂魄，定惊狂、祛魇寐，疗伤寒邪热，一切邪毒，中恶毒风，卒死昏不知人，及妇人子痫强痉，小儿惊悸烦闷，痰火不清。俱宜为末，蜜水调服，或烧脆研末，酒调服之。若治肿毒恶疮，磨水涂之亦可。

——明·张介宾《景岳全书·卷之四十九·本草正（下）·禽兽部·羚羊角》

泻心肝火。苦、咸，微寒。羊属火，而羚羊属木，入足厥阴（肝）、手太阴、少阴（肺、心）经。目为肝窍，此能清肝，故明目去障。肝主风，其合在筋，此能祛风舒筋，故治惊痫搐搦，骨痛筋挛。肝藏魂，心主神明，此能泻心肝邪热，故治狂越僻谬，梦魇惊骇；肝主血，此能散血，故治瘀滞恶血，血痢肿毒。相火寄于肝胆，在志为怒（《经》曰：大怒则形气绝，而血菀于上），此能下气降火，故治伤寒伏热烦懑，气逆食噎不通；羚之性灵，而精在角，故又辟邪而解诸毒（昂按：痘科多用以清肝火，而《本草》不言治痘）。出西地似羊而大，角有节、最坚劲、能碎金刚石与貘骨（貘，音麦，能食铁）。夜宿防患，以角挂树而栖（角有挂纹者真。一边有节而疏，乃山驴、山羊，非羚也）。多两角。一角者胜。到研极细，或磨用。

——清·汪昂《本草备要·卷六·禽兽部·羚羊角》

（专泻肝火兼清心肺。）羚羊角（专入肝，兼入心、肺）苦咸大寒，功专入肝泻火，兼入心肺二经。考书所论主治，多属冗统，惟李时珍剖晰甚明。言羊火畜也。而羚羊则属木，故其角入厥阴肝经甚捷，同气相求也。肝主木，开窍于目。其发病也，目暗障翳，而羚羊角能平之；肝主风，在合为筋，其发病也，小儿惊痫、妇人子痫、大人中气搐搦及筋脉挛急、历节掣痛，而羚羊角能舒之；魂者肝之神也，发病则惊骇不宁，狂越僻谬，魇寐卒死，而羚羊角能安之；血者，肝之脏也，发病则瘀滞下注，疝痛毒痢，疮肿瘰疬，产后血气，而羚羊角能散之；相火寄于肝胆，在气为怒，病则烦懑气逆，噎塞不通，寒热及伤寒伏热，而羚羊角能降之，羚之性灵，而筋骨之精在角，故又能辟恶而解诸毒，碎佛牙而烧烟，走蛇虺也，《本经》《别录》甚著其功，而近俗罕能发扬，惜哉！时珍之论如此，但此虽能清肝及肺，若使过用久用，则更有伐生之气耳。多两角，一角者胜（若一边有节而疏，乃山驴、山羊，非羚羊也），锉研极细，或磨用。

——清·黄宫绣《本草求真·上编·卷六：泻剂·泻火·羚羊角》

性近于平，不过微凉，最能清大热，兼能解热中之大毒。且既善清里，又善透表，能引脏腑间之热毒达于肌肤而外出，疹之未出，或已出而速回者，皆可以此表之，为托表麻疹之妙药。即表之不出而毒气内陷者，服之亦可内消。又善入肝经以治肝火炽盛，至生眼疾，及患吐衄者之妙药。所最异者，性善退热却不甚凉，虽过用之不致令人寒胃作泄泻，与他凉药不同。此乃具有特殊之良能，非可以寻常药饵之凉热相权衡也。或单用之，或杂他药中用，均有显效。今特将所用羚羊角治愈之病十余则，详录于下以征明之。

——民国·张锡纯《医学衷中参西录·二、药物·羚羊角解》

❧ 牛　黄 ❧

【提要】　牛黄，甘，凉。归心、肝经。清心，豁痰，开窍，凉肝，息风，解毒。用于热病神昏，中风痰迷，惊痫抽搐，癫痫发狂，咽喉肿痛，口舌生疮，痈肿疔疮。

牛黄始载于《神农本草经》。本品性凉味苦，归心、肝经，有较强的清心、凉肝之效，是治疗温热病热极生风、小儿肝热惊风等肝风内动证之良药。单用本品研末就有明显效果，亦可与其他清热解毒、息风开窍药配伍。本品能豁痰，故对痰热内盛者尤宜，临证加以辨证配伍适宜药物即可。本品清热化痰之功强，能开窍醒神，对于温热病热入心包、中风等窍闭神昏证甚为适宜，常配伍清泻心火、开窍醒神如黄连、栀子、麝香等。本品清热解毒效专力强，治疗热病高热、口舌生疮、目赤肿痛等，常配伍泻火解毒药，单用内服、外用亦可。若治痈疽疮肿，常配伍解毒消肿、活血散结药，如乳香、没药等。此外，在历代本草记载中，牛黄还有"久服轻身，增年，令人不忘"（《本草经集注》）、聪耳明目（《本草蒙筌》）等其他应用。孕妇慎用。

【药论】　味苦，平。主惊痫，寒热，热盛狂痓，除邪逐鬼。

——《神农本草经·卷第一·上品药·牛黄》

有小毒。治小儿百病。诸痫热，口不开，大人狂癫。又堕胎，久服轻身，增年，令人不忘。生晋地平泽，生于牛，得之即阴干百日，使时燥，无令见日月光。

——南朝梁·陶弘景《名医别录·上品·卷第一·牛黄》

味苦，平，有小毒。主惊痫寒热，热盛狂痓，除邪逐鬼，疗小儿百病，诸痫，热口不开，大人狂癫，又堕胎。久服轻身，增季，令人不忘。生晋地平泽，生于牛，得之即阴干百日，使时燥，无令见日月光。人参为之使，得牡丹、菖蒲利耳目，恶龙骨、地黄、龙胆、蜚蠊，畏牛膝。

——唐·苏敬，等《新修本草·卷第十五·兽上·牛黄》

味苦，平，有小毒。主惊痫寒热，热盛狂痓，除邪逐鬼，疗小儿百病，诸痫热，口不开，大人狂癫，又堕胎。久服轻身增年，令人不忘。生晋地平泽，于牛得之，即阴干百日，使时燥，无令见日月光（人参为之使，得牡丹、菖蒲利耳目，恶龙骨、地黄、龙胆、蜚蠊，畏牛膝）。

——宋·唐慎微《证类本草·卷第十六·牛黄》

气平，味苦。有小毒。《本草》云：主惊痫寒热，热盛狂痓，逐鬼除邪。疗小儿百病，诸痫热，口噤不开，大人癫狂。又堕胎，久服令人不忘。又云：磨指甲上黄者，为真。又云：定魂魄，人参为使，得牡丹、菖蒲利耳目。恶龙骨、龙胆、地黄，畏牛膝。

——元·王好古《汤液本草·卷之六·兽部·牛黄》

味苦，气平。有小毒。各处俱资耕耘，黄色牯者为美。有黄凝结，两眼血红。因内热气熏蒸，无时鸣吼饮水（亦好照水）。急以盆盛栈外，引之欲饮不能。渴甚必自吐来，伺者喝迫便堕。此生黄者（《衍义》云：喝迫而得者，乃名生黄。）价类黄金。暗室阴干（忌见日月光）。

成于百日。轻虚重叠可揭，嗅气息微香（又等犁牛黄，坚而不香）；状若鸡卵黄同，摩指甲竟透。凡遇卖者，亦此辨真。再有角黄、心黄、肝胆黄，各从所得为名。杀剖间，或亦有（今人得者，多系此黄。初如浆汁，取得便投水中，沾水乃硬如碎蒺藜，或皂角子是也）。功力虽次，亦可代充。恶龙骨、龙胆、地黄，畏蜚蠊、牛膝、干漆。忌常山勿用，使人参相宜。惟入肝经，专除筋病。疗小儿诸痫惊吊，客忤口噤不开；治大人癫狂发痓，中风痰壅不语。除邪逐鬼，定魄安魂。更得牡丹菖蒲，又能聪耳明目。孕妇忌服，能堕胎元。

——明·陈嘉谟《本草蒙筌·卷之六·兽部·牛黄》

[主治]　痘疮紫色，发狂谵语者可用（时珍。出王氏方）。

[发明]　李杲曰：牛黄入肝，治筋病。凡中风入脏者，必用牛、雄、脑、麝之剂，入骨髓，透肌肤，以引风出。若风中腑及血脉者用之，恐引风邪流入于骨髓，如油入面，莫之能出也。时珍曰：牛之黄，牛之病也。故有黄之牛，多病而易死。诸兽皆有黄，人之病黄者亦然。因其病在心及肝胆之间，凝结成黄，故还能治心及肝胆之病。正如人之淋石，复能治淋也。按《宋史》云：宗泽知莱州，使者取牛黄。泽云：方春疫疠，牛饮其毒则结为黄。今和气流行，牛无黄矣。观此，则黄为牛病，尤可征矣。

——明·李时珍《本草纲目·兽部第五十卷·牛黄》

味苦辛，性凉，气平，有小毒。忌常山。入心肺肝经。能清心退热，化痰凉惊，通关窍，开结滞。治小儿惊痫客忤，热痰口噤，大人癫狂痰壅，中风发痓，辟邪魅中恶，天行疫疾，安魂定魄，清神志不宁，聪耳目壅闭，疗痘疮紫色，痰盛躁狂。亦能堕胎，孕妇少用。

——明·张介宾《景岳全书·卷之四十八·本草正（下）·禽兽部·牛黄》

泻热、利痰、止惊。甘凉。牛有病，在心肝胆之间凝结成黄，故还以治心、肝、胆之病（《经疏》云：牛食百草，其精华凝结成黄，犹人之有内丹。故能散火、消痰、解毒，为世神物。或云牛病乃生黄者，非也）。清心解热，利痰止惊，通窍辟邪。治中风入脏，惊痫口噤（心热则火自生焰，肝热则木自生风，风火相搏，胶痰上壅，遂致中风不语。东垣曰：中脏宜之。若中腑及血脉者用之，反能引风入骨，如油入面。按：中风中脏者重，多滞九窍；中腑稍轻，多著四肢。若外无六经形证，内无便溺阻隔，为中经络，为又轻。初宜顺气开痰，继宜养血活血，不宜专用风药。大抵五脏皆有风，而犯肝者为多。肝属风木而主筋，肝病不能营筋，故有舌强口噤、㖞斜、瘫痪不遂、不仁等症。若口开为心绝，手散为脾绝，眼合为肝绝，遗尿为肾绝，吐沫鼻鼾为肺绝。发直头摇、面赤如妆、汗缀如珠者，皆不治。若只见一二症，犹有可治者），小儿百病（皆胎毒痰热所生。儿初生时未食乳，用三五厘，合黄连、甘草末蜜调，令咽之良），发痘堕胎（善通窍）。牛有黄，必多吼唤，以盆水承之，伺其吐出迫喝即堕水，名生黄，如鸡子黄大，重叠可揭，轻虚气香者良（观此则非病乃生黄矣）。杀死角中得者名角黄，心中者名心黄，肝胆中者名肝胆黄，成块成粒，总不及生者。但磨指甲上，黄透指甲者为真（骆驼黄极易得，能乱真）。得牡丹菖蒲良（聪耳明目），人参为使，恶龙骨、龙胆、地黄、常山。

——清·汪昂《本草备要·禽兽部·牛黄》

[发明]　牛有黄，是牛之病也。因其病之在心及肝胆之间凝结成黄，故还治心及肝胆之

病。《本经》治惊痫寒热、狂痉、邪鬼，皆痰热所致。其功长于清心化热，利痰凉惊，安神辟恶，故清心牛黄丸以之为君。其风中心脏者亦必用之，若中经中府者误用引邪深入，如油入面莫之能出，宜详审而用可也。

——清·张璐《本经逢原·卷四·兽部·牛黄》

泻热，利痰，凉惊。甘，凉。清心解热，利痰凉惊，通窍辟邪。治中风入脏，惊痫口噤（心热则火自生焰，肝热则木自生风，风火相搏，胶痰上壅，遂致中风不语。按：中风，真中者少，类中者多。中脏者重，多滞九窍；中腑者轻，多着四肢。若外无六经形证，内无便溺阻隔，为中经络，为又轻。初宜顺气开痰，继宜养血活血，不宜专用风药。大抵五脏皆有风，而犯肝者为多。肝属风木而主筋，肝病不能荣筋，故有舌强口噤，㖞斜瘫痪，不遂不仁等证。若口开为心绝，手撒为脾绝，眼合为肝绝，遗尿为肾绝，吐沫鼻鼾为肺绝，发直头摇，面赤如妆，汗缀如珠者，皆不治。或止见一证，犹有可治者）。小儿胎毒痰热诸病，发痘堕胎，东垣曰：牛黄入肝治筋，中风入脏者，用以入骨追风。若中腑、中经者误用之，反引风入骨，如油入面，莫之能出（今世中风，有平素积虚，而一时骤脱者，景岳以非风名之，尤忌用此）。牛有黄，必多吼唤，以盆水承之，伺其吐出，迫喝即堕水，名生黄，如鸡子黄大，重叠可揭（时珍曰：牛有病，在心肝胆之间凝结成黄，故还以治心肝胆之病。《经疏》云：牛食百草，其精华凝结成黄，犹人之有内丹，故能散火、消痰、解毒，为世神物，或云牛病乃生黄者，非也），轻虚气香者良（观此，则非病乃生黄矣）。杀死，角中得者，名角黄；心中者，名心黄；肝胆中者，名肝胆黄。成块成粒。总不及生者，但磨指甲上，黄透指甲者为真（骆驼黄易得，能乱真）。产陕西者最胜。广中者力薄。得牡丹、菖蒲良。人参为使，恶常山、地黄、龙胆、龙骨。

——清·吴仪洛《本草从新·卷十六·禽兽部·牛黄》

钩　藤

【提要】　钩藤，甘，凉。归肝、心包经。息风定惊，清热平肝。用于肝风内动，惊痫抽搐，高热惊厥，感冒夹惊，小儿惊啼，妊娠子痫，头痛眩晕。

钩藤始载于《名医别录》。本品味甘性凉入肝经，能清热平肝、息风定惊，是治肝风内动、惊痫抽搐常用药。因其性凉，尤善热极生风证，常与清热解毒、息风止痉药相配伍以增效。本品亦能平抑肝阳，常配伍石决明、天麻等清热平肝之品，以治肝阳上亢兼有肝经热证者；与补阴药配伍，则能用于肝肾阴虚之肝阳上亢证。钩藤略能清热透邪，可用于外感风热证。除此之外，历代本草还记载，钩藤有"下气宽中"（《本草征要》）、消食（《本草汇言》）等其他应用。不宜久煎，一般不超过20分钟。

【药论】　微寒，无毒。主治小儿寒热，十二惊痫。

——南朝梁·陶弘景《名医别录·下品·钩藤》

主小儿惊啼，瘈疭热壅。

——唐·甄权《药性论*·钩藤》

［发明］　时珍曰：钩藤，手足厥阴药也。足厥阴主风，手厥阴主火，惊痫眩运，皆肝风

相火之病。钩藤通心包于肝木，风静火熄，则诸症自除。

——明·李时珍《本草纲目·草部十八卷·钩藤》

舒筋除眩，下气宽中。

——明·李中梓《本草征要·形体用药及专科用药·钩藤》

治中风瘫痪，口眼㖞斜，及一切手足走注疼痛，肢节挛急。又治远年痛风瘫痪，筋脉拘急作痛不已者。

——清·刘若金《本草述·蔓草部·钩藤钩》

钩藤，祛风化痰，定惊痫，安客忤，攻痘疹之药也。钱仲阳先生曰：钩藤，温平无毒，婴科珍之，其体锋锐，其性捷利，祛风痰，开气闭，安惊痫于仓忙顷刻之际。同麻、桂发内伏之寒，同芩、连解酷烈之暑。同前、葛，祛在表之邪，同查、朴，消久滞之食，同鼠粘、桔梗、羌、防、紫草茸，发痘瘰之隐约不现也。祛风邪而不燥，至中至和之品，但久煎便无力，俟他药煎熟十余沸，投入即起，颇得力也，去梗纯用嫩钩，功力十倍。

——明·倪朱谟《本草汇言·卷之七·草部·藤草类·钩藤》

钩藤，去风甚速，有风症者必宜用之。但风火之生，多因于肾水不足，以致木燥火炎，于补阴药中，少用钩藤，则风火易散；倘全不补阴，纯用钩藤以祛风散火，则风不能息，而火且愈炽矣。

——清·陈士铎《本草新编·征集·钩藤》

宣，除风热，定惊。甘微苦寒，除心热，平肝风。舒筋除眩，下气宽中。治大人头旋目眩，小儿惊啼瘛疭（筋急而缩为瘛，筋缓而舒为疭，伸缩不已为瘛疭、今谓之搐搦）。客忤胎风，发斑疹，主肝风相火之病。风静火息，则诸证自平（相火散行于胆、三焦、心包）。祛肝风而不燥，庶几中和，故小儿科珍之。但性稍寒，无火者勿服。有刺类钓钩，故名。藤细多钩者良（去梗，纯用嫩钩，其功十倍）。久煎则无力（俟他药煎就，方入钩藤，一二沸即起，颇得力也。《圣惠方》：治卒得痫疾，钩藤、炙甘草各二钱，水煎服，效）。

——清·吴仪洛《本草从新·卷五·草部·钩藤钩》

❁ 天　麻 ❁

【提要】　天麻，甘，平。归肝经。息风止痉，平抑肝阳，祛风通络。用于小儿惊风，癫痫抽搐，破伤风，头痛眩晕，手足不遂，肢体麻木，风湿痹痛。

天麻始载于《神农本草经》。本品性平，能息风止痉，长于治疗各种病因之肝风内动、惊痫抽搐，治"一切动风"（《本草汇言》），寒热虚实皆可配伍用之。热证动风，常配伍清热解毒、息风止痉药；脾虚惊风多配伍补脾、息风药；破伤风当配伍祛风化痰止痉药，风痰闭阻证可配伍化痰息风、开窍醒神之品。天麻既息肝风，又平肝阳，为治眩晕、头痛之要药；可辨证配伍清热息风平肝、健脾燥湿化痰药，治肝阳上亢、痰湿血虚者；本品还能祛外风，通经络，止痛，长于治疗各种肢体麻木，手足不遂，风湿痹痛，常与养血活血、补肝肾强筋骨药为伍；亦与祛风通络药配伍治风中经络，与祛风湿止痹痛药配伍治风湿痹痛、关节不伸。除此之外，历代本草还记载天麻有补益（《神农本草经》）、"益气力强阴，下支满除疝。杀鬼精虫毒，消恶气肿痛"（《本草蒙筌》）等其他应用。

【药论】　味辛，温。主杀鬼精物，虫毒，恶气。久服益气力，长阴肥健，轻身，增年。一名离母，一名鬼督邮。生山谷。

——《神农本草经·卷第二·上品药·赤箭》

主消痈肿，下肢满疝，下血。生陈仓、雍州及太山少室。三月、四月、八月采根，曝干。

——南朝梁·陶弘景《名医别录·草木上品·天麻》

陈仓属雍州扶风郡。案此草亦是芝类。云茎赤如箭杆，叶生其端。根如人足，又云如芋，有十二子为卫。有风不动，无风自摇。如此，亦非世所见，而徐长卿亦名鬼督邮。又复有鬼箭，茎有羽，其治并相似，而益人乖异，恐并非此赤箭。

——南朝梁·陶弘景《本草经集注·草木上品·赤箭》

天麻，用根，须别药相佐使，然后见其功，仍须加而用之。人或蜜渍为果，或蒸煮食，用天麻者，深思之则得矣。苗则赤箭也。

——宋·寇宗奭《本草衍义·卷十·天麻》

主头风头痛，头晕虚旋，癫痫强痉，四肢拘挛，语言不顺，一切中风风痰等证。

——明·倪朱谟《本草汇言·草部·山草类·天麻》

味辛、苦，气平。无毒。春初始生苗叶，仿佛芍药成丛。中起梗二三尺高，因名赤箭；下发根王瓜般大，此谓天麻。郓利二州（并属山东）山谷俱有。秋月采取，乘润刮皮。略煮沸汤，曝干入药。治小儿风痫惊悸，疗大人风热头眩。驱湿痹拘挛，主瘫痪寒滞。通血脉开窍，利腰膝强筋。诸毒痈疽，并堪调愈。再考赤箭，原号定风。益气力强阴，下支满除疝。杀鬼精虫毒，消恶气肿痛。久服增年，轻身肥健。

［谟按］　《别说》云：天麻言根，用之有自内达外之理；赤箭言苗，用之有自表入里之功。盖根则抽苗径直而上，岂非自内达外乎？苗则结子，成熟而落，反从干中而下，至土而生，又非自表而入里乎？以此而观，粗可识其内外主治之理也。

——明·陈嘉谟《本草蒙筌·卷之一·草部上·天麻》

［气味］　辛，温，无毒。志曰：天麻，辛、平，无毒。大明曰：甘，暖。权曰：赤箭芝一名天麻。味甘，平，无毒。好古曰：苦，平，阴中之阳也。

［主治］　杀鬼精物，蛊毒恶气。久服益气力，长阴肥健（《本经》），轻身增年。消痈肿，下支满，寒疝下血（《别录》）。天麻：主诸风湿痹，四肢拘挛，小儿风痫惊气，利腰膝，强筋力。久服益气，轻身长年（《开宝》）。治冷气癖痹，摊缓不随，语多恍惚，善惊失志（甄权）。助阳气，补五劳七伤，鬼疰，通血脉，开窍。服食无忌（《大明》）。治风虚眩运头痛（元素）。

［发明］ 杲曰：肝虚不足者，宜天麻、芎藭以补之。其用有四：疗大人风热头痛，小儿风痫惊悸，诸风麻痹不仁，风热语言不遂。时珍曰：天麻乃肝经气分之药。《素问》云：诸风掉眩，皆属于肝。故天麻入厥阴之经而治诸病。按罗天益云：眼黑头旋，风虚内作，非天麻不能治。天麻乃定风草，故为治风之神药。今有久服天麻药，遍身发出红丹者，是其祛风之验也。宗奭曰：天麻须别药相佐使，然后见其功，仍须加而用之。人或蜜渍为果，或蒸煮食，当深思则得矣。

——明·李时珍《本草纲目·草部第十二卷·赤箭、天麻》

一名赤箭，一名定风草。味辛，平，阴中有阳。治风虚眩晕头旋，眼黑头痛，诸风湿痹，四肢拘挛，利腰膝，强筋骨，安神志，通血脉，止惊恐恍惚，杀鬼精虫毒，及小儿风痫惊气。然性懦力缓，用须加倍，或以别药相佐，然后见功。

——明·张介宾《景岳全书·卷之四十八·本草正（上）·山草部·天麻》

天麻，气性和缓，《经》曰：肝苦急，以甘缓之，用此以缓肝气。盖肝属木，胆属风。若肝虚不足，致肝急坚劲，不能养胆，则胆腑风动，如天风之鼓荡，为风木之气，故曰：诸风掉眩，皆属肝木。由肝胆性气之风，非外感天气之风也。是以肝病则筋急，用此甘和缓其坚劲，乃补肝养胆，为定风神药。若中风、风痫、惊风、头风、眩晕，皆肝胆风证，悉以此治。若肝劲急甚，同黄连清其气。又取其体重降下，味薄通利，能利腰膝，条达血脉，诸风热滞于关节者，此能疏畅。凡血虚病中之神药也。

——明·贾所学《药品化义·肝药·天麻》

天麻，能止昏眩，疗风去湿，治筋骨拘挛瘫痪，通血脉，开窍，余皆不足尽信。然外邪甚盛，壅塞经络血脉之间，舍天麻又何以引经，使气血攻补之味，直入于受病之中乎？总之，天麻最能祛外束之邪，逐内避之痰。而气血两虚之人，断不可轻用之耳。

——清·陈士铎《本草新编·商集·天麻》

宣，祛风。辛温，入肝经气分。益气强阴，通血脉，强筋力，疏痰气。治诸风眩掉，头旋眼黑，语言不遂，风湿痛痹，小儿惊痫（诸风掉眩，皆属肝木。肝病不能荣筋，故见前症。天麻入厥阴而治诸疾，肝气和平，诸疾自瘳）。血液衰少及类中风者忌用（风药能燥血故也。昂按：风药中须兼养血药，制其燥也；养血药或兼搜风药，宣其滞也。古云：治风先治血，血行风自灭）。根类黄瓜，茎名赤箭有风不动，无风反摇，一名定风草。明亮坚实者佳，湿纸包煨熟，切片，酒浸一宿焙用。

——清·汪昂《本草备要·卷一·草部·天麻》

天麻气味，古皆称其辛温，盖即因于《本草经》之赤箭，而《开宝》、甄权诸家，称其主诸风湿痹、冷气瘫痪等证，皆因"辛温"二字而来，故视为祛风胜湿、温通行痹之品。然洁古诸家，又谓其主虚风眩晕头痛，则平肝息风，适与祛风行痹宣散之法相背。使其果属辛温宣散，则用以治虚风之眩晕头痛，宁不助其腾而益张其焰，何以罗天益且谓眼黑头眩，风虚内作，非天麻不能治？从此知果是风寒湿邪之痹着瘫痪等症，非天麻之所能奏效也。盖天麻之质，厚重坚实，而明净光润，富于脂液，故能平静镇定，养液以息内风，故有定风草之名，能治虚风，岂同诳语？今恒以治血虚眩晕及儿童热痰风惊，皆有捷效。故甄权以治语多恍惚，善惊失志；东垣以治风热，语言不遂。皆取其养阴滋液而熄内风。盖气味辛温之说，本沿赤箭之旧，实则辛于何有，而温亦虚言。

——民国·张山雷《本草正义·草部·山草类·天麻》

全　蝎

【提要】　全蝎，辛，平，有毒。归肝经。息风止痉，通络止痛，攻毒散结。用于肝风内动，痉挛抽搐，小儿惊风，中风口㖞，半身不遂，破伤风，风湿顽痹，偏正头痛，疮疡，瘰疬。

全蝎始载于《蜀本草》。全蝎被誉为"治风之要药"（《景岳全书》）。本品辛平入肝，善于息风止痉，能用于多种痉挛抽搐。常与蜈蚣辨证配伍，可治小儿热极生风、脾虚慢惊风、痰迷癫痫抽搐、破伤风等。本品辛散有毒，以毒攻毒兼散结，长于治疗多种疮疡肿毒、瘰疬结核，内服外用皆有效，常配伍泻火解毒药治疮疡肿毒，配伍化痰散结药治瘰疬、瘿瘤、流注等。全蝎能通络止痛，善于治疗风寒久痹、顽痹及偏正头痛等。研末单用或配伍祛风通络舒筋、活血通窍止痛药配伍以增强疗效。现代，全蝎用于多种癌症的治疗。除此之外，历代本草记载全蝎能治"女人带下阴脱"（《本草纲目》）等其他应用。本品有毒，用量不宜过大。孕妇慎用。

【药论】　味甘、辛，有毒。疗诸风瘾疹及中风，半身不遂，口眼㖞斜，语涩，手足抽掣。形紧小者良。（出青州者良。）

——宋·唐慎微《证类本草·卷第二十二·下品·蝎》

大人小儿通用，治小儿惊风不可阙也。有用全者，有只用梢者，梢力尤功。今青州山中石下捕得，慢火逼，或烈日中晒。蝎渴热时，乃与青泥食之，既满复以火逼杀之，故其色多赤，欲其体重而售之故也。医家用之皆悉去土。如虿人还能禁止之，自尝被其毒，兄长禁而止，及令，故蜇终不痛。翰林禁科具矣。

——宋·寇宗奭《本草衍义·卷十七·蝎》

［集解］　时珍曰：蝎形如水黾，八足而长尾，有节色青。今捕者多以盐泥食之，入药去足焙用。《古今录验》云：被蝎螫者，但以木碗合之，神验不传之方也。

［气味］　甘，辛，平，有毒。

［主治］　小儿惊痫风搐，大人痎疟，耳聋疝气，诸风疮，女人带下阴脱（时珍）。

［发明］　时珍曰：蝎产于东方，色青属木，足厥阴经药也，故治厥阴诸病。诸风掉眩搐掣，疟疾寒热，耳聋无闻，皆属厥阴风木。故东垣李杲云：凡疝气、带下，皆属于风。蝎乃治风要药，俱宜加而用之。

——明·李时珍《本草纲目·虫部第四十卷·蝎》

味甘、辛，有毒。疗诸风瘾疹，及中风半身不遂，口眼㖞斜语涩，手足抽掣。形紧小者良。

［疏］　蝎禀火金之气以生，《本经》：味甘辛有毒。然察其用，应是辛多甘少，气温。入足厥阴经。诸风掉眩，属肝木，风客是经，非辛温走散之性，则不能祛风逐邪，兼引诸风药入达病所也。故大人真中风，小儿急惊风，皆须用之。

······

［简误］　蝎，风药也。似中风，及小儿慢脾风病属于虚，法咸忌之。

——明·缪希雍《神农本草经疏·卷二十二·虫鱼部下品·蝎》

味甘辛，有毒。蝎生东方，色青属木，足厥阴肝经药也。故治中风诸风，开风痰，口眼㖞斜，半身不遂，语言謇涩，疟疾，耳聋，疝气，风疮瘾疹，小儿风痰惊痫，是亦治风之要药。

——明·张介宾《景岳全书·卷之四十九·本草正（下）·虫鱼部·全蝎》

宣，祛风。辛甘有毒。色青属木，故治诸风眩掉（皆属肝木），惊痫搐掣，口眼㖞斜（白附、僵蚕、全蝎等分为末，名牵正散。酒服二钱甚效），疟疾风疮，耳聋带疝，厥阴风木之病（东垣曰：凡疝气带下，皆属于风。蝎乃治风要药，俱宜加而用之。汪机曰：破伤风，宜以全蝎、防风为主）。类中风、慢脾惊属虚者忌用。全用去足焙，或用尾（尾力尤紧）。形紧小者良（人被螫者，涂蜗牛即解）。

——清·汪昂《本草备要·卷七·鳞介鱼虫部·蝎》

色青，味咸（本无咸味，因皆腌以盐水，故咸），性微温。善入肝经，搜风发汗，治痉痫抽掣，中风口眼歪斜，或周身麻痹，其性虽毒，转善解毒，消除一切疮疡，为蜈蚣之伍药，其力相得益彰也。此物所含之毒水即硫酸也，其入药种种之效力，亦多赖此。中其毒螫者，敷以西药重曹或硷，皆可解之，因此二者皆能制酸也。

——民国·张锡纯《医学衷中参西录·二、药物·蝎子解》

17
开　窍　药

凡具辛香走窜之性，以开窍醒神为主要作用，治疗闭证神昏的药物，称为开窍药，又名芳香开窍药。

本类药味辛、其气芳香，善于走窜，皆入心经，具有通关开窍、启闭回苏、醒脑复神的作用。部分开窍药，以其辛香行散之性，尚兼活血、行气、止痛、辟秽、解毒等功效。开窍药主要用治温病热陷心包、痰浊蒙蔽清窍之神昏谵语，以及惊风、癫痫、中风等卒然昏厥、痉挛抽搐等病证。又可用治湿浊中阻，胸脘冷痛满闷；血瘀、气滞疼痛，经闭癥瘕；湿阻中焦，食少腹胀及目赤咽肿、痈疽疔疮等病证。

神志昏迷有虚实之别，虚证即脱证，实证即闭证。本类药物仅用于闭证。闭证根据寒热分为两种，寒闭，须施"温开"之法，宜选用辛温的开窍药，配伍温里祛寒之品；热闭，当用"凉开"之法，宜选用辛凉的开窍药，并与清热泻火解毒之品配伍应用。开窍药辛香走窜，为救急、治标之品，且能耗伤正气，故只宜暂服，不可久用；因本类药物性质辛香，其有效成分易于挥发，内服多不宜入煎剂，只入丸剂、散剂服用。

❖ 麝　香 ❖

【提要】　麝香，辛，温。归心、脾经。开窍醒神，活血通经，消肿止痛。用于热病神昏，中风痰厥，气郁暴厥，中恶昏迷，经闭，癥瘕，难产死胎，胸痹心痛，心腹暴痛，跌扑伤痛，痹痛麻木，痈肿瘰疬，咽喉肿痛。

麝香始载于《神农本草经》。本品味辛气香，走窜开窍通闭之力极强，为醒神回苏之要药。可用于各种寒闭、热闭神昏。热证神昏，常配伍牛黄、冰片、朱砂等清热解毒、清心开窍、清热化痰药，如安宫牛黄丸、至宝丹等。寒闭神昏，常配伍苏合香、安息香等温里祛寒、行气药，如苏合香丸。麝香入肝经血分，能活血散结，消肿止痛，用于多种瘀血阻滞证。血瘀头痛常配伍活血通经止痛药，癥瘕积聚常配伍破血消癥药，胸痹心痛可舌下含化，亦可配伍活血行气止痛药。外科治疗时内服外用皆可，多配伍活血消肿止痛药。痹证疼痛，可配伍祛风活血通络之品以增效。本品活血力强，有消肿、散结作用，可治疗疮痈肿毒、瘰疬痰核、咽喉肿痛等，临证辨证配伍即可。此外，历代本草还记载麝香有"通神仙"（《本草经集注》）、消瓜果食积（《本草纲目》）等其他应用。本品活血作用强，孕妇忌用。

【药论】　味辛，温。主辟恶气，杀鬼精物，温疟，蛊毒，痫痉，去三虫。久服除邪，不梦寤厌寐。

——《神农本草经·卷第二·中品药·麝香》

无毒。治诸凶邪鬼气，中恶，心腹暴痛胀急，痞满，风毒，妇人产难，堕胎，去面黯目中肤翳。通神仙。生中台及益州、雍州山中。春分取之，生者益良。

——南朝梁·陶弘景《本草经集注·虫兽三品·上品·麝香》

麝形似獐，恒食柏叶，又啖蛇，五月得香往往有蛇皮骨，故麝香治蛇毒。今以蛇蜕皮裹麝香弥香，则是相使也。其香正在麝阴茎前皮内，别有膜裹之。今出随郡义阳晋熙诸蛮中者亚之。

——南朝梁·陶弘景《本草经集注·虫兽三品·上品·麝香》

每粪时须聚于一所，人见其所聚粪及有遗麝气，遂为人获，亦物之一病尔。此猎人云。余如《经》。

——宋·寇宗奭《本草衍义·卷十六·麝香》

味辛，气温。无毒。陕西各山谷俱生，文州诸蛮中尤盛。形类獐略小，香结脐近阴。凡脐闭满之时，自将蹄尖剔出。所落之处，草木焦黄。一名遗香，性甚辛烈。人若捡得，价同明珠。蛇蜕包藏，香弥不泄。日常啖蛇为食，是则又相使焉。市家但得脐囊，每研荔枝挽卖。当门子粒，亦系造成。欲的实求真，必亲目见剖。勿近火日，磁钵细擂。辟蛇虺，诛蛔虫，蛊疰痫痉总却；杀鬼精，驱疫瘴，胀急痞满咸消。催生堕胎，通关利窍。除恍惚惊怖，镇心安神；疗痈肿疮疽，蚀脓逐血。吐风痰不梦寤魇寐，点目疾去翳膜泪眵。肉似獐肉微腥，食之不畏蛇毒。惟忌葫蒜，亦宜知之。

——明·陈嘉谟《本草蒙筌·卷之九·兽部·麝香》

［气味］　辛，温，无毒。甄权曰：苦，辛。忌大蒜。

［主治］　通诸窍，开经络，透肌骨，解酒毒，消瓜果食积，治中风、中气、中恶，痰厥，积聚癥瘕（时珍）。

［发明］　时珍曰：严氏言风病必先用麝香，而丹溪谓风病、血病必不可用，皆非通论。盖麝香走窜，能通诸窍之不利，开经络之壅遏。若诸风、诸气、诸血、诸痛、惊痫、癥瘕诸病，经络壅闭，孔窍不利者，安得不用为引导以开之、通之耶？非不可用也，但不可过耳。《济生方》治食瓜果成积作胀者用之，治饮酒成消渴者用之，云果得麝则坏，酒得麝则败，此得用麝之理者也。

——明·李时珍《本草纲目·兽部第五十一卷·兽之二·麝》

味苦辛，性温。能开诸窍，通经络，透肌骨，解酒毒，吐风痰，消积聚癥瘕，散诸恶浊气，除心腹暴痛胀急，杀鬼物邪气魇寐，脏腑虫积，蛇虫毒、蛊毒、瘴毒、沙虱毒，及妇人难产，尤善堕胎。用热水研服一粒，治小儿惊痫客忤，镇心安神。疗鼻塞不闻香臭，目疾可去翳膜，除一切恶疮，痔漏肿痛，脓水腐肉，面黯斑疹。凡气滞为病者，俱宜用之。若鼠咬虫咬成疮，但以麝香封之则愈。欲辨真假，但置些须于火炭上，有油滚出而成焦黑炭者，肉类也，此即香之本体。若燃火而化白灰者，木类也，是即假搀。

——明·张介宾《景岳全书·卷之四十九·本草正（下）·禽兽部·麝香》

宣，通窍。辛温香窜。开经络，通诸窍，透肌骨。治卒中诸风，诸气诸血诸痛，痰厥惊痫（严用和《济生方》云：中风不醒者，以麝香清油灌之，先通其关。唐德宗《贞元广利方》：中恶客忤垂死，麝香一钱，醋和灌之），癥瘕瘴疟，鼻塞耳聋，目翳阴冷，辟邪解毒，杀虫堕胎。坏果败酒，治果积、酒积（东垣曰：麝香入脾治肉，牛黄入肝治筋，冰片入肾治骨）。走窜飞扬，内透骨髓，外彻皮毛。东垣云：搜骨髓之风，若在肌肉者，误用之反引风入骨。丹溪云：五脏之风，忌用麝香以泻卫气。故证属虚者，既勿施用，必不得已亦宜少用。劳怯人及孕妇，不宜佩带。研用。凡使用当门子，尤妙。忌蒜。不可近鼻，防虫入脑。（麝见人捕之，则自剔出其香，为生香，尤难得。其香聚处，草木皆黄。市人或搀荔枝核伪之）

——清·吴仪洛《本草从新·卷十六·禽兽部·麝香》

冰 片

【提要】 冰片，辛、苦，微寒。归心、脾、肺经。开窍醒神，清热止痛。用于热病神昏、惊厥，中风痰厥，气郁暴厥，中恶昏迷，胸痹心痛，目赤，口疮，咽喉肿痛，耳道流脓。

冰片始载于《新修本草》。冰片开窍醒神之力较麝香弱，两者常相须为用，治热病神昏、痰热内闭、暑热卒厥、小儿急惊风、寒闭神昏等各种闭证神昏。热闭常配伍牛黄、麝香、黄连等清热解毒药。寒闭常配伍苏合香、安息香等温开驱寒药。冰片辛散苦泄，能清热解毒，为皮肤、五官科常用药。常与清热解毒药配伍，治疗多种热毒壅盛之目赤肿痛、口舌生疮、咽喉肿痛、喉痹失声、疮疡肿痛、烧烫伤等病证。本品辛香走窜，可用于多种疼痛病证，如牙痛、头痛、心痛、跌打损伤疼痛等。除此之外，历代本草记载冰片还有治耳聋（《新修本草》）、"三虫五痔"（《本草备要》）等其他应用。冰片不宜入煎剂，孕妇慎用。

【药论】 味辛、苦，微寒，一云温，平，无毒。主心腹邪气，风湿积聚，耳聋，明目，去目赤肤翳。出婆律国，形似白松脂，作杉木气，明净者善；久经风日，或如雀屎者不佳。云合粳米炭、相思子贮之，则不耗。膏主耳聋。树形似杉木，言婆律膏是树根下清脂，龙脑是树根中干脂。子似豆蔻。皮有甲错，香似龙脑，味辛，尤下恶气，消食，散胀满，香人口，旧云出婆律国，药以国为名也。亦言即杉脂也。江南有杉木，未经试造，或方土无脂，尤甘蕉比闻花而无实耳（新附）。

——唐·苏敬，等《新修本草·卷第十三·龙脑香及膏香》

［谟按］ 丹溪云：龙脑属火，世知其寒而通利，然未达其热而轻浮飞越。《局方》但喜香而贵细，动辄与麝同，为桂附之助。然人身之阳易动，阴易亏，幸思之。节斋又云：龙脑大辛善走，故能散热，通利结气。医方目痛、喉痹、下疳多用之者，取辛散也。人欲死者吞之，气散尽也。世人误以为寒，不知辛散性甚，似乎凉耳。诸香皆属阳，岂有香之至者，而反寒乎？

——明·陈嘉谟《本草蒙筌·卷之四·木部·龙脑香》

［气味］ 辛、苦，微寒，无毒。珣曰：苦、辛，温，无毒。

［主治］　疗喉痹脑痛，鼻息齿痛，伤寒舌出，小儿痘陷，通诸窍，散郁火（时珍）。

——明·李时珍《本草纲目·木部第三十四卷·龙脑香》

　　味辛、甘，微寒，一云温平，无毒。主心腹邪气，风湿积聚，耳聋，明目，去目赤浮翳。

　　［疏］　龙脑香禀火金之气以生。《本经》：味辛苦，气微寒无毒。其香为百药之冠。凡香气之甚者，其性必温热。李珣言温，元素言热，是矣！气芳烈，味大辛，阳中之阳，升也，散也。性善走窜开窍，无往不达。芳香之气，能辟一切邪恶；辛热之性，能散一切风湿，故主心腹邪气及风湿积聚也。耳聋者，窍闭也。开窍则耳自聪。目赤浮翳者，火热甚也。辛温主散，能引火热之气自外而出，则目自明，赤痛浮翳自去，此从治之法也。《别录》：又主妇人难产者，取其善走开通关窍之力耳。

——明·缪希雍《神农本草经疏·卷十三·木部中品·龙脑香》

　　宣，通窍，散火。辛温。香窜善走能散，先入肺，传于心脾而透骨，通诸窍，散郁火。治惊痫痰迷（东垣曰：风病在骨髓者宜之。若在血脉肌肉，反能引风入骨，如油入面），目赤肤翳（乳调，日点数次。王节斋曰：冰片大辛热，用之点眼，取其拔出火邪。盖火郁发之，从治法也。世人误以为寒，而常用之。遂致积热害目，故云眼不点不瞎者此也），耳聋鼻瘜（鼻中瘜肉，点之自入，皆通窍之功），喉痹舌出（散火），骨痛齿痛（治骨），痘陷（猪心血作引，酒服或紫草汤服，引入心经能发之）产难，三虫五痔（王纶曰：世人误以为寒，不知辛散性甚，似乎凉耳。诸香皆属阳，岂有香之至者而反寒乎。昂幼时曾问家叔建侯公云：姜性何如？叔曰：体热而用凉。盖味辛者多热，然风热必借辛以散之，风热散则凉矣。此即《本草》所云冰片性寒之义，向未有发明之者，附记于此）。出南番，云是老杉脂。以白如冰、作梅花片者良（以杉木炭养之则不耗，今人多以樟脑升打乱之）。

——清·汪昂《本草备要·卷二·木部·冰片》

石　菖　蒲

　　【提要】　石菖蒲，辛、苦，温。归心、胃经。开窍豁痰，醒神益智，化湿开胃。用于神昏癫痫，健忘失眠，耳鸣耳聋，脘痞不饥，噤口下痢。

　　石菖蒲始载于《神农本草经》。本品辛温发散，能化湿，豁痰，开窍，长于治痰湿秽浊之邪蒙蔽清窍所致之神昏。中风痰迷心窍者，常配伍半夏、天南星等燥湿化痰药。湿温痰热者，多配伍麝香、朱砂等清心化痰开窍药。痰热癫痫抽搐者，多配伍竹茹、黄连等清热化痰、息风止痉药。本品入心经，能开心窍，益心智，故可用于劳心过度、心神失养所致的健忘、失眠、多梦等。常配伍远志、茯苓等，治痰湿蒙蔽心神或心肾不交证。配伍人参、茯苓等养心安神药，治气虚所致心失所养证。石菖蒲又化湿和胃，可用于湿阻中焦引起脘闷腹胀、痞塞疼痛，多与砂仁、苍术、厚朴等配伍；配伍黄连、石莲子等，治疗湿热蕴结肠道证，对湿热内阻、清阳不升治耳聋、耳鸣亦有效。除此之外，历代本草还记载石菖蒲有保健（《神农本草经》）、"作浴汤"（《本草经集注》）、"安胎漏，散痈肿"（《本草纲目》）等其他应用。

　　【药论】　味辛，温。主治风寒湿痹，咳逆上气，开心孔，补五脏，通九窍，明耳目，出音声。久服轻身、不忘、不迷惑，延年。一名昌阳。生上洛池泽。

——《神农本草经·卷一·上品·石菖蒲》

无毒。主耳聋，痈疮，温肠胃，止小便利，四肢湿痹，不得屈伸，小儿温疟，身积热不解，可作浴汤。久服聪耳明目，益心智，高志不老。生上洛及蜀郡严道。一寸九节者良。露根不可用。五月、十二月采根，阴干。

——南朝梁·陶弘景《本草经集注·草木上品·石菖蒲》

上洛郡属梁州，严道县在蜀郡。今乃处处有，生石碛上。概节为好。在下湿地，大根者名昌阳，止主风湿，不堪服食。此药甚去虫并蚤虱，而今都不言之。真菖蒲叶有脊，一如剑刃，四月、五月亦作小厘花也。东间溪侧又有名溪荪者，根形气色极似石上菖蒲，而叶正如蒲，无脊。世人多呼此为石上菖蒲者，谬矣。此止主咳逆，亦断蚤虱尔，不入服御用。《诗》咏："多云兰荪"，正谓此也。

——南朝梁·陶弘景《本草经集注·草木上品.石菖蒲》

［主治］　治中恶卒死，客忤癫痫，下血崩中，安胎漏，散痈肿。捣汁服，解巴豆、大戟毒（时珍）。

［发明］　时珍曰：国初周颠仙对太祖高皇帝常嚼菖蒲饮水。问其故。云服之无腹痛之疾。高皇御制碑中载之。菖蒲气温味辛，乃手少阴、足厥阴之药。心气不足者用之，虚则补其母也。肝苦急以辛补之，是矣。《道藏经》有《菖蒲传》一卷，其语粗陋。今略节其要云：菖蒲者，水草之精英，神仙之灵药也。其法采紧小似鱼鳞者一斤，以水及米泔浸各一宿，刮去皮切，暴干捣筛，以糯米粥和匀，更入熟蜜搜和，丸如梧子大，稀葛袋盛，置当风处令干。每旦酒、饮任下三十丸，临卧更服三十丸。服至一月，消食；二月，痰除；服至五年，骨髓充，颜色泽，白发黑，落齿更生。其药以五德配五行：叶青，花赤，节白，心黄，根黑。能治一切诸风，手足顽痹，瘫缓不遂，五劳七伤，填血补脑，坚骨髓，长精神，润五脏，裨六腑，开胃口，和血脉，益口齿，明耳目，泽皮肤，去寒热，除三尸九虫，天行时疾，瘴疫瘦病，泻痢痔漏，妇人带下，产后血运。并以酒服。河内叶敬母中风，服之一年而百病愈。寇天师服之得道，至今庙前犹生菖蒲。郑鱼、曾原等，皆以服此得道也。又按葛洪《抱朴子》云：韩众服菖蒲十三年，身上生毛，冬祖不寒，日记万言。商丘子不娶，惟食菖蒲根，不饥不老，不知所终。《神仙传》云：咸阳王典食菖蒲得长生。安期生采一寸九节菖蒲服，仙去。又按《臞仙神隐书》云：石菖蒲置一盆于几上，夜间观书，则收烟无害目之患。或置星露之下，至旦取叶尖露水洗目，大能明视，久则白昼见星。端午日以酒服，尤妙。苏东坡云：凡草生石上，必须微土以附其根。惟石菖蒲濯去泥土，渍以清水，置盆中，可数十年不枯。节叶坚瘦，根须连络，苍然于几案间，久更可喜。其延年轻身之功，既非昌阳可比；至于忍寒淡泊，不待泥土而生，又岂昌阳所能仿佛哉？

——明·李时珍《本草纲目·草部第十九卷·菖蒲》

石菖蒲，利气通窍，如因痰火二邪为眚，致气不顺，窍不通者，服之宜然。若中气不足，精神内馁，气窍无阳气为之运动而不通者，屡见用十全大补汤，奏功极多，石菖蒲不必问也。

——明·倪朱谟《本草汇言·草类·水草类·石菖蒲》

宣、通窍、补心。辛苦而温，芳香而散。补肝益心，开心孔，利九窍，明耳目，发音声。去湿逐风，除痰消积，开胃宽中。

——清·汪昂《本草备要·卷一·草部·石菖蒲》

石菖蒲，必须石上生者良，否则无功。然止可为佐使，而不可为君药。开心窍必须佐以人参；通气必须君以苍术；遗尿欲止，非加参、芪不能取效；胎动欲安，非多加白术不能成功；除烦闷，治善忘，非以人参为君，亦不能两有奇验也。

——清·陈士铎《本草新编·宫集·石菖蒲》

菖蒲，心气不足者宜之。《本经》言补五脏者，心为君主，五脏系焉。首言治风寒湿痹，是取其辛温，开发脾气之力。治咳逆上气者，痰湿壅滞之喘咳，故宜搜涤。若肺胃虚燥之喘咳，非菖蒲可治也。其开心孔，通九窍，明耳目，出音声，总取辛温利窍之力。又主肝虚，心腹痛，霍乱转筋，消伏梁癫痫，善通心脾痰湿可知。凡阳亢阴虚螯寡失和者禁用，以其性温善鼓心包之火，与远志之助相火不殊。观《本经》之止小便利，其助阳之力可知。

——清·张璐《本经逢原·卷二·水草部·菖蒲》

菖蒲，味辛气温，则主风寒湿邪之痹着。治咳逆上气者，以寒饮湿痰之壅塞膈上，气窒不通者言之。辛能开泄，温胜湿寒，凡停痰积饮，湿浊蒙蔽，胸膈气滞，舌苔白腻或黄厚者，非此芬芳利窍，不能疏通，非肺胃咳嗽及肾虚之咳逆上气可比。开心孔补五脏者，亦以痰浊壅塞而言。荡涤邪秽，则关窍通灵而脏气自得其补益，非温燥之物能补五脏真阴也。而俗人谬谓菖蒲能开心窍，反以导引痰涎深入心包，比之开门迎贼者过矣。且清芬之气能助人振刷精神，故使耳目聪明、九窍通利。凡寒饮闭塞，肺气不宣，令人音喑，菖蒲能逐饮宣窍，而声自开，视以虚劳金破之不鸣，显然有别。"主耳聋"以下十九字，其义殊与上文不类，《大观》本不在白字之中，恐是后人羼入，是当存而不论。其"止小便利"一说，盖指清气下陷，收摄无权之症，辛温能升举下陷之气，或可治之。《别录》主肢痹不得屈伸，则即经之主风寒湿痹，复叠无别，殊是蛇足。温疟亦时行之气，而兼有湿痰蒙蔽，菖蒲涤痰化湿，辟除秽浊，裨助正气，故能治之。然疟之虚实寒热，各各不同，偏举小儿，似嫌泛滥，且作浴汤外治，其效亦鲜。《别录》此条皆非精要，大是可疑，或后人有所点窜欤？甄权治耳鸣，则湿热蒙其清气，而甲木少阳之气郁而不伸者，即开通九窍之功效也。若肝肾阴虚，浮阳上扰之耳鸣，则非辛温开窍之所宜矣。甄权又治头风泪下，亦惟寒风外束者为宜。若肝阳自扰之头风，又不可一例论治。甄氏又谓治鬼气，濒湖谓治中恶卒死客忤，则是阴湿秽浊时行不正之气，固芳香辟秽正治也。《大明》谓除烦闷，止心腹痛、霍乱转筋，皆指寒湿交互，汩没真阳者。菖蒲秉芳洌正气，自能胜邪而行气定痛。后人霍香正气等方，以及脑麝辟疫丸散，皆即此例。然菖蒲虽温，辟恶可言，而温中尚嫌不足。其直中三阴之大痛吐泻，转筋冷汗，脉伏色青等症，宜于大剂姜、附、连、萸者，亦非此和平淡泊之药，所能独当大任。

——民国·张山雷《本草正义·草部·芳草类·石菖蒲》

18 补虚药

凡以补虚扶弱，纠正人体气血阴阳虚衰，治疗虚证为主的药物，称为补虚药。

本类药物大多甘味，主入脾、肾、心、肺等经。能补虚扶弱，纠正人体气、血、阴、阳的不足。此外，部分补虚药物还能收敛固摄、温里散寒、清热等。补虚药主要用于面色淡白或萎黄，精神萎靡，身疲乏力，心悸气短，形寒肢冷或五心烦热，自汗盗汗，大便溏泻，小便频数，脉虚无力等人体气血阴阳不足，脏腑功能衰退所致的虚证。

临床使用时，根据虚证病机之不同，选择补气、补阳、补血、补阴的药物，同时根据虚证的具体病机，配伍其他类别的补虚药。对于邪盛正衰或正气虚弱而病邪未尽者，可配伍相应的祛邪药。使用补虚药时要避免滥用，对于邪实而正不虚者，不可乱用补虚药以防"闭门留寇"；而身体健康，并无正虚者，不宜滥用补虚药，以免"误补益疾"。对于正虚邪实者，使用补虚药时要处理好祛邪与扶正的关系。同时补虚药在使用时，要注意顾护脾胃。补虚药使用时，要久煎以保证疗效，或入丸、膏剂以便于使用。

根据补虚药的药性及功效、主治的差异，可分为补气药、补阳药、补血药、补阴药四类。

18.1 补 气 药

本类药物性味多为甘温或甘平，均具有补气的功效。补气药主要是补脾气和补肺气，临床主要用于：脾气虚证，症见食欲不振，脘腹虚胀，大便溏薄，体倦神疲，面色萎黄或㿠白，消瘦或一身虚浮，甚或脏器下垂，血失统摄，造血功能低下等；肺气虚证，症见气少不足以息，动则益甚，咳嗽无力，声音低怯，甚或喘促，体倦神疲，易出虚汗等。部分药物，还能补心气、补肾气、补元气。此外，本类药物分别兼有养阴、生津、养血等不同功效，还可用治阴虚津亏证或血虚证，尤宜于气阴（津）两伤或气血俱虚之证。

❖ 人 参 ❖

【提要】 人参，甘、微苦，微温。归脾、肺、心、肾经。大补元气，复脉固脱，补脾益肺，生津养血，安神益智。用于体虚欲脱，肢冷脉微，脾虚食少，肺虚喘咳，津伤口渴，内热消渴，气血亏虚，久病虚羸，惊悸失眠，阳痿宫冷。

人参首载于《神农本草经》，谓"主补五脏，安精神，定魂魄，止惊悸，除邪气，明目，开心，益智，久服轻身延年"。人参甘温能大补元气，适用于元气虚极欲脱，可单用一味人参煎服，若为气脱亡阳者则配伍附子同用。人参为补气要品，大补五脏之气，凡肺、脾、心、肾脏气虚者均可配伍应用，肺气虚之短气喘促，常与五味子、苏子等药同用；脾气虚纳呆、腹胀，常与黄芪、白术等同用；心气虚之失眠多梦，健忘，常与酸枣仁、柏子仁等同用；肾气不足所致的阳痿，常与鹿茸等同用。人参益气又能生津，可用于热病伤津耗气，气津两伤者，常配知母、石膏同用。此外人参能扶正祛邪，常用于气虚外感或里实热结而气血虚弱等邪实正虚之证，与解表药、攻下药等祛邪药配伍。不宜与藜芦同用。

【药论】 味甘，微寒。主补五脏，安精神，定魂魄，止惊悸，除邪气，明目，开心益智。久服轻身延年。一名人衔，一名鬼盖。生山谷。

——《神农本草经·卷第一·上品药·人参》

微温，无毒。治肠胃中冷，心腹鼓痛，胸胁逆满，霍乱吐逆，调中，止消渴，通血脉，破坚积，令人不忘。久服轻身延年。一名神草，一名人微，一名土精，一名血参。如人形者有神。生上党山谷及辽东。二月、四月、八月上旬采根，竹刀刮，曝干，无令见风。

——南朝梁·陶弘景《本草经集注·草木上品·人参》

［谟按］ 《集要》注曰：肺受寒邪，短气少气，虚喘宜用。肺受火邪，喘嗽及阴虚火动劳嗽、吐血勿用。盖人参入手太阴而能补火，故肺受火邪者忌之。王氏此言，乃述海藏肺寒用人参，肺热用沙参。及后好事者，假名东垣，辑成括曰：肺寒则可服，肺热还伤肺（东垣既云退虚火圣药，岂复语此，故知后人假名也）。踵其遗辙，亦引寒热。对云：安知寒热之中，犹有虚实之别也。肺中实热，忌之固宜。肺中虚热，用之何害！况丹溪云：虚火可补，参术之类是也。又曰：龙火反治。夫龙火者，乃空中龙雷之火，即虚火也。在人身，虽指下焦相火为云，然而上下同法。肺中虚火，亦相侔焉。此火非水可扑，每当浓阴骤雨之时，火焰愈炽，或击碎木石，或烧毁房屋，燔灼酷烈之势，诚不可抗。太阳一照，火自消弥。可见人身虚火，无问上中下三焦之殊。但证有见于外，必非寒凉助水之药可制，务资此甘温补阳之剂补足元阳，则火自退尔。补中兼泻，泻中有补，正经所谓甘温能除大热是也。矧斯议者，匪特丹溪独知，如前洁古、东垣俱谓能泻火者，亦因洞烛此理，辄言之真切，用之的确如山石而不移焉。王氏弗知参能泻火之邪，反畏补火为忌。惟引寒热，不辨实虚，妄著示人，深可哂也。大抵人参补虚，虚寒可补，虚热亦可补；气虚宜用，血虚亦宜用。虽阴虚火动、劳嗽吐血、病久元气虚甚者，但恐不能抵当其补，非谓不可补尔。苟以王氏之言为拘，则前王氏生者，亦何屡用而不忌乎？如张仲景治亡血脉虚，非不知火动也，用此而补，谓气虚血弱，补气则血自生，阴生于阳，甘能生血故也。葛可久治痨瘵大吐血后，亦非不知由火载血上也。用此一味煎调，而名命曰独参汤。盖以血脱，须先益其气尔。丹溪治劳嗽火盛之邪，制琼玉膏，以之为君；或此单熬，亦曰人参膏类。服后肺火反除、嗽病渐愈者，又非虚火可补、龙火反治之验欤！抑不特此而已，古方书云：诸痛不宜服参芪，此亦指暴病气实者而言，若久病气虚而痛，何尝拘于此耶！东垣治中汤同干姜用，治腹痛吐逆者，亦谓里虚则痛，补不足也。是以医家临病用药，贵在察证虚实为先，当减当加，自合矩度。匪但病者不惧夭枉之殃，而在己亦得以免杀人不用刀之咎矣。

——明·陈嘉谟《本草蒙筌·卷之一·草部上·人参》

［主治］　治男妇一切虚证，发热自汗，眩运头痛，反胃吐食，痎疟，滑泻久痢，小便频数淋沥，劳倦内伤，中风中暑，痿痹，吐血嗽血下血，血淋血崩，胎前产后诸病（时珍）。

——明·李时珍《本草纲目·草部第十二卷·人参》

故能回阳气于垂绝，却虚邪于俄顷。功魁群草，力等丸丹矣。其主治也，则补五脏。盖脏虽有五，以言乎生气之流通则一也，益真气则五脏皆补矣……人参，补五脏阳气之君药，开胃气之神品。同大枣、白芍药、龙眼肉、甘草、酸枣仁，补脾阴。肾气衰阳痿，以之为君，加鹿茸、肉苁蓉、巴戟天、五味子、麦门冬、菟丝子、山茱萸、地黄、枸杞、杜仲、柏子仁，乃扶衰之要剂，兼令人有子。君藿香、木瓜、橘红，治胃虚弱呕吐反胃。如妊娠呕吐，加竹茹、枇杷叶。同白术、吴茱萸，治脾泄久不止。君五味子、吴茱萸、补骨脂、肉豆蔻，治肾泄。同白芍药、炙甘草，治血虚腹痛鼓痛。同干姜、白术、炙甘草，治中寒泄泻，下利清谷，甚则加肉桂、附子。

——明·缪希雍《神农本草经疏·卷六·草部上品之上·人参》

（反藜芦。）味甘微苦，微温，气味颇厚，阳中微阴。气虚血虚俱能补。阳气虚竭者，此能回之于无何有之乡；阴血崩溃者，此能障之于已决裂之后。惟其气壮而不辛，所以能固气；惟其味甘而纯正，所以能补血。故凡虚而发热，虚而自汗，虚而眩晕，虚而困倦，虚而惊惧，虚而短气，虚而遗泄，虚而泻利，虚而头疼，虚而腹痛，虚而饮食不运，虚而痰涎壅滞，虚而嗽血吐血，虚而淋沥便闭，虚而呕逆躁烦，虚而下血失气等证，是皆必不可缺者。第欲以气血相较，则人参气味颇轻而属阳者多，所以得气分者六，得血分者四，总之不失为气分之药，而血分之所不可缺者，为未有气不至而血能自至者也。故扁鹊曰：损其肺者益其气，须用人参以益之，肺气既旺，余脏之气皆旺矣。所以人参之性，多主于气，而凡脏腑之有气虚者，皆能补之。

——明·张介宾《景岳全书·卷之四十八·本草正（上）·山草部·人参》

大补元气、泻火。生甘苦微凉（甘补阳，微苦、微寒，又能补阴），熟甘温。大补肺中元气（东垣曰，肺主气，肺气旺，则四脏之气皆旺，精自生而形自盛。《十剂》曰：补可去弱，人参羊肉之属是也。人参补气，羊肉补形），泻火（得升麻补上焦，泻肺火；得茯苓补下焦，泻肾火；得麦冬泻火而生脉；得黄芪、甘草，乃甘温退大热。东垣曰：参、芪、甘草，泻火之圣药，合用名黄芪汤。按烦劳则虚而生热，得甘温以益元气，而邪热自退，故亦谓之泻），益土（健脾）生金（补肺）。明目，开心益智，添精神，定惊悸（邪火退，正气旺，则心肝宁而惊悸定），除烦渴（泻火故除烦，生津故止渴），通血脉（气行则血行。贺汝瞻曰：生脉散用之者，以其通经活血，则脉自生也，古方，解散药、行表药多用之，皆取其通经而走表也），破坚积（气运则积化），消痰水（气旺则痰行水消）。

——清·汪昂《本草备要·卷一·草部·人参》

人参之种类不一，古所用之人参，方书皆谓出于上党，即今之党参是也。考《神农本草经》载，人参味甘，未尝言苦，今党参味甘，辽人参则甘而微苦，古之人参其为今之党参无疑也。特是，党参之性，虽不如辽人参之热，而其性实温而不凉，乃因《神农本草经》谓其微寒，后世之笃信《神农本草经》者，亦多以人参之性果然微寒，即释古方之用人参者，亦本微寒之意以为诠解，其用意可谓尊经矣。然古之笃信《神农本草经》而尊奉之者莫如陶弘景。观其所著

《名医别录》，以补《神农本草经》所未备，谓人参能疗肠胃中冷，已不遵《神农本草经》以人参为微寒可知。因此，疑年湮代远，古经字句或有差讹，吾人生今之世，当实事求是，与古为新。今试即党参实验之，若与玄参等分并用，可使药性无凉热，即此可以测其热力矣（此即台党参而言，若潞党参其热稍差）。然辽东亦有此参，与辽人参之种类迥别，为其形状性味与党参无异，故药行名之为东党参，其功效亦与党参同。至于辽人参，其补力、热力皆倍于党参，而其性大约与党参相似，东人谓过服之可使脑有充血之病，其性补而上升可知。方书谓人参，不但补气，若以补血药辅之亦善补血。愚则谓，若辅以凉润之药即能气血双补，盖平其热性不使耗阴，气盛自能生血也。至《神农本草经》谓其主补五脏、安精神、定魂魄、止惊悸、除邪气、明目、开心、益智，无非因气血充足，脏腑官骸各得其养，自有种种诸效也。

——民国·张锡纯《医学衷中参西录·二、药物·人参解》

◆ 党　参 ◆

【提要】 党参，甘，平。归脾、肺经。健脾益肺，养血生津。用于脾肺气虚，食少倦怠，咳嗽虚喘，气血不足，面色萎黄，心悸气短，津伤口渴，内热消渴。

党参首载于《增订本草备要》。本品味甘性平，长于补气，尤其能补脾、肺之气，其功似人参而力稍逊，临床常用以替代人参，治疗脾肺气虚的轻证。"益气。和脾胃"（《本草从新》）。常用于脾虚倦怠乏力，食少便溏等病证，常与白术、茯苓等配伍；对于肺气亏虚的咳嗽，语低等病证，可与黄芪、蛤蚧等同用。本品既补气又补血，能气血双补，常用于气血两虚所致面色苍白或萎黄、乏力、头晕等，多与白术、当归等同用。本品既能补气，又可生津。用于气津两伤之气短神疲口渴者，常与麦冬、五味子等同用。此外，本草能扶正祛邪，常用于气虚外感等邪实正虚之证。

【药论】 产山西太行山者，名上党人参，虽无甘温峻补之功，却有甘平清肺之力，亦不似沙参之性寒专泄肺气也。

——清·张璐《本经逢原·山草部·人参》

补中气，生津。甘平，补中益气，和脾胃，除烦渴。中气微虚，用以调补，甚为平妥。按古本草云：参须上党者佳。今真党参久已难得，肆中所卖党参，种类甚多，皆不堪用。唯防风、党参，性味和平足贵。根有狮子盘头者真，硬纹者伪也（白党，味微甘而甚淡，功力远不及尔）。

——清·吴仪洛《本草从新·卷一·草部·党参》

味甘微温，补益中气。脏平无火，元气微虚者宜之。有一种西党参，微甘带辛，宜入补托药用。白党参：气味辛劣，用之发散虚邪，不入补剂。红党参：味甘性润，益血补虚，最为平稳，但力薄耳。

——原题清·徐灵胎《药性切用·卷之一上·草部·潞党参》

甘，平。入手足太阴经气分。补养中气，调和脾胃。得黄芪，实卫。配石莲，止痢。君当归，活血。佐枣仁，补心。补肺，蜜拌蒸熟。补脾，恐其气滞，加桑皮数分，或加广皮亦可。

气滞、怒火盛者，禁用。

——清·严洁等《得配本草·卷二·草部·上党参》

味甘平，补中益气，和脾胃，除烦恼，解渴，中气微虚，用以调补，甚为平安。

——清·赵学敏《本草纲目拾遗·卷三·草部上·党参》

（宣肺寒清肺热。）人参而有上党之号（专入肺）。盖缘隋文帝时，上党有人宅后，每夜闻人呼求之不得，去宅一里许，见参异常，掘得人参，一如人体云，又上党人参，根颇纤长，根下垂有及一尺余者，或十岐者其价与银相等，辽东高丽、百济诸参，均莫及焉。李时珍云：上党潞州也。民以人参为地方害，不复采取，今所用者，皆是辽参，观此则知诸参惟上党为最美，而上党既不可采，岂复别有党参之谓哉。近因辽参价贵，而世好奇居异，乃以山西太行山出之苗，及以防风、桔梗、荠苨伪造，相继混行。讵知参有不同，性有各异。防风、桔梗乃属表散风寒伤气之味；人参甘温乃属补肺益气之味，即山西太行山新出之党考之。张璐亦谓甘平清肺，并非等于真正党参，确有补益。今人但见参贵，而即以此代参，不亦大相径庭乎。且余尝见虚弱之症，亟当人参峻补，以救垂绝，而医猥用党参替代，以致病卒不起，并令豪贵之家朝夕代茶，以致肺受剥削，病潜滋长，此皆误用之害，人但习而不察耳，附记以为世之粗工妄用党参戒。

——清·黄宫绣《本草求真·上编·卷四：散剂·温散·党参》

黄　芪

【提要】　黄芪，甘，微温。归肺、脾经。补气升阳，固表止汗，利水消肿，生津养血，行滞通痹，托毒排脓，敛疮生肌。用于气虚乏力，食少便溏，中气下陷，久泻脱肛，便血崩漏，表虚自汗，气虚水肿，内热消渴，血虚萎黄，半身不遂，痹痛麻木，痈疽难溃，久溃不敛。

黄芪首载于《神农本草经》，甘温，长于补中益气，尤其长于升阳举陷。"中气不振，脾土虚弱，清气下陷者最宜"（《本草正义》）。历代作为补脾举陷之要药，长于治疗中气下陷之内脏下垂、久泻、脱肛等，常与人参、柴胡、升麻等同用。黄芪能补气，又利尿消肿，治气虚水肿能标本兼顾，常配伍白术、茯苓、防己等。本品善补肺气，可用于肺气虚，久咳虚喘，气短神疲者，常配伍紫菀、苦杏仁等。本品补肺、脾之气，益卫固表而止汗，常治气虚自汗或卫气不固，表虚自汗而易感风邪者，与白术、防风配伍。本品长于托毒生肌，益气生血，故可用治痈疽气血亏损，不能托毒外达，难溃难敛者，常与人参、当归、白芷等同用。黄芪通过补气以摄血、补气以生血、补气以活血，因此常用于脾虚不能统血之失血证、血虚证及气血两虚证、气虚血瘀证者。

【药论】　味甘，微温。主痈疽，久败疮排脓止痛，大风癞疾，五痔，鼠瘘，补虚，小儿百病。一名戴糁。生山谷

——《神农本草经·卷第一·上品药·黄芪》

无毒。妇人子藏风邪气，逐五脏间恶血，补丈夫虚损，五劳羸瘦，止渴，腹痛泄利，益气，

利阴气。生白水者冷，补。其茎、叶治渴及筋挛，痈肿，疽疮。一名戴糁，一名独椹，一名芰草，一名蜀脂，一名百本。生蜀郡、白水、汉中。二月、十月采，阴干。

——南朝梁·陶弘景《本草经集注·草木中品·黄芪》

防风、黄芪世多相须而用。唐许嗣宗为新蔡王外兵参军，王太后病风，不能言，脉沉难对，医告术穷。嗣宗曰：饵液不可进。即以黄芪、防风煮汤数十斛，置床下，气如雾熏薄之，是夕语。

——宋·寇宗奭《本草衍义·卷八·防风、黄芪》

有白水芪、赤水芪、木芪，功用皆同。惟木芪茎短而理横，折之如绵，皮黄褐色，肉中白色，谓之绵黄芪。其坚脆而味苦者，乃苜蓿根也。又云，破症癖，肠风血崩，带下，赤白痢，及产前后一切病，月候不调，消渴痰嗽。又治头风热毒，目赤，骨蒸。生蜀郡山谷、白水、汉中，今河东陕西州郡多有之。芪与桂同功，特味稍异，比桂但甘平、不辛热耳。世人以苜蓿根代之，呼为土黄芪，但味苦，能令人瘦，特味甘者能令人肥也。颇能乱真，用者宜审。治气虚盗汗并自汗，即皮表之药，又治肤痛，则表药可知。又治咯血，柔脾胃，是为中州药也。又治伤寒尺脉不至，又补肾脏元气，为里药。是上中下内外三焦之药。今《本草》《图经》只言河东者，沁州绵上是也，故谓之绵芪。味甘如蜜，兼体骨柔软如绵，世以为如绵，非也。别说云：黄芪本出绵上为良，故《图经》所绘者，宪水者也，与绵上相邻，盖以地产为"绵"。若以柔韧为"绵"，则伪者亦柔。但以干脆甘苦为别耳。东垣云：黄芪、人参、甘草三味，退热之圣药也。《灵枢》曰：卫气者，所以温分肉而充皮肤，肥腠理而司开阖。黄芪既补三焦、实卫气，与桂同，特益气异耳。亦在佐使。桂则通血也，能破血而实卫气，通内而实外者钦，桂以血言，一作色求，则芪为实气也。恶鳖甲。

——元·王好古《汤液本草·卷之三·草部·黄芪》

[谟按]　参芪甘温，俱能补益。证属虚损，堪并建功。但人参惟补元气调中，黄芪兼补卫气实表。所补既略差异，共剂岂可等分！务尊专能，用为君主。君药宜重，臣辅减轻。君胜乎臣，天下方治。臣强于主，国祚渐危。此理势自然，药剂仿之，亦不可不注意也。如患内伤，脾胃衰弱，饮食怕进，怠惰嗜眠，发热恶寒，呕吐泄泻，及夫胀满痞塞，力乏形羸，脉息虚微，精神短少等证，治之悉宜补中益气，当以人参加重为君，黄芪减轻为臣。若系表虚，腠理不固，自汗盗汗，渐致亡阳，并诸溃疡，多耗脓血，婴儿痘疹，未灌全浆，一切阴毒不起之疾，治之又宜实卫护荣，须让黄芪倍用为主，人参少入为辅焉。是故治病在药，用药由人。切勿索骥按图，务须活泼泼地。先正尝曰：医无定体，应变而施。药不执方，合宜而用。又云：补气药多，补血药亦从而补气。补血药多，补气药亦从而补血。佐之以热则热，佐之以寒则寒。如补中益气汤，虽加当归，当归血药也，因势寡，则被参芪所据，故专益气金名；又当归补血汤，纵倍黄芪，黄芪气药也，为性缓，亦随当归所引，惟以补血标首。佐肉桂附子少热，八味丸云然；加黄柏知母微寒，补阴丸是尔。举隅而反，触类而推。则方药之应乎病机，病机之合乎方药。总在君臣佐使之弗失，才致轻重缓急之适中。时医不以本草加工，欲望制方。如是之通变合宜者，正犹学射而不操夫弓矢，其不能也决矣。

——明·陈嘉谟《本草蒙筌·卷之一上·草部·黄芪》

黄芪在补中益气汤，甘温能除大热，为治劳倦发热之要剂。同生熟地黄、黄柏、黄芩、黄连、当归，加酸枣仁炒熟研，为治阴虚盗汗之正法。本方去三黄，加人参、五味子、酸枣仁，治表虚自汗。同桂枝、白芍药、防风、炙甘草，能实表，治表虚畏风，伤风自汗。与茅山术、生地黄等分，牛膝、黄柏减半，作丸，治积年湿毒臁疮，百药不效。《外台秘要》：主甲疽疮肿烂，生脚指甲边，赤肉出。黄芪二两，蔄茹三两，苦酒渍一宿，猪脂五合，微火上煎取三合，绞去滓，以封疮上，日三度易，其肉即消。同白芷、白及、甘草、金银花、皂角刺，排脓止痛。同人参、甘草，治天行痘疮，阳虚无热证。

——明·缪希雍《神农本草经疏·卷七·草部上品之下·黄芪》

味甘气平，气味俱轻；升多降少，阳中微阴。生者微凉，可治痈疽。蜜炙性温，能补虚损。因其味轻，故专于气分而达表，所以能补元阳，充腠理，治劳伤，长肌肉。气虚而难汗者可发，表疏而多汗者可止。其所以止血崩血淋者，以气固而血自止也，故曰血脱益气。其所以除泻痢带浊者，以气固而陷自除也，故曰陷者举之。然其性味俱浮，纯于气分，故中满气滞者，当酌用之。

——明·张介宾《景岳全书·卷之四十八·本草正（上）·山草部》

补气、固表、泻火。甘温。生用固表，无汗能发，有汗能止（丹溪云：黄芪大补阳虚自汗，若表虚有邪，发汗不出者，服此又能自汗。朱震亨，号丹溪，著《本草补遗》）。温分肉，实腠理，泻阴火，解肌热；炙用补中，益元气，温三焦，壮脾胃（脾胃一虚，土不能生金，则肺气先绝；脾胃缓和，则肺气旺而肌表固实。补中即所以固表也）。生血生肌（气能生血、血充则肉长，《经》曰：血生肉），排脓内托，疮痈圣药（毒气化则成脓，补气故能内托。痈疽不能成脓者，死不治，毒气盛而元气衰也。痘症亦然）。痘症不起，阳虚无热者宜之（新安汪机治痘症虚寒不起，用四君子汤加黄芪紫草多效，间有枯萎而死者，自咎用药之不精，思之至忘寝食，忽悟曰：白术燥湿，茯苓渗水，宜痘浆之不行也。乃减去二味，加官桂、糯米，以助其力，因名保元汤。人参白术茯苓甘草，名四君子汤。王好古曰：黄芪实卫气，是表药；益脾胃，是中州药；治伤寒尺脉不至，补肾元，是里药。甄权谓其补肾者，气为水母也。日华谓其止崩带者，气盛则无陷下之忧也。《蒙筌》曰：补气药多，补血药亦从而补气；补血药多，补气药亦从而补血。益气汤虽加当归，因势寡，功被参芪所据；补血汤数倍于当归，亦从当归所引而补血。黄芪一两、当归二钱，名补血汤。气药多而云补血者，气能生血，又有当归为引也。表旺者不宜用，阴虚者宜少用，恐升气于表，而里愈虚矣。汪机，号石山，著《本草会编》。王好古，号海藏，著《汤液本草》。甄权，著《药性论》。日华，著《大明本草》。陈嘉谟，著《本草蒙筌》）。为补药之长，故名耆（俗作芪）。

——清·汪昂《本草备要·卷一·草部·黄芪》

甘温，无毒。入益气药炙用。入解表及托里药生用。肥润而软者良，坚细而枯者，食之令人胸满。

〔发明〕　黄芪甘温，气薄味厚，升少降多，阴中阳也。能补五脏诸虚，入手足太阴，手阳明少阳。而治脉弦自汗，泻阴火，去肺热，无汗则发，有汗则止。入肺而固表虚自汗，入脾而托已溃痈疡。

——清·张璐《本经逢原·卷一·山草部·黄芪》

味甘，微温。主痈疽，久败疮，排脓止痛（除肌肉中之热毒），大风癞疾（去肌肉中之风毒），五痔，鼠瘘，去肌肉中之湿毒，补虚（补脾胃之虚），小儿百病（小儿当补后天。后天者，肌肉之本也）。黄芪甘淡而温，得土之正味、正性，故其功专补脾胃。味又微辛，故能驱脾胃中诸邪。其皮最厚，故亦能补皮肉，为外科生肌长肉之圣药也。

——清·徐灵胎《神农本草经百种录·上品·黄芪》

黄芪：性温，味微甘。能补气，兼能升气，善治胸中大气（即宗气，为肺叶阖辟之原动力）下陷。《神农本草经》谓主大风者，以其与发表药同用，能祛外风，与养阴清热药同用，更能熄内风也。谓主痈疽、久败疮者，以其补益之力能生肌肉，其溃脓自排出也。表虚自汗者，可用之以固外表气虚。小便不利而肿胀者，可用之以利小便。妇女气虚下陷而崩带者，可用之以固崩带。为其补气之功最优，故推为补药之长，而名之曰芪也。

——民国·张锡纯《医学衷中参西录·二、药物·黄芪解》

白　术

【提要】　白术，苦、甘，温。归脾、胃经。健脾益气，燥湿利水，止汗，安胎。用于脾虚食少，腹胀泄泻，痰饮眩悸，水肿，自汗，胎动不安。

白术首载于《神农本草经》。其甘、苦、温，补气健脾，被誉为"为脾脏第一要药也"（《本草求真》）。常用于治疗脾气虚诸证，若脾虚气短乏力、食少便溏者，常配伍人参、茯苓等药；若脾虚湿阻，气滞而见脘腹胀满、食少便溏者，常配伍人参、砂仁等；若脾虚食积气滞，而见脘腹胀满，不思饮食者，可与枳实配伍。对于脾虚水湿内停之水肿、痰饮、带下等，白术既补气健脾，又可燥湿利水，能标本兼治。治脾虚水肿，宜与黄芪、防己配伍。治脾虚痰饮内停者，常配伍桂枝、茯苓等药。治脾虚湿浊下注，带下清稀者，常配伍山药、苍术等。本品能补脾益卫，固表止汗，与黄芪有相似的功效而力稍弱。对于卫气不固，表虚自汗者，常配伍黄芪、防风等药。本品能补脾益气以安胎，常用于脾虚胎动不安，宜配伍人参、阿胶等药。本品温燥，阴虚有热及燥热伤津者慎用。

【药论】　味苦，温。主风寒湿痹，死肌，痉，疸，止汗，除热，消食，作煎饵。久服轻身，延年，不饥。一名山蓟，生山谷。

——《神农本草经·卷第一·上品药·术》

味甘，无毒。主大风在身面，风眩头痛，目泪出，消痰水，逐皮间风水结肿，除心下急满，及霍乱、吐下不止，利腰脐间血，益津液，暖胃，消谷，嗜食。一名山姜，一名山连。生郑山、汉中、南郑。二月、三月、八月、九月采根，曝干。

——南朝梁·陶弘景《本草经集注·草木上品·术》

［谟按］　术虽二种，补脾燥湿，功用皆同。但白者补性多，且有敛汗之效；苍者治性多，惟专发汗之能。凡入剂中，不可代用。然白术既燥，《本经》又谓生津何也？盖脾恶湿，脾湿既胜，则气不得施化，津何由生？故曰膀胱津液之府，气化出焉。今用白术以燥其湿，则气得周流，而津液亦随气化而生矣。他如茯苓亦系渗湿之药，谓之能生津者，义

与此同。

——明·陈嘉谟《本草蒙筌·卷之一·草部上·白术》

［发明］好古曰：本草无苍白术之名。近世多用白术治皮间风，止汗消痞，补胃和中，利腰脐间血，通水道。上而皮毛，中而心胃，下而腰脐。在气主气，在血主血。无汗则发，有汗则止，与黄芪同功。元素曰：白术除湿益燥，和中补气。其用有九：温中，一也；去脾胃中湿，二也；除脾胃中热，三也；强脾胃，进饮食，四也；和脾胃生津液，五也；止肌热，六也；四肢困倦，嗜卧，目不能开，不思饮食，七也；止渴，八也；安胎，九也。凡中焦不受湿不能下利，必须白术以逐水益脾。非白术不能去湿，非枳实不能消痞，故枳术丸以之为君。机曰：脾恶湿，湿胜则气不得施化，津何由生？故曰：膀胱者津液之府，气化则能出焉。用白术以除其湿，则气得周流而津液生矣。

——明·李时珍《本草纲目·草部第十二卷·术》

术，《本经》无分别，陶弘景有赤白二种。近世乃有苍、白之分，其用较殊。要之俱为阳草，故祛邪之功胜，而益阴之效亏。药性偏长，物无兼力，此天地生物自然之道也。凡病属阴虚血少，精不足，内热骨蒸，口干唇燥，咳嗽吐痰，吐血，鼻衄，齿衄，咽塞，便秘，滞下者，法咸忌之。术燥肾而闭气，肝肾有动气者勿服。刘涓子《痈疽论》云：溃疡忌白术。以其燥肾而闭气，故反生脓作痛也。凡脏皆属阴，世人但知术能健脾，此盖指脾为正邪所干，术能燥湿，湿去则脾健，故曰补也。宁知脾虚而无湿邪者用之，反致燥竭脾家津液，是损脾阴也，何补之足云？此最易误，故特表而出之。

——明·缪希雍《神农本草经疏·卷六·草部上品之上·术》

味甘辛，气温，气味俱厚，可升可降，阳中有阴，气中有血。其性温燥，故能益气和中，补阳生血，暖胃消谷，益津液，长肌肉，助精神，实脾胃，止呕逆，补劳倦，进饮食，利小水，除湿运痰，消浮去胀，治心腹冷痛，胃虚下痢，痃癖癥瘕。制以人乳，欲润其燥。炒以壁土，欲助其固。佐以黄芩，清热安胎。以其性涩壮气，故能止汗实表。而痈疽得之，必反多脓；奔豚遇之，恐反增气；及上焦燥热而气多壅滞者，皆宜酌用之。然冬术甘而柔润，夏术苦而燥烈，此其功用大有不同，不可不为深辨也。若于饥时择肥而甘者，嚼而服之，服之久久，诚为延寿之物，是实人所未知。

——明·张介宾《景岳全书·卷之四十八·本草正（上）·山草部·白术》

补脾、燥湿。苦燥湿（《经》曰：脾苦湿，急食苦以燥之），甘补脾，温和中。在血补血，在气补气（同血药则补血，同气药则补气），无汗能发，有汗能止（湿从汗出，湿去汗止。止汗同芪芍之类，发汗加辛散之味）。

——清·汪昂《本草备要·卷一·草部·白术》

一名吃力伽。补脾温胃，和中燥湿，益气生血。进饮食，治劳倦，化癥癖，除呕吐，消痰饮，疗黄疸，逐水肿，止泻痢，收自汗，长肌肉。理心下急满，利腰间血滞。去风寒湿痹，定痛安胎。得当归、白芍，补血。得半夏，止呕吐。配姜、桂，治五饮（一留饮，水停心下。二癖饮，水在两胁。三痰饮，水在胃中。四溢饮，水在五脏。五流饮，水在肠间）。配莲肉，止泻痢。配茯苓，利水道。君枳实，化癥痞。佐人参、黄芪，补气止汗。佐川连，去湿火。佐黄芩，安胎清热。合车前，除肿胀。入广皮，生津液。产於潜者，气清味甘，最佳。今甚难得。即浙江诸山野出者，呼为天生术，亦佳。冬术甘而柔软，夏术苦而燥烈，功用大有不同，不可不辨。入风痹药中宜生用。一云补中气生用。燥脾胃，陈壁土拌炒；和胃，米泔浸炒；补气，蜜水拌炒；理气，枳壳汁炒。恐其性燥，乳拌蒸熟。去滞，姜汁炒。除胀，麸皮拌炒。去水，苍术拌炒。治泻痢，炒黑存性。胸腹嘈杂（恐助脾胃之火），肝肾动气（恐伤阴气）。怒气伤肝（术能引肝邪以入脾），脾阴不足（术能耗液），溃疡（气闭脓生而多痛），奔豚（术能增气），哮喘（术多闭气），烦渴（术性燥），痘已成脓（术性燥）。九者禁用。脾本阴脏，固恶湿，又恶燥。太润未免泥泞，太燥反成顽土。如不审其燥湿，动以白术为补脾开胃之品而妄用之，脾阴虚乏，津液益耗，且令中气愈滞，胃口愈闭。肺金绝其元，肾水增其燥，阴受其害，不可胜数。若脾气虚乏，或因虚不能制湿者，用之乃为得当。

——清·严洁，等《得配本草·卷二·草部·白术》

白术：性温而燥，气香不窜，味苦微甘微辛。善健脾胃，消痰水，止泄泻。治脾虚作胀，脾湿作渴，脾弱四肢运动无力，甚或作疼。与凉润药同用，又善补肺；与升散药同用，又善调肝；与镇安药同用，又善养心；与滋阴药同用，又善补肾，为后天资生之要药，故能于肺、肝、肾、心四脏皆能有所补益也。

——民国·张锡纯《医学衷中参西录·二、药物·白术解》

甘　草

【提要】　甘草，甘，平。归心、肺、脾、胃经。补脾益气，清热解毒，祛痰止咳，缓急止痛，调和诸药。用于脾胃虚弱，倦怠乏力，心悸气短，咳嗽痰多，脘腹、四肢挛急疼痛，痈肿疮毒，缓解药物毒性、烈性。

甘草首载于《神农本草经》。本品甘平，长补益心气，复脉宁心，主治心气不足所致脉结代，心动悸，常配伍人参、阿胶等同用。本品略有补益脾气之功，"助参芪成气虚之功"（《本草正》），治疗脾气虚弱，体倦乏力，常辅助人参、白术等药。本品能祛痰止咳，常配伍用于寒热虚实多种咳喘证，治风寒袭肺之咳喘，常配伍麻黄、杏仁同用。治风热犯肺之咳喘，常配伍桑叶、菊花等药。治肺寒喘咳，常配伍半夏、陈皮等药。甘草味甘能缓，长于缓急止痛，治疗阴血不足，肝失所养之四肢及胁肋挛急疼痛，常配伍白芍。本品生用能清解热毒，治热毒疮疡，可单用，或配伍清热解毒之黄连、连翘等药。治热毒所致的咽喉肿痛，常配伍玄参、桔梗、牛蒡子等药。本品可用于救治附子等多种药物或食物所致中毒。此外，本品在许多方剂中都可发挥调和药性，矫正方中药物的滋味等作用。甘草不宜与大戟、芫花、甘遂、海藻同用。本品有助湿壅气之弊，湿盛胀满、水肿者不宜用。大剂量久服可导致水钠潴留，引起浮肿。

【药论】　味甘，平。主五脏六腑寒热邪气，坚筋骨，长肌肉，倍力，金创，肿，解毒。久服轻身，延年。生川谷。

——《神农本草经·卷第一·上品药·甘草》

无毒。温中下气，烦满短气，伤脏咳嗽，止渴，通经脉，利血气，解百药毒，为九土之精，安和七十二种石，一千二百种草。久服轻身，延年。一名密甘，一名美草，一名蜜草。一名蕗草。生河西积沙山及上郡。二月、八月除日采根，曝干，十日成。

——南朝梁·陶弘景《本草经集注·草木上品·甘草》

枝叶悉如槐，高五六尺，但叶端微尖而糙涩，似有白毛。实作角生，如相思角，作一本生。子如小扁豆，齿啮不破。今出河东西界，入药须微炙，不尔，亦微凉。生则味不佳。

——宋·寇宗奭《本草衍义·卷七·甘草》

［谟按］　五味之用，苦直行而泻，辛横行而散，甘上行而发，酸束而收敛，咸止而软坚。甘草味之极甘，当云上发可也。《本草》反言下气何耶？盖甘味有升降浮沉，可上可下，可内可外，有和有缓，有补有泻。居中之道，具尽故尔。

——明·陈嘉谟《本草蒙筌·卷之一·草部上·甘草》

［主治］　解小儿胎毒惊痫，降火止痛（时珍）。

梢

［主治］　生用治胸中积热，去茎中痛，加酒煮玄胡索、苦楝子尤妙（元素）。

头

［主治］　生用能行足厥阴、阳明二经污浊之血，消肿导毒（震亨）。主痈肿，宜入吐药（时珍）。

［发明］　时珍曰：甘草外赤中黄，色兼坤离；味浓气薄，资全土德。协和群品，有元老之功；普治百邪，得王道之化。赞帝力而人不知，敛神功而己不与，可谓药中之良相也。然中满、呕吐、酒客之病，不喜其甘；而大戟、芫花、甘遂、海藻，与之相反。是亦迂缓不可以救昏昧，而君子尝见嫉于宵人之意欤？

——明·李时珍《本草纲目·草部第十二卷·甘草》

诸毒遇土则化，甘草为土精，故能化毒解一切邪气。佐黄芪、防风，能运毒走表，为痘疹气血两虚者，首尾必资之剂。得白芍药则补脾，甲己化土故也。同人参、黄芪、白术、大枣、当归身、麦门冬，加升麻、柴胡，为补中益气药，专理饥饱劳役内伤，阳气下陷发热。同人参、干姜、肉桂，则温中。同麦门冬、苏子、枇杷叶，则下气。同黄连、芍药、升麻、滑石，解热毒滞下。同桔梗、玄参、鼠粘子、瓜蒌根，清利咽喉虚热。同人参、菖蒲、益智、龙眼肉、远志，治健忘。同麦门冬、石膏、竹叶、知母，除烦闷、躁渴、头痛，解饥。同紫花地丁、金银花、甘菊、夏枯草、贝母、白及、白芷，消一切疔肿。同川黄连，止小儿胎毒惊痫。同黄连、木通、赤芍药、生地黄，泻心经有余之火。同预知子、贯众，解一切蛊毒。单用水炙百遍，煎熬斤许，治悬痈如神。炙则补伤寒病瘥后血虚。

——明·缪希雍《神农本草经疏·卷六·草部上品之上·甘草》

味甘气平，生凉炙温，可升可降，善于解毒。反甘遂、海藻、大戟、芫花。其味至甘，得中和之性，有调补之功，故毒药得之解其毒，刚药得之和其性，表药得之助其升，下药得之缓其速。助参芪成气虚之功，人所知也；助熟地疗阴虚之危，谁其晓焉？祛邪热，坚筋骨，健脾胃，长肌肉，随气药入气，随血药入血，无往不可，故称国老。惟中满者勿加，恐其作胀；速下者勿入，恐其缓功，不可不知也。

——明·张介宾《景岳全书·卷之四十八·本草正（上）·山草部·甘草》

有补有泻、能表能里、可升可降。味甘。生用气平，补脾胃不足而泻心火（火急甚者，必以此缓之）。炙用气温，补三焦元气而散表寒。入和剂则补益，入汗剂则解肌（解退肌表之热），入凉剂则泻邪热（白虎汤、泻心汤之类），入峻剂则缓正气（姜附加之，恐其僭上；硝黄加之，恐其峻下，皆缓之之意），入润剂则养阴血（炙甘草汤之类）。能协和诸药，使之不争。生肌止痛（土主肌肉，甘能缓痛），通行十二经，解百药毒（凡解毒药，并须冷饮，热则不效。小儿初生，拭去口中恶血，绵渍汁令咂之，能解胎毒），故有国老之称。中满证忌之（甘令人满。亦有生用为泻者，以其能引诸药至于满所。《经》云：以甘补之，以甘泻之是已。故《别录》甄权并云除满，脾健运则满除也。仲景治痞满，有甘草泻心汤。又甘草得茯苓，则不资满，而反泄满。陶宏景，著《明医别录》，发明药性）。大而结者良。补中炙用，泻火生用，达茎中（肾茎）用梢（梢止茎中痛，淋浊证用之）。白术、苦参、干漆为使。恶远志，反大戟、芫花、甘遂、海藻。然亦有并用者（胡洽治痰癖，十枣汤加甘草；东垣治结核，与海藻同用。丹溪治劳瘵，莲心饮与芫花同行，非妙达精微者，不知此理。十枣汤，芫花、甘遂、大戟等分，枣十枚。仲景治伤寒表已解，心下有水气、喘咳之剂。李时珍曰：甘草外赤中黄，色兼坤离；味浓气薄，资全土德。协和群品，有元老之功；普治百邪，得王道之化。赞帝力而人不知，参神功而己不与，可谓药中之良相也。昂按，甘草之功用如是。故仲景有甘草汤、甘草芍药汤、甘草茯苓汤、炙甘草汤；以及桂枝、麻黄、葛根、青龙、理中、四逆、调胃、建中、柴胡、白虎等汤，无不重用甘草，赞助成功。即如后人益气、补中、泻火、解毒诸剂，皆倚甘草为君。必须重用，方能建效，此古法也。奈何时师每用甘草不过二三分而止，不知始自何人？相习成风，牢不可破，殊属可笑。附记于此，以正其失）。

——清·汪昂《本草备要·卷一·草部·甘草》

甘草：性微温，其味至甘。能解一切毒性。甘者主和，故有调和脾胃之功。甘者主缓，故虽补脾胃而实非峻补。炙用则补力较大，是以方书谓胀满证忌之。若轧末生服，转能通利二便，消胀除满。若治疮疡亦宜生用，或用生煮煎服亦可。仲景有甘草泻心汤，用连、芩、半夏以泻心下之痞，即用甘草以保护心主，不为诸药所伤损也。至白虎汤用之，是借其甘缓之性以缓寒药之侵下。通脉汤、四逆汤用之，是借其甘缓之性，以缓热药之僭上。与芍药同用，能育阴缓中止疼，仲景有甘草芍药汤。与干姜同用，能逗留其热力使之绵长，仲景有甘草干姜汤。与半夏、细辛诸药同用，能解其辛而且麻之味，使归和平。惟与大戟、芫花、甘遂、海藻相反，余药则皆相宜也。古方治肺痈初起，有单用粉甘草四两，煮汤饮之者，恒有效验。愚师其意，对于肺结核之初期，咳嗽吐痰，微带腥臭者，恒用生粉甘草为细末，每服钱半，用金银花三钱煎汤送下，日服三次，屡屡获效。若肺病已久，或兼吐脓血，可用粉甘草细末三钱，浙贝母、三七细末各钱半，共调和为一日之量，亦用金银花煎汤送下。若觉热者，可再加玄参数钱，煎汤送服。皮黄者名粉甘草，性平不温，用于解毒清火剂中尤良。愚拟治霍乱两方，一为急救回生丹，一为卫生防疫宝丹，二方中皆重用甘草，则甘草之功用可想也。然亦多赖将甘草轧细生用，未经蜜炙、水煮耳。诚以暴病传染，皆挟有毒气流行，生用则其解毒之力较大，且甘草熟用则补，生用则补中仍有流通之力，故于霍乱相宜也。至于生用能流通之说，可以事实征之。

——民国·张锡纯《医学衷中参西录·二、药物·甘草解》

18.2　补　阳　药

本类药性味多甘温，主归肾经，具有温补肾阳的功效，主治肾阳虚衰诸证：肾阳虚，生殖机能低下，精关不固，或冲任失调之不孕，崩漏不止；肾阳虚，温煦能力下降之形寒肢冷；肾阳虚，膀胱虚寒之尿频、遗尿、水肿、小便不利等；肾阳虚，肾不纳气之呼多吸少，短气喘咳；肾阳虚，肾精亏虚之成人早衰、儿童生长发育迟缓等。本类药性偏温燥，易助火伤阴，故阴虚火旺者不宜使用。

鹿　茸

【提要】　鹿茸，甘、咸，温。归肾、肝经。壮肾阳，益精血，强筋骨，调冲任，托疮毒。用于肾阳不足，精血亏虚，阳痿滑精，宫冷不孕，羸瘦，神疲，畏寒，眩晕，耳鸣，耳聋，腰脊冷痛，筋骨痿软，崩漏带下，阴疽不敛。

鹿茸首载于《神农本草经》。本品为血肉有情之品，能补益精血，可峻补肾阳。治疗肾阳不足，精血亏虚所致的成人早衰之腰膝酸软，耳鸣，遗尿、尿频、阳痿早泄、宫寒不孕等病证，可单用或配伍附子、山茱萸、熟地黄等。鹿茸能补肝肾，强筋骨，常用于肝肾不足，筋骨痿软或小儿发育迟缓，常配伍人参、黄芪、当归等。鹿茸益精血兼固冲止带，治冲任虚寒，崩漏不止，常配伍续断、乌贼骨、龙骨等。鹿茸能托毒生肌，治疮疡溃久不敛，常配伍附子、黄芪、当归等。

鹿茸研细粉用，丸散剂或浸酒服。服用时宜从小剂量开始，缓缓加量，且不可骤用大量，以免阳升风动或伤阴动血。外感热病，气血热盛，或阴虚阳亢者，均应忌用。

【药论】　味甘，温，治漏下恶血，寒热，惊痫，益气，强志，生齿，不老。角：主治恶创，痈肿，逐邪恶气，留血在阴中。

——《神农本草经·卷第一·中品药·鹿茸》

味酸微温，无毒。治虚劳洒洒如疟，羸瘦，四肢酸疼，腰脊痛，小便利，泄精溺血，破留血在腹，散石淋，痈肿，骨中热疽，养骨，安胎下气，杀鬼精物，不可近阴，令痿，久服耐老。四月、五月解角时取，阴干，使时燥。

——南朝梁·陶弘景《本草经集注·虫兽三品·中品·鹿茸》

角：味咸，无毒。主治恶疮，痈肿，逐邪恶气，留血在阴中。除少腹血急痛，腰脊痛，折伤恶血，益气。七月取。（杜仲为之使。）

——南朝梁·陶弘景《本草经集注·虫兽三品·中品·鹿茸》

［谨按］ 鹿茸，夏收阴干，百不收一，纵得一干，臭不任用。破之火干，大好。角，味咸，无毒。主恶疮，痈肿，逐邪恶气，留血在阴中。除少腹血急痛，腰脊痛，折伤恶血，益气。七月取。杜仲为之使。髓，味甘，温。主丈夫女子伤中脉绝，筋急痛，咳逆。以酒和服之，良。肾，平，主补肾气。肉，温，补中，强五脏，益气力，生者疗口僻，割薄之。野肉之中，唯獐鹿可食，生则不膻腥，又非辰属，八卦无主而兼能温补于人，即生死无尤。故道家许听为脯过。其余肉，虽牛、羊、鸡、犬补益充肌肤，于亡魂皆为愆责，并不足啖。凡肉脯炙之不动，及见水而动，及曝之不燥，并杀人。又茅屋漏脯，即名漏脯，藏脯密器中名郁脯，并不可食之。

——唐·苏敬，等《新修本草·卷第十五·兽中·鹿茸》

他兽肉多属十二辰及八卦。昔黄帝立子、丑等为十二辰以名月，又以名兽配十二辰属。故獐鹿肉为肉中第一者，避十二辰也。味亦胜他肉，三祀皆以鹿腊，其义如此。茸最难得不破及不出却血者，盖其力尽在血中，猎时多有损伤故也。茸上毛，先薄以酥涂匀，于烈焰中急灼之。若不先以酥涂，恐火焰伤茸。俟毛净，微炙入药。今人亦能将麻茸伪为之，不可不察也。头亦可酿酒，然须作浆时稍益葱椒。角为胶，别有法。按《月令》，冬至一阳生，麋角解；夏至一阴生，鹿角解；各逐阴阳分合，如此解落。今人用麋、鹿茸作一种，殆疏矣。凡麋鹿角，自生至坚完，无两月之久。大者二十余斤，其坚如石，计一昼夜须生数两，凡骨之类成长无速于此。虽草木至易生，亦无能及之，岂可与凡骨血为比。麋茸利补阳，鹿茸利补阴。凡用茸无须太嫩，唯长四五寸、茸端如马碯红者最佳。须佐以他药则有功。

——宋·寇宗奭《本草衍义·卷十六·鹿茸》

［谟按］ 苏东坡云：补阳以鹿角为胜，补阴以麋角为胜。盖鹿阳兽，多在山。夏至鹿角解，从阳退之象。麋阴兽，多在泽。冬至麋角解，从阴退之象。阴阳相反如此。故曰：鹿茸利补阳，麋茸利补阴。今麋鹿不分，但云麋胜鹿，鹿胜麋，殆疏失矣。又有刺麋鹿血以代茸。云：茸亦血耳，尤大误也。麋鹿角自生至坚，无两月久。大者二十余斤，其坚如石。凡骨角之类，生长无速于此。虽草木之易生者，亦无能及之。此骨之至强者，所以能补骨血、坚阳道、强骨髓，岂可与血为比哉？据东坡此言，似甚有高见。但指两角所补，较前经意大违。《本经》言：鹿补阴，麋补阳，以二至日节气所进者为云。东坡言：鹿补阳，麋补阴，以二至日节气所退者为义。故读者不免启两端之疑，犹必求归一之说也。愚尝忖度，阳刚而有余，阴柔而不足。麋鹿无过同一类者，鹿体大而刚强，非有余属阳乎？鹿体小而柔弱，非不足属阴乎？正犹男人气体多刚大，女人气体多柔小是也。阳能补阳，阴能补阴，此理自然不可易者。今东坡引多在山、多在泽，而为阳兽阴兽之分。执此为是，则猪亦水畜，当为阴兽，丹溪何言其肉专补阳，谆谆以为阴虚者戒耶？凡摄生家，欲资两角分补者，须宗《本经》之文，以为万世准的也。又按：《淮南子》曰：孕妇见兔而子缺唇，见麋而子四目。物有自然，而似不然者。麋有四目，其二夜目也。古谓目下有窍，夜能视物者是尔。

——明·陈嘉谟《本草蒙筌·卷之九·兽部·鹿茸》

［发明］ 时珍曰：按熊氏《礼记疏》云：鹿是山兽，属阳，情淫而游山，夏至得阴气解角，从阳退之象；麋是泽兽，属阴，情淫而游泽，冬至得阳气而解角，从阴退之象也。余见角下。

［主治］　生精补髓，养血益阳，强筋健骨，治一切虚损，耳聋目暗，眩运虚痢（时珍）。

［发明］　时珍曰：按《澹寮方》云：昔西蜀药市中，尝有一道人货斑龙丸，一名茸珠丹。每大醉高歌曰：尾闾不禁沧海竭，九转灵丹都漫说。惟有斑龙顶上珠，能补玉堂关下穴。朝野遍传之。其方盖用鹿茸、鹿角胶、鹿角霜也。又戴原礼《证治要诀》：治头眩晕运，甚则屋转眼黑，或如物飞，或见一为二，用茸珠丹甚效。或用鹿茸半两，无灰酒三盏，煎一盏，入麝香少许，温服亦效。云茸生于头，类之相从也。

——明·李时珍《本草纲目·兽部第五十一卷·鹿》

同牛膝、杜仲、地黄、山茱萸、补骨脂、巴戟天、山药、肉苁蓉、菟丝子，治肾虚腰痛，及阴痿不起。《澹寮方》斑龙丸：治诸虚。用鹿茸酥炙，鹿角胶炒成珠，鹿角霜、阳起石煅红醋淬，肉苁蓉酒浸，酸枣仁、柏子仁、黄芪各一两，地黄九蒸八钱，朱砂半钱，各为末，酒糊丸梧子大。每空心酒下五十丸。昔西蜀市中有一道人货之，一名茸珠丹。每醉高歌曰："尾闾不禁沧海竭，九转灵丹都漫说。唯有斑龙顶上珠，能补玉堂关下穴。"朝野遍传之，即此方也。《普济方》鹿茸酒：治阳事虚痿，小便频数，面色无光。用嫩鹿茸一两，去毛切片，山药末一两，绢袋裹，置酒瓮中，七日后开瓮，日饮三杯。将茸焙干作丸服。《本事方》阴虚腰痛，不能反侧。鹿茸、菟丝子各一两，茴香半两，为末，以羊肾一对，和酒煮烂，捣和泥，和丸梧子大，阴干。每服三五十丸。酒下，日三服。《济生方》室女白带，因冲任虚寒者：鹿茸酒蒸焙二两，金毛狗脊、白敛各一两，为末，用艾煎醋，打米糊丸梧子大。每酒下五十丸，日二服。

——明·缪希雍《神农本草经疏·卷十七·兽部中品·鹿茸》

味甘咸，气温。破开涂酥炙黄脆入药。益元气，填真阴，扶衰羸瘦弱，善助精血，尤强筋骨，坚齿牙，益神志。治耳聋目暗，头脑眩眩晕。补腰肾虚冷，脚膝无力，夜梦鬼交，遗精滑泄，小便频数，虚痢溺血，及妇人崩中漏血，赤白带下，道家云：惟有斑龙顶上珠，能补玉堂关下血者，即此是也。若得嫩而肥大如紫茄者，较之鹿角胶，其功力为倍。

——明·张介宾《景岳全书·卷之四十八·本草正（下）·禽兽部·鹿茸》

大补阳虚。甘温（一云咸热）纯阳。生精补髓，养血助阳，强筋健骨。治腰肾虚冷（《百一方》：鹿角屑熬黄为末，酒服，主腰脊虚冷刺痛），四肢酸痛，头眩眼黑，崩带遗精，一切虚损劳伤。惟脉沉细相火衰者宜之。鹿角初生，长二三寸，分歧如鞍，红如玛瑙。破之如朽木者良（太嫩者，血气未足，无力）。酥涂微炙用（不酥涂则伤茸），或酒炙。不可嗅之，有虫恐入鼻颡（猎人得鹿，紮之取茸，然后毙鹿，以血未散故也。最难得不破未出血者。沈存中《笔谈》云：凡含血之物，肉易长，筋次之，骨最难长。故人二十岁，骨髓方坚，麋鹿角无两月长至二十余斤，凡骨之长，无速于此，草木亦不及之。头为诸阳之会，锺于茸角，岂与凡血比哉？鹿阳兽，喜居山；麋阴兽，喜居泽，麋似鹿，色青而大。皆性淫，一牡辄交十余牝。麋补阴，鹿补阳，故冬至麋角解，夏至鹿角解也。麋鹿茸角，罕能分别。雷敩曰：鹿角胜麋角。孟诜、苏恭、苏颂，并云麋茸麋胶胜于鹿。李时珍曰：鹿补右肾精气，麋补左肾血液）。鹿角咸温。生用则散热行血，消肿（醋磨，涂肿毒。为末酒服，治折伤。《医余》曰：有臁疮赤肿而痛，用黄连凉药久不愈者，却当用温药，如鹿角灰、发灰、乳香之类，此阴阳寒暑往来之理也）。辟邪，治梦与鬼交（酒服一撮，鬼精即出。能逐阴中邪气恶血）。炼霜熬膏，则专于滋补（时珍曰：鹿仍仙兽，纯阳多寿，能通督脉。又食良草，故其角、肉食之，有益无损。鹿，一名斑龙，西蜀道士尝货斑龙丸，歌曰：尾闾不禁沧海竭，九转灵丹都漫说，惟有斑龙顶上珠，能补玉堂门下穴。盖用鹿茸与胶霜也）。造胶霜法：取新角寸截，河水浸七日，刮净，桑火煮七日，入醋少许，取角捣成霜用，其汁加无灰酒熬成膏用。畏大黄（鹿峻，鹿相交之精也。设法取之，大补虚劳）。

——清·汪昂《本草备要·卷六·禽兽部·鹿茸》

❧ 淫 羊 藿 ❧

【提要】 淫羊藿，辛、甘，温。归肝、肾经。补肾阳，强筋骨，祛风湿。用于肾阳虚衰，阳痿遗精，筋骨痿软，风湿痹痛，麻木拘挛。

淫羊藿首载于《神农本草经》。本品长于补肾壮阳，常用于肾阳虚，阳痿不育，宫寒不孕等，常配伍肉苁蓉、巴戟天、杜仲等。若兼肾精亏损者，常配伍熟地黄、枸杞子等。治疗肾阳虚之尿频遗尿，常配伍巴戟天、桑螵蛸、山茱萸等。本品既祛风湿，又能强筋骨，可用于治疗风湿痹痛，肢体麻木，可与威灵仙、川芎、肉桂等配伍。此外，本品具有一定的祛痰止咳功效，并能降血压。因其性温热，故阴虚火旺、实热者不宜服。

【药论】 味辛，寒。主治阳痿，绝伤，茎中痛，利小便，益气力，强志。一名刚前。

——《神农本草经·卷第三·中品药·淫羊藿》

无毒。坚筋骨，消瘰疬，赤痈，下部有疮洗出虫，丈夫久服，令人无子。生上郡阳山。

——南朝梁·陶弘景《本草经集注·草木中品·淫羊藿》

服此使人好为阴阳。西川北部有淫羊，一日百遍合，盖食藿所致，故名淫羊藿。

——南朝梁·陶弘景《本草经集注·草木中品·淫羊藿》

（即仙灵脾。）味辛，气寒。无毒。茎细而坚，叶圆而薄。所在俱有，凌冬不凋，俗呼为三枝九叶草也。但生处不闻水声者为美，凡采制须先酒浸过曝干。锉碎对拌羊脂（每一斤用羊脂四两），火炒脂尽为度。羊食贪合，故此著名。治男子绝阳不兴，治女人绝阴不产。却老景昏耄，除中年健忘。益骨坚筋，增力强志。久服有损，明载《本经》。

——明·陈嘉谟《本草蒙筌·卷之三·草部下》

［主治］ 阴痿绝伤，茎中痛，利小便，益气力，强志（《本经》）。坚筋骨，消瘰疬赤痈，下部有疮，洗出虫。丈夫久服，令人无子（《别录》。机曰：无子字误，当作有子。）丈夫绝阳无子，女人绝阴无子，老人昏耄，中年健忘，一切冷风劳气，筋骨挛急，四肢不仁，补腰膝，强心力（《大明》）。

［发明］ 时珍曰：淫羊藿味甘气香，性温不寒，能益精气，乃手足阳明、三焦、命门药也。真阳不足者宜之。

——明·李时珍《本草纲目·草部第十二卷·淫羊藿》

味辛，寒，无毒。主阴痿绝阳，茎中痛，利小便，益气力，强志坚筋骨，消瘰疬赤痈，下部有疮，洗出虫。丈夫久服，令人无子。（薯蓣为之使）淫羊藿，阳草也。甘温益阳气，辛则走而能补，宜与白蒺藜、甘枸杞、肉苁蓉、五味子、牛膝、山茱萸同用，为补阳之妙剂。渍醇酒饮，益丈夫，兴阳道，理腰膝冷，亦治偏风不遂。大约每藿一斤，渍酒十斤，如常法，勿令过醉。修事时忌鸡犬妇人见。与五味子等分为末，炼蜜丸如梧子大，每三十丸姜茶汤下，治三焦咳嗽，腹满不饮食，气不顺。《圣济总录》：治目昏生翳，用仙灵脾、生王瓜（即小瓜蒌红色者）等分为末。每服一钱，茶下，日三服。《百一选方》：治病后青盲目，日近者可治。仙灵脾一两、淡豆豉一百粒，水一碗半，煎一碗，顿服即愈。《普济方》治小儿雀盲：仙灵脾、晚蚕蛾各半两，炙甘草、射干各二钱半，为末，羊肝一枚切开，掺药末二钱，扎定，以黑豆一合，米泔一盏，同煮熟。分二次食，以汁送之。痘疹入目，用仙灵脾、威灵仙等分为末，每服五分，米汤下。

——明·缪希雍《神农本草经疏·卷第八·草部上品之上·淫羊藿》

味甘，气辛，性温，乃手足阳明、少阴，三焦命门药也。主阳虚阳痿，茎中作痛。化小水，益精气，强志意，坚筋骨，暖下部一切冷风劳气，筋骨拘挛。补腰膝，壮真阴，及年老昏耄，中年健忘。凡男子阳衰，女子阴衰，艰于子嗣者，皆宜服之。服此之法，或单用浸酒，或兼佐丸散，无不可者。制法每择净一斤，以羊脂四两，同炒油尽用之。

——明·张介宾《景岳全书·卷之四十八·本草正（上）·山草部·淫羊藿》

一名仙灵脾。补肾命。辛香甘温。入肝肾。补命门（时珍曰：手足阳明、三焦、命门药），益精气，坚筋骨，利小便。治绝阳不兴，绝阴不产，冷风劳气，四肢不仁（手足麻木）。北部有羊，一日百合，食此藿所致，故名。去枝，羊脂拌炒。山药为使。得酒良。

——清·汪昂《本草备要·卷一·草部·淫羊藿》

◈ 菟 丝 子 ◈

【提要】　菟丝子，辛、甘、平。归肝、肾、脾经。补益肝肾，固精缩尿，安胎，明目，止泻；外用消风祛斑。用于肝肾不足，腰膝酸软，阳痿遗精，遗尿尿频，肾虚胎漏，胎动不安，目昏耳鸣，脾肾虚泻；外治白癜风。

菟丝子首载于《神农本草经》。本品味甘性平，补而不峻，常用于治疗肾阳不足，肾精亏虚的多种证候，常配伍枸杞子、覆盆子、五味子等药。本品既补肾阳，又兼固涩作用，治疗肾虚不固之遗精、遗尿、尿频、崩漏带下等，能标本兼顾；治肾虚小便不禁或遗尿，可配伍肉苁蓉、五味子、桑螵蛸等；治冲任不固之崩中漏下，可配伍杜仲、艾叶、乌贼骨等。菟丝子能补肾养肝，益精明目，常治疗肝肾亏虚所致目暗不明，与熟地黄、车前子等配伍。本品既能温肾补脾，又有止泻之功，用治脾肾虚寒，腹泻便溏，常配伍补骨脂、巴戟天、五味子等。本品能补肝肾、固冲任以安胎，常用于肾虚冲任不固的胎动不安，常配伍桑寄生、续断等。

【药论】　味辛，平。主续绝伤，补不足，益气力，肥健。汁：去面䵟。久服明目、轻身、延年。名菟芦。

——《神农本草经·卷第一·上品药·菟丝子》

味甘，无毒。养肌，强阴，坚筋骨，主茎中寒，精自出，溺有余沥，口苦，燥渴，寒血为积。一名菟缕，一名蓎蒙，一名玉女，一名赤网，一名菟累。生朝鲜田野，蔓延草木之上，色黄而细为赤网，色浅而大为菟累。九月采实，曝干。

——南朝梁·陶弘景《本草经集注·草木上品·菟丝子》

味辛、甘，气平。无毒。朝鲜（国名）多产，冤句（属山东兖州府）独佳。蔓延草木之间，无根假气而出。实如蚕子，秋采阴干。色黄细者名赤纲，色浅大者名菟藟。种类虽二，功效并同。先用水洗去砂，次以酒渍杵烂。捏成薄饼，向日曝干。研末为丸，不堪煎液。益气强力，补髓添精。虚寒膝冷腰疼，正宜多服。鬼交梦遗精泄，勿厌频吞。肥健肌肤，坚强筋骨。服之久久，明目延年。茎叶煎汤，小儿可浴。解热毒痱疹，散痒塌痘疮。

——明·陈嘉谟《本草蒙筌·卷之一·草部上·菟丝子》

[气味] 辛、甘，平，无毒。

[主治] 续绝伤，补不足，益气力，肥健人（《本经》）。养肌强阴，坚筋骨，主茎中寒，精自出，溺有余沥，口苦燥渴，寒血为积。久服明目轻身延年（《别录》）。治男女虚冷，添精益髓，去腰疼膝冷，消渴热中。久服去面䵟，悦颜色（甄权）。补五劳七伤，治鬼交泄精，尿血，润心肺（大明）。补肝脏风虚（好古）。

[发明] 敩曰：菟丝子禀中和凝正阳气，一茎从树感枝而成，从中春上阳结实，故偏补人卫气，助人筋脉。颂曰：《抱朴子》仙方单服法：取实一斗，酒一斗浸，曝干再浸又曝，令酒尽乃止，捣筛。每酒服二钱，日二服。此药治腰膝去风，兼能明目。久服令人光泽，老变为少。十日外，饮啖如汤沃雪也。

——明·李时珍《本草纲目·草部十八卷·菟丝子》

味辛、甘，平，无毒。主续绝伤，补不足，益气力，肥健。汁去面䵟，养肌，强阴，坚筋骨。主茎中寒，精自出，溺有余沥，口苦燥渴，寒血为积。久服明目，轻身延年（得酒良，宜丸不宜煮）。

[疏]……为补脾肾肝三经要药。主续绝伤，补不足，益气力。肥健者，三经而俱实，则绝伤续而不足补矣。脾统血，合肌肉而主四肢，足阳明、太阴之气盛则力长而肌健。补脾，故养肌。益肝肾故强阴、坚筋骨。暖而能补肾中阳气，故主茎中寒，精自出，溺有余沥。口苦燥渴者，脾肾虚而生内热，津液因之不足也。二脏得补，则二病自愈。寒血为积者，劳伤则血瘀，阳气乏绝则内寒，血随气行，气弱不能统血以行，久而为积矣。凡劳伤皆脾肾肝三脏主之。肝脾气王则瘀血自行也。久服明目轻身延年者，目得血而能视，肝开窍于目，瞳子神光属肾，肝肾实则目自明，脏实精满则身自轻，延年可必矣。

……

[简误] 肾家多火，强阳不痿者，忌之。大便燥结者，亦忌之。

——明·缪希雍《神农本草经疏·卷六·草部上品之上·菟丝子》

味甘辛，气微温。其性能固，入肝脾肾三经。先用甜水淘洗净，浸胀，次用酒渍，煮熟晒干，炒之更炒。补髓添精，助阳固泄，续绝伤，滋消渴，缩小便，止梦遗带浊余沥，暖腰膝寒疼，壮气力筋骨，明目开胃，进食肥肌，禁止鬼交，尤安梦寐。汤液丸散，任意可用，古人不入煎剂，亦一失也。欲止消渴，煎汤任意饮之。

——明·张介宾《景岳全书·卷之四十八·本草正（上）·蔓草部·菟丝子》

平补三阴。甘辛和平。凝正阳之气，入足三阴（脾、肝、肾）。强阴益精，温而不燥，不助相火。治五劳七伤，精寒淋沥，口苦燥渴（脾虚肾燥而生内热，菟丝益阴清热）。祛风明目，补卫气，助筋脉，益气力，肥健人（补肝肾之效。《老学庵笔记》：予族弟少服菟丝子凡数年，饮食倍常，血气充盛。忽因浴见背肿，随视随长，乃大疽也。适值金银花开，饮至数斤，肿遂消。菟丝过服，尚能作疽，以此知金石药，不可不戒。昂按：此人或感他毒，未可尽归咎于菟丝也）。无根，蔓延草上，子黄如黍粒。得酒良。淘去泥沙，酒浸一宿，曝干捣末。山药为使。

——清·汪昂《本草备要·卷一·草部·菟丝子》

杜　仲

【提要】　杜仲，甘，温。归肝、肾经。补肝肾，强筋骨，安胎。用于肝肾不足，腰膝酸痛，筋骨无力，头晕目眩，妊娠漏血，胎动不安。

杜仲首载于《神农本草经》。本品能补益肝肾，强壮筋骨，为治肾虚腰痛之要药。可单用，或常配伍胡桃肉、补骨脂等。若治疗痹证日久，肝肾两虚，可与桑寄生、牛膝、独活等同用。杜仲善能补肝肾、安胎，单用有效，也常配伍黄芪、当归、续断等。此外，本品还能降血压，常用于肾阳虚型高血压患者。阴虚火旺者慎用。

【药论】　味辛，平。主腰脊痛，补中，益精气，坚筋骨，强志，除阴下痒湿，小便余沥。久服轻身，耐老。一名思仙。

——《神农本草经·卷第二·上品药·杜仲》

味甘，温，无毒。主治脚中酸疼痛，不欲践地。一名思仲，一名木绵。生上虞及上党、汉中。二月、五月、六月、九月采皮，阴干。

——南朝梁·陶弘景《名医别录·上品·卷第一·杜仲》

味辛、甘，气平、温。气味俱薄，降也，阳也。无毒。汉中（属四川）产者第一，脂厚润者为良。刮净粗皮，咀成薄片，姜汁润透，连炒去丝。凡为丸散煎汤，最恶玄参、蛇蜕。补中强志，益肾添精。腰痛不能屈神功，足疼不能践者立效。除阴囊湿痒，止小水梦遗。

——明·陈嘉谟《本草蒙筌·卷之四·木部·杜仲》

［主治］　腰膝痛，补中益精气，坚筋骨，强志，除阴下痒湿，小便余沥。久服，轻身耐老（《本经》）。脚中酸疼，不欲践地（《别录》）。治肾劳，腰脊挛（《大明》）。肾冷，𤸶腰痛。人虚而身强直，风也。腰不利，加而用之（甄权）。能使筋骨相着（李杲）。润肝燥，补肝经风虚（好古）。

［发明］　时珍曰：杜仲古方只知滋肾，惟王好古言是肝经气分药，润肝燥，补肝虚，发昔人所未发也。盖肝主筋，肾主骨。肾充则骨强，肝充则筋健。屈伸利用，皆属于筋。杜仲色紫而润，味甘微辛，其气温平。甘温能补，微辛能润。故能入肝而补肾，子能令母实也。按庞

元英《谈薮》：一少年新娶，后得脚软病，且疼甚。医作脚气治不效。路钤孙琳诊之。用杜仲一味，寸断片拆。每以一两，用半酒、半水一大盏煎服。三日能行，又三日全愈。琳曰：此乃肾虚，非脚气也。杜仲能治腰膝痛，以酒行之，则为效容易矣。

——明·李时珍《本草纲目·木部第三十五卷·杜仲》

味辛、甘，平，无毒。主腰脊痛，补中益精气，坚筋骨，强志，除阴下痒湿，小便余沥，脚中酸痛不欲践地。久服轻身耐老。同牛膝、枸杞子、续断、白胶、地黄、五味子、菟丝子、黄柏、山药，治肾虚腰痛，及下部软弱无力。崔元亮《海上方》治肾虚腰痛：用杜仲去皮酥炙黄，一斤分作十剂，每夜取一剂，以水一升浸至五更，煎三分减一，取汁去滓，以羊肾三四枚切片放下，再煎三五沸，如作羹法，和以椒盐，空腹顿服。《得效方》治风冷伤肾，腰背虚痛：杜仲一斤切炒，酒二升，渍十日，日服三合。《肘后方》治病后虚汗，及目中流泪：杜仲、牡蛎等分，为末。卧时水服五匕，不止更服。《简便方》治频惯堕胎，或三四月即堕者：于两月前，以杜仲八两，糯米煎汤浸透炒去丝，续断二两，酒浸焙干为末，以山药五六两为末作糊，丸梧子大。每服五十丸，空心米饮下。青娥丸（见补骨脂条下）。

——明·缪希雍《神农本草经疏·卷十二·木部上品·杜仲》

味甘辛淡，气温平。气味俱薄，阳中有阴。其功入肾。用姜汁或盐水润透，炒去丝。补中强志，壮肾添精，腰痛殊功，足疼立效。除阴囊寒湿，止小水梦遗。因其气温，故暖子宫；因其性固，故安胎气。内热火盛者，亦当缓用。

——明·张介宾《景岳全书·卷之四十九·本草正（下）·竹木部·杜仲》

补腰膝。甘温能补，微辛能润。色紫入肝经气分。润肝燥，补肝虚。子能令母实，故兼补肾。肝充则筋健，肾充则骨强，能使筋骨相著（皮中有丝，有筋骨相著之象）。治腰膝酸痛（《经》曰：腰者肾之府，转移不能，肾将惫矣；膝者筋之府，屈伸不能，筋将惫矣。一少年新娶，得脚软病，且痛甚，作脚气治，不效。孙林曰：此肾虚也，用杜仲一两，半酒半水煎服，六日全愈。按：腰痛不已者，属肾虚；痛有定处，属死血；往来走痛，属痰；腰冷身重、遇寒即发，属寒湿；或痛或止，属湿热，而其原多本于肾虚，以腰者肾之府也），阴下湿痒，小便余沥，胎漏（怀孕沥血）胎坠（惯坠胎者，受孕一、两月，用杜仲八两，糯米煎汤浸透，炒断丝，续断二两，酒浸，山药六两，为糊丸，或枣肉为丸，米饮下。二药大补肾气，托住胎元，则胎不坠）。出汉中。厚润者良。去粗皮剉，或酥炙酒炙蜜炙，盐酒炒姜汁炒，断丝用，恶玄参。

——清·汪昂《本草备要·卷二·木部·杜仲》

18.3 补 血 药

本类药物，性味甘温或甘平；主归心、肝二经；具有补血功效；主治血虚证，临床主要用于：心血虚证，症见心烦、失眠、健忘、心悸、怔忡等；肝血虚证，症见眩晕、耳鸣、两目干涩、视力减退，或肢体麻木、拘急、震颤、女子月经愆期、量少，甚至经闭等。部分药物，还能滋肾、益精、润肺等，可用治肝肾阴虚证，精血亏虚证，阴虚肺燥证等。

当 归

【提要】 当归，甘、辛，温。归肝、心、脾经。补血活血，调经止痛，润肠通便。用于血虚萎黄，眩晕心悸，月经不调，经闭痛经，虚寒腹痛，风湿痹痛，跌扑损伤，痈疽疮疡，肠燥便秘。酒当归活血通经。用于经闭痛经，风湿痹痛，跌扑损伤。

当归首载于《神农本草经》。本品甘温，为补血要药；可用于血虚诸证，常与熟地、白芍配伍。本品辛温行散，活血不伤正，为活血化瘀佳品；可用于血瘀诸证，常配伍乳香、丹参等药。本品既能补血活血，又善调经止痛，尤为调经要药；治疗血虚之月经不调、经闭、痛经、产后腹痛等，常配伍熟地黄、白芍等；治疗血瘀之月经不调等，常与桃仁、红花等药同用。本品还能润肠通便，且补血，善于治疗血虚肠燥便秘，常配伍熟地黄、肉苁蓉、火麻仁等。此外，当归尚有平喘作用，可用于咳喘。其性温，湿热中阻、肺热痰火、阴虚阳亢等不宜应用。又因润燥滑肠，大便溏泻者忌用。

【药论】 味甘，温。主治咳逆上气，温疟、寒热洗洗在皮肤中，妇人漏下，绝子。诸恶疮疡，金创，煮饮之。一名干归。

——《神农本草经·卷第四·中品·当归》

味辛，大温，无毒。主温中，止痛，除客血内塞，中风痉，汗不出，湿痹，中恶，客气虚冷，补五脏，生肌肉。生陇西。二月、八月采根，阴干。

——南朝梁·陶弘景《名医别录·中品·卷第二·当归》

甘、辛，温、大温，无毒。主治咳逆上气，温疟寒热洗洗在皮肤中，妇人漏下绝子，诸恶疮疡，金疮，煮饮之。温中止痛，除客血内塞，中风痉，汗不出，湿痹，中恶，客气虚冷，补五脏，生肌肉。一名干归。生陇西川谷。二月、八月采根，阴干。

——南朝梁·陶弘景《本草经集注·卷第四·草木中品·当归》

[谟按] 《正传》云：当归能逐瘀血、生新血，使血脉通畅与气并行，周流不息，因以为号。然而中半以上，气脉上行，天气主之；中半以下，气脉下行，地气主之；身则独守乎中而不行也。人身之法象亦犹是焉。故瘀血在上焦，与上焦之血少，则用上截之头；瘀血在下焦，与下焦之血少，则用下截之尾；若欲行中焦瘀血，与补中焦血虚，则用中截之身。匪独当归为然，他如黄芩、防风、桔梗、柴胡亦皆然也。观此一说，较前东垣虽殊，思亦近理不妄。采附篇末，凭人所宗。又按：《经》云：主咳逆上气。议者以当归血药，如何治胸中气也？殊不知当归非独主血，味兼辛散，乃为血中气药。况咳逆上气，非止一端，亦有阴虚，阳无所附，以致然者。今用血药补阴，与阳齐等，则血和而气降矣。《本经》所谓义或由斯。

——明·陈嘉谟《本草蒙筌·卷之一·草部上·当归》

[主治] 治头痛，心腹诸痛，润肠胃筋骨皮肤，治痈疽，排脓止痛，和血补血（时珍）。

——明·李时珍《本草纲目·草部第十四卷·当归》

同川芎、芍药、地黄，名四物汤，主妇人血分百病。加炒黑干姜、炒黑豆、泽兰、牛膝、益母草、蒲黄，治妇人产后百病。同桂枝、术、菊花、牛膝，主痹。同牛膝、鳖甲、橘皮、生姜，治疟在阴分久不止。同酸枣仁、远志、人参、茯神，治心血虚不得眠。同黄芪、生熟地黄、黄芩、黄连、黄柏，治盗汗。同荆芥、白芷、芎藭、地黄，治破伤风。同续断、牛膝、杜仲、地黄、鹿角屑、桂，治一切折伤踒跌，挫闪作疼。同川芎、人参，治难产及倒生。同益母草、红蓝花、蒲黄、牛膝，治产后血上薄心。同白胶、地黄、芍药、续断、杜仲，治妇人血闭无子。同地榆、金银花、滑石、红曲，治滞下纯血，里急后重。

——明·缪希雍《神农本草经疏·卷八·草部中品之上·当归》

味甘辛，气温。气轻味重，可升可降，阴中有阳。其味甘而重，故专能补血；其气轻而辛，故又能行血。补中有动，行中有补，诚血中之气药，亦血中之圣药也。头止血上行，身养血中守，尾破血下流，全活血不走。大约佐之以补则补，故能养营养血，补气生精，安五脏，强形体，益神志，凡有形虚损之病，无所不宜；佐之以攻则通，故能祛痛通便，利筋骨，治拘挛瘫痪燥涩等证。营虚而表不解者，佐以柴、葛、麻、桂等剂，大能散表；卫热而表不敛者，佐以六黄之类，又能固表。惟其气辛而动，故欲其静者当避之，性滑善行大便不固者当避之；凡阴中火盛者，当归能动血，亦非所宜；阴中阳虚者，当归能养血，乃不可少；若血滞而为痢者，正所当用。其要在动、滑两字。若妇人经期血滞，临产催生，及产后儿枕作痛，俱当以此为君。小儿痘疹惊痫，凡属营虚者，必不可少。

——明·张介宾《景岳全书·卷之四十八·本草正（上）·芳草部·当归》

补血、润燥、滑肠。甘温和血，辛温散内寒，苦温助心散寒（诸血属心，凡通脉者，必先补心，当归苦温助心），入心肝脾（心生血，肝藏血，脾统血），为血中之气药。治虚劳寒热，咳逆上气（血和则气降）温疟（厥阴肝邪）澼痢（便血曰澼），头痛腰痛，心腹诸痛（散寒和气），风痉无汗（痉音擎上声。身强项直，角弓反张曰痉。无汗为刚痉，有汗为柔痉。当归辛散风，温和血。产后亦有发痉者，以脱血无以养筋也，宜十全大补汤），痿痹癥瘕（筋骨缓纵，足不任地曰痿；风寒湿客于肌肉血脉曰痹；血凝气聚，按之坚硬曰癥；虽坚硬而聚散无常曰瘕，尚未至癥也）。痈疽疮疡，冲脉为病，气逆里急，带脉为病，腹痛、腰溶溶如坐水中（冲脉起于肾下，出于气街，挟脐上行，至胸中，上颃颡，渗诸阳，灌诸经，下行入足，渗三阴，灌诸络，为十二经脉之海，主血。带脉横围于腰如束带，总约诸脉），及妇人诸不足，一切血证，阴虚而阳无所附者。润肠胃，泽皮肤，养血生肌（血旺则肉长），排脓止痛（血和则痛止）。然滑大肠，泻者忌用（当归为君，白芍为臣，地黄为佐，芎藭为使，名四物汤。治血之总剂，血虚佐以人参黄芪；血热佐以条芩栀连；血积佐以大黄牵牛。昂按：血属阴，四物能养阴，阴得其养，则血自生，非四物能生血也。若气虚血弱之人，当用人参，取阳旺生阴血之义。多有过服四物阴滞之药，而反致害者）。使气血各有所归，故名（血滞能通，血虚能补，血枯能润，血乱能抚，盖其辛温能行气分，使气调而血和也。李东垣曰：头止血而上行，身养血而中守，尾破血而下流，全活血而不走。雷敩、王海藏并云：头破血。李时珍曰：治上用头，治中用身，治下用尾，通治全用。一定之理也）。川产力刚善攻，秦产力柔善补。以秦产头园尾多，肥润气香者良，名马尾当归；尾粗坚枯者，名镵头当归，只宜发散用。治血酒制，有痰姜制（昂按：当归非治痰药，姜制亦臆说耳）。畏菖蒲、海藻、生姜。恶湿面。

——清·汪昂《本草备要·卷一·草部·当归》

味甘微辛，气香，液浓，性温。为生血、活血之主药，而又能宣通气分，使气血各有所归，故名当归。其力能升（因其气厚而温）能降（因其味厚而辛），内润脏腑（因其液浓而甘），外达肌表（因其味辛而温）。能润肺金之燥，故《神农本草经》谓其主咳逆上气；能缓肝木之急，故《金匮》当归芍药散，治妇人腹中诸疼痛；能补益脾血，使人肌肤华泽；生新兼能化瘀，故能治周身麻痹、肢体疼痛、疮疡肿疼；活血兼能止血，故能治吐血、衄血（须用醋炒取其能降也），二便下血（须用酒炒取其能升也）；润大便兼能利小便，举凡血虚血枯、阴分亏损之证，皆宜用之。惟虚劳多汗、大便滑泻者，皆禁用。当归之性虽温，而血虚有热者，亦可用之，因其能生血即能滋阴，能滋阴即能退热也。其表散之力虽微，而颇善祛风，因风着人体恒致血痹，血活痹开，而风自去也。至于女子产后受风发搐，尤宜重用当归，因产后之发搐，半由于受风，半由于血虚（血虚不能荣筋），当归既能活血以祛风，又能生血以补虚，是以愚治此等证，恒重用当归一两，少加散风之品以佐之，即能随手奏效。

——民国·张锡纯《医学衷中参西录·二、药物·当归解》

❧ 熟 地 黄 ❧

【提要】　熟地黄，甘，微温。归肝、肾经。补血滋阴，益精填髓。用于血虚萎黄，心悸怔忡，月经不调，崩漏下血，肝肾阴虚，腰膝酸软，骨蒸潮热，盗汗遗精，内热消渴，眩晕，耳鸣，须发早白。

熟地黄首载于《图经本草》。本品甘温，补血而主静，为补血要药，可用于血虚诸证。常配伍补血而兼动之当归，治血虚萎黄，常配伍当归、白芍等药。本品长于滋肾养肝，益精填髓，常用于肝肾阴虚之腰膝酸软，眩晕耳鸣，遗精盗汗及消渴等病证，宜与山茱萸、山药等配伍。本品善补益肾精，适用于肾精亏虚所致小儿生长发育迟缓及成人早衰等病证，常配伍何首乌、菟丝子、牛膝等。熟地黄性质滋腻，易妨碍消化，故脾胃虚弱、中满便溏、气滞痰多者慎用。

【药论】

［谟按］　丹溪云：气病补血，虽不中病亦无害也。读之不能无疑焉。夫补血药剂，无逾地黄、当归，若服过多，其性缠滞，每于胃气亦有亏尔。尝见胃虚气弱，不能运行，血越上窍者，用此合成四物汤，以为凉血补血之剂。多服调治，反致胸膈痞闷，饮食少进，上吐下泻，气喘呕血，日渐危迫，去死几近。此皆因血药伤其冲和胃气，安得谓无害耶？大抵血虚固不可专补其气，而气虚亦不可过补其血。所贵认证的真，最剂佐助，庶几不失于偏损也。

——明·陈嘉谟《本草蒙筌·卷之一·草部上·生干地黄》

［主治］　填骨髓，长肌肉，生精血，补五脏内伤不足，通血脉，利耳目，黑须发，男子五劳七伤，女子伤中胞漏，经候不调，胎产百病（时珍）。

［发明］　时珍曰：按王硕《易简方》云：男子多阴虚，宜用熟地黄；女子多血热，宜用生地黄。又云：生地黄能生精血，天门冬引入所生之处；熟地黄能补精血，用麦门冬引入所补之处。虞抟《医学正传》云：生地黄生血，而胃气弱者服之，恐妨食；熟地黄补血，而痰饮多者服之，恐泥膈。或云：生地黄酒炒则不妨胃，熟地黄姜汁炒则不泥膈。此皆得

用地黄之精微者也。

——明·李时珍《本草纲目·草部第十六卷·地黄》

平补肝肾、养血、滋阴。甘而微温。入手足少阴、厥阴经。滋肾水，补真阴，填骨髓，生精血，聪耳明目（耳为肾窍，目为肝窍。目得血而能视。耳得血而能聪），黑发乌髭。治劳伤风痹，胎产百病，为补血之上剂（丹溪曰：产前当清热养血为主，产后宜大补气血为主，虽有杂证，从未治之。昂按：丹溪产后大补气血一语，诚至当不易之论。后人不善用之，多有风寒未解，瘀血未尽，妄施峻补，反致大害者，不可不察。王硕曰：男子多阴虚，宜熟地；女子多血热，宜生地）。以好酒拌砂仁末，浸蒸晒九次用（地黄性寒，得酒与火与日则温；性泥，得砂仁则和气，且能引入丹田。六味丸用之为君，尺脉弱者加桂附，所谓益火之源，以消阴翳也。尺脉旺者加知柏，所谓壮水之主，以制阳光也）。

——清·汪昂《本草备要·卷一·草部·熟地黄》

微甘，微温，入足三阴经，滋肾水，封填骨髓，养血液，补益真阴，为补阴壮水之专药。阴虚无热最宜之。但性能腻膈，痰多气郁之人宜酌用。亦有熟砂仁末拌炒松用者。修制俱忌铁器。

——原题清·徐灵胎《药性切用·卷之一下·草部·熟地黄》

熟地黄（用鲜地黄和酒，屡次蒸晒而成）：其性微温，甘而不苦，为滋阴补肾主药。治阴虚发热，阴虚不纳气作喘，劳瘵咳嗽，肾虚不能漉水，小便短少，积成水肿，以及各脏腑阴分虚损者，熟地黄皆能补之。

——民国·张锡纯《医学衷中参西录·二、药物·地黄解》

芍 药

【提要】 芍药有白、赤二种。白芍，苦、酸、微寒。归肝、脾经。养血调经，敛阴止汗，柔肝止痛，平抑肝阳。用于血虚萎黄，月经不调，自汗，盗汗，胁痛，腹痛，四肢挛痛，头痛眩晕。赤芍，苦、微寒。归肝经。清热凉血，散瘀止痛。用于热入营血，斑疹吐衄；血热瘀滞，经闭癥瘕、跌打损伤，疮痈中毒等。

芍药首载于《神农本草经》。赤芍偏于行血，白芍长于补血。白芍补血之力，不及当归、熟地黄，常与其他补血药配伍后，广泛用于各种血虚诸证。白芍能敛肝阴、平抑肝阳，治肝阳上亢常配伍龟甲、天冬、代赭石等药。白芍既缓急止痛，又养血柔肝，也长于治疗血虚肝失所养，筋脉拘急之拘急疼痛，常配伍甘草同用。白芍能敛阴止汗，可用于虚汗证。治阴虚盗汗，配伍知母、黄柏等；治气虚自汗，配伍黄芪、白术等。治外感风寒，营卫失和而自汗者，常与桂枝配伍。不宜与藜芦同用。

【药论】 味苦，平，有小毒。治邪气腹痛，除血痹，破坚积，寒热，疝瘕，止痛，利小便，益气。

——《神农本草经·卷第三·中品药·芍药》

味酸，微寒，有小毒。主通顺血脉，缓中，散恶血，逐贼血，去水气，利膀胱、大小肠，消痈肿，时行寒热，中恶，腹痛，腰痛。一名白木，一名余容，一名犁食，一名解仓，一名铤。生中岳及丘陵。二月、八月采根，曝干。

——南朝梁·陶弘景《名医别录·中品·卷第二·芍药》

《液》云：腹中虚痛，脾经也，非芍药不除。补津液停湿之剂。

——元·王好古《汤液本草·卷之三·草部·芍药》

［谟按］　芍药何入手足太阴也？盖酸涩者为上，为收敛停湿之剂故尔。虽主手足太阴，终不离于收降之体。又至血海而入九地之下，直抵于足厥阴焉。气味酸收，又何利小便也？盖肾主大小二便，用此益阴滋湿，故小便得通。仲景治伤寒每多用者，抑非以其主寒热利小便乎？一说：芍药本非通利之药，因其能停诸湿而益津液，故小便自利，于义亦通。又何谓缓中也？盖损其肝者缓其中，即调血止痛之谓。丹溪云：芍药惟止血虚腹痛，然诸痛并宜辛散，此仅酸收，故致血调，血调则痛自止，岂非谓缓中耶？

——明·陈嘉谟《本草蒙筌·卷之二·草部中·芍药》

［主治］　止下痢腹痛后重（时珍）。

［发明］　时珍曰：白芍药益脾，能于土中泻木。赤芍药散邪，能行血中之滞。《日华子》言赤补气，白治血，欠审矣。产后肝血已虚，不可更泻，故禁之。酸寒之药多矣，何独避芍药耶？

——明·李时珍《本草纲目·草部第十四卷·芍药》

白芍药酒炒为君，佐以炙甘草，为健脾最胜之剂，能治血虚腹痛。同黄连、滑石、甘草、升麻、人参、莲肉、扁豆、红曲、干葛，为治滞下之神药。同人参、白术、茯苓、炙甘草、肉豆蔻、橘皮、车前子，治脾虚泄泻。酒炒白芍药二两，炙甘草二钱，莲心去心五十粒，水煎。治痘疮有热作泄，热甚加酒炒黄连一钱。同荆芥、防风、生地黄、黄芪、炙甘草，治肠风下血。同当归、地黄、牛膝、炒黑干姜、续断、麦门冬、五味子，治产后血虚发热。君白芷、炙甘草，治痘疮血虚发痒。同黄芪、防风，治表虚伤风自汗。

——明·缪希雍《神农本草经疏·卷八·草部中品之上·芍药》

反藜芦。味微苦微甘略酸，性颇寒。气薄于味，敛降多而升散少，阴也。有小毒。白者味甘，补性多。赤者味苦，泻性多。生者更凉，酒炒微平。其性沉阴，故入血分，补血热之虚，泻肝火之实，固腠理，止热泻，消痈肿，利小便，除眼疼，退虚热，缓三消。诸证于因热而致者为宜。若脾气寒而痞满难化者忌用。止血虚之腹痛，敛血虚之发热。白者安胎热不宁，赤者能通经破血。此物乃补药中之稍寒者，非若极苦大寒之比。若谓其白色属金，恐伤肝木，寒伐生气，产后非宜，则凡白过芍药，寒过芍药者，又将何如？如仲景黑神散、芍药汤之类，非皆产后要药耶？用者还当详审。若产后血热而阴气散失者，正当用之，不必疑也。

——明·张介宾《景岳全书·卷之四十八·本草正（上）·芳草部·芍药》

补血、泻肝、涩、敛阴。苦酸微寒，入肝脾血分，为手足太阴（肺、脾）行经药。泻肝火

（酸敛汗，肝以敛为泻，以散为补），安脾肺，固腠理（肺主皮毛，脾主肌肉。肝木不克土，则脾安；土旺能生金，则肺安。脾和肺安，则腠理固矣），和血脉，收阴气，敛逆气（酸主收敛），散恶血，利小便（敛阴生津，小便自利，非通行之谓也），缓中止痛（东垣曰：《经》曰：损其肝者，缓其中。即调血也）。益气除烦，敛汗安胎，补劳退热。治泻痢后重（能除胃中湿热），脾虚腹痛（泻痢俱太阴病，不可缺此，寒泻冷痛忌用。虞天民曰：白芍不惟治血虚，大能行气。古方治腹痛，用白芍四钱，甘草二钱，名芍药甘草汤。盖腹痛因营气不从，逆于肉里，白芍能行营气，甘草能敛逆气，又痛为肝木克脾土，白芍能伐肝故也。天民又曰：白芍只治血虚腹痛，余不治，以其酸寒收敛，无温散之功也），心痞胁痛（胁者，肝胆二经往来之道。其火上冲，则胃脘痛，横行则两胁痛。白芍能理中泻肝），肺胀喘噫（嗳同），痈肿疝瘕。其收降之体，又能入血海（冲脉为血海，男女皆有之），而至厥阴（肝）。治鼻衄（鼻血曰衄，音女六切）目涩，肝血不足（退火益阴，肝血自足），妇人胎产，及一切血病。又曰产后忌用（丹溪曰：以其酸寒伐生发之气也，必不得已，酒炒用之可耳。时珍曰：产后肝血已虚，不可更泻也。寇氏曰：减芍药以避中寒。微寒如芍药，古人犹谆谆告诫，况大苦大寒，可肆行而莫之忌耶。同白术补脾，同参芪补气，同归地补血，同川芎泻肝，同甘草止腹痛，同黄连止泻痢，同防风发痘疹，同姜枣温经散湿）。赤芍药主治略同，尤能泻肝火，散恶血，治腹痛、坚积、血痹、疝瘕（邪聚外肾为疝，腹内为瘕），经闭肠风，痈肿目赤（皆散泻之功）。白补而收，赤散而泻。白益脾，能于土中泻木；赤散邪，能行血中之滞。产后俱忌用。赤白各随花色，单瓣者入药。酒炒用（制其寒），妇人血分醋炒，下痢后重不炒。恶芒硝石斛，畏鳖甲小蓟，反藜芦。

——清·汪昂《本草备要·卷一·草部·白芍药》

苦酸微寒，入肝脾血分，为手足太阴行经。泻肝火，敛阴血，安脾肺，固腠理，乃血虚腹痛之专药。泻火生用，敛阴炒用。酒炒和血，醋炒止血。

——原题清·徐灵胎《药性切用·卷之一中·草部·白芍药》

味苦微酸，性凉多液（单煮之其汁甚浓）。善滋阴养血，退热除烦，能收敛上焦浮越之热下行自小便泻出，为阴虚有热小便不利者之要药。为其味酸，故能入肝以生肝血；为其味苦，故能入胆而益胆汁；为其味酸而兼苦，且又性凉，又善泻肝胆之热，以除痢疾后重（痢后重者，皆因肝胆之火下迫），疗目疾肿疼（肝开窍于目）。与当归、地黄同用，则生新血；与桃仁、红花同用，则消瘀血；与甘草同用，则调和气血，善治腹疼；与竹茹同用，则善止吐衄；与附子同用，则翕收元阳下归宅窟。惟力近和缓，必重用之始能建功。芍药原有白、赤二种，以白者为良，故方书多用白芍。至于化瘀血，赤者较优，故治疮疡者多用之，为其能化毒热之瘀血不使溃脓也。白芍出于南方，杭州产者最佳，其色白而微红，其皮则红色又微重。为其色红白相兼，故调和气血之力独优。赤芍出于北方关东三省，各山皆有，肉红皮赤，其质甚粗，若野草之根，故张隐庵、陈修园皆疑其非芍药花根。愚向亦疑之，至奉后因得目睹，疑团方释，特其花叶皆小，且花皆单瓣，其花或粉红或紫色，然无论何色，其根之色皆相同。

——民国·张锡纯《医学衷中参西录·二、药物·芍药解》

❧ 何　首　乌 ❧

【提要】　何首乌，苦、甘、涩，微温。归肝、心、肾经。解毒，消痈，截疟，润肠通便。用于疮痈，瘰疬，风疹瘙痒，久疟体虚，肠燥便秘。制何首乌，苦、甘、涩，微温。归肝、心、肾经。补肝肾，益精血，乌须发，强筋骨。用于血虚萎黄，眩晕耳鸣，须发早白，腰膝酸软，肢体麻木，崩漏带下。

何首乌首载于《开宝本草》。制何首乌能补血，治血虚萎黄，常与熟地黄、当归、龙眼肉等配伍。制何首乌善补肝肾，益精血，常用于肝肾精亏血虚所致成人虚损诸证，常配伍菟丝子、熟地等。生何首乌功能截疟，治久疟体虚者，常配伍人参、当归等。生何首乌功能解毒，消痈散结，用于痈疮肿毒，常配伍金银花、连翘等。生首乌能通便，治疗肠燥便秘，常配伍当归、火麻仁等药。制何首乌湿痰壅盛者不宜，生何首乌大便溏薄者不宜。

【药论】　兼黑髭鬓，与萝卜相恶，令人髭鬓早白。治肠风热多用。

——宋·寇宗奭《本草衍义·第十二卷·何首乌》

［主治］　瘰疬，消痈肿，疗头面风疮，治五痔，止心痛，益血气，黑髭发，悦颜色。久服长筋骨，益精髓，延年不老。亦治妇人产后及带下诸疾（《开宝》）。久服令人有子，治腹脏一切宿疾，冷气肠风（《大明》），泻肝风（好古）。

［发明］　时珍曰：何首乌，足厥阴、少阴药也。白者入气分，赤者入血分。肾主闭藏，肝主疏泄。此物气温，味苦涩。苦补肾，温补肝，涩能收敛精气。所以能养血益肝，固精益肾，健筋骨，乌髭发，为滋补良药。不寒不燥，功在地黄、天门冬诸药之上。气血太和，则风虚痈肿瘰疬诸疾可知矣。此药流传虽久，服者尚寡。嘉靖初，邵应节真人以七宝美髯丹方上进。世宗肃皇帝服饵有效，连生皇嗣。于是何首乌之方，天下大行矣。宋怀州知州李治，与一武臣同官。怪其年七十余而轻健，面如渥丹，能饮食。叩其术，则服何首乌丸也。乃传其方。后治得病，盛暑中半体无汗，已二年，窃自忧之。造丸服至年余，汗遂浃体。其活血治风之功，大有补益。其方用赤白何首乌各半斤，米泔浸三夜，竹刀刮去皮，切焙，石臼为末，炼蜜丸梧子大。每空心温酒下五十丸。亦可末服。

——明·李时珍《本草纲目·草部第十八卷·何首乌》

君甘菊花、枸杞子、地黄、牛膝、天门冬、赤白茯苓、桑椹、南烛子，则益精血，乌须发，驻颜延年。得牛膝、鳖甲、橘红、青皮，治疟邪在阴分，久而不解；如表气已虚，脾胃已弱，则加人参三五钱；肺热者去人参，换入当归如其数。得刺蒺藜、甘菊花、天门冬、胡麻仁、漆叶、白芷、荆芥穗、苦参、地黄、百部，治头面诸风及大麻风。得金银花、地榆、犀角、草石蚕、山豆根、黄连、芍药、干葛、升麻、甘草、滑石，治毒痢下纯血，诸药不效，有神。

——明·缪希雍《神农本草经疏·卷十一·草部下品之下·何首乌》

味甘涩微苦，阴中有阳，性温。此其甘能补，涩能固，温能养阳，虽曰肝肾之药，然白者入气分，赤者入血分，凡血气所在，则五阴之脏何所不至？故能养血养神助气，壮筋骨，强精髓，黑须发，亦治妇人带浊失血，产后诸虚等疾。第其性效稍缓，暂服若不甚显，必久服之，诚乃延年益寿，滋生助嗣之良剂。至如断疟疾，安久痢，活血治风，疗痈肿瘰疬，风湿疮疡及一切冷气肠风宿疾，总由其温固收敛之功。血气固则真元复，真元复则邪自散也。故唐之李翱著有《何首乌传》，即李时珍亦曰此物不寒不燥，功在地黄、门冬之上，诚非诬也。若其制用之法，则有用黑豆层铺，九蒸九晒者；有单用米泔浸三宿，切焙为末而用者；有用壮健人乳拌晒三次，生杵为末而用者。总之，生不如熟，即单用米泔浸透，蒸之极热则善矣，或不必人乳与豆也。服此之后，须忌生萝卜并诸血败血等物。

——明·张介宾《景岳全书·卷之四十八·本草正（上）·蔓草部·何首乌》

平补肝肾、涩精。苦坚肾，温补肝，甘益血，涩收敛精气。添精益髓，养血祛风（治风先治血，血活则风散），强筋骨，乌髭发（故名首乌），令人有子，为滋补良药，气血太和，则劳瘦风虚，崩带疮痔，瘰疬痈肿，诸病自已（营血调则痈肿消。赤者外科呼为疮帚）止恶疟（益阴补肝，疟疾要药，而《本草》不言治疟。时珍曰：不寒不燥，功在地黄、天冬诸药之上）。

有赤白二种。夜则藤交，一名交藤，有阴阳交合之象。赤雄入血分，白雌入气分。以大如拳五瓣者良，三百年者大如栲栳，服之成地仙。凡使赤白各半泔浸，竹刀刮皮切片，用黑豆与首乌拌匀，铺柳甑，入砂锅，九蒸九晒用。茯苓为使，忌诸血、无鳞鱼、莱菔、葱蒜、铁器（唐时有何首乌者，祖名能嗣，父名延秀。能嗣五十八，尚无妻子，服此药七日，而思人道，娶妻连生数子。延秀服之，寿百六十岁。首乌又服之，寿百三十岁，发犹乌黑，李翱为立何首乌传。然流传虽久，服者尚少。明嘉靖初，方士邵应节进七宝美髯丹，世宗服之，连生皇子，遂盛行于世。方用赤白首乌各一斤，黑豆拌，九蒸晒；茯苓半斤，乳拌；当归、枸杞、菟丝各半斤，俱酒浸；牛膝半斤，酒浸。同首乌第七次蒸至第九次；破故纸四两，黑芝麻炒，蜜丸。并忌铁器。昂按：地黄、何首乌，皆君药也，故六味丸以地黄为君，七宝丹以何首乌为君，各有配合，未可同类而共施也，即有加减，当各依本方随病而施损益。今人多以何首乌加入地黄丸中，合两方而为一方，是一药二君，安所适从乎？失制方之本义矣）。

——清·汪昂《本草备要·卷一·草部·何首乌》

甘苦微温，益肝补肾，为平补阴血之良药。有赤、白二种。黑豆拌，九蒸九晒用。修制忌铁。肠滑者禁。亦有土拌炒用者。活血亦须晒炒，治痹宜之。

——原题清·徐灵胎《药性切用·卷之二中·草部·何首乌》

❖ 阿 胶 ❖

【提要】 阿胶，甘，平。归肺、肝、肾经。补血滋阴，润燥，止血。用于血虚萎黄，眩晕心悸，肌痿无力，心烦不眠，虚风内动，肺燥咳嗽，劳嗽咯血，吐血尿血，便血崩漏，妊娠胎漏。

阿胶首载于《神农本草经》。本品性味甘平，补血力佳，常用于血虚诸证，可单用或配伍熟地黄、当归同用。本品长于止血，适用于多种出血证，单用或与艾叶、生地等配伍。本品能滋阴润肺，治阴虚肺热，燥咳痰中带血者，常配牛蒡子、杏仁等同用。本品能滋肾阴，可用于心肾不交之心烦不眠者，常配伍黄连、黄芩、鸡子黄。阿胶直接烊化或炒成阿胶珠用。阿胶性滋腻，胃弱便溏者慎用。

【药论】 味甘，平，无毒。主心腹内崩，劳极，洒洒如疟状，腰腹痛，四肢酸疼，女子下血，安胎。久服轻身，益气。一名傅致胶。

————《神农本草经·卷第二·上品药·阿胶》

微温，无毒。主丈夫少腹痛，虚劳羸瘦，阴气不足，脚酸不能久立，养肝气。生东平郡，煮牛皮作之。

————南朝梁·陶弘景《名医别录·上品·卷第一·阿胶》

出东阿，故曰阿胶。今都下能作之，用皮亦有老少，胶则有清浊。凡三种：清薄者，书画用；厚而清者，名为盆覆胶，作药用之，用之皆火炙，丸散须极燥，入汤微炙尔；浊黑者，可胶物用，不入药也。用一片鹿角即成胶，不尔不成也。

————南朝梁·陶弘景《本草经集注·卷第六·虫兽三品·上品·阿胶》

［谟按］　煎胶用皮，取其发散皮肤外也。匪特此胶为然，诸胶牛皮熬者，亦皆能之，仍择乌色。如用乌鸡子、乌蛇之类，物虽治风，然更取其乌黑属水，盖以制其热则生风之义。东阿井水，乃系济水所注。性急下趋，清而且重。用之煎煮，搅浊澄清。服之者，能去浊污，以及逆上痰也。

————明·陈嘉谟《本草蒙筌·卷之九·兽部·阿胶》

［主治］　疗吐血衄血，血淋尿血，肠风下痢。女人血痛血枯，经水不调，无子，崩中带下，胎前产后诸疾。男女一切风病，骨节疼痛，水气浮肿，虚劳咳嗽喘急，肺痿唾脓血，及痈疽肿毒。和血滋阴，除风润燥，化痰清肺，利小便，调大肠，圣药也（时珍）。

［发明］　时珍曰：阿胶大要只是补血与液，故能清肺益阴而治诸证。按陈自明云：补虚用牛皮胶，去风用驴皮胶。成无己云：阴不足者补之以味，阿胶之甘以补阴血。杨士瀛云：凡治喘嗽，不论肺虚肺实，可下可温，须用阿胶以安肺润肺。其性和平，为肺经要药。小儿惊风后瞳仁不正者，以阿胶倍人参煎服最良。阿胶育神，人参益气也。又痢疾多因伤暑伏热而成，阿胶乃大肠之要药。有热毒留滞者，则能疏导；无热毒留滞者，则能平安。数说足以发明阿胶之蕴矣。

————明·李时珍《本草纲目·兽部第五十卷·阿胶》

味甘，平，微温，无毒。主心腹内崩，劳极洒洒如疟状，腰腹痛，四肢酸疼，女子下血，安胎，丈夫小腹痛，虚劳羸瘦，阴气不足，脚酸不能久立，养肝气。久服轻身益气。一名傅致胶。（得火良，薯蓣为之使。畏大黄。凡用以蛤粉炒，或酒化成膏亦得。）

［疏］　阿胶，旧云煮牛皮作之。藏器与苏颂皆云是乌驴皮，其说为的。其功专在于水。按阿井在山东兖州府东阿县，乃济水之伏者所注，其水清而重，其色正绿，其性趋下而纯阴，与众水大别。同天、麦门冬，瓜蒌根、白药子、五味子、桑白皮、剪草、生地黄、枸杞子、百部、苏子、白芍药，治肺肾俱虚，咳嗽吐血。同杜仲、枸杞子、白芍药、山药、麦门冬、地黄、黄芪、人参、青蒿、续断、黄柏，治妇人崩中漏血。同白芍药、炙甘草、麦冬、地黄、白胶、当归、枸杞子、杜仲、续断，治妇人胎痛，或胎漏下血。

［简误］　此药多伪造，皆杂以牛马皮、旧革鞍靴之类，其气浊秽，不堪入药。当以光如玉漆，色带油绿者为真。真者折之即断，亦不作臭气，夏月亦不甚湿软。如入调经丸药中，

宜入醋，重汤顿化和药。其气味虽和平，然性黏腻，胃弱作呕吐者，勿服。脾虚食不消者，亦忌之。

——明·缪希雍《神农本草经疏·卷十六·兽部上品·阿胶》

味甘微辛，气平，微温。气味颇厚，阳中有阴。制用蛤粉妙珠，入肺肝肾三经。其气温，故能扶劳伤，益中气。其性降，故能化痰清肺，治肺痈肺痿，咳唾脓血，止嗽定喘。其性养血，故能止吐血衄血，便血溺血，肠风下痢，及妇人崩中、带浊、血淋，经脉不调。其味甘缓，故能安胎固漏，养血滋肾，实腠理，止虚汗，托补痈疽肿毒。用惟松脆气清者为佳，坚硬臭劣者不美。

——明·张介宾《景岳全书·卷之四十八·本草正（下）·禽兽部·阿胶》

平、补而润。甘平。清肺养肝，滋肾益气（肺主气，肾纳气），和血补阴（肝主血，血属阴），除风化痰，润燥定喘，利大小肠。治虚劳咳嗽，肺痿吐脓，吐血衄血，血淋血痔，肠风下痢（伤暑伏热成痢者，必用之。妊娠血痢尤宜），腰酸骨痛，血痛血枯，经水不调，崩带胎动（或妊娠下血，酒煎服）。痈疽、肿毒及一切风病泻者忌用（大抵补血与液，为肺、大肠要药。寇宗奭曰：驴皮煎胶，取其发散皮肤之外。用乌者，取其属水以制热则生风之义，故又治风也。陈自明曰：补虚用牛皮胶，去风用驴皮胶。杨士瀛曰：小儿惊风后，瞳人不正者，以阿胶倍人参服最良。阿胶育神，人参益气也。按阿井乃济水伏流，其性趋下，用搅浊水则清。故治瘀浊及逆上之痰也）。用黑驴皮阿井水煎成（苏颂曰：《本经》阿胶亦用牛皮，见二胶可通用。牛皮胶制作不精，故不堪用），以黑光带绿色、夏月不软者真。剉炒成珠，或面炒、蛤粉炒（去痰）、蒲黄炒（止血），酒化水化，童便和用。得火良，山药为使，畏大黄。

——清·汪昂《本草备要·卷六·禽兽部·阿胶》

性味甘平，养阴润燥，清肺豁痰，为虚劳咳、吐血专药。化痰，蛤粉炒；润燥，生用；大便不实，糯粉炒；用止血，蒲黄灰炒。东阿县井水煎成，不特益阴润燥，力能反浊澄清、清痰止血，神速。

——原题清·徐灵胎《药性切用·卷之六上·兽部·阿胶》

18.4 补 阴 药

本类药甘寒质润，均具有养阴、清热功效。补阴药，主要补肺阴、胃阴、肝肾阴、心阴、脾阴等。临床主要用于：肺阴虚证，干咳少痰或声音嘶哑等病证；胃阴虚证，口干咽燥，胃脘隐痛、干呕呃逆、大便燥结等病证；肝肾阴虚证，头晕耳鸣、两目干涩、腰膝酸软、手足心热、遗精盗汗等病证；心阴虚证，心悸怔忡、失眠多梦等证；脾气阴虚证，食纳减少、食后腹胀、便秘、唇干燥少津、干呕、呃逆、舌干苔少等证。部分药物能清虚热，可用于多个脏腑阴虚火旺之证。

北 沙 参

【提要】　北沙参，甘、微苦，微寒。归肺、胃经。养阴清肺，益胃生津。用于肺热燥咳，劳嗽痰血，胃阴不足，热病津伤，咽干口渴。

北沙参首载于《本草汇言》。本品甘寒，能补肺阴，清肺热。适用于阴虚肺燥有热之干咳少痰等病证，常配伍麦冬、南沙参、杏仁等药。本品甘寒，能养胃阴、清胃热。适用于胃阴虚有热之口干多饮、饥不欲食等病证，常配伍石斛、玉竹、乌梅等药。外感咳嗽，虚寒及寒饮喘咳者慎用。不宜与藜芦同用。

【药论】　治一切阴虚火炎，似虚似实，逆气不降，清气不升，为烦，为渴，为咳，为嗽，为胀，为满，不食。用真北沙参五钱。水煎服。（林仲先医案）

　　　　　　　　　　　——明·倪朱谟《本草汇言·卷之一·草部·沙参》

甘淡微寒，无毒。有南北二种，北者质坚、性寒，南者体虚力微。

　　　　　　　　　　　　——清·张璐《本经逢原·卷一·山草部·沙参》

甘淡性凉，补虚退热，益五脏之阴，肺虚劳热者，最宜之。伤寒、温疫、肺虚挟热者，亦可暂用。

　　　　　　——原题清·徐灵胎《药性切用·卷之一上·草部·北沙参》

补阴，清肺火，甘、苦，微寒。味淡体轻。专补肺阴，清肺火。治久咳肺痿，金受火刑者宜之。寒客肺中作嗽者勿服（人参补五脏之阳，沙参补五脏之阴，肺热者用之）。白实长大者良。恶防己，反藜芦（肺热咳嗽者，用沙参半两，水煎服之，甚效）。

　　　　　　　　　　——清·吴仪洛《本草从新·卷一·草部·北沙参》

一名白参，一名铃儿参。恶防己。反藜芦。甘，平，微苦，微寒。入手太阴经。补阴以制阳，清金以滋水。治久咳肺痿，皮热瘙痒，惊烦，嘈杂，多眠，疝痛，长肌肉，消痈肿。得糯米，助脾阴。配生地，凉血热。佐柴葛，去邪火。合玄参，止干嗽。气味清薄，宜加倍用。肺气寒，虚气上浮者，禁用。

　　　　　　　　——清·严洁，等《得配本草·卷之二·草部·北沙参》

百 合

【提要】　百合，甘，寒。归心、肺经。养阴润肺，清心安神。用于阴虚燥咳，劳嗽咳血，虚烦惊悸，失眠多梦，精神恍惚。

百合首载于《神农本草经》。本品性味甘寒，能养阴润肺，清肺热，兼能止咳祛痰。适用于阴虚肺燥有热之干咳少痰、咳血或咽干音哑等病证，常配伍生地黄、桔梗、贝母等。本品甘寒，善于养阴清心，宁心安神，用于治疗阴虚内热之虚烦惊悸、失眠多梦，常配伍麦冬、酸枣仁、丹参等。治疗百合病神志恍惚，情绪不能自主者，常配伍生地黄、知母等。此外，百合还能养胃阴、清胃热，治疗胃阴虚之胃脘疼痛。

【药论】 味甘，平，无毒。主邪气腹胀，心痛，利大小便，补中益气。

——《神农本草经·卷第三·中品药·百合》

无毒。主除浮肿，胪胀，痞满，寒热，通身疼痛，及乳难喉痹肿，止涕泪。一名重箱，一名重迈，一名摩罗，一名中逢花，一名强瞿。生荆州。二月、八月采根，曝干。

——南朝梁·陶弘景《名医别录·中品·卷第二·百合》

张仲景用治伤寒坏后百合病，须此也。茎高三尺许，叶如大柳叶，四向攒枝而上。其颠即有淡黄白花，四垂向下覆，长蕊。花心有檀色，每一枝颠，须五六花。子紫色，圆如梧子，生于枝叶间。每叶一子，不在花中，此又异也。根即百合，其色白，其形如松子壳，四向攒生，中间出苗。

——宋·寇宗奭《本草衍义·第九卷·百合》

气平，味甘，无毒。《本草》云：主邪气腹胀心痛，利大小便，补中益气，除浮肿胪胀，痞满寒热，遍身疼痛，及乳难喉痹，止涕泪。仲景治百合病，百合知母汤、百合滑石代赭石汤，有百合鸡子汤、百合地黄汤。或百合病已经汗者，或未经汗下吐者，或病形如初，或病变寒热。并见《活人书》，治伤寒腹中疼，百合一两，炒黄为末。米饮调服。孙真人云：治百合阴毒，煮百合浓汁，服一升。

——元·王好古《汤液本草·卷之四·草部·百合》

味甘，气平。无毒。洲渚山野俱生，花开红白二种。根如葫蒜，小瓣多层。人因美之，称名百合。白花者，养脏益志，定胆安心。逐惊悸狂叫之邪，消浮肿痞满之气。止遍身痛，利大小便。辟鬼氛，除时疫咳逆；杀蛊毒，治外科痈疽。乳痈喉痹殊功，发背搭肩立效。又张仲景治伤寒坏后，已成百合病证，用此治之，固此名同，然未识有何义也。蒸食能补中益气，作面可代粮过荒。赤花者，仅治外科，不理他病。凡采待用，务必分留。

——明·陈嘉谟《本草蒙筌·卷之三·草部下·百合》

［主治］ 邪气腹胀心痛，利大小便，补中益气（《本经》）。除浮肿胪胀，痞满寒热，通身疼痛，及乳难喉痹，止涕泪（《别录》）。百邪鬼魅，涕泣不止，除心下急满痛，治脚气热咳（甄权）。安心定胆益志，养五脏，治颠邪狂叫惊悸，产后血狂运，杀蛊毒气，胁痛乳痈发背诸疮肿（《大明》）。心急黄，宜蜜蒸食之（孟诜）。治百合病（宗奭），温肺止嗽（元素）。

［发明］ 颂曰：张仲景治百合病，有百合知母汤、百合滑石代赭汤、百合鸡子汤、百合地黄汤，凡四方。病名百合而用百合治之，不识其义。颖曰：百合新者，可蒸可煮、和肉更佳；干者作粉食，最益人。时珍曰：按王维诗云：冥搜到百合，真使当重肉。果堪止泪无，欲纵望江目。盖取《本草》百合止涕泪之说。

——明·李时珍《本草纲目·菜部第二十七卷·百合》

味甘，平，无毒。主邪气腹胀心痛，利大小便，补中益气，除浮肿胪胀，痞满寒热，通身疼痛，及乳难喉痹，止涕泪。

［疏］　百合得土金之气，而兼天之清和，故味甘平，亦应微寒无毒。入手太阳、阳明，亦入手少阴。故主邪气腹胀，所谓邪气者，即邪热也。邪热在腹故腹胀，清其邪热则胀消矣。解利心家之邪热，则心痛自瘳。肾主二便，肾与大肠二经有热邪，则不通利，清二经之邪热，则大小便自利。甘能补中，热清则气生，故补中益气。清热利小便，故除浮肿胪胀，痞满寒热，通身疼痛。乳难，足阳明热也。喉痹者，手少阳三焦，手少阴心家热也。涕泪，肺肝热也。清阳明、三焦、心部之热，则上来诸病自除。

——明·缪希雍《神农本草经疏·卷八·草部中品之上·百合》

味微甘淡，气平功缓。以其甘缓，故能补益气血，润肺除嗽，定魄安心，逐惊止悸，缓时疫咳逆，解乳痈喉痹，兼治痈疽，亦解蛊毒，润大小便，消气逆浮肿。仲景用之以治百合证者，盖欲藉其平缓不峻，以收失散之缓功耳。虚劳之嗽，用之颇宜。

——明·张介宾《景岳全书·卷之四十九·本草正（下）·菜部·百合》

润肺止嗽。甘平。润肺宁心，清热止嗽，益气调中，止涕泪（涕泪，肺肝热也。《经》曰：肺为涕，肝为泪，心为汗，脾为涎，肾为唾），利二便。治浮肿胪胀，痞满寒热，疮肿乳痈，伤寒百合病（行住坐卧不安，如有鬼神状。苏颂曰：病名百合，而用百合治之，不识其义。李士材曰：亦清心安神之效耳。朱二允曰：久嗽之人，肺气必虚，虚则宜敛。百合之甘敛，胜于五味之酸收）。花白者入药。

——清·汪昂《本草备要·卷四·谷菜部·百合》

甘平无毒。白花者补脾肺，赤花者名山丹，散瘀血药用之。《本经》主邪气腹胀心痛，利大小便，补中益气。

［发明］　百合能补土清金，止嗽、利小便，仲景百合病兼地黄用之，取其能消瘀血也。《本经》主邪气腹胀心痛，亦是散积蓄之邪，今世所昧也。其曰利大小便者，性专降泄耳。其曰补中益气者，邪热去而脾胃安矣。然性专降泄，中气虚寒、二便滑泄者忌之。红花者活血，治妇人崩中。其蕊敷疔肿恶疮，按：《中吴纪闻》云，百合乃蚯蚓所化，此洵有之。余亲见包山土罅中有变化未全者，大略野生百合，蚓化有之。其清热解毒，散积消瘀，乃蚓之本性耳。

——清·张璐《本经逢原·卷三·菜部·百合》

气平，味甘，无毒。主邪气腹胀心痛，利大小便、补中益气。百合气平，禀天秋平之金气，入手太阴肺经；味甘无毒，得地中正之土味，入足太阴脾经。气降味和，阴也。肺主气，气逆则腹胀心痛。谓之邪者，盖非其位则为邪也。气平下降，所以主之。膀胱者州都之官，津液气化则出，肺主气，而与大肠为合，脾者又为胃行津液者也。百合甘平，平则气降，气化及于州都，则小便利。甘则脾润，脾行胃之津液，则大便利也。脾为中州，补中者味甘益脾也，肺主气，益气者气平肃肺也。

——清·姚球《本草经解要·卷一·草部上·百合》

味甘，平。主邪气、腹胀心痛（肺气不舒之疾），利大小便（肺为水源），补中（甘能补脾），益气（肺主气，补肺则气益矣）。此以形为治也。百合色白而多瓣，其形似肺，始秋而花，又得金气之全者，故为清补肺金之药。

——清·徐灵胎《神农本草经百种录·中品·百合》

甘微苦寒，润肺止嗽，清热宁心。鲜者可供茶点。多食损胃。

——原题清·徐灵胎《药性切用·卷之四中·菜部·干百合》

润肺止嗽，甘平。润肺宁心，清热止嗽（朱二允曰：久嗽之人，肺气必虚，虚则宜敛，百合之甘敛，胜于五味之酸收）。利二便，止涕泪（涕泪，肺肝热也。《经》曰：肺为涕，肝为泪，心为汗，脾为涎，肾为唾）。治浮肿胪胀痞满，寒热疮肿乳痈，伤寒百合病（行住坐卧不定，如有鬼神状。苏颂曰：病名百合而用百合治之，不识其义。士材曰：亦清心宁神之效）。善通二便，中寒下陷者忌之。花白者入药（肺病吐血，鲜百合捣汁，和水饮之，亦可煮食）。

——清·吴仪洛《本草从新·卷十一·菜部·百合》

甘、苦、平。入手太阴及手少阴经。润肺宁心，清热止嗽，利二便，除浮肿，疗虚痞，退寒热，定惊悸，止涕泪，治伤寒百合病（行住坐卧不定，如有鬼神状）。得川贝母，降肺气。配款冬花，治痰血。白花者入药。鲜者可煎可煮，干者作粉食，最益人。肠滑者禁用。多服伤脾气（中气寒则下陷）。

——清·严洁，等《得配本草·卷之五·菜部·百合》

（柔滑。）清心肺余热。百合（专入心、肺）。甘淡微寒。功有利于肺心，而能敛气养心，安神定魄（朱二允曰：百合之甘敛，胜于五味之酸收）。然究止属清邪除热利湿之。因其气味稍缓，且于甘中有收，故于心肺最宜，而不致与血有碍耳。是以余热未清，坐卧不安，咳嗽不已（朱二允曰：久嗽之人，肺气必虚，虚则宜敛），涕泪不收（涕泪系肝肺之邪，有寒有热，当察其因，不可概作热治，但此专就余热言，《经》曰，肺为涕，肝为泪，心为汗，脾为涎，肾为唾），胸浮气胀，状有鬼神，用此治其余孽，收其残房，安养抚恤，恩威不骤，故能安享无事，岂非宁神益气之谓乎。仲景用此以治百合病症，义亦由此。但初嗽不宜遽用。花白者入药。

——清·黄宫绣《本草求真·卷七·泻剂·平泻·百合》

麦　冬

【提要】　麦冬，甘、微苦，微寒。归心、肺、胃经。养阴生津，润肺清心。用于肺燥干咳，阴虚痨嗽，喉痹咽痛，津伤口渴，内热消渴，心烦失眠，肠燥便秘。

麦冬首载于《神农本草经》。本品性味甘寒，能养肺阴，清肺热；适用于阴虚肺燥有热的鼻燥咽干、干咳痰少、咳血、咽痛音哑等，常配伍桑叶、阿胶、杏仁等。本品滋养胃阴，清胃热，用于胃阴虚有热之胃脘疼痛，饥不欲食等病证，常配伍沙参、玉竹、生地等；治消渴，可与天花粉、乌梅等配伍。治大肠津伤之便秘，常与生地、玄参等配伍。本品能滋养心阴，清心除烦，治阴虚内热之心烦不眠，常配伍生地黄、酸枣仁等。

【药论】　味甘，平，无毒。主心腹结气，伤中，伤饱，胃络脉绝，羸瘦，短气。久服轻身，不老，不饥。

——《神农本草经·卷第二·上品药·麦门冬》

微寒，无毒。主治身重目黄，心下支满，虚劳、客热，口干、燥渴，止呕吐，愈痿蹶，强阴，益精，消谷调中，保神，定肺气，安五脏，令人肥健，美颜色，有子。秦名、羊韭，齐名爱韭，楚名马韭，越名羊蓍，一名禹葭，一名禹余粮。叶如韭，冬夏长生。生函谷及堤坂肥土石间久废处。二月、三月、八月、十月采，阴干。

——南朝梁·陶弘景《名医别录·上品·卷第一·麦门冬》

麦门冬根上子也。治心肺虚热，并虚劳客热，亦可取苗作熟水饮。

——宋·寇宗奭《本草衍义·第七卷·麦门冬》

［主治］　心腹结气，伤中伤饱，胃络脉绝，羸瘦短气。久服轻身不老不饥（《本经》）。疗身重目黄，心下支满，虚劳客热，口干燥渴，止呕吐，愈痿蹶，强阴益精，消谷调中保神，定肺气，安五脏，令人肥健，美颜色，有子（《别录》）。去心热，止烦热，寒热体劳，下痰饮（藏器）。治五劳七伤，安魂定魄，止嗽，治肺痿吐脓，时疾热狂头痛（《大明》）。治热毒大水，面目肢节浮肿，下水，主泄精（甄权）。治肺中伏火，补心气不足，主血妄行，及经水枯，乳汁不下（元素）。久服轻身明目。和车前、地黄丸服，去温瘴，变白，夜视有光（藏器）。断谷为要药（弘景）。

［发明］　时珍曰：按赵继宗《儒医精要》云：麦门冬以地黄为使，服之令人头不白，补髓，通肾气，定喘促，令人肌体滑泽，除身上一切恶气不洁之疾，盖有君而有使也。若有君无使，是独行无功矣。此方惟火盛气壮之人服之相宜。若气弱胃寒者，必不可饵也。

——明·李时珍《本草纲目·草部第十六卷·麦门冬》

味甘微苦，性微寒，降也，阳中阴也。去心用，恐令人烦。其味甘多苦少，故上行心肺，补上焦之津液，清胸膈之渴烦，解火炎之呕吐，退血燥之虚热。益精滋阴，泽肌润结；肺痿肺痈，咳唾衄血；经枯乳汁不行，肺干咳嗽不绝；降火清心，消痰补怯。复脉须仗人参，便滑中寒者勿设。

——明·张介宾《景岳全书·卷之四十八·本草正（上）·隰草部·麦门冬》

补肺、清心、泻热、润燥。甘微苦寒。清心润肺（东垣曰：入手太阴气分），强阴益精，泻热除烦（微寒能泻肺火，火退则金清，金旺则水生，阴得水养，则火降心宁而精益）消痰止嗽（午前嗽多属胃火，宜芩、连、栀、柏、知母、石膏；午后嗽及日轻夜重者，多属阴虚，宜五味、麦冬、知母、四物）行水生津（肺清则水道下行，故治浮肿；火降则肾气上腾，故又治消渴）。治呕吐（胃火上冲则呕，宜麦冬。又有因寒因食因痰因虚之不同），痿蹶（手足缓纵曰痿蹶。阳明湿热上蒸于肺，故肺热叶焦，发为痿蹶。《经疏》曰：麦冬实足阳明胃经之正药），客热虚劳，脉绝短气（同人参五味，名生脉散。盖心主脉，肺朝百脉，补肺清心，则气充而脉复。又有脉绝将死者，服此能复生之。夏月火旺灼金，服之尤宜。东垣曰：人参甘寒，泻火热而益元气；麦冬苦寒，滋燥金而清水源；五味酸温，泻丙火而补庚金，益五脏之气也。丙火小肠，庚金大肠，并主津液），肺痿吐脓，血热妄行，经枯乳闭。明目悦颜益水清火。但性寒而泄，气弱胃寒人禁用。

——清·汪昂《本草备要·卷一·草部·麦门冬》

气平，味甘，无毒。主心腹结气，伤中伤饱，胃络脉绝，羸瘦短气，久服轻身，不老不饥。去心。麦冬气平，禀天秋平之金气，入手太阴肺经；味甘无毒，得地中和之土味，入足太阴脾经。气降味和，阴也。心腹者，肺脾之分，结气者，邪热之气结也，其主之者，麦冬甘平，平能清热，甘缓散结也。中者阴也，伤中者阴伤也，甘平益阴，故主伤中。

——清·姚球《本草经解要·卷一·草部上·麦门冬》

味甘，平。主心腹结气（解枯燥之结气），伤中、伤饱，胃络脉绝（补续胃中之阴气），羸瘦短气（补胃则生肌，清火则益气）。久服，轻身耐老，不饥（后天足则体健而能耐饥也）。

麦冬甘平、滋润，为纯补胃阴之药。后人以为肺药者，盖土能生金，肺气全恃胃阴以生。胃气润，肺自资其益也。

——清·徐灵胎《神农本草经百种录·上品·麦门冬》

甘寒微苦，清心润肺，泻热除烦，为生津止嗽之专药。去心用。其性寒凝润滑，肺燥邪热初解、脾胃虚寒泄泻，均忌。然亦可糯粉炒用，勿滑；朱砂拌用，镇心。

——原题清·徐灵胎《药性切用·卷之一下·草部·麦门冬》

（润肺清心，泻热。）味甘，微苦微寒，润肺清心，泻热除烦（微寒，能泻肺火），化痰行水（肺清则水道下行，故治浮肿），生津止嗽（午前嗽，多属胃火。午后嗽，及日经夜重者，多属阴虚，宜麦冬、五味，同滋阴药用）。治呕吐（胃火上冲则呕，宜麦冬。又有因寒、因食、因痰、因虚之不同），痿躄（手足缓纵曰痿躄。阳明湿热上蒸于肺，肺热叶焦，发为痿躄。《经疏》曰：麦冬实足阳明之正药），客热虚劳，暑伤元气，脉绝短气（同人参五味，名生脉散。盖心主脉，肺朝百脉，补肺清心则气充而脉复。故脉绝将死者，服此能复生之。夏月火旺克金，服之尤宜。东垣曰：人参甘温，益元气而泻虚热；麦冬苦寒，滋燥金而清水源；五味酸温，泻丙火而补庚金，益五脏之气也。丙火小肠，庚金大肠，并主津液）。肺痿吐脓，血热妄行，经枯乳闭，明目悦颜。性寒而润，虚寒泄泻者勿用。肥白而大者佳。去心，入滋补药。酒润（制其寒），或拌米炒黄。地黄、车前为使。恶款冬、苦参、青葙、木耳。忌鲫鱼。熬膏良（齿缝出血，煎汤漱之）。

——清·吴仪洛《本草从新·卷三·草部·麦门冬》

地黄、车前为之使。畏苦参、青葙、木耳。恶款冬、苦芙、苦瓠。忌鲫鱼。伏石钟乳。甘、平、微苦，凉。入手少阴、太阴经气分。生上焦之津液，清胸膈之渴烦。治呕吐止吐衄，消痰嗽，止泄精，疗痿厥，去支满，散结气。得乌梅，治下痢口渴。得犀角，治乳汁不下。得桔梗，清金气之郁。得荷叶，清胆腑之气。佐地黄、阿胶，润经血。佐生地、川贝，治吐衄。心能令人烦，去心，忌铁。入凉药，生用。入补药，酒浸，糯米拌蒸亦可。气虚胃寒者禁用。

——清·严洁，等《得配本草·卷之三·草部·麦门冬》

（隰草。）清心肺火。麦冬（专入心、肺）有类天冬，然麦冬甘味甚多，寒性差少。天冬所主在肺，而麦冬所主，则更在肺而在心。是以书载功能消痰止嗽（治嗽须分外感内伤，如外感则声盛而浊，先缓后急，日夜无度，痰涎稠黏而喘急；内伤则声怯而槁，先急后缓，或早甚，或暮甚，清痰少气而喘乏。外感则其发必暴，或为寒热，或为气逆，或为鼻塞声重头痛，轻者脉亦和缓，重者脉见弦洪；内伤其发有渐，或素有劳积虚损，日渐以甚，其症或为寒热潮热，或为形容瘦减，或两颧常赤，或气短喉干，其脉轻亦微数，重必细数弦紧），解热除烦，去痿除呕（痿，按《经》言肺热叶焦，皮毛虚弱急薄以着，则生为足弱不能以行之证；心热火炎下厥，而生胫纵不能任地之证；肝热口苦血干，而成拘挛筋痿之证；脾热胃干而渴，肌肉不仁，发为肉痿之证；肾热腰脊不举，骨枯髓减，发为骨痿之证；独肺热而叶焦作法，高源化绝，而诸脏不得仰肺灌溉，故痿独推于肺，而治痿又责重于阳明）。而又载同人参则能复脉生津（名生脉散），非合心肺而皆治乎。盖肺朝于百脉，脉属心，心燥则肺失养而脉绝，心清则气即充而脉复，麦冬气禀清肃，能于心中除烦（肺清则水得生而心不烦）。譬如人当盛暑，则燔灼不宁，若值秋风一至，则炎热顿解，而无躁郁不堪之候矣（东垣曰：人参甘寒，泻火热而益元气；麦冬苦寒，滋燥金而清水源；五味酸温，泻丙火而补庚金，益五脏之气也）。至于乳汁不开，用此则能通活；热血妄行，用此则能即止；他如膈上之稠痰，得此则消；心下之支满，得此则除。脾有积热则化，胃有火呕则止，色因血枯即润，嗽久不止即愈。诚保肺之津梁，清心之指南也。但气寒而虚人禁用。肥大者良，去心用，入滋补药酒浸，地黄、车前为使，恶款冬。畏苦参、青葙、木耳。

——清·黄宫绣《本草求真·卷七·泻剂·平泻·麦门冬》

　　味甘，性凉，气微香，津液浓厚，色兼黄白。能入胃以养胃液，开胃进食，更能入脾以助脾散精于肺，定喘宁嗽，即引肺气清肃下行，统调水道以归膀胱。盖因其性凉、液浓、气香，而升降濡润之中，兼具开通之力，故有种种诸效也，用者不宜去心。

——民国·张锡纯《医学衷中参西录·二、药物·麦门冬解》

天　冬

　　【提要】　天冬，甘、苦，寒。归肺、肾经。养阴润燥，清肺生津。用于肺燥干咳，顿咳痰黏，腰膝酸痛，骨蒸潮热，内热消渴，热病津伤，咽干口渴，肠燥便秘。

　　天冬首载于《神农本草经》。本品甘润苦寒，能养肺阴，又清肺热，且作用强于麦冬、玉竹等药。常用于阴虚肺燥有热之干咳痰少、咳血、咽痛音哑等证，可单用或配伍麦冬同用。本品甘寒，能滋肾阴，降虚火，适宜于肾阴亏虚之眩晕、耳鸣、腰膝酸痛，及阴虚火旺之骨蒸潮热，内热消渴等病证，常配熟地、知母、黄柏等药同用。本品甘润寒凉，能益胃生津，兼清胃热，可用于热病伤津口渴及肠燥便秘证，常配伍生地黄、当归、生首乌等同用。天门冬甘寒滋腻之性较强，脾虚泄泻、痰湿内盛者忌用。

　　【药论】　味苦，平，无毒。主诸暴风湿偏痹，强骨髓，杀三虫，去伏尸。久服轻身，益气延年。一名颠勒。

——《神农本草经·卷第二·上品药·天门冬》

味甘，大寒，无毒。保定肺气，去寒热，养肌肤，益气力，利小便，冷而能补。久服不饥。二月、三月、七月、八月采根，曝干。

——南朝梁·陶弘景《名医别录·上品·卷第一·天门冬》

麦门冬之类。虽曰去心，但以水渍漉，使周润，渗入肌，俟软，缓缓擘取，不可浸出脂液。其不知者，乃以汤浸一二时，柔即柔矣，然气味都尽。用之不效，乃曰药不神，其可得乎？治肺热之功为多。其味苦，但专泄而不专收，寒多人禁服。余如二经。

——宋·寇宗奭《本草衍义·第七卷·天门冬》

味苦、甘，气平、大寒。气薄味厚，沉也，阴也，阳中之阴。无毒。山谷俱有，夏秋采根。蒸烂去皮去心，曝干旋咀旋用（咀久易生霉垢，则黑黯不明亮也）。畏曾青，忌鲤鱼。倘误食中毒，取浮萍解之。使宜贝母、地黄，经入手肺足肾。疗风淫湿痹，补虚损劳伤。杀三虫，去伏尸且强骨髓；润五脏，悦颜色尤养肌肤。解渴除烦，消痰住嗽。保肺气不被热扰，通肾气能除热淋。止血溢妄行，润粪燥闭结。同参芪煎服，定虚喘促神方；和姜蜜熬膏（天门冬自然汁三碗，蜜一碗，姜汁半碗，共和匀熬膏），破顽痰癖劫剂。单用研末调酒，久久益气延年。肺痿肺痈，亦堪调治。盖因苦泄滞血，甘助元气，寒去肺热，此三者天门冬之功焉。虚热人加用正宜，虚寒者切禁莫服，因专泄不能专收故尔。

——明·陈嘉谟《本草蒙筌·卷之一·草部上·天门冬》

［主治］ 润燥滋阴，清金降火（时珍）。

［发明］ 时珍曰：天门冬清金降火，益水之上源，故能下通肾气，入滋补方，合群药用之有效。若脾胃虚寒人，单饵既久，必病肠滑，反成痼疾。此物性寒而润，能利大肠故也。

——明·李时珍《本草纲目·草部地十八卷·天门冬》

［疏］ 天门冬正禀大寒初之气以生，得地之阴精独厚。味虽微苦甘而带辛，其气大寒，其性无毒。要以甘多者为胜。味厚于气，阴也降也，除肺肾虚热之要药也。其主诸暴风湿偏痹，杀三虫，去伏尸，保定肺气，去寒热者，盖以热则生风，暴则属火。其言湿者，乃湿热之谓。苦以泄湿，寒以除热。热去则风止，湿泄则痹瘳。偏痹者湿热所致也。强骨髓者，肾为作强之官而主骨，湿热不去，下流客肾，能使人骨痿。肾欲坚，急食苦以坚之，天门冬、黄柏之属是已。且肾者水脏也，平则温而坚，虚则热而软。味苦气寒，正入肾而除热坚软，故强骨也。三虫伏尸，必生于脾肾俱虚、内热气弱之人。若能杀虫，辛能散结，故杀三虫而除伏尸也。肺为华盖之脏，喜清肃而恶烦热，亦畏湿热。平则安和，发声清亮。一受火热，则为贼邪所干，而痰壅咳逆、气喘吐血、寒热声哑之证出焉。热泄则痰散而肺清，肺清则津液流通，气得下降，而诸证自止矣。养肌肤，益气力，利小便者，肺主皮毛，脾气散精，上归于肺，通调水道，下输膀胱；又肺为水之上源，朝百脉而主气，热邪退则肺得所养，故能养肌肤，益气力，利小便也。冷而能补者，热盛则肺肾俱虚，除虚热即补肺肾也。久服轻身益气，延年不饥者，热退则水足，水足则精固，精固则肾气益实。肾为先天真气之源，肾实骨强，延龄可知已。要之道书所录，皆指遗世独立、辟谷服饵之流者设，非谓恒人亦可望此也。

——明·缪希雍《神农本草经疏·卷六·草部上品之上·天门冬》

味苦微甘，气大寒。味厚气薄，沉也，阴也。入肺肾两经，除虚劳内热。其味苦寒，故上定热喘，下去热淋，苦杀三虫，润滋骨髓，解渴除烦，消痰止嗽，降火保肺，退热滋阴，大润血热燥结。虚寒假热，脾肾溏泄最忌。使宜贝母、地黄。去皮去心方用。

——明·张介宾《景岳全书·卷之四十八·本草正（上）·蔓草部·天门冬》

泻肺火、补肾水、润燥痰。甘苦大寒，入手太阴（肺）气分，清金降火，益水之上源（肺为肾母），下通足少阴肾（苦能坚肾，寒能去肾家湿热，故亦治骨痿）。滋肾润燥，止渴消痰（《蒙筌》曰：肾主津液，燥则凝而为痰，得润剂则痰化，所谓治痰之本也），泽肌肤，利二便。治肺痿肿痈（肺痿者，感于风寒咳嗽，短气鼻塞胸胀，久而成痿，有寒痿热痿二证，肺痈者，热毒蕴结，咳吐脓血，胸中隐痛。痿重而痈稍轻，治痿宜养血、补气、保肺、清火；治痈宜泻热、豁痰、开提、升散。痈为邪实，痿为正虚，不可误治），吐脓吐血（苦泄血滞，甘益元气，寒止血妄行），痰嗽喘促，消渴嗌干（烦渴引饮，多食善饥，为消渴，由火盛津枯），足下热痛，虚劳骨蒸，阴虚有火之证。然性冷利，胃虚无热及泻者忌用。

——清·汪昂《本草备要·卷一·草部·天门冬》

甘苦大寒，入手太阴，兼入足太阴。清金降火，益水之上源。为虚劳挟热，润燥治咳之专药。脾虚泄泻者非宜。

——原题清·徐灵胎《药性切用·卷之二中·草部·天门冬》

（泻肺火，补肾水，润燥。）甘苦，大寒。入手太阴气分（肺），清金降火，益水之上源（肺为肾母）。下通足少阴肾（苦能坚肾，寒能去肾家湿热，故亦治骨痿）。滋阴润燥，杀虫消痰（《蒙筌》曰：肾主津液，燥则凝而为痰，得润剂则痰化，所谓治痰之本也）。泽肌肤，利二便，治肺痿肺痈（肺痿者，感于风寒，咳嗽短气，鼻塞胸胀，久而成痿，有寒痿热痿二证。肺痈者，热毒蕴结，咳吐脓血，胸中隐痛。痿重而痈稍轻。治痿宜养血补气，保肺清火；治痈宜泻热豁痰，开提升散。痈为邪实，痿为正虚，不得混治）。吐脓吐血（苦泄血滞，甘益元气，寒止血妄行）。痰嗽喘促，嗌干消渴（口燥多饮为消渴，由火盛津枯，宜润燥滋阴）。足下热痛，虚劳骨蒸，一切阴虚有火诸证。性寒而滑，脾胃虚而泄泻恶食者，大非所宜。取肥大明亮者，去心皮，酒蒸，熬膏良（滋阴助元，消肾痰）。地黄、贝母为使，恶鲤鱼（肺劳风热，天门冬煮食，止渴去热。或曝干为末，蜜丸服尤佳。亦可洗面）。

——清·吴仪洛《本草从新·卷五·草部·天门冬》

味甘微辛，性凉，津液浓厚滑润，其色黄兼白，能入肺以清燥热，故善利痰宁嗽；入胃以消实热，故善生津止渴。津浓液滑之性，能通利二便、流通血脉、畅达经络，虽为滋阴之品，实兼能补益气分。《本经》谓"天冬主暴风湿偏痹，强骨髓"二语，经后世注解，其理终未透彻。愚尝嚼服天门冬毫无渣滓，尽化津液，且觉兼有人参气味，盖其津浓液滑之中，原含有生生之气，其气挟其浓滑之津液以流行于周身，而痹之偏于半身者可除，周身之骨得其濡养而骨髓可健。且入药者为天冬之根，乃天冬之在内者也。其外生之蔓多有逆刺，若无逆刺者，其皮又必涩而戟手。天冬之物原外刚内柔也，而以之作药则为柔中含刚，是以痹遇其柔中之刚，则不期开而自开，骨得其柔中之刚，不惟健骨且能健髓也。至《名医别录》谓其"保定肺气，益气力，冷而能补"诸语，实亦有以见及此也。

——民国·张锡纯《医学衷中参西录·二、药物·天门冬解》

枸 杞 子

【提要】　枸杞子，甘，平。归肝、肾经。滋补肝肾，益精明目。用于虚劳精亏，腰膝酸痛，眩晕耳鸣，阳痿遗精，内热消渴，血虚萎黄，目昏不明。

枸杞子首载于《神农本草经》。本品性味甘平，为补肝肾，益精血之要药。治肝肾不足，精血亏虚，所致腰膝酸软、耳鸣耳聋等成人早衰或生长发育迟缓等病证，单用或配伍熟地、龟甲胶、山萸肉等。本品能补血，治疗血虚之面色萎黄，失眠多梦，头昏耳鸣等病证，常配伍龙眼肉等。本品补肝肾，益精血，明目，为治肝肾不足之眼目昏花，视力减退的良药，常与菊花、熟地、山萸肉等同用。此外，本品兼有润肺之功，用于阴虚劳嗽。

【药论】　味苦，寒，无毒。治五内邪气，热中，消渴，周痹。久服坚筋骨，轻身，不老。一名杞根，一名地骨，一名枸忌，一名地辅。

——《神农本草经·卷第二·上品药·枸杞》

根大寒，子微寒，无毒。主治风湿，下胸胁气，客热头痛，补内伤，大劳、嘘吸，坚筋骨，强阴，利大小肠。久服耐寒暑。一名羊乳，一名却暑，一名仙人杖，一名西王母杖。生常山及诸丘陵阪岸上。冬采根，春、夏采叶，秋采茎、实，阴干。

——南朝梁·陶弘景《名医别录·上品·卷第一·枸杞》

枸杞当用梗皮，地骨当用根皮，枸杞子当用其红实，是一物有三用。其皮寒，根大寒，子微寒，亦三等。此正是孟子所谓性由杞柳之杞。后人徒劳分别，又为之枸棘，兹强生名耳。凡杞未有无棘者，虽大至有成架，然亦有棘。但此物小则多刺，大则少刺，还如酸枣及棘，其实皆一也。今人多用其子，直为补肾药，是曾未考究《经》意，当更量其虚实冷热用之。

——宋·寇宗奭《本草衍义·第十三卷·枸杞子》

[谟按]　本草款中，竹笋立死者，既名仙人杖。此枸杞苗茎，又名仙人杖。藏器《拾遗》篇内，一种菜类，亦名仙人杖。何并此三物而同立一名？古今方书，治疗或有用之，但金其名而未细注其物者，当考究精详，必得证治相合，庶不失于孟浪也。

——明·陈嘉谟《本草蒙筌·卷之四·木部·枸杞子》

[主治]　坚筋骨，耐老，除风，去虚劳，补精气（孟诜）。主心病嗌干心痛，渴而引饮；肾病消中（好古）。滋肾润肺。榨油点灯，明目（时珍）。

[发明]　时珍曰：按刘禹锡《枸杞井诗》云：僧房药树依寒井，井有清泉药有灵。翠黛叶生笼石甃，殷红子熟照铜瓶。枝繁本是仙人杖，根老能成瑞犬形。上品功能甘露味，还知一勺可延龄。又《续仙传》云：朱孺子见溪侧二花犬，逐入于枸杞丛下。掘之得根，形如二犬。烹而食之，忽觉身轻。周密《浩然斋日抄》云：宋徽宗时，顺州筑城，得枸杞于土中，其形如葵状，驰献阙下，乃仙家所谓千岁枸杞，其形如犬者。据前数说，则枸杞之滋益不独子，而根

亦不止于退热而已。但根、苗、子之气味稍殊，而主治亦未必无别。盖其苗乃天精，苦甘而凉，上焦心肺客热者宜之；根乃地骨，甘淡而寒，下焦肝肾虚热者宜之。此皆三焦气分之药，所谓热淫于内、泻以甘寒也。至于子则甘平而润，性滋而补，不能退热，止能补肾润肺，生精益气。此乃平补之药，所谓精不足者、补之以味也。分而用之，则各有所主；兼而用之，则一举两得。世人但知用黄芩、黄连，苦寒以治上焦之火；黄柏、知母，苦寒以治下焦阴火。谓之补阴降火，久服致伤元气。而不知枸杞、地骨甘寒平补，使精气充而邪火自退之妙，惜哉！予尝以青蒿佐地骨退热，屡有殊功，人所未喻者。兵部尚书刘松石，讳天和，麻城人。所集《保寿堂方》载地仙丹云：昔有异人赤脚张，传此方于猗氏县一老人，服之寿百余，行走如飞，发白反黑，齿落更生，阳事强健。此药性平，常服能除邪热，明目轻身。春采枸杞叶，名天精草；夏采花，名长生草；秋采子，名枸杞子；冬采根，名地骨皮。并阴干，用无灰酒浸一夜，晒露四十九昼夜，取日精月华气，待干为末，炼蜜丸如弹子大。每早晚各用一丸细嚼，以隔夜百沸汤下。此药采无刺味甜者，其有刺者服之无益。

——明·李时珍《本草纲目·木部第三十六卷·枸杞、地骨皮》

[疏]　枸杞感天令春寒之气，兼得乎地之冲气，故其味苦甘，其气寒而其性无毒。苗叶苦甘，性升且凉，故主清上焦心肺客热。根名地骨，味甘淡，性沉而大寒，故主下焦肝肾虚热，为三焦气分之药。《经》曰：热淫于内，泻以甘寒者是已。子味甘平，其气微寒，润而滋补，兼能退热，而专于补肾润肺，生津益气，为肝肾真阴不足，劳乏内热补益之要药。《本经》：主五内邪气，热中消渴，周痹。《别录》：主风湿，下胸胁气，客热头痛。当指叶与地骨皮而言，以其寒能除热故也。至于补内伤大劳嘘吸，坚筋骨强阴，利大小肠。又久服坚筋骨，轻身不老，耐寒暑者，方是子之功用，而非根叶所能力矣。老人阴虚者，十之七八，故服食家为益精明目之上品。昔人多谓其能生精益气，除阴虚内热、明目者，盖热退则阴生，阴生则精血自长。肝开窍于目，黑水神光属肾，二脏之阴气增益，则目自明矣。

——明·缪希雍《神农本草经疏·卷十二·木部上品·枸杞》

味甘微辛，气温，可升可降。味重而纯，故能补阴；阴中有阳，故能补气，所以滋阴而不致阴衰，助阳而能使阳旺。虽谚云：离家千里，勿食枸杞，不过谓其助阳耳，似亦未必然也。此物微助阳而无动性，故用之以助熟地最妙。其功则明耳目，壮神魂，添精固髓，健骨强筋，善补劳伤，尤止消渴。真阴虚而脐腹疼痛不止者，多用神效。

——明·张介宾《景岳全书·卷之四十八·本草正（下）·竹木部·枸杞子》

平、补而润。甘平。（《本草》苦寒）。润肺清肝，滋肾益气，生精助阳，补虚劳，强筋骨（肝主筋，肾主骨），祛风明目（目为肝窍，瞳子属肾），利大小肠。治嗌干消渴（昂按：古谚有云：出家千里，勿食枸杞。其色赤属火，能补精壮阳。然气味甘寒而性润，仍是补水之药，所以能滋肾益肝明目而治消渴也）。

——清·汪昂《本草备要·卷二·木部·枸杞子》

甘平无毒。河西及甘州者良。《本经》主热中消渴，久服坚筋骨耐寒暑。发明：枸杞子味甘色赤，性温无疑，根味微苦，性必微寒，缘《本经》根子合论无分，以致后人或言，子性微寒，根性大寒，或言子性大温，根性苦寒。盖有惑于一，本无寒热两殊之理。夫天之生物不齐，都有丰于此，而涩于彼者。如山茱萸之肉涩精，核滑精。当归之头止血，尾破血。橘实之皮涤痰，膜聚痰，不一而足。即炎帝之尝药，不过详气、味、形、色，安有味甘色赤，形质滋腴之物，性寒之理。《本经》所言主热中消渴，坚筋骨耐寒暑，是指其子而言，质润味厚，峻补肝肾冲督之精血，精得补益，水旺骨强，而肾虚火炎热中消渴，血虚目昏，腰膝疼痛悉愈，而无寒暑之患矣。所谓精不足者，补之以味也。古谚有云：去家千里，勿食枸杞。甚言补益精气之速耳。然元阳气衰，阴虚精滑，及妇人失合，劳嗽蒸热之人慎用，以能益精血，精旺则思偶，理固然也。

——清·张璐《本经逢原·卷三·灌木部·枸杞》

甘润性平，入肾而补肾养肝，生精润燥。便滑者忌。

——原题清·徐灵胎《药性切用·卷之三下·木部·甘枸杞》

（滋补肝肾而润。）甘微温，滋肝益肾（景岳曰：用之以助熟地，甚妙）。生精助阳，补虚劳，强筋骨（肝主筋，肾主骨）。养营除烦，去风明目（肝开窍于目，黑水神光属肾），利大小肠，治嗌干消渴（谚曰：离家千里，勿食枸杞。以其色赤，属火，补精壮阳耳。然味甘性润，仍是补水之药，所以能润肾益肝，明目而治消渴也）。便滑者勿用。南方树止数尺，北方并是大树。以甘州所产，红润少核者佳。酒润捣。

——清·吴仪洛《本草从新·卷九·木部·枸杞子》

味甘多液，性微凉，为滋补肝肾最良之药，故其性善明目，退虚热，壮筋骨，除腰疼，久服有益，此皆滋补肝肾之功也。乃因古有隔家千里，勿食枸杞之谚，遂疑其能助阳道，性或偏于温热。而愚则谓其性决不热，且确有退热之功效，此从细心体验而得，原非凭空拟议也。愚自五旬后，脏腑间阳分偏盛，每夜眠时，无论冬夏床头置凉水一壶，每醒一次，觉心中发热，即饮凉水数口，至明则壶中水已所余无几。惟临睡时，嚼服枸杞子一两，凉水即可少饮一半，且晨起后觉心中格外镇静，精神格外充足。即此以论枸杞，则枸杞为滋补良药，性未必凉而确有退热之功效，不可断言乎？或问：枸杞为善滋阴故能退虚热，今先生因睡醒而觉热，则此热果虚热乎？抑实热乎？答曰：余生平胖壮，阴分不亏，此非虚热明矣。然白昼不觉热，即夜间彻夜不睡，亦不觉热，惟睡初醒时觉心中发热，是热生于睡中也，其不同于泛泛之实热又明矣。此乃因睡时心肾自然交感而生热，乃先天元阳壮旺之现象，惟枸杞能补益元阴，与先天元阳相济，是以有此功效。若谓其仅能退虚热，犹浅之乎视枸杞矣。

——民国·张锡纯《医学衷中参西录·二、药物·枸杞子、地骨皮解》

鳖　甲

【提要】　鳖甲，咸，微寒。归肝、肾经。滋阴潜阳，退热除蒸，软坚散结。用于阴虚发热，骨蒸劳热，阴虚阳亢，头晕目眩，虚风内动，手足瘈疭，经闭，癥瘕，久疟疟母。

鳖甲首载于《神农本草经》。本品性味咸寒，能滋阴潜阳、退虚热，适用于肝肾阴虚所致内热、风动、阳亢诸证。本品长于退虚热、除骨蒸，治疗阴虚内热证，常配伍秦艽、知母、胡黄连等；治阴虚阳亢，头晕目眩，常与生地、牡蛎、菊花等配伍；治热病伤阴，阴虚风动，手指蠕动，常与阿胶、生地黄、麦冬等品同用。本品咸寒软坚，治癥瘕积聚，常配伍丹皮、土鳖虫、厚朴、半夏等。孕妇不宜应用。

【药论】　味咸，平，无毒。治心腹癥瘕，坚积，寒热，去痞，息肉，阴蚀，痔，恶肉。

——《神农本草经·卷第三·中品药·鳖甲》

无毒。主治温疟，血瘕，腰痛，小儿胁下坚。肉，味甘，治伤中，益气，补不足。生丹阳，取无时。

——南朝梁·陶弘景《名医别录·中品·卷第二·鳖甲》

[谨案]　鳖头烧为灰，主小儿诸疾，又主产后阴脱下坠，尸疰，心腹痛。

——唐·苏敬，等《新修本草·虫鱼部卷第十六·鳖甲》

九肋者佳，煮熟者不如生得者，仍以醯醋炙黄色用。《经》中不言治劳，惟《蜀本·药性论》云治劳瘦、除骨热，后人遂用之。然甚有据，亦不可过剂。头血涂脱肛。又，烧头灰亦治。

——宋·寇宗奭《本草衍义·第十七卷·鳖甲》

味咸，气平。无毒。深潭生，岳州（属湖广）胜。池塘亦蓄，守鱼不飞。色绿七两为佳（大者有毒，杀人），裙多九肋益妙。煮脱效少，生剐性全。制宗《雷公》，去裙并助。治劳热渍童便，摩坚积渍醯醋。周昼夜文火炙脆，入石臼杵细成霜。所恶须知，理石矾石。散痃癖癥瘕，及息肉阴蚀痔疽；除劳瘦骨蒸，并温疟往来寒热。愈肠痈消肿，下瘀血堕胎。肉味颇甘，其性极冷（常居水底故也）。项下有软骨如鳖，须预捡除。食虽凉血热补阴，不可过度（因性冷宜少食）。患癥瘕勿食，防证反增（肉主聚，甲主散，故食肉反增，食甲能散也）；怀妊娠食之，生子项短。合鸡肉食成瘕，合鸡子食杀人。合苋菜食，鳖瘕即生。合芥子食，恶疾骤发。形状异者尤毒，得之深阱急埋（三足者、赤足者，腰下有十字、王字、五字形者，头足不缩者，独目者，目凹陷者，俱有毒，不可食。腹下红，有蛇纹者，是蛇变，尤大毒，急埋深阱，免又害于后人也）。误食过喉，蓝汁可解。头烧灰存性，收脱肛如神（头血涂脱肛亦效）。卵盐淹煮食，补阴虚亦验。膏涂拔发孔内，永使绝根。眼睫倒毛签人，可资除害。又有鼋甲，系鳖极大者别名（《本经》注云：鳖最大者为鼋，其甲一二丈许，老者亦能为魅）。常在长江，每至两岸上曝腹。渔夫伺便接竹掣之，难竟反身为人所制。主治功力，与鳖甲同。膏涂铁火烧便明，摩风疮恶疮易愈。肉微温煮食亦补，杀蛊毒药毒更作。卵如鸡子正圆，一产二三百个。盐淹可食，任煮不凝。

——明·陈嘉谟《本草蒙筌·卷之十一·虫鱼部·鳖甲》

[修治]　时珍曰：按《卫生宝鉴》云：凡鳖甲，以煅灶灰一斗，酒五升，浸一夜，煮令烂如胶漆用，更佳。桑柴灰尤妙。

[主治]　除老疟疟母，阴毒腹痛，劳复食复，斑痘烦喘，小儿惊痫。妇人经脉不通，难产，产后阴脱，丈夫阴疮石淋，敛溃痈（时珍）。

[发明]　时珍曰：鳖甲乃厥阴肝经血分之药，肝主血也。试常思之，龟鳖之属，功各有所主。鳖色青入肝，故所主者，疟劳寒热，痃瘕惊痫，经水痈肿阴疮，皆厥阴血分之病也。玳

瑇色赤入心，故所主者，心风惊热，伤寒狂乱，痘毒肿毒，皆少阴血分之病也。秦龟色黄入脾，故所主者，顽风湿痹，身重蛊毒，皆太阴血分之病也。水龟色黑入肾，故所主者，阴虚精弱，腰脚酸痿，阴疟泄痢，皆少阴血分之病也。介虫阴类，故并主阴经血分之病，从其类也。

——明·李时珍《本草纲目·介部第四十五卷·鳖》

味咸，平，无毒。主心腹癥瘕，坚积寒热，去痞疾，息肉，阴蚀，痔，恶肉，疗温疟，血瘕腰痛，小儿胁下坚。肉：味甘。主伤中，益气补不足（恶矾石）。

　　[疏] 鳖甲全禀天地至阴之气，故其味咸平无毒。润下作咸，象水明矣。本乎地者亲下，益阴何疑？甲主消散者，以其味兼乎平，平亦辛也。咸能软坚，辛能走散，故《本经》：主癥瘕坚积寒热，去痞疾、息肉、阴蚀、痔核、恶肉。《别录》：疗温疟者，以疟必暑邪为病。类多阴虚水衰之人，乃为暑所深中。邪入阴分，故出并于阳而热甚，入并于阴而寒甚。元气虚羸则邪陷而中焦不治，甚则结为疟母。甲能益阴除热而消散，故为治疟之要药，亦是退劳热在骨，及阴虚往来寒热之上品。血瘕腰痛，小儿胁下坚，皆阴分血病，宜其悉主之矣。劳复、女劳复为必须之药。劳瘦骨蒸，非此不除。产后阴脱，资之尤急。

——明·缪希雍《神农本草经疏·卷二十一·虫鱼部中品·鳖甲》

味咸，气平，此肝脾肾血分药也。能消癥瘕坚积，疗温疟，除骨节间血虚劳热，妇人血瘕恶血，漏下五色，经脉不通，治产难，能堕胎，及产后寒热阴脱，小儿惊痫，斑痘烦喘，亦消疮肿肠痈，扑损瘀血，敛溃毒，去阴蚀痔漏恶肉。然须取活鳖大者，去肉，用醋煮干，炙燥用之。若诸煮熟肋骨露出者不堪用。

——明·张介宾《景岳全书·卷之四十八·本草正（下）·鱼虫部·鳖甲》

性味咸寒，色青入肝，益阴散结。治温疟、疟母，痨热骨蒸。鳖肉：益阴凉血。鳖血：养血益阴。鳖头：治脱肛、阴挺。

——原题清·徐灵胎《药性切用·卷之六中·介部·鳖甲》

（补阴退热。）咸寒属阴，色青入肝。治劳瘦骨蒸，往来寒热，温疟疟母（疟必暑邪，类多阴虚之人，日久不愈，元气虚羸，邪陷中焦，则结为疟母。鳖甲能益阴除热而散结，故为治疟要药）。腰痛胁坚，血瘕痔核（咸能软坚），经阻产难，肠痈疮肿，惊痫斑痘，厥阴血分之病（时珍曰：介虫阴类，故皆补阴。龟色黑，主治皆肾经。鳖色青，主治皆肝经。同属补阴，实有分别）。肝无热者忌。色绿，九肋，重七两者为上。醋炙。若治劳，童便炙，亦可熬膏。鳖肉，凉血补阴，亦治疟痢（煮作羹食，加生姜砂糖，不用盐酱，名鳖糖汤）。冷而难消，脾虚者大忌。恶矾石。忌苋菜、鸡子。

——清·吴仪洛《本草从新·卷十七·虫鳞鱼介部·鳖甲》

19

收　涩　药

收涩药，是以收敛固涩为主要功效，治疗各种滑脱病证的药物。

本类药，有偏于寒凉者，有偏于温热者，也有平性者。药味一般具有酸味、涩味。归肺、心、脾、肾、大肠等经。均有收敛固涩功效，能敛耗散、固滑脱。收涩药主治久病体虚、正气不固、脏腑功能衰退，所致自汗、盗汗、久泻、久痢、遗精、滑精、遗尿、尿频、带下不止等滑脱不禁的病证。

临床使用时，根据滑脱不禁证的不同，选择固表止汗药、涩肠止泻药、涩精缩尿止带药等。因引起滑脱病证的根本原因，是正气虚弱，固摄无力，故临床治疗滑脱病证，须与补气药、补阴药、温补脾肾药、补肾药等补虚药配伍。使用收涩药时注意：凡表邪未解，湿热内蕴所致之泻痢、带下、血热出血，以及郁热未清者，均不宜用。误用则有"闭门留寇"之弊。

根据收涩药药性及功效主治差异，分为固表止汗药、涩肠止泻药、涩精缩尿止带药三类。

19.1　固表止汗药

本类药物多甘涩，入肺、心二经。具有固表止汗的功效。常用于治疗气虚自汗，阴虚盗汗。治自汗宜配伍补气固表药，治盗汗宜配伍滋阴除蒸药，以治病求本。凡实证汗出，应以祛邪为主，非本类药物所宜。

◈ 麻　黄　根 ◈

【提要】　麻黄根，甘、涩，平。归心、肺经。可固表止汗。用于自汗，盗汗。

麻黄根首载于《本草经集注》。本品味甘涩，能固腠理，固表止汗。治气虚自汗，常与黄芪、牡蛎、小麦等同用。治阴虚盗汗，可与白芍、五味子、山茱萸等同用。治产后虚汗不止，常与当归、黄芪等同用。有表邪者忌用。

【药论】　麻黄……其根亦止汗。

——南朝梁·陶弘景《本草经集注·卷第四·草木中品·麻黄》

［主治］　止汗，夏月杂粉扑之（弘景）。

［发明］ 时珍曰：麻黄发汗之气骏不能御，而根节止汗效如影响，物理之妙，不可测度如此。自汗有风湿、伤风、风温、气虚、血虚、脾虚、阴虚、胃热、痰饮、中暑、亡阳、柔痓诸证，皆可随证加而用之。当归六黄汤加麻黄根，治盗汗尤捷。盖其性能行周身肌表，故能引诸药外至卫分而固腠理也。本草但知扑之之法，而不知服饵之功尤良也。

——明·李时珍《本草纲目·草部第十五卷·麻黄》

微苦微涩。用甘敛药煎服，可以止汗。同牡蛎粉、米粉，或用旧蕉扇杵末，等分，以生绢袋盛贮，用扑盗汗或夏月多汗，用之俱佳。

——明·张介宾《景岳全书·卷之四十八·本草正（上）·隰草部·麻黄》

麻黄，止汗用根节（无时出汗为自汗，属阳虚；梦中出汗为盗汗，属阴虚。用麻黄根、蛤粉、粟米等分为末，袋盛扑之佳。时珍曰：麻黄发汗，骏不能御；根节止汗，效如影响，物理不可测如此。自汗有风湿、伤风、风温，气虚、血虚、脾虚、阴虚、胃热、痰饮、中暑、亡阳、柔痉等症，皆可加用。盖其性能行周身肌表，引诸药至卫分而固腠理。汗虽为心液，然五脏亦各有汗。《经》曰：饮食饱甚，汗出于胃；惊而夺精，汗出于心；持重远行，汗出于肾；疾走恐惧，汗出于肝；摇体劳苦，汗出于脾）。厚朴、白薇为使，恶辛夷石膏。

——清·汪昂《本草备要·卷一·草部·麻黄》

麻黄根同黄芪、牡蛎，末，小麦汤下，治自汗。

——清·姚球《本草经解要·卷二·草部下·麻黄》

麻黄……根节，独能止汗。

——原题清·徐灵胎《药性切用·卷之一下·草部·麻黄》

根、节。甘，平。引补气之药外至卫分而止汗。得黄芪、牡蛎、小麦，治诸虚自汗。配黄芪、当归，治产后虚汗。和牡蛎粉、粟粉等分为末，生绢袋盛贮，盗汗出即扑，手摩之。夏月止汗，杂粉扑之。折去茎，不可和入同用。茎能发汗，故去之。

——清·严洁，等《得配本草·卷之三·草部·麻黄》

浮 小 麦

【提要】 浮小麦，甘，凉。归心经。益气除热止汗，可用于自汗，盗汗，骨蒸劳热。
浮小麦首载于《本草蒙筌》。本品味甘能补益肺脾之气虚，性凉可益心阴而除热止汗，故凡阳虚自汗、阴虚盗汗均可选用。本品还能益气扶弱，除热益阴，也可用于阴虚羸弱之骨蒸劳热。每与生地黄、麦门冬、地骨皮、玄参等同用可增强养阴退热作用。
【药论】 先枯未实，敛虚汗，获效如神。

——明·陈嘉谟《本草蒙筌·卷之五》

浮小麦（即水淘浮起者），咸凉。止虚汗盗汗，劳热骨蒸。（汗为心液，麦为心谷，浮者无肉，故能凉心。麦麸同功。）

——清·汪昂《本草备要·谷菜部·小麦·浮小麦》

19.2　敛肺涩肠药

本类药物味酸涩，主归大肠经，具有涩肠止泻的功效。常用于治疗大肠虚寒或脾肾虚寒所致的久泻、久痢。此外部分药物兼归肺经，具有敛肺止咳平喘作用，适用于久咳虚喘。本类药酸涩收敛，对泻痢初起、邪气方盛，或伤食腹泻者，一般不宜使用。

五　味　子

【提要】　五味子，酸、甘，温。归肺、心、肾经。收敛固涩，益气生津，补肾宁心。用于久嗽虚喘，梦遗滑精，遗尿尿频，久泻不止，自汗盗汗，津伤口渴，内热消渴，心悸失眠。

五味子首载于《神农本草经》。五味子甘温，既敛肺止咳平喘，又补肺气，滋肾阴，为治疗肺肾两虚、久咳虚喘之要药。治肺虚久咳，可配伍人参、黄芪、紫菀等；治肺肾两虚咳喘，常配伍山茱萸、熟地黄、山药等。本品能涩肠止泻。治脾肾两虚久泻，常与补骨脂、肉豆蔻、吴茱萸同用。本品能补肾涩精止遗，为治肾虚精关不固遗精、滑精之常用药，可配伍桑螵蛸、附子、龙骨等。本品善补气敛肺，固表止汗，治气虚自汗，可配伍人参、浮小麦等；治阴虚盗汗，常与熟地黄、山茱萸、麦冬等配伍。本品能生津止渴，又可益气，治热伤气阴，汗多口渴者，常配伍人参、麦冬等。本品既补益心肾，又能宁心安神，治阴血亏损，心神失养，常配伍麦冬、丹参、酸枣仁等。外有表邪，内有实热，咳嗽初起，麻疹初起，均不宜用。

【药论】　味酸，温，无毒。主益气，咳逆上气，劳伤羸瘦。补不足，强阴，益男子精。

——《神农本草经·卷第三·上品药·五味子》

无毒。主养五脏，除热，生阴中肌。一名会及，一名玄及。生齐山山谷及代郡。八月采实，阴干。

——南朝梁·陶弘景《名医别录·中品·卷第二·五味子》

［谨按］　五味，皮肉甘、酸，核中辛、苦，都有咸味，此则五味具也。《本经》云：味酸，当以木为五行之先也。其叶似杏而大，蔓生木上。子作房如落葵，大如蘡子。一出蒲州及蓝田山中。

——唐·苏敬，等《新修本草·草部上品之下卷第七·五味子》

今华州之西至秦州皆有之。方红熟时采得，蒸烂，研，滤汁，去子，熬成稀膏。量酸甘入蜜，再火上，待蜜熟，俟冷，器中贮，作汤。肺虚寒人，可化为汤，时时服。作果，可以寄远。《本经》言温，今食之多致虚热，小儿益甚。《药性论》以谓除热气。《日华子》又谓暖水脏，又曰除烦热。后学至此多惑。今既用之治肺虚寒，则更不取除烦热之说。则下药亦用之。入药生曝，不去子。

——宋·寇宗奭《本草衍义·第八卷·五味子》

味酸，气温。气轻味厚，降也，阳中微阴。无毒。江北最多，江南亦有。春生苗茎赤色，渐蔓高木引长。叶发似杏叶尖圆，花开若莲花黄白。秋初结实，丛缀茎端。粒圆紫不异樱珠，核扁红俨若猪肾。采收日曝，膏润难干。南北各有所长，藏留切勿相混。风寒咳嗽南五味为奇，虚损劳伤北五味最妙。恶葳蕤，胜乌头。以苁蓉为使，入肺肾二经。收敛耗散之金，滋助不足之水。生津止渴，益气强阴。驱烦热，补元阳。解酒毒，壮筋骨。霍乱泻痢可止，水肿腹胀能消。冬月咳嗽肺寒，加干姜煎汤治效；夏季神力困乏，同参芪麦柏（人参、黄芪、麦门冬、黄柏皮）服良。其热嗽火气盛者，不可骤用寒凉之药，必资此酸味而敛束。然不宜多用（若多用则闭住其邪），恐致虚热以为殃。盖因皮甘、肉酸、核中辛苦，俱兼咸味，故名曰五味子。《本经》只云酸者，本为五行先也。宜预捣碎（则五味具），方后投煎。

——明·陈嘉谟《本草蒙筌·卷之一·草部上·五味子》

[修治]　敩曰：凡用以铜刀劈作两片，用蜜浸蒸，从巳至申，却以浆浸一宿，焙干用。[时珍曰]入补药熟用，入嗽药生用。

[主治]　益气，咳逆上气，劳伤羸瘦，补不足，强阴，益男子精（《本经》）。养五脏，除热，生阴中肌（《别录》）。治中下气，止呕逆，补虚劳，令人体悦泽（甄权）。明目，暖水脏，壮筋骨，治风消食，反胃霍乱转筋，痃癖奔豚冷气，消水肿心腹气胀，止渴，除烦热，解酒毒（《大明》）。生津止渴，治泻痢，补元气不足，收耗散之气，瞳子散大（李杲）。治喘咳燥嗽，壮水镇阳（好古）。

[发明]　成无己曰：肺欲收，急食酸以收之，以酸补之。芍药、五味之酸，以收逆气而安肺。杲曰：收肺气，补气不足，升也。酸以收逆气，肺寒气逆，则宜此与干姜同治之。又五味子收肺气，乃火热必用之药，故治嗽以之为君。但有外邪者不可骤用，恐闭其邪气，必先发散而后用之乃良。有痰者，以半夏为佐；喘者，阿胶为佐，但分两少不同耳。宗奭曰：今华州以西至秦州多产之。方红熟时，彼人采得，蒸烂，研滤汁，熬成稀膏，量酸甘入蜜炼匀，待冷收器中。肺虚寒人，作汤时时饮之。作果可以寄远。《本经》言其性温，今食之多致虚热，小儿益甚。《药性论》谓其除热气，《日华子》谓其暖水脏、除烦热，后学至此多惑。今既用治肺虚寒，则更不取其除热之说。震亨曰：五味大能收肺气，宜其有补肾之功。收肺气，非除热乎？补肾，非暖水脏乎？乃火热嗽必用之药。寇氏所谓食之多致虚热者，盖收补之骤也，何惑之有？又黄昏嗽乃火气浮入肺中，不宜用凉药，宜五味子、五倍子敛而降之。思邈曰：五、六月宜常服五味子汤，以益肺金之气，在上则滋源，在下则补肾。其法：以五味子一大合，木臼捣细，瓷瓶中，以百沸汤投之，入少蜜，封置火边良久，汤成任饮。元素曰：孙真人《千金月令》言：五月常服五味，以补五脏之气。遇夏月季夏之间，困乏无力，无气以动，与黄芪、人参、麦门冬，少加黄柏，煎汤服之。使人精神顿加，两足筋力涌出也。盖五味子之酸，辅人参，能泻丙火而补庚金，收敛耗散之气。好古曰：张仲景八味丸，用此补肾，亦兼述类象形也。机曰：五味治喘嗽，须分南北。生津止渴，润肺补肾，劳嗽，宜用北者；风寒在肺，宜用南者。慎微曰：《抱朴子》云：五味者，五行之精，其子有五味。淮南公羡门子服之十六年，面色如

玉女，入水不沾，入火不灼。

——明·李时珍《本草纲目·草部十八卷·五味子》

　　同人参、麦门冬，名生脉散，能复脉通心。入八味丸代附子，能润肾强阴。同吴茱萸、山茱萸、肉豆蔻、补骨脂、人参，治肾泄良。同怀干地黄、甘枸杞子、车前子、覆盆子、肉苁蓉、白胶、麦门冬、人参、杜仲、白蒺藜、黄柏，主令人有子。同天麦二冬、百部、阿胶、薄荷叶，主肺虚久嗽。君干葛、白扁豆，解酒毒良。

——明·缪希雍《神农本草经疏·卷七·草部上品之下·五味子》

　　皮甘肉酸，性平而敛；核仁味辛苦，性温而暖，俱兼咸味，故名五味。入肺、肾二经。南者治风寒咳嗽，北者疗虚损劳伤。整用者用其酸，生津解渴，止泻除烦，疗耗散之肺金，滋不足之肾水，能收敛虚火，亦解除酒毒。敲碎者用其辛温，补元阳，壮筋骨，助命门，止霍乱。但感寒初嗽当忌，恐其敛束不散。肝旺吞酸当忌，恐其助木伤土。

——明·张介宾《景岳全书·卷之四十八·本草正（上）·蔓草部·五味子》

　　补肺肾，涩精气。性温。五味俱备（皮甘、肉酸，核中苦辛，都有咸味），酸咸为多，故专收敛肺气而滋肾水（气为水母。《经》曰：肺欲收，急食酸以收之。好古曰：入手太阴血分、足少阴气分）。益气生津（肺主气，敛故能益，益气故能生津。夏月宜常服，以泻火而益金），补虚明目，强阴涩精（仲景八味丸，加之补肾。盖内核似肾，象形之义）退热敛汗，止呕住泻，宁嗽定喘（感风寒而喘嗽者当表散，宜羌防苏桔；痰壅气逆而喘嗽者当清降，宜二陈及苏子降气汤；水气逆而喘嗽者，宜小青龙半夏茯苓汤；气虚病久而喘嗽者，宜人参五味）除烦渴，消水肿，解酒毒，收耗散之气，瞳子散大。嗽初起脉数有实火者忌用（朱丹溪曰：五味收肺气，非除热乎？补肾非暖火脏乎？乃火热嗽必用之药，寇氏所谓食之多虚热者，收补之骤也。闵守泉每晨吞北五味三十粒，固精气，益五脏）。北产紫黑者良。入滋补药蜜浸蒸，入劳嗽药生用，俱槌碎核。南产色红而枯，若风寒在肺宜南者。苁蓉为使，恶葳蕤，熬膏良。

——清·汪昂《本草备要·卷一·草部·五味子》

　　酸温，无毒。产辽东者佳。微焙捣碎用。《本经》主益气，咳逆上气，劳伤羸瘦，补不足，强阴益男子精。发明：五味子右肾命门本药。《本经》主咳逆上气，强阴益男子精，心肾不交者宜之，兼入肺肾二经。味酸而敛耗散之金，性温而滋不足之水，生津止渴，益气强阴，壮水镇阳。收瞳子散大，定喘敛汗。加干姜治冬月肺寒咳嗽。同人参、门冬治夏月精神困乏。而虚热久嗽，不可误用表散。须以此去核之辛温助火，但用皮肉之酸咸以滋化之，不宜多用，恐酸太过反致闭遏而成虚热也。黄昏嗽乃火浮于肺，不宜凉药，宜五味子敛而降之。但风邪在表，痘疹初发，一切停饮，肺家有实热者皆当禁之。

——清·张璐《本经逢原·卷二·蔓草部·五味子》

　　味酸，温。主益气（气敛则益），咳逆上气（肺主气，肺气敛则咳逆除，而气亦降也），劳伤羸瘦，补不足（气敛藏，则病不侵而身强盛矣），强阴（气敛则归阴），益男子精。（肾主收藏，而精者肾之所藏者也，故收敛之物无不益肾。五味形又似肾，故为补肾之要药。）此以味为治也。凡酸味皆敛，而五味酸之极，则敛之极，极则不止于敛，而且能藏矣。藏者，冬之令，属肾，故五味能补肾也。

——清·徐灵胎《神农本草经百种录·上品·五味子》

五味俱备，酸咸为多。性温，入手太阴血分，足少阴气分。敛肺滋肾，专收耗散之气，为喘嗽虚乏多汗之专药。

——原题清·徐灵胎《药性切用·卷之二中·草部·北五味》

（蔓草。）敛肺归肾、涩精固气。五味（专入肺、肾），味虽有五（皮甘、肉酸、核中苦辛、皆咸），而酸咸俱多，其性亦温，故书载能敛气滋水，益气生津，补虚明目，强阴涩精，止呕除泻，宁嗽定喘，除烦止渴，消肿解酒，收耗散之气，瞳子散大，为保肺滋肾要药（成无己曰：肺欲收，急食酸以收之。震亨曰：五味大能收肺气，宜其有补肾之功。收肺气，非除热乎？补肾，非暖水脏乎？乃火热嗽必用之药。好古曰：张仲景八味丸用此补肾，亦兼述类象形也）。盖气发于胃出于肺，若阴虚火起，则气散而不收，而烦渴、咳嗽、遗精、汗散等证，因之互见，故必用以酸咸，则气始有归宿，而病悉除。至云能以除热者，是即气收而火不外见之意也；所云能暖水脏者，是即肾因得温而气得暖而藏之也。但寒邪冒，脉实有火者禁用（杲曰：有外邪者不可骤用，以闭邪气，必先发散而后用之，乃良）。北产紫黑者良。入补药蒸，嗽药生用。恶葳蕤。

——清·黄宫绣《本草求真·卷二：收涩·收敛·五味子》

气味酸，温，无毒。主益气，咳逆上气，劳伤羸瘦，补不足，强阴，益男子精。陈修园曰：五味子气温味酸，得东方生长之气而主风。人在风中而不见风，犹鱼在水中而不见水。人之鼻息出入，顷刻离风则死，可知人之所以生者，风也。风气通于肝，即人身之木气。庄子云："野马也，尘埃也，生物之息以相吹也。""息"字有二义：一曰"生息"，二曰"休息"。五味子温以遂木气之发荣，酸以敛木气之归根。生息休息，皆所以益其生生不穷之气。倘其气不治，（治，安也），咳逆上气者，风木挟火气而乘金也，为劳伤、为羸瘦、为阴痿、为精虚者，则《金匮》所谓虚劳诸不足，风气百疾是也。风气通于肝，先圣提出虚劳大眼目，惜后人不能申明其义。五味子益气中，大具开阖升降之妙，所以概主之也。唐、宋以下诸家有谓其具五味而兼治五脏者；有谓其酸以敛肺，色黑入肾，核似肾而补肾者；想当然之说，究非定论也。然肝治五脏，得其生气而安，为《本经》言外之正旨。仲景佐以干姜，助其温气，俾气与味相得而益彰是，补天手段。

——清·陈修园《神农本草经读·卷之一·上品·五味子》

性温，五味俱备，酸、咸居多。其酸也能敛肺，故《神农本草经》谓主咳逆上气；其咸也能滋肾，故《神农本草经》谓其强阴益男子精。其酸收之力，又能固摄下焦气化，治五更泄泻，梦遗失精，及消渴小便频数，或饮一溲一，或饮一溲二。其至酸之味，又善入肝，肝开窍于目，故五味子能敛瞳子散大。然其酸收之力甚大，若咳逆上气挟有外感者，须与辛散之药同用（若干姜、生姜、麻黄、细辛诸药），方能服后不至留邪。凡入煎剂宜捣碎，以其仁之味辛与皮之酸味相济，自不至酸敛过甚，服之作胀满也。邹润安曰：《伤寒论》中凡遇咳者，总加五味子、干姜，义甚深奥。《经》云：脾气散精，上归于肺。是故咳虽肺病，而其源实主于脾，惟脾家所散上归之精不清，则肺家通调水道之令不肃，后人治咳但知润肺消痰，不知润肺则肺愈不清，消痰则转能伤脾，而痰之留于肺者究莫消也。干姜温脾肺，是治咳之来路，来路清则咳之源绝矣；五味使肺气下归于肾，是治咳之去路，去路清则气肃降矣。合两药而言，则为一开一阖，当开而阖是为关门逐盗；当阖而开则恐津液消亡，故小青龙汤及小柴胡汤、真武汤、四逆散之兼咳者皆用之，不嫌其表里无别也。

——民国·张锡纯《医学衷中参西录·二、药物·五味子解》

诃　子

【提要】　诃子，苦、酸、涩，平。归肺、大肠经。涩肠止泻，敛肺止咳，降火利咽。用于久泻久痢，便血脱肛，肺虚喘咳，久嗽不止，咽痛音哑。

诃子首载于《药性论》。本品酸涩收敛，善涩肠止泻。治疗久泻、久痢，可单用；若久泻、久痢属虚寒者，常与干姜、罂粟壳、陈皮配伍。本品既敛肺止咳，又能清肺利咽开音，为治失音之要药。治久咳失音不能言语者，常配伍桔梗、甘草同用；治气阴耗伤，肺虚久咳、失音者，可配伍人参、五味子等；治久咳失音，咽喉肿痛者，常配伍硼砂、青黛、冰片等。凡外有表邪、内有湿热积滞者慎用。

【药论】　味苦，温，无毒。主冷气，心腹胀满，下宿物。生交、爱州。树似木梡，花白，子形似栀子，青黄色，皮肉相着。水磨或散水服之。（新附）

——唐·苏敬，等《新修本草·草木下品卷第十四·诃梨勒》

气虚人亦宜，缓缓煨熟，少服。此物虽涩肠，而又泄气，盖其味苦涩。

——宋·寇宗奭《本草衍义·第十五卷·诃黎勒》

味苦、酸，气温。苦重酸轻，性急喜降，阴也。无毒。岭南俱生，广州独胜。六棱黑色为美，火煨去核才煎。消宿食，去腹膨，且通津液；破结气，止久痢，兼遂肠风。开胃涩肠，驱痰住嗽。又因其味酸苦，有收敛降火之功。故能治肺金伤极郁遏，胀满喘急咳嗽无休也。

——明·陈嘉谟《本草蒙筌·卷之四·木部·诃黎勒》

［主治］　冷气，心腹胀满，下食（《唐本》）。破胸膈结气，通利津液，止水道，黑髭发（甄权）。下宿物，止肠澼久泄，赤白痢（萧炳）。消痰下气，化食开胃，除烦治水，调中，止呕吐霍乱，心腹虚痛，奔豚肾气，肺气喘急，五膈气，肠风泻血，崩中带下，怀孕漏胎，及胎动欲生，胀闷气喘。并患痢人肛门急痛，产妇阴痛，和蜡烧烟熏之，及煎汤熏洗（《大明》）。治痰嗽咽喉不利，含三数枚殊胜（苏颂）。实大肠，敛肺降火（震亨）。

［发明］　时珍曰：诃子同乌梅、五倍子用则收敛，同橘皮、厚朴用则下气，同人参用则能补肺治咳嗽。

——明·李时珍《本草纲目·木部第三十五卷·诃黎勒》

得人参，治肺虚受寒喘嗽。得橘皮、砂仁，主冷气入内，心腹胀满，及因寒食不下。得益智，止气虚小水不禁。佐樗根白皮，止肠澼泻血。佐白术、莲实，止久泄因于虚寒。同蛇床子、五味子、山茱萸、杜仲、续断，止虚寒带下。同人参、肉豆蔻，则实大肠。

——明·缪希雍《神农本草经疏·卷十四·木部下品·诃黎勒》

味苦酸涩，气温。苦重酸轻，性沉而降，阴也。能消宿食膨胀，止呕吐霍乱，定喘止嗽，破结气，安久痢，止肠风便血，降痰下气，开滞涩肠，通达津液，疗女人崩中胎漏带浊，经乱不常。若久痢肛门急痛，或产妇阴痛者，宜和蜡烧烟熏之，或煎汤熏洗亦可。若痰嗽咽喉不利，宜含数枚，咽津殊效。其有上焦元气虚陷者，当避其苦降之性。

——明·张介宾《景岳全书·卷之四十八·本草正（下）·竹木部·诃黎勒》

涩肠、敛肺、泻气。苦以泄气消痰，酸以敛肺降火（东垣曰：肺苦气上逆，急食苦以泄之，以酸补之。诃子苦重泄气，酸轻不能补肺，故嗽药中不用），涩以收脱止泻，温以开胃调中。

治冷气腹胀，膈气呕逆，痰嗽喘急（肺挟痰水，或被火伤，故宜苦酸敛之），泻痢脱肛，肠风崩带（皆取其酸涩），开音止渴（肺敛则音开，火降则渴止。古方有诃子清音汤）。然苦多酸少，虽涩肠而泄气，气虚及嗽痢初起者忌服（同乌梅、倍子，则收敛；同陈皮、厚朴，则下气。得人参，治肺虚寒嗽；得陈皮、砂仁，治冷气腹，佐白术、莲子，治虚寒久泻；佐樗皮，治肠癖便血；同蛇床、五味、山茱、续断、杜仲，治虚寒带下）。

——清·汪昂《本草备要·卷二·木部·诃子》

一名诃黎勒。苦温酸涩，生用清金止咳，炒用敛肺涩肠，为肺虚肠滑、咳嗽泄泻之专药。

——原题清·徐灵胎《药性切用·卷之三中·木部·诃子》

<h2 align="center">❁ 肉 豆 蔻 ❁</h2>

【提要】　肉豆蔻，辛，温。归脾、胃、大肠经。温中行气，涩肠止泻。用于脾胃虚寒，久泻不止，脘腹胀痛，食少呕吐。

肉豆蔻首载于《药性论》。本品既能涩肠止泻，又能温中暖脾，为治疗虚寒性泻痢之要药。治脾胃虚寒之久泻、久痢者，常配伍肉桂、干姜、白术等；治脾肾阳虚，五更泄泻者，常配补骨脂、五味子、吴茱萸等。本品能温中行气止痛。治胃寒气滞、脘腹胀痛、食少呕吐者，常配伍干姜、半夏、木香等。湿热泻痢者不宜使用。

【药论】　对草豆蔻言之。去壳，只用肉，肉油色者佳。枯白，味薄，瘦虚者下等。亦善下气，多服则泄气，得中则和来其气。

——宋·寇宗奭《本草衍义·第十卷·肉豆蔻》

味苦、辛，气温。无毒。胡国多生，岭南亦产。一名肉果，形类弹丸。油色肥实佳，面包煨熟用。所入经络，惟手阳明。疗心腹胀疼，卒成霍乱者可止；理脾胃虚冷，不消宿食者能温。男妇伤暑血痢有功，小儿伤乳吐泻立效。痢疾助之白粥饮，吐泻佐以生姜汤。

——明·陈嘉谟《本草蒙筌·卷之二·草部中·肉豆蔻》

［修治］　敩曰：凡使，须以糯米粉熟汤搜裹豆蔻，于糖灰火中煨熟，去粉用。勿令犯铁。

［主治］　暖脾胃，固大肠（时珍）。

［发明］　时珍曰：土爱暖而喜芳香，故肉豆蔻之辛温，理脾胃而治吐利。

——明·李时珍《本草纲目·草部第十四卷·肉豆蔻》

君人参、补骨脂、吴茱萸、五味子、砂仁，为治肾泄及冷泄之圣药。得缩砂蜜、橘皮、人参、红曲、山楂肉、藿香、麦芽，为开胃进饮食，消宿食，止泻之上剂。独用修事为末，以枣肉和丸，或为末，缩砂汤下，名公子登筵散。言服之即可赴席，其开胃进食消导之功烈矣。《百一选方》治久泻不止：用肉豆蔻一两，木香二钱五分，为末，枣肉和丸。米饮下四五十丸。又方：肉豆蔻煨一两，熟附子七钱，为末，糊丸。米饮服四五十丸。《瑞竹堂方》治老人虚泻：肉豆蔻三钱煨研，乳香一两，为末。《全幼心鉴》治小儿泄泻：用肉豆蔻五钱，乳香二钱半，生姜五片，同炒黑色，去姜研为膏，收入密器，旋丸绿豆大。每量大小，米饮下。《圣惠方》治冷痢腹痛不能食者：肉豆蔻一两，去皮，醋和面裹煨，捣末。每服一钱，粥饮调下。

——明·缪希雍《神农本草经疏·卷九·草部中品·肉豆蔻》

味苦辛而涩，性温。理脾胃虚冷，谷食不消；治大肠虚冷，滑泄不止。以其气香而辛，故能行滞止痛，和腹胀，治霍乱，调中下气，开胃进食，解酒毒，化痰饮，温胃逐虫，辟诸恶气，疗小儿胃寒伤乳吐泻。以其能固大肠，肠既固则元气不走，脾气自健，故曰理脾胃虚冷，而实非能补虚也。面包煨熟用，或锉如豆大，以干面拌炒熟，去面用之尤妙，盖但欲去其油而用其熟耳。

——明·张介宾《景岳全书·卷之四十八·本草正（上）·芳草部·肉豆蔻》

一名肉果，燥脾、涩肠。辛温气香。理脾暖胃，下气调中，逐冷祛痰，消食解酒。治积冷心腹胀痛（挟痰、挟食者并宜之），中恶吐沫，小儿吐逆，乳食不下。又能涩大肠，止虚泻冷痢（初起忌用）。出岭南。似草蔻，外有皱纹，内有斑纹。糯米粉裹煨熟用，忌铁。

——清·汪昂《本草备要·卷一·草部·肉豆蔻》

即肉果。辛温气香，暖胃醒脾，固中涩肠。面裹或糯粉包煨，研细用。吐泻初起忌之。

——原题清·徐灵胎《药性切用·卷之一中·草部·肉豆蔻》

19.3　固精缩尿止带药

本类药物酸涩收敛，主归肾、膀胱经。具有固精、缩尿、止带功效。部分药物兼有补肾之功。适用于肾虚不固所致的遗精、滑精、遗尿、尿频，以及带下清稀量多等病证，常配伍补肾药，以标本兼治。外邪内侵，湿热下注所致的遗精、尿频、带下等，不宜使用。

山　茱　萸

【提要】　山茱萸，酸、涩，微温。归肝、肾经。补益肝肾，收涩固脱。用于眩晕耳鸣，腰膝酸痛，阳痿遗精，遗尿尿频，崩漏带下，大汗虚脱，内热消渴。

山茱萸首载于《神农本草经》。本品味酸、涩性温，能补益肝肾。治肝肾阴虚，头晕目眩、腰酸耳鸣者，常与熟地黄、山药等配伍；治肾阳不足，腰酸畏冷，小便不利或频数者，常与肉桂、附子等同用。本品既能补肾，又能固精缩尿，对肾虚遗滑之证，能标本兼顾。治肾阴不足之遗精，常配伍熟地黄、枸杞子、山药等；治肾阳不足，阳痿、遗精、滑精者，常配伍补骨脂、当归等；治肾虚膀胱失约之遗尿、尿频者，可配伍覆盆子、金樱子、桑螵蛸等。本品能补肝肾、固冲任、收敛止血。治肝肾亏损，冲任不固之崩漏及月经过多者，常配伍熟地黄、白芍、当归等。本品味酸收敛，为敛汗固脱之药。治大汗元气欲脱或久病虚脱者，常与人参、附子、龙骨等配伍。此外，本品亦治消渴证。湿热而致小便淋涩者忌用。

【药论】　味酸，平，无毒。治心下邪气，寒热，温中，逐寒湿痹，去三虫。久服轻身。一名蜀枣。

——《神农本草经·卷第三·中品药·山茱萸》

微温、无毒。主治肠胃风邪，寒热，疝瘕，头脑风，风气去来，鼻塞，目黄，耳聋，面疱，温中下气，出汗，强阴，益精，安五脏，通九窍，止小便利。久服明目，强力，长年。一名鸡足，一名思益，一名蒄实。生汉中山谷及琅琊、宛朐、东海承县。九月、十月采实，阴干。

——南朝梁·陶弘景《名医别录·中品·卷第二·山茱萸》

［谟按］　《经》云：滑则气脱。山茱萸之涩，以收其滑。八味丸用之，无非取其益肾而固精也。《本经》谓：其九窍堪通。是又尽信书，则不如无书矣！

——明·陈嘉谟《本草蒙筌·卷之四·木部·山茱萸》

［修治］　敩曰：凡使以酒润，去核取皮，一斤只取四两以来，缓火熬干方用。能壮元气，秘精。其核能滑精，不可服。

［主治］　心下邪气寒热，温中，逐寒湿痹，去三虫。久服轻身（《本经》）。肠胃风邪，寒热疝瘕，头风风气去来，鼻塞目黄，耳聋面疱，下气出汗，强阴益精，安五脏，通九窍，止小便利。久服，明目强力长年（《别录》）。治脑骨痛，疗耳鸣，补肾气，兴阳道，坚阴茎，添精髓，止老人尿不节，治面上疮，能发汗，止月水不定（甄权）。暖腰膝，助水脏，除一切风，逐一切气，破癥结，治酒渣（《大明》）。温肝（元素）。

［发明］　好古曰：滑则气脱，涩剂所以收之。山茱萸止小便利，秘精气，取其味酸涩以收滑也。仲景八味丸用之为君，其性味可知矣。

——明·李时珍《本草纲目·木部第三十六卷·山茱萸》

同菟丝子、肉苁蓉、巴戟天、鹿茸、牛膝、白胶、车前子、枸杞子、生地黄、沙苑蒺藜、麦门冬，能添精固髓，暖腰膝，益阳道，令人有子。同人参、五味子、牡蛎、益智子，治老人小便淋沥及遗尿。同人乳、沙苑蒺藜、熟地黄、人参、麦门冬、牛膝、甘菊花，治脑骨痛。脑为髓之海，髓足则脑痛自除。同石菖蒲、甘菊花、地黄、黄柏、五味子，治肾虚耳聋。同杜仲、牛膝、地黄、白胶、山药，治肾虚腰痛。入六味地黄丸，为肾虚而有湿热者所须。

——明·缪希雍《神农本草经疏·卷十三·木部中品·山茱萸》

味酸涩，主收敛，气平微温，阴中阳也。入肝肾二脏。能固阴补精，暖腰膝，壮阴气，涩带浊，节小便，益髓兴阳，调经收血。若脾气大弱而畏酸者，姑暂止之，或和以甘草、煨姜亦可。

————明·张介宾《景岳全书·卷之四十九·本草正（下）·竹木部·山茱萸》

补肝肾、涩精气。辛温酸涩。补肾温肝（入二经气分）。固精秘气，强阴助阳，安五脏，通九窍（《圣济》云：如何涩剂以通九窍？《经疏》云：精气充则九窍通利。昂按：山茱萸通九窍，古今疑之，得《经疏》一言，而意旨豁然。始叹前人识见深远，不易测识，多有如此类者，即《经疏》一语而扩充之，实可发医人之慧悟也），暖腰膝，缩小便。治风寒湿痹（温肝故能逐风），鼻塞目黄（肝虚邪客，则目黄），耳鸣耳聋（肾虚则耳鸣耳聋，皆固精通窍之功。王好古曰：滑则气脱，涩剂所以收之，仲景八味丸用之为君，其性味可知矣。昂按：《别录》甄权皆云能发汗，恐属误文。酸剂敛涩，何以反发？仲景亦安取发汗之药为君乎？李士材曰：酸属东方，而功多在北方者，乙癸同源也。肝为乙木，肾为癸水），去核用（核能滑精）。恶桔梗、防风、防己。

————清·汪昂《本草备要·卷二·木部·山茱萸》

酸涩微温，入肾而固精秘气、补肾养肝，为肾虚精滑酸涩专药。核能滑精，拣净用。

————原题清·徐灵胎《药性切用·卷之三下·木部·山萸肉》

莲　子

【提要】　莲子，甘、涩，平。归脾、肾、心经。补脾止泻，止带，益肾涩精，养心安神。用于脾虚泄泻，带下，遗精，心悸失眠。

莲子首载于《神农本草经》。本品既补益脾气，又涩肠止泻，为治脾虚泻痢之良药。治脾虚久泻，食欲不振者，可与党参、茯苓、白术等配伍。本品能益肾固精，治肾虚精关不固之遗精、滑精，常与芡实、龙骨等配伍。本品既补脾益肾，又固涩止带，为治疗脾虚、肾虚带下常用之品。治脾虚带下，常与茯苓、白术等同用；治脾肾两虚，带下清稀，常配伍山茱萸、山药、芡实等。本品能养心安神，治心神不宁怔忡、失眠者，常与酸枣仁、茯神、远志等配伍。

【药论】　味甘，平，无毒。主补中养神，益气力，除百疾。久服轻身，耐老，不饥，延年。一名水芝丹。

————《神农本草经·卷第二·上品药·藕实茎》

味甘、涩，气平、寒。无毒。池塘栽，秋月采。生食微动气，蒸食能养神。食不去心，恐成卒暴霍乱；取心生研，亦止产后渴消。（产后瘀血去多而渴，研汁服效。）凡用拯疴，不可不识。利益十二经脉血气，安靖上下君相火邪。禁精泄清心，去腰痛止痢。揉煮粥，（揉粳米煮。）渐开耳目聪明；磨作饭，顿令肢体强健。蜡蜜丸服，耐老而饥。日服如常，退怒生喜。《本经》注云：雁食粪于田野，（粪中未曾化者。）猿含藏于石岩。经年未坏壤者得来，（不逢阴雨处常有之。）食之延寿笑无量。且悦颜色，堪作神仙。又过末秋，就蓬中干黑者，名石莲子。入水内竟沉之，惟煎盐卤能浮，服更清心黑发。（清心莲子饮，惟用。）荷鼻（蒂也）

味苦，安胎甚良，瘀血逐，好血留兼驱血痢；莲房（蓬也）烧灰，止血甚捷，胎孕推，胎衣下并宜酒煎（生者煎服）。荷叶破血止渴，曾载《妇人良方》。原易老枳术丸用之，取引生少阳经清气。雷头风剂亦用，因形类震仰盂。震为雷属木化风，故假此引经索效。花瓣忌地黄蒜，镇心轻身驻颜。花心名佛座须（佛座莲花故云），益肾涩精固髓。藕甘寒主血多验，治瘀血遂散不凝。止吐衄血溢妄行，破产后血积烦闷（产中忌诸生冷，惟藕不忌），解酒毒却热，罨金疮生肌。和蜜尝，肥腹脏不生诸虫。煮熟啖，实下焦大开胃脘。节同地黄捣汁，亦治口鼻来红。入热酒童便，取效验更易。红莲花、白莲花系胡人贡来中国；如多服、如久服俱黑发悦泽颜容。碧莲花出禁中，只可卜其祥瑞，不堪服饵，亦使知之。

——明·陈嘉谟《本草蒙筌·卷之七·果部·莲子》

[主治] 补中养神，益气力，除百疾。久服，轻身耐老，不饥延年（《本经》）。主五脏不足，伤中气绝，益十二经脉血气（孟诜）。止渴去热，安心止痢，治腰痛及泄精。多食令人欢喜（《大明》）。交心肾，厚肠胃，固精气，强筋骨，补虚损，利耳目，除寒湿，止脾泄久痢，赤白浊，女人带下崩中诸血病（时珍）。捣碎和米作粥饭食，轻身益气，令人强健（苏颂，出《诗疏》）。安靖上下君相火邪（嘉谟）。

[发明] 时珍曰：莲产于淤泥而不为泥染；居于水中，而不为水没。根茎花实，凡品难同；清净济用，群美兼得。自蘪蕮而节节生茎，生叶，生花，生藕；由菡萏而生蕊，生莲，生菂，生薏。其莲菂则始而黄，黄而青，青而绿，绿而黑，中含白肉，内隐青心。石莲坚刚，可历永久。薏藏生意，藕复萌芽，展转生生，造化不息。故释氏用为引譬，妙理具存；医家取为服食，百病可却。盖莲之味甘气温而性啬，禀清芳之气，得稼穑之味，乃脾之果也。脾者，黄宫，所以交媾水、火，会合木、金者也。土为元气之母，母气既和，津液相成，神乃自生，久视耐老，此其权舆也。昔人治心肾不交，劳伤白浊，有清心莲子饮；补心肾，益精血，有瑞莲丸，皆得此理。

——明·李时珍《本草纲目·果部第三十三卷·莲藕》

得川黄连、白芍药、白扁豆、干葛、升麻、红曲、橘红、甘草、滑石、乌梅为丸，治滞下如神。下痢饮食不入，俗名噤口痢，此证大危。用鲜莲肉一两，黄连五钱，人参五钱，水煎浓。细细与呷，服完思食便瘥。同菟丝子、五味子、山茱萸、山药、车前子、肉豆蔻、砂仁、橘红、芡实、人参、补骨脂、巴戟天，治脾肾俱虚，五更泄泻。有肺热者去人参、肉豆蔻。孟诜《食疗》服食不饥：石莲肉蒸熟去心，为末，炼蜜丸梧子大，日服三十丸。此仙家方也。《普济方》白浊遗精石莲肉、龙骨、益智仁等分，为末。每服二钱，空心米饮下。《直指方》心虚赤浊：莲子六一汤：用石莲肉六两，炙甘草一两，为末。每服一钱，灯心汤下。《丹溪心法》久痢噤口：石莲肉炒为末，每服二钱，陈仓米汤调下，便觉思食，甚妙。

——明·缪希雍《神农本草经疏·卷二十三·果部三品·藕实》

补脾、涩肠、固精。甘温而涩，脾之果也。脾者黄宫，故能交水火而媾心肾，安靖上下君相火邪（古方治心肾不交劳伤白浊，有莲子清心饮；补心肾有瑞莲丸）。益十二经脉血气，涩精气，厚肠胃，除寒热。治脾泄久痢，白浊梦遗，女人崩带，及诸血病。大便燥者勿服。去心皮，蒸熟焙干用。得茯苓、山药、白术、枸杞良。黑而沉水者为石莲，清心除烦，开胃进食，专治噤口痢淋浊诸证（石莲入水则沉，入卤则浮。煎盐人以之试卤，莲浮至顶，卤乃可煎。落田野中者，百年不坏，人得食之，发黑不老。肆中石莲，产广中树上，其味大苦，不宜入药）。

莲心为末，米饮下，疗产后血竭。

——清·汪昂《本草备要·卷三·果部·莲子》

古名藕实。甘平性涩，清心醒脾，涩精厚肠，为交媾水火之专药。去心、衣用。莲心：苦寒，专清心热。莲之沉水色黑者，名石莲，性味苦寒，清心除烦，开胃进食，为禁口痢专药。有一种树莲，大苦，不入汤药。

——原题清·徐灵胎《药性切用·卷之四上·果部·莲子》

气味甘、平。主补中养神，益气力，除百疾。久服轻身耐老，不饥延年。

——清·陈修园《神农本草经读·卷之二·上品·藕实茎》

芡　　实

【提要】　芡实，甘、涩，平。归脾、肾经。益肾固精，补脾止泻，除湿止带。用于遗精滑精，遗尿尿频，脾虚久泻，白浊，带下。

芡实首载于《神农本草经》。本品甘涩收敛，益肾涩精。治肾虚腰膝酸软，遗精滑精，常与金樱子同用。本品既能健脾除湿，又能收敛止泻。长于治疗脾虚湿盛，久泻者，常配伍白术、茯苓、扁豆等同用。本品能补益脾肾、收敛固涩，且能除湿，故为治带下证之佳品。治脾肾两虚之带下清稀，常与补气健脾药党参、白术、山药等配伍。治湿热带下黄稠，常与黄柏、车前子等同用。

【药论】　味甘，平，无毒。治湿痹，腰脊膝痛，补中，除暴疾，益精气，强志，令耳目聪明。久服轻身，不饥，耐老，神仙。一名雁喙实。

——《神农本草经·卷第二·上品药·鸡头实》

味甘，平，无毒。主湿痹，腰脊膝痛，补中，除疾，益精气，强志，令耳目聪明。久服轻身不饥，耐老神仙。一名雁喙实，一名芡。生雷泽池泽，八月采。此即今芰子，子形上花似鸡冠，故名鸡头。仙方取此并莲实合饵，能令小儿不长，自别有方。正尔食之，亦当益人。谨案：此实，去皮作粉，与菱粉相似，益人胜菱。

——唐·苏敬，等《新修本草·果部卷第十七·鸡头实》

今天下皆有之。河北沿溏泺居人采得，舂去皮，捣仁为粉，蒸炸作饼，可以代粮。食多，不益脾胃气，兼难消化。

——宋·寇宗奭《本草衍义·第十八卷·鸡头实》

（一名芡实。）味甘，气平。属土有水。无毒。处处池塘俱种，逢秋采实曝干。形类鸡头，故此为誉。须先舂壳，才可取仁。煮熟食堪以代粮，生嚼食动风冷气。婴儿食形体矮小，（孟诜云：与婴儿食不能长大，故驻年耳。）老人食寿岁延长。入药可为散为丸，寻常任煮粥作饼。

主湿痹，止腰膝疼痛；益精气，令耳目聪明。强志疗颈瘰疬，补中除卒暴疾。久服不厌，渐作神仙。古方和金樱子丸吞，故名曰水陆二仙丹也。嫩根乃名莜菜，小腹气痛宜尝。又种水菱，名曰芰实。气味相若，亦产池塘。有四角两角不同，任生啖煮食随用。不能治病，反有损人。令脏冷损阳气痿茎，饮热酒及姜汤可解。啖多腹胀，亦用此消。

——明·陈嘉谟《本草蒙筌·卷之七·果部·鸡头实》

［主治］ 止渴益肾，治小便不禁，遗精白浊带下（时珍）。

［发明］ 时珍曰：案孙升《谈圃》云：芡本不益人，而俗谓之水流黄何也？盖人之食芡，必咀嚼之，终日嗫嗫。而芡味甘平，腴而不腻。食之者能使华液流通，转相灌溉，其功胜于乳石也。《淮南子》云：狸头愈瘕，鸡头已瘘。注者云：即芡实也。

——明·李时珍《本草纲目·果部第三十三卷·芡实》

味甘，气平，入脾肾两脏。能健脾养阴止渴，治腰膝疼痛，强志益神，聪明耳目，补肾固精，治小便不禁，遗精白浊带下，延年耐老。或散丸、或煮食皆妙。但其性缓，难收奇效。

——明·张介宾《景岳全书·卷之四十八·本草正（下）·果部·芡实》

一名鸡头子，补脾、涩精。甘涩。固肾益精，补脾去湿。治泄泻带浊，小便不禁，梦遗滑精（同金樱膏为丸，名水陆二仙丹），腰漆瘀痛（吴子野曰：人之食芡，必枚啮而细嚼之，使华液流通，转相灌溉，其功胜于乳石也。《经验后方》：煮熟研膏，合粳米煮粥食，益精气）。蒸熟捣粉用；涩精药，或连壳用（李惟熙云：菱寒而芡暖，菱花背日，芡花向日）。

——清·汪昂《本草备要·卷三·果部·芡实》

一名鸡头。其味甘平，微温性涩，实脾益肾，固气涩精。小儿多食则难化。

——原题清·徐灵胎《药性切用·卷之四上·果部·芡实》

气味甘、平。主湿痹，腰脊膝痛，补中，除暴疾，益精气，强志，令耳目聪明。久服轻身不饥，耐老神仙。

——清·陈修园《神农本草经读·卷之二·上品·鸡头实》

20 解毒杀虫燥湿止痒药

　　凡外用，以攻毒消肿，或杀虫止痒为主要功效的药物，称为解毒杀虫燥湿止痒药。

　　本类药物分别具有攻毒消肿、杀虫止痒的功效。主要适用于疮痈疔毒、疥癣、湿疹瘙痒等外科、皮肤科及五官科病证。

　　本类药物外用，根据疮疡痈疽、疥癣、湿疹、水火烫伤、蛇虫咬伤、跌打损伤，以及五官口腔等疾患的不同，选择不同的药物进行治疗。临床使用时，应根据不同病证进行配伍。治疗疮疡时，配伍清热解毒药、活血化瘀等药物。治疗湿疹瘙痒时，配伍清热燥湿，或祛风、养血等药物。本类药物大部分具有不同程度毒性，个别药物有剧毒，故应中病即止。应根据病情和用途制成多种剂型：如膏剂、散剂、丹剂、锭剂、药捻、栓剂、洗液等。

◈ 硫　黄 ◈

　　【提要】　硫黄，酸，温；有毒。归肾、大肠经。外用解毒杀虫疗疮；内服补火助阳通便。外治用于疥癣，秃疮，阴疽恶疮；内服用于阳痿足冷，虚喘冷哮，虚寒便秘。

　　硫黄首载于《神农本草经》。本品性温，有毒，外用能解毒杀虫，燥湿止痒，尤长于杀疥虫，为治疗疥疮之要药。常单用硫黄为末，麻油调涂。治湿疹瘙痒，常与枯矾、青黛、冰片等配伍。本品内服能补火助阳，可用于肾阳衰微，下元虚冷等病证。治肾虚阳痿，常配伍鹿茸、补骨脂、蛇床子等药。治肾不纳气之虚喘，常与附子、肉桂、沉香等配伍。内服须与豆腐同煮后阴干用。阴虚火旺及孕妇忌服。不宜与芒硝、玄明粉、朴硝同用。

　　【药论】　大热，有毒。主治心腹积聚，邪气冷癖在胁，咳逆上气，脚冷疼弱无力，及鼻衄，恶疮，下部䘌疮，止血，杀疥虫。生东海牧羊中，及太山、河西山，矾石液也。

　　　　　　　　　　　　　　　　——南朝梁·陶弘景《名医别录·中品·卷第二·石硫黄》

　　《液》云：如太白丹佐以硝石，来复丹用硝石之类，至阳佐以至阴，与仲景白通汤佐以人溺、猪胆汁，大意相同，所以去格拒之寒。兼有伏阳不得尔；如无伏阳，只是阴证，更不必以阴药佐之也。硫黄亦号将军，功能破邪归正，返滞还清，挺出阳精，消阴化魄生魂。

　　　　　　　　　　　　　　　　　　　——元·王好古《汤液本草·卷之六·玉石部·硫黄》

　　[主治]　主虚寒久痢，滑泄霍乱，补命门不足，阳气暴绝，阴毒伤寒，小儿慢惊（时珍）。

　　[发明]　时珍曰：硫黄秉纯阳之精，赋大热之性，能补命门真火不足，且其性虽热而疏

利大肠，又与燥涩者不同。盖亦救危妙药也。但炼制久服，则有偏胜之害。况服食者，又皆假此纵欲，自速其咎，于药何责焉？按孙升《谈圃》云：硫黄，神仙药也。每岁三伏日饵百粒，去脏腑积滞有验。但硫黄伏生于石下，阳气溶液凝结而就，其性大热，火炼服之，多发背疽。方勺《泊宅编》云：金液丹，乃硫黄炼成，纯阳之物，有癌冷者所宜。今夏至人多服之，反为大患。韩退之作文戒服食，而晚年服硫黄而死，可不戒乎？夏英公有冷病，服硫黄、钟乳，莫之纪极，竟以寿终，此其禀受与人异也。洪迈《夷坚志》云：唐与正亦知医，能以意治疾。吴巡检病不得溲，卧则微通，立则不能涓滴，遍用通利药不效。唐问其平日自制黑锡丹常服，因悟曰：此必结砂时，硫飞去，铅不死。铅砂入膀胱，卧则偏重，犹可溲；立则正塞水道，故不通。取金液丹三百粒，分为十服，煎瞿麦汤下。铅得硫气则化，累累水道下，病遂愈。硫之化铅，载在经方，苟无通变，岂能臻妙？《类编》云：仁和县一吏，早衰齿落不已。一道人令以生硫黄入猪脏中煮熟捣丸，或入蒸饼丸梧子大，随意服之。饮啖倍常，步履轻捷，年逾九十，犹康健。后醉食牛血，遂洞泄如金水，尪悴而死。内医官管范云：猪肪能制硫黄，此用猪脏尤妙。王枢使亦常服之。

　　　　　　　　　　　　　　　——明·李时珍《本草纲目·石部第十一卷·石硫黄》

　　燥，补阳，杀虫。味酸有毒。大热纯阳（硫黄阳精极热，与大黄极寒，并号将军），补命门真火不足。性虽热而疏利大肠，与燥涩者不同（热药多秘，惟硫黄暖而能通；寒药多泄，惟黄连肥肠而止泻），若阳气暴绝，阳毒伤寒，久患寒泻，脾胃虚寒，命欲垂尽者用之，亦救危妙药也。治寒痹冷癖，足寒无力，老人虚秘《局方》用半硫丸，妇人阴蚀，小儿慢惊。暖精壮阳，杀虫疗疮，辟鬼魅，化五金，能干汞（王好古曰：太白丹、来复丹皆用硫黄，佐以硝石，至阳佐以至阳，与仲景白通汤佐以人尿、猪胆汁意同。所以治内伤生冷，外冒暑湿，霍乱诸病。能除扦格之寒，兼有伏阳，不得不尔。如无伏阳，只是阴虚，更不必以阴药佐之。《夷坚志》云：唐与正亦知医，能以意治病。吴巡检病不得溲，卧则微通，立则不能涓滴，遍用通药不效。唐问其平日自制黑锡丹常服，因悟曰：此必结砂时，硫飞去，铅不死，铅砂入膀胱，卧则偏重犹可溲，立则正塞水道，故不通。取金液丹三百粒，分十服，瞿麦汤下，铅得硫则化，水道遂通。家母舅童时亦病溺涩，服通淋药罔效，老医黄五聚视之曰：此乃外皮窍小，故溺时艰难，非淋症也。以牛骨作楔，塞于皮端，窍渐展开，勿药而愈。使重服通利药，得不更变他证乎？乃知医理非一端也。硫能化铅为水，修炼家尊之为金液丹）。番舶者良（难得）。取色黄坚如石者，以莱菔剜空，入硫合定，糠火煨熟，去其臭气，以紫背浮萍煮过，消其火毒；以皂荚汤淘其黑浆。一法绢袋盛，酒煮三日夜。一法入猪大肠烂煮三时用。畏细辛诸血醋。

　　　　　　　　　　　　　　　——清·汪昂《本草备要·卷五·金石水土部·石硫黄》

　　味酸大热，入命门而补火通肠，治疮杀虫。置豆腐中，制去热毒用。土硫黄：辛热腥臭，只可治疮，不入汤药。

　　　　　　　　　——原题清·徐灵胎《药性切用·卷之五上·金石部·石硫黄》

21
拔毒化腐生肌药

凡外用，以化腐排脓或生肌敛疮为主要功效的药物，称为拔毒化腐生肌药。

本类药物，分别具有化腐排脓、收湿敛疮的功效。主要适用于痈疽疮疡溃后脓出不畅，或溃后腐肉不去，新肉难生，伤口难以愈合等病证。

本类药物外用，根据疮疡痈疽等疾患的不同，选择不同药物进行治疗。临床使用时，应根据不同病证进行配伍。治疮疡时配伍清热解毒、活血化瘀等药物。使用本类药物，注意脓毒未清，腐肉未尽时，不宜使用敛疮药。本类药物大部分具有不同程度毒性，个别药物有剧毒，故应中病即止。

❖ 炉 甘 石 ❖

【提要】　炉甘石，甘，平。归肝、脾经。解毒明目退翳，收湿止痒敛疮。用于目赤肿痛，睑弦赤烂，翳膜遮睛，胬肉攀睛，溃疡不敛，脓水淋漓，湿疮瘙痒。

炉甘石首载于《外丹本草》。本品甘平，可解毒明目退翳，长于治疗目疾，为眼科外用退翳除障之常用药。治目赤翳障，可与皂矾、朴硝等分，沸水化开，温洗。治眼眶破烂，畏日羞明，常与黄连、冰片等同用。本品外用，能解毒生肌敛疮，收湿止痒。治湿疹、湿疮，皮肤湿痒，常与煅石膏、黄连等同用。此外，与清热止痛之冰片等同用，治烧烫伤。孕妇不宜服。

【药论】

［修治］　时珍曰：凡用炉甘石，以炭火煅红，童子小便淬七次，水洗净，研粉，水飞过，晒用。

［主治］　止血，消肿毒，生肌，明目去翳退赤，收湿除烂。同龙脑点，治目中一切诸病（时珍）。

［发明］　时珍曰：炉甘石，阳明经药也。受金银之气，故治目病为要药。时珍常用炉甘石煅淬、海螵蛸、硼砂各一两，为细末，以点诸目病，甚妙。入朱砂五钱，则性不粘也。

——明·李时珍《本草纲目·石部第九卷·炉甘石》

味甘涩，性温。能止血消肿毒，生肌敛疮口，去目中翳膜赤肿，收湿烂。同龙脑，点治目中一切诸病。宜用片子炉甘，其色莹白，经火煅而松腻味涩者为上。制宜炭火煅红，童便淬七次，研粉，水飞过，晒用。若煅后坚硬，不松不腻者，不堪也。

——明·张介宾《景岳全书·卷之四十八·本草正（下）·金石部·炉甘石》

燥温、治目疾。甘温。阳明胃经药。受金银之气，金胜木，燥胜湿，故止血消肿，收湿除烂，退赤去翳，为目疾要药。产金银坑中，金银之苗也。状如羊脑，松似石脂，能点赤铜为黄（今之黄铜，皆其所点也）。煅红童便淬七次，研粉，水飞用。

——清·汪昂《本草备要·卷五·金石水土部·炉甘石》

性味甘温，入阳明而燥湿消肿、去翳除烂，为目疾专药。煅红，童便淬七次，细研水飞用。

——原题清·徐灵胎《药性切用·卷之五上·金石部·炉甘石》

参 考 文 献

专论引用文献

[1] 黄帝内经素问[M]. 北京：人民卫生出版社，1963.

[2] 灵枢经[M]. 北京：人民卫生出版社，1963.

[3] 尚志钧校注. 神农本草经校注[M]. 北京：学苑出版社，2008.

[4] 南朝梁·陶弘景撰，尚志均辑. 本草经集注[M]. 北京：人民卫生出版社，1994.

[5] 南朝梁·陶弘景撰，尚志均辑. 名医别录[M]. 北京：人民卫生出版社，1986.

[6] 〔唐〕孙思邈. 备急千金要方[M]. 北京：中医古籍出版社，1999.

[7] 〔唐〕甄权著. 药性论[M]. 皖南医学院科研科，1983.

[8] 〔唐〕苏敬，等撰，尚志钧辑校. 新修本草辑复本[M]. 合肥：安徽科学技术出版社，1981.

[9] 南朝宋·雷敩撰著，清·张骥补辑. 雷公炮炙论[M]. 南京：江苏科学技术出版社，1985.

[10] 〔日〕丹波康赖撰. 医心方[M]. 北京：人民卫生出版社，1955.

[11] 〔宋〕卢多逊等撰，尚志钧辑校. 开宝本草辑复本[M]. 合肥：安徽科学技术出版社，1998.

[12] 〔宋〕苏颂编撰，尚志钧辑校. 本草图经[M]. 合肥：安徽科学技术出版社，1994.

[13] 〔宋〕唐慎微撰，尚志钧等校点. 证类本草 重修政和经史证类备急本草[M]. 北京：华夏出版社，1993.

[14] 〔宋〕寇宗奭. 本草衍义[M]. 北京：人民卫生出版社，1990.

[15] 〔宋〕太平惠民和剂局编. 太平惠民和剂局方[M]. 北京：人民卫生出版社，1985.

[16] 〔金〕成无己注. 注解伤寒论[M]. 北京：人民卫生出版社，2004.

[17] 〔金〕张元素，任应秋点校. 医学启源[M]. 北京：人民卫生出版社，1978.

[18] 〔金〕刘完素. 素问病机气宜保命集[M]. 北京：中医古籍出版社，1998.

[19] 〔金〕张子和. 儒门事亲[M]. 北京：人民卫生出版社，2005.

[20] 〔金〕李东垣撰. 脾胃论[M]. 北京：人民卫生出版社，2005.

[21] 〔金〕李东垣原编，清·李士材编辑. 珍珠囊补遗药性赋 雷公炮制药性解[M]. 上海：上海科学技术出版社，1958.

[22] 〔元〕王好古撰. 汤液本草[M]. 北京：人民卫生出版社，1957.

[23] 〔元〕朱震亨撰. 丹溪心法[M]. 北京：人民卫生出版社，2005.

[24] 〔明〕朱橚等编. 普济方[M]. 北京：人民卫生出版社，1983.

[25] 〔明〕王纶辑. 本草集要[M]. 北京：中国中医药出版社，2015.

[26] 〔明〕兰茂撰. 滇南本草[M]. 北京：中国中医药出版社，2013.

[27] 〔明〕陈嘉谟撰. 本草蒙筌[M]. 北京：人民卫生出版社，1988.

[28] 〔明〕汪石山编著，高尔鑫主编. 汪石山医学全书[M]. 北京：中国中医药出版社，1999.

[29] 〔明〕徐春甫编集. 古今医统大全[M]. 北京：人民卫生出版社，1991.

[30] 〔明〕周慎斋. 周慎斋遗书[M]. 上海：上海科学技术出版社，1990.

[31] 〔明〕李梴. 医学入门[M]. 北京：中国中医药出版社，1995.

[32] 〔明〕李时珍撰. 本草纲目[M]. 北京：人民卫生出版社，2005.

[33] 〔明〕孙一奎著. 医旨绪余[M]. 南京：江苏科学技术出版社，1983.

[34] 〔明〕孙一奎. 赤水玄珠[M]. 北京：中国中医药出版社，1996.

[35] 〔明〕龚廷贤撰. 万病回春[M]. 北京：人民卫生出版社，1984.

[36] 〔明〕刘全德撰. 考证病源[M]. 上海：上海科学技术出版社，2004.

[37] 〔明〕杜文燮著，张向群校注. 药鉴[M]. 北京：中国中医药出版社，1993.

[38] 〔明〕朱栋隆，明·梁学孟. 四海同春 国医宗旨[M]. 上海：上海科学技术出版社，1984.

[39] 〔明〕王肯堂撰. 王肯堂医学全书[M]. 北京：中国中医药出版社，1999.

[40] 〔明〕缪希雍. 神农本草经疏[M]. 北京：中医古籍出版社，2002.

[41] 〔明〕缪希雍著. 先醒斋医学广笔记[M]. 北京：中医古籍出版社，2000.

[42] 〔明〕张介宾撰. 景岳全书[M]. 北京：人民卫生出版社，2007.

[43] 〔明〕李中梓. 医宗必读[M]. 北京：人民卫生出版社，2006.

[44] 〔明〕倪朱谟编著，戴慎，陈仁寿，虞舜点校. 本草汇言[M]. 上海：上海科学技术出版社，2005.

[45] 〔明〕贾所学撰. 药品化义[M]. 北京：中国中医药出版社，2015.

[46] 〔明〕李中梓. 本草通玄[M]. 北京：中国中医药出版社，2015.

[47] 〔明〕李中梓著，王卫等点校. 医宗必读[M]. 天津：天津科学技术出版社，1999.

[48] 〔明〕袁班辑. 历代中医珍本集成 21 证治心传[M]. 上海：上海三联书店，1990.

[49] 〔清〕张志聪. 侣山堂类辩 [M]. 南京：江苏科学技术出版社，1982.

[50] 〔清〕张志聪. 本草崇原 [M]. 北京：中国中医药出版社，1992.

[51] 〔清〕刘若金原著，郑怀林等校注. 本草述校注[M]. 北京：中医古籍出版社，2005.

[52] 〔清〕陈士铎著，柳长华，徐春波校注. 本草新编[M]. 北京：中国中医药出版社，1996.

[53] 〔清〕汪昂. 本草备要[M]. 北京：中国中医药出版社，1998.

[54] 〔清〕张璐. 本经逢原[M]. 北京：中国中医药出版社，1996.

[55] 〔清〕姚球. 本草经解要[M]. 北京：中国中医药出版社，2016.

[56] 〔清〕冯兆张. 冯氏锦囊秘录[M]. 北京：中国中医药出版社，1996.

[57] 〔清〕顾靖远. 顾松园医镜[M]. 北京：中国医药科技出版社，2014.

[58] 〔清〕王三尊著. 医权初编[M]. 上海：上海科学技术出版社，1986.

[59] 〔清〕徐大椿. 医学源流论[M]. 北京：人民卫生出版社，2007.

[60] 〔清〕徐大椿. 神农本草经百种录[M]. 北京：人民卫生出版社，1956.

[61] 〔清〕徐大椿编著，伍悦点校. 神农本草经百种录 附药性切用[M]. 北京：学苑出版社， 2011.

[62] 〔清〕王洪绪著，清·潘器之编. 外科全生集 4 卷[M]. 上海：上海卫生出版社，1956.

[63] 〔清〕吴仪洛撰，朱建平，吴文清点校. 本草从新[M]. 北京：中医古籍出版社，2001.

[64] 〔清〕严洁，施雯，洪炜同纂. 得配本草[M]. 北京：人民卫生出版社，2007.

[65] 〔清〕赵学敏著，闫冰等校注. 本草纲目拾遗[M]. 北京：中国中医药出版社，2007.

[66] 〔清〕黄宫绣. 本草求真[M]. 上海：上海科学技术出版社，1987.

[67] 〔清〕沈金鳌. 要药分剂[M]. 上海：上海卫生出版社，1958.

[68] 〔清〕俞廷举. 金台医话[M]. 嘉庆二年（1797）刻本.

[69] 〔清〕许豫和. 怡堂散记[M]. 合肥：安徽科学技术出版社，1990.

[70] 〔清〕柏鹤亭等集. 神仙济世良方[M]. 北京：中医古籍出版社，1988.

[71] 〔清〕陈修园著. 神农本草经读[M]. 福州：福建科学技术出版社，2007.

[72] 〔清〕吴瑭著. 吴鞠通医案[M]. 上海：上海科学技术出版社，2010.

[73] 〔清〕吴瑭著. 温病条辨[M]. 北京：人民卫生出版社，2005.

[74] 〔清〕吴鞠通著. 医医病书[M]. 南京：江苏科学技术出版社，1985.

[75] 〔清〕程杏轩. 医述[M]. 合肥：安徽科学技术出版社，1983.

[76] 〔清〕邹澍撰. 本经疏证[M]. 上海：上海卫生出版社，1957.

[77] 〔清〕吴澄撰. 不居集[M]. 北京：中国中医药出版社，2002.

[78] 〔清〕王世钟编纂，李柳骥等校注，家藏蒙筌 上[M]. 北京：中国中医药出版社，2015.

[79] 〔清〕王泰林著. 西溪书屋夜话录[M]. 北京：人民军医出版社，2012.

[80] 〔清〕赵术堂编. 医学指归[M]. 上海：上海科学技术出版社，1960.

[81] 〔清〕莫枚士. 研经言[M]. 北京：人民卫生出版社，1990.

[82] 〔清〕石寿棠撰. 医原[M]. 南京：江苏科学技术出版社，1983.

[83] 〔清〕王旭高. 医学刍言（中医临证指要）[M]. 北京：人民卫生出版社，1960.

[84] 〔清〕郑寿全著. 医法圆通[M]. 北京：中国中医药出版社，1993.

[85] 〔清〕赵晴初原著. 珍本医书集成 14 杂著类 存存斋医话稿[M]. 上海：上海科学技术出版社，1986.

[86] 〔清〕龙之章著. 蠢子医[M]. 北京：人民卫生出版社，1993.

[87] 〔清〕雷丰著. 时病论 M]. 北京：人民卫生出版社，1956.

[88] 〔清〕赵濂. 医门补要[M]. 上海：上海卫生出版社，1957.

[89] 〔民国〕曹炳章编著，刘德荣点校. 增订伪药条辨[M]. 福州：福建科学技术出版社，2004.

[90] 〔民国〕张锡纯. 医学衷中参西录[M]. 石家庄：河北人民出版社，1974.

[91] 〔清〕俞根初著，何秀山增订，徐荣斋重订. 重订通俗伤寒论[M]. 上海：上海卫生出版社，1956.

提要参考文献

[1] 国家药典委员会. 中华人民共和国药典[M]. 北京：中国医药科技出版社，2015.

[2] 张廷模，彭成. 中华临床中药学（第 2 版）[M]. 北京：人民卫生出版社，2015.

[3] 张廷模. 临床中药学（第 3 版）[M]. 上海：上海科学技术出版社，2018.

[4] 高学敏. 中药学[M]. 北京：中国中医药出版社，2002.

下篇

方剂理论专论

方 剂 总 论

1
分　类

1.1　七方分类法

《素问》　论七方※*

帝曰：气有多少，病有盛衰，治有缓急，方有大小，愿闻约奈何？岐伯曰：气有高下，病有远近，证有中外，治有轻重，适其至所为故也。《大要》曰：君一臣二，奇之制也；君二臣四，偶之制也；君二臣三，奇之制也；君二臣六，偶之制也。故曰：近者奇之，远者偶之；汗者不以奇，下者不以偶；补上治上制以缓，补下治下制以急，急则气味厚，缓则气味薄。适其至所，此之谓也。病所远而中道气味之者，食而过之，无越其制度也。是故平气之道，近而奇偶，制小其服也。远而奇偶，制大其服也。大则数少，小则数多。多则九之，少则二之。奇之不去则偶之，是谓重方。偶之不去，则反佐以取之，所谓寒热温凉，反从其病也。

帝曰：非调气而得者，治之奈何？有毒无毒，何先何后？愿闻其道。岐伯曰：有毒无毒，所治为主，适大小为制也。帝曰：请言其制。岐伯曰：君一臣二，制之小也；君一臣三佐五，制之中也；君一臣三佐九，制之大也。

——《素问·至真要大论》

【提要】　本论为《素问·至真要大论》"七方"之论。论中以病情轻重、病位上下、病势缓急、药味奇偶、治有轻重等为依据，提出了大、小、缓、急、奇、偶、重的不同制方，并对其含义做了简要的论述。提出"近者奇之，远者偶之；汗者不以奇，下者不以偶；补上治上制以缓，补下治下制以急……奇之不去则偶之，是谓重方。偶之不去，则反佐以取之"的论断。金·成无己在《伤寒明理论·药方论》序言中说："制方之用，大、小、缓、急、奇、偶、复，七方是也。"明确提出了"七方"名称，并将《内经》的"重方"改为"复方"。"七方"，是古代最早有关方剂的分类方法。对于其具体涵义，后世注家和医家在理解上不尽相同，尤其对于奇、偶、重方的含义分歧较大。详参后论。

刘完素　论七方※*

七方者，大、小、缓、急、奇、偶、复。

大方之说有二：一则病有兼证，而邪不专，不可以一二味治之，宜君一臣三佐九之类是也；二则治肾肝在下而远者，宜分两多，而顿服之是也。

小方之说有二：一则病无兼证，邪气专一，可以君一臣二小方之治也；二则治心肺在上而近者，宜分两微，而频频少服之，亦为小方之治也。

缓方之说有五：有甘以缓之为缓方者，为糖蜜甘草之类，取其恋膈也；有丸以缓之为缓方者，盖丸之比汤散，药力宣行迟故也；有品味群众之缓方者，盖药味众多，各不能骋其性也；有无毒治病之缓方者，盖药性无毒，则攻自缓也；有气味薄而缓方者，药气味薄，则常补于上，比至其下，药力既已衰，为补上治上之法也。

急方之说有四：有急病急攻之急方者，如腹心暴痛，前后闭塞之类是也；有急风荡涤之急方者，谓中风不省口噤是也，取汤剂荡涤，取其易散而施攻速者是也；有药有毒之急方者，如上涌下泄夺其病之大势者是也；有气味厚之急方者，药之气味厚者，直趣于下而力不衰也，谓补下治下之法也。

奇方之说有二：有古之单行之奇方者，为独一物是也；有病近而宜用奇方者，为君一臣二君二臣三，数合于阳也，故宜下不宜汗也。

偶方之说有二：有两味相配而为偶方者，盖两味相合者是也；有病远而宜用偶方者，君二臣四，君四臣六，数合于阴也，故宜汗不宜下也。

复方之说有二：有二三方相合之为复方者，如桂枝二越婢一汤之类是也；有分两匀同之复方者，如胃风汤各等分之类是也。又曰：重复之复，二三方相合而用也；反复之复，谓奇之不去则偶之是也。

——金·刘完素《素问病机气宜保命集·卷上·本草论》

【提要】　本论主要阐述"七方"之论。①大方，方剂之大者。有两类：一是君一臣三佐九之类，药味多，不仅治疗主证，同时能治疗某些兼证的方剂；一是药量大而药味少，能够远达下焦肝肾，需要顿服的方剂。②小方，即方剂之小者。有两类：一是君一臣二小制之类，药味少，用于治疗邪气专一、病无兼证的方剂；一是药量小，用以治疗病在上焦心肺，需要频频少服的方剂。③缓方，是指用于一般慢性虚弱病证，需长期服用，使病患渐趋痊愈的方剂。其方有五类：其一，甘以缓之，为缓方。取其恋膈之特点，缓慢发挥作用。其二，丸以缓之，为缓方。取其药力宣行迟，以缓攻逐邪气。其三，品味群众，为缓方。取其药味众多，互相制约其性。其四，无毒治病，为缓方。取药性无毒的药物，缓攻病邪，免伤正气。其五，气味薄，为缓方。取其补上、治上，药力衰若，缓求其效。④急方，是指药力猛峻、效能急速，用于扶危救急的方剂。其方有四种：其一，急病急攻之急方。因病势危急，取其扶危救逆，如腹心暴痛，前后闭塞之类。其二，急风荡涤之急方。汤剂荡涤，取其易散而施攻速，如中风昏迷之类。其三，药有毒之急方。急则治标，其病之大势，即如上涌、下泄之剂。其四，气味厚之急方。气味俱厚，补下、治下，直趋于下而力不衰。⑤奇方，是指单味药或组成药物合于单数的方剂。病在上而近者、宜下不宜汗者适用奇方。⑥偶方，是指由两味药组成或药味合于偶数的方剂。病在下而远者、宜汗不宜下者适用于偶方。⑦复方，是指两方或数方合用，治疗较复杂病证的方剂，或者药味分两匀同类的方剂。除此之外，又提到了《素问·至真要大论》"奇之不去则偶之"之重方为复方。

张子和　七方绳墨订※*

大方之说有二：有君一臣三佐九之大方，有分两大而顿服之大方。盖治肝及在下而远者，宜顿服而数少之大方；病有兼证而邪不专，不可以一二味治者，宜君一臣三佐九之大方。王太仆以人之身三折之，上为近，下为远。近为心肺，远为肾肝，中为脾胃。胞　胆亦有远近。以予观之，身半以上，其气三，天之分也；身半以下其气三，地之分也。中脘，人之分也。又手之三阴阳，亦天也，其气高；足之三阴阳，亦地也，其气下；戊己之阴阳，亦人也，其气犹中州。故肝之三服，可并心之七服；肾之二服，可并肺之七服也。

小方之说亦有二。有君一臣二之小方，有分两微而频服之小方。盖治心肺及在上而近者，宜分两微而少服而频之小方，徐徐而呷之是也。病无兼证，邪气专，可一二味而治者，宜君一臣二之小方。故肾之二服，可分为肺之九服及肝之三服也。

缓方之说有五。有"甘以缓之"之缓方，糖、蜜、枣、葵、甘草之属是也。盖病在胸膈，取甘能恋也。有丸以缓之之缓方。盖丸之比汤散，其气力宣行迟故也。有品件群众之缓方。盖药味众，则各不得骋其性也。如万病丸，七八十味递相拘制也。有无毒治病之缓方。盖性无毒则功自缓矣。有气味薄药之缓方。盖药气味薄，则长于补上治上，比至其下，药力已衰。故补上治上，制之以缓。缓则气味薄也。故王太仆云：治上补上，方若迅急，则上不任而迫走于下。制缓方而气味厚，则势与急同。

急方之说有四。有急病急攻之急方，如心腹暴痛，两阴溲便闭塞不通，借备急丹以攻之。此药用不宜恒，盖病不容俟也。又如中风牙关紧急，浆粥不入，用急风散之属亦是也。有汤散荡涤之急方，盖汤散之比丸，下咽易散而施用速也。有药性有毒之急方。盖有毒之药，能上涌下泄，可以夺病之大势也。有气味厚药之急方。药之气味厚者，直趣于下而气力不衰也。故王太仆云：治下补下，方之缓慢，则滋道路而力又微，制急方而气味薄，则力与缓等。

奇方之说有二。有古之单方之奇方，独用一物是也。病在上而近者，宜奇方也。有数合阳数之奇方，谓一、三、五、七、九，皆阳之数也。以药味之数皆单也。君一臣三，君三臣五，亦合阳之数也。故奇方宜下不宜汗。

偶方之说有三。有二味相配之偶方，有古之复方之偶方。盖方之相合者是也。病在下而远者，宜偶方也。有数合阴阳之偶方，谓二、四、六、八、十也，皆阴之数也。君二臣四，君四臣六，亦合阴之数也。故偶方宜汗不宜下。

复方之说有二。方有二方三方相合之复方，如桂枝二越婢一汤。如调胃承气汤方，芒硝、甘草、大黄，外参以连翘、薄荷、黄芩、栀子以为凉膈散。是本方之外，别加余味者，皆是也。有分两均剂之复方。如胃风汤各等分是也。以《内经》考之，其奇偶四则，反以味数奇者为奇方，味数偶者为偶方。下复云：汗者不以奇，下者不以偶。及观仲景之制方，桂枝汤，汗药也，反以三味为奇；大承气汤，下药也，反以四味为偶。何也？岂临事制宜，复有增损者乎！考其大旨，王太仆所谓"汗药如不以偶，则气不足以外发；下药如不以奇，则药毒攻而致过"必如此言。是奇则单行、偶则并行之谓也。急者下，本易行，故宜单；汗或难出，故宜并。盖单行则力孤而微，并行则力齐而大，此王太仆之意也。然太仆又以奇方为古之单方，偶为复方，今此七方之中，已有偶又有复者，何也？岂有偶方者，二方相合之谓也；复方者，二方四方相合之方欤！不然，何以偶方之外，又有复方者欤？此"复"字，非"重复"之"复"，乃"反复"之"复"。何以言之？盖《内经》既言奇偶之方，不言又有重复之方，惟云"奇之不去则偶之，是为重方"。重方者，即复方也。下又云："偶之不去，则反佐以取之。所谓寒热温凉，反从其病也。由是言之，复之为方，反复，亦不远《内经》之意也。

——金·张子和《儒门事亲·卷一·七方十剂绳墨订》

【提要】　本论主要阐述"七方"之论。其论与刘完素所论基本相同，论理上略微详尽。文末对于有关"汗者不以奇，下者不以偶"，及复方为"反复之复"的说法加以辨析，颇达经旨。其中，对于"奇方宜下不宜汗""偶方宜汗不宜下"与临床不合的事实，张从正也是明了的，也提到了张仲景汗、下之制方不拘于奇偶，只是没有立足于临床而直接提出质疑。实际上，不仅是品味之奇偶，甚至是七方之规矩，旨在发明制方之常规，临床制方遣药自不必拘泥。

陈士铎　七方论

注《本草》而不论方法犹不注也。《本草》中，草木昆虫介属之气味寒热，必备悉于胸中，然后可以随材任用。使胸次无出奇制胜方略，则如无制之师，虽野战亦取胜于一时，未必不致败于末路。与其焦头烂额，斩杀无遗，何如使敌人望风而靡之为快哉。此七方之必宜论也。七方者，大小缓急奇偶复也。吾先言其大方。岐伯夫子曰：君一臣三佐九，制之大也。凡病有重大，不可以小方治之者，必用大方以治之。大方之中，如用君药至一两者，臣则半之，佐又半之。不可君药少于臣药，臣药少于佐使。设以表里分大小，是里宜大而表宜小也，然而治表之方，未尝不可大。设以奇偶分大小，是奇宜大而偶宜小也，然而用偶之方，未尝不可大。设以远近分大小，是远宜大而近宜小也，然而治近之方，又未尝不可大。故用大方者乃宜大而大，非不可大而故大也。

或问：大方是重大之剂，非轻小之药也，重大必用药宜多而不可少矣。何以君一而臣三佐用九耶？是一方之中计止十三味，似乎名为大而非大也。不知大方者，非论多寡，论强大耳。方中味重者为大，味厚者为大，味补者为大，味攻者为大，岂用药之多为大乎。虽大方之中，亦有用多者，而终不可谓多者即是大方也。

或疑：大方不多用药，终难称为大方，不知大方之义在用意之大，不尽在用药之多也。譬如补也，大意在用参之多以为君，而不在用白术、茯苓之多以为臣使也；如用攻也，大意在用大黄之多以为君，而不在用厚朴、枳实之多以为臣使也。推之寒热表散之药，何独不然，安在众多之为大哉。

或疑：大方在用意之大，岂君药亦可小用之乎。夫君药原不可少用也，但亦有不可多用之时，不妨少用之。然终不可因少用而谓非君药，并疑少用而谓非大方也。

小方若何？岐伯夫子曰：君一臣三佐五，制之中也。君一臣二，制之小也。中即小之义。凡病有轻小不可以大方投者，必用小方以治之。小方之中，如用君药至二钱者，臣则半之，佐又半之，亦不可以君药少于臣，臣药少于佐也。夫小方所以治轻病也，轻病多在上，上病而用大方，则过于沉重，必降于下而不升于上矣。小方所以治小病也，小病多在阳，阳病而用大方，则过于发散，必消其正而衰其邪矣。故用小方者，亦宜小而小，非不可小而故小也。

或问：小方是轻小之剂，所以治小病也。然君一臣三佐五，方未为小也。若君一臣二而无佐使，无乃太小乎。不知小方者，非论轻重，论升降耳，论浮沉耳。方中浮者为小，升者为小也。岂用药之少者为小乎。虽小方多用，而要不可谓少用药之方即是小方也。

　　或疑：小方不少用药，终不可名为小方。不知小方之义，全不在用药之少也。病小宜散，何尝不可多用柴胡；病小宜清，何尝不可多用麦冬；病小宜提，何尝不可多用桔梗。病小宜降，何尝不可多用厚朴。要在变通于小之内，而不可执滞于方之中也。或疑小方变通用之，是小可大用矣。小方而大用，仍是大方而非小方也。曰小方大用，非大方之可比，药虽多用，方仍小也。

　　缓方若何？岐伯夫子曰：补上治上，制以缓。缓者，迟之之谓也。上虚补上，非制之以缓，则药趋于下而不可补矣。上病治上，非制之以缓，则药流于下而不可治矣。然而缓之法不同。有甘以缓之之法，凡味之甘，其行必迟也；有升以缓之之法，提其气而不下陷也；有丸以缓之之法，作丸而不作汤，使留于上焦也；有作膏以缓之之法，使胶粘于胸膈间也；有用无毒药以缓之之法，药性平和，功用亦不骤也。有缓治之方，庶几补上不补下，治上不治下矣。

　　或问：缓方以治急也，然急症颇有不可用缓之法，岂一概可用缓乎？曰：宜缓而缓，未可概用缓也。若概用缓，必有不宜缓而亦缓者矣。

　　或疑：缓方故缓，恐于急症不相宜。不知急症缓治，古今通议，然而缓方非治急也，大约治缓症者为多。如痿症也，必宜缓；如脱症也，不宜急。安在缓方之皆治急哉。

　　或问：缓方君论至备，不识更有缓之之法乎？曰：缓之法在人而不在法也。执缓之法以治宜缓之病，则法实有穷；变缓之方以疗至缓之病，则法何有尽。亦贵人之善变耳，何必更寻缓方之治哉。

　　急方若何？岐伯夫子曰：补下治下，制以急。夫病之急也，岂可以缓治哉。大约治本之病宜于缓，治标之病宜于急。然而标本各不同也。有本宜缓而急者，急治其本。有标不宜急而急者，急治其标。而急之方实有法焉。有危笃急攻之法，此邪气壅阻于胸腹肠胃也。有危笃急救之法，此正气消亡于阴阳心肾也。有急用浓煎大饮汤剂之法，使之救火济水，援绝于旦夕也。有急用大寒大热毒药之法，使之上涌下泄，取快于一时也。有急治之方，庶几救本而不遗于救标，救标而正所以救本矣。

　　或问：急方治急，不识亦可以治缓症乎？曰：缓方不可以治急，而急方实所以治缓。遇急之时，不用急方以救其垂危将绝，迨病势少衰而后救之，始用缓治之法不已晚乎。然则急方治急，非即所以治缓乎。

　　或疑：急方救急，似乎相宜。急方救缓，恐不相合。不知缓急同治者，用药始神耳。或疑缓急相济，固为治病妙法，然毕竟非治急之急方也。曰：以急救急，因病之急而急之也；以急救缓，亦因病虽缓而实急，故急之也。然则缓急相济，仍治急而非治缓也。

　　或疑：急症始用急方，则急方不可用缓也明矣。然古人急病缓治，往往有之，似乎急方非救急也。曰：急方不救急，又将何救乎？急病缓治者，非方用缓也。于急方之中，少用缓药，以缓其太急之势，非于急方之中，纯用缓药，以缓其太急之机也。

　　奇方若何？岐伯夫子曰：君一臣二，君二臣三，奇之制也；所谓奇之制者，言数之奇也。盖奇方者，单方也。用一味以出奇，而不必多味以取胜。药味多，未免牵制，反不能单刀直入。凡脏腑之中，止有一经专病者，独取一味而多其分两，用之直达于所病之处，自能攻坚而奏功如神也。

　　或问：奇方止取一味出奇，但不知所用何药。夫奇方以一味取胜，《本草》中正未可悉数也。吾举其至要者言之。用白术一味以利腰脐之湿也，用当归一味以治血虚头晕也，用川芎一味以治头风也，用人参一味以救脱救绝也，用茯苓一味以止泻也，用菟丝子一味以止梦遗也，用杜仲一味以除腰疼也，用山栀子一味以定胁痛也，用甘草一味以解毒也，用大黄一味以攻坚也，用黄连一味以止呕也，用山茱萸一味以益精止肾泄也，用生地一味以止血也，用甘菊花一味以降胃火也，用薏仁一味以治脚气也，用山药一味以益精也，用肉苁蓉一味以通大便也，用补骨脂一味以温命门也，用车前子一味以止水泻也；用蒺藜子一味以明目也，用忍冬藤一味以治痈也，用巴戟天一味以强阳也，用荆芥一味以止血晕也，用蛇床子一味以壮阳也，用元参一味以降浮游之火也，用青蒿一味以消暑也，用附子一味以治阴虚之喉痛也，用艾叶一味以温脾也，用地榆一味以止便血也，用蒲公英一味以治乳疮也，用旱莲草一味以乌须也，用皂荚一味以开关也，用使君子一味以杀虫也，用赤小豆一味以治湿也，用花蕊石一味以化血也。以上皆以一味取胜，扩而充之，又在人意见耳。

或疑：奇方止用一味则奇，虽奏功甚神，窃恐有偏胜之弊也。顾药性未有不偏者也，人阴阳气血亦因偏胜而始病，用偏胜之药以制偏胜之病，则阴阳气血两得其平，而病乃愈。然则奇方妙在药之偏胜，不偏胜不能去病矣。

或疑：方用一味，功虽专而力必薄，不若多用数味则力厚而功专。不知偏胜之病，非偏胜之药断不能成功。功成之易，正因其力厚也，谁谓一味之方力薄哉。

偶方若何？岐伯夫子曰：君二臣四，君二臣六，偶之制也。又曰：远者偶之，下者不以偶。盖偶亦论数耳。是偶方者，重味也，乃二味相合而名之也。如邪盛，用单味以攻邪而邪不能去，不可仍用一味攻邪，必更取一味以同攻其邪也；如正衰，用单味补正而正不能复，不可仍用一味补正，必另取一味以同补其正也。非两方相合之为偶，亦非汗药三味为奇，下药四味为偶也。

或问：奇方止取一味以出奇，而偶方共用两味以取胜，吾疑二味合方，正不可多得也。夫二味合而成方者甚多，吾不能悉数，示以成方，不若商以新方也。人参与当归并用，可以治气血之虚。黄芪与白术同施，可以治脾胃之弱，人参与肉桂同投，可以治心肾之寒。人参与黄连合剂，可以治心胃。人参与川芎并下，则头痛顿除。人参与菟丝并煎，则遗精顿止。黄芪与川芎齐服，则气旺而血骤生。黄芪与茯苓相兼，则利水而不走气。黄芪与防风相制，则去风而不助胀。是皆新创之方，实可作偶之证。至于旧方，若参附之偶也，姜附之偶也，桂附之偶，术苓之偶，芪归之偶，归芎之偶，甘芍之偶，何莫非二味之合乎。临症裁用，存乎其人。

或疑：偶方合两味以制胜，似乎有相合益彰之庆，但不知有君臣之分、佐使之异否乎。夫方无君臣佐使者，止奇方也。有偶则君臣自分，而佐使自异矣。天无二日，药中无二君也。偶方之中，自有君臣之义、佐使之道，乌可不分轻重多寡而概用之耶。

复方若何？岐伯夫子曰：奇之不去则偶之。偶之是谓重方。重方者，复方之谓也。或用攻于补之中，复用补于攻之内，或攻多而补少，或攻少而补多，调停于补攻之间，斟酌于多寡之际，可合数方以成功，可加他药以取效，或分两轻重之无差，或品味均齐之不一，神而明之，复之中而不见其复，斯可谓善用复方者乎。

或问：复方乃合众方以相成，不必拘于绳墨乎？曰：用药不可杂也，岂用方而可杂乎。用方而杂，是杂方而非复方矣。古人用二方合之，不见有二方之异，而反觉有二方之同，此复方之所以神也。否则，何方不可加减，而必取于二方之相合乎。

或疑：复方合数方以成一方，未免太杂。有前六方之妙，何病不可治，而增入复方，使不善用药者，妄合方以取败乎。曰：复方可删，则前人先我而删矣，实有不可删者在也。虽然，知药性之深者，始可合用复方，否则不可妄用，恐相反相恶，反致相害。

或疑：复方不可轻用，宁用一方以加减之，即不能奏效，亦不致取败。曰：此吾子慎疾之意也。然而复方实有不可废者，人苟精研于《本草》之微，深造于《内经》之奥，何病不可治，亦何法不可复乎，而犹谨于复方之不可轻用也，未免徒读书之讥矣。

——清·陈士铎《本草新编·七方论》

【提要】　本论主要阐述"七方"之论。论中以设疑、回答的形式，论七方之义。其中多有发挥，甚至颇有见地，可补前人之未备，有些观点则是陈士铎一家之言。例如：①大方、小方：大方，是指君药用量大或药力强，而非药味多者。小方，也并非指药味少，而是以升、浮之药为主药的方剂即为小方，主要适用于治疗上病及阳病。因为上病若用大方，则过于沉重，必降于下；阳病若用大方，则过于发散，消散其正气。②缓方、急方：缓方，有甘以缓之、升以缓之、丸以缓之、作膏以缓之、用无毒药以缓之等具体方法，丰富了缓方的内容。另外，作者还强调缓方当用于"补上治上"，使药物停于上而不流于下。急方，则用于"补下治下"，如危笃急攻之法，危笃急救之法，急用浓煎大饮汤剂之法，急用大寒大热毒药之法。③奇方、偶方：奇方，即指单方。若脏腑之中，只有一经专病，独取一味药而加重其用量，使之直达病所，自能奏效。偶方，是指二味相合，即运用对药，而非指两方相合。④复方，是将成方加减化裁，增减药味或药量以改变其攻补之性，或将多方相合，使之相辅相成或相反相成。总之，无论陈士铎之论是否合七方之本义，但于临床运用而言，是有很大参考价值的。

缪希雍　论七方本义

夫方者，法也。法乃所以制物者也。故大、小、缓、急、奇、偶、复七者，为法制之变且尽也。七方不同，同归已疾，其制各异。异以从宜，岐伯言之已详，后人演之弥悉。凡制方者，必本乎是。苟悖其制，则非法矣。非法则不能所施合辙，而反致乖剌，恶在其能攻邪已疾耶！

——明·缪希雍《神农本草经疏·卷一·论七方本义》

【提要】　本论概述了以七种组方形式为依据的方剂分类方法，即大、小、缓、急、奇、偶、复七方。七方肇始于《素问·至真要大论》，是以方剂的药味多寡、分量轻重及功用性质划分的组方原则，用以针对病位的高下远近及病证的表里，体现了七种不同的治病组方法则，堪称论病遣方之准绳。由于疾病千变万化，症情千差万别，因而临证制方尚须灵活变通。

蔡陆仙　七方举例[※]

七方出于岐伯，谓气有多少，形有盛衰，治有缓急上下内外之不同，故立七方以制之。

大方

病有兼症，邪有强盛，非大力不能克之。如仲景之大承气汤、大青龙汤一汗一下，皆取其分量重，药味多，胜于小承气、小青龙也……

小方

病无兼症，邪气轻浅，药少分量轻，中病而止，不伤正气。如：仲景小承气之微下，小建中之微温，小柴胡之微散，皆取其中病而止，力不太过也……

缓方

虚延之证，剽劫不能成功，须缓药和之。有以甘缓之者，炙甘草汤、四君子汤治虚劳是也；有以丸缓之者，乌梅丸治久痢是也；有多其物以牵制，使性不得骋而缓治之者，薯蓣丸治风气百病，侯氏黑散填补空窍，须服四十九日是也……

急方

病势急，则方求速效。如仲景急下之，宜大承气；急救之，宜四逆汤之类。盖发表欲急，则用汤散，攻下欲急，则用猛峻，审定病情，合宜而用……

奇方

单方也。病有定形，药无牵制，意取单锐，见功尤神。如仲景少阴病、咽痛、用猪肤汤；又如五苓、三物、七物，皆以奇数名方。七枚、五枚等，各有意义，然奇方总是药味少，而锐利者也……奇方之制，总以药物少而功力重大者，是为正法；然亦有合诸药中数味成方，治单独之病症，而药之味数，偶合于奇，亦因名奇方者，如五苓散、厚朴七物、厚朴三物等方皆是。

偶方

偶对单言，单行力孤，不如多品力大。譬如仲景用桂枝、麻黄，则发表之力大若单用一味，则力弱矣；又如桂枝汤，单用桂枝，而必用生姜以助之，是仍存偶之意也。肾气丸桂、附同用，大建中椒、姜同用，大承气硝、黄同用，皆是此意……

复方

重复之义，两证并见，则两方合用，数证相杂，则化合数方而为一方也。如桂枝二越婢一汤，是两方相合。五积散，是数方相合。又有本方之外，别加药品，如调胃承气汤，加连翘、薄荷、黄芩、栀子为凉膈散，再加麻黄、防风、白术、枳壳、厚朴为通圣散。病之繁重者，药亦繁重也。岐伯言奇之不去，则偶之，是复方，乃大剂，期于去病矣。又云偶之不去，则反佐以取之。所谓寒热温凉，反从其病也。夫微小寒热，折之可也，若大寒热，则必能与异气相格，是以反佐以同其气，复令寒热参合，使其始同终异，是七方之外，有反佐之法……合多方化裁而成之复方。盖病有内伤外感气血表里兼见者，既难别症之标本，又难定治之后先，每每顾此失彼，瞻前虑后，既统属实邪，不如乘其寇势方张未合之际，分数路之兵，一齐迎头而痛击之，则乌合之众既溃，又焉能再据巢穴以与官兵扺抗耶。

此盖因病症之繁重，故药亦不得不繁重，以求治法之面面周到焉。是皆由个方加味，而成之复方，凡气血表里兼病之实热症，均足可资之以取法也。

——民国·蔡陆仙《中国医药汇海（一九）·方剂部（一）·第一种·第三章、方剂制度·（二）七方举例》

【提要】　本论主要阐述"七方"的制方原则，并择历代经典名方为例，分析七方之法。其论有理有用，更足以说明"七方"的实质，并非为方剂分类而设，而是指导临证组方的理论。

1.2　十剂分类法

《圣济经》　论十剂致用※*

故郁而不散为壅，必宣剂以散之，如痞满不通之类是也。留而不行为滞，必通剂以行之，如水病痰癖之类是也。不足为弱，必补剂以扶之，如气弱形羸之类是也。有余为闭，必泄剂以逐之，如腹胀脾约之类是也。实则气壅，欲其扬也，如汗不发而腠密，邪气散而中蕴，轻剂所以扬之。怯则气浮，欲其镇也，如神失守而惊悸，气上厥而巅疾，重剂所以镇之。滑则气脱，欲其收也，如开肠洞泄，便溺遗矢，涩剂所以收之。涩则气着，欲其利也，如乳难、内秘，滑剂所以利之。湿气淫胜，重满脾湿，燥剂所以除之。津耗为枯，五脏痿弱，荣卫涸流，湿剂所以润之。举此成法，变而通之，所以为治病之要也。

——宋·赵佶《圣济经·卷之十·审剂篇·致用协宜章》

【提要】　本论主要阐述"十剂"的运用。"十剂"，原是按功用归类药物的方法之一。《圣济经》于每种之后添一"剂"字，变为方剂功用分类法。《圣济经》中，明确了十剂的主治病机、病证。要点：①郁而不散为壅，如痞满不通之类，宜宣剂以散之；②留而不行为滞，如水病、痰癖之类，宜通剂以行之；③不足为弱，如气弱形羸之类，需补剂以扶之；④有余为闭，如腹胀脾约之类，需泄剂以逐之；⑤实则气壅，如腠密汗难出、邪气散而中蕴，宜轻剂以扬散；⑥怯则气浮，如神失守之惊悸、气上厥之巅疾，宜重剂以镇之；⑦滑则气脱，如泄泻、便溺、遗矢等证，宜涩剂以收之；⑧涩则气着，如乳难、内秘等证，需滑剂以利之；⑨湿气淫胜，重满脾湿，宜燥剂以除之；⑩津枯液耗，五脏痿弱，宜湿剂以润之。此为成法，可变通为用。

成无己　十剂为制方之体※*

制方之体，宣、通、补、泻、轻、重、涩、滑、燥、湿十剂是也。制方之用，大、小、缓、急、奇、偶、复七方是也。是以制方之体欲成七方之用者，必本于气味生成，而制方成焉。

——金·成无己《伤寒明理论·伤寒明理药方论序》

【提要】　本论主要阐述"十剂为制方之体"。成无己提出"制方之体，宣、通、补、泻、轻、重、涩、滑、燥、湿十剂是也"，始有十剂之名。其更将之奉为"制方之体"，与"七方"制方之用相提并论，于是"七方十剂"之说以行于世。

陈修园　十二剂类方※*

经方尚矣，唐宋以后，始有通行之时方，约其法于十剂。所谓宣、通、补、泄、轻、重、滑、涩、燥、湿是也。昔贤加入寒、热，共成十有二剂，虽曰平浅，而亦本之经方。轻可散实，仿于麻黄葛根诸汤。宣可决壅，仿于栀豉、瓜蒂二方。通可行滞，仿于五苓、十枣之属。泻可去闭，仿于陷胸、承气抵当之属。胆导蜜煎，滑可去着之剂也。赤石脂桃花汤，涩可固脱之剂也。附子汤理中丸，补可扶弱之剂也。禹余粮、代赭石，重可镇怯之剂也。黄连阿胶汤，湿可润燥之剂也。麻黄连轺赤小豆汤，燥可去湿之剂也。白虎、黄连泻心等汤，寒可胜热之剂也。白通、四逆诸汤，热可制寒之剂也……检阅时方，不下三千首，除杂沓肤浅之外，择其切当精纯，人人共知者，不可多得，仅收一百八首而韵之，分为十二剂，以便查阅。又采集罗东逸、柯韵伯诸论，及余二十年读书临症独得之妙，一一详于歌后，颜曰《时方歌括》，为中人以下立法，徐可引以语上之道也。

——清·陈修园《时方歌括·小引》

【提要】　本论主要阐述方剂的"十二剂"分类。陈修园在《时方歌括》中，共收录了唐、宋以后的中医常用方剂 108 首，按宣、通、补、泄、轻、重、燥、湿、涩、滑、寒、热十二剂分类，并将各方韵编为歌诀，叙方精辟，易读易记。

蔡陆仙　十剂举例※

十剂出于北周徐之才，谓十种是药之大体，详之则靡遗失，惟十剂内缺寒、热两端，后人又加寒、热二剂，足成十二剂，医者但熟七方、十剂之法，便可以通治百病。……

补剂（补可扶弱）　先天不足，宜补肾，六味丸、肾气丸、龟鹿二仙胶之类是也。后天不足，宜补脾，四君子、归脾汤、补中汤之类是也。气弱者，宜补肺，人参是也。血弱者，宜补肝，当归是也。神弱者，宜补心，枣仁是也。再审阴阳轻重治之，则妙于补矣。……

重剂（重可镇怯）　怯则气浮，重以镇之。镇之之道有四：惊气乱，宜琥珀、至宝丹之类；恐气下，宜二加龙骨汤、磁珠丸、沉香；怒气逆，宜生铁落饮、芦荟丸，滚痰丸之类；虚气浮，宜安神丸之类。其余代赭石汤风引汤之类，皆当推究。……

轻剂（轻可去实）　风寒之邪，中于人身，痈疮疥痤，发于肢体，宜轻而扬之，使从外解。仲景用麻桂，今人用人参败毒散、参苏饮、香茹、白芷、薄荷、荆芥之类。又小柴胡，为和散之总方，加减用之，可以和营卫，而去诸邪，当类推焉。……

宣剂（宣可去壅）　头目鼻病，牙噤喉塞，实痰在胸，水火交结，气逆壅满，法宜宣达。或嚏或吐，或令布散，皆谓之宣，取嚏如通关散，取吐如胆矾、甘草、薄荷、令其布散，如越鞠丸、逍遥散之类；又如四逆散，皆是散意。……

通剂（通可行滞）　大气郁滞，宜用通剂，利其小便。滞于气分者，用木通滑石，六一散之类。滞于血分者用防己、导赤散、五淋散之类。……

泄剂（泄可去闭）　邪盛则闭塞，必以泄剂，从大便夺之。备急丸泻寒实，承气汤泻热实，葶苈泻肺汤是泄其气，桃仁承气汤是泄其血，十枣汤泄水，秘方化滞丸攻积，由此求之，凡宜破利者，皆泄之类。……

涩剂（涩可固脱）　脱如开肠洞泻，溺遗精滑，大汗亡阳之类，宜用涩剂以收敛之。理中汤、桃花汤止利；芪附汤止汗；六黄汤止盗汗；固精丸、天雄散止滑精；桑螵蛸散止小便。大约牡蛎、龙骨、海螵蛸、其质收涩，五味、诃子、其味收涩，莲房、棕灰、麻黄根，其性收涩，随加寒热气血诸品，乃为得宜。……

湿剂（湿可润燥） 燥者枯也，风热怫郁，则血液枯竭，而为燥病。上燥则渴，或为肺痿，宜人参白虎加花粉、琼玉膏、救肺汤。下燥则结，麻仁丸、苁蓉丸，肠燥则膈食，宜当归润肠丸。筋燥则缩挛，宜滋燥养荣汤。总之养血则当归、地黄，生津则麦冬、花粉，益精则枸杞、菟丝，在用者广用之。……

燥剂（燥可去湿） 外感之湿，宜神术汤汗之；湿泛为痰，宜二陈汤降之；湿停不溺，宜五苓散利之；胃湿宜平胃散，脾湿宜肾着汤，皆治寒湿也。又有湿热之证，反忌燥药，当以苦坚清利治之，黄柏汤之类是也。……

寒剂（寒能胜热） 寒热者，证治之大端也。热证如伤寒、温疟、虚痨，何一不有，当以寒药治之，其间进退出入，在人审矣。甘寒之剂，白虎汤、甘露饮之类。苦寒之剂，黄连解毒汤、龙胆泻肝汤之类。……

——民国·蔡陆仙《中国医药汇海（一九）·方剂部（一）·第一种·第三章、方剂制度·（三）十剂举例》

【提要】 本论主要阐述方剂的"十剂"分类。蔡陆仙认为，北齐徐之才分方药为宣、通、补、泻、涩、滑、燥、湿、轻、重十剂，为调剂分类之始，历代医家论"十剂"以药为论者多，以方为论者少。其"十剂举例"，立足于方剂之用，择历代经典之方为例分作十类，阐发义理，可为临证处方之参考。

1.3 八阵分类法

张介宾 古方八阵

古方之散列于诸家者，既多且杂，或互见于各门，或彼此之重复，欲通其用，涉猎固难，欲尽收之，徒资荟乱，今余采其要者，类为八阵，曰补、和、攻、散、寒、热、固、因……引而伸之，触类而长之，因古人之绳墨，得资我之变通，医中之能事，斯亦先几一着也，凡我同志，其加省焉。

一曰补阵 存亡之几，几在根本，元气既亏，不补将何以复，故方有补阵。

二曰和阵 病有在虚实气血之间，补之不可，攻之又不可者，欲得其平，须从缓治，故方有和阵。

三曰攻阵 邪固疾深，势如强寇，速宜伐之，不可缓也，故方有攻阵。

四曰散阵 邪在肌表，当逐于外，拒之不早，病必日深，故方有散阵。

五曰寒阵 阳亢伤阴，阴竭则死，或去其火，或壮其水，故方有寒阵。

六曰热阵 阴极亡阳，阳尽则毙，或祛其寒，或助其火，故方有热阵。

七曰固阵 元气既伤，虚而且滑，漏泄日甚，不尽不已，故方有固阵。

八曰因阵 病有相同，治有相类，因证用方，亦有不必移易者，故方有因阵。

附列四方　古方于八阵之外，其有未尽者，如妇人有经脉胎产之异，小儿有养育惊疳之异，痘疹有出没变化之异，外科有经脏表里之异，随机应变，治有不同。

——明·张介宾《景岳全书·卷之五十二·古方八阵·古方总目·附古方条序》

　　【提要】　本论主要阐述方剂的"古方八阵"分类。"八阵"是《景岳全书》提出的方剂功能分类法。张介宾仿古代阵法，选前人成方 1516 首，列为补、和、攻、散、寒、热、固、因等八阵，称为古方八阵。补阵，是补其虚，注重气血阴阳四方面；和阵，是和解不调；攻阵，是攻除实邪；散阵，是疏散表邪；寒阵，是清解火热；热阵，是回阳散寒；固阵，是固涩脱泄；因阵，是按照病因病机施治。

张介宾　新方八略引

　　药不执方，合宜而用，此方之不必有也。方以立法，法以制宜，此方之不可无也。夫方之善者，得其宜也。得其宜者，可为法也。方之不善者，失其宜也。失其宜者，可为鉴也。第法有善不善，人有知不知，必善于知方者，斯可以执方，亦可以不执方，能执方能不执方者，非随时之人不能也。此方之所不可废者，正欲以启发其人耳。余因选古方之得宜者共若干首，列为八阵，已不为不多矣。第以余观之，若夫犹有未尽，因复制新方八阵，此其中有心得焉，有经验焉，有补古之未备焉。凡各方之下，多附加减等法，及分两之数，俱有出入不一者，正以见方之不可执也。八阵之中，如攻方、寒方之不多及者，以古法既多，不必更为添足也。大都方宜从简，而余复冗之，不尤鄙乎？正意在冗中求简耳，此制方之意也。然用方之意，则犹有说焉：夫意贵圆通，用嫌执滞，则其要也。若但圆无主，则杂乱生而无不可矣，不知疑似间自有一定不易之道，此圆通中不可无执持也；若执一不反，则偏拗生而动相左矣。不知倏忽间每多三因难测之变，此执持中不可无圆活也。圆活宜从三思，执持须有定见，既能执持，又能圆活，其能方能圆之人乎，而人其为谁哉！

——明·张介宾《景岳全书·卷之五十·新方八阵·新方八略引》

　　【提要】　本论主要阐述对于新方的"八阵"分类。张介宾因古方八阵之外，尚有未尽之言，于是择自制新方 186 首列为"新方八阵"，其中有心得，有经验，有补古之未备者，意在冗中求简，传达"意贵圆通，用嫌执滞"的制方之意。新方八阵与古方八阵是相互补充的，可以两相合参，当有所启示。

张介宾　补略

　　补方之制，补其虚也。凡气虚者，宜补其上，人参、黄芪之属是也；精虚者，宜补其下，熟地、枸杞之属是也；阳虚者，宜补而兼暖，桂、附、干姜之属是也；阴虚者，宜补而兼清，门冬、芍药、生地之属是也。此固阴阳之治辨也。其有气因精而虚者，自当补精以化气；精因气而虚者，自当补气以生精。又有阳失阴而离者，不补阴何以收散亡之气？水失火而败者，不补火何以苏垂寂之阴？此又阴阳相济之妙用也。故善补阳者，必于阴中求阳，则阳得阴助而生化无穷；善补阴者，必于阳中求阴，则阴得阳升而源泉不竭。余故曰：以精气分阴阳，则阴阳不可离；以寒热分阴阳，则阴阳不可混，此又阴阳邪正之离合也。故凡阳虚多寒者，宜补以甘温，而清润之品非所宜；阴虚多热者，宜补以甘凉，而辛燥之类不可用。知宜知避，则不惟用补，而八方之制，皆可得而贯通矣。

　　——明·张介宾《景岳全书·卷之五十·新方八阵·新方八略引·一、补略》

　　【提要】　　本论主要阐述"补方"的运用。补方，是指补虚的一类方剂。气虚者，宜补其上；精虚者，宜补其下；阳虚者，宜补而兼暖；阴虚者，宜补而兼清。张介宾谓："补方之制，补其虚也。"同时又当知阴阳相济，阴中求阳，阳中求阴，以及阴阳邪正离合。

张介宾　和略

　　和方之制，和其不和者也。凡病兼虚者，补而和之；兼滞者，行而和之；兼寒者，温而和之；兼热者，凉而和之，和之为义广矣。亦犹土兼四气，其于补泻温凉之用，无所不及，务在调平元气，不失中和之为贵也。故凡阴虚于下而精血亏损者，忌利小水，如四苓、通草汤之属是也；阴虚于上而肺热干咳者，忌用辛燥，如半夏、苍术、细辛、香附、芎、归、白术之属是也；阳虚于上，忌消耗，如陈皮、砂仁、木香、槟榔之属是也。阳虚于下者忌沉寒，如黄柏、知母、栀子、木通之属是也。大便溏泄者忌滑利，如二冬、牛膝、苁蓉、当归、柴胡、童便之属是也。表邪未解者忌收敛，如五味、枣仁、地榆、文蛤之属是也。气滞者忌闭塞，如黄芪、白术、薯蓣、甘草之属是也。经滞者忌寒凝，如门冬、生地、石斛、芩、连之属是也。凡邪火在上者不宜升，火得升而愈炽矣；沉寒在下者不宜降，阴被降而愈亡矣。诸动者不宜再动，如火动者忌温暖，血动者忌辛香，汗动者忌苏散，神动者忌耗伤，凡性味之不静者皆所当慎，其于刚暴更甚者，则又在不言可知也。诸静者不宜再静，如沉微细弱者脉之静也，神昏气怯者阳之静也，肌体清寒者表之静也，口腹畏寒者里之静也。凡性味之阴柔者，皆所当慎，其于沉寒更甚者，又在不言可知也。夫阳主动，以动济动，火上添油也，不焦烂乎？阴主静，以静益静，雪上加霜也，不寂灭乎？凡前所论，论其略耳，而书不尽言，言不尽意，能因类而广之，则存夫其人矣。不知此义，又何和剂之足云。

　　——明·张介宾《景岳全书·卷之五十·新方八阵·新方八略引·二、和略》

　　【提要】　　本论主要阐述"和方"的运用。和方，是指平调缓治而贵"中和"的一类方剂。张介宾谓："和方之制，和其不和者也。凡病兼虚者，补而和之。兼滞者，行而和之。兼寒者，温而和之。""和"之义甚广，补泻温凉之用，无所不及，以调平元气，不失中和为贵。病在虚实气血之间，补之不可，攻之又不可者，宜用和方。

张介宾　攻略

　　攻方之制，攻其实也。凡攻气者攻其聚，聚可散也。攻血者攻其瘀，瘀可通也。攻积者攻其坚，在脏者可破、可培，在经者可针、可灸。攻痰者攻其急，真实者暂宜解标，多虚者只宜求本也。但诸病之实有微甚，用攻之法分重轻。大实者，攻之未及，可以再加；微实者，攻之太过，每因致害，所当慎也。凡病在阳者，不可攻阴，病在胸者，不可攻脏。若此者，邪必乘虚内陷，所谓引贼入寇也。病在阴者，勿攻其阳。病在里者勿攻其表，若此者，病必因误而甚，所谓自撤藩蔽也。大都治宜用攻，必其邪之甚者也。其若实邪果甚，自与攻药相宜，不必杂之补剂。盖实不嫌攻，若但略加甘滞，便相牵制；虚不嫌补，若但略加消耗，偏觉相妨。所以寒实者最不喜清，热实者最不喜暖。然实而误补，不过增病，病增者可解；虚而误攻，必先脱元，元脱者，无治矣。是皆攻法之要也。其或虚中有实，实中有虚，此又当酌其权宜，不在急宜攻、急宜补者之例。虽然，凡用攻之法，所以除凶剪暴也，亦犹乱世之兵，必不可无，然惟必不得已乃可用之。若或有疑，宁加详慎。盖攻虽去邪，无弗伤气，受益者四，受损者六。故攻之一法，实自古仁人所深忌者，正恐其成之难，败之易耳。倘任意不思，此其人可知矣。

——明·张介宾《景岳全书·卷之五十·新方八阵·新方八略引·三、攻略》

【提要】　本论主要阐述"攻方"的运用。攻方，是指攻邪泻实的一类方剂。张介宾谓："攻方之制，攻其实也。"凡气聚、血瘀、积、痰等邪固疾深者宜之。在应用时，需根据邪之微甚用药，勿攻之太过以免伤及正气。

张介宾　散略

用散者，散表证也。观仲景太阳证用麻黄汤，阳明证用升麻葛根汤，少阳证用小柴胡汤，此散表之准绳也。后世宗之，而复不能用之，在不得其意耳。盖麻黄之气，峻利而勇。凡太阳经阴邪在表者，寒毒既深，非此不达，故制用此方，非谓太阳经药必须麻黄也。设以麻黄治阳明、少阳之证，亦寒无不散，第恐性力太过，必反伤其气，岂谓某经某药必不可移易，亦不过分其轻重耳。故如阳明之升麻、干葛，未有不走太阳、少阳者；少阳之柴胡，亦未有不入太阳、阳明者。但用散之法，当知性力缓急，及气味寒温之辨，用得其宜，诸经无不妙也。如麻黄、桂枝，峻散者也；防风、荆芥、紫苏，平散者也；细辛、白芷、生姜，温散者也；柴胡、干葛、薄荷，凉散者也；羌活、苍术，能走经去湿而散者也；升麻、川芎，能举陷上行而散者也。第邪浅者，忌峻利之属；气弱者，忌雄悍之属；热多者，忌温燥之属；寒多者，忌清凉之属。凡热渴烦躁者喜干葛，而呕恶者忌之；寒热往来者宜柴胡，而泄泻者忌之；寒邪在上者，宜升麻、川芎，而内热炎升者忌之。此性用之宜忌，所当辨也。至于相配之法，则尤当知要，凡以平兼清，自成凉散；以平兼暖，亦可温经。宜大温者，以热济热；宜大凉者，以寒济寒。此其运用之权，则毫厘进退，自有伸缩之妙，又何必胶柱刻舟，以限无穷之病变哉！此无他，在不知仲景之意耳。

——明·张介宾《景岳全书·卷之五十·新方八阵·新方八略引·四、散略》

【提要】　本论主要阐述"散方"的运用。散方，是指发散以治表证的一类方剂。邪在肌表，当逐于外者宜之。张介宾谓："用散者，散表证也。观仲景太阳证用麻黄汤，阳明证用升麻葛根汤，少阳证用小柴胡汤，此散表之准绳也。"

张介宾　寒略

寒方之制，为清火也，为除热也。夫火有阴阳，热分上下。据古方书，咸谓黄连清心，黄芩清肺，石斛、芍药清脾，龙胆清肝，黄柏清肾。今之用者，多守此法，是亦胶柱法也。大凡寒凉之物，皆能泻火，岂有凉此而不凉彼者，但当分其轻清重浊，性力微甚，用得其宜则善矣。夫轻清者，宜以清上，如黄芩、石斛、连翘、天花之属是也；重浊者，宜于清下，如栀子、黄柏、龙胆、滑石之属也；性力之厚者，能清大热，如石膏、黄连、芦荟、苦参、山豆根之属也；性力之缓者，能清微热，如地骨皮、玄参、贝母、石斛、童便之属也；以攻而用者，去实郁之热，如大黄、芒硝之属也；以利而用者，去癃闭之热，如木通、茵陈、猪苓、泽泻之属也；以补而用者，去阴虚枯燥之热，如生地、二冬、芍药、梨浆、细甘草之属也。方书之分经用药者，意正在此，但不能明言其意耳。然火之甚者，在上亦宜重浊；火之微者，在下亦可轻清。夫宜凉之热，皆实热也。实热在下，自宜清利；实热在上，不可升提。盖火本属阳，宜从阴治，从阴者宜降，升则反从其阳矣。《经》曰：高者抑之，义可知也。外如东垣有升阳散火之法，此以表邪生热者设，不得与伏火内炎者并论。

——明·张介宾《景岳全书·卷之五十·新方八阵·新方八略引·五、寒略》

【提要】　本论主要阐述"寒方"的运用。寒方，是指清火除热一类方剂。张介宾谓："寒方之制，为清火也，为除热也。"火有阴阳虚实，热分上下，药有以利而用者，攻而用者，补而用者，皆在用得其宜。

张介宾　热略

热方之制，为除寒也。夫寒之为病，有寒邪犯于肌表者，有生冷伤于脾胃者，有阴寒中于脏腑者，此皆外来之寒，去所从来，则其治也，是皆人所易知者。至于本来之寒，生于无形无响之间，初无所感，莫测其因，人之病此者最多，人之知此者最少，果何谓哉？观丹溪曰：气有余便是火。余续之曰：气不足便是寒。夫今人之气有余者，能十中之几？其有或因禀受，或因丧败，以致阳气不足者，多见寒从中生，而阳衰之病，无所不致。第其由来者渐，形见者微，当其未觉也，孰为之意？及其既甚也，始知治难。矧庸医多有不识，每以假热为真火，因复毙于无形无响者，又不知其几许也，故惟高明见道之士，常以阳衰根本为忧，此热方之不可不预也。

凡用热之法，如干姜能温中，亦能散表，呕恶无汗者宜之。肉桂能行血，善达四肢，血滞多痛者宜之。吴茱萸善暖下焦，腹痛泄泻者极妙。肉豆蔻可温脾肾，飧泄滑利者最奇。胡椒温胃和中，其类近于荜拨。丁香止呕行气，其暖过于豆仁。补骨脂性降而散闭，故能纳气定喘，止带浊泄泻。制附子性行如酒，故无处不到，能救急回阳。至若半夏、南星、细辛、乌药、良姜、香附、木香、茴香、仙茅、巴戟之属，皆性温之当辨者。然用热之法，尚有其要：以散兼温者，散寒邪也；以行兼温者，行寒滞也；以补兼温者，补虚寒也。第多汗者忌姜，姜能散也。失血者忌桂，桂动血也。气短气怯者忌故纸，故纸降气也。大凡气香者，皆不利于气虚证。味辛者，多不利于见血证，所当慎也。是用热之概也。

至于附子之辨，凡今之用者，必待势不可为，不得已然后用之，不知回阳之功，当用于阳气将去之际，便当渐用，以望挽回。若用于既去之后，死灰不可复然矣，尚何益于事哉。但附子性悍，独任为难，必得大甘之品如人参、熟地、炙甘草之类，皆足以制其刚而济其勇，以补倍之，无往不利矣。此壶天中大将军也，可置之无用之地乎？但知之真而用之善，斯足称将将之手矣。

——明·张介宾《景岳全书·卷之五十·新方八阵·新方八略引·六、热略》

【提要】 本论主要阐述"热方"的运用。热方，是指祛寒助火一类方剂。张介宾谓："热方之制，为除寒也……以散兼温者，散寒邪也；以行兼温者，行寒滞也；以补兼温者，补虚寒也。"

张介宾 固略

固方之制，固其泄也。如久嗽为喘，而气泄于上者，宜固其肺；久遗成淋，而精脱于下者，宜固其肾；小水不禁者，宜固其膀胱；大便不禁者，宜固其肠脏；汗泄不止者，宜固其皮毛；血泄不止者，宜固其营卫。凡因寒而泄者，当固之以热；因热而泄者，当固之以寒。总之，在上者在表者，皆宜固气，气主在肺也；在下者在里者，皆宜固精，精主在肾也。然虚者可固，实者不可固；久者可固，暴者不可固。当固不固，则沧海亦将竭；不当固而固，则闭门延寇也。二者俱当详酌之。

——明·张介宾《景岳全书·卷之五十·新方八阵·新方八略引·七、固略》

【提要】 本论主要阐述"固方"的运用。固方，是指具有固泄作用的一类方剂。张介宾谓："固方之制，固其泄也。"如肺气虚之嗽、喘，肾气虚之淋浊、遗精，膀胱失约之遗尿，肠脱不固之大便失禁者，虚而滑脱，漏泄日甚者宜之。同时，须知实者、暴者不当固，以免闭门延寇。

张介宾 因略

因方之制，因其可因者也。凡病有相同者，皆可按证而用之，是谓因方。如痈毒之起，肿可敷也；蛇虫之患，毒可解也；汤火伤其肌肤，热可散也；跌打伤其筋骨，断可续也，凡此之类，皆因证而可药者也。然因中有不可因者，又在乎证同而因不同耳。盖人之虚实寒热，各有不齐，表里阴阳，治当分类。故有宜于此而不宜于彼者，有同于表而不同于里者。所以病虽相类，而但涉内伤者，便当于血气中酌其可否之因，不可谓因方之类，尽可因之而用也。因之为用，有因标者，有因本者，勿因此因字而误认因方之义。

——明·张介宾《景岳全书·卷之五十·新方八阵·新方八略引·八、因略》

【提要】 本论主要阐述"因方"的运用。因方，是指按病因统证而设的一类方剂。张介宾谓："因方之制，因其可因者也。凡病有相同者，皆可按证而用之，是谓因方。"实际上，也就是辨证求因，按因施治之义。

1.4　据功效分类法

汪　昂　功效分类法※*

　　集中所分门类，盖以治病之道，当治于未病，故先补养。及既受病，则有汗、吐、下三法，故次发表、涌吐、攻里。若表证未除，里证复急者，当表里交治，故次发表攻里。又有病在半表半里及在表而不宜汗，在里而不宜下者，法当和解，故次和解。然人之一身，以气血为主，故次理气、理血。若受病之因，多本于六淫，故次风、寒、暑、湿、燥、火。古云百病皆由痰起，故次除痰。若饮食不节，能致积滞，故次消导。又滑则气脱，故次收涩。虫能作病，故次杀虫。至于眼目、痈疡、妇人，各有专科，然兹集所以便用，故每科略取数方，以备采择。末附"救急良方"，以应仓卒。再附《勿药元诠》于卷终，使知谨疾摄生之要，无非欲跻斯世于仁寿而已。

——清·汪昂《医方集解·凡例》

　　【提要】　本论主要阐述方剂的功效分类。汪昂在《医方集解》中，选录医籍中的常用方剂，按功效分为补养、发表、涌吐、攻里、表里、和解、理气、理血、祛风、祛寒、清暑、利湿、润燥、泻火、除痰、消导、收涩、杀虫、明目、痈疡、经产等21类。其不但列述了每个方剂的方名、主治及组成，并引录各家之论加以己见阐明方义。汪昂开创的以功效分类方剂的形式，便于方剂的鉴别和应用，切合临床实际需要，影响最为深远。不但吴仪洛的《成方切用》，张秉成的《成方便读》等，皆仿其法而成，且已成为现代《方剂学》方剂分类的蓝本。

汪　昂　补养之剂

　　补者，补其所不足也；养者，栽培之，将护之，使得生遂条达，而不受戕贼之患也。人之气禀，罕得其平，有偏于阳而阴不足者，有偏于阴而阳不足者，故必假药以滋助之。而又须优游安舒，假之岁月，使气血归于和平，乃能形神俱茂，而疾病不生也。《经》曰：圣人不治已病治未病，不治已乱治未乱。夫病已成而后药之，乱已成而后治之，譬犹渴而穿井，斗而铸兵，不亦晚乎？故先补养。然补养非旦夕可效，故以丸剂居前，汤剂居后。

——清·汪昂《医方集解·补养之剂》

　　【提要】　本论主要阐述何谓"补养之剂"。凡用补益药为主组成，具有补养人体气、血、阴、阳等作用，主治各种虚证的方剂，为补养之剂。属于"八法"中的"补法"。《素问·三部九候论》："虚者补之。"《素问·至真要大论》："损者益之。"虚证的成因甚多，但归纳言之，有先天不足与后天失调两个方面。无论是先天不足，或后天失调引起的虚证，都不外乎气、血、阴、阳亏虚。因此，假药以滋助之，使人体阴阳归于"阴平阳秘""气血归于和平"，是对虚证辨证论治的关键。因"补养非旦夕可效"，故首推药力持久、服用方便的丸药，其次是汤剂。代表方，如四君子汤、人参养荣汤、六味地黄丸、人参固本丸等。

汪　昂　发表之剂

发者，升之、散之、汗之也；表者，对里而言也。三阳为表，三阴为里，而太阳为表之表，阳明为表之里，少阳为半表半里也。邪之伤人，先中于表，以渐而入于里，始自太阳，以及阳明、少阳，乃入阴经，由太阴、少阴以及厥阴，六经乃尽也。治病者，当及其在表而汗之、散之，使不至于传经入里，则病易已矣；若表邪未尽而遽下之，则表邪乘虚入里；或误补之，则内邪壅闭不出；变成坏证者多矣。《经》曰："善治者治皮毛，其次治肌肤，其次治筋脉，其次治六腑，其次治五脏。治五脏者，半死半生也。"

——清·汪昂《医方集解·发表之剂》

【提要】　本论主要阐述何谓"发表之剂"。凡以解表药为主组成，具有发汗，解肌，透疹等作用，可以治疗表证的方剂，统称为发表之剂。属于"八法"中的"汗法"。《素问·阴阳应象大论》："其在皮者，汗而发之""因其轻而扬之"。病在表而汗之、散之，则病易已；如果失治、误治，则表邪乘虚入里，或内邪壅闭不出，必变生他证。故《素问·阴阳应象大论》："善治者，治皮毛，其次治肌肤，其次治筋脉，其次治六腑，其次治五脏，治五脏者，半死半生也。"强调外感六淫初起，及时运用解表剂治疗，使邪从外解，能早期治愈，防止传变。由于病邪性质有寒热之不同，患者体质有虚实之差别，现代一般将发表剂分为辛温解表、辛凉解表、扶正解表三类。代表方如麻黄汤、桂枝汤、升麻葛根汤、人参败毒散等。

汪　昂　涌吐之剂

邪在表宜汗，在上焦宜吐，在中下宜下，此汗吐下三法也。若邪在上焦而反下之，则逆其性矣。《经》曰：其高者因而越之；又曰：在上者涌之，是也。先贤用此法者最多，今人惟知汗下，而吐法绝置不用，遇当吐者而不行涌越，使邪气壅结而不散，轻病致重、重病致死者多矣。朱丹溪曰：吐中就有发散之义。张子和曰：诸汗法古方多用之。惟以吐发汗者，世罕知之。故予常曰：吐法兼汗，其以此夫。

——清·汪昂《医方集解·涌吐之剂》

【提要】　本论主要阐述何谓"涌吐之剂"。凡以涌吐药物为主组成，具有涌吐痰涎、宿食、毒物等作用，治疗痰厥、食积、误食毒物的方剂，称为涌吐之剂。属"八法"中的"吐法"。涌吐剂的作用，主要是使停蓄在咽喉、胸膈、胃脘的痰涎、宿食、毒物等从口中吐出。《素问·阴阳应象大论》："其高者，因而越之。"先贤用吐法者多，后世则因其作用迅猛，易伤胃气，用此法者少。然而，当病在上焦、病情急迫，而又急需吐出之证，用涌吐剂取效便捷迅速。另外，需要注意的是，吐后多虚，易感外邪，故服药得吐后，须令患者避风休息，以防外感风寒。同时，要注意调理饮食，食稀粥或易消化食物，以养胃气，切勿骤进油腻及不易消化的食物，以免重伤胃气。代表方如瓜蒂散、参芦散、稀涎散等。

汪　昂　攻里之剂

邪在表宜汗，邪入里宜下。人之一身，元气周流，不能容纤芥之邪。稍有滞碍，则壅塞经络，隔遏阴阳而为病矣，或寒或热，或气或血，或痰或食，为证不一。轻则消而导之，重必攻而下之，使垢瘀尽去，而后正气可复，譬之寇盗不剿，境内终不得安平也。然攻下之剂，须适事为宜，如邪盛而剂轻，则邪不服，邪轻而剂重，则伤元气，不可不审也。其攻而不峻者，另见消导门。

——清·汪昂《医方集解·攻里之剂》

【提要】 本论主要阐述何谓"攻里之剂"。以泻下药为主组成，具有通便、泻热、攻积、逐水等作用，用以治疗里实证的方剂，统称为"攻里之剂"，亦可称为攻下剂、泻下剂。属于"八法"中之"下法"。其根据《素问·阴阳应象大论》"其下者，引而竭之""其实者，散而泻之"的原则立法。有形实邪内结，轻则消而导之（消导之剂），重必攻而下之，即论中言"邪入里宜下"。因里实证的证候表现，有热结、寒结、燥结、水结及虚实夹杂等不同，故攻里之剂有寒下、温下、润下、逐水、攻补兼施等类别。另外，汪昂论中提示"攻下之剂，须适事为宜，如邪盛而剂轻，则邪不服，邪轻而剂重，则伤元气"，应用其剂，不可不知。代表方，如承气汤、十枣汤等。

汪 昂 表里之剂

病在表者，宜汗宜散；病在里者，宜攻宜清。至于表证未除，里证又急者，仲景复立大柴胡、葛根、黄芩等法，合表里而兼治之。后人师其意，则有防风通圣、参苏、五积诸剂。故采数方以概其余，善用者审证而消息之可也。

——清·汪昂《医方集解·表里之剂》

【提要】 本论主要阐述何谓"表里之剂"。凡以解表药配伍清热药，或温里药，或泻下药等为主组成，具有表里同治、内外分解等作用，用以治疗表里同病的方剂，统称表里之剂。表里之剂，适用于表证未解，而又见里证；或原有宿疾，又感新邪，出现表证与里证同时并见的证候，可"合表里而兼治"。表里同病，因表证与里证的不同而病变各异，主要可见表证兼里热、表证兼里寒、表证兼里实及表证兼里虚四种类型，故表里剂有解表攻里、解表清里、解表温里及解表补里之剂。代表方，如大柴胡汤、防风通圣散、葛根黄芩黄连汤、三黄石膏汤、五积散、参苏饮等。

汪 昂 和解之剂

邪在表宜汗，在上宜吐，在里宜下，若在半表半里，则从中治，宜和解，故仲景于少阳证，而以汗吐下三者为戒也。昔贤云：或热病脉躁盛而不得汗者，阳脉之极也，死。然有当和解之证，汗之不得汗，和解之力到，汗自出而解，慎勿错认作死证也。由是观之，和解之剂，用以分理阴阳、调和营卫，顾不重欤。

——清·汪昂《医方集解·和解之剂》

【提要】 本论主要阐述何谓"和解之剂"。凡具有"和解"与"调和"作用，治疗伤寒邪在少阳、肝脾不和、寒热错杂以及表里同病的方剂，统称"和解之剂"。属于"八法"中的"和法"。"和法"不同于汗、吐、下、清、消之法专主攻邪，亦不同于温、补之法专主扶正，而是重在和解表里，调和失和的关系。和解剂原为治疗伤寒少阳病枢机不利而设，少阳属胆，位于半表半里，既不宜发汗，又不宜吐下，惟有和解一法最为适当。另外，太阳病营卫不和、肝胆脾胃气机失调、寒热互结、表里不和等多种病变亦属和解之证，可把握病机矛盾之枢机，运用和解之剂。代表方，如小柴胡汤、黄连汤、痛泻要方等。

汪 昂 理气之剂

《经》曰：诸气膹郁，皆属于肺。又曰：怒则气上，喜则气缓，悲则气消，恐则气下，寒则气收，热则气泄，惊则气乱，劳则气耗，思则气结，九气不同，百病皆生于气也。夫人身之所恃以生者，此气耳，源出中焦，总统于肺，外护于表，内行于里，周流一身，顷刻无间，出入升降，昼夜有常，曷尝病于人哉？及至七情交攻，五志妄发，乖戾失常，清者化而为浊，行者阻而不通，表失护卫而不和，里失营运而弗顺，气本属阳，及胜则为火矣，河间所谓五志过极皆为火，丹溪所谓气有余便是火也。人身有宗气、营气、卫气、中气、元气、胃气、冲和之气、上升之气，而宗气尤为主；及其为病，则为冷气、泄气、上气、逆气、气虚诸变证矣。无病之时，宜保之养之，和之顺之；病作之时，当审其何经何证，寒热虚实而补泻之。

——清·汪昂《医方集解·理气之剂》

【提要】 本论主要阐述何谓"理气之剂"。凡以理气药物为主组成，具有行气或降气的作用，以治疗气滞或气逆病证的方剂，统称为"理气之剂"。其以《素问·至真要大论》中"逸者行之""结者散之""高者抑之"，以及《素问·六元正纪大论》中"木郁达之"等理论为其立方依据。气为一身之主，升降出入有序，内而脏腑，外而肌腠，周行全身，以维持人体的正常生理活动。若因情志失常，或寒温失调，或饮食失节，或劳倦太过等因素，均可使气之升降失常，引起脏腑功能失调，而产生多种疾病。故《素问·举痛论》："百病生于气也。"气病的范围较为广泛，病变也较为复杂。本论言"人身有宗气、营气、卫气、中气、元气、胃气、冲和之气、上升之气，而宗气尤为主；及其为病，则为冷气、泄气、上气、逆气、气虚诸变证矣。"概括起来，气病不外气虚、气滞、气逆。治疗气虚证的方剂列入"补养之剂"，故"理气之剂"仅就治疗气滞和气逆证的方剂而言，主要有行气和降气两类方剂。代表方，如越鞠丸、四磨汤、苏子降气汤等。

汪 昂 理血之剂

人身之中，气为卫、血为营。《经》曰：营者，水谷之精也，调和五脏，洒陈于六腑，乃能入于脉也。生化于脾，总统于心，藏受于肝，宣布于肺，施泄于肾，溉灌一身，目得之而能视，耳得之而能听，手得之而能摄，掌得之而能握，足得之而能步，脏得之而能液，腑得之而能气，出入升降，濡润宣通，靡不由此也。饮食日滋，故能阳生阴长，取汁变化而赤为血也；注之于脉，充则实，少则涩，生旺则诸经恃此长养，衰竭则百脉由此空虚。血盛则形盛，血弱则形衰，血者难成而易亏，可不谨养乎？阴气一伤，诸变立至，妄行于上则吐衄，妄行于下则肠风，衰涸于内则虚劳，枯槁于外则消瘦，移热膀胱则溺血，阴虚阳搏则崩中，湿蒸热瘀则血痢，火极似水则色黑，热胜于阴，发为疮疡，湿滞于血，则为瘾疹，凝涩于皮肤，则为冷痹，蓄血在上则善忘，蓄血在下则如狂，跌仆损伤则瘀血内聚，此皆失于摄养变为诸病也。

——清·汪昂《医方集解·理血之剂》

【提要】　本论主要阐述何谓"理血之剂"。凡以理血药为主组成，具有补血、活血化瘀或止血作用，治疗血虚、瘀血和出血证的方剂，称为"理血之剂"。血周流不息地循行于脉中，灌溉经络、脏腑、四肢百骸。一旦因某种原因，造成血行不畅，瘀蓄内停，或离经妄行，或亏损不足，均可引起血分病变，诸如论中提到的吐衄、肠风、虚劳、消瘦、溺血、崩中、血痢、疮疡、瘾疹、冷痹、蓄血善忘，或如狂、跌仆损伤之瘀血内聚等，概括起来不外瘀血、出血、血虚等证。因此，方剂也不外活血祛瘀、止血、补血三大类。代表方，如四物汤、小蓟饮子、当归补血汤、归脾汤等。

汪　昂　祛风之剂

六淫，风、寒、暑、湿、燥、火也。六者之中，风淫为首，故《经》曰：风者，百病之长也。至其变化，乃为他病，无常方，然致自风气也。又曰：风者，善行而数变。腠理开则洒然寒，闭则热而闷，其寒也则衰饮食，其热也则消肌肉。盖天地间唯风无所不入，人受之者，轻为感冒，重则为伤，又重则为中，然必其真气先虚，营卫空疏，然后外邪乘虚而入，经所谓邪之所凑，其气必虚是也。故中风之证，河间以为将息失宜，心火暴甚；丹溪以为湿生痰，痰生热，热生风；东垣以为本气自病，若以风为虚象者。所以治之有清热、化痰、养血、顺气之不同，而不专用祛风之药也。按：《内经》风论、痿论、痹论分为三篇，病原不同，治法亦异，丹溪尝著论辨之。然岐伯曰：中风大法有四，风痹其一也，故治痹诸方，亦次本门。

——清·汪昂《医方集解·祛风之剂》

【提要】　本论主要阐述何谓"祛风之剂"。凡用辛散祛风或息风止痉为主的药物组成，具有疏散外风或平息内风的作用，治疗风病的方剂，称为"祛风之剂"。风者，善行而数变且无所不入，其病证范围很广，病情变化比较复杂。风之为病，轻为感冒，重则为伤风，又重则为中风，皆是真气先虚，营卫空疏，而后外邪乘虚而入。其中，中风之证，与火、痰、气及内虚关系密切，故"治之有清热、化痰、养血、顺气之不同，而不专用祛风之药"。临证时，可以外风、内风，以及风证的兼夹、病情的虚实论治风证。代表方，如消风散、小续命汤、牵正散等。

汪　昂　祛寒之剂

寒中于表宜汗，寒中于里宜温，盖人之一身，以阳气为主。《经》曰：阳气者，若天与日，失其所，则折寿而不彰。寒者，阴惨肃杀之气也，阴盛则阳衰，迫至阳竭阴绝则死矣。仲景著书，先从伤寒以立论，诚欲以寒病为纲，而明其例也。其在三阳者，则用桂、麻、柴、葛之辛温以散之；其在三阴者，非假姜、附、桂、萸之辛热，参、术、甘草之甘温，则无以祛其阴冷之邪渗，而复其若天与日之元阳也。诸伤寒湿者，皆视此为治矣。

——清·汪昂《医方集解·祛寒之剂》

【提要】　本论主要阐明何谓"祛寒之剂"。凡以温热药为主组成，具有温里助阳，散寒通脉等作用，用于治疗里寒证的方剂，称为"祛寒之剂"，亦称为"温里剂"。本类方剂，是根据《素问·至真要大论》"寒者热之""治寒以热"的原则立法，属于"八法"中的"温法"。寒证有在表在里之分，张仲景从伤寒立论，在三阳者，用桂、麻、柴、葛之辛温以散之；在三阴者，则以姜、附、桂、萸之辛热，参、术、甘草之甘温为治，为祛寒之剂的纲领和范例。表寒证多是风寒外袭所致，治以辛温解表，在发表之剂中；里寒证，则是阴寒之邪深入于脏腑、经络间，导致中焦虚寒，阴盛阳衰，亡阳欲脱，经脉寒凝等，其治宜于温里祛寒。《素问·生气通天论》："阳气者，若天与日，失其所，则折寿而不彰。"说明了维护阳气的重要性。故祛寒之剂，除运用辛热药物为主之外，常须配伍甘温补气之品。代表方，如理中汤、建中汤、四逆汤等。

❧ 汪　昂　清暑之剂 ❧

暑为阳邪，心属离火，故暑先入心，从其类也。巳月六阳尽出于地上，此气之浮也。《经》曰：夏气在经络，长夏气在肌肉，表实者里必虚。又热则气泄，故《经》曰：脉虚身热，得之伤暑。外证头痛口干，面垢自汗，呕逆泄泻，少气倦怠，其大较也。有余证者，皆后传变也。伤暑有兼伤风者，有兼伤寒者，有兼伤湿者，有兼伤食者，有冒暑饮酒引暑入内者，有纳凉巨室，暑不得泄，反中入内者，有手足搐搦名暑风者，有手足逆冷名暑厥者，有昏不知人为中暑者。洁古曰：中热为阳证，为有余；中暑为阴证，为不足。盖肺主气，夏月火盛灼金，则肺受伤而气虚，故多不足。凡中暑者，不可作中风治。

——清·汪昂《医方集解·清暑之剂》

【提要】　本论主要阐明何谓"清暑之剂"。以祛暑清热药或祛暑化湿药为主组成，具有祛除暑邪的作用，用以治疗暑病的方剂，称为"清暑之剂"。属于"八法"中的"清法"。暑邪致病，有明显的季节性。《素问·热论》："先夏至日者为病温，后夏至日者为病暑。"暑为阳邪，其性炎热，暑性升散，易伤津耗气，故常见身热、口渴汗多、体倦少气等里虚身热之证。另外，伤暑有兼伤风、寒、湿、食，有暑邪入内、暑风、暑厥、中暑等不同证候，所以在运用清暑剂时，应注意暑病本证、兼证和主次轻重。如单纯中暑受热，治宜清热祛暑，选用苦寒合甘寒的清热之品；暑病夹湿，应酌情在祛暑剂中配伍祛湿之品；若暑热耗气伤津，治宜祛暑清热、益气养阴，主选甘寒清热养阴或益气、甘酸敛津之品。代表方如四味香薷饮、清暑益气汤、六一散等。

❧ 汪　昂　利湿之剂 ❧

湿为阴邪。《经》曰：地之湿气盛，则害皮肉筋脉。又曰：诸湿肿满，皆属于脾。湿者，土之气；土者，火之子，故湿每能生热，热亦能生湿，如夏热则万物润溽也。湿有自外感得者，坐卧卑湿，身受水雨也；有自内伤得者，生冷酒曲，纵欲无度，又脾虚肾虚，不能防制也。有伤风湿者，有伤热湿者，有伤寒湿者，有伤暑湿者，有中湿而喎斜不遂、舌强语涩、昏不知人、状类中风者。湿在表在上，宜发汗；在里在下，宜渗泄；里虚者，宜实脾；挟风而外感者，宜解肌；挟寒而在半表半里者，宜温散。凡中湿者，不可作中风治。

——清·汪昂《医方集解·利湿之剂》

【提要】 本论主要阐述何谓"利湿之剂"。以祛湿药物为主组成，具有化湿行水，通淋泄浊作用，治疗水湿为病的一类方剂，称为"利湿之剂"。湿属阴邪，与水异名同类，湿为水之渐，水为湿之积。人身之中，主水在肾，制水在脾，调水在肺，故水湿为病，与肺脾肾三脏有密切关系。脾虚则生湿，肾虚则水泛，肺失宣降则水津不布，所以在治疗上又须紧密联系脏腑，辨证施治。其他如三焦、膀胱亦与水湿相关，三焦气阻则决渎无权，膀胱不利则小便不通，是以畅三焦之机，化膀胱之气，均可使水湿有其去路。湿邪为病，有外湿、内湿之分。外湿者，每因居处卑湿、阴雨湿蒸，冒雾涉水，汗出沾衣，人久处之，则邪从外侵，常伤及肌表经络。内湿者，每因恣啖生冷，过饮酒酪，肥甘失节，则湿从中生，多伤及脏腑。然肌表与脏腑，表里相关，外湿可以内传脏腑，内湿亦可外溢肌肤，故外湿、内湿又常相兼并见。湿邪伤人，常与风、寒、暑、热相间，人体又有虚实强弱之分，所犯部位又有表里上下之别，病情亦有寒化、热化之异。因此，湿邪为病较为复杂，祛湿之法亦种类繁多。大抵湿邪在外在上者，可表散微汗以解之；在内在下者，可芳香苦燥以化之，或甘淡渗利以除之；水湿壅盛，形气俱实者，又可攻下以逐之；从寒化者，宜温阳化湿；从热化者，宜清热祛湿；体虚湿盛者，又当祛湿与扶正兼顾。代表方如五苓散、猪苓汤、八正散、实脾饮等。

汪 昂 润燥之剂

《经》曰：诸涩枯涸，干劲皴揭，皆属于燥。乃肺与大肠阳明燥金之气也。金为生水之源，寒水生化之源绝，不能溉灌周身、荣养百骸，故枯槁而无润泽也。或因汗下亡津，或因房劳虚竭，或因服饵金石，或因浓酒厚味，皆能助狂火而损真阴也。燥在外则皮肤皴揭，在内则津少烦渴，在上则咽焦鼻干，在下则肠枯便秘，在手足则痿弱无力，在脉则细涩而微，皆阴血为火热所伤也。治宜甘寒滋润之剂，甘能生血，寒能胜热，润能去燥，使金旺而水生，则火平而燥退矣。《素问》曰：燥乃阳明秋金之化。《经》曰：金水者，生成之终始。又曰：水位之下，金气承之。盖物之化从于生，物之成从于杀，造化之道，生杀之气，犹权衡之不可轻重也。生之重，杀之轻，则气殚散而不收；杀之重，生之轻，则气敛涩而不通；敛涩则伤其分布之政，不惟生气不得升，而杀气亦不得降。《经》曰：逆秋气则太阴不收，肺气焦满。

——清·汪昂《医方集解·润燥之剂》

【提要】 本论主要阐明何谓"润燥之剂"。以温润或甘凉滋润药为主要药物组成，具有清宣燥邪、滋养润燥作用，用以治疗燥证的方剂，称为"润燥之剂"。《素问·阴阳应象大论》所谓"燥胜则干"。《素问·至真要大论》："燥淫于内，治以苦温，佐以甘辛""燥者润之，燥者濡之"。从发病部位来说，燥证有上燥、中燥、下燥之别。燥在上者，多责之于肺，症见干咳、少痰，咽燥，咯血；燥在中者，多责之于胃，症见肌肉消瘦，干呕食少；燥在下者，多责之于肾，症见消渴或津枯便秘等。其中，肺与大肠阳明具燥金之气，故肺燥与大肠燥最为多见。燥证虽有内、外及上、中、下之分，但因人体内外、脏腑之间相互联系，故在临床上亦多相互影响。在治疗上，外燥宜轻宣，内燥宜滋润，以"甘寒滋润之剂，甘能生血，寒能胜热，润能去燥，使金旺而水生，则火平而燥退"最为常用。代表方如琼玉膏、清燥汤、麦门冬汤、消渴方等。

汪　昂　泻火之剂

　　火者，气之不得其平者也。五脏六腑，各得其平，则荣卫冲和，经脉调畅，何火之有？一失其常度，则冲射搏击而为火矣。故丹溪曰：气有余便是火也。有本经自病者，如忿怒生肝火，劳倦生脾火之类是也；有五行相克者，如心火太盛，必克肺金，肝火太盛，必克脾土之类是也；有脏腑相移者，如肝移热于胆，则口苦，心移热于小肠，则淋闭之类是也；又有他经相移者，有数经合病者。相火起于肝肾，虚火由于劳损，实火生于亢害，燥火本乎血虚，湿火因于湿热，郁火出于遏抑；又有无名之火，无经络可寻，无脉证可辨，致有暴病、暴死者。诸病之中，火病为多，不可以不加察也。有以泻为泻者，大黄、芒硝、连、栀、柏之类是也；有以散为泻者，羌、防、柴、葛升阳散火之类是也；有以滋为泻者，地黄、天冬、玄参、知母之类，壮水之主、以制阳气是也；有以补为泻者，参、芪、甘草泻火之圣药是也。

——清·汪昂《医方集解·泻火之剂》

　　【提要】　本论主要阐明何谓"泻火之剂"。凡以清热药为主组成，具有清热泻火、凉血、解毒等作用，用以治疗里热证的方剂，称为"泻火之剂"。属于"八法"中的"清法"。《素问·至真要大论》："热者寒之""温者清之。"火热为病，甚为常见，然究其病因，有相火、虚火、实火、燥火、湿火、郁火、无名之火，概括来说则不外内生与外感两端。外感六淫，可入里化热；五志过极，脏腑偏胜，亦可化火，而导致里热偏盛。里热证的临床表现，有在气、在血之分；有实热、虚热之异；有脏腑偏胜之殊。其各自的治法、用方亦有所不同。除论中所言"以泻为泻""以散为泻""以滋为泻""以补为泻"外，具体则有清气分热、清营凉血、清热解毒、清脏腑热、清热祛暑、清虚热等不同治法和方剂。至其运用，则需要注意辨别热证所在部位、热证真假、虚实。代表方，如黄连解毒汤、半夏泻心汤、白虎汤、龙胆泻肝汤、普济消毒饮、清骨散等。

汪　昂　除痰之剂

　　痰之源不一，有因热而生痰者，有因痰而生热者，有因气而生者，有因风而生者，有因寒而生者，有因湿而生者，有因暑而生者，有因惊而生者，有多食而成者，有伤冷物而成者，有嗜酒而成者，有脾虚而成者。俗云百病皆由痰起，然《内经》有"饮"字而无"痰"字，至仲景始立五饮之名，而痰饮居其一。庞安常曰：善治痰者，不治痰而治气，气顺则一身津液亦随气而顺矣。《准绳》云：痰之生由于脾气不足，不能致精于肺，而淤以成者也，治痰宜先补脾，脾复健运之常，而痰自化矣。肾虚不能制水，水泛为痰，是无火之痰，痰清而稀。阴虚火动，火结为痰，是有火之痰，痰稠而浊。痰证初起，发热头痛，类外感表证；久则朝咳夜重，又类阴火内伤；走注肢节疼痛，又类风证，但肌色如故，脉滑不匀为异。

——清·汪昂《医方集解·除痰之剂》

【提要】 本论主要阐明何谓"除痰之剂"。凡以祛痰药为主组成，具有消痰作用，治疗各种痰证的方剂，称为"除痰之剂"。痰之为病极为复杂，成因很多，治法因之各异。论中指出，痰证有因热而生痰、因痰而生热，以及因气、因风、因寒、因湿、因暑、因惊、多食、伤冷物、嗜酒、脾虚等 12 种生痰之源，并强调了治气、健脾在治疗中的关键作用。另外，汪昂在"二陈汤"方论中，更进一步指出："脾虚不能健运，则生痰饮。稠者为痰，稀者为饮，水湿其本也。得火则结为痰，随气升降。在肺则咳，在胃则呕，在头则眩，在心则悸，在背则冷，在胁则胀，其变不可胜穷也。"可见，痰与饮，两者异名同类，即稠浊者为痰，清稀者为饮，皆为湿聚而成，其发病每以咳嗽为主要症状。痰亦可成为一种致病因素，流散于胸膈肠胃、经络四肢、头身关节，而导致多种疾病。在具体治疗上，如脾失健运，湿郁成痰者，治宜燥湿健脾化痰；火热内盛，灼津为痰者，治宜清热化痰；肺燥津亏，虚火烁液为痰者，治宜润燥化痰；痰浊内生，肝风内动，挟痰上扰者，治宜化痰息风。总之，除痰不仅要立足于消除已生之痰，而且还要着眼于生痰之本，以图标本同治；祛痰之剂的组方，不仅要用祛痰药，更要注意配伍理气药，以求"气顺则一身津液亦随气而顺"。代表方，如二陈汤、清气化痰丸、三子养亲汤、涤痰汤、半夏白术天麻汤等。

汪 昂 消导之剂

消者，散其积也；导者，行其气也。脾虚不运，则气不流行，气不流行，则停滞而为积，或作泻痢，或成癥痞，以致饮食减少，五脏无所资禀，血气日以虚衰，因致危困者多矣，故必消而导之。轻则用和解之常剂，重必假峻下之汤丸，盖浊阴不降，则清阳不升；客垢不除，则真元不复；如戡定祸乱，然后可以致太平也。峻剂见攻里门。兹集缓攻平治、消补兼施者，为消导之剂。

——清·汪昂《医方集解·消导之剂》

【提要】 本论主要阐明何谓"消导之剂"。以消食导气药物为主组成，具有消食健脾，除痞化积等作用，以治疗食积停滞的方剂，称为消导之剂。属于"八法"中的"消法"。消法的应用范围较为广泛，凡由气、血、痰、湿、食、虫等壅滞而成的积滞痞块，均可使用。汪昂以"缓攻平治、消补兼施"，总结消导剂的特点，其目的在于与攻里（泻下）剂区别运用。二者皆能消除体内有形之实邪，但消导剂多属渐消缓散之剂，适用于病势较缓的积滞证；而泻下剂多属攻逐之剂，适用于病势较急，积滞较重之积证。若应泻而用消，则病重药轻，其疾难瘳；若应消而用泻，则轻病药重，易伤正气，病反深痼，故在临床应用时两者应有区分。代表方，如枳术丸、保和丸、枳实消痞丸等。

汪 昂 收涩之剂

滑则气脱，脱则散而不收，必得酸涩之药敛其耗散，而后发者可返，脱者可收也。如汗出亡阳，精滑不禁，泄痢不止，大便不固，小便自遗，久嗽亡津，此气脱也；若亡血不已，崩中暴下，诸大吐衄，此血脱也。十剂曰：涩可去脱，牡蛎、龙骨之属是也。气脱兼以气药，血脱兼以血药，亦兼气药，气者血之帅也。阳脱者见鬼，阴脱者目盲，此神脱也，当补阳助阴，非涩剂所能收也。

——清·汪昂《医方集解·收涩之剂》

【提要】　本论主要阐明何谓"收涩之剂"。以固涩药为主组成，具有收敛固涩作用，用以治疗气、血、精、津液耗散滑脱之证的方剂，称为"收涩之剂"。系根据《素问·至真要大论》"散者收之"的原则立法，属于"十剂"中的涩剂，所谓"涩可去脱"。收涩之剂，为正气内虚，耗散滑脱之病机而设，常用于治疗自汗、盗汗、久咳不止、泄痢不止、遗精滑泄、遗尿、崩漏带下等"气脱""血脱"之证。在运用时，多是固涩兼补气药同用，同时还应根据患者气、血、精、津液耗伤程度的不同，配伍相应的补益药，使之标本兼顾。然而，若是元气大虚，亡阳欲脱所致的大汗淋漓，小便失禁或崩中不止，又非急用大剂参附之类回阳固脱不可，非单纯固涩所能治疗。代表方，如牡蛎散、桃花汤、真人养脏汤、金锁固精丸等。

汪　昂　杀虫之剂

关尹子曰：人之一身，内包蛲蛔，外蒸虮虱，万物有依人身以为生者，是吾身一小天地也。蛲蛔为人所常有之虫，倘寒侵火迫，则不安其位，亦能为病；若饮食不慎，气血虚衰，又能变生诸虫，不可名状，如发症、鳖瘕、劳瘵、传尸之类，至于杀身灭门。虫之为患，若斯其酷也。是以先贤以法杀之，苟人不能杀虫，则虫必且杀人矣。

——清·汪昂《医方集解·杀虫之剂》

【提要】　本论主要阐明何谓"杀虫之剂"。以驱虫药物为主组成，具有驱虫、杀虫或安蛔等作用，用以治疗人体寄生虫病的方剂，称为"杀虫之剂"。现代一般用于治疗蛔虫、蛲虫、钩虫、绦虫等消化道寄生虫病，汪昂提到的"发症"（也称"发瘕"，指因误食头发而成癥瘕的病证，其证胸喉间如有虫上下来去）、鳖瘕（八瘕之一，其证腹中结瘕如鳖状，形大如杯，游走不定，小腹切痛，面目黄黑）、劳瘵传尸（有传染性的痨病）等病证的治疗，一般不再属杀虫剂的治疗范畴。代表方，如乌梅丸、化虫丸、使君子丸。

汪　昂　明目之剂

目之在人，特五官之一耳，而古人立有专科，盖以余窍各主一脏，或兼二脏，目虽为肝窍，而五脏六腑之精气，皆上注于目而为之精，精之窠为眼，骨之精为瞳子，筋之精为黑眼，血之精为络，气之精为白眼，肉之精为约束，裹撷筋骨气血之精，而与脉并为系，上属于脑，后出于项中，此则眼具五脏六腑也，故其证多而方亦广，兹集限于篇章，故略录专治目疾者数方，以备采用，其疏风、燥湿、泻火、养血之剂，可以通用者，则散见于各门。目有五轮：白睛为气轮，属肺金，故独坚；青睛为风轮，属肝木，内包膏汁，涵养瞳神；目角大小皆为血轮，大眦属心君火，大眦赤者为实火，小眦属心包相火，小眦赤者为虚火；两睑为肉轮，属脾土，土藏万物，故包四轮，开动为阳，为应用，闭静为阴，则睡矣。目中有神膏，此由胆中渗润精汁积而成者，能涵养瞳神；有神水，先天真气所化，润泽之水也；有神光，原于命门，通于胆，发于心，是火之用也；有真血，肝中升运，滋目经络之血也；有真气，目之经络中往来生用之气，先天之元阳也；有真精，先后天元气所化精汁，起于肾，施于胆，而及瞳神也。目有坚壳数重，真血滋神水，神水包神膏，膏中一点青莹，乃胆肾所聚之精华，惟此一点，鉴照万物，空阔无穷，为水轮，属肾水。人之邪正寿夭贵贱皆可验目而得之，岂非人身之至宝乎。

——清·汪昂《医方集解·明目之剂》

【提要】 本论主要阐明何谓"明目之剂"。由祛风、清泻肝火、退翳明目、滋养肝肾等药物组成，治疗眼病的方剂，称为明目之剂。肝开窍于目，五脏六腑之精气皆上注目，故目病与五脏六腑相关，故其证多而方也广，很多方子散在于疏风、燥湿、泻火、养血之剂中。汪昂所采用的明目之剂，则主要是"专治目疾者数方"。在应用时，需要将病因、眼部"五轮"的症状表现与全身状况结合起来进行辨证。代表方，如滋阴地黄丸、加减驻景丸、补肝散、防风饮子等。

汪 昂 痈疡之剂

朱丹溪曰：痈疽皆因阴阳相滞而生。盖气、阳也，血、阴也，血行脉中，气行脉外，相并周流。寒与湿搏之，则凝滞而行迟为不及；热与火搏之，则沸腾而行速为太过。气得邪而郁，津液稠黏，为痰为饮，积久渗入脉中，血为之浊，此阴滞于阳也；血得邪而郁，隧道阻滞，或溢或结，积久渗出脉外，气为之乱，此阳滞于阴也。百病皆由于此，不止痈疽而已也。《内经》曰：营气不从，逆于肉理，乃生痈肿。又曰：诸痛痒疮，皆属心火。外科方证，至为繁多，兹取可通用者，量录数方，以备缓急。其余各证，各有专方，不能多录。若夫泻热解毒，活血托里之剂，多散见于诸门，惟在用者之圆神而已。

——清·汪昂《医方集解·痈疡之剂》

【提要】 本论主要阐明何谓"痈疡之剂"。具有解毒消痈、托里排脓或温阳散结作用，用于痈肿疮毒的方剂，称为痈疡之剂。痈疡之证，由气、血与邪气相滞而生，有内痈、外痈之分，又有阴证、阳证之别。痈疡发于脏腑者为内痈，如肺痈、肠痈；形于体表者为外痈，一般有痈、疽、疔、疖、丹毒、流注、痰核、瘰疬之分。临床上，治阳证以消肿散结、清热解毒、活血行滞为主，兼以托毒透脓；治阴证以温阳散寒、化痰除湿、祛瘀通络为主。按痈疡病变过程来讲，则有消、托、补三法之用。代表方，如仙方活命饮、托里十补散、止痛当归汤等。

吴仪洛 功效分类法※*

集中所分门类，医学始于《灵》《素》，故首列《内经》之方。而人之由生，全赖夫气，故先治气。血者所以配气，故次理血，今人血气亏者甚多，故次补养。而大虚者防滑脱，故次涩固。及受病则有汗、吐、下三法，故次发表涌吐攻里。又有宜缓攻者，故次消导。若病在半表半里，法当和解，故次和解。又有表证未除，里证又急者，当表里交治，故次表里。

而受病之因，多起于六淫，故次风寒暑湿燥火。而病有因痰者，故次除痰。有因虫者，故次杀虫。至于妇人小儿痈疡眼目，各有专科。兹集欲便于用，故每科略取数方，以备采择。又录救急之方，以应仓猝。

——清·吴仪洛《成方切用·凡例》

【提要】 本论主要阐述对方剂分类的思路。吴仪洛在《医方考》《医方集解》的基础上，选方 1180 首编辑而成《成方切用》。其卷首为方制总义和《内经》方，卷一至十二，将所收方剂分为治气、理血、补养、涩固、表散、涌吐、攻下、消导、和解、表里、祛风、祛寒、消暑、燥湿、润燥、泻火、除痰、杀虫、经带、胎产、婴孩、痈疡、眼目、救急 24 门。每方先述适应证，次述药物组成、配伍、方义及加减变化。其选方多切于实用，方解详明，便于临床使用。

1.5 其他分类法

刘完素 论大方、小方※*

大方之说有二：一则病有兼证而邪不专，不可以一二味治之，宜君一臣三佐九之类是也；二则治肾肝在下而远者，宜分两多而顿服之是也。

小方之说有二：一则病无兼证、邪气专一，可以君一臣二小方之治也；二则治心肺在上而近者，宜分两微而频频少服之。亦为小方之治也。

——金·刘完素《素问病机气宜保命集·卷上·本草论》

【提要】 本论解大方、小方。刘氏扩充发挥前人所论，不单以方内药味多寡而辨大方、小方。更增入用量、服法之差异，其中量大而顿服为大方，量小而频服为小方。由此可见，刘完素认为方剂力大者为大方，力缓者为小方。

俞弁 《局方》之类※*

或问曰：《和剂局方》丹溪发挥辩之详矣。戴原礼乃丹溪高弟，今观其所著《症治要诀论方》皆祖局方何也？余曰：局方亦何负于人哉！前后活人不知其几，丹溪但辩其用药者误耳，非方之罪也。血虚症不宜用香燥之剂，痿痹症不可混作风治，亦何尝屏弃之乎？今人遂以局方例不可用或者有宜北不宜南之说，殊不知《内经》"治寒以热，治热以寒" "微者逆之，甚者从之"权变得宜消息以为治，安可限以南北之分而无寒热之异哉！原礼盖得丹溪之心法者，其有取于局方非苟然也。

——明·俞弁《续医说·卷一·医书·和剂局方》

【提要】 宋代官医局公开颁行的医方，后世称之为"局方"，主要是指《太平惠民和剂局方》所载之方。本论主要阐述对于"局方"的看法，分析对于"局方"的某些误解，认为"局方"之用不可废。朱丹溪著《局方发挥》，以问答体例辟其温补、温燥之弊。俞弁认为《太平惠民和剂局方》精集诸家名方，真效之方不少，过于粉饰、差讹者亦有。"局方"之弊，非方之罪，实是用方之人刻舟求剑、按图索骥之过。其明确指出，"局方"之用不可废，朱丹溪弟子戴原礼，善用"局方"便是很好的例证。

徐灵胎 单方论

单方者，药不过一二味，治不过一二症，而其效则甚捷。用而不中，亦能害人，即世所谓涨上方者是也。其原起于本草。盖古之圣人，辨药物之性，则必著其功用，如逐风、逐寒、解毒、定痛之类。凡人所患之症，止一二端，则以一药治之，药专则力厚，自有奇效。若病兼数症，则必合数药而成方。至后世药品日增，单方日多，有效有不效矣。若夫外内之感，其中自有传变之道，虚实之殊，久暂之别，深浅之分，及夫人性各殊，天时各异，此非守经达权者不能治。若皆以单方治之，则药性专而无制，偏而不醇，有利必有害。故医者不可以此尝试，此经方之所以为贵也。然参考以广识见，且为急救之备；或为专攻之法，是亦不可不知者也。

——清·徐灵胎《医学源流论·卷上·方药·单方论》

【提要】 本论主要阐述何谓单方。指出单方用药不过一二味，适应不过一二证，药力专一而取效迅速。但若病机复杂或病兼数症，则不宜治以单方，以免药性之专偏而不中病，难免有害。正如陆以湉在《冷庐医话》中所说："古方单方，用之得当，为效甚速，但当审病证之所宜，且勿用峻厉之药，庶几有利而无弊耳！"自古至今，各种单方日多，有效有不效，医者可适当地去研究、验证，择有效者"为急救之备，或为专攻之法"。

徐灵胎 禁方论

天地有好生之德，圣人有大公之心，立方以治病，使天下共知之，岂非天地圣人之至愿哉？然而方之有禁，则何也？其故有二：二则惧天下之轻视夫道也。夫经方之治病，视其人学问之高下，以为效验，故或用之而愈，或用之而反害，变化无定，此大公之法也。若禁方者，义有所不解，机有所莫测。其传也，往往出于奇人隐士，仙佛鬼神，其遇之也甚难，则爱护之必至。若轻以授人，必生轻易之心，所以方家往往爱惜，此乃人之情也。一则恐发天地之机也。禁方之药，其制法必奇，其配合必巧，窃阴阳之柄，窥造化之机，其修合必虔诚敬慎，少犯禁忌，则药无验。若轻以示人，则气泄而有不神，此又阴阳之理也。《灵枢·禁服》篇黄帝谓雷公曰：此先师这所禁，割臂歃血之盟也。故黄帝有兰台之藏，长桑君有无泄之戒，古圣皆然。若夫诡诈之人，专欲图利，托名禁方，欺世惑众。更有修炼热药，长欲导淫，名为养生，实速其死。此乃江湖恶习，圣人之所以诛之也。又有古之禁方，传之已广，载入医书中，与经方并垂，有识者自能择之也。

——清·徐灵胎《医学源流论·卷上·方药·禁方论》

【提要】　本论主要阐述何谓禁方。论中指出，禁方即秘方，多是有效验秘而不传或只传特定人的有效方剂。此类方剂多是单方、小方，各有其专长，其义理或有所难解，但多有效验，为医家所惜、所秘，而不肯轻传。实际上，随着时代的变迁，很多古代禁方，已载入医书广为流传，而不再是少数人掌握的"禁方""秘方"。所以，禁方也并非深不可测，不可执迷其效，忽视其理。另外，在古代托名禁方，欺世惑众而图利者，也并不少见。

徐灵胎　秘方

　　古圣设立方药，专以治病，凡中病而效者，即为秘方，并无别有奇药也。若无病而服药，久则必有偏胜之害，或有气血衰弱，借药滋补，亦必择和平纯粹之品，审体气之所偏而稍为资助。如世所为秘方奇术、大热大补之剂，乃昔人所造以欺人者，无不伤生。更有一等怪方，乃富贵人贿医所造者。余曾遇一贵公子，向余求长生方，余应之曰：公试觅一长生之人示我，我乃能造长生之方；若长生者无一人，则天下无长生之方矣。其人有愠色。是时适有老医在其家，因复向老医求得之。乃傲余曰：长生方某先生已与我矣，公何独吝也？余视其方，乃聚天下血肉温补之药，故难其制法，使耳目一新者。余私谓老医曰：先生之长生方，从何传授？老医曰：子无见哂，子非入世行道之人耳！凡富贵之人，何求不得，惟惧不能长生纵欲耳，故每遇名医，必求此方，若长生方不知。何以得行其道？我非有意欺彼，其如欲应酬于世，自不得不然耳！后果得厚酬。余因知天下所传秘方，皆此类也。此即文成五利之余术，万勿以为真可以长生也，速死则有之耳！识此，以醒世之求长生而觅秘方者。

——清·徐灵胎《慎疾刍言·秘方》

【提要】　本论主要阐述何谓秘方。论中指出，秘方，是医家治疗某些疾病具有较好效果而保密不外传的药方，也称为禁方。秘方中，有一些有特效的单方、验方，也有不少矫揉造作、鱼目混珠者。本论所言"秘方"，主要针对当时流行的温补强壮之类的"秘方"，旨在批判时医崇尚温补、富贵之家喜用温补的不良习气，揭露滥用温补之害。

徐灵胎　劫剂论

　　世有奸医，利人之财，取效于一时，不顾人之生死者，谓之劫剂。劫剂者，以重药夺截邪气也。夫邪之中人，不能使之一时即出，必渐消渐托而后尽焉。今欲一日见效，势必用猛厉之药，与邪相争，或用峻补之药，遏抑邪气。药猛厉，则邪气暂伏，而正亦伤；药峻补，则正气骤发，而邪内陷。一时似乎有效，及至药力尽，而邪复来，元气已大坏矣。如病者身热甚，不散其热，而以沉寒之药遏之；腹痛甚，不求其因，而以香燥御之；泻痢甚，不去其积，而以收敛之药塞之之类，此峻厉之法也。若邪盛而投以大剂参附，一时阳气大旺，病气必潜藏，自然神气略定，越一二日，元气与邪气相并，反助邪而肆其毒，为祸尤烈，此峻补之法也。此等害人之术，奸医以此欺人而骗财者十之五。庸医不知，而效尤以害人者，亦十之五。为医者可不自省，病家亦不可不察也。

——清·徐灵胎《医学源流论·卷上·方药·劫剂论》

　　【提要】　本论主要阐述何谓劫剂。劫剂，是指药力峻猛、为取一时之效而不顾其他的方药。《十药神书》说："明明劫剂，毫无顾忌，予由绎之。"以重药夺截邪气，则邪气暂伏，而正气亦伤；以重药峻补，则正气骤发，而邪气内陷，病气必潜藏。药后，似乎能取一时之效，实是舍本逐末、掩盖病情之举，待邪气反扑，为祸尤烈。故徐灵胎以之为害人之术，并提醒说："为医者可不自省，病家亦不可不察"。

🌸 蔡陆仙　经方※ 🌸

　　经方者，即古圣发明，有法则，有定例，可为治疗之规矩准绳，可作后人通常应用，而不能越出其范围，足堪师取之方也。其义例谨严，组织有一定之程序，其药味功能，一遵《神农本草经》，其君臣佐使也不苟，其奇偶缓急也不杂，其炮制煎服，其分量轻重，其加减出入，无不剖晰毫厘，较量精粗，有是病必有是方，用是方必守其法，多一症即多一药，易一病即易一方，甚至药味相同，分量若变，而立方之理已殊，以及分量不差，煎服异法，而方之功效，即迥不相侔。若是者，皆为经方之权衡，应变之标准焉。考方剂中，合乎经方之条例者，惟《内经》所载之各方，及伊尹之《汤液经》方，可足当之而无愧。然《内经》之方不多，而《汤液经》方世久失传，惟张仲景之《伤寒论》与乎《金匮杂病论》所选择诸方，悉本《汤液经》而能阐发其真理，发挥其妙用者也。故《伤寒》《金匮》方，又为后世经方之鼻祖焉。他若周秦汉晋各家，虽亦衍承经方派别，然流传既少，赝鼎复多，焉足供后之遵守效法耶？至孙思邈之《千金方》，王焘之内外台各方，虽亦称之曰经方，但已驳杂不纯，瑕瑜互见矣，下此更无足论。吾人研究经方者，其亦知其途径欤！

　　——民国·蔡陆仙《中国医药汇海·第五编·第一种·第四章方剂派别·（一）经方》

　　【提要】　本论主要阐述何谓经方。蔡陆仙给"经方"的定义，是"古圣发明，有法则，有定例，可为治疗之规矩准绳，可作后人通常应用，而不能越出其范围，足堪师取之方"。同时，指出了经方"其义例谨严，组织有一定之程序，其药味功能，一遵《神农本草经》，其君臣佐使也不苟，其奇偶缓急也不杂，其炮制煎服，其分量轻重，其加减出入，无不剖晰毫厘"的特点。以此为标准，考量古今方剂，《内经》《汤液经》《伤寒论》《金匮杂病论》所选择诸方，堪为经方。然而，由于《内经》之方不多，而《汤液经》失传，惟张仲景《伤寒论》《金匮要略》方，为后世经方之鼻祖。现在通常所说经方，多是指张仲景方而言。

🌸 蔡陆仙　单方※ 🌸

　　单方药味简当，大抵多用猛峻或特效之药味，故对症投之，辄应如桴鼓，今之串医（即江湖铃医）持以闯荡江湖，觅衣食者，所用比比，皆单方类也。故其愈病神奇，都市名医，且每为之咋舌。语云：单方一味，气死名医，信不诬矣。然投之不对症，则为祸亦烈，用之者可不审慎欤！今之西医，凡研究一病，皆有一特效药发明，盖亦我国单方之滥觞。殊不知单方所治，仅为简单之病症，若病因复杂，症状多端，则单方治之，则有效有不效，且往往误人，流弊滋多也。今人不知我国本有单方，反訾我国医治病，无特效药，少见多怪，宁非可笑。然畏单方如虎狼，不敢用，不知用，专一以平淡轻浅之方，以搪塞了事，敷衍误人者，又宜其为江湖医生所哂笑矣。

　　——民国·蔡陆仙《中国医药汇海·第五编·第一种·第四章方剂派 别·（四）单方》

　　【提要】　本论主要阐述单方的特点。蔡陆仙论单方，本于徐灵胎《医学源流论·卷上·方药·单方论》，并在开篇做了全文引用，本论做省略处理，可以参考原论。蔡陆仙进一步强调单方有"药味简当，多用猛峻或特效药味"的特点，点明单方仅用于简单的病证，病因复杂、症状多端的病证不宜应用。谚云"单方一味，气死名医"，皆是对症投之，故效如桴鼓；如果投之不对症，往往误人，故"用之者可不审慎欤"。

蔡陆仙　局方

　　局方始于宋代之设官医局，而颁行之公开医方。盖唐以前，方多禁闭不传，至宋颁行局方，而医方始公开散布民间，而人人乃得研究习用。其最初见者，为宋太宗之御制《太平圣惠方》一百卷。宋太宗在藩邸时，留心医术，藏名方千余首，皆有效验，及即位，又诏翰林医官，各具家传验方以献，得万余首，乃命陈昭遇王怀隐等编类成书，御制序文，镂板颁行天下。至宋徽宗时，又刊布《太平惠民和剂局方》十卷，后简称为《太平和剂局方》，旧本题宋库部郎中提辖措置药局陈师文等奉敕编。按玉海云：大观中陈师文等校正《和剂局方》五卷，二百九十七道，二十一门。晁公武《读书志》云：大观中诏通医刊正药局方书，阅岁书成，校正七百八字，增损七十余方。又《读书后志》曰：太医局方十卷，元丰中诏天下高手医，各以得效秘方进，下太医局验试，依方制药鬻之，仍摹本传于世，是大观之本，实因神宗时旧本重修，故公武有校正增损之语也。然此本止十四门，而方乃七百八十八。考玉海又载绍兴十八年闰八月二十三日，改熟药局为太平惠民局，二十一年十二月十七日，以监本药方颁诸路，以本以太平惠名为名，是绍兴所颁之监本，非大观之旧矣。其中又有宝庆淳祐续添诸方，更在绍兴之后，兼附《用药总论指南》三卷，皆从《图经本草》钞撮增入，亦不知何时所加，陈振孙书录解题，《和剂局方》其后时有增补，殆指此类欤。戴良《九灵山房集》，述丹溪翁朱震亨事，曰：时方盛行，陈师文、裴宗元所定《大观》二百九十七方，翁穷昼夜习之，既而悟曰：操古方以治今病，其势不能以尽合。苟将起度量，立规矩，称权衡，必也《素》《难》诸经乎？又称震亨得罗知悌之学以归，诸医泥陈裴之学者，闻其言大惊，笑且排之。及治许谦末疾良验，排笑者，始心服。是此书盛行于宋元之间，至震亨《局方发挥》出，而医学始一变也。又岳珂陈史曰：《和剂局方》乃当时精集诸家名方，凡几经名医之手，玉提领以从官内臣参校，可谓精矣。然其间差讹者，亦自不少，且以牛黄清心丸一方言之，凡用药二十九味，寒热讹杂，殊不可晓。尝见一名医云：此方只前八味，至蒲黄而止，自干山药以下，凡二十一味，乃补虚门中山芋丸，当时不知缘何误写在此方之后，因循不曾改正，如此之类，是并不能无所舛误矣。然历代相传专门禁方多在是矣，在用者详审而已。又元金华朱彦修著《局方发挥》一卷，朱名震亨，为金元四大家之一，以《和剂局方》不载病源，止于各方下条例证候，立法简便，而未能变通，因一一为之辨论，大旨专为辟温补戒燥而作。《景岳全书》云：《局方》一书，宋神宗诏天下高医奏进而成，虽其中或有过于粉饰者，神效之方，亦必不少，岂可轻议，其意颇不以震亨为然。然考震亨之学，出于宋内官罗知悌，知悌之学，距河间刘完素仅隔一传，完素主于泻火，震亨则主于滋阴，虽一攻其有余，其剂峻利，一补其不足，其剂和平，而大旨不离其渊源。故于《局方》香窜燥烈诸药，谆谆致辨，明以来沿其波者，往往以黄柏、知母戕伤元气，介宾鉴其末流，故惟以益火为宗，掊击刘、朱，不遗余力，各明一义，而忘其各执一偏，其病实相等也。按至宋之《局方》颁行，古今方剂，可谓于焉大备矣。然其方采辑非出一人，又非一一皆经试验，其为古代流传之禁方固多，而搜访至于民间，道听途说者，亦多羼杂其间。迨后复谷立门户，各以私意去取，故医至金元四大家出，而医之派别愈歧，方至《局方》颁行，而方之凌乱益甚，今之采用者，又焉可不悉心研究，以鉴别其当否乎？

——民国·蔡陆仙《中国医药汇海·第五编·第一种·第四章方剂派别·（三）局方》

【提要】 本论主要阐述编制《太平惠民和剂局方》的背景，以及《局方》的作用，《局方》用之不当的弊端，以及朱丹溪、张介宾对《局方》的评价等。《局方》始于宋代官医局颁行之公开医方，其方初名《太医局方》，刊于 1078 年以后。1107～1110 年，陈师文等重新修订，改名为《和剂局方》；其后又经多次重修增补，至南宋绍兴十八年（1148 年），熟药所改为太平惠民局，书名于 1151 年易名为《太平惠民和剂局方》。所以，现代所称"局方"，主要是指《太平惠民和剂局方》。《局方》载方 788 首，收录的多是当时医家和民间常用的有效方剂，每方之后详列主治证和药物，而且采用丸、散等剂型，方便应用，流传很广，对后世影响较大，许多方剂至今仍被应用。然而，由于受宋代医疗风气的影响，加之书中收录温热类方剂较多，一些方剂确有偏用芳香温燥药物的情况，又由于医家运用不当，也产生了一定的流弊。有鉴于此，朱丹溪遂著《局方发挥》，以问答体例对《局方》诸多问题予以评论，重点辟其温补、温燥之弊。《景岳全书·卷之三道集·传忠录下·辨丹溪》评价《局方》："是书之行，乃宋神宗诏天下高医各以效方奏进而成者。此其中或过于粉饰者，料不能无，而真效之方必亦不少。"由上可见，《太平惠民和剂局方》的历史作用不可否认，运用之偏也是客观存在的。

蔡陆仙 名医类方

宋以前之医方，赖有《和剂局方》之颁行，而得集其大成。宋至金元以下，名医辈出，门户纷歧，其间发明增补之方，何止千计，然曾未闻有采集其大成，以供后人之模仿取用者也。当兹世界日演日进，疾病日亦增多，仅恃古方，自不能悉疗今病，故宋以后之医方，当亦有采辑备用之必要矣。夫宋以后方，既无采辑之专书，我人欲备以应用研究，自不得不遍搜各家所刊行之方书，而择要录之，以资穷讨，惟其方既非古代之经方禁方，又非若公开颁行之官用局方。我人无以名之，因名之曰"名医类方"。名医类方，多不胜录，姑就其最著名，最为我人所习用者，略举列之：宋迄金元，最著名之医，厥为四大家。四大家者，河间刘完素、东垣、李杲、戴人张子和、丹溪朱震亨是也。四大家之方书，有《东垣试效方》《河间方十八剂》《宣明论方》《伤寒直格方》。张子和之《张氏经验方》《秘录奇方》。朱丹溪之《局方发挥》《平治荟萃方》。四大家之方，刘守真偏于苦寒，李东垣善于温补，张子和之长于攻劫，朱丹溪之重于养阴。此四家之方，派别之所歧异也。又赵大申之《风科集验名方》，沙图穆苏之《瑞竹堂经验方》，危亦林之《世医得效方》，孙允贤之《永类钤方类编》《南北经验方大成》，艾元英之《如宜方》，元希声之《行要备急方》，葛可久之《十药神书方》。明代医方，有可征考者，若倪维德之《东垣试效方》，周定王朱橚之《普济方》，周文采之《医方选要》，徐用宣之《袖珍小儿方》，万表之《万氏家钞济世良方》，张时彻之《摄生众妙方》《急救良方》，陈世贤之《经验良方》，董炳之《避水集验要方》，刘应泰之《鲁府秘方》，熊宗立之《山居便宜方》《备急海上方》，胡文焕之《应急良方》，他若最著名之医，若戴思恭、虞天民、薛立斋、赵养葵、张介宾等，于方剂亦多有发明。大抵明代各家医方，皆脱胎于金元四大家，而变化运裁，故温凉攻补，亦不能无偏颇之病焉。清之医学，号称极盛，然多竞谈学理，考证经籍，于医方无多表彰，传入于世，除征采民间之流传效方外，盖寥寥未之闻也。虽然，医方至清代，尤极庞杂，因各家之学，派别滋多，其宗秦汉学说者有之，宗唐宋学说者有之，宗金元学说者有之，宗明季及自成一家学说者亦有之。大概可分之为今古两大派，而叶桂、吴鞠通、王孟英辈起，其所用方剂，又别树一帜，最喜用清轻凉润之剂，而犀、羚、石膏、紫雪、牛黄等药，又悉家常便饭，恃之为救命神符矣。迄今相沿成风，民间习惯，牢不可破，遂令人无复知用古方，此殆时方之首作俑者欤。

——民国·蔡陆仙《中国医药汇海·第五编·第一种·第四章方剂派别·（五）名医类方》

【提要】 本论主要阐述作者所定义的"名医类方"。宋以后，名医辈出，各家方书多有刊行，其方既非古代之经方、禁方，又非若宋代公开颁行之官用《局方》，蔡陆仙名之为"名医类方"。名医类方甚多，蔡陆仙列举了每个时期最著名者并择要为述。其中，重点指出了金元四大家之方的特点，即："刘守真偏于苦寒，李东垣善于温补，张子和之长于攻劫，朱丹溪之重于养阴。"至明代各家医方也不少，于方剂亦多有发明。清代，各家之方尤极庞杂，蔡陆仙将其分为古今两大派。其所言"古"，为古人经典常用方，"今"则是指"喜用清轻凉润之剂"的温病学派之方。温病学派，自成一家，盛行于南方，相沿成风，以致产生了"无复知用古方"的现象。

蔡陆仙 时方※

善夫，李士材有言，用古方疗今病，譬之拆旧料，改新房，不再经匠氏之手，其可得乎。此盖言用古方之不能悉合乎今病也，譬之建造房室宫殿，一时代有一时代之式样，丹垩粉漆，亦须别具匠心，方合时代美观，若墨守古式，岂不腾笑观瞻，成削足就履之诮乎？又如建平屋而支以巨栋，造洋房而弃刚骨水泥，仅代以旧式木料砖瓦，一则大材小用，徒费工贷，一则风雨飘摇，瞬即倒坏，苟非拙匠，绝不愚笨若是也。此今之医者，治病之所以必需乎时方者也。时方云者，谓异乎古方也，何以必须异乎古方？曰：以古方一方治一病症，而病之丛见者，用古方即不必尽合其治法矣。且古今分量各异，而病之轻重不同，以古所治重症之方，施以今之轻病，匪特割鸡而用牛刀，而小题大做，亦必将戕人生命于反掌也。抑犹有进者，世界日演日进，疾病之变化无穷，每有古有之病，而今已无，或虽有而已歧异者，亦有古无之病，而今反有者，是又乌可执古人成方，以应无穷之病变耶？大抵用时方之义例有四：（一）方剂药味分量轻微，宜乎小病浅病也。（二）药味多取近今习用者，以利乎治现代之病症也。（三）病症之丛杂，不适用古方，另加减其分量药味，以求适合于疗治也。（四）古方未能一一试验，不若用近今历试之方，则治病之较有把握也。虽然时方之义例，既如上述，而用时方，亦当知有用之之规律，不可贸贸然，即可称之曰能用时方也。何谓用时方之规例？请得略而述之。曰：方有今古，而法无今古，制有君臣佐使，方有大小缓急，用时方者，不能不明白其体制一也；

汗吐下和，温清消补，为治病之八法，古方化裁，都不越此范围，而用时方者，亦当深悉此八法，方不悖乎治疗之准则，二也；小病轻症，药宜平淡，剧病重症，即不能以轻剂敷衍，以遗误病家，虽用时方，而分量却不可不求适当，三也；辨症贵多读书以明理，处方贵配合煎服之得法，不明病理，不知方药之组织煎服等法，则处方断难求其必效，夫又何贵乎时方。故研究时方者，不可不多读书，尤不可不先讲求古方，以为应用之基础，四也。夫如是而后方能研究时方，方能善用时方也。今之医者，动辄云善用时方，而时方又岂易言哉。今再节录今人之时方义例于下，俾易于了解也……

惟时方一类，既无一定之成方，而见症又极丛杂，难例以一定之范围，故不得不搜罗完善，详述赅博也。但时方之流弊，每失之空泛，及搔不着痛痒处，非若经方之体例谨严，加减有定法，虽一味之出入，亦不苟焉。故学者，必先熟读经方，及参阅历代方剂，剖晰真义，然后再研究时方，自能智珠入握，去取从心；不然，徒得时方之皮毛，将何从揣知其精理耶！此又研习时方者，所不可不注意者也。本篇其列举之时方，对古人之用药法度，及诊断病症之权衡，应付病家之方法；更为习医问世之惟一快捷方式，即谓之曰医学薪传，亦可当之无愧，其足宝贵之价值，又于是可见一斑矣。

——民国·蔡陆仙《中国医药汇海·第五编·第一种·第四章方剂派别·（六）时方》

【提要】　本论主要阐述何谓"时方"。时方，与经方相对，指张仲景之后医家所创制的方剂，以唐宋以后通行的方剂为主。李士材在《医宗必读·卷之一》中，以"古今元气不同"立论，指出用古方不能悉合乎今病，肯定了时方的意义。在此基础上，蔡陆仙提出了用时方的四条义例：①方剂药味分量轻微，宜乎小病浅病；②药味多取近今习用者，以利治现代之病症；③病症丛杂，不适用古方，另加减其分量药味，以求适合于疗治；④古方未能一一试验，不若用近今历试之方，治病之较有把握。最后，蔡陆仙也指出时方不及经方之体例谨严、加减定法，因此必须在熟读经方、参阅历代方剂的基础上，研究、创制和应用时方。

蔡陆仙　民间验方※

民间验方者，即传自民众试验而得之一切效方也。其方既非古圣经方，又非历代方书所载，及官用局方；更非近今医生所习用之时方。然其方用之每有神验，不得不侪诸方剂之例，因别其类曰民间验方。民间验方，其体例亦不一，大概类似单方者最火，以其便于应用也。亦有如方书所载极组织繁复之方，惟多理解无从判释，只有凭试验而效，为其真实不磨灭之价值。近今东西洋各国医学界研究者，亦都崇拜我国之民间相传之秘方，而从事采集，试之效者，且改易其名称，自命为彼等新发明之神药，其价值更可见一斑矣。我国历代相传之民间验方，若综计其数量，何止千百，除散见各家记载而外，及搜辑成专书，可供人采用者，其外湮没不传，尤不可胜计。且此类验方，其博得社会之信誉已久，不但普通民众所信仰，即士大夫及医林硕学之士，亦靡不留心记载，以备万一之用焉。其见于专辑者，如宋之时所刊《苏沈良方》，即此类也。他如各名人笔记中所载者，尤不可指屈。至近代刊行极易，而验方各书，出亦渐多，报纸亦颇有征求披露者，惟方虽流传日广，而鱼龙混杂，实不易鉴别，于是乃有效有不效者矣。近代集验方之大成者，如已刊之《验方编》及拙承世界书局委着代陈嘉庚公司印送之《验方新编》。其所搜辑之方，已可谓集古今验方之大全。又陆清洁君所编之《万病自疗验方大全》，亦为验方中有价值之巨编，而为研究民间验方所必备者……

谭云："千方易得，一效难求。"惟验方既不可以学理研求；若非试验而真效，及单纯之病症，用之毫无疑义者，亦不可妄用也。此实用验方者之惟一条件焉。

——民国·蔡陆仙《中国医药汇海·第五编·第一种·第四章方剂派别·（七）民间验方》

【提要】　本论主要阐述何谓"民间验方"。民间验方，是指未经收载于历代医药典籍的，有一定流传度，对某些单纯之病证针对性强，并具有独特疗效的方剂。此类处方，大多出自民间医生或药业者之手，也常被视为"偏方"。近现代以来，集古今验方之书有不少刊行，但其中鱼龙混杂；有些方剂的疗效，难以从医理解读，需对病"验"证，方得真知。可见验方之要，在于"验"之一字，其理、其用也有待于现代研究的深入挖掘。

2

组　方

❧ 孙思邈　论处方 ❧

夫疗寒以热药，疗热以寒药，饮食不消以吐下药，鬼疰蛊毒以蛊毒药，痈肿疮瘤以疮瘤药，风湿以风湿药，风劳气冷各随其所宜。雷公云：药有三品，病有三阶，药有甘苦，轻重不同，病有新久，寒温亦异，重热腻滑，咸醋药石、饮食等，于风病为治，余病非对。轻冷粗涩，甘苦药草、饮食等，于热病为治，余病非对。轻热辛苦、淡药、饮食等，于冷病为治，余病非对。其大纲略显其源流，自余睹状可知。临事制宜，当识斯要。

《药对》曰：夫众病积聚，皆起于虚，虚生百病。积者，五脏之所积，聚者，六腑之所聚。如斯等疾，多从旧方，不假增损，虚而劳者，其弊万端，宜应随病增减。古之善为医者，皆自采药，审其体性所主，取其时节早晚，早则药势未成，晚则盛势已歇。今之为医，不自采药，且不委节气早晚，只供采取，用以为药。又不知冷热消息，分两多少，徒有疗病之心，永无必愈之效，此实浮惑。聊复审其冷热，记其增损之主耳。虚劳而苦头痛，复热，加枸杞、葳蕤；虚而欲吐，加人参；虚而不安，亦加人参；虚而多梦纷纭，加龙骨；虚而多热，加地黄、牡蛎、地肤子、甘草；虚而冷，加当归、芎䓖、干姜；虚而损，加钟乳、棘刺、肉苁蓉、巴戟天；虚而大热，加黄芩、天门冬；虚而多忘，加茯神、远志；虚而惊悸不安，加龙齿、紫石英、沙参、小草；冷则用紫石英、小草；若客热即用沙参、龙齿；不冷不热无用之；虚而口干，加麦门冬、知母；虚而吸吸，加胡麻、覆盆子、柏子仁；虚而多气，兼微咳，加五味子、大枣；虚而身强，腰中不利，加磁石、杜仲；虚而多冷，加桂心、吴茱萸、附子、乌头；虚而小便赤，加黄芩；虚而客热，加地骨皮、白水黄芪；虚而冷，用陇西黄芪；虚而痰，复有气，加生姜、半夏、枳实；虚而小肠利，加桑螵蛸、龙骨、鸡䏶胵；虚而小肠不利，加茯苓、泽泻；虚而溺白加厚朴。诸药无有一一历而用之，但据体性冷热，的相主对，聊叙增损之一隅，入处方者宜准此。

——唐·孙思邈《备急千金要方·卷一：序例·处方》

【提要】　本论以虚之兼证用药为例，阐述随证处方用药之宜。临床见症多端，证候多变，遣方用药亦当相应变化，不可以不变之方治万变之证。换言之，就是药随病证为转移，方随证候而加减。孙思邈以"临事制宜"四字点睛。

成无己 药方论*

制方之体，宣、通、补、泻、轻、重、涩、滑、燥、湿十剂是也。制方之用，大、小、缓、急、奇、偶、复七方是也。是以制方之体，欲成七方之用者，必本于气味生成，而制方成焉。其寒、热、温、凉四气者生乎天。酸、苦、辛、咸、甘、淡六味者成乎地，生成而阴阳造化之机存焉。是以一物之内，气味兼有。一药之中，理性具矣。主对治疗，由是而出。斟酌其宜，参合为用。君臣佐使，各以相宜。宣摄变化，不可胜量。一千四百五十三病之方，悉自此而始矣。其所谓君臣佐使者，非特谓上药一百二十种为君，中药一百二十种为臣，下药一百二十五种为佐使，三品之君臣也。制方之妙，的与病相对。有毒无毒，所治为病主。主病之谓君，佐君之谓臣，应臣之谓使。择其相须相使，制其相畏相恶，去其相反相杀。君臣有序，而方道备矣。方宜一君二臣三佐五使，又可一君三臣九佐使也。多君少臣，多臣少佐，则气力不全。君一臣二，制之小也。君一臣三佐五，制之中也。君一臣三佐九，制之大也。君一臣二，奇之制也。君二臣四，偶之制也。君二臣三，奇之制也。君二臣六，偶之制也。

——金·成无己《伤寒明理论·药方论序》

【提要】 成无己开以"君臣佐使"论方之先河，所论自有渊源并能参以己意。其以《内经》"七方"之论，徐之才《药对》"十剂"之说为基础。以为药有四气五味，而能以药之偏性纠病之偏性，如此，则治有"主病"之药，有"佐君"之臣，有"应臣"之使，更参合药味间的相须、相使、相畏、相恶、相反、相杀，使制方"君臣有序"而变化无穷。

李东垣 用药法

夫用药之法，贵乎明变。如风会有古今之异，地气有南北之分，天时有寒暑之更，禀赋有厚薄之别，受病有新旧之差，年寿有老少之殊，居养有贵贱之别。用药之际，勿好奇，勿执一，勿轻妄，勿迅速。须慎重精祥，圆融活变。不妨沉会以期必妥，药于是乎功成。昔先贤未有发明，后学因而弗讲，其误世也不既多乎。

夫病有宜补，以泻之之道补之。病有宜泻，以补之之道泻之。病有宜寒剂者，以热剂为响导之兵。病有宜热剂者，以寒剂为类从之引。病在上者治下，病在下者治上。病同也而药异，病异也而药同。其义至微，学者最宜深究。

用药之忌，在乎欲速。欲速则寒热温凉行散补泻未免过当。功未获奏，害已随之。药无次序，如兵无纪律，虽有勇将，适以勇偾事。又如理丝，缓则可清其绪，急则愈坚其结矣。

药有君臣佐使，味有轻重厚薄，人尽知之矣。及其用药也，令人复煎其渣，不知既经煎沸，则轻且薄者，业已无味。重且厚者，不减初煎。君臣佐使之宜，果安在哉。病浅者犹无大害，病深者切勿为之。

——金·李东垣《珍珠囊补遗药性赋·卷一·总赋·用药法》

【提要】 本论主要阐述从"治法"的确立，到"制方遣药"，再到"煎药、服药"，皆有一定的法则需要遵守，同时又"贵乎明变"。李东垣指出的"风会有古今之异，地气有南北之分，天时有寒暑之更，禀赋有厚薄之别，受病有新旧之差，年寿有老少之殊，居养有贵贱之别"，正是用药需圆融活变的内在根据。

王好古　制方之法

夫药有寒热温凉之性，酸苦辛咸甘淡之味。各有所能，不可不通也。药之气味，不比同时之物，味皆咸，其气皆寒之类是也。凡同气之物必有诸味，同味之物必有诸气。互相气味，各有厚薄，性用不等。制其方者，必且明其用。《经》曰：味为阴，味厚为纯阴，味薄为阴中之阳；气为阳，气厚为纯阳，气薄为阳中之阴。然，味厚则泄，薄则通；气薄则发泄，厚则发热。又曰：辛甘发散为阳，酸苦涌泄为阴；咸味涌泄为阴，淡味渗泄为阳。凡此之味，各有所能。然辛能散结、润燥；苦能燥湿、坚软；咸能软坚；酸能收缓收散；甘能缓急；淡能利窍。故《经》曰：肝苦急，急食甘以缓之；心苦缓，急食酸以收之；脾苦湿，急食苦以燥之；肺苦气上逆，急食苦以泄之；肾苦燥，急食辛以润之，开腠理、致津液、通其气也。肝欲散，急食辛以散之；心欲软，急食咸以软之；脾欲缓，急食甘以缓之；肺欲收，急食酸以收之；肾欲坚，急食苦以坚之。凡此者，是明其气味之用也。若用其味，必明其气之可否；用其气，必明其味之所宜。识其病之标本、脏腑、寒热、虚实、微甚、缓急而用其药之气味，随其证而制其方也。是故方有君臣佐使、轻重、缓急、大小、反正逆从之制也。

主治病者为君，佐君者为臣，应臣者为使。用此随病之所宜，而又赞成方而用之。

君一臣二，奇之制也，君二臣四，偶之制也；君二臣三，奇之制也；君二臣六，偶之制也。去咽嗌近者奇之，远者偶之。汗者不奇，下者不偶。补上治上，制之以缓；补下治下，制之以急。急者气味厚也，缓者气味薄也；薄者少服而频食，厚者多服而顿食。

又当明五气之郁：木郁达之，谓吐，令条达也；火郁发之，谓汗，令疏散也；土郁夺之，谓下，令无壅滞也；金郁泄之，谓解表，利小便也；水郁折之，谓制其冲逆也。通此五法，乃治病之大要也。

——元·王好古《汤液本草·卷之二·东垣先生用药心法·制方之法》

【提要】　本论基于药物气味之用、组方之规矩及五气之郁，阐述了制方的规矩和法度。要点：①知药：明气味之用是制方第一要义；②识病：识病之标本、脏腑、寒热、虚实、微甚、缓急；③方制：用药之气味，随证而制其方；④方有君臣佐使、轻重、缓急、大小、反正逆从之制。此外，还论及《素问·六元正纪大论》"五郁治法"，此五法为"治病之大要"，可举一反三，故不可不知。

陶　华　用药寒温辩

夫发表之药用温，攻里之药用寒，温里之药用热者，表既有邪，则为阳虚阴盛，温之，乃所以为阳，阳有所助而长，则阴邪所由以消，故用辛甘温之剂。发散为阳，此指发表之药用温者明矣。里既有邪，则为阴虚阳盛，寒之，乃所以助阴而抑阳，阳受其抑则微，而真阴所由以长，故用酸苦之剂。泻涌为阴，此指攻里之药用寒者明矣。阴经自受寒邪，则为脏病，主阳不足而阴有余，故用辛热之剂以助阳抑阴，此指温经之药用热者明矣。表有邪不汗之，其邪何从而去？里有邪不下之，其邪何从而出？脏有寒不温之，其寒何从而除？此三者，所谓用药寒温辩也。

夫发表之药用温，攻里之药用寒，温里之药用热者，各有所宜也。盖表既有邪，则为阳虚阴盛，温之乃以助阳，阳有助，则阳长而阴邪所由以消，故用辛甘发散之，以为阳也。此指表药用温者而言也。里既有邪，则为阴虚阳盛，寒之乃以助阴而抑阳，阻受其抑则微，而真阴所由以长，故用酸苦涌泄之，以为阴也。此指里药用寒者而言之也。至于阴经直受寒邪，则为脏病，主阳不足而阴有余，故用辛热之剂而温之，所以助阳而益阴也。助则阴消阳长，此指温里之药亦明矣。若表有邪而不汗之，其邪从何而解？里有邪而不下之，其邪从何而出？脏有邪而不温之，其邪从何而除？以此三者，故用药有阴阳寒热之别，其于热药寒服，寒药热服，中和之剂，温而服之，此则寒因热用，热因寒用，不寒不热，温而用之之义也。

——明·陶华《伤寒六书·伤寒家秘卷之二·用药寒温辩》

【提要】 本论主要阐述用药有阴阳寒热之别，以"发表之药用温，攻里之药用寒，温里之药用热"为法则。一般而言，表症多寒邪，所以发表多用辛温之药；郁于里的多热邪，所以攻里多用寒凉之药；脏腑有寒，必以温热之药祛寒。

王 纶 论制方需明理*

东垣、丹溪治病，多自制方，盖二公深明本草药性，洞究《内经》处方要法，故能自制。自宋以来，《局方》盛行，人皆遵用，不敢轻率自为。《局方》论症治病，虽多差谬，丹溪曾辨论之，然方皆名医所制，其君臣佐使、轻重缓急、大小多寡之法则不瘥也。近见东垣、丹溪之书大行，世医见其不用古方，也率皆效颦，治病辄自制方，然药性不明，处方之法莫究，卤莽乱杂，反致生无甚有变症多端，遂难识治耳！且夫药之气味不同，如五味子之味厚，故东垣方少者五六粒，多者十数粒，今世医或用二三钱；石膏味淡薄，故白虎汤用半两，今世医不敢多用；补上治上剂宜轻小，今不论上下，率用大剂；丸散汤液各有攸宜，今不论缓急，率用汤煎。如此类者多矣。今之医者，若不熟读《本草》，深究《内经》，而轻自制方，鲜不误人也！

愚按：方仿也，仿彼而准此也。至于应用，更贵权宜，非曰确然不可移而屹然不可动者也。是以《素问》无方，《难经》亦无方，汉时才有方，盖仿病因以立方也。

——明·王纶《明医杂著·卷之三·续医论·东垣丹溪治病方论》

【提要】 本论主要阐述李东垣、朱丹溪治病方论。李东垣、朱丹溪皆是名医，多自制方剂。后世有医家不明药性，不通制方之理法，效颦制方，多不效。仿彼而自制方，不应仿其形，当仿其法。

王 纶 处方药品多少论

或问：仲景处方，药品甚少，及东垣用药，多至二十余味。丹溪云：余每治病，用东垣之药，效仲景处方，庶品味数少，则药力专精。丹溪何以不法东垣而效仲景耶？曰：明察药性，莫如东垣，盖所谓圣于医者也。故在东垣则可多，他人而效其多，斯乱杂矣。东垣如韩信将兵，多多益善；丹溪不过能将十万，故不敢效其多。

愚按：《经》云治病必求其本，本于四时五脏之根也。故洁古张先生云五脏子母虚实，鬼邪微正，若不达其旨意，不易得而入焉。徐用诚先生云，凡心脏得病，必先调其肝肾二脏，肾者心之鬼，肝气通则心气和，肝气滞则心气乏。此心病先求于肝，清其源也。五脏受病，必传其所胜。水能胜火，则肾之受邪，必传于心，故先治其肾逐其邪也，故有退肾邪、益肝气两方。或诊其脉，肝肾两脏俱和，而心自主疾，然后察其心家虚实治之。

——明·王纶《明医杂著·卷之一·医论·处方药品多少论》

【提要】 本论主要阐述处方的药味，一般是根据疾病的浅深、药性的缓急、君臣佐使制度，及其对病证治疗的作用决定的。具体而言，药味少者，单味即可成方，可用于治疗病机单纯的轻浅病证。药味多者，可达数十味，但应该多而不杂，仍有一定的制度。论中提到"仲景处方，药品甚少，及东垣用药，多至二十余味"，皆是根据实际病情和药性本身的具体情况来综合考虑的，各有其法在其中，绝不是因为己之所好。所以，效法前贤组方用药，处方中的药品多少实不必拘泥、达其旨意、取其方法、灵活加减方为正途。

孙一奎 不执方说

余屈首受医，日惟有事于《素》《难》《病源》《病机》《甲乙》等书，俯而诵，仰而思，希心融贯前哲秘旨而未逮也。若彼《局方》《袖珍》《惠济》等集，间用之参考，而不敢执泥。至临症，务虚心察受病之因，始敢投剂，亦未尝执以合病。以故执方之夫，往往见而骇之议之，谓如上方书之传，简易捷径，大有便于后学，《素》《难》诸书，固云精妙，乃涣漫艰深，力难究竟，胡子好难恶易，性与人殊？且子诊病用药，类与方书悬异，有病同而剂异，有终始用一法而不殊，有三五变其方而不执，辄亦投剂获效，此遵何道哉？或方书不足凭，而他有秘授欤，奚与诸医殊致也。余曰：嘻！医何容易谈哉。人之死生，关于呼吸间，余何敢师心自用，而巇嶮为也，古称用药如用兵，然齐步伐，肃部伍，坐作进退，刺杀攻击，一定而不乱者，法也，胡可废也。乃若知己知彼，置伏设奇，临变不测，其运用妙于一心。药之君臣佐使，味之甘苦寒凉，方之丸散汤引，著于载籍者，法也。察病之寒热虚实，感之脏腑表里，所以君臣佐使，甘苦寒凉，补泻而丸散汤引者，不废方，亦可不执方也。故按图用兵而不达变者，以卒与敌，执方治病而不察因者，未有能生人者也。虽然，不执方而又合法，亦匪易臻也，脱非生平融通《素》《难》《本草》，仲景、洁古、守真、东垣、丹溪诸书，不可以语此秘密，医何容易谈也！子徒以方书为捷径，盖亦未求之上古乎，上古之世无方，《扁鹊传》载长桑君以禁方相授受，亦不载曰何方。春秋时秦缓医和，汉淳于公辈，以医名天下，亦未尝有方传也。至张仲景乃始有方，是知东汉以前，医皆妙悟心法，察病投剂，未尝徇方也。彼岂私其方不欲授之人哉，诚惧后之人拘执不变，必致误人尔。然立法处方，不过酌病机之详确，审经络之虚实，察药性之宜忤，明气味之走守，合色脉，衍天和，调燮阴阳，参相造化，以一理贯之。理融则识真，识真则机顺，自然应变不胶。方自吾心出，病可去而功可成，以成功而名方，谁曰不可。余何能，余仅守方而不执焉己，子宁以余言为迂乎。

——明·孙一奎《医旨绪余·下卷·五十八、不执方说》

【提要】　本论主要阐述"执方以合病"的现象，并揭示了执方而不知法的危害性。孙一奎以"用药如用兵"为论，强调立方当有理法，不可执方治病。一如论中所言："妙悟心法，察病投剂，未尝徇方也。"

缪希雍　论制方和剂治疗大法

夫虚实者，诸病之根本也；补泻者，治疗之纲纪也。何谓虚？五脏六腑虚所生病也。何谓实？五脏六腑实所生病也。《经》曰：真气夺则虚，邪气胜则实。虚则补之，实则泻之。此万世之常经也。以补为泻，是补中有泻也；以泻为补，是泻中有补也。譬夫参、芪、甘草之退劳倦气虚发热；地黄、黄柏之滋水坚肾，以除阴虚潮热，是补中之泻也。桑根白皮之泻肺火，车前子之利小便除湿，是泻中之补也。举斯为例，余可类推矣。

升降者，病机之要最也。升为春气，为风化，为木象，故升有散之之义；降为秋气，为燥化，为金象，故降有敛之之义。饮食劳倦，则阳气下陷，宜升阳益气。泻利不止，宜升阳益胃。郁火内伏，宜升阳散火。滞下不休，宜升阳解毒。因湿洞泄，宜升阳除湿。肝木郁于地中，以致少腹作胀、作痛，宜升阳调气。此病宜升之类也。阴虚则水不足以制火，火空则发而炎上，其为证也，为咳嗽，为多痰，为吐血，为鼻衄，为齿衄，为头痛，为齿痛，为眼痛，为头眩，为晕，为眼花，为恶心，为呕吐，为口苦舌干，为不眠，为寒热，为骨蒸，是为上盛下虚之候。宜用苏子、枇杷叶、麦门冬、白芍药、五味子之属以降气，气降则火自降，而气自归元。而又益之以滋水添精之药，以救其本，则诸证自瘳。此病宜降之类也。设宜降而妄升，当升而反降，将使轻变为重，重必毙矣。

——明·缪希雍《神农本草经疏·卷一·序例上·论制方和剂治疗大法》

【提要】　本论主要阐述"制方和剂治疗大法"。缪希雍从虚实、补泻、升降三个方面，论述制方和剂治疗大法及用药例。本论所谓"虚实"，是指辨证的纲领，"补泻"为治疗的纲纪，以其为制方和剂的大法不难理解。而对于"升降"，缪希雍则独有心得。其认为升降是"病机之要最""治法之大机"，并罗列了各种宜升、宜降的证候、病机与用药。不仅如此，其在《神农本草经疏·十剂补遗》一论中，将"升降"补入十剂之中，并进行了详细的论述。可作为参考。

张介宾　反佐论

用药处方有反佐之道者，此轩岐之法旨，治病之微权，有不可不明者。奈何后世医家，每多假借以乱经常，不惟悖理于前，抑且遗害于后，是不可不辨也。观《内经》之论治曰：奇之不去则偶之，偶之不去则反佐以取之，所谓寒热温凉，反从其病也。此其义，盖言病有微甚，亦有真假，先从奇偶以正治，正治不愈，然后用反佐以取之，此不得不然而然也。又《经》曰：微者逆之，甚者从之。又曰：逆者正治，从者反治。此谓以寒治热，以热治寒，逆其病者，谓之正治；以寒治寒，以热治热，从其病者，谓之反治。如以热治寒而寒拒热，则反佐以寒而入之；以寒治热而热拒寒，则反佐以热而入之，是皆反佐之义，亦不得不然而然也。又《经》曰：热因寒用，寒因热用。王太仆注曰：热因寒用者，如大寒内结，当治以热，然寒甚格热，热不得前，则以热药冷服，下嗌之后，冷体既消，热性便发，情且不违，而致大益，此热因寒用之法也。寒因热用者，如大热在中，以寒攻治则不入，以热攻治则病增，乃以寒药热服，入腹之后，热气既消，寒性遂行，情且协和，而病以减，此寒因热用之法也。凡此数者，皆《内经》反佐之义。此外，如仲景治少阴之利，初用白通汤，正治也。继因有烦而用白通加猪胆汁汤，反佐也。其治霍乱吐痢，脉微欲绝者，初用四逆汤，正治也。继因汗出小烦，而用通脉四逆加猪胆汁汤，反佐也。又如薛立斋治韩州同之劳热，余尝治王蓬雀之喉痹，皆其法也。

　　若今诸家之所谓反佐者则不然，姑即时尚者道其一二以见之。如近代之所宗所法者，谓非丹溪之书乎？观丹溪之治吞酸证，必以炒黄连为君，而以吴茱萸佐之；其治心腹痛证，谓宜倍加山栀子而以炒干姜佐之。凡此之类，余不解也。夫既谓其热，寒之可也，而何以复用干姜、茱萸？既谓其寒，热之可也，而何以复用黄连、栀子？使其病轻而藉以行散，即或见效，岂曰尽无；使其病重，人则但见何以日甚，而不知犯寒犯热，自相矛盾，一左一右，动皆掣肘，能无误乎？矧作用如此，则其效与不效，必其莫知所因，而宜热宜寒，亦必从违奚辨。此其见有不真，故持两可，最是医家大病，所当自反而切戒者也。

　　或曰：以热导寒，以寒导热，此正得《内经》反佐之法。人服其善，子言其非。何其左也？余曰：此法最微，此用最妙，子亦愿闻其详乎？当为再悉之。夫反佐之法，即病治之权也。儒者有经权，医者亦有经权。经者，日用之常经，用经者，理之正也；权者，制宜之权变，用权者，事之暂也。此经权之用，各有所宜，诚于理势有不得不然，而难容假借者也。药中反佐之法，其亦用权之道，必于正经之外，方有权宜，亦因不得不然，而但宜于暂耳，岂果随病处方，即宜用乎？然则何者宜反？何者不宜反？盖正治不效者，宜反也。病能格药者，宜反也。火极似水者，宜反也。寒极反热者，宜反也。真以应真，假以应假，正反之道，妙用有如此也。设无格拒假证，自当正治，何以反为？不当权而用权，则悖理反常，不当反而佐反，则致邪失正。是乌可以混用耶？常观轩岐之反佐，为创经权之道也；后世之反佐，徒开杂乱之门也。至其变也，则泾渭不分者以之，模糊疑似者以之，寒热并用者以之，攻补兼施者以之，甚至广络妄投，十寒一暴，无所不谬，皆相藉口，此而不辨，医乎难矣。于戏！斯道失真，其来已久，安得愿闻精一者，与谈求本之道哉！是不能无望于后人也，因笔识其愚昧。

　　　　　　　　　　　　　　　——明·张介宾《景岳全书·卷之二·传忠录·反佐论》

　　【提要】　本论认为"反佐"为医家之"经权"。临证应先以正治之法，是"经常"。正治不应病，则以与病性相同之药为佐，是"权变"。举凡组方无序、寒热杂投者，则不得妄称"反佐"。反佐之用，全在于病性真假，唯正治不效、病能格药、火极似水、寒极反热等等诸种病情，宜用"反佐"。

李中梓　用药须知《内经》之法论

　　用药之难，非顺用之难，逆用之难也；非逆用之难，逆用而与病情恰当之难也。今之医师，知以寒治热，以热治寒，以通治塞，以塞治通；热者热之无遗，寒者寒之无遗而已矣。独不闻诸《经》曰：塞因塞用，通因通用，寒因热用，热因寒用，用热远热，用寒远寒。则又何以说也？盖塞因塞用者，若脾虚作胀，治以参术，脾得补而胀自消也。通因通用者，若伤寒夹热下利，或中有燥屎，用调胃承气汤下之乃安；滞下不休，用芍药汤通之而愈也。寒因热用者，药本寒也，而反佐之以热；热因寒用者，药本热也，而反佐之以寒。俾无拒格之患，所谓先其所主，而伏其所因也。用热远热，用寒远寒者，如寒病宜投热药，热病宜投寒药，仅使中病而已，勿过用焉，过用则反为药伤矣。

如前诸法，非通达者，乌足以语此？故曰：病无常形，医无常方，药无常品。顺逆进退，存乎其时；神圣工巧，存乎其人；君臣佐使，存乎其用。此长桑、卢扁能斡旋造化之偏，而嘘其枯萎；仲景、东垣诸君子之方，所向神奇，为世司命，岂偶然也者？彼庸夫俗子，心不存救济之思，目不阅轩岐之典，规尺寸之利以自肥，因而伤残于世比比也。嗟乎！安得读万卷夹灵奇者，与之商医事哉！

——明·李中梓《医宗必读·卷之一·用药须知〈内经〉之法论》

【提要】　本论主要阐述治法是制方遣药的原则和依据，用药是治法的具体体现，治法与用药有着密不可分的关系。《黄帝内经》中提出了很多的治则治法，如论中特别强调的"塞因塞用，通因通用，寒因热用，热因寒用，用热远热，用寒远寒"等，与常规的治则治法不同，皆需知常达变方能把握。

袁　班　用药宜精审慎勿疏忽记

治病之要，首辨药性。用药得当则救人，用药不当则杀人。若性味猛烈者，人易知之；其间有极和平、泛常之品，几微之间，亦能偾事者，必须潜心研究，庶免致患。尝忆昔医治虚痘，用四君子汤，平妥极矣，然亦间有枯毙者，以其白术之燥、茯苓之渗，即为大害；有阴虚用四物汤尚能获咎，以芎、归辛窜耗阴。夫苓、术极平和之性味，芎、归体阴微辛之气，尚能遗害，至于暑热、霍乱，服生姜汤立弊者，书载难以枚举耳。更有其药本不对症，因其能揠苗助长，或治标病有小效，而其害过后方显者；或因病重药轻、药邪相拒，初服反觉不安，患者不知，遂即更医，反致错乱者，凡此之类，尤属暗而难测。惟须细心讨论药、病，如何相制、如何相反之理，而用之得宜者。譬如气虚者，只宜甘温极纯之剂，不能稍参克耗，间不容发。若病久胃虚，仅宜参芪、参地之品，若挟炒术、二陈、归、芎等，即觉不妥。又如阴极虚而亡血者，只宜纯甘柔润，以三才复脉等法，然必去桂、姜。推而至于妇女之胎产，或血崩过多，或郁勃日久，皆不得用升散之品。又有化燥、化热之证，不能夹丝毫辛温苦燥。每见大泄之病，服胃苓而加剧，乃猪、泽渗利太过，反助下行之患。他如寒忌清凉，热忌辛温；虚忌消耗，实忌涩滞；上逆者，宜降不宜升；下泄者，宜固不宜降；散乱者，宜收敛不宜辛散；郁结者，宜宣达不宜涩滞。用药相当则病瘳，相忌则病进。

至于虚羸、年老，孕妇、产后，若患实症，攻邪宜早，乘其正未重伤，邪未深入，慎勿畏攻，牵延正为邪伤，挽之莫及。当此危疑之际，有起死回生之法也。余治大病，必用大药，历获奇效，如大散以麻黄、羌活为主，大攻以大黄、芒硝为要，大温以附子、干姜、肉桂为主，大清以石膏、黄连为主，大补以人参、黄芪为主，大滋阴以熟地、二冬为主。每遇大实之症，必须大剂，大黄由五钱至一两；治大寒之症，附子由三钱增至六钱者；大清之症，石膏由八钱增至五两者，方克捷效，转危为安。所以医贵阅历、经验，非近世庸愚无识，每以轻药相代，或用数分至钱半，以希起死回生者，何异痴人说梦耳。夫药性生成，各具专能，生克制化，用以补偏救弊，断非他物可代。

然用药之道，各有次序，凡邪犯上焦、心肺、头目、清窍，则宜轻清之品，不宜重味，药过病所，反伤中下。郁结之病，治从轻宣柔润，不宜苦重、大热、补涩之品，非徒无效，而反增病也。倘妇女崩漏，治宜重大之剂，方可胜任；若用轻小之剂，扬汤止沸，于病无济。大泻之痢，汤剂直过病所，不能留恋，宜用末药以缓止之。至疯狂、淫疮、疫疬等患，皆宜重下，轻微之品难于取效。所列各法，皆平日历验心得，用特录记，以备研究，作后进之模范也可。

——明·袁班《证治心传·卷一·用药宜精审慎勿疏忽记》

【提要】 本论主要阐述首辨药性，药病相得、药证相应，药量轻重合宜等用药之道。其中，袁班指出了和平、泛常之品用之不当；药不对症，治标不治本；病重药轻、药邪相拒等隐秘为害的现象。至于其"治大病，必用大药"之论，是平日经验心得，寓含《内经》"有故无殒"之义。其言精，其理详，其据实，堪为临证用药之参考。

喻 昌 先议病后用药

从上古以至今时，一代有一代之医。虽神圣贤明，分量不同，然必不能舍规矩准绳，以为方圆平直也。故治病必先识病，识病然后议药，药者所以胜病者也。识病，则千百药中，任举一二种，用之且通神。不识病，则歧多而用眩。凡药皆可伤人，况于性最偏驳者乎！迩来习医者众。医学愈荒，遂成一议药不议病之世界，其天枉不可胜悼。或以为杀运使然，不知天道岂好杀恶生耶？每见仕宦家，诊毕即令定方，以示慎重。初不论病从何起，药以何应，致庸师以模棱迎合之术，妄为拟议。迨药之不效，诿于无药。非无药也，可以胜病之药，以不识病情而未敢议用也。危哉！《灵枢》《素问》《甲乙》《难经》无方之书，全不考究，而后来一切有方之书，奉为灵宝。如朱丹溪一家之言，其脉因症治一书，先论脉。次因，次症，后乃论治，其书即不行；而《心法》一书，群方错杂，则共宗之。又《本草》上述药性之功能，人不加嗜。及缪氏《经疏》，兼述药性之过劣，则莫不悬之肘后。不思草木之性，亦取其偏以适人之用，其过劣不必言也，言之而弃置者众矣！曷不将本草诸药，尽行删抹，独留无过之药，五七十种而用之乎？其于《周礼》令医人采毒药，以供医事之旨，及历代帝王，恐《本草》为未备，而博采增益之意，不大刺谬乎！欲破此惑，无如议病精详。病经议明，则有是病，即有是药。病千变，药亦千变。且勿论造化生心之妙，即某病之以某药为良，某药为劫者，至是始有定名。若不论病，则药之良毒善恶，何从定之哉？可见药性所谓良毒善恶，与病体所谓良毒善恶不同也！而不知者，必欲执药性为去取，何其陋耶！故昌之议病，非得已也。昔人登坛指顾，后效不爽前言；聚米如山，先事已饶硕画。医虽小道，何独不然。昌即不能变俗，实欲借此榜样，阐发病机，其能用不能用何计焉。

胡卣臣先生曰：先议病。后用药。真《金匮》未抽之论。多将熇熇，不可救药。是能议病者，若药不瞑眩，厥疾不瘳，是能用药者。

——清·喻昌《寓意草·先议病后用药》

【提要】 本论主要阐述"治病必先识病，识病然后议药"的辨证论治精神。若不论病，只重药性良毒善恶，不重病机、医理，以药试病，无疑是本末倒置，尽显粗工之陋。要知方药的良毒善恶，最终是以"用"来界定的。《医灯续焰·卷二十（附余）：医范》曰："用之不善，则无毒者亦毒……达造化性命之理，则虽毒不毒。"所以，临证不能以药之毒性大小作为治病时的取舍，只看到药物的毒副作用，而忽视了药物的治疗作用，为了安全，只取用平和之药，这样做是十分不可取的。

高世栻　方药

品方用药，岂非医之长技哉！某药合某方，某方治某病，辄取而用之，父传师授，皆是术也。夫立方如举子作文，随题意而阐发无遗；用药如军师遣将，知敌情而因材器使。《经》云：视精明，察五色，观五脏有余不足，六腑强弱，形之盛衰，以此参伍，决死生之分。必如是而后可言医，若执方治病，而不明五运六气之本，经脉生死之原，概以为头痛则散之发之，而阳虚头痛受其害矣；胀满则消之泄之，而气虚中满受其害矣；身热则凉之，而阳虚发热受其害矣；燥渴则寒之，而津液内竭受其害矣。仲师序云：不念思求经旨，以演其所知，乃各乘家技，终始顺旧，欲视死别生，实为难矣。由此观之，则成方不足重，用药实为难。方技之医，盍改弦易辙，而加之意乎？

——清·高世栻《医学真传·方药》

【提要】　本论主要阐述立方用药之要，在于知药味、明病证，即其所谓"立方如举子作文，随题意而阐发无遗；用药如军师遣将，知敌情而因材器使"。方外有道，方中有术，方内有法，必当思求经旨，药不执方，合宜而用。

冯兆张　论补须分气味缓急

夫药之五味，皆随五脏所属，以人而为补泻，不过因其性而调之。五味一定之性，本定而不可变。在人以五脏四时，迭相施用，行变化而补泻之。然药之形有形，其气味寒热则无形，人之神无形，动而变，变而病，则有形，故以有形之药，而攻有形之病，更以无形之气味，而调无形之神气。大抵善攻克削之药，皆无神而与人气血无情，故可只为糟粕之需。善调元气之药必有神，而与人气血有情，故堪佐助神明之用。且五脏皆有精，五脏之精气充足，始能输归于肾，肾不过为聚会关司之所，故《经》曰：五脏盛乃能泻。设一脏之精气不足，则水谷日生之精，正堪消耗于本脏，焉有余力输归及肾哉！故补之之法，务调脏。脏平和，则肾水之化源自得，然轻清象天，《经》曰：形不足者，温之以气。浊阴象地，《经》曰：精不足者，补之以味。补者，谓彼中所少何物，我即以此补之，偿其不足也。味者，重浊厚味之谓，如地黄、枸杞膏之类是也。奈何近用味药者，仅存其名，体重之药每同体轻者等分，或用钱许几分，是有名而无实效且欲峻补肾家者，用牛膝、杜仲之类，下趋接引，尚虑不及，反加甘草缓中，药势难以趋下，泥滞中脘矣。至如血少者养血，归、地、芍药之类是也；气虚者益气，参、芪、苓、术之类是也；真阴亏者补真阴，地萸、麦、味之类是也；真阳损者补真阳，桂、附之类是也。如饥者与食，渴者与水，无不响应得宜。其血脱补气者，虽谓阳旺，能生阴血，究竟因当脱势危迫，而补血难期速效，故不得已为，从权救急之方，苟非命在须臾，还须对症调补，气虚补气，血虚补血，阴亏补阴，阳亏补阳，虚之甚者补之甚，虚之轻者补之轻。虚而欲脱者，补而还须接，所以有"补接"二字，书未详明。盖脱势一来，时时可脱，今用大补之剂，挽回收摄，若药性少，过药力一缓，脱势便来，故峻补之药。必须接续，日夜勿间断也，俟元气渐生于中，药饵方可少缓于外。虚病受得浅者，根本壮盛者，少年血气未衰者，还元必快。衰败者，还元自迟，必须补足，不可中止，工夫一到，诸候霍然向来，所有之病、大病内可除，向来不足之躯、大病内可壮。故人不求无病，病中可去病，病后可知调理樽节也。

——清·冯兆张《冯氏锦囊秘录·杂症大小合参卷一·论补须分气味缓急》

【提要】　本论主要阐述论补须分气味缓急。论中指出，人体之虚，有形不足者、精不足者，有温之以气、补之以味的差别；虚证，有阴、阳、气、血之分，故有阴亏补阴、阳亏补阳、气虚补气、血虚补血的对症调补法。同时，虚证有轻重、虚体有老少，这些都是用药气味缓急要考虑的因素。

冯兆张　药论※

概用药之弊也，始于执流而忘源，信方而遗理，泥成方之验，不解随人活泼，胶章句之迹，未能广会灵通。王太仆曰：粗工偏浅，学问未精，以热攻寒，以寒疗热，治热未已，而冷疾顿生，攻寒日深，而热病更起，热起而中寒尚在，寒生而外热不除，欲攻寒，则惧热不前，欲疗热，则思寒又止，岂知脏腑之源，有寒热温凉之主哉！夫药有君臣佐使，逆从反正，厚薄轻重，畏恶相反，未得灵通，而漫然施疗，许学士所谓猎不知兔，广络源野，术亦疏矣。君为主，臣为辅，佐为助，使为用，制方之原也。逆则攻，从则顺，反则异，正则宜，治病之法也。必热必寒，必散必收者，君之主也。不宣不明，不受不行者，臣之辅也。能受能令，能合能公者，佐之助也。或击或发，或劫或开者，使之用也。破寒必热，逐热必寒，去燥必濡，除湿必泄者，逆则攻也。治惊须平，治损须温，治留须收，治坚须溃者，从则攻也。热病用寒药，而导寒攻热者必热，如阳明病发热，大便硬者，大承气汤，酒制大黄热服之类也。寒病用热药，而疗热去寒者必寒，如少阴病下利，服附子、干姜不止者，白通汤加入尿、猪胆之类也。塞病用通药，而导通除塞者必塞，如胸满烦惊，小便不利者，柴胡加龙骨、牡蛎之类也。通病用塞药，而导塞止通者必通，如太阳中风下利，心下痞硬者，十枣汤之类。反则异也。治远以大，治近以小，治主以缓，治客以急，正则宜也。轻清成象，重浊成形，清阳发腠理，浊阴走五脏，清中清者，荣养于神，浊中浊者，坚强骨体，辛甘发散为阳，酸苦涌泄为阴，气为阳，气厚为阳中之阳，气薄为阳中之阴，薄则发泄，厚则发热，味为阴，味厚为阴中之阴，味薄为阴中之阳，薄则疏通，厚则滋泄，亲上亲下，各从其类也。畏者，畏其制我，不得自纵。恶者，恶其异我，不得自知。畏恶之中，亦可相成，在因病制方轻重多寡之间也。至于相反，两仇不共，然大毒之病，又须大毒之药以劫之，虽相反之中，亦有相成之妙，神化在是，顾良工用之耳。

——清·冯兆张《冯氏锦囊秘录·杂症大小合参卷一·药论》

【提要】　本论主要阐述君臣佐使、逆从反正、厚薄轻重、畏恶相反的遣方用药理论和方法，旨在避免"始于执流而忘源，信方而遗理，泥成方之验"的弊端。

徐灵胎　方药离合论

方之与药，似合而实离也。得天地之气，成一物之性，各有功能，可以变易血气以除疾病，此药之力也。然草木之性，与人殊体，入人肠胃，何以能如人之所欲以致其效？圣人为之制方以调剂之，或用以专攻，或用以兼治，或相辅者，或相反者，或相用者，或相制者，故方之既成，能使药各全其性，亦能使药各失其性。操纵之法，有大权焉，此方之妙也。若夫按病用药，药虽切中，而立方无法，谓之有药无方。或守一方以治病，方虽良善，而其药有一二味与病不相关者，谓之有方无药。譬之作书之法，用笔已工而配合颠倒，与夫字形俱备而点画不成者，皆不得谓之能书。故善医者，分观之而无药弗切于病情，合观之而无方不本于古法，然后用而弗效，则病之故也，非医之罪也。而不然者，即偶或取效，隐害必多，则亦同于杀人而已矣。至于方之大小奇偶之法，则《内经》详言之，兹不复赘云。

——清·徐灵胎《医学源流论·卷上·方药·方药离合论》

【提要】 本论主要阐述了方剂与中药，似合而实离，又不可分离。方剂是运用中药防治疾病的主要形式，其一方面以单味药的功能为基础，一方面又需要以一定的法度调剂、合和各药。方药离合，揭示了"药一方一证、病一效"之间的关系，提示制方时要重视单味药物的作用，又要从整体上把握其相互关系和药物配伍的规律，如此才能达到"能如人之所欲以致其效"的目的。徐灵胎还指出制方中"有药无方""有方无药"两种常见弊病，是失调剂之法所致，当引以为戒。

徐灵胎 古方加减论

古人制方之义，微妙精详，不可思议。盖其审察病情，辨别经络，参考药性，斟酌轻重，其于所治之病，不爽毫发。故不必有奇品异术，而沉痼艰险之疾，投之辄有神效，此汉以前之方也。但生民之疾病，不可胜穷，若必每病制一方，是曷有尽期乎？故古人即有加减之法，其病大端相同，而所现之症或不同，则不必更立一方，即于是方之内，因其现症之异，而为之加减。如《伤寒论》中，治太阳病用桂枝汤，若见项背强者，则用桂枝加葛根汤；喘者，则用桂枝加厚朴杏子汤；下后脉促胸满者，桂枝去白芍汤；更恶寒者，去白芍加附子汤，此犹以药为加减者也。若桂枝麻黄各半汤，则以两方为加减矣。若发奔豚者用桂枝，为加桂枝汤，则又以药之轻重为加减矣。然一二味加减，虽不易本方之名，而必明著其加减之药。若桂枝汤倍用芍药而加饴糖，则又不名桂枝加饴糖汤，而为建中汤。其药虽同，而义已别，则立名亦异。古法之严如此。后之医者，不识此义，而又欲托名用古，取古方中一二味，则即以某方目之。如用柴胡，则即曰小柴胡汤，不知小柴胡之力，全在人参也。用猪苓、泽泻，即曰五苓散，不知五苓之妙，专在桂枝也。去其要药，杂以他药，而仍以其方目之。用而不效，不知自咎，或则归咎于病，或则归咎于药，以为古方不可治今病，嗟呼！即使果识其病而用古方，支离零乱，岂有效乎？遂相戒以为古方难用，不知全失古方精义，故与病毫无益，而反有害也。然则，当何如？曰：能识病情与古方合者，则全用之；有别症，则据古法加减之；如不尽合，则依古方之法，将古方所用之药，而去取损益之，必使无一药之不对症，自然不背于古人之法，而所投必有神效矣！

——清·徐灵胎《医学源流论·卷上·方药·古方加减论》

【提要】 本论主要阐述古人制方之义，微妙精详，可加减使用。其以《伤寒论》桂枝汤加减法为例，示古人制方义理及其精妙之处，并告诫用古方加减变化不可失古方精义。若"识病情与古方合者，则全用之；有别症，则据古法加减之；如不尽合，则依古方之法，将古方所用之药，而去取损益之"，堪为用古方之绳墨。

徐灵胎　方剂古今论

后世之方已不知几亿万矣，此皆不足以各方者也。昔者，圣人之制方也，推药理之本原，识药性之专能，察气味之从逆，审脏腑之好恶，合君臣之配偶，而又探索病源，推求经络，其思远，其义精，味不过三四，而其用变化不穷。圣人之智，真与天地同体，非人之心思所能及也。上古至今，千圣相传，无敢失坠。至张仲景先生，复申明用法，设为问难，注明主治之症，其《伤寒论》《金匮要略》集千圣之大成，以承先而启后，万世不能出其范围。此之谓古方，与《内经》并垂不朽者。其前后名家，如仓公、扁鹊、华佗、孙思邈诸人，各有师承，而渊源又与仲景微别，然犹自成一家。但不能与《灵》《素》《本草》一线相传，为宗枝正脉耳。既而积习相仍，每著一书，必自撰方千百。唐时诸公，用药虽博，已乏化机。至于宋人，并不知药，其方亦板实肤浅。元时号称极盛，各立门庭，徒骋私见。迨乎有明，蹈袭元人绪余而已。今之医者，动云古方，不知古方之称，其指不一。若谓上古之方，则自仲景先生流传以外无几也。如谓宋元所制之方，则其可法可传者绝少，不合法而荒谬者甚多，岂可奉为典章？若谓自明人以前，皆称古方，则其方不下数百万。夫常用之药，不过数百品，而为方数百万。随拈几味，皆已成方，何必定云某方也？嗟！嗟！古之方何其严，今之方何其易，其间亦有奇巧之法、用药之妙，未必不能补古人之所未及，可备参考者。然其大经大法，则万不能及。其中更有违经背法之方，反足贻害。安得有学之士为之择而存之，集其大成，删其无当，实千古之盛举。余盖有志而未逮矣！

——清·徐灵胎《医学源流论·卷上·方药·方剂古今论》

【提要】　本论主要阐述对古方与后世方的看法。徐灵胎指出，"古方"涵义不一，认为"上古之方，则自仲景先生流传以外无几"，因而十分推崇师法《伤寒论》《金匮要略》之方，认为其承先而启后，后世之方不能出其范围。这体现出徐灵胎对于张仲景经方的尊崇。但其同时也对后世方，给予客观的评价和肯定。认为"厚古"亦不必"薄今"，宋元以后所制之方，也并非"法可传者绝少，不合法而荒谬者甚多"。要知，古代经方制方有法、用药巧妙，后世方中也有很大发展，出现了不少补充和完善前人未备而又有临床疗效的方剂。

徐灵胎　执方治病论

古人用药立方，先陈列病症，然后云某方主之。若其症少用出入，则有加减之法，附于后方。可知方中之药，必与所现之症纤悉皆合，无一味虚设，乃用此方，毫无通融也。又有一病而云某方亦主之者，其方或稍有异同，或竟不同，可知一病并不止一方所能治。今乃病名稍似，而其中之现症全然不同，乃立以此方施治，则其药皆不对症矣。并有病名虽一，病形相反，亦用此方，则其中尽属相反之药矣。总之，欲用古方，必先审病者所患之症，悉与古方前所陈列之症皆合。更检方中所用之药，无一不与所现之症相合，然后施用，否则必须加减。无可加减，则另择一方。断不可道听途说，闻某方可以治某病，不论其因之异同，症之出入，而冒昧施治。

虽所用悉本于古方，而害益大矣。

——清·徐灵胎《医学源流论·卷上·方药·执方治病论》

【提要】 本论主要阐述先审病证，后立方药，所谓"有是证，用是方"。证有主证、兼证、变证、夹杂证之分。证与古方完全相合，则可以守古方而施用；若主证与古方相合，兼夹之证不同，则需要随证加减。若主证都不同了，则必另择方、立方，不可固执某方治某病之说。总之，方从法出，法随证立，方随证转。

徐灵胎 貌似古方欺人论

古圣人之立方，不过四五味而止。其审药性，至精至当。其察病情，至真至确。方中所用之药，必准对其病，而无毫发之差，无一味泛用之药，且能以一药兼治数症，故其药味虽少，而无症不该。后世之人，果能审其人之病，与古方所治之病无少异，则全用古方治之，无不立效。其如天下之风气各殊，人之气禀各异，则不得不依古人所制主病之方，略为增减，则药味增矣。又或病同而症甚杂，未免欲兼顾，则随症增一二味，而药又增矣。故后世之方，药味增多，非其好为杂乱也，乃学不如古人，不能以一药该数症，故变简而为繁耳。此犹不失周详之意。且古方之设，原有加减之法，病症杂出，亦有多品之剂，药味至十余种。自唐以后之方，用药渐多，皆此义也。乃近世之医，动云效法汉方，药止四五味，其四五鼓掌之药，有用浮泛轻淡之品者，虽不中病，犹无大害。若趋时之辈，竟以人参、附子、干姜、苍术、鹿茸、熟地等峻补辛热之品，不论伤寒、暑湿，惟此数种轮流转换，以成一方，种种与病相反，每试必杀人，毫不自悔，既不辨病，又不审药性，更不记方书，以为此乃汉人之法。呜呼！今之所学汉人之方，何其害人如此之毒也！其端起于近日之时医，好为高论以欺人，又人情乐于温补，而富贵之家尤甚。不如是则道不行，所以人争效尤，以致贻害不息。安有读书考古，深思体验之君子，出而挽回之，亦世道生民之大幸也！

——清·徐灵胎《医学源流论·卷上·方药·貌似古方欺人论》

【提要】 本论主要阐述对"貌似古方欺人"的看法。徐灵胎指出，古方能治今病，毋庸置疑。然而，因病症杂出，风气各殊，运气不齐，人之气禀各异，故用古方治今病，要点在于把握古方加减之法，不执方治病。古方本不欺人，欺人者是"既不辨病，又不审药性，更不记方书"，妄用古方之人。

徐灵胎 攻补寒热同用论

虚证宜补，实证宜泻，尽人而知之者。然或人虚而证实，如弱体之人，冒风伤食之类；或人实而证虚，如强壮之人，劳倦亡阳之类；或有人本不虚，而邪深难出；又有人已极虚，而外邪尚伏。种种不同。若纯用补，则邪气益固；纯用攻，则正气随脱。此病未愈，彼病益深，古方所以有攻补同用之法。疑之者曰：两药异性，一水同煎，使其相制，则攻者不攻，补者不补，不如勿服。若或两药不相制，分途而往，则或反补其所当攻，攻其所当补，则不惟无益，而反有害，是不可不虑也。此正不然。盖药之性，各尽其能，攻者必攻强，补者必补弱，犹掘坎于地，水从高处流下，必先盈坎而后进，必不反向高处流也。如大黄与人参同用，大黄自能逐去坚积，决不反伤正气；人参自能充益正气，决不反补邪气。盖古人制方之法，分经别脏，有神明之道焉。如疟疾之小柴胡汤，疟之寒热往来，乃邪在少阳，木邪侮土，中宫无主，故寒热无定。于是用柴胡以驱少阳之邪，柴胡必不犯脾胃；用人参以健中宫之气，人参必不入肝胆。则少阳之邪自去，而中土之气自旺，二药各归本经也。如桂枝汤，桂枝走卫以祛风，白芍走营以止汗，亦各归本经也。以是而推，无不尽然。试以《神农本草》诸药主治之说细求之，自无不得矣。凡寒热兼用之法，亦同此义，故天下无难治之症。后世医者不明此理，药惟一途。若遇病情稍异，非顾此失彼，即游移浮泛，无往而非棘手之病矣。但此必本于古人制方成法而神明之。若竟私心自用，攻补寒热，杂乱不伦，是又杀人之术也。

——清·徐灵胎《医学源流论·卷下·治法·攻补寒热同用论》

【提要】 人虚而证实，或人实而证虚，若纯用补，则邪气益固；纯用攻，则正气随脱，故有攻补同用之法。"攻""补"同用，会不会两种药力相互制约，使得攻者不攻，补者不补？若"攻""补"不相制，分途而往，反补其所当攻，攻其所当补，则对人体反而产生危害呢？文中以大黄与人参相伍为例，阐明大黄自能逐去是坚积，决不反伤正气；人参自能充益正气，决不反补邪气。"寒""热"同用之法，道理也是如此。

俞廷举 用大寒大热药要有凭据不可意度

凡大寒大热之药，必要有凭有据而后可用，切不可以意度之。药所以补偏而救弊也。寒药所以治热，热药所以治寒，中病即止，勿过用也。若夫大苦大寒与大燥大热之药，尤宜斟酌慎用。如热病必要有热症热脉，寒病必要有寒症，寒脉，内外相符，确凿可据，而后始可用以治之，自无不瘥。若无确凭确据，而但以意揣度之，则害人不浅。以大寒大热之药，其力最悍极易坏事，苟非脉与症对，皆有确凭确据，则断不可轻用，此医中之最要紧语也。独怪夫世之不读书者，每执一己偏见，私心自用，或好寒凉，知柏硝黄任用；或好燥热，桂附硫黄妄投，造次孟浪，欲其不杀人也难矣，故再三致戒焉。

——清·俞廷举《金台医话·医贵读书 择善·用大寒大热药要有凭据不可意度》

【提要】 本论主要阐述用大寒大热药要有凭据而不可意度。一般情况下，寒药治热证，热药治寒证，补偏救弊，药证相应，中病即止。其中，对于大苦大寒与大燥大热类药物，尤宜斟酌慎用。一方面一定要有确切的脉症，另一方面更需知约知止，在剂量和服用时间上拿捏准确。临证中，最忌有一己偏见，喜用寒凉或好用燥热而有所偏颇。

吴鞠通 用古方必求其立方之故论

按古方用意微奥，非若宋元以后之方无大深意而流弊无穷。如八味丸专为摄少阴而设然，专治妇人肾虚转胞，故名曰肾气丸，非为泛治水肿臌胀而设。何今人不问症之偏寒偏热、偏虚偏实，一概以八味丸作汤以治水肿臌胀？即痰饮门中，胸中有微饮，苓桂术甘汤主之，肾气丸亦主之。按苓桂术甘汤所治之饮，外饮，治脾也；肾气丸所治之饮，内饮，治肾也。按肾虚水泛为痰，但嗽不咳。若外饮脾虚，不能为胃行其津液，一以强卑监之土为要。土最恶湿，八味丸中之地、黄，酸甘化阴，愈化愈湿，岂非背道而驰、为贼立帜乎？如麻黄汤治太阳伤寒，葛根汤治阳明伤寒，小柴胡汤治少阳伤寒，今人不问何经，一日便将羌、防、柴、葛三阳表药一齐俱用，悖谬极矣。甚至暑温、温热、秋燥、无不以三阳表药治之者。且有不问是何外感，只以一柴葛解肌汤了事，是何理解？如何能有效哉？辩之不胜其辩，学者由此类推可也。再古方不可不信，不可信之太过，亦不能全信，须对症细参，斟酌尽善。

——清·吴鞠通《医医病书·十一、用古方必求其立方之故论》

【提要】　本论主要阐述用古方必求其立方之故的道理。亦即，求古人析病辨证之法、立方用药之真义，使方与法相合，症与药相符。若不问症、辨证，泥古以方待病，则无异于守株待兔。

吴鞠通　诊病以现症为主不必拘执古方论

诊病者，全在确识病情之寒热、虚实、燥润，再能精察药性，有是病即有是药，无是病即无是药，有是病，虽险绝之药亦敢用，无是病，虽平淡之品亦不敢妄加，再无不效之理。有现症虽同，而所以致病之由不同者，断不可执定古方如是用，后学敢移易哉？如阴吹一症，《金匮》用猪膏发煎，取其气血俱润也。注谓肠胃俱槁，故用纯润。余凡治阴吹者三，皆与原方相反，无不神效。其一面青唇白，舌白滑，不食不便，脉则两至，肠虽槁而胃不槁，因重用半夏、桂枝、广皮、枳实，使胃中之积饮下行大肠而愈；其一泄泻腹痛，知肠亦不槁矣，盖寒湿为病，大用分利、温腑阳而愈；其一少腹久痛而致阴吹，脉弦紧，窃思如男子小肠疝气者然，因大用温通下焦而愈。皆非猪膏发煎之症，设使不能变通，三症皆不愈矣。

——清·吴鞠通《医医病书·十二、诊病以现症为主不必拘执古方论》

【提要】　本论主要阐述诊病以现症为主，不必拘执古方。作者认为，临证用药处方，最宜变通，不可拘执古方以"某方治某病"。因为，病与病有致病之由不同，证与证有异同、主次之别，故"断不可执定古方如是用"。用古方，当以古方为规矩、以古方为法，合今病、今证而变通为用。

黄凯钧　温凉之药俱不可执

凉药误人，人不易觉；热药误人，一服便见。往时有患咳嗽吐血，一医用凉血之品，生地、丹皮之类，病者服之，喜其血止；出入加减，数十剂咳嗽不减，纳食渐少，病者不悟，竟成腹胀而毙。呜呼！此服寒凉误人，而人不觉也。又南城李姓，病症未详，诸医罔效。延芦墟郁某来治，用八味汤二剂而愈。明年病复作，症一如前，仍延郁治，仍用八味汤，一服而殂。此热医误人而易见者也。前人有用热药如君子，凉药如小人之喻。所谓君子者，苟有过，人必知之。为人则可，药关人性命，用之不当，虽君子亦何取乎？而况小人耶？

——清·黄凯钧《友渔斋医话·第二种·橘旁杂论下卷·温凉之药俱不可执》

【提要】 本论主要阐述寒证治以热药，热证治以寒药，这是常规法则，但证有寒热夹杂之时，更有寒热真假之象，必当辨明，方可施药。切忌寒热辨证不明，便孟浪用药，以至于误人。无论是"凉药误人，人不易觉；热药误人，一服便见"，无论哪种情况，都应该避免。

章　楠　方制要妙论

《内经》有七方之制，曰：大、小、缓、急、奇、耦、复。徐之才推广其义，设为十剂曰：宣、通、补，泻、轻、重、滑、涩、燥、湿。然仲圣为万世祖，其制方要妙，更有出于七方十剂之外者。古来多不体究，虽称名家如喻嘉言，而犹昧昧，反谓桂枝能监制麻黄之发表，何况世俗浅学，无怪乎疑仲圣之方，为夹杂不敢用也。要妙者，药性气味也，配合制度，实不外阴阳五行之理耳。盖药性有四：寒为阴、热为阳、温为少阳、凉为少阴。气有五：气腐走肾，肾属水；气臊走肝，肝属木；气焦走心，心属火；气香走脾，脾属土；气腥走肺，肺属金。味有六：咸先入肾、酸先入肝、苦先入心、甘先入脾、辛先入肺，淡无五味，故不入五脏，而走肠胃三焦，能化气利水也。

夫人禀阴阳五行之气以生，气有偏驳则病。药得阴阳五行之偏，是故以偏治偏，必归于平而后愈。若不明阴阳五行之理，药性气味之殊，配合制度，未得其法，反与病忤也。即以人身分阴阳，则脏腑在内为阴，躯壳包外为阳。以气血分阴阳，则血为阴，气为阳。以营卫分阴阳，则营为阴，卫为阳，以脏腑分阴阳，则脏为阴，腑为阳。以躯壳分阴阳，则浅深层次而有六经。其极表在皮腠间为太阳，稍深在肌肉间为阳明，又近筋骨间为少阳；又进为太阴，为少阴，为厥阴。厥阴者，六经之极里也。然躯壳脏腑本来一贯。故太阳经，内通膀胱小肠之腑，而皮腠属于肺脏；阳明经，内通大肠胃腑，而肌肉属于脾脏；少阳经，内通三焦胆腑，而筋属肝脏、骨属肾脏；太阴经，内通脾肺脏；少阴经，内通心肾脏；厥阴经，内通心包肝脏也。

人与万物，同禀阴阳五行之气。故药之阴者，能入人身阴分，阳者，入人身阳分，各从其类也。药之气为阳，味为阴。气味又各有阴阳，气焦香为阳、腥腐臊为阴；味辛甘淡为阳，咸苦酸为阴。阳者，动而升浮，所谓本乎天者亲上；阴者，静而沉降，所谓本乎地者亲下也。升浮之力有厚薄，则入于人身，有浅深不同，故有入太阳、阳明、少阳、太阴、少阴、厥阴经之分。沉降之力有轻重，故或入于腑，或入于脏之不一。是故升浮而兼温热，则走表力猛，而发泄。此麻黄汤，所以能治阴寒外闭也。沉降而兼寒凉，则走里迅急，而通利。此承气汤，所以能破邪热内结也。是麻黄汤，专用其气，取性之温热以治寒；承气汤，专用其味，取性之寒凉以治热。

阴寒之邪，在人身阳分，故以走人身阳分之阳药，以治阴邪。阳热之邪，在人身阴分，故以走人身阴分之阴药，以治阳邪。皆为正治之法也。若非阴寒外闭，又非阳热内结，而邪正混淆，阴阳否隔，而为中满者，则用生姜、干姜，温热而升浮者，通其清阳，黄连、黄芩，寒凉而沉降者，破其浊阴。阴阳通和，则邪去正安，此泻心汤，所以能治痞满也。但生姜干姜，则味厚，非同麻桂之味薄轻扬，故虽升浮，不甚走表。又以芩连沉降之力制之，遂为表之里药也。黄芩、黄连，气味清，不及大黄之味厚质重，故虽沉降，不甚迅利。又以二姜升浮之力行之，遂为里之表药也。表之里，里之表，正合乎中矣。邪不在表，又不在里，则不宜表里之法，惟转其阴阳枢纽则否变成泰。故以芩连之寒，二姜之热，二者均之，适得其平。是用寒热调阴阳，气味通清浊也。如或其人，阳盛热多，则二姜之热恐助邪势，而芩连沉降，又不足以开泄浊邪。

遂别出心裁，不用二姜，但以黄芩，易大黄之气香而迅利者，以开浊邪。但大黄味厚，下行急速，则中道之邪，仍留不尽。乃不用煎法，以汤渍取汁，则味不出。而气厚味薄，味薄则下行缓，气厚则上浮以泄邪，故仍名大黄泻心，而不名承气也。若邪热虽盛，其元阳又亏，而畏寒汗出，补泻两难，莫可措手。乃以大黄芩连，渍取其汁，峻泻中上之邪，别煎附子汁，和入以扶元阳。附子煎熟则达肾甚速，不碍于上，三黄生汁泻上力多，不伤于下。扶阳泄邪，一举两得。欲用其气，而碍于味厚，乃不煎而渍取其汁，此真意想天开，非心通阴阳造化之微，其孰能之。呜呼，斯其所以为圣欤！观此数方之妙，则可知各方变化，无不以药性气味之阴阳，合乎人身表里阴阳虚实寒热者，是故投无不效。而七方十剂之法，亦尽具于中。

夫阴阳五行之理，微妙难言，而变化无尽。药性气味虽同，而有厚薄不同，则功力各异；病因证状虽同，而禀质强弱不同，则治法自殊。此所以一药可以治众病，一病又不可拘一药以治之也。必神明乎阴阳五行变化之理，谛审病之阴阳虚实，权衡药性气味之轻重厚薄，配合制度以成方，而后始能效。是故善用仲圣之法者，必神明其理，岂拘拘于药品哉。明乎此，始可与论仲圣之法，固非某药可治某病，而不知其所以然者，能领会也。能知泻心汤之妙，即可悟乌梅丸之理。而白通加人尿胆汁，附子与大黄同用，寒热补泻，错杂并陈，则一以贯之，自无夹杂之疑惑矣。

后代名家，制方不可数计，能望仲圣项背者盖亦鲜矣。惟近贤叶桂先生实传仲圣之心印，惜乎识之者尤希。或言其用西瓜衣花露等品为戏者，或以案中无大黄之方，谓先生不能治伤寒者。殊不知《内经》云：近而奇偶，制小其服；远而奇偶，制大其服。又曰：因其轻而扬之，因其重而减之，是言气味轻清者，能发扬人身之清阳；气味厚重者，能减除人身之浊邪。人身有表里浅深之层次，则病有浅近深远之不同，故制方有大小轻重之别也。十剂曰，轻可去实。实者，非坚实之实，谓清阳不舒，而觉肢体板实也。轻清之药，最能舒阳，如轻风乍拂，万物以和也。吴人气质薄弱，略感微邪即病。质弱，则不胜重药；邪浅，止可用小剂。此所以多用轻清小剂，即有里邪，亦不须大黄之厚重也。然吴门为五方杂处，岂无禀厚之人。为因先生声重寰中，当时应接不暇，延请甚难。若是里证，必经他医先治，或至败坏难疗，始延先生挽救。虽禀厚之人，证至败坏，断不能用重药攻夺矣。若是表证，则先生理明法善，随药而愈，必不至内传而成里证。所以绝无大黄之方也。然虽无大黄之方，而承气之法原在其中，此正先生权宜变化，必以药性气味之阴阳厚薄，合乎病之阴阳虚实而已，岂泥象执方者，所能窥其藩篱哉。不泥其方药而神明其理法，先生所以传仲圣之心印也。且先生无暇著作以垂教，仅存临证之方案耳。有是证，则用是药；无是证，则无是药矣。以故后代名家之方，先生亦时多取用，而因宜裁制，无不入妙。使先生而居北地，则方案之药，自必厚重者多。若仲圣而在南方，岂不审人之气质，而概施重剂乎。若记一二陈方，但知某方可治某病，全不识气味阴阳配合之理，因时变化之宜，一见奇妙之方，茫然不解于中机觳，不谓之夹杂，即谓之戏弄。呜呼！真所谓醯鸡笑天，夏虫不可以语冰者也，又何足道哉。

　　　　　　　　　　　　　　——清·章楠《医门棒喝·卷之二·方制要妙论》

　　【提要】　本论主要阐述方制之要妙，在于药性气味及药物配合制度，究其根本实不外阴阳五行之理。基于这一认识，章楠以张仲景数首方剂的方制为例，阐述制方"无不以药性气味之阴阳，合乎人身表里阴阳虚实寒热"，而"七方十剂之法，亦尽具其中"。此外，其尊崇叶桂之学，特别分析了叶桂因地制宜、审人之气质，用轻清小剂之妙理。

《景岳全书发挥》　驳张介宾反佐论*

　　用药处方，有反佐之道。《内经》论治曰：奇之不去，则偶之；偶之不去，则反佐以取之。所谓寒热温凉，反从其病也。近观丹溪之治吞酸症，必以炒黄连为君，而以吴茱萸佐之；其治心腹痛症，谓宜倍加栀子，而以炒干姜佐之。凡此之类，余不解也。夫既谓其热，何以复用干姜、茱萸？既谓其寒，何以复用连、栀？使其病轻，或藉以行散；如其病重，人但见其日甚，而不知犯寒犯热，自相矛盾，一左一右，动皆掣肘，能无误乎？总之其意要辟丹溪耳。仲景、东垣用寒药，有以热药佐使者，如滋肾丸黄柏、知母，而以肉桂佐之。吞酸吐酸，乃肝火也。黄连恐其寒凉拒格，故少佐茱萸入肝而清火。胃火用姜汁炒山栀，亦是此意。独不观附子泻心汤寒热并用，岂仲景不知用药之理乎？可谓之自相矛盾乎？尝观轩岐之反佐，为创经权之道也；后世之反佐，徒开杂乱之门也。至其变也，则泾渭不分者以之，模糊疑似者以之，寒热并用、攻补兼施者以之。东垣用药，寒热并用，攻补兼施，称为医中之王道，岂模糊疑似而不分乎？观新方八阵，真杂乱无理。

——原题清·叶桂《景岳全书发挥·卷一·传忠录·反佐论》

　　【提要】　此论驳张介宾所论"反佐"之例，认为丹溪、东垣诸家所用反佐皆有其理，并因寒热并用而为"自相矛盾"。二者所论看似矛盾，实则相通。理解产生差异的原因，在于对"反"字之意认识不同。景岳所举之例，从病机、病症出发，"反佐"之"反"，为病机、病症性质的相反。本论则从方药出发，认为方剂运用寒热、虚实性质相反之药物，亦属"反佐"之"反"。当代方剂学之"反佐"内涵，则两者兼而有之。

王孟英　成方弊

　　执一定之成方治万人之活病，厥弊大矣。昔东坡先生误信圣散子而作序流传，后人被其害者，不可胜纪。《续医说》载宏治癸丑，吴中大疫，邑侯孙磬修合圣散子，遍施街衢，服者十无一生，原孙侯之意本欲活人，殊不知方中有附子、麻黄、良姜、萸、蔻、藿香等药，皆性味燥热，反助火邪，杀人利于刀剑也。奈今人偏信乩士之言，请鸾定方，合药施送，往往亦蹈此弊。孔子曰：好仁不好学。其此之谓乎？故是编于解疫、神犀二方外不多录者，固由疏漏，亦敬慎之意也。盖外治单方，凡效验者，亟当传布，若内证则病异其因，人殊其体，投剂极宜详审，设非王道之方，平和之药，断勿轻信妄传，误人性命。苟广此说以告人，亦仁者之一端也。若夫世俗相沿，如外感之五虎汤，疟疾之柴胡姜枣汤，临盆之催生丹，产后之生化汤，麻疹之西河柳（此物性同麻黄，故缪氏每与石膏并用，殊有奇功，若独用则大误也）、樱桃核，痘科外科之桑虫、蜈蚣之类，皆人受其害而习焉未察者。更有饱暖之家，无病服药，如六味丸、八味丸、全鹿丸、归脾、十全及壮阳种子等方，滋弊尤深，不胜缕述，聊引其概，智者慎之。

——清·王孟英《潜斋简效方·成方弊》

　　【提要】　本论主要阐述苏东坡误用圣散子及其造成的流弊，并以此为例揭露了执成方治病之弊。据证检方，本无可厚非，但若忽视"病异其因，人殊其体"，而固执成方，不做适当加减，势必会弊端丛生。更有富贵之人或医者顺病家之意，无病进成方补剂，其害亦不浅。要知，养生有当补者，有不当补者，医者胸中当有定见。因此，可以这样认为，成方之弊，在医、在用药之人，而不在方药。

莫枚士　古方用法论

古者，每方各有主药，用其主而进退其余，可云从古某方加减；如用其余而去其主，即不得称某方矣。仲景理中汤，一名治中汤，盖取《别录》人参"调中"两字，是人参乃其主药也。桃花汤取赤石脂一名桃花石为义，是赤石脂乃其主药也。若去人参、赤石脂，用其术、干等，而称理中、桃花，则失其义而袭其名，陋乎不陋？非独经方为然也，虽后世亦有之。丹溪治六郁越鞠丸方，以川芎、山栀为主，缘川芎即《左传》鞠穷，山栀《本草》一名越桃，故各摘取一字以名之，以见能治郁者之全在乎此。若不用芎、栀，用余四味，尚能再称越鞠乎？《本草》经用之药，仅四五百种，而自汉至明，方以亿万计，随举数味以成方，皆当有合于古，举其相似者，反遗其相同者矣。昔徐灵胎诮叶桂，用《局方》逍遥散而去柴胡，非以此哉？学者可以类推。

——清·莫枚士《研经言·卷一·古方用法论》

【提要】　本论主要阐述使用古方的原则和某些方法。论中指出，某些古方，组方有法、配伍精当，临床疗效也十分确切，某些相似病证还可运用其方加减。然而，古方的药物组成是有主次的，加减化裁也当有其法度；尤其是主药，若被化裁掉，方剂就失去了本来的义理。此种情况下，再言由某方加减化裁而来，实际上是"失其义而袭其名"，这是不堪效法的。

心禅僧　补药不宜轻服论

《内经》"四气调神"为摄生之本。五谷为养，五菜为充，五果为助，五畜为益，饮食有节，不可过也，过食即有偏胜之患。是故多食咸则脉凝泣而色变，多食苦则皮槁而毛落，多食辛则筋急而爪枯，多食酸则肉胝䐢而唇揭，多食甘则骨痛而发落，此五味之所伤也。而人之所赖以生者谷也，万物之性，中正和平者，亦莫如谷，故人虽百年而不厌其常食也。上古治病之法，病去则调养以谷味，未尝病后而峻补之者。张仲景为立方之祖，观《伤寒论》及《金匮》二书，其方皆是治病，补剂之方甚少，后贤惟张子和得之，病去则教人以糜粥调养，与内经之旨不相违悖。而补方之盛行者，则始于张介宾、赵养葵，动辄参、芪、归、地，而薛立斋宗之，后世徒震其名，以为信然，效之者误人无算。观其治案中，无不以补中益气、逍遥散、归脾汤三方，通治百病，其余采用之方甚少，即此便可知矣。盖风、寒、暑、湿四时之气，其中于人也，则曰邪气，人在气交之中，其能免乎？而风则伤卫，寒则伤营，暑则伤气，湿则伤人皮肉筋骨，内伤于脾胃，是四气之伤人也。在表则恶寒发热，在里则四肢困倦，类乎内伤之虚象，即灯结煤而暗之义，前已详论之矣。若外邪正盛，或病初愈而邪未尽，误投补剂，必至邪与正为互，如油入面，莫能去之，致成终身之疾，可慨也。识者鉴及于此，是以有不服药为中医之说，宁使五谷调养，既可省费，亦无弊窦也。

——清·心禅僧《一得集·卷上诸论·补药不宜轻服论》

【提要】 本论主要阐述补药不宜轻服或滥用。若无病而服补药，久则必有偏胜之害。其或有气血虚弱，需借药滋补者，也宜选择和平之品，审体质之所偏而稍为资助。对于外邪正盛，或病初愈而邪未尽，更不宜投补剂，以免滞留邪气；邪去体有所虚者，也不宜峻补，宜以五谷调养。总之，补药不宜轻服，《内经》"五谷为养，五菜为充，五果为助，五畜为益"的理念须谨记。

蔡陆仙 方剂总论

上古治疗疾病，始于祓禳符咒，符咒又约禁法，即祝由科是已。迨神农尝百草，辨别药性，而草木治病之功效始著；医术始见昌明。及轩辕氏继起，更致力于钻研，穷究阴阳五行，区别形色气味，与岐伯、鬼臾区、雷公、伯高、少俞等互相问难，阐发精微，乃从神农发明之药味，定其君、臣、佐、使，规画而作七方，以为治疗之规矩准绳焉。夫病症虽多，而方药治疗标准，终不能越此七者范围；然后药物之用始广，其效始宏，然七方虽备，而在当时治疗，固不仅恃乎方药也，所谓按摩、导引、针灸、砭石诸法，莫不相须以用相辅以行，故治疗每多奇绩。大抵汤药治病，其效偏重乎荡涤肠胃，开泄肌腠，与乎通畅气血也。而汤药治病，酒醴之功尤著。故"医"字改"巫"从"酉"，观古人制字，其义盖可知矣。七方之法既备，更进而推广实用，务求合病之宜，又区别为汤、散、膏、丸，规定分量，合煮服，禁忌等等。于是方之外，又有所谓法焉。就广义言，方与法，是二实一也。以法即备乎方中，方即概括乎法内也。就狭义言，方则言其规模，法则书其穷变也。古之七方，为统括一切药物，而规定其配合，以别其用，古方亦犹之法也。后世之方，则为选择药品中数味，限以某病某症而为一治疗之方，故不能尽法之变，而方又转辖于法之中矣。方与法既判为二，故同一法而有若干方，同一方而有修制、煎服加减等若干法；方之与法，乃愈化而愈多，愈变而愈无穷尽，此七方之命名，与后世之方所以各异者也。自伊尹做汤液经，张仲景选择而广其用，方药治病之功绩益宏，后世因奉为圭臬，而命之曰经方。经方云者，谓为通常治病之大经大法，而不独超越其范围疆界也。自汉以远，研究方药治疗，靡不宗七方之制，而详审处方之范围，推经方之法，以定治疗之轨辙。扁鹊、仓公、仲景、元化以降，当代名医，其治病神效卓著者，讵非有真传，而学无歧义耶。北齐徐之才以七方之旨，渊泛宏深，范围既广，学者不能融贯效法，而经方则制度毕具，较易详明，因复推演治理，条理范围，别为十剂，后人又足之，共为十二剂，此方剂分称之始，犹纲领之于条目，合而观之，则义理犹周备详尽，后世更广其用。又增别为攻、补、汗、吐、和、寒、热、消导、理气、理血、祛风、祛痰、燥湿、润燥、杀虫等剂，则剂之范围愈广，而方之用益周密矣。以方剂合论，大概古称曰方，后称曰剂，近世又统称曰方剂。以方剂分论，则方与剂，义亦较有区别：盖所谓方者，谓支配之法度也；所谓剂者，谓兼定其分量标准也。方则仅定其药味，剂则必斟酌其轻重焉。若夫方之与药，其功又迥不相侔。盖药仅有个性之特长，方则有合群之妙用，一也。药有益而即有害，方则有利而无弊，而也。药则功力有限，治病之范围狭小，则裁制随心，临症之应变无穷，三也。譬诸用兵，药则其将佐士卒也，方则编制而成队伍焉。有将佐士卒之材能，而无指挥节制之策略，虽能冲锋陷阵，然无智略，则覆败必多，虽能克敌奏功，然无纪律，则骚扰堪虞，明乎此，则知方之与药，为用截然不同。故不明方义，不足以尽药物治病之功能；不明剂制，不足以定方药轻重之标准。故方剂者，医者克敌之策略，剿灭病魔之师旅也。其能不悉心探讨，以恃为治病之工具哉。至于后人之方剂，分类愈多，而变愈无穷，斟酌益精，而取用益当，当于后列各章，分类一一详述，兹不赘论。

——民国·蔡陆仙《中国医药汇海（一九）·方剂部（一）·第一种·第一章、方剂总论》

【提要】 本论主要阐述七方之规矩准绳，以及方与法、方与药的关系。其中，代表性论点有三：①古之七方：为统括一切药物，而规定其配合，以别其用，古方亦犹之法。②方剂：大概古称为"方"，后世称为"剂"，近世又统称为"方剂"。分别而言，方者，谓支配之法度；剂者，谓兼定其分量标准。③方与药：方则仅定其药味，剂则必斟酌其轻重。总之，"不明方义，不足以尽药物治病之功能；不明剂制，不足以定方药轻重之标准"。

蔡陆仙 方剂加减法

古方加减，皆有一定之例则，非若今人之选用一方，即有随意加减，而即自标方名。或随择数药，即可凑杂成方者也。古方因格律谨严，故用之辄效。后世之方，因毫无标准把握，故用之偶效者少，而不效者多也。大概古方加减定例，有因症加减者；所谓多一症，即多一药，少一症即减一药，是以病为主，而以症为加减也。今人则不知病，但见一症，即用一药，于是药味凑杂乱投，而不知病之所在，与乎用方之目标矣。于是倒果为因，喧宾夺主，头痛治头，脚痛治脚，既不知病，又不知方，结果不但不能愈病，而亦不能愈症也。古方中，不特一方中，以药味加减；又有方与方加减者，而方与方加减中，有加减而变更其方名者，有虽加减而方名不变易者，此中又有大堪注意研究之兴味也。且古方不但有药味加减，而分量亦有加减者，不特分量加减，而分量加减中，有虽加减而方名仍旧者。有加减而其名称已大异者，药味相同，而仅一药之分量进出，则方之意义已大悬殊，是不尤见其义例谨严，变幻之莫可深测耶？然其范围固有一定，足供后人标准取法，而非若今人之漫无头绪焉。兹姑择古方中之加减法，荦荦易见者，略举如下，我人习练方剂者之研究与参考。古方中以同一病，而见症有出入，而药味加减者，如桂枝汤之治身热汗出恶风之中风病，因多一项背强几几症，则加一味葛根，而为桂枝加葛根汤。葛根汤之治伤寒项背强几几之无汗病。如有汗则去麻黄加葛，无汗则加麻黄，是以有汗无汗一症，而为麻葛加减者也。桂枝汤之因喘家，则加厚朴杏仁，名桂枝加厚朴杏子汤。此以喘之一症，而加厚朴杏子者也。桂枝汤病症，多一小便不利，四肢难屈伸，此因太阳之气不化，由于肾阳虚，而见诸寒收引之症，故加附子，而名桂枝加附子汤（或谓即阳旦汤）。葛根汤之治二阳合病之寒利，若不下利而呕，则加半夏，名葛根加半夏汤。栀豉汤之治水火不交，心烦懊憹，因多一少气症，则加一甘草，名栀子甘草汤。因多一呕症，则加一生姜，名栀子生姜汤。因下后，或微溏，则加一干姜，名栀子干姜汤。症虽有新增，但为治心包火郁，水不上济之心烦懊憹病症，不因症象药味之增加，而变易其本有病症之真面目。如舟涉重洋，按定罗针，而方向自定，故不易其方名。古人于原方及加减之义例，亦可见矣。他如柴胡汤之因潮热而加芒硝，名柴胡加芒硝汤。白通汤之因烦而加胆汁人尿，名白通加猪胆汁汤。当归逆汤因久寒而加吴萸生姜。虽后见症与本有病相殊，而绝不因药味之加减，而掩其本病真相，是犹此义焉。又若因症减少，用成方以移治，而不得不减少其药味，而原方之意旨，曾不因之稍有变乱者；即如太阳病，下后，因脉促知仍属桂枝汤病，但多一胸满症，则非芍药所宜，故去芍药，而即名桂枝去芍药汤。诸如此类，亦不胜枚举也。至如加减出入之多者，如小柴胡汤之因胸中烦而不呕，则去半夏人参加瓜蒌实一枚。因渴，则去半夏加人参、瓜蒌。因腹中痛，则去黄芩加芍药。因胁下痞硬，则去大枣加牡蛎。因心下悸，小便不利，则去黄芩加茯苓。若不渴，外有微热，去人参加桂。温覆取微汗，因咳，去人参、大枣、生姜，加五味子、干姜，此又因加减而自各有法度，亦不变易方名，而存小柴胡所治之本来病症也。若方与方加减者，则有如桂枝二麻黄一汤、桂枝二越婢一汤、桂枝麻黄各半汤、柴胡桂枝汤，此皆加减以加减而变其方名者也。又如桂枝加芍药生姜人参新加汤、桂枝人参汤，此皆虽减而未变其方名者也。若夫以分量为加减，不更其方名者，如桂枝加桂汤，药味悉如桂枝原方；第桂之分量加多而已。以方量加减，而方名意义已大相径庭者，如小承气汤与厚朴三物汤，药皆大黄枳实厚朴三味；小承气则君以六两大黄以涤荡火邪，三物汤则君以厚朴八两，过大黄一倍，以推泄下气。分量一殊，方名大异，而意旨各判矣。以上皆古方加减法之一班，我人读之，不尤见其辨晰秋毫，既详且备乎？

——民国·蔡陆仙《中国医药汇海（一九）·方剂部（一）·第一种·第十章、方剂加减法》

【提要】　本论主要阐述古方义例严谨，其加减多有定例，一般"是以病为主，而以症为加减"，其中包括药味加减和药量加减。蔡陆仙选择《伤寒论》桂枝汤、葛根汤、栀子豉汤、小柴胡汤等，分析其类方药味加减；又选择桂枝二麻黄一汤、桂枝二越婢一汤、桂枝麻黄各半汤、柴胡桂枝汤等合方加减，以及小承气汤与厚朴三物汤药量变化等，剖析古方之加减方法，可资学习和运用方剂者参考。

蔡陆仙　古今方剂之异点※

令人之所称古方者，概括明以前之方而言之也。明以后之方，以及近世所习用者，皆谓之时方。故时方即可谓之今方。其实则不然，以严格而言，则惟《内经》《伤寒》《金匮》凡汉以前之方，方可谓之古方。唐代之方，已渐驳杂不纯，已不可侪诸古方之例，但尚不失上古配方之真义，故亦称之曰古方。若夫宋以后迄于明代各家之方，其去古方之真义已远，且引用药味，已失古义，岂可奉之为金科玉律，岂可尊之曰古方耶？善夫！……虽然，宋元后各家诸方，虽不当尊之曰古方，然其时代去今已古，且其立法变化，亦各具巧思，临症经验，亦多所发明，其与近时之时方，已不可同日而语，所谓尚不失为有先民之遗矩者，既不可与近代之时方相混，欲不称之曰古方能乎？我人即欲其与上古之方，有所规别，亦可称之曰"近古之方"焉。今人之不知古方，不知上古与近古之方之异派者，已见其不学无术，然能以不知为不知，犹不失为自知其短，能自知其短，犹见其能下气虚心，绝不致刚愎自用，以不学之术杀人而不自悔其最下最不可教诲者，厥为有等自作聪明，自不知其不学无术，不但古人之方法，绝未研究，且欲大言欺人，谓古方我已尽知，我已最善应用，其方动辄用麻黄、细辛、桂枝、附子，不问其对症不对症，乃曰我所用者，皆古方也。其药之分量，动辄七八钱以及一二两，不知古今分量之不同，乃曰：我所用者，皆古人之分量也。若是不亦藐视古人，厚诬古人甚哉，是不但不知古方，抑亦不知所以为剂矣。……大抵《内经》《金匮》《伤寒》汉以前之方，可谓之曰"上古之方"。晋唐各家，可谓之曰"中古之方"。宋金元明至清初各大家，可谓之曰"近古之方"。至于近世医生所习用以应付病家之方，可统称之曰"时方"。必如此，而后古今方之界限，始能规画分清，始能研究其派别。若夫古今之剂制大小，分量轻重多寡之不同，尤必先明了其度量历代变迁，安可以见一两以上之分量，辄谬以为古方耶？

——民国·蔡陆仙《中国医药汇海（一九）·方剂部（一）·第一种·第五章、古今方剂之异点》

【提要】 本论主要阐述古今方剂之差异。蔡陆仙界定的古今方剂之界限：《内经》《金匮要略》《伤寒论》等汉以前之方为"上古之方"，以张仲景经方为典型代表，义例谨严，足堪师取；晋唐各家之方为"中古之方"，各有师承，自成一家，其"用药虽博，已乏化机"；宋金元明至清初各大家之方为"近古之方"，"其立法变化，亦各具巧思，临症经验，亦多所发明"；近世医生所习用以应付病家之方，统称之为"时方"。蔡陆仙在"第四章方剂派别·（六）时方"中有详细论述，可以参考。另外，蔡陆仙还全篇引用了徐灵胎所著《医学源流论·卷上·方药》中的"方剂古今论""貌似古方欺人论"，本论做省略处理，可以互参。

孙子云　配方之法

配方之法，虽用药不同，但易一二味，则功用大差。例如理湿之用鲜生地佐滑石，若去滑石，则失理湿之能。如养阴之用生地、元参，若杂茯苓，则功用尽失。汤剂有仅用君药一味为一剂者，有佐使配合至二十味为一剂者。今人以专用一味，不能收功，过十味则曰太杂。不问君臣佐使之理，仅随意开药七味或九味为一剂，而曰古方古法，吾不知其可也。

立方之道，为医者所必须，然无真实学识，不能立严整之方。自来杂乱之方，固不可取，泥古之方，亦多误事。立方宜先审病之标本，再严定君、臣、佐、使，俾药与症针锋相对，无懈可击。是以严整之方，加减一味，增损一分，则效力全失。虽然欲于今时之医界，求严整之医方，殆几希矣，诸子其精研详究，自能出巧而成严整之方。

——民国·孙子云《慈济医话·卷二、下篇·配方之法》

【提要】 本论主要阐述"配方之法"。孙子云认为，配方之法，宜先审病之标本，再定君臣佐使，使药症相对，无懈可击，方为严整之方。所谓"严整"，是方切中病证，方中药味，药量精当，不可加减一味，增损一分。此类方多见于古代经典方，其方义例严谨，自当遵从，其法却是活而不可拘。故孙子云曰："自来杂乱之方，固不可取；泥古之方，亦多误事。"

3
用 法

3.1 处方要诀

◀ 李东垣　用药宜禁论 ▶

凡治病服药，必知时禁、经禁、病禁、药禁。夫时禁者，必本四时升降之理，汗、下、吐、利之宜。大法春宜吐，象万物之发生，耕耨科斫，使阳气之郁者易达也。夏宜汗，象万物之浮而有余也。秋宜下，象万物之收成，推陈致新，而使阳气易收也。冬周密，象万物之闭藏，使阳气不动也。《经》云：夫四时阴阳者，与万物浮沉于生长之门，逆其根，伐其本，坏其真矣。又云：用温远温，用热远热，用凉远凉，用寒远寒，无翼其胜也。故冬不用白虎，夏不用青龙，春夏不服桂枝，秋冬不服麻黄，不失气宜。如春夏而下，秋冬而汗，是失天信，伐天和也。有病则从权，过则更之。

经禁者，足太阳膀胱经为诸阳之首，行于背，表之表，风寒所伤则宜汗，传入本则宜利小便；若下之太早，必变证百出，此一禁也。足阳明胃经，行身之前，主腹满胀，大便难，宜下之，盖阳明化燥火，津液不能停，禁发汗、利小便，为重损津液，此二禁也。足少阳胆经，行身之侧，在太阳、阳明之间，病则往来寒热，口苦胸胁痛，只宜和解；且胆者、无出无入，又主发生之气，下则犯太阳，汗则犯阳明，利小便则使生发之气反陷入阴中，此三禁也。三阴非胃实不当下，为三阴无传，本须胃实得下也。分经用药，有所据焉。

病禁者，如阳气不足，阴气有余之病，则凡饮食及药，忌助阴泻阳。诸淡食及淡味之药，泻升发以助收敛也；诸苦药皆沉，泻阳气之散浮；诸姜、附、官桂辛热之药，及湿面、酒、大料物之类，助火而泻元气；生冷、硬物损阳气，皆所当禁也。如阴火欲衰而退，以三焦元气未盛，必口淡淡，如咸物亦所当禁。

药禁者，如胃气不行，内亡津液而干涸，求汤饮以自救，非渴也，乃口干也，非温胜也，乃血病也。当以辛酸益之，而淡渗五苓之类，则所当禁也。汗多禁利小便，小便多禁发汗。咽痛禁发汗利小便，若大便快利，不得更利。大便秘涩，以当归、桃仁、麻子仁、郁李仁、皂角仁，和血润肠，如燥药则所当禁者。吐多不得复吐；如吐而大便虚辄者，此土气壅滞，以姜、橘之属宣之；吐而大便不通，则利大便，上药则所当禁也。诸病恶疮，及小儿癍后，大便实者，亦当下之，而姜、橘之类，则所当禁也。又如脉弦而服平胃散，脉缓而服黄芪建中汤，乃实实虚虚，皆所当禁也。人禀天之湿化而生胃也，胃之与湿，其名虽二，其实一也。湿能滋养于胃，胃湿有余，亦当泻湿之太过也。胃之不足，惟湿物能滋养。仲景云：胃胜思汤饼，而胃虚食汤饼者，往往增剧，湿能助火，火旺郁而不通主大热。初病火旺不可食，以助火也。察其时，辨其经，审其病，而后用药，四者不失其宜，则善矣。

——金·李东垣《脾胃论·卷上·用药宜禁论》

【提要】　本论主要阐述治病服药之时禁、经禁、病禁、药禁。要点如下：①时禁：是指受四时阴阳升降规律的制约，在治疗用药方面的时令季节禁忌。如《脾胃论·卷上》："夫时禁者，必本四时升降之理，汗、下、吐、利之宜……如春夏而下，秋冬而汗，是失天信，伐天和也。"春夏阳气升发，故不宜用下法；秋冬阳气潜藏，故不宜用汗法，皆为时禁。又如"用寒远寒，用热远热"亦为"时禁"的内容之一。时禁，只是用药的大致法则，如果病情需要，则不可拘执，当如李东垣所说的"有病则从权"。②经禁：是由六经的生理、病理特点所决定的治疗用药禁忌。如太阳病禁下之太早，阳明病禁发汗、利小便，少阳病禁汗、下、利小便，三阴"非胃实，不当下"等。③病禁：是由病情所决定的治疗用药禁忌。如"阳气不足，阴气有余之病，则凡饮食及药，忌助阴泻阳"。④药禁：由药物的功效、作用特点决定的用药禁忌，尤当注意"虚虚实实"之戒。

❧ 罗天益　无病服药辨 ❧

谚云：无病服药，如壁里安柱。此无稽之说，为害甚大。夫天之生物，五味备焉，食之以调五脏，过则生疾。故《经》云：阴之所生，本在五味。阴之五宫，伤在五味。又曰：五味入胃，各随其所喜。故酸先入肝，辛先入肺，苦先入心，甘先入脾，咸先入肾，久而增气，气增而久，夭之由也。又云：酸走筋，辛走气，苦走骨，咸走血，甘走肉。五味者，口嗜而欲食之，必自裁制，勿使过焉。至于五谷为养，五果为助，五畜为益，五菜为充，气味合而食之，补精益气。倘用之不时，食之不节，犹或生疾，况药乃攻邪之物，无病而可服乎？《圣济经》云：彼修真者，蔽于补养，轻饵药石，阳剂刚胜，积若燎原，为消渴痈疽之属，则天癸绝而阴涸；阴剂柔胜，积若凝冰，为洞泄寒中之属，则真火微而卫散。一味偏胜，一脏偏伤，一脏受伤，四脏安得不病。唐孙思邈言药势有所偏胜，令人脏气不平。裴潾谏唐宪宗曰：夫药以攻病，非朝夕常用之物，况金石性酷烈有毒，又加炼以火气，非人五脏所能禁。至于张皋谏穆宗曰：神虑淡则气血和，嗜欲多而疾疢作，夫药以攻疾，无病不可饵。故昌黎伯铭李子之墓曰：余不知服食说自何世起，杀人不可计，而世慕尚之益至，此其惑也。今直取目见亲与之游而以药败者六七公，以为世诫：工部尚书归登，殿中御史李虚中，刑部尚书李逊第，刑部侍郎常建，襄阳节度使工部尚书孟简，东川节度使御史大夫卢植，金吾将军李道古。今又复取目见者言之：僧阎仲章服火炼丹砂二粒，项出小疮，肿痛不任，牙痒不能嚼物，服凉膈散半斤，始缓。后饮酒辄发，药以寒凉之剂则缓，终身不愈。镇人李润之身体肥盛，恐生风疾，至春服搜风丸，月余便下无度，饮食减少，舌不知味，口干气短，脐腹痛，足胫冷，眩晕欲倒，面色青黄不泽，日加困笃，乃告亲知曰：妄服药祸，悔将何及。后添烦躁喘满，至秋而卒。张秀才者，亦听方士之说，服四生丸推陈致新，服月余，大便或溏或泻，饮食妨阻，怠惰嗜卧，目见黑花，耳闻蝉声，神虚头旋，飘飘然身不能支，至是方知药之误也。遂调饮食，慎起居，谨于保养，二三年间，其证犹存。逾十年后，方平复。刘氏子闻人言，腊月晨饮凉水一杯，至春无目疾，遂饮之。旬余，腹中寒痛不任，咳嗽呕吐，全不思食，恶水而不欲见，足胫寒而逆，医以除寒燥热之剂急救之，终不能效。此皆无故求益生之祥，反生病焉，或至于丧身殒命。壁里安柱，果安在哉？且夫高堂大厦，梁栋安，基址固，坏涂毁塈，安柱壁中，甚不近人情。洁古老人云：无病服药，无事生事。此诚不易之论。人之养身，幸五脏之安泰，六腑之和平，谨于摄生，春夏奉以生长之道，秋冬奉以收藏之理，饮食之有节，起居而有常，少思寡欲，恬淡虚无，精神内守，此无病之时，不药之药也。噫，彼数人者，既往不咎矣，后人当以此为龟鉴哉。

——元·罗天益《卫生宝鉴·卷一·无病服药辨》

【提要】　本论主要阐述无病妄服补药的弊端。罗天益十分推崇张元素"无病服药，无事生事"之论，十分中肯地指出了无病妄服补药的弊端，并以举实例为证，以为世诫。诚如论中所言，药势皆有所偏胜，无病长服药，会令人脏气不平，不若采用不药之药，如调饮食、慎起居、调摄精神等摄生方法。

韩　懋　处方

男八岁至六十四，女七岁至四十九，即大衍自然之数。有病者主精血，过此以往，有消无息，是为老人，宜专调气，不可以病例治矣。然自浇漓以来，男尤先涸，故四十、五十，即中寿之年，雅宜补剂。壮年色劳者，惟退热不必补。媚尼不能无情，怨旷多情，先散其郁。而凡病久者，必循行经络，反从其邪，然后对症，此皆病情之肯綮，处方之心印也。

论病必分兼经、专经、错经、伏经，始有宾主，而后分标本以处方。兼经并发，如两感；专经独发，如太阳表证；错经乱发，如狐惑；伏经反发，如热极似冰。

诸病处方遵古法，仲景外感，东垣内伤，河间攻击，丹溪之大成，以为典要。以运气、风土、禀赋为之权衡。且如朔漠之人，有《惠民局方》，多辛热脑、麝之剂，北人本气自寒，食专腥膻，与之宜也。丹溪僻处东南，辨论不置。予尝比病为《易》卦，方为爻词，占者有吉凶悔吝之殊，夫然后医不执方之义明矣。

阅古方，必如亲见其人禀赋与当时运气风土，始可以得作者之意。有可为典要者，处方之律令也；有一时权衡者，处方之参考也。全在真知药性，灼见病情。予每以夜央跏坐，为人处方，有经旬不能下笔者。

病如橐，方如籥，万籥一橐，反为橐害矣。世有经验一方，而递相偶中者，遂不自审度而轻用之，何也？

君臣佐使之外，有一标使。如剂中合从辛以达金，则取引经一味，辛者倍加之，故其效速。

处方正不必多品，但看仲景方，何等简净！丹溪谓东垣多多益善，岂医固有材耶？

——明·韩懋《韩氏医通·卷上·处方章》

【提要】　本论主要阐述临床贵在随证立方而变通用药，诸病处方有古法可循，可师其法而不必泥其方。论中指出，人有男女、老壮之别，禀赋有强弱之异，病有新旧之分，运气古今异轨，时有四季之差，地有风土之别；临床疾病变化多端，病机复杂，形候各异，病势的轻重缓急不同，病证的阴阳、寒热、表里、虚实、标本错综复杂，故临床贵在随证立方，变通用药。

另外，诸病处方有古法可循，如"仲景外感，东垣内伤，河间攻击，丹溪之大成"，可师其法而不必泥其方，以病证、运气、风土、禀赋等权衡用药，方为得当。

王三尊　论小儿用药当预为补计

夫老人血气枯槁，得病易致变虚，人所共知。至于小儿，专门幼科，以为纯阳之体，且多痰滞，合成丸散，百无一补，甚则杂以巴霜、牵牛之类，始终以之。殊不知小儿血气未充，柔脆之极，最易变虚，较老人更甚也。虚症用补，固不待言，至于一切实症，亦当预为补计。纵有余邪未清，即当补泻兼施。若直待补期方补，恐有措手不及之患矣。至于痘疹，有始终不用温补者，另有专门，不在此论。

——清·王三尊《医权初编·卷上·论小儿用药当预为补计》

【提要】　本论主要阐述"小儿用药当预为补计"的原理。论中指出，小儿娇嫩之体，肠胃绵脆，虚实寒热，皆易更变。虚症用补，实证用泻，为其常法。王氏言"预为补"实是考虑"小儿血气未充，柔脆之极，最易变虚"而言。尤其实证用药，泻中当兼补，补不为补益，实为固护元气和脾胃为虑。

王三尊　论用药效否当责之元气强弱

夫药者，所以治病也。其所以使药之治病者，元气也。故元气之壮者，得病皆系有余，少服驱邪消伐清凉之剂，元气易于运行，其效立见；弱者，虽得外感痢疟疮疡伤食之症，皆当以补益为本，兼以治标之药，使元气得以运行药力以治其病也。若舍本而竟治其标，非徒无益，必元气愈伤，立见危殆矣。譬如刃者，所以杀贼也。其所以使刃之杀贼者，人力也。若力之强者，虽操轻刃，亦能杀贼。力之弱者，虽操重刃，安能得用？实足倒戈自害也。知此理者，其用药思过半矣。

——清·王三尊《医权初编·卷上·论用药效否当责之元气强弱》

【提要】　本书主要阐述元气禀受于先天，而赖后天荣养而滋生；由先天之精所化，是生命活动的原动力。凡人元气壮者，得病多为有余之证，少服驱邪消伐之剂，其效立见，即使病重，也不难治愈。若元气虚弱，得病则当以补益扶正为本，兼以治标之药，旨在缓和调治，使元气得以运行药力。不宜急切图功，舍本而治其标，投峻厉之药以戕正。

徐灵胎　用药如用兵论

圣人之所以全民生也，五谷为养，五果为助，五畜为益，五菜为充，而毒药则以之攻邪。故虽甘草、人参，误用致害，皆毒药之类也。古人好服食者，必生奇疾，犹之好战胜者，必有奇殃。是故兵之设也以除暴，不得已而后兴；药之设也以攻疾，亦不得已而后用，其道同也。故病之为患也，小则耗精，大能伤命，隐然一敌国也。以草木偏性，攻脏腑之偏胜，必能知彼知己，多方以制之，而后天丧身殒命之忧。是故传经之邪，而先夺其未至，则所以断敌之要道也；横暴之疾，而急保其未病，则所以守我之岩疆也；挟宿食而病者，先除其食，则敌之资粮已焚；合旧疾而发者，必防其并，则敌之内应既绝。辨经络而无泛用之药，此之谓向导之师。因寒热而有反用之方，此之谓行间之术。一病而分治之，则用寡可以胜众，使前后不相救，而势自衰。数病而合治之，则并力捣其中坚，使离散无所统，而众悉溃。病方进，则不治其太甚，固守元气所以老其师；病方衰，则必究其所之，更益精锐，所以捣其穴。若夫虚邪之体攻可过，本和平之药而以峻药补之，衰敝之日不可穷民力也；实邪之伤攻不可缓，用峻厉之药而以常药和之，富强之国可以振威武也。然而选材必当，器械必良，克期不衍，布阵有方，此又不可更仆数也。《孙武子》十三篇，治病之法尽之矣。

——清·徐灵胎《医学源流论·卷上·方药·用药如用兵论》

【提要】 本论主要阐述用药如用兵论。徐灵胎运用类比手法，以用兵之道说明用药之法。认为食物以养生，药物以攻邪，药物攻疾如同用兵除暴，皆是不得已而为之，切忌滥用；随后以战术喻医术，在"知己知彼"（知病知药）的情况下，提出治病用药的一系列原则。最后，又点明"选材必当，器械必良，克期不衍，布阵有方"的要求，虽没有详加论列，用药之法亦寓其中。

徐灵胎 汤药不足尽病论

《内经》治病之法，针灸为本，而佐之以砭石、熨浴、导引、按摩、酒醴等法。病各有宜，缺一不可。盖服药之功，入肠胃而气四达，未尝不能行于脏腑经络。若邪在筋骨肌肉之中，则病属有形，药之气味，不能奏功也。故必用针灸等法，即从病之所在，调其血气，逐其风寒，为实而可据也。况即以服药论，止用汤剂，亦不能尽病。盖汤者，荡也，其行速，其质轻，其力易过而不留，惟病在荣卫肠胃者，其效更速。其余诸病，有宜丸、宜散、宜膏者，必医者预备，以待一时急用，视其病之所在，而委曲施治，则病无遁形。故天下无难治之症，而所投辄有神效。扁鹊、仓公所谓禁方者是也。若今之医者，只以一煎方为治，惟病后调理则用滋补丸散，尽废圣人之良法。即使用药不误，而与病不相入，则终难取效。故扁鹊云：人之所患，患病多；医之所患，患道少。近日病变愈多，而医家之道愈少，此痼疾之所以日多也。

——清·徐灵胎《医学源流论·卷上·方药·汤药不足尽病论》

【提要】 本论主要阐述汤药乃医之一法，仅凭服药之功或不能尽疾，其如针灸、砭石、熨浴、导引、按摩、酒醴等法，皆各有所宜，不可偏废。

徐灵胎 药误不即死论

古人治法，无一方不对病，无一药不对症。如是而病犹不愈，此乃病本不可愈，非医之咎也。后世医失其传，病之名亦不能知，宜其胸中毫无所主也。凡一病有一病之名，如中风，总名也。其类有偏枯、痿痹、风痱、历节之殊，而诸症之中，又各有数症，各有定名，各有主方。又如水肿，总名也。其类有皮水、正水、石水、风水之殊，而诸症又各有数症，各有定名，各有主方。凡病尽然。医者必能实指其何名，遵古人所主何方，加减何药，自有法度可循。乃不论何病，总以阴虚阳虚等笼统之谈概之，而试以笼统不切之药。然亦竟有愈者。或其病本轻，适欲自愈。或偶有一二对症之药，亦奏小效。皆属误治。其得免于杀人之名者，何也？盖杀人之药，必大毒，如砒鸩之类，或大热大寒，峻厉之品。又适与病相反，服后立见其危。若寻常之品，不过不能愈病，或反增他病耳，不即死也，久而病气自退，正气自复，无不愈者。间有迁延日久，或隐受其害而死。更或屡换庸医，遍试诸药，久而病气益深，元气竭亦死。又有初因误治，变成他病，展转而死。又有始服有小效，久服太过，反增他病而死。盖日日诊视，小效则以为可愈，小剧又以为难治，并无误治之形，确有误治之实。病家以为病久不痊，自然不起，非医之咎，因其不即死，而不之罪。其实则真杀之而不觉也。若夫误投峻厉相反之药，服后显然为害，此其杀人，人人能知之矣；惟误服参附峻厉之药，而即死者，则病家之所甘心，必不归咎于医。故医者虽自知其误，必不以此为戒，而易其术也。

——清·徐灵胎《医学源流论·卷上·方药·药误不即死论》

【提要】　本论主要阐述"药误不即死"而"病者隐受其害"。论中指出，庸医以笼统不切之药治病，虽无误治之形，确有误治之实。然而，由于日久病气自退，或始服有小效却迁延病情而不明显，不能立见其危，病者隐受其害，往往不自知。此医家之咎，当引以为戒。徐灵胎谓："古人治法，无一方不对病，无一药不对症。"又曰："诸症又各有数症，各有定名，各有主方。"亦即，方药与病证相对应，才是用药的根本，绝不能不辨病证，用"平安药"应对病家。

俞廷举　用药贵勇敢

凡用药固贵谨慎，尤贵果断。盖有是病则有是药，又不可过于畏葸而不敢用也。如果病气皆实则凡三承气等汤，皆可用以下之。所谓实者泻之是也。如果症属虚寒则凡八味理中等药，皆可用以治之。所谓寒者热之是也。所谓有病则病受之，何虞之有？此又贵于见真识定，勇敢果决，不必畏首尾，迟疑自误也。

——清·俞廷举《金台医话·医贵读书择善·用药贵勇敢》

【提要】　本论主要阐述用药需谨慎，尤贵果断。作者指出，辨证准确，有是病则用是药，不必畏首畏尾。尤其面对一些危急重症时，药当用则用，更不能以轻药求稳而贻误病情。如仲景三承气汤，阳明燥实证可用之，遇少阴急下症也不必犹疑，用之则可。

柏鹤亭　论因病人之意用药法※

华真人曰：医者，意也。因病人之意而用之，一法也；病症之意而用之，一法也；因时令之意而用之，一法也。因病人之意而用若何？如病人喜食寒，即以寒物投之，喜热即以热物投之也。随病人之性而加以顺性之方，则不违而得益，倘一违其性，未必听信吾言而肯服吾药也。所以古人有问蜻蜓、蝴蝶可食否，对曰可，顺其意耳。因病症之意而用之若何？如人见弓蛇之类于怀内，必解其疑；见鬼祟于庭边，必破其惑是也。因时令之意若何？当春寒而生疫病，解散为先；夏令而生温症，阴凉为急是也。因药味之意而用若何？或象形而相制，或同气而相求，或相反而成功，或相畏而作使。各有妙理，岂轻投此意，治之入神，人当精思而制方也。

——清·柏鹤亭《神仙济世良方·下卷·论因病人之意用药法》

【提要】 本论主要阐述因病人之意而用药的原则和方法。因病人之意用药，即随病人之性而加以顺性之药。这就需要观其情意，审其所喜。一则病人所喜，往往反映病本，如对寒热温凉的喜好，常是与病情相合的；另外，顺从病人的意愿，可以满足病人的心理需求，有助于病人对药物的信赖。

黄凯钧 用药如用兵论

医之用药，如将之用兵。热之攻寒，寒之攻热，此正治也。因寒攻寒，因热攻热，此因治也。子虚者补其母，母虚者益其子；培东耗西，增水益火；或治标以救急，或治本以渐缓。譬如兵法，声东击西，奔左备右，攻其所不守，守其所不攻。卫其虚，避其实，击其惰，还其锐，兵无常势，医无常形。能因敌变化而取胜者，谓之神明；能因病变化而取效者，谓之神医。

——清·黄凯钧《友渔斋医话·第二种·橘旁杂论上卷·用药如用兵论》

【提要】 本论主要阐述医之用药，如将之用兵，其理相通。要知"兵无常势，医无常形"，法无定法，用兵能因敌变化而取胜，用药亦当能因病变化而取效。

黄凯钧 长病与高年病

长病与高年病，大要在保全胃气。保全胃气，在食不在药，万不可专恃于药，致妨于食。倘其力能食时，宁可因食而废药，不可因药而废食。

——清·黄凯钧《友渔斋医话·第二种·橘旁杂论下卷·长病与高年病》

【提要】 本论主要阐述长病与高年病，大要在保全胃气。人以胃气为本，尤其长病与高年病者，脏腑功能虚极，首以保全胃气为先。有胃气则生，胃气一败，便百药难施。胃为仓廪之官，"保全胃气"，在饮食上的调养尤不可忽视。即如张子和所言："善用药者，使病者而进五谷，真得补之道也。"尤其长病与高年病者，更是不可专恃于药，以免因药废食更虚其胃气。

莫枚士 药验论

凡中病之药，服后半日许，可验其当否者，大法有三：一则药到病除。如《灵枢》不得卧，用半夏秫米，覆杯即卧，及他方所云一剂知二、剂已者是也。一则服药后别生他病，非药之祟，正是病被药攻，拒之使然。如《伤寒论》太阴病服桂枝汤反烦，风湿相搏服术附汤，其人如冒状者是也。一则服药后所病反剧，非药之误，正是以药攻病，托之使然。如《证类本草》成讷进豨莶丸方表云：臣弟诉患中风五年，服此丸至二千丸，所患愈加，不得忧虑，服至四千丸必得复，至五千丸当复丁壮是也。第一验人所易知。其第二验恒易令人疑惑，自非识病辨脉确有把握，必将改易方法，以致转辗贻误者有之。若第三验则必訾之议之，因而弃之矣。然数十年目见耳闻，第三验最多，如伤寒初起及疟、痢方盛之时，投以中病之药，往往增剧。第二验次之，第一验最少。世人狃于第一验之快，而欲以概其余。噫！此事真难言哉。

——清·莫枚士《研经言·卷一·药验论》

【提要】　本论主要阐述"药验论"。莫枚士以三法验药之当否：①药到病除；②服药后别生他病；③服药后所病反剧。第二验、第三验与"药邪相拒"有关，初服会出现这样那样的反应，或令人疑惑，但药效会慢慢显现。最主要的是，医者需着意区分这是正气驱邪的表现，并非药不对症而病情加剧；更要提前向病人讲明，以免患者不知，遂即更医换药。临床上这种情况并不少见，医患皆当明了。

郑寿全　用药弊端说

用药一道，关系生死。原不可以执方，亦不可以执药，贵在认证之有实据耳。实据者何？阴阳虚实而已。阴阳二字，万变万化。在上有在上之阴阳实据，在中有在中之阴阳实据，在下有在下之阴阳实据。无奈仲景而后，自唐宋元明以逮本朝，识此者固有，不识此者最多。其在不识者，徒记几个汤头，几味药品，不求至理，不探玄奥，自谓知医。一遇危症，大海茫茫，阴阳莫晓，虚实莫辨，吉凶莫分。一味见头治头，见脚治脚。幸而获效，自夸高手。若不获效，延绵岁月。平日见识用尽，方法使完，则又籍口曰：病入膏肓，药所难疗。殊不知其艺之有未精也。更有一等病家，略看过几本医书，记得几个汤歌药性，家人稍有疾病，又不敢自己主张，请医入门开方去后，又或自逞才能，谓某味不宜，某味太散，某味太凉，某味太热，某味或不知性，忙将《本草备要》翻阅，看此药能治此病否。如治与病合则不言，不与病合则极言不是，从中添减分两，偶然获效，自矜其功，设或增病，咎归医士。此等不求至理，自作聪明，每每酿成脱绝危候。虽卢缓当前，亦莫能治，良可悲也。更有一等富贵之家，过于把细些小一病，药才入口，稍有变动，添病减病，不自知也，又忙换一医，甚至月延六七位，每每误事。不知药与病有相攻者，病与药有相拒者，岂即谓药不对证乎？何不多延数时，以尽药力之长哉。

予观古人称用药如用兵。有君臣，有佐使，有向导；有缓攻，有急攻，有偷关；有上取，有下承，有旁取；有寒因寒用、热因热用、塞因塞用、通因通用诸法。岂非知得药与病有相拒相斗者乎？予愿富贵之家，不可性急，要知病系外感，服一三道发散药，有立见松减者。气滞、食滞、腹痛、卒闭之症，服行气消导开窍之品，有片刻见效者。若系内伤虚损日久，误服宣散、清凉、破气、滋阴等药，酿成咳嗽白痰、子午潮热、盗汗骨蒸、腹胀、面肿、气喘等症，又非三五剂可见大功。所以古人治病，有七日来复之说，或三十剂、五十剂，其至七八十剂，始收全功者矣。

最可怪者，近之病家，好贵恶贱，以高丽参、枸杞、龟、鹿、虎胶、阿胶、久制地黄、鹿茸等品，奉为至宝。以桂、麻、姜、附、细辛、大黄、芒硝、石膏等味，畏若砒毒。由其不知阴阳虚实至理，病之当服与不当服耳。病之当服，附子、大黄、砒霜，皆是至宝。病之不当服，参、芪、鹿茸、枸杞，都是砒霜。无奈今人之不讲理何，故谚云：参、芪、归、地，治死人无过；桂、附、大黄，治好人无功。溯本穷源，实由于不读仲景书，徒记几个幸中方子，略记得些各品药性，悬壶于市，外著几件好衣服，轿马往来，目空一世。并不虚心求理，自谓金针在握。仔细追究，书且点不过两篇，字且画不清几个，试问尚能知得阴阳之至理乎？东家被他桂、附治死，西家被他硝、黄送命。相沿日久，酿成此风。所以病家甘死于参、芪、归、地之流，怕亡于姜、附、硝、黄之辈。此皆医门不幸，亦当世之通弊也。

予愿业斯道者，务将《内经》《难经》，仲景《伤寒》《金匮》，孙真人的《千金》《翼》诸书，与唐、宋、金、元，朱、张、刘、李并各后贤医书，彼此较量，孰是孰非。更将予所著《医理真传》并此《医法圆通》，留心讨究。阴阳务求实据，不可一味见头治头、见咳治咳，总要探求阴阳盈缩机关与夫用药之从阴从阳变化法窍，而能明白了然，经方、时方俱无拘执。久之，法活圆通，理精艺熟，头头是道，随拈二三味，皆是妙法奇方。观陈修园先生《三字经》，列病数十条，俱言先以时方治之，不效，再求之《金匮》，明是知道近日医生之胸中也。然时方如四君、六君、四物、八珍、十全、归脾、补中、六味、九味、阴八、阳八、左归、右归、参苏、五积、平胃、柴苓、逍遥、败毒等方，从中随证加减，亦多获效。大抵利于轻浅之疾，而病之深重者，万难获效。修园所以刻《三字经》与《从众录》之意。不遽揭其非，待其先将此等方法用尽，束手无策，而后明示曰，再求《金匮》，是教人由浅而深，探求至理之意也。窃以《金匮》文理幽深，词句奥古，阅之未必即解其至理，诚不若将各证外感内伤阴阳实据，与市习用药认证杂乱处搜出，以便参究。予岂好辨哉？予实推诚相与，愿与后世医生同入仲景之门，共用仲景之法，普济生灵，同登寿域，是所切望也。

——清·郑寿全《医法圆通·卷一·用药弊端说》

【提要】　本论主要阐述医界积习、用药弊端的看法，并提出从医之道和用药法则。《医法圆通》开篇，即论"用药弊端说"，揭露当时医界执方治病、执药治病，一味追求速效、好贵恶贱，以及"头痛医头，脚痛医脚"的不良积习和通弊，并提出用药"总在考究阴阳实据为要"，以"探求阴阳盈缩机关与夫用药之从阴从阳变化法窍"为用药准绳。

赵　濂　先审病人禀性用药

人体质有虚实之分，禀性有寒热之异。属寒体者，病时宜用凉药中微加温和之品以监之。若太苦寒败胃，有致吐泻胃寒腹痛之患。属热体者，病时宜用热药者，惟温平品以缓治，若太燥烈，恐激起本原之火，致烦渴狂暴失血之患。属实体者，或因病变虚，宜用补帖些少与之。若太呆补，致不食腹胀中满逆气之患。属虚体者，病时宜克伐，尤宜性缓品。若太峻厉，致虚脱多汗，肢冷，懒言烦躁，欲入水之患。

——清·赵濂《医门补要·卷上·先审病人禀性用药》

【提要】　本论主要阐述人体质有虚实之分，禀性有寒热之异，在用药上宜忌不同。要点如下：①禀性寒热：体质偏寒，病宜用凉药时，宜微加温和之品，以免苦寒伤胃；体质偏热体者，病时宜用热药时，宜温平之品以缓治，以免过于燥热动火。②体质虚实：体质壮实者，或因病变虚，需用补药者，宜用少补，以免呆补壅滞；体虚者，病夹实需用克伐之药，宜性缓者，以免太峻厉致虚脱。

心禅僧　治小儿用药宜轻论

小儿脏腑柔脆，药入不能运化，是以用药宜轻，如外感风寒之邪，解肌疏表之药，每味几分可矣。药味亦不宜多，如药多而重，则药反过病，病必不能愈也，惟痘、瘄二症，则宜重而不宜轻，轻则药力不逮，亦不能愈也。何则，痘、瘄二症，乃先天之火毒尽发于外，是以人生每只一次，非比他病之常有也。观叶氏案当自知之。

——清·心禅僧《一得集·卷上诸论·治小儿用药宜轻论》

【提要】　本论主要阐述小儿脏腑柔脆，气血未坚，药宜用轻剂，药量宜轻，药味也不宜多，以免伤其正气。另外，小儿脏气清灵，随拨随应，故用药也宜精简轻锐。论中提到的痘、瘄（麻疹）二症，为火毒外发，病势乖张、传变迅速，且易于传染，故用药宜重而不宜轻。

周学海　用药须使邪有出路

吴又可谓：黄连性寒不泄，只能制热，不能泄实；若内有实邪，必资大黄以泄之，否则畏大黄之峻，而徒以黄连清之，反将热邪遏住，内伏益深，攻治益难。此义甚精。凡治病，总宜使邪有出路。宜下出者，不泄之不得下也；宜外出者，不散之不得外也。近时于温热证，喜寒清而畏寒泄；于寒湿证，喜温补而畏温通。曾闻有患痰饮者，久服附子，化为胕肿，是不用茯苓、猪苓之苦降淡渗以导邪，而专益其阳，阳气充旺，遂鼓激痰水四溢矣，即补而不泄之过也。张子和变化于汗、吐、下之三法，以治百病。盖治病非三法不可也，病去调理，乃可专补，补非所以治病也。且出路又不可差也。近时治病，好用利水，不拘何病，皆兼利小便，此误会前人治病以小便通利为捷径之说也。尝有患痰饮而胕肿者，医以真武、五苓合与之，不效。余曰：此因三焦阳气不得宣通于表，表气郁而里气始急也。虽有痰饮，并不胀满，宜以温补合辛散，不得合淡渗也。治之果汗出而愈，渗之是益伤其里矣。当时有谓：须泄虚其里，使表水退返于里以泄之，而后可愈者，是真杀之也。前人有用此法者，是邪伏里膜，非在肤表也。虚其肠胃，俟里膜之邪复聚于肠胃，然后从而竭之。如吴又可所谓；俟膜原热邪复淤到胃，再用下法是也。盖肿，表证也，为风，为寒湿，其证动而后喘，法宜散之；胀，里证也，为湿热里盛，脾实肝滞，木郁土中，其证不待动而自喘，法宜泄之；肿胀兼有，散之、泄之。未有肤肿而反泄之，使陷入于里者也。

——清·周学海《读医随笔·卷四·证治类·用药须使邪有出路》

【提要】　本论主要阐述善医者当知邪去正安，立方用药当勿忘给邪以出路。治法以汗、吐、下三法为代表，人之玄府、口鼻、前后二阴，为病邪外出之门户，即作者所言"外出""下出"者。遣方用药之时，勿忘开门逐盗，忌闭门留寇。

3.2　剂　　型

《太平圣惠方》　论汤散丸之用※*

凡疗诸病，当先以汤，荡除五脏六腑，开通诸脉，理顺阴阳，令中破邪，润泽枯朽，悦人皮肤，益人气力。水能净万物，故用汤也。若四肢病久，风冷发动，次当用散，散能逐邪，风气湿痹，表里移走，居无常处，散当平之。次当用丸。丸药者，能逐风冷，破积聚，消诸坚症，进饮食，调和荣卫。

——宋·王怀隐，等《太平圣惠方·卷第二·论处方法》

【提要】　本论主要阐述汤剂、丸剂和散剂的作用特点。中医方剂有多种剂型，各具不同的性质和效用。剂型的选择，主要考虑以下两方面的因素：一是病人的病情，二是药物的特性。最为常用的剂型，是汤剂、丸剂和散剂。三者各有其特点：①汤剂，有荡涤之用。其特点是吸收快，能迅速发挥疗效，而且便于加减使用，能较为全面地、灵活地照顾到每一个病人或各种病证的特殊性，是中医临床使用最广泛的一种剂型。②散剂，有发散逐邪之用。散剂有制作简便，便于服用携带，吸收较快，节省药材，不易变质等优点。③丸剂，缓消缓补之用。但也有用于急证的丸剂，用水化开服用或水送服。凡药物不耐高热，难溶于水，容易挥发，毒性较剧烈的，多适合做丸。总之，处方之要在于"审疾状之浅深，明药性之紧缓"，各随汤、丸、散之所宜为治。

沈　括　论汤散丸

汤散丸各有所宜。古方用汤最多，用丸散者殊少。煮散古方无用者，惟近世人为之。大体欲达五脏四肢者莫如汤，欲留膈胃中者莫如散，久而后散者莫如丸，又无毒者宜汤，小毒者宜散，大毒者宜用丸。又欲速用汤，稍缓用散，甚缓者用丸，此大概也。近世用汤者全少，应汤者全用煮散。大率汤剂气势完壮，力与丸散倍蓰。煮散，多者一啜，不过三五钱极矣。比功效力，岂敌汤势，然既力大不宜有失，消息用之，要在良工，难可以定论拘也。

——宋·苏轼、沈括《苏沈良方·论汤散丸》

【提要】　本论主要讨论汤剂和散剂的作用特点。宋以前用汤最多，用丸散者少。受官修《太平圣惠方》及增订后的《太平惠民和剂局方》成药化的影响，丸散剂在宋代十分流行，传统的汤剂剂型应用很少，几乎都变成了煮散法，甚至很多散剂也一改传统的饮服法而用煮散法。煮散，一则可以省力，有时也可以节省药材，但效力却远不及汤剂气势完壮。因此，汤、散、丸之用，大体上是"欲达五脏四肢者莫如汤，欲留膈胃中者莫如散，久而后散者莫如丸；又无毒者宜汤，小毒者宜散，大毒者宜用丸。又欲速用汤，稍缓用散，甚缓者用丸"；又当"消息用之，要在良工，难可以定论拘"。

李东垣　用药丸散

仲景云：锉如麻豆大，与㕮咀同意。夫㕮咀者，古之制也。古无铁刃，以口咬细，令如麻豆，为粗药煎之。使药水清饮于腹中，则易升易散也，此所谓㕮咀也。今人以刀器锉如麻豆大，此㕮咀之易成也。若一概为细末，不分清浊矣。《经》云：清阳发腠理，浊阴走五脏，果何谓也。又曰：清阳实四肢，浊阴归六腑，是也。㕮咀之法，取汁清易循行经络故也。若治至高之病加酒煎，去湿加生姜煎，补元气以大枣煎，发散风寒以葱白煎，去膈上病以蜜煎。散者，细末也，不循经络止去膈上病及脏腑之病。气味厚者，白汤调服。气味薄者，煎以和渣服。去下部之疾，其丸极大而光且圆，治中焦者次之，治上焦者则极小，稠糊面丸者，取其迟化直至下焦。或酒或醋丸者，取其收散之意也。用半夏、南星或去湿者，以生姜汁煮糊为丸，制其毒也。稀糊丸者，取其易化也。水浸一宿，蒸饼为丸，及滴水为丸者，皆取易化也。炼蜜为丸者，取其迟化而气循经络也。用蜡为丸者，取其难化而旋旋收功也。大抵汤者荡也，去久病者用之。散者散也，去急病者用之。丸者缓也，不能速去其病，用药徐缓而治之也。

——金·李东垣《珍珠囊补遗药性赋·卷二·用药须知·用药丸散》

【提要】　本论主要阐述汤、丸、散之用及各自的意蕴。李东垣总结了几点：①煎，为㕮咀粗药煎之。服汤药使药水清饮于腹中，易升易散。有酒煎、姜煎、大枣煎、葱白煎、蜜煎等法，各随病之所宜。②散：药为细末。不循经络止去膈上病及脏腑之病多用之。气味厚者，白汤调服；气味薄者，煎以和渣服。③丸：药为细末，糊为丸。有面、酒、醋、生姜汁、滴水、炼蜜、蜡、蒸饼为丸等多种方法，宜各有所宜。总结三者之用，"汤者荡也，去久病者用之。散者散也，去急病者用之。丸者缓也，不能速去其病，用药徐缓而治之也"。

孙志宏　制方定规

医有成法、有活法，成法师古不可悖，活法因时不可拘。古方切中人病，自有定见。品味及分两，皆按君臣佐使，不可漫为增减，其制丸散，用服时候，悉有肯綮。盖心肺居上属阳，治心肺，药必大丸调化，或汤散，或噙咽，皆使易化，必饭后临睡服之，欲其药气恋于心肺也。肾肝居下属阴，治肾肝，药必细丸吞服，以炼蜜、酒糊、黄蜡等为丸，皆使迟化，必早空心服，更以干物压之，欲药气令直达于肾肝也。脾为中州，药须细丸，或水叠，或蒸饼糊，或枣肉，或饭丸，服于半饥半饱已时之分，使药气正归中州也。如风、火、寒、暑急证，欲取功速者，及走表四达者，皆以汤散为主。汤者荡也，取其荡涤；散者散也，欲其疏散。如虚损淹延之病，不能一时奏效者，主以丸，丸者缓也。令其从容培植，各有定格。常见时俗，心肺丸方减数味，加肝肾病之药；肾肝丸方减数味，入心肺病之饵。上下混淆，皆不奏功。虚费药本为轻，迁延病深为重，若此者，须分二方早晚各服为是。

——明·孙志宏《简明医彀·卷之一·要言一十六则·制方定规》

【提要】　本论主要阐述"制方定规"。孙志宏所言"制方"，是就制剂而言，主要探讨了不同部位病证，用何种剂型的药物，适宜服药的时间。如：心肺居上，治心肺，药用大丸调化，或汤散，或噙咽，是在于使药物易于散化；饭后临睡服，是欲其药气恋于心肺，所谓"病在心上者，先食而后药"。肾肝居下，治肾肝，药需细丸吞服，以炼蜜、酒糊、黄蜡等为丸，是宜使之迟化；早空心服，更以干物压之，欲药气令直达于肾肝，所谓"病在心下者，先药而后食"。脾为中州，药须细丸，或水叠，或蒸饼糊，或枣肉，或饭丸，是宜使之停于中；服于半饥半饱巳时之分，亦是使药气正归中州。

陈嘉谟 五用

汤

煎成清液也。补须要熟，利不嫌生。并生较定水数，煎蚀多寡之不同耳。去暴病用之，取其易升、易散、易行经络。故曰：汤者，荡也。

治至高之分，加酒煎。去湿，加生姜煎。补元气，加大枣煎。发散风寒，加葱白煎。去膈病，加蜜煎。止痛，加醋煎。凡诸补汤，渣滓两剂并合，加原水数复煎，待熟饮之，亦敌一剂新药。其发表、攻里二者，惟煎头药取效，不必煎渣也，从缓从急之不同故尔。

膏

熬成稠膏也。药分两须多，水煎熬宜久。渣滓复煎数次，绞聚浓汁，以熬成尔。去久病用之，取其如饴，力大滋补胶固，故曰：膏者，胶也。

可服之膏，或水、或酒随熬，滓犹酒煮饮之。可摩之膏、或油、或醋随熬，滓宜捣敷患处。此盖兼尽药力也。

散

研成细末也。宜旋制合，不堪久留，恐走泄气味，服之无效尔。去急病用之，不循经络，只去胃中及脏腑之积，故曰：散者，散也。

气味厚者，白汤调服。气味薄者，煎熟和滓服。

丸

作成圆粒也。治下焦疾者，如梧桐子大。治中焦疾者，如绿豆大。治上焦疾者，如米粒大。因病不能速去，取其舒缓，逐旋成功，故曰：丸者，缓也。

用水丸者，或蒸饼作稀糊丸者，取至易化，而治上焦也。用稠面糊丸者，或饭糊丸者，取略迟化，能达中焦也。或酒、或醋丸者，取其收散之意。犯半夏、南星。欲去湿痰者，以生姜自然汁作稀糊为丸，亦取其易化也。神曲糊丸者，取其消食。山药糊丸者，取其止涩。炼蜜丸者，取其迟化，而气循经络。蜡丸者，取其难化，能固护药之气味，势力全备，直过膈而作效也。

渍酒

渍煮酒药也。药须细锉，绢袋盛之，入酒罐密封。如常法煮熟，地埋日久，气烈味浓。早晚频吞，经络速达。或攻或补，并著奇功。滓漉出曝干，微捣末别渍。力虽稍缓，服亦益人。为散亦佳，切勿倾弃。补虚损证，宜少饮旋取效；攻风湿证，宜多饮速取效。

——明·陈嘉谟《本草蒙筌·总论·五用》

【提要】 本论主要阐述五种剂型的概念、制法及用法，展现了中药传统的制药理论和制备方法。因药性或者治疗疾病的需要，中药可以制成不同形态的剂型。作者所言"五用"，是就临床较为常用的汤、膏、散、丸、渍酒五种剂型的应用而言。其总结前人经验，展现了中药传统的制药理论和制备法，可谓是对《神农本草经·序》所言"药有宜丸者，宜散者，宜水煮者，宜酒渍者，宜膏煎者，亦有一物兼宜者，亦有不可入汤酒者，并随药性，不得违越"的最好解释。

莫枚士 汤液论

汤液，亦饮也。《素·经脉别》：饮入于胃，游溢精气，上输于脾；脾气散精，上归于肺；肺朝百脉，行精于皮毛，毛脉合精；通调水道，下输膀胱；水精四布，五精并行。其言饮入胃后，上下先后分布之序，即药入胃后，与病相当之理。以其先布于上，故遇轻清之药则先发，而与上病相当。但先发者先罢，至水精四布，而后轻清者已无力矣。其不能治下，而亦不足碍下者势也。重浊之药，其发既迟，当其输脾归肺之时，尚未尽发，必至水精四布，而后药力始毕达，而与下病相当，此轻清治上、重浊治下所由分也。《经》曰：近而奇偶，制小其服也；远而奇偶，制大其服也。皆取药发迟速、部位高下为义。其入脏者，亦止云五味入胃，各归其所喜攻，如酸先入肝云云，不必不入他脏也。后人不知古人制方之意，遂谓某药入某经，某药兼入某经。则试问胃气被药气使乎？抑药气被胃气使乎？夫固不辨而明也。乃或误宗其说，如桂枝汤方，见其主治太阳病多，因以桂枝为足太阳经药，殊不思太阴病亦用桂枝，而真武、理中、四逆，皆有加桂之例，吁！可怪也。总之，汤液治病，分气味不分经络，与针法大异。

——清·莫枚士《研经言·卷一·汤液论》

【提要】 本论主要阐述汤液是如何在体内运化和发挥作用的。汤药入胃后，药力的布散与饮入于胃后的输布次序和过程相同。汤液入胃以后，游溢布散其精气，上行输送于脾；经脾对精微的布散转输，上归于肺；肺主清肃而司治节，肺气运行，通调水道，下输于膀胱。如此则水精四布，外而布散于皮毛，内而灌输于脏腑、经脉，从而发挥药效。汤药"轻清治上，重浊治下"的道理亦在其中。

钱敏捷 丸药法则

丸大而坚或蜡糊，治下焦病宜之。
丸小而松用水法或酒糊，治上焦病宜之。
丸如绿豆用蜜糊或曲糊，治中焦病宜之。

——清·钱敏捷《医方絜度·叙·丸药法则》

【提要】 本论主要阐述用于三焦之病的丸药，当各因其所宜而为治。

徐灵胎 薄贴论

今所用之膏药，古人谓之薄贴。其用大端有二：一以治表，一以治里。治表者，如呼脓去腐，止痛生肌，并摅风护肉之类。其膏宜轻薄而日换，此理人所易知；治里者，或驱风寒，或和气血，或消痰痞，或壮筋骨，其方甚多，药亦随病加减。其膏宜重厚而久贴，此理人所难知，何也？盖人之疾病，由外以入内，其流行于经络脏腑者，必服药乃能驱之。若其病既有定所，在于皮肤筋骨之间，可按而得者，用膏贴之，闭塞其气，使药性从毛孔而入其腠理，通经贯络，或提而出之，或攻而散之，较之服药尤有力，此至妙之法也。故凡病之气聚血结而有形者，薄贴之法为良。但制膏之法，取药必真，心志必诚，火候必至，方能有效，否则不能奏功。至于敷熨吊溻种种杂法，义亦相同，在善医者通变之而已。

——清·徐灵胎《医学源流论·卷上·方药·薄贴论》

【提要】 本论主要阐述薄贴的用途及制备要领。薄贴，即外用膏药，也称为药膏，多具有消肿解毒、活血止痛、去腐生肌或者壮筋骨的功效。徐灵胎以治表、治里总结其功能：一则治表，如去脓腐，止痛生肌等；一则治里，如驱风寒、和气血、消痰癖、壮筋骨等，总体上是"气聚血结而有形者宜之"。制备的要领在于"取药必真，心志必诚，火候必至，方能有效，否则不能奏功"。

徐灵胎 围药论

外科之法，最重外治，而外治之中，尤当围药。凡毒之所最得，散大而顶不高。盖人之一身，岂能无七情六欲之伏火，风寒暑湿之留邪，食饮痰涎之积毒？身无所病，皆散处退藏，气血一聚而成痈肿，则诸邪四面皆会。惟围药能截之，使不并合，则周身之火毒不至矣。其已聚之毒，不能透出皮肤，势必四布为害，惟围药能束之使不散漫，则气聚而外泄矣。如此，则形小顶高，易脓易溃矣。故外治中之围药，较之他药为特重，不但初起为然，即成脓收口，始终赖之，一日不可缺。若世医之围药，不过三黄散之类，每试不效，所以皆云围药无用。如有既破之后，而仍用围药者，则群然笑之。故极轻之毒往往至于散越，而不可收拾者，皆不用围药之故也。至于围药之方，亦甚广博，大段以消痰拔毒、束肌收火为主，而寒热攻提、和平猛厉，则当随症去取。世人不深求至理，而反轻议围药之非，安望其术之能工也？

——清·徐灵胎《医学源流论·卷下·治法·围药论》

【提要】 本论阐述围药这一外科常用的特殊剂型。围药所治为七情六欲之伏火，风寒暑湿之留邪，食饮痰涎之积毒导致的外科疾病，其通过重用箍围药在病变四周截断毒邪四散的趋势而达到逐渐缩小病形、拔毒外出的作用。

蔡陆仙 方剂之种类

组织药味，以冀收治病之统一效能曰方；犹之编士卒，以成师旅团队也。察病之轻重缓急，以定方药分量之范围曰剂；犹之量敌人之多寡强弱，以派遣其若干师旅也。然师旅之编制，其性质既有海陆空军之不同，而技能又有骑兵炮队、步兵辎重之各异，此方剂组织支配而外，又须对病，分别药味组织之特长，以收治疗之实效；犹之派遣海陆空军、骑兵炮队，某处地势，某种敌兵，而适应以某种兵力克御之也。此方剂之外，复有药味组织支配之种类也。方剂之种类，约别之为六：曰汤，曰饮，曰丸，曰散，曰膏，曰丹。各种类之性质效能，爰各分释之，以如次焉。

汤剂

汤者，谓以诸药煎成清汁而服之也。名之曰汤者，犹言荡涤之意。凡外感病及大病，多用此法，有涤脏腑，通经络，开皮毛，泄壅阻，调阴阳，祛邪恶，充气力，助困竭等等功用，皆胥赖焉。古方中之汤剂，如大小承气汤、抵当汤等，皆取以涤荡脏腑者也；黄芪防己汤、独活寄生汤等，皆取以通经络者也；麻黄汤、葱豉汤等，皆取以开皮毛者也；陷胸汤、十枣汤等，皆取以泄壅阻者也。他如调阴阳，则有桂枝汤、八珍汤；祛邪恶，则有走马汤、辟邪汤（喻氏）；充气力，则有四君、四物、补中益气等汤；助困竭，则有复脉、四逆、归脾等汤。大抵汤剂，皆以涤荡开通，调和血脉，补充气血，急于见功效为用焉。

饮剂

饮者，凡汤药之宜于冷服徐服者是也。古方中如香薷饮、甘露饮之清暑解热，常山饮、清脾饮之须隔宿露服，徐徐饮之，以清暑治疟。又如病轻在上，不胜重剂，而以药蒸露为饮；如青蒿露荷叶露之祛暑，藿香露之和胃解秽，银花露之解毒，佛手露之顺气，杏仁露之润肺消痰等皆是。又如轻病，不须服汤剂，而以药代茶，每日不拘时间，不拘多寡，以饮服，既能无形见功，又可免煎药之手续麻烦。诸如此类，皆饮剂之治例也。又如桑菊饮之轻散，小蓟饮子之凉血，又皆推广其义变通以为轻剂者也。他如病人胃口不胜药力，而论病又必须多量药味，方克胜任者，无已，只可易汤为饮，以与徐徐服之；如昔人治一毒症，须服甘草十斤，试问甘草之甘，又须如此其重，而谓病人能服之乎？后即思得一法，乃以甘草十斤蒸露，令其代茶恣饮，果能尽剂而瘳，此更变汤为饮之巧法矣。

丸剂

丸者缓也，以诸药研碎，加黏性物，作成圆粒，以汤水吞服。可以逐风冷，破坚症，消积聚，进饮食，舒营卫，开关窍。凡下焦病久病之不能速去者，则以此缓治之。制法：先以各药分别研细，再行秤准配合；否则易细者一磨无遗，难细者三覆不尽，与原定分量便多差异，合丸则治上焦病宜小，中焦病次之，下焦病宜大。古方制丸，谓如细麻者，即胡麻也；如黍粟亦然。以十六黍为一大豆；如大麻子者，准三细麻也。如胡豆者，即今青班豆也。以二大麻子准之；如小豆者，即今赤小豆也。以三大麻子准之；如大豆者，以二小豆准之。如梧桐子者，以二大豆准之。如弹丸及鸡子黄者，以十梧子准之。大抵用丸之意，或治久病，取其缓缓服之，久久服之，以渐着效。古方中如薯蓣丸之治风气，须服至百丸方效。地黄丸、归脾丸之调脾补肾，须久服而后始臻效果者也。或治沉痼之疾，非汤剂散剂之一攻一散，即可令病去；且药过而不留，难搜捕病之隐伏，非以丸剂，使药之渣滓积留肠腹，药力徐徐发泄，积久其力渐大，足以推坚削积，非此不能奏功。古方中如大黄䗪虫丸之治干血留着成劳，鳖甲煎丸之攻痰水血瘀结之疟母，皆是药力久留而后能奏效者也。或病在下，若服汤剂，徒伤无病之中上二焦；而药力至下，反已气力消失，不如用丸剂，令达下焦，而始化散始能攻及病所也。或杀虫之药，恐入口，虫即感觉其药味，即潜伏不动，则服药徒然；若以峻药杂入丸中，外以甘香裹之，诱虫昂首向药，迨丸解溶时，毒药之性骤发，则虫即无所逃避而毙。古方中之鸦胆子丸之治休息痢，化虫丸及其他杀虫丸剂，或取糊为丸，或取蜜丸，以诱虫致毙之，比比皆是。更有恐用峻剂，肠胃不胜其毒，改以丸剂，则力缓而势稍和。古方中如舟车丸、木香槟榔丸等皆是。凡用丸如欲其积久见功，或直达病所者，须日服，少服，久服。欲减轻药势者，宜顿服，多服，间服，此又用丸剂之权变矣。

散剂

散者，诸药研碎服者之通称。凡内症之急病，外症之肿疡溃疡均用之。取其能祛风邪暑湿之气，撼寒湿浑浊之毒，发散四肢之壅滞，剪除五脏之结伏，有开肠和胃，行脉通经之功用也。古方中治内症之急病者；如五苓散之治小便不通，三物白散之治寒水结胸，逍遥散之治肝火郁结，四逆散之治阳气闭阻，皆以通行和畅为功用者也。治外症之疮疡肿毒者；如防风通圣散之发散攻毒，普济消毒散之消肿散疡，排脓散之化肿排脓，王不留行散之治金疮瘀痛，皆以散肿解毒定痛行瘀为功用者也。他如侯氏黑散之治大风，须冷服百日，令药性先积后散，是又用散之善变者矣。

膏剂

膏者，以药汁煎熬而成其稠黏之膏液也。古法，凡用膏，嚼在口中，缓缓咽下，为治上焦病所用。所谓病在上者，不厌频而少者是也。药中如用梨膏之止渴生津，枇杷膏之润肺清火，琼玉膏之治肺燥吐血，是尚不失为古诀者也。今人则多用以治久病及弱症，如用阿胶、龟板胶、鳖甲胶等，尤为滋阴补血之滥觞。而目下每逢冬令，凡富有及小康之家，或终岁辛劳之人，一遇冬令，必须开服膏方。所谓膏方者，即按照其人之体质，而配合数十味药品，煎熬以成膏，可尽冬令服之，云可滋补。即稍贫乏，无力求医开配膏方者，而药肆中现有之膏剂，如龟鹿二仙胶、两仪膏、独参膏、三才膏之类，亦必争相购服，寝成风气，牢不可破，此实昧于膏剂之意义矣。殊不知膏剂具有柔润助增津液之功能，若肠胃肌肤筋骨血液干燥者，始宜服之。若气衰痰湿素盛之人，再进服膏剂，以阴济阴，反增痰腻膈，饮食不纳。是欲补之，而反伤之，本不病而反生病，岂不冤哉。

丹剂

丹者，古之炼金石药为粉，以饵服者也。后人即广其煅炼之功，而制为药粉药末者，统名之曰丹剂。外科中所用如黄升、红升、白降等，已无论矣。即内科所用入煎服之丹药，盖亦指不胜屈。最常用；如九一丹、太液丹、神妙丹、至宝丹、辟瘟丹、黑锡丹之类。凡以丹名者，即不一定为粉末，即丸即块粒，亦有可称丹者，如玉枢丹、天王补心丹等，皆非丹末也。大抵以丹名者，皆经水火法则煎熬煅炼而成者也。故名曰丹，言其有神灵之功效焉。此盖即谓广义之丹药名称，若夷考其实，则惟金石煅炼服者，始可著称曰丹剂。今则除外科中尚有其制，余则名存实亡，已无人知其妙用矣。古人亦多以丹药起死回生者，盖神药一丸，功夺造化。今丹法失传，亦医界之一憾事也。

——民国·蔡陆仙《中国医药汇海·第一种·第八章方剂之种类》

【提要】　本论主要阐述汤、饮、丸、散、膏、丹等六种剂型的性质和效能。其中，汤、丸、散前论已详，此不再赘述。其对于饮、膏、丹剂的解释颇为详尽。要点如下：①饮：汤药之宜于冷服徐服者，多用于清热、清暑、凉血之用；另外，以药代茶之轻剂亦可属饮剂。②膏：此指内服膏剂，又叫膏滋。以药汁煎熬而成的稠黏膏液。膏剂有滋补之功、柔润助增津液之能，尤宜于滋阴补血之用。气衰痰湿素盛之人，则不宜服用膏滋药，以免以阴济阴，反增痰腻于膈所致饮食不纳之患。③丹：是随着我国古代炼丹术的发展而产生的一种剂型。即以汞、硝、矾等矿物类药物，经水火法则煎熬煅炼而成的丹药。内服丹剂，是古人追求强身健体、益寿延年的一种方法。其法兴于秦、汉、唐、宋时期，服食之人以帝王、贵族为主，其中为药所误者亦不乏其人；至金、元、明、清时期，炼丹服药之风渐衰，内丹法渐渐失传，医家主要用于外科疾病，比较有名的如红升丹、白降丹。

方 剂 各 论

1

解 表 剂

凡具有开泄腠理、调畅营卫、宣发肺气作用，治疗表证的方剂，称为解表剂。

应用解表剂须注意以下几点：其一，辨清病证性质，恰当遣药组方。证属风寒而用以辛凉，会使病邪冰伏，缠绵难愈；证属风热而投以辛温，犹如抱薪救火，以热助热。其二，把握煎服方法，利于发汗祛邪。解表剂多用辛散轻扬之品组方，故不宜久煎，以免药性耗散，作用减弱；在服法上一般宜温服，服后宜避风寒，或增衣被，或辅之以粥，以助汗出；禁食生冷、油腻之品，以免影响药物的吸收和药效的发挥。其三，解表取汗标准，以遍身微汗为佳。若汗出不彻则病邪不解，汗出太过则耗气伤津。其四，权衡表里轻重，治疗主从有序。若表邪未尽，而又见里证者，一般原则应先解表，后治里；表里并重者，则当表里双解。若外邪已入于里，或麻疹已透，或疮疡已溃，或虚证水肿，则不宜使用。

由于病邪性质有寒热之异，患者体质有虚实之别，表证则有表寒证与表热证、虚人外感证之分，因而解表方剂相应地分为辛温解表、辛凉解表、扶正解表三类。

1.1 辛温解表剂

具有发散风寒作用，治疗风寒表证的方剂，称为辛温解表剂。风寒表证，其症见恶寒发热，头身疼痛，无汗或有汗，鼻塞流涕，咳喘，苔薄白，脉浮紧或脉浮缓等，常用麻黄、桂枝、羌活、苏叶、防风等辛温解表药为主组成。因寒邪束表，每致营阴郁滞，肺失宣降，故此类方剂每配伍活血通脉的桂枝、川芎及宣降肺气的杏仁、桔梗等。

麻 黄 汤

【提要】　麻黄汤由麻黄、桂枝、杏仁、甘草组成。可发汗解表，宣肺平喘。用治外感风寒表实证，症见恶寒发热，头身疼痛，无汗而喘，舌苔薄白，脉浮紧。麻黄汤为治疗外感风寒表实证的代表方和基础方。

方中麻黄可发汗、平喘，"麻黄为轻剂，而专主发散"（《伤寒明理论》），以其为君药；此外，麻黄还具有"善利小便"的作用（《医学衷中参西录》）。桂枝为臣药，可解肌发表，温通血脉。杏仁为佐药，降气止咳平喘。甘草为使药，助麻、杏止咳平喘，益气和中，调和诸药。对于麻黄与桂枝的配伍关系，诸家亦有差异，究其大类，不过"桂枝监麻黄""桂枝佐麻黄"之别。

本方因麻黄与桂枝配伍发汗力很强，"为仲景开表逐邪发汗第一峻药"（《医宗金鉴》），故服法强调"不须啜粥之助"（《伤寒论条辨》）。

【方论】

麻黄味甘苦，用以为（君）者，以麻黄为轻剂，而专主发散，是以为君也。桂枝为（臣）者，以风邪在表又缓，而肤理疏者，则必以桂枝解其肌，是用桂枝为臣。寒邪在经，表实而腠密者，则非桂枝所能独散，必专麻黄以发汗，是当麻黄为主，故麻黄为君，而桂枝所以为臣也。《内经》曰：寒淫于内，治以甘热，佐以辛苦者，兹是类欤。甘草味甘平，杏仁味甘苦温，用以为（佐）（使）者，《内经》曰：肝苦急，急食甘以缓之。肝者，荣之主也。伤寒荣胜卫固，血脉不利，是专味甘之物以缓之，故以甘草、杏仁为之佐使。且桂枝汤主中风，风则伤卫，风邪并于卫，则卫实而荣弱。仲景所谓汗出恶风者，此为荣弱卫强者是矣。故桂枝汤佐以芍药，用和荣也。麻黄汤主伤寒，寒则伤荣，寒邪并于荣，则荣实而卫虚。《内经》所谓：气之所并为血虚，血之所并为气虚者是矣。故麻黄佐以杏仁，用利气也。若是之论，实处方之妙理，制剂之渊微，该通君子。熟明察之，乃见功焉。

——金·成无己《伤寒明理论·第四卷·诸汤方论》

方意以寒伤荣，则荣盛而卫虚，荣脉中寒邪盛，则血脉滞而头项背腰强痛，是用桂、杏之辛甘以散之；卫虚则恶寒无汗，气逆而喘，宜麻黄、甘草之甘以大发之，充其卫分之阳。或疑无汗用桂枝者，盖荣行脉中，并卫气而犯之。《经》曰：寒淫于内，治以甘热，佐以苦辛。又曰：辛甘发散为阳。凡寒淫者皆此例也。

——明·李梴《医学入门·外集·卷三·外感·汗吐下渗和解温补总方·阳证》

麻黄味苦而性温，力能发汗以散寒。然桂枝汤中忌麻黄，而麻黄汤中用桂枝。何也？曰：麻黄者，突阵擒敌之大将也。桂枝者，运筹帷幄之参军也。故委之以麻黄，必胜之算也。监之以桂枝，节制之妙也。甘草和中而除热，杏仁下气而定喘。惟麻黄有专功之能，故不须啜粥之助。

——明·方有执《伤寒论条辨·第二卷·辨太阳病脉证并治中》

《本草》云：轻可去实，麻黄是也。实者，谓寒邪在表，腠密无汗而表实也。麻黄为轻剂，专主发散，是以为君。表实者，非桂枝所能独散，所以为臣。《内经》曰：寒淫于内，治以甘热，佐以辛苦。甘草甘平，杏仁甘苦，用以为佐。经所谓肝苦急，急食甘以缓之也。且桂枝汤治风伤卫，则卫实营弱，故佐以芍药，和其营血也。麻黄汤治寒伤营，则营实卫虚，故佐以杏仁利其卫气也。

——明·李中梓《伤寒括要·卷下·太阳篇七十三方》

麻黄发汗散邪，其力最猛，故以桂枝监之，甘草和之，而用杏仁润下，以止喘逆。然亦但取微似汗，不须歠热稀粥，正如驭六马，执辔惟谨，恒虞其泛轶耳。

——清·喻嘉言《尚论篇·卷之一·太阳经中篇》

盖皮毛外闭，则邪热内攻，而肺气膹郁，故用麻黄、甘草同桂枝引出营气之邪，达之肌表。佐以杏仁，泄肺而利气，是则麻黄汤虽太阳发汗重剂，实为发散肺经火郁之药也。

——清·喻嘉言《尚论后篇·卷之三·太阳伤寒方》

夫寒伤营，则营血受病而见骨节烦疼，当矣，何反腠理闭密，无汗而喘耶？盖营既受伤于内，必无卫气独和于外之理，所以用麻黄发汗，必兼桂枝以和营。用杏仁者，所以散气除喘。用甘草者，所以助阳和卫，营卫流行，始能作汗也……故有汗、发热、恶风。是麻黄汤虽太阳发汗重剂，实为发散肺经火郁之药……汪石山云：辛甘发散为阳，仲景发表药中，必用甘草以载住邪气，不使陷入阴分也。若邪既入里，则内膹胀，必无复用甘草之理。试观五苓、抵当、承气、大柴、陷胸、十枣辈，并不用甘草也。惟调胃、桃核二汤，以其尚兼太阳部分之表邪，故不得不用也。当知发汗药中之甘草必不可少，此汤须脉证全在于表，方可用之。若脉微弱、自汗者，不可用也。

——清·张璐《伤寒缵论·卷下·正方·麻黄汤》

今麻黄汤内复用桂枝者，何也？余答云：按仲景法，无汗不得服桂枝汤，以其中有芍药姜枣也。夫伤寒无汗为表实，表实者，津液内固而不外泄，故禁用芍药以收敛津液。且使寒邪不得外散，津液既不得泄，更用姜枣以升生脾胃中之津液，尤为无为。其用生姜固无害，若大枣则过于温补，恐非表实之证所宜。今麻黄汤内用桂枝者，以寒伤营。桂枝亦营中药，能通血脉而发散寒邪，兼佐麻黄而泻营卫中之邪实。盖风寒在表，营卫俱实，肌肤燔热，头疼项强，腰脊痛，骨节不利。恶寒无汗者，必须用之。其汤中用杏仁者，以利喘也。用甘草者，和营卫也。且以邪之所凑，其气必虚，炙甘草有补虚之义。大抵古人用疏利之药，必少兼补药。有如调胃承气汤中亦用炙甘草，即此意也。仲景此方，乃冬月正伤寒，太阳经发表的药。后学如辩证精切，何难遵而用之。

——清·汪琥《伤寒论辩证广注·卷之四·辨太阳病脉证并治法中·麻黄汤》

古人用药用法象之义。麻黄中空外直，宛如毛窍骨节，故能去骨节之风寒，从毛窍而出，为卫分发散风寒之品。桂枝之条纵横，宛如经脉系络，能入心化液，通经络而出汗，为营分散解风寒之品。杏仁为心果，温能助心散寒，苦能清肺下气，为上焦逐邪定喘之品。甘草甘平，外拒风寒，内和气血，为中宫安内攘外之品。此汤入胃行气于玄府，输精于皮毛。斯毛脉合精而溱溱汗出。在表之邪，其尽去而不留，痛止喘平，寒热顿解，不烦啜粥而藉汗于谷也。其不用姜、枣者，以生姜之性，横散解肌，碍麻黄之上升。大枣之性，滞泥于膈，碍杏仁之速降。

——清·柯琴《伤寒附翼·卷上·太阳方总论·麻黄汤》

然风寒皆由皮毛而入，皮毛肺之合也，证虽属太阳，然面赤怫郁，咳嗽有痰，喘而胸满，非肺病乎？盖皮毛外闭，则邪热内攻，故用麻黄、甘草同桂枝引出营分之邪，达于肌表；佐以杏仁，泄肺而利气，使邪尽从外解耳。凡伤寒即发于冬寒之时，寒邪在表，闭其腠理，非辛温不能散之，此麻黄、桂枝等剂，所以必用也。

——清·冯兆张《冯氏锦囊秘录·杂症大小合参·卷十·遵古汇集伤寒诸方·麻黄汤》

人之伤于寒也，阳气郁而成热，皮肤闭而成实。麻黄轻以去实，辛以散寒，温以行阳。杏仁佐麻黄，达肺气，泄皮毛，止喘急，王好古谓其治卫实之药是也，然泄而不收，升而不降。桂枝、甘草，虽曰佐之，实以监之耳。

——清·尤在泾《伤寒贯珠集·卷一·太阳篇上·太阳正治法第一·麻黄汤脉证七条·麻黄汤方》

麻黄汤，破营方也。试观立方大义，麻黄轻清入肺，杏仁重浊入心，仲景治太阳初病，必从心营肺卫入意也。分言其功能，麻黄开窍发汗，桂枝和阳解肌，杏仁下气定喘，甘草安内攘外，四者各擅其长，有非诸药之所能及。兼论其相制之法，桂枝外监麻黄之发表，不使其大汗亡阳；甘草内守麻黄之出汗，不使其劫阴脱营；去姜、枣者，姜性上升，又恐碍麻黄发表，枣味缓中，又恐阻杏仁下气，辗转回顾，无非欲其神速，一剂奏效。若喜功屡用，必不戢而召亡阳之祸矣，故服已又叮咛不须啜粥，亦恐有留恋麻黄之性也。

——清·王子接《绛雪园古方选注·上卷·汗剂·麻黄汤》

名曰麻黄汤者，君以麻黄也。麻黄性温，味辛而苦，其用在迅升；桂枝性温，味辛而甘，其能在固表。证属有余，故主以麻黄必胜之算也；监以桂枝，制节之师也。杏仁之苦温，佐麻黄逐邪而降逆；甘草之甘平，佐桂枝和内而拒外。饮入于胃，行气于元府，输精于皮毛，斯毛脉合精，溱溱汗出，在表之邪，必尽去而不留；痛止喘平，寒热顿解，不须啜粥而藉汗于谷也。必须煮掠去上沫者，恐令人烦，以其轻浮之气，过于引气上逆也。其不用姜、枣者，以生姜之性横散于肌，碍麻黄之迅升；大枣之性泥滞于膈，碍杏仁之速降，此欲急于直达，少缓则不迅，横散则不升矣。然此为纯阳之剂，过于发汗，如单刀直入之将，用之若当，一战成功；不当，则不戢而召祸。故可一而不可再。如汗后不解，便当以桂枝代之。此方为仲景开表逐邪发汗第一峻药也。

——清·吴谦，等《医宗金鉴·订正仲景全书伤寒论注·卷二·辨太阳病脉证并治中篇·麻黄汤方》

麻黄气味苦辛热，乃肺经专药，据卫驱寒，为发汗之主，以治受病之原，使肺卫之气不寒，以温分肉，充皮毛，肥腠理而司开阖。桂枝气味甘辛热，散风救表，伐肝和脾，入营融血，为发汗之资，祛寒之援，使脾营之血不涩，溶溢于肺卫而为津液，则肺卫之津液得气化，布渗于皮毛而为汗。佐以杏仁利肺以舒气化，使以甘草和中以缓麻桂之性，从容不迫，云蒸雨化，使在表之寒邪得汗而解，则传次原流已断，而先入足太阳之邪孤悬自散。

——清·蒋宝素《医略十三篇·卷第三·伤寒》

麻黄走卫发汗，杏仁下气定喘，以是为主，而佐以桂枝入营散寒，甘草和中保液，视桂枝之调和营卫，以取微汗者不同也。桂枝麻黄，分主太阳病风伤卫、寒伤营二证，桂枝汤中不用麻黄，而麻黄汤中何以反用桂枝？或谓麻黄发汗太峻，取桂枝以监制之，予则不信。按：桂枝辛热，能入营而助汗，桂枝汤中尚取芍药监制桂枝，岂桂枝反能监制麻黄？盖凡病之在太阳者，全要从营卫上讨消息。风则伤卫，卫气疏则风易入，卫属阳，风为阳邪，两阳相合，则卫强而营反弱，故脉缓而有汗，卫邪易出，但取主桂枝入营助汗，而无取麻黄过泄卫分之气也。寒则伤营，营气实则寒易著，营主阴，寒为阴邪，两阴相搏，则寒凝而卫亦闭，故脉紧而无汗，营邪不易出，宜主麻黄走卫发汗，必兼藉桂枝以散营分之寒也。此本发汗之峻剂，故更不须啜稀粥以助药力也，不用姜枣者，以姜性升而枣味滞，虑碍杏仁下气定喘之功也。

——清·吕震名《伤寒寻源·下集·麻黄汤》

舒驰远曰：桂枝汤中，用芍药以内护于荣；麻黄汤中，用桂枝以外导于卫，以阴阳互根之妙也。后人不达，谬谓麻黄性猛，必使桂枝以监之。此说一倡，误人多矣。将恃有桂枝，则麻黄可肆用无所忌乎？盖荣行脉中，卫行脉外，荣邪出表，必假道于卫，用麻黄发出荣分之邪，用桂枝以接应卫外，正所以助麻黄而成发表之功，何为监耶？

——清·汪莲石《伤寒论汇注精华·卷一之中·辨太阳病脉证篇中》

麻黄发汗力甚猛烈，先煮之去其浮沫，因其沫中含有发表之猛力，去之所以缓麻黄发表之性也。麻黄不但善于发汗，且善利小便，外感之在太阳者，间有由经入府而留连不去者（凡太阳病多日不解者，皆是由经入府），以麻黄发其汗，则外感之在经者可解，以麻黄利其小便，则外感之由经入府者，亦可分消也。且麻黄又兼入手太阴能泻肺定喘，俾外感之由皮毛窜入肺者（肺主皮毛），亦清肃无遗。是以发太阳之汗者不但麻黄，而仲景定此方时独取麻黄也。桂枝味辛性温，亦具有发表之力，而其所发表者，惟在肌肉之间，故善托肌肉中之寒外出，且《神农本草经》谓其主上气咳逆吐吸（吸气甫入即吐出），是桂枝不但能佐麻黄发表，兼能佐麻黄入肺定喘也。杏仁味苦性温，《神农本草经》亦谓其主咳逆上气，是亦能佐麻黄定喘可知，而其苦降之性又善通小便，能佐麻黄以除太阳病之留连于府者，故又加之以为佐使。至于甘草之甘缓，能缓麻黄发汗之猛烈，兼能解杏仁之小毒，即以填补（甘草属土能填补）出汗后之汗腺空虚也。药止四味，面面俱到，且又互相协助，此诚非圣手莫办也。

——民国·张锡纯《医学衷中参西录·医论·太阳病麻黄汤证》

厚朴麻黄汤

【提要】 厚朴麻黄汤由厚朴、麻黄、石膏、杏仁、半夏、干姜、细辛、五味子、小麦组成。能散饮降逆，止咳平喘，兼清蕴热。主治素有痰饮郁热，复感风寒之寒热错杂证。症见咳喘痰多，胸满烦躁，咽喉不利，舌苔白滑或微黄，脉浮。

厚朴麻黄汤出自《金匮要略》。此方为"大、小青龙之变方"（《绛雪园古方选注》），以麻黄、杏仁散邪外出，半夏、五味子、细辛、干姜化痰涤饮，石膏清金降气，小麦补养正气。方中厚朴之功，诸家所论有异，王子接谓其降胃气上逆，陈修园言其宽胸开痹，尤在泾称其辛温助表，李彣称其疏土运脾。此方所主病机为外寒内饮，诸药相合，功在散寒除饮，由此观之，厚朴当为降气除饮而设。

【方论】 咳者，水寒射肺也，脉浮者，停水而又挟风以鼓之也。麻黄去风，散肺逆，与半夏、细辛、干姜、五味子、石膏同用，即前小青龙加石膏，为解表行水之剂也。然土能制水，而地道壅塞则水亦不行，故用厚朴疏敦阜之土，使脾气健运而水自下泄矣。杏仁下气去逆（经云：喘家加厚朴、杏子），小麦入心经，能通火气，以火能生土助脾，而共成决水之功也。

——清·李彣《金匮要略广注·卷中·肺痿肺痈咳嗽上气病脉证治第七·厚朴麻黄汤方》

若咳而其脉亦浮，则外邪居多，全以外散为主，用法即于小青龙汤中去桂枝、芍药、甘草，加厚朴、石膏、小麦，仍从肺病起见。以故桂枝之热，芍药之收，甘草之缓，概示不用，而加厚朴以下气，石膏以清热，小麦引入胃中助其升发之气，一举而表解脉和，于以置力于本病，然后破竹之势可成耳。一经裁酌，直若使小青龙载肺病腾空而去，神哉快哉！

——清·喻嘉言《医门法律·卷六·肺痈肺痿门》

若咳而脉浮，则外邪居多，全以散邪为主，用法即于小青龙汤中除去桂枝、芍药、甘草，加厚朴、石膏、小麦，仍从肺病起见。以桂枝之热，芍药之收，甘草之缓，概示不用，而加厚朴以下气，石膏以清热，小麦以引入胃中，助其升发之气也。

——清·张璐《张氏医通·卷四·诸气门下·咳嗽》

［按］　厚朴麻黄汤与小青龙加石膏汤大同，则散邪蠲饮之力居多，而厚朴辛温，亦能助表；小麦甘平，则同五味敛安正气者也……仲景之意，盖以咳皆肺邪，而脉浮者气多居表，故驱之使从外出为易。

——清·尤在泾《金匮要略心典·卷上·肺痿肺痈咳嗽上气病脉证治》

厚朴麻黄汤，大、小青龙之变方也。咳而上气作声，脉浮者，是属外邪鼓动下焦之水气上逆，与桂枝、芍药、甘草和营卫无涉，故加厚朴以降胃气上逆，小麦以降心气来乘，麻黄、杏仁、石膏仍从肺经泄热存阴，细辛、半夏深入阴分，祛散水寒，干姜、五味摄太阳而监制其逆，一举而泄热下气、散邪固本之功皆备，则肺经清肃之令自行，何患咳逆上气作声有不宁谧者耶！

——清·王子接《绛雪园古方选注·中卷·内科·厚朴麻黄汤》

咳而脉浮者，其病在上，是表邪外束，里气上逆，肺金郁格而不降也。厚朴麻黄汤，麻黄发表而散寒，石膏、小麦清金而润燥，朴、杏、姜、辛、半夏、五味破壅而降逆也。

——清·黄元御《金匮悬解·卷十五·内伤杂病·咳嗽上气·厚朴麻黄汤》

元犀按：咳而脉浮者，内有饮而表有邪也。表邪激动内饮，饮气上凌，则心肺之阳为之蒙蔽，故用厚朴麻黄汤宣上焦之阳，降逆上之饮。方中厚朴宽胸开蔽，杏仁通泄肺气，助麻黄解表出邪，干姜、五味、半夏、细辛化痰涤饮，小麦保护心君，然表邪得辛温而可散，内饮非质重而难平，故用石膏之质重者，降天气而行治节，使水饮得就下之性，而无上逆之患也，尤妙先煮小麦，补心养液，领诸药上行下出，为攘外安内之良图。可知仲师之方无微不到，学者当细心体认，方得其旨焉。

——清·陈修园《金匮方歌括·卷三·肺痿肺痈咳嗽上气方·厚朴麻黄汤》

华　盖　散

【提要】　华盖散由紫苏子、麻黄、杏仁、陈皮、桑白皮、赤茯苓、甘草组成。可宣肺解表，祛痰止咳。主治风寒袭肺，痰壅气逆证。症见恶寒发热，咳嗽上气，呀呷有声，吐痰色白，胸膈痞满，鼻塞声重，脉浮紧。

华盖散出自《太平惠民和剂局方》。本方是"邪遏喘促之专方"（《医略六书》），以麻黄解表散寒，宣肺平喘为君，紫苏子、杏仁降气祛痰止咳为臣，桑白皮泻肺利水平喘、白术健脾渗湿利水、陈皮行气化湿为佐，甘草调和药性为使。关于方中桑白皮配伍意义，徐灵胎、李畴人所见相同，均从清肺论之。且徐灵胎尚认为，本方证是风寒伤肺，遏热于经（《医略六书》）所致，故取桑白皮寒凉之性清解郁热，兼取其泻肺平喘之能收功。全方诸药配合，"使风邪外解，则遏热顿化，而肺络清和"（《医略六书》）。

【方论】　风寒伤肺，遏热于经，失其分布之常，故呼吸不利喘促不止焉。麻黄开发肺气以散风寒，杏仁疏降肺气以散痰逆，苏子散痰解郁，桑皮清肺肃金，橘红利气除痰，茯苓渗湿清肺，甘草缓中气以和胃，姜、枣益心脾以散寒也。使风寒外解，则遏热顿化，而肺络清和，奚有呼吸不利，喘促不止之患哉？此发散之剂，为邪遏喘促之专方。

——清·徐灵胎《医略六书·杂病证治·卷之二十二·华盖散》

麻黄为肺家专药，佐以苏子则表散风寒而兼泻肺顺气，杏仁、橘皮化痰润肺，桑白皮清肺，赤茯苓利水，甘草和中。其因感受风寒而致哮喘者，自可气平痰降矣。

——李畴人《医方概要·表散之剂·华盖散》

桂　枝　汤

【提要】　桂枝汤由桂枝、芍药、甘草、生姜、大枣组成。可解肌发表，调和营卫。主治风邪袭表，卫气失固、营阴外泄所致之恶风发热，汗出头痛，鼻鸣干呕，脉浮缓等。本方为治疗外感风寒表虚证的基础方，又是调和营卫、调和阴阳治法的代表方。

桂枝汤出自《伤寒论》。关于本方方解，《医宗金鉴》之"桂枝辛温，辛能发散，温通卫阳；芍药酸寒，酸能收敛，寒走阴营。桂枝君芍药，是于发汗中寓敛汗之旨；芍药臣桂枝，是于和营中有调卫之功"，言简意明、切中肯綮。现代《方剂学》教材，论述桂枝汤的配伍要旨，每宗此论。对本方功效，柯琴以"滋阴和阳、调和营卫、解肌发汗"（《伤寒来苏集》）概括，直入真髓，令人称道。张璐则从病因病机、药物配伍两方面，阐述了桂枝汤既非单纯之发汗剂，亦非单纯之止汗剂，乃"调和营卫"（《本经逢原》）之剂。可谓立论精辟，说理透彻，亦可参考。

本方之服药后调护，《医宗金鉴》强调"啜稀粥以助药力"，使"谷气内充""不但易为酿汗，更使已入之邪不能少留，将来之邪不得复入也"；"温覆令一时许，微似有汗，是授人以微汗之法也"，可谓深悉张仲景用方之法。

【方论】　仲景桂枝汤加减法，凡十有九证，但云芍药。《圣惠方》皆用赤芍药。孙尚药方皆用白芍药。《圣惠》乃太宗朝命王怀隐等编集。孙兆为累朝医师，不应如此背戾。然赤白补泻，极有利害。尝见仲景桂枝第四十七证云：病发热汗出，此为荣弱卫强，故使汗出，欲救邪风，宜桂枝汤。盖风伤卫而邪乘之，则卫强，荣虽不受邪，终非适平也，故卫强则荣弱。仲景以桂枝发其邪，以芍药助其弱，故知用白芍药也。荣既弱而不受病，乃以赤芍药泻之，决非仲景意。至于小建中，为尺迟血弱而设也，举此皆用白芍药，而仲景亦止称芍药，可以类推矣。

——宋·许叔微《伤寒发微论·论桂枝汤用赤白芍药不同》

风之伤人也，头先受之，故令头痛。风在表则表实，故令发热。风为阳，气亦为阳，同类相从，则伤卫外之气，卫伤则无以固卫津液，故令汗出。其恶风者，卫气不能卫也。其脉缓者，卫气不能鼓也。上件皆太阳证，故曰太阳中风。桂枝味辛甘，辛则能解肌，甘则能实表，《经》曰：辛甘发散为阳。故用之以治风。然恐其走泄阴气，故用芍药之酸以收之。佐以甘草、生姜、大枣，此发表而兼和里之意。

——明·吴崑《医方考·卷之一·伤寒门》

桂枝，其性味虽辛甘而属乎阳，其能事则在固卫而善走阴也。芍药，擅酸寒而下气，性收阴而敛液。夫卫气实而腠理开疏矣，非桂枝其孰能固之？荣血虚而汗液自出矣，非芍药其谁能收之？以芍药臣事桂枝而治中风，则荣卫无有不和谐者。佐之以甘草而和其中，则发热无有不退除者。使之以大枣而益脾，使之以生姜而止呕，皆用命之士也。

——明·方有执《伤寒论条辨·第一卷·辨太阳病脉证并治上》

桂枝，血分药也。仲景用以治风伤卫之证者，其义何居？夫营行脉中，卫行脉外，风既伤卫，则卫气疏泄，不能内护其营，而汗因以自出矣。汗者，血之液也。苟非以血药直透营分，和营散邪；芍药护营固里，则不但外邪不能即出，且必内入，而为府患，然后知和营则外邪出，邪出则卫自密，更不必用固表之药，而汗自止矣。

——清·周扬俊《伤寒论三注·卷之一·太阳上篇·风伤卫三证》

麻黄外发而祛寒，遍彻皮毛，故专于发汗。桂枝上行而散表，透达营卫，故能解肌……仲景治中风，解表皆用桂枝汤。又云，无汗不得用桂枝，其意云何？夫太阳中风，阳浮阴弱，阳浮者热自发，阴弱者汗自出，卫实营虚，故发热汗出，桂枝汤为专药。又太阳病发热汗出者，此为营弱卫强，阴虚阳必凑之，皆用桂枝发汗。此调其营，则卫气自和，风邪无所容，遂从汗解，非桂枝能发汗也。汗多用桂枝汤者，以之与芍药调和营卫，则邪从汗去，而汗自止，非桂枝能止汗也。世俗以伤寒无汗不得用桂枝者，非也。桂枝辛甘发散为阳，寒伤营血，亦不可少之药，麻黄汤、葛根汤未尝缺此。但不可用桂枝汤，以中有芍药酸寒，收敛表腠为禁耳。

——清·张璐《本经逢原·卷三·香木部·桂枝》

此为仲景群方之魁，乃滋阴和阳，调和营卫，解肌发汗之总方也……桂枝赤色，通心温经，能扶阳散寒，甘能益气生血，辛能解散外邪，内辅君主，发心液而为汗。故麻黄、葛根、青龙辈，凡发汗御寒者咸用之，惟桂枝汤不可用麻黄，麻黄汤不可无桂枝也。本方皆辛甘发散，惟芍药微苦微寒，能益阴敛血，内和营气。先辈之无汗不得用桂枝汤者，以芍药能止汗也。芍药之功，本在止烦，烦止汗亦止，故反烦、更烦，与心悸而烦者咸赖之。若倍加芍药，即建中之剂，非复发汗之剂矣。是方也，用桂枝发汗，即用芍药止汗，生姜之辛，佐桂以解肌，大枣之甘，佐芍以和里。桂、芍之相须，姜、枣之相得，阴阳表里，并行而不悖，是刚柔相济以为和也。甘草甘平，有安内攘外之功，用以调和气血者，即以调和表里，且以调和诸药矣。

——清·柯琴《伤寒来苏集·伤寒附翼·卷上·太阳方总论》

桂枝汤，和方之祖，故列于首。太阳篇云：桂枝本为解肌。明非发汗也。桂枝、甘草辛甘化阳，助太阳融会肌气；芍药、甘草酸甘化阴，启少阴奠安营血；姜通神明，佐桂枝行阳；枣泄营气，佐芍药行阴。一表一里，一阴一阳，故谓之和。加热粥，内壮胃阳，助药力行卫，解腠理郁热，故曰解肌。邪未入营而用白芍者，和阳解肌，恐动营发汗，病反不除。观此足以贯通全部方法，变化生心，非仲圣其孰能之？

——清·王子接《绛雪园古方选注·上卷·和剂·桂枝汤》

名曰桂枝汤者，君以桂枝也。桂枝辛温，辛能发散，温通卫阳。芍药酸寒，酸能敛汗，寒走阴而益营。桂枝君芍药，是于发汗中寓敛汗之旨；芍药臣桂枝，是于和营中有调卫之功。生姜之辛，佐桂枝以解肌表；大枣之甘，佐芍药以和中。甘草甘平，有安内攘外之能，用以调和中气，即以调和表里，且以调和诸……而精义在服后须臾啜热稀粥以助药力。盖谷气内充，不但易为酿汗，更使已入之邪不能少留，将来之邪不得复入也。又妙在温覆令一时许，漐漐微似有汗，是授人以微汗之法也。不可令如水流漓，病必不除，是禁人以不可过汗之意也。

——清·吴谦，等《医宗金鉴·订正仲景全书伤寒论注·卷一·辨太阳病脉证并治上篇·桂枝汤方》

世医不悟桂枝实表之义，几以此味为能补卫而密腠理，若然，何以不用参、芪耶？夫四时之风，因于四时之气，冬月寒风，卫为所并，不能为营气之固而与之和，故汗出。惟桂枝辛甘，能散肌表寒风，又通血脉。故合于白芍，由卫之固以达营，使其相合而肌解汗止也。芍药酸收，即出地之风木，风木为阴中之阳，引阴出地。真阳藏于地，桂能导引真阳而通血脉，故合于芍以和营卫。

——清·杨时泰《本草述钩玄·卷二十二·香木部·桂·桂枝》

桂枝汤中，桂、甘、姜、枣，为辛甘发散之品，配以芍药苦酸微寒，于宣卫通阳中而和营阴，故发汗中又能止汗，深得阴阳相配刚柔互济之妙……桂枝、生姜两种辛温药同用，更能发挥通阳解肌的作用。芍药、大枣两种濡润药同用，则增强和营养液的效果。若桂、芍之相须，姜、枣之相得，则是使用两种性质不同之药，相反相成，而起着调和营卫的作用。可见经方配伍组合之妙。姜、枣并用，因能调和营卫，故桂枝、葛根、青龙、越婢、大、小柴胡、泻心等方皆用之。甘草用炙，用意重在和中。

——李培生《李培生医书四种·伤寒附翼笺正·卷上·太阳方总论·桂枝汤》

大 青 龙 汤

【提要】 大青龙汤由麻黄、桂枝、甘草、杏仁、石膏、生姜、大枣组成。能发汗解表，兼清里热。主治风寒束表，里有郁热之证。症见恶寒发热，头身疼痛，无汗，脉浮紧。此外，张仲景尚以此方治外感风寒、水饮内郁化热之溢饮。所治虽有不同，但究其病因，皆因风寒束表而起，入里化热而成。

大青龙汤出自《伤寒论》。麻黄为君，发汗解表、宣肺平喘、利水消肿，其量为麻黄汤之倍，故开泄腠理，发汗散寒之力尤峻。桂枝辛温，解肌发汗，助麻黄解表而和营卫；石膏辛甘而寒，清里热并透郁热，二者同为臣药。麻黄得石膏，辛温发表而无助热之弊；石膏得麻黄，大寒清热而无凉遏之虞。杏仁降利肺气，与麻黄相合，宣降肺气，以适肺性；生姜、大枣同用则和脾胃、调营卫，兼助解表、益汗源，共为佐药。甘草益气和中，既缓辛温峻散之力，又调和诸药，且防石膏寒凉伤中，为佐使药。关于组方配伍，细考诸药用量，原方倍用麻黄，是其特点。柯琴认为，倍用麻黄是因石膏"性沉而大寒，恐内热顿除而表寒不解，变为寒中而协热下利，故必倍麻黄以发表"（《伤寒来苏集》），似欠妥贴。陈潮祖将此方与治疗水肿的越婢汤比较，认为其治溢饮，与"麻黄有发汗、利水两种功效"（《中医治法与方剂》）有关，见解独到。是方所治全在寒邪束表，其内热是因寒郁所化。细思其治法，在表当汗之、火郁者当发之，倍用麻黄，全为开表逐邪。

【方论】　青龙，东方甲乙木神也，应春而主肝，专发主之令。为敷荣之主，万物出甲开甲，则有两歧，肝有两叶，以应木叶。所以谓之青龙者，以发散荣卫两伤之邪，是应肝木之体耳。桂枝汤主中风，麻黄汤主伤寒，二者发散之纯者也。及乎大青龙汤则不然，虽为发汗之剂，而所主又不一。必也中风脉浮紧，为中风见寒脉，是风寒两伤也。伤寒脉浮缓，为伤寒见风脉，是风寒两伤也。风兼寒，寒兼风，乃大青龙汤专主之也。见兹脉证，虽欲与桂枝汤解肌以祛风，而不能已其寒，则病不去。或欲以麻黄汤发汗以散寒，而不能去其风，则病仍在。兹仲景所以特处大青龙汤，以两解之。麻黄味甘温，桂枝味辛热。寒则伤荣，必以甘缓之。风则伤卫，必以辛散之。此风寒两伤，荣卫俱病，故以甘辛相合，而为发散之剂。表虚肤缓者，则以桂枝为主，此以表实腠理密，则以麻黄为主，是先麻黄后桂枝。兹麻黄为君，桂枝为臣也。甘草味甘平，杏仁味甘苦，苦甘为助，佐麻黄以发表。大枣味甘温，生姜味辛温，辛甘相合，佐桂枝以解肌。石膏味甘辛微寒。风阳邪也，寒阴邪也。风则伤阳，寒则伤阴。荣卫阴阳，为风寒两伤，则非轻剂所能独散也，必须轻重之剂以同散之，乃得阴阳之邪俱已，荣卫之气俱和，是以石膏为使。石膏为重剂，而又专达肌表者也。大青龙汤发汗之重剂也，非桂枝汤之所同，用之稍过，则又有亡阳之失。《经》曰：若脉微弱，汗出恶风者，不可服，服之则厥逆，筋惕肉瞤，此为逆也。又曰：一服汗者停后服，若复服，汗多亡阳，遂虚恶风，烦躁不得眠也。即此观之，剂之轻重可见矣。其用汤者，宜详审之。

——金·成无己《伤寒明理论·第四卷·诸汤方论》

仲景法，太阳伤寒，治以麻黄汤；太阳中风，治以桂枝汤。今伤寒太阳证见风脉，是有头痛、身热、无汗、恶寒，但脉来不紧而缓，为伤寒且中风矣，故二方并而用之。风寒外盛，则人身之阳郁为内热，此石膏之所加也。名曰大青龙，其发表之尤者乎！而亡阳之戒，筋惕肉瞤之弊，则用青龙之过者也。有此者，急以大温大补之剂主之，又仲景救弊之方也。

——明·吴崑《医方考·卷之一·伤寒门》

太阳中风，脉浮紧，头痛发热，恶寒身疼，不汗出而烦躁，此麻黄证之剧者，故加味以治之也。诸证全是麻黄，有喘与烦躁之别。喘者是寒郁其气，升降不得自如，故多用杏仁之苦以降气；烦躁是热伤其气，无津不能作汗，故特加石膏之甘以生津。然其性沉而大寒，恐内热顿除而表寒不解，变为寒中而挟热下利，是引贼破家矣。故必倍麻黄以发表，又倍甘草以和中，更用姜枣以调营卫。一汗而表里双解，风热两除。

——清·柯琴《伤寒来苏集·伤寒附翼·卷上·太阳方总论》

名大青龙者，取龙兴云雨之义也。治风不外乎桂枝，治寒不外乎麻黄，合桂枝、麻黄二汤以成剂，故为兼风寒中伤者之主剂也。二证俱无汗，故减芍药，不欲其收也；二证俱烦躁，故加石膏，以解其热也。设无烦躁，则又当从事于麻黄桂枝各半汤矣。仲景于表剂中加大寒辛甘之品，则知麻黄证之发热，热全在表；大青龙证之烦躁，热兼肌里矣。初病太阳即用石膏者，以其辛能解肌热，寒能清胃火，甘能生津液，是预保阳明存津液之先着也。粗工疑而畏之，当用不用，必致热结阳明，斑黄狂冒，纷然变出矣。观此，则可知石膏乃中风、伤寒之要药，故得麻、桂而有青龙之名，得知、草而有白虎之号也。服后取微汗，汗出多者，温粉扑之。一服得汗，停其后服。盖戒人即当汗之证，亦不可过汗也。

——清·吴谦，等《医宗金鉴·订正仲景全书伤寒论注·卷三·辨太阳病脉证并治下篇·大青龙汤方》

夫邪之来也，正气不与之两立，必发热以拒之。而人禀阴阳之气，各有偏盛不同。阳盛之人，外为风寒骤加，则阳气内郁而不伸，故见躁烦不宁之象。然阳气抑郁，何由得汗？虽用麻黄、桂枝，表亦终不能解，一若亢龙有悔欲雨何来？必以石膏之甘寒，清其内烦，解其郁热，使其阳气暴伸，表里通畅，然后云行雨施，一汗而解也。先哲每谓石膏可以解肌，殊不知甘寒质重之物，只有清里之能，不过热除表解之意，皆由前人凿分桂枝汤治风伤卫、麻黄汤治寒伤营、大青龙汤治风寒两伤营卫，均为解表之方，遂致后人误会者多耳！此方即麻黄汤之变剂，因其内有郁热，故加石膏；欲其和营卫致津液，故用姜、枣。学者神而明之，自可得其理矣。

——清·张秉成《成方便读·卷之一·发表之剂·大青龙汤》

此大青龙汤所主之证，原系胸中先有蕴热，又为风寒锢其外表，致其胸中之蕴热有蓄极外越之势。而其锢闭之风寒，而犹恐芍药苦降酸敛之性，似于发汗不宜，而代以石膏，且多用之以厚其力，其辛散凉润之性，既能助麻、桂达表，又善化胸中蕴蓄之热为汗，随麻、桂透表而出也，为有云腾致雨之象，是以名为大青龙也。至于脉微弱，汗出恶风者，原系胸中大气虚损，不能固摄卫气，即使有热亦是虚阳外浮，若误投以大青龙汤，人必至虚者益虚，其人之元阳因气分虚极而欲脱，遂至肝风萌动而筋惕肉𣊓也。

——民国·张锡纯《医学衷中参西录·医论·太阳病大青龙汤证》

本方由麻黄汤加石膏、生姜、大枣而成。麻黄汤辛温发汗，去其在表寒邪，邪去则恶寒、无汗、身疼等证可除；加入石膏，外解肌热，内清里热，热清则烦躁证象可解；恐石膏寒凉害胃，故佐姜枣和中，兼调营卫。

方中石膏极为重要，与麻桂配合亦很周密。其辛凉之性能随麻桂达表，凉散表热，又善化胸中蕴热为汗，随麻桂透表而出。麻桂得石膏，发表而不助热；石膏得麻桂，能借其发表作用外达肌腠，相济以凉散表热。故麻桂与石膏之间不仅主治各有重点，又有相须相制作用。

《金匮要略》以本方治疗溢饮，四肢肿而当汗者。溢饮系指"饮水流行，归于四肢，当汗出不汗出，身体疼重"等证候。四肢为身体远端，水在四肢，宜发汗使水从汗孔而出，故宜本方。如果再将此方与治疗水肿的越婢汤比较，就会知道此方也有利尿作用。麻黄有发汗、利水两种功效，与石膏配伍，发汗作用减弱，利水作用显著，故越婢汤有宣肺行水之功，此方多杏仁宣肺气而开水源，桂枝温阳气以助气化，所以也有利水作用。

——陈潮祖《中医治法与方剂·各论·肺系病机治法与方剂·表卫失调·寒邪束表·大青龙汤》

小 青 龙 汤

【提要】　小青龙汤由麻黄、芍药、细辛、干姜、甘草、桂枝、半夏、五味子组成。可解表散寒，温肺化饮。主治外寒内饮证，症见寒热无汗，咳喘痰多而稀，或胸痞，或干呕，或浮肿身重，舌苔白滑，脉浮。本方是治疗外感风寒，寒饮内停喘咳的常用方剂。

小青龙汤出自《伤寒论》。方以辛温之麻黄、桂枝相须为君，发汗解表，麻黄兼能开宣肺气以解喘咳之证，桂枝还可化气行水以利内饮之化。臣以辛温之干姜、细辛，温肺化饮，兼协麻黄、桂枝解表祛邪。半夏燥湿化痰，和胃降逆为佐；五味子敛肺止咳、芍药和营养血亦为佐药，既令散中有收，以利肺气开阖，增强止咳平喘之功，又可防诸辛散温燥之药耗气伤津，正如张秉成认为"一以防肺气耗散，一则缓麻、桂、姜、辛之刚猛也"（《成方便读》）。炙甘草益气和中，兼调和辛散酸收之性，为佐使之药。柯琴以"开中有合，升中有降"（《伤寒来苏集》）总结配伍特点，现代方书与《方剂学》教材多宗此说。柯琴将五苓散与本方比较，谓两方虽"同治表不解，而心下有水气"，彼方"治水之蓄而不行，故大利其水而微发其汗"，此方"治水之动而不居，故备举辛温以散水，并用酸苦以安肺"（《伤寒来苏集》），阐发张仲景发表利水之秘法。

【方论】　伤寒表不解，则麻黄汤可以发；中风表不解，则桂枝汤可以散。惟其表且不解，而又加之心下有水气，则非麻黄汤所能发，桂枝汤所能散，乃须小青龙汤，始可祛除表里之邪气尔。麻黄味甘辛温，为发散之主，表不解应发散之，则以麻黄为君。桂味辛热，甘草味甘平，甘辛为阳，佐麻黄表散之，用二者所以为臣。芍药味酸微寒，五味子味酸温，二者所以为佐者，寒饮伤肺，咳逆而喘，则肺气逆，《内经》曰：肺欲收，急食酸以收之，故用芍药、五味子为佐，以收逆气。干姜味辛热，细辛味辛热，半夏味辛微温，三者所以为使者，心下有水，津液不行，则肾气燥。《内经》曰：肾苦燥，急食辛以润之。是以干姜、细辛、半夏为使，以散寒水。逆气收，寒水散，津液通行，汗出而解矣。

——金·成无己《伤寒明理论·第四卷·诸汤方论》

伤寒表不解，心下有水气，干呕发热而渴，或利、或噎、或小便不利少腹满、或喘者，用此发汗利水。夫阳之汗，以天地之雨名之。水气入心则为汗，一汗而外邪顿解矣。此因心气不足，汗出不彻，故寒热不解而心下有水气。其咳是水气射肺之征，干呕知水气未入于胃也。心下乃胞络相火所居之地，水火相射，其病不可拟摹。如水气下而不上，则或渴或利；上而不下，则或噎或喘；留于肠胃，则小便不利而少腹满耳。惟发热干呕而渴，是本方之当证。此于桂枝汤去大枣之泥，加麻黄以开玄府，细辛逐水气，半夏除呕，五味、干姜以除咳也。以干姜易生姜者，生姜之味气不如干姜之猛烈，其大温足以逐心下之水，苦辛可以解五味之酸，且发表既有麻黄、细辛之直锐，更不藉生姜之横散矣……两青龙俱两解表里法，大青龙治里热，小青龙治里寒，故发表之药同，而治里之药殊也。此与五苓，同为治表不解而心下有水气。在五苓治水蓄而不行，故大利其水而微发其汗，是为水郁折之也。本方治水之动而不居，故备举辛温以散水，并用酸苦以安肺，培其化源也，兼治肤胀最捷。

——清·柯琴《伤寒来苏集·伤寒附翼·卷上·太阳方总论》

小青龙汤，治太阳表里俱寒，方义迥异于大青龙之治里热也。盖水寒上逆，即涉少阴肾虚不得已而发表，岂可不相绾照，独泄卫气，立铲孤阳之根乎！故于麻、桂二汤内，不但留芍药之收，拘其散表之猛；再复干姜、五味摄太阳之气，监制其逆；细辛、半夏辛滑香幽，导纲药深入少阴，温散水寒从阴出阳。推测全方，是不欲发汗之意。推原神妙，亦在乎阳剂而以敛阴为用。偶方小制，故称之曰小青龙。

——清·王子接《绛雪园古方选注·上卷·汗剂·小青龙汤》

肾为寒水之脏，而元阳实根于中。是故阳旺则水亏，阳虚则水盛，而水邪之本在肾也，其标又在脾、肺二脏，何也？经言：饮入于胃，游溢精气，上输于脾，脾气散精，上归于肺，通调水道，下输膀胱，水精四布，五经并行。是胃中水液，由少阳相火蒸腾而游溢，上输于脾，如脾弱不能输布，则蓄于中而为胀满。若脾输归肺，而肺不能通调下输，则壅于三焦而小便不利，则为身肿矣。若其水邪始发，脾、肺气窒，必有或喘或呕或咳等症。加外感风寒，则有发热、恶寒、头痛等症。故仲景主治之法，以干姜、甘草、半夏温通脾胃之阳，以行水化气；麻、桂、细辛通太阳、少阴之阳，以解风寒；风寒夹水，阴邪甚胜，故须重用辛温阳药，然阴无阳不生，阳无阴不化，故佐芍药和阴，使表里之气输化；更加五味收肃肺气，俾得通调水道，则表里之邪皆去矣。

——清·章楠《医门棒喝二集伤寒论本旨·卷九·太阳篇方·小青龙汤》

前方（大青龙汤）因内有郁热而表不解，此方因内有水气而表不解。然水气不除，肺气壅遏，营卫不通，虽发表何由得汗？故用麻黄、桂枝解其表，必以细辛、干姜、半夏等辛燥之品，散其胸中之水，使之随汗而出。《金匮》所谓腰以上者，当发汗，即《内经》之开鬼门也。水饮内蓄，肺必逆而上行，而见喘促上气等证。肺苦气上逆，急食酸以收之，以甘缓之。故以白芍、五味子、甘草三味，一以防肺气之耗散，一则缓麻、桂、姜、辛之刚猛也。名小青龙者，以龙为水族，大则可以兴云致雨，飞腾于宇宙之间；小则亦能治水驱邪，潜隐于波涛之内耳。

——清·张秉成《成方便读·卷之一·发表之剂·小青龙汤》

风寒外搏，痰饮内伏，发为痰嗽气喘者，必须从小青龙加减施治。盖君以麻、桂辛温泄卫，即佐以芍、草酸甘护营。妙在干姜与五味拌捣为臣，一温肺阳而化饮，一收肺气以定喘。又以半夏之辛滑降痰，细辛之辛润行水，则痰饮悉化为水气，自然津津汗出而解。若不开表而徒行水，何以解风寒之搏束；若一味开表，而不用辛以行水，又何以去其水气。此方开中有阖，升中有降，真如神龙之变化不测。设非风寒而为风温，麻桂亦不可擅用，学人宜细心辨证，对证酌用也。

——清·俞根初《重订通俗伤寒论·第二章·六经方药·发汗剂》

仲景之方，用五味即用干姜。诚以外感之证皆忌五味，而兼痰嗽者尤忌之，以其酸敛之力甚大，能将外感之邪锢闭肺中永成劳嗽，惟济之以干姜至辛之味，则无碍。诚以五行之理，辛能胜酸，《内经》有明文也。徐氏《本草百种注》中论之甚详。而愚近时临证品验，则另有心得。盖五味之皮虽酸，其仁则含有辛味，以仁之辛济皮之酸，自不至过酸生弊，是以愚治劳嗽，恒将五味捣碎入煎，少佐以射干、牛蒡诸药即能奏效，不必定佐以干姜也。

——民国·张锡纯《医学衷中参西录·医论·太阳病小青龙汤证》

肺失宣降，寒饮内停，法当宣肺降逆，温化水饮。方中麻黄有宣降肺气，发汗解表，利尿行水三大功效；桂枝也有温通血脉，解肌发汗，温肾化气三大作用。两药相伍，有发汗解表、通调营卫、降气行津之功，正合肺失宣降、气逆水停机理，故是主药。水饮内停，虽有麻黄、桂枝宣上温下，若不温运中焦，仍然不能消除，故配半夏燥湿，干姜温脾，使脾能输津，肺能布津，肾能化气，则津行无阻而水饮可除。至于配伍细辛、五味子降逆下气，芍药、甘草柔肝缓急，又专为气道挛急和肺气上逆的喘咳而设。此方八药同用，能够消除致病原因，调理五脏功能，流通气血津液，缓解气道痉挛，故是宣肺降逆、温化水饮的有效名方。

——陈潮祖《中医治法与方剂·各论·肺系病机治法与方剂·本脏自病·肺寒停饮·
小青龙汤》

❧ 止 嗽 散 ❧

【提要】　止嗽散由桔梗、荆芥、紫菀、百部、白前、陈皮、甘草组成。可宣肺止咳，疏风解表。主治外感风邪所致咳嗽，症见咽痒咳嗽，咯痰不爽，舌苔薄白，脉浮缓。本方为治表邪未尽，肺失宣降而致咳嗽的常用方。

止嗽散出自《医学心悟》。方中紫菀、百部味甘苦而性温，归肺经，功擅化痰止咳，新久咳嗽皆宜，为君药。桔梗、白前均能祛痰止咳，一宣一降为臣药。荆芥辛而微温，疏风解表，以祛在表之余邪；陈皮理气燥湿，均为佐药。甘草调和诸药，合桔梗又有利咽止咳之功，为佐使。本方为肺病外感日久而设，肺为娇脏，理应避免凉温过极。正如程国彭所云，本方"温润和平，不寒不热，既无攻击过当之虞，大有启门驱贼之势"（《医学心悟》）。

【方论】　此方系予苦心揣摩而得也。盖肺体属金，畏火者也，过热则咳。金性刚燥，恶冷者也，过寒亦咳。且肺为娇脏，攻击之剂既不任受，而外主皮毛，最易受邪，不行表散则邪气留连而不解。《经》曰：微寒微咳，寒之感也，若小寇然，启门逐之即去矣。医者不审，妄用清凉酸涩之剂，未免闭门留寇，寇欲出而无门，必至穿逾而走，则咳而见红。肺有二窍，一在鼻，一在喉。鼻窍贵开而不闭，喉窍宜闭而不开。今鼻窍不通，则喉窍将启，能无虑乎？本方温润和平，不寒不热，既无攻击过当之虞，大有启门驱贼之势。是以客邪易散，肺气安宁，宜其投之有效欤？

——清·程国彭《医学心悟·第三卷·咳嗽·止嗽散》

普明子制此方，并论注其妙，而未明指药之治法。余因即其注而增损之曰：肺体属金，畏火者也，遇热则咳，用紫菀、百部以清热。金性刚燥，恶冷者也，遇寒则咳，用白前、陈皮以治寒。且肺为娇脏，外主皮毛，最易受邪，不行表散，则邪气流连而不解，故用荆芥以散表。肺有二窍，一在鼻，一在喉，鼻窍贵开而不贵闭，喉窍贵闭而不贵开。今鼻窍不通，则喉窍启而为咳，故用桔梗以开鼻窍。此方温润和平，不寒不热，肺气安宁。

——清·唐容川《血证论·卷七》

九味羌活汤

【提要】　九味羌活汤由羌活、防风、苍术、细辛、川芎、白芷、生地黄、黄芩、甘草组成。可发汗祛湿，兼清里热。主治外感风寒湿邪，兼内有蕴热证，症见恶寒发热，无汗，头痛项强，肢体酸楚疼痛，口苦微渴，苔白或微黄，脉浮。本方是主治外感风寒湿邪而兼有内热证的常用方，亦是体现"分经论治"思想的代表方。

九味羌活汤出自《此事难知》。方中羌活辛苦性温，入太阳经，散表寒，祛风湿，利关节，止痹痛，为君药。防风辛甘性温，祛风为主，兼能胜湿止痛；苍术辛苦而温，入太阴经，燥湿为主，兼能祛风散寒，此二药助羌活祛风散寒，除湿止痛，为臣药。细辛、白芷、川芎俱能祛风散寒，其中细辛主入少阴经而功擅止痛；白芷主入阳明经而兼能燥湿；川芎主入少阳、厥阴经而功擅行气活血以宣痹，此三味与羌活、苍术合用，为本方"分经论治"的基本结构。生地、黄芩清泄里热，并防诸辛温燥烈之品助热伤津，以上五药俱为佐药。甘草调和诸药为使。吴崑指出本方"分经而主治"（《医方考》），汪昂谓"药备六经，治通四时，用者当随证加减，不可执一"（《医方集解》）。后世诸多论著，皆以此总结本方配伍特点。

本方为辛温解表之剂，方中药物多偏温燥，不宜于阴血不足而兼内热者。费伯雄言本方"辛散燥烈，阴虚气弱者忌用"（《医方考》），确为正见。

【方论】　（以代桂枝、麻黄、青龙、各半等汤。此太阳经之神药也。）治春、夏、秋非时感冒暴寒，头痛发热，恶寒脊强，无汗，脉浮紧。此足太阳膀胱经受邪，是表证，宜发散，不与冬时正伤寒同治法。此汤非独治三时暴寒，春可治温，夏可治热，秋可治湿，治杂证亦有神也。秘之，不与庸俗知此奇妙耳。

——明·陶华《伤寒六书·杀车槌法卷之三·羌活冲和汤》

触冒四时不正之气，而成时气病，憎寒壮热，头疼身痛，口渴，人人相似者，此方主之。

谓春时应暖而反大寒，夏时应热而反大凉，秋时应凉而反大热，冬时应寒而反大温，此非其时而有其气。是以一岁之中，长幼之病多相似也。药之为性，辛者得天地之金气，于人则为义，故能匡正而黜邪。羌、防、苍、细、芎、芷，皆辛物也，分经而主治：邪在太阳者，治以羌活；邪在阳明者，治以白芷；邪在少阳者，治以黄芩；邪在太阴者，治以苍术；邪在少阴者，治以细辛；邪在厥阴者，治以川芎。而防风者，又诸药之卒徒也。用生地，所以去血中之热。用甘草者，又所以和诸药而除气中之热也。易老自序云：此方冬可以治寒，夏可以治热，春可以治温，秋可以治湿，是诸路之应兵也。用之以治四时瘟疠，诚为稳当，但于阴虚气弱之人，在所禁尔。

——明·吴崑《医方考·卷之一·瘟疫门》

此足太阳例药，以代桂枝、麻黄、青龙各半等汤也。药之辛者属金，于人为义，故能匡正黜邪，羌、防、苍、细、芎、芷，皆辛药也。羌活入足太阳，为拨乱反正之主药（除关节痛、痛甚无汗者倍之）；苍术入足太阴，辟恶而去湿（能除湿下气，及安太阴，使邪气不致传足太阴脾）；白芷入足阳明，治头痛在额；川芎入足厥阴，治头痛在脑；细辛入足少阴，治本经头痛；皆能驱风散寒，行气活血。而又加黄芩入手太阴，以泄气中之热；生地入手太阴，以泄血中之热（黄芩苦寒，生地寒滞，二味苟用于发热之后，则当。若未发热，犹当议减也）；防风为风药卒徒，随所引而无不至，治一身尽痛为使（无汗宜倍用）；甘草甘平，用以协和诸药也。药备六经，治通四时，用者当随证加减，不可执一。

——清·汪昂《医方集解·发表之剂·九味羌活汤》

诸药气味辛温，恐其僭亢，故用黄芩苦寒以监制之，甘草以调和之……生地、川芎引诸药入血祛邪，即借以调营。徐灵胎嫌生地寒滞，易以当归，甚是，宜遵之。

——清·王旭高《退思集类方歌注·麻黄汤类·（附）九味羌活汤》

此方用以代麻、桂等汤，实为稳妥。但地黄滋腻太过，不如仍用桂枝汤中之芍药，敛阴而不滋腻也。至其辛散燥烈，阴虚气弱者忌用，则固自言之矣。

——清·费伯雄《医方论·卷一·发表之剂·九味羌活汤》

此为四时发散之通剂。方中羌活治太阳肢节痛，防风治一身尽痛，苍术除湿气而下安太阴，甘草缓里急、和诸药，川芎能治厥阴头脑痛，生地治少阴心热在内，黄芩治太阴肺热在胸，白芷治阳明头痛在额，细辛治少阴肾经头痛。再以姜、葱为引，使通体汗出，则三阳血分之邪直达，无所滞留。且血虚挟热者，有生地以固其本，亦可无亡阴之患。

——民国·谢观《中国医学大辞典·九味羌活汤》

❧ 葱 豉 汤 ❧

【提要】　葱豉汤由葱白、淡豆豉组成。可解表散寒。主治外感风寒表证之轻者，症见微恶风寒，头痛，鼻塞，咳嗽，苔薄白，脉浮。

葱豉汤出自《肘后备急方》。方用辛温之葱白发汗解表为君；辛而微温之淡豆豉宣散表邪为臣，二药相合，轻宣表邪。张璐、王孟英以本方治"伏气发温""产后感冒"（《张氏医通》）及"温热初病"（《温热经纬》）等证，真乃善用古方者。葱豉汤辛平解表，无论外感风寒、风温，凡证轻邪微在表者，均通治之，故张璐、王孟英、费伯雄皆极赞此方之妙。但本方毕竟药力单薄，若表证较重者，则应随症加药，否则有隔靴搔痒之嫌，病重药轻之过，无济于病家。尤在泾据表寒证之轻重，或加葛根，或加升麻，或加麻黄，可斟酌用之。

【方论】　本方药味虽轻，功效最著，凡虚人风热，伏气发温，及产后感冒，靡不随手获效，与产后痢后用伏龙肝汤丸不殊，既可探决死生，且免招尤取谤，真危证解围之良剂也。

——清·张璐《张氏医通·卷十三·专方·伤寒门·葱白香豉汤》

此足太阳药也。葱通阳而发汗，豉升散而发汗。邪初在表，宜先服此以解散之。免用麻黄汤者之多所顾忌，用代麻黄者之多所纷更也。

——清·汪昂《医方集解·发表之剂·葱豉汤》

《肘后》云：伤寒有数种，庸人卒不能分别，今取一药兼疗者，用葱白一虎口，豉一升，水煮顿服，汗出即愈。按《本草》：淡豉，治伤寒时疾热病发汗。元素云：葱茎白，通上下阳气。合而用之，故能通治数种伤寒。然其方亦有数变：一加葛根三两；一加升麻三两；若不汗，更加麻黄三两，助之散也。一加米三合，益气以出汗也。一加童便三升，汗出于阳而生于阴，火多者宜之也。深师又加乌梅十四枚，葛根半斤，兼治烦满也。《圣济总录》加人参、姜蕤、羚羊角，治劳风，项强急痛，四肢烦热。《千金》加栀子、黄连、黄柏、大黄各半两；一加生地、石膏各八两，生葛四两，为表里证治之别。以意斟酌，投之辄验，诚良方也。

——清·尤在泾《医学读书记·续记·葱豉汤》

叶氏《春温篇》于新邪引动伏邪，亦主是方。盖此汤为温热初病开手必用之剂。鞠通不察，舍近而图远，遂为喻氏臆说所惑，以桂枝汤为初感之治，仍不能跳出伤寒圈子矣。

——清·王孟英《温热经纬·卷五·方论》

解表通阳最为妥善。勿以其轻淡而忽之。

——清·费伯雄《医方论·卷一·发表之剂·葱豉汤》

香 苏 散

【提要】　香苏散由香附、紫苏叶、炙甘草、陈皮组成。能疏散风寒，理气和中。主治外感风寒，内有气滞之证。以恶寒发热，头痛无汗，胸脘痞闷，不思饮食为临床表现。

香苏散出自《太平惠民和剂局方》。方以发表散寒，理气宽中的紫苏叶为君药。香附行气开郁，为臣药。君臣相合，紫苏叶得香附之助，则调畅气机之功尤彰；香附借紫苏叶之升散，则能上行外达以祛邪。陈皮理气燥湿，一则协君臣行气滞以畅气机，二则防气郁而津壅，为佐药。甘草和中调药，为使药。关于本方功用及用药特点，诸家多从解表行气立论，各陈己见。费伯雄所论最为精简，却一语中的。

【方论】　南方风气柔弱，伤于风寒，俗称感冒。感冒者，受邪肤浅之名也。《内经》曰：卑下之地，春气常存。故东南卑下之区，感风之证居多，所以令人头痛发热，而无六经之证可求者。所感人也，由鼻而入，实于上部，不在六经，故令头痛发热而已。是方也，紫苏、香附、陈皮之辛芬，所以疏邪而正气，甘草之甘平，所以和中而辅正尔。

——明·吴崑《医方考·卷之一·感冒门》

此手太阴药也。紫苏疏表气而散外寒，香附行里气而消内壅，橘红能兼行表里以佐之（橘红利气，兼能发表散寒，盖气行则寒散，而食亦消矣），甘草和中亦能解表为使也。

——清·汪昂《医方集解·表里之剂·香苏饮》

夹气受邪，清阳抑遏，故发热头疼，胸满胁痛焉。脉弦浮，是气郁风淫之象。紫苏全用，顺气而能散气分之邪，兼行血分；香附生用，发汗而能行血中之气，善于解郁；陈皮利气，甘草缓中，生姜、白葱解散头胁之邪而发热自退，疼满无不除矣。此散邪解郁之剂，即缓中止痛之方也。

——清·徐灵胎《医略六书·杂病证治·卷之十八·香苏饮》

又有奋力斗殴之人，脱衣露体，触犯风寒，谓之夹气伤寒，今人但知用理气药，不知兼有夹血夹食者，其症恶寒发热，筋骨疼痛，胸膈胀闭，气逆喘呼。若其脉浮紧，则轻剂发散，兼理气宽胸，如《局方》香苏散最宜。有食，则加枳、朴；痰加茯、半；感寒嗽，则加羌、桔；伤热嗽，则加苏、薄；头痛加芎、芷；四时不正之气，加藿香；甚则芎苏散主之。

——清·朱时进《一见能医·卷之四·辨症下·夹气辨》

紫苏二钱。辛，温。补肝祛风发汗，亦表散风寒主药；香附二钱。辛，温。行肝气于脾胃，以去郁宣滞，此用以治内也；陈皮去白，一钱。辛行肝气，苦理脾胃，去白则轻而能表，此以兼行内外；甘草一钱。以缓肝和中。加葱、姜煎，以祛风表汗为主。此表里兼治，而用药有条理，亦良方也，此补肝而平胃也。

——清·汪绂《医林纂要探源·卷五·方剂·风部·香苏饮》

外疏风而内行气，正以轻松流利为佳，不必动辄峻剂也。

——清·费伯雄《医方论·卷一·表里之剂·香苏饮》

1.2 辛凉解表剂

凡具有发散风热作用，治疗风热表证的方剂称为辛凉解表剂，适用于外感风热或温病初起的表证。症见发热，微恶风寒，头痛，咽痛，咳嗽，口渴，舌尖红，苔薄黄，脉浮数等。常用辛凉解表药，如薄荷、牛蒡子、桑叶、菊花等为主组成方剂。由于温邪袭人，具有发病急，传变快，易搏结气血，蕴而成毒，加之温邪上受，首先犯肺，每致肺气失宣，故此类方剂多配伍清热解毒的银花、连翘及宣降肺气的桔梗、杏仁等。

银 翘 散

【提要】 银翘散由连翘、银花、桔梗、薄荷、竹叶、生甘草、荆芥穗、淡豆豉、牛蒡子、芦根组成。功可辛凉透表，清热解毒。主治温病初起之表热证。症见发热，微恶风寒，或无汗或有汗不畅，咳嗽，咽喉红肿疼痛，口渴，舌尖红，苔薄白或微黄，脉浮数。本方是治疗风温初起之风热表证的常用方。

银翘散出自《温病条辨》，被誉为"辛凉平剂"。方中银花、连翘气味芳香，既能疏散风热，清热解毒，又可辟秽化浊，在透散卫分表邪的同时，兼顾了温热病邪易蕴而成毒及多挟秽浊之气的特点，故重用为君药。薄荷、牛蒡子疏散风热，清利头目，且可解毒利咽；荆芥穗、淡豆豉辛而微温，解表散邪，助君药开皮毛以逐邪，俱为臣药。芦根、竹叶清热生津；桔梗开宣肺气而止咳利咽，同为佐药。甘草合桔梗止咳利咽，并可调和药性，为佐使药。此方乃吴鞠通所制，故"纯然清肃上焦，不犯中下，无开门揖盗之弊，有轻以去实之能"（《温病条辨》），最得制方本义。陈潮祖以"消除病因，调理功能，通调气血津液三个方面"（《中医治法与方剂》）归纳其组方结构。关于君药，《方剂学》教材及多数专著均以银花、连翘为君，有医家以薄荷、荆芥或牛蒡子、淡豆豉等为君。但以银、翘为君似较贴当。温邪为患，具有发病急、传变速、易热成毒，且多挟秽浊之气等特点，治当疏表清热解毒。银、翘功能透邪解表，清热解毒，芳香辟秽，针对此证的病机特点。

本方煎服方法为"共杵为散，每服六钱，鲜苇根汤煎，香气大出，即取服"（《温病条辨》），使其作用发挥以疏散为主，兼以清热，且使治上焦而不犯中下焦。

【方论】

［按］ 温病忌汗，汗之不惟不解，反生他患。盖病在手经，徒伤足太阳无益也；病自口鼻吸受而生，徒发其表亦无益也。且汗为心液，心阳受伤，必有神明内乱、谵语癫狂、内闭外脱之变。再误汗，虽曰伤阳，汗乃五液之一，未始不伤阴也。《伤寒论》曰：尺脉微者为里虚，禁汗。其义可见。其曰伤阳者，特举其伤之重者而言之耳。温病最善伤阴，用药又复伤阴，岂非为贼立帜乎？此古来用伤寒法治温病之大错也本方谨遵《内经》"风淫于内，治以辛凉，佐以苦甘；热淫于内，治以咸寒，佐以甘苦"之训。又宗喻嘉言芳香逐秽之说，用东垣清心凉膈散，辛凉苦甘。病初起，且去入里之黄芩，勿犯中焦；加银花辛凉，芥穗芳香，散热解毒。牛蒡子辛平润肺，解热散结，除风利咽，皆手太阴药也。合而论之，经谓冬不藏精，春必病温。又谓藏于精者，春不病温。又谓病温，虚甚死。可见病温者，精气先虚。此方之妙，预护其虚，纯然清肃，上焦不犯，中下无开门揖盗之弊，有轻以去实之能，用之得法，自然奏效，此叶氏之法，所以迥出诸家也。

——清·吴鞠通《温病条辨·卷一·上焦篇·风温 温热 温疫 温毒 冬温》

治风温、温热，一切四时温邪，病从外来，初起身热而渴，不恶寒，邪全在表者。此方吴氏《温病条辨》中之首方，所治之温病，与瘟疫之瘟不同，而又与伏邪之温病有别。此但言四时之温邪，病于表而客于肺者，故以辛凉之剂，轻解上焦。银花、连翘、薄荷、荆芥皆辛凉之品，轻扬解散，清利上焦者也；豆豉宣胸化腐，牛蒡利胸清咽，竹叶、芦根清肺胃之热而下达，桔梗、甘草解胸膈之结而上行。此淮阴吴氏特开客气温邪之一端，实前人所未发耳。

——清·张秉成《成方便读·卷之一·发表之剂·银翘散》

治温邪初起。以牛蒡宣利肺气而滑肺窍；豆豉发越少阴陈伏之邪，为君。以银花、连翘甘凉轻清，宣泄上焦心肺之邪为臣。荆芥散血中之风；薄荷辛凉，宣肺胃之热而泄风；竹叶清心肺；甘、桔解毒开肺，载诸药上浮；芦根清胃热，合辛凉轻剂而治肺胃上焦风温，但热无寒。咳嗽不爽，加杏仁、象贝；口燥，加花粉；热重加山栀、黄芩；脉洪口渴，石膏亦可加。吴氏以银翘散为主，治津气内虚之人。

——李畴人《医方概要·表散之剂·银翘散》

温病初起，邪在肺卫，法宜疏散风热，清宣肺气，恢复肺卫宣发肃降之常。本方辛凉解表，轻清宣达，最为温病初起所宜。方中金银花、连翘辛凉解表，清热解毒之力较强，用量独重，着重消除致病原因，为本方主药。配伍荆芥、薄荷、淡豆豉宣发卫气，散热出表；桔梗、牛蒡子开泄肺气，清利咽喉，协助主药恢复肺卫宣降功能。至于芦根、竹叶、甘草清热生津，既可增强清热力量，又可补充受损阴津，亦有所取。吴鞠通认为此方在于"纯然清肃上焦，不犯中下，无开门揖盗之弊，有轻以去实之能"。根据临证应用，此论较为恰当。

学习此方要注意以下四点：①由于病机包括病因、病位、病性三个方面，所以治法也就包括消除病因，调理功能，通调气血津液三个方面。此方用金银花、连翘消除病因，桔梗、牛蒡子调理肺功，荆芥、薄荷宣发卫气，芦根、竹叶清热生津，面面俱到，结构较为完善。②表证初起，本应解表，此方不以荆芥、薄荷为主而以银翘为主，这是因为消除病因才是治疗温病关键。③所用药物均系清轻之品，体现了吴氏"治上焦如羽，非轻莫举"的用药原则。④所用药物不耐久煮，故煎数沸即可。

——陈潮祖《中医治法与方剂·各论·肺系病机治法与方剂·表卫失调·外感风热·银翘散》

<h2>桑 菊 饮</h2>

【提要】 桑菊饮由桑叶、菊花、杏仁、连翘、薄荷、桔梗、甘草、芦根组成。功可疏风清热，宣肺止咳。主治风温初起，肺失宣肃的表热轻证。症见咳嗽，身不甚热，微有口渴者。本方是主治风热犯肺之咳嗽证的常用方。

桑菊饮出自《温病条辨》，有"辛凉轻剂"之称。方中桑叶、菊花疏散风热，且桑叶善走肺络，能清宣肺热而止咳嗽，二药轻清灵动，直走上焦，相须为用作君。薄荷辛凉解表，助君药疏散上焦风热；杏仁肃降肺气，桔梗开宣肺气，一宣一降，协同为用，恢复肺气宣降之常而止咳，三者共为臣药。连翘透邪解毒；芦根清热生津，为佐药。甘草调和诸药为使。吴鞠通制此方，乃有感于时医"用杏苏散通治四时咳嗽，不知杏苏散辛温，只宜风寒，不宜风温，且有不分表里之弊"，认为"盖肺为清虚之脏，微苦则降，辛凉则平"，故制"此辛甘化风、辛凉微苦之方"，专为温病风温初起，表热而咳设（《温病条辨》）。

【方论】 此辛甘化风、辛凉微苦之方也。盖肺为清虚之脏，微苦则降，辛凉则平，立此方所以避辛温也。今世金用杏苏散通治四时咳嗽，不知杏苏散辛温，只宜风寒，不宜风温，且有不分表里之弊。此方独取桑叶、菊花者：桑得箕星之精，箕好风，风气通于肝，故桑叶善平肝风；春乃肝令而主风，木旺金衰之候，故抑其有余，桑叶芳香有细毛，横纹最多，故亦走肺络，而宣肺气。菊花晚成，芳香味甘，能补金水二脏，故用之以补其不足。风温咳嗽，虽系小病，常见误用辛温重剂销铄肺液，致久嗽成劳者不一而足。圣人不忽于细，必谨于微，医者于此等处，尤当加意也。

——清·吴鞠通《温病条辨·卷一·上焦篇·风温 温热 温疫 温毒 冬温》

此方比银翘散更轻。桑叶、菊花泄风宣肺热，杏仁泄肺降气，连翘清热润燥，薄荷泄风利肺，甘、桔解毒利咽喉，能开肺泄肺，芦根清肺胃之热，合辛凉轻解之法，以泄化上焦肺胃之风温。

——李畴人《医方概要·表散之剂·桑菊饮》

麻黄杏仁甘草石膏汤

【提要】 麻黄杏仁甘草石膏汤由麻黄、杏仁、甘草、石膏组成。具有辛凉疏表，清肺平喘之功。主治外感风邪，邪热壅肺证。症见身热不解，有汗或无汗，咳逆气急甚则鼻煽，口渴，舌苔薄白或黄，脉浮数。本方为治疗表邪未解，邪热壅肺之喘咳的基础方。

麻黄杏仁甘草石膏汤出自《伤寒论》。方以辛甘而温之麻黄宣肺解表，辛甘大寒之石膏清肺解肌，共用为君。二药一辛温，一辛寒，配于方中，一为相助而用：麻黄以宣肺为主，石膏以清肺为主，且俱能透邪于外，既消除致病之因，又调理肺的宣发功能；二为相制而用：麻黄得石膏，宣肺平喘而不助热，石膏得麻黄，清解肺热而不凉遏。杏仁降利肺气、止咳平喘，合麻黄则宣降相因；合石膏则清肃协同，为臣药。炙甘草与麻、杏相伍，可增止咳平喘之效；与石膏相配，生津而无寒凉败胃之虞，兼能调和于寒温宣降之间，为佐使。对于本方证之病因病机、药物配伍的认识，诸家大致相仿，间有偏颇。多数医家从邪热壅肺论治，故以麻黄之宣，杏仁之降，石膏之清，甘草之和，以清泄肺热，宣降肺气。张锡纯据里热之轻重、汗之有无，"因证为之变通"（《医学衷中参西录》），调整石膏与麻黄的用量比例，乃点睛之笔。

【方论】 更行，犹言再用，不可再用桂枝汤，则是已经用过所以禁止也。盖伤寒当发汗，不当用桂枝。桂枝固卫，寒不得泄，而气转上逆，所以喘益甚也。无大热者，郁伏而不显见也。以伤寒之表犹在，故用麻黄以发之。杏仁下气定喘，甘草退热和中，本麻黄正治之佐使也。石膏有撤热之功，尤能助下喘之用，故易桂枝以石膏，为麻黄汤之变制，而太阳伤寒误汗转喘之主治。

——明·方有执《伤寒论条辨·第二卷·辨太阳病脉证并治中篇第二》

程扶生曰：此治寒深入肺，发为喘热也。汗既出矣，而喘是寒邪未尽，若身无大热，则是热壅于肺。故以麻黄散邪，石膏除热，杏仁利肺，于青龙汤内减麻黄，去姜、桂，稳为发散除热清肺之剂也。石膏去热清肺，故肺热亦可用。

柯韵伯曰：石膏为清火之重剂，青龙、白虎皆赖以建功。然用之不当，适足以召祸，故青龙以恶寒、脉紧，用姜、桂以扶卫外之阳。白虎以汗后烦渴，用粳米以存胃脘之阳也。此但热无寒，佐以姜、桂，则脉流急疾，斑黄狂乱作矣。加以粳米则食入于阴，长气于阳，谵语、腹胀、蒸蒸发热矣。亢则害者，承乃制。重在存阴者，不必虑其亡阳也。故于麻黄汤去桂枝之辛热，取麻黄之开，杏仁之降。甘草之和，倍石膏之大寒，除内蓄之实热，斯溱溱汗出，而内外之烦热悉除矣。

——清·罗美《古今名医方论·卷三·麻黄杏仁甘草石膏汤》

麻黄、杏仁之辛而入肺者，利肺气，散邪气；甘草之甘平，石膏之甘辛而寒者，益肺气，除热气，而桂枝不可更行矣。盖肺中之邪，非麻黄、杏仁不能发；而寒郁之热，非石膏不能除；甘草不特救肺气之困，抑以缓石膏之悍也。

——清·尤在泾《伤寒贯珠集·卷一·太阳篇上·太阳斡旋法第三·发汗后脉证治法十五条·麻黄杏仁甘草石膏汤方》

喘家作桂枝汤，加厚朴、杏仁，治寒喘也。今以麻黄、石膏加杏仁，治热喘也。麻黄开毛窍，杏仁下里气，而以甘草载石膏辛寒之性，从肺发泄，俾阳邪出者出，降者降，分头解散。喘虽忌汗，然此重在急清肺热以存阴，热清喘定，汗即不辍，而阳亦不亡矣。观二喘一寒一热，治法仍有营卫分途之义。

——清·王子接《绛雪园古方选注·上卷·汗剂·麻黄杏仁甘草石膏汤》

麻黄汤，治寒喘也；此去桂枝而重用石膏，治热喘也。按：《伤寒论》原文本作"汗出而喘，无大热者"，柯韵伯《伤寒来苏集》改作"无汗而喘，大热者"，颇属理正辞明。盖汗出何可更用麻黄，无大热何可更用石膏，其说良是。然以余阅历，喘病肺气内闭者，往往反自汗出。外无大热，非无热也，热在里也，必有烦渴、舌红见症。用麻黄是开达肺气，不是发汗之谓。重用石膏，急清肺热以存阴，热清喘定，汗即不出而阳亦不亡矣。且病喘者，虽服麻黄而不作汗，古有明训，则麻黄乃治喘之要药，寒则佐桂枝以温之，热则加石膏以清之，正不必执有汗、无汗也。

——清·王旭高《退思集类方歌注·麻黄汤类·麻黄杏仁甘草石膏汤》

方中之义，用麻黄协杏仁以定喘，伍以石膏以退热，热退其汗自止也。复加甘草者，取其甘缓之性，能调和麻黄、石膏，使其凉热之力溶和无间以相助成功，是以奏效甚捷也。

此方原治温病之汗出无大热者，若其证非汗出且热稍重者，用此方时，原宜因证为之变通。是以愚用此方时，石膏之分量恒为麻黄之十倍，或麻黄一钱，石膏一两；或麻黄钱半，石膏两半。遇有不出汗者，恐麻黄少用不致汗，服药后可服西药阿斯必林瓦许以助其汗。若遇热重者，石膏又可多用。

——民国·张锡纯《医学衷中参西录·医论·太阳温病麻杏甘石汤证》

柴葛解肌汤

【提要】 柴葛解肌汤由柴胡、葛根、甘草、黄芩、羌活、白芷、白芍药、桔梗、生姜、大枣组成。可解肌清热。主治外感风寒，化热入里之证。症见恶寒渐轻，身热增盛，头痛，无汗，目疼鼻干，眼眶痛，咽干耳聋，脉浮而微洪。本方是治疗太阳风寒未解，入里化热，初犯阳明或三阳合病的常用方。

柴葛解肌汤出自《伤寒六书》。方以葛根、柴胡为君。葛根味辛性凉，辛能外透肌热，凉能内清郁热；柴胡味辛性寒，解肌退热，疏畅气机。羌活、白芷助君药辛散发表，并止诸痛，黄芩、石膏清泄里热，同属臣药。其中葛根配白芷、石膏，清透阳明之邪热；柴胡配黄芩，透解少阳之邪热；羌活发散太阳之风寒，如此配合，三阳兼治，治阳明为主。桔梗宣畅肺气以利解表；白芍药、大枣敛阴养血，防止疏散太过而伤阴，为佐药。甘草调药性而为使药。煎药时加生姜以助君药解表之力，加大枣以资白芍药养血之效。本方主治，诸家所识不同。陶节庵、汪昂认为主治二阳合病，张秉成则认为主治三阳合病。本方为明代陶华所制，原治"目疼，鼻干，不眠，头痛，眼眶痛，脉来微洪"，是为"阳明经病"而设（《伤寒六书》）。阳明经病的病变特点，是既有阳明经之表证，又有阳明经之里证，还有太阳经之表证，但以邪郁阳明之表为主，属二阳合病。即汪昂所谓"此足太阳、阳明药也"（《医方集解》）。后世运用该方治三阳合病，如张秉成曰："治三阳合病，风邪外客，表不解而时有热者"（《成方便读》），王旭高等亦有相同看法。

【方论】　此足太阳、阳明药也。寒邪在经，羌活散太阳之邪（用此以代麻黄），芷、葛散阳明之邪，柴胡散少阳之邪（此邪未入少阳，而节庵加用之）；寒将为热，故以黄芩、石膏、桔梗清之（三药并泄肺热），以芍药、甘草和之也（芍药酸寒敛阴，散中有收）。

——清·汪昂《医方集解·发表之剂·柴葛解肌汤》

注：陶华制此以代葛根汤。不知葛根汤只是太阳、阳明药，而此方君柴胡，则是又治少阳也；用之于太阳、阳明合病，不合也。若用之以治三阳合病，表里邪轻者，无不效也。仲景于三阳合病，用白虎汤主之者，因热甚也。曰汗之则谵语遗尿，下之则额汗厥逆，正示人惟宜以和解立法，不可轻于汗、下也。此方得之葛根、白芷，解阳明正病之邪。羌活解太阳不尽之邪，柴胡解少阳初入之邪。佐膏、芩治诸经热，而专意在清阳明。佐芍药敛诸散药而不令过汗，桔梗载诸药上行三阳，甘草和诸药通调表里。施于病在三阳，以意增减，未有不愈者也。

——清·吴谦，等《医宗金鉴·删补名医方论·卷三·柴葛解肌汤》

此证无胁痛、耳聋之象，与少阳无涉，乃首用柴胡，开门揖盗，一忌也；大青龙汤用石膏，全为烦躁而设，辄用石膏以伤胃气，二忌也。此方断不可用。

——清·费伯雄《医方论·卷一·发表之剂·柴葛解肌汤》

治三阳合病，风邪外客，表不解而里有热者。故以柴胡解少阳之表，葛根、白芷解阳明之表，羌活解太阳之表，如是则表邪无容足之地矣。然表邪盛者，内必郁而为热，热则必伤阴，故以石膏、黄芩清其热，芍药、甘草护其阴，桔梗能升能降，可导可宣，使内外不留余蕴耳。用姜、枣者，亦不过藉其和营卫，致津液，通表里，而邪去正安也。

——清·张秉成《成方便读·卷之一·发表之剂·柴葛解肌汤》

升麻葛根汤

【提要】　升麻葛根汤由升麻、白芍药、甘草、葛根组成。具有解肌透疹的功效。主治麻疹初起。症见身热头痛，咳嗽，目赤流泪，口渴，舌红苔干。本方是治麻疹初起的基础方。

升麻葛根汤出自《太平惠民和剂局方》。方以辛甘而寒，入肺、胃经的升麻为君药，解肌透疹，清热解毒。以辛甘性凉，入胃经的葛根为臣药，解肌透疹，生津除热。二药相配，既轻扬升散，助疹外达，又主入肺胃，寒凉清热。疹毒易伤阴，故佐以白芍益阴养血。使以炙甘草调和药性。柯琴认为本方乃仿张仲景葛根汤加减而成，故阳明病初起，移热于脾而见下利者，可用本方治疗。但柯氏以太阳表剂与阳明表剂区分葛根汤与升麻葛根汤，尚需商榷。汪琥认为本方疗麻疹，"如畏寒无汗者……须以赤芍药代之"（《伤寒论辩证广注》），是其经验，可资参考。

【方论】　足阳明之脉，抵目挟鼻，故目痛鼻干。其不能眠者，阳明之经属于胃，胃受邪则不能安卧，此其受邪之初，犹未及乎狂也。无汗恶寒发热者，表有寒邪也。药之为性，辛者可使达表，轻者可使去实。升麻、葛根辛轻者也，故用之达表而去实。寒邪之伤人也，气血为之壅滞，佐以芍药，用和血也；佐以甘草，用调气也。

——明·吴崑《医方考·卷之一·伤寒门》

此为阳明初病，解表和里之剂，可用以散表热，亦可用以治里虚，一方而两擅其长也。夫身热汗自出，不恶寒反恶热，是阳明之本证，仲景未尝立治表之方。见阳明初起，汗出多而恶寒者，便用桂枝汤；反无汗而喘者，仍用麻黄汤。症同太阳，而称阳明者，是阳明之自病，而非太阳转属也。此方不用麻、桂者，恐伤肌肉之表，汗太过而亡津。升麻、葛根提胃脘之阳，散肌肉之浮热；芍药、甘草泻肝胆之火，以解胃腑之实热，有汗则发，无汗则止，功同桂枝，而已远于姜、桂，且不须啜稀粥以助阳也。胃实为阳明之里症，仲景制承气三方。然阳明初病，往往有移热于脾而下利者，《内经》所谓暴注下迫，皆属于热也。下利正是胃实之兆，故太阳、阳明合病，必自下利，仲景制葛根汤，以表散之，是从阴引阳法。此方即仿其义，去姜、桂之辛热，以升麻代麻黄，便是阳明表剂，而非太阳表剂矣。葛根禀性甘凉，可以散表实，协升麻以上升，则使清阳达上而浊阴降下。可知：芍药收敛阴精，甘草缓急和里，则下利自止可知。治里仍用表药者，以表实下利而非里实故也。

——清·罗美《古今名方医论·卷二·升麻葛根汤》

方中用升麻、葛根、甘草，乃辛甘发散风寒之义。但其中白芍药一味，惟发热有汗者，宜用之，如畏寒无汗者，不宜用也。愚意云，须以赤芍药代之为稳。

——清·汪琥《伤寒论辩证广注·卷之六·附昔贤治阳明病方论变法·升麻汤》

此足阳明药也。阳明多气多血，寒邪伤人，则血气为之壅滞，辛能达表，轻可去实，故以升、葛辛轻之品，发散阳明表邪，阳邪盛则阴气虚，故用芍药敛阴和血，又用甘草调其卫气也。升麻、甘草升阳解毒，故又治时疫。斑疹已出者勿服，恐重虚其表也；伤寒未入阳明者勿服，恐反引表邪入阳明也。

——清·汪昂《医方集解·发表之剂·升麻葛根汤》

1.3　扶正解表剂

凡具有发散风寒或发散风热，补虚扶正作用，治疗正虚外感证的方剂，称为扶正解表剂。适用于表证而兼正气虚弱者。本类方剂每由解表药与益气助阳的人参、黄芪、附子、细辛等，或与滋阴养血的玉竹、生地等组成。

败 毒 散

【提要】　败毒散由柴胡、前胡、川芎、枳壳、羌活、独活、茯苓、桔梗、人参、甘草、生姜、薄荷组成。可散寒祛湿，益气解表。用治素体气虚，外感风寒湿表证。症见憎寒壮热，无汗，头项强痛，肢体酸痛，咳嗽有痰，鼻塞声重，胸膈痞闷，舌苔白腻，脉浮按之无力。本方是益气解表的常用方。

　　败毒散出自《太平惠民和剂局方》。方中羌活、独活发散风寒，除湿止痛，羌活以祛上部风寒湿邪见长，独活以祛下部风寒湿邪见长，合而用之，为通治一身风寒湿邪，并为君药。川芎行气活血，兼能祛风；柴胡解肌透邪，兼能行气，二药既可协君药解表逐邪，又可行气活血加强宣痹止痛之力，同属臣药。桔梗辛散，宣肺利膈，枳壳苦温，理气宽中，二药相配，一升一降，宣降肺气，宽胸利膈；前胡化痰止咳；茯苓渗湿健脾；人参益气扶正，既助正祛邪，又防邪复入；令全方散中有补，不致耗伤正气，以上俱为佐药。甘草调和药性，兼以益气和中，是为佐使之用。煎药少加生姜、薄荷为引，以襄助解表之力。方中用人参的意义，诸家所识不同。多数医家认为，人参扶正祛邪，不可或缺。如张秉成曰："以人参为补正却邪"（《成方便读》），张璐谓："全方之妙，全在人参一味"（《张氏医通》）。而费伯雄则认为，"谓表药用人参之法则可，若谓表药中用人参更为得力，则不敢阿私所好也"（《医方论》），各有其理。临证当据正虚与否权衡，正虚不明显者，可去人参，以免影响表药祛邪。

【方论】　伤寒病有宜用人参入药者，其辨不可不明。盖人受外感之邪，必先发汗以驱之。其发汗时，惟元气大旺者，外邪始乘药势而出，若元气素弱之人，药虽外行，气从中馁，轻者半出不出，留连为困；重者随元气缩入，发热无休，去生远矣！所以虚弱之体，必用人参三五七分入表药中，少助元气，以为驱邪之主，使邪气得药，一涌而去，全非补养虚弱之意也。

——清·喻昌《寓意草·论治伤寒药中宜用人参之法以解世俗之惑》

　　赵羽皇：东南地土卑湿，凡患感冒，辄以"伤寒"二字混称。不知伤者正气伤于中。寒者寒邪客于外。未有外感而内不伤者也。仲景医门之圣，立法高出千古。其言冬时严寒，万类深藏，君子固密，不伤于寒，触冒之者，乃名伤寒，以失于固密而然。可见人之伤寒，悉由元气不固，而肤腠之不密也。昔人常言伤寒为汗病，则汗法其首重矣。然汗之发也，其出自阳，其源自阴。故阳气虚，则营卫不和而汗不能作；阴气弱，则津液枯涸而汗不能滋。但攻其外，不顾其内，可乎！表汗无如败毒散、羌活汤，其药如二活、二胡、芎、苍、辛、芷，群队辛温，非不发散，若无人参、生地之大力者居乎其中，则形气素虚者，必至亡阳，血虚挟热者，必至亡阴，而成痼疾矣。是败毒散之人参，与冲和汤之生地，人谓其补益之法，我知其托里之法。盖补中兼发，邪气不至于流连。发中带补，真元不至于耗散。此古人制方之妙也。

——清·罗美《古今名医方论·卷二·九味羌活汤、活人败毒散论二条》

　　羌活、独活、柴胡、前胡、川芎，皆清轻开发之剂也，故用之以解壮热。用枳壳、桔梗者，取其清膈而利气也；用人参、茯苓、甘草者，实其中气，使疫毒不能深入也。培其正气，败其邪气，故曰败毒。此汤乃解利太阳、少阳、阳明三经之药，全在详证加减，以尽其妙。

——清·陈尧道《伤寒辨证·卷之四·药方》

盖时疫之发，或值岁气并临，或当水土疏豁，种种不侔，然必入伤中土，土主百骸，无分经络，毒气流行，随虚辄陷，最难逆测。亟乘邪气未陷时，尽力峻攻，庶克有济。其立方之妙，全在人参一味，力致开合，始则鼓舞羌、独、柴、前各走其经，而与热毒分解之门，继而调御津精血气各守其乡，以断邪气复入之路，与桂枝汤中芍药护营之意不殊，如桂枝人参汤、小柴胡汤、参苏饮，未尝不用人参以协济表药成功也。但其所主，惟天行大头，乃为合辄……而先哲尝借以治寒疫汗后余热往往获效者，以非时之邪混厕经中，屡行疏表不应，邪伏幽隐不出，非藉人参之大力不能载之外泄也。逮至疫痢昏热口噤，亦宜此方加陈仓米引领入胃，则毒随药化，得非人参辅佐之力欤？独怪近世医流，偏谓人参助长邪气，除去不用，专行群队攻发，鼓激壮火飞腾，不至竭绝真阴不已，兹缘同学质问，因祖述以政。

——清·张璐《张氏医通·卷十六·祖方·小柴胡汤·人参败毒散》

此足太阳、少阳、手太阴药也。羌活入太阳而理游风；独活入少阴而理伏风，兼能去湿除痛；柴胡散热升清，协川芎和血平肝，以治头痛目昏；前胡、枳壳降气行痰，协桔梗、茯苓以泄肺热而除湿消肿；甘草和里而发表；人参辅正以匡邪。疏导经络，表散邪滞，故曰败毒。

——清·汪昂《医方集解·发表之剂·人参败毒散》

时疫之发，入伤中土，土主阳明而湿热蕴蓄，故发热、昏迷、下痢不止焉。羌活散太阳之邪，独活散少阴之邪，柴胡疏少阳之邪，前胡疏太阴之邪，则阳明之蕴蓄，不攻而自解。枳、桔开提肺气，芎、草活血和中，茯苓渗湿气治痢下也。加生姜以温胃散邪，用人参以养胃扶元，力助诸药分解之势，则邪尽去而经腑清和，胃气自化，发热下痢有不止者乎！此调内解外之剂，为疫邪发热下痢之专方。

——清·徐灵胎《医略六书·杂病证治·卷之二十五·人参败毒散》

暑湿风寒杂感，寒热迭作，表证正盛，里证复急，腹不和而滞下者，活人败毒散主之。此证乃内伤水谷之酿湿，外受时令之风湿，中气本自不足之人，又气为湿伤，内外俱急。立方之法，以人参为君，坐镇中州，为督战之帅；以二活、二胡合芎劳从半表半里之际领邪出外，喻氏所谓逆流挽舟者此也；以枳壳宣中焦之气，茯苓渗中焦之湿，以桔梗开肺与大肠之痹，甘草和合诸药，乃陷者举之之法，不治痢而治致痢之源，痢之初起，憎寒壮热者，非此不可也。若云统治伤寒、温疫、瘴气则不可。凡病各有所因，岂一方之所得而统之也哉！此方在风湿门中，用处甚多，若湿不兼风而兼热者，即不合拍，奚况温热门乎！世医用此方治温病，已非一日，吾只见其害，未见其利也。

——清·吴鞠通《温病条辨·卷二·中焦篇·湿温》

此不过寻常固本治标法耳。用之于虚人感冒则可，若表里俱实，则不增剧为幸，尚望病之轻减乎？伤寒用人参，仲景本有成法，并非以人参助元气，为驱邪之主也。岚瘴则湿毒为多，亦非感冒可比。至疠疫之气，中人更烈，阳毒则有发热、烦躁、斑疹等症，阴毒则有面青、腹痛、下利等症。若用此方治阳毒，既无清火解邪之功；以之治阴毒，又无回阳急救之力，均未见其可。予于喻西昌先生最为服膺，岂敢轻议。但谓表药中有用人参之法则可，若谓表药中用人参更为得力，则不敢阿私所好也。

——清·费伯雄《医方论·卷一·发表之剂·人参败毒散》

凡时邪疫疠，皆天地异气所钟，必乘人之虚者而袭之。故方中必先以人参为补正却邪地步，然后羌活走表，以散游邪；独活行里，以宣伏邪；柴胡、桔梗散热升清；枳壳、前胡消痰降气；川芎芳香，以行血中之气；茯苓淡渗，以利气中之湿；甘草协和各药，使之不争；生姜辟秽祛邪，令其无滞。于是各建其长，以收全功，皆赖人参之大力，驾驭其间耳。至于治痢用此者，此喻氏逆流挽舟之法，以邪从表而陷里，仍使里而出表也。

——清·张秉成《成方便读·卷之一·发表之剂·人参败毒散》

参 苏 饮

【提要】 参苏饮由人参、紫苏叶、葛根、半夏、前胡、茯苓、枳壳、桔梗、陈皮、木香、甘草、生姜、大枣组成。可益气解表，理气化痰。主治虚人外感风寒，内有痰湿证。症见恶寒发热，无汗头痛，鼻塞，咳嗽痰白，胸脘满闷，倦怠无力，气短懒言，苔白脉弱。本方为治气虚外感风寒，内有痰湿的常用方。

参苏饮出自《太平惠民和剂局方》。方中紫苏叶既可发散表邪，又能宣肺止咳，行气宽中，为君药。葛根解肌发汗；人参益气健脾。二药共为臣药。半夏、前胡化痰止咳；桔梗、枳壳宣降肺气，宽胸利膈；木香、陈皮理气畅中；茯苓渗湿健脾。七药俱为佐药。甘草补气安中，与人参、茯苓相伍则益气之功较著，调和诸药，为佐使。煎服时，少加生姜、大枣，协苏、葛可解表，合参、苓、草能益脾。汪绂认为该方"为中气本虚者设，发表而兼补中也……凡中气虚弱而感冒者，此为良方"（《医林纂要探源》）。其高度概括参苏饮的功效、主治，可谓言简意赅。

【方论】 叶仲坚：此少阳中风，而寒湿内着之证也。仲景于表剂不用人参，惟少阳寒热往来，虽有口苦、咽干、目眩之相火，亦用人参以固中气。此咳嗽声重，痰涎稠黏，涕唾交流，五液无主，寒湿稽留于胸胁，中气不固可知矣，故以人参为君。然非风寒之外邪来侮，则寒热不发，而痰涎不遽生，故辅以紫苏、干葛。凡正气虚者，邪气必盛，故胸胁满闷，辅以陈皮、枳壳，少佐木香以降之。痰涎壅盛于心下，非辛燥不除，故用茯苓、半夏，少佐桔梗以开之。病高者宜下，故不取柴胡之升，而任前胡之降。欲解表者，必调和营卫，欲清内者，必顾及中宫，此姜、枣、甘草之所必须也。名之曰饮，见少与缓服之义。本方去人参、前胡，加川芎、柴胡，即芎苏散，则治头痛、发热、恶寒、无汗之表剂矣。

——清·罗美《古今名医方论·补遗·参苏饮》

此手足太阴药也。风寒宜解表，故用苏、葛、前胡；劳伤宜补中，故用参、苓、甘草；橘、半除痰止呕，枳、桔利膈宽肠，木香行气破滞。使内外俱和，则邪散矣。

——清·汪昂《医方集解·表里之剂·参苏饮》

此为中气本虚者设，发表而兼补中也。然治以辛凉，佐以苦甘，以甘缓之，以辛散之，治风淫之法，亦此方备矣（苏叶辛温，而干葛、前胡则皆辛凉，参、橘、桔、枳皆苦，参、葛、甘、枣皆甘。《元戎》云：前胡、葛根自能解肌，枳、橘辈自能宽中快膈，毋以性凉为疑）。凡中气虚弱而感冒者，此为良方。

——清·汪绂《医林纂要探源·卷五·方剂·风部·参苏饮》

再　造　散

【提要】　再造散由黄芪、人参、桂枝、甘草、附子、细辛、羌活、防风、川芎、白芍、生姜、大枣组成。可助阳益气，解表散寒。主治阳气虚弱，外感风寒表证。症见恶寒发热，无汗，肢冷嗜卧，神疲懒言，面色苍白，舌淡苔白，脉沉细无力。本方是益气助阳解表的常用方。

　　再造散出自《伤寒六书》。方中以桂枝、羌活为君，防风、细辛为臣，君臣相伍以发散风寒。佐以附子温补元阳，黄芪、人参补益元气，既可鼓舞正气以利发散，又可防止阳随汗脱；川芎行气活血，并能祛风；白芍养血敛阴，合桂枝有调和营卫之意，并制附、桂、羌、辛诸药之温燥；煨生姜温胃，大枣滋脾，甘草为使调和药性。

　　费伯雄认为"脉见浮紧，便是太阳之寒伤营，此方断不可用"（《医方论》），临证可资借鉴。

【方论】　节庵此汤治尺中迟弱，阳虚不能作汗之证，名曰再造。固为高出前辈，但稍嫌风药冗杂，然无害于温补助阳之大旨也。

——清·张璐《伤寒绪论·卷下·杂方·再造散》

　　此足太阳药也。《经》曰：阳之汗，以天地之雨名之。太阳病汗之无汗，是邪盛而真阳虚也，故以参、芪、甘草、姜、桂、附子大补其阳；而以姜、防、芎、细发其表邪；加芍药者，于阳中敛阴、散中有收也。（昂按：汗即血也，血和而后能汗，故加芎芍，亦以调营。节庵曰：人第知参芪能止汗，而不知其能发汗，以在表药队中，则助表药而能解散也。东垣、丹溪治虚人感冒，多用补中益气加表药，即同此意。）

——清·汪昂《医方集解·发表之剂·再造散》

　　此方但可施于常时之不能作汗者。若在冬月，而脉见浮紧，便是太阳之寒伤营，此方断不可用。

——清·费伯雄《医方论·卷一·发表之剂·再造散》

　　此方治伤寒病阳虚不能作汗，须在表药中加参、芪之补气，附、桂之助阳，芍药之和阴，气血得补益之力，营卫充足，然后表药得力，一汗而解。

——李畴人《医方概要·表散之剂·再造散》

加减葳蕤汤

【提要】　加减葳蕤汤由葳蕤（玉竹）、葱白、桔梗、白薇、淡豆豉、薄荷、炙甘草、大枣组成。可滋阴解表。主治素体阴虚，复感风热表证。症见头痛身热、微恶风寒，无汗或有汗不畅，咳嗽，口渴或咽干，心烦、舌红苔少，脉浮细而数。此为滋阴解表的代表方。

加减葳蕤汤出自《重订通俗伤寒论》。方中葳蕤味甘性寒，用以润肺养胃，清热生津；薄荷辛凉，用以疏散风热，清利咽喉，共为君药。葱白、淡豆豉解表散邪，为臣药。白薇味苦性寒，善于清热而不伤阴，于阴虚有热者甚宜；桔梗宣肺止咳；大枣甘润养血，均为佐药。使以甘草调和药性。本方主治证，何秀山以"阴虚之体感冒风温"（《重订通俗伤寒论》）概之，朱良春、尚坦之因循此意。至于配伍之理，三家均从滋阴生津以充汗源，疏散风热以解表邪而论，皆言之成理。即以葳蕤养阴生津以充汗源；葱、豉、桔、薄开发肌腠以宣散外邪；白薇清泄伏热；草、枣益气和营。朱良春更以"养阴而不留邪，发汗并不伤阴"（《汤头歌诀详解》），总结本方的配伍特点，切中要害。

【方论】　方以生玉竹滋阴润燥为君，臣以葱、豉、薄、桔疏风散热，佐以白薇苦咸降泄，使以甘草、红枣甘润增液，以助玉竹之滋阴润燥，为阴虚体感冒风温及冬温咳嗽、咽干痰结之良剂。

　　　　　　　　——清·俞根初《重订通俗伤寒论·第二章 六经方药·第一节 发汗剂》

本方是俞根初氏根据千金葳蕤汤加减而制订的一张"滋阴发汗"的经验效方，对于阴虚体质，阴液亏乏，伏热内遏，风寒外束的"阴虚感冒"，最是对症良药。方中葳蕤（即玉竹），质润柔滑，功能养阴生津，为补虚清热之品；葱、豉、桔、薄，功能开发肌腠，宣散外邪。同时佐用白薇清泄伏热，草、枣甘润，增强玉竹养阴之力。这样便面面俱到，达到所谓"养阴而不留邪，发汗并不伤阴"了。

　　　　　　　　——朱良春，等《汤头歌诀详解·第三章 发表之剂·加减葳蕤汤》

本方为治阴虚之体、复感外邪之主方。阴虚之体，汗源不充，故用甘平之葳蕤滋阴生津，以充汗源为主。葱白、豆豉疏散风热，以解表邪为辅。阴虚感受外邪，易于热化，故用白薇、薄荷以助葱、豉而退虚热为兼制。炙甘草、大枣辅葳蕤益气和营、以扶正却邪，桔梗宣通肺气，共为引和药。

　　　　——尚坦之《中医方剂学·下篇 各论·第一章 解表剂·二、辛凉解表·4.加减葳蕤汤》

❧ 葱白七味饮 ❧

【提要】　葱白七味饮由葱白、葛根、淡豆豉、生姜、麦冬、干地黄组成。可养血解表。主治素体血虚，外感风寒证。症见头痛身热，恶寒无汗。此为治血虚外感风寒证之代表方。

葱白七味饮录自《外台秘要》。方中葱白、葛根解表散邪，共为君药。干地黄、麦冬养血滋阴，同为臣药。淡豆豉、生姜助君药发表散邪，俱为佐药。卢祥之以葱白七味饮能"养血解表、擅治病后阴血亏虚"（《国医圣手顾兆农经验良方赏析》），概括本方主治，甚为恰当。卢祥之、李冀均以血虚外感、不可复汗立论，以解本方立法之旨，颇合病机。方析之外，李冀于细节处着眼，阐明原方以"劳水"煎药之意，是欲以其"味甘体轻以养脾胃"（《方剂学》），可为临证参考。

【方论】　葱白七味饮养血解表。擅治病后阴血亏虚，调摄不慎，感受外邪，或失血（吐血、便血、咯血、衄血）之后，复感冒风寒，头痛身热，微寒无汗。本方的服用法要注意服药后防止汗出过多。血汗同源，过汗动血，易生变证。方中地黄、生麦冬养血滋阴为君，以资汗源；葛根、淡豆豉解肌宣透，葱白、生姜通阳发表，共为臣药；百劳水助君药以滋阴为佐使。诸药合用，共奏养血和营、生津清热、解肌发表、辛透外邪之效。

——卢祥之《国医圣手顾兆农经验良方赏析·葱白七味饮》

本证因血虚之人复感风寒所致。风寒束表，邪正相争，卫阳被遏，故头痛身热、无汗，表寒不重则微寒。风寒表证，治当发汗散寒，然汗血同源，"夺血者无汗，夺汗者无血"（[批]《灵枢·营卫生会篇》），仲景亦有"亡血忌汗"之论。血虚之人外感，只发表难以取汗，汗出又重伤阴血，故以养血解表立法。方中葱白、葛根解表散邪，共为君药。干地黄、麦冬，养血滋阴，同为臣药。豆豉、生姜助君药发表散邪，俱为佐药。原方用千扬劳水煎之，取劳水之味甘体轻以养脾胃。诸药合用，邪正兼顾，养血解表。本方发散解表与滋阴养血合法，温而不燥，汗不伤血。

——李冀《方剂学·下篇 各论·第一章 解表剂·第三节 扶正解表剂·葱白七味饮》

麻黄细辛附子汤

【提要】　麻黄细辛附子汤由麻黄、附子、细辛组成。可助阳解表。主治素体阳虚，外感风寒表证。症见发热，恶寒甚剧，虽厚衣重被，寒不得解，神疲欲寐，脉沉微。本方既是主治少阴阳虚，外感风寒的代表方、基础方，又是治疗大寒犯肺肾所致咽痛声哑的常用方。

麻黄细辛附子汤出自《伤寒论》。方以麻黄为君，发汗解表，逐邪于外。臣用附子温肾助阳，鼓邪于外，君臣相合，相辅相成。细辛归肺、肾二经，既能祛风散寒，助麻黄解表，又可鼓动肾中真阳之气，助附子温里，为佐药。三药并用，使外感风寒之邪得以表散，在里之阳气得以维护，则阳虚外感可愈。本方为伤寒名方，诸注家所识大致相仿，皆认为本方治证乃太阳之邪内传少阴，遂成太阳、少阴合病，故治当温阳散寒。其中，张秉成对本方病因、病机的论述较为透彻，认为"太阳与少阴为表里，少阴之阳虚，则里不固，里不固则表益虚，故寒邪由太阳之经，不传于腑，竟入于脏"（《成方便读》）。对于配伍之原理，费伯雄仿兵法进退论之，形象生动。张锡纯借表里内外言说，言简意赅。而陈潮祖发皇古义，以本方用治水肿，并将其与真武、五苓、越婢诸方比类，发人深思；更从"宣上温下"（《中医治法与方剂》）以论配伍，令人耳目一新。

【方论】　以邪在表不在里，故用麻黄以发之，从其本阴而标寒，故用附子以温之，细辛辛温，通于少阴，用之以佐主治者，以其专经而向导也。

——明·方有执《伤寒论条辨·卷之五·辨少阴病脉证并治第七》

以麻黄发太阳之汗，以解其在表之寒邪；以附子温少阴之里，以补其命门之真阳；又以细辛之气温味辛，专走少阴者，以助其辛温发散。三者合用，补散兼施，虽微发汗，无损于阳气矣，故为温经散寒之神剂云。

——清·钱潢《伤寒溯源集·卷之九·少阴篇·少阴前篇证治第十九·少阴伤寒·
麻黄附子细辛汤方》

此症机窍，全在"反发热，脉沉"五字。盖太阳之邪，初传少阴，故脉症如此。方中用细辛、附子温肾，以捍卫本经，格外来之邪不使深入。用麻黄以散太阳之邪，使之仍从原路而出。只此三味，而治法之妙如此，非仲景其孰能之！

——清·费伯雄《医方论·卷一·发表之剂·麻黄附子细辛汤》

治少阴阳虚，寒邪外至，始得之，身发热而脉沉者。夫太阳与少阴为表里，少阴之阳虚，则里不固，里不固则表益虚，故寒邪由太阳之经，不传于腑，竟入于脏。然虽入脏，而邪仍未离乎经，故仍发热；若全入于脏，则但恶寒而不发热矣。但虽发热，不得为太阳之表证，以太阳之表，必有头项强痛、脉浮等证；此不但不头项强痛，脉亦不浮而反沉，则便知太阳之邪离经入脏之枢纽。急乘此时用附子以助少阴之阳，细辛以散少阴之邪，麻黄以达太阳之表，邪自表而及里者，仍由里而还表，此亦表里相通之一理耳。

——清·张秉成《成方便读·卷之一·发表之剂·麻黄附子细辛汤》

此外感之寒凉，由太阳直透少阴，乃太阳与少阴合病也。为少阴与太阳合病，是以少阴已为寒凉所伤，而外表纵有发热之时，然此非外表之壮热，乃恶寒中之发热耳。是以其脉不浮而沉，盖少阴之脉微细，微细原近于沉也。故用附子以解里寒，用麻黄以解外寒，而复佐以辛温香窜之细辛，既能助附子以解里寒，更能助麻黄以解外寒，俾其自太阳透入之寒，仍由太阳作汗而解，此麻黄附子细辛汤之妙用也。

——民国·张锡纯《医学衷中参西录·医论·少阴病麻黄附子细辛汤证》

发汗、利水是治疗水肿两大法门，本方则兼而有之。少阴阳虚，气化失常而肿者，宜用真武汤、五苓散之类温阳化气，行水消肿；肺失宣降，水道失调而肿者，宜用越婢汤、越婢加术汤等宣肺行水，开源导流。若卫阳郁而不宣，肾阳衰而不振，既属太阳少阴同病，也属肺肾同病的水肿，则宜使用本方。方中麻黄宣降肺气，可散在外的阴邪；附子壮其肾阳，可化内停的水气。俾肺气开宣，卫阳不郁，肾阳得温，气化正常，则三焦通畅而水肿易消。复配细辛辛通表里，沟通上下，体现宣上温下，肺肾同治之法。水肿较甚，单用利水法难于获效，即可投以此方。与真武汤、五苓散合用尤佳。由于水肿表实，服此方以后很少出汗，多见小便通畅。若见大便稀水亦绝非药误，而是肺的宣降功能和肾的气化功能开始恢复，即《素问·经脉别论》所谓"水精四布，五经并行"之象，是好转的征兆。

或问：此方伤寒注家及方书均从阳虚外感，表里同治作解，今从宣上温下解释，是否能够指导临床？此方诚属表里同治之法，但经历代医家实践，治疗五官七窍与咽喉心肺诸疾，尤见效验。仅从表里同治释方便与此类证候风马牛不相及矣！只有从宣上温下，肺肾同治解释，才能广泛应用此方。提出宣上温下之法，并非标新立异，学者识之。

——陈潮祖《中医治法与方剂·下篇　各论·第十六章　肺系病机治法与方剂·第一节表卫失调·一、寒邪束表–辛温解表·麻黄附子细辛汤》

2 泻下剂

凡具有通便、攻积、逐水等作用，主治里实证的方剂，统称泻下剂。

应用泻下剂须注意以下四点：一是表证已解，里实已成，方可运用。若表证未解，里实已成，应权衡表证与里实证之轻重缓急，或先解表后攻里，或表里双解。二是泻下剂大多属于攻伐较峻之剂，孕妇、产后、行经期间以及年老体弱、病后伤津或亡血者，均应慎用或禁用。三是中病即止，慎勿过剂。四是服药期间不宜食用油腻或不易消化的食物，以免重伤胃气。

里实证的形成，有因热而结，因寒而结，因燥而结，因水而结，加之人之体质有虚实之差别，故泻下剂相应分为寒下、温下、润下、逐水和攻补兼施五类。

2.1 寒 下 剂

凡具有泻下热结作用，治疗里热积滞实证的方剂，称为寒下剂。里热积滞实证，症见大便秘结，脘腹胀满疼痛，甚或潮热，舌苔黄厚，脉沉实等。常用大黄、芒硝等寒下药为主组方。由于实热积滞肠胃，常致气滞而血瘀，故此类方剂常配伍行气的厚朴、枳实，活血祛瘀的桃仁、丹皮等。

🍂 大 承 气 汤 🍂

【提要】　大承气汤由大黄、芒硝、枳实、厚朴组成。功可峻下热结。用治阳明腑实证，症见大便不通，频转矢气，脘腹痞满，腹痛拒按，按之则硬，甚或潮热谵语，手足濈然汗出，舌苔黄燥起刺，或焦黑燥裂，脉沉实。本方为治疗阳明腑实证的代表方和基础方。

大承气汤出自《伤寒论》。方中大黄苦寒通降，入胃与大肠，泻热通便，荡涤胃肠实热积滞，以治热、实，为君药。芒硝咸寒润降，泻热通便，软坚润燥，以除燥、坚，为臣药。厚朴下气除满，枳实行气消痞，合而用之，既能消痞除满，又使胃肠气机通降下行以助泻下通便，共为佐药。四药合用，共奏峻下热结之功。张秉成提到泻下药与行气药相伍的组方结构，泻下力量得以增强；尤在泾提出"以硝黄之润下，而益以枳、朴之推逐，则其力颇猛"（《伤寒贯珠集》）。

王旭高论述了使用大承气汤的注意事项。指出"直视喘高，阳气欲脱，虽不大便，下之必死"（《退思集类方歌注》）。

【方论】 承，顺也。伤寒邪气入胃者，谓之入府。府之为言聚也。胃为水谷之海，荣卫之源，水谷会聚于胃，变化而为荣卫。邪气入于胃也，胃中气郁滞，糟粕秘结，壅而为实，是正气不得舒顺也。《本草》曰：通可去滞，泄可去邪。塞而不利，闭而不通，以汤荡涤，使塞者利而闭者通，正气得以舒顺，是以承气名之。王冰曰：宜下必以苦，宜补必以酸。言酸收而苦泄也。枳实苦寒，溃坚破结，则以苦寒为之主，是以枳实为君。厚朴味苦温，《内经》曰：燥淫于内，治以苦温。泄满除燥，则以苦温为辅，是以厚朴为臣。芒硝味咸寒。《内经》曰：热淫于内，治以咸寒，人伤于寒，则为病热。热气聚于胃，则谓之实。咸寒之物，以除消热实，故芒硝为佐。大黄味苦寒。《内经》曰：燥淫所胜，以苦下之。热气内胜，则津液消而肠胃燥。苦寒之物，以荡涤燥热，故以大黄为使，是以大黄有将军之号也。承气汤下药也，用之尤宜审焉。审知大满大实，坚有燥屎，乃可投之也。如非大满，则犹生寒热而病不除。况无满实者，而结胸痞气之属，由是而生矣。是以《脉经》有曰：伤寒有承气之戒。古人亦特谨之。

——金·成无己《伤寒明理论·第四卷·诸汤方论》

伤寒，阳邪入里，痞、满、燥、实、坚全俱者，急以此方主之。

调胃承气汤不用枳、朴者，以其不作痞、满，用之恐伤上焦虚无氤氲之元气也。小承气汤不用芒硝者，以其实而未坚，用之恐伤下焦血分之真阴，谓不伐其根也，此则上、中、下三焦皆病，痞、满、燥、实、坚皆全，故主此方以治之。厚朴苦温以去痞，枳实苦寒以泄满，芒硝咸寒以润燥软坚，大黄苦寒以泄实去热。虽然，仲景言急下之证，亦有数条。如少阴属肾水，病则口燥舌干而渴，乃热邪内炎，肾水将绝，宜急下之，以救将绝之水。又如腹胀不大便，土胜水也，宜急下之；阳明属土，汗出热盛，急下以存津液；腹满痛者，为土实，急当下之；热病，目不明，热不已者死。此肾水将竭，不能照物，则已危矣，须急下之。此皆大承气证也。若病未危急而早下之，或虽危急而下药过之，则又有寒中之患。寒中者，急温之，宜与理中汤。

——明·吴崑《医方考·卷之一·伤寒门·大承气汤》

此正阳阳明药也（东垣曰：太阳、阳明药）。热淫于内，治以咸寒，气坚者以咸软之，热盛者以寒消之，故用芒硝之咸寒，以润燥软坚；大黄之苦寒，以泻热去瘀，下燥结，泄胃强；枳实、厚朴之苦降，泻痞满实满，经所谓土郁夺之也（阳明属土。大黄治大实，芒硝治大燥大坚，二味治有形血药；厚朴治大满，枳实治痞，二味治无形气药）。然非大实大满，不可轻投，恐有寒中结胸痞气之变。（此大小陷胸汤之由所也。承，顺也；《十剂》曰：通可去滞，泄可去闭。使塞者利而闭者通，正气得舒，故曰承气。仲景曰：欲行大承气，先与小承气，若腹中转矢气者，有燥屎也，可以大承气攻之；若不转矢气者，此但初鞕后溏，不可攻，攻之必胀满不能食也。又曰：阳明病脉迟、汗出多、微恶寒者，表未解也，可发汗，宜桂枝汤；阳明病，脉浮无汗而喘者，发汗则愈，宜麻黄汤；此断其入阳明之路，仍从外解，则不内攻也。又曰：阳明病应发汗，医反下之，此为大逆，皆仲景慎于攻下之意。喻嘉言曰：阳明以胃实为正，则皆下证也，阳明之邪，其来路则由太阳，凡阳明证见八九，而太阳有一二未罢，仍从太阳而不从阳明，可汗而不可下也，其去路则趋少阳；凡阳明证虽见八九，而少阳证略见一二，即从少阳而不从阳明，汗下两不可用也；惟风寒之邪，已离太阳，未接少阳，恰在阳明界内，亟为攻下，则不再传他经，津液元气，两无亏损矣。庸愚无识，必待七日传经已尽，方敢议下，不知太阳有十余日不解者，若不辨经，而但计日，其误下仍在太阳，至阳明二三日内即显下证，反以计日当面错过，及阳明已入少阳，又以计日妄行攻下，轻者重，而重者死矣。仲景法日数虽多，但有表证而脉浮者，犹宜发汗，日数虽少，若有里证而脉沉者，即宜下之。昂按：阳明必已入腑，方敢议下，非云界内便属可下，嘉言之言，尚有未当，古人有治恶寒战慄，用大承气下燥屎而愈者，此阳邪入里；热结于里，表虚无阳，故恶寒战慄，此阳盛格阴，乃热病，非寒证，误投热药则死矣。朱丹溪曰：初下痢腹痛，不可用参术，然气虚胃虚者可用；初得之亦可用大承气、调胃承气下之，看其气病血病，然后加减用药。尝治叶先生患滞下，后甚逼迫，正合承气证，但气日虚，形虽实而面黄白，此必平昔过食伤胃，宁忍二三日辛苦，遂与参术陈芍药十余帖，至三日后，胃气稍完，与承气二帖而安，苟不先补，完胃气之伤，而遽行承气，宁免后患乎？此先补后下例之变者也。）

——清·汪昂《医方集解·攻里之剂·大承气汤》

承者，顺也，顺而承者，地之道也。故天居地上，而常卑而下行，地处天下，而常顺承乎天。人之脾胃，犹地之上也，乃邪热入之，与糟粕结，于是燥而不润，刚而不柔，滞而不行，而失其地之道矣，岂复能承天之气哉！大黄、芒硝、枳、朴之属，涤荡脾胃，使糟粕一行，则热邪毕出，地道既平，天气乃降，清宁复旧矣。曰大，曰小，曰调胃，则各因其制而异其名耳。盖以硝、黄之润下，而益以枳、朴之推逐，则其力颇猛，故曰大。其无芒硝，而但有枳、朴者，则下趋之势缓，故曰小。其去枳、朴之苦辛，而加甘草之甘缓，则其力尤缓，但取和调胃气，使归于平而已，故曰调胃。

——清·尤在泾《伤寒贯珠集·卷三·阳明篇上·辨列阳明条例大意·阳明正治法第一·大承气汤证九条》

芒硝入肾，破泄阴气，用以承气者，何也？当知夺阴者芒硝，而通阴者亦芒硝。盖阳明燥结日久，至于潮热，其肾中真水，为阳明热邪吸引，告竭其急矣。若徒用大黄、厚朴、枳实制胜之法，以攻阳明，安能使下焦燥结急去，以存阴气，故用假途灭虢之策，借芒硝直入下焦，软坚润燥，而后大黄、朴、实得破阳明之实，破中焦竟犯下焦，故称之曰大。因《经》言，下不以偶，所以大黄、芒硝再分两次内煎，乃是偶方而用奇法，以杀其势，展转回顾有如此。

——清·王子接《绛雪园古方选注·上卷·下剂·大承气汤》

大承气汤用芒硝，枳实大黄厚朴饶。（大黄治大实，芒硝治大燥大坚，二味治有形血药；厚朴治大满，枳实治痞，二味治无形气药。盖肠胃燥实，气必不通，故攻积之剂，必用气分之药。其煎法先煮枳、朴，次纳大黄，再入芒硝，取生则气锐而先行，熟则气纯而和缓。仲景欲使芒硝先化燥屎，大黄继通地道，而后枳、朴除其痞满，俾燥屎去，地道通，则阴气上承，故方名曰"承气"。）救阴泻热功偏擅，急下阳明有七条。（《伤寒论·阳明篇》中云急下之者，共有七条，当知夺阴者芒硝，而通阴者亦芒硝，故仲景既有下多亡阴之大戒，而复著急下存阴之活法。盖阳明燥结日久，肾中真水为热邪吸引，告竭甚急，急泻其热，正以急救其阴也。）痞满燥实坚潮热，（此用承气之要诀。胸闷不食为痞，胸腹膨胀为满，大便干结为燥，腹满痛不大便为实，按之石硬为坚，日晡发热为潮热。）杂病伤寒通治疗。（有是证则用是方，为千古心法。）热利清水口干燥（凡口干舌燥，皆当作热治。下利而用硝、黄，是通因通用法。）

刚痉脚挛龄齿要。（阳明之脉，下行至足，上入齿中。脚挛龄齿，是阳明邪火极盛，加以胸满口噤，热邪充斥三焦矣。《灵枢》：谓"热而痉者死"，而仲景云"可与此汤"，乃死里求生之法。阴气不尽为阳热所劫，因而得生者多矣），病须过经乃可下（病至七八日为过经），下之若早语昏謷（下早则引邪入里，语言昏乱）。承气原为燥屎设，燥屎之证当详标，汗出谵语（阳明本自汗出，加以谵语，胃中燥结矣），不能食（肠胃实极，故谷食全不能入），喘冒不卧舌干焦（下既不通，必反上逆而为喘冒不得卧，舌干焦黑，土燥水竭也），脉滑数（为有宿食）而转矢气（矢气，屁气也，燥粪下攻之征），此皆承气汤宜调。（以上为用承气之法。）恶寒（病在表）呕哕（病在上焦）俱禁用，直视喘高命不牢（直视喘高，阳气欲脱，虽不大便，下之必死。戒之）。

——清·王旭高《退思集类方歌注·承气汤类·大承气汤》

大承气汤朴实黄，芒硝化入用须详；去硝乃是小承气，调胃硝黄甘草尝……治阳明病热邪入里，转成胃实，不大便，发热谵语，自汗出，不恶寒，痞满燥实，全见里证，以及杂病三焦大热，脉来沉实有力。夫六淫之入里也，无形之邪，必依有形之物以为固结，故胃者土也，万物所归，是以热邪一入于胃，无所复传，即挟胃中之滓秽，互相团结，而成可下之证。然此方须上、中、下三焦痞满燥实全见者，方可用之。以大黄之走下焦血分，荡涤邪热者为君，又恐其直下之性，除其下而遗其上，故必以酒洗之；但大黄虽能攻积推陈，不能软坚润燥，所有胃中坚结之燥屎仍不能除，故必以芒硝咸寒润下之品，软坚润燥，乃克有成；枳实、厚朴苦降，破上、中二焦之气以承顺之，为硝、黄之先导，而后痞满燥结全消耳！此之谓大承气汤也。

——清·张秉成《成方便读·卷之一·攻里之剂·大承气汤》

❧ 小 承 气 汤 ❧

【提要】　小承气汤由大黄、枳实、厚朴组成。可轻下热结。用治阳明腑实轻证。症见大便秘结，脘腹痞满，谵语潮热，舌苔老黄，脉滑而疾；或热积胃肠之痢疾初起，腹中胀痛，里急后重者。

小承气汤出自《伤寒论》。方用大黄泻下热结为君药。枳实、厚朴行气消痞以助大黄导下之功为臣。小承气汤的药物组成，与大承气汤相比，不用芒硝，且大黄、枳实、厚朴同煎，枳、朴用量亦减，故攻下之力较轻，为"轻下之剂"。主治痞、满、实而燥不明显之阳明腑实轻证。费伯雄提到小承气汤不配芒硝的原因，"但有谵语潮热、喘满等症，而无腹胀坚满之象，故减去芒硝"（《医方论》）。柯琴认为小承气为缓下之剂，与煎药方法和配伍有关，即"三物同煎，且没有使用芒硝"（《伤寒来苏集》）。

【方论】　伤寒，腹胀满，潮热，狂言而喘者，此方主之。

邪在上焦则作满，邪在中焦则作胀，胃中实则作潮热。曰潮热者，犹潮水之潮，其来不失时也。阳乘于心则狂，热干胃口则喘。枳、朴去上焦之痞满，大黄荡胃中之实热。此其里证虽成，病未危急，痞、满、燥、实、坚犹未全俱，以是方主之，则气亦顺矣，故曰小承气。

——明·吴崑《医方考·卷之一·伤寒门·小承气汤》

小热微结，此汤主之。

小热微结者，不亚于大热坚结也。惟其热不大甚，故去芒硝；结不至于坚，是以稍减枳、朴也。

——明·李中梓《伤寒括要·卷下·阳明篇凡十方》

此少阳、阳明药也。邪在上焦则满，在中焦则胀，胃实则潮热（犹潮水之潮，其来有时，阳明燥金旺于申西，故日晡潮热。伤寒潮热为胃实，无虚证），阳邪乘心则狂（故谵语），胃热干肺则喘。故以枳朴去上焦之痞满，以大黄去胃中之实热，此痞满燥实坚未全者，故除芒硝，欲其无伤下焦真阴也。（大承气通治三焦，小承气不犯下焦，调胃承气不犯上焦。按：阳明证有正阳阳明、有太阳阳明、有少阳阳明，自阳明经传入胃腑，不恶寒，腹满便鞭者，宜大承气下之；若汗多发热微恶寒者，为外未解，其热不潮，未可与承气汤；若腹大满不通者，可与小承气微和胃气，勿令大泄下。谓阳明有在经者，未全入腑，尤宜审慎。阳明少阳病多由太阳传入，成无己曰：自太阳少阳传入者，众所共知，自三阴传入者，鲜或能识，三阴有急下之证多矣，岂非仲景之微旨欤。《经》曰：伤寒脉浮缓，手足温者，系在太阴，当发黄，若小便利者，不能发黄，至七八日，大便鞭者，阳明病也。程郊倩曰：此证谓之太阴阳明，阳明为病，本之胃实，不特三阳受邪，能转属阳明，三阴亦能转属阳明，推之少阴三大承气，厥阴一小承气，何非转属阳明之病哉。）《金匮》用本方治支饮胸满，更名厚朴大黄汤。本方加羌活，名三化汤（《机要》）：治中风邪气作实，二便不通。（三化者，使三焦通利，复其传化之常也。加羌活者，证本于风也。然中风多虚气上逆，无用承气之理，非坚实之体，不可轻投。）

——清·汪昂《医方集解·攻里之剂·小承气汤》

亢则害，承乃制，此承气之所由。又病去而元气不伤，此承气之义也。夫方分大小，有二义焉：厚朴倍大黄，是气药为君，名大承气；大黄倍厚朴，是气药为臣，名小承气。味多、性猛、制大，其服欲令泄下也，因名曰大；味少、性缓、制小，其服欲微和胃气也，故名曰小。二方煎法不同，更有妙义。大承气用水一斗，先煮枳、朴，煮取五升，内大黄，煮取三升，内硝者，以药之为性，生者锐而先行，熟者气纯而和缓。仲景欲使芒硝先化燥屎，大黄继通地道，而后枳、朴除其痞满。缓于制剂者，正以急于攻下也。若小承气则三物同煎，不分次第，而服只四合。此求地道之通，故不用芒硝之峻，且远于大黄之锐矣，故称为微和之剂。

——清·柯琴《伤寒来苏集·伤寒附翼·卷下·阳明方总论·小承气汤》

歌曰：朴二枳三四两黄，小承微结好商量，长沙下法分轻重，妙在同煎切勿忘。

男（元犀）按：三承气俱阳明之正方……张令韶云：胃与大肠、小肠交相贯通者也。胃接小肠，小肠接大肠。胃主消磨水谷，化其精微，内灌溉于脏腑，外充溢于皮毛，其糟粕下入于小肠，小肠受其糟粕，复加运化，传入于大肠，大肠方变化传道于直肠而出。故曰：小肠者，受盛之官，化物出焉；大肠者，传道之官，变化出焉。是大承气者，所以通泄大肠而上承热气者也。故用朴、实以去留滞，大黄以涤腐秽，芒硝上承热气。小承气者，所以通泄小肠而上承胃气者也。故曰微和胃气，是承制胃府太过之气者也。不用芒硝而亦名承气者以此。若调胃承气，乃调和胃气而上承君火之热者也。以未成糟粕，故无用枳、朴之消留滞。此三承气之义也。

承者，制也。谓制其太过之气也。故曰：亢则害，承乃制。

——清·陈修园《长沙方歌括·卷五·阳明方·小承气汤》

此治邪在中、上两焦之正法也。注中但有谵语潮热、喘满等症，而无腹胀坚满之象，故减去芒硝，不使伐无病之地以劫阴。略一加减，必有精义，规矩方圆之至也。

——清·费伯雄《医方论·卷一·攻里之剂·小承气汤》

调胃承气汤

【提要】　调胃承气汤由大黄、芒硝、甘草组成。可缓下热结。用治阳明腑实之燥热内结证。症见大便不通，口渴心烦，蒸蒸发热，或为谵语，舌苔正黄，脉滑数，以及胃肠热盛而致发斑吐衄，口齿咽喉肿痛等。

调胃承气汤出自《伤寒论》，为"缓下之剂"。本方用大黄泻下攻积为君，芒硝泻下软坚为臣，甘草甘缓防硝黄泻下伤正为佐，并调和药性为使。吴崐、李中梓等人均从配伍结构，分析本方为缓下之剂的原因。如"去枳、朴，加甘草，使之专入脾胃，而又缓芒、黄善走之烈"（《医方论》）；"加甘草以缓之和之，监其峻烈，虽则有承顺其气之势，复有调和其胃之功矣。故名调胃承气"（《伤寒括要》）。

【方论】　太阳病未解，脉阴阳俱停，必先振栗，汗出乃解。但阳脉微者，先汗出而解。但阴脉微者，下之而解。若欲下之，宜调胃承气汤。阴阳俱停，是阴阳和已，可以弗药而愈。阳脉微者，阴胜也。有汗则解。设或无汗，大都宜温。阴脉微者，阳胜也。非下之何以解其亢阳乎？《经》曰：热淫于内，治以咸寒。佐以苦寒，芒硝咸寒为君，大黄苦寒为臣，正合此法也。加甘草以缓之和之，监其峻烈。虽则有承顺其气之势，复有调和其胃之功矣。故名调胃承气。本阳明药，而此主太阳未解也。

——明·李中梓《伤寒括要·卷下·太阳篇七十三方》

承气者，用以制亢极之气，使之承顺而下也。《伤寒秘要》曰：王海藏论云，仲景承气汤有大小调胃之殊，今人以三一承气不分上下缓急用之，岂不失仲景本意？大热大实，用大承气。小热小实，用小承气。实热尚在胃中，用调胃承气，以甘草缓其下行而祛胃热也。若病大用小，则邪气不伏，病小用大，则过伤正气。病在上而用急下之剂，则上热不除，岂可一概混治哉！节庵论小承气曰：上焦受伤，去芒硝，恐伤下焦血分之真阴。论调胃承气曰：邪在中焦不用枳实、厚朴，以伤上焦虚无氤氲之元气，然此汤独可用芒硝以伤下焦乎？吾未闻承气汤有主上焦者，未闻调胃承气之证，至于坚而燥也。仲景调胃承气汤证，八方中并无干燥，不过曰胃气不和，曰胃实，曰腹满，则知此汤专主表邪悉罢，初入府而欲结之证也。故仲景以调胃承气收入太阳阳明。而大黄注曰酒浸，是太阳阳明去表未远，其病在上，不当攻下，故宜缓剂以调和之。及至正阳阳明，则皆曰急下之。而大承气汤大黄注曰酒洗，是洗轻于浸，微升其走下之性以和其中。至于少阳阳明，则去正阳而逼太阴，其分在下，故用小承气，大黄不用酒制也。

——清·张璐《伤寒缵论·卷下·正方·调胃承气汤》

此治太阳阳明并病之和剂也。因其人平素胃气有余，故太阳病三日，其经未尽，即欲再作太阳经，发汗而外热未解。此外之不解，由于里之不通。故太阳之头项强痛虽未除，而阳明之发热不恶寒已外见。此不得执太阳禁下之一说，坐视津液之枯燥也。少与此剂以调之，但得胃气一和，必自汗而解。是与针足阳明同义，而用法则有在经在府之别矣。不用气药而亦名承气者，调胃即所以承气也。《经》曰："平人胃满则肠虚，肠满则胃虚，更虚更实，故气得上下。"今气之不承，由胃家之热实。必用硝、黄以濡胃家之糟粕，而气得以下；同甘草以生胃家之津液，而气得以上。推陈之中，便寓致新之义，一攻一补，调胃之法备矣。胃调则诸气皆顺，故亦得以承气名之。前辈见条中无燥屎字，便云未坚硬者可用，不知此方专为燥屎而设，故芒硝分两多于大承气。因病不在气分，故不用气药耳。古人用药分两有轻重，煎服有法度。粗工不审其立意，故有三一承气之说。岂知此方全在服法之妙，少少服之，是不取其势之锐，而欲其味之留中，以濡润胃府而存津液也。所云"太阳病未罢者不可下"，又与"若欲下之，宜调胃承气汤"合观之，治两阳并病之义始明矣。白虎加人参，是于清火中益气；调胃用甘草，是于攻实中虑虚。

——清·柯琴《伤寒来苏集·伤寒附翼·卷下·阳明方总论·调胃承气汤》

此足太阳、阳明药也（东垣曰：正阳阳明药）。大黄苦寒，除热荡实；芒硝咸寒，润燥软坚；二物下行甚速，故用甘草甘平以缓之，不致伤胃，故曰调胃承气。去枳朴者，不欲其犯上焦气分也。（《准绳》曰：阳明一证，分为太阳、正阳、少阳三等。按本草大黄酒浸入太阳经，酒洗入阳明经，浸久于洗，故能引于至高之分。仲景以调胃承气收入太阳门，而大黄注曰酒浸，汤后曰少少温服，曰当和胃气。又本汤治不吐不下心烦者，及发汗不解、蒸蒸发热者，吐后腹胀满者，是太阳阳明去表未远，其病在上，不当攻下，故宜缓剂调和之也。至正阳阳明，则曰急下之，而大承气汤大黄下注曰酒洗，洗轻于浸，是微升其走下之性，以治其中也；至少阳阳明，则去正阳而逼太阴，其分为下，故小承气汤大黄不用酒制，少阳不宜下，故去芒硝，又曰少与，曰微溏之勿令大泄下，此仲景之妙法也。）

——清·汪昂《医方集解·攻里之剂·调胃承气汤》

歌曰：调和胃气炙甘功，硝用半升地道通，草二大黄四两足，法中之法妙无穷。

蔚按：此治病在太阳而得阳明之阳盛证也。《经》曰：热淫于内，治以咸寒；火淫于内，治以苦寒。君大黄之苦寒，臣芒硝之咸寒，而更佐以甘草之甘缓，硝、黄留中以泄热也。少少温服，亦取缓调之意。

——清·陈修园《长沙方歌括·卷二·太阳方·调胃承气汤》

此治邪在中下焦之正法也。注中"恶热口渴、腹满，中焦燥实"数语，最宜着眼。可见病在脾胃，全与上焦无涉，若杂入枳、朴以犯上焦，则下焦之浊气必随感而上，反致喘逆者有之矣！去枳、朴，加甘草，使之专入脾胃，而又缓芒、黄善走之烈，谨慎周详，毫发无憾。

——清·费伯雄《医方论·卷一·攻里之剂·调胃承气汤》

大 陷 胸 汤

【提要】　大陷胸汤由大黄、芒硝和甘遂组成。可泻热逐水。用治水热互结之大结胸证。

症见心下满痛，拒按，按之硬；甚或从心下至少腹硬满而痛，手不可近，大便秘结；或日晡小有潮热，短气烦躁，舌上燥而渴，舌红，苔黄腻或兼水滑，脉沉紧或沉迟而有力。

大陷胸汤出自《伤寒论》。方以甘遂攻逐水饮，泻热破结，为君药。大黄荡涤邪热，芒硝泻热软坚散结，二药以助泻热逐水之力，为臣佐药。本方药用三味，药简量大，力专效宏，共成泻热逐水之峻剂。吕震名阐述了方中配伍甘遂的意义，指出"本方虽用硝黄，而关键全在甘遂末一味，使下陷之阳邪，上格之水邪，俱从膈间分解，而硝黄始得成其下夺之功。若不用甘遂，便属承气法，不成陷胸汤矣"（《伤寒寻源》）。

对于本方使用注意，张秉成和李中梓均有论述。如"三者皆峻下之品，非表邪尽除，内有水热互结者，不可用之"（《成方便读》）；又言"此惟大实者，乃为合剂，如挟虚，或短气，或脉浮，不敢轻投也"（《伤寒括要》）。

【方论】 结胸由邪结在胸中，处身之高分，邪结于是，宜若可吐。然所谓结者，若系结之结，不能分解者也。诸阳受气于胸中，邪气与阳气相结，不能分解，气不通，壅于心下为硬为痛，是邪正因结于胸中，非虚烦、膈实之所同，是须攻下之物可理。低者举之，高者陷之，以平为正。结胸为高邪，陷下以平之，故治结胸，曰陷胸汤。甘遂味苦寒，苦性泄，寒胜热，虽曰泄热，而甘遂又若夫间之，遂直达之气，陷胸破结，非直达者不能透，是以甘遂为君。芒硝味咸寒。《内经》曰：咸味下泄为阴。又曰：咸以软之。气坚者，以咸软之；热胜者，以寒消之，是以芒硝为臣。大黄味苦寒，将军也，荡涤邪寇，除去不平，将军之功也。陷胸涤热，是以大黄为使。利药之中，此为快剂。伤寒错恶，结胸为甚，非此汤则不能通利之。剂大而数少，取其迅疾，分解结邪，此奇方之制也。《黄帝针经》曰：结虽大，犹可解也。在伤寒之结，又不能久，非陷胸汤，孰可解之矣。

——金·成无己《伤寒明理论·第四卷·诸汤方论》

伤寒，下之早，从心下至少腹硬满而痛不可近者，大结胸也，此方主之。

三阳经表证未解，而用承气汤以攻里者，此下之早也。下之早则里虚，里虚则表邪乘之而入，三焦皆实，故心下至少腹硬满而痛不可近也。此其为证危急，寻常药饵不能平矣，故用大黄以荡实，硝石以软坚，甘遂以直达。噫！人称三物之峻矣，抑孰称其有起死之功乎？用人之勇去其怒，惟善将将者能之。

——明·吴崑《医方考·卷之一·伤寒门·大陷胸汤》

但结胸，无大热，为水结胸也。邪在上者，宜若可吐。然谓之结者，固结于胸中，非虚烦膈实者比也。上焦为高邪，必陷下以平之，故曰陷胸。荡平邪寇，将军之职也。所以大黄为君，咸能软坚。所以芒硝为臣，彻上彻下。破结逐水，惟甘遂有焉，所以为佐。此惟大实者，乃为合剂。如挟虚，或短气，或脉浮，不敢轻投也。

——明·李中梓《伤寒括要·卷下·太阳篇七十三方》

大陷胸汤，由胸膈直达肠胃，亟从下夺，不用一药监制，此最猛劣之剂，故曰大。《经》云：太阳病，脉浮而动数，浮则为风，数则为热，动则为痛，数则为虚，头痛发热，微盗汗出而反恶寒者，表未解也。医反下之，动数变迟，膈内拒痛，胃中空虚，客气动膈，短气躁烦，心中懊，阳气内陷，心下因硬，则为结胸，大陷胸汤主之。（按：动数变迟三十六字，形容结胸之状如绘。盖动数为欲传之脉，迟则不能复传，阳邪因误下而内陷，而里饮复与之相格，心下因硬，膈间拒痛。本方虽用硝黄，而关键全在甘遂末一味，使下陷之阳邪，上格之水邪，俱从膈间分解，而硝黄始得成其下夺之功。若不用甘遂，便属承气法，不成陷胸汤矣。）

——清·吕震名《伤寒寻源·下集·大陷胸汤》

治太阳病表邪不解，而反下之，热陷于里，其人素有水饮停胸，以致水热互结心下，满而硬痛，手不可近，不大便，舌上燥而渴，成结胸胃实之证。以甘遂之行水直达所结之处，而破其澼囊；大黄荡涤邪热，芒硝咸润软坚。三者皆峻下之品，非表邪尽除，内有水热互结者，不可用之。

——清·张秉成《成方便读·卷之一·攻里之剂·大陷胸汤》

2.2 温 下 剂

凡具有温下寒积作用，治疗里寒积滞实证的方剂，称为寒下剂。里寒积滞实证，其症见大便秘结，脘腹疼痛，手足不温，甚或厥冷，脉沉紧等；常用大黄、芒硝等泻下药与附子、干姜等温里散寒药为主组方。脾阳虚者，配伍甘温益气之品，如人参、甘草等。

大黄附子汤

【提要】 大黄附子汤由大黄、附子、细辛组成。可温里散寒，通便止痛。用治寒积里实证。症见腹痛便秘，胁下偏痛，发热，手足厥冷，舌苔白腻，脉弦紧。本方为治疗寒积里实证的代表方。

大黄附子汤出自《金匮要略》。方中重用大辛大热之附子，温里散寒，且善止寒凝之腹胁疼痛；以苦寒泻下之大黄，泻下通便，荡涤积滞，二药合用，相辅相成，共为君药。细辛辛温宣通，温经散寒止痛，助附子温里散寒之用，为臣药。三药合用，合成温散寒凝、辛通苦降之剂，使阴寒得散，积滞得去而诸症可除。历代医家十分推崇大黄附子汤寒温同用，相反相成的配伍结构。如：张璐之"附子驱少阴之寒，细辛达厥阴之气，用大黄通泄其积，此寒热并施之妙用也"（《张氏医通》）。喻昌之"大黄附子汤用细辛佐附子，以攻胁下寒结，即兼大黄之寒以导之，寒热合用，温攻并施，此圣法昭然，不可思议者也"（《医宗金鉴》）。

【方论】 胁下偏痛发热，其脉紧弦，寒在厥阴少阴之分也，邪在下，当从下解，然寒邪之在阴分，故当以温药下之。附子驱少阴之寒，细辛达厥阴之气，用大黄通泄其积，此寒热并施之妙用也。

——清·张璐《张氏医通·卷三·诸气门上·积聚》

胁下偏痛而脉紧弦，阴寒成聚，偏着一处，虽有发热，亦是阳气被郁所致。是以非温不能已其寒，非下不能去其结，故曰宜以温药下之。程氏曰："大黄苦寒，走而不守，得附子、细辛之大热，则寒性散而走泄之性存"是也。

——清·尤在泾《金匮要略心典·卷中·腹满寒疝宿食病脉证第十》

大黄附子仲师方，胁下寒凝痛莫当；共合细辛三种药，功专温下妙非常……治胁下偏痛，发热，其脉弦紧。此阴寒成聚，偏着一处，虽有发热，亦是阳气被郁所致。是以非温不能散其寒，非下不能去其积，故以附子、细辛之辛热善走者搜散之，而后大黄得以行其积也。

——清·张秉成《成方便读·卷之一·攻里之剂·大黄附子汤》

温 脾 汤

【提要】 温脾汤由大黄、当归、干姜、附子、人参、芒硝、甘草组成。可攻下寒积，温补脾阳。主治阳虚寒积证。症见大便秘结，脐腹绞痛，手足不温，神疲乏力，苔白不渴，脉沉弦而迟。温脾汤为治疗阳虚寒积证的代表方。

温脾汤出自《备急千金要方》。方中附子大辛大热，温壮脾阳，解散寒凝；大黄泻下通便，攻逐积滞，两药相合，温下并用，共为君药。干姜温中助阳，协附子温阳祛寒；芒硝润肠软坚，助大黄泻下攻积，均为臣药。当归养血润肠以助通便；人参、甘草益气补脾，合姜、附则善温补脾阳，是温阳必先益气之意；人参合当归补养气血，使下不伤正，共为佐药。甘草又可调和诸药，兼使药之用。历代医家对温脾汤"温""下"并用的组方结构十分推崇。如：喻嘉言认为制此方之意，乃示人不可畏虚而纯用温补，反致留邪养病。而大黄只用四钱，意在用药当以顾护胃气为先；且对于猛重之药的使用，应严格控制用量，并要中病即止。王子接认为，温脾汤之组方结构与用量，示人应同时兼顾扶正与祛邪两面，并明确指出此证虽有脾寒、肠泻，但"痼冷之积滞久留肠胃而不去，徒用温补无益于病也"（《绛雪园古方选注》）。所以，通因通用之下法势在必行，"先去其滞，而后调补"（《绛雪园古方选注》），不能畏惧体虚而忽视实邪之内阻。

【方论】 学士许叔微制此方，用厚朴、干姜、甘草、桂心、附子各二两，大黄四钱，煎六合顿服。治痼冷在肠胃间，泄泻腹痛，宜先取去，然后调治。不可畏虚以养病也。叔微所论，深合仲景以温药下之之法。其大黄止用四钱，更为有见，夫痼冷在肠胃而滑泄矣，即温药中宁敢多用大黄之猛重困之乎？减而用其五之一，乃知叔微之得于仲景者深也。仲景云：病人旧微溏者，栀子汤不可与服。又云：太阴病脉弱便利，设当行大黄芍药者，宜减之，以其人胃气弱，易动故也。即是观之，肠胃痼冷之滑泄，而可恣用大黄耶？不用则温药必不能下，而久留之邪，非攻不去。多用则温药恐不能制，而洞下之势，或至转增。裁酌用之，真足法矣！《玉机微义》未知此方之渊源，不为首肯，亦何贵于论方哉。

——清·喻嘉言《医门法律·卷之二·中寒门诸方》

脾寒泄泻腹痛者，许叔微制温脾汤，仿仲景温下之法，以下肠胃之冷积。夫脾既寒矣，肠既泻矣，而又下之者，以痼冷之积滞久留肠胃而不去，徒用温补无益于病也，故必以通因通用之法，先去其滞，而后调补，勿畏虚以养病。如仲景云：太阴病脉弱下利，设当行大黄、芍药者，宜减之，以其人胃气易动故也。今叔微用干姜、肉桂、附子为君，复以调胃承气，大黄止用四钱，谓非得仲景之遗意哉！

——清·王子接《绛雪园古方选注·中卷·内科·温脾汤》

此亦治寒积之一法也。凡积之所成，无不由于正气之虚，故以参、甘以培其气，当归以养其血，使气血复其常度，则邪去而正乃不伤。病因寒起，故以姜、附之辛热，使其走者走，守者守，祛寒散结，纤悉无遗，而后硝、黄导之，由胃入肠，何患乎病不去哉？

——清·张秉成《成方便读·卷之一·攻里之剂·温脾汤》

2.3　润　下　剂

凡具有润肠通便作用，治疗肠燥津亏证的方剂，称为润下剂。肠燥津亏证，其症见大便干结，小便短赤，舌苔黄燥，脉滑实等。常用麻子仁、杏仁、郁李仁等润下药为主组方。肾虚精亏之"虚秘"，症见小便清长，大便秘结，腰膝酸软，手足不温，舌淡苔白，脉迟等，常用肉苁蓉、牛膝等温肾益精药为主组方，并适当配伍升麻、枳壳、泽泻等以升清降浊。

 ## 麻 子 仁 丸

【提要】　麻子仁丸由麻子仁、白芍药、枳实、大黄、厚朴、杏仁和蜂蜜组成。可润肠泄热，行气通便。主治胃肠燥热，脾约便秘证。症见大便干结，小便频数，舌红，苔微黄少津，脉数。本方为治疗胃肠燥热，脾津不足便秘的常用方，又是润下法的代表方。

麻子仁丸出自《伤寒论》。方中麻子仁性味甘平，质润多脂，功能滋脾生津，润肠通便，为君药。大黄泄热通便；杏仁宣降肺气，并能润肠通便；白芍养血益阴，助火麻仁滋脾生津，共为臣药。枳实、厚朴行气导滞，以助降泄通便之力，合大黄是小承气汤之意，为佐药。以蜂蜜为丸，取其甘润性缓，既助火麻仁润肠通便，又可缓和小承气汤攻下之力，为佐使。诸药合用，共奏润肠泄热，行气通便之效。王子接指出本证的病机为"脾土过燥，胃液日亡"（《绛雪园古方选注》）。

朱丹溪提出运用麻子仁丸，当因地而异。其曰："愚恐西北二方，地气高厚，人禀壮实者可用，若用于东南之人，与热虽盛而血气不实者，虽得暂通，将见脾愈弱而肠愈燥矣。后之欲用此方者，须知在西北以开结为主，在东南以润燥为主，慎勿胶柱而调瑟"（《格致余论》）；吴崑强调使用本方的注意事项，"然必胃强者能用之"（《医方考》）。

【方论】　约者，结约之约，又约束之约也。《内经》曰：饮入于胃，游溢精气，上输于脾，脾气散精，上归于肺，通调水道，下输膀胱，水精四布，五经并行。是脾为胃行其津液者也。今胃强脾弱，约束津液，不得四布，但输膀胱，致小便数而大便硬，故曰其脾为约。麻仁味甘平，杏仁味甘温。《内经》曰：脾欲缓，急食甘以缓之。麻仁、杏仁润物也。《本草》曰：润可去枯。脾胃干燥，必以甘润之物为之主，是以麻仁为君，杏仁为臣。枳实味苦寒，厚朴味苦温。润燥者，必以甘，甘以润之。破结者必以苦，苦以泄之。枳实、厚朴为佐，以散脾之结约。芍药味酸微寒，大黄味苦寒，酸苦涌泄为阴，芍药、大黄为使，以下脾之结燥。肠润结化，津液还入胃中，则大便秚，小便少而愈矣。

——金·成无己《伤寒明理论·第四卷·诸汤方论》

成无己曰：约者，结约之约，又约束之约。胃强脾弱，约束津液不得四布，但输膀胱，故小便数而大便硬，故曰脾约。与此丸以下脾之结燥，肠润结化，津流入胃，大便利，小便少而愈矣。愚切有疑焉。何者？既曰约，脾弱不能运也；脾弱则土亏矣，必脾气之散，脾血之耗也。原其所由，久病、大下、大汗之后，阴血枯槁，内火燔灼，热伤元气，又伤于脾，而成此证。伤元气者，肺金受火，气无所摄。伤脾者，肺为脾之子，肺耗则液竭，必窃母气以自救，金耗则木寡于畏，土欲不伤，不可得也。脾失转输之令，肺失传送之官，宜大便秘而难下，小便数而无藏蓄也，理宜滋养阴血，使孤阳之火不炽，而金行清化，木邪有制，脾土清健而运行，精液乃能入胃，则肠润而通矣。今以大黄为君，枳实、厚朴为臣，虽有芍药之养血，麻仁、杏仁之温润为之佐使，用之热甚而气实者，无有不安。愚恐西北二方，地气高厚，人禀壮实者可用。若用于东南之人，与热虽盛而血气不实者，虽得暂通，将见脾愈弱而肠愈燥矣。后之欲用此方者，须知在西北以开结为主，在东南以润燥为主，慎勿胶柱而调瑟。

——元·朱丹溪《格致余论·脾约丸论》

伤寒瘥后，胃强脾弱，约束津液不得四布，但输膀胱，致小便数而大难者，主此方以通肠润燥。枳实、大黄、厚朴，承气物也。麻仁、杏仁，润肠物也。芍药之酸，敛津液也。然必胃强者能用之，若非胃强，则承气之物在所禁矣。

——明·吴崑《医方考·卷之一·伤寒门·脾约丸》

下法不曰承气而曰麻仁者，明指脾约为脾土过燥，胃液日亡，故以麻、杏润脾燥，白芍安脾阴，而后以枳、朴、大黄，承气法胜之，则下不亡阴。法中用丸渐加者，脾燥宜用缓法，以遂脾欲，非比胃实当急下也。

——清·王子接《绛雪园古方选注·上卷·下剂·麻仁丸》

济 川 煎

【提要】　济川煎由当归、牛膝、肉苁蓉、泽泻、升麻、枳壳组成。可温肾益精，润肠通便。用治肾阳虚弱，精津不足证，症见大便秘结，小便清长，腰膝酸软，头目眩晕，舌淡苔白，脉沉迟或沉细。本方为治疗肾虚精亏便秘的常用方。

济川煎出自《景岳全书》。方中肉苁蓉味甘咸，性温而质润，既能温肾益精以治其本，又能润肠通便以治其标，为君药。当归养血润肠；牛膝补肝肾，壮腰膝，性善下行，共助君药补肾虚，益精血，润肠燥之功，为臣药。枳壳下气宽肠以助通便；泽泻泄肾浊，伍肉苁蓉补中有泻，使浊去而精易生；升麻能升清阳，使清阳得升则浊阴自降，有欲降先升之妙用，合泽泻有升清降浊之功，共为佐药。诸药合用，使肾虚得复，精血充足，开合有度，则大便自通。俞根初认为，本方之妙在于，方中升麻升清气以输脾，泽泻降浊气以输膀胱，佐蓉膝以成润利之功。吴仪洛、王旭高皆指出，本方乃"用通于补之剂也"（《成方切用》），适用于"病涉虚损"

（《医方证治汇编歌诀》）。

【方论】 凡病涉虚损，而大便闭结不通，则硝、黄攻击等剂，必不可用。若势有不得不通者，宜此主之，此用通于补之剂也。

当归（三五钱），牛膝（二钱），肉苁蓉（酒洗去咸，二三钱），泽泻（一钱五分），升麻（五七分或一钱），枳壳（一钱，虚甚者不可用）

如气虚，加人参，无碍；如有火，加黄芩；肾虚，加熟地。

——清·吴仪洛《成方切用·卷八上·润燥门·济川煎》

济川（煎）归（当归）膝（牛膝）肉苁蓉，泽泻升麻枳壳从。便结病虚难下夺，用通于补法堪宗。（凡病涉虚损，而大便秘结不通，难用硝、黄下夺，而势又不得不通者，用此通之。甚妙！甚妙！此用通于补之剂也。旭高按：济川煎、玉女煎二方，一寓通于补，一寓补于清，皆景岳超出之方也。通灵活变，足可为法。）

——清·王旭高《医方证治汇编歌诀·通治方·济川煎》

大便秘一证，有热结，有气滞，有液枯。热结则诸承气为正治，固已。气滞必求其所以滞之者，而为之去其滞：如食滞则枳实导滞，痰滞则加味凉膈，瘀滞则桃仁承气，饮滞则蠲饮万灵，寒滞则厚朴七物，热滞则六磨饮子，皆足奏功。液枯多兼热结，则养荣承气为正治。若液枯而兼气滞，轻则五仁橘皮，重则张氏济川。

夫济川煎，注重肝肾。以肾主二便，故君以苁蓉、牛膝，滋肾阴以通便也；肝主疏泄，故臣以当归、枳壳，一则辛润肝阴，一则苦泄肝气。妙在升麻清气以输脾，泽泻降浊气以输膀胱，佐蓉、膝以成润利之功。张介宾谓病浅虚损，而大便不通，则硝、黄攻击等剂，必不可用。若势有不得不通者，宜此方主之，此用通于补之剂也，最妙。

——清·俞根初《重订通俗伤寒论·第二章 六经方药·第三节 攻下剂》

方中肉苁蓉咸温，入肾与大肠经，善于温补肾精、暖腰润肠，为君药。当归养血和血，润肠通便；牛膝补肾壮腰，善行于下，均为臣药。枳壳宽肠下气助通便；泽泻性降，渗利泄浊，共为佐药。少加升麻升举清阳，使清升浊降以助通便，用为佐使。诸药合用，既可温肾益精以治其本，又能润肠通便以治其标，而成标本兼顾之剂。方名"济川"，意在滋润河川以行舟车。

——李冀《方剂学·下篇 各论·第二章 泻下剂·第三节 润下剂·济川煎》

2.4 攻补兼施剂

凡具有扶正攻下作用，治疗里实而正虚之证的方剂，称为攻补兼施剂。里实而正虚之证，以脘腹胀满，大便秘结，兼气血不足，或兼阴津内竭的表现为主要临床特征。若不攻下则里实不去，只攻下则正气更伤，若不补益则正虚难复，纯用补法则里实愈坚。惟有攻补兼施，方可两全。常用大黄、芒硝等攻下药，配伍人参、当归、生地、玄参、麦冬等。

❧ 黄 龙 汤 ❧

【提要】　黄龙汤由大黄、芒硝、枳实、厚朴、当归、人参、甘草组成。可攻下热结，补气养血。用治阳明腑实，气血不足证。症见自利清水，色纯青；或大便秘结，脘腹胀满，腹痛拒按，身热口渴，神疲少气，谵语；甚则循衣摸床，撮空理线，神昏肢厥，舌苔焦黄或焦黑，脉虚。本方为攻补兼施的代表方，又是治疗阳明腑实兼气血不足证的常用方。

　　黄龙汤出自《伤寒六书》。方中大黄、芒硝、枳实、厚朴（即大承气汤）急下热结，荡涤肠胃实热积滞以攻邪。人参、当归益气补血，既扶正以利祛邪，又令攻实而不致正脱。肺与大肠为表里，欲通肠腑，当开宣肺气，故配少许桔梗开肺气以通腑气。姜、枣、草补益脾胃，助参、归补虚，甘草又能调和诸药。王旭高阐述方名"黄龙"的含义："大黄得人参为佐，则能神其功用，如龙得云助，升腾上下，莫能测其变化也"（《退思集类方歌注》），揭示了本方攻补兼施的组方思路。

【方论】　治热邪传里，胃有燥屎，心下硬痛，身热、口渴、谵语，下利稀水，色纯青。大承气汤方内加人参、当归、甘草、桔梗，姜、枣煎。黄龙汤即大承气（汤）加人参归甘桔比。煎加姜枣治阳明，证实体虚热结利。（按：体质气血虚人，而得阳明胃实之证，或因病误治致虚，而燥屎犹未去者，不下则邪气壅实而死，下之又恐正气益虚而即脱。此方攻补兼施，庶几不犯虚虚之祸。曰"黄龙"者，大黄得人参为佐，则能神其功用，如龙得云助，升腾上下，莫能测其变化也。）胃有燥屎心下坚，谵语下利纯清水。（按：胃有燥屎，何以又下清水？陶氏《伤寒六书》曰："此利非内寒而利，乃日逐自饮汤药而利也，直急下之，名曰结热利证。"又曰："庸医妄谓漏底伤寒，而便用热药止之，犹如抱薪救火，误人死者多矣。"）攻补兼施此法良，老年除去芒硝饵。（老人气血虚甚者，去芒硝，恐重劫其阴也。）

　　　　　　　　　　——清·王旭高《退思集类方歌注·承气汤类·大黄牡丹汤·附：黄龙汤》

　　本方证乃因邪热与燥屎内结，腑气不通，气血不足所致。邪热入里，与肠中燥屎互结成实，腑气不通，则大便秘结、脘腹胀满、疼痛拒按、身热口渴、舌苔焦黄或焦黑；或自利清水，色纯青之"热结旁流"；因素体气血不足，或里热成实而延误失治，耗伤气血，则神疲少气、脉虚；里热炽盛，热扰心神，神明昏乱而正气欲脱，则神昏谵语、肢厥、循衣撮空等。本方证属邪实正虚，邪实宜攻，正虚宜补。法当泻热通便，补气养血，邪正兼治为妥。方中大黄、芒硝、枳实、厚朴急下热结，荡涤肠胃实热积滞以攻邪。人参、当归益气补血，既扶正以利祛邪，又使之下不伤正。肺与大肠相表里，欲通肠腑，当开宣肺气，故配少许桔梗宣肺气以通腑气。姜、枣、草补益脾胃，助参、归补虚，甘草又能调和诸药。诸药相合，攻补兼施，以攻下热结为主，攻实不伤正，扶正不碍邪。

　　　　　　　　　　——贾波、李冀《方剂学·第二章　泻下剂·第五节　攻补兼施·黄龙汤》

❧ 增液承气汤 ❧

【提要】　增液承气汤由增液汤（即生地黄、玄参、麦冬）加大黄、芒硝组成。可滋阴增液，泻热通便。治疗热结阴亏证，症见燥屎不行，下之不通，脘腹胀满，口干唇燥，舌红苔黄，脉细数。

增液承气汤出自《温病条辨》。方中玄参、生地、麦冬（即增液汤）滋阴增液，润肠通便，芒硝、大黄（即调胃承气汤去甘草）软坚化燥，泻热通下。本方体现了攻补兼施之法，与增液汤以润为主有所不同。《方剂学》对增液承气汤的组方结构进行分析后，提出本方为"增水行舟"与"通便推舟"并用之剂。

　　【方论】　《温病条辨》指出："阳明温病，下之不通……津液不足，无水舟停者，间服增液；再不下者，增液承气汤主之。"说明阴结热亏，燥屎不行，使用下法，宜加审慎。

　　——孟景春、周仲瑛《中医学概论·上篇·第十三章方剂学·泻下剂·增液承气汤》

　　本方证系由阳明温病，热结胃肠，津液受灼，或素体阴液亏损，又患温病，更伤津液所致。阴津亏损，肠腑失润，传导失常，则燥屎不行、脘腹胀满；燥屎内停，内热愈盛，阴津渐竭，大肠无阴津之濡润，则肠中燥屎虽用下法而不得通；口干唇燥、舌苔薄黄或焦黄而干、脉细数等，乃热邪伤津之证。是证系《温病条辨》所谓"水不足以行舟，而结粪不下者"，治宜甘凉濡润以增液，咸寒泻下以通便。方中重用玄参滋阴泻热通便，为君药。麦冬、生地黄滋阴生津，为臣药。三药配伍，补而不腻，有滋阴润燥，增液通便之功。佐以大黄、芒硝软坚润燥，泻热通便。诸药相合，乃增水行舟与通便推舟并用之剂。

　　——贾波、李冀《方剂学·第二章 泻下剂·第五节 攻补兼施·增液承气汤》

2.5　逐　水　剂

　　凡具有攻逐水饮作用，治疗水湿壅盛于里之实证的方剂，称为逐水剂。水湿壅盛于里的实证，症见悬饮，咳唾，胸胁引痛，或水肿腹胀，二便不利，脉实有力等。常用甘遂、大戟、芫花等峻下逐水药为主组方。因为逐水药物药力峻猛，常配伍大枣等养胃扶正之品。

十　枣　汤

　　【提要】　十枣汤由芫花、甘遂、大戟、大枣组成。可攻逐水饮。用治悬饮或水肿实证。症见咳唾胸胁引痛，心下痞硬胀满，干呕短气，头痛目眩，或胸背掣痛不得息，舌苔滑，脉沉弦；或症见一身悉肿，尤以身半以下为重，腹胀喘满，二便不利。本方为峻下逐水的代表方，又是治疗悬饮及阳水实证的常用方。

　　十枣汤出自《伤寒论》。方中甘遂善行经隧之水湿，为君药。大戟善泄脏腑之水湿，芫花善消胸胁之伏饮痰癖，共为臣药。然三药峻猛且有毒，易伤正气，故佐以大枣十枚煎汤送服，寓意有三：一则缓和诸药之毒性；二则益气护胃，减少药后反应，使攻逐而不伤胃气，兼顾邪正；三则培土以制水。王子接论述了本方配伍大枣的意义，在于"缓甘遂、大戟之性者"（《绛雪园古方选注》）。张秉成提出本方用芫花、甘遂、大戟峻攻水邪的原因，是症见心下痞硬，满引胁下痛者，乃素有伏饮在内，并非水热互结而成胃实，故不用大黄、芒硝荡热软坚。

　　吴崑提出了使用本方的注意事项，是"惟壮实者能用之，虚羸之人，未可轻与也"（《医方考》）。

【方论】 伤寒，表证已去，其人濈濈汗出，心下痞鞕，胁痛，干呕短气者，此邪热内蓄而有伏饮也，本方主之。

芫花之辛能散饮，戟、遂之苦能泄水。又曰：甘遂能直达水饮所结之处。三物皆峻利，故用大枣以益土，此戎衣之后而发巨桥之意也。是方也，惟壮实者能用之，虚羸之人，未可轻与也。

——明·吴崑《医方考·卷之一·伤寒门·十枣汤》

攻饮汤剂，每以大枣缓甘遂、大戟之性者，欲其循行经隧，不欲其竟走肠胃也，故不名其方而名法，曰十枣汤。芫花之辛，轻清入肺，直从至高之分去菀陈莝，以甘遂、大戟之苦，佐大枣甘而泄者缓攻之，则从心及胁之饮，皆从二便出矣。

——清·王子接《绛雪园古方选注·上卷·下剂·十枣汤》

治太阳中风，表证已解，惟内蓄水邪，浩浩莫御，下利呕逆，汗出心下痞硬满引胁下痛者。此必素有伏饮在内，因病而激发所致。观其表证已解，则知不因误下，并非水热互结而成胃实之比。故不用大黄、芒硝荡热软坚，但以芫花、甘遂、大戟三味峻攻水邪之品而直下之。然水邪所结，脾气必虚，故治水者，必先补脾，以土旺则自能胜水，脾健则始可运行，且甘缓制其峻下之性，此其用大枣之意欤！凡杂病水鼓证正不甚虚者，皆可用之。

——清·张秉成《成方便读·卷之一·攻里之剂·十枣汤》

舟 车 丸

【提要】 舟车丸由黑牵牛、大黄、甘遂、大戟、芫花、青皮、陈皮、木香、轻粉组成。可逐水行气。主治水热内壅，气机阻滞证。症见水肿水胀，口渴气粗，腹胀而坚，大小便秘，舌苔白滑腻，脉沉数有力。

舟车丸出自《医方集解》引刘完素方。方中甘遂、大戟、芫花峻下逐水为君。黑牵牛苦寒，泻水利尿；大黄泻下攻积，二药荡涤胃肠，泻下水热湿浊为臣。青皮破气散结，陈皮理气化湿，木香行气导滞，槟榔下行利水，合用以气行水行，共为佐药。用小量轻粉，协诸药逐水之功，也为佐药。

汪昂和张秉成皆强调使用本方的注意事项：因药力峻猛，"非形气俱实者，不可轻投"（《成方便读》）。

【方论】 水肿证，病气形气皆实者，此方主之。

通可以去塞，牵牛、大黄、甘遂、芫花、大戟，皆通剂之厉者也。辛可以行滞，陈皮、青皮、木香，皆行滞之要药也。此方能下十二经之水，下咽之后，上下左右无所不至，故曰舟车。

——明·吴崑《医方考·卷之四·水肿门·舟车丸》

此足太阳药也。牵牛、大黄、大戟、芫花、甘遂，皆行水之厉剂也，能通行十二经之水。然肿属于脾，胀属于肝，水之不行，由于脾之不运，脾之不运，由于木盛而来侮之，是不能防水而洋溢也。青皮、木香疏肝泄肺而健脾，与陈皮均为导气燥湿之品，使气行则水行，脾运则肿消也；轻粉无窍不入，能去积痰，故少加之，然非实证，不可轻投。本方减芫花、大戟、青皮、陈皮、木香，加芒硝、郁李仁，名浚川散，姜汤下五分，治同。

——清·汪昂《医方集解·利湿之剂·舟车丸》

舟车丸子木香轻，戟遂芫花牛与军；阳水肿坚形气实，前驱水陆赖青陈。

治水肿水胀，形气俱实，口渴面赤，气粗腹坚，大小便闭，脉来沉数有力，此为阳水。夫阳水先肿上体，阴水先肿下体；阴水脉沉迟，阳水脉沉数，固皆有脉证可辨。然肿与胀尤有两途，肿则阳气犹行，邪实者居多；胀则为木横克土，正气全虚，最为难治。若见唇黑，伤肝；缺盆平，伤心；脐凸，伤脾；足心平，伤肾；背平，伤肺，皆不可治也。此方用牵牛泻气分，大黄泻血分，协同大戟、甘遂、芫花三味大剂攻水者，水陆并行；再以青皮、陈皮、木香通理诸气，为之先导；而以轻粉之无窍不入者助之，故无坚不破，无水不行，宜乎有舟车之名。然非形气俱实者，不可轻投。

——清·张秉成《成方便读·卷之三·利湿之剂·舟车丸》

疏 凿 饮 子

【提要】　疏凿饮子由泽泻、赤小豆、商陆、羌活、大腹皮、椒目、木通、秦艽、槟榔、茯苓皮组成。具有泻下逐水，疏风发表之功。主治水湿壅盛证。症见遍身水肿，气喘口渴，二便不利，脉沉实。

疏凿饮子出自《重订严氏济生方》。方中商陆泻下逐水，通利二便为君。泽泻、赤小豆、椒目、木通、茯苓皮利水泻湿，消退水肿为臣。槟榔、大腹皮行气导滞，使气畅水行；羌活、秦艽、生姜疏风发表，开泄腠理，使表之水湿从肌肤而泄，共为佐药。《医宗金鉴》论述疏凿饮子与小青龙汤、真武汤、越婢汤、五苓散主治的异同，提出五首方剂皆可治疗"水气兼表里证"，而疏凿饮子则以"表里俱实，不偏寒热而水湿过盛，遍身水肿喘胀便秘者"为要点。

【方论】　遍身水肿，则外而肌肤，无一而不病矣。喘呼气急，烦渴，大小不利，则内而三焦，无一而不病矣。是方也，羌活、秦艽疏表之药也，水邪之在表者，得之由汗而泄。泽泻、木通、腹皮、苓皮，渗利之药也，水邪之在里者，得之由溺而泄。商陆、槟榔，攻水之药也，水邪之壅塞者，得之由后而泄。赤小豆。椒目，燥湿之品也，水气之蒸溽者，得之以燠而竭。随在而分其势，病其不衰去乎。

——明·吴崑《医方考·卷之四·水肿门·疏凿饮子》

此足太阳、手足太阴药也。外而一身尽肿，内而口渴便秘，是上下表里俱病也。羌活、秦艽解表疏风，使湿以风胜，邪由汗出而升之于上；腹皮、苓皮、姜皮辛散淡渗，所以行水于皮肤（以皮行皮）；商陆、槟榔、椒目、赤豆去胀攻坚，所以行水于腹里；木通泻心肺之水，达于小肠；泽泻泻脾肾之水，通于膀胱（二物泻水，实泻火也）。上下内外分消其势，亦犹神禹疏江凿河之意也。（《经》曰：肾何以主水？肾者，至阴也，至阴者，盛水也。肺者，太阴也，少阴者，冬脉也，故其本在肾，其末在肺，皆积水也。肾何以聚水而生病？肾者，胃之关也，关门不利，故水聚而从其类也。故水病下为胕肿大腹，上为喘呼不得卧者。标本俱病，故肺为喘呼，肾为水肿，肺为逆不得卧。故曰胃之关，前阴利水后阴利谷喻嘉言曰：胃为水谷之海，五脏六腑之原。脾不能散胃之水精于肺，而病于中；肺不能通胃之水道于膀胱，而病于上；肾不能司胃之关，时其输泄，而病于下；以致积水浸淫，无所底止。王好古曰：水者，脾肺肾三经所主，有五脏、六腑、十二经之部，分上头面、中四肢、下腰脚、外皮肤、中肌肉、内筋骨，脉有尺寸之殊，浮沉之别，不可轻泻，当知病在何经何脏，方可用之。按水肿有痰阻、食积、血瘀致清不升、浊不降而成者，有湿热相生、隧道阻塞而成者，有燥热冲激，秘结不通而成者，证属有余；有服寒凉、伤饮食、中气虚衰而成者，有大病后正气衰惫而成者，有小便不利、水液妄行、脾莫能制而成者，证属不足；宜分别治之。然其源多因中气不足而起。《医贯》曰治：肿满先以脾土为主，宜补中益气汤、六君子汤，或疑水胀喘满而纯补之剂不益胀满乎？曰：肺气既虚，不可复行其气，肾水既衰，不可复利其水，纯补之剂，初觉不快，过时药力得行，渐有条理矣。昂按：此即《内经》塞因塞用之义。）

——清·汪昂《医方集解·利湿之剂·疏凿饮子》

《经》曰：三焦者，决渎之官，水道出焉。若水饮阻于内，风寒束于外，则三焦之气化不行；上焦之如雾，中焦之如沤，同为下焦之如渎也。以致水气外泛，皮肤作肿，内停腹里作胀，上攻喘咳呕逆，下蓄小便不利，种种诸证，而治法总不外乎表里也。小青龙汤、真武汤、越婢汤、五苓散、疏凿饮子五方，皆治有水气兼表里证之药也。小青龙汤治表里寒实，中有水气。真武汤治里有虚寒，中兼水气。二证俱内不作胀，外不作肿，故一以麻、桂辈散寒以行水，一以姜、附辈温寒以制水也。越婢汤治表里实热，中有水气，五苓散治表里虚热，中有水气。故一以麻黄、石膏，散肤之水，清肌之热，以消肿也；一以桂、苓、术、泽，解肌表热，利所停水，以止吐也。疏凿饮子治表里俱实，不偏寒热而水湿过盛，遍身水肿喘胀便秘者。故以商陆为君，专行诸水。佐羌活、秦艽、腹皮、苓皮、姜皮，行在表之水，从皮肤而散；佐槟榔、赤豆、椒目、泽泻、木通，行在里之水，从二便而出。上下、内外，分消其势，亦犹神禹疏凿江河之意也。至于越婢汤加半夏者，因喘气上逆，用之降逆也。加附子者，因汗出恶风，散表固阳也。小青龙汤加石膏者，因喘而烦躁，用之兼清胃热也。五苓散以术、桂易滑石、阿胶，名猪苓汤，专清阴兼治水也。真武汤，去生姜加人参，名附子汤，专温阳不治水也。由此可知仲景用方，于群温剂中，加以大寒之品；大寒剂中，加以辛热之品。去桂枝加滑石，则不走外；去生姜加人参，则不治水。其转换变化，神妙如此，拘拘之士，不足语也。

——清·吴谦，等《医宗金鉴·删补名医方论·卷五·疏凿饮子》

3
和 解 剂

凡具有和解少阳、调和肝脾、调和肠胃等作用，治疗伤寒邪在少阳、肝脾不和、肠胃不和等证的方剂，称和解剂。

应用和解剂须注意：凡邪在肌表，未入少阳，或邪已入里，阳明热盛者，皆不宜使用和解剂。

伤寒邪入少阳而设，少阳属胆，位于半表半里，既不宜发汗，又不宜吐下，唯有和解法最为适当。胆附于肝，互为表里，胆经发病可影响及肝，肝经发病也可影响及胆，且肝胆疾病又可导致肝脾不和；若中气虚弱，寒热互结，又可导致肠胃不和。所以和解剂分为和解少阳、调和肝脾、调和肠胃等三类。

3.1 和解少阳剂

凡具有和解少阳作用，治疗伤寒邪在少阳证的方剂，称为和解少阳剂。伤寒邪在少阳证，其症见往来寒热，胸胁苦满，默默不欲饮食，心烦喜呕，以及口苦，咽干，目眩，脉弦等，常用柴胡或青蒿与黄芩相配为主组方。兼有气虚者，佐以益气扶正之品，防邪陷里；兼湿邪者，佐以通利湿浊之品，导邪下泄。

小 柴 胡 汤

【提要】 小柴胡汤由柴胡、黄芩、人参、甘草、半夏、生姜、大枣组成。可和解少阳。用治伤寒少阳证。症见往来寒热，胸胁苦满，默默不欲饮食，心烦喜呕，口苦，咽干，目眩，舌苔薄白，脉弦者。本方为治疗少阳病证的基础方，又是和解少阳法的代表方。

小柴胡汤出自《伤寒论》。方中柴胡苦平，入肝胆经，透泄少阳之邪，并能疏泄气机之郁滞，使少阳半表之邪得以疏散，为君药。黄芩苦寒，清泄少阳半里之热，为臣药。佐以人参、大枣益气健脾，一者取其扶正以祛邪，一者取其益气以御邪内传，俾正气旺盛，则邪无内向之机。炙甘草助参、枣扶正，且能调和诸药，为使药。诸药合用，以和解少阳为主，兼补胃气。张秉成论述了本方运用和解法的原因，指出"（邪在少阳）不可汗、不可攻，且补泻温清之法，皆不得专。或为之证不定，故特立此和解一法"（《成方便读》）。吴崑指出，方中配伍人参、甘草的意义，在于"欲中气不虚，邪不得复传入里耳"（《医方考》）。

【方论】　伤寒邪气在表者，必渍形以为汗；邪气在里者，必荡涤以为利；其于不外不内，半表半里，既非发汗之所宜，又非吐下之所对，是当和解则可矣，小柴胡为和解表里之剂也。柴胡味苦平微寒，黄芩味苦寒。《内经》曰：热淫于内，以苦发之。邪在半表半里，则半成热矣。热气内传，攻之不可，则迎而夺之，必先散热，是以苦寒为主，故以柴胡为君，黄芩为臣，以成彻热发表之剂。人参味甘平，邪气传里，则里气不治，甘以缓之，是以甘物为之助，故用人参、甘草为佐，以扶正气而复之也。半夏味辛微温，邪初入里，则里气逆，辛以散之，是以辛物为之助，故用半夏为佐，以顺逆气而散邪也。里气平正，则邪气不得深入，是以三味佐柴胡以和里。生姜味辛温，大枣味甘温。《内经》曰：辛甘发散为阳。表邪未已，迤逦内传，既未作实，宜当两解。其在外者，必以辛甘之物发散，故生姜大枣为使，辅柴胡以和表。七物相合，两解之剂当矣。邪气自表未敛为实，乘虚而凑，则所传不一，故有增损以御之。胸中烦而不呕，去半夏、人参，加瓜蒌实。烦者，热也；呕者，气逆也；胸中烦而不呕，则热聚而气不逆，邪气欲渐成实也。人参味甘为补剂，去之使不助热也；半夏味辛为散剂，去之以无逆气也。瓜蒌实味苦寒，除热必以寒，泄热必以苦，加瓜蒌实以通胸中郁热。若渴者，去半夏，加人参、瓜蒌根。津液不足则渴，半夏味辛性躁，渗津液物也，去之则津液易复。人参味甘而润，瓜蒌根味苦而坚，坚润相合，津液生而渴自已。若腹中痛者，去黄芩，加芍药，宜通而塞为痛。邪气入里，里气不足，寒气壅之，则腹中痛。黄芩味苦寒，苦性坚而寒中，去之则中气易和。芍药味酸苦微寒，酸性泄而利中，加之则里气得通，而痛自已。若胁下痞硬，去大枣，加牡蛎。《内经》曰：甘者令人中满。大枣味甘温，去之则硬浸散，咸以软之。牡蛎味酸咸寒，加之则痞者消而硬者软。若心下悸、小便不利者，去黄芩，加茯苓。心下悸，小便不利，水蓄而不行也。《内经》曰：肾欲坚，急食苦以坚之，坚肾则水益坚。黄芩味苦寒，去之则蓄水浸行。《内经》曰：淡味渗泄为阳。茯苓味甘淡，加之则津液通流。若不渴，外有微热，去人参加桂。不渴则津液足，去人参，以人参为主内之物也。外有微热，则表证多，加桂以取汗，发散表邪也。若咳者，去人参、大枣、生姜，加五味子、干姜。肺气逆则咳，甘补中，则肺气愈逆，故去人参、大枣之甘。五味子酸温，肺欲收，急食酸以收之。气逆不收，故加五味子之酸。生姜、干姜一物也，生若温而干者热，寒气内淫，则散以辛热。盖诸咳皆本于寒，故去生姜加干姜，是相假之，以正温热之功。识诸此者，小小变通，触类而长焉。

——金·成无己《伤寒明理论·第四卷·诸汤方论》

伤寒，寒热往来，胁痛口苦，脉弦者，此邪在少阳经，半表半里之证也，本方主之。

邪在表则恶寒，邪在里则发热，邪在半表半里则恶寒且热，故令寒热往来。少阳之脉行于两胁，故令胁痛。其经属于胆，胆汁上溢，故口苦。胆者，肝之腑，在五行为木，有垂枝之象，故脉弦。柴胡性辛温，辛者金之味，故用之以平木，温者春之气，故就之以入少阳。黄芩质枯而味苦，枯则能浮，苦则能降，君以柴胡，则入少阳矣。然邪之伤人，常乘其虚，用人参、甘草者，欲中气不虚，邪不得复传入里耳。是以中气不虚之人，虽有柴胡证俱，而人参在可去也。邪初入里，里气逆而烦呕，故用半夏之辛以除呕逆。邪半在表，则荣卫争，故用姜、枣之辛甘以和荣卫。

——明·吴崑《医方考·卷之一·伤寒门·小柴胡汤》

治伤寒中风，少阳证，往来寒热，胸胁痞满，默默不欲食，心烦喜呕；或腹中痛，或胁下痛，或渴，或咳，或利，或悸，小便不利，口苦耳聋，脉弦；或汗后余热不解；及春月时嗽，疟发寒热，妇人伤寒热入血室；（寒为阴，热为阳；里为阴，表为阳；邪客于半表半里，阴出与阳争，阴胜则寒；阳入与阴争，阳胜则热；阳不足则先寒，阴不足则先热。又曰：太阳行身之后，属膀胱寒水，为表；阳明行身之前，属胃燥金，为表之里；邪在于中，近后膀胱水则寒，近前阳明燥则热也。寒热有定时者为疟，无定时者为往来寒热，以热在表而浅，邪恶正故畏寒，寒已复热，此邪未并于表里，故寒热微而无定时也。半表半里，属足少阳胆脉，行于两胁，手少阳三焦之脉络心包，风邪干之，心气不得宣畅，故烦满，或攻胸胁，故又胸胁痛也。邪在表则呻吟不安，在里则烦而闷乱，邪自表而方传里，故默默静也。《经》曰：阳入之阴则静，邪在表则能食，入里则不能食，今在表里之间，故但不欲食，未至于不能食也。邪在表则不烦不呕，在里则烦呕，表方传里，故心烦喜呕也。里虚协热，故或渴或利，或腹中痛；里有停饮，故悸而小便不利；少阳胆脉络于耳，故耳聋；胆气上溢，故口苦；胆与肝皆属木，故脉弦；春月时嗽，少阳当令之时也。血室，冲脉也，男女皆有之，妇人伤寒七八日，邪当传里，值经水适来，则邪不入腑，乘虚而入血室；或经水适断，表邪乘虚亦入血室，热与血搏结而不行，致有寒热如疟，暮则谵语如见鬼状，在男子则下血谵语，皆为热入血室。妇人伤寒与男子无异，惟热入血室、妊娠伤寒为不同也。小柴胡在经主气，在脏主血，故更能入血室。《经》曰：伤寒中风，有柴胡证，但见一证便是，不必悉具。又曰：伤寒五六日，发热而呕，医以他药下之，柴胡证仍在者，复与柴胡汤，必蒸蒸而振，发热汗出而愈。或湿热在半表半里而发黄者，仍与小柴胡汤和其表里，虽杂证不能外也。）亦治伤寒五六日，头汗出，微恶寒，手足冷，心下满，不欲食，大便硬，脉细者，为阳微结。（仲景曰：汗出为阳微，假令纯阴结，不得复有外证，脉虽沉紧，不得为少阴病，所以然者，阴不得有汗，今头有汗，故知非少阴也。按三阴脉皆至颈，胸中而还，不上循头。程郊倩曰：热虽结而不甚也，以有微恶寒之半表在，至于脉沉，虽似里阴，则又有头汗出之证以别之，凡脉细、脉沉、脉紧，皆阳热郁结之证，无关少阴也，可见阳气一结，不但阳证似阴，阳脉亦似阴矣。）

——清·汪昂《医方集解·和解之剂·小柴胡汤》

此为少阳枢机之剂，和解表里之总方也。少阳之气游行三焦，而司一身腠理之开阖。血弱气虚，腠理开发，邪气因入与正气相搏，邪正分争，故往来寒热。与伤寒头疼发热而脉弦细、中风两无关者，皆是虚火游行于半表。故取柴胡之轻清微苦微寒者，以解表邪，即以人参之微甘微温者，预补其正气，使里气和而外邪勿得入也。其口苦、咽干、目眩、目赤、头汗、心烦、舌苔等症，皆虚火游行于半里。故用黄芩之苦寒以清之，即用甘、枣之甘以缓之，亦以提防三阴之受邪也。太阳伤寒则呕逆，中风则干呕。此欲呕者，邪正相搏于半里，故欲呕而不逆。胁居一身之半，为少阳之枢，邪结于胁，则枢机不利，所以胸胁苦满、默默不欲食也。引用姜、半之辛散，一以佐柴、芩而逐邪，一以行甘、枣之泥滞，可以止呕者，即可以泄满矣。夫邪在半表，势已向里，未有定居，故有或为之证，所以方有加减，药无定品之可拘也。若胸中烦而不呕者，去半夏、人参，恐其助烦也。若烦而呕者，则人参可去，而半夏不得不用矣。加瓜蒌实者，取其苦寒降火而除烦也。若渴者，是元气不足而津液不生，去半夏之辛温，再加人参以益气而生津液，更加瓜蒌根之苦寒者，以升阴液而上滋也。若腹中痛者，虽相火为患，恐黄芩之苦，转属于太阴，故易芍药之酸以泻木。若邪结于胁下而痞鞭者，去大枣之甘能助满，加牡蛎之咸以软坚也。若心下悸、小便不利者，是为小逆，恐黄芩之寒转属于少阴，故易茯苓之淡渗而利水。若内不渴而外微热者，是里气未伤，而表邪未解，不可补中，故去人参，加桂枝之辛散，温覆而取其微汗。若咳者，是相火迫肺，不可益气，故去人参，所谓肺热还伤肺者此也。凡发热而咳者重在表，故小青龙于麻、桂、细辛中加干姜、五味。此往来寒热而咳者，重在里，故并去姜、枣之和营卫者，而加干姜之苦辛，以从治相火上逆之邪，五味之酸，以收肺金之气也。合而观之，但顾邪气之散，而正气无伤，此制小柴胡之意欤！是方也，与桂枝汤相仿。而柴胡之解表，逊于桂枝；黄芩之清里，重于芍药；姜、枣、甘草，微行辛甘发散之常；而人参甘温，已示虚火可补之义。且去滓再煎之法，又与他剂不同。粗工恐其闭住邪气，妄用柴、芩而屏绝人参，所以夹虚之症，不能奏功，反以速毙也。（按：本方七味，柴胡主表邪不解，甘草主里气不调，五物皆在进退之列。本方若去甘草，便名大柴胡；若去柴胡，便名泻心、黄芩、黄连等汤矣。前辈皆推柴胡为主治，卢氏又以柴胡三生半冬配半夏为主治，皆未审本方加减之义耳。）本方为脾家虚热、四时疟疾之圣药，余义详少阳病解制方大法。

——清·柯琴《伤寒来苏集·伤寒附翼·卷下·少阳方总论·小柴胡汤》

少阳和解小柴胡，芩夏参甘姜枣居；寒热往来胸胁痛，欲知加减读《来苏》……治伤寒中风少阳证，往来寒热，胸胁痞满，默默不欲饮食，心烦喜呕，口苦，耳聋，脉弦，或腹痛，或胁痛，或渴，或咳，或利，或悸，或小便不利，以及春月时邪，疟发寒热，与夫妇人伤寒，热入血室等证。此仲景治少阳伤寒之方也。以少阳为枢，其经在表之入里、里之出表处，故邪客少阳之经，其治法即不可汗、不可攻，且补、泻、温、清之法，皆不得专，或为之证不定，故特立此和解一法。以少阳为稚阳，生气内寓，犹草木初萌之时，一遇寒气，即萎弱而不能生长，是以少阳受寒，即有默默不欲饮食之状。本方之意，无论其在表里，或寒或热，且扶其生气为主，故以人参、甘草补正而和中，正旺即自可御邪。然后以柴胡得春初生发之气者，入少阳之经，解表祛邪；黄芩色青属木，能清泄少阳之郁热，乃表里两解之意。如是则寒热可愈，心烦喜呕、口苦、耳聋等证亦可皆平。半夏虽生于盛夏，然得夏至阴气而始生，能和胃而通阴阳，为呕家圣药，其辛温之性，能散逆豁痰。加以姜、枣者，以寒热往来皆关营卫，使之和营卫、通津液也。

——清·张秉成《成方便读·卷之二·和解之剂·小柴胡汤》

蒿芩清胆汤

【提要】　蒿芩清胆汤由青蒿、竹茹、半夏、茯苓、黄芩、枳壳、陈皮、滑石、甘草、青黛组成。可清胆利湿，和胃化痰。用治少阳湿热证。症见寒热如疟，寒轻热重，口苦膈闷，吐酸苦水，或呕黄涎而黏；甚则干呕呃逆，胸胁胀疼，小便黄少，舌红苔白腻，间现杂色，脉数而右滑左弦。本方为治疗少阳湿热证的常用方。

蒿芩清胆汤出自《通俗伤寒论》。方中青蒿苦寒芳香，清透少阳邪热，兼能化湿，《通俗伤寒论》谓其"辟秽宣络之功，比柴胡为尤胜"；黄芩苦寒，善清胆热，并能燥湿，两药相合，既可内清少阳湿热，又能透邪外出，共为君药。竹茹善清胆胃之热，化痰止呕；枳壳下气宽中，除痰消痞；半夏燥湿化痰，和胃降逆；陈皮理气化痰，宽胸畅膈，四药相伍，使热清湿化痰除，共为臣药。赤茯苓、碧玉散清热利湿，导邪从小便而去，为佐使。综合全方，可使胆热清，痰湿化，气机畅，胃气和，则诸症均解。

【方论】　秀按：足少阳胆与手少阳三焦，合为一经。其气化，一寄于胆中以化水谷，一发于三焦以行腠理。若受湿遏热郁，则三焦之气机不畅，胆中之相火乃炽，故以蒿、芩、竹茹为君，以清泄胆火。胆火炽，必犯胃而液郁为痰，故臣以枳壳、二陈，和胃化痰。然必下焦之气机通畅，斯胆中之相火清和，故又佐以碧玉，引相火下泄，使以赤苓俾湿热下出，均从膀胱而去。此为和解胆经之良方，凡胸痞作呕、寒热如疟者，投无不效。

廉勘：青蒿脑清芬透络，从少阳胆经领邪外出，虽较疏达腠理之柴胡力缓，而辟秽宣络之功比柴胡为尤胜，故近世喜用青蒿而畏柴胡也。

——清·俞根初《重订通俗伤寒论·第二章 六经方药·第二节 和解剂》

本方为治少阳胆热偏重，兼有湿郁痰浊内阻之剂。方中青蒿脑苦寒芳香，既清透少阳邪热，又辟秽化湿；黄芩苦寒，善清胆热，并能燥湿，两药相合，既可内清少阳湿热，又能透邪外出，共为君药。竹茹善清胆胃之热，化痰止呕；枳壳下气宽中，除痰消痞；半夏燥湿化痰，和胃降逆；陈皮理气化痰，宽胸畅膈，四药相伍，使热清湿化痰除，同为臣药。赤茯苓、碧玉散清热利湿，导湿热从小便而去，为佐使药。综观全方，可使胆热清，痰湿化，气机畅，胃气和，则诸症均解。

——李冀《方剂学·下篇 各论·第三章 和解剂·第一节 和解少阳剂·蒿芩清胆汤》

❖ 达 原 饮 ❖

【提要】　达原饮由槟榔、厚朴、草果、知母、白芍药、黄芩、甘草组成。可开达膜原，辟秽化浊。用治瘟疫或疟疾，邪伏膜原证。症见憎寒壮热，或一日三次，或一日一次，发无定时；胸闷呕恶，头痛烦躁，脉弦数，舌苔垢腻，或舌质红，苔白厚如积粉。本方为治疗瘟疫初起或疟疾，邪伏膜原证的代表方。

达原饮出自《温疫论》。方用槟榔辛散湿邪，化痰破结，使邪速溃，为君药。厚朴芳香化浊，理气祛湿，草果辛香化浊，辟秽止呕，宣透伏邪，共为臣药。以上三药气味辛烈，可直达膜原，逐邪外出，正如吴氏所论"三味协力，直达其巢穴，使邪气溃败，速离膜原"（《温疫论》）。凡温热疫毒之邪，最易化火伤阴，故用白芍、知母清热滋阴，并可防止诸辛燥药之耗散阴津；黄芩苦寒，清热燥湿，共为佐药。配以甘草生用为使者，既能清热解毒，又可调和诸药。吴又可阐述方名"达原饮"的缘由，"三味协力，直达其巢穴，使邪气溃败，速离膜原，是以为达原也"（《温疫论》）。张秉成阐述了疠气伏于半表半里之膜原，没有表证，亦没有里证，故汗法、下法均不可用，只可以达原饮化其伏邪，使其速离膜原。

【方论】　槟榔能消能磨，除伏邪，为疏利之药，又除岭南瘴气；厚朴破戾气所结；草果辛烈气雄，除伏邪盘踞；三味协力，直达其巢穴，使邪气溃败，速离膜原，是以为达原也。热伤津液，加知母以滋阴；热伤营血，加白芍以和血；黄芩清燥热之余；甘草为和中之用；以后四味，不过调和之剂，如渴与饮，非拔病之药也。

——明·吴又可《温疫论·卷上·瘟疫初起》

疟发间日者，《内经》言：邪气内薄五脏，横连募原（全元起本"募"作"膜"），其道远，其气深。稽古无疟邪犯膜原之方，唯吴又可治疫初犯膜原，以达原饮为主方。余因博采《圣济》常山饮，《简易》七宝饮参互考订，增改三味，以治间疟。盖疟邪内薄，则邪不在表，非但随经上下，其必横连于膜，深入于原矣。膜谓膈间之膜，原谓膈肓之原，亦冲脉也。《灵枢经》云：肓之原出于脖胦，只一穴在脐下同身寸之一寸半。《经》又言：邪气客于胃肠之间，膜原之下，则膜原又有属于肠胃者。治以常山涤膈膜之痰，槟榔达肓原之气，草果、厚朴温除肠胃之浊邪，黄芩、知母清理肠胃之热邪，复以菖蒲透膜，青皮达下，甘草和中，而疟自解。

——清·王子接《绛雪园古方选注·中卷·内科·达原饮》

夫疫乃天地之疠气，中之者必从口鼻而入，最易传染，最易传变，属温者居多，属寒者间有，似与伏邪不同。伏邪者，乃四时之正邪，如冬伤于寒，春必病温之类。凡正邪皆可伏而后发，发则自内而至外，初起尚未化热，每见胸痞恶心，舌白，口渴不欲引饮，脉数溺黄等象。此时未见表里形证，表里之药，均不可用，当与宣疏一法，化其伏邪，然后随证治之。此方以槟榔、厚朴能消、能磨、疏利、宣散之品，以破其伏邪，使其速化；更以草果辛烈气雄之物，直达伏邪盘结之处而搜逐之；然邪既盛于里，内必郁而成热，故以黄芩清上焦，芍药清中焦，知母清下焦，且能预保津液于未伤之时；加甘草者，以济前三味之猛，以缓后三味之寒也。合观此方，以之治伏邪初起者甚宜，似觉治瘟疫为未当耳。

——清·张秉成《成方便读·卷之一·发表之剂·达原饮》

3.2 调和肝脾剂

凡具有疏肝理脾作用，治疗肝脾不和证的方剂，称为调和肝脾剂。肝脾不和证，症见脘腹胸胁胀痛，神疲食少，月经不调，腹痛泄泻，手足不温等。常用疏肝理气药，如柴胡、枳壳、陈皮等，与健脾药如白术、茯苓等配伍组方。

❦ 四 逆 散 ❧

【提要】 四逆散由柴胡、白芍药、枳实、甘草组成。可透邪解郁，疏肝理脾。用治肝脾不和证。症见胁肋胀痛，脘腹疼痛，脉弦等。本方为疏肝理脾的基础方。

四逆散出自《伤寒论》。方中以柴胡入肝胆经，升发阳气，疏肝解郁，透邪外出，为君药。白芍敛阴养血柔肝为臣，与柴胡合用，以补养肝血，条达肝气，可使柴胡升散而无耗伤阴血之弊。佐以枳实理气解郁，泄热破结，与柴胡为伍，一升一降，加强舒畅气机之功，并奏升清降浊之效；与白芍相配，又能理气和血，使气血调和。使以甘草，调和诸药，益脾和中。唐容川阐明四逆散证的形成，乃"腠理不和，遏其阳气"（《血证论》）所致；《伤寒来苏集》强调"厥冷四逆，有寒热之分"，又言"此症以泄利下重，知少阴之阳邪内扰于阴，四逆即非寒症矣"。吴崑也提出本证"虽曰阳邪在里，甚不可下"（《医方考》）。

【方论】 此阳邪传至少阴，里有结热，则阳气不能交接于四末，故四逆而不温。用枳实所以破结气而除里热。用柴胡所以升发真阳而回四逆。甘草和其不调之气。芍药收其失位之阴。是证也。虽曰阳邪在里，甚不可下。盖伤寒以阳为主，四逆有阴进之象，若复用苦寒之药下之，则阳益亏矣，是在所忌。论曰：诸四逆者不可下之。盖谓此也。

——明·吴崑《医方考·卷之一·伤寒门·四逆散》

少阴病四逆，泄利下重，其人或咳或悸，或小便不利，或腹中痛者，此方主之。少阴为水火同处之藏，水火不和，则阴阳不相顺接。四肢为阴阳之会，故厥冷四逆，有寒热之分，胃阳不敷于四肢为寒厥，阳邪内扰于阴分为热厥。然四肢不温，故厥者必利，先审泻利之寒热，而四逆之寒热判矣。下利清谷为寒，当用姜、附壮元阳之本；泄泻下重为热，故用白芍、枳实酸苦涌泄之品以清之。不用芩、连者，以病于阴而热在下焦也。更用柴胡之苦平者，以升散之，令阴火得以四达。佐甘草之甘凉，以缓其下重。合而为散，散其实热也。用白饮和服，中气和而四肢之阴阳自接，三焦之热自平矣。此症以泄利下重，知少阴之阳邪内扰于阴，四逆即非寒症矣。四逆皆少阴枢机无主，升降不利所致，只宜治下重，不须兼治诸症也。仲景因有四逆症，欲以别于四逆汤，故以四逆散名之。本方有咳者，加五味、干姜，悸者，加桂枝，腹痛加附子，泄利下重加薤白，俱非泄利下重所宜。且五味、姜、桂加五分，于附子加一枚，薤白三升，何多寡不同若是？且以散只服方寸匕，恐不济此症，此后人附会可知也。

——清·柯琴《伤寒来苏集·伤寒附翼·卷下·少阴方总论·四逆散》

四肢厥冷，谓之四逆。仲景四逆汤，皆用温药，乃以热治寒之正法。至四逆散，则纯用清疏平和之品，亦能治四肢厥冷，何也？盖虚寒固有四逆，亦有热遏于内，不得四达，而亦四逆者。实热内伏，热深厥亦深，非芩、连、大黄不克；虚热内伏，非玉烛散、玉女煎不退；若是腠理不和，遏其阳气，则但用四逆散。枳壳、甘草解土中之郁，而白芍以调其内，柴胡以达于外，斯气畅而四肢通，自不冷厥矣。此方与小柴胡转输外达相似，又疏平肝气，和降胃气之通剂，借用处尤多。

——清·唐容川《血证论·卷八》

本方主治传经热邪，阳气内郁的四肢厥逆证，故取四逆为名。由于柴胡与枳实同用，能升清降浊；白芍与枳实同用，能流畅气滞，白芍与甘草同用，又能缓急止痛。总的功能，疏肝理脾，调气去滞，故亦常用于肝病。后来柴胡疏肝散等均从此化出。我认为一般肝病，与其用小柴胡汤，不如用四逆散，既能针对疏肝，又无壅滞的流弊。

——秦伯未《谦斋医学讲稿·论肝病·（四）关于肝病常用方剂的运用》

逍　遥　散

【提要】　逍遥散由柴胡、当归、茯苓、白芍药、白术、甘草、薄荷、烧生姜组成。可疏肝解郁，养血健脾。主治肝郁血虚脾弱证。症见两胁作痛，头痛目眩，口燥咽干，神疲食少，或月经不调，乳房胀痛，脉弦而虚。本方为疏肝养血的代表方，又是妇科调经的常用方。

逍遥散出自《太平惠民和剂局方》。方中以柴胡疏肝解郁，使肝气得以条达为君药。当归甘辛苦温，养血和血；白芍酸苦微寒，养血敛阴，柔肝缓急；归、芍与柴胡同用，补肝体而助肝用，使血和则肝和，血充则肝柔，共为臣药。白术、茯苓、甘草健脾益气，非但实土以御木侮，且使营血生化有源，共为佐药。加薄荷少许，疏散郁遏之气，透达肝经郁热；烧生姜降逆和中，且能辛散达郁，亦为佐药。赵羽皇论述方中配伍白术、茯苓健脾益气，当归、芍药补益营血的原因。指出肝木之所以郁者，"一为土虚不能升木也，一为血少不能养肝也"（《古今名医方论》）。费伯雄阐明本方肝脾并调的配伍特点，是"于调养中寓疏通条达之法，使之得遂其性而诸病自安"（《医方论》）。

【方论】　赵羽皇曰：五脏苦欲补泻云：肝苦急，急食甘以缓之。盖肝性急，善怒，其气上行则顺，下行则郁，郁则火动，而诸病生矣。故发于上则头眩、耳鸣，而或为目赤；发于中则胸满、胁痛，而或作吞酸；发于下则少腹疼疝，而或溲溺不利；发于外则寒热往来，似疟非疟。凡此诸症，何莫非肝郁之象乎？（治肝之法尽矣。）而肝木之所以郁者，其说有二：一为土虚不能升木也，一为血少不能养肝也。盖肝为木气，全赖土以滋培，水以灌溉。若中气虚，则九地不升，而木因之郁；阴血少，则木无水润，而肝遂以枯。（养葵曰：人知木克土，不知土升木，知言哉。）方用白术、茯苓者，助土德以升木也；当归、芍药者，益荣血以养肝也；丹皮解热于中，草、栀清火于下。独柴胡一味，一以厥阴报使，一以升发诸阳。《经》云：木郁则达之。柴胡其要矣！

——清·罗美《古今名医方论·卷一·逍遥散》

肝脾血虚不能滋营经脉，故寒热食少、癥瘕不已焉。归芍敛阴养血，苓术健脾生血，甘草缓中和胃，柴胡解郁升清，二藤舒筋以活络脉也。血旺筋舒则寒热自解，而癥瘕无不瘥，何食少之有哉？阴虚血少加生地以滋阴荣木，血虚火旺加栀丹以凉血泻火，亦随病制方之义耳。

——清·徐灵胎《医略六书·杂病证治·卷之十八·逍遥散》

逍遥散，于调营扶土之中，用条达肝木、宣通胆气之法，最为解郁之善剂。五脏惟肝为刚，而又于令为春，于行为木，具发生长养之机。一有拂郁，则其性怒张，不可复制；且火旺则克金，木旺则克土，波及他脏，理固宜然。此于调养中，寓疏通条达之法，使之得遂其性而诸病自安。加丹参、香附二味，以调经更妙，盖妇人多郁故也。

——清·费伯雄《医方论·卷二·和解之剂·逍遥散》

由于逍遥散肝脾同治，一般均从木旺克土来解释。我的看法，木旺克土是肝强脾弱，逍遥散的主治是肝脾两虚，木不疏土，肝既不能疏泄条畅，脾又不能健运生化，因而形成郁象。所以养肝舒气，补脾和中，从根本上做到"木郁达之"。如果肝旺而用归、芍、柴胡，势必助长气火；脾受克制，再用术、草、茯苓，也会更使壅滞。必须明辨虚实，才能理解本证的寒热往来不同于少阳证，头痛胁胀不同于肝气横逆，饮食呆减也不同于胃家实满，从而不可简单地把它当作疏肝主方。

——秦伯未《谦斋医学讲稿·论肝病·（四）关于肝病常用方剂的运用》

痛泻要方

【提要】　痛泻要方由白术、白芍药、陈皮、防风组成。可补脾抑肝，祛湿止泻。主治脾虚肝旺之痛泻。症见肠鸣腹痛，大便泄泻，泻必腹痛，泻后痛缓，舌苔薄白，脉两关不调，左弦而右缓。本方为治痛泻的常用方。

痛泻要方出自《丹溪心法》。方中白术苦甘而温，补脾燥湿以治土虚，为君。白芍酸寒，柔肝缓急止痛，与白术相配，于土中泻木，为臣。陈皮辛苦而温，理气燥湿，醒脾和胃，为佐。伍防风之升散，与术、芍相伍，辛能散肝郁，香能舒脾气，燥湿以助止泻之功，又为脾经引经之药，故兼具佐使之用。诚如吴崑所言："炒术所以健脾，炒芍所以泻肝，炒陈所以醒脾，防风所以散肝"（《医方考》），并且，其对于本方所治脾虚肝实痛泻，与伤食痛泻进行鉴别。指出前者泻而痛不止，后者伤食腹痛，得泻便减。

【方论】　痛泻不止者，此方主之。

泻责之脾，痛责之肝。肝责之实，脾责之虚。脾虚肝实，故令痛泻。是方也，炒术所以健脾，炒芍所以泻肝，炒陈所以醒脾，防风所以散肝。或问：痛泻何以不责之伤食？余曰：伤食腹痛，得泻便减，今泻而痛不止，故责之土败木贼也。

——明·吴崑《医方考·卷之二·泄泻门·刘草窗痛泻要方》

治痛泻不止。（脾虚故泻，肝实故痛。吴鹤皋曰：此与伤食不同，伤食腹痛，得泻便减，今泻而痛不止，故责之土败木贼也。戴氏曰：水泻腹不痛者，湿也；痛甚而泻，泻而痛减者，食积也；泻水腹痛肠鸣，痛一阵、泻一阵，火也；或泻或不泻，或多或少者，痰也；完谷不化者，气虚也。）……此足太阴、厥阴药也。白术苦燥湿，甘补脾，温和中；芍药寒泻肝火，酸敛逆气，缓中止痛；防风辛能散肝，香能舒脾，风能胜湿，为理脾引经要药；（东垣曰：若补脾胃，非此引用不能行。）陈皮辛能利气，炒香尤能燥湿醒脾，使气行则痛止；数者皆以泻木而益土也。

——清·汪昂《医方集解·和解之剂第六·痛泻要方》

本方亦称"痛泻要方"，主治肝旺脾弱的腹泻，泻时腹痛肠鸣。因为肝旺脾弱，故用白芍敛肝，白术健脾；又因消化不良，腹内多胀气，故佐以陈皮理气和中，并利用防风理肝舒脾，能散气滞。肝旺脾弱的腹泻，多系腹内先胀，继而作痛，泻下不多，泻后舒畅，反复发作，脉多弦细，右盛于左，表现为木乘土位。

——秦伯未《谦斋医学讲稿·论肝病·（四）关于肝病常用方剂的运用》

芍药甘草汤

【提要】　芍药甘草汤由白芍药、甘草组成。可调和肝脾，缓急止痛。用治伤寒伤阴，筋脉失濡，腿脚挛急，心烦，微恶寒，肝脾不和，脘腹疼痛。

芍药甘草汤出自《伤寒论》。方中白芍药味酸益阴，缓急止痛为君。甘草味甘性缓，功专缓急为臣；两药相伍，酸甘化阴，补益阴血，柔润筋脉标本兼治。许叔微和莫枚士论述了方中芍药的选择，《伤寒九十论》认为芍药甘草汤主治"两胫拘急"，属于"血寒也"；赤芍性寒，故当用白芍，而非赤芍"。莫枚士认为，芍药甘草汤主治两胫拘急，属于血痹范畴；"血痹以营气内收，不得向外畅达所致，故以赤芍药通利营分"（《经方例释》）。张锡纯论及芍药甘草汤临床主治病证，其在前人基础上有所发挥，将此方用于育阴止泻。

【方论】 仲景桂枝加减法，十有九证，但云芍药。《圣惠方》皆称赤芍药。《孙尚药方》皆曰白芍药。《圣惠方》，太宗朝翰林王怀隐编集，孙兆为国朝医师，不应如此背戾。然赤者利，白者补。予尝以此难名医，皆愕然失措。

［谨按］《神农本草》称，芍药主邪气腹痛，利小便，通顺血脉，利膀胱大小肠，时行寒热，则全是赤芍药也。又桂枝第九证云：微寒者去赤芍药，盖惧芍药之寒也。惟芍药甘草汤一证云白芍药，谓其两胫拘急，血寒也，故用白芍药以补，非此时也。

——宋·许叔微《伤寒九十论·辨桂枝汤用芍药证》

芍药甘草汤方：芍药四两，甘草四两，炙上二味，哎咀，以水三升，煮取一升半，去滓，分温再服。《脏气法时论》云："肝主春，足厥阴少阳主治。""肝欲散，急食辛以散之，以酸泻之。"芍药味酸而益阴。又云："肝苦急，急食甘以缓之。"甘草味甘而性缓。所以用此方者，盖因胫尚微拘急耳。拘急者，筋不得舒也。筋者，足厥阴肝之合也。筋不舒而挛急，故以酸泻之，以甘缓之，是以厥阴少阳主治治之也。然两足挛急，乃下焦无阳之证，虽用酸泻甘缓，曷足以伸两胫之拘急。因前增桂汗出，附子温经之后，更饮甘草干姜汤，阳气既还，两足已热，乘此温热已效之后，续用此以但舒其筋，所以胫乃得伸也。

——清·钱潢《伤寒溯源集·卷之四·太阳篇下·风寒两伤营卫证治第六·证象阳旦·芍药甘草汤方》

芍药甘草汤方《伤寒论》《玉函经》 治两胫拘急。芍药四两（《成本》有白字）甘草四两（炙）右二味，哎咀，以水三升，煮取一升五合，去滓，分温再服。案：此为血痹之主方。许叔微《伤寒九十论》云：仲景桂枝加减法，十有九证，但云芍药。《圣惠》皆称赤芍药，尚药皆云白芍药，然赤者利，白者补。《本经》：芍药，主邪气腹痛，利小便，通顺血脉，利膀胱、大、小肠、时行寒热，则全是赤芍药也。又桂枝第九证云，微恶寒者，去芍药，盖惧赤芍药之寒也。惟芍药甘草汤一证云：白芍药，谓其两胫拘急，血寒也（血当为恶字之误），故用白芍药以补之，据此似此方芍药是白者也。芍药甘草附子汤祖此，亦似当是白者，然以他方本此方者推之，恐未必尽然。何以言之？本方加柴胡、枳实，为四逆散；加黄芩，为黄芩汤；四逆自利，未必皆为血寒之属虚者，非与柴、芩大戾乎？窃谓：拘急本血痹所致，赤芍正治血痹主药，何必以养阴为说，而指为白芍乎？此后尚可用承气，何独畏赤芍乎？白字断当为浅人加也。且拘急者，以营气内收也。四逆散症所以致四逆者，以营气被寒所抑，不得外达而内收；故黄芩汤症所以致自利者，以少阳半表之邪，将从半里而内收；故即芍药甘草附子汤症所以致恶寒者，亦以汗后营气已虚，不得外畅，复以不解，而寒留于表，遂致内收，故皆与两胫拘急，用赤芍同义，以其为血痹则一也。由是乌头汤、甘遂半夏汤等方皆通矣。

——清·莫枚士《经方例释·上·芍药甘草汤方》

一童子年十五六岁，于季春得温病，经医调治，八九日间大热已退，而心犹发热、怔忡莫支、小便不利、大便滑泻、脉象虚数，仍似外邪未净，为疏方用生杭芍二两，炙甘草一两半，煎汤一大碗徐徐温饮下，尽剂而愈。夫《本经》谓芍药益气，元素谓其止泻利，即此案观之洵不误也。然必以炙甘草辅之，其功效乃益显。

按：此证原宜用拙拟滋阴清燥汤，原有芍药六钱，甘草三钱，又加生怀山药、滑石各一两，而当时其方犹未拟出，但投以芍药、甘草幸亦随手奏效。二方之中，其甘草一生用一炙用者，因一则少用之以为辅佐品，借以调和药之性味，是以生用；一则多用之至两半，借其补益之力以止滑泻，是以炙用，且《伤寒论》原有芍药甘草汤为育阴之妙品，方中芍药、甘草各四两，其甘草亦系炙用也。

——民国·张锡纯《医学衷中参西录·药物篇·第三卷·芍药解》

3.3　调和肠胃剂

凡具有寒热平调，散结除痞作用，治疗寒热互结于中焦证的方剂，称为调和肠胃剂。寒热互结于中焦证，症见心下痞满，恶心呕吐，肠鸣下利等，常用辛温药与苦寒药，如干姜、生姜、半夏、黄连、黄芩等为主组成方剂。

半夏泻心汤

【提要】　半夏泻心汤由半夏、黄芩、干姜、人参、黄连、大枣、甘草组成。可寒热平调，散结除痞。主治寒热互结之痞证。症见心下痞，但满而不痛，或呕吐，肠鸣下利，舌苔腻而微黄。本方为治疗中气虚弱，寒热互结，升降失常，而致肠胃不和的基础方；又是寒热平调、散结除痞的代表方。

半夏泻心汤出自《伤寒论》。方中以辛温之半夏为君，散结除痞，又善降逆止呕。臣以干姜之辛热以温中散寒，黄芩、黄连之苦寒以泄热开痞。以人参、大枣甘温益气，以补脾虚，为佐。使以甘草补脾和中而调诸药。诚如陈修园所述："痞者，否也，天气不降地气不升之义也。芩、连大苦以降天气，姜、枣、人参辛甘以升地气"（《长沙方歌括》）。成无己通过比较"痞"与"结胸"之别，提出方名为"泻心"的原因，是"邪留在心下""阴阳不交曰痞"（《伤寒明理论》）。

【方论】　凡陷胸汤攻结也，泻心汤攻痞也。气结而不散，壅而不通为结胸，陷胸汤为直达之剂。塞而不通，否而不分为痞，泻心汤为分解之剂。所以谓之泻心者，谓泻心下之邪也。痞与结胸，有高下焉。结胸者，邪结在胸中，故治结胸曰陷胸汤。痞者，邪留在心下，故治痞曰泻心汤。黄连味苦寒，黄芩味苦寒。《内经》曰：苦先入心，以苦泄之。泻心者，必以苦为主。是以黄连为君，黄芩为臣，以降阳而升阴也。半夏味辛温，干姜味辛热。《内经》曰：辛走气，辛以散之。散痞者必以辛为助，故以半夏、干姜为佐，以分阴而行阳也。甘草味甘平，大枣味甘温，人参味甘温。阴阳不交曰痞，上下不通为满；欲通上下，交阴阳，必和其中。所谓中者，脾胃是也。脾不足者，以甘补之。故用人参、甘草、大枣为使，以补脾而和中。中气得和，上下得通，阴阳得位，水升火降，则痞消热已，而大汗解矣。

——金·成无己《伤寒明理论·第四卷·诸药方论》

半夏泻心汤，治伤寒五六日，呕而发热者。柴胡证俱在，而以他药下之，柴胡证仍在者，复与柴胡汤。此虽以下之，不为逆，必蒸蒸而振，却发热汗出而解。若心下满而硬痛者，此为结胸也，大陷胸汤主之。但满而不痛者，此为痞，柴胡不中与之，宜此汤。

半夏（半升，洗），黄芩（三两），干姜（三两），甘草（三两），人参（三两），黄连（一两），大枣（十二枚）。上七味，以水一斗，煮取六升，去渣再煎，取三升，温服一升，日三服。

歌曰：三两姜参炙草芩，一连痞证呕多寻，半升半夏枣十二，去滓重煎守古箴。

蔚按：师于此证，开口即云：伤寒五六日，呕而发热，柴胡证俱在者。五六日，乃厥阴主气之期。厥阴之上，中见少阳。太阳之气，欲从少阳之枢以外出。医者以他药下之，心下满而硬痛者为结胸；但满而不痛者为痞。痞者，否也。天气不降，地气不升之义也。芩、连大苦以降天气，姜、枣、人参辛甘以升地气，所以转否而为泰也。君以半夏者，因此证起于呕，取半夏之降逆止呕如神，亦即小柴胡汤去柴胡加黄连，以生姜易干姜是也。古人治病。不离其宗如此。

——清·陈修园《长沙方歌括·卷四·太阳方·半夏泻心汤》

🌸 甘草泻心汤 🌸

【提要】　甘草泻心汤由甘草、黄芩、干姜、黄连、大枣、半夏组成。可和胃补中，降逆消痞。主治胃气虚弱痞证。症见下利日数十行，谷不化，腹中雷鸣，心下痞硬而满，干呕，心烦不得安。

甘草泻心汤出自《伤寒论》。本方即半夏泻心汤加重甘草用量而成。重用甘草为君药，以补中缓急，使胃虚得补，急利得缓。施沛认为，甘草泻心汤方中应当有人参，疑为脱落。

【方论】　王海藏云：伊尹《汤液》，此汤也七味，今监本无人参，脱落之也。宋林亿等云：又按：《千金》《外台》治伤寒，用此方皆有人参，故知脱落无疑。成无己云：辛入肺而散气。半夏之辛以散结气，苦入心而泻热；黄连、黄芩之苦，以泄痞热；脾欲缓，急食甘以缓之，人参、甘草、大枣之甘以缓之也。

——明·施沛《祖剂·卷之一·伊尹甘草泻心汤》

心下痞，本非可下之实热，但以妄下胃虚，客热内陷，上逆心下耳。是以胃气愈虚，痞结愈甚。夫虚者宜补，故用甘温以补虚，客者宜除，必藉苦寒以泄热。方中倍用甘草者，下利不止，完谷不化。此非禀九土之精者不能和胃而缓中，方名甘草泻心。见泄热之品，得补中之力，而其用始神也。此《伊尹汤液》所制，治狐惑蚀于上部则声嗄者。

——清·陈修园《长沙方歌括·卷四·太阳方·甘草泻心汤》

🌸 黄　连　汤 🌸

【提要】　黄连汤由黄连、甘草、干姜、桂枝、人参、半夏、大枣组成。可寒热并调，和胃降逆。主治上热下寒证。症见胸中有热，胃中有寒气，腹中痛，欲呕。

黄连汤出自《伤寒论》。方中黄连苦寒，清胸中之热，兼和胃气，用以为君。干姜、桂枝辛温，以祛下寒；半夏和胃降逆，三药合用，使升降复司，胃肠安和而为臣。人参、大枣补中益气，扶正以祛邪，为佐，甘草调和诸药为使。吴崑认为，本方治法为清上温下，寒药与热药相伍，不仅并行不悖，而且相得益彰。柯琴认为，本方与泻心汤的不同之处，在于病人胸中素有蕴热，与半夏泻心汤之寒热错杂搏结于心下不同，故君药亦用黄连而不用半夏。

【方论】　伤寒胸中有热而欲呕，胃中有寒而作痛者，与此汤以升降阴阳。黄连之苦，以泄上热而降阳。姜、桂、半夏之辛，以散中寒而升阴。人参、甘草、大枣之甘，可缓中急而益胃。是方也，以黄连之寒，佐以姜、桂之辛，则寒者不滞。以姜、桂之热，君以黄连之苦，则热者不燥。寒热之相用，犹奇正之相倚耳。况夫人参、甘草之益胃，又所以宰中而建招摇矣乎。

——明·吴崑《医方考·卷之一·伤寒门》

此亦柴胡加减方也。表无热，腹中痛，故不用柴、芩。君黄连以泻胸中积热，姜、桂以驱胃中寒邪，佐甘、枣以缓腹痛，半夏除呕，人参补虚。虽无寒热往来于外，而有寒热相持于中，仍不离少阳之治法耳。

此与泻心汤大同，而不名泻心者，以胸中素有之热，而非寒热相结于心下也。看其君臣更换处，大有分寸。

——清·柯琴《伤寒论注·卷三·黄连汤证》

黄连汤，和剂也，即柴胡汤变法。以桂枝易柴胡，以黄连易黄芩，以干姜易生姜。胸中热欲呕吐，腹中痛者，全因胃中有邪气，阻遏阴阳升降之机，故用人参、大枣、干姜、半夏专和胃气，使饮入胃中，听胃气之上下敷布，交通阴阳，再用桂枝宣发太阳之气，载引黄连从上焦阳分泻热，不使其深入太阴，有碍虚寒腹痛。

——清·王子接《绛雪园古方选注·上卷·和剂·黄连汤》

（仲景）治伤寒胸中有热而欲呕，胃中有寒而腹痛。成氏曰：湿家下后，舌上如胎者，以丹田有热，胸中有寒，是邪气入里，而为下热上寒也；此伤寒邪气传里，而为下寒上热也。胃中有邪气，使阴不得升，而独治于下，为下寒，腹中痛，阳不得降，而独治于上，为胸中热欲呕吐，宜与此汤以升降阴阳。

黄连炒、干姜炒、桂枝、甘草三两，人参二两，半夏半升，大枣十二枚。

黄连苦寒泄热以降阳；姜、桂辛温除寒以升阴；人参助正去邪；半夏和胃止呕；甘草、大枣调中止痛。上中二焦，寒热交战，故以此和解之。喻嘉言曰：湿家下之，舌上如胎者，丹田有热，胸中有寒也。仲景亦用此汤何耶？盖伤寒分表里中三治，表里之邪俱盛，则从中而和之，故有小柴胡之和法，主于丹田胸中之邪，在上下不在表里，即变柴胡为黄连汤，以桂枝代柴胡，以黄连代黄芩，以干姜代生姜，饮入胃中，听胃气之上下敷布，故不问下寒上热，上寒下热，皆可治之也。夫表里之邪，则用柴、芩，用生姜之辛以散之；上下之邪，则用桂、连，用干姜之辣以开之，仲景圣法灼然矣。

——清·吴仪洛《成方切用·卷五上·黄连汤》

4

表里双解剂

凡具有表里同治、内外分解作用，治疗表里同病的方剂，称为表里双解剂。

应用表里双解剂，须注意以下三点：一是必须既有表证，又有里证；二是辨清里寒证、里热证、里实证的不同；三是权衡表证和里证的轻重，注意解表药和治里药的用药比例。

由于里证有里寒证、里热证、里实证的不同，因而表里双解剂，相应地分为解表攻里、解表清里、解表温里三类。

4.1 解表攻里剂

凡具有透达表邪，泻热攻下作用，治疗表里俱实证的方剂，称为解表攻里剂。表里俱实证，症见憎寒壮热，咽喉不利，目赤睛痛，便秘溲赤等。常用防风、荆芥、薄荷等疏散风邪，芒硝和大黄泻实通便。

◈ 大 柴 胡 汤 ◈

【提要】 大柴胡汤由柴胡、黄芩、白芍药、半夏、生姜、枳实、大枣、大黄组成。可和解少阳，内泻热结。用治少阳阳明合病。症见往来寒热，胸胁苦满，呕不止，郁郁微烦，心下痞硬，或心下满痛，大便不解或下利，舌苔黄，脉弦数有力。本方为治疗少阳阳明合病的代表方。

大柴胡汤出自《伤寒论》。方中重用柴胡为君药，配臣药黄芩和解清热，以除少阳之邪。轻用大黄配枳实以内泻阳明热结，行气消痞，同为臣药。白芍药柔肝缓急止痛，与大黄相配可治腹中实痛，与枳实相伍可以理气和血，以除心下满痛；半夏和胃降逆，伍生姜治呕逆不止，共为佐药。大枣与生姜相配，能和营卫而行津液，并调和诸药，为使药。《医宗金鉴》提出，大柴胡汤证乃"柴胡证在，又复有里，故立少阳两解法也"。何廉臣将大柴胡汤与小柴胡汤进行比较，指出前者和解少阳阳明，后者专于和解少阳，故大柴胡汤力量较大，故称其"大"。

【方论】 大柴胡汤即小柴胡汤加减。何为乎不留人参也？余答云：小柴胡汤中用人参者，乃辅正气以除邪气也；大柴胡汤证，为邪实而正未虚，云稍涉虚者，后人之私谈也，故去人参而加大黄、枳实。并甘草亦恐其满中而不用。其留大枣者，和诸药之性也。其加芍药者，非酸以涌泻之意，取其和营而助阴也。

——清·汪琥《伤寒论辩证广注·卷之七·辨少阳病脉证并治·大柴胡汤》

柴胡证在，又复有里，故立少阳两解法也。以小柴胡汤加枳实、芍药者，仍解其外以和其内也；去参、草者，以里不虚；少加大黄，以泻结热；倍生姜者，因呕不止也。斯方也，柴胡得生姜之倍，解半表之功捷；枳、芍得大黄之少，攻半里之效徐，虽云下之，亦下中之和剂也。

——清·吴谦，等《医宗金鉴·删补名医方论·卷八·大柴胡汤》

少阳证本不可下，而此于和解中兼以缓下者，以邪从少阳而来，渐结于阳明。而少阳证未罢，或往来寒热，或胸痛而呕，不得不借柴胡、生姜以解表，半夏、黄芩以和里。但里证已急，或腹满而痛，或面赤燥渴，或便秘溺赤，故加赤芍以破里急，枳实、生军以缓下阳明将结之热；佐以大枣，以缓柴胡、大黄发表攻里之烈性，而为和解少阳阳明、表里缓治之良方。但比小柴胡专于和解少阳一经者，力量较大，故称大。

——清·俞根初《重订通俗伤寒论·第二章·六经方药·第二节·和解剂》

寒热往来，胸下硬满，呕吐不止，甚至心烦便秘，是胃家热结已重，少阳证少，阳明证多。故宜去小柴胡之参、草，以免壅滞，而以柴胡、黄芩疏少阳来路之邪以清热，芍药助柴胡泄犯胃之肝邪以止呕，半夏和胃气之滞，枳实、大黄攻其满而清其热，生姜、大枣以回复胃气之疲，则证可解。故大柴胡汤为胃病已重，少阳未尽之主方。

——李畴人《医方概要·攻里之剂》

防风通圣散

【提要】　防风通圣散由防风、川芎、当归、白芍药、大黄、薄荷、麻黄、连翘、芒硝、石膏、黄芩、桔梗、滑石、甘草、荆芥、白术、栀子组成。可疏风解表，泻热通便。主治风热壅盛，表里俱实证。症见憎寒壮热，头目昏眩，目赤睛痛，口苦而干，咽喉不利，胸膈痞闷，咳呕喘满，涕唾稠黏，大便秘结，小便赤涩，舌苔黄腻，脉数有力。本方为治表里俱实证的常用方。

防风通圣散出自《黄帝素问宣明论方》。方中薄荷、防风、荆芥、麻黄疏风散表；石膏、连翘、黄芩、栀子泻火解毒，合用则表散外邪，内清热邪，表里同治，为方中主要药物。大黄、芒硝泻热通腑，滑石清利湿热，导热从二便而下；桔梗宣肺利咽，合麻黄以恢复肺卫功能；川芎活血行气；当归、白芍益阴养血，白术、生姜、甘草益气和中，并防诸寒凉药物苦寒败胃；甘草尚能调和诸药，以上均为辅助药物。主辅配伍，共奏疏风解表，泻热通便之效。汪昂阐述本方的配伍特点，为"上下分消，表里交治，而能散泻之中犹寓温养之意，所以汗不伤表，下不伤里也"（《医方集解》）。秦伯未提出"双解"与"和解"之不同，指出"和解，是双方兼顾，重在邪正；双解，则着重在清除表里之邪"（《谦斋医学讲稿》）。

【方论】　此足太阳、阳明表里气血药也。防风、荆芥、薄荷、麻黄轻浮升散，解表散寒，使风热从汗出而散之于上；大黄、芒硝破结通幽，栀子、滑石降火利水，使风热从便出而泄之于下；风淫于内，肺胃受邪，桔梗、石膏清肺泻。风之为患，肝木受之，川芎、归、芍和血补肝；黄芩清中上之火，连翘散结血凝；甘草缓峻而和中（重用甘草、滑石，亦犹六一利水泻火之意），白术健脾而燥温。上下分消，表里交治，而能散泻之中犹寓温养之意，所以汗不伤表，下不伤里也。

——清·汪昂《医方集解·表里之剂·防风通圣散》

虽云通治一切内外诸邪，然必如注中表里三焦俱实者，方可用。否则硝、黄之峻烈，石膏、滑石之沉寒，寻常之症，岂能堪此？双解散已除去大黄、芒硝，而石膏、滑石二味，予意尚以为过当，不如一并除去，加木通、青皮二味为妥也。

——清·费伯雄《医方论·卷一·表里之剂·防风通圣散》

此即凉膈散变法，去竹叶、白蜜，而加发表之气血药。荆、防、麻黄、薄荷，发汗而散热搜风，栀子、滑石、硝、黄，利便而降火行水，芩、桔、石膏清肺泻胃，川芎、归、芍养血补肝，连翘散气聚血凝，甘、术能补中燥湿，生姜通彻表里。汗不伤表，下不伤里，名曰通圣，极言其用之效耳。此为表里、气血、三焦通治之剂。

——清·王旭高《退思集类方歌注·承气汤类·防风通圣散》

防风通圣散治疗寒热、目赤、鼻塞、口干、咳嗽、咽喉不利、便秘溲赤等证。用麻、防、荆、薄、桔梗宣肺散风；芩、栀、翘、膏、滑石清里热，硝、黄泻实通便；又因饥饱劳役，气血拂郁，加入归、芍、芎、术、甘草等调肝健脾。此方用药较多，牵涉面较广，总的说来，也是以祛除表里之邪为目的。所以双解不等于和解，和解是双方兼顾，重在邪正，双解则着重在清除表里之邪；虽然防风通圣散亦用调气养血的药，但主力仍在散风、清热、通便。

——秦伯未《谦斋医学讲稿·种种退热治法·表里双解退热法》

4.2 解表清里剂

凡具有解表清里作用，治疗里热已炽，表证未解的方剂，称为解表清里剂。里热已炽，表证未解，症见壮热无汗，鼻干口渴，烦躁不眠，脉滑数等，常用麻黄、豆豉或葛根透邪于外，黄芩、黄连、栀子等清热泻火。

葛根黄芩黄连汤

【提要】 葛根芩连汤由葛根、黄芩、黄连、甘草组成。可解表清里。主治协热下利。症见身热下利，胸脘烦热，口干作渴，喘而汗出，舌红苔黄，脉数或促。本方是治疗热泻、热痢的常用方。

葛根芩连汤出自《伤寒论》。方中重用甘辛而凉之葛根为君，既能解表退热，又可升发脾胃清阳之气以治下利。臣以苦寒之黄连、黄芩清热燥湿，厚肠止利。使以甘草甘缓和中，调和诸药。王邈达论述方中葛根"既入胃又解肌，既散阳又起阴"；葛根与黄连、黄芩、甘草相伍，"不但误入阳明之腑邪解，而太阳之经邪亦解"（《汉方简义》）。

柯琴强调本方煎煮方法的重要性，指出"先煮葛根，后内诸药，解肌之力优，而清中之气锐"（《伤寒来苏集》）。

【方论】 太阳中风发热，本当桂枝解表，而反下之，里虚邪入，利遂不止，其证则喘而汗出。夫促为阳盛，脉促者，知表未解也。无汗而喘，为寒在表；喘而汗出，为热在里也。是其邪陷于里者十之七，而留于表者十之三，其病为表里并受之病，故其法亦宜表里双解之法。葛根解肌于表，芩、连清热于里，甘草则合表里而并和之耳。盖风邪初中，病为在表，一入于里，则变为热矣。故治表者，必以葛根之辛凉；治里者，秘以芩、连之苦寒也，甘草则合表里而并和之耳。

——清·尤在泾《伤寒贯珠集·卷二·太阳篇下·下利脉证五条·葛根黄芩黄连汤》

桂枝证，脉本缓，误下后而反促，阳气重可知。邪束于表，阳扰于内，故喘而汗出。利遂不止者，此暴注下迫，属于热，与脉微弱而协热利者不同。表热虽未解，而大热已入里，故非桂枝、芍药所能和，亦非厚朴、杏仁所能解矣。故君气轻质重之葛根，以解肌而止利；佐苦寒清肃之芩、连，以止汗而除喘。用甘草以和中。先煮葛根，后纳诸药，解肌之力优，而清中之气锐，又与和中逐邪法迥殊矣。

——清·柯琴《伤寒来苏集·伤寒附翼·卷上·太阳方总论·葛根芩连汤》

方以甘平之葛根，能散阳邪，兼能起阴气者，用至半斤，且先煮之，奉以为君。更以甘平之甘草，能缓中，以解风热之搏结；苦平之黄芩，能疗胃中热，且以清肺止喘；苦寒之黄连，取其形之生成相连属，而名之曰连者，以清其自胃及小肠与大肠三腑，亦生成相连属者之热。得胃调肠厚，以止其利，更清心以止汗。且三物平配，胥听令于既入胃又解肌、既散阳又起阴之葛根，不但误入阳明之腑邪解，而太阳之经邪亦解。立方者圣乎而至于神矣！

——王逊达《汉方简义·太阳上篇·葛根黄芩黄连汤》

4.3 解表温里剂

凡具有散寒解表，温阳化湿作用，治疗外感风寒，寒湿内阻之证的方剂，称为解表温里剂。外感风寒，寒湿内阻之证，症见心腹痞闷，头目昏痛，肩背拘急等，常用麻黄、川芎、苍术等辛温解表药，配伍干姜、肉桂等温里驱寒之品。

五 积 散

【提要】 五积散由白芷、枳壳、麻黄、苍术、干姜、桔梗、厚朴、甘草、茯苓、当归、肉桂、川芎、白芍药、半夏、陈皮组成。可散寒祛湿，理气活血，化痰消积。主治脾胃宿冷，或外感风寒，内伤生冷。症见腹胁胀痛，胸膈停痰，呕逆恶心，或心腹痞闷，头目昏痛，肩背拘急，及妇人月经不调。

五积散出自《仙授理伤续断秘方》。方中重用苍术，既解表又燥湿，配厚朴，合陈皮、甘草，法取平胃散，功擅苦温燥湿、健脾助运，以祛湿积；陈皮、半夏、茯苓、甘草相伍，法取二陈汤，行气燥湿化痰，以消痰积；麻黄、白芷辛温解表散寒，干姜、肉桂温里祛寒，四药合用以散寒积；当归、白芍药、川芎养血活血化瘀止痛，以化血积；桔梗、枳壳升降气机，与厚朴、陈皮为伍，以行气积，并可助化痰除湿；炙甘草健脾和中，调和药性。喻昌和汪昂认为，本方不仅有"解表、温中、泄湿"之功，还可"祛痰、消痞、调经"。张璐指出本方"虽类集十余方而不嫌冗杂"，临证"不拘全用"（《伤寒绪论》），当随症加减化裁。

【方论】 按此一方，能治多病，粗工咸乐用之。而海藏云：麻黄、桂、芍、甘草，即各半汤也。苍术、甘草、陈皮、厚朴，即平胃散也。枳壳、桔梗、陈皮、茯苓、半夏，即枳杏二陈汤也。又川芎、当归治血，兼干姜、厚朴散气。此数药相合，为解表、温中、泄湿之剂，去痰、消痞、调经之方。虽为内寒外感表里之分所制，实非仲景表里麻黄、桂枝、姜、附之的方也。

——清·喻昌《医门法律·卷四·热湿暑三气门·三气门方·〈和剂〉五积散》

此阴阳表里通用之剂也。麻黄、桂枝所以解表散寒，甘草、芍药所以和中止痛；苍术、厚朴平胃土而祛湿；陈皮、半夏行逆气而除痰；芎、归、姜、芷，入血分而祛寒湿；枳壳、桔梗利胸膈而清寒热，茯苓泻热利水，宁心益脾。所以为解表、温中、除湿之剂，去痰、消痞、调经之方也。一方统治多病，惟活法者变而通之。

——清·汪昂《医方集解·表里之剂·五积散》

此方本平胃为主，参以二陈，专主内伤生冷；又合桂枝、麻黄，但少杏仁故兼治外感寒邪；加以四物去地，而合甘草、干姜，为治血中受寒之圣药；枳、桔、甘草并为清气治嗽之首方，白芷一味为都梁丸，专走阳明而治风热头痛；桂、苓、甘、术换苍术以涤饮散邪，使饮半从表散；内藏小半夏茯苓汤，令未尽之饮乃从小便而驱之。古人以消食必先涤饮，发散必用辛温，此虽类集十余方而不嫌冗杂者，得辛温散邪之大旨也。但杂合复方，原不拘全用，如无血病，无藉芎、归；设不咳嗽，何烦枳、桔？若非头痛，都梁奚取？苟或有汗，麻黄安施？要在临床谛审出入，斯可与言复之妙用也。

——清·张璐《伤寒绪论·卷下·杂方·五积散》

5 清 热 剂

凡具有清热、泻火、解毒、凉血、清虚热作用，治疗里热证的方剂，称为清热剂。

应用清热剂，须注意以下几点：首先，要辨别里热所在部位，是在脏还是在腑；热证所处病变阶段，是在气分还是在营血。其次，要辨别热证的真伪；若为真寒假热，切不可误用寒凉。其三，当辨别热证的虚实，要注意屡用清热泻火之剂而热仍不退者，应改用甘寒滋阴壮水之法，冀阴复则其热自退。其四，权衡热证的轻重，量证投药。大热之证若用轻剂，无异杯水车薪；热微而用重剂，势必热去寒生；对于平素阳气不足，脾胃虚弱者，外感之邪虽已入里化热，亦应慎用寒凉，必要时应配伍醒脾和胃之品，以免伤阳碍胃。其五，对于热邪炽盛，服清热剂入口即吐者，可于清热剂中少佐姜汁等温热药，或用凉药热服法。

由于里热证，有在卫、气、营、血分之异，有实热、虚热之分，有在脏在腑之别，有轻重缓急之殊。因此，本章方剂按治法，相应分为清气分热、清营凉血、清热解毒、清脏腑热、清虚热五类。

5.1 清气分热剂

凡具有清气分热作用，治疗热在气分证的方剂，称为清气分热剂。气分热证，其症见身热不恶寒，反恶热，多汗，心烦，口渴饮冷，舌红苔黄，脉洪大有力；或热病后期，气分余热未清，气津两伤，症见身热多汗，心胸烦闷，口干舌红等。此类方剂常用辛甘大寒的石膏、苦寒质润的知母为主组成。因里热炽盛容易伤津耗气，故多配伍生津止渴的天花粉、石斛、芦根，或益气之人参、炙甘草等。

❧ 白 虎 汤 ❧

【提要】 白虎汤由石膏、知母、粳米、甘草组成。可清热生津。用于治疗气分热盛之证。症见壮热面赤，烦渴引饮，汗出恶热，脉洪大有力。本方是治疗气分热盛证的代表方、基础方。

白虎汤出自《伤寒论》。方中石膏，辛甘大寒，辛能透热，寒能胜热，"能使内蕴之热息息自毛孔透出"（《医学衷中参西录》），可内清气分大热，外解肌肤之热，重用为君；知母，苦寒质润为臣，"能益阴清热止渴，人所共知"（《本经疏证》），既可辅助石膏清热，又能润燥救已伤之阴，两者相须为用，清热生津之功倍增。粳米、甘草为佐，益胃生津，可防寒凉伤中。同时，甘草兼以调和诸药为使药。四药同用，体现清热与生津相配，以清热为主；清热佐以护胃，使寒凉不伤脾胃。张锡纯则认为石膏、知母与粳米、甘草相配，可使"猛悍之剂，归于和平，任人放胆用之"（《医学衷中参西录》），观点新颖，颇得仲景立方之精髓。

本方因清热力量强，故血虚发热证或真寒假热的阴盛格阳证，以及表证未解的无汗发热等，不可误用。

【方论】 白虎，西方金神也，应秋而归肺。热甚于内者，以寒下之；热甚于外者，以凉解之；其有中外俱热，内不得泄，外不得发者，非此汤则不能解之也。夏热秋凉，暑暍之气，得秋而止，秋之令曰处暑，是汤以白虎名之，谓能止热也。知母味苦寒。《内经》曰：热淫所胜，佐以苦甘。又曰：热淫于内，以苦发之。欲彻表热，必以苦为主，故以知母为君。石膏味甘微寒，热则伤气，寒以胜之，甘以缓之，热胜其气，必以甘寒为助，是以石膏甘寒为臣。甘草味甘平，粳米味甘平，脾欲缓，急食甘以缓之。热气内余，消烁津液，则脾气燥，必以甘平之物缓其中，故以甘草、粳米为之使。是太阳中暍，得此汤则顿除之，即热见白虎而尽矣。立秋后不可服，以秋则阴气半矣。白虎为大寒剂，秋王之时，若不能食，服之而为哕逆不能食，成虚羸者多矣。

——金·成无己《伤寒明理论·第四卷·诸药方论》

伤寒脉浮滑，此表有热里有寒，白虎汤主之……《伤寒》见中篇首条，其脉不浮。浮者，风也。言不独伤于寒，而亦有风则然也。滑为里热，以滑且浮，知热不独在里也。故指言此表有热。盖表里俱热之谓也。里有寒者，里字非对表而称。以热之里言，盖伤寒之热本寒因也。故谓热里有寒。指热之所以然者言也。夫寒与风俱中伤，表与里既皆热，欲两皆而解之，诚哉极其难也。譬如夏秋两届之间，燥热酷甚，非金风之荐凉，则暑毒不解也。是故白虎者，西方之金神，司秋之阴兽。虎啸谷风冷，凉生酷暑消。神于解秋，莫如白虎。知母石膏，辛甘而寒。辛者，金之味。寒者，金之性。辛甘且寒，得白虎之体焉。甘草粳米，甘平而温。甘取其缓，温取其和，缓而且和，得伏虎之用焉。

——明·方有执《伤寒论条辨·卷之三·辨太阳病脉证并治下》

石膏大寒，用之以清胃。知母味厚，用之以生津。大寒之性行，恐伤胃气，故用甘草、粳米以养胃。是方也，惟伤寒内有实热者可用之，若血虚身热，证象白虎，误服白虎者死无救，又东垣之所以垂戒矣。

——明·吴崑《医方考·卷之一·伤寒门》

此足阳明、手太阴药也。热淫于内，以苦发之，故以知母苦寒为君；热而伤气，必以甘寒为助，故以石膏为臣（石膏、滑石，味皆苦寒。凡药带甘者，皆泻中有补）。津液内烁，故以甘草、粳米甘平益气缓之为使，不致伤胃也；又烦出于肺，燥出于肾，石膏清肺而泻胃火，知母清肺而泻肾火，甘草和中而泻心脾之火，或泻其子（肺），或泻其母（心），不专治阳明气分热也。

——清·汪昂《医方集解·泻火之剂·白虎汤》

石膏大寒，寒能胜热，味甘入脾，质刚而主降，备中土生金之体，色白通肺。质重而含脂，具金能生水之用，故以为君。知母气寒主降，苦以泄肺火，辛以润肺燥，内肥白而外皮毛，肺金之象，生水之源也，故以为臣。甘草皮赤中黄，能土中泻火，为中宫舟楫，寒药得之缓其寒，用此为佐，沉降之性，亦得留连于脾胃之间矣。粳米稼穑作甘，气味温和，禀容平之性，为后天养生之资，得此为佐，阴寒之物，则无伤损脾胃之虑也。煮汤入胃，输脾归肺。水精四布，大烦大渴可除矣。

——清·柯琴《伤寒来苏集·伤寒论注·卷三·白虎汤证》

白虎汤治阳明经表里俱热，与调胃承气汤为对峙。调胃承气导阳明腑中热邪，白虎泄阳明经中热邪。石膏泄阳，知母滋阴，粳米缓阳明之阳，甘草缓阳明之阴。因石膏性重，知母性滑，恐其疾趋于下，另设煎法，以米熟汤成，俾辛寒重滑之性得粳米、甘草载之于上，逗留阳明，成清化之功。名曰白虎者，虎为金兽，以明石膏知母之辛寒，肃清肺金，则阳明之热自解，实则泻子之理也。

——清·王子接《绛雪园古方选注·上卷·寒剂·白虎汤》

伤寒脉滑而厥者，里有热也，白虎汤主之。

四肢厥逆而脉见迟涩，是为里寒；厥而脉滑，是里有热也。盖燥热内郁侵夺阴位，阴气浮散外居肢节，故肢冷而脉滑。白虎汤石膏清金而退热，知母润燥而泄火，甘草、粳米补中而化气生津而解渴也。胃阳素盛之人，阴虚火旺，一被感伤，经热内蒸，津液消烁，则成阳明下证，而胃火未盛，肺津先伤，是以一见渴证。先以白虎凉金泄热。滋水涤烦，膈热肃清，则不至入胃而致烦热亡阴之害矣。白虎证即将来之大承气证而里热未实，从前之大青龙证而表寒已解者也。表寒已解，故不用麻黄。里热未实，故不用硝、黄。

——清·黄元御《伤寒悬解·卷三·太阳经上篇·太阳伤寒白虎证》

白虎者，西方之金神，司秋之阴兽。虎啸谷风冷，凉风酷暑消，神于解热，莫如白虎。石膏、知母，辛甘而寒。辛者金之味；寒者金之性。辛甘体寒，得白虎之体焉。甘草、粳米，甘平而温。甘取其缓，温取其和，缓而且和，得伏虎之用焉。饮四物之成汤，来白虎之嗥啸。阳气者，以天地之疾风名也。风行而虎啸者，同气相求也。虎啸而风生者，同声相应也。风生而热解者，物理必至也。

——清·王孟英《温热经纬·卷五·方论》

方中重用石膏为主药，取其辛凉之性，质重气轻，不但长于清热，且善排挤内蕴之热息息毛孔达出也。用知母者，取其凉润滋阴之性，即可佐石膏以退热。更可防阳明热久者之耗真阴也。用甘草者，取其甘缓之性，能逗留石膏之寒凉不致下趋也。用粳米者，取其汁浆浓郁能调石膏金石之药使之与胃相宜也。药止四味，而若此相助为理，俾猛悍之剂归于和平，任人放胆用之，以挽回人命于垂危之际，真无尚之良方也。

——民国·张锡纯《医学衷中参西录·伤寒论篇·第二卷·深研白虎汤之功用》

❧ 竹叶石膏汤 ❧

【提要】 竹叶石膏汤由石膏、竹叶、人参、麦冬、半夏、粳米、甘草组成。可清热生津、益气和胃。主治伤寒、温病、暑病余热未清，气津两伤证。症见身热多汗，心胸烦闷，气逆欲呕，口干喜饮，或心烦不寐，舌红苔少，脉虚数。本方为治疗热病后期，余热未清，气津两伤证的常用方。

竹叶石膏汤出自《伤寒论》。方中石膏辛甘大寒，内清肺胃之热以除烦，辛寒相合外解肌肤之热，甘寒相合又能生津止渴，故为君药；竹叶清热除烦，生津利尿，人参、麦冬益气养阴，三药同用为臣；半夏降逆止呕，粳米、甘草健脾养胃，俱为佐药；甘草调和药性，兼为使药。半夏虽温，但配于清热生津药中，则温燥之性去而降逆之用存，不仅无害，而且能运化脾气，转输津液，使人参、麦冬益气生津而不腻滞，与粳米之甘平益胃相合，又可防石膏寒凉伤胃。甘草为使，既可助人参益气和中，又有调和药性的作用。诸药合而用之，清补并行，邪正兼顾，清而不寒，补而不滞。如《医宗金鉴》谓之"是方也，即白虎汤去知母加人参、麦冬、半夏、竹叶也，以大寒之剂易为清补之方"。

【方论】 伤寒解后，虚热不尽，则多逆气与吐。故用竹叶为君，石膏为臣，以解虚邪内客也；以半夏为佐，以治逆气欲吐者；以人参、粳米、甘草、麦门冬四者之甘，以补不足而缓其中也。

——明·许宏《金镜内台方议·卷之十·竹叶石膏汤·汤议》

伤寒差后，虚羸少气，气逆欲吐者，此方主之。

伤寒由汗吐下而瘥，必虚羸少气。虚则气热而浮，故逆而欲吐。竹叶、门冬、石膏之寒，所以清余热。人参、甘草之甘，所以补不足。半夏之辛。所以散逆气；用粳米者，恐石膏过寒损胃，用之以和中气也。

——明·吴崑《医方考·卷之一·伤寒门》

此手太阴，足阳明药也。竹叶、石膏之辛寒以泻余热（竹叶能止喘促、气逆上冲）人参、甘草、麦冬、粳米之甘平以益肺安胃，补虚生津；半夏之辛温以豁痰止呕。故去热而不损其真，导逆而能益其气也。

——清·汪昂《医方集解·泻火之剂·竹叶石膏汤》

此汤即人参白虎汤去知母，而益半夏、麦冬、竹叶也。病后虚烦少气，为余热未尽，故加麦冬、竹叶于人参、甘草之温中益气药中，以清热生津；加半夏者，痰饮上逆欲呕故也。病后余热与伏气发温不同，故不用知母以伐少阴也。

——清·张璐《伤寒缵论·卷下·杂篇》

竹叶石膏汤，分走手足二经，而不悖于理者，以胃居中焦，分行津液于各脏，补胃泻肺，有补母泻子之义也。竹叶、石膏、麦冬泻肺之热，人参、半夏、炙草平胃之逆，复以粳米缓于中，使诸药得成清化之功，是亦白虎、越婢、麦冬三汤变方也。

——清·王子接《绛雪园古方选注·上卷·寒剂·竹叶石膏汤》

是方也，即白虎汤去知母加人参、麦冬、半夏、竹叶也，以大寒之剂易为清补之方，此仲景白虎变方也。《经》曰：形不足者，温之以气；精不足者，补之以味。故用人参、粳米，补形气也。佐竹叶、石膏，清胃热也。加麦冬生津，半夏降逆，更逐痰饮，甘草补中，且以调和诸药也。

——清·吴谦，等《医宗金鉴·订正仲景全书伤寒论注·卷十·辨差后劳复食复阴阳易病脉证并治篇》

治伤寒解后，虚羸少气，气逆欲吐（伤寒解后，余热未尽，津液不足，故虚羸少气。虚热上逆，故欲吐），亦治伤暑发渴脉虚。竹叶（二把），石膏（一斤），人参（三两），甘草（炙二两），麦冬（一升），半夏、粳米（半升），加姜煎。竹叶石膏之辛寒，以散余热（竹叶能止喘促气逆上冲。）人参、甘草、麦冬、粳米之甘平，以益肺安胃，补虚生津。半夏之辛温，以豁痰止呕。故去热而不损其真，导逆而能益其气也。

——清·吴仪洛《成方切用·卷八下·泻火门·竹叶石膏汤》

治伤寒解后，虚羸少气，气逆欲吐者；并治三阳合病，脉浮大在关上，但欲睡眠，合目则汗；亦治伤暑发渴，脉虚。

竹叶（二把），石膏（一斤），半夏（半升），人参（二两），麦冬（一升），甘草（二两），粳米（半升），以水一斗，煮取六升，去滓，纳米，煮米熟汤成，去米，温服一升，日三服。

竹叶石膏汤粳米，麦冬半夏草人参。三阳合病（太阳头项痛，阳明目痛鼻干，少阳口苦咽干胁痛，一时并见，谓之合病）关脉大（邪在阳明居多，故关脉浮大），寐则盗汗此能任（三阳合病而盗汗出，是胃火盛而肝火乘之也。厥阴为里之阖，阳明为表之阖，二经有火，则反开而不阖，故盗汗出。是方即人参白虎加减，大清胃火以生津，用竹叶泻肝火，半夏通阴阳，引卫气从阳入阴，则开阖而汗即止），伤寒病后留余热，少气虚烦吐逆寻（此张仲景治伤寒愈后调养之方也。其法专于滋养肺胃之阴气，以复津液。盖大病之后，必有余热留于肺胃之间，总宜清解。后人概用峻补，以留其邪，则元气不能骤复，愈补愈虚矣），止呕或加姜更效（《集验》载此方加生姜止呕，最良），脉虚伤暑渴宜斟。

——清·王旭高《退思集类方歌注·白虎汤类·竹叶石膏汤》

治病后余热留中，虚烦少气，上逆欲吐；亦治伤暑发渴、脉虚等证。夫热病之后，余邪尚未肃清，肺胃阴津，早为枯槁，故见虚烦少气、呕吐等证。即夏月暑伤肺胃元气虚者，亦有之。故方中以竹叶、石膏清肺胃之热。然热则生痰，恐留恋于中，痰不去，热终不除，故以半夏辛温体滑之品，化痰逐湿而通阴阳，且其性善散逆气，故又为止呕之圣药，况生姜之辛散，以助半夏之不及，一散一清，邪自不能留恋。人参、甘草、粳米以养胃，麦冬以保肺。此方虽云清热，而却不用苦寒，虽养阴又仍能益气，不伤中和之意耳。

——清·张秉成《成方便读·卷之三·清暑之剂·竹叶石膏汤》

前节是病时过用凉药，伤其阳分；此节是病时不能急用凉药以清外感之热致耗阴分。且其大热虽退，仍有余热未清，是以虚羸少气，气逆欲吐，此乃阴虚不能恋阳之明象，又兼有外感之余热为之助虐也。故方中用竹叶、石膏以清外感之热，又加人参、麦冬协同石膏以滋阴分之亏。盖石膏与人参并用，原有化合之妙，能于余热未清之际立复真阴也。用半夏者，降逆气以止吐也。用甘草、粳米者，调和胃气以缓石药下侵也。自常情观之，伤寒解后之余热，何必重用石膏，以生地、玄参、天冬、麦冬诸药，亦可胜任，然而甘寒留邪，可默酿劳瘵之基础，此又不可不知也。

> ——民国·张锡纯《医学衷中参西录·伤寒论篇·第四卷·不分经之病烧裩散证理中丸证竹叶石膏汤证》

5.2　清营凉血剂

凡具有清营凉血作用，治疗邪热传营，热入血分证的方剂，称为清营凉血剂。邪热传营，症见身热夜甚，心烦不寐，时有谵语，斑疹隐隐，舌绛而干等。热入血分，则见出血，发斑，昏狂，谵语，舌绛起刺等。常用水牛角、生地等为主组成。因营分邪热由气分内传而来，宜配轻宣透达的银花、连翘、竹叶等药物，以"透热转气"；热入血分，每易热与血结而成瘀，宜伍用凉血活血的丹皮、赤芍等，以"凉血散血"。

清 营 汤

【提要】　清营汤由犀角（水牛角代）、生地黄、麦冬、元参、金银花、连翘、竹叶心、黄连、丹参组成。可清营解毒，透热养阴。主治热入营分证。症见身热夜甚，神烦少寐，时有谵语，目常喜开或喜闭，口渴或不渴，斑疹隐隐，舌绛而干，脉细数。本方为治疗邪热初入营分的代表方和常用方。

清营汤出自《温病条辨》。方中犀角，苦咸性寒，清营凉血，解毒散瘀，为君药；热甚伤阴，故凉血应兼以养阴，生地专于凉血滋阴，麦冬清热养阴生津，玄参长于滋阴降火解毒，三药共助君药清营凉血，养阴解毒之功俱为臣药；佐以金银花、连翘、竹叶芳香透达，轻清透泄，使营分热邪透出气分而解，即叶桂《外感温热篇》所言"入营犹可透热转气"之意；黄连苦寒，清心泻火；丹参性凉，清心除烦，凉血活血，以防热与血结，以上五味均为佐药。全方清营解毒配以养阴生津和"透热转气"，邪正兼顾，祛邪为主。

本方清营解毒配以养阴生津，故"舌白滑者，不可与也"（《温病条辨》）。

【方论】　阳明温病，舌黄燥，肉色绛，不渴者，邪在血分，清营汤主之。若滑者，不可与之，当于湿温中求之。温病传里，理当渴甚，今反不渴者，以邪气深入血分，格阴于外，上潮于口，故反不渴也。曾过气分，故苔黄而燥，邪居血分，故舌之肉色绛也。若舌苔白滑、灰滑、淡黄而滑，不渴者，乃湿气蒸腾之象，不得用清营柔以济柔也。

> ——清·吴鞠通《温病条辨·卷二·中焦篇·风温、温热、温疫、温毒、冬温》

治暑温内入心包，烦渴舌赤，身热谵语等症。夫暑为君火，其气通心，故暑必伤心。然心为君主，义不受邪，所受者皆包络代之。但心藏神，邪扰则神不宁，故谵语。心主血，热伤血分，故舌赤。金受火刑，故烦渴。暑为六淫之正邪，温乃时令之乖气，两邪相合，发为暑温，与春温、秋温等证，大抵相类，不过暑邪最易伤心。方中犀角、黄连皆入心而清火，犀角有清灵之性，能解夫疫毒；黄连具苦降之质，可燥乎湿邪，二味为治温之正药。热犯心包，营阴受灼，故以生地、玄参滋肾水，麦冬养肺金，而以丹参领之入心，皆得遂其增液救焚之助。连翘、银花、竹叶三味，皆能内彻于心，外通于表，辛凉清解，自可神安热退，邪自不留耳。

——清·张秉成《成方便读·卷之三·清暑之剂·清营汤》

本方为温邪传营而设，温邪乍入营分，虽烦躁不眠，时有谵语，舌绛而干，脉数，或斑疹隐隐，但仍可以透营泄热，转气分而解，本方立意，即在于此，方中犀角、丹参清营解毒，伍增液汤（生地、玄参、麦冬）养阴清热，再用竹叶、黄连、银花、连翘清泄气分之邪，使在营之热，透营转气，仍从外解，合奏清营解毒、泄热护阴之效。

——冉小峰《历代名医良方注释·第九章·时疫类·清营汤》

犀角地黄汤

【提要】　犀角地黄汤由犀角（水牛角代替）、生地、赤芍药、丹皮组成。可清热解毒，凉血散瘀。主治热入血分证。症见身热谵语，发斑，斑色紫黑，吐血、衄血、便血、尿血、大便色黑易解等；或喜忘如狂，漱水不欲咽，舌绛起刺，脉细数。本方为治疗热入血分证的代表方和常用方。

犀角地黄汤出自《备急千金要方》。方中犀角苦咸寒，清心肝而解热毒，寒而不遏，直入血分凉血消斑，以其为君药。臣以生地清热凉血，养阴生津，一可复已失之阴血，二可助犀角解血分之热，又能止血。赤芍药苦酸微寒，可助生地凉血清热。丹皮“入血分，凉血热之要药也”（《本草经疏》），与生地同为佐药，可加强君、臣二药清热凉血，活血散瘀之效。四药合用，使热清血宁而无耗血动血之虑，凉血止血又无冰伏留瘀之弊。柯琴从阴阳消长的角度阐释此方，提出“此方虽曰清火，而实滋阴之剂”（《古今名医方论》）。

【方论】　吐衄不止者，此方主之。口出血曰吐，鼻出血曰衄，火逆于中，血随火上，有此二证。然吐血责之府，衄血责之经，求其实，则皆炎上之火也。火者心之所司，故用生犀、生地以凉心而去其热。心者，肝之所生，故用丹皮、芍药以平肝而泻其母。此穷源之治也。今人治吐血者，以凉水濯其两足，此釜底抽薪之意也。治衄血者，以凉水拊其后颈，此责其火于太阳经也，皆是良法。

——明·吴崑《医方考·卷之三·血证门》

犀角地黄汤乃是衄血之的方。若阴虚火动吐血与咳咯者，可以借用成功。若阳虚劳力及脾胃虚者，俱不宜。盖犀水兽也，焚犀可以分水，可以通天。鼻衄之血，从任督而至巅顶，入鼻中，惟犀角能下入肾水，由肾脉而上引。地黄滋阴之品，故为对证。

——明·赵献可《医贯·卷之三·血症论》

此方治伤寒血燥血热，以致不解，温毒用此解汗最捷，人所不知。盖以犀角之性气锐能散。

张仲景云：如无犀角，以升麻代之。此二味可以通用，其义盖可知矣。

——明·张介宾《景岳全书·卷之三十·杂证谟·血证》

血得辛温则散，得苦寒则凝。此方另开寒冷散血之门，特创清热解毒之法，全在犀角通利阳明，以解地黄之滞，犹赖赤芍、牡丹下气散血，允为犀角、地黄之良佐。里实则加大黄，表热则加黄芩。脉迟，腹不满，自言满者，为无热，但依本方，不应则加桂心。此《千金》不言之秘，不觉为之发露。

——清·张璐《千金方衍义·卷十二·胆腑方·吐血·犀角地黄汤》

此足阳明、太阴药也。血属阴，本静。因诸经火逼，遂不安其位而妄行。犀角大寒，解胃热而清心火；芍药酸寒，和阴血而泻肝火（肝者心之母）；丹皮苦寒，泻血中之伏火；生地大寒，凉血而滋水；以共平诸经之僭逆也。

——清·汪昂《医方集解·理血之剂·犀角地黄汤》

柯韵伯曰：气为阳，血为阴，阳密乃固。阳盛则伤阴矣；阴平阳秘，阴虚者，阳必凑之矣。故气有余即是火，火入血室，血不营经，即随逆气而妄行，上升者出于口鼻，下陷者出于二便。虽有在经在腑之分，要皆心肝受热所致也。心为营血之主，心火旺则血不宁，故用生犀、生地酸咸甘寒之味，以清君火；肝为藏血之室，肝火旺则血不守，故用丹皮、芍药辛酸微寒之品，以平相火。此方虽曰清火，而实滋阴之剂。盖血失则阴虚，阴虚则无气，故阴不足者，当补之以味，勿得反伤其气也。若用芩、连、胆草、栀、柏以泻其气，则阳之剧者，苦从火化，阳已衰者，气从苦发，燎原而飞越矣。

——清·罗美《古今名医方论·卷二·犀角地黄汤》

吐血之因有三：曰劳伤，曰努伤，曰热伤。劳伤以理损为主，努伤以祛瘀为主，热伤以清热为主。热伤阳络则吐衄，热伤阴络则下血。是汤治热伤也，故用犀角清心去火之本，生地凉血以生新血，白芍敛血止血妄行，丹皮破血以逐其瘀。此方虽曰清火，而实滋阴；虽曰止血，而实去瘀。瘀去新生，阴滋火熄，可为探本穷源之法也。若心火独盛，则加黄芩、黄连以泻热；血瘀胸痛，则加大黄、桃仁以逐瘀也。

——清·吴谦，等《医宗金鉴·删补名医方论·卷一·犀角地黄汤》

犀角化斑解毒，凉血清心，又能引地黄直达肾经，壮水制火，故吐衄症中多用之。然治心肾则有余，而非肺肝之正药。若治衄血等，不如羚羊角之效。至谓升麻可代犀角，则其说尤谬。既有郁火，再加风药，逼血上升，不旋踵而败矣！

——清·费伯雄《医方论·卷之二·理血之剂·犀角地黄汤》

犀角大寒而属水，其角禀至高轻灵之性，能清心、肺、胃家之邪热，下归于肾；协之以丹皮，辛苦而寒，退血中之伏火。犀角之寒，治其源也；丹皮之寒，疏其流也，源流既清，则血自不妄行。然血既妄行者，营必伤而阴必耗，故加生地、芍药以养阴而护营也。

——清·张秉成《成方便读·卷二·理血之剂·犀角地黄汤》

5.3　清热解毒剂

凡具有清热解毒作用，治疗火毒炽盛或温疫热毒证的方剂，称为清热解毒剂。火毒炽盛症见大热烦躁，谵语神昏，吐衄发斑，口舌生疮，便秘溲赤，或头面红肿热痛，咽喉肿痛，或外科疮痈疔疖等。常以黄芩、黄连、连翘、金银花、蒲公英、大青叶等为主组成。因热毒每搏击气血，致局部红肿疼痛，常配活血化瘀药，如乳香、没药、穿山甲等；热毒炽盛，还宜伍以导热外出药，如疏散之防风、白芷；清热利尿之栀子、车前子；泻热通便之大黄、芒硝等，或使热从表外达，或使热从二便而走。

 黄连解毒汤

【提要】　黄连解毒汤由黄连、黄芩、黄柏、栀子组成。可泻火解毒。主治三焦火毒证。症见大热烦躁，口燥咽干，错语不眠；或热病吐血、衄血、便血；或热甚发斑，或身热下利，或湿热黄疸；或外科痈疡疔毒，小便黄赤，舌红苔黄，脉数有力。本方是泻火解毒的基础方。

黄连解毒汤出自《肘后备急方》，名见于《外台秘要》。方中黄连大苦大寒，清泻心火为君，因心主神明，火主于心，泻火必先泻心、心火宁则诸经之火自降，并且兼泻中焦之火。黄芩清上焦之火为臣药。黄柏泻下焦之火；栀子清三焦之火，导热下行，引邪热从小便而出，共为佐药。四药合用，上下俱清，三焦同治。

本方苦寒直折，不用他药佐制或调和，"若阴虚之火，则降多亡阴，苦从火化，而出血益甚，是方在所禁矣"（《医方考》），"然非实热，不可轻投"（《成方便读》）。

【方论】　阳毒上窍出血者，此方主之。

治病必求其本。阳毒上窍出血，则热为本，血为标，能去其热，则血不必治而自归经矣。故用连、芩、栀、柏苦寒解热之物以主之，然唯阳毒实火用之为宜。若阴虚之火则降多亡阴，苦从火化，而出血益甚，是方在所禁矣。

——明·吴崑《医方考·卷之三·血证门》

此手足阳明、手少阳药也。三焦积热，邪火妄行，故用黄芩泻肺火于上焦；黄连泻脾火于中焦（王海藏曰：黄连泻心，实泻脾也，子能令母实，实则泻其子）。黄柏泻肾火于下焦；栀子通泻三焦之火从膀胱出。盖阳盛则阴衰，火盛则水衰，故用大苦大寒之药，抑阳而扶阴，泻其亢甚之火，而救其欲绝之水也。然非实热不可轻投。

——清·汪昂《医方集解·泻火之剂·黄连解毒汤》

此治实邪实火，表里俱盛之剂。故用黄芩泻肺火，黄连泻心火，黄柏泻肾火；又用栀子，令上焦之热邪委婉而下。三焦通治，药力颇峻。若表里俱热，胸痞、便秘、谵语者，便当去黄芩，加大黄以通之，使滞去而热亦退，须细辨之。

——清·费伯雄《医方论·卷四·泻火之剂·黄连解毒汤》

治一切火邪，表里俱热，狂躁烦心，口燥咽干，大热干呕，错语不眠，吐血衄血，热盛发斑等证。汪𧗊庵曰：毒者，即火邪之盛也。邪入于阳则狂，心为热所扰则烦，燥则烦之盛也。口燥咽干，火盛津枯也。干呕者，热毒上冲也。错语者，热毒伤其神也。不眠者，热盛而阴不静也。至于吐衄、发斑等证，热攻入胃，逼血妄行也。此皆六淫火邪，充斥上下表里，有实无虚之证，故治法非缓剂可以了事。黄芩清上焦之火，黄连清中焦之火，黄柏清下焦之火，栀子泻三焦之火，从心肺之分屈曲下行，由小肠、膀胱而出。盖四味皆大苦大寒之药，清其亢甚之火而救其欲绝之水也。然非实热，不可轻投耳。

——清·张秉成《成方便读·卷之三·清火之剂·黄连解毒汤》

凉 膈 散

【提要】 凉膈散由连翘、黄芩、栀子、大黄、芒硝、薄荷、甘草组成。可泻火通便，清上泻下。主治上、中二焦火热证。症见烦躁口渴，面赤唇焦，胸膈烦热，口舌生疮，睡卧不宁，谵语狂妄，或咽喉肿痛，或便闭溲赤，或大便不畅，舌红苔黄，脉滑数。本方为治疗上、中二焦火热证的常用方。

凉膈散出自《太平惠民和剂局方》。方中重用苦辛性寒的连翘为君，清热解毒，透散上焦之热。黄芩清胸膈郁热；栀子通泻三焦，引火下行；大黄、芒硝泻火通便，荡涤中焦燥结，俱为臣药。薄荷清头目，利咽喉，合连翘以透热从肌表而出，是"火郁发之"之意。竹叶清热利尿，合栀子导热从小便而去；同为佐药。甘草、白蜜，既能缓和硝、黄峻泻之力，又能生津润燥，调和诸药，为佐使药。全方清上与泻下并行，但泻下是为清泄胸膈郁热而设，即"以泻代清"。历代医家对其组成、配伍、功效等方面的认识基本相同。在主治方面，吴崑提出该方治"火郁上焦，大热面赤者"（《医方考》）。王子接从经络与胸膈的循经路线来阐释其配伍意义，认为诸药成方"上则散之，中则苦之，下则行之，丝丝入扣，周遍诸经，庶几燎原之场，顷刻为清虚之府"（《成方便读》）。

【方论】 火郁上焦，大热面赤者，此方主之。

黄芩、栀子，味苦而无气，故泻火于中。连翘、薄荷，味薄而气薄，故清热于上。大黄、芒硝，咸寒而味厚，故诸实皆泻。用甘草者，取其性缓而恋膈也。不作汤液而作散者，取其泥膈而成功于上也。

——明·吴崑《医方考·卷之二·火门》

此上、中二焦泻火药也。热淫于内，治以咸寒，佐以苦甘。故以连翘、黄芩、竹叶、薄荷升散于上，而以大黄、芒硝之猛利推荡其中，使上升下行，而膈自清矣。用甘草、生蜜者，病在膈，甘以缓之也。

——清·汪昂《医方集解·泻火之剂·凉膈散》

膈者，膜之横蔽心下，周围相着，遮隔浊气，不使上熏心肺者也，不主十二经。凡伤寒蕴热内闭于膈，其气先通心肺，膻中火燔烦热，自当上下分消。手太阴之脉，上膈属肺，足厥阴之脉上贯膈，布胁肋，循喉咙之后，以薄荷、黄芩从肺散而凉之。肾足少阴之脉，上贯膈，入肺中，以甘草从肾清而凉之。手少阴之脉，下膈络小肠，手太阳之脉，下膈抵胃属小肠，以连翘、山栀从心之少阳苦而凉之。手少阳之脉，下膈循属三焦，手厥阴之脉，下膈历络三焦，以山栀、芒硝从三焦与心包络泻而凉之。足太阴之脉，上膈挟咽，连舌本，散舌下，以甘草、大黄从脾缓而凉之。足少阳之脉下贯膈属胆，以薄荷、黄芩从胆升降而凉之。胃足阳明之支脉，下膈属胃络大肠，手阳明之脉，下膈属大肠，以大黄、芒硝从胃与大肠下而凉之。上则散之，中则苦之，下则行之，丝丝入扣，周遍诸经，庶几燎原之场，顷刻为清虚之府。守真力赞是方为神妙，信哉。

——清·王子接《绛雪园古方选注·中卷·内科·凉膈散》

夫火邪至于上中二焦，与胃中宿食渣滓之物结而不散，则为以上种种诸证。若火之散漫者，或在里，或在表，皆可清之、散之而愈。如挟有形之物结而不散者，非去其结，则病终不瘥。故以大黄、芒硝之荡涤下行者，去其结而逐其热。然恐结邪虽去，尚有浮游之火散漫上中，故以黄芩、薄荷、竹叶清彻上中之火，连翘解散经络中之余火，栀子自上而下，引火邪屈曲下行。如是则有形无形上下表里诸邪，悉从解散。用甘草、生蜜者，病在膈，甘以缓之也。

——清·张秉成《成方便读·卷之三·清火之剂·凉膈散》

普济消毒饮

【提要】　普济消毒饮由黄连、黄芩、牛蒡子、连翘、薄荷、僵蚕、玄参、马勃、板蓝根、桔梗、甘草、陈皮、升麻、柴胡组成。可清热解毒，疏风散邪。主治风热疫毒壅于上焦之大头瘟。症见恶寒发热，头面红肿焮痛，目不能开，咽喉不利，舌燥口渴，舌红苔黄，脉浮数有力。

普济消毒饮出自《东垣试效方》。方中重用酒黄连、酒黄芩为君，清热泻火解毒，祛上焦头面热毒。牛蒡子、连翘、薄荷、僵蚕辛凉疏散，祛头面风热，为臣药。玄参、马勃、板蓝根清热解毒配桔梗、甘草清利咽喉，陈皮理气疏壅，以利消散肿毒，同为佐药。升麻、柴胡升阳散火，疏散风热，使郁热时毒之邪宣散透发，此即"火郁发之"之意，并引诸药上达头面，兼为佐使。升散之升、柴合苦降之芩、连，升降并用，相反相成，既引芩、连之药力上行头面，又防升、柴升发太过。互为制约，有利于时毒清解，风热疏散。吴鞠通认为大头瘟一证，为温毒上扰，升腾飞跃太过之症，治疗时应去柴胡、升麻，以防升腾太过。而叶霖则认为"此方有升、柴之升散，亦有芩、连之苦降，开合得宜，不得讥东垣之误也。去升麻、黄连尚可，去黄芩、柴胡则不可"（《增补评注温病条辨》）。

【方论】　崑谓：芩、连苦寒，用之以泻心肺之火。而连翘、玄参、板蓝根、鼠黏子、马勃、僵蚕，皆清喉利膈之物也。缓以甘草之国老，载以桔梗之舟楫，则诸药浮而不沉。升麻升气于右，柴胡升气于左，清阳升于高巅，则浊邪不得复居其位。《经》曰：邪之所凑，其气必虚，故用人参以补虚。而陈皮者，所以利其壅滞之气也。又曰：大便秘者加大黄，从其实而泻之，则灶底抽薪之法尔。

——明·吴崑《医方考·卷一·大头瘟门》

此手太阴、少阴、足少阳、阳明药也。芩、连苦寒，泻心肺之热为君；玄参苦寒，橘红苦辛，甘草甘寒，泻火补气为臣；连翘、薄荷、鼠粘辛苦而平，蓝根甘寒，马勃、僵蚕苦平，散肿消毒定喘，为佐；升麻、柴胡苦平，行少阳阳明二经之阳气不得伸。桔梗辛温，为舟楫，不令下行，为载也（此解本之李东垣，而稍加删润。然《十书》中无此方，见于《准绳》。）

——清·汪昂《医方集解·泻火之剂·普济消毒饮》

时行疫疠，目赤肿痛，胞烂者，属湿热；憎寒壮热，头面胀者，属风热，此皆邪发于手三阴者也。普济消毒饮本自《局方》，谦甫遵于其师济源，东垣注释见于《准绳》。黄芩、黄连、连翘、玄参泻心肺之热为君；人参、橘红负荷其正、驱逐其邪为臣，升麻、柴胡伸少阳阳明之正气，桔梗、甘草载引诸药不令下行为佐，牛蒡散风消毒，僵蚕消风散结，板蓝根解天行热毒，马勃消头面毒肿，使药四味，为诸药驱使于上焦，以成消散之功。手经病在上，故不用下法。

——清·王子接《绛雪园古方选注·下卷·眼科·普济消毒饮》

温毒者，秽浊也，凡地气之秽，未有不因少阳之气而自能升上者。春夏地气发泄，故多有是证；秋冬地气间有不藏之时，亦或有是证；人身之少阴素虚，不能上济少阳，少阳升腾莫制，亦多成是证；小儿纯阳火多，阴未充长，亦多有是证……治法总不能出李东垣普济消毒饮之外。其方之妙，妙在以凉膈散为主，而加化清气之马勃、僵蚕、银花，得轻可去实之妙，再加元参、牛蒡、板蓝根，败毒而利肺气，补肾水以上济邪火。去柴胡、升麻者，以升腾飞越太过之病，不当再用升也。说者谓其引经，亦甚愚矣。凡药不能直至本经者，方用引经药作引。此方皆系轻药，总走上焦，开天气，肃肺气，岂须用升、柴直升经气耶？去黄芩、黄连者，芩、连里药也，病初起未至中焦，不得先用里药，故犯中焦也。

——清·吴鞠通《温病条辨·卷一·上焦篇·风温、温热、温疫、温毒、冬温》

此方有升、柴之升散，亦有芩、连之苦降，开合得宜，不得讥东垣之误也。去升麻、黄连尚可，去黄芩、柴胡则不可。只知泥执三焦，不知有阴阳十二经脉；只知外感之温邪，不知有伏气之温病温毒，乃内伏疫邪，借少阳为出路，舍柴胡何以驱转伏邪？况数证亦难以一方藏事。温热、瘟疫不分，误人非浅！

——清·王孟英，等《增补评注温病条辨·卷一·上焦篇·风温、温热、温疫、温毒、冬温》

天行疠气，最为酷烈。病在上焦者，天气中人，必于上也。此方清热解毒，祛疠疫之气最为精当。

——清·费伯雄《医方论·卷四·泻火之剂·普济消毒饮》

治大头天行，初觉憎寒壮热，渐次头目肿胀，喘促上气，咽喉不利，口渴舌燥等证。夫疫者乃天地疠气所中，故染而病也，其状相同，甚则一方皆染，有若役使之然。然疫病种种不同，总不离乖戾恶毒之气，而解毒者必以清。即如此证之大头温，其邪之客于上焦者可知，故以酒炒芩、连之苦寒，降其上部之热邪；又恐芩、连性降，病有所遗，再以升、柴举之，不使其速下。僵蚕、马勃解毒而消肿；鼠、元、甘、桔，利膈以清咽；蓝根解疫毒以清热；橘红宣肺滞而行痰；连翘、薄荷，皆能轻解上焦，消风散热。合之为方，岂不名称其实哉！

——清·张秉成《成方便读·卷之一·发表之剂·普济消毒饮》

五味消毒饮

【提要】　五味消毒饮由金银花、野菊花、蒲公英、紫花地丁、紫背天葵子组成。可清热解毒，消散疔疮。主治疔疮初起。症见发热恶寒，疮形如粟，坚硬根深，舌红苔黄，脉数。本方是治疗火毒炽盛所致疔疮之要方。

五味消毒饮首见于《医宗金鉴》。方中重用金银花为君，清热解毒，消散痈肿疔疮，外清气分之毒，内清血分之毒，为治疮痈之圣药。野菊花、蒲公英、紫花地丁、紫背天葵子四药作用相似，清热解毒之力颇峻，且可凉血消肿散结，均为治痈之要药，同为臣药。

本方煎法加酒少许，可通血脉，行药势，利于疔毒痈肿之消散。又煎后热服，服后盖被，取其微汗以开皮毛，使毒邪随汗而解，此即所谓"汗出则疮已"（《素问·五常政大论》）。

【方论】　又有红丝疔，发于手掌及骨节间，初起形似小疮，渐发红丝，上攻手膊，令人寒热往来，甚则恶心呕吐。治迟者，红丝攻心，常能坏人。又有暗疔，未发而腋下先坚肿无头，次肿阴囊睾丸，突兀如筋头，令人寒热拘急，燃热疼痛。又有内疔，先发寒热腹痛，数日间，忽然肿起一块如积者是也。又有羊毛疔，身发寒热，状类伤寒，但前心，后心有红点。又如疹形，视其斑点，色紫黑者为老，色淡红者为嫩。以上诸证，初起俱宜服蟾酥丸汗之；毒势不尽，憎寒壮热仍作者，宜服五味消毒饮汗之。

——清·吴谦，等《医宗金鉴·外科心法要诀·卷十二·疔疮》

本方取金银花寒能解毒，甘不伤胃，为主药，以宣通气血，疏散毒热；蒲公英、地丁消痈毒，散结热为佐；野小菊、天葵根凉血散瘀为使。

——中医研究院《岳美中医案集·五味消毒饮治疗败血证》

此方系治疗疔毒之主方。疔毒，乃热毒壅结于头面手足等骨质坚硬之处者，因其扎根于骨质坚硬之地，硬肿如钉着骨而得名。热重毒深凝聚而成斯证，治则必以大剂清热解毒之品才能获效。方中金银花清热解毒之力甚大，堪当主药；野菊花、紫花地丁、紫背天葵为治疗疔毒之要药，助金银花以清热解毒，故为辅；公英清热解毒，可谓佐药，因其消肿散热之力甚大，亦寓兼治之功；烧酒辛散，使顽凝胶结之疔毒，就其势而散之，故为引和。

——裴正学《新编中医方剂学·各论·第二十章·痈疡剂·五味消毒饮》

5.4　清脏腑热剂

凡具有清脏腑热作用，治疗脏腑热证的方剂，称为清脏腑热剂。脏腑热证的临床表现，根据邪热偏盛于某一脏腑而有所不同，分别以相应清热药为主组方。如：（1）心经有热，常见心胸烦热，口渴面赤，口舌生疮等，常用竹叶、黄连、栀子等药为主组方；（2）肺中有热，常见咳嗽气喘，咯痰色黄，舌红苔黄等，常用桑白皮、苇茎、黄芩等药为主组方；（3）热在脾胃，常见牙龈肿痛，口气热臭，烦热易饥等，常用石膏、知母、黄连等药为主组方；（4）热在肠腑，常见下痢赤白，泻下臭秽，肛门灼热等，常用黄连、黄芩、黄柏、白头翁等药为主组方；（5）肝胆实火，常见胁肋胀痛，头痛目赤，急躁易怒等，常用龙胆草、夏枯草、栀子等药为主组方。因热邪易于伤阴，故此类方剂，多配伍养阴生津药，如生地、麦冬、石斛等；若热邪较盛，宜配伍导热外出药，如用木通、车前子等利尿以泄热，用大黄、芒硝等通腑以泄热，用藿香、升麻、防风等辛散以透热。

导 赤 散

【提要】　导赤散由生地黄、生甘草、木通、竹叶组成。可清热，养阴，利水。用治心经火热证。症见心胸烦热，口渴面赤，口舌生疮，或小溲赤涩刺痛，舌红，脉数。本方为治疗心经火热证的常用方，又是体现清热养阴利水治法的基础方。

导赤散出自《小儿药证直诀》。方中生地黄入心、肾经，清心热而凉血，滋肾水而护阴液；木通入心与小肠，味苦性寒，清心降火，利水通淋共为君药。竹叶清心除烦，引热下行为臣药。甘草用梢者，取其直达茎中而止淋痛，并能调和诸药，且防木通、生地黄之寒凉伤胃为佐使。四药相伍利水而不伤阴，补阴而不恋邪，泻火而不伐胃，适合于小儿稚阴稚阳，易寒易热，易虚易实，病变迅速的生理病理特点，故本方最宜于小儿，亦即钱乙立方之本意。这与《医宗金鉴》提出本方主治证为"水虚火不实"的观点相映。

【方论】　心热，小便黄赤，此方主之。

心与小肠为表里，故心热则小肠亦热而令便赤。是方也，生地黄可以凉心，甘草梢可以泻热，佐之以木通，则直走小肠、膀胱矣。名曰导赤者，导其丙丁之赤，由溺而泄也。

——明·吴崑《医方考·卷之二·火门》

季楚重曰：《经》云：两精相搏谓之神。是神也者，待心中之真液，肾中之真气以养者也。故心液下交而火自降，肾气上承而水自生。前贤以生脉救真液，是治本不治标也。导赤散清邪火，是治标以固本也。钱氏制此方，意在制丙丁之火必先合乙癸之治。生地黄凉而能补，直入下焦，培肾水之不足，肾水足，则心火自降。尤虑肝木妄行，能生火以助邪，能制土以盗正，佐以甘草梢，下行缓木之急，即以泻心火之实，且治茎中痛。更用木通导小肠之滞，即以通心火之郁，是一治两得者也。泻心汤用黄连，所以治实邪，实邪责木之有余，泻子以清母也；导赤散用地黄，所以治虚邪，虚邪责水之不足，壮水以制火也。此方凉而能补，较之用苦寒伐胃，伤其生气者远矣。

——清·罗美《古今名医方论·卷二·导赤散》

导，引也。小肠，一名赤肠，为形脏四器之一，禀气于三焦。故小肠失化，上为口糜，下为淋痛。生地入胃而下利小肠，甘草和胃而下疗茎中痛，木通、淡竹叶皆轻清入腑之品，同生地、甘草，则能从黄肠导有形之热邪入于小肠。其浊中清者，复导引入黑肠而令气化，故曰导赤。

——清·王子接《绛雪园古方选注·中卷·内科·导赤散》

赤色属心。导赤者，导心经之热从小肠而出，以心以小肠为表里也。然所见口糜生疮，小便赤黄，茎中作痛，热淋不利等证，皆心热移于小肠之证。故不用黄连直泻其心，而用生地滋肾凉心，木通通利小肠，佐以甘草稍，取易泻最下之热，茎中之痛可除，心经之热可导也。此则水虚火不实者宜之，以利水而不伤阴，泻火而不伐胃也。若心经实热，须加黄连、竹叶，甚者更加大黄，亦釜底抽薪之法也。

——清·吴谦，等《医宗金鉴·删补名医方论·卷四·导赤散》

龙胆泻肝汤

【提要】　龙胆泻肝汤由龙胆草、栀子、黄芩、泽泻、木通、车前子、当归、生地黄、柴胡、生甘草组成。可清肝胆实火，泻下焦湿热。用治肝胆实火上炎证或肝经湿热下注证。症见头痛目赤，胁痛，口苦，耳聋，阴部痒、肿、汗出，小便淋浊，舌红苔黄，脉弦数有力。本方为治肝胆火热、湿热的常用方。

　　龙胆泻肝汤录自《医方集解》。方中龙胆草大苦大寒，入肝、胆经，为"凉肝猛将"（《笔花医镜》），用以为君；栀子、黄芩泻火解毒，燥湿清热，能清上导下，用以为臣；泽泻、木通、车前子，导湿热下行，使邪有出路；生地养阴，当归补血，使祛邪而不伤正；柴胡既可疏达肝气，配黄芩又可清肝胆之热，以上六味皆为佐药。甘草为使，一可调和诸药，二可防苦寒之品伤胃。诸家之论可知，此方虽为清肝胆实火、泻肝胆湿热之剂，但肝的生理特点为体阴用阳，一味攻伐必伤其阴血，故须注意攻邪之时，稍佐补养之品，以防伤正。

【方论】　此足厥阴、少阳药也。龙胆泻厥阴之热（肝），柴胡平少阳之热（胆），黄芩、栀子清肺与三焦之热以佐之；泽泻泻肾经之湿，木通、车前泻小肠、膀胱之湿以佐之。然皆苦寒下泻之药，故用归、地以养血而补肝；用甘草以缓中而不使伤胃，为臣、使也。

——清·汪昂《医方集解·泻火之剂·龙胆泻肝汤》

　　胁痛口苦，耳聋耳肿，乃胆经之为病也。筋痿阴湿，热痒阴肿，白浊溲血，乃肝经之为病也。故用龙胆草泻肝胆之火，以柴胡为肝使，以甘草缓肝急；佐以芩、栀、通、泽、车前辈大利前阴，使诸湿热有所从出也。然皆泻肝之品，若使病尽去，恐肝亦伤矣，故又加当归、生地补血以养肝。盖肝为藏血之脏，补血即所以补肝。而妙在泻肝之剂，反作补肝之药，寓有战胜抚绥之义矣。

——清·吴谦，等《医宗金鉴·删补名医方论·卷四·龙胆泻肝汤》

　　龙胆、柴胡，泻肝胆之火；佐以黄芩、栀子、木通、车前、泽泻，俾湿火从小便而出也。然泻之过甚，恐伤肝血，故又以生地、当归补之。肝苦急。急食甘以缓之，故以甘草缓其急，且欲以大甘之味，济其大苦，不令过于泄下也。

——清·陈修园《时方歌括·卷下·寒能胜热·龙胆泻肝汤》

　　治肝胆湿火炽盛，胁痛耳聋；或筋痿阴汗，以及阴肿阴痛，淋浊溲血等证。夫相火寄于肝胆，其性易动，动则猖狂莫制，挟身中素有之湿浊，扰攘下焦，则为种种诸症。或其人肝阴不足，相火素强，正值六淫湿火司令之时，内外相引，其气并居；则肝胆所过之经界，所主之筋脉，亦皆为患也。故以龙胆草大苦大寒，大泻肝胆之湿火。肝胆属木，木喜条达，邪火抑郁则木不舒，故以柴胡疏肝胆之气。更以黄芩清上，山栀导下，佐之以木通、车前、泽泻，引邪热从小肠、膀胱而出。古人治病，泻邪必兼顾正，否则邪去正伤，恐犯药过病所之弊，故以归、地养肝血，甘草缓中气，且协和诸药，使苦寒之性不伤胃气耳。

——清·张秉成《成方便读·卷之三·清火之剂·龙胆泻肝汤》

❀ 左 金 丸 ❀

【提要】 左金丸由黄连、吴茱萸组成。可清泄肝火，降逆止呕。主治肝火犯胃之证。症见胁肋疼痛，嘈杂吞酸，呕吐口苦，舌红苔黄，脉弦数。

左金丸出自《丹溪心法》。方中重用黄连，因其味苦性寒，一则清泻心火以泻肝火，即"实则泻其子"（《难经》）之意；肝火得清，自不横逆犯胃；二则清胃火，胃火降则其气自降，标本兼顾，一举两得，故用为君药。少佐辛热疏利之吴茱萸，取其下气之用以助黄连和胃降逆；其性辛热，可使肝气调达，郁结得开；又可制约黄连之苦寒，使泻火而无凉遏之弊。二药相配辛开苦降，寒热并用，即所谓"相反相成"。正如费伯雄指出本方配伍之妙，"全在苦降辛开"（《医方论》）。

【方论】 左，肝也。左金者，谓金令行左而肝平也。黄连乃泻心之物，泻去心火，不得乘其肺金，则清肃之令左行，而肝有所制矣。吴茱萸味辛热而气臊，臊则入肝，辛热则疏利，乃用之以为反佐。《经》曰：佐以所利，和以所宜。此之谓也。

——明·吴崑《医方考·卷之二·火门》

胡天锡曰：此泻肝火之正剂。肝之治有数种：水衰而木无以生，地黄丸乙癸同源是也；土衰而木无以植，参苓甘草剂缓肝培土是也；本经血虚有火，用逍遥散清火；血虚无水，用归脾汤养阴。至于补火之法，亦下同乎肾；而泻火之治，则上类乎心。妙论！左金丸独用黄连为君，从实则泻子之法，以直折其上炎之势；吴茱萸从类求，引热下行，并以辛温开其郁结，惩其捍格，故以为佐。然必本气实而土不虚者，庶可相宜。左金者，木从左而制金也。"

——清·罗美《古今名医方论·卷四·左金丸》

此足厥阴药也。肝实则作痛，心者，肝之子，实则泻其子，故用黄连泻心清火，为君，使火不克金，金能制木，则肝平矣。吴茱辛热，能入厥阴（肝），行气解郁，又能引热下行，故以为反佐。一寒一热，寒者正治，热者从治（以热治热，从其性而治之，亦曰反治），故能相济以立功也。

——清·汪昂《医方集解·泻火之剂·左金丸》

经脉循行，左升右降，药用苦辛肃降，行于升道，故曰左金。吴茱萸入肝散气，降下甚捷；川黄连苦燥胃中之湿，寒胜胃中之热。脏恶热而用热，腑恶寒而用寒，是谓反治，乃损其气以泄降之，七损之法也。当知可以治实，不可以治虚，若勿论虚实而用之，则误矣。

——清·王子接《绛雪园古方选注·中卷·内科丸方·左金丸》

肝实作痛，惟肺金能平之。故用黄连泻心火，不使克金；且心为肝子，实则泻其子也。吴茱萸入肝，苦辛大热，苦能引热下行，同气相求之义也；辛能开郁散结，通则不痛之义也。

　　　　　　　　　　　　　——清·陈修园《时方歌括·卷下·寒能胜热·左金丸》

此方之妙，全在苦降辛开，不但治胁痛肝胀，吞酸疝气等症，即以之治时邪霍乱，转筋吐泻，无不神效。

　　　　　　　　　　　　　　——清·费伯雄《医方论·卷四·泻火之剂·左金丸》

泻 白 散

【提要】　泻白散由地骨皮、桑白皮、炙甘草、粳米组成。可清泄肺热，平喘止咳。主治肺热咳喘证。症见气喘咳嗽，皮肤蒸热，日晡尤甚，舌红苔黄，脉细数。本方为治肺中伏火郁热的代表方。

泻白散出自《小儿药证直诀》。方中桑白皮甘寒入肺，清肺热、泻肺气而平咳喘；凡肺中"实邪郁遏，肺窍不得通畅，借此渗之散之，以利肺气"（《药品化义》），用为君药。地骨皮甘淡而寒，归肺、肾经，不仅可泻肺中实火，且有养阴之功，用以为臣。炙甘草、粳米养胃和中以培土生金，扶正祛邪，且藉其甘缓之性，既可使君臣清热之力缓留于上，又可使其泻肺之力缓于下行，用为佐使。钱乙立此方，既非清透肺中实热以治标，也非滋阴润肺以治本，而是清泄肺中伏火以消郁热，乃针对小儿为稚阴之体，兼顾肺为娇脏而立法用药。王子接从肺的生理出发，探讨用药思路，认为肺为娇脏，用药不宜过于苦寒，又从气味配伍来阐释此方，认为辛味入肺，可泻肺，故用桑白皮之辛泻之；且桑白皮、甘草气薄，不刚不燥，不会损伤娇脏。

【方论】　肺火为患，喘满气急者，此方主之。

肺苦气上逆，故喘满。上焦有火，故气急。此丹溪所谓"气有余便是火"也。桑白皮味甘而辛，甘能固元气之不足，辛能泻肺气之有余。佐以地骨之泻肾者，实则泻其子也。佐以甘草之健脾者，虚则补其母也。此云虚实者，正气虚而邪气实也。又曰：地骨皮之轻，可使入肺，生甘草之平，可使泻气，故名以泻白。白，肺之色也。

　　　　　　　　　　　　　　　　　——明·吴崑《医方考·卷之二·火门》

季楚重曰：《经》云：肺苦气上逆。上逆则上焦郁热，气郁生涎，火郁生热，因而治节不行，壅甚为喘满肿嗽。泻白者，正金之令，驱气之逆，非劫金而泻之也，法使金清则气肃。桑根白皮禀西方燥金之气，甘辛能入肺而泻气之有余；地骨皮凉平，调不足之阴，能清阴中之火，滋肾子以清母；甘草益土和中，且生能泻火，补土母以食子，泻补交致，金元自正，于以佐桑皮而行诸气之剩郁，鲜不达矣，较之黄芩、知母苦寒伤胃者远矣。夫火热伤气，救肺之治有三：实热伤肺，用白虎汤以治其标；虚火刑金，用生脉散以治其本；若夫正气不伤，郁火又甚，则泻白散之清肺调中，标本兼治，又补二方之不及也。

　　　　　　　　　　　　　　　　——清·罗美《古今名医方论·卷二·泻白散》

此手太阴药也。桑白皮甘益元气之不足，辛泻肺气之有余，除痰止嗽（性善行水泻火，故能除痰，痰除则嗽止）；地骨皮寒泻肺中之伏火，淡泄肝肾之虚热，凉血退蒸（肝木盛能生火，火盛则克金；肾为肺子，实则泻其子）；甘草泻火而益脾，粳米清肺而补胃（土为金母，虚则补其母），并能泻热从小便出。肺主西方，故曰泻白。

——清·汪昂《医方集解·泻火之剂·泻白散》

肺气本辛，以辛泻之，遂其欲也。遂其欲，当谓之补，而仍云泻者，有平肺之功焉。桑皮、甘草，其气俱薄，不燥不刚，虽泻而无伤于娇脏。第用其所欲，又何复其所苦？盖喘咳面肿，气壅热郁于上，治节不行，是肺气逆也。《经》言：肺苦气上逆，急食苦以泄之。然肺虚气逆，又非大苦大寒如芩、栀、柏辈所宜，故复以地骨皮之苦，泄阴火，退虚热，而平肺气。淮南枕中记载，西河女子用地骨皮为服食，则知泄气而仍有补益之功，使以甘草、粳米，缓桑、骨二皮于上，以清肺定喘，非谓肺虚而补之以米也。

——清·王子接《绛雪园古方选注·中卷·内科·泻白散》

肺金有火，则清肃之令不能下行，故洒淅寒热，而咳嗽喘急。泻肺火而补脾胃，则又顾母法也。若加黄连，反失立方之旨。

——清·费伯雄《医方论·卷四·泻火之剂·泻白散》

❖ 清 胃 散 ❖

【提要】 清胃散由生地黄、当归、牡丹皮、黄连、升麻组成。可清胃凉血。主治胃火牙痛。症见牙痛牵引头痛，面颊发热，其齿喜冷恶热；或牙宣出血；或牙龈红肿溃烂；或唇舌颊腮肿痛；口气热臭，舌红苔黄，脉滑数。本方为治胃火牙痛的常用方。

清胃散出自《脾胃论》。用黄连为君，藉其苦寒之性味，直清胃腑之火。升麻为臣，清热解毒，升而能散，可宣达郁遏之火，寓有"火郁发之"（《素问·六元正纪大论》）之意，兼可引经以为使药。黄连与升麻相配，则泻火而无凉遏之弊，散火而无升焰之虞，得相反相成之妙。胃热则阴血必受损，故用生地黄凉血滋阴。牡丹皮凉血清热，二者亦为臣药。当归养血活血，以助消肿止痛，用为佐药。后世医家皆认为此方所治为阳明热盛，邪热循经发病。吴崑认为牙疼因于胃热，肿因于心热，故用升麻清胃，黄连泻心，更用当归以益阴，使阳不亢于上而作祟。汪昂则认为黄连泻心脾之火，一药具母子、表里同治之妙，升麻升清阳，使清升热降，则肿痛自可消除。

【方论】 牙疼肿痛者，此方主之。

牙疼责胃热，肿责血热，痛责心热。升麻能清胃，黄连能泻心，丹皮、生地能凉血。乃当归者，所以益阴，使阳不得独亢尔。

——明·吴崑《医方考·卷之六·痘门》

阳明胃多气多血，又两阳合明为热盛，是以邪入而为病常实。若大渴、舌红苔黄，烦躁，此伤气分，热炙大腑，燥其津液，白虎汤主之。若醇饮肥厚，炙煿过用，以致热壅大腑，逆于经络，湿热不宣，此伤血分，治宜清胃。方中以生地凉血为君，佐以牡丹皮，去蒸而疏其滞；以黄连彻热燥湿为臣，和之以当归，辛散而循其经；仍用升麻之辛凉升举，以腾本经之清气，即所谓升清降浊，火郁发之者也。如是而咽喉不清、齿龈肿痛等症，廓然俱清矣。

——清·罗美《古今名医方论·卷四·清胃散》

此足阳明药也。黄连泻心火，亦泻脾火。脾为心子，而与胃相表里者也。当归和血，生地、丹皮凉血，以养阴而退阳也。石膏泻阳明之大热，升麻升阳明之清阳。清升热降，则肿消而痛止矣。

——清·汪昂《医方集解·泻火之剂·清胃散》

玉 女 煎

【提要】 玉女煎由石膏、熟地黄、麦冬、知母、牛膝组成。可清胃热，滋肾阴。主治胃热阴虚证。症见头痛，牙痛，齿松牙衄，烦热干渴，舌红苔黄而干，亦可治消渴，消谷善饥等。本方为治疗胃热阴虚牙痛的常用方。

玉女煎出自《景岳全书》。方中石膏清胃火之有余，用为君药。熟地黄滋肾水之不足，用为臣药。知母既助石膏清胃泻火，又助熟地滋补肾阴；麦冬清热养阴；牛膝导热而引血下行，三者共为佐药。全方清补并投，标本兼顾。王旭高类比泻黄散之用防风，认为此方用牛膝专为引火下行。张秉成认为若治虚火，应易熟地为生地，既可滋阴又能凉血，一药两用。唐容川则指出本方的病理机制与冲脉有关，认为奇经之病，关乎肝、肾、阳明，玉女煎治肾胃同病，冲脉必为其枢纽。

【方论】 阳明、少阴二经，皆是津液所关。阳明实，则火炽而津液涸；少阴虚，则水亏而津液亦涸。考两经合治之方，仲景猪苓汤养阴而兼利水，景岳玉女煎养阴而兼清火。盖白虎汤治阳明而不及少阴，六味地黄丸治少阴而不及阳明。是方石膏清胃，佐知母以泄肺气，实则泄其子也；熟地滋肾，佐麦冬以清治节，虚则补其母也；牛膝入络通经，能交和中下，尤为八阵中最上之方。

——清·徐镛《医学举要·卷五·古今方补注》

夫血之总司在胞室，而胞宫冲脉上属阳明，平人则阳明中宫化汁变血，随冲脉下输胞室。吐血之人，胞宫火动气逆，上合阳明，血随而溢，咳嗽不休，多是冲阳上合阳明，而成此亢逆之证。方用石膏、知母，以清阳明之热，用牛膝以折上逆之气，熟地以滋胞宫之阴，使阳明之燥平，冲脉之气息，亢逆之证乃愈矣。

——清·唐容川《血证论·卷八》

此寓补阴于清火之中。泻黄散用防风，欲其火从上散；此用牛膝，欲其火从下达……此方治少阴阴虚、阳明火盛之法。若少阴阳虚、阳明胃实，当用附子泻心汤。

——清·王旭高《退思集类方歌注·白虎汤类·玉女煎》

夫人之真阴充足，水火均平，决不致有火盛之病。若肺肾真阴不足，不能濡润于胃，胃汁干枯，一受火邪，则燎原之势而为似白虎之证矣。方中熟地、牛膝以滋肾水；麦冬以保肺金；知母上益肺阴，下滋肾水，能制阳明独胜之火；石膏甘寒质重，独入阳明，清胃中有余之热。

虽然理虽如此，而其中熟地一味，若胃火炽盛者，尤宜斟酌用之，即虚火一证，亦改用生地为是。

——清·张秉成《成方便读·卷之三·清火之剂·玉女煎》

芍 药 汤

【提要】 芍药汤由白芍药、黄芩、黄连、当归、木香、槟榔、大黄、肉桂、炙甘草组成。可清热燥湿，调气和血。主治湿热痢疾，症见腹痛，便脓血，赤白相兼，里急后重，肛门灼热，舌苔腻，脉弦数。本方为治疗湿热痢疾的常用方。

芍药汤出自《素问病机气宜保命集》。方中黄芩、黄连功擅清热燥湿解毒，以除致病之因，为君药。重用白芍药养血和营、缓急止痛，配以当归养血活血，体现了"行血则便脓自愈"（《素问病机气宜保命集》）之义，且可兼顾湿热邪毒熏灼肠络，伤耗阴血之虑；木香、槟榔行气导滞，"调气则后重自除"（《素问病机气宜保命集》）。此四药相配，调和气血，是为臣药。大黄苦寒沉降，合芩、连则清热燥湿之功著，合归、芍则活血行气之力彰，其泻下通腑作用可通导湿热积滞从大便而去，体现"通因通用"之法。方用少量肉桂，其辛热温通之性，既可助归、芍行血和营，又可防呕逆拒药，属佐助兼反佐之用。炙甘草和中调药，与芍药相配，又能缓急止痛，亦为佐使。诸药合用，湿去热清，气血调和，故下痢可愈。后世医家多推此方为治疗湿热痢疾之主方，并遵循"行血则便脓自愈，调气则后重自除"二语为治痢之大法。

【方论】 本方注云：溲而便脓血，知气行而血止也，行血则便脓自愈，调气则后重自除，至今推为要言，然非知本之论也。夫滞下本太阴病，长夏令行，土润溽暑，太阴本虚，暑湿不攘；土湿则木郁，木郁则伤土，太阴失健运，少阳失疏达，及饮食失节不化；至秋金收令行，火用不宣，郁蒸之久，而滞下之症作矣。是始为暑伤气，继为气伤血，因而为白为赤为兼赤白，下迫窘急，腐秽不去，以成后重。方以芍、草为君，用甲己化土法，先调脾，即于土中升木；顾湿热必伤大肠，黄连燥湿、清热、厚肠胃，黄芩清大肠火为臣；久积必中气逆滞，疏滞以木香，下逆以槟榔，当归和气血为佐；桂补命门，实土母，反佐温而行之，恐芩、连之胜令也。斯少阳达、太阴运矣。若大实痛者，加大黄，用仲景芍药汤加大黄法，以荡腐秽，无留行矣。是方允为滞下本方也。

——清·罗美《古今名医方论·卷二·芍药汤》

治下痢脓血稠黏，腹痛后重。（下痢皆属湿热，赤为伤血，白为伤气。脓血稠黏，气血两伤也。腹痛后重，气血皆滞也。刘河间曰：行血则脓血自愈，调气则后重自除。）……此足太阴、手足阳明药也。芍药酸寒，泻肝火，敛阴气，和营卫，故以为君；大黄、归尾破积而行血；木香、槟榔通滞而行气；黄芩、黄连，燥湿而清热。盖下痢由湿热郁积于肠胃，不得宣通，故大便重急，小便赤涩也。辛以散之，苦以燥之，寒以清之，甘以调之。加肉桂者，假其辛热以为反佐也。（昂按：此方盖本仲景黄芩汤而加行血调气之药。）

本方除桂、甘草，加枳壳，名"导滞汤"（一作导气汤），治前证兼渴者。（此方今人多用。大法治痢以甘、芍和中止腹痛；热痛加芩、连，寒痛加姜、桂，以木香、槟榔行气，除后重；气分加枳壳、滑石宽肠；血分加当归、桃仁和血；以秦艽、皂子祛肠风；黄芩、黄连清热毒；以白术、陈皮调胃；茯苓、泽泻渗湿；枳实、大黄破积。呕吐加石膏、姜汁；气虚加黄芪、参、术；血虚加芎、归、阿胶、黑姜、柏叶，痢已，后重不解去槟榔，换条芩，加升麻提之。）

——清·汪昂《医方集解·理血之剂·芍药汤》

初痢多宗芍药汤，芩连槟草桂归香（芍药三钱，黄芩、黄连，当归各八分，肉桂三分，甘草、槟榔、木香各五分，水煎服。痢不减，加大黄）。须知调气兼行血，后重便脓得此良；痢不减加黄去滞，症分赤白药须详；赤加芎地槐之类，白益姜砂茯与苍。

陈修园曰：此方原无深义，不过以行血则便脓自愈，调气则后重自除立法。方中当归、白芍以调血，木香、槟榔以调气，芩、连燥湿而清热，甘草调中而和药；又用肉桂之温是反佐法，芩、连必有所制之而不偏也。或加大黄之勇是通滞法，实痛必大下之而后已也。余又有加减之法：肉桂色赤入血分，赤痢取之为反佐；而地榆、川芎、槐花之类，亦可加入也。干姜辛热入气分，白痢取之为反佐；而苍术、砂仁、茯苓之类，亦可加入也。方无深义，罗东逸方论，求深而反浅。

——清·陈修园《时方歌括·卷下·滑可去着·芍药汤》

治痢须知芍药汤，槟榔归芎共三黄；木香肉桂和甘草，理气行瘀无后殃……。治下痢脓血稠黏，腹痛后重，邪滞交结者。夫痢之为病，固有寒热之分，然热者多而寒者少，总不离邪滞蕴结，以致肠胃之气不宣，酿为脓血稠黏之属。虽有赤白之分、寒热之别，而初起治法，皆可通因通用。故刘河间有云：行血则便脓自愈，调气则后重自除。二语足为治痢之大法。此方用大黄之荡涤邪滞，木香、槟榔之理气，当归、肉桂之行血；病多因湿热而起，故用芩、连之苦寒，以燥湿清热；用芍药、甘草者，缓其急而和其脾，仿小建中之意，小小建其中气耳。至若因病加减之法，则又在于临时制宜也。

——清·张秉成《成方便读·卷之一·攻里之剂·芍药汤》

白 头 翁 汤

【提要】　白头翁汤由白头翁、黄连、黄柏、秦皮组成。可清热解毒，凉血止痢。主治热毒痢疾。症见腹痛，里急后重，肛门灼热，下痢脓血，赤多白少，舌红苔白，脉弦数。本方为治疗热毒痢疾的常用方。

白头翁汤出自《伤寒论》。方中以白头翁为君，清热解毒，凉血止痢，而且白头翁"长于驱风"（《伤寒来苏集》）。臣以黄连之苦寒，清热解毒，燥湿厚肠；黄柏泻下焦湿热，共奏燥湿止痢之效。秦皮苦寒性涩，收敛作用强。因本证有赤多白少，故用以止血，不仿芍药汤之大黄。四药并用，为热毒血痢之良方。柯琴认为"此热利下重之宣剂"（《伤寒来苏集》）。

【方论】　伤寒热利下重者，此方主之。热利者，协热而利。下重者，下利频数而重也。药之为性，寒者能除热，苦者能厚肠，四件皆苦寒，故治热利而疗下重也。

——明·吴崑《医方考·卷之一·伤寒门》

柯韵伯曰：三阴俱有下利证。自利不渴者属太阴，是脏有寒也；自利渴者属少阴，以下焦虚寒，津液不升，故引水自救也；惟厥阴下利属于热，以厥阴主肝而司相火，肝旺则气上撞心，火郁则热利下重，湿热秽气奔逼广肠，魄门重滞而难出，《内经》云暴注下迫者是矣。脉沉为在里，弦为肝脉，是木郁之征也。渴欲饮水，厥阴病则消渴也。白头翁临风偏静，长于驱风，用为君者，以厥阴风木，风动则木摇而火旺，欲平走窍之火，必宁摇动之风；秦皮木小岑高，得清阳上升之象为臣，是木郁达之，所以遂其发陈之性也；黄连泻君火，可除上焦之渴，是苦以发之，黄柏泻相火，可止下焦之利，是苦以坚之也。治厥阴热利有二：初利用此方，以升阳散火，是谓下者举之，寒因热用法；久利则用乌梅丸之酸以收火，佐以苦寒，杂以温补，是谓逆之从之，随所利而行之，调其气使之平也。

——清·罗美《古今名医方论·卷三·白头翁汤》

治伤寒热利下重，欲饮水者（此伤寒转利之证也，仲景见于厥阴篇。欲饮水与渴不同，渴但津干；欲水是阴分为火所灼，欲得凉以解之也，不可过与。利与痢不同；利者泻也。阳热之利，与阴寒不同；阴利宜理中、四逆温脏；阳利粪色必焦黄、热臭，出作声，脐下必热，得凉药则止。《原病式》曰：泻白为寒，赤黄红黑，皆为热也）。

白头翁（二两），秦皮、黄连、黄柏（各三两）

此足阳明、少阴、厥阴药也。白头翁苦寒，能入阳明血分，而凉血止澼；秦皮苦寒性涩，能凉肝益肾而固下焦（渍水色青，故能入肝除热）；黄连凉心清肝，黄柏泻火补水，并能燥湿止利而厚肠，取其寒能胜热，苦能坚肾，涩能断下也。（成无己曰：肾欲坚，急食苦以坚之；利则下焦虚，故以纯苦之剂坚之。徐可忠曰：此主热利下重，乃热伤气，气下陷而重也；陷下则伤阴，阴伤则血热，虽后重而不用调气之药，病不在气耳。周扬俊曰：邪传厥阴，少阳其表也，脏腑相连，于法禁下，故但谋其去热，热除而利自止矣。）

——清·汪昂《医方集解·泻火之剂·白头翁汤》

白头翁汤，治厥阴热利后重者，太、少二阴下利属寒，惟厥阴下利主热，以厥阴司相火也。故以白头翁凉阳明血分之热，秦皮收厥阴之湿，黄连胜中焦之热，黄柏燥下焦之湿，四者皆味苦性寒，直入下焦，坚阴止利。考《本草》白头翁、秦皮各列品类；而今世所用，乃于柴胡中拣出紫皮头有白毛者，为白头翁，以防风、细辛之扎缚为秦皮。余谓白头翁沾柴胡之气，可入少阳；秦皮沾细辛之气，可入少阴，当与禹余粮汤并参。但汉时采药，未识亦如是否？存之以质君子。

——清·王子接《绛雪园古方选注·上卷·寒剂·白头翁汤》

歌曰：三两黄连柏与秦，白头二两妙通神，病缘热利时思水，下重难通此药真。

蔚按：厥阴标阴病，则为寒下。厥阴中见病，则为热利下重者。即经所谓暴注是也。白头翁临风偏静，特立不挠，用以为君者，欲平走窍之火，必先定摇动之风也。秦皮浸水青蓝色，得厥阴风木之化，故用以为臣。以黄连、黄柏为佐使者，其性寒，寒能除热；其味苦，苦又能坚也。总使风木遂其上行之性，则热利下重自除；风火不相煽而燎原，则热渴饮水自止。

——清·陈修园《长沙方歌括·卷六·厥阴方·白头翁汤》

清心莲子饮

【提要】　清心莲子饮由黄芩、麦冬、地骨皮、车前子、炙甘草、莲子、茯苓、炙黄芪、人参组成。可清心火，益气阴，止淋浊。治疗心火偏旺，气阴两虚，湿热下注证。症见遗精白浊，妇人带下赤白，口舌干燥，睡卧不安，四肢倦怠，烦躁发热等。本方是治疗心火偏旺，气阴两虚，湿热下注的常用方。

清心莲子饮出自《太平惠民和剂局方》。方中莲子清心除烦，清热利湿，用以为君；黄芩、地骨皮助莲子清热之力，用以为臣；茯苓、车前子分利湿热，人参、黄芪益气扶正，麦冬清心养阴，以上药物共为佐药；甘草，具调和清利补养之能，而用为使药。诸药合用，使心火清宁，气阴恢复，心肾交通，湿热分清，则所治之证悉除。吴崑认为本方可治疗劳淋，疗五脏之劳热，并对其主治及配伍意义进行了阐释。

【方论】　劳淋者，此方主之。遇劳即发者，名曰劳淋。此以体弱，故不任劳，然五脏各有劳。劳者动也。动而生阳，故令内热；内热移于膀胱，故令淋闭。是方也，石莲肉泻火于心，麦门冬清热于肺，黄芩泻火于肝，地骨皮退热于肾，黄芪、人参、茯苓、甘草，泻火于脾，皆所以疗五脏之劳热也。惟车前子之滑，乃以治淋去着云尔。

——明·吴崑《医方考·卷之四·淋涩门》

此手足少阴、足少阳太阳药也。参、芪、甘草，所以补阳虚而泻火（东垣曰：参、芪、甘草，泻火之圣药），助气化而达州都（膀胱也，气化则能出）；地骨退肝肾之虚热，柴胡散肝胆之火邪。黄芩、麦冬清热于心肺上焦，茯苓、车前利湿于膀胱下部，中以石莲清心火而交心肾则诸证悉退也。

——清·汪昂《医方集解·泻火之剂·清心莲子饮》

心脏主火，火者，元气之贼，热不两立者也。小肠与心为表里，心火妄动，小便必涩。故以门冬、石莲宁其天君，毋使有自焚之忧；黄芩、茯苓清其至高，毋使有销铄之患；参、芪之用，助气化以达州都；车前之功，开决渎以供受盛；甘草一味，可上可下，调和诸药，共底成功。若小便既通，则心清而诸火自息，竟宜治本，不必兼标矣。

——清·冯兆张《冯氏锦囊秘录·杂症大小合参·卷四·方脉发热证论合参》

此方以清心火，而无泻心火之药，以心自生火，可安之，而无可泻也。火伤气，参、芪、甘草以补之；火烁金，黄芪、麦冬以保之；火逼水，地骨、车前以清之，皆止火之为害，而非治火。惟莲肉、茯苓乃所以清火，而敛而安之。盖心君不安，而火静而阴阳自平。

——清·汪绂《医林纂要探源·卷七·火部·清心莲子饮》

治上盛下虚，心火上炎，口苦咽干，心烦发渴，及膀胱气虚湿热，阴茎肿痛，或茎窍涩滞，小便赤或白浊，妇人积热血崩，白淫带下，产后口渴。柴胡、黄芪、人参补上焦而泻虚火，麦冬、地骨清肺肾，赤苓、车前渗伏热，佐以石莲、甘草为主枢，则上之燥烦，中之消渴，下之崩淋，皆可平也。名为清心，实清肺肾固涩之方也。

——李畴人《医方概要·寒凉之剂》

❧ 甘 露 饮 ❧

【提要】 甘露饮由熟地黄、生地黄、天冬、麦冬、石斛、黄芩、枇杷叶、茵陈、枳壳、甘草组成。可清热养阴，行气利湿。主治阴虚湿热证。症见牙宣口气，齿龈肿烂，时出脓血，目睑垂重，常欲合闭；或即饥烦，不欲饮食，及赤目肿痛，不任凉药，口舌生疮，咽喉肿痛，疮疹已发、未发。本方是治疗阴虚湿热的代表方。

甘露饮出自《太平惠民和剂局方》。方中生地黄与熟地黄养阴清热，共为君药；天冬、麦冬、石斛养阴清热，以助二地为臣；黄芩、茵陈清热解毒，清利湿热，共为臣药；枳壳行气而通调气机；重用枇杷叶开宣上焦之肺气，使湿随气化而散，与枳壳合为佐药，使滋阴药补而不腻；甘草为使，调和诸药。全方补阴与利湿并重，使阴补而不滋腻，湿祛而不伤阴。

【方论】 此足阳明少阴药也。烦热多属于虚，二地、二冬、甘草、石斛之甘，治肾胃之虚热，泻而兼补也；茵陈、黄芩之苦寒，折热而去湿；火热上行为患，故又以枳壳、枇杷叶抑而降之也。

——清·汪昂《医方集解·泻火之剂·甘露饮》

熟地黄以滋养肾水，生地黄能升肾水以上交于心，麦冬以清肺宁心，天冬能滋肺金以下生肾水。石斛甘、微咸，得水石清虚之气，故能补心安神，清金保肺，去胃中之湿热，而布膻中之清化。茵陈去胃中沉郁之湿热，黄芩降肺逆，枳壳破郁积且能敛阴。枇杷叶去毛，蜜炙。酸能补肺敛阴，宁心收散；苦能泄逆气，泻火清金。甘草补中而亦能去热。

热盛则水涸，二地以滋之；热盛则金流，二冬以保之；清热用黄芩、枇杷叶、去湿用茵陈、枳壳，而皆有悠扬清淑之致，不必大为攻下异于大黄、朴硝之大攻大破，此所以为甘露。热莫盛于胃，而诸热皆统于心，心化不足，则热妄行，石斛、茯苓、犀角补心以除妄热。所谓"热淫于内，治以咸寒，佐以苦甘，以酸收之，以苦发之"也。

——清·汪绂《医林纂要探源·卷七·火部》

足阳明胃为燥土，喜润而恶燥，喜降而恶升。故以二冬、二地、石斛、甘草之润以补之，枇杷、枳壳之降以顺之。若连柏之苦，则增其燥；若用芪术之补，则虑其升，即有湿热。用一味黄芩以折之；一味茵陈以渗之，足矣。盖以阳明之治，最重在"养津液"三字，此方二地、二冬等药，即猪苓汤用阿胶以育阴意也。茵陈、黄芩之折热而去湿，即猪苓汤中之用滑泽以除垢意也。

——清·陈修园《时方歌括·卷下·寒能胜热·甘露饮》

治胃虚发热，兼有血症者则可。若积湿化热，又无血症者，当去地黄，加花粉、茯苓等为佳。

——清·费伯雄《医方论·卷四·泻火之剂·甘露饮》

5.5 清虚热剂

凡具有清虚热作用，治疗阴虚发热证的方剂，称为清虚热剂。阴虚发热证，或因热病后期，邪热未尽，阴液已伤，邪留阴分所致。症见暮热早凉，舌红少苔；或由肝肾阴虚，虚火内扰，以致骨蒸潮热；或由阴虚而虚火迫津，而致发热盗汗等。常以清虚热的青蒿、秦艽、银柴胡等与滋阴清热的鳖甲、知母、生地等配合成方。若兼气虚者，常配黄芪、山药等以益气；热甚者，佐以苦寒泻火之黄柏、黄芩等。

青蒿鳖甲汤

【提要】　青蒿鳖甲汤由青蒿、鳖甲、生地、知母、牡丹皮组成。可养阴透热。主治温病后期，邪伏阴分证。症见夜热早凉，热退无汗，舌红苔少，脉细数。本方为治疗阴虚发热的常用方。

本方出自《温病条辨》。方中鳖甲直入阴分，咸寒滋阴，以退虚热，"能引骨中之热，行于肌表"（《本草新编》）；青蒿芳香清热透络，引邪外出。此二药合用，透热而不伤阴，养阴而不恋邪，共为君药。即如吴鞠通曰："此方有先入后出之妙，青蒿不能直入阴分，有鳖甲领之入也；鳖甲不能独出阳分，有青蒿领之出也"（《温病条辨》）。生地甘凉滋阴，知母苦寒滋润，助鳖甲以退虚热。丹皮凉血透热，助青蒿以透泄阴分之伏热。

【方论】　夜行阴分而热，日行阳分而凉，邪气深伏阴分可知；热退无汗，邪不出表而仍归阴分，更可知矣。故曰热自阴分而来，非上中焦之阳热也。邪气深伏阴分，混处气血之中，不能纯用养阴，又非壮火，更不得任用苦燥。故以鳖甲蠕动之物，入肝经至阴之分，既能养阴，又能入络搜邪；以青蒿芳香透络，从少阳领邪外出；细生地清阴络之热，丹皮泻血中之伏火；知母者，知病之母也，佐鳖甲、青蒿而成搜剔之功焉。再此方有先入后出之妙，青蒿不能直入阴分，有鳖甲领之入也：鳖甲不能独出阳分，有青蒿领之出也。

——清·吴鞠通《温病条辨·卷三　下焦篇·风温 湿热 温疫 湿毒 冬温》

胆疟青蒿鳖甲汤，早凉暮热脉弦刚；汗多渴饮营阴耗，花粉丹皮知母桑……治脉左弦，暮热早凉，汗解渴饮，少阳疟偏于热重营不足者，此汤主之。夫疟邪固皆伏于肝胆者为多，尚辨其气分血分之异。如小柴胡汤，治邪在肝胆气分者也。若肝胆营血不足者，则邪乘虚入，而为前证矣。故以鳖甲入肝胆，养阴退热，搜其经络之结邪。丹皮凉其血热，知母安其肾水。热邪内发，津液耗伤，故用花粉清热而止渴。青蒿入肝胆血分，疏邪出表。然邪之由营达卫，气分未有不经扰攘者，故用桑叶之入少阳气分，行经达络，以尽肝胆之余邪耳。

——清·张秉成《成方便读·卷之四·治疟之剂·青蒿鳖甲汤》

本方原治温病邪伏阴分，亦用于肝虚潮热。因鳖甲入肝滋阴，丹皮凉肝，青蒿清透少阴之热，佐以生地、知母养阴退蒸，对肝虚形成的潮热，恰恰符合。这种潮热多发于午后，伴见神疲汗出，形体消瘦，脉来细弱而数等。

——秦伯未《谦斋医学讲稿·种种退热治法》

秦艽鳖甲散

【提要】　秦艽鳖甲散由柴胡、鳖甲、地骨皮、秦艽、当归、知母组成。可滋阴养血，退热除蒸。主治虚劳阴亏血虚证。症见骨蒸壮热，肌肉消瘦，唇红颊赤，困倦盗汗，舌红苔少，脉细数。本方是治疗骨蒸劳热的常用方。

秦艽鳖甲散出自《卫生宝鉴》。方中鳖甲、知母、当归滋阴养血，秦艽、柴胡、地骨皮、青蒿清热除蒸，乌梅敛阴止汗。诸药合用，既能滋阴养血以治本，又能退热除蒸以治标。吴崑、汪昂、黄庭镜和徐灵胎皆认为此方证病机与风邪相关，从祛风角度论柴胡和秦艽之用，这与现代供认识有一定差异，值得思考。

【方论】 风劳，骨蒸壮热，肌肉消瘦，此方主之。

风，阳气也，故在表则表热，在里则里热。附骨则骨蒸壮热，久蒸则肌肉消瘦。无风不作骨蒸，此昆之立言也。罗谦甫氏之主此方，盖有神契者矣。柴胡、秦艽，风药也，能驱肌骨之风。骨皮、知母，寒品也，能疗肌骨之热。鳖，阴类也。甲，骨属也。骨以及骨，则能为诸药之向导。阴以养阴，则能退阴分之骨蒸。乌梅味酸，能引诸药入骨而收其热。青蒿苦辛，能从诸药入肌而解其蒸。复有当归，一以养血，一以导诸药入血而除热于阴尔。

——明·吴崑《医方考·卷三·虚损劳瘵门》

治风劳骨蒸，午后壮热，咳嗽肌瘦，颊赤盗汗，脉来细数。（风，阳邪也。在表则表热，在里则里热，附骨则骨蒸。午后盛者，阴虚也；风火相搏，则咳嗽；蒸久血枯，则肌瘦；虚火上炎，则颊赤；睡而汗出，曰盗汗，阴虚也；脉细为虚，脉数为热。）

此足少阳、厥阴药也。风生热而热生风，非柴胡、秦艽不能驱风邪使外出；鳖，阴类，用甲者，骨以及骨之义；乌梅酸涩，能引诸药入骨而敛热；青蒿苦寒，能从诸药入肌而解蒸（柴胡、青蒿，皆感少阳生发之气，凡苦寒之药，多伤脾胃，惟青蒿清芬入脾，独宜于血虚有热之人。）；知母滋阴，当归和血，地骨散表邪兼清里热，又去汗除蒸之上品也（地骨皮退有汗之骨蒸）。

——清·汪昂《医方集解·补养之剂·秦艽鳖甲散》

秦艽鳖甲（散，罗谦甫）治风劳，地骨柴胡及青蒿。当归知母乌梅合，止嗽除蒸敛汗高（鳖甲、地骨皮、柴胡各一两，青蒿五钱，秦艽、当归、知母各五钱，乌梅五钱。治略同前，汗多倍黄芪。此方加青蒿、乌梅，皆敛汗退蒸之义）。

——清·汪昂《汤头歌诀·补益之剂》

风劳，骨蒸壮热，肌肉消瘦，干咳目赤，此方主之。

风，阳邪也。在表表热，在里里热，附骨骨蒸壮热，久蒸血枯，肌乃瘦。热邪上逼，肺不纳，抑而干咳，咳久宜目赤。柴胡、秦艽，风药也，风药速行，得乌梅之酸涩则逗留，能驱骨蒸之风；全地、知母，寒药也。寒药凝聚，得青蒿之苦辛则散降，能疗肌肉之热；鳖，阴类而甲骨属；佐以当归，非惟养血，总邀前药，而除热于阴尔。

诗曰：风劳蒸骨夜如年，艽甲青蒿饮万千，见说柴桑梅子熟，煎汤奉母病当痊。

——清·黄庭镜《目经大成·卷三上·寒阵·秦艽鳖甲散》

阴虚内热之甚，则为劳热骨蒸，俗谓之风劳。实相火独炽，而阴不能辅之，则阴反受烁，阳亦不能自拔，而郁而内蒸也。苗槁则引水以溉之（此相火独炽，阴不能辅之故，鳖甲、地骨皮、知母、当归，皆所以引水而溉之）。汤沸则揭其盖而扬之（此阳不能拔，郁而内热之故。

秦艽、柴胡、青蒿、乌梅，皆所以揭锅盖而扬之也）。何不熄其火？相火，生人之本，可升而逐之，不可抑而熄之（黄芩、山栀、大黄、石膏之类，可以客火，而此非所用也）。何不益其水？滋阴则有以生水，火散而水可自滋。

——清·汪绂《医林纂要探源·卷七·火部·秦艽鳖甲散》

营气受风，遏热伤乎阴血，故肌肉消瘦，骨蒸潮热不已，名曰风劳。生鳖甲专入厥阴，力能滋阴而散结，秦艽肉兼走阳明，性善活血以祛风，青蒿解少阳之热，柴胡疏肝胆之邪，当归益营养血，知母润燥益阴，地骨皮退肌表之热，乌梅肉敛肝肾之阴。使热退阴充，则风自外解，而骨蒸无不退，肌肉无不生矣。此滋阴解热之剂，为风劳骨蒸消瘦之专方。

——清·徐灵胎《医略六书·杂病证治·卷三》

清 骨 散

【提要】 清骨散由银柴胡、胡黄连、秦艽、鳖甲、地骨皮、青蒿、知母、甘草组成。可清虚热，退骨蒸。主治肝肾阴虚，虚火内扰证。症见午后或夜间潮热，骨蒸心烦，形瘦盗汗，两颊潮红，手足心热，舌红少苔，脉细数。本方为治疗骨蒸劳热的常用方。

清骨散出自《证治准绳》。方中银柴胡，善清虚劳骨蒸之热为君药；胡黄连、知母、地骨皮入阴，退骨热以治骨蒸劳热；"知母能润命门"（《医林纂要探源》）；青蒿、秦艽清伏热，共为臣药；鳖甲咸寒，滋阴潜阳，"能滋气血"（《医林纂要探源》），并引入阴以清热，为佐药。少用甘草为使，调和诸药。诸家对本方立法的认识基本一致，即养阴与清热并进，补阴虚以平内热。而张秉成的论述尤为详尽，并将本方证病机概括为"水亏火炽"（《成方便读》），实为精辟。

【方论】 治骨蒸劳。（火炎水竭，真阴销铄，故肌骨之间蒸蒸而热也。李东垣曰：昼热夜静者，是阳气旺于阴分也；昼静夜热者，是阳气下陷入阴中也，名曰热入血室；昼热夜热，是重阳无阴也；当亟泻其阳，峻补其阴。昼病则在气，夜病则在血。）银柴胡钱半，胡黄连、秦艽、鳖甲（童便炙）、地骨皮、青蒿、知母一钱，甘草（炙）五分。此足少阳、厥阴药也。地骨皮、黄连、知母之苦寒，能除阴分之热，而平之于内；柴胡、青蒿、秦艽之辛寒，能除肝胆之热而散之于表；鳖阴类而甲属骨，能引诸药入骨而补阴；甘草甘平，能和诸药而退虚热也。

——清·汪昂《医方集解·泻火之剂·清骨散》

清骨散用银柴胡，胡连秦艽鳖甲符。地骨青蒿知母草，骨蒸劳热保无虞。注：银柴胡钱半，胡黄连、秦艽、鳖甲（童便炙）、地骨皮、青蒿、知母各一钱，甘草（炙）五分。地骨、胡连、知母以平内热，柴胡、青蒿、秦艽以散表邪，引诸药入骨而补阴，甘草和诸药而泻火。

——清·汪昂《汤头歌诀·泻火之剂》

蒸热在骨，是必当大泻其阳，峻补其阴，犹恐不及。此方以泻阳而生气不伤（银柴胡、胡黄连、秦艽、青蒿皆以泻阳，而实皆所以宣达其阳，原非以阴塞遏抑之也），以滋阴而下而能润（地骨皮、知母、鳖甲，皆以滋阴，然补金以生水，亦非大寒凝闭之药，知母能润命门，鳖甲能滋气血。今人不问病体，不详药性，则惟以温暖为宝，而视寒凉为仇；一言及银柴胡及黄连、地骨皮、知母等药，则比之于鸩毒，遇有阴亏之症，其何能治？嗟乎），是为清骨热之良方，学医者毋以苦寒仇视之也。若夫颐养以正，以静制动，使子珠常温于下，则固存乎其人，不病可也（颐以山止雷，使不妄动，而震之一阳，常安于下）。

——清·汪绂《医林纂要探源·卷七·火部·清骨散》

夫骨蒸一证，肌肤按之不热，自觉骨内热势蒸蒸而出，每夜五心烦热，皆由水亏火炽、邪热伏于阴血之中而致。久则阴愈亏而热愈盛，热愈盛而阴愈亏，其煎熬之势，不至阴竭不已耳。故每至身体羸瘦，脉形细数，而劳证成矣。然病始于热伏阴中，若不去其热，徒养其阴，则病根不除，无益也。故以银柴、青蒿，秦艽之苦寒直入阴分者，宣热邪而出之于表；胡黄连、鳖甲、地骨、知母苦寒、甘寒之性，从阴分以清伏热于里。用炙甘草者，缓其中而和其内外，使邪去正安之意耳。

——清·张秉成《成方便读·卷三·清火之剂·清骨散》

胡黄连清脾胃食积之热，知母、地骨清肺肾之热，青蒿、秦艽清营分之热而止往来寒热，鳖甲和阴而敛虚热，炙草调中而和诸药。合治虚热、劳疟之症。银柴胡和阴之功多而升发之力少，故虚症用之。

——李畴人《医方概要·清凉之剂·清骨散》

当归六黄汤

【提要】 当归六黄汤由当归、生地黄、熟地黄、黄连、黄芩、黄柏、黄芪组成。可滋阴泻火，固表止汗。主治阴虚火旺盗汗，症见盗汗，发热面赤，口干唇燥，心烦尿赤舌红，脉数。本方为治疗阴虚火旺盗汗的常用方。

当归六黄汤出自《兰室秘藏》。方中当归养血；生地、熟地入肝肾而滋肾阴。三药合用，使阴血充则水能制火，共为君药。盗汗因于水不济火，火热熏蒸，故臣以黄连清泻心火，合黄芩、黄柏泻火以除烦，清热以坚阴。君臣相合，热清则火不内扰，阴坚则汗不外泄。汗出过多，导致卫虚不固，故倍用黄芪为佐，一以益气实卫以固表，一以固未定之阴，且可合当归、熟地益气养血。唐容川认为，本方治疗阴虚内热盗汗需要寒凉药清内热，倍用黄芪具有托热外出之效。

【方论】 阴虚有火，令人盗汗者，此方主之。

醒而出汗，曰自汗；睡去出汗，曰盗汗。自汗阳虚，盗汗阴虚也。曰有火者，谓其证有面赤、口干、唇燥、便赤、声音重、脉来数也。然阴虚所以盗汗者，阴虚之人睡去，则卫外之阳，乘虚陷入于阴中，表液失其固卫，故溅然而汗出。人觉则阳用事，卫气复出于表，表实而汗即止矣。当归、熟地，养阴之品也；黄芩、黄连，去火之品也；生地、黄柏，可以养阴，亦可以去火；而黄芪者，所以补表气于盗汗之余也。是盗汗也，与伤寒盗汗不同，伤寒盗汗是半表半里之邪未尽，杂证盗汗则阴虚而已。彼以和表为主，此以补阴为主。明者辨之。

——明·吴崑《医方考·卷之四·盗汗门》

季楚重曰：汗本心之液，其出入关乎肝、肺。营分开合，肝司之；卫分开合，肺司之。顾营卫各有所虚，则各有所汗，阳虚汗责在卫，阴虚汗责在营。然必相须为用。卫气不固于外，由阴气之不藏；营气失守于中，由阳气之不密。故治盗汗之法有二：一有肝血不足，木不生火而心亦，酸枣仁汤补肝即以补心也；一以肝气有余，木反侮金而肺亦虚，当归六黄汤治肝以治肺也。是方当归之辛养肝血，黄连之苦清肝火，一补一泻，斯为主治；肝火之动，由水虚无以养，生地凉营分之热，熟地补髓中之阴，黄柏苦能坚肾，是泻南补北之义也；肝木之实，由金虚不能制，黄芪益肺中之气，黄芩清肺中之热，是东实西虚之治也。惟阴虚有火，关尺脉旺者始宜。若阴虚无气，津脱液泄，又当以生脉、六味，固阴阳之根。若用芩、连、柏苦寒伤胃，使金水益虚，木火益旺，有措手不及之虞矣。

——清·罗美《古今名医方论·卷一·当归六黄汤》

此足少阴药也。盗汗由于阴虚，当归二地所以滋阴；汗由火扰，黄芩柏连所以泻火（湿无热不作汗，湿得热蒸则令人汗出）；汗由腠理不固，倍用黄芪，所以固表。

——清·汪昂《医方集解·收涩之剂·当归六黄汤论》

寤而汗出曰自汗，寐而汗出曰盗汗。阴盛则阳虚不能外固，故自汗。阳盛则阴虚不能中守，故盗汗。若阴阳平和之人，卫气昼则行阳而寤，夜则行阴而寐，阴阳既济，病安从来？惟阴虚有火之人，寐则卫气行阴，阴虚不能济阳，阳火因盛而争于阴，故阴液失守外走而汗出；寤则卫气复行出于表，阴得以静，故汗止矣。用当归以养液，二地以滋阴，令阴液得其养也。用黄芩泻上焦火，黄连泻中焦火，黄柏泻下焦火，令三火得其平也。又于诸寒药中加黄芪，庸者不知，以为赘品，且谓阳盛者不宜，抑知其妙义正在于斯耶！盖阳争于阴，汗出营虚，则卫亦随之而虚。故倍加黄芪者，一以完已虚之表，一以固未定之阴。《经》曰：阴平阳秘，精神乃治。此之谓欤！

——清·吴谦，等《医宗金鉴·删补名医方论·卷一》

血气两亏，三焦火迫，故营阴失守，盗汗不已焉。黄芪补气固卫，当归养血益营，生地滋阴壮水，能制三焦火迫，熟地补阴滋血，能充五脏之真阴，黄连清火燥湿，以安心脾，黄芩清火泻热，以宁肝肺，黄柏直清肾火以存肾水也。使肾水内充，则君相之火下潜归坎，而心肺肃清，血气自复，迫汗无不自止，何盗汗之有哉？此清补之剂，为血气虚弱、火迫盗汗之专方。

——清·徐灵胎《医略六书·杂病证治·卷二十八》

阴虚火扰之汗，得当归、熟地、生地之滋阴，又得黄芩、黄连之泻火，治汗之本也。然此方之妙，则在于苦寒，寒则胜热，而苦复能坚之。又恐过于苦寒，伤其中气。中者，阴之守也，阴愈虚则火愈动，火愈动则汗愈出，尤妙在大苦大寒队中倍加黄芪，俾黄芪领苦寒之性，尽达于表，以坚汗孔，不使留中而为害。此旨甚微，注家向多误解，特表而出之。

——清·陈修园《时方歌括·卷下·涩可固脱·当归六黄汤》

［谨按］ 修园此论皆是。惟言黄芪领苦寒之性，尽达于表，不使留中为害，则差毫厘。盖药之救病，原于偏寒偏热，治偏寒偏热之病，自必用偏寒偏热之药。此方大治内热，岂寒凉之药，能尽走皮肤，而不留中者？况黄芪是由中以托外之物，非若麻黄直透皮毛，而不留中也。吾谓内热而蒸为汗者，此为对症。如果外热，而内不利寒凉药者，则归脾汤、当归补血汤加减可也。

——清·唐容川《血证论·卷八》

6 祛暑剂

凡具有祛除暑邪作用，用以治疗暑病的方剂，统称祛暑剂。

应用祛暑剂，须注意以下几点：首先，暑邪为六淫之一，其致病有明显的季节性特点。暑为阳邪，其性炎热，临床多呈现一派阳热证候。其次，暑病常有多种兼证：暑性升散，最易伤津耗气，又往往出现口渴喜饮、体倦少气等症状；夏月天暑下迫，地湿上蒸，人处湿热交蒸之中，故暑病多夹湿邪，常兼胸闷泛恶、苔白腻等湿阻气机的症状；夏令贪凉露卧，不避风寒，加之腠理疏松，阳气外泄，为病易兼夹表寒。其三，治暑首用辛凉之法，继用甘寒，再用甘酸敛津，慎用泻下，并要根据暑病的本证、兼证及主次轻重制定相宜的治法；对于单纯冒暑受热，治宜清热。其四，暑多夹湿，祛暑剂中每多配伍祛湿之品，是为常法，但须注意暑湿主次轻重。如暑重湿轻者，则湿易从火化，祛湿之品不宜过于温燥，以免耗伤气津；若湿重暑轻，则暑为湿遏，甘寒之品又当慎用，以免阴柔碍湿。

由于暑病多兼夹他邪，如表寒、湿邪及气阴两伤，故祛暑剂分为祛暑清热、祛暑解表、祛暑利湿、清暑益气四类。

6.1 祛暑清热剂

凡具有祛除暑邪，清泄热邪作用，治疗夏月感受暑热之病的方剂，称为祛暑清热剂。夏月感受暑热之病，其症见身热、面赤、心烦、汗多、口渴、小便短赤、舌红脉数或洪大等一系列阳热证候，常用荷叶、银花、西瓜翠衣、扁豆等辛凉清轻、芳香涤暑药物为主组方。因暑热之邪易伤肺络和耗伤津液，故多选用鲜药，一是质轻达上焦，二是恢复已损之阴液。由于暑热易伤心，易夹湿，"治暑之法，清心利小便最好"（《明医杂著·卷三》），宜常配清心利水药竹叶、滑石等。

清 络 饮

【提要】 清络饮由鲜荷叶边、鲜银花、丝瓜皮、西瓜翠衣、鲜扁豆花、鲜竹叶心组成。可祛暑清热。主治暑伤肺经气分轻证。症见身热口渴不甚，头目不清，昏眩微胀，舌淡红，苔薄白。本方为治疗暑热伤肺轻证的常用方。

清络饮出自《温病条辨》。方用鲜银花辛凉芳香，清解暑热；鲜扁豆花芳香清散，解暑化湿，共为君药。西瓜翠衣清热解暑，生津解渴；丝瓜络清肺透络，共为臣药。鲜荷叶用边者，取其祛暑清热之中而有舒散之意；暑气通心，故又用鲜竹叶心清心而利水，共为佐使药。诸药合用，药性清凉芳香，轻清走上，有清透肺中暑热之效。正如吴鞠通所言，"只以芳香轻药，清肺络中余邪足矣"（《温病条辨》），不必重剂，以免药过病所。

　　本方是治疗暑热伤肺轻证的常用方，若暑温表寒较重，或热渴大汗，或汗多脉散大，喘喝欲脱者，均不宜本方。

　　【方论】　手太阴暑温，发汗后，暑证悉减，但头微胀，目不了了，余邪不解者，清络饮主之。邪不解而入中下焦者，以中下法治之。既曰余邪，不可用重剂明矣，只以芳香轻药清肺络中余邪足矣。倘病深而入中下焦，又不可以浅药治深病也。

——清·吴鞠通《温病条辨·卷一　上焦篇·暑温》

　　清络饮，主暑入肺络，身热，头胀，咳呛，耳聋而胀……叶桂曰：暑火伤气，肺先受邪，经络痹塞，清窍为蒙，治以清凉芬芳气味，廓清上焦气分。其邪不攻自罢，合乎轩岐上病治上之方。

——清·钱敏捷《医方絜度·卷三》

　　查此方清凉清芳，似桑菊饮而不表散，似白虎汤而不凝重，似六一散而不清泄。暑症已汗，无须再透虚表，暑症既减，无须大寒清里。而余邪未净，又未可浓郁润沃，惟兹轻灵清芳，庶足以熄余烬，而宁气泽，不散之散，不清之清，不泄之泄，秽浊之自涤，及菁英之自复，此中分际，宜深体会。岂但暑病，岂但肺络，凡他热症向愈，而弥漫络脉未清者，均可裁化用之。后人遇此等症，或恣投凉泄，戕贼微阳，或遇用滋腻，泥滞化机，不免轻病变重，功败垂成，反面推此，此方功能显昭矣。"

——冉小峰《历代名医良方注释·第四章　热症类》

　　本方配伍特点，乃聚集诸辛凉轻清，祛暑解热之品于一方，尤取其花叶鲜嫩者，气味芳香，轻灵透发，专清肺络之邪，不仅用治暑热伤肺经气分之轻证，尚可作为夏季预防暑病之良剂。

——李飞《中医历代方论选·各论·第五章　祛暑剂·祛暑清热剂》

　　暑温发汗后，暑邪因汗出而被驱除，出现脉静身凉，是谓痊愈。也有汗出而热不衰，脉反躁急者，气分热甚，主以白虎汤及其加减方治之。也或脉散大，汗大出喘喝欲脱者，生脉散救治之。本条属第四种情况，经发汗，邪气部分被驱，而症状减轻，但余邪侵入肺心之络，出现轻微的精神症状。但邪已深入，其治疗并不容易，清络饮主治之。处方立义，乃芳香轻清，达上焦心肺。取其鲜者，实为清热解暑之用。其服法后指出，凡暑伤肺经气分之轻证皆可用之，说明其应用范围。发汗后，除以上四种变化外，若正气虚甚，也有邪入中下焦的不同情况。故原文谓：邪不解而入中下焦者，以中下法治之。遇此病情，应注意鉴别。清络饮中，荷叶苦平，有升清消暑之功；双花甘寒，有清热解毒之能；西瓜翠衣甘凉，有清热消暑利水之效，俗称暑日之白虎；扁豆花解暑化湿止血，丝瓜甘寒，通行经络，取皮达表入肺之功；竹叶辛淡甘，入心经，有清热除烦利尿之作用，取心以达上之意。总以辛凉芳香，清暑透络化湿，达到驱除上焦暑热余邪之作用。

——王振坤《温病条辨新解·卷一·上焦篇·暑温》

6.2　祛暑解表剂

　　凡具有祛暑解表、清热化湿作用，治疗夏季乘凉饮冷，感受寒湿证的方剂，称为祛暑解表剂。暑温夹湿，复感于寒，症见发热头痛，恶寒无汗，腹痛吐泻，口渴面赤，胸闷不舒，舌苔白腻，脉浮而数者。因寒邪束表，常用香薷、厚朴等驱寒解表，散寒化湿；但夏月感寒，虽表有寒邪，但暑湿内蕴，表现出口渴面赤等一派热象，故又当配伍金银花、连翘等性凉清热之品。

🏵 新加香薷饮 🏵

　　【提要】　新加香薷饮由香薷、厚朴、金银花、连翘、鲜扁豆花组成。可祛暑解表，清热化湿。主治暑温夹湿，复感于寒所致病证，症见发热头痛，恶寒无汗，口渴面赤，胸闷不舒，舌苔白腻，脉浮而数者。

　　本方出自《温病条辨》。方中香薷、厚朴祛暑解表，散寒化湿为君。伍以和中化湿之扁豆花为臣。银、翘辛凉解表以助祛暑为佐。诸药共用，为辛温复辛凉法。

　　服香薷饮后得微汗，不可再服，免重伤其表。

　　【方论】　二四、手太阴暑温，如上条证，但汗不出者，新加香薷饮主之。

　　证如上条，指形似伤寒，右脉洪大，左手反小，面赤口渴而言。但以汗不能自出，表实为异，故用香薷饮发暑邪之表也。按香薷辛温芳香，能由肺之经而达其络。鲜扁豆花，凡花皆散，取其芳香而散。且保肺液，以花易豆者，恶其呆滞也。夏日所生之物，多能解暑，惟扁豆花为最。如无花时，用鲜扁豆皮。若再无此，用生扁豆皮。厚朴苦温，能泄实满，厚朴，皮也。虽走中焦，究竟肺主皮毛，以皮从皮，不为治上犯中。若黄连、甘草，纯然里药，暑病初起，且不必用，恐引邪深入，故易以连翘、银花，取其辛凉达肺经之表，纯从外走，不必走中也。

　　温病最忌辛温，暑病不忌者，以暑必兼湿，湿为阴邪，非温不解，故此方香薷、厚朴用辛温，而余则佐以辛凉云。下文湿温论中，不惟不忌辛温，且用辛热也。

——清·吴鞠通《温病条辨·卷一·上焦篇·暑温》

　　暑兼湿热，后有湿痉一条。此则偏于热多湿少之病，去温热不远，《经》谓后夏至为病暑者是也。按：俗名小儿急惊风者，惟暑月最多，而兼证最杂。非心如澄潭，目如智珠，笔如分水犀者，未易辨此。盖小儿肤薄神怯，经络脏腑嫩小，不奈三气发泄。邪之来也，势如奔马。其传变也，急如掣电。岂粗疏者所能当此任哉！如夏月小儿身热头痛，项强无汗。此暑兼风寒者也，宜新加香薷饮。

——清·吴鞠通《温病条辨·卷六·解儿难·痉有寒热虚实四大纲论》

香薷辛温香散，宜于阴暑而不宜于阳暑也。盖阴暑无汗，用香薷以发之，阳暑多汗，用之能无害乎？李时珍曰：香薷乃夏月解表之药，犹冬月之用麻黄。由是论之，其发表之功可见矣。今人不别阴阳，一概用之则误甚。

——清·雷丰《时病论·卷四·夏伤于暑大意·备用成方》

鞠通新加香薷饮，银翘厚朴共相等；再入新鲜扁豆花，暑客肺经风邪并……治暑风外感，发热无汗。夫夏月暑热炎蒸，人在气交之中，似乎得风则爽，何得有暑风之证？然风有虚邪贼风，从克贼之方来者，皆能致病，故感之者即见发热无汗之表证。香薷辛温芳香，能由肺之经而达其络，以解外感之风邪。扁豆花产于夏月，凡夏月所生之物，均能解暑，又凡花皆散，且轻清入肺，又能保液存阴。连翘、银花辛凉解散，以清上焦之暑热。厚朴辛温苦降，能散能宣，燥湿而除满，以暑必兼湿，故治暑方中，每加厚朴相须佐使，用其廓清胸中之湿，使暑热自离而易解耳，决无治上犯中、治热用温之害也。

——清·张秉成《成方便读·卷之三·清暑之剂·新加香薷饮》

本方名"新加"者，此即香薷散加银花、连翘，改扁豆为鲜扁豆花组成，与香薷散相比，香薷散治暑令之寒湿，本方则治暑兼清湿热。方中银花、连翘、扁豆花辛凉透表，祛暑清热；香薷、厚朴祛暑化湿，且香薷能增强银花、连翘之发汗解表之力，五药合用，共成治暑兼清湿热之剂。

——冉小峰《历代名医良方注释·第三章 暑症类》

本方是从《局方》香薷散加味化裁而来，为治疗暑温初起，复感于寒，以致暑温"形似伤寒"的有效方剂。由于外感于寒，恶寒无汗，仍以香薷发汗解表，祛暑化湿为君；因为内湿不重，暑热内蕴，发热、面赤、口渴，故以鲜扁豆花之清解暑热易化湿和中之扁豆，并加银花、连翘辛凉芳香之品，清透暑热为臣；厚朴化湿除满为佐。全方合用，共奏祛暑解表，清热化湿之功。

《局方》香薷散与本方证相比较，外感于寒的病机相同，然前者内伤偏于寒湿，后者偏于暑热，故吴氏称此方为"辛温复辛凉法"，以示两方的区别。至于方中仍保留厚朴辛温化湿，吴氏自释："温病最忌辛温，暑病不忌者，以暑必兼湿，湿为阴邪，非温不解。"张秉成总结："治暑方中每加厚朴，相须佐使，用其廓清胸中之湿，使暑热自离而易解耳决无治上犯中、治热用温之害也。"说明厚朴在方中有重要的配伍意义。

——李飞等《中医历代方论选·各论·第五章 祛暑剂·祛暑解表剂》

6.3　祛暑利湿剂

凡具有清暑利湿作用，治疗暑湿证的方剂，称为祛暑利湿剂。暑湿证，症见身热烦渴，胸脘痞闷，小便不利，或呕吐泄泻等；常用滑石、石膏、茯苓、泽泻等清热利湿药为主组方。因淡渗利湿之品易伤津液，故多用甘草与之相伍，甘寒生津，和中养胃，并配桂枝等温阳化气行水。

六 一 散

【提要】 六一散由滑石和甘草组成。可清暑利湿。主治暑湿证。症见身热烦渴，小便不利，癃闭淋痛，泄泻。本方是清暑利湿的代表方。

六一散，原名益元散，一名天水散，出自《黄帝素问宣明论方》。滑石甘淡性寒，体滑质重，既可清解暑热，以治暑热烦渴；又可通利水道，使三焦湿热从小便而去，以除暑湿所致小便不利及泄泻，故为君药。生甘草为臣，其性甘平偏凉，能清热泻火，益气和中，与滑石相伍，一可甘寒生津，使小便通利而津液不伤；二可防滑石之寒滑重坠以伐胃。君臣合用，清暑利湿，能使三焦暑湿之邪从下而泄，则热、渴、淋、泻诸症可愈。本方药性平和，清热而不留湿，利水而不伤阴，是清暑利湿的著名方剂。

本方孕妇不宜服。若阴虚，内无湿热，或小便清长者亦忌用。

【方论】 治身热吐痢泄泻，肠癖下利赤白，癃闭淋痛，利小便，偏主石淋（乃服金石热药而结为砂石，从小便淋出者也），肠胃中积聚寒热，宣积气，通九窍六腑，生津液，去留结，消蓄水，止渴宽中，除烦热心躁，腹胀痛闷，补益五脏，大养脾肾之气（此肾水之脏，非为主之腑也），理内伤阴痿，定魂定魄，补五劳七伤，一切虚损，主痫痓惊悸（其季切，惊动貌），健忘，止烦满短气，脏伤咳嗽，饮食不下，肌肉疼痛，并口疮牙齿疳蚀，明耳目，壮筋骨，通经脉，和血气，消水谷，保元真，解百药酒食邪毒，耐劳役饥渴，宣热，辟中外诸邪所伤；久服强志轻身，驻颜延寿，及解中暑伤寒疫疠，饥饱劳损，忧愁思虑，悲怒惊恐，传染并汗后遗热、劳复诸疾，并解两感伤寒，能令遍身结滞宣通，气和而愈，及妇人下乳催生，产后损益，血衰阴虚热甚，一切热证，兼吹奶乳痛，此神验之仙药也，惟孕妇不宜服，滑胎也。

桂府腻白滑石（六两）　甘草（一两）

上为末，每服三钱，蜜少许，温水调下，无蜜亦得，日三服，欲冷饮者，新汲水调下；解利伤寒发汗，煎葱白、豆豉汤调下四钱，每服水一盏，葱白五寸、豆豉五十粒，煮取汁一盏调下，并三服，效为度。此药是寒凉解散郁热，设病甚不解，多服此药无害，但有益而无损。

——金·刘完素《黄帝素问宣明论方·卷十·泄痢门·六一散》

中暑，身热烦渴，小便不利者，此方主之。

身热口渴，阳明证也。小便不利，膀胱证也。暑为热邪，阳受之则入六腑，故见证若此。滑石性寒而淡，寒则能清六腑，淡则能利膀胱；入甘草者，恐石性太寒，损坏中气，用以和中耳。《经》曰：治温以清，凉而行之，故用冷水调服。是方也，简易而效捷，暑途用之，诚为至便。但于老弱、阴虚之人，不堪与也。此虚实之辨，明者详之，否则蹈虚虚之戒，恶乎不慎。

——明·吴崑《医方考·卷一·暑门》

六腑有实火，上有烦渴，下有便秘、赤涩者，此方主之。滑石性寒，故能清六腑之热；甘草性平，故能缓诸火之势。

——明·吴崑《医方考·卷二·火门》

治伤寒中暑，表里俱热，烦躁口渴，小便不通；泻痢热疟，霍乱吐泻，下乳滑胎，解酒食毒，偏主石淋（暑热皆阳邪，在表则发热，在里则泻痢霍乱发疟，在上则烦渴，在下则便秘或热泻。火气煎灼，精结成石，则为石淋）。滑石（六两），甘草（一两）为末，冷水或灯心汤调下（丹溪曰：泄泻及呕吐，生姜汤下）。中寒者，加硫黄少许。此足太阳、手太阴药也。滑石气轻能解肌，质重能清降，寒能泻热，滑能通窍，淡能行水，使肺气降而下通膀胱（火退则肺气下降，故能生水而利小便），故能祛暑住泻，止烦渴而行小便也（小便利则大便实，而泻自止）；加甘草者，和其中气，又以缓滑石之寒滑也；加辰砂者，以镇心神，而泻丙丁之邪热也（小肠为丙火，心为丁火）。其数六一者，取天一生水、地六成之之义也（故又名天水散。刘河间曰：统治上下表里诸病，盖取其能通除上下三焦湿热也。然惟体盛湿多之人宜服之以解暑利水，使湿热从小便出。若无湿热之人而多服此，则反耗其津液而渴转甚矣，又当服生脉散）。

——清·汪昂《医方集解·清暑之剂·六一散》

渗泄之剂，不损元气，故名益元。分两六一，取天一生水，地六成之，故又名天水。滑石味淡性利，色白入气，复以甘草载引上行，使金令肃降，故暑湿之邪伤上焦者，效甚速。其下清水道，荡热渗湿之功，亦非他药可及。时珍曰：热散则三焦宁而表里和，湿去则阑门通而阴阳利。完素以之治七十余证，赞之为凡间仙药，不可缺之。

——清·王子接《绛雪园古方选注·中卷·内科·益元散》

暑月身热烦渴，水溺不利，主此方者。滑石性寒而淡，寒能清热，淡则利水，少佐甘草者，恐石性过寒，用以和中尔。散名六一，非因方中铢两起见，盖取天一生水、地六成之之义，故河间又名天水散。本方加朱砂五钱，名益元散；加薄荷名鸡苏散；加青黛名碧玉散，治同。本方加红曲五钱，饭丸名清六丸，治赤痢；加干姜名温六丸，治白痢；本方加生柏叶、生藕节、生车前名三生益元饮；本方以吴茱萸代甘草，治湿热吞酸，名茱萸六一散；以黄芪代滑石，治盗汗消渴，名黄芪六一散；以生石膏代滑石，名玉泉散，治阳明内热，烦渴头痛。

——清·黄庭镜《目经大成·卷三下·因阵·六一散》

六一散中滑石甘，热邪表里可兼探。（滑石六两，甘草一两为末，灯心汤下，亦有用新汲水下者）。益元（散）再入朱砂研（加朱砂三钱，名益元散），泻北元机在补南。

柯韵伯曰：元气虚而不支者死；邪气盛而无制者亦死。今热伤元气，无气以动，斯时用参芪以补气，则邪愈甚；用芩连以清热，则气更伤。唯善攻热者不使丧人元气；善补虚者不使助人邪气，必得气味纯粹之品以主之。滑石禀土冲和之气，能上清水源，下通水道，荡涤六腑之邪热，从小便而泄矣。甘草，禀草中冲和之性，调和内外，止渴生津，用以为佐，保元气而泻虚火，则五脏自和矣。然心为五脏主，暑热扰中，神明不安，必得朱砂以镇之，则神气可以遽复；凉水以滋之，则邪热可以急除；此补心之阳，寒亦通行也。至于热利初起、里急后重者宜之，以滑可去著也。催生下乳，积聚蓄水等症，同乎此义，故兼治之。是方也，益气而不助邪，逐邪而不伤气，不负益元之名矣。宜与白虎、生脉三方鼎足可也。

——清·陈修园《时方歌括·卷上·通可行滞·六一散》

六一散，施之于体壮热盛，浓厚太过之人则可。若体虚气弱者，则寒伤脾而滑伤肾，反致饮食减少，津亏作渴。

——清·费伯雄《医方论·卷三·清暑之剂·六一散》

六一滑石同甘草，解肌行水兼清燥。益元碧玉与鸡苏，砂黛薄荷加之好。红曲更添清六名，热伤血分痢难了。若云温六和干姜，白痢频仍治须早……治伤暑感冒，表里俱热，烦躁口渴，小便不通，一切泻痢淋浊等证属于热者。此解肌行水而为却暑之剂也。滑石气清能解肌，质重能清降，寒能胜热，滑能通窍，淡能利水。加甘草者，和其中以缓滑石之寒滑，庶滑石之功得以彻表彻里，使邪去而正不伤，故能治如上诸证耳。

——清·张秉成《成方便读·卷之三·清暑之剂·六一散》

天水散，为河间治暑之圣药，最宜于南方暑证。因南方暑多挟湿，滑能清热兼能利湿，又少加甘草以和中补气（暑能伤气），是以用之最宜。若北方暑证，不必兼湿，甚或有兼燥，再当变通其方，滑石、生石膏各半，与甘草配制，方为适宜。

——民国·张锡纯《医学衷中参西录·药物·石膏解》

（益元散）查此方清热利湿，和中宣窍，为利小便平妥之要方。一名天水散，一名六一散，又名太白散。加辰砂名辰砂六一散，加黄丹名红玉散，加青黛名碧玉散，加薄荷名鸡苏散。后人以此加减之方甚多，如吴萸六一散，黄芪六一散，清六丸，温六丸之类，不可枚举。完素生平谊力，长于治实证。大凡攻热实者，多贼人元阳；攻水实者，多贼人元阴。此方不宁不伤元阳，且益元阳；不宁不贼元阴，且益元阴。方名益元，已将立方精蕴标出，自是完素造诣过人处。而运化如神，可内可外，能疗两感伤寒，可实可虚，能疗劳伤虚损。

——冉小峰《历代名医良方注释·第三章·暑症类》

桂苓甘露饮

【提要】 桂苓甘露饮由茯苓、炙甘草、白术、泽泻、肉桂、石膏、寒水石、滑石、猪苓组成。可清暑解热，化气利湿。主治暑湿证。症见发热头痛，烦渴引饮，小便不利，及霍乱吐下。

桂苓甘露饮出自《黄帝素问宣明论方》。方中重用滑石，既清解暑热又利水渗湿为君。暑热怫郁，邪留脏腑，《素问·至真要大论》："热淫于内，治以咸寒"，故配伍咸寒质重的寒水石、甘寒之石膏，以清解无形之暑热，为臣药。猪苓、茯苓、泽泻利水祛湿；白术健脾而运化水湿；官桂助下焦气化，合其余四药使湿从小便而去，共为佐药。甘草调和诸药，既可助苓术健脾，又可缓"三石"大寒重坠之性，使清利而不伤正，为使药。诸药配合，其奏清暑解热，化气利湿之功，使脾胃升降之机得复，则暑消湿去，诸症自愈。本方以性寒质重的三石，配伍淡渗利湿之品，清热利水两擅其功，则暑湿去，诸症自愈。

因本方清暑利湿之力较强，故主要适用于暑湿重证。若一般的伤暑轻证，或汗泻过多，气液大伤均不宜使用。

【方论】 桂苓甘露散（一名桂苓白术散，一方甘草一两半），治伤寒、中暑、胃风、饮食，中外一切所伤，传受湿热内甚，头痛口干，吐泻烦渴，不利间小便赤涩，大便急痛，湿热霍乱吐下，腹满痛闷，及小儿吐泻惊风。

——金·刘完素《黄帝素问宣明论方·卷六·伤寒门》

治饮水不消，呕吐泻利，流湿润燥，宣通气液，水肿（腹）胀，泄泻不能（止）者。兼治霍乱吐泻，下利赤白，烦渴，解暑毒大有神效，兼利小水。白茯苓（去皮）、白术、猪苓、甘草（炙）、泽泻（以上各一两）、寒水石（一两，别研）、桂（去粗皮，半两）、滑石（二两，别研）上为末，或煎，或水调，二三钱任意，或入蜜少许亦得。

——金·张元素《医学启源·卷中·六气方治·暑热》

夏月引饮过多，小便不利，湿热为患者，此方主之。

三石所以清六腑之热，五苓所以利三焦之湿。河间此方，诚治湿热之简捷者。张子和加人参、甘草，因其脉虚。干葛之加，解其暑渴，木香之加，化其湿气。

——明·吴崑《医方考·卷一·暑门》

河间桂苓甘露饮：滑石（四两），石膏、寒水石、甘草（各二两），白术、茯苓、泽泻（各一两），猪苓、肉桂（各五钱），每服五钱。治中暑受湿，引饮过多，头痛烦渴，湿热便秘（此亦五苓、六一之合剂也，以清六腑之热）。张子和去猪苓，减三石一半，加人参、干葛（各一两），藿香（五钱），木香（一分），每服三钱。亦名桂苓甘露饮，治伏暑烦渴，脉虚水逆（渴欲饮水，水入即吐，名水逆）。

——清·汪昂《医方集解·泻火之剂·甘露饮论》

消暑在于消湿去热，故用五苓去湿，三石解热，湿热既去，一若新秋甘露降而暑气潜消矣。夫湿为阴邪，全赖太阳气化以利小便，莫若五苓散为当。若热在湿下者，则为黏着之邪，又当寒燥以胜之，莫妙于三石之功捷速。滑石性虽重而味淡，故能上利毛腠之窍，以清水湿之源。石膏辛寒入胃，辛能发汗，寒以胜热，故能泄中焦之热，出走膀胱。凝水石辛咸入肾，为盐之精，故能凉血涤热，从小便而出。子和亦有桂苓甘露饮，本方加人参、木香，再加干葛、藿香，虽兼补虚散邪，然湿家忌汗，不若河间之专也。

——清·王子接《绛雪园古方选注·中卷·内科·桂苓甘露饮论》

（河间）治中暑受湿，引饮过多，头痛烦渴，湿热便秘……此五苓、六一之合剂，以清六腑之热也。张子和去猪苓，减三石一半，加人参、干葛各一两，藿香、木香各一钱，减桂只用一钱，每服三钱，亦名桂苓甘露饮，治伏暑烦渴，脉虚，水逆（渴欲饮水，水入即吐，名水逆）。

——清·吴仪洛《成方切用·卷七·消暑门》

河间桂苓甘露饮，五苓散加三石甘（此即五苓散加滑石、石膏、寒水石、甘草）。中暑烦渴小便秘，清热利湿所宜谙。（王晋三《古方选注》曰：消暑在于消湿去热，故用五苓去湿，三石解热。湿热既去，一若新秋甘露降而暑气潜消矣。）三石减半猪苓去，加参葛藿木香参，此是子和（桂苓）甘露饮，脉虚水逆（水入则吐，名曰"水逆"）服之堪。霍乱转筋烦渴者，益虚去浊用无惭。（程扶生曰：吐泻亡津烦渴，法宜补脾胃，生津液，升清降浊，分消湿热，此方最为合度。喻嘉言《医门法律》曰：河间之桂苓甘露饮，用五苓、三石，意在生津液以益胃之虚；子和之桂苓甘露饮，用人参、葛根、甘草、藿香、木香，益虚之中，又兼去浊。）

——清·王旭高《退思集类方歌注·五苓散类》

河间制是方，以膏、寒、滑、草清其暑热，佐以五苓利其湿热。如舌首白者，或黄泽者，皆可用之；稍干燥者，是暑热将化为火，肉桂又当禁用。

——清·雷丰《时病论·卷四·夏伤于暑大意·备用成方》

河间桂苓甘露饮，暑湿伤中烦渴连；滑石石膏寒水石，五苓甘草一方煎……治中暑受湿，引饮过多，头痛烦渴，湿热便闭等证。夫暑湿一证，有伤于表者，有伤于里者。在表者，邪留经络，当因其轻而扬之；在里者，邪留脏腑，非用重剂清热利湿，终归无济。石膏、寒水石大寒质重，直清肺胃之热。滑石寒能清热，滑能利窍，外开肌表，内达州都。猪苓、茯苓、泽泻，导湿于下，从小便而出。然湿为阴邪，无阳则不能化，虽利湿而湿亦不能尽除，故用肉桂之辛热，以散阴邪。加白术扶土和中，安内攘外。此方用三石以清上焦，五苓以利下焦，甘草以和上下，亦治暑之大法耳。

——清·张秉成《成方便读·卷三·清暑之剂·桂苓甘露饮》

查此方乃五苓乃六一合裁加减之方。视二方药量稍有出入，加石膏、寒水石合滑石，为三复味石药，清热镇逆之功较大。《局方》亦有甘露饮，但彼方用生地、熟地、天冬、麦冬四复味润药，意在培育阴液，此方用三复味石药，意在镇戢浮越。盖阴虚燥固，重在滋液，而火气烯蒸，则重在镇热。本方用茯苓、猪苓、泽泻、滑石利水，因有形之水液不去，则无形之真阴不生。热炽固能灼阴，而湿极亦可化燥，且气化水行，水行热去，气到水到，液复燥平，此中玄谛、殊耐解索。本方一面镇热，一面利水，一面去水，一面化气，颇饶义蕴。张子和去猪苓，减三石，加人参、干葛、木香、藿香，方注标名治伏暑，另属一格，于气虚不化，暑秽填滞，却为适应，但若中暑受湿，或湿从燥化，及暑邪伤阴，赫曦狂飚，则仍以此方，兼镇兼清，兼通兼化，为恰如分际也。

——冉小峰《历代名医良方注释·第四章　热症类》

6.4　清暑益气剂

凡具有清暑益气、养阴生津作用，治疗暑热气津两伤证的方剂，称为清暑益气剂。暑热气津两伤证，症见身热汗多，口渴心烦，小便短赤，体倦少气，精神不振，脉虚数。常用西洋参、西瓜翠衣、石斛、麦冬等清暑药与益气养阴药为主组成，因暑热通心，且暑多夹湿，又宜配伍黄连、淡竹叶等清心泄热及竹叶、泽泻等清利湿热之品。

王氏清暑益气汤

【提要】　王氏清暑益气汤由西洋参、石斛、麦冬、黄连、竹叶、荷叶梗、知母、甘草、粳米、西瓜翠衣组成。可清暑益气，养阴生津用。主治暑热气津两伤证。症见身热汗多，口渴心烦，小便短赤，体倦少气，精神不振，脉虚数。

王氏清暑益气汤出自《温热经纬》。方中西瓜翠衣清热解暑，西洋参益气生津，养阴清热，共为君药；荷叶梗助西瓜翠衣以解暑清热，石斛、麦冬助西洋参养阴生津，共为臣药；黄连苦寒泻火，以助清热祛暑之力；知母苦寒质润，泻火滋阴；竹叶甘淡，清热除烦，均为佐药。甘草、粳米益胃和中，为使药。本方用药大多甘凉濡润，稍佐黄连、知母苦寒清泄，清热而不伤阴，补虚而不恋邪。王士雄阐释了本方主治、配伍及功效，并指出与东垣清暑益气汤有别。冉雪峰在分析了主治功效后提出该方"以治疗暑热病气津两伤者为宜，若温而挟湿呕恶吐泻者忌用"（《历代名医良方注释》）。

本方因有滋腻之品，故暑病挟湿，舌苔厚腻者，不宜使用。

【方论】　三十八、湿热证，湿热伤气，四肢困倦，精神减少，身热气高，心烦溺黄，口渴自汗，脉虚者，东垣用清暑益气汤主治。同一热渴，自汗，而脉虚、神倦，便是中气受伤，而非阳明郁热。清暑益气汤，乃东垣所制，方中药味颇多，学者当于临证时斟酌去取可也。雄按：此脉此证，自宜清暑益气以为治。但东垣之方，虽有清暑之名，而无清暑之实。观江南仲治孙子华之案、程杏轩治汪木工之案可知，故临证时须斟酌去取也。汪按：清暑益气汤，泂溪讥其用药杂乱固当，此云无清暑之实尤确。余每治此等证，辄用西洋参、石斛、麦冬、黄连、竹叶、荷秆、知母、甘草、粳米、西瓜翠衣等，以清暑热而益元气，无不应手取效也。汪按：此方较东垣之方为妥，然黄连尚宜酌用。

——清·王孟英《温热经纬·卷四·薛生白湿热病篇》

暑为阳邪，当升当散，热蒸外越，则腠理开而多汗，汗泄过多，耗气伤津，则见口渴心烦，体倦少气，脉虚数等症。治疗上应清暑退热，益气生津并进。故方中西瓜翠衣、莲梗、黄连、知母、竹叶清常退热；西洋参、石斛、麦冬、粳米、甘草益气生津。方名"清暑益气汤"，其意在此，以治疗暑热病气津两伤者为宜，若温而挟湿，呕恶吐泻者忌用。

——冉小峰《历代名医良方注释·第三章　暑症类》

张洁古说："肺主气，夏日火热灼金，则肺受伤而气虚。"可见暑热是最易伤气的。实热蕴于气分，则见白虎汤证；暑热伤气，则见汗多烦渴，脉大而虚。此与白虎证类似，所不同者，白虎证系邪热蕴于气分，此证系暑热蕴于气分。暑气通心，故用黄连泻心经之热以治其本而为主；西瓜翠衣、荷梗清热祛暑以为辅。暑易耗气伤阴，方中西洋参、粳米、甘草益气；麦冬、石斛、知母养阴共为兼治。竹叶清热利水，使暑热自小便而去可为引和。

——裴正学《新编中医方剂学·各论·第六章　祛暑剂·清暑益气汤》

治以甘寒清暑，益气生津立法。用西瓜翠衣、知母、荷梗、黄连、竹叶清热涤暑，与西洋参、麦冬、石斛、甘草、粳米益气生津相配，相辅相成，共奏清热解暑，益气养阴之功。原方未著分量与用法，但据暑热致病的特点，方中黄连苦寒，有化燥伤津之嫌，用量宜小，余则酌情使用。本方用法亦以频服为佳。

——李飞《中医历代方论选·各论·第五章　祛暑剂·清暑益气剂》

7

温　里　剂

凡以温热药为主组成，具有温里助阳、散寒通脉作用，治疗里寒证的方剂，统称温里剂。本类方剂是依据《素问·至真要大论》"寒者热之""治寒以热"的理论立法，属于"八法"中的"温法"。

里寒证，是指寒邪在里所致病证。里寒证，或因素体阳虚，寒从中生；或因外寒直中三阴，深入脏腑；或因过服寒冷，损伤阳气而成。无论何种成因，总不外乎外寒入里和寒从中生两个方面。里寒证，以畏寒肢凉，喜温蜷卧，面色苍白，口淡不渴，小便清长，脉沉迟或缓等，为主要临床表现。治疗当从温里祛寒立法，但因病位有脏腑经络之别，病势有轻重缓急之分。故温里剂，又分为温中祛寒、回阳救逆、温经散寒三类。

寒为阴邪，易伤阳气，故本类方剂多配伍补气药物，以使阳气得复。其次，温里剂多由温燥热之品组成，临床使用时必须辨别寒热之真假，真热假寒证禁用；素体阴虚或失血亦应慎用，以免重伤阴血。再者，若阴寒太盛或真寒假热，服药入口即吐者，可反佐少量凉药物，或热药冷服，避免格拒。此外，使用温里剂尚需注意药物用量，当因人、因时、因地，随证变通。

7.1　温中祛寒剂

凡具有温中祛寒作用，治疗中焦虚寒证的方剂，为温中祛寒剂。中焦虚寒证，其症见脘腹疼痛，呕恶下利，不思饮食，肢体倦怠，手足不温，舌苔白滑，脉沉细或沉迟等。常用干姜、吴茱萸等温中散寒药，与人参、白术等益气健脾药配伍组成。代表方如理中丸、小建中汤、吴茱萸汤。

❧ 理　中　丸 ❧

【提要】　理中丸由人参、白术、干姜、甘草组成。可温中祛寒、补气健脾。主治脾胃虚寒所导致的自利不渴，呕吐腹痛，不欲饮食，中寒霍乱，阳虚失血，胸痹，病后喜唾，小儿慢惊等。本方是治疗中焦脾胃虚寒证的基础方。

理中丸出自《伤寒论》。方中干姜温阳祛寒为君，大辛大热，扶阳抑阴；人参为臣，甘温益气，补气健脾；白术甘温苦燥，健脾燥湿为佐。配伍甘草，寓意有三：一则合人参、白术益气健脾；二则缓急止痛；三则调和药性，为佐使之用。历代医家多认为，理中丸所主核心病机，为中土脾胃虚寒。如费伯雄所言，"痼冷在内，遇寒而发，暴猝厥逆，其势尤重，此中寒门之寒病也"（《医方论》）。如武之望所言，"用此方者，当认虚寒二字为主"（《济阴纲目》）。

　　本方服法强调，"服汤后，如食顷，饮热粥一升许，微自温，勿揭衣被。桂枝汤之饮热粥，欲其助药力以外散；此饮热粥，欲其助药力以内温"（《伤寒论类方》）。

　　【方论】　心肺在膈上为阳，肾肝在膈下为阴，此上下藏也。脾胃应土，处在中州，在五脏曰孤藏，属三焦曰中焦，自三焦独治在中，一有不调，此圆专治，故名曰理中圆。人参味甘温，《内经》曰：脾欲缓，急食甘以缓之，缓中益脾，必以甘为主，是以人参为君。白术味甘温，《内经》曰：脾恶湿，甘胜湿，温中胜湿，必以甘为助，是以白术为臣。甘草味甘平，《内经》曰：五味所入，甘先入脾，脾不足者，以甘补之，补中助脾，必先甘剂，是以甘草为佐。干姜味辛热，喜温而恶寒者，胃也，胃寒则中焦不治，《内经》曰：寒淫所胜，平以辛热，散寒温胃，必先辛剂，是以干姜为使。脾胃居中，病则邪气上下左右，无病不至，故又有诸加减焉。若脐下筑者，肾气动也，去白术加桂，气壅而不泄，则筑然动，白术味甘补气，去白术则气易散；桂辛热，肾气动者，欲作奔豚也，必服辛味以散之，故加桂以散肾气，《经》曰：以辛入肾，能泄奔豚气故也。吐多者去白术，加生姜，气上逆者，则吐多，术甘而壅，非气逆者之所宜也。《千金方》曰：呕家多服生姜。此是呕家圣药，生姜辛散，是于吐多者加之。下多者，还用术，气泄而不收，则下多，术甘壅补，使正气收而不泄也，或曰湿胜则濡泄，术专除湿，是于下多者加之。悸者加茯苓，饮聚则悸，茯苓味甘，渗泄伏水，是所宜也。渴欲得水者加术，津液不足则渴，术甘以补津液。腹中痛者加人参，虚则痛，《本草》曰：补可去弱，即人参羊肉之属是也。寒多者加干姜，辛能散也。腹满者去白术，加附子，《内经》曰：甘者，令人中满，术甘壅补，于腹满家则去之；附子味辛热，气壅郁，腹为之满，以热胜寒，以辛散满，故加附子。《内经》曰：热者寒之，寒者热之，此之谓也。

——金·成无己《伤寒明理论·卷四》

　　理中丸（此方治霍乱，属虚寒者宜之），治转筋霍乱，上吐下利，心腹疼痛，及干霍乱，俗名绞肠沙，并真阴证，手足厥冷。嘉靖甲子年间，梁宋之地，人多患此，自脚心麻至膝，死者不计其数。时大方赵公出示此方，患者咸蒙其惠，因述以广其传。

——明·龚信《古今医鉴·卷五·霍乱》

　　理中丸，治脾胃虚寒，呕吐泄泻，饮食少思，肚腹膨胀（用此方者，当认虚寒二字为主）。

——明·武之望《济阴纲目·卷十三·霍乱·理中丸》

　　太阴自利不渴，寒多而呕，腹痛，鸭溏，霍乱，此太阴有真寒也，本方主之。

　　太阴者，脾也，自利渴者为热，不渴者为，脾喜温而恶寒，寒多故令呕。寒者，肃杀之气，故令腹痛。鸭溏者，后便如鸭之溏，亦是虚寒所致。霍乱者，邪在中焦，令人上吐下泻，手足挥霍而目瞭乱也。霍乱有阴、阳二证，此则由寒而致故耳。病因于寒，故用干姜之温。邪之所凑，其气必虚，故用人参、白术、甘草之补。

——明·吴崑《医方考·卷之一·伤寒门》

寒犯太阴，腹痛，吐泻，霍乱，寒多不饮水者，此方主之。

寒犯太阴脾脏，非止外感寒，径中太阴，凡吞寒饮冷皆是寒气塞于中宫，中、下二焦之阳不得宣发，则乖隔，而腹痛，而吐泻，而霍乱也。霍乱与吐泻有别，乃吐泻之久，亡其津液，手足抽掣而挥霍，眼目旋视而了乱也。寒者温之，故用干姜之辛热，邪之凑也，其气必虚，故用人参、白术、甘草之温补。

——明·吴崑《医方考·卷二·霍乱门》

（仲景）理中丸，即名人参理中汤。治太阴即病，自利不渴，阴寒腹痛，短气咳嗽，霍乱呕吐，饮食难化，胸膈噎塞；或疟疾瘴气瘟疫，中气虚损，久不能愈，或中虚生痰等证。

——明·张介宾《景岳全书·卷之五十八·古方八阵·热阵》

人参、甘草（炙）、白术、干姜（各三两）。上四味，捣筛为末，蜜和丸，如鸡子黄大，以沸汤数合，和一丸，研碎，温服之。日三四，夜二服，腹中未热，益至三四丸，然不及汤。汤法，以四物依两数，切，用水八升，煮取三升，去滓，温服一升，日三服。

成注引《内经》曰：脾欲缓，急食甘以缓之，用甘补之。人参、白术、甘草之甘，以缓脾气调中，寒淫所胜，平以辛热，干姜之辛，以温胃散寒。

琥按：上方本系仲景治霍乱呕吐泄利，寒多不饮水者。故《活人书》复云：四肢拘急，腹满下利，或转筋者，皆系真寒之象，而非暑邪实热比也。倘病患中气虚而不寒，或寒而不虚者，宜审用之。

加减法：若脐上筑者，肾气动也，去术，加桂四两；吐多者，去术，加生姜三两；下多者还用术，悸者，加茯苓二两；渴欲得水者，加术足前成四两半；腹中痛者，加人参，足前成四两半；寒者加干姜，足前成四两半；腹满者去术，加附子一枚。

——清·汪琥《中寒论辩证广注·卷下·理中丸方》

治伤寒太阴病，自利不渴，寒多而呕，腹痛粪溏，脉沉无力；或厥冷拘急，或结胸、吐蛔，及感寒霍乱。（太阴、脾经也。腹满而吐，食不下，自利腹痛，为太阴病。自利渴者为热，不渴者为寒，喜呕腹痛便溏，皆虚寒所致。寒彻于外，则手足厥冷拘急；寒凝于中，则结胸泄泻吐蛔。霍乱者，阴阳不和而挥霍撩乱，或吐或泻，亦有寒热二证，若阴寒所致者宜此汤。三阳传阴经而下利者为邪热利，阴寒直中阴经而下利者为寒利。外邪传里而腹痛者，其痛不常；阴寒在内而腹痛者，痛无休止，时欲作利。大腹属太阴，少腹属少阴，脐下属厥阴。亦有挟食积与痰者。三阳下利身热，太阴下利手足温，少阴、厥阴下利身冷，其大较也。下利，虽有表证，不可发汗，以下利为邪气内攻，走津液而胃虚也。）

白术（东壁土炒，二两），人参、干姜（炮），甘草（炙，一两），每服四钱。自利腹痛者，加木香；不痛利多者，倍白术；渴者倍白术（白术益气燥湿，故能生津）；蜷卧沉重，利不止，加附子（此兼少阴证）；腹满，去甘草（甘冷人满）；呕吐，去白术，加半夏、姜汁（白术甘壅，姜夏散逆）；脐下动气，去术，加桂（白术补气，桂泄奔豚）；悸，加茯苓（饮停则悸，茯苓利水宁心）；阴黄，加茵陈；寒结胸加枳实。本方等分，蜜丸，名理中丸。（仲景曰：大病瘥后喜唾，久不了，胃中有寒，宜理中丸温之。）

此足太阴药也。人参补气益脾，故为君；白术健脾燥湿，故以为臣；甘草和中补土，故以为佐；干姜温胃散寒，故以为使。以脾土居中，故曰理中。（王海藏曰：上吐下泻不止，当渴而反不渴，脉微细而弱者，理中汤主之。经又曰：伤寒下之，利不止，医以理中与之，利益甚。理中者，理中焦，此利在下焦，赤石脂禹余粮汤主之。复利不止者，当利其小便。宋徽宗食冰太过，病脾疾，国医不效。召杨介，进大理中丸。上曰：服之屡矣。介曰：疾因食冰，臣请以冰煎此药，是治受病之源也。果愈。）

本方三两，加附子一枚，名附子理中汤（亦可作丸，即四逆汤加参术），治中寒腹痛，身痛，四肢拘急。（渐伤曰伤，卒中曰中。有中脏、中腑、中经络皮肉筋脉之殊，治之当分微甚，微则不换金正气散加附子、附子五积散。甚者脐腹痛，四肢厥，附子理中汤、姜附汤。入肝加木瓜，入肺加桑白皮，入脾加术，入心加茯苓。）本方加枳实、茯苓，蜜丸，名枳实理中丸（崔行功），治寒实结胸欲绝，胸膈高起，手不可近，用大陷胸不瘥者。（崔曰：此是下后虚逆，气已不理，而毒复上攻，气毒相搏结于胸者，用此丸先理其气，次疗诸疾，用之如神。渴者加花粉，自汗者加牡蛎。）本方去甘草，加茯苓、川椒、乌梅，名理中安蛔丸（陶仲文），治胃寒吐蛔。（蛔得甘则动，故去甘草；得酸则止，得辛则伏，故加椒、梅。）本方加桂枝，倍甘草，名桂枝人参汤（仲景），治太阳表证不除，而数下之，协热而利，心下痞硬，表里不解者。（欲解表里之邪，全藉中气为敷布，故用理中以和里，而加桂枝以解表，不名理中而名桂枝者，到底先表之意也。大抵阳热为邪，则腹痛而咽干；阴寒为邪，则腹满而吐利。）本方加黄连、茯苓，名连理汤，治伤暑湿而作泻（若外感盛暑，内伤生冷者，非此不可）。本方加陈皮、茯苓，名补中汤：治泄泻，泻不已者加附子，恶食，食不化加砂仁。本方加当归、白芍、陈皮、厚朴、川芎，入姜煎，名温胃汤，治忧思郁结，脾肺气凝，胀满上冲，饮食不下。本方加黄芪、白芍、陈皮、藿香，名黄芪汤（海藏，亦出理中例法）。本方加青皮、陈皮，名治中汤，治前证腹满痞闷兼食积者。

——清·汪昂《医方集解·祛寒之剂》

理中者，理中焦之气，以交于阴阳也。上焦属阳，下焦属阴，而中焦则为阴阳相偶之处。仲景立论，中焦热，则主五苓以治太阳，中焦寒，则主理中治太阴。治阳用散，治阴用丸，皆不及于汤，恐汤性易输易化，无留恋之能，少致和之功耳。人参、甘草甘以和阴也，白术、干姜辛以和阳也。辛甘相辅以处中，则阴阳自然和顺矣。

——清·王子接《绛雪园古方选注·上卷·温剂·理中丸及汤》

理中丸（即人参汤四味作丸），治霍乱吐利，头痛身疼，发热恶寒。以夏月饮食寒冷，水谷未消，感冒风寒，皮毛外闭，宿食内阻，木气不舒，菀而克土，胃气壅遏，水谷莫容，胃逆则呕，脾陷则利。参、术、姜、甘，温补中气，所以拨上下之枢也。腹痛，加人参足前成四两。以阳衰气滞，土木逼迫，加人参补肝脾之阳，以清阴滞也。

——清·黄元御《长沙药解·卷一·人参》

理中丸，治霍乱吐利。若脐下筑者，肾气动也，去术，加桂四两，去术之滞，加桂枝益肝阳而伐肾阴也。吐多者，去术，加生姜三两，去术之壅，加生姜降逆而止呕吐也。腹满者，去术，加附子一枚，去术之闭，加附子开瘀浊而消胀满也。下多者，仍用术，以其固脱陷而止泄也。渴欲得水者，加术足前成四两半，以其生津液而去湿也。

——清·黄元御《长沙药解·卷一·白术》

理中丸与汤本属一方。汤法以四物根据两数切，用水八升，煮取三升，去渣，温服一升，日三服。急则用汤。若脐上筑者，肾气动也，去术加桂四两；即欲作奔豚，桂枝加桂之法。吐多者，去术加生姜三两；有干姜而复加生姜，知干姜不治呕也。下多者，还用术；术能止利。悸者，加茯苓二两；悸为心下有水，故用茯苓。渴欲饮水者，加术，足前成四两半；消饮生津。腹中痛者，加人参，足前成四两半；此痛因气不足之故。《别录》云：人参治心腹鼓痛。寒者，加干姜，足前成四两半；腹满者去术，加附子一枚，此腹满乃阳气不充之故。服汤后，如食顷，饮热粥一升许，微自温，勿揭衣被。桂枝汤之饮热粥，欲其助药力以外散；此饮热粥，欲其助药力以内温。

霍乱，头痛，发热，身疼痛。《论》中又云：呕吐而利，名曰霍乱。又云：头痛则身疼，恶寒吐利，名曰霍乱。合观之，则霍乱之症始备，盖亦伤寒之类。后人以暑月之吐利当之，而亦用理中，更造为大顺散者，皆无稽之论也。热多欲饮水者，五苓散主之；此热胜寒之霍乱。寒多不用水者，理中汤主之。此寒胜热之霍乱。

按：霍乱之症，皆由寒热之气不和，阴阳拒格，上下不通，水火不济之所致。五苓所以分其清浊；理中所以壮其阳气，皆中焦之治法也。

大病瘥后，喜唾，胃液不藏，兼有寒饮，久不了了，胃上有寒，当以丸药理之，当缓治之，宜理中丸。

——清·徐灵胎《伤寒论类方·卷三·理中汤类》

歌曰：吐利腹疼用理中，丸汤分两各三同。术姜参草刚柔济，服后还余啜粥功。

加减歌曰：脐上筑者白术忌，去术加桂四两治。吐多白术亦须除，再加生姜三两试。若还下多术仍留，输转之功君须记。悸者心下水气凌，茯苓二两堪为使。渴欲饮水术多加，共投四两五钱饵。腹中痛者加人参，四两半兮足前备。寒者方内加干姜，其数亦与加参类（足前成四两半）。腹满应将白术删，加附一枚无剩义。服如食顷热粥尝，戒勿贪凉衣被置。（徐灵胎云：桂枝汤之饮热粥，欲其助药力外散。此饮热粥，欲其助药力以内温。）

——清·陈修园《长沙方歌括·卷六·霍乱方》

寒有外感、有传经、有直中、有痼冷。外感之寒先病在表，后传入里，必发热而恶寒，此伤寒之寒病也；直中之寒，手足厥冷，并不发热；痼冷在内，遇寒而发，暴猝厥逆，其势尤重，此中寒门之寒病也。施治之法，伤寒一门，在表者宜辛散，传里者宜辛温。中寒一门，则每用辛热回阳急救之法。此伤寒、中寒治法之分也。理中汤，治伤寒太阴病，腹痛、便溏等症，亦通治中脘虚寒。惟云治结胸吐蛔，感寒霍乱，此两条则宜去人参、甘草，量加厚朴、砂仁等药为妥。

——清·费伯雄《医方论·卷三·祛寒之剂·理中丸》

❈ 小 建 中 汤 ❈

【提要】 小建中汤由饴糖、桂枝、白芍药、生姜、大枣、甘草组成。可温中补虚，和里缓急。主治中焦虚寒，肝脾不和证。症见腹中拘急疼痛，喜温喜按、心悸、面色无华，发热，口燥咽干等。本方既是温中补虚、缓急止痛之剂，又是调和阴阳、柔肝理脾之常用方。

小建中汤出自《伤寒论》。中焦不足，是本方主治证的核心病机。故用甘温质润之饴糖为君，温补中焦、缓急止痛；用桂枝之辛甘，既能外解伤寒，更兼温养脾土；生姜既能散外邪，更能温散脾寒；加之白芍酸甘，能够敛阴益营；炙甘草、大枣补脾益气，合桂枝，生姜辛甘化阳；共奏温中益气，散寒止痛之功。中焦脾土亏虚，必然会导致肝气来犯，表现出腹痛拘急等症。故诸多医家，如黄元御、黄庭镜、吕震名等认为，小建中汤所主腹痛，因其痛势较急，还多与肝木乘土相关。因此，黄元御指出小建中汤中姜、桂、芍药，能疏木而清相火；张卿子认为肉桂性能杀木，合芍药可以制肝（《张卿子伤寒论》）。由此可见，张仲景制方，既知其害，又知其变，又虑其所变，严密至极。

小建中汤临证应用时，注意"呕家"慎用。如"呕家不可用建中，为其甘也。则夫腹痛而兼呕者，又非建中所宜矣"（《医方考》）；"呕家，胃逆浊升，纳甘则转壅中府之气，建中以味甜，故呕家忌之"（《伤寒杂病论义疏》）。

【方论】　治腹中切痛。桂（削）、生姜（切，各三分）、甘草（炙，半两）、大枣（十二枚，擘）、白芍（一两半）、胶饴（二两）。上以水二升，煮取九合，去滓，内饴更上火微煮，令饴化。温服三合，日三服。尝有人患心腹病不可忍，累用良医治之皆不效。灸十余处亦不差，士人陈承善医，投一药遂定。问之，乃小建中汤也。此药偏治腹中虚寒，补血，尤主腹痛，常人见其药性温平，未必信之。

古人补虚只用此体面药，不须附子、硫黄。承用此药，治腹痛如神。然腹痛按之便痛，重按却不甚痛。此止是气痛，重按愈痛而坚者，当自有积也。气痛不可下，下之愈痛，此虚寒证也，此药尤相当。按《外台》：虚劳腹中痛，梦失精，四肢酸痛，手足烦热，咽干口燥，妇人少腹痛，宜服《仲景伤寒论》。

——宋·苏轼，沈括《苏沈良方·卷四》

小建中汤，治虚劳里急，腹痛失精，四肢酸疼，手足烦热，咽干口燥等证。

炙甘草、桂枝、生姜（各三两），大枣（十二枚），芍药（六两），胶饴（一升）。上六味，以水七升，煮取三升，去渣，纳胶饴，更上微火消解，温服一升，日三服。呕家不可用建中汤，以甜故也。

按：此即桂枝汤加胶饴也。今方俱改两为钱，而以阿胶代胶饴，殊失本方之妙矣。

——明·张介宾《景岳全书·卷之五十三·古方八阵·补阵》

伤寒二三日，悸而烦，小建中汤；阳脉涩，阴脉弦，腹中急痛，与小建中汤……二三日邪方盛，又未经汗下，见症不过悸而烦，不审何故，便行建中，疑必有脱文也。若阳脉涩而阴脉弦，腹中挛急而痛，灼然虚寒，建中温之当矣。脾居四脏之中，生育营卫，通行津液，一有不调则营卫失育，津液失行。此汤甘温。善为中州培养，有建立之义，故曰建中。脾欲缓急食甘以缓之，故以胶饴甘温为君，甘草甘平为臣，脉弦木旺，土之仇也；以桂与芍药制之为佐，益卫宜辛，补营宜甘，故以姜枣为使。

——明·李中梓《伤寒括要·卷下·太阳篇凡七十三方·小建中汤》

伤寒腹中急痛者，此方主之。

……故立建中汤。桂肉与桂枝不同，枝则味薄，故用之以解肌。肉则味浓，故用之以建里。

芍药之酸，收阴气而健脾。生姜之辛，散寒邪而辅正。《经》曰：脾欲缓，急食甘以缓之。故用甘草、大枣、胶饴，以缓急痛。又曰：呕家不可用建中，为其甘也。则夫腹痛而兼呕者，又非建中所宜矣。

——明·吴崑《医方考·卷一·伤寒门》

肝木太强，则脾土受制。脾阳不运，虚则寒生，阴气日凝，阳气日削，故见肠鸣、泄泻、腹痛等症。小建中汤之义，全在抑木扶土。当从吴氏之说，用肉桂而不用桂枝。肉桂温里，桂枝解表，用各有当也。且肉桂性能杀木，合芍药以制肝，又用姜、枣、甘草、饴糖之甘温以补脾，斯中州之阳气发舒，而阴寒尽退矣。

——明·吴崑《医方论·卷三·祛寒之剂·小建中汤》

建中者，建脾也。《内经》曰：脾欲缓，急食甘以缓之。胶饴、大枣、甘草之甘，以缓中也。辛，润也，散也。荣卫不足，润而散之。桂枝、生姜之辛，以行荣卫。酸，收也，泄也。正气虚弱，收而行之。芍药之酸，以收正气。

成氏云：或谓桂枝汤解表，而芍药数少，建中汤温里，而芍药数多，何也？皮肤为近，则制小其服，心腹为远，则制大其服，此所以为不同也……伤寒二三日，心中悸而烦者，小建中汤主之。伤寒二三日，邪气在表，未当传里之时，心中悸而烦，是非邪气搏所致。心悸者，气虚也，烦者，血虚也，以气血内虚，与小建中汤，先建其里。

——明·张卿子《张卿子伤寒论·卷三·辨太阳病脉证并治第六·小建中汤方》

白芍（六两），甘草、桂枝、生姜（各三两），大枣（十二枚），胶饴（一升），虚甚者加黄芪（一两半）。

上六味以水七升，煮取三升，去滓，内胶饴，更上微火消解，温服一升。《深师》治虚劳腹满、食少泄泻者，无胶饴，有人参二两，半夏一升。《必效方》治虚劳失精，加龙骨、白薇各一两。《古今录验》治虚劳里急，小腹急痛，气引胸胁，或心痛短气，以干姜代生姜，加当归。《经》云：肝生于左，肺藏于右，心位在上，肾处在下，脾居四脏之中，生育营卫，通行津液。食甘以缓之，故以饴糖为君，甘草为臣。桂枝辛热，散也润也。营卫不足，润而散之；芍药酸寒，收也泄也，津液不足，收而行之，故以芍桂为佐。生姜辛热，大枣甘温，胃者卫之源，脾者营之本，卫不足，益之必以辛，营不足，补之必以甘，甘辛相合，脾胃健而营卫通。

——清·尤在泾《金匮翼·卷三·虚劳统论》

伤寒里虚则悸，邪扰则烦，二三日悸而烦者，正虚不足，而邪欲入内也。是不可攻其邪，但与小建中汤，温养中气，中气立则邪自解。即不解，而攻取之法，亦可因而施矣。仲景御变之法如此，谁谓伤寒非全书哉？

——清·尤在泾《伤寒贯珠集·卷一 太阳病篇上·伤寒里虚法先补里二条》

肉桂、甘草、生姜、芍药、大枣、饴糖。腹中急痛，左脉涩，右脉弦，此方主之。邪气入里，与正相搏，则腹痛急甚。脉涩者血滞，弦者木克土也。故用芍药之酸，于土中泻木；肉桂之香，于脾中行血；脾急欲缓，饴糖、炙草之纯甘以缓之；中寒须温，生姜、大枣之辛甘以温之。曰建中者，脾居四脏之中，得此症必此汤，脾气始建。呕家虽腹痛不用，为其甘也。然只在饴糖一味耳。今人用是汤，绝不言及饴糖，未窥仲景之奥。

——清·黄庭镜《目经大成·卷三下·热阵·小建中汤》

是方也，即桂枝汤倍芍药加胶饴。名曰小建中，谓小小创建中气，以中虽已虚，表尚未和，不敢大补也。故以桂枝汤仍和营卫，倍芍药加胶饴调建中州，而不啜稀粥温服令汗。盖其意重在中虚，而不在伤寒之表也。中虚创建，营卫自和，津液可生，汗出乃解，烦悸可除矣。伤寒浮得脉涩，营卫不足也。沉得脉弦，木入土中也。营卫不足则表虚，木入土中则里急，表虚里急，故亦以此汤主治也。呕家不可用，谓凡病呕者不可用，恐甜助呕也。

——清·吴谦，等《医宗金鉴·删补名医方论·卷六》

《伤寒》小建中汤，胶饴（一升），芍药（六两），桂枝、甘草、生姜（各三两），大枣（十二枚）。治少阳伤寒，阳脉涩，阴脉弦（寸为阳，尺为阴），法当腹中急痛者。以甲乙二木，表里同气；甲木不降，则阳脉涩；乙木不升，则阴脉弦。甲木不降，必克戊土，法当痛见于胸胁；乙木不升，必克己土，法当痛见于腹胁。木气枯硬，是以其痛迫急。少阳胆从相火化气，厥阴肝以风木主令，肝胆合邪，风火郁生，中气被贼，势在迫急。胶饴、甘草补脾精而缓里急，姜、桂、芍药达木郁而清风火也。治少阳伤寒，心中悸而烦者。以病传少阳，相火郁隆，不可发汗，汗亡少阳之津，木枯土弱，必传阳明。五行之理，病则传其所胜也。胃气调和则病愈，胃土堙郁而不和，其心中必生烦悸。盖少阳甲木，化气于相火，而下交癸水者，戊土培之也。汗泻中脘之阳，土弱胃逆，不能降蛰相火；相火飞腾，升炎于上，心液消烁，故生郁烦。胆胃上壅，阻碍厥阴升降之路，是以动悸。以枯木而贼弱土，燥热郁生，伤耗胃脘之精液，则中宫败矣。胶饴、甘草、大枣补脾而生胃液，姜、桂、芍药疏木而清相火也。（小建中证，即炙甘草证之轻者，烦悸不已，必至经脉结代。）《金匮》治虚劳里急腹痛，悸衄，梦而失精，四肢酸痛，手足烦热，咽干口燥者。以中气衰弱，凝郁莫运，甲木不降，累及厥阴，升路郁阻，而生动悸，相火刑金，收令不行，而生吐衄。肺津消烁，则咽干口燥。乙木不升，生气莫遂，贼伤己土，则腹痛里急。木郁风动，疏泄不藏，则梦而失精。手之三阳，足之三阴，陷而不升，则手足烦热而肢节疼痛。胶饴、甘、枣补土养精而缓里急，姜、桂、芍药，疏木达郁而清风也。

——清·黄元御《长沙药解·卷一·胶饴》

虚劳里急，悸，衄，腹中痛，梦失精，四肢酸疼，手足烦热，咽干口燥，小建中汤主之。里急者，乙木郁陷，迫急而不和也。木性喜达，郁而欲发，生气不遂，冲突击撞，是以腹痛。肝主筋，诸筋皆聚于节，生气失政，筋节不畅，故四肢酸疼。胆气上逆，胸肋壅塞，肝脉上行，升路郁阻，风木振摇，故心下悸动。子半阳生，木气萌蘖，而生意郁陷，不能上达，则欲动而梦交接，益以风木疏泄，是以精遗。风燥亡津，肺府枯槁，故咽干口燥。风木善泄，肺金失敛，故血衄鼻窍。手之三阳，足之三阴，陷而不升，故手足烦热。（手之三阳不升，则阳中之阳，陷于阴中；足之三阴不升，则阴中之阳，陷于阴中，故手足烦热。此以中气虚败，风木下陷，而相火上逆也。小建中汤，胶饴、甘、枣，补脾精而缓里急，姜、桂、芍药，达木郁而清风火也。）

——清·黄元御《金匮悬解·卷七·内伤》

桂枝汤原方,加胶饴一升。上六味,以水七升,煮取三升,去滓,纳饴,更上微火消解,温服一升,日三服。呕家不可用建中汤,以甜故也。

伤寒,阳脉涩,阴脉弦,中宫之阳气虚,则木来乘土,故阳涩而阴弦也。法当腹中急痛,先与小建中汤。胶饴大甘,以助中宫。不差者,与小柴胡汤主之。治太阴不愈,变而治少阳,所以疏土中之木也,以脉弦故用此法。

伤寒二三日,心中悸而烦者,小建中汤主之。悸而烦,其为虚烦可知,故用建中汤,以补心脾之气,盖栀子汤治有热之虚烦,此治无热之虚烦也。

——清·徐灵胎《伤寒论类方·卷一》

此桂枝汤倍芍药而加胶饴也。本太阳表药,一转移而即变为安太阴之制,神化极矣。伤寒二三日,心中悸而烦者,中土虚馁,都城震恐。桂枝汤本主和营复阳,而但倍芍药加胶饴,奠安中土,故曰建中。甘能满中,仍与桂枝汤同,故重申其禁曰:呕家不可用建中汤,以甜故也。

伤寒阳脉涩,阴脉弦,腹中急痛者,先与小建中汤。盖阳脉涩,则中土已虚;阴脉弦,则木来贼土之象;腹中急痛,是脾阳下陷。此时若用小柴胡制木,其如中土先已虚馁何?夫中土虚馁,非甘不补,土受木克,非酸不安,必先以小建中汤扶植中土。土气既实,若不差,再以小柴胡疏土中之木。用药自有先后,非先以小建中姑为尝试也。

——清·吕震名《伤寒寻源·下集》

虚劳里急诸不足者,五脏阴精阳气俱不足也。故用姜桂辛温以生阳,用芍饴酸甘以生阴,大枣甘草纯甘以补中,使中宫建立,则阳气化而上行,阴气化而下降。细按此方,乃建胃滋脾,以阳生阴之法,归脾汤从此方重浊处套出,补中汤从此方轻清处套出。

——清·唐容川《血证论·卷七·小建中汤》

《大论》曰:伤寒二三日,心中悸而烦者,小建中汤主之。又曰:伤寒,阳脉涩,阴脉弦,法当腹中急痛,先与小建中汤。《要略》曰:虚劳,里急,悸,衄,腹中痛,梦失精,四肢酸疼,手足烦热,咽干,口燥,小建中汤主之。似未言有寒气上自胸中下迫腹中之证,惟吾师以本汤治此寒气下迫之证,而兼腹痛者,其效如神。

——民国·曹颖甫《经方实验录·中卷》

此正示料度腑脏之法。曰:伤寒,阳脉涩,阴脉弦,法当腹中急痛者,伤寒为本病之名,腹痛为兼见之证。腹中急痛,病因不一。阳脉谓浮,阴脉谓沉。今浮举涩而沉按弦者,涩为血痹,弦为气郁,沉部分经以候五脏之气,故平阳涩阴弦之脉,而后知腹痛之为肝乘脾也(胆邪乘胃则呕,脉当浮而弦也)。先与小建中汤,桂枝法加芍药、饴糖是也。

桂枝加芍药,平肝以疏血气之壅(小柴胡法,腹痛亦加芍药);佐胶饴滋脾液以缓中,得汤腹痛应止;而不差者,必阴弦已解,而脉转浮弦。此脏病出腑,宜易小柴胡法,和少阳以转阳枢自愈。此明腑脏表里之义,有脏病必次第还府而后解者,治当因势利导,法可类推。今但示一例云尔(非以方尝试,不愈,更与他方也),如服一剂,病证犹在,阳涩阴弦之脉不解,故当复作本汤服之。序例已有明训,未可以病重辄易法也。呕家,胃逆浊升,纳甘则转壅中府之气;建中以味甜,故呕家忌之。

——民国·刘世祯《伤寒杂病论义疏·卷七上·小建中汤方述义》

吴茱萸汤

【提要】　吴茱萸汤由吴茱萸、人参、生姜、大枣组成。可温中补虚，降逆止呕。主治肝胃虚寒，浊阴上逆证。症见食后泛泛欲呕，或呕吐酸水，或干呕，或吐清涎冷沫，胸满脘痛，巅顶头痛，畏寒肢凉，甚则伴手足逆冷，大便泄泻，烦躁不宁，舌淡苔白滑，脉沉弦或迟。本方是治疗肝胃虚寒，浊阴上逆的常用方。

吴茱萸汤出自《伤寒论》。方中以吴茱萸味辛苦而性热，既能温胃暖肝祛寒，又能和胃降逆止呕，当为君药；生姜温胃散寒，降逆止呕，为臣药；人参益气健脾，为佐药；大枣甘平，合人参益脾气，为使药。对于吴茱萸汤的作用，汪琥认为吴茱萸汤为厥阴病干呕吐涎沫头痛正治之方，但亦可用于胃中虚寒的治疗（《伤寒论辨证广注》）；而张璐则指出"此脾脏阴盛逆胃，与夫肝肾焦之寒上逆于中焦而致者，即用以治之"（《张氏医通》）。所以，临床上使用本方时，需辨清有无下焦寒证。

【方论】　上焦主内，胃为之市。食谷欲呕者，胃不受也，与吴茱萸汤以温胃气。得汤反剧者，上焦不纳也，以治上焦法治之……《内经》曰：寒淫于内，治以甘热，佐以辛苦。吴茱萸、生姜之辛以温胃，人参、大枣之甘以缓脾。

——金·成无己《注解伤寒论·卷五·辨阳明病脉证并治法》

干呕，吐涎沫，头痛者，厥阴之寒气上攻也。吐利，手足厥冷者，寒气内甚也；烦躁欲死者，阳气内争也。食谷欲呕者，胃寒不受食也。此以三者之证，共用此方者，以吴茱萸能下三阴之逆气为君；生姜能散气为臣；人参、大枣之甘缓，能和调诸气者也，故用之为佐使，以安其中也。

——明·许宏《金镜内台方议·卷八·吴茱萸汤·汤议》

阳明，胃也，为仓廪之官，主纳水谷。有寒，故令食谷欲呕，吴茱萸汤温之宜矣。若得汤反剧，便非胃中寒，乃是上焦火，宜用凉剂，而吴茱萸非宜矣。少阴犯真寒者，足少阴肾脏中寒，与传来阳证不同也。肾间阴寒盛，则上格乎阳而为吐。《经》曰：肾主二便，故肾寒则大便不禁而为利。手足得阳而温，受气于内者也。内有阴寒，故令手足厥逆而冷。烦躁者，阴盛格阳；阳气内争，故令阳烦而阴躁，斯其为证亦危矣，故欲死。厥阴者，肝也，寒气内格，故干呕吐沫。厥阴与督脉会于巅，故头痛。吴茱萸辛热而味厚，《经》曰：味为阴，味厚为阴中之阴。故走下焦而温少阴、厥阴。佐以生姜，散其寒也。佐以人参、大枣，补中虚也。

——明·吴崑《医方考·卷一·伤寒门》

茱萸辛温，散寒下气，人参甘温，固气安中，大枣益胃，生姜止呕。四物者，所以为阳明安谷之主治也。

——明·方有执《伤寒论条辨·卷四·辨阳明病脉证并治》

仲景救阳诸法，于少阴四逆汤，必用姜、附；通脉四逆汤，加干姜分两，其附子生用；附子汤，又加生附至二枚。所以然者，或壮微阳使外达，或招飞阳使内返，或如断鳌之极，以镇元阳之根柢。此在少阳真阳命蒂，故以回阳为亟也。至其治厥阳，则易以吴茱萸，而并去前汤诸药，独用人参、姜、枣有故。盖人身厥阴肝木，虽为两阴交尽，而九地一阳之真气，实起其中，此谓生阳。此之真气大虚，则三阴浊气直逼中上，不惟本经诸症悉具，将阳明之健运失职，以至少阴之真阳浮露，且吐利厥逆，烦躁欲死，食谷欲呕，种种丛生矣。吴茱萸得东方震气，辛苦大热，能达木郁，又燥气入肝，为能直入厥阴，招其垂绝不升之生阳以达上焦，故必用以为君；而又虑无真元气以为之合，则一阳不徒升也。于是去药之燥、渗、酸、泻与偏阳亢气者，择人参之清和而大任之，以固元和阳为之辅，取姜、枣和胃而行四末。斯则震、坤合德，木、火、土同气，以成一阳之妙用；而足三阴之间，皆成生生之气矣。诸症有不退者乎？盖仲景之法，于少阴重固元阴，于厥阴则重护生气。学者当深思而得之矣。

——清·罗美《古今名医方论·卷三·吴茱萸汤》

吴萸气味俱厚，为阳中之阴；气辛，故性好上，味厚，故又善降；其臭臊，故专入肝，而脾胃则旁及者也。寇氏言其下逆气最速；东垣云浊阴不降，厥气上逆胀满，非吴茱萸不为功。然则，仲景立吴茱萸汤，本以治厥阴病，乃于阳明之食呕而用之何哉？盖脾胃既虚，则阳退而阴寒独盛，与辛热之气相宜，况土虚则木必乘，乘则不下泄，必上逆，自然之理也。然后，知未得谷前已具上逆之势，况谷入而望其安胃耶？此非味厚能降者不能治之也。故以人参补胃，而姜、枣益脾散滞，不与奠土者有殊功欤。故左金丸兼川连去肝家之火，用之神效，绝不以辛热为嫌；黄连炒吴茱萸，治寒利色白者，亦随手而验，更不以下滞为虑。彼取其降，此取其辛，故有器使之道，学者是不可以不知也。

——清·周扬俊《伤寒论三注·卷四》

吴茱萸汤之义，其略已见于阳明病食谷欲呕，及少阴病手足厥冷二条之中矣。然两条之证系借用，不若此条厥阴病干呕、吐涎沫、头痛，为正治之方也。吴茱萸色绿，得震、坤之气，性辛烈而味苦厚，入足厥阴风木之脏，善治痰涎上攻头痛；兼能温中，下逆冷气，止呕吐，故用之为君，以散泄阴寒之气，能补五脏诸虚不足者也，故用之为臣，以补中气，敛涎沫；生姜辛温，为呕家圣药，故用之为佐使，以大枣大能和茱萸之毒，合人参之甘，配生姜之辛，而能发散寒邪，补益中州，奠安胃气。盖头痛虽由厥阴经阴寒之气上攻，实系胃中虚寒之极所致，得温得补，则寒气散而呕吐止，头痛亦除矣。

——清·汪琥《伤寒论辩证广注·卷十·辨厥阴病脉证病并治法·吴茱萸汤方》

《伤寒论》用是方，治食谷欲呕之阳明证，以中焦有寒也。茱萸治内寒，降逆气；人参补中益阳，大枣缓脾，生姜发胃气，且散逆止呕。逆气降，胃之阳行，则胸满消矣。此脾脏阴盛逆胃，与夫肝肾下焦之寒上逆于中焦而致者，即用以治之，故干呕吐涎沫头痛，亦不出是方也。

——清·张璐《张氏医通·卷四·诸呕逆门·反胃》

吴茱萸辛苦大热，禀东方之气色，入通于肝，肝温则木得遂其生矣；苦以温肾，则水不寒；辛以散邪，则土不忧。佐人参固元气，而安神明，助姜、枣调营卫，以补四末。此拨乱反正之剂，与麻黄、附子之拨帜先登，附子、真武之固守社稷者，鼎足而立也。若命门火衰，不能腐熟水谷，故食谷欲呕。若干呕、吐涎沫而头痛，是脾胃虚寒，阴寒上乘阳位也。用此方鼓动先天之少火，而后天之土自生；培植下焦之真阳，而上焦之寒自散；开少阴之关，而三阴得位者，此方是钦？

——清·柯琴《伤寒来苏集·伤寒附翼·卷下·少阴方总论》

吴茱萸辛烈善降，得姜之温通，用以破除阴气有余矣。又恐辛燥太过，耗气劫阴，故用人参、大枣之甘缓以济之，又能补土扶阳，使浊阴不得上干清道，治法更为周到。

——清·费伯雄《医方论·卷三·驱寒之剂·吴茱萸汤》

吴茱萸汤之实用，乃肝胃同治之剂也。至于此证烦躁欲死，非必肝邪盛极，实因寒邪阻塞，而心肾不交也。盖人心肾之气，果分毫不交，其人即危不旋踵，至于烦躁欲死其心肾几分毫不交矣。夫心肾之所以相交者，实赖脾胃之气上下通行，是以少阴他方中皆用干姜，而吴茱萸汤中则重用生姜至六两，取其温通之性，能升能降，以开脾胃凝滞之寒邪，使脾胃之气上下通行，则心肾自能随脾胃气化之升降而息息相通矣。

——民国·张锡纯《医学衷中参西录·伤寒论篇·第四卷·少阴病吴茱萸汤证》

❧ 暖 肝 煎 ❧

【提要】 暖肝煎由肉桂、小茴香、当归、枸杞、乌药、沉香、茯苓、生姜组成。可温补肝肾、行气止痛。主治肝肾不足，寒滞肝脉证。症见睾丸冷痛，或小腹疼痛，疝气痛，畏寒喜暖，舌淡苔白，脉沉迟等。本方为治疗肝肾不足，寒凝气滞证的常用方。

暖肝煎出自《景岳全书》。方中肉桂、小茴香二药配伍，温肾暖肝，温经散寒，共为君药；当归辛甘性温，养血补肝；枸杞子味甘性平，补肝益肾，二药均补肝肾不足之本；乌药、沉香温通理气，以去阴寒冷痛之标，共为臣药；茯苓甘淡，渗湿健脾；生姜辛温，散寒和胃，皆为佐药。凡肝寒气滞，证候偏在下焦者，均可用此加减。

【方论】 疝之暴痛或痛甚者，必以气逆，宜先用荔香散。气实多滞者，宜《宝鉴》川楝散，或天台乌药散。非有实邪而寒盛者，宜暖肝煎主之。寒疝最能作痛，多因触冒寒邪或犯生冷所致。凡喜暖畏寒，脉沉细，鼻尖手足多冷，大小便无热之类皆是也。寒微者，宜荔香散、暖肝煎、肾气丸、神应散、丁香楝实丸之类主之。寒甚者，宜《医林》四神丸、百一选方、十补丸、胡芦巴丸、沉香桂附丸之类主之。一法以五积散加盐炒吴茱萸、小茴香（各一钱），姜（五片），葱白（五寸），同煎，空心热服，大治气痛不可忍。

——明·张介宾《景岳全书·卷之三十三·杂证谟·疝气》

此治阴寒疝气之方。疝属肝病，而阴寒为虚。故用当归、枸杞以补真阴之虚，茯苓以泄经腑之滞，肉桂补火以镇浊阴，乌药利气以疏邪逆，小茴、沉香为疝家本药，生姜为引，辛以散之。如寒甚者，吴萸、附子、干姜亦可加入。

——清·徐镛《医学举要·卷五 古今方补注》

本方以温肝为主，兼有行气、散寒、利湿作用，主治小腹疼痛和等证。它的组成，以当归、枸杞温补肝脏；肉桂、茴香温经散寒；乌药、沉香温通理气，茯苓利湿通阳。凡肝寒气滞，证状偏在下焦者，均可用此加减。

——秦伯未《谦斋医学讲稿·痛证的治疗·腹痛》

大建中汤

【提要】　大建中汤由花椒、干姜、人参、饴糖组成。可温中补虚、降逆止痛。主治中阳衰弱，阴寒内盛之脘腹剧痛，症见心胸中大寒，拘急作痛，呕而不能食，舌质淡，苔白滑，脉沉伏而迟。

大建中汤出自《金匮要略》。方中花椒、干姜合用，温中降逆止痛，共为君药；人参甘温，补虚健脾为臣药。正如费伯雄所言，"非人参不能大补心脾之阳，非姜椒不能大祛阴寒之气"（《医方论》），故名为大建中；饴糖甘以缓急止痛，温以益脾建中，亦可佐制花椒、干姜、人参之燥性，为佐使之用。关于大建中汤主治证的病机，历代医家皆认为属中焦虚寒。

大建中汤的煎服方法，陈修园提到"服后一炊顷饮粥者，亦温养中焦之气以行药力也"（《金匮方歌括》）。

【方论】　（阳受气于胸中，阳虚则阴邪得以中之，阴寒之气逆而上冲，横格于中焦，故见高起痛呕不可触近之证。心为阳，寒为阴，寒乘于心，冷热相激故痛；寒乘于脾，脾冷弱不消水谷，心脾为子母之脏，为邪所乘，故痛而呕，复不能饮食也。）

蜀椒（二合）、干姜（四两）、人参（二两），煎去渣，内饴糖一升，微煎，温服。此足太阴、阳明药也。蜀椒辛热，入肺散寒，入脾暖胃，入肾命补火；干姜辛热，通心助阳，逐冷散逆；人参甘温，大补脾肺之气；饴糖甘能补土，缓可和中。盖人之一身，以中气为主，用辛辣甘热之药温健其中脏，以大祛下焦之阴而复其上焦之阳也。（昂按：俗云诸痛无补法。此证至于不可触近，痛亦甚矣。仲景乃用人参、饴糖大补之药，将以仲景为信欤？抑以后人为然欤？）

——清·汪昂《医方集解·祛寒之剂·大建中汤》

心腹寒痛，呕不能食者，阴寒气盛，而中土无权也。上冲皮起，出见有头足，上下痛而不可触近者，阴凝成象，腹中虫物乘之而动也。是宜大建中脏之阳，以胜上逆之阴。故以蜀椒、干姜温胃下虫，人参、饴糖，安中益气也。

——清·尤在泾《金匮要略心典·卷中·腹满寒疝宿食病脉证治》

蜀椒（二合）、干姜（四两）、人参（二两），煎去滓，纳饴糖一升，微煎温服。蜀椒辛热，入肺散寒，入脾暖胃，入肾命补火。干姜辛热，通心助阳，逐冷散逆。人参甘温，大补脾肺之气。饴糖甘能补土，缓可和中。盖人以中气为主，用辛辣甘热之药，大建其中脏之阳，以祛其逆上之浊阴也。

——清·吴仪洛《成方切用·卷六下·大建中汤》

治心胸中大寒痛，呕不能饮食，腹中满，上冲皮起，出见有头足，上下痛而不可触近者，此汤主之。蜀椒（二合，炒去汗）、干姜（四两）、人参（二两）。受业林礼丰按：胸为阳气出入之位。师云：心胸中大寒者，胸中之阳不宣，阴寒之气从下而上也。痛者，阴寒结聚也。呕者，阴寒犯胃也。不能食腹中满者，阴寒犯脾也。上冲皮起出见有头足者，阴寒横逆于中也。上下痛而不可触近者，是寒从下上，彻上彻下，充满于胸腹之间，无分界限，阳气几乎绝灭矣。扼要以图，其权在于奠安中土。中焦之阳四布，上下可以交泰无虞，故主以大建中汤。方中重用干姜温中土之寒，人参、饴糖建中焦之气，佐以椒性纯阳下达，镇阴邪之逆，助干姜以振中土之阳。服后一炊顷饮粥者，亦温养中焦之气以行药力也。

　　　　　　　　　　　　——清·陈修园《金匮方歌括·卷三·腹满寒疝宿食方·大建中汤》

　　蜀椒（二合）、干姜（四两）、人参（二两），煎去滓，纳饴糖一升，微煎温服。非人参不能大补心脾，非姜椒不能大祛寒气，故曰大建中。又有饴糖之甘缓，以杀姜椒之辛燥。非圣于医者，不辨有此。

　　　　　　　　　　　　——清·费伯雄《医方论·卷三·祛寒之剂·大建中汤》

　　方中姜、参、饴糖，建立中气，而椒性下行者，温起下焦之阳，以胜上弥之阴也。

　　　　　　　　　　——清·陈修园《金匮要略浅注·卷四·腹满寒疝宿食病脉证治第十》

　　治心胸中大寒痛，呕不能饮食，腹中满，上冲皮起，出见有头足，上下痛而不可触近者。蜀椒（二合，炒去汗）、干姜（四两）、人参（二两），水四升，煮取二升，去滓，纳胶饴一升，微火煎取一升半，分温两服。如一炊顷，可饮粥二升。温覆之。大建中汤建中阳（大建中脏之阳，以胜上逆之阴），蜀椒干姜（温中散寒）参饴糖（建立中气）。心胸大寒痛呕吐，不能饮食腹满膨（阴寒气盛，中土无权），上冲皮起有头足（阴凝成象），痛不可近此能攘。（前附子粳米证，尚未至于不能食，胃气未伤，故只用甘、枣、粳米和胃气，半夏、附子止呕痛。此证痛呕而至于不能食，脾胃大虚，故用人参、饴糖建立中气，蜀椒、干姜温中散寒。其证大段相同，而此重于彼耳。）

　　　　　　　　　　——清·王旭高《退思集类方歌注·理中汤类·大建中汤》

　　大建中汤参与姜，蜀椒煎好入饴糖；胸中寒气冲皮起，呕吐频仍痛莫当。大建中汤：蜀椒（炒二合）、干姜（四两）、人参（二两），煎，去滓，纳饴糖一升，微煎，温服。

　　治心胸中大寒痛，呕不能饮食，腹中寒气，上冲皮起，出见有头足，上下痛而不可触近者。夫阳受气于胸中，胸中之阳不足，则阴寒得以乘之，为痛为呕，所由来也。然寒为无形之邪，必赖有形之物，或痰、或血、或食、或虫以为依附，否则虽满痛而决不拒按，以至手不可近也。但痰、血、虫、食，均有见证可察，如此证之上冲皮起、出见有头足之形，可见非痰、非血、非食，其为虫痛也无疑。而蛔动入膈者，皆因脏寒而来，故治法必先温建其中脏，而后蛔可安，寒可除。用人参、饴糖补中；以干姜之辛热，守而不走，以复其阳；更用蜀椒之大辛大热，上至肺而下至肾，逐寒暖胃，散积杀虫，自然虫去正安，法之尽善者也。

　　　　　　　　　　　——清·张秉成《成方便读·卷之二·祛寒之剂·大建中汤》

当归建中汤

　　【提要】　当归建中汤由当归、饴糖、桂枝、白芍药、生姜、大枣、甘草组成。可温补气血、缓急止痛。主治血滞身疼及劳伤虚羸腹痛等病证，如产后虚羸不足，腹中隐痛不已，症见呼吸少气，中腹隐痛或小腹拘急连腰背，或时自汗出，或不思饮食。

　　当归建中汤出自《千金翼方》。方中当归、饴糖甘温合用，温补气血，缓急止痛，共为君药；桂枝辛甘温、白芍药酸甘，辛甘化阳、酸甘化阴，共为臣药；生姜、大枣补益脾胃气血之本，为佐药；甘草调和诸药，同时补益脾胃后天之本，为使药。

对于该方的使用，陈修园指出"产后一月日得服四五剂为善，谓宜急于此调之，庶无后时之叹"（《金匮要略浅注》），认为产后使用本方，应坚持久服多服。

【方论】　徐忠可云：产后虚羸不足，先因阴虚，后并阳虚，补阴则寒凝，补阳则气壅，后天以中气为主，故治法亦出于建中；但加当归，即偏于内，故曰内补当归建中汤。谓腹中刺痛不止，血少也；吸吸少气，阳弱也。故用桂枝、生姜、当归之辛温，以行其营卫之气；甘草、白芍以养其脾阴之血；而以饴糖、大枣峻补中气，则元气自复，而羸者丰，痛者止也。然桂枝于阴阳内外，无所不通，尤妙得当归善入阴分，治带下之疾，故又主少腹急，摩痛引腰背不能饮食者。盖带下病去，而中气自强也。曰产后一月，日得服四五剂为善，谓宜急于此调之，庶无后时之叹。然药味和平，可以治疾，可以调补，故又曰令人强壮宜。其云：大虚加饴糖，以极虚无可支撑，惟大甘专以补脾，脾为五脏六腑之母，止此一条，可以得其生路也。其去血过多，崩伤内衄，加干地黄、阿胶，以其所伤原偏于阳，故特多加阴药，非产后必宜用地黄阿胶也。

——清·陈修园《金匮要略浅注·卷九·妇人产后病脉证治》

治产后诸虚不足，腹中痛引腰背，少腹拘急者，小建中汤原方加当归三两。

——清·王旭高《退思集类方歌注·桂枝汤类·当归建中汤》

7.2　回阳救逆剂

凡具有回阳救逆作用，治疗阳气衰微，阴寒内盛，甚或阴盛格阳、戴阳的危重病证的方剂，为回阳救逆剂。此证症见四肢厥逆，精神萎靡，恶寒蜷卧，甚或冷汗淋漓，脉微欲绝等。常用附子、干姜等温热药物为主组方，或配人参等益气固脱之品。代表方如四逆汤、附子汤。

❧　四　逆　汤　❧

【提要】　四逆汤由附子、干姜、甘草组成。可回阳救逆。主治心肾阳衰之寒厥证。症见四肢厥逆，冷汗自出，四肢厥逆，下利清谷，脉微欲绝等。

四逆汤出自《伤寒论》。方中附子辛甘大热，走而不守，能温肾壮阳以祛寒救逆，并能通行十二经，振奋一身之阳，生用则逐阴回阳之功更捷，为君药；臣以辛热之干姜，温中散寒，助阳通脉，与附子相须为用，相得益彰，温里回阳之力大增；甘草之用有三：一则补中益气，使全方温补结合；二则佐制附子、干姜之峻烈之性，使其破阴回阳而无暴散之虞；三则调和药性，兼佐使之用。对于该方的配伍，历代医家有不同看法，吴仪洛、钱潢等认为却阴扶阳必以甘为主，甘草甘和而性缓，可缓阴气之上逆，故当以甘草为君；但亦指出暖肌温经必凭大热，故当以附子为使。吴仪洛还指出，"必冷服者，寒盛于中，热饮则格拒不纳，经所谓热因寒用"（《成方切用》）。四逆汤证为阴寒内盛所致，故同气相求，附子、干姜大辛大温之品当应冷服，以防格拒。

【方论】 又曰：四逆汤者，四肢逆而不温也。四肢者，诸阳之本也。阳气不足，阴寒加之，阳气不相顺接，致手足不温而成四逆。此汤伸发阳气，却散阴寒，温经暖肌，故以四逆名之。甘草味甘平，《内经》曰：寒淫于内，治以甘热。却阴扶阳必以甘为主，是以甘草为君。干姜味辛热。《内经》曰：寒淫所胜，平以辛热。逐寒正气必先辛热，是以干姜为臣。附子味辛大热。《内经》曰：辛以润之。开发腠理使津液得通也。暖肌温经必凭大热，是以附子为使。此奇制之大剂也。四逆属少阴。少阴者，肾也。肾肝位远，非大剂则不能达。《内经》曰：远而奇偶，制大其服。此之谓也。

—— 明·朱橚《普济方·卷一百二十二·伤寒方药》

四逆汤者，所以治四肢厥逆而名之也。《素问·阳明脉解》云："四肢者，诸阳之本也，阳盛则四肢实。"即《阴阳应象论》之"清阳实四肢"也。《灵枢·终始》篇云："阳受气于四末，阴受气于五脏。"盖以谷入于胃，气之清者为营，行于脉中。浊者降于下焦，为命门真阳之所蒸腾，其气直达皮肤而为卫气，先充满于四末，然后还而温肌肉，密腠理，行于阴阳各二十五度，故四肢为诸阳之本。此以真阳虚衰，阴邪肆逆，阳气不充于四肢，阴阳不相顺接，故手足厥冷而为厥逆咽中干也。若重发其汗，更加烧针取汗，则孤阳将绝矣。仲景急以温经复阳为治，故立四逆汤。其以甘草为君者，以甘草甘和而性缓，可缓阴气之上逆。干姜温中，可以救胃阳而温脾土，即所谓四肢皆禀气于胃而不得至经，必因于脾，乃得禀焉，此所以脾主四肢也。附子辛热，直走下焦，大补命门之真阳，故能治下焦逆上之寒邪，助清阳之升发而腾达于四肢，则阳回气暖而四肢无厥逆之患矣，是以名之曰四逆汤也。

——清·钱潢《伤寒溯源集·卷四·证象阳旦·四逆汤方》

以生附、干姜大辛大热之品，而总托于守中之甘草。正所以温胃阳而续其残照也。文见《伤寒论》厥阴篇。但在伤寒，是言厥阴寒逆之气，中凌胃阳，故主此温胃之外，而尤以味辛者胜木邪也。入此，是言辛甘而温。

——清·高学山《高注金匮要略·呕吐哕下利病脉证治》

寒淫于内，治以甘热。故以姜附大热之剂，伸发阳气，表散寒邪（附子生用，亦能发表）。甘草亦补中散寒之品，又以缓姜附之僭上也（甘草为君，干姜为臣，附子为使）。必冷服者，寒盛于中，热饮则格拒不纳，经所谓热因寒用。又曰：治寒以热，凉而行之是也（此制奇之大剂也。肝肾道远，非大剂不能达。仲景云：伤寒医下之，续得下利清谷，腹满身痛者，急当救里，宜四逆汤）。

——清·吴仪洛《成方切用·卷六下·四逆汤》

四逆汤为四肢厥逆而设。仲景立此方，以治伤寒之少阴症。若太阴之腹痛下利、完谷不化，厥阴之恶寒不汗、四肢厥冷者亦宜之。盖阴惨之气深入于里，真阳几几欲绝，非此纯阳之品，不足以破阴气而发阳光。又恐姜附之性过于燥烈，反伤上焦，故倍用甘草以缓之。

——清·费伯雄《医方论·卷三·祛寒之剂·四逆汤》

◆ 附 子 汤 ◆

【提要】 附子汤由附子、白芍药、人参、白术、茯苓组成。可回阳救逆、温经散寒。主治阳虚寒湿凝滞之身痛，及妇人宫冷之腹痛、胎胀证；或治疗少阴病，得之一二日，口中和，其背恶寒者；少阴病，身体痛，手足寒，骨节痛，脉沉者。

附子汤出自《伤寒论》。方中重用生附子两枚，温补少阴之阳气以回阳救逆；佐白术健脾燥湿以培太阴之土；白芍益阴柔肝以收厥阴之阖；茯苓渗湿以利少阴之水。人参佐生附子，下可鼓动肾阳，上可温补心阳，如此少阴之病方可痊愈。吴仪洛指出，附子汤乃真武汤去生姜，加人参二两化裁而成。张璐将真武汤与附子汤做对比，指出真武汤用熟附子佐生姜，辛温行散，祛除经络中之水饮；附子汤用生附子佐人参，温补阳气，振奋已虚之真阳；且该方附子、白术用量皆倍于真武汤，主治亦有区别。

【方论】 少阴客热，则口燥舌干而渴。口中和者，不苦不燥，是无热也。背为阳，背恶寒者，阳气弱，阴气胜也。《经》曰：无热恶寒者，发于阴也。灸之，助阳消阴；与附子汤，温经散寒。辛以散之，附子之辛以散寒；甘以缓之，茯苓、人参、白术之甘以补阳；酸以收之，芍药之酸以扶阴。所以然者，偏阴偏阳则为病，火欲实，水当平之，不欲偏胜也。

————金·成无己《注解伤寒论·卷六·辨少阴病脉证并治法第十一·附子汤》

或问：附子汤与真武汤，只互换一味，何真武汤主行水收阴，附子汤主回阳峻补耶？盖真武汤内生姜佐熟附，不过取辛热之势，以走散经中之水饮。附子汤中人参助生附，纯用其温补之力，以恢复涣散之真阳。且附子汤中附术皆倍于真武，其分两亦自不同，所以主治迥异，岂可比例而观乎。

————清·张璐《伤寒缵论·正方·附子汤》

附子汤，少阴固本御邪之剂，功在倍用生附，力肩少阴之重任，故以名方。其佐以太、厥之药者，扶少阴之阳而不调太、厥之开阖，则少阴之枢纽终不得和，故用白术以培太阴之开，白芍以收厥阴之阖，茯苓以利少阴之枢纽。独是少阴之邪，其出者从阴内注于骨，苟非生附，焉能直入少阴注于骨间，散寒救阳尤必人参佐生附，方能下鼓水中之元阳，上资君火之热化，全赖元阳一起，而少阴之病霍然矣。

————清·王子接《绛雪园古方选注·上卷·温剂·附子汤》

真武汤去生姜，加人参二两，名附子汤（仲景），治少阴病，身体痛，手足寒，骨节痛，脉沉者。（肾主骨，寒淫则痛。此一身骨节尽痛，乃阳虚阴盛而生内寒所致，非外感也。若以外感之痛治之，则杀人矣。故用参、附助阳，而胜肾寒。加芍药敛阴，以为阳之附也。）

————清·吴仪洛《成方切用·卷六下·祛寒门·四逆汤》

真武汤中用熟附，茯苓术芍生姜互。崇土扶阳泄水邪，少阴水逆阳虚故。（按：肾之真阳盛，则水皆内附，而与肾气同其蛰藏。惟肾之阳虚不能制水，则水得泛滥而为病。苓、术、芍、姜，皆为脾胃药，崇土以镇伏肾水，附子以挽回阳气。方名"真武"，盖取固肾为义。）腹痛、呕利、四肢沉（皆脾胃病，盖水反侮土故也），悸眩（水气凌心），瞤惕（阳气欲亡）兼能顾。（按：真武主治，在于崇土扶阳，以泄水邪，故不但里镇少阴水泛，兼可外御太阳亡阳。）又治虚寒附子汤（此治虚寒证之主方），其方大段同真武。（附子汤药品，与真武汤大段相同，惟附子生熟分两各异；其补阳镇阴之分歧，只在参、姜一味之转旋。于此等处，大宜著眼。）但以人参易去姜，温散之功转温补。（真武汤用姜而不用参，是温散以逐水气。附子汤去姜而用参，是温补以壮元阳。）

——清·王旭高《退思集类方歌注·四逆汤类·附子汤》

7.3　温经散寒剂

凡具有温经散寒作用，治疗寒凝经脉证的方剂，为温经散寒剂。寒凝经脉证，多由阳气虚弱，营血不足，寒邪入侵，经行不畅所致。临床多表现为手足厥寒，或肢体疼痛，或发阴疽等。常用桂枝、细辛等温经散寒药，与当归、白芍药、熟地黄等补养营血药配伍组成。代表方如当归四逆汤、阳和汤。

当归四逆汤

【提要】　当归四逆汤由当归、桂枝、白芍药、细辛、通草、大枣、甘草组成。可温经散寒，养血通脉。主治血虚寒厥证。症见手足厥寒，或腰腿、肩臂疼痛，口不渴，舌淡苔白，脉沉细或细而欲绝。本方为治疗血虚寒厥证的常用方。

当归四逆汤出自《伤寒论》。方中当归养血活血，桂枝温经散寒、温通血脉，二药共为君药；细辛温经散寒，助桂枝温通血脉，白芍养血和营，助当归补益营血，共为臣药；通草通经脉，大枣、甘草，益气健脾养血共为佐药。全方共奏温经散寒，养血通脉之功效。清代医家钱潢对本方用药提出异议，认为"手足厥寒"乃阳衰之征，理当配伍回阳救逆之干姜、附子，且方中芍药敛阴，通草渗利，不利于改善手足厥寒，故谓当归四逆汤系四逆汤加当归而成。此言听似有理，但细绎本方功效主治，此四逆和彼四逆尚有区别，不可混淆。

【方论】　阴血内虚，则不能荣于脉；阳气外虚，则不能温于四末，故手足厥寒，脉细欲绝也。故用当归为君，以补血。以芍药为臣，辅之而养营气。以桂枝、细辛之辛，以散寒温气为佐。以大枣、甘草之甘为使，而益其中，补其不足。以通草之淡，而通行其脉道与厥也。

——明·许宏《金镜内台方议·卷之七·当归四逆汤》

寒与逆同，本阳气内陷也。细则为虚，阴血不足也。当归、芍药养血而收阴；通草、细辛行脉而通闭，桂枝辛甘助阳而固表，甘草、大枣健脾以补胃。夫心主血，当归补其心，而芍药以收之；肝纳血，甘草缓其肝，而细辛以润之；脾统血，大枣益其脾，而甘草以和之；然血随气行，桂枝卫阳，气固则血和也。

——明·方有执《伤寒论条辨·第五卷·辨厥阴病脉证并治》

此言脉细欲绝，主阴阳血气皆虚而不同于上文之促滑也。手足厥寒者，阴阳虚也；脉细欲绝者，阳气虚而阴血并竭也，故主当归四逆汤。桂枝、细辛助君火之神气以养阳，当归、芍药资中焦之血气以养阴,大枣、甘草益其中土,通草通其脉络,阴阳血气通调,而脉体自和,寒厥可愈。

　　　　　　——清·张志聪《伤寒论集注·卷四·辨厥阴病脉证篇·当归四逆汤》

　　此条之手足厥寒,即四逆也,故当用四逆汤。而脉细欲绝,乃阳衰而血脉伏也,故加当归,是以名之曰当归四逆汤也。不谓方名虽曰四逆,而方中并无姜附,不知何以挽回阳气?即有桂枝,亦不过解散卫邪之药耳。李东垣所谓气薄则发泄,桂枝上行而发表,岂能如干姜之温中散寒耶?细辛虽能温少阴之经,亦岂能如附子之补真阳而入命门乎?且芍药不过敛阴,通草无非渗利,又焉能治手足厥寒、脉细欲绝哉?

　　　　　——清·钱潢《伤寒溯源集·卷之十·厥阴证治第二十一·厥阴寒证·当归四逆汤方》

　　手足厥寒,脉微欲绝者,阳之虚也,宜四逆辈。脉细欲绝者,血虚不能温于四末,并不能荣于脉中也。夫脉为血之府,而阳为阴之先,故欲续其脉,必益其血;欲益其血,必温其经。方用当归、芍药之润以滋之,甘草、大枣之甘以养之,桂枝、细辛之温以行之;而尤藉通草之入经通脉,以续其绝而止其厥。

　　　　　　——清·尤在泾《伤寒贯珠集·卷八·厥阴诸法·厥阴温法十条·当归四逆汤方》

　　当归四逆不用姜、附者,阴血虚微,恐重劫其阴也。且四逆虽寒,而不至于冷,亦惟有调和厥阴,温经复营而已。故用酸甘以缓中,则营气得至太阴而脉生;辛甘以温表,则卫气得行而四末温。不失辛甘发散之理,仍寓治肝四法,如桂枝之辛以温肝阳,细辛之辛以通肝阴,当归之辛以补肝,甘枣之甘以缓肝,白芍之酸以泻肝,复以通草利阴阳之气,开厥阴之络。

　　　　　　　　——清·王子接《绛雪园古方选注·上卷·和剂·当归四逆汤》

　　厥阴为藏血之经,故当归四逆汤以和荣为主,加桂枝、细辛以和卫,荣卫和则厥自解矣。虽有寒而不加姜附者,恐燥烈太过,劫阴耗血也。

　　　　　　　　　——清·费伯雄《医方论·卷三·祛寒之剂·当归四逆汤》

　　论曰:手足厥寒,脉细欲绝者,当归四逆汤主之。此证比诸四逆略轻,所以改用当归者,在一细字上勘出。诸四逆皆脉微,无言细者。微、细虽皆亡阳脉,而微为无气,细为无血,其指不同。本论云:下之后复发汗,脉微细。以微自汗来,亡阳;细自下来,亡阴。以彼例此,细为血虚显然。《金匮》云:血虚而厥,厥而必冒。是厥固有生于血虚者,故必以当归温经,芍药治痹,而后血利;细辛开之,通草穿之,而后血流;其用桂枝者,取其散表寒也。方意如是。

　　　　　　　　　　　　——清·莫枚士《研经言·卷三·当归四逆汤证解》

🔸 黄芪桂枝五物汤 🔸

　　【提要】　黄芪桂枝五物汤由黄芪、桂枝、白芍药、生姜、大枣组成。可益气温经,和血通痹。主治血痹,症见肌肤麻木不仁,脉微涩而紧者。临床亦可用于中风之后,因气滞血瘀而出现半身不遂,或肢体不用,或半身汗出,气短乏力等症状者。

　　黄芪桂枝五物汤出自《金匮要略》。方中黄芪甘温益气,桂枝温经通脉,共为君药;白芍药、大枣养血和营为臣；生姜辛散温中为佐。此方温补、通经、散邪并用，使固表不留邪，散邪不伤正。《金匮要略》论述黄芪桂枝五物汤所治"阴阳俱微"，尤在泾认为此指人迎脉、趺阳脉、太溪脉。王旭高认为，此血痹得之于外邪内侵入血分，欲祛血中风邪，必先宣通阳气，并指出"不用甘草者，欲诸药周卫于身，不欲留顿于中也"（《退思集类方歌注》）。

【方论】　阴阳俱微，该人迎、趺阳、太溪为言。寸口关上微，尺中小紧，即阳不足而阴为痹之象。不仁者，肌体顽痹，痛痒不觉，如风痹状，而实非风也。黄芪桂枝五物汤，和荣之滞，助卫之行，亦针引阳气之意。以脉阴阳俱微，故不可针而可药。《经》所谓"阴阳形气俱不足者，勿刺以针而调以甘药也"。

——清·尤在泾《金匮要略心典·卷上·血痹虚劳病脉证并治》

阴阳，寸口人迎也，总是大概皆涩微，此独去涩字，以微脉为主尔。尺中小紧，谓细寻之，有小紧者，此病邪直入之形。正如"明堂篇"测病法，所谓下锐下向也。然此由全体风湿血相搏，痹其阳气，使之不仁。故以桂枝壮气行阳，芍药和阴，姜枣以和上焦营卫，协力驱风，则病原拔，而所入微邪，亦为强弩之末矣。此即桂枝汤去草加芪也。立法之意，重在引阳，故嫌甘草之缓小，若黄芪之强有力耳。（此方即以代针也。）

——清·徐彬《金匮要略论注·卷六·大建中汤》

芪桂五物汤治血痹，黄芪芍药桂姜枣。脉微细紧是阳虚，卧出风吹病之旨。（《素问·五脏生成》篇曰："卧出而风吹之，血凝于肤者为痹。"状若风痹身不仁，风痹则走注疼痛，血痹则不痛，而但不仁为异，所谓"营气虚则不仁"也。）因其脉细宜煎此。祛寒固表和营卫，阳气宣通痹自已。（旭高按：此方以桂枝汤加重生姜，佐桂枝领黄芪行阳通痹，既以祛风，且以固表，庶几血中之风出，而血中之阳气不与之俱去。不用甘草者，欲诸药周卫于身，不欲留顿于中也。然《金匮·血痹虚劳篇》又别出一条云："宜针引阳气，令脉和紧去则愈。"盖血中之邪，始以阳气伤而得入，终必得阳气通而后出；而痹之为证，血既以风入而痹于外，阳亦以血痹而止于中，故必针引阳气，令脉和紧去乃愈，以是知血分受痹，必以宣通阳气为首务矣。此五物汤和营之滞，助卫之行，亦针引阳气之意。以脉阴阳俱微，故不可针而可药，经所谓"阴阳形气俱不足者，勿刺以针，而调以甘药"也。）

——清·王旭高《退思集类方歌注·桂枝汤类·黄芪桂枝五物汤》

8

补 益 剂

凡以补益药为主组成，具有补益人体气血、阴阳等作用，治疗各种虚证的方剂，统称补益剂。本类方剂是根据"虚者补之""损者益之"以及"形不足者，温之以气；精不足者，补之以味"的理论立法，属于"八法"中的"补法"。

人体虚损不足诸证，成因甚多，但总属先天不足，或后天失调（包括饮食劳倦、情志内伤、病后失调等）所致的五脏虚损；而五脏虚损，又不外乎气血、阴阳，故虚证有气虚、血虚、气血两虚，阴虚、阳虚、阴阳两虚等区别。所以，补益剂则相应分为补气、补血、气血双补、补阴、补阳、阴阳并补六类。

补益气血、阴阳虽各有不同，但不能截然分开。须从整体出发，既要有所侧重，又要统筹兼顾。

气虚补气，血虚补血，二者虽各有重点，但气血相依，补气与补血常配合使用。《脾胃论》："血不自生，须得生阳气之药，血自旺矣。"《温病条辨》："血虚者，补其气而血自生。"因此，血虚者补血时，宜加入补气之品，以助生化，或着重补气以生血；如大失血而致血虚者，尤当补气以固脱，使气旺则血生。对于气虚，一般以补气药为主，虽可少佐补血药，但过之则阴柔碍胃。至于气血两虚者，则宜气血双补。

补阴补阳亦是如此。阴阳互根，孤阴不生，独阳不长。《类经》卷十四中说："善补阳者，必于阴中求阳，则阳得阴助而生化无穷；善补阴者，必于阳中求阴，则阴得阳升而泉源不竭。"因此，阳虚补阳，常佐以补阴之品，使阳有所附，并可藉阴药滋润之性以制阳药之温燥，使补阳而不伤津；阴虚补阴，常佐以补阳之品，使阴有所化，并可藉阳药温运之力以制阴药之凝滞，使滋阴而不碍气。若阴阳两虚，自应阴阳并补。

应用补益剂，应注意以下事项：一是要辨清虚证的实质和具体病位，即首先分清气血阴阳究竟哪方面不足，再结合脏腑相互资生关系，予以补益。二是注意虚实真假。《景岳全书》："至虚之病，反见盛势；大实之病，反有羸状。"前者是指真虚假实，若误用攻伐之剂，则虚者更虚；后者是指真实假虚，若误用补益之剂，则实者更实。三是要注意脾胃功能。补益药易于壅中滞气，如脾胃功能较差，可适当加入理气醒脾之品，以资运化，使之补而不滞。四是注意煎服法，补益药宜慢火久煎，务使药力尽出；服药时间，以空腹或饭前为佳，若急证则不受此限。

8.1 补 气 剂

凡以补气为主要作用，治疗气虚证的方剂，称为补气剂。气虚证，症见肢体倦怠乏力，少气懒言，语音低微，动则气促，面色萎白，食少便溏，舌淡苔白，脉虚弱；或虚热自汗，或脱肛，或子宫脱垂等。以常用补气药，如人参、党参、黄芪、白术、甘草等为主组成方剂。若兼湿阻者，常配利水渗湿药，如茯苓、薏苡仁等；若兼气滞者，配伍行气药，如木香、陈皮等；若气虚下陷、内脏下垂者，佐以升提药，如升麻、柴胡等。代表方如四君子汤、参苓白术散、补中益气汤、生脉散、玉屏风散、完带汤等。

四 君 子 汤

【提要】　四君子汤由人参、茯苓、白术、甘草组成。可益气健脾。主治脾胃气虚证。症见饮食减少、大便溏薄、四肢乏力、面色萎白、气短、语声低微；舌淡苔白，脉虚弱。本方为治疗脾胃气虚证的基础方，后世补脾益气方剂多从此方衍化而来。

四君子汤出自《太平惠民和剂局方》。方中人参甘温，大补元气，为君药；白术苦温，补气健脾燥湿为臣药；茯苓甘淡，渗湿泻热为佐药；甘草甘平，和中益土为使药。四药配伍，共奏益气健脾之功。吴鞠通指出："白术、炙甘草，脾经守药也；甘草纯甘，不兼他味，守中之守药也；白术兼苦而能渗湿，守中之通药也；人参、茯苓，胃中通药也；人参苦少甘多，通中之守药也；茯苓淡渗而能达下，通中之通药也"（《医医病书》）。说明四君子汤并非全补之剂，实为补泄兼施、以通为补之妙方。对于此方的命名，乃言此四味药皆为甘温之品，扶助中宫，展布津液，不偏不倚，纯粹无疵，故有君子之称。

【方论】　是方治气分之圣药也。用人参补元气，白术健脾胃，甘草和中，茯苓淡渗，引参下行，补下焦元气。气乃无形之气，属乎阳，乃君子之象焉，故名四君子汤。

——明·龚信《古今医鉴·卷七·补益》

面色萎白，言语轻微，四肢无力，脉来虚弱者，此方主之。夫面色萎白，则望之而知其气虚矣。言语轻微，则闻之而知其气虚矣。四肢无力，则问之而知其气虚矣。脉来虚弱，则切之而知其气虚矣。如是则宜补气。是方也，人参甘温质润，能补五脏之元气。白术甘温健脾，能补五脏之母气。茯苓甘温而洁，能致五脏之清气。甘草甘温而平，能调五脏愆和之气。四药皆甘温，甘得中之味，温得中之气，犹之不偏不倚之君子也，故曰四君子。

——明·吴崑《医方考·卷之三·气门》

气虚者，补之以甘，参、术、苓、草，甘温益胃，有健运之功，具冲和之德，故为君子。若合之二陈，则补中微有消导之意，宜乎功用之多也。至于加减，不可枚举。盖人之一身，以胃气为本，胃气旺则五脏受荫，胃气伤则百病从生。故凡病久不愈，诸药不效者，惟有益胃、补肾两途。故用四君子随证加减，无论寒热补泻，先培中土，使药引津气四达，则周身之机运流通，水谷之精微敷布，何患其药之不效哉？是知四君、六君，为司命之本也。

——清·张璐《伤寒绪论·卷下·杂方·四君子汤》

此手足太阴、足阳明药也。人参甘温，大补元气，为君；白术苦温，燥脾补气，为臣；茯苓甘淡，渗湿泻热，为佐；甘草甘平，和中益土，为使也。气足脾运，饮食倍进，则余脏受荫，而色泽身强矣……以其皆中和之品，故君子也。

——清·汪昂《医方集解·补养之剂第一·四君子汤》

四君子乃胃家气分之专药，胃气虚而用之，功效立见，即血虚用四物，亦必兼此。故八珍之主治，不独气血两虚也，即血虚者，亦须兼用。但补气则偏于四君，补血则偏于四物，若纯用血药，不得阳生之力，阴无由以化也。方中白术，若治脾胃虚衰，大便不实，或呕恶不食，合用炒焦，方有健运之力。如肺胃虚燥，咳嗽失血，须用陈米饭上蒸过十余次者，则转浊为清，转燥为润，是以异功散、八珍汤及归脾、逍遥等方内，并宜蒸者，即阴虚干咳，咳吐白血，总无妨碍，更加白蜜拌蒸，犹为合宜。其于轻重炮制之间，全在用者之活法权变，举此可以类推三隅矣。

——清·张璐《张氏医通·卷十六·四君子汤》

治一切阳虚气弱，脾衰肺损，面色枯白，饮食少思，四肢无力，体瘦面黄，皮聚毛落，脉来细软。人参、白术（土炒）、茯苓（各二钱）、甘草（一钱，炙），姜、枣，水煎服。

脾者，万物之母也；肺者，气之母也。脾胃一虚，肺气先绝。脾不健运，故饮食减少，则营卫无所滋养；脾主肌肉，故体瘦面黄。肺主皮毛，故皮聚毛落。脾肺皆虚，故脉来细软也。是方以人参补五脏之元气，白术补五脏之母气，茯苓致五脏之清气，甘草调五脏之乖气。四药皆甘温，甘得中之味，温得中之气，犹之不偏不倚之君子也。展布德泽，以行春之令，《经》曰：气主煦之。

——清·冯兆张《冯氏锦囊秘录·杂症大小合参·卷十一·方脉痨瘵合参》

汤以君子名，功专健脾和胃，以受水谷之精气，而输布于四脏，一如君子有成人之德也。入太阴、阳明二经，然其主治在脾，故药品分量皆用偶数。白术健脾阳，复人参保脾阴；炙草和胃阴，复茯苓通胃阳，大枣悦脾，生姜通胃，理运阴阳，刚柔相济，诚为生化良方。

——清·王子接《绛雪园古方选注·中卷·内科·四君子汤》

目色枯瘁，声息低微，开视无力，脉来濡小，此方主之。

万动以气为主，血其配也。气治则生，气凝则病，气乱则危，气绝则死。夫人目见上症，但气虚耳。虚不难知：目色枯瘁望而知，声息低微闻而知，开视无力、脉来濡小问与切而知。如是亟宜补气。上方人参清而润，能补五脏元气；白术辛而温，能补五脏母气；茯苓淡洁，渗留中之浊气；甘草甘平，和乖戾之客气。四药虽庸，而调停得中，犹不偏不易之君子也，故曰四君子。

诗曰：从来国老乐清平，白术参苓备养生，简遍药笼无此物，爕调端不近人情。

——清·黄庭镜《目经大成·卷之三上·补阵·四君子汤一》

胃气为生人之本，参、术、苓、草从容和缓，补中宫土气，达于上下四旁，而五脏六腑皆以受气，故一切虚证皆以此方为主。若加陈皮，则有行滞、进食之效；再加半夏，即有除痰、宽胀之功；再加木香、砂仁，则行气之药多于补守，凡肿满痰饮结聚等症无不速除，此犹人所易知也。而为数方之主，则功在人参。人皆曰：人参补气补阳，温药藉之以尽其力量。而余则曰：人参补阴养液，燥药得之，则臻于和平。故理中汤中姜、术二味，气胜于味以扶阳；参、草二味，味胜于气以和阴。此汤以干姜易茯苓，去其辛而取其淡，亦阴阳兼调之和剂也。

——清·陈修园《时方歌括·卷上·补可扶弱·四君子汤》

举世用四君子汤，而不知其所以然之故，余借此一方，以开后学悟古方之妙法门，又开加减去取之法门。盖凡古方，甚当如是体验也。四君为补气而设。按肺主气，补气必补肺矣。然不从肺着想，而从脾胃着想者何也？虚则补其母也，补土生金，即所以补气也。白术、炙甘草，脾经守药也。甘草纯甘，不兼他味，守中之守药也。白术兼苦而能渗湿，守中之通药也。人参、茯苓，胃中通药也。人参苦少甘多，通中之守药也。茯苓淡渗而能达下，通中之通药也。知此，欲单用通则去术、草，单用守则去参、苓，单用通中通则单用茯苓，单用守中守则单用甘草，当兼用通守者，则兼用之。能合能分，能加能减，能轻能重，能暂能久，用药之能事毕矣。补土必兼渗湿者，土最受湿而反恶湿也。色白黄之药，多兼走肺胃也。盖肺之脏象属金，化气属土也；胃之脏象属土，化气属金也。

——清·吴鞠通《医医病书·五十八·四君子汤论》

人参，白术（土炒），茯苓（二钱），甘草（一钱），姜三片，枣二枚，煎。本方加陈皮，名异功散，再加半夏，名橘半六君子汤，本方加木香、藿香、干葛，名七味白术散；本方除人参加白芍，名三白汤；本方合四物，名八珍汤；又加黄芪、肉桂，名十全大补汤。

四君子汤中正和平，为补方中之金科玉律。至加减有法者，如异功散之理气，橘半六君之去痰，香砂六君之温胃，加竹沥、姜汁之治半身不遂，七味白术散之去热治泻，均极妥善。

三白汤治内伤尚可，若谓治外感亦为奇方，则吾不信也。至于合四物为八珍，增黄芪、肉桂为十全大补，用各有当，皆不可磨灭之良方也。

——清·费伯雄《医方论·卷一·补养之剂·四君子汤》

人参大补肺、脾元气为君，白术补脾燥湿为臣，以脾喜温燥，土旺即可以生金，故肺脾两虚者，尤当以补脾为急。脾为后天之源，四脏皆赖其荫庇，不独肺也。而又佐以茯苓，渗肺脾之湿浊下行，然后参、术之功益彰其效。此亦犹六味丸补泻兼行之意，然必施之以甘草，而能两协其平。引以姜、枣，大和营卫，各呈其妙，是以谓之君子也。

——清·张秉成《成方便读·卷之一·补养之剂·四君子汤》

此为补气之主方，补气必从脾胃着手，故以参苓术草为主。人参滋胃，白术健脾，茯苓渗湿以扶脾，甘草和中以养胃，四物均甘温之品，扶助中宫，展布津液，不偏不倚，纯粹无疵，故有君子之称。盖人身以脾胃为本。脾胃强则消化多而五脏受泽，脾胃弱则消化少而百病丛生，故凡病之久虚不愈，诸药不效者，惟有用此汤随证加减，增养中土，使消化之机能健全，水谷之精微敷布，则体气自然强壮。

——民国·谢观《中国医学大辞典》

参苓白术散

【提要】 参苓白术散由人参、白术、茯苓、山药、莲子、白扁豆、薏苡仁、砂仁、桔梗、甘草组成。可益气健脾，渗湿止泻。主治脾虚湿盛证。症见食少纳差，胸脘痞闷，或吐或泻，面色萎黄，形瘦乏力，舌淡苔白腻，脉虚缓。本方药性平和，温而不燥，是治疗脾虚湿盛的常用方。

参苓白术散出自《太平惠民和剂局方》。方中人参、白术、茯苓益气健脾渗湿为君；山药、薏苡仁、白扁豆、莲子等皆为健脾益气之品，合四君以助健脾之功，兼有甘淡渗湿之用，共为臣药；砂仁醒脾和胃，行气化湿；桔梗宣肺利气，通调水道，又能载药上行，培土生金。程杏轩云："参苓白术散中，药味皆滞而不活动，得陈皮、砂仁，则诸药皆活动而不滞"（《医述》），甘草健脾和中，调和诸药，共为佐使。本方的基础方为四君子汤，足见脾胃气虚是该方主治病机的关键，故历代医家多围绕"脾胃虚弱"所致"吐泄、不思饮食"，甚则"咳嗽"等基本点展开论述。吴崑、汪昂、冯兆张、黄庭镜等皆认为桔梗有舟楫之用，能够载药上行，更能与渗泄之品升降并施。

【方论】 脾胃虚弱，不思饮食者，此方主之。脾胃者，土也。土为万物之母，诸脏腑百骸受气于脾胃而后能强，若脾胃一亏，则众体皆无以受气，日见羸弱矣。故治杂证者，宜以脾胃为主。然脾胃喜甘而恶苦，喜香恶秽，喜燥而恶湿，喜利而恶滞。是方也，人参、扁豆、甘草，味之甘者也。白术、茯苓、山药、莲肉、薏苡仁，甘而微燥者也。砂仁辛香而燥，可以开胃醒脾，桔梗甘而微苦，甘则性缓，故为诸药之舟楫，苦则喜降，则能通天气于地道矣。

——明·吴崑《医方考·卷之四·脾胃门》

此足太阴、阳明药也。治脾胃者，补其虚，除其湿，行其滞，调其气而已。人参、白术、茯苓、甘草、山药、薏仁、扁豆、莲肉皆补脾之药也，然茯苓、山药、薏仁理脾而兼能渗湿；砂仁、陈皮调气行滞之品也，然合参、术、苓、草，暖胃而又能补中（陈皮、砂仁，入补药则补）；桔梗苦甘入肺，能载诸药上浮，又能通天气于地道（肺和则天气下降），使气得升降而益和，且以保肺防燥药之上僭也。

——清·汪昂《医方集解·补养之剂·参苓白术散》

脾胃属土，土为万物之母，东垣曰：脾胃虚则百病生，调理中州，其首务也。脾悦甘，故用人参、甘草、苡仁；土喜燥，故用白术、茯苓；脾喜香，故用砂仁；心生脾，故用莲肉益心，土恶火，故用山药治肾；桔梗入肺，能升能降。所以通天气于地道，而无否塞之忧也。

——清·冯兆张《冯氏锦囊秘录·杂症大小合参·卷五·参苓白术散》

脾胃衰弱，或吐或泄，饮食不化，此方主之。

脾胃，百骸之慈父母也。尔衰我弱，则失其运化之职，遇寒则吐，遇湿则泄，再饮食不消，众脏无从禀气，自然虚羸日甚，诸病丛生。是方参、苓、莲、豆、山药、甘草，补脾之品也，且兼能除湿，砂仁、橘皮、白术、薏苡和胃之品也，并可以行滞。再有桔梗通天气于上，枣汤全地气于中，则疾去益速，而运化之职复其位矣。

——清·黄庭镜《目经大成·卷之三上·补阵·参苓白术散》

脾胃两虚，不能健运胜湿，而输纳无权，故食少体倦，吐泻不止焉。人参扶元补胃，白术燥湿健脾，山药补脾益阴，莲肉清心醒脾，扁豆健脾和胃气，米仁健脾渗湿热，炙草缓中，桔梗清肺，茯苓渗湿以和脾胃也。为散米饮煎服，使湿化气调，则脾胃壮盛而体强食进，何吐泻之不止哉？此健脾强胃之剂，为土虚不能胜湿吐泻之专方。

——清·徐灵胎《医略六书·卷之十九·杂病证治·脾胃·参苓白术散》

参苓白术散中，药味皆滞而不活动，得陈皮、砂仁，则诸药皆活动而不滞。服大补药后，调理莫过于参苓白术散；服大热药后，调理莫过于八珍汤。（周慎斋）

——清·程杏轩《医述·卷十六·方药备考·方论》

补中益气汤

【提要】　补中益气汤由人参、白术、黄芪、当归、升麻、柴胡、陈皮、甘草组成。可补中益气，升阳举陷。主治脾虚气陷或气虚发热证。症见饮食减少，少气懒言，大便稀薄，脱肛，子宫下垂；或身热，自汗，渴喜热饮，气短乏力，舌淡，脉虚大无力等。本方是补气升阳，甘温除热的代表方。

补中益气汤出自《内外伤辨惑论》。方中重用黄芪补中益气，升阳固表，为君药；配伍人参、炙甘草、白术补气健脾为臣药；与黄芪合用，以增强补中益气之效。血为气之母，气虚日久，营血亦亏，故用当归养血和血，协同人参、黄芪以补气养血，陈皮理气和胃，使诸药补而不滞，共为佐药；以少量升麻、柴胡升阳举陷，协助君药升提下陷之中气，共为佐使。炙甘草调和诸药，亦为使药。诸药合用，使气虚得补，气陷得升，而诸症自愈；气虚发热者，亦可甘温益气而除之。

对于本方的临床应用，应注意"当归滑肠，便溏则勿用"（《不知医必要》）；"此方以升提中气为主。如果中气下陷者，最为合度。若气高而喘，则非升柴所宜，学者不可误用也"（《医方絜度》）。

【方论】　夫脾胃虚者，因饮食劳倦，心火亢甚，而乘其土位，其次肺气受邪，须用黄芪最多，人参、甘草次之。脾胃一虚，肺气先绝，故用黄芪以益皮毛而闭腠理，不令自汗，损其元气上喘气短，人参以补之。心火乘脾，须炙甘草之甘以泻火热，而补脾胃中元气；若脾胃急痛并太虚，腹中急缩者，宜多用之。《经》云：急者缓之。白术苦甘温，除胃中热，利腰脐间血。胃中清气在下，必加升麻、柴胡以引之，引黄芪、甘草甘温之气味上升，能补卫气之散解，而实其表也，又缓带脉之缩急。二味苦平，味之薄者，阴中之阳，引清气上升也。气乱于胸中，为清浊相干，用去白陈皮以理之，又能助阳气上升，以散滞气，助诸甘辛为用。口干嗌干加干葛。脾胃气虚，不能升浮，为阴火伤其生发之气，荣血大亏，荣气不营，阴火炽盛，是血中伏火日渐煎熬，血气日减，心包与心主血，血减则心无所养，致使心乱而烦，病名曰悗。悗者，心惑而烦闷不安也，故加辛甘微温之剂生阳气，阳生则阴长。或曰：甘温何能生血？仲景之法，血虚以人参补之，阳旺则能生阴血，更以当归和之。少加黄柏以救肾水，能泻阴中之伏火。如烦犹不止，少加生地黄补肾水，水旺而心火自降。

——金·李东垣《内外伤辨惑论·卷中·饮食劳倦论·立方本旨》

　　补中益气汤，治中气不足，饮食劳倦，清气下陷，以致脾胃虚弱，发热头痛，四肢倦怠，心烦肌瘦，日渐羸弱。此药能升元气，退虚热，补脾胃，生气血。

　　黄芪（去芦）二钱，人参、甘草（炙）各钱半，陈皮、白术、当归（各一钱一分），升麻、柴胡（各八分），上㕮咀，用水二盏，生姜三片、枣二枚，煎至八分，食远服。

——明·周文采《医方选要·卷四·脾胃门·补中益气汤》

　　补中益气汤，治形神劳役，或饮食失节，劳役虚损，身热而烦，头痛，或恶寒而渴，自汗无力，气吼而喘。

　　黄芪（蜜炒，一钱五分），拣参（去芦，一钱），白术（去芦）、当归（酒洗）、陈皮、甘草（各一钱），柴胡、升麻（各五分），黄柏（酒炒，三分），红花（三分）。上锉，生姜三片，大枣一枚，水煎，空心服。

　　如汗多出，去升麻、柴胡，加酸枣仁一钱，夜间不睡亦如之；如头疼，加蔓荆子五分，川芎一钱。如善嚏者，加白芷、川芎；如脑疼头顶疼，加藁本一钱，细辛五分；如口渴，加葛根六分，有痰加贝母、前胡各一钱；如泄泻，加白芍、煨泽泻、茯苓各一钱；如心胸觉痞闷，去黄芪、升麻、柴胡，加枳实六分，黄连五分，姜炒；如嗽，加桑白皮一钱，五味子十五粒。如额疼，加白芷一钱，葛根、升麻各五钱；如心志不宁，加茯神一钱，远志七分，酸枣仁一钱，炒，石菖蒲七分，柏子仁一钱；如饮食少或伤饮食，加神曲、麦芽、山楂、枳实各一钱；如心脾二经舌干口燥，加黄连、山栀各五分，如胃中湿痰，加半夏一钱；如虚火上炎，加玄参、知母，黄柏蜜炒各一钱；如梦遗，加牡蛎、龙骨各一钱；如下部无力，加牛膝、杜仲各一钱；如脚软，加木瓜一钱，防己五分；如有痰或兼脾胃不和，加半夏，麦芽各一钱；如阴虚内热有痰，或上焦有火，加贝母、花粉各一钱，有热加枯芩八分，黄连六分；如有热壅盛眼赤，加龙胆草八分；如风寒头痛身热，加防风、川芎、白芷各一钱，羌活七分。汗多加黄芪一钱，眼痛加菊花、熟地，身热加生地；如大病后元气未足而胸满气短，加橘皮、枳实、白芍。

——清·孙伟《良朋汇集经验神方·卷一·内伤门》

　　柯琴曰：仲景有建中、理中二法。风木内干中气，用甘草、饴、枣，培土以御木；姜、桂、芍药，平木而驱风，故名曰建中。寒水内凝于中气，用参、术、甘草，补土以制水，佐干姜而生土以御寒，故名曰理中。至若劳倦形衰，气少阴虚而生内热者，表证颇同外感，惟李杲知其为劳倦伤脾，谷气不胜阳气，下陷阴中而发热，制补中益气之法。谓风寒外伤其形，为有余；脾胃内伤其气，为不足。遵《内经》"劳者温之，损者益之"之义，大忌苦寒之药，选用甘温之品升其阳，以达阳春升生之令。凡脾胃一虚，肺气先绝，故用黄芪护皮毛而闭腠理，不令自汗；元气不足，懒言、气喘，人参以补之；炙甘草之甘，以泻心火而除烦，补脾胃而生气。此三味，除烦热之圣药也，佐白术以健脾，当归以和血。气乱于胸，清浊相干，用陈皮以理之，且以散诸甘药之滞。胃中清气下陷，用升麻、柴胡气之轻而味之薄者，引胃气以上腾，复其本位，便能升浮，以行生长之令矣。补中之剂，得发表之品而中自安；益气之剂，赖清气之品而气益培，此用药有相须之妙。是方也，用以补脾，使地道卑而上行，亦可以补心、肺。损其肺者，益其气；损其心者，调其营卫也。亦可以补肝木，郁则达之也。惟不宜于肾，阴虚于下者不宜升，阳虚于下者更不宜升也。凡李杲治脾胃方，俱是益气，去当归、白术，加苍术、木香便是调中，加麦冬、五味辈，便是清暑。此正是医不执方，亦是医必有方。赵献可曰：后天脾土，非得先天之气不行。此气因劳而下陷于太阴，清气不升，浊气不降，故用升、柴以佐参、芪，是方所以补益后天中之先天也。凡脾胃不足，喜甘而恶苦，喜补而恶攻，喜温而恶寒，喜通而恶滞，喜升而恶降，喜燥而恶湿，此方得之矣。陆丽京曰：此为清阳下陷者言之，非为下虚而清阳不升者言之也。倘人之两尺虚微者，或是肾中水竭，或是命门火衰，若再一升提，则如大木将摇而拨其本也。

——清·吴谦，等《医宗金鉴·删补名医方论·卷二·补中益气汤》

气也者，人之所赖以生者也。大气积于胸中，归于丹田，呼出则由心达肺，吸入则由肝纳肾，无一处不到，无一息或停。故宗气为一身之主，外护肌表，则为卫气；内统血脉，则为营气；散布于各脏腑，则为各脏腑之气。人能顺而养之，则气平而血亦和，尚何疾病之有？无如七情扰于中，六淫侵于外，斯百变丛生，而郁气、逆气、动气、滞气、痞气、燥气、寒气、痰气、湿气、水气种种气病，指不胜屈矣。医者当细心剖析，对症施治，方免贻误。

汪切庵于理气门中，首选补中益气汤，诚以东垣辨内伤、外感剀切详明，使人于阳虚发热之症，不误作伤寒妄汗妄下，保全无限民命，实为功于千古。即如此方，于主治注中，治一切清阳下陷，中气不足之症。临后二语，明白了当，本无谬讹。若使东垣，遇阴虚发热及上实下虚之症，亦断不用此方。乃不善学者，每有先入之见，胶执于中，一遇发热，不论阳虚阴虚，不论上实下实，遂谓甘温能除大热，动辄参、芪、升、柴，为害非小。《医贯》曰："读伤寒书而不读东垣书，则内伤不明而杀人多矣；读东垣而不读丹溪书，则阴虚不明而杀人多矣。"此诚持平之论也。夫学医而知宗仰东垣，不可谓非有志之士，然尚不可预有成心，又况峻烈之品，险怪之法，岂可轻试乎哉？

——清·费伯雄《医方论·卷二·理气之剂·补中益气汤》

《口问》篇曰：中气不足，溲便为之变。中气者，脾气也。脾气不足则清阳下陷，下关不收，泻利无度。脾宜升则健，故以升、柴升之，所以健其脾。气虚者，补之以甘温，参、术、归、陈甘温气味，所以益其气。补之犹恐不及，复以黄芪固在外之元气，甘草填在内之元气。故王晋三曰：不仅名之曰补中，而复申之曰益气也。

徐灵胎曰：此方以升提中气为主。如果中气下陷者，最为合度。若气高而喘，则非升柴所宜，学者不可误用也。

——清·钱敏捷《医方絜度·卷二·补中益气汤》

生 脉 散

【提要】　生脉散由人参、麦冬、五味子组成。可益气生津，敛阴止汗。主治温热、暑热耗气伤阴证或久咳伤肺，气阴两虚证。症见肢体倦怠，气短声低，汗多懒言，干咳少痰，口干舌燥，舌干红少苔，脉微细弱或虚大而数。本方是治疗气阴两虚证的常用方。

生脉散出自《医学启源》。方中人参甘温，益元气，补肺气，生津液，是为君药；麦冬甘寒滋润，养阴清热，润肺生津，为臣药；五味子酸温，敛肺止汗，生津止渴，是为佐药。三药合用，一补一润一敛，益气生津，敛阴止汗，使气复津生，汗止阴存，气充脉复，故名"生脉"。正如吴崑言"名曰生脉者，以脉得气则充，失气则弱，故名之"（《医方考》）。

【方论】 气极者，正气少，邪气多，多喘少言，此方主之。肺主气，正气少，故少言。邪气多，故多喘。此小人道长，君子道消之象也。人参补肺气，麦冬清肺气，五味敛肺气，一补一清一敛，养气之道毕矣。名曰生脉者，以脉得气则充，失气则弱，故名之。

——明·吴崑《医方考·卷之三·虚损痨瘵门》

肺为娇脏而朝百脉，主一身元气者也。形寒饮冷则伤肺，故伤寒有脉结代与脉微欲绝之危；暑热刑金伤肺，故伤热有脉来虚散之足虑。然伤寒是从前来者，为实邪，故虽脉不至，而可复可通；伤热是从所不胜来者，为贼邪，非先从滋化其源，挽回于未绝之前，则一绝而可复。此孙真人为之急培元气，而以生脉名方也。麦冬甘寒，清权衡治节之司；人参甘温，补后天营卫之本；五味酸温，收先天天癸之原。三气通而三才立，水升火降，而合既济之理矣。

仲景治伤寒，有通脉、复脉二法。少阴病里寒外热，下利清谷，脉微欲绝者，制通脉四逆汤，温补以扶阳；厥阴病外寒内热，心动悸，脉结代者，制复脉汤，凉补以滋阴。同是伤寒，同是脉病，而寒热异治者，一挽坎阳之外亡，一清相火之内炽也。生脉散本复脉立法，外无寒，故不用姜、桂之辛散；热伤无形之气，未伤有形之血，故不用地黄、阿胶、麻仁、大枣，且不令其泥膈而滞脉道也。心主脉而苦缓，急食酸以收之，故去甘草而加味矣。脉资始于肾，资生于胃，而会于肺。仲景二方重用甘草者，全赖中焦谷气，以通之复之，非有待于生也。此欲得下焦天癸之元气以生之，故不藉甘草之缓，必取资于五味之酸矣。

——清·罗美《古今名医方论·卷一·生脉散（柯韵伯）》

此手太阴、少阴药也。肺主气，肺气旺则四脏之气皆旺，虚故脉绝短气也。人参甘温，大补肺气为君；麦冬甘寒，润肺滋水、清心泻热为臣；五味酸温，敛肺生津，收耗散之气为佐。盖心主脉，肺朝百脉（百脉皆朝于肺），补肺清心，则气充而脉复，故曰生脉也（人有将死脉绝者，服此能复生之，其功甚大）。夏月炎暑，火旺克金，当以保肺为主，清晨服此，能益气而祛暑也。

——清·汪昂《医方集解·清暑之剂·生脉散》

生津止渴，治热伤元气，气短倦怠，口干出汗。人参（一钱）、麦冬（二钱）、五味子（八分），水煎服。火气赫曦则金为所制，而绝寒水生化之源，故气短、倦怠、出汗者，皆手太阴本症也。人参补气为君，所谓损其肺者，益其气也，五味子酸敛，能收肺家耗散之金。麦门冬甘寒，濡肺经燥枯之液。三者皆扶其不故事胜，使火邪不能为害也。司天属火之年，时令燥热之际，尤为要药。

——清·冯兆张《冯氏锦囊秘录·杂症大小合参·卷九·方脉暑门合参》

凡曰散者，留药于胃，徐行其性也。脉者，主于心，而发原于肺。然肺中之气，所赖以生者，尤必资藉于肾阴。故《内经》言君火之下，阴精承之也。麦冬清肺经治节之司，五味收先天癸水之原，人参引领麦冬、五味都气于三焦，归于肺而朝百脉，犹天之云雾清，白露降，故曰生脉。

——清·王子接《绛雪园古方选注·中卷·内科·生脉散》

热耗元神，气短倦怠，口渴而咳，自汗出，此方主之。

肺主气，火热耗伤则短。金为火胜，不能生水则渴，气少则倦怠自汗，虚火乘肺则咳，此小人道长，君子道消之象也。人参补肺，麦冬清肺，五味子敛肺，一补，一清，一敛，养气之法备矣。名生脉者，以脉失气则惫，得气则充。汪注：人将死脉绝，服此能复生，陋学从治无一效。讵知脉绝由阳气，独参可也。不则须四逆、回生等汤，岂五味、麦冬之所宜乎？谬言贻害，不仁甚矣。东垣曰：夏月将此方加黄芪、甘草服之，令人气力涌出。可以推展其义。

诗曰：麦冬清苦，五味辛酸，胡云生脉，参力充完。

——清·黄庭镜《目经大成·卷之三上·补阵·生脉散》

肺虚气耗，不能摄火，而热浮于外，故发热口干、自汗不止焉。人参大补，能回元气于无有；五味酸收，能敛元津之耗散；麦冬润肺清心。名之曰生脉，乃补虚润燥，以生血脉也。俾血脉内充，则元津完固而魄汗自敛，血脉无不生，虚热无不敛藏矣。此扶元敛液之剂，为气耗发热多汗之专方。

——清·徐灵胎《医略六书·卷之二十·杂病证治·发热方目·参脉散》

汗多而脉散大，其为阳气发泄太甚，内虚不司留恋可知。生脉散酸甘化阴，守阴所以留阳。阳留，汗自止也。以人参为君，所以补肺中元气也。

——清·吴鞠通《温病条辨·卷一·暑温》

陈修园曰：脉资始于肾，资生于胃，而会于肺。仲景于手足冷，脉微欲绝症，取通脉四逆汤，以扶少阴之真阳；于心下悸，脉结代，取复脉汤，以滋阳明之津液，皆救危之方也。孙真人制生脉散，为暑热伤肺，肺伤则脉渐虚散为足虑；宜于未伤之前，取人参、麦冬之甘润，五味子之酸敛，无病之时，预服以保之。除暑月之外，不可以此为例也。今人惑于生脉之名，凡脉绝之证，每投立死，亦孙真人命名不正之贻祸也。一本作参麦散，较妥。

——清·陈修园《时方歌括·卷下·湿可润燥·生脉饮》

主气，心主血。生脉散养心肺之阴，使气血得以荣养一身；而又有酸敛之品以收耗散之气，止汗定咳。虚人无外感者，暑月宜之。

——清·费伯雄《医方论·卷三·清暑之剂·生脉散》

人参生肺津，麦冬清肺火，五味敛肺气，合之酸甘化阴，以清润肺金，是清燥救肺汤之先声。

——清·唐容川《血证论·卷七》

夫肺主这一身之气，为百脉所朝宗，肺气旺，则脏腑之气皆旺，精自生而形自盛，脉自不绝矣。一受暑热之气，金受火刑，肺气被灼，则以上诸证叠出矣。然暑为夏月之正邪，人之元气充实者，原可不病，故邪之所凑，其气必虚。方中但以人参保肺气，麦冬保肺阴，五味以敛其耗散，不治暑而单治其正。以暑为无形之邪，若暑中无湿，则不致留恋之患，毕竟又无大热，则清之又无可清。故保肺一法，即所以却暑耳。此又治邪少虚多，热伤元气之一法也，在夏月肺虚者，可以服之。

——清·张秉成《成方便读·卷之三·清暑之剂·生脉散》

玉 屏 风 散

【提要】 玉屏风散由黄芪、白术、防风组成。可益气固表止汗。主治表虚自汗证。症见汗出恶风，面色㿠白，舌淡苔薄白，脉浮虚。亦可治虚人腠理不固，易感风邪。本方是治疗表虚自汗的常用方。

玉屏风散出自《究原方》，见载于《医方类聚》。方以黄芪为君药，其性甘温，既能补中气以益肺气，更善实卫气而固表止汗。配伍白术健脾益气为臣，两药相伍为用，补正气，实卫气。防风祛表邪为佐，黄芪与防风相伍，其一，其气皆柔而主表，使两药相畏亦相使；其二，黄芪性钝，防风性利，使黄芪随防风循卫固表。故《本草纲目》谓："黄芪得防风而功愈大"。三药相伍，固表气，实腠理，兼疏表邪，补中寓散，祛邪不伤正，补气不留邪，共奏固表止汗之功。本方"能随防风以周卫于身而固护表气，故曰玉屏风"（《绛雪园古方选注》）。

【方论】 玉屏风散，治腠理不密，易于感冒。

——宋·张松《究原方》

自汗属气虚、血虚、湿、阳虚、痰。东垣有法有方，人参、黄芪，少佐桂枝。虚，附子亦可少用，须小便煮。火气上蒸胃中之湿，亦能汗，凉膈散主之。痰证亦有汗。自汗，大忌生姜，以其开腠理故也。

玉屏风散治自汗。防风、黄芪（各一两），白术（二两），上每服三钱，水一钟半，姜三片，煎服。

——元·朱丹溪《丹溪心法·卷三·自汗》

卫气一亏，则不足以固津液而自渗泄矣，此自汗之由也。白术、黄芪所以益气，然甘者性缓，不能速达于表，故佐之以防风。东垣有言：黄芪得防风而功愈大，乃相畏相使者也。是自汗也，与伤风自汗不同。伤风自汗责之邪气实。杂证自汗责之正气虚。虚实不同，攻补亦异，临证宜详别之。

——明·吴崑《医方考·卷之四·自汗门》

黄芪畏防风，畏者，受彼之制也。然其气皆柔，皆主乎表，故虽畏而仍可相使。不过黄芪性钝，防风性利，钝者受利者之制耳。惟其受制，乃能随防风以周卫于身而固护表气，故曰玉屏风。

——清·王子接《绛雪园古方选注·中卷·内科·玉屏风散》

大凡表虚不能卫外者，皆当先建立中气。故以白术之补脾建中者为君，以脾旺则四脏之气皆得受荫，表自固而邪不干；而复以黄芪固表益卫，得防风之善行善走者，相畏相使，其功益彰；则黄芪自不虑其固邪，防风亦不虑其散表。此散中寓补，补内兼疏，顾名思义之妙，实后学所不及耳。

——清·张秉成《成方便读·卷之一·补养之剂·玉屏风散》

完 带 汤

【提要】 完带汤由山药、白术、人参、白芍药、车前子、苍术、柴胡、陈皮、荆芥穗、甘草组成。可补脾疏肝，化湿止带。主治脾虚肝郁，湿浊带下证。症见带下色白，清稀如涕，面色㿠白，倦怠便溏，舌淡苔白，脉缓或濡弱。本方是治疗脾虚肝郁，湿浊下注带下之常用方。

完带汤出自《傅青主女科》，此乃傅山为治"五色带"中白带而专门设立的方剂。方中重用白术、山药益气补脾。其中，白术尤善燥湿化浊，山药偏于补肾以固带脉，共为君药。人参补益中气，增强君药补脾之力；苍术、车前子增强君药祛湿之力，白芍、陈皮调肝理气，为臣药。全方佐以柴胡、荆芥穗，以其升散之性升发脾胃清阳。诸药相配，使脾气健运，肝气条达，清阳得升，则带下自止。本方补脾与祛湿相配伍，扶土与抑木相合，肝脾同治，重在补脾；寓补于散，以散为主，并寄消于升，最终达到脾旺而湿浊自化。

【方论】 夫带下俱是湿症，而以"带"名者，因带脉不能约束而有此病，故以名之。盖带脉通于任、督，任、督病而带脉始病。带脉者，所以约束胞胎之系也。带脉无力，则难以提系，必然胎胞不固，故曰带弱则胎易坠，带伤则胎不牢。然而带脉之伤，非独跌闪挫气已也，或行房而放纵，或饮酒而颠狂，虽无疼痛之苦，而有暗耗之害，则气不能化经水，而反变为带病矣。故病带者，惟尼僧、寡妇、出嫁之女多有之，而在室女则少也。况加以脾气之虚，肝气之郁，湿气之侵，热气之逼，安得不成带下之病哉？故妇人有终年累月下流白物，如涕如唾，不能禁止，甚则臭秽者，所谓白带也。夫白带乃湿盛而火衰，肝郁而气弱，则脾土受伤，湿土之气下陷，是以脾精不守，不能化荣血以为经水，反变成白滑之物，由阴门直下，欲自禁而不可得也。治法宜大补脾胃之气，稍佐以舒肝之品，使风木不闭塞于地中，则地气自升腾于天上，脾气健而湿气消，自无白带之患矣。方用完带汤：

白术（一两，土炒），山药（一两，炒），人参（二钱），白芍（五钱，炒），车前子（三钱，酒炒），苍术（三钱，制），甘草（一钱），陈皮（五分），黑芥穗（五分），柴胡（六分），水煎服。二剂轻，四剂止，六剂则白带全愈。此方脾、胃、肝三经同治之法，寓补于散之中，寄消于升之内。开提肝木之气，则肝血不燥，何至下克脾土？补益脾土之元，则脾气不湿，何难分消水气？至于补脾而兼以补胃者，由里以及表也。脾非胃气之强，则脾之弱不能旺，是补胃正所以补脾耳。

——清·傅山《傅青主女科·卷上·白带下·完带汤》

升阳益胃汤

【提要】 升阳益胃汤由人参、黄芪、白术、茯苓、半夏、陈皮、泽泻、羌活、独活、防风、柴胡、白芍药、黄连、生姜、大枣、甘草组成。可益气升阳，清热除湿。主治脾胃气虚，湿郁生热证。症见怠惰嗜卧，四肢不收，肢体重痛，口苦舌干，饮食无味，食不消化，大便不调等。

升阳益胃汤出自《内外伤辨惑论》。方中重用黄芪为君，一补脾益气，升举清阳；二补肺实卫，固表御风。人参、甘草、白术、茯苓健脾除湿，助君药补脾之力，用以为臣。半夏、陈皮燥湿行气和胃；泽泻利水渗湿；柴胡、防风、独活、羌活升散以助清阳上升；黄连清热燥湿，以治湿郁化热；白芍补血，以防辛散温燥伤阴，以上皆为佐药。煎加生姜、大枣调和脾胃，与甘草合用可调和药性，为佐使之用。全方"补中有散，发中有收"。所谓"补中有散"，是指既有六君补中，又有羌活、独活、防风、柴胡升阳祛湿散发；"发中有收"，是谓升阳发散之药，又依赖黄芪与白芍固卫、敛阴，以防发散伤气。

对于本方的临床应用，"小便利不淋勿用，是渗泄主降，非升阳法也"（《绛雪园古方选注》）。

【方论】 湿淫于内，体重节痛，口干无味，大便不调，小便频数，饮食不消，洒淅恶寒，面色不乐者，此方主之。湿淫于内者，脾土虚弱，不能制湿，而湿内生也。湿流百节，故令体重节痛。脾胃虚衰，不能运化精微，故令口干无味。中气既弱，则传化失宜，故令大便不调，小便频数，而饮食不消也。洒淅恶寒者，湿邪胜也，湿为阴邪，故令恶寒。面色不乐者，阳气不伸也。是方也，半夏、白术能燥湿，茯苓、泽泻能渗湿，羌活、独活、防风、柴胡能升举清阳之气，而搜百节之湿，黄连苦而燥，可用之以疗湿热，陈皮辛而温，可用之以平胃气，乃人参、黄芪、甘草用之以益胃，而白芍药之酸收用之以和荣气，而协羌、防、柴、独辛散之性耳。仲景于桂枝汤中用芍药，亦是和荣之意。古人用辛散，必用酸收，所以防其峻厉，犹兵家之节制也。

——明·吴崑《医方考·卷之四·脾胃门》

升阳益胃者，因其人阳气遏郁于胃土之中，胃虚不能升举其阳，本《内经》"火郁发之"之法，益其胃以发其火也。升阳方中，半用人参、黄芪、白术、甘草益胃，半用独活、羌活、防风、柴胡升阳，复以火本宜降，虽从其性而升之，不得不用泽泻、黄连之降，以分杀其势，制方之义若此。

——清·喻昌《医门法律·卷二·中寒门》

此足太阴、阳明药也。六君子助阳益胃，补脾土之上药也（参、术、苓、草、陈皮、半夏）。加黄芪以补肺而固卫，芍药以敛阴而调荣，羌活、独活、防风、柴胡以除湿痛（羌活除百节之痛）而升清阳，茯苓、泽泻以泻湿热而降浊阴，少佐黄连以退阴火。补中有散，发中有收，使气足阳升，则正旺而邪服矣。

——清·汪昂《医方集解·补养之剂·升阳益胃汤》

升阳益胃汤，东垣治所生受病，肺经之方也。盖脾胃虚衰，肺先受病，金令不能清肃下行，则湿热易攘，阳气不得伸而为诸病。当以羌活、柴胡、防风升举三阳经气，独活、黄连、白芍泻去三阴郁热，佐以六君调和脾胃，其分两独重于人参、黄芪、半夏、炙草者，轻于健脾而重于益胃其升阳之药，铢数少则易升，仍宜久煎以厚其气。用于早饭午饭之间，藉谷气以助药力，才是升胃中之阳耳。至于茯苓、泽泻，方后注云：小便利，不淋，勿用，是渗泄主降，非升阳法也。

——清·王子接《绛雪园古方选注·中卷·内科·升阳益胃汤》

风热不制之证，当从凉散。服之反体重节痛，口干无味，二便失常，饮食不化，洒淅恶寒，此盖脾胃虚衰，不能鼓荡阳气，荣渥水木，致湿淫于内，体重节痛，饱闷不嗜食，而食亦无味，甚则阴胜湿愈盛，故洒淅恶寒，大便泻下，久湿乃生热，故口苦舌干，小便秘结。是方异功散，中虚湿淫之主药也，羌、防、柴、独除湿痛而升清，半夏、连、泽，燥湿热而降浊，更有黄芪之助阳，芍药之理阴，则散中有补，发中带收，脾胃互益矣。如中病，除连、泽、羌、独活，加砂仁、当归为妙。

——清·黄庭镜《目经大成·卷之三上·和阵·升阳益胃汤》

人参属补，不知君于枳、朴中，即为补中泻也。羌、防辈为散，不知佐于参、芪中，即为补中升也。近世之医，一见羌、防辈，即曰：发散不可轻用。亦不审佐于何药之中，皆因读书未明，不知造化别有妙理耳。

——清·吴谦，等《医宗金鉴·删补名医方论·卷二·升阳益胃汤》

本方是"六君子汤"合"痛泻要方"加味所组成的一张复方。方中六君子汤补益脾胃，助阳化湿；黄芪补肺益气固表，姜、枣发散和表，协同黄芪治疗表虚；羌活、独活、防风、柴胡祛除内外湿邪，升举清阳而镇痛；泽泻、茯苓利小便，泻湿热而降浊，并少佐黄连苦降燥湿；芍药敛阴，调和营血，以免诸祛湿药这燥甚伤阴。同时陈皮、芍药、防风、白术四药，组合为痛泻要方，功能泻肝益脾，止痛止泻。诸药配合，健脾益胃，升清降浊，补气固表，祛湿镇痛。古人把这种功能概括起来，称为"补中有散，发中有收"，是有一定道理的。所谓"补中有散"，是指既有六君补中，又有羌、独、防风、柴胡升阳祛湿散发；"发中有收"，是说升阳发散之药，又依赖黄芪、芍药固卫、敛阴之收，以防发散伤气。于此可见，升阳益胃汤症的原因错综复杂，既为脾胃虚弱，湿邪内生，又兼表虚、卫气不足，湿邪外袭，这就不得不于方中用较多的药物，多方兼顾了。

——朱良春，等《汤头歌诀详解·第二章补益之剂·升阳益胃汤》

保 元 汤

【提要】　保元汤由黄芪、人参、肉桂、生姜、炙甘草组成。可益气温阳。主治虚损劳怯，元气不足之证。症见倦怠乏力，少气畏寒。亦可用于治疗小儿痘疮，阳虚顶陷，不能发起灌浆者。

保元汤出自《博爱心鉴》。本方以补气药黄芪、人参为君药，二药合用补益元气；配伍少量肉桂以助阳，少火生气为臣药；生姜、甘草保护胃气，甘草兼调和药性之用，二药共为佐使。王子接论述了元气对于痘家重要性，指出只有元气充足才能透邪外出。此方补元气，充卫气，则痘自能浆水充足，邪气自能外透而出。柯琴认为，若阳虚则痘陷，血虚则浆清，难以灌浆；故血虚需要补气，以起到阳生阴长之功效，故用黄芪、人参、甘草三味以保卫元气。丁毅认为，保元汤性温，对于元气虚弱之虚火，却能起到甘温除大热之功效。

【方论】　小儿方内，此药性温，专补中气而能泄火，虚火非此不能去。借之治痘，以人参为君，黄芪为臣，甘草为佐，上下相济，治虽异而道则同。制方之意何其妙，与予考药性之功，黄芪能固表，人参能固内，甘草能解毒；今用治痘，令其内固外护扶阳气，则气和而壮，血和而附气血无恙。斯一身之真元可以保合而无危矣。区区毒出藉此领载，则何难出之有哉。

——明·丁凤《医方集宜·卷之九·痘疹门》

柯韵伯曰：保元者，保守其元气之谓也。气一而已，主肾为先天真元之气；主胃为后天水谷之气者，此指发生而言也。又水谷之精气，行于经隧为营气；水谷之悍气，行于脉外为卫气；大气之积于胸中，而司呼吸者为宗气；是分后天运用之元气而为三也。又外应皮毛，协营卫而主一身之表者，为太阳膀胱之气；内通五脏，司治节而主一身之里者，为太阴肺金之气；通行内外，应腠理而主一身之半表半里者，为少阳三焦之气；是以先天运行之元气而为三也。此方用黄芪和表，人参固里，甘草和中，三气治，而元气足矣。昔李东垣以此三味能泻火、补金、培土为除烦热之圣药，镇小儿惊，效如桴鼓。魏桂岩得之，以治痘家阳虚顶陷，血虚浆清，皮薄发痒，难灌难敛者，始终用之。以为血脱须补气，阳生则阴长，有起死回生之功，故名之为保元也。又少佐肉桂，分四时之气而增损之，谓桂能治血以推动其毒，扶阳益气以充达周身。血在内，引之出表，则气从内托；血外散，引之归根，则气从外护。参、芪非桂引导，不能独树其功；桂不得甘草和平血气，亦不能绪其条理。要非浅见寡闻者，能窥其万一也。四君中不用白术，避其燥；不用茯苓，恐其渗也。用桂而不用四物者，恶芎之辛散、归之湿润、芍之苦寒、地黄之泥滞故耳。如宜燥则加苓、术，宜润加归，宜收加芍，当散加芎。又表实去芪，里实去参，中满忌甘，内热除桂，斯又当理会矣。又云：人知火能克金，而不知气能胜火，人知金能生水，而不知气即是水。此义唯东垣知之，故参、芪、甘草，除烦热之圣药。要之气旺则火邪自退。丹溪云：气有余便是火。不知气上腾便是水。

——清·汪昂《古今名医方论·卷一·保元汤》

元气者，未生之前所固有之气也。不用升降固涩疏泄，但维持调护之，故曰保元。魏桂岩分四时之轻重，治痘家热伤元气，气虚顶陷，血虚浆清，痘色与肉色一般，干燥平塌，皮薄发痒，头温足冷，求一热症而不得者，用之殊有神功。参芪不能从血透表，必借肉桂入血推动其毒，而后参、芪之力乃能内托透表。第桂性刚速，非甘草和缓，亦不循循善导。补不用术，恶其燥也。泄不用苓，恶其渗也。入血不用芎归，恐其辛散也。保护不用芍地，恐其酸敛凝滞也。只用性柔者以养阳，是亦少火生气也与。东垣治慢惊土衰火旺之方，今借以治痘，内补营血，外护卫气，滋助阴阳，作为浆水，诚出化裁。

——清·王子接《绛雪园古方选注·下卷·痘疹科·保元汤》

8.2 补 血 剂

凡以补血为主要作用，治疗血虚证的方剂，称为补血剂。血虚证，症见面色无华，头晕眼花，心悸失眠，唇甲色淡，舌淡，脉细等。常用熟地黄、当归、白芍药、阿胶等补血药为主组成。因气为血帅，气能生血，故常配补气之人参、黄芪等，以益气生血；血虚易致血滞，故又常与活血化瘀之川芎、红花等相伍，以去瘀生新；补血药多阴柔腻滞，容易阻碍胃气，故常配伍少许醒脾理气和胃之品。代表方如四物汤、归脾汤、当归补血汤。

❧ 四 物 汤 ❧

【提要】　四物汤由当归、熟地黄、白芍药、川芎组成。可补血调血。主治营血虚滞证。症见头晕目眩，心悸失眠，面色无华，妇人月经不调，量少或闭经不行，舌淡，口唇、爪甲色淡，脉细弦或细涩。本方是补血调经的基础方。

四物汤出自《仙授理伤续断秘方》，用以治疗外伤瘀血，后被《太平惠民和剂局方》收录，用于妇人诸疾。经朱丹溪推广，后世用治内伤杂病。方中川芎辛温，可活血行气；当归甘温，善补血养肝，和血调经；熟地黄甘温，味厚而质柔润，长于滋阴养血；白芍酸寒，能敛阴和营。方中川芎、当归是血中气药，主血之动，调营中之气，活血行气而和血。熟地黄、白芍为血中之血药，主血之静，养五脏之阴，滋阴养血而补血。归、芎和地、芍相合，则行血而不伤血；地、芍得归、芎之助，则补血而不滞血。四药相配，动静结合，滋而不腻，补而不滞，刚柔相济，阴阳调和，营血得生，共奏活血养血之功。

【方论】　调益荣卫，滋养气血。治冲任虚损，月水不调，脐腹疗痛，崩中漏下，血瘕块硬，发歇疼痛，妊娠宿冷，将理失宜，胎动不安，血下不止，及产后乘虚风寒内搏，恶露不下，结生瘕聚，少腹坚痛，时作寒热。当归（去芦，酒浸，炒）川芎 白芍药 熟干地黄（酒洒，蒸，各等分）上为粗末。每服三钱，水一盏半，煎至八分，去渣，热服，空心、食前。若妊娠胎动不安，下血不止者，加艾十叶、阿胶一片，同煎如前法。或血脏虚冷，崩中去血过多，亦加胶、艾煎。

——宋·太医局《太平惠民和剂局方·卷九·治妇人诸疾·四物汤》

四物汤，治冲任虚损，月水不调，脐腹疗痛。当归、川芎、芍药、熟地黄（等分），上以水煎服，加减于后。若经候微少，渐渐不通，手足烦疼渐瘦，生潮热，脉微数，本方去地黄、芎，加泽兰叶三倍，甘草半分。经候过多，本方去熟地黄，加生地黄，或只加黄芩、白术。经行身热，脉数头昏，本方加柴胡、芩。经行微少，或胀或疼，四肢疼痛，加延胡、没药、白芷与本方等，淡醋汤调下末子。经候不调，心腹疼痛，只用芎、归二味，名君臣散。气冲经脉，故月事频并，脐下多痛，加芍药。经欲行，脐腹绞痛，加玄胡、槟榔、苦楝，炒木香减半。经水涩少，加葵花、红花。经水适来适断，或有往来寒热，先宜服小柴胡汤，后以四物和之。经候过而作痛，血气俱虚也，宜本方对四君子汤服之。

——元·朱丹溪《丹溪心法·卷五·妇人》

天师曰：血治者，乃血病不肯归经，或上或下，或四肢皮毛，合处出血者是也。血循经络，外行于皮毛，中行于脏腑，内行于筋骨，上行于头目两手，下行于二便两足一脐。是周身无非血路，一不归经，自然各处妄行，有孔则钻，有洞则泄，甚则吐呕，标出于毛孔，流出于齿缝，渗出于腹脐而不止大小便之出也。然则血宜顺其性而不宜拂。方用当归三钱，白芍三钱，熟地五钱，川芎一钱，荆芥末一钱，生地五钱，麦冬三钱，茜草根一钱，甘草一钱，水煎服。此方即四物汤加减，妙在用茜草根、荆芥，引血归经，不拂乱其性，则血自归经，各不相犯矣。倘用止血之剂，未尝无效。然而如石压草，一时虽止，而性思冲突，必得空隙，仍飞越沸腾，何如此方顺其性而引之。譬如与强横之人同行，少拂其意，便怀愠怒，愠怒未已，必致斗殴，皮碎血流是其常也。若赞扬称颂，顺其性而与之饮食，则同群相得，转得其气力，以助我匮乏。

同舟无敌国之形，一室无操戈之事，久且为我绸缪，彻我桑土，不特血不妄行，亦将润筋生色，永断覆辙之患，又何必绝之太甚，以自取争斗哉，此血治之法，尤当留意。

——清·陈士铎《石室秘录·卷三·血治法》

归 脾 汤

【提要】 归脾汤由人参、黄芪、白术、当归、茯苓、远志、酸枣仁、木香、龙眼肉、生姜、大枣、甘草组成。可益气补血，健脾养心。主治心脾气血两虚证及脾不统血证。症见心悸怔忡，健忘失眠，盗汗虚热，体倦食少，面色萎黄，舌淡，苔薄白，脉细弱；或便血，皮下紫癜，妇女崩漏，月经超前，量多色淡，或淋漓不止，舌淡，脉细弱。本方是治疗心脾气血两虚证的常用方。

归脾汤出自《济生方》。方中黄芪、龙眼肉补气养血，共为君药。人参、白术皆为补脾益气要药，与黄芪相伍，增强补脾益气之功；当归、酸枣仁补血宁心安神，与龙眼肉配伍，其补心气、安神志之力更强，均为臣药。佐以茯苓远志宁心安神，木香理气醒脾，并使补而不滞。诸药配伍，心脾得补，气血得养，诸病自除。归脾汤原用于治疗"思虑过度，劳伤心脾，健忘怔忡"之证，后危亦林在《世医得效方》中，对本方有所发挥，增补其治疗脾不统血、气血妄行所致吐血下血之证。由此，本方作为补益心脾、益气摄血之剂传于后世。及至明代，薛己在本方基础上加入当归、远志两味药物，增强其养心安神之功，并在其著作中对本方的临床应用加以扩展。

【方论】 夫健忘者，常常喜忘是也。盖脾主意与想，心亦主思，思虑过度，意舍不精，神宫不职，使人健忘。治之之法，当理心脾，使神意清宁，思则得之矣。归脾汤治思虑过度，劳伤心脾，健忘怔忡。白术、茯神（去木）、黄芪（去芦）、龙眼肉、酸枣仁（炒，去壳，各一两），人参、木香（不见火，各半两），甘草（炙，二钱半）。上㕮咀，每服四钱，水一盏半，生姜五片，枣子一枚，煎至七分，去渣，温服，不拘时服。

——宋·严用和《重订严氏济生方·惊悸怔忡健忘门·健忘论治》

治跌扑等症，气血损伤，或思虑伤脾，血虚火动，寤而不寐，或心脾作痛，怠惰嗜卧，怔忡惊悸，自汗盗汗，大便不调，或血上下妄行，其功甚捷。白术、当归、白茯苓、黄芪（炙）、龙眼肉、远志、酸枣仁（炒，各一钱），木香（五分）、甘草（炙，三分），人参（一钱）。

上姜枣水煎服。加柴胡、山栀，即加味归脾汤。

——明·薛己《正体类要·下卷·归脾汤》

人有口干舌燥，面目红赤，易喜易笑者，人以为心火热极也，谁知是心包膻中之火炽甚乎。夫心包之火，相火也，相火者，虚火也。膻中为臣使之官，喜乐出焉，是膻中乃心之辅佐，代心而行其赏罚者也。喜怒者，赏罚之所出也，心内神明则赏罚正；心内拂乱，则赏罚移。譬如下人专擅借上之赏罚，以行其一己之喜怒，久则忘其为下，以一己之喜怒，为在下之赏罚矣。治法宜泻心包之火。然而泻心包必至有损于心，心虚而心包之气更虚，必至心包之火更盛。不如专补其心，心气足而心包之火自安其位，何至上炎于口、舌、面、目，而成喜笑不节之病乎。方用归脾汤。人参（三钱），茯神（三钱），炒枣仁（五钱），远志（一钱），麦冬（三钱），山药（三钱），当归（三钱），广木香末（三分），黄芪（二钱），甘草（三分），水煎调服。

一剂面目之红赤减，二剂口舌之干燥除，三剂易喜易笑之症亦平矣。

此方补心气之虚，仍是补心包之火，何以火得之而反息也？不知心火宜泻以为补，而心包之火宜补以为泻。心包之火旺，由于心君之气衰，补其心而心包不敢夺心之权，何敢喜笑自若，僭我君王哉。此症用参术二仁汤亦效。

——清·陈士铎《辨证录·卷六·火热症门》

🌸 当归补血汤 🌸

【**提要**】 当归补血汤由黄芪、当归组成。可补气生血。主治血虚阳浮发热证。症见肌热面赤，烦渴引饮，时烦时止，渴喜热饮，脉洪大而虚，重按无力。

当归补血汤出自《内外伤辨惑论》。方中重用黄芪，用量五倍于当归。一则使有形之血生于无形之气，二则黄芪补气而兼固卫肌表之功，可固护因阴血亏虚所致之阳气浮散；配以少量当归养血和营。二药配伍，使阳生阴长，气旺血生而虚热自退。

本方的临证应用，李东垣指出"血虚发热证象白虎，惟脉不长实有辨耳，误服白虎汤必死"（《内外伤辨惑论》），临证当注意鉴别。

【**方论**】 当归补血汤，治肌热，燥热，口渴引饮，目赤面红，昼夜不息，其脉洪大而虚，重按全无。《内经》曰：脉虚血虚。又云：血虚发热。证象白虎，惟脉不长实有辨耳，误服白虎汤必死。此病得之于饥困劳役。

——金·李东垣《内外伤辨惑论·卷中·暑伤胃气论》

男妇肌热，目赤而红，烦渴引饮，脉来洪大而虚，重按全无，此方主之。

血实则身凉，血虚则身热。或以饥困劳役虚其阴血，则阳独治，故令肌热、目赤、面红、烦渴引饮。此证纯象伤寒家白虎汤之证，但脉大而虚，非大而长，为可辨耳。《内经》所谓脉虚、血虚是也。当归味厚，为阴中之阴，故能养血，而黄芪则味甘补气者也。今黄芪多于当归数倍，而曰补血汤者，有形之血不能自生，生于无形之气故也。《内经》曰：阳生阴长，是之谓尔。东垣云：此证误服白虎者必死。当须识此，勿令误之。

——明·吴崑《医方考·卷之三·血证门》

气虚则身寒，血虚则身热，故用当归调血为主。然方中反以黄芪三倍当归者，以血之肇始本乎营卫也。每见血虚发热，用发散之药则热转剧，得此则涣然汗而热除者，以营卫和热解，热解则水谷之津液，皆化为精血矣。

——清·张璐《伤寒绪论·卷下·杂方·当归补血汤》

黄芪性专实卫，温补下元，当归补血汤，曷不用地黄之属，反用此三倍于归，其义何居？盖阴血之虚而发热，明系阳从阴亢，自必峻用阴中之阳药为君，兼当归引入血分，自然阳生阴长，阴邪退听，而亢热除矣。若用纯阴滋腻，徒资胶滞，热无由而散也，是须黄芪固护其营，不使重夺其汗，而阴自守，热自除矣。

——清·张璐《本经逢原·卷一·黄芪》

此足太阴、厥阴药也。当归气味俱厚，为阴中之阴，故能滋阴养血。黄芪乃补气之药，何以五倍于当归，又云补血汤乎？盖有形之血生于无形之气，又有当归为引，则从之而生血矣。《经》曰阳则阴长，此其义耳。切庵曰：病本于劳役，不独伤血，而亦伤气，故以二药兼补之也。

——清·汪昂《医方集解·理血之剂·当归补血汤》

此方君以黄芪，黄芪胃气之主药。胃气盛而后脾血滋，然亦必当归滋之，而后血乃日盛为之媒也。血生于脾，此方补脾胃以滋之，是为补生血之本。犹四君子为补生气之本，与四物汤之为补肝肾者又有不同。

——清·汪绂《医林纂要探源·卷四·方剂·脾部·当归补血汤》

凡轻清之药，皆属气分；味甘之药，皆能补中。黄芪质轻而味微甘，故略能补益。《神农本草经》以为主治大风，可知其性矣。此方主以当归之益血，倍用黄芪之轻清走表者为导，俾血虚发热，郁于皮毛而不解者，仍从微汗泄之。故症象白虎，不再剂而热即如失也。元人未读《本经》，此方因善悟暗合，其效无比，究之天之仁爱斯民，特出此方，而假手于元人，非元人识力所可到也。吴鹤皋以阳生阴长为解，亦是庸见，故特详之。

——清·陈修园《时方歌括·卷上·补可扶弱·当归补血汤》

此方以气统血，气行则血行。外充皮肤，则盗汗身热自除；内摄脾元，则下血崩漏能止。

——清·唐容川《血证论·卷七》

凡病有真假，脉亦有真假，即如洪脉身热一证，一望而知其为火邪阳亢矣。而脱血之后，每亦如之，以阳无所附，浮散于外也。全在医者细心详察，辨其舌苔之黄白润燥，口渴之欲冷欲热，其大要犹在于小便，如真热者必短赤，假热者必清长，胸次了然，用药自无毫厘千里之误。如果大脱血之后，而见此等脉证，不特阴血告匮，而阳气亦欲散亡。斯时也，有形之血，不能速生；无形之气，所当急固。故以黄芪大补肺脾元气而能固外者为君。盖此时阳气已去里而越表，恐一时固里无及，不得不从卫外以挽留之。当归益血和营，二味合之，便能阳生阴长，使伤残之血，亦各归其经以自固尔。非区区补血滋腻之药，所可同日语也。

——清·张秉成《成方便读·卷之一·补养之剂·当归补血汤》

圣 愈 汤

【提要】 圣愈汤由当归、熟地黄、白芍药、川芎、人参、黄芪组成。可补气，补血，摄血。主治气血虚弱所致妇人月经先期而至，量多色淡，四肢乏力，体倦神衰等。

圣愈汤出自《兰室秘藏》。方中黄芪、当归补气养血，相须为用，二药共为君药；熟地、白芍滋阴养血，以助当归补血；人参甘温益气，助黄芪益气补中，皆为臣药；川芎活血行气，为血中气药，使补而不滞，为佐药。陈修园论述本方主治失血后烦热、睡卧不宁，五心烦热烦渴等病证，妙在黄芪、当归的相配，使阴血得补，表里血气得充，虚热自除。柯琴认为，圣愈汤在补血的基础上，基于阴阳互根互用，补血兼以补气，补血兼以活血。且因血虚则阴不足，故应避免使用利水、温燥等伤阴之品，用药需平和，使气血得充，运行得畅。

【方论】 柯韵伯曰：《经》曰：阴在内，阳之守也；阳在外，阴之使也。故阳中无阴，谓之孤阳；阴中无阳，谓之死阴。丹溪曰：四物皆阴，行天地闭塞之令，非长养万物者也。故四物加知、柏，久服便能绝孕，谓其嫌于无阳耳！此方取参、芪配四物，以治阴虚、血脱等证。盖阴阳互为其根，阴虚则阳无所附，所以烦热燥渴，而阳亦亡；气血相为表里，血脱则气无所归，所以睡卧不宁，而气亦脱。然阴虚无骤补之法，计在存阳；血脱有生血之机，必先补气。此阳生阴长，血随气行之理也。故曰：阴虚则无气，无气则死矣。此方得仲景白虎加人参之义而扩充者乎！前辈治阴虚，用八珍、十全，卒不获效者，因甘草之甘，不达下焦；白术之燥，不利脾肾；茯苓渗泄，碍乎生升；肉桂辛热，动其虚火。此六味皆醇厚和平而滋润，服之则气血疏通，内外调和，合于圣度矣。

——清·罗美《古今名医方论·卷一·圣愈汤》

此方（圣愈汤）为一切失血之良药，及血后烦热，睡卧不宁，五心烦热作渴，可以兼治。其止血，妙在川芎一味；其退热，妙在黄芪一味；其熟睡止渴，妙在人参一味。柯韵伯以参、芪为气分阳药，取配四物等语，亦未免为俗说所囿也。《经》云：中焦受气取汁，变化而赤，是谓血。血之流行，半随冲任而行于经络，半散于脉外，而充于肌腠皮毛。凡一切失血之症，其血不能中行于经络，外散于肌腠、皮毛，故从窍道涌出不止。妙得川芎之温行，又有当归以濡之，俾血仍行于经络；得川芎之辛散，又有黄芪以鼓之，俾血仍散于肌腠、皮毛。源流俱清，而血焉有不止者乎！至于血后燥热，得黄芪以微汗之，则表气和而热退，即当归补血汤意也。睡卧不宁，血后阴虚所致。五脏属阴，唯人参能兼补之；五脏之阴长，则五心之烦热自除；烦热既除，则津液自生，燥渴自已，诸症可以渐退矣。

——清·陈修园《时方歌括·卷上·补可扶弱·圣愈汤》

8.3　气血双补剂

凡能补气养血，适用于气血两虚证的方剂，称为气血双补剂。气血两虚证，多见舌质淡，脉虚细无力，面色无华，头晕目眩，心悸怔忡，食少体倦，气短懒言等症状。常用人参、党参、白术、炙甘草等补气药，与熟地黄、当归、白芍药、阿胶等补血药组成方剂。由于气血两虚证的患者，机体功能每多低下，运化无力，每多产生痰湿、瘀血等病理产物，故组方时当配伍理气及活血，甚至化湿之品，使补而不滞。

❀　八　珍　汤　❀

【提要】 八珍汤由人参、白术、茯苓、当归、川芎、白芍药、熟地黄、甘草组成。可益气补血。主治气血两虚证。症见面色苍白或萎黄，头晕目眩，四肢倦怠，气短懒言，心悸怔忡，饮食减少，舌淡苔薄白，脉细弱或虚大无力等。本方是治疗气血两虚证的常用方。

八珍汤出自《瑞竹堂经验方》。方中人参与熟地相配，益气养血，共为君药；白术、茯苓健脾渗湿，助人参益气补脾；当归、白芍养血和营，助熟地滋养心肝之血，均为臣药；川芎为佐，活血行气，使地、归、芍补而不滞；炙甘草为使，益气和中，调和诸药。加入姜、枣为引，调和脾胃，以资生化气血，亦为佐使之药。

【方论】 治伤损等症，失血过多，或因克伐，血气耗损，恶寒发热，烦躁作渴等症。

人参、白术、白茯苓、当归、川芎、白芍药、熟地黄（各一钱），甘草（炙，五分），姜、枣，水煎服。

——明·薛己《正体类要·卷下·八珍汤》

华君曰：尚有一方，并传子。有气血两虚之人，饮食不进，形容枯槁，补其气而血益燥，补其血而气益馁，助胃气而盗汗难止，补血脉而胸膈阻滞，法当气血同治。方用人参一钱，白术一钱，甘草八分，陈皮五分，茯苓二钱，当归二钱，白芍三钱，熟地三钱，川芎一钱，神曲五分，麦冬五钱，谷芽一钱，水煎服。此方气血双补，与八珍汤同功，而此更妙于八珍者也，妙在补中有调和之法耳。

——清·陈士铎《石室秘录·卷二·虚治法》

炙 甘 草 汤

【提要】 炙甘草汤由炙甘草、生姜、桂枝、人参、生地黄、阿胶、麦门冬、麻仁、大枣、清酒组成。可益气滋阴，通阳复脉。主治阴血阳气虚弱，心脉失养证，虚劳肺痿病，症见脉结代，心动悸，虚羸少气，舌光少苔；或质干而瘦小，干咳无痰，或咳吐涎沫，量少，形瘦短气，虚烦不眠，自汗盗汗，咽干舌燥，大便干结，脉虚数等。

本方出自《伤寒论》。方中炙甘草补气生血，养心益脾；生地黄滋阴补血，充脉养心，二药重用，益气养血以复脉之本，共为君药。人参、大枣补益心脾，合炙甘草则养心复脉，补脾化血之功益著；阿胶、麦冬、胡麻仁甘润养血，配生地黄则滋心阴，养心血，充血脉之力尤彰，同为臣药。桂枝、生姜辛温走散，温心阳，通血脉，使气血流畅以助脉气接续，俱为佐药。原方煎煮时加入清酒，以酒性辛热，可行药势，助诸药温通血脉之力。数药相伍，使阴血足而血脉充，阳气复而心脉通，则悸可定，脉可复。由于炙甘草、人参可补肺气，润肺止咳；阿胶、麦冬善养肺阴，治肺燥；生地、胡麻仁长于滋补肾水，与胶、地相合而有"金水相生"之功，故可用于虚劳肺痿的治疗。历代医家皆认为炙甘草汤为阴阳双补之剂，而对本方的主治的认识则略有不同。如严则庵用之治伤寒脉结代而心动悸者；陈念祖用治少阴与阳明上下不交，血液不生，经脉不通的心动悸。吴贞用之治邪气深入厥阴；柯琴用治厥阴伤寒，相火内郁，肝气不舒，血室干涸，营气不调，脉道涩滞的心悸。

【方论】 伤寒脉结代，心动悸，炙甘草汤主之。结代脉名义，详见下文。大抵伤寒之病，见此等脉，成注所云：气血虚衰，不能相续也。悸，心动也。心中动悸，则知营血内虚，真阴已馁，而藏神不自宁也。与炙甘草汤，以补血气，而散微邪。愚按：此条伤寒，必系发汗过剂，汗多亡阳，阳亡则气馁，又汗为血液，汗多则血虚，血虚气馁，以故心动悸，而脉结代也。夫结者，邪气之结；代者，正气之虚，所以炙甘草汤。成注虽云：益虚而散邪之义，即在其中矣。

——清·汪琥《伤寒论辩证广注·卷五·辨太阳病脉证并治法下·炙甘草汤》

厥阴伤寒，则相火内郁，肝气不舒，血室干涸，以致营气不调，脉道涩滞而见代结之象。如程郊倩所云：此结者不能前而代替，非阴盛也。凡厥阴病，则气上冲心，故心动悸。此悸动因于脉代结，而手足不厥，非水气为患矣。不得甘寒多液之品以滋阴而和阳，则肝火不息，而心血不生。心不安其位，则悸动不止；脉不复其常，则代结何以调？故用生地为君，麦冬为臣，炙甘草为佐，大剂以峻补真阴，开来学滋阴之一路也。反以甘草名方者，藉其载药入心，补离中之虚以安神明耳。然大寒之剂，无以奉发陈、蕃秀之机，必须人参、桂枝，佐麦冬以通脉，姜、枣佐甘草以和营，胶、麻佐地黄以补血，甘草不使速下，清酒引之上行，且生地、麦冬，得酒力而更优也。

——清·柯琴《伤寒来苏集·伤寒附翼·卷下·厥阴方总论·炙甘草汤》

心下筑筑惕惕、怔怔忡忡，谓悸病之状也。饮水多而小便少，水停心下之悸也，宜茯苓甘草汤，或五苓散。厥冷为寒，宜真武汤，汗后为虚，宜小建中汤。或不因汗后，是虚之甚也，宜炙甘草汤。

——清·吴谦，等《医宗金鉴·伤寒心法要诀·三十七·心下悸》

若伤寒邪入厥阴，已成败症，脉结代，心动悸者，阴液涸也，炙甘草汤主之。邵评：脉结代者，邪气阻滞，营卫之气涩少也。心动悸者，神气不振，都城震惊也。此邪气深入厥阴，阴液几涸，故用复脉汤阴阳并调之。然此邪入深沉，阴阳并耗，脉失常度而见结代，是阴脉也。伤寒有此，是阳症见阴脉，故多死。不得已，用此方以背城借一耳。

——清·吴贞《伤寒指掌·卷三·伤寒变症·心下悸》

（浮滑恒脉之外，又有剧脉曰结，危脉曰代，不可不知矣。）伤寒之脉，何以结代？非洞悉乎造化阴阳之本者，不可与言。盖脉始于足少阴肾，生于足阳明胃，主于手少阴心。少阴之气不与阳明相合，阳明之气不与少阴相合，上下不交，血液不生，经脉不通，是以心气虚常作动悸，以炙甘草汤主之。补养阳明，从中宫以分布上下。陈师亮曰：代为难治之脉，而有治法者何？凡病气血骤脱者，可以骤复；若积久而虚脱者，不可复。盖久病渐损于内，脏气日亏，其脉代者，乃五脏元气之候。伤寒为暴病，死生之机在于反掌，亦有垂绝而亦可救者。此其代脉，乃一时气乏，然说救于万死一生之途，而未可必其生也。

炙甘草汤方：甘草四两炙，生姜三两切，人参二两，生地黄一斤，桂枝三两，麦门冬半升，阿胶二两，麻仁半升，大枣三十枚，劈。上九味，以清酒七升，水八升，先煮八味，取三升，去滓，纳胶烊消尽，温服一升，日三服。一名复脉汤。

其结代之脉状何如？结能还而代不能还也。脉按之来缓，不及四至，而时一止复来者，是阴气结，阳气不能相将，此名曰结。然不特缓而中止为结，又脉来动而中止，更来小数，中有还者反动，是阴气固结已甚，而阳气不得至，故小数而动也，亦名曰结，此为阴盛。结脉之止，时或一止；其止却无常数。若脉来动而中止，止有常数，既止遂不能自还，阳不能自还而阴代之，因而复动者，俨如更代交代之象，名曰代。此独阴无阳也。得此脉者，必难治。此毫厘之分，学者于此判之，指下则可言脉矣，岂独太阳已哉！此一节，复申明结代之脉状，毫厘千里，务分仿佛中也。

——清·陈修园《伤寒论浅注·卷三·辨太阳病脉证篇》

心悸三阳证自详，水停苓甘小柴汤，冒旋甘桂眴真武，小建中建炙甘方。（悸者，心中筑筑动，怔忡不安也。凡伤寒动悸，有因太阳水停心下，厥而悸者，火，故悸也。《经》曰：先治其水，后治其厥，宜茯苓甘草汤主之。有因太阳发汗过汗，冒旋而悸者，宜桂枝甘草汤主之。有因发汗过多，动而悸者，宜真武汤主之。有因阳明壮热往来而悸者，宜小柴胡汤主之。有因少阳发汗，谵语而动悸者，亦宜小柴胡汤主之。有因伤寒三四日，心悸而烦者，此阳气虚也，宜小建中汤主之。有因伤寒脉结代而心动悸者，宜炙甘草汤主之。）小建中汤芍药多，桂姜甘草大枣和，更加饴糖和中脏，虚劳腹痛效无过。炙甘草汤参姜桂，麦冬生地大麻仁，大枣阿胶加酒服，虚劳肺痿效如神。

——清·严则庵《伤寒捷诀·卷二·心动悸》

8.4 补阴剂

凡是能补充人体阴液不足的方剂，都可称为补阴剂。适用于阴虚证，常见舌红少苔，脉细数，形体消瘦，头晕耳鸣，潮热颧红，五心烦热，盗汗失眠，腰酸遗精，咳嗽咯血，口燥咽干等症状。常用生地、玄参、麦冬、阿胶、白芍、百合、石斛、玉竹等为主组方。阴虚则阳亢，水不制火而生内热，故组方亦常配知母、黄连、黄柏等以清虚热，泻火存阴。

六味地黄丸

【提要】 六味地黄丸由熟地黄、山茱萸、山药、泽泻、牡丹皮、茯苓组成，可滋补肝肾。主治肾阴虚证。症见腰膝酸软，头晕目眩，耳鸣耳聋，盗汗，遗精，消渴，骨蒸潮热，手足心热，口燥咽干，牙齿动摇，足跟作痛，小便淋沥，以及小儿囟门不合，舌红少苔，脉沉细数等。本方是治疗肾阴虚证的基础方。

本方出自《小儿药证直诀》。方中重用熟地黄滋阴补肾，填精益髓，为君药；山茱萸补养肝肾，并能涩精，取"肝肾同源"之意；山药补益脾阴，亦能固肾，共为臣药。三药配合，肾肝脾三阴并补，是为"三补"，但熟地黄用量是山茱萸与山药之和，故仍以补肾为主。泽泻利湿而泄肾浊，并能减熟地黄之滋腻；茯苓淡渗脾湿，并助山药之健运，与泽泻共泻肾浊，助真阴得复其位；丹皮清泄虚热，并制山茱萸之温涩。三药称为"三泻"，均为佐药。本方三补三泻，其中补药用量重于泻药，是以补为主；肝、脾、肾三阴并补，以补肾阴为主。吴昆在《医方考》中对本方药物组成的阐释实为精辟。

【方论】 《巢氏病源》小儿鹤节候：小儿禀生，血气不足，即肌肉不充，支节柴瘦，骨节皆露，如鹤之脚节也。《圣惠》论：夫肾脏者，精神之所舍，元气之所系。若其气强盛，则骨髓满溢，故令肌体充盛之。若气血不足，脏腑劳伤，真气不守，邪气所侵，则肾气虚弱，骨髓枯竭，不能荣华，故令骨萎羸瘦也。《集验方》：小儿禀气不足，真元怯弱，肢体柴瘦。补其本气，自然气体充盛，肌肤盈溢。宜补肾地黄圆：熟干地黄（八分，焙，秤）、山茱萸、干山药（各四钱）泽泻、牡丹皮、白茯苓（去皮，各三钱），右为末，炼蜜和丸如梧桐子大。三岁以下二三圆，温水空心化下。

——宋·刘昉《幼幼新书·卷六·鹤节》

治肾经虚损，久新憔悴，盗汗发热，五脏齐损，瘦弱虚烦，骨蒸痿弱，下血咯血等证。干山药、山茱萸（去核）各四两，泽泻（去毛）、牡丹皮、白茯苓（各三两），熟地黄（八两），上为细末，炼蜜为丸，如梧桐子大。每服五十丸，白汤下。

——明·虞抟《医学正传·卷三·虚损》

熟地黄（八两），山药、山茱萸（各四两，净肉），牡丹皮、泽泻、白茯苓（各三两）。肾虚移热于肺，咳嗽者，此方主之。有足心热、内股热，腰痛，两尺脉虚大者，病原于肾虚也。熟地黄、山茱萸，味厚者也，味厚为阴中之阴，故能益肾；肾者水脏，虚则水邪归之，故用山药、茯苓以利水邪；水邪归之则生湿热，故用泽泻、丹皮以导坎中之热。滋其阴血，去其热邪，则精日生而肾不虚，病根既去，咳嗽自宁矣。

——明·吴崑《医方考·卷二·咳嗽门》

大抵久嗽者，多属肾气亏损，火炎水涸，或津液涌而为痰者，乃真脏为患也。须用六味地黄丸壮肾水、滋化源为主，以补中益气汤养脾土、生肺肾为佐。久之自愈。

——明·龚廷贤《万病回春·卷二·咳嗽》

左归丸

【提要】　左归丸由熟地黄、山药、枸杞、山茱萸、川牛膝、鹿角胶、龟板胶、菟丝子组成。可滋阴补肾，填精益髓。主治真阴不足证。症见头晕目眩，腰酸腿软，遗精滑泄，自汗盗汗，口燥舌干，舌红少苔，脉细等。本方为治疗真阴不足证的常用方。

本方出自《景岳全书》。方中重用熟地黄滋肾填精，大补真阴，为君药。山茱萸养肝滋肾，涩精敛汗；山药补脾益阴，滋肾固精；枸杞补肾益精，养肝明目；龟、鹿二仙胶，为血肉有情之品，峻补精髓，龟板胶偏于补阴，鹿角胶偏于补阳，在补阴之中配伍补阳药，取"阳中求阴"之义，均为臣药。菟丝子、川牛膝益肝肾，强腰膝，健筋骨，俱为佐药。诸药合用，共奏滋阴补肾，填精益髓之效。历代医家多认为左归丸为治真阴不足证良方，对其组成、配伍等基本无异议，而对本方主治的认识则略有不同。徐镛认为是方虽曰左归，其实三阴并补，是水火交济之方。王旭高认为此方是育阴以涵阳，不是壮水以制火。何炫认为此方主治精髓不足，故血肉有情之品是取效的关键。

【方论】　以纯补犹嫌不足，若加苓、泽渗利，未免减去补力，奏功为难，故群队补阴药中更加龟、鹿二胶，取其为血气之属，补之效捷耳。

——清·何炫《何氏虚劳心传·左归丸》

左归宗钱仲阳六味丸，减去丹皮者，以丹皮过于动汗。阴虚必多自汗、盗汗也；减去茯苓、泽泻者，意在峻补，不宜于淡渗也。方用熟地之补肾为君八两；山药之补脾四两，山茱萸之补肝为臣四两；配以枸杞补精四两；川膝补血三两，酒洗蒸熟，精滑者不用，菟丝补肾中之气四两，鹿胶四两，敲碎炒珠、龟胶四两，敲碎炒珠补督任之元。虽曰左归，其实三阴并补，水火交济之方也。

——清·徐镛《医学举要·卷五·古今方补注》

大补阴丸

【提要】 大补阴丸由熟地黄、龟板、黄柏、知母组成。可滋阴降火。主治阴虚火旺证。症见骨蒸潮热，盗汗遗精，咳嗽咯血，心烦易怒，足膝疼热，舌红少苔，尺脉数而有力等。本方为治疗阴虚火旺证的基础方，又是体现朱丹溪补阴学派学术思想及其滋阴降火治法的代表方。

大补阴丸出自《丹溪心法》。方中重用熟地、龟板滋阴潜阳，壮水制火，共为君药。黄柏苦寒泻相火以坚阴；知母苦寒而润，上能清润肺金，下能滋清肾水，与黄柏相须为用，苦寒降火，保存阴液，平抑亢阳，均为臣药。用法以血肉甘润之猪脊髓、蜂蜜为丸，填精益髓，既能助熟地、龟板以滋阴，又能制黄柏之苦燥，俱为佐使。本证若仅滋阴则虚火难清，单清热则犹恐复萌，故须培本清源，使阴复阳潜，虚火降而诸症悉除。历代医家皆认为大补阴丸为滋阴降火之剂，对其主治的见解则略有不同。孙一奎认为本方可治精竭火炽导致诸症。同时也有一些医家对本方提出异议。赵献可反对大补阴丸以黄柏、知母为君，认为而寒凉之弊盛矣，火不可以水灭，药不可以寒攻。

【方论】 余观近世医家，明理学者，宜莫如丹溪，虽倡"阳有余阴不足"之论，其用意固有所在也。盖以人当承平，酗酒纵欲，以竭其精，精竭则火炽，复以刚剂认为温补，故不旋踵血溢内热骨立而毙，与灯膏竭而复加灶者何异，此阳有余阴不足之论所由著也。后学不察，概守其说，一遇虚怯，开手便以滋阴降火为剂，及末期，卒声哑泄泻以死，则曰丹溪之论具在。不知此不善学丹溪之罪，而于丹溪何尤！

——明·孙一奎《医旨绪余·卷下·张刘李朱滑六名师小传》

自丹溪先生出。而立阴虚火动之论。亦发前人所未发。可惜大补阴丸补阴丸二丸中。俱以黄柏知母为君。而寒凉之弊又盛行矣。嗟乎。丹溪之书不息。岐黄之道不着。余特撰阴阳五行之论。以申明火不可以水灭。药不可以寒攻也。

——明·赵献可《医贯·卷三·绛雪丹书》

震亨以补阴为宗，实开直补真水之先。其以郁治病，亦妙阐《内经》之旨，开诸家无穷之悟。虽所用黄柏、知母，不如后人之用六味丸直达本原。所制越鞠丸，亦不如后人之用逍遥散，和平无弊。然筚路蓝缕，究以震亨为首庸。

——日本·丹波元胤《中国医籍考·卷五十三·方论》

百合固金汤

【提要】 百合固金汤由熟地黄、生地黄、当归、白芍药、甘草、桔梗、玄参、贝母、麦冬、百合组成。可滋养肺肾，止咳化痰。主治肺肾阴亏，虚火上炎证。症见咳嗽气喘，痰中带血，咽喉燥痛，头晕目眩，午后潮热，舌红少苔，脉细数等。本方为治疗肺肾阴亏，虚火上炎而致咳嗽痰血证的常用方。

百合固金汤出自《慎斋遗书》。方中百合，甘苦微寒，滋阴清热，润肺止咳；生地、熟地并用，滋肾壮水，其中生地兼能凉血止血。三药相伍，润肺滋肾，金水并补，共为君药。麦冬甘寒，协百合以滋阴清热，润肺止咳；玄参咸寒，助二地滋阴壮水，以清虚火，兼利咽喉，共为臣药。当归治咳逆上气，伍白芍以养血和血；贝母清热润肺，化痰止咳，俱为佐药；桔梗宣肺利咽，化痰散结，并载药上行；生甘草清热泻火，调和诸药，共为佐使药。此方用甘寒药甚为精当，如李士材谓"土为金母，清金之后，亟宜顾母，否则金终不可足"（《医方集解》）。故此方不伤脾胃，是其成功之要。

治肺伤咽痛，喘嗽痰血（肺金受伤，则肾水之源绝。肾脉挟咽，虚火上炎，故咽痛；火上熏肺，故喘嗽。痰因火生，血因火退）。生地黄（二钱），熟地黄（三钱），麦冬（钱半），百合、芍药（炒）、当归、贝母、生甘草（一钱），元参、桔梗（八分），此手太阴、足少阴药也（肺肾为子母之脏，故补肺者多兼滋肾）。金不生水，火炎水干，故以二地助肾滋水退热为君，百合保肺安神，麦冬清热润燥；元参助二地以生水，贝母散肺郁而除痰；归芍养血，兼以平肝（肝火盛则克金）；甘、桔清金，成功上部（载诸药而上浮）。皆以甘寒培元清本，不欲以苦寒伤生发之气也。（李士材曰：蕺庵此方殊有卓见。然土为金母，清金之后，亟宜顾母，否则金终不可足也。《医贯》曰：咳嗽吐血，未必成瘵也。服四物、知、柏之类不已则瘵成矣。胸满膨胀，悒悒不快，未必成胀也，服山楂、神曲之类不止，则胀成矣。面目浮肿，小便秘涩，未必成水也，服渗利之药不止，则水成矣；气滞膈塞，未必成噎也，服青皮、枳壳，宽快之药不止，则噎成矣。）

——清·汪昂《医方集解·补养之剂·百合固金汤》

【方论】　此方金水相生，又兼养血。治肺伤咽痛失血者最宜。李士材谓"清金之后，急宜顾母"，识解尤卓。予谓：咽痛一定，即当培土生金也。

——清·费伯雄《医方论·卷一·补养之剂·百合固金汤》

百合色白，其形象肺，故能独入金家，为保肺宁神，清金润燥之品；又肺肾为子母之脏，《医贯》所谓母藏子宫，子隐母胎，故水虚则金受火刑。地黄、玄参壮水之主，麦冬、贝母清肺之烦，白芍平肝以保肺，当归引血以归经，甘、桔本为成方，可以利咽喉而宣上部之结热也。

——清·张秉成《成方便读·卷之一·补养之剂·百合固金汤》

一　贯　煎

【提要】　一贯煎由北沙参、麦冬、当归、生地黄、枸杞、川楝子组成。可滋阴疏肝。主治肝肾阴虚，肝气郁滞证。症见胸脘胁痛，吞酸吐苦，咽干口燥，舌红少津，脉细弱或虚弦。本方是治疗阴虚肝郁，肝胃不和所致脘胁疼痛的常用方。

一贯煎出自《柳洲医话》。方中重用生地黄滋阴养血、补益肝肾为君，内寓滋水涵木之意。当归、枸杞养血滋阴柔肝；北沙参、麦冬滋养肺胃，养阴生津，意在佐金平木，扶土制木，四药共为臣药。佐以少量川楝子，疏肝泄热，理气止痛，复其条达之性。该药性虽苦寒，但与大量甘寒滋阴养血药相配伍，则无苦燥伤阴之弊。诸药合用，使肝体得养，肝气得疏，则诸症可解。本方在大队滋阴养血药中，少佐一味川楝子疏肝理气，补肝与疏肝相结合，以补为主，使肝体得养，而无滋腻碍胃遏滞气机之虞，且无伤及阴血之弊。

【方论】 高、吕二案持论略同，而俱用滋水生肝饮，予早年亦常用此，却不甚应。乃自创一方，名"一贯煎"，用北沙参、麦冬、地黄、当归、杞子、川楝六味，出入加减，投之应如桴鼓，口苦燥者加酒连尤捷。可统治胁痛、吞酸、吐酸、疝瘕，一切肝病。

——清·魏之琇《柳洲医话·卷二十四·心腹痛》

柳洲此方，原为肝肾阴虚津液枯涸，血燥气滞，变生诸证者设法。凡胁肋胀痛，脘腹撑，纯是肝气不疏，刚木恣肆为虐。治标之剂，恒用香燥破气，轻病得之，往往有效。但气之所以滞，本由液之不能充。芳香气药，可以助运行，而不能滋血液。且香者必燥，燥更伤阴，频频投之，液尤耗而气尤滞，无不频频发作，日以益甚，而香药气药，不足恃矣。驯致脉反细弱，舌红光燥，则行气诸物，且同鸩毒。柳洲此方，虽从固本丸、集灵膏二方脱化而来，独加一味川楝子，以调肝木之横逆，能顺其条达之性，是为涵养肝阴无上良药，其余皆柔润以驯其刚悍之气，苟无停痰积饮，此方最有奇功。桐乡陆定圃《冷庐医话》肝病一节，言之极其透彻。治肝胃病者，必知有此一层理法，而始能觉悟专用青、陈、乌、朴、沉香、木香等药之不可久恃，而对女科血枯者，尤其针对。亦有肝肾阴虚而膝酸痛，足软无力，或环跳、髀枢、足跟、足心刺痛者，授以是方，皆有捷效，故亦治痢后风，及鹤膝、附骨、环跳诸证。《续名医类案》一书，知柳洲生平得力者，在此一着。虽有时免用之太滥，然其功力必不可没，乃养阴方中别出机杼者，必不可与六味地黄同日而语。若果阴液虚甚者，则方中沙参，尚嫌力薄，非辽参不可。而脾肾阳衰者，则高丽参亦其宜也。口苦而燥，是上焦郁火，故以川连泄火。连本苦燥，而入于大补养液队中，反为润燥之用，非神而明之，何能辨此？又如萸肉、白芍、菟丝、沙苑、二至等，肝肾阴分之药，均可酌加。

——清·沈尧封，民国·张山雷《沈氏女科辑要笺正·卷上》

❧ 两 地 汤 ❧

【提要】 两地汤由生地黄、白芍药、麦冬、地骨皮、阿胶、玄参组成。可滋阴补液，清透虚热。主治肾阴大亏，虚火内生证。症见月经先期，量少色红，质稠黏，伴有潮热、盗汗，咽干口燥，舌红苔少，脉细数无力等。

本方出自《傅青主女科》。方中生地黄、玄参、麦冬为增液汤，有滋阴养液，凉血清热之效，三药共为君药。地骨皮泻肾中邪火，除骨蒸燥热为臣药；阿胶、白芍养血益阴，且阿胶为血肉有情之品，补阴之力厚重绵长，为补阴上品，辅助君药，是为佐药。诸药配合成方，共奏滋阴补血，凉血清热之功。

【方论】 先期者，火气之冲；多寡者，水气之验。故先期而来多者，火热而水有余也；先期而来少者，火热而水不足也。倘一见先期之来，俱以为有余之热，但泄火而不补水，或水火两泄之，有不更增其病者乎？治之法不必泄火，只专补水，水既足而火自消矣，亦既济之道也。方用两地汤。此方之用地骨、生地，能清骨中之热。骨中之热，由于肾经之热，清其骨髓，则肾气自清，而又不损伤胃气，此治之巧也。况所用诸药，又纯是补水之味，水盛而火自平理也。

——清·傅山《傅青主女科·女科上卷·经水先期》

一经先期来甚少，人亦谓血热极，谁知肾火旺水虚乎。女子经最难调，不细辨，必鲜效。先期者，火气冲。多寡者，水气验。前来多，火有余。此来少，水不足。倘俱谓有余，泄火不补水，或水火两泄，必加病。法不必泄火，但补水，水足火自消，用两地汤。玄参、生地（一两），白芍、麦冬（五钱），阿胶、骨皮（三钱），四剂经调。骨中热，由肾宫热，地骨、生地俱凉骨中热，则肾气自寒，又不损胃气。况药纯补水，水盛火安，得不平。

——清·陈士铎《辨证奇闻·卷十一·妇人科·调经门》

8.5 补 阳 剂

凡能补充人体各脏腑阳气的方剂，称为补阳剂。适用于阳虚证，症见舌淡苔白，脉沉细，尺部尤甚，面色苍白，形寒肢冷，腰膝酸痛，下肢软弱无力，小便难出，或小便频数，少腹拘急冷痛，男子阳痿早泄，女子宫寒不孕等。常用补阳药，如附子、肉桂、巴戟天、肉苁蓉、仙灵脾、鹿角胶、仙茅等为主组方。因阴阳互根，孤阴不生、独阳不长，故使用时多配伍熟地黄、山茱萸、山药等滋阴之品，以助阳气之生化，并可藉补阴药的滋润，以制补阳药的温燥；肾阳亏虚不能化气行水，易致水湿停留，故常佐以茯苓、泽泻等淡渗利水之品。

肾 气 丸

【提要】 肾气丸由干地黄、薯蓣（即山药）、山茱萸、泽泻、茯苓、牡丹皮、桂枝、附子组成。可补肾助阳。主治肾阳不足证。可见腰痛脚软，身半以下常有冷感，少腹拘急，小便不利，或小便反多，入夜尤甚，阳痿早泄，舌淡而胖，脉虚弱，尺部沉细；以及痰饮，水肿，消渴，脚气，转胞等病证。本方为补肾助阳的常用方。

本方出自《金匮要略》。原书用以治疗"男子消渴，小便反多，以饮一斗，小便一斗"。方中附子大辛大热，为温阳诸药之首；桂枝辛甘而温，乃温通阳气要药。二药相合，补肾阳之虚，助气化之复，共为君药。重用干地黄滋阴补肾；配伍山茱萸、山药补肝脾而益精血，共为臣药。再以泽泻、茯苓利水渗湿，配桂枝又善温化痰饮；丹皮苦辛而寒，擅入血分，合桂枝则可调血分之滞，三药寓泻于补，俾邪去而补药得力，为制诸阴药可能助湿碍邪之虞，俱为佐药。诸药合用，助阳之弱以化水，滋阴之虚以生气，使肾阳振奋，气化复常，则诸症自除。

【方论】 下焦之分，少阴主之。少阴虽为阴脏，而中有元阳。所以温经脏，行阴阳，司开阖者也。虚劳之人，损伤少阴肾气，是以腰痛，少腹拘急，小便不利。程氏所谓"肾间动气已损者"是矣，八味肾气丸补阴之虚，可以生气，助阳之弱，可以化水，乃补下治下之良剂也。

——清·尤在泾《金匮要略心典·卷上·血痹虚劳病脉证并治》

阳气虚浮，其端有二：或脾胃气虚，阳浮于外。其症上见呕恶，下为溏泄，其脉大而不实；其症烦渴引饮，面赤舌刺唇黑，足心如烙，或冷如冰，其脉洪大无伦，按之微弱。宜八味肾气丸之属，导火下行也。

——清·尤在泾《金匮翼·卷三·阳浮发热》

腰为肾之府。肾精竭而肾气虚，不能自强，故痛也。少腹拘急，小便不利，俱有二义。盖少腹为阴位，肾气虚而无阳和以化被之，则阴气凝切而拘急。膀胱为肾之府，肾气虚，而主令传化之机自滞，故不利也。又胸中宗气，其先天受之于肾，其后天养之于胃，肾精短而气自馁，既不能授气于胸，胃无命门之底火。而其腐熟水谷之化，又不能生悍气以上供之。则胸中之阳光衰薄，不能温照九地，故少腹拘急，不能分布黄泉，故小便不利也。细按方意，始知其名虽肾气，实所以补气源而上引之，以填心肺之夹空者也。仲景之意，盖谓诸气之虚，由于命门之火衰薄，而命门之虚，又因精血枯竭之所致。故用熟地黄为君以补肾精，山茱萸为佐以补肝血，缩用炮附桂枝于精血药内者，先则取其从阴而下行，终则资其蒸水以化气也。佐薯蓣者，尤有妙义。盖峻补下焦之精血，而并益其气，苟不培中焦之土以镇之，则肝肾之贼阴冲起，而喘咳等候必见。譬诸天地，上气下水，其间惟大地为之中隔。故癸水安于黄泉之下，而癸中之壬，方能化气以与太虚之清阳，氤氲充塞之理也。至于茯苓、泽泻，又所以佐薯蓣之功，而渗泄癸水之渣质耳。牡丹花当谷雨，故名谷雨花。得从厥阴而透达少阳之正性，其皮更为行津走气之路，用以为使，是欲其领桂附之阳神阳液，而上嘘心肺之空也。丸则取其下行，酒服欲其升发，与建中汤为一上一下、一男一女、一标一本，相济相成之妙方也。

——清·高学山《高注金匮要略·血痹虚劳病脉证治》

❖ 右 归 丸 ❖

【提要】 右归丸由熟地黄、山药、山茱萸、枸杞、菟丝子、鹿角胶、杜仲、肉桂、当归、制附子组成。可温补肾阳，填精益髓。主治肾阳不足，命门火衰证。症见年老或久病气衰神疲，畏寒肢冷，腰膝软弱，阳痿遗精；或阳衰无子，或饮食减少，大便不实；或小便自遗，舌淡苔白，脉沉而迟等。本方为治肾阳不足，命门火衰的常用方。

右归丸出自《景岳全书》，原书用以治疗治元阳不足，或先天禀衰，或劳伤过度，以致命门火衰，不能生土所导致诸病证。方中附子、肉桂、鹿角胶培补肾中元阳，温里祛寒，为君药。熟地黄、山萸肉、枸杞、山药滋阴益肾，养肝补脾，填精补髓，取"阴中求阳"之义，为臣药。再用菟丝子、杜仲补肝肾，强腰膝，配以当归养血和血，共补肝肾精血，为佐药。诸药合用，以温肾阳为主而阴阳兼顾，肝脾肾并补，妙在阴中求阳，使元阳得以归原。

【方论】 肾脏阳衰，火反发越于上，遂成上热下寒之证，故宜引火归原法。熟地补肾脏，萸肉涩精气，山药补脾，当归养血，杜仲强腰膝，菟丝补肾脏，鹿角胶温补精血以壮阳，枸杞子甘滋精髓以填肾也。附子、肉桂补火回阳，专以引火归原，而虚阳无不敛藏于肾命，安有阳衰火发之患哉？此补肾回阳之剂，为阳虚火发之专方。

——清·徐灵胎《医略六书·卷十八·右归丸》

治元阳不足，或先天禀衰，或劳伤过度，以致命门火衰不能生土，而为脾胃虚寒，饮食少进，或呕恶膨胀，或反胃噎膈，或怯寒畏冷，或脐腹疼痛，或大便不实，泻痢频作，或小水自遗，虚淋寒疝，或寒侵溪谷，而肢节痛痹，或寒在下焦，而水邪处由，浮肿。总之真阳不足者，必神疲气怯，或心跳不宁，或四肢不收，或眼见邪祟，或阳衰无子等证速宜益火之原，以培右肾之元阳，而神气自强矣。八味丸治之不愈者，宜服此或用右归饮凡八味、右归用桂附等方，唯肺阴有余者宜之，否则助火烁金，反生肺病。

——清·吴仪洛《成方切用·卷二上·补养门·右归丸》

8.6　阴阳双补

凡是能同时补充人体阳气及阴液，适用于阴阳两虚证的方剂，称为阴阳双补剂。本方主治证，临床常见舌体瘦薄，舌质淡，脉细弱，头晕目眩，腰膝酸软，阳痿遗精，畏寒肢冷，午后潮热等。常用熟地黄、山茱萸、龟板、何首乌、枸杞等补阴药，及肉苁蓉、巴戟天、附子、肉桂、鹿角胶等补阳药，共同组成方剂，并根据阴阳虚损的情况，分别主次轻重以处方。

地 黄 饮 子

【提要】　地黄饮子由熟干地黄、巴戟天、山茱萸、石斛、肉苁蓉、附子、五味子、官桂、茯苓、麦冬、菖蒲、远志组成。可滋肾阴，补肾阳，开窍化痰。主治下元虚衰，痰浊上泛之喑痱证，症见舌强不能言，足废不能用，口干不欲饮，足冷面赤，脉沉细弱等。本方为治疗肾虚喑痱的常用方。

地黄饮子出自《圣济总录》。方用熟地黄、山茱萸滋补肾阴，肉苁蓉、巴戟天温壮肾阳，四味共为君药。伍附子、肉桂之辛热，以助温养下元，摄纳浮阳，引火归原；石斛、麦冬、五味子滋养肺肾，金水相生，壮水以济火，均为臣药。石菖蒲与远志、茯苓合用，是开窍化痰，交通心肾的常用组合，为佐药。姜、枣和中调药，功兼佐使。综观全方，标本兼治；阴阳并补，滋阴药与温阳药的药味及用量相当，补阴与补阳并重，上下同治，而以治本治下为主。诸药合用，使下元得以补养，浮阳得以摄纳，水火既济，痰化窍开则"喑痱"可愈。

【方论】　（河间）治中风舌喑不能言，足废不能行，此少阴气厥不至，名曰风痱，急当温之（风痱，如瘫痪是也）。

熟地、巴戟（去心）、萸肉、苁蓉（酒洗）、附子（炮）、官桂、石斛、茯苓、石菖蒲、远志、麦冬、五味，等分。每服五钱，入薄荷少许，姜枣煎。

熟地以滋根本之阴；巴戟、苁蓉、官桂、附子，以返真元之火；石斛安脾而秘气；山萸温肝而固精；菖蒲、远志、茯苓，补心而通肾脏；麦冬、五味，保肺以滋水源，使水火相交，精气渐旺，而风火自息矣。（《医贯》曰：治中风当以真阴虚为本。但阴虚有二，有阴中之水虚，有阴中之火虚。火虚者，专以河间地黄饮子为主；水虚者，当以六味地黄丸为主。果是水虚，辛热之药，与参芪之品，俱不可加。或曰：风淫所胜，治以辛凉，何故反用桂、附，使火盛制金，不能平木，而风木益甚耶？曰：此是肾虚真阴失守，孤阳飞越，若非桂、附，何以追复其散失之元？其痰涎上涌者，水不归元也；面赤烦渴者，火不归元也。惟桂附能引火归元，水火既归其元，则水能生木，木不生风，而风自息矣。按：肾气厥不至舌下，乃脏真之气，不上荣于舌本尔。至其浊阴之气，必横格于喉舌之间，吞咯维艰，昏迷特甚，又非如不言之证，可以缓调，方中所用桂、附、巴、苁，原为驱逐浊阴而设，用方者不可执己见而轻去之也。）

——清·吴仪洛《成方切用·卷六上·祛风门·地黄饮子》

此手足少阴、太阴、足厥阴药也。熟地以滋根本之阴，巴戟、苁蓉、官桂、附子以返真元之火；石斛安脾而秘气，山茱温肝而固精，菖蒲、远志、茯苓补心而通肾脏，麦冬、五味保肺以滋水源，使水火相交，精气渐旺，而风火自息矣。（《医贯》曰：观刘氏之论，则以风为末而以火为本，殊不知火之有余、水之不足也。刘氏原以补肾为本，观其地黄饮子可见矣，故治中风，又当以真阴虚为本。但阴虚有二，有阴中之水虚，有阴中之火虚，火虚者专以河间地黄饮子为主，水虚者当以六味地黄丸为主。果是水虚，辛热之药，与参芪之品，俱不可加。或曰风淫所胜，治以辛凉，何故反用桂附，使火盛制金，不能平木，而风不益甚耶？曰：此是肾虚、真阴失守，孤阳飞越，若非桂、附，何以追复其散失之元阳？其痰涎上涌者，水不归元也；面赤烦渴者，火不归元也；惟桂附能引火归元，水火既归其元，则水能生木，木不生风，而风自息矣。）

——清·汪昂《医方集解·祛风之剂·地黄饮子》

治舌喑不能言，足废不能行，此谓少阴气厥不至，急当温之，名曰痱症。

地黄饮子少阴方，桂附蓉苓并地黄，麦味远蒲萸戟斛，薄荷加入煮须详……陈修园曰：命火为水中之火，昔人名为龙火。其火一升，故舌强不语，以肾脉荣于舌本也；以一升而不返，故猝倒不省人事，以丹田之气欲化作冷风而去也。方用桂、附、苁蓉、巴戟以导之。龙升则水从之，故痰涎如涌，以痰之本则为水也。方用熟地、茯苓、山药、石斛以安之。火逆于心，则神识昏迷，方用远志、菖蒲以开之。风动则火发。方用麦冬、五味子以清敛之。肾主通身之骨，肾病则骨不胜任，故足废不能行。方用十二味以补之。然诸药皆质重性沉，以镇逆上之火，而火由风发，风则无形而行疾，故用轻清之薄荷为引导。又微煎数沸，不令诸药尽出重浊之味，俾轻清走于阳分以散风，重浊走于阴分以镇逆。刘河间制方之妙，汪讱庵辈从未悟及，无怪时医之愦愦也。

——清·陈修园《时方歌括·卷上·轻可去实·地黄饮子》

治中风舌喑不能言，足废不能行。此少阴气厥不至，名曰风痱，急当温之。夫中风一证，有真中，有类中。真中者，真为风邪所中也。类中者，不离阴虚阳虚两条。如肾中真阳虚者，多痰多湿；真阴虚者，多火多热。阳虚者，多暴脱之证；阴虚者，多火盛之证。其神昏不语、击仆偏枯等证，与真中风似是而实非，学者不得不详审而施治也。此方所云少阴气厥不至，气者，阳也，其为肾脏阳虚无疑矣。故方中以熟地、巴戟、山萸、苁蓉之类，大补肾脏之不足，而以桂、附之辛热，协四味以温养真阳。但真阳下虚，必有浮阳上僭，故以石斛、麦冬清之。火载痰升，故以茯苓渗之。然痰火上浮，必多堵塞窍道，菖蒲、远志能交通上下而宣窍辟邪。五味以收其耗散之气，使正有攸归。薄荷以搜其不尽之邪，使风无留着。用姜、枣者，和其营卫，匡正除邪耳。

——清·张秉成《成方便读·卷之二·祛风之剂·地黄饮子》

9

固 涩 剂

凡具有收敛固涩作用，治疗气、血、精、津等滑脱散失之证的方剂，统称固涩剂。

应用固涩剂须注意：（1）固涩剂所治滑脱散失之证，皆由正气亏虚而致，故应根据气血、阴阳、精气、津液耗伤程度的不同，配伍相应的补益药，使之标本兼顾。（2）若是元气大虚，亡阳欲脱所致大汗淋漓、小便失禁或崩中不止，又非急用大剂参附之类回阳固脱不可，非单纯固涩所能治疗。（3）固涩剂为正虚无邪者设，故凡外邪未去，误用固涩，则有"闭门留寇"之弊。此外，对于热病多汗、痰饮咳嗽、火扰遗泄、热痢初起、伤食泄泻、实热崩带等，均非本类方剂之所宜。

由于相关病变的病因病机不同，临床会出现多种病证，常见有自汗、盗汗、久咳不止、久泻不止、遗精滑泄、小便失禁、崩漏、带下等。故将固涩剂相应分为固表止汗、敛肺止咳、涩肠固脱、涩精止遗、固崩止带五类。

9.1　固表止汗剂

固表止汗剂，是具有固涩肌表、收敛止汗功效，适用于体虚卫外不固、阴液不能内守而出汗的方剂。主治自汗、盗汗、舌质淡、脉弱等病证。临证组方常用麻黄根、浮小麦、牡蛎等收敛止汗药。汗出过多耗气伤阴，其症每多兼夹气虚，故多配伍黄芪、白术等益气实卫之品以治其本。

牡 蛎 散

【提要】　牡蛎散由黄芪、麻黄根、牡蛎、小麦组成。可敛阴止汗，益气固表。主治体虚自汗、盗汗证。症见常自汗出，夜卧更甚，心悸惊惕，短气烦倦，舌淡红，脉细弱等。本方为治体虚卫外不固，又复心阳不潜所致自汗、盗汗的常用方。

牡蛎散出自《太平惠民和剂局方》。方中煅牡蛎，咸涩微寒，敛阴潜阳，固涩止汗，为君药。生黄芪，味甘微温，益气实卫，固表止汗，为臣药。君臣相配，是为益气固表、敛阴潜阳的常用组合。麻黄根甘平，功专收敛止汗，为佐药。小麦甘凉，专入心经，养气阴，退虚热，为佐使药。合而成方，补敛并用，兼潜心阳，共奏益气固表，敛阴止汗之功，可使气阴得复，汗出自止。对于本方主治与用药，张秉成认为自汗、盗汗虽有阳虚、阴虚的不同，但实际皆是由郁蒸之火逼之，故用牡蛎潜阳降火。此外，卫虚不固也是重要病机，故用黄芪固卫益气。

【方论】 盗汗者，因眠睡而身体流汗也。此由阳虚所致，久不已，令人羸瘠枯瘦，心气不足，亡津液故也。或自汗，多因伤风伤暑，及喜怒惊恐，房室虚劳，皆能致之。无问昏醒，浸浸自出者，名曰自汗，或云寝汗。若其饮食、劳役、负重、涉远、登顿、疾走，因动汗出，非自汗也。人之气血，犹阴阳之水火，平则宁，偏则病，阴虚阳必凑，故发热自汗，如水热自涌；阳虚阴必乘，故发厥自汗，如水溢自流。考其所因，风暑涉外，喜怒惊恐涉内，房室虚劳不内外，理亦甚明。

牡蛎散：治诸虚不足，及新病暴虚，津液不固，体常自汗，夜卧即甚，久而不止，羸瘠枯瘦，心忪惊惕，短气烦倦。牡蛎（米泔浸，去土，煅，取粉）、麻黄根、黄芪（各一两），上为锉散，每服三钱，水一盏半，小麦百余粒，同煎至八分，去滓，不拘时。又一方为细末，每三钱，水三盏，葱白三寸，煎一盏半，分三服。

——宋·刘信甫《活人事证方后集·卷五·盗汗门·牡蛎散》

治虚劳盗汗不止……牡蛎气味咸涩微寒，入足少阴。麻黄根气味辛温，入足太阳。黄芪气味甘平，入手、足太阴。因劳损之病，盗汗不止，若表不固则难以复元。故药虽三味，而能固表止汗，功莫大焉。

——清·叶桂《类证普济本事方释义·卷六·诸嗽虚汗消渴·牡蛎散》

治阳虚自汗。夫自汗、盗汗两端，昔人皆谓自汗属阳虚，盗汗属阴虚立论。然汗为心液，心主血，故在内则为血，在外则为汗。不过自汗、盗汗虽有阳虚、阴虚之分，而所以致汗者，无不皆由郁蒸之火逼之使然。故人之汗以天地之雨名之，天地亦必郁蒸而后有雨。但火有在阴在阳之分，属虚属实之异。然二证虽有阴阳，其为卫虚不固则一也。此方用黄芪固卫益气，以麻黄根领之达表而止汗。牡蛎咸寒，潜其虚阳，敛其津液。麦为心谷，其麸则凉，用以入心，退其虚热耳。此治卫阳不固，心有虚热之自汗者也。

——清·张秉成《成方便读·卷之四·收涩之剂·牡蛎散》

9.2　敛肺止咳剂

凡具有收敛肺气、止咳平喘功效，适用于久咳肺虚、气阴耗伤证的方剂，称为敛肺止咳剂。常见咳嗽，气喘，自汗，脉虚数等症状。临证常用敛肺止咳药，如五味子、乌梅、罂粟壳等为主组方。久咳之人，多杂病体质，且久咳伤气，肺伤则化源不足，故又多配伍益气养阴药如人参、阿胶等。

❀ 九　仙　散 ❀

【提要】 九仙散由人参、款冬花、桑白皮、桔梗、五味子、阿胶、乌梅、川贝母、罂粟壳组成。可敛肺止咳，益气养阴。主治久咳肺虚证。症见久咳不已，咳甚则气喘自汗，痰少而黏，脉虚数等。本方为治疗久咳肺虚，气阴耗伤的常用方。

九仙散出自《卫生宝鉴》，用治一切咳嗽。方中重用罂粟壳，其味酸涩，善能敛肺止咳，为君药；臣以酸涩之五味子、乌梅收敛肺气，助君药敛肺止咳以治标；人参益气生津以补肺，阿胶滋阴养血以润肺，可复耗伤之气阴以治本；佐以款冬花、桑白皮降气化痰，止咳平喘；川贝母止咳化痰，合桑白皮清肺热；桔梗宣肺祛痰，与以上诸药配伍，则敛中有宣，降中寓升。但全方总以敛肺止咳为主，兼顾气阴，是为治疗久咳肺虚之良方。张介宾认为咳嗽先应分清是外邪所致实咳，还是久病体虚所致的虚咳，实咳当发散邪气，虚咳则可用收涩之药。对于体虚而兼有外感邪气的，当先去除外邪后，当可用收涩之剂，以免留邪外患。

【方论】 徐东皋曰：凡咳嗽之人，气体虚弱者，用泻气药多不效，间有效者，亦必复作。若此者，并宜补益而嗽自愈。气体厚者，或系外感，俱宜发散邪气，破滞气而嗽自宁。新咳嗽者，亦宜从实治之也。久咳嗽者，宜从虚治之也，或用涩药以击其惰归，九仙散之属也。

凡治咳嗽，当先求病根，伐去邪气，而后可以乌梅、诃子、五味、罂粟壳、款冬花之类。此辈性味燥涩，有收敛劫夺之功，亦在所必用，可一服而愈，然须权其先后而用之。

——明·张介宾《景岳全书·卷之十九·杂证谟·咳嗽》

9.3 涩肠固脱剂

凡具有收涩肠道或固涩肠道作用，适用于肠虚不固证的方剂，称为涩肠固脱剂。临床多见脾肾虚寒所致之泻痢日久、滑脱不禁等病证。常以涩肠止泻药物，如罂粟壳、肉豆蔻、赤石脂、禹余粮、诃子、乌梅、五味子等组成方剂。但此类病证，大多病程漫长，单纯涩肠难以长久，故多与补骨脂、肉桂、干姜、人参、白术等温补脾肾之品配伍。

真人养脏汤

【提要】 真人养脏汤由人参、当归、白术、肉豆蔻、肉桂、甘草、白芍药、木香、诃子、罂粟壳组成。可涩肠固脱，温补脾肾。主治久泻久痢，脾肾虚寒证。可见泻痢无度，滑脱不禁，甚至脱肛坠下，脐腹疼痛，喜温喜按，倦怠食少，舌淡苔白，脉迟细等。本方为治泻痢日久，脾肾虚寒的常用方。

真人养脏汤出自《太平惠民和剂局方》。方中重用罂粟壳涩肠止泻，为君药；臣以肉豆蔻温中涩肠，诃子苦酸温涩而功专涩肠止泻；佐以肉桂温肾暖脾，人参、白术补气健脾，三药合用温补脾肾以治本。泻痢日久，每伤阴血，甘温固涩之品，易壅滞气机，故又佐以当归、白芍养血和血，木香调气醒脾，共同调气和血，既治下痢腹痛后重，又使全方涩补不滞；甘草益气和中，调和诸药，且合参、术补中益气，合白芍缓急止痛，为佐使药。综观全方，具有标本兼治，重在治标；脾肾兼顾，补脾为主；涩中寓通，补而不滞等配伍特点。历代医家多认为真人养脏汤在治疗痢疾时，需要积滞外邪已尽，方可为用，对其组成、主治等基本无异议。

【方论】 真人养脏汤：罂粟壳（去蒂，蜜炙，三两六钱），木香（一两四钱），肉桂（八钱），人参、白术（炒）、诃子、肉豆蔻、当归（各六钱），白芍（炒，一两六钱），生甘草（一两八钱），每服四钱，煎汤服之。治泻痢日久，赤白已尽，虚寒脱肛等证。夫脱肛一证，皆大肠之病，寒、热、虚、实，皆可致之。虚而挟热者，如前之河间诃子散；虚而有寒者，即用此方。然脱肛虽属大肠，推其致此之由，皆多因脾虚而致，故以人参、白术、甘草大补其脾。但泻痢日久，赤白虽无，其气分与血分，不无虚而留滞，故以木香理气，归、芍和血，肉桂温其下而散其寒。肉蔻、罂粟、诃子三味，皆可固肠止脱而为收涩之剂耳。

——清·张秉成《成方便读·卷之四·收涩之剂·真人养脏汤》

◆ 四 神 丸 ◆

【提要】 四神丸由肉豆蔻、补骨脂、五味子、吴茱萸组成。可涩肠止泻，温补脾肾。主治脾肾阳虚之肾泄证。症见五更泄泻，不思饮食，食不消化；或久泻不愈，腹痛喜温，腰酸肢冷，神疲乏力，舌淡，苔薄白，脉沉迟无力等。本方为治命门火衰，火不暖土所致五更泄泻或久泻的常用方。

四神丸出自《内科摘要》。方中重用补骨脂辛苦性温，补命门之火以温养脾土，《本草纲目》谓其"治肾泄"，故为君药；臣以肉豆蔻温中涩肠，与补骨脂相伍，既可增温肾暖脾之力，又能涩肠止泻；吴茱萸温脾暖胃以散阴寒；五味子酸温，固肾涩肠，合吴茱萸以助君、臣药温涩止泻之力，为佐药。用法以姜、枣同煮，枣肉为丸，意在温补脾胃，鼓舞运化。诸药合用，使火旺土强，肾泄自愈。对于方中五味子的使用，《医宗金鉴》认为有收涩之用，吴洛仪、汪昂谓兼能补肾，盖如柯琴所言："故五味子散君五味子之酸温，以收坎宫耗散之火，使少火生气以培土也，佐吴茱萸之辛温，以顺肝木欲散之势，为水气开滋生之路，以奉春生也"（《医宗金鉴》）。

【方论】 五更泻，名肾泻，盖阴感而然。脾恶湿，湿则濡而困，因则不能制水，水性下流，则肾水不足。宜多用五味子（去梗）二两（以强肾水，补养五脏），次吴茱萸（去梗）五钱（去脾中之湿，湿少则脾健，脾健则制水不走，方得脾胃和而五脏荣矣），同炒香，为细末，每服二钱，陈米饮下。四神丸亦效。破故纸四两（酒浸一宿，炒）、肉豆蔻二两（面裹煨）、五味子二两（去梗）、吴茱萸一两（泡过，炒），上为末，用生姜八两，切片，同大枣百枚，煮烂去姜，取枣肉，丸如桐子大，每服一钱，淡姜汤送下。（此丸原治脾胃虚弱，小便不利，饮食不思，或泄利腹痛等症，兼治肾泄，清晨溏泄一二次，经年不止者。）

——清·王梦兰《秘方集验·卷上·吐泻诸症》

治肾泻脾泻。（肾泻者，五更时泻也。《经》曰：肾者，胃之关也。前阴利水，后阴利谷，肾属水，水旺于子，肾之阳虚，不能键闭，故将交阳分则泻也。脾泻者，脾之清阳下陷，不能运化阑门，故元气不足，不能分别水谷，不痛而泻也。两证皆由肾命火衰，不能上生脾土故也。杨仁斋曰：肾命之气交通，水谷自然克化矣。）

破故纸四两（酒浸一宿，炒）、五味子三两（炒）、肉豆蔻二两（面裹煨）、吴茱萸一两（盐汤炮），用大枣百枚，生姜八两，切片同煮，枣烂去姜，取枣肉捣丸。每服二钱，临卧盐汤下（若平旦服之，至夜药力已尽，不能敌一夜之阴寒故也）。

此足少阴药也。破故纸辛苦大温，能补相火以通君火，火旺乃能生土，故以为君；肉蔻辛温能行气消食，暖胃固肠；五味咸能补肾，酸能涩精；吴茱辛热除湿燥脾，能入少阴厥阴气分而补火；生姜暖胃，大枣补土，所以防水。盖久泻皆由肾命火衰，不能专责脾胃，故大补下焦元阳，使火旺土强，则能制水而不复妄行矣。

——清·汪昂《医方集解·祛寒之剂·四神丸》

柯韵伯曰：泻利为腹疾，而腹为三阴之都会，一脏不调，便能泻利。故三阴下利，仲景各为立方以主之，太阴有理中、四逆，厥阴有乌梅、白头翁，少阴有桃花、真武、猪苓、猪肤、四逆汤散、白通、通脉等剂，可谓曲尽病情，诸法备美。然只为一脏立法，若三脏相关，久留不瘥，如子后作泻一证，犹未之及也。夫鸡鸣至平旦，天之阴，阴中之阳也。因阳气当至而不至，虚邪得以留而不去，故作泻于黎明。其由有四：一为脾虚不能制水，一为肾虚不能行水，故二神丸君补骨脂之辛燥者，入肾以制水；佐肉豆蔻之辛温者，入脾以暖土，丸以姜、枣，又辛甘发散为阳也。一为命门火衰不能生土，一为少阳气虚无以发陈。故五味子散君五味子之酸温，以收坎宫耗散之火，使少火生气以培土也；佐吴茱萸之辛温，以顺肝木欲散之势，为水气开滋生之路，以奉春生也。此四者，病因虽异，而见症则同，皆水亢为害。二神丸是承制之剂，五味子散是化生之剂也。二方理不同而用则同，故可互用以助效，亦可合用以建功。合为四神丸，是制生之剂也。制则生化，久泄自瘳矣。称曰四神，比理中、八味二丸较速欤！

——清·罗美《古今名医方论·卷四·四神、二神、五味子散》

四神丸：专治五更肾泄，久不愈者，以此丸补命门相火，即以补脾也。
破故纸（炒，酒浸蒸用，四两）、五味子（炒，三两）、肉蔻（即肉果，糯米粉裹煨，熟用，忌铁，二两）、吴茱萸（盐水炒，一两），生姜煮枣为丸，临卧盐汤下。

——清·姚俊《经验良方全集·卷二·泄泻》

9.4　涩精止遗剂

凡具有收涩精液，涩止尿液作用，适用于肾虚封藏失职，精关不固证，或肾气不足，膀胱失约证的方剂，称为涩精止遗剂。主治遗精滑泄、尿频、遗尿、舌淡、尺脉弱等病证。常以补肾涩精药物，如沙苑蒺藜、桑螵蛸、芡实、莲子肉等为主，配合固涩止遗之品如龙骨、牡蛎、莲须等组成方剂。

金锁固精丸

【提要】　金锁固精丸由沙苑蒺藜、芡实、莲须、龙骨、牡蛎、莲子组成。可涩精补肾。主治肾虚不固之遗精。症见遗精滑泄，神疲乏力，腰痛耳鸣，舌淡苔白，脉细弱等。本方为治肾虚精关不固的常用方。

金锁固精丸出自《医方集解》。方中沙苑蒺藜甘温，补肾固精。《本经逢原》谓其"为泄精虚劳要药，能固精"，故为君药；臣以芡实益肾固精，且补脾气。君臣相须为用，是为补肾固精的常用组合。佐以龙骨、牡蛎、莲须涩精止遗。用莲子粉糊丸，既能助诸药补肾固精，又能养心清心，合而能交通心肾。综观全方，既能补肾，又能固精，实为标本兼顾，而以治标为主的良方。

【方论】 治精滑不禁（精滑者，火炎上而水趋下，心肾不交也）。沙苑蒺藜（炒）、芡石（蒸）、连须（二两），龙骨（酥炙）、牡蛎（盐水煮一日一夜、煅粉）一两。莲子粉糊为丸，盐汤下。

此足少阴药也。蒺藜补肾益精，莲子交通心肾，牡蛎清热补水，芡实固肾补脾，合之莲须、龙骨，皆涩精秘气之品，以止滑脱也。（治遗精大法有五：心神浮越者，辰砂、磁石、龙骨之类镇之；痰饮迷心者，猪苓丸之类导之；思想伤阴者，洁古珍珠粉丸、黄柏、蛤粉等分，滋阴降火；思想伤阳者，谦甫鹿茸、苁蓉、菟丝等补阳；阴阳俱虚者，丹溪作虚治，用珍珠粉、定志丸补之。）

——清·汪昂《医方集解·收涩之剂·金锁固精丸》

倘或暑邪夹湿，湿宜利，暑宜清，清利之方，宜天水散之属。倘或燥气夹火，火宜凉，燥宜润，凉润之方，宜清燥救肺汤之属。其余风暑、风湿、风燥、风火，皆系夹证，其治法皆可仿此。至于兼证奈何？假如少壮遗精，当分梦之有无，有者宜坎离既济汤之类，无者金锁固精丸之类，此定法也。或被湿热所触者，便为兼证，利湿必伤其阴，补阴必滞其湿，思利湿而不伤阴者，如猪苓汤、六味丸之类；若湿邪甚者，又当先治其湿，湿邪一化，再涩其精可也。

——清·雷丰《时病论·附论·夹证兼证论》

桑螵蛸散

【提要】 桑螵蛸散由桑螵蛸、远志、菖蒲、龙骨、人参、茯神、当归、龟板组成。可调补心肾，涩精止遗。主治心肾两虚证，症见小便频数，或尿如米泔色，或遗尿，或遗精，心神恍惚，健忘，舌淡苔白，脉细弱等。本方为治心肾两虚，水火不交证的常用方。

桑螵蛸散出自《本草衍义》。方中桑螵蛸甘咸平，补肾固精止遗，为君药；臣以龙骨收敛固涩，且镇心安神；龟甲滋养肾阴，补心安神。桑螵蛸得龙骨，则固涩止遗之力增，得龟板则补肾益精之功著。佐以人参大补元气，配茯神合而益心气、宁心神；当归补心血，与人参合用，能补益气血；菖蒲、远志安神定志，交通心肾，意在补肾涩精、宁心安神的同时，促进心肾相交。诸药相合，共奏调补心肾、交通上下、补养气血、涩精止遗之功。

【方论】 自采者真，市中所售者，恐不得尽皆桑中者。《蜀本·图经》浸泡之法，不若略蒸过为佳。邻家有一男子，小便日数十次，如稠米泔，色亦白，心神恍惚，瘦瘁，食减，以女劳得之。令服此桑螵蛸散，未终一剂而愈。安神魂，定心志，治健忘、小便数，补心气。桑螵蛸、远志、菖蒲、龙骨、人参、茯神、当归、龟甲醋炙，以上各一两，为末。夜卧，人参汤调下二钱。如无桑上者，即用余者，仍须以炙桑白皮佐之，量多少可也。盖桑白皮行水，意以接螵蛸就肾经。用桑螵蛸之意如此，然治男女虚损，益精、阴痿、梦失精、遗溺、疝瘕，小便白浊，肾衰，不可阙也。

——宋·寇宗奭《本草衍义·卷十七·桑螵蛸》

治小便数而欠（数，便频也；欠，便短也。溺虽出于膀胱，然泌别者小肠也，小肠虚则便数，小肠热则便短），能安神魂，补心气，疗健忘。

人参、茯苓（一用茯神）、远志、石菖蒲（盐炒）、桑螵蛸（盐水炒）、龙骨（煅）、龟板（酥炙，一方用鳖甲醋炙）、当归，等分为末，临卧服二钱，人参汤下。

此足少阴、手足太阴药也。虚则便数，故以螵蛸、龙骨固之（螵蛸补肾，龙骨涩精），热则便欠，故以当归、龟板滋之；人参补心气，菖蒲开心窍；茯苓能通心气于肾，远志能通肾气于心，并能清心解热。心者，小肠之合也，心补则小肠不虚，心清则小肠不热矣。

——清·汪昂《医方集解·收涩之剂·桑螵蛸散》

9.5　固崩止带剂

凡具有固摄冲任，止血止带作用，适用于妇女血崩暴注或漏血不止，以及带下淋漓等病证的方剂，称为固崩止带剂。崩漏因脾气虚弱、冲脉不固所致者，一般以益气健脾药，如黄芪、人参、白术，与收涩止血药，如煅龙骨、煅牡蛎、棕榈炭等组合成方；因阴虚血热，损伤冲脉者，常用滋补肝肾之龟板、白芍等，配伍清热泄火之黄芩、黄柏及止血之椿根皮等组成方剂。脾肾虚弱，湿浊下注所致者，临证组方常以补脾益肾药如山药、芡实为主，配伍收涩止带及利湿化浊之品如白果、鸡冠花，以及车前子、薏苡仁等。

固　经　丸

【提要】　固经丸由黄芩、白芍药、龟板、黄柏、椿树根皮、香附组成。可滋阴清热，固经止血。主治阴虚血热之崩漏。症见月经过多，或崩中漏下，血色深红或紫黑稠黏，手足心热，腰膝酸软，舌红，脉弦数等。本方为治阴虚血热之月经过多及崩漏的常用方。

固经丸出自《丹溪心法》。方中重用龟板咸甘性平，益肾滋阴而降火；白芍苦酸微寒，敛阴益血以养肝；黄芩苦寒，清热止血。三药是滋阴清热止血的常用组合，共为君药。臣以黄柏苦寒泻火坚阴，既助黄芩以清热，又助龟板以降火。椿根皮苦涩而凉，固经止血，为佐药。又恐寒凉太过止血留瘀，故用少量香附辛苦微温，调气活血，亦为佐药。诸药合用，使阴血得养，火热得清，气血调畅，则诸症自愈。徐灵胎制固经汤，虽与《丹溪心法》载方同名，但其主治及用药皆有差别，后者主治产后阳虚崩脱。认为产后阳气虚陷，不能吸血归脏，故暴崩势脱。需以附子补火回阳，配以石脂涩血固脱，艾炭止血燥湿，当归引血归经，血余炭止血，并佐蜜丸以缓之，乌梅以收之，则使火暖阳回。临证可借鉴。

【方论】　黄芩（炒）一两、白芍（炒）一两、龟板（炙）一两、黄柏（炒）三钱、樗皮七钱半、香附子二钱半。制法：上为末，酒糊为丸，如梧桐子大。功能主治：滋阴清热，固经止带。主妇人经水过多，阴虚血热，月经先期，量多，色紫黑，赤白带下。

——元·朱丹溪《丹溪心法·卷五·妇人》

处方：附子一两半（盐水炒黑）、艾叶一两半（醋炒黑）、当归三两（醋炒）、血余三两

（炙炭）、赤石脂三两（醋煅）。主治：产后阳虚崩脱，脉细者。产后阳气虚陷，不能吸血归脏，故暴崩势脱，危迫莫甚。附子补火回阳，石脂涩血固脱，艾炭止血燥湿，当归引血归经，血余炭止血以定暴崩也。蜜丸以缓之，乌梅以收之，务使火暖阳回，则经气秘密，而血不复下，何有暴崩势脱危迫若斯哉！

——清·徐灵胎《医略六书·卷三十·固经丸》

固　冲　汤

【提要】　固冲汤由白术、生黄芪、龙骨、牡蛎、山茱萸、白芍药、海螵蛸、茜草、棕榈炭、五倍子组成。可固冲摄血，益气健脾。主治脾肾亏虚，冲脉不固证。可见猝然血崩，或月经过多，或漏下不止，色淡质稀，头晕肢冷，心悸气短，神疲乏力，腰膝酸软，舌淡，脉微弱等。本方为治脾肾亏虚，冲脉不固之血崩、月经过多的常用方。

固冲汤出自《医学衷中参西录》。方中山茱萸甘酸而温，既能补益肝肾，又能收敛固涩，故重用以为君药；龙骨味甘涩，牡蛎咸涩收敛，合用以"收敛元气，固涩滑脱"，均为臣药；白术补气健脾，以助健运统摄；黄芪既善补气，又善升举，尤善治流产崩漏，二药合用，令脾气旺而统摄有权，亦为臣药；生白芍味酸收敛，功能补益肝肾，养血敛阴；棕榈炭、五倍子味涩收敛，善收敛止血；海螵蛸、茜草固摄下焦，既能止血，又能化瘀，使血止而无留瘀之弊，以上共为佐药。诸药合用，共奏固冲摄血，益气健脾之功。

【方论】　血崩之证，多因其人暴怒，肝气郁结，不能上达，而转下冲肾关，致经血随之下注者，故其病俗亦名之曰气冲。兹方中多用补涩之品，独不虑于肝气郁者有妨碍乎？答曰：此证虽有因暴怒气冲而得者，然当其血大下之后，血脱而气亦随之下脱，则肝气之郁者，转可因之而开。且病急则治其标，此证诚至危急之病也。若其证初得者，且不甚剧，又实系肝气下冲者，亦可用升肝理气之药为主，而以补下元之药辅之也。

——民国·张锡纯《医学衷中参西录·医方·治女科方·固冲汤》

易　黄　汤

【提要】　易黄汤由山药、芡实、黄柏、车前子、白果组成。可固肾止带，清热祛湿。主治肾虚湿热带下。症见带下黏稠量多，色黄如浓茶汁，其气腥秽，舌红，苔黄腻等。本方为治肾虚湿热带下的常用方。

易黄汤出自《傅青主女科》。方中重用炒山药、炒芡实补脾益肾，固涩止带。《本草求真》："山药之补，本有过于芡实；而芡实之涩，更有胜于山药。"故二者共为君药。白果收涩止带，兼除湿热，为臣药；用少量黄柏苦寒入肾，清热燥湿；车前子甘寒，清热利湿，均为佐药。诸药合用，重在补涩，辅以清利，使肾虚得复，气化得行，湿布下注，热清湿祛，则带下自愈。

【方论】　妇人有带下而色黄者，宛如黄茶浓汁，其气腥秽，所谓黄带是也。夫黄带乃任脉之湿热也，任脉本不能容水，湿气安得而入而化为黄带乎？不知带脉横生通于任脉，任脉直上走于唇齿，唇齿之间原有不断之泉，下贯于任脉以化精，使任脉无热气之绕，则口中之津液尽化为精，以入于肾矣。惟有热邪存于下焦之间，则津液不能化精，而反化湿也。夫湿者，土之气，实水之侵；热者，火之气，实木之生。水色本黑，火色本红，今湿与热合，欲化红而不能，欲返黑而不得，煎熬成汁，因变为黄色矣。此乃不从水火之化，而从湿化也。所以世之人有以黄带为脾之湿热，单去治脾而不能痊者，是不知真水、真火合成丹邪，元邪绕于任脉、胞胎之间，而化此黄色也。单治脾何能痊乎？法宜补任脉之虚而清肾火之炎，则庶几矣。方用易黄汤。

山药（一两，炒）、芡实（一两，炒）、黄柏（一钱，盐水炒）、车前子（一钱，酒炒）、白果（十枚，碎），水煎。连服四剂，无不全愈。

此不特治黄带方也，凡有带病者，均可治之，而治带之黄者，功更奇也。盖山药、芡实专补任脉之虚，又能利水；加白果引入任脉之中，更为便捷，所以奏功之速也。至于用黄柏清肾中之火也，肾与任脉相通以相济，解肾中之火，即解任脉之热矣。

——清·傅山《傅青主女科·女科上卷·带下·黄带下》

10
安 神 剂

凡具有安神定志作用，治疗神志不安病证的方剂，称为安神剂。

应用安神剂须注意以下几点：首先，安神剂的适应证，病机多虚实夹杂，且互为因果。故组方配伍时，重镇安神药与滋养安神药，往往配合运用，以顾虚实。其次，因火热而狂躁、谵语者，治当清热泻火；因痰而狂者，则宜祛痰；因瘀而发狂者，又宜活血祛瘀；因阳明腑实而狂乱者，则应攻下；以虚损为主要表现而兼见神志不安者，又重在补益。诸如此类，应与有关章节互参，以求全面掌握，使方证相宜，不至以偏概全。最后，重镇安神剂，多由金石、贝壳类药物组方，易伤胃气，不宜久服。脾胃虚弱者，宜配伍健脾和胃之品；某些安神药，如朱砂等，有一定的毒性，久服能引起慢性中毒，亦应注意。

神志不安病证，分为实证、虚证。以惊狂易怒，烦躁不安为主者，多属实证，宜重镇安神；若以心悸健忘、虚烦失眠为主者，多属虚证，宜补养安神。因而，安神剂，也分为重镇安神剂与滋养安神剂两类。

10.1　重镇安神剂

重镇安神剂，适用于心肝阳亢，热扰心神证，症见心烦神乱，失眠多梦，惊悸怔忡，癫痫等。常用重镇安神药，如朱砂、磁石、珍珠母、龙齿等为主组方。因火热内扰心神，故常配黄连、山栀等清热泻火；火热之邪每多耗伤阴血，故又常配生地黄、当归等滋阴养血。

◆ 朱砂安神丸 ◆

【提要】　朱砂安神丸由朱砂、黄连、炙甘草、生地黄、当归组成。可镇心安神，清热养血。用治心火亢盛，阴血不足证。症见失眠多梦，惊悸怔忡，心烦神乱，或胸中懊憹，舌尖红，脉细数。本方是治疗心火亢盛，阴血不足而致神志不安的常用方。

朱砂安神丸出自《内外伤辨惑论》。方中朱砂甘寒质重，专入心经，既能重镇安神，又可清心火，治标之中兼能治本，是为君药；黄连苦寒，清心泻火，以除烦热为臣；佐生地黄之甘苦寒、滋阴清热，当归辛甘温润以补血，合生地黄滋补阴血以养心，炙甘草调药和中。对于朱砂安神丸，诸家认识各有差异。罗天益、吴崑、张洁认为以黄连为君；而罗美以朱砂"为安神之第一品"强调其在方中起主要作用。李东垣、罗天益、吴崑、张洁等认为，此方所治之火为心之实火。而张璐、罗美则认为，本方证由虚上浮火或阴火浮游所引起。唐容川则更注重从养血的角度来阐释，认为当归、生地同用可以养血清火，以安养心神。

朱砂"内含真汞"（《张氏医通》），因此在使用此方治疗失眠怔忡诸证时务必要注意朱砂的剂量及使用方法，不宜多服、久服，以防汞中毒。

【方论】 治心烦懊恼，心乱怔忡，上热，胸中气乱，心下痞闷，食入反出。朱砂（四钱）、黄连（五钱）、生甘草（二钱五分）。上为末，汤浸蒸饼为丸，如黍米大，每服十丸，食后，津唾咽下。

——金·李东垣《兰室秘藏·卷下·杂病门·朱砂安神丸》

朱砂（五钱，另研水飞为衣）、甘草（五钱五分）、黄连（去须净，酒洗，六钱）、当归（去芦，二钱五分）、生地黄（一钱五分）。《内经》曰：热淫所胜，治以甘寒，以苦泻之。以黄连之苦寒，去心烦，除湿热为君。以甘草、生地黄之甘寒，泻火补气，滋生阴血为臣。以当归补其血不足。朱砂纳浮溜之火，而安神明也。上件除朱砂外，四味共为细末，汤浸蒸饼为丸，如黍米大，以朱砂为衣，每服十五丸或二十丸，津唾咽下，食后，或温水、凉水少许送下亦得。此近而奇偶，制之缓也。

——金·李东垣《内外伤辨惑论·卷中·饮食劳倦论·朱砂安神丸》

治心神烦乱，怔忡不安，兀兀欲吐，胸中气乱而有热，若懊之状，皆膈上血中伏火，蒸蒸而不安，宜从权衡法。以镇阴火之浮行，以养上焦之元气。朱砂（一钱，另研，水飞，阴干）、黄连（去须净，一钱二分）、生地黄（三分）、当归（去芦）、甘草（炙，各半钱）。上为末，酒浸蒸饼，丸如黍米大，朱砂为衣，每服十五丸，津唾送下，食后。此缓治之理也。《内经》曰：热淫所胜，治以甘寒，以苦泻之。以黄连之苦寒去心烦、除湿热而为君，甘草、生地黄之甘寒，泻火补气，滋生阴血以为臣，当归补血不足，朱砂纳浮溜之火而安神明也。

——元·罗天益《卫生宝鉴·卷十三·烦躁门·朱砂安神丸》

朱砂（五钱，水飞，另研）、黄连（酒洗，六钱）、生地黄（一钱五分）、炙甘草、当归（各二钱五分）。梦中惊悸，心神不安者，此方主之。梦中惊悸者，心血虚而火袭之也。是方也，朱砂之重，可使安神。黄连之苦，可使泻火。生地之凉，可使清热。当归之辛，可使养血。乃甘草者，一可以缓其炎炎之焰，一可以养气而生神也。治异梦多惊，外有二法：一于髻中戴粗大灵砂一纱囊。一于枕中置真麝香一囊。皆能杜绝异梦而疗夜魇。

——明·吴崑《医方考·卷五·惊悸怔忡门》

治心烦懊恼，心乱怔忡，胸中气乱，心中痞闷，食入反吐出。朱砂（四钱，研）、黄连末（五钱）、生甘草（二钱半），上为末，蒸饼丸如黄米大。每十丸，唾津咽下。

——明·张洁《仁术便览·卷三·痫病》

治心神昏乱，惊悸，怔忡，寤寐不安。朱砂（另研）、黄连（各半两）、生地黄（三钱）、当归、甘草（各二钱）。上为细末，酒泡，蒸饼丸，如麻子大，朱砂为衣。每服三十丸，卧时津液下。叶仲坚曰：《经》曰：神气舍心，精神毕具。又曰：心者，生之本，神之舍也。且心为君主之官，主不明则精气乱，神太劳则魂魄散，所以寤寐不安，淫邪发梦，轻则惊悸怔忡，重则痴妄癫狂耳！朱砂具光明之体，赤色通心，重能镇怯，寒能胜热，甘以生津，抑阴火之浮游，以养上焦之元气，为安神之第一品。心苦热，配黄连之苦寒，泻心热也；更佐甘草之甘以泻之。心主血，用当归之甘温，归心血也；更佐地黄之寒以补之。心血足，则肝得所藏而魂自安。心热解，则肺得其职而形自正也。

——清·罗美《古今名医方论·卷四·朱砂安神丸》

治心神昏乱，惊悸，怔忡，寤寐不安。朱砂（另研）、黄连（各半两），生地黄（三钱），当归、甘草（各二钱）。上为细末，酒泡，蒸饼丸，如麻子大，朱砂为衣。每服三十丸，卧时津液下。

——清·罗美《古今名医方论·卷四·朱砂安神丸》

治热伤心胞，气浮心乱，虚烦不宁。朱砂（水飞，五钱；一半为衣），甘草（五钱），黄连（酒蒸，六钱），当归（二钱五分），生地黄（一钱五分）。除朱砂，共为细末，汤浸蒸饼为丸，黍米大，朱砂为衣。每服十五丸至三十丸。独参汤或补中益气汤送下。凡言心经药，都属心包。惟朱砂外禀离明，内含真汞，故能交合水火，直入心脏，但其性徐缓，无迅扫阳焰之速效，是以更需黄连之苦寒以直折其热。甘草之甘缓以款启其微，俾膈上之实火虚火，悉从小肠而降泄之，允为劳心伤神，动作伤气，扰乱虚阳的之方，岂特治热伤心包而已哉？然其奥又在当归之辛温走血，地黄之濡润滋阴，以杜火气复炽之路，其动静之机，多寡之制，各有至理，良工调剂之苦心，其可忽诸。

——清·张璐《张氏医通·卷十三·劳倦门·朱砂安神丸》

朱砂之重以镇怯，黄连之苦以清热，当归之辛以嘘血，更取甘草之甘，以制黄连之太过，地黄之润，以助当归所不及，合之养血清火，安镇心神，怔忡昏烦不寐之症，可以治之。

——清·唐容川《血证论·卷七》

10.2 滋养安神剂

滋养安神剂，适用于阴血不足，心神失养证，症见虚烦不眠，心悸怔忡，健忘多梦，舌红少苔。常以滋养安神药，如酸枣仁、柏子仁、五味子、茯神、远志、小麦等为主，配伍滋阴养血药，如生地、当归、麦冬、玄参等组成方剂。

天王补心丹

【提要】 天王补心丹由人参、茯苓、玄参、丹参、桔梗、远志、当归、五味子、麦冬、天冬、柏子仁、酸枣仁、生地黄、朱砂组成。可滋阴清热，养血安神。用治阴虚血少，神志不安证。症见心悸怔忡，虚烦失眠，神疲健忘；或梦遗，手足心热，口舌生疮，大便干结，舌红少苔，脉细数。本方为治疗心肾阴血亏虚所致神志不安的常用方。

　　天王补心丹出自《校注妇人良方》。方中生地黄养心血，滋肾阴，壮水以制虚火为君药。天冬、麦冬滋阴清热；酸枣仁、柏子仁养心安神；当归补血润燥共为臣。玄参滋阴降火；茯苓、远志养心安神；人参补气以生血，并安神益智；五味子酸敛心气以安心神；丹参清心活血；加以朱砂镇心安神共为佐药。桔梗载药上行以使药力缓流于上部心经为使药。全方共奏滋阴养血、补心安神之功。对于本方主治证的病机，吴崑、吴洛仪、张秉成、陈修园、汪昂、何炫等皆认为是"思虑过度，心血不足"（《成方切用》），或"劳心过度，心血日耗"；何炫认为，"血虚则心生火，火则生痰，痰动心包，故惊跳及梦寐不宁"（《何氏虚劳心传》）。

　　值得注意的是，在制丸方面，杨俟天、洪绪庵等以金箔为衣；何炫、汪昂、费伯雄、张秉成等以朱砂为衣，是皆取其清凉重坠之性也。

　　【方论】　天王补心丹：宁心保神，益血固精，壮力强志，令人不忘；清三焦，化痰涎，祛烦热，除惊悸，疗咽干，育养心神。

　　人参（去芦）、茯苓、玄参、丹参、桔梗、远志（各五钱）、当归（酒浸）、五味、麦门冬（去心）、天门冬、柏子仁、酸枣仁（炒，各一两）、生地黄（四两）。上为末，炼蜜丸桐子大，用朱砂为衣。每服二三十丸，临卧竹叶煎汤送下。一方多石菖蒲、熟地黄、杜仲、百部、茯神、甘草。此方内，天、麦门冬、玄参、生地，虽能降火生血化痰，然其性沉寒，损伤脾胃，克伐生气。若人饮食少思，大便不实者，不宜用。

　　——宋·陈自明，明·薛己《校注妇人良方·卷六·妇人劳热方论第一·附方·天王补心丹》

　　过劳其心，忽忽喜忘，大便难，或时溏利，口内生疮者，此方主之。

　　心者，神明之脏，过于忧愁思虑，久久则成心劳。心劳则神明伤矣，故忽忽喜忘。心主血，血濡则大便润，血燥故大便难。或时溏利者，心火不足以生脾土也。口内生疮者，心虚而火内灼也。人参养心气，当归养心血，天、麦门冬所以益心津，生地、丹、玄所以解心热，柏仁、远志所以养心神，五味、枣仁所以收心液，茯苓能补虚，桔梗能利膈，诸药专于补心，劳心之人宜常服也。此方之传，未考所自。偈云：昔者志公和尚，日夕讲经，邓天子悯其劳也，赐以此方，因得名焉，载在《经藏》。今未辨其真伪，异日广求佛典而搜之。

　　——明·吴崑《医方考·卷三·虚损劳瘵门》

　　柯韵伯曰：心者主火，而所以二者神也。神衰则火为患，故补心者，必清其火而神始安。补心丹用生地黄为君者，取其下足少阴以滋水主，水盛可以伏火。此非补心之阳，补心之神耳！凡果核之有仁，犹心之有神也。清气无如柏子仁，补血无如酸枣仁，其神存耳。参、苓之甘以补心气，五味之酸以收心气，二冬之寒以清气分之火，心气和而神自归矣。当归之甘以生心血，玄参之咸以补心血，丹参之寒以清血中之火，心血足而神自藏矣。更假桔梗为舟楫，远志为向导，和诸药入心而安神明。以此养生则寿，何有健忘、怔忡、津液干涸、舌上生疮、大便不利之虞哉？

　　——清·罗美《古今名医方论·卷四·天王补心丹》

　　治思虑过度，心血不足，怔忡健忘，心口多汗，大便或秘或溏、口舌生疮等证。（心也者，君主之官也，神明出焉。思虑过度，耗其心血，则神明伤而成心劳，故怔忡健忘也。汗者心之液，心烦热，故多汗。心主血，血不足故大便燥而秘或时溏者，心火不能生脾土也；舌者心之苗，虚火上炎，故口舌生疮。怔忡者，心惕惕然动，不自安也。丹溪曰：怔忡大概属血虚与痰。《经》曰：血并于下，气并于上，乱而善忘。又曰：盛怒伤志，志伤善忘。又曰：静则神藏，躁则消亡。人不耐于事物之搅扰，其血气之阴者将竭，故失其清明之体而善忘也。夫药固有安心养血之功，不若宁神静虑，返观内守为尤胜也。）

……

此手少阴药也。生地、玄参北方之药，补水所以制火，取既济之义也；丹参、当归所以生心血；血生于气，人参、茯苓所以益心气，人参合麦冬、五味，又为生脉散，盖心主脉，肺为心之华盖而朝百脉（百脉皆朝于肺），补肺生脉（脉即血也），所以使天气下降也（天气下降，地气上腾，万物乃生）；天冬苦入心而寒泻火，与麦冬同为滋水润燥之剂；远志、枣仁、柏仁所以养心神，而枣仁、五味酸以收之，又以敛心气之耗散也；桔梗清肺利膈，取其载药上浮而归于心，故以为使；朱砂色赤入心，寒泻热而重宁神。读书之人，所当常服。

——清·汪昂《医方集解·补养之剂·天王补心丹》

治忧愁思虑伤心（心为君主，心伤则神去，顷刻云亡。凡云心病皆包络受病），心血不足，神志不宁（心藏神，肾藏志，心肾不交，神志不宁），健忘怔忡，心跳善惊（皆心血虚之故，血虚则心生火，火则生痰，痰动心包，故惊跳及梦寐不宁。怔忡者，心中惕惕，恍惚不安，如人将捕之状也），虚烦无寐（肾水不上交，心火无所制，亦心血少之故，仲淳云：不寐，清心火为主），大便不利（心主血，心伤则血燥，而便难），小便短赤（心与小肠为表里，藏移热于府），咽干口渴，（津液被灼）口舌生疮等症（心火上炎）。

人参（补心气，五钱，虚者量加也）、当归（养心血，一两）、枣仁（炒，四两）、五味（收心液，五钱）、茯神（二两）、远志（五钱）、丹参（安心神，五钱）、生地（四两）、柏子仁（二两）、麦冬（益心津，二两）、天冬（二两）、元参（壮肾水，一两）、桔梗（引诸药停留上焦，不使速下也。五钱），十三味，蜜丸如弹子大，加朱砂（护心，一两五钱），研细为衣。一方用黄连，心火甚者加之亦可。食远临卧时，竹叶灯心汤或桂圆汤化服，嚼化更佳。

此生津养血，清热安神，镇心之剂。劳心之人所宜服之。昔志公禅师日夕诵经，邓天王悯其劳，锡以此方，因得名焉。他如安神，则有石斛、龙齿、珍珠、琥珀；清热则有犀角、木通、辰砂、益元散；豁痰则有竹沥、贝母、天竺黄、胆星、牛黄；镇惊则有金箔、代赭石。皆可随症选用。愚按：经文心为五脏六腑之大主，而总统魂魄，兼该志意。故忧动于心则肺应，思动于心则脾应，怒动于心则肝应，恐动于心则肾应。凡喜、怒、忧、恐、悲、思、惊、七情，虽分属五脏，然无不从心而发。《经》云：心主一身之脉。又云：心生血。是心者，血之原。故心不妄役，则其血日生，惟劳心过度，心血日耗，由是脏腑无所润，筋脉无所养，营气衰少，邪热随作，所谓阴虚生内热者是也。若肾水不虚，犹能上交，心火不至灼肺为害，虚则心火无制，亢甚刑金为咳而喘，肺阴消灼，身体羸瘦，而危亡可立待矣。此症不得志者多有之，故治斯症者，必兼壮水为主，又须顾虑中气为重。大凡虚劳之人，无论何脏受伤，非内热骨蒸，即不谓之虚劳；非食少泄泻，肌肉消瘦，尚不至死地。所以，孙思邈谓补脾不如补肾，许学士谓补肾不如补脾。二先生深知二脏为生人之根本，故凡病皆宜脾肾，不独虚劳为然也。

——清·何炫《何氏虚劳心传·选方·天王补心丹》

补心者，补心之用也。心藏神，而神之所用者，魂魄意智精与志也，补其用而心能任物矣。《本神》篇曰：随神往来者谓之魂。当归、柏子仁、丹参流动之药，以悦其魂。心之所忆谓之意，人参、茯神调中之药，以存其意。因思虑而处物谓之智，以枣仁静招乎动而益其智。并精而出入者谓之魄，以天冬、麦冬、五味子宁静之药而安其魄。生之来谓之精，以生地、元参填下之药定其精。意之所存谓之志，以远志、桔梗动生于静而通其志。若是，则神之阳动而生魂，魂之生而为意，意交于外而智生焉。神之阴静而生魄，魄之生而为精，精定于中而志生焉，神之为用不穷矣，故曰补心。

——清·王子接《绛雪园古方选注·中卷·内科丸方·天王补心丹》

（终南宣律师课诵劳心，梦天王授以此方，故名。）治思虑过度，心血不足，怔忡健忘，心口多汗，大便或秘或溏，口舌生疮等证。

生地（四两），柏子仁（炒，研去油）、当归（酒洗）、枣仁、天冬（去心）、麦冬（去心）五味（一两），人参、元参、丹参、桔梗、茯苓（一用茯神）、远志肉（五钱），蜜丸弹子大，朱砂为衣。临卧灯心汤下一丸，或嚼含化。一方有石菖蒲四钱（菖蒲辛香，开心除痰），无五味子，一方有甘草。

生地入心肾，滋阴而泻火，故以为君（养阴所以配阳，取即济之义也）。丹参、当归，所以生心血。血生于气，人参、茯苓，所以益心气。人参合麦冬、五味，又为生脉散。盖心主脉，肺为心之华盖，而朝百脉（百脉皆朝于肺）。补肺生脉（脉即血也），所以使天气下降也（天气下降，地气上腾，万物乃生）。天冬、元参，苦寒而泻火，与麦冬同为滋水润燥之剂。远志、枣仁、柏仁，所以养心神。而枣仁、五味，酸以收之，又以敛心气之耗散也。桔梗清肺利膈，取其载药上浮，而归于心，故以为使。朱砂色赤入心，寒泻热而重宁神，读书之人，有宜常服者。今医有谓此方可废，不如以都气统之，亦属臆见尔。

——清·吴仪洛《成方切用·卷二·补养门·天王补心丹》

主治心血不足，神志不宁，津液枯竭，健忘怔忡，大便不利，口舌生疮等症。

天王遗下补心丹，为悯山僧请课难，归地二冬酸柏远，三参苓桔味为丸。（《道藏》偈云：昔志公和尚日夜讲经，邓天王悯其劳，锡以此方。酸枣仁、当归（各一两），生地黄（四两），柏子仁、麦门冬、天门冬（各一两），远志（五钱），五味子（一两），白茯苓、人参、丹参、元参、桔梗各（五钱，炼蜜丸），每两分作十丸，金箔为衣，每服一丸，灯心枣汤化下，食远临卧服，或作小丸亦可，各书略异。）

陈修园曰：只是一倒火耳。火不欲炎上，故以生地黄补水，使水上交于心；以元参、丹参、二冬泻火，使火下交于肾，又佐参、茯以和心气，当归以生心血，二仁以安心神，远志以宣其滞，五味以收其散，更假桔梗之浮为向导，心得所养，而何有健忘、怔忡、津液干枯、舌疮、秘结之苦哉！

——清·陈修园《时方歌括·卷上·补可扶弱·天王补心丹》

生地四两（酒洗），人参、玄参（炒）、丹参（炒）、茯苓（一用茯神）、桔梗、远志（炒）各五钱，酸枣仁（炒），柏子仁（炒，研去油），天冬（炒），麦冬（炒），当归（酒洗）、五味子（炒）各一两。蜜丸，弹子大，朱砂为衣。一方有石菖蒲四钱，无五味子；一方有甘草。

此方原为心血不足，怔忡健忘等症而设，故收敛之药不嫌太重，有桔梗载药上浮，远志开通心气，二味已足。减去石菖蒲者为是，否则开泄太猛，非虚人所宜也。

——清·费伯雄《医方论·卷一·补养之剂·天王补心丹》

治思虑过度，心血不足，而成健忘、怔忡等证。夫心为离火，中含真水，凡诵读吟咏，思虑过度，伤其离中之阴者，则必以真水相济之。故以生地、元参壮肾水，二冬以滋水之上源。当归、丹参虽能入心补血，毕竟是行走之品，必得人参之大力驾驭其间，方有阳生阴长之妙；茯苓、远志泄心热而宁心神，去痰化湿，清宫除道，使补药得力；但思虑过度，则心气为之郁结，故以柏子仁之芳香润泽入心者，以舒其神，畅其膈。枣仁、五味，收其耗散之气，桔梗引诸药上行而入心。衣以朱砂，取其重以镇虚逆，寒以降浮阳，且其色赤属离，内含阴汞，与人心同气相求、同类相从之物也。

——清·张秉成《成方便读·卷之一·补养之剂·天王补心丹》

酸枣仁汤

【提要】　酸枣仁汤由酸枣仁、甘草、知母、茯苓、川芎组成。可养血安神，清热除烦。用治疗肝血不足，虚热内扰证。症见虚烦失眠，心悸不安，头目眩晕，咽干口燥，舌红，脉弦细者。为治疗心肝血虚而致虚烦失眠的常用方。

酸枣仁汤出自《金匮要略》。本方重用酸枣仁为君，甘酸质润，养血补肝，宁心安神；茯苓宁心安神；知母滋阴润燥，清热除烦，共为臣药。佐以川芎之辛散，调肝血而疏肝气；与酸枣仁相伍，补血与行血结合，起养血调肝之妙。甘草和中缓急，调和诸药为使。对于酸枣仁汤证的病机，医家各有见解，多认为与血虚失养相关，除血虚失养，其中还夹有火证。如：徐彬认为，此火乃肝虚日久，木郁化火。喻昌认为，此火产生的原因，是心肾不交，心无所制产生的心火。罗天益指出，此火为劳极则火发，属伤阴阳旺之火。张秉成认为，此火为肝内所寄相火扰动。王子接认为，此火为虚烦、胃不和、胆液不足，虚阳混扰中宫，所致心火上炎。对于川芎之用，徐彬、罗美等皆认为，此为顾肝郁欲散，散以川芎之辛散，使辅枣仁通肝调荣，以发挥辛补之功。虚劳之证每兼亡精耗血，痰瘀内生，故以茯苓、川芎合用以化痰瘀。此外，茯苓之用，尚能安养心神。

【方论】　论酸枣仁汤方，本文云：虚劳虚烦，不得眠，酸枣仁汤主之。（按：《素问》云：阳气者，烦劳则张、精绝，积于夏，使人煎厥。已详论卷首答问条矣。）可见虚劳虚烦，为心肾不交之病；肾水不上交心火，心火无制，故烦而不得眠，不独夏月为然矣。方用酸枣仁为君，而兼知母之滋肾为佐，茯苓、甘草调和其间，芎入血分，而解心火之躁烦也。

——清·喻昌《医门法律·卷六·虚劳门·论酸枣仁汤方》

虚劳虚矣，兼烦是挟火，不得眠是因火而气亦不顺也，其过当责心。然心火之盛，实由肝气郁而魂不安，则木能生火。故以酸枣仁之入肝安神最多，为君；川芎以通肝气之郁，为臣；知母凉肺胃之气，甘草泻心气之实，茯苓导气归下焦，为佐。虽曰虚烦，实未尝补心也。

——清·徐彬《金匮要略论注·血痹虚劳病脉证并治第六卷》

枣仁酸平，应少阳木化，而治肝极者，宜收宜补，用枣仁至二升，以生心血，养肝血，所谓以酸收之、以酸补之是也。顾肝郁欲散，散以川芎之辛散，使辅枣仁通肝调营，所谓以辛补之。肝急欲缓，缓以甘草之甘缓，防川芎之疏肝泄气，所谓以土葆之。然终恐劳极则火发于肾，上行至肺，则卫不合而仍不得眠，故以知母崇水，茯苓通阴，将水壮金清而魂自宁，斯神凝魂藏而魄且静矣。此治虚劳肝极之神方也。

——清·罗美《古今名医方论·卷一·酸枣仁汤》

尤在泾云：人寤则魂寓于目，寐则魂藏于肝。虚劳之人，肝气不荣，故以知母、甘草清热滋燥，茯苓、川、芎行气除痰。皆所以求肝之治而宅其魂也。则魂不得藏，魂不藏。顾不得眠，酸枣仁补肝敛气，宜以为君。而魂既不归容，必有浊痰燥火乘间而袭其舍者，烦之所由作也。

——清·尤在泾《金匮要略心典·卷上·血痹虚劳病脉证并治》

虚烦、胃不和、胆液不足，三者之不寐，是皆虚阳混扰中宫，心火炎而神不定也，故用补母泻子之法，以调平之。川芎补胆之用，甘草缓胆之体，补心之母气也，知母清胃热，茯苓泄胃阳，泻心之子气也。独用枣仁至二升者，取酸以入心，大遂其欲而收其缓，则神自凝而寐矣。

——清·王子接《绛雪园古方选注·中卷·内科·酸枣仁汤》

罗谦甫曰：《经》云：肝藏魂，人卧则血归于肝。又曰：肝者，罢极之本。又曰：阳气者，烦劳则张。罢极必伤肝，烦劳则精绝。肝伤精绝，则虚劳虚烦不得卧明矣。枣仁酸平，应少阳木化而治肝，极者宜收宜补，用酸枣仁至二升，以生心血、养肝血，所谓以酸收之，以酸补之是也。顾肝郁欲散，散以川芎之辛散，使辅枣仁通肝调荣，又所谓以辛补之也。肝急欲缓，缓以甘草之甘缓，使防川芎疏泄过急，此所谓以土葆之也。然终恐劳极则火发，伤阴阳旺，阳分不行于阴，而仍不得眠，故佐知母崇阴水以制火，茯苓利阳水以平阴，将水壮而魂自宁，火清而神且静矣。此治虚劳肝极之神方也。

——清·吴谦，等《医宗金鉴·删补名医方论·卷一·酸枣仁汤》

酸枣仁汤知茯苓，更加甘草妙无穷。虚劳烦热难安寐，魂不归肝邪在中。酸枣仁汤：枣仁（二升）、甘草（一两）、知母、茯苓、川芎（各二两），治虚劳虚烦不得眠，此汤主之。夫肝藏魂，有相火内寄，烦自心生。心火动则相火随之，于是内火扰乱，则魂无所归。故凡有夜卧魂梦不安之证，无不皆以治肝为主，欲藏其魂，则必先去其邪。方中以知母之清相火，茯苓之渗湿邪，川芎独入肝家，行气走血，流而不滞，带引知、茯，搜剔而无余。然后枣仁可敛其耗散之魂，甘草以缓其急悍之性也。虽曰虚劳，观其治法，较之一于呆补者不同也。

——清·张秉成《成方便读·卷二·和解之剂·酸枣仁汤》

酸枣仁汤之治虚烦不寐，予既屡试而亲验之矣。特共所以然，正未易阴也。胃不和者，寐不安，故用甘草、知母以清胃热。藏血之脏不足，肝有虚而属气不能归心，心阳为之不敛，故用酸枣仁以为君。夫少年血盛，则早眠而晏起；老年血气衰，则晚眠而晨兴。酸枣仁能养肝阴，即所以安魂神而使不外驰也。此其易知者也。惟茯苓、川芎二味，殊难解脱，尽虚劳之证，每兼失精亡血，失精者留湿，亡血者留瘀，湿不甚，故仅用茯苓（茯苓无真者，予每用猪苓、泽泻以代之，取其利湿也）；瘀不甚，故仅用川芎。此病后调摄之方治也。

——民国·曹颖甫《金匮发微·血痹虚劳病脉证治第六》

养 心 汤

【提要】 养心汤由黄芪、茯苓、茯神、半夏、当归、川芎、远志、肉桂、柏子仁、酸枣仁、五味子、人参、甘草组成。可补益气血，养心安神。用治疗气血不足，心神不宁证。症见神思恍惚，心悸易惊，失眠健忘，舌淡脉细。

养心汤出自《仁斋直指方论》。方中黄芪、人参补脾益气而为君药。当归补血养心；茯神、茯苓养心安神，共为臣药；酸枣仁、柏子仁、远志、五味子补心安神定悸；半夏曲和胃消食；肉桂引火归原；川芎调肝和血，使诸药补而不滞而共为佐药。甘草调和诸药兼以增强补益之功，用为佐使。对于该方主治病证，杨士瀛、朱丹溪、吴仪洛等，皆认为主治心虚血少，惊惕不宁。方中肉桂，其用甚妙，吴仪洛、汪昂皆言其能引药以入心经，取其辛香而属心经。

【方论】 养心汤用草芪参，二茯芎归柏子寻，夏曲远志兼桂味，再加酸枣总宁心。黄芪（蜜炙）、茯苓、茯神、川芎、当归（酒洗）、半夏曲各一两，甘草（炙）一钱，人参、柏子仁（去油）、五味子、远志、枣仁（炒）各二钱半，每服五钱。参、芪补心气，芎、归养心血，二茯、柏仁、远志泄心热而宁心神，五味、枣仁收心气散越，半夏去扰心之痰涎，甘草补土以培心子，赤桂引药以达心经。

——清·汪昂《汤头歌诀·理血之剂第八·养心汤》

心藏神，神足则方寸之中慧灵生焉，故心别名灵台，一曰神室。血少而虚，则邪气袭入，令人怔忡而有惊悸。《经》曰静则神藏，养气所以宁神，故用参、芪、苓、草；又曰燥则消亡，润燥所以通血，故用归、味、二仁。乃芎劳、半夏调肝醒脾，益心之子母也；肉桂、远志引经报使，从心之所欲也。欲遂子母安，血荣气旺，而神不返其室，是诚何心。

诗曰：参苓芎草桂，枣柏更五味，夏归语黄芪，养心资远志。

——清·黄庭镜《目经大成·卷三·养心汤》

治心虚血少，神气不宁，怔忡惊悸（心主血而藏神，《经》曰：静则神藏，躁则消忘。心血虚则易动，故怔忡惊悸，不得安宁也）。黄芪（蜜炙），茯苓、茯神、当归、川芎、半夏曲（一两），甘草（炙一钱），柏子仁（去油），枣仁、远志（去心）五味，人参、肉桂（二钱半）每服五钱。参芪以补心肺之气（肺为心之华盖），芎归以养心肝之血（肝木能生心火），二茯远志以泄心热，柏仁、酸枣以宁心神，五味收神气之散越，半夏去扰心之痰涎，甘草补土以培心子，赤桂引药以入心经。润以滋之，温以补之，酸以收之，香以舒之，则心得其养矣。

——清·吴仪洛《成方切用·卷一下·理血门·养心汤》

11 开窍剂

凡具有开窍醒神作用，治疗窍闭神昏之证的方剂，称为开窍剂。

运用开窍剂，须注意以下事项：首先，应辨别闭证和脱证。凡邪盛气实，而见神志昏迷，口噤不开，两手握固，二便不通，脉实有力的闭证，方可用开窍剂。而对汗出肢冷，呼吸气微，手撒遗尿，口开目合，脉象虚弱无力，或脉微欲绝的脱证，即使神志昏迷，也不宜使用。其次，应辨清闭证之属热属寒，而正确地选用凉开或温开。对于阳明腑实证，而见神昏谵语者，只宜寒下，不宜用开窍剂；至于阳明腑实而兼有邪陷心包之证，则应根据病情缓急，先予开窍，或先投寒下，或开窍与寒下并用，才能切合病情。其三，是开窍剂大多为芳香药物，善于辛散走窜，只宜暂用，不宜久服。久服则易伤元气，故临床多用于急救，中病即止。待患者神志清醒后，应根据不同表现，辨证施治。此外，麝香等药，有碍胎元，孕妇慎用。其四，是本类方剂多制成丸散剂或注射剂，丸散剂在使用时宜温开水化服或鼻饲，不宜加热煎煮，以免药性挥发，影响疗效。

窍闭神昏证，多由邪气壅盛，蒙蔽心窍所致，分为热闭和寒闭。热闭由温热邪毒内陷心包，痰热蒙蔽心窍所致，治宜清热开窍；寒闭因寒湿痰浊之邪或秽浊之气蒙蔽心窍引起，治宜温通开窍。故开窍剂分为凉开和温开两类。代表方如安宫牛黄丸、紫雪丹、至宝丹等。

11.1 凉 开 剂

凡发挥清热开窍作用，治疗热邪毒内陷心包之热闭证的方剂，称为凉开剂。主治高热，神昏，谵语，甚或痉厥等病证。此外，中风、惊厥及感触秽浊之气而致突然晕倒、不省人事等属热闭者，亦可选用。常用麝香、冰片、郁金、石菖蒲等芳香开窍药为主组方。由于热入心包，扰乱神明，引起神志不安者，故常配伍镇心安神药，如朱砂、磁石、琥珀、珍珠等；若邪热内陷，灼津为痰，痰浊上蒙，势必加重神昏，故宜配伍清化热痰，如胆南星、浙贝母、天竺黄等。

❧ 安宫牛黄丸 ❧

【提要】 安宫牛黄丸由牛黄、郁金、犀角（水牛角代）、黄连、朱砂、梅片、麝香、真珠、山栀、雄黄、黄芩、金箔组成。可清热解毒，开窍醒神。主治邪热内陷心包、痰热壅闭心窍证。症见高热烦躁，神昏谵语，舌謇肢厥，舌红或绛，脉数有力；中风昏迷，小儿惊厥属邪热内闭者。

安宫牛黄丸见载于《温病条辨》。本方善清心包热毒而开窍豁痰，使热退神清宫城得安，并以牛黄为君，故名"安宫牛黄丸"。方由开窍药配伍清热药及重镇安神、豁痰解毒之品组成，为清热解毒、豁痰开窍之良剂。方中牛黄苦凉，清心解毒，辟秽开窍；水牛角咸寒，清心凉血解毒；麝香芳香开窍醒神。三药相配，是为清心开窍、凉血解毒的常用组合，共为君药。臣以大苦大寒之黄连、黄芩、山栀清热泻火解毒，合牛黄、犀角（水牛角代）则清解心包热毒之力颇强；冰片、郁金芳香辟秽，化浊通窍，以增麝香开窍醒神之功。佐以雄黄助牛黄辟秽解毒；朱砂、珍珠镇心安神，以除烦躁不安。用炼蜜为丸，和胃调中为使药。原方以金箔为衣，取其重镇安神之效。本方清热泻火、凉血解毒与芳香开窍并用，但以清热解毒为主，意"使邪火随诸香一齐俱散也"（《温病条辨》）。

安宫牛黄丸清热解毒之力颇强，对闭证热盛者尤为适宜。

【方论】 十六、太阴温病，不可发汗，发汗而汗不出者，必发斑疹，汗出过多者，必神昏谵语。发斑者，化斑汤主之；发疹者，银翘散去豆豉，加细生地、丹皮、大青叶，倍元参主之。禁升麻、柴胡、当归、防风、羌活、白芷、葛根、三春柳。神昏谵语者，清宫汤主之，牛黄丸、紫雪丹、局方至宝丹亦主之。……

安宫牛黄丸方：牛黄（一两）、郁金（一两）、犀角（一两）、黄连（一两）、朱砂（一两）、梅片（二钱五分）、麝香（二钱五分）、真珠（五钱）、山栀（一两）、雄黄（一两）金箔衣、黄芩（一两） 。上为极细末，炼老蜜为丸，每丸一钱，金箔为衣，蜡护。脉虚者人参汤下，脉实者银花、薄荷汤下，每服一丸。兼治飞尸卒厥，五痫中恶，大人小儿痉厥之因于热者。大人病重体实者，日再服，甚至日三服；小儿服半丸，不知再服半丸。

［方论］ 此芳香化秽浊而利诸窍，咸寒保肾水而安心体，苦寒通火腑而泻心用之方也。牛黄得日月之精，通心主之神。犀角主治百毒，邪鬼瘴气。真珠得太阴之精，而通神明，合犀角补水救火。郁金草之香，梅片木之香（按：冰片，洋外老杉木浸成，近世以樟脑打成伪之，樟脑发水中之火，为害甚大，断不可用），雄黄石之香，麝香乃精血之香，合四香以为用，使闭固之邪热温毒深在厥阴之分者，一齐从内透出，而邪秽自消，神明可复也。黄连泻心火，栀子泻心与三焦之火，黄芩泻胆、肺之火，使邪火随诸香一齐俱散也。朱砂补心体，泻心用，合金箔坠痰而镇固，再合真珠，犀角为督战之主帅也。

三一、手厥阴暑温，身热不恶寒，清神不了了时时谵语者，安宫牛黄丸主之，紫雪丹亦主之……

身热不恶寒，已无手太阴证，神气欲昏，而又时时谵语，不比上条时有谵语，谨防内闭，故以芳香开窍、苦寒清热为急……

五三、热多昏狂，谵语烦渴，舌赤中黄，脉弱而数。名曰心疟，加减银翘散主之；兼秽，舌浊口气重者，安宫牛黄丸主之。

心疟者，心不受邪，受邪则死，疟邪始受在肺，逆传心包络。其受之浅者，以加减银翘散清肺与膈中之热，领邪出卫；其受之重其，邪闭心包之窍，则有闭脱之危，故以牛黄丸，清宫城而安君主也。

——清·吴鞠通《温病条辨·卷一·上焦篇》

五、阳明温病，无汗，小便不利，谵语者，先与牛黄丸；不大便，再与调胃承气汤。

无汗而小便不利，则大便未定成硬，谵语之不因燥屎可知。不因燥屎而谵语者，犹系心包络证也，故先与牛黄丸，以开内窍，服牛黄丸，内窍开，大便当下，盖牛黄丸亦有下大便之功能。其仍然不下者，无汗则外不通；大小便俱闭则内不通，邪之深结于阴可知。故取芒硝之咸寒，大黄、甘草之甘苦寒，不取枳、朴之辛燥也。伤寒之谵语，舍燥屎无他证，一则寒邪不兼秽浊，二则由太阳而阳明；温病谵语，有因燥屎，有因邪陷心包，一则温多兼秽，二则自上焦心肺而来，学者常须察识，不可歧路亡羊也……

九、阳明温病，下利谵语，阳明脉实，或滑疾者，小承气汤主之；脉不实者，牛黄丸主之，紫雪丹亦主之。

下利谵语，柯氏谓肠虚胃实，故取大黄之濡胃，无庸芒硝之润肠。本论有脉实、脉滑疾、脉不实之辨，恐心包络之谵语而误以承气下之也，仍主芳香开窍法……

三六、阳明温病，斑疹温痘、温疮、温毒，发黄、神昏谵语者，安宫牛黄丸主之。

心居膈上，胃居膈下，虽有膜隔，其浊气太甚，则亦可上干包络，且病自上焦而来，故必以芳香逐秽开窍为要药也……

五十六、吸受秽湿，三焦分布，热蒸头胀，身痛呕逆，小便不通，神识昏迷，舌白，渴不多饮，先宜芳香通神利窍，安宫牛黄丸；续用淡渗分消浊湿，茯苓皮汤。

按此证表里经络脏腑三焦，俱为湿热所困，最畏内闭外脱，故急以牛黄丸宣窍清热而护神明；但牛黄丸不能利湿分消，故继以茯苓皮汤。

——清·吴鞠通《温病条辨·卷二·中焦篇》

此方芳香化秽浊而利诸窍，咸寒保肾水而安心体，苦寒通火腑而泻心用，专治热陷包络，神昏谵语，兼治飞尸猝厥，五痫中恶，及大人、小儿痉厥之因于热者，多效。

——清·何廉臣《重订通俗伤寒论·第二章、六经方药·第五节、清凉剂》

此丸其芳香能化秽浊，而利诸窍；其咸寒能保肾水，而安心体；其苦寒能通火腑，而泻心用。专治邪入心包，精神昏愦，谵言妄语，痰涎壅塞，神识不清等症，兼治飞尸卒厥，五痫中恶，大人小儿痉厥之因于热者。每服一丸，脉虚者人参汤下，脉实者银花薄荷汤下。病重体实者，日再服，甚或三服，小儿服半丸，不知再服半丸。犀黄一两，广郁金二钱，大梅二钱五分，珍珠五钱，犀角一两，麝香二钱五分，川连一两，腰黄一两，黄芩一两，劈砂一两，山栀一两。粥汤泛丸，金箔为衣，重五分。

铁樵按：此丸劣，安宫字既不妥当，药亦无窍，邪入心胞，不合生理、病理。犀黄用于热病，往往致陷，本欲出痧疹者，犀黄为禁药，借用治心房病良。

——蔡定芳《恽铁樵全集·第三章、本草传薪·第三节、《验方新论》·30.安宫牛黄丸》

安宫者，比万氏增进一层，较《局方》虽多羚羊角，而少珠粉、梅片。此方可兼治痰蒙，化秽利窍，保肾安心；治温暑、时邪挟痰浊内闭，口噤神昏，飞尸卒厥，五痫中恶，及痉厥之因于热者。黄芩、黄连、黑栀苦降肝热，清理三焦。犀角、雄黄、郁金、梅片清营解热毒，开郁结。珍珠豁痰蒙，加辰砂、金箔安神魂，牛黄、麝香芳得开窍。温病热邪锢结一齐从内达外，邪秽自消，神明可复。

——李畴人《医方概要·攻里之剂·安宫牛黄丸》

紫 雪 丹

【提要】 紫雪丹由黄金、寒水石、石膏、磁石、滑石、玄参、羚羊角、犀角（水牛角代）、升麻、沉香、丁香、青木香、朴硝、甘草组成。可清热开窍，息风止痉。主治温热病之热闭心包及热盛动风证。症见高热烦躁，神昏谵语，痉厥，斑疹吐衄，口渴引饮，唇焦齿燥，尿赤便秘，舌红绛苔干黄，脉数有力或弦数。本方为治疗热闭心包，热盛动风证的常用方。

紫雪丹出自《苏恭方》。方中犀角（水牛角代）咸寒，功专清心凉血解毒；羚羊角凉肝息风止痉，麝香芳香开窍醒神。三药合用，清心凉肝，开窍息风，共为君药。生石膏、寒水石，清热泻火，除烦止渴；滑石清热利窍，引热下行。三药并用，俱为臣药。佐以玄参滋阴清热凉血；升麻清热解毒，透热达邪；青木香、沉香、丁香行气通窍；黄金镇心安神，解毒；朱砂、磁石重镇安神；朴硝泄热散结，以"釜底抽薪"，使邪热从肠腑下泄。炙甘草益气安中，调和诸药，并防寒凉伤胃之弊，为佐使药。关于紫雪丹的专论，临床著述较少。张秉成从君臣佐使角度分析了紫雪丹的配伍，指出紫雪丹主治"内外皆热，狂叫奔走，发斑发黄，口疮脚气，一切虫毒药毒等证"（《成方便读》），皆为极热之病证。

【方论】 紫雪丹黄金（百两），寒水石、石膏、滑石、磁石（各三斤），升麻、玄参、炙甘草（各半斤），犀角、羚羊角、沉香、木香（各五两），丁香（一两）以上并捣锉，入水中煎，去滓。入后药朴硝、硝石各二斤，提净。入前药汁中，微火煎，不住手将柳木搅，候汁欲凝，再加入后二味。水飞辰砂三两，当门子一两二钱，二味另研细，入前药拌匀，合成，退火气。冷水调服一、二钱。

治内外皆热，狂叫奔走，发斑发黄，口疮脚气，一切虫毒药毒等证。方中独以砂、麝、二硝四味用其质，以之为君。朴硝下导，硝石上散，二物皆水卤结成，性峻而易消，为破滞散邪之专药。辰砂辟邪安神，麝香通关达窍，为之臣。其余诸药，皆取其气，不用其质。如黄金之镇邪，犀角、羚羊清之于上，寒、滑、石、磁清之于下，升麻之上升，沉、玄之下降，甘草守中而解毒，丁、木散气而疏邪，用为佐使，在用者之得心应手耳。

——清·张秉成《成方便读·卷之三·清火之剂·紫雪丹》

紫雪，黄金（一百两）（徐云"以飞金一万页代之"尤妙），寒水石、磁石、石膏、滑石（各三斤）。以上并捣碎，用水一斛，煮至四斗，去滓，入下药：羚羊角屑、犀角屑、青木香、沉香（各五斤），丁香（一两）（徐云：宜用二两）。元参、升麻（各一斤），甘草（八两），炙。以上入前药汁中，再煮取一斗五升，去滓，入下药：朴硝（十斤），硝石（四斤）。（徐云：二硝太多，宜用十分之一。）二味入前药汁中，微火上煎，柳木篦搅不住，候有七升，投在木盆中，半日欲凝，入下药：朱砂（三两），麝香当门子（一两二钱五分）。二味入前药中，搅调令匀，瓷器收藏，药成霜雪而色紫。新汲水调下。

雄按：《鸡峰》方无磁石、滑石、硝石，其二角只用各十两，丁、沉、木香各五两，升麻六两，朴硝二斤，麝香却用三两，余六味同。又薛公望云：方中黄金不用亦可。

徐洄溪曰：邪火毒火，穿经入脏，无药可治。此能消解，其效如神。

——清·王士雄《温热经纬·卷五·方论·紫雪丹》

至宝丹

【提要】 至宝丹由犀角（水牛角代）、玳瑁、琥珀、朱砂、雄黄、牛黄、龙脑、麝香、安息香、金银箔组成。可化浊开窍，清热解毒。主治痰热内闭心包证。症见神昏谵语，身热烦躁，痰盛气粗，舌绛苔黄垢腻，脉滑数。此为治疗痰热内闭心包证的常用方。

至宝丹出自《灵苑方》。方中麝香芳香开窍醒神；牛黄豁痰开窍，和犀角（水牛角代）清心凉血解毒，共为君药。臣以安息香、龙脑辟秽化浊，芳香开窍；玳瑁清热解毒，镇惊安神。佐以朱砂、金箔、银箔镇心安神；雄黄豁痰解毒；琥珀通络散瘀。诸药共奏清热开窍，化浊解毒之功。关于至宝丹的主治病证，历代医家多归于风、热、痰、毒、闭等。

用法上，张秉成认为至宝丹似略偏于凉，但不似牛黄（即安宫牛黄丸）、紫雪之过于寒，观其用药，虽与玉枢丹有两相上下之势，但玉枢丹之攻毒，以刚猛之品；至宝丹之解毒，用镇化之功，前者猛，后者宽，因此在选方用药时，要加以辨别，不可妄投。

【方论】 疗卒中急风不语，中恶气绝，中诸物毒，暗风中热，疫毒，阴阳二毒，山岚瘴气毒，蛊毒水毒；产后血晕，口鼻出血，恶血攻心，烦躁气喘，吐逆，难产闷难，死胎不下等。以上诸疾，并用童子小便一合，生姜自然汁三五滴，入于小便内，温过化下三丸至五丸，神效。又疗心肺积热，伏热呕吐，邪气攻心，大肠风秘，神魂恍惚，头目昏眩，眠睡不安，唇口干燥，伤寒狂语，并皆疗之。

生乌犀角屑（研）、朱砂（研飞）、雄黄（研飞）、生玳瑁屑（研）、琥珀（研）各一两，麝香（研）、龙脑（研）各一分，金箔（半入药，半为衣）、银箔（研）各五十片，牛黄（研半两），安息香（一两半为末，以无灰酒搅澄飞过，滤去砂土，约得尽粉一两，慢火熬成膏）。上将生犀、玳瑁为细末，入诸药研匀；将安息香膏重汤煮凝成后，入诸药中和搜成剂；盛不津器中，并为丸如梧桐子大。用人参汤化下三丸至五丸。又疗小儿诸痫，急惊心热，卒中客忤，不得眠睡，烦躁，风涎搐搦，每二岁儿服二丸，人参汤化下。

——明·朱橚《普济方·卷一百十五·诸风门·诸风杂治》

至宝丹：治诸痫，急惊卒中，客忤，不得睡，烦躁，风涎搐搦，及伤寒狂语，伏热呕吐，并皆服之⋯⋯治大人卒中不语，中恶气绝，中诸物毒，中熟暗风，产后血晕，死胎不下，并用童子小便一合，生姜自然汁三五滴，同温过，化下五丸立效。

——明·朱橚《普济方·卷三百七十六·一切痫》

治卒中急风不语，中恶气绝，中诸物毒，暗风，中热疫毒，阴阳二毒，山岚瘴气毒，蛊毒，水毒；产后血晕，口鼻血出，恶血攻心烦躁，气喘吐逆，难产闷乱，死胎不下。以上诸疾，并用童子小便一合，生姜自然汁三五滴，人小便内温过，化下三丸至五丸，神效。又疗心肺积热，伏热呕吐，邪气攻心，大肠风秘，神魂恍惚，头目昏眩，眠睡不安，唇口干燥，伤寒狂语。⋯⋯又疗小儿诸痫急惊心热，卒中客忤，不得眠睡烦躁，风涎搐搦，每二岁儿服二丸，人参汤化下。

——明·王肯堂《证治准绳·第一册·中风》

至宝丹，治心脏神昏，从表透里之方也。犀角、牛黄、玳瑁、琥珀以有灵之品，内通心窍。朱砂、雄黄、金银箔以重坠之药，安镇心神，佐以龙脑、麝香、安息香搜剔幽隐诸窍。李杲曰：

牛、雄、脑、麝入骨髓，透肌肤。《抱朴子》言：金箔、雄黄合饵为地仙，若与丹砂同用为圣金，饵之可以飞升。故热入心包络，舌绛神昏者，以此丹入寒凉汤药中用之，能祛阴起阳，立展神明，有非他药之可及。若病起头痛，而后神昏不语者，此肝虚魂升于顶，当用牡蛎救逆以降之，又非至宝丹所能苏也。

——清·王子接《绛雪园古方选注·中卷·内科丸方·至宝丹》

王晋三曰：此以有灵之品开通心窍，重坠之药安镇神明，佐以芳香，搜剔幽隐诸窍。故热入心包，神昏舌绛者，以此丹入诸清营方中，能立展神明，有非他药之可及。若病起头痛而后不语者，此肝虚魂升于巅，又非至宝所能苏也。凡心神外越，神明撩乱者皆宜。

——清·钱敏捷《医方絜度·卷二·至宝丹》

治一切卒中、痧氛、瘴气，或痰热内闭，或蛊毒水毒，以及小儿痫痉等证。牙关紧急，先须用此开关，然后可以进药者。夫内闭一证，却亦有风、痰、寒、热之不同，如苏合丸之偏于温，玉枢丹之偏于泻，牛黄、紫雪之偏于凉。虽各有不同，其大要皆不外乎芳香开气、解毒除邪之意，用者均可随证投之。此方似亦略偏于凉，但不似牛黄、紫雪之过于寒，故其治痧氛、瘴气、蛊毒、水毒。观其用药，亦似乎解毒之功长于开窍，与玉枢丹有两相上下之势。玉枢丹之攻毒，以刚猛之品；至宝丹之解毒，用镇化之功。一则猛而一则宽，亦在医者之善用耳。方中犀角、牛黄，皆秉清灵之气，有凉解之功；玳瑁、金箔之出于水，朱砂、雄黄之产于山，皆得宝气，而可以解毒镇邪；冰麝、安息，芳香开窍，辟鬼通神，领诸药以成其功，拯逆济危，故得谓之至宝也。

——清·张秉成《成方便读·卷之二·理气之剂·至宝丹》

11.2　温 开 剂

凡具有辛温开窍作用，治疗中风、中寒、气郁、痰厥等属于寒邪、痰浊内闭之证的方剂，称为温开剂。症见突然昏倒，牙关紧闭，不省人事，苔白脉迟等。临证常用芳香开窍药，如苏合香、安息香、冰片、麝香等为主，配伍温里行气之品，如荜茇、细辛、沉香、丁香、檀香等。

苏 合 香 丸

【提要】　苏合香丸由白术、朱砂、麝香、诃梨勒皮、香附、沉香、青木香、丁子香、安息香、白檀香、犀角（水牛角代）、薰陆香、苏合香、龙脑香组成。可芳香开窍，行气止痛。用治寒闭证。症见突然昏倒，牙关紧闭，不省人事，苔白，脉迟。本方为温开法的代表方，又是治疗寒闭证及心腹疼痛属于寒凝气滞证的常用方。

苏合香丸出自《广济方》。方中苏合香，通窍开郁，辟秽豁痰；麝香开窍辟秽，通络散瘀；冰片通窍，散郁火；安息香开窍辟秽祛痰，通行气血。四药芳香走窜，开窍启闭，辟秽化浊，共为君药。香附理气解郁；青木香行气止痛，沉香降气温中，温肾纳气；白檀香行气和胃；乳香调气活血定痛；丁香温中降逆；以上诸药，行气解郁，散寒止痛，理气活血，共为臣药。

佐以荜茇温中散寒，下气止痛；犀角（水牛角代）凉血清心，泻火解毒；朱砂清心解毒，重镇安神；白术益气健脾、燥湿化浊；诃梨勒皮温涩收敛，下气止痛。诸药合用，芳香化浊，温通开窍，行气止痛。历代医家对于苏合香丸的组方用药有所不同，方中都配有大量的辛香走窜药物，以开窍辟秽。主治方面，危亦林、丹波元简等以此方治疗实邪，如气滞痰阻所致厥证。《太平惠民和剂局方》中，记载用以治疗血虚，心腹疼痛。

该方宜晨起空腹服用，以温水、温酒或人参汤等送服，每次服用四粒，梧桐子大小，小孩、老人药量稍减。

【方论】　治妇人血风劳气，四肢羸弱，不能饮食，心腹时痛，经络滞涩，苏合香丸方。

——宋·王怀隐《太平圣惠方·卷七十·治妇人血风劳气诸方》

治肺痿客忤，鬼气传尸，伏连殗殜等疾，又治心痛，霍乱吐痢，时气。诸疰瘀血，月闭痃癖，丁肿惊痫，邪气狐媚，瘴疠万疾……此方人家皆有，恐未知其神验耳。本出《广济方》，谓之白术丸，后人编入《外台》。《千金方》云：真宗朝，尝出苏合香酒赐近臣，又赐苏合香丸，自此方盛行于世。此药大能安气血，却外邪。凡疾自内作，不晓其名者，服此往往得效。唯治气疰气厥，气逆不和，吐利，荣卫阻塞，尤有神功。

——宋·苏轼、沈括《苏沈良方·卷五·苏合香丸》

治肺痿、客忤、鬼气、传尸、伏连殗殜，及卒得心痛，霍乱吐利，时气诸疰，瘀血、月闭，痃癖、疗肿，惊邪气，狐魅、瘴疠诸疾，苏合香丸方……一名白术丸。此药大能安气血，却外邪，凡疾自内作，不晓其名者，服此往往得效，唯治气注气厥气逆气不和吐利，营卫阻塞，尤有神功，人家不可无此药，以备急难，辟疫尤验。仓卒求人参不得，只白汤亦佳，勿用酒，古方虽云用酒下，酒多不效。昔有人病瘵日渐羸削，至于骨立、肌热、盗汗、劳状皆具，凡服八九两，所苦都瘥，一方有牛黄半两。古方本无，乃后人加之。

——宋·赵佶《圣济总录·卷九十三·骨蒸传尸门·传尸劳》

往往中风之证，多因喜怒不常，或饮食停滞、或怒气伤神，思虑过多，损于心脏，用局方苏合香丸三丸，生姜自然汁化开，灌下咽喉。

——明·朱橚《普济方·卷八十九·诸风门·治中风论》

气厥即中气，因七情内伤气逆为病，痰潮昏塞，牙关紧急，但七气皆能使人中，因怒而中尤多，中气之状，与中风相似。所以别者，风中身温，气中身冷，急以苏合香丸灌之(《要诀》)。

气实而厥者，其形气愤然勃然，脉沉弦而滑，胸膈喘满，此气逆也，理宜以四磨饮苏合香丸之类。

——日本·丹波元简《救急选方·上卷·诸厥门》

中暑为证，面垢闷倒，昏不知人，冷汗自出，手足微冷，或吐或泻，切不可以冷水，及用十分冷剂。苏合香丸用汤调灌。

——日本·丹波元简《救急选方·上卷·中暑暍死门》

治诸中卒暴昏迷，痰壅气闭，不省人事，以及鬼魅恶气，时行瘴疠等证。夫中之为病，有中风、中寒、中暑、中湿、中痰、中气、中食、中恶种种不同，其病状大都相似，其治法且无论其何邪所中，务须先辨其闭、脱两途。其闭者，虽亦见肢厥脉伏，而其两手必握固，二便必闭塞，口痉不开，两目直视。此为邪气骤加，正气被遏，不得不用芳香开窍之品以治其标，或苏合、牛黄、至宝、紫雪之类，审其寒热，别其邪正，而择用之。庶几经隧通而正气复，然后再治其致病之由，所因之病。若脱证则纯属乎虚，虽病状亦与诸中相似，但手撒口开，眼合，汗出如珠，小便不禁，全见五绝之候，此为本实先拨，故景岳有非风之名。若一辨其脱证，无论其为有邪无邪，急以人参、桂、附之品，回阳固本，治之尚且不暇，何可再以开泄之药。耗散真气乎？须待其根本渐固，正气渐回，然后再察其六淫七情，或内或外，而缓调之，则庶乎可也。此方汇集诸香以开其闭，而以犀角解其毒，白术、白蜜匡其正，朱砂辟其邪。性偏于香，似乎治邪中气闭者为宜耳。

——清·张秉成《成方便读·卷之二·理气之剂·苏合香丸》

主治：通窍，辟恶，去三虫……中风昏迷惊痫鬼忤，不省人事，薄荷汤下；卒暴心痛，霍乱吐泻，淡姜汤下；时气瘴疠赤白暴痢，藿香汤下；瘀血痃癖，温酒下；惊风吐乳，灯心汤下；常用蜡纸裹丸，绢袋盛佩，最宜行旅。此实斩关夺隘之药。

——张宗祥《本草简要方·卷五·苏合香》

❦ 紫 金 锭 ❧

【提要】　紫金锭由雄黄、五倍子、山慈菇、大戟、千金子、朱砂、麝香组成。可辟秽解毒，化痰开窍，消肿止痛。主治暑令时疫。症见脘腹胀闷疼痛，恶心呕吐，泄泻，痢疾，舌润，苔厚腻或浊腻者。本方为治暑令时疫的常用方。

　　紫金锭出自《丹溪心法附余》。方中山慈菇，化痰解毒，消肿散结；麝香芳香开窍，辟秽解毒，共为君药。千金子霜泻下逐水，杀虫攻毒；大戟泻下逐水，消肿散结，二药皆可以毒攻毒，荡涤肠胃，攻逐痰浊，使邪毒速从下去，为臣药。佐以五倍子涩肠止泻，与臣药相配，使泻下而无滑脱之虞，涩肠而无留邪之弊；雄黄辟秽解毒，化痰消肿；朱砂重镇安神。诸药合用，辟秽化痰以开窍，解毒消肿以止痛。张秉成在《成方便读》中，记载紫金锭治疗时邪闭结，方中攻毒之品占大半，以其猛烈之性，拨乱反正，辟秽除邪，并配五倍子，以其酸涩之性，敛涩散漫疫毒，诸药合用，辟恶镇邪，疫毒自除。吴杖仙用此方解诸毒及诸疮，利关窍，通治百病，并详细记载了紫金锭制备的详细过程。

【方论】　解诸毒及诸疮，利关窍，通治百病。此药真能起死回生，制之济人，奇效不可殚述。凡居家出入、远方仕宦，不可无之。

　　……

　　一、治不服水土，或中蛊毒、误食自死六畜等肉，及恶菌中毒。食之必昏乱卒倒，或生异形之症，并用凉水磨服。

　　二、治山岚瘴气，最能伤人，才觉意思不快，憎寒恶热，欲呕不呕，急用凉水磨服。

　　三、治一切痈疽、疔疮、无名肿毒、节红丝及杨梅结毒等症。赤肿痔疮未破时，并用无灰淡酒磨服。外用凉水磨涂患处，日夜各数次。觉痒立消，溃出脓血者，亦可少减。

　　四、治伤寒心闷，狂言乱语，胸膈痞塞，邪毒未出；瘟疫烦乱发狂，喉闭喉风，俱用薄荷汤待冷磨服。

五、治赤白痢疾，泻泄急痛，霍乱，搅肠痧及诸痰喘等症，并用姜汤磨服。

六、治心气疼及诸般气痛，同无灰酒或姜汤磨服。

七、治急中癫邪，唱叫奔走，鬼胎鬼魇，失心狂乱，羊马猪癫等疯，俱用石菖蒲煎汤磨服。

八、治中风中气，口眼㖞斜，牙关紧急，言语蹇涩，筋脉挛缩，骨节风肿，遍身疼痛，行步艰辛诸症，并用酒磨，顿热服之。

九、治一切恶蛇疯犬伤，随即发肿，攻注遍身，毒气入里，昏闷喊叫，命在须臾，俱用酒磨灌下，并涂患处，再吃葱汤一碗，被盖出汗立苏。

十、治新久疟疾，临发时，取东流水，煎桃柳枝汤，磨服。

十一、治小儿急慢惊风、五疳五痢，脾病黄肿，牙关紧闭，并用薄荷浸水磨脓，加蜜调服，仍磨搽患处。

十二、治牙痛。水磨涂痛处，再含少许，良久咽下。

十三、治小儿百日皮塌烂斑，谷道眼眶损烂者，俱用清水磨服。

十四、治打仆损伤。用松节炒，冲入无灰酒，磨服。

十五、治汤火伤。用东流水磨涂伤处。

十六、治年深头胀，太阳疼痛，偏正头风，及时病愈后，毒气攻注，脑门下胀者。俱用葱酒磨服，仍磨涂太阳穴上。

十七、治妇女经水不通。红花汤磨服。

十八、治传尸痨瘵，诸药不能禁止。用凉水磨，或檀香汤磨服。

十九、遇天行疫症，相传遍染者，用桃根煎汤磨浓抹入鼻孔，次服少许。任入病家，再不传染。

二十、服此丹，大人用一钱，虚弱者减半。小儿未及周岁者，每服半分或一分；一二岁者，服二三分。或吐或利即效。势重者，连服二钱；通利后，用温粥补之。孕妇忌服。时常佩能祛疫疠邪气，真济世卫身之宝药也。

——清·吴杖仙《吴氏医方类编·第三册·通用之剂》

夫时疫一证，为天地厉气所钟，中挟恶毒之气，其中于人也，必乘其虚者而袭之，但易于传染，病状相似，与六淫之邪为病，自有不同。人身中气血周流，清而无滞，即六淫外来之邪，尚与之势不两立，焉能与此乖戾不正之气为伍哉！故一受此气，气血顿为拂逆，多见霍乱、内闭、急暴等证，盛则大吐大泻，正气不守而卒死者有之。是以治法必以猛药开泄，为之拨乱反正。若红灵、苏合、至宝之类，尚嫌缓不济事。

故方中以毒攻毒之品，居其大半。山茨菰辛寒有毒，功专泻热散结；千金子辛温有毒，攻专行水破血，导滞通肠；大戟辛苦而寒，能通能散，专主逐水行瘀。三者功用相仿，皆能以毒攻毒，辟蛊除邪。然疫毒之邪，散漫不定，恐攻不胜攻，逐不胜逐。故以五倍子酸咸性涩者，敛而降之，使之归聚不散，然后三者之力，方可各展其长。但疫毒之来，元气为之骤闭，且恐药饵有所不受，故必用麝香以开其闭。朱砂、雄黄，皆禀土之精气结成，俱能辟恶镇邪，以疫毒既自土中而出，仍以土中之精华解化之，所谓百毒遇土则化，况又假宝气以镇邪乎。

——清·张秉成《成方便读·卷之一·攻里之剂·玉枢丹》

12
理 气 剂

凡具有行气、降气作用，治疗气滞、气逆证的方剂，称为理气剂。

应用理气剂，须注意以下几点：首先，应辨清气病之虚实，勿犯虚虚实实之戒。若气滞实证，当须行气；若误用补气，则使气滞愈甚。若气虚之证，当补其虚；误用行气，则使其气虚更虚。其次，辨有无兼夹。若气机郁滞与气逆不降相兼为病，应分清主次，行气与降气配合使用；若兼气虚者，则需配伍适量补气之品。最后，理气药多属芳香辛燥之品，容易伤津耗气，应适可而止，勿使过剂，尤其是年老体弱、阴虚火旺、孕妇或素有崩漏吐衄者，更应慎之。

气机升降失常，可分为气虚、气陷、气滞、气逆四类。气虚证和气陷证的方剂，在补益剂中介绍。气滞，即气机阻滞，多为肝气郁滞或脾胃气滞，治宜行气以调之；气逆即气机上逆，多见肺气上逆或胃气上逆，治当降气以平之。因而，理气剂相应地分为行气剂与降气剂两类。

12.1 行 气 剂

凡具有行气解郁作用，治疗气机郁滞证的方剂，称为行气剂。气机郁滞，常以脾胃气滞和肝郁气滞为多见。脾胃气滞，症见脘腹胀痛，嗳气吞酸，呕恶食少，大便失常等；治疗常用陈皮、厚朴、枳壳、木香、砂仁等。肝郁气滞，症见胸胁胀痛，或疝气痛，或月经不调，或痛经等，治疗常用香附、青皮、郁金、川楝子、乌药、小茴香等。

越 鞠 丸

【提要】 越鞠丸由香附、川芎、苍术、栀子、神曲组成。可行气解郁。用治气、血、痰、火、湿、食六郁证。症见胸膈痞闷，脘腹胀痛，嗳腐吞酸，恶心呕吐，饮食不消，为治疗"六郁"的代表方。

越鞠丸出自《丹溪心法》。方中香附辛香入肝，行气解郁为君药，以治气郁；川芎活血祛瘀以治血郁，栀子苦寒清热泻火以治火郁，苍术燥湿健脾以治湿郁，神曲消食导滞以治食郁，四药共为臣佐。因痰郁乃气滞湿聚而成，若行气化湿，则痰郁随之而解，故方中不另用治痰之药。历代医家多认为越鞠丸为治郁之方，对其组成、主治等基本无异议，而对于其病机之本与君臣佐使的认识略有不同。虞抟、何梦瑶、汪启贤等认为治郁当先调气，气顺则郁自除，故越鞠丸用香附行气分之品为君，辅苍术燥湿郁，川芎行血郁，神曲消食郁，栀子清火郁。而《本草备要》引朱丹溪之语，"诸郁皆因乃传化失常，气不得升降，病在中焦"，故"越鞠丸用苍术、香附，苍术能径入诸经，疏泄阳明之湿，通行敛涩，香附乃阴中快气之药，一升一降，故而能散郁而平"（《本草备要》）。以上看法，各有见地。临证难得六郁并见，宜"得古人之意而不泥古人之方"（《医方论》），应视何郁为主而调整其君药并加味运用，使方证相符，切中病机。

【方论】　夫郁者，结聚而不发越之谓。故治郁者，皆当以顺气为先，消积次之，通用越鞠丸、六郁汤。诸郁脉皆沉，沉则为郁，但兼芤、涩、紧、缓、滑、数之不同耳。郁在上则见于寸，郁在中则见于关，郁在下则见于尺。诸郁药，春加防风，夏加苦参，秋冬加吴茱萸。凡郁在中焦，以苍术、抚芎开提其气以升之。假令食在气上，气升则食自降也。

——明·虞抟《苍生司命·卷二·郁证（十一）》

越鞠丸，解诸郁。苍术、香附、川芎、神曲、栀子。凡郁在中焦，以苍术、抚芎，开提其气以升之；假如食在气上，提其气则食自降矣，余皆仿此。益阴经血，解五脏结气。用山栀炒令十分有二分焦黑，为末。以姜汁入汤煎，饮之。其效捷于他方也。

——明·楼英《医学纲目·卷四·阴阳脏腑部·治虚实法》

立越鞠丸以治郁，曰气，曰湿，曰热，曰痰，曰血，曰食，而以香附抚芎苍术，开郁利气为主。谓气郁而湿滞，湿滞而成热，热郁而成痰，痰滞而血不行，血滞而食不消化，此六者相因为病者也。此说出自《内经》之旨始晦，《内经》之旨，又因释注之误而复晦，此郁病之不明于世久矣。苟能神而明之，扩而充之，其于天下之病，思过半矣。且以注《内经》之误言之，其曰达之谓吐之，吐中有发散之义。盖凡木郁乃少阳胆经半表半里之病，多呕酸吞酸证，虽吐亦有发散之益，但谓无害耳，焉可便以吐字该达字耶。达者，畅茂调达之义。

——明·赵献可《医贯·卷二·主客辨疑·郁病论》

越鞠丸，总治六郁，胸膈痞闷，吞酸呕吐，饮食不化……如血郁加桃仁、红花，湿郁加白芷，热郁加青黛，食郁加山楂，痰郁加南星、海石、半夏，气郁加木香。

夫人之有郁气，犹天地之闭塞成冬也，不有以开之，则发育之令息矣。人身中讵可一日见此象乎？丹溪以香附主气，山栀主热，苍术主湿与痰，神曲主食，抚芎主血，诚诸郁之总司也。《经》曰："木郁达之，火郁发之，土郁夺之，金郁泄之，水郁折之"。治各异法，讵可执一途而取哉！

——明·李中梓《删补颐生微论·卷四·医方论第二十二·丸方十八首·越鞠丸》

苍术，阳明经药。《经》曰：治痿独取阳明（合黄柏为二妙散，加牛膝名三妙散）。又能总解痰、火、气、血、湿、食六郁（丹溪曰：诸郁皆因传化失常，气不得升降。病在中焦，将欲升之，必先降之；将欲降之，必先升之。越鞠丸用苍术、香附，苍术能径入诸经，疏泄阳明之湿，通行敛涩，香附乃阴中快气之药，一升一降，故郁散而平）。

——清·汪昂《本草备要·草部·苍术》

越鞠丸，治郁结气滞。以致胸膈痞闷，或肚腹膨胀，或咽喉不清，或痰气不爽，或饮食少思，或吞酸不腐，宜用此药清之。若人脾胃虚弱，用六君子汤为主。大凡中气虚弱，变症百出，难以名状，但用四君补其脾胃，元气渐复，诸症自退。若用治病之药则误矣。

——清·汪启贤《济世全书·卷二·郁证》

丹溪分六郁，气、血、湿、火、食、痰也。故制越鞠丸，以香附理气，抚芎行血，苍术开湿，栀子治火，神曲消食，痰郁加贝母。而大要以理气为主，盖气滞则血亦滞，而饮食不行，痰湿停积，郁而成火。气行则数者皆行，故所重在气，不易之理也。

——清·何梦瑶《医碥·卷二·杂症·郁·越鞠丸》

丹溪曰：气血冲和，百病不生。一有抑郁，诸症生焉。大抵诸症中，多有兼郁者，或郁久而成病，或病久而生郁。故凡治病，必以郁参治之。郁有六：气、血、痰、火、湿、食也。气郁者，胸胁痛，脉沉涩。血郁者，四肢无力，能食便红，脉沉芤结。湿郁者，周身走痛，或骨节酸痛，遇阴寒而发，脉沉细缓。火郁者，瞀闷，尿赤，脉沉而数。食郁者，嗳酸饱满，不喜饮食，人迎脉平，气口脉盛。痰郁者，动则喘满，寸脉沉滑。治以六郁汤、越鞠丸主之。湿加白术、白芷、羌活、茯苓；气加木香、槟榔；食加山楂、砂仁；血加桃仁、红花；热加柴胡、黄芩、青黛；痰加半夏、南星、海石、瓜蒌仁。春加防风，夏加苦参，秋、冬加吴萸。

——清·朱时进《一见能医·卷五·病因赋上·郁有六名》

治诸般郁结，胸膈痞闷，吞酸呕吐，饮食不消等证。越鞠者，发越郁鞠之意也。郁者，抑郁不伸之谓也。《内经》本有五郁之治，此特以五运而言。然五运六气之郁，皆属无形之邪，故虽郁而易愈。若夫湿、痰、瘀血、食积等物有形者，一有郁遏，则为患多矣。而治郁邪，必先理气，以气行则郁行，气阻则郁结耳。故首以香附流行气分之品为君，而以苍术燥湿郁，川芎行血郁，神曲消食郁，三者皆能调有形之郁而致平和。但郁则必热，所谓痞坚之处，必有伏阳。故以山栀之降火，化阴中之伏热，使之屈曲下行而合之。香附开气郁，山栀降火郁，亦仿《内经》五郁之治，此丹溪之大法。学者尤当临证变通，观病之所在，加减可也。

——清·张秉成《成方便读·卷之二·和解之剂·越鞠丸》

金铃子散

【提要】 金铃子散由金铃子、延胡索组成。可疏肝泄热，活血止痛。用治肝郁化火证。症见胸腹、胁肋、脘腹诸痛；或痛经，疝气痛，时发时止，口苦，舌红苔黄，脉弦数。金铃子散出自《太平圣惠方》。方中金铃子苦寒入肝，疏肝气，泄肝火，治胸腹胁肋疼痛为君；延胡索辛苦温，能行血中气滞以达行气活血止痛之功，为臣佐之药。二药相配，气行血畅，疼痛自止。历代医家大多用金铃子散治疗火郁作痛。对其功效等基本无异议，而对于病机的认识观点略有不同。如：魏玉璜、程杏轩、王子接等，认为金铃子散治疗热厥心痛乃肝热逆而得，金铃子泄肝的同时，还能导小肠膀胱之热，引心包相火下行。皇甫中认为，热厥心痛乃胃有蕴热，服金铃子散降火止痛。

【方论】 论曰：诸心痛者，皆少阴厥气上冲也。有热厥心痛者，身热足寒，痛甚则烦躁而吐，额自汗出，知为热也。其脉洪大，当灸太溪及昆仑，谓表里俱泻之，是谓热病汗不出，引热下行，表汗通身而出者，愈也。灸毕服金铃子散，痛止服枳术丸，去其余邪也。有大实心中痛者，因食受时气，卒然发痛，大便或秘，久而滞闷，心胸高起，按之愈痛，不能饮食。急以煮黄丸利之，利后以藁本汤去其余邪。有寒厥心痛者，手足逆而通身冷汗出，便利溺清，或大便利而不渴，气微力弱，急以术附汤温之。寒厥暴痛，非久病也，朝发暮死，当急救之，是知久痛无寒，而暴痛非热。治热厥心痛，或发或止，久不愈者，当用金铃子散。金铃子、玄胡（各一两）上为细末，每服三钱，酒调下。

——金·刘完素《素问病机气宜保命集·卷中·心痛论》

热厥心痛者，其人必纵酒，蓄热在胃，偶遇寒郁而发，故身热足冷，痛甚则烦躁而吐，额上有汗，脉洪大。当灸太溪、昆仑，表里俱泻之，内服金铃子散。痛止，服枳术丸以去余邪。

——明·皇甫中《明医指掌·卷六·心痛证》

古方金铃子散治心包火郁作痛，即妇人产后血结心疼亦宜用之，以金铃子能降火逆。延胡索能散结血，功胜失笑散，而无腥秽伤中之患。昔人以川楝为疝气腹痛、杀虫利水专药，然多有用之不效者，不知川楝所主乃囊肿茎强、木痛湿热之疝，非痛引入腹厥逆呕涩之寒疝所宜。此言虽迥出前辈，然犹未达至治之奥。夫疝瘕皆由寒束热邪，每多掣引作痛，必需川楝之苦寒兼茴香之辛热，以解错综之邪。更须察其痛之从下而上引者，随手辄应。设痛之从上而下注者，法当辛温散结，苦寒良非所宜。诸痛皆尔，不独疝瘕为然。

——清·张璐《本经逢原·卷三·川楝实》

金铃子散，一泄气分之热，一行血分之滞。《雷公炮炙论》云：心痛欲死，速觅延胡。洁古复以金铃治热厥心痛。经言诸痛皆属于心。而热厥属于肝逆。金铃子非但泄肝，功专导去小肠、膀胱之热，引心包相火下行，延胡索和一身上下诸痛。时珍曰：用之中的，妙不可言。方虽小制，配合存神，却有应手取愈之功，勿以淡而忽之。

——清·王子接《绛雪园古方选注·中卷·内科·金铃子散》

治心腹痛及胁痛等症，脉洪数及服热药而增病者如神。金铃子散妙如神，须辨诸痛作止频（火痛或作或止），胡索金铃调酒下（元胡索金铃子各等分，研末，以清酒调服三钱），制方原是远温辛。

陈修园曰：金铃子，引心包相火下行，从小肠、膀胱而出；延胡索和一身上下诸痛，配合得法，所以效神。

——清·陈修园《时方歌括·卷下·寒能胜热·金铃子散》

用金铃子散者，川楝苦寒，直泄肝阳；延胡专理气滞血涩之痛。如呕吐不食，胁胀脘痞，医者但认为脾胃之病，不知实由肝邪所致。且世人但知风、劳、鼓、膈为四大证，不知土败木贼，延至不救者多矣。

——清·程文囿《医述·卷十·肝风》

刘河间有金铃子散，即楝子之核与玄胡索等分，为末服之，以治心腹胁下作疼。其病因由于热者甚效。诚以金铃子能引心包之火及肝胆所寄之相火下行，又佐以玄胡索以开通气血，故其疼自止也。而愚用其方，效者固多，而间有不效者。后拟得此方，莫不随手奏效。盖金铃子佐以玄胡索，虽能开气分之郁，而实不能化气。所谓化气者，无事开破，能使气之郁者融化于无形，方中之乳香、没药是也。去玄胡索，加三棱、莪术者，因玄胡索性过猛烈，且其开破之力，多趋下焦，不如三棱、莪术性较和平，且善于理肝也。用甘草者，所以防金铃子有小毒也。此方不但治胁疼甚效，凡心腹作疼，而非寒凉者，用之皆甚效验。

——民国·张锡纯《医学衷中参西录·方剂篇·第四卷·金铃泻肝汤》

🍃 天台乌药散 🍃

【提要】 天台乌药散由乌药、木香、小茴香、青皮、高良姜、槟榔、川楝子、巴豆组成。可行气疏肝，散寒止痛。用治肝经寒凝气滞之小肠疝气。症见少腹痛引睾丸，偏坠肿胀，或少腹疼痛，舌淡，苔白，脉沉弦。此为治疗寒凝肝脉所致疝气痛的常用方。

天台乌药散出自《圣济总录》。方中乌药辛温，行气疏肝，散寒止痛，为君药；青皮疏肝理气、小茴香暖肝散寒、高良姜散寒止痛、木香行气止痛，共为臣药；槟榔直达下焦，行气化滞而破坚；取川楝子与巴豆同炒，去巴豆而用川楝子，既可减川楝子之寒，又能增强其行气散结之效，共为佐使药。历代医家多数认为，天台乌药散治疗小肠疝气，牵引脐腹疼痛，阴凝成积等病证。张秉成从"用药如用兵"角度切入，分析该方的配伍，认为"巴、楝，钦点之上将也；青、槟，前导之先锋也；乌药、木香，为偏裨之将；茴香、良姜，为守营之官"（《成方便读》）。

本方以巴豆炒川楝子而弃巴豆不用，可谓配伍运用之经典。治疝之法，皆不外暖下祛寒。然阴寒之气，若与厥阴之血、痰凝结为积者，则必以推荡之品，从其性而温下之，方能有效。故用巴豆与川楝同炒，去巴豆不用，但取其荡涤攻坚、刚猛直前之性。王绍隆、孙一奎认为，该方服用当以温酒调下，腹痛甚者姜汤调下。

【方论】 天台乌药散治小肠痛引及腹脐。此乃寒涩，其气不通所致。法当散寒行气。是以用良姜、附子以散寒，助乌药、茴香、槟榔、川楝子、青皮、木香等以疏郁。

——明·汪机《医学原理·卷九·治疝方》

天台乌药散，治小肠疝气，牵引脐腹疼痛。

乌药、木香、茴香（炒）、青皮、良姜（炒，各五钱），槟榔（二枚），川楝子（十枚），巴豆（七十粒）。上先以巴豆微打破，同川楝、麸皮炒黑，去巴豆麸皮不用外，余药同为末，每用一钱，酒调下，甚者姜汤下亦可。

——明·孙一奎《赤水玄珠·第十五卷·疝气门》

东垣天台乌药散，治一切沉寒痼冷，心腹搅痛，并积年寒疝。

——明·王绍隆，清·潘楫《医灯续焰·卷八·心腹痛脉证第六十三》

治小肠疝气，牵引脐腹疼痛，阴凝成积等证。夫治疝之法，皆不外暖下祛寒，逐湿行气，然阴寒之气若与厥阴之或血、或痰凝结为积者，又非前药所能卒除，则必以推荡之品，从其性而温下之，方能有效。方中乌药、木香，辛温香烈，善行善散，能上能下，以宣气中之滞；茴香暖下而祛寒，良姜温中而止痛；青皮入肝破气，槟榔导积下行。其妙用在巴豆与川楝二味同炒，去巴豆不用，但取其荡涤攻坚、刚猛直前之性味，同川楝入肝，导之下行，又不欲其直下之意。一如用兵之法，巴、楝，钦点之上将也；青、槟，前导之先锋也；乌药、木香，为偏裨之将；茴香、良姜，为守营之官。立方之神，真战无不克也。

——清·张秉成《成方便读·卷之二·理气之剂·天台乌药散》

枳实消痞丸

【提要】　枳实消痞丸由干姜、炙甘草、麦芽、茯苓、白术、半夏曲、人参、厚朴、枳实、黄连组成。可行气消痞，健脾和胃。用治脾虚气滞，寒热互结证。症见心下痞满，不欲饮食，倦怠乏力，舌苔腻而微黄，脉弦。此为治疗脾虚气滞，寒热互结之心下痞满证的常用方。

枳实消痞丸出自《兰室秘藏》。方中枳实苦辛行气消痞为君；厚朴下气除满，黄连苦寒降泄，清热燥湿开痞，共为臣药；佐以半夏散结和胃，干姜温中祛寒，麦芽消食和胃，人参、白术、茯苓补中健脾；甘草调和诸药，兼补中健脾，为佐使药。历代医家多认为，枳实消痞丸主治心下虚痞证。万表指出，该方具有"开胃进食"（《万氏家抄济世良方》）之功。张秉成认为，方中黄连、干姜并用，一辛一苦，一散一降，辛开苦降，为治痞之主药，则无论寒热之邪，皆可开泄。然痞结于中，则气壅湿聚，必渐至痰食交阻，故以枳实破气，厚朴散湿，麦芽化食，半夏行痰，自无胶固难愈之势。但邪之所凑，其气必虚，故必以四君子坐镇中州，祛邪扶正，并驾齐驱。汪机则认为，当调养脾胃为本，消导痞滞为标。

用法上，汪机以米清送下以助脾胃之功，临床上可资借鉴。

【方论】　枳实消痞丸，治右关脉浮弦，心下痞闷，恶食，四肢懒倦。此乃脾胃受病，盖右关乃脾土之宫，弦乃肝木乘土，脾胃受伤，不能疏布水谷之气，是以心下痞闷，恶食。盖脾主四肢，脾病是以四肢倦怠。法当调养脾胃为本，消导痞滞为标。故用人参、白术、茯苓、甘草诸甘温以补中气，助麦芽开胃进食，生姜、半夏以豁痰，黄连以清湿热，佐枳实、厚朴以散痞滞。

——明·汪机《医学原理·卷八·治痞满方》

枳实消痞丸，治右关脉浮弦，心下虚痞，恶食懒倦，开胃进食。

——明·万表《万氏家抄济世良方·卷二·痞》

治心下虚痞，懒倦恶食，右关脉弦。夫满而不痛者，为痞。痞属无形之邪，自外而入，客于胸胃之间，未经有形之痰血饮食互结，仅与正气搏聚一处为患。故以黄连、干姜并用，一辛一苦，一散一降，则无论寒热之邪，皆可开泄，二味实为治痞之主药。然痞结于中，则气壅湿聚，必渐至痰食交阻，故以枳实破气，厚朴散湿，麦芽化食，半夏行痰，自无胶固难愈之势。但邪之所凑，其气必虚，故必以四君子坐镇中州，祛邪扶正，并驾齐驱。故此方无论虚实之痞，皆可治之。用蒸饼糊丸者，以谷气助脾胃之蒸化耳。

——清·张秉成《成方便读·卷之三·消导之剂·枳实消痞丸》

半夏厚朴汤

【提要】　半夏厚朴汤由半夏、厚朴、茯苓、生姜、紫苏叶组成。可行气散结，降逆化痰。

用治梅核气。症见咽中如有物阻，咯吐不出，吞咽不下，胸膈满闷，或咳或呕，舌苔白润或白滑，脉弦缓或弦滑。本方为治疗情志不畅，痰气互结所致梅核气的常用方。

半夏厚朴汤出自《金匮要略》。方中半夏辛温入肺胃，化痰散结，降逆和胃，为君药。厚朴下气除满，为臣药。二药相和，化痰结，降逆气，痰气并治。茯苓健脾渗湿；生姜辛温散结，和胃止呕，且制半夏之毒；苏叶芳香行气，理肺疏肝，助厚朴行气宽胸、宣通郁结，共为佐药。诸药合用，共奏行气散结、降逆化痰之功。

方中多辛温之品，仅适宜痰气互结而无热者；若见气郁化火，阴伤津少者，不宜使用该方。

【方论】 气为积寒所伤，不与血和；血中之气溢，而浮于咽中，得水湿之气，而凝结难移。妇人血分受寒，多积冷结气，最易得此病，而男子间有之。药用半夏厚朴汤，乃二陈汤去陈皮、甘草，加厚朴、紫苏、生姜也。半夏降逆气，厚朴兼散结，故主之；姜、苓宣至高之滞，而下其湿；苏叶味辛气香，色紫性温，能入阴和血，而兼归气于血，故诸失血，以赤小豆和丸服，能使血不妄行，夏天暑伤心阴，能下暑郁，而炙䓖者用之，则气与血和，不复上浮也。

——清·徐彬《金匮要略论注·卷二十二·半夏厚朴汤》

此凝痰结气，阻塞咽嗌之间。（《千金》所谓咽中帖帖，如有炙肉，吞不下、吐不出者是也。）半夏、厚朴、生姜，辛以散结，苦以降逆；茯苓佐半夏利痰气；紫苏芳香，入肺以宣其气也。

——清·尤在泾《金匮要略心典·卷下·妇人杂病脉证并治》

咽中如有炙䓖，谓咽中有痰涎，如同炙肉，咯之不出，咽之不下者，即今之梅核气病也。此病得于七情郁气，凝涎而生。故用半夏、厚朴、生姜，辛以散结，苦以降逆；茯苓佐半夏以利饮行涎；紫苏芳香，以宣通郁气，稗气舒涎去，病自愈矣。此证男子亦有，不独妇人也。

——清·吴谦，等《医宗金鉴·订正仲景全书金匮要略注·卷三十三·妇人杂病脉证并治》

湿土埋塞，浊气上逆，血肉凝涩，结而不消，则咽中有炙䓖。半夏厚朴汤，茯苓泄湿而消瘀，朴、半、姜、苏降逆而散滞也。

——清·黄元御《金匮悬解·卷二十二·杂病·咽中炙䓖》

盖妇人气郁居多，或偶感客邪，依痰凝结，窒塞咽中，如有炙䓖状，即《千金》所谓咽中帖帖状，吞之不下，吐之不出者，今人名曰梅核气是也。主以半夏厚朴汤者，方中以半夏降逆气，厚朴解结气，茯苓消痰，尤妙以生姜通神明，助正祛邪，以紫苏之辛香散其郁气。郁散气调，而凝结焉有不化者哉？后人以此汤变其分两，治胸腹满闷呕逆等症，名七气汤，以治七情之病。

——清·陈修园《金匮方歌括·卷六·半夏厚朴汤》

妇人心境逼窄，凡忧思愤闷，则气郁于胸分而不散，故咽中如有炙䓖，嗳之不得出，咽之不得下者，留气之上塞横据而不降不散之候也。故以降逆之半夏为君，佐以开郁之厚朴、宣郁之生姜，加渗湿之茯苓，以去郁气之依附；散邪之苏叶，以去郁气之勾结。则下降旁散，而留气无所容矣。

——清·高学山《高注金匮要略·妇人杂病脉证并治》

枳实薤白桂枝汤

【提要】　枳实薤白桂枝汤由枳实、厚朴、薤白、桂枝、瓜蒌组成。可通阳散结，祛痰下气。主治胸阳不振痰气互结之胸痹证。症见胸满而痛，甚或胸痛彻背，喘息咳唾，短气，气从胁下冲逆，上攻心胸，舌苔白腻，脉沉弦或紧。此为治疗胸阳不振，痰浊中阻，气结于胸所致胸痹的常用方。

枳实薤白桂枝汤出自《金匮要略》。方中瓜蒌甘寒入肺，涤痰散结，开胸通痹；薤白辛温通阳散结，化痰散寒。二药共为君药，能散胸中凝滞之阴寒、化上焦结聚之痰浊、宣胸中阳气以宽胸。枳实下气破结，消痞除满；厚朴燥湿化痰，下气除满，共为臣药。佐以桂枝通阳散寒，降逆平冲。诸药配伍，振胸阳，降痰浊，消阴寒，畅气机。历代医家对该方药物功效发挥的方向，认识上同中有异，可以互参。如：周岩认为，枳实为君药以平胁下气逆，桂枝佐薤白宣痹通阳散结，厚朴佐瓜蒌涤痰除满。王泰林认为，枳实、厚朴破除上焦痰气阴邪；桂枝、薤白、瓜蒌实通阳开痹，宽胸散结。高学山认为，枳实、厚朴久煮取其味，苦味以降泄痰浊。薤白、桂枝略煮取其轻清之气，温阳通天气。

【方论】　以散气之枳实，开痞之厚朴为主，而先煮之者，其意以微风荡云雾而去留气也。然后以薤白、桂枝之辛温而甘者，填胸阳以引其气。以瓜蒌实之甘寒而润者，走络脉以入其痹。犹之人尿、猪胆及柏叶等之反佐也。于是留气散而胸阳上复，则不治逆而逆将自靖矣。至于枳实、厚朴，欲并用其苦味以泄土邪，故久煮之以取其重浊。薤桂二味，欲单用其温阳以通天气，故略煮之以取其轻清耳。

——清·高学山《高注金匮要略·胸痹心痛短气病脉证治第九》

枳实薤白桂枝汤，枳、朴先破阴气；桂枝之辛，佐薤白、瓜蒌实，行阳开痹。

——清·王旭高《退思集类方歌注·瓜蒌薤白汤类·枳实薤白桂枝汤》

胸痹是病名，下乃详言其证，以胸痹有不同也。气至于结，胸至于满，薤栝力有不逮矣。故更以桂枝佐薤白散结，厚朴佐瓜蒌泄满。枳实用为君者，所以平胁逆也。

——清·周岩《本草思辨录·卷三·桂枝》

厚朴温中汤

【提要】　厚朴温中汤由厚朴、草豆蔻、陈皮、木香、干姜、生姜、茯苓、甘草组成。可行气除满，温中燥湿。主治脾胃寒湿气滞证。症见脘腹胀满或疼痛，不思饮食，四肢倦怠，舌苔白腻，脉沉弦。此为治疗脾胃寒湿气滞的常用方。

厚朴温中汤出自《内外伤辨惑论》。方中厚朴辛苦温燥，行气消胀，燥湿除满为君药。草豆蔻辛温芳香，温中散寒，燥湿运脾为臣。陈皮、木香行气宽中；生姜、干姜温脾暖胃；茯苓渗湿健脾，均为佐药。甘草益气和中，调和诸药，功兼佐使。历代医家对该方主治的认识略有不同。李东垣认为，厚朴温中汤主治脾胃虚寒，心腹胀满，以及秋冬客寒犯胃，时作疼痛，在寒邪的基础上兼有脾虚。张秉成认为，半夏厚朴汤主治腹痛拒按，此乃寒邪伤人之余兼有形之痰血食积互结所致。陈复正认为，主治胃寒心腹胀，当无脾虚证，若兼虚则加附子、肉桂。

【方论】 治脾胃虚寒，心腹胀满，及秋冬客寒犯胃，时作疼痛。

厚朴（姜制）、橘皮（去白，以上各一两），甘草（炙）、草豆蔻仁、茯苓（去皮）、木香（以上各五钱），干姜（七分）。戊火已衰，不能运化，又加客寒，聚为满痛，散以辛热，佐以苦甘，以淡泄之，气温胃和，痛自止矣。右为粗散，每服五钱匕，水二盏，生姜三片，煎至一盏，去粗，温服，食前。忌一切冷物。

——金·李东垣《内外伤辨惑论·卷中·肺之脾胃虚方·厚朴温中汤》

夫寒邪之伤人也，为无形之邪，若无有形之痰、血、食积互结，则亦不过为痞满、为呕吐，即疼痛亦不致拒按也，故以厚朴温中散满者为君。凡人之气，得寒则凝而行迟，故以木香、草蔻之芳香辛烈，入脾脏以行诸气。脾恶湿，故用干姜、陈皮以燥之，茯苓以渗之。脾欲缓，故以甘草缓之。加生姜者，取其温中散逆，除呕也。以上诸药，皆入脾胃，不特可以温中，且能散表，用之贵得其宜耳。

——清·张秉成《成方便读·卷之二·祛寒之剂·厚朴温中汤》

12.2 降 气 剂

凡以降气药为主组成，具有降气作用，以治疗气逆病证的方剂，称为降气剂。适用于肺胃气逆所致病证。如肺气上逆，症见咳逆、哮喘等；胃气上逆症见呕吐、嗳气，呃逆等。肺气上逆而咳喘者，常用紫苏子、杏仁、半夏等降气祛痰、止咳平喘药为主组成方剂。胃气上逆而呕吐、嗳气，呃逆者，常用旋覆花、代赭石、半夏、生姜、竹茹、丁香、柿蒂等降逆和胃止呕药为主组成方剂。气逆证有寒热虚实或兼证不同，故配伍亦各异，或配温里药、或配清热药、或配祛痰药、或配补气药等。

苏子降气汤

【提要】 苏子降气汤由紫苏子、半夏、当归、甘草、前胡、厚朴、肉桂、紫苏叶、大枣、生姜组成。可降气祛痰，止咳平喘，温补下元。主治痰涎壅肺，肾阳不足所致喘咳。

症见痰涎壅盛，喘咳短气，胸膈满闷；或腰疼脚弱，肢体倦怠；或肢体浮肿，舌苔白滑或白腻，脉弦滑等。本方证虽属上实下虚，但以上实为主。

苏子降气汤出自《太平惠民和剂局方》。方中紫苏子降气平喘，祛痰止咳，为君药。半夏燥湿化痰降逆、厚朴下气宽胸除满、前胡下气祛痰止咳，三药助紫苏子降气祛痰平喘之功，共为臣药。君臣相配，以治上实。肉桂温补下元，纳气平喘，以治下虚；当归既治咳逆上气，又养血润燥，同肉桂以增温补下虚之效。略加生姜、紫苏叶以散寒宣肺，共为佐药。甘草、大枣和中调药，是为使药。

用法中加姜煎煮，张秉成认为病因是风邪，所以不离辛散之法。

【方论】 此手太阴药也。苏子、前胡、厚朴、橘红、半夏，皆能降逆上之气，兼能除痰，气行则痰行也。数药亦能发表，既以疏内壅，兼以散外寒也，当归润以和血，甘草甘以缓中；

下虚上盛，故又用肉桂引火归元也。

——清·汪昂《医方集解·理气之剂·第七·苏子降气汤》

脚气患在浊气上攻。故以苏子、橘皮、前胡、厚朴辛温降气，半夏、生姜涤除痰湿，桂心、当归温散滞血，甘草、大枣调和中气。全以降泄逆气为主，故《局方》更名苏子降气汤。后世取治虚阳上攻，痰涎壅盛，肺气喘满，服之气降即安，可见用方但取合宜，不必拘执何病主治也。

——清·张璐《千金方衍义·卷七·风毒脚气方·紫苏子汤》

此等方施之于湿痰壅塞、中脘不舒者，尚嫌其太燥；乃注中主治虚阳上攻、喘嗽呕血等症，是益火加薪，吾见其立败也。

——清·费伯雄《医方论·卷二·理气之剂·苏子降气汤》

气即水也，水凝则为痰，水泛则为饮。痰饮留滞，则气阻而为喘咳。苏子、生姜、半夏、前胡、陈皮，宣除痰饮，痰饮去而气自顺矣。然气以血为家，喘则流荡而忘返，故用当归以补血；喘则气急，故用甘草以缓其急。出气者肺也，纳气者肾也，故用沉香之纳气入肾，或肉桂之引火归元为引导。

——清·唐容川《血证论·卷七》

夫风邪外来，必先犯肺，于是肺中之气，壅而不行，肺中之津液，郁而为痰，故喘嗽不宁。肺与大肠相表里，肺津虚则大肠不润，故大便不利，甚则引动下焦虚阳上逆，而为呕血等证。先哲有"见痰休治痰、见血休治血"之论，虽证见痰血，仍必究其受病之源。方中苏子、前胡、厚朴，皆降气之品，有疏邪之能；半夏、橘红化其痰。火载血上，故以肉桂引火归元，当归导血归经。上下交病者治其中，故以甘草培中补土。加姜煎者，病因风邪而来，仍不离辛散之意耳。

——清·张秉成《成方便读·卷之二·理气之剂·苏子降气汤》

本方以苏子为主，其主要作用有三：一为除寒温中，一为降逆定喘，一为消痰润肠。苏子得前胡，能降气祛痰，驱风散积；得厚朴、陈皮、生姜，能内疏痰饮，外解风寒；得当归，能止咳和血，润肠通便；得肉桂，能温中散寒。加沉香纳气入肾，同肉桂相伍，治上盛下虚，更为有力。此方有行有补，有润有燥，治上不遗下，标本兼顾，为豁痰降气，平喘理嗽，利胸快膈，通秘和中，纳气归元之方剂。

——中医研究院《岳美中医案集·苏子降气汤治疗慢性气管炎》

定 喘 汤

【提要】　定喘汤由麻黄、杏仁、桑白皮、黄芩、半夏、紫苏子、款冬花、白果、甘草组成。可宣肺降气，清热化痰。主治风寒外束，痰热内蕴之喘咳。症见哮喘咳嗽，痰多气急，痰稠色黄，微恶风寒，舌苔黄腻，脉滑数。

定喘汤始见于《摄生众妙方》。方用麻黄宣肺散邪以平喘，白果敛肺定喘而祛痰，共为君药。一散一收，既可加强平喘之功，又可防麻黄耗散肺气。苏子、杏仁、半夏、款冬花降气平喘，止咳祛痰，共为臣药。桑白皮、黄芩清泄肺热，止咳平喘，共为佐药。甘草调和诸药则为使药。

本方在临床使用时，对于新感风寒，无汗而喘，内无痰热者；或哮喘日久，气虚脉弱者，均不宜用。此外，由于白果有小毒，故不宜过服和久服。

【方论】 肺虚感寒，气逆膈热作哮喘者，此方主之。声粗者为哮，外感有余之疾也，宜用表药。气促者为喘，肺虚不足之证也，宜用里药。寒束于表，阳气不得泄越，故上逆。气并于膈，为阳中之阳，故令热。是方也，麻黄、杏仁、甘草辛甘发散之物也，可以疏表而定喘。白果、款花、桑皮清金保肺之物也，可以安里而定喘。苏子能降气，半夏能散逆，黄芩能去热。

——明·吴崑《医方考·卷二·哮喘门》

此手太阴药也。表寒宜散，麻黄、杏仁、桑皮、甘草辛甘发散，泻肺而解表；里虚宜敛，款冬温润，白果收涩，定喘而清金；苏子降肺气，黄芩清肺热，半夏燥湿痰，相助为理，以成散寒疏壅之功。

——清·汪昂《医方集解·理气之剂·定喘汤》

治痰先理气，不为疏泄，则胶固不通，此定喘用麻黄之意也。

——清·费伯雄《医方论·卷二·理中之剂·定喘汤》

此定喘之主方也。凡病哮喘，多由寒束于表，阳气并于膈中，不得泄越，故膈间必有痰热胶固，斯气逆声粗而喘作矣。治之之法，表寒宜散，膈热宜清，气宜降，痰宜消，肺宜润，此方最为合度。白果收涩，二十一枚恐太多，宜减之。

——清·王旭高《退思集类方歌注·定喘汤》

夫肺为娇脏，畏热畏寒，其间毫发不容；其性亦以下行为顺，上行为逆。若为风寒外束，则肺气壅闭，失其下行之令，久则郁热内生，于是肺中津液，郁而为痰，哮嗽等疾所由来也。然寒不去则郁不开，郁不开则热不解，热不解则痰亦不遽除，哮咳等疾，何由而止？故必以麻黄、杏仁、生姜开肺疏邪，半夏、白果、苏子化痰降浊；黄芩、桑皮之苦寒，除郁热而降肺；款冬、甘草之甘润，养且燥而益金。数者相助为理，以成其功。宜乎喘哮痼疾，皆可愈也。

——清·张秉成《成方便读·卷二·和解之剂·定喘汤》

四 磨 汤

【提要】 四磨汤由人参、槟榔、沉香、乌药组成。可行气降逆，宽胸散结。主治肝气郁结证。症见胸膈胀闷，上气喘急，心下痞满，不思饮食，脉弦。

四磨汤出自《济生方》。方中以乌药行气疏肝解郁为君。沉香下气降逆以平喘，槟榔行气导滞以除心下痞满，共为臣药。三药合用，行气疏肝以消痞满，下气降逆以平喘急。为防三药耗伤正气，故又配以人参益气扶正，以冀行气降气而不伤气，为方中佐药。四药合用，共奏行气降逆，宽胸散结之功。

本方煎服法较为特殊，原书要求磨浓水，王又原解释为"气味俱厚，磨则取其味之全，煎则取其气之达"（《古今名医方论》），至今被广泛引用。

【方论】　王又原曰：《经》云：圣人啬气，如持至宝；庸人役物，而反伤太和。此七情随所感，皆能为病。然愈于壮者之行，而成于弱者之着。愚者不察，一遇上气喘急、满闷不食，谓是实者宜泻辄投破耗等药。得药非不暂快，初投之而应，投之久而不应矣。夫呼出为阳，吸入为阴，肺阳气旺，则清肃下行，归于肾阴，是气有所收摄，不复散而上逆。若正气既衰，邪气必盛，纵欲削坚破滞，邪气必不伏。方用人参补其正气，沉香纳之于肾，而后以槟榔、乌药从而导之，所谓实必顾虚，泻必先补也。四品气味俱厚，磨则取其味之全，煎则取其气之达，气味齐到，效如桴鼓矣。

——清·罗美《古今名医方论·卷二·四磨汤》

四磨汤虽用人参，实为散气之峻剂。盖槟、沉、乌药得人参助之，其力愈峻，服后大便必有积沫，下后即宽，若六磨更加破气二味，下气尤迅。近世医人以气滞不敢用参，但用诸破气药磨服，殊失本方之旨。

——清·张璐《张氏医通·卷十三·专方气门·六磨汤》

取人参滋肺，以补气之母；取沉香入肾，以纳气之根；而后以槟榔、乌药从而治之。泻实补虚，洵为调纳逆气之妙法。盖肺为阳，而所以纳气下行者，全赖阴津，故用人参以生津；肾为阴，而所以化气上行者，全赖真阳，故用沉香以固阳，为沉其水，故能直纳水中之阳也。

——清·唐容川《血证论·卷七》

夫七情之病，所因各自不同，有虚实之分，脏腑之异。大抵此方所治，皆为忧愁思怒得之者多。因思则气结，怒则气上，忧愁不已，气多厥逆，故为上气喘急，妨闷不食等证。然气之所逆者，实也，实则泻之，故以槟榔、沉香之破气快膈峻利之品，可升可降者，以之为君；而以乌药之宣行十二经气分者助之。其所以致气逆者，虚也。若元气充足，经脉流行，何有前证！故以人参辅其不逮，否则气暂降而郁暂开，不久已闭矣。是以古人每相需而行也。若纯实无虚者，即可去参，加枳壳，在用者神而明之耳。

——清·张秉成《成方便读·卷二·理气之剂·四磨饮》

本方主治肝气横逆，上犯肺脏，旁及脾胃，引起上气喘息，胸懑不食，甚至气噎昏厥。有沉香为主，槟榔、乌药从而导之，降气行气，力量专一。用人参者，恐诸药耗散正气。若去人参，加木香、枳壳，即"五磨饮子"，就成为单纯的调气方了。

——秦伯未《谦斋医学讲稿·论肝病》

❀ 旋覆代赭汤 ❀

【提要】　旋覆代赭汤由旋覆花、人参、代赭石、甘草、半夏、生姜、大枣组成。可降逆化痰，益气和胃。主治胃气虚弱，痰阻气逆证。症见心下痞硬，噫气不除，或反胃呕逆，吐涎沫，舌淡苔白滑，脉弦而虚。

旋覆代赭汤出自《伤寒论》。旋覆花性温而能下气消痰涎，降逆以除呕噫，故为君药。代赭石质重而沉降，善镇冲逆，为臣药。生姜辛温，温胃化饮消痰，降逆和中止呕；半夏辛温，祛痰散结，降逆和胃，并为佐药，助君臣药以平噫祛痰而消痞硬。人参、炙甘草、大枣益脾胃，补气虚，扶助已伤之中气，为佐使之用。本方作为仲景降逆止噫的名方，受到历代医家的高度关注，对其方证分析阐释者颇多。诸家均认为本方立法在于益气和胃，降逆化痰，对于方中各药配伍作用的认识亦基本一致。其中张秉成有关本方证治及配伍意义的阐述简明扼要，分析允当。

【方论】　半夏、旋覆，能消凝结之痰；人参、甘草，能扶耗散之气。生姜辛以散结，代赭重以降逆，大枣甘以扶脾。气降痰消，噫气自止。

——清·姚球《伤寒经解·卷五·太阴经全篇》

伤寒发汗，若吐若下，表解后，心下痞硬，噫气不除者，此心气大虚，余邪结于心下，心气不得降而然也。心为君主，寒为贼邪。表寒虽解而火不得位，故使闭塞不通，而心下痞硬；君主不安，故噫气不除耳。此方乃泻心之变剂，以心虚不可复泻心，故去芩、连、干姜辈苦寒辛热之品。心为太阳，通于夏气。旋复花开于夏，咸能补心而软痞硬；半夏根成于夏，辛能散结气而止噫。二味得夏气之全，故用之以通心气。心本苦缓，此为贼邪伤残之后，而反苦急，故加甘草以缓之；心本欲收，今因余邪留结，而反欲散，故倍生姜以散之。虚气上逆，非得金石之重为之镇坠，则痞硬不能遽消，而噫气无能顿止。代赭秉南方之赤色，入通于心，坚可除痞，重可除噫，用以为佐，急治其标也。人参、大枣，补虚于余邪未平之时，预治其本也。扶正驱邪，神自安。若用芩、连以泻心，能保微阳之不灭哉？旋覆、半夏作汤，调代赭末，治顽痰结于胸膈，或涎沫上涌者最佳。挟虚者加人参甚效。

——清·柯琴《伤寒来苏集·伤寒附翼·卷上·太阳方总论·旋覆代赭汤》

伤寒发汗，若吐若下解后，心下痞硬，噫气不除者，旋复代赭汤主之。按心下痞硬，中虚而有留邪也。噫气不除，胃逆而兼蓄饮也。主旋复导饮下行，代赭镇心降逆。而邪之留滞者，复生姜半夏以开之。气之逆乱者，用人参、甘草、大枣以和之，虚回邪散，则痞可解而噫亦止矣。

——清·吕震名《伤寒寻源·下集》

俞麟州曰：此即生姜泻心汤之变法也。夫二条皆有心下痞硬句，而生姜泻心汤，重在水气下趋而作利；旋覆代赭汤，重在胃虚挟饮，水气上逆而作噫。取治水气下趋而利者，必用生姜以散水；胃虚挟饮而噫者，必用赭石以镇逆。二条对勘，益见仲景制方之妙。罗东逸云：此方治正虚，气不归元，则承领上下之圣方也。盖发汗吐下后，邪虽去，而胃气之亏损亦多；胃气既亏，三焦亦因之而失职，阳无所归而不升，阴无所纳而不降；是以浊邪留滞，伏饮为逆，故心下痞硬，噫气不除。方中以人参、甘草养正补虚，姜、枣和脾养胃，所以定安中州者至矣。更以赭石，得土气之甘而沉者，使之敛浮镇逆，领人参以归气于下；旋覆之辛而润者，用之开肺涤饮，佐半夏以蠲痰饮于上。苟非二物承领上下，则何能除噫气而消心下之痞硬乎。观仲景治下焦水气上凌，振振欲擗地者，用真武汤镇之；利在下焦，大肠滑脱者，用赤石脂禹余粮汤固之；此胃虚于中，气不及下，复用此法领之，而胸中转否为泰。其为归元固下之法，各极其妙如此。

——清·唐容川《伤寒论浅注补正·卷一下·辨太阳病脉证篇·旋覆代赭石汤方》

橘皮竹茹汤

【提要】 橘皮竹茹汤由橘皮、竹茹、大枣、生姜、人参、甘草组成。可降逆止呃，益气清热。主治胃虚有热，气逆不降之呃逆证。症见呕逆或干呕，虚烦少气，口干，舌红嫩，脉虚数。

橘皮竹茹汤始载于《金匮要略》。方中橘皮辛温，行气和胃以止呃；竹茹甘寒，清热安胃以止呕，皆重用为君药。人参甘温，益气补虚，与橘皮合用，行中有补；生姜辛温，和胃止呕，与竹茹合用，清中有温，共为臣药。甘草、大枣助人参益气补中以治胃虚，并调药性，是为佐使药。虽然历代注家多从胃虚有热、胃气上逆立论，但赵以德、曹颖甫却认为此呃逆证与胆火有关，此论可资临床诊治时参考。

【方论】 中焦者，脾胃也，土虚则在下之木得以乘之，而谷气因之不宣，变为哕逆。用橘皮理中气而升降之；人参甘草，补土之不足；生姜大枣，宣发谷气，更散其逆；竹茹性凉，得金之正，用之以降胆木之风热耳。

——元·赵以德，清·周扬俊《金匮玉函经二注·卷十七·呕吐哕下利病脉证第十七·橘皮竹茹汤》

呃逆者，由下达上，气逆作声之名也。大病后，则中气皆虚，余邪乘虚入里，邪正相搏，气必上腾，故令呃逆，脉来虚大，虚者正气弱，大者邪热在也。是方也，橘皮下平其气，竹茹清其热，甘草和其逆，人参补其虚，生姜正其胃，大枣益其脾。

——明·吴崑《医方考·卷三·呃逆门》

此不兼呕言，是专胃虚而冲逆为哕矣。然非真元衰败之比，故以参、草培胃中元气，而以橘皮、竹茹一寒一温，下其上逆之气。（逆由胆火，故用竹茹。呃字，即古哕字。）亦由上焦阳气，不足以御之，乃呃逆不止，故以姜、枣宣其上焦，使胸中之阳渐畅而下达。谓上焦固受气于中焦，而中焦亦禀承于上焦，上焦既宣，则中气自调也。（姜、枣能和营卫而宣发阳气也。）

——明·徐彬《金匮要略论注·呕吐哕下利病脉证治第十七·橘皮竹茹汤》

哕逆者，胃气虚寒固矣。亦有少挟虚热作哕者，将何以为治？仲景主之橘皮竹茹汤。橘皮、竹茹行气清胃，而毫不犯攻伐寒凉之意。佐以补中益气温胃之品，而胃气足，胃阳生，浮越不必留意也。橘皮竹茹为胃气既虚、复有痰热者立也。

——清·魏念庭《金匮要略方论本义·卷中·呕吐哕下利病脉证治第十七·橘皮竹茹汤》

橘皮汤呕哕，橘皮竹茹汤治哕逆。呕者，张口有物有声；哕者，撮口有声无物。若呕哕四肢厥冷，乃胃中虚冷，阴凝阳滞，主之以陈皮、生姜，辛香温散，开发胃阳，而呕哕自止。若哕逆无寒证，明是胃虚，虚阳上逆，病深声哕，当重用橘皮通阳下气，臣以竹茹清胃中虚火，又不涉寒凉，佐以参、甘、姜、枣奠安胃气，御逆止哕。病有虚实，治有深浅，勿谓病深声哕为难治之候也。

——清·王子接《绛雪园古方选注·中卷·内科·橘皮竹茹汤》

哕有属胃寒者，有属胃热者，此哕逆因胃中虚热气逆所致。故用人参、甘草、大枣补虚；橘皮、生姜散逆；竹茹甘寒，疏逆气而清胃热，因以为君。

——清·吴谦，等《医宗金鉴·卷二十二·呕吐哕下利病脉证并治》

胃气虚弱，虚热内迫，不能发育而输纳无权，故呃逆不止焉。人参扶元补胃虚，竹茹清热解胃郁，橘皮利气和中，甘草缓中和胃，生姜温胃口，大枣缓脾元也。俾脾胃调和，则虚热自解，而输纳不权，呃逆无不止矣。此补虚解热之剂，为胃虚热呃之方。

——清·徐灵胎《医略六书·杂病证治·卷二十二》

《金匮》以呃为哕，凡呃逆证，皆是寒热错乱，二气相搏使然。故方中用生姜、竹茹，一寒一热以祛之；人参、橘皮，一开一合以分之；甘草、大枣奠安中土，使中土有权，而哕逆自平矣。此伊圣经方，扁鹊丁香柿蒂散即从此方套出也。

——清·陈修园《金匮方歌括·卷五·呕吐哕下利方·橘皮竹茹汤》

夫人之常气，皆禀于胃。胃者，五脏六腑之海，其气常下行，虚则逆而上行，所谓气有余即是火，火蒸津液则为痰，于是呃呕之证所由来矣。故呕呃一证，无论其寒热虚实，悉因胃病而起也。如此方之治胃虚呕呃，病因虚而起者，仍以治虚为先，故以参、甘之助胃气，麦冬之养胃阴。二陈除痰散逆，竹茹和胃清烦。然虚火上逆，肺必受戕，故以枇杷叶之清金降气者，助胃气以下行。用姜、枣者，以胃乃卫之源，脾乃营之本，营卫和，则脾胃自不失其常度耳。

——清·张秉成《成方便读·卷之二·和解之剂·橘皮竹茹汤》

方以橘皮竹茹为名者，橘皮以疏膈上停阻之气，竹茹以疏久郁之胆火，而呃逆可止矣。然呃逆之由，起于上膈不散之气，胆火之上冲，亦为此不散之气所郁，而气之所以不得外散者，实因中气之虚。故知此方橘皮、竹茹为治标，大枣、生姜、甘草、人参为治本，不然，但用橘皮、竹茹，亦足以治呃矣，既愈之后，能保其不复哕耶。

——民国·曹颖甫《金匮发微·卷之四·呕吐哕下利病脉证并治》

丁香柿蒂汤

【提要】 丁香柿蒂汤由丁香、生姜、柿蒂、人参组成。可温中益气，降逆止呃。主治胃气虚寒，胃失和降所致呃逆证。症见呃逆不已，胸痞，舌淡苔白，脉沉迟。

丁香柿蒂汤首载于《症因脉治》。方中丁香温胃散寒，降逆止呃，为治胃寒呕吐、呃逆之要药；柿蒂苦平，长于降逆止呃，两药相配，温胃散寒，降逆止呃，共为君药。生姜温胃散寒止呕，与君药相合，增强温胃降逆之功；人参甘温益气以补其虚，共为臣佐药。费伯雄指出呃逆之因多端，若"因寒犯胃，气郁而呃者，则此方为宜"（《医方论》），概括了本方所治呃逆的病机特点。但汪昂所谓"火呃亦可用者，盖从治之法也"（《医方集解》），显然于本方立法不合，值得商榷。

【方论】 此足阳明、少阴药也。丁香泄肺温胃而暖肾，生姜去痰开郁而散寒。柿蒂苦涩而降气；人参所以辅真气使得展布也。火呃亦可用者，盖从治之法也。

——清·汪昂《医方集解·理气之剂·丁香柿蒂汤》

丁香二钱（下暖肾命，治冲脉之寒气上冲；中暖脾胃，去积秽之沉寒宿壅；上泻肺邪，去上焦风寒湿热），柿蒂二钱（苦、涩，寒。涩能补敛肺气，以受胃气上输，而不至于游散；苦能降之泄肺气，以平上焦之虚热，而不至于冲逆；丁香自下而上，以主于祛寒；柿蒂自上而下，以主于泄热，使寒热得其平，而上下不相拒，则逆气平矣），人参一钱（此以虚寒之故，而加之以补正气），生姜五片（所以行胃气而升之）。

——清·汪绂《医林纂要探源·卷七·方剂·燥部·丁香柿蒂汤》

呃逆之症非一端。若肾气不收，厥逆而上，头汗微喘，当用大剂参附以收摄真阳，此治连珠发呃之要法，非丁香、柿蒂等所能胜任也。若因寒犯胃，气郁而呃者，则此方为宜。丹溪乃以相火上冲之呃为辞，岂呃逆之症，但有火逆，竟无寒呃乎？是又过当之谈矣。

——清·费伯雄《医方论·卷二·理中之剂·丁香柿蒂汤》

夫呃逆一证，其声短促，连续不断之象，虽其证有火有寒皆能所致，然无不皆自胃腑而来者。以胃气下行为顺，上行为逆，或邪搏胃中，则失其下降之令，即上出于口而为呃矣。昔人有谓肾病者，究竟脏气不能上至于口，必因于胃而出也。亦犹咳之一证，虽有五脏之分，然亦终不离于肺也。方中以丁香温胃祛寒，补火生土。柿蒂苦温降气，生姜散逆疏邪，二味皆胃经之药。用人参者，以祛邪必先补正，然后邪退正安，且人参入胃，镇守于中，于是前三味之功，益臻效验耳。

——清·张秉成《成方便读·卷之二·祛寒之剂·丁香柿蒂汤》

呃逆连声不止，以胃寒为多，一般采取丁香柿蒂汤，用丁香温胃，柿蒂苦涩降气。此证最易损伤中气，久病及年老患者须防胃气垂败，可加人参、生姜。此外，寒重的可用吴萸、干姜，痰湿重的厚朴、半夏亦为常用。

——秦伯未《谦斋医学讲稿·气血痰湿治法述要·气病治法》

13 理血剂

凡具有活血化瘀或止血作用，治疗瘀血或出血病证的方剂，称为理血剂。根据治法不同，本章方剂分为活血祛瘀剂与止血剂两类。

应用理血剂应当注意以下几点：首先，必须辨明造成瘀血或出血的原因，分清标本缓急，做到急则治标，缓则治本，或标本兼顾，攻补兼施。其次，逐瘀之品，易耗血伤正，应中病即止，勿使过之。同时，在使用活血祛瘀剂时，常辅以养血益气之品，使祛瘀而不伤正；使用止血剂时，常辅以适当的活血祛瘀之品，或选用功兼活血祛瘀的止血药，以防一味止涩，留瘀为患，使血止而不留瘀。此外，活血祛瘀剂，虽能促进血行，但其性破泄，易于动血、伤胎，故凡妇女月经期，月经过多及孕妇，均当慎用或忌用。

13.1 活血祛瘀剂

凡具有通畅血行，消除瘀血作用的方剂，称为活血祛瘀剂，适用于各种瘀血病证。常用活血祛瘀药，如川芎、桃仁、红花、赤芍药、丹参等为主组成方剂。

桃核承气汤

【提要】 桃核承气汤由桃仁、大黄、桂枝、甘草、芒硝组成。可逐瘀泻热。主治下焦蓄血证。症见少腹急结，夜间发热，小便自利，烦渴谵语，其人如狂，舌黯红，脉沉实或涩。本方为治疗瘀热互结，下焦蓄血证的常用方。

桃核承气汤出自《伤寒论》。方中桃仁苦甘性平，活血破瘀；大黄苦寒，下瘀泄热；二者同用，瘀热并治，共为君药。芒硝泻热软坚，助大黄下瘀泻热；桂枝温通血脉，助桃仁活血祛瘀，又可防硝、黄寒凉凝血之弊，同为臣药。其中，桂枝得硝、黄则温通而不助热；硝、黄得桂枝则寒下又不凉遏。炙甘草护胃和中，并缓诸药峻烈之性，为佐使药。诸药配合，共奏破血下瘀泄热之功。历代医家对该方配伍意义的分析，大体一致。唯方中桂枝一药，是用肉桂，或是桂枝，以及桂枝的作用，见解不一。王肯堂认为当用肉桂，钱潢等亦宗是说。而成无己、喻昌等多数医家，均认为当用桂枝，因桂枝辛散，通行血脉之力较强，而燥烈之性则较肉桂为弱。本方证是瘀热互结所致，既欲其通行血脉，又应防其助热之弊，故当用桂枝。喻昌、方有执、费伯雄等，虽指出当用桂枝，但认为用桂枝是解表，则欠妥当。《伤寒论》："其外不解者，尚未可攻，当先解其外；外解已，但少腹急结者，乃可攻之，宜桃核承气汤。"既谓"外解已"，即无表证者方可用本方攻之，可见，方中桂枝并非为解外邪而设。钱潢、尤在泾、黄元御、吴崑诸医家之分析，认为其通经活血、逐邪散瘀、制约寒凉之意，体现张仲景之旨。且吴崑、尤在泾、黄元御等更进一步指出桃仁配桂枝，为破血逐、通经化滞之剂，尤有发挥。

【方论】　太阳，膀胱经也，太阳经邪热不解，随经入腑，为热结膀胱。其人如狂者，为未至于狂，但不宁耳。《经》曰：其人如狂者，以热在下焦。太阳多热，热在膀胱，必与血相搏，若血不为蓄，为热迫之则自下，血下则热随血出而愈。若血不下者，则血为热搏，蓄积于下，而少腹急结，乃可攻之，与桃核承气汤下热散血。

——金·成无己《注解伤寒论·卷第三·辨太阳病脉证并治中·桃核承气汤》

伤寒外证已解，小腹急，大便黑，小便利，其人如狂者，有蓄血也，此方主之。无头痛发热恶寒者，为外证已解。小腹急者，邪在下焦也。大便黑者，瘀血渍之也。小便利者，血病而气不病也。上焦主阳，下焦主阴，阳邪居上焦者名曰重阳，重阳则狂，今瘀热客于下焦，下焦不行，则干上部清阳之分，而天君弗宁矣，故其人狂。桃仁，润物也，能泽肠而滑血。大黄，行药也，能推陈而致新。芒硝，咸物也，能软坚而润燥。甘草，平剂也，能调胃而和中。桂枝，辛物也，能利血而行滞。又曰：血寒则止，血热则行。桂枝之辛热，君以桃仁、硝黄，则入血而助下行之性矣。斯其制方之意乎。

——明·吴崑《医方考·卷之一·伤寒门》

按以上证，玩之当是桂，非桂枝也。盖桂枝轻扬治上，桂厚重治下。

——明·王肯堂《证治准绳·伤寒·卷六·蓄血》

若少腹急结，则膀胱之血蓄而不行，先解外，乃可攻。其攻法亦自不同，必用桃仁增入承气，以达血行。仍加桂枝分解外邪，正恐余邪少有未解，其血得以留恋不下耳。桃仁承气汤中用桂枝解外，与大柴胡汤中用柴胡解外相仿，益见太阳随经之热非桂枝不解耳。

——明·喻昌《尚论篇·卷一·太阳经上篇》

热结膀胱，膀胱乃小腹中之物，膀胱热结，其气蒸于少腹，则血不流利，故作急结之形，为下焦蓄血之证谛也。所以桃核承气汤，乃攻下焦蓄血，治少腹急结之药，实非通膀胱热结之药也。《条辨》注云：少腹指膀胱，急结者，有形之血蓄积也。《尚论篇》注云：少腹急结，为膀胱之血，蓄而不行，若似乎血在膀胱以内，则是服桃核承气汤后，蓄血当从小便出矣。二家所言，殊欠分析。

——清·汪琥《伤寒论辩证广注·卷之四·辨太阳病脉证并治法中·桃核承气汤》

此方自成氏以来，即改桂为桂枝，何其故也？揣其臆见，是必因热结膀胱，迫血妄行，畏桂之辛热而不敢用，故易之以桂枝耳。不知血既瘀蓄，而以大黄之苦寒，芒硝之咸寒下之，非以桂之辛热佐之，安能流通其凝结，融化其瘀滞乎？况硝、黄得桂，则无苦寒之虑；桂得硝、黄，亦无辛热之虞矣。

——清·钱潢《伤寒溯源集·卷之一·太阳上篇·中风证治第一·中风蓄血·桃核承气汤》

愚按：此即调味承气汤加桃仁、桂枝，为破瘀逐血之剂。缘此证热与血结，故以大黄之苦寒荡实除热为君，芒硝之咸寒入血软坚为臣，桂枝之辛温、桃仁之辛润擅逐血散邪之长为使，甘草之甘，缓诸药之势，俾去邪而不伤正为佐也。

——清·尤在泾《伤寒贯珠集·卷一·太阳篇上·太阳斡旋法第三·太阳传本证治七条》

外证已除，但余小腹急结者，乃可攻之。宜桃核承气汤，桂枝、桃仁，通经破血，大黄、芒硝，下瘀而泄湿，甘草保其中气也。

——清·黄元御《伤寒悬解·卷三·太阳经上篇·太阳伤寒抵当证·桃核承气汤》

此方《准绳》以为当用桂，喻西江等以为当用枝。予则以为主治注中有"外证不解"一语，此四字最为着眼，有桃仁、大黄、芒硝、甘草以治里，必当用桂枝以解表。仲景立方，固无遗漏也。

——清·费伯雄《医方论·卷二·理血之剂·桃仁承气汤》

桂枝禀肝经木火之气，肝气亢者，见之即炽，肝气结者，遇之则行，故血证有宜有忌。此方取其辛散，合硝、黄、桃仁，直入下焦，破利结血。瘀血去路，不外二便，硝、黄引从大便出，而桂枝兼化小水，此又是一层意义。

——清·唐容川《血证论·卷七》

血府逐瘀汤

【提要】　血府逐瘀汤由桃仁、红花、当归、生地黄、川芎、赤芍药、牛膝、桔梗、柴胡、枳壳、甘草组成。可活血化瘀、行气止痛。主治胸中血瘀证，症见胸痛，甚或日久不愈，胸胁刺痛，头痛，呃逆不止，急躁易怒，入暮潮热、内热烦闷，心悸失眠，唇暗或两目暗黑，舌质暗红，或舌有瘀斑或瘀点，脉涩或弦紧。本方可用于因胸中瘀血而引起的多种病证。

血府逐瘀汤出自《医林改错》。方中桃仁破血行滞而润燥，红花活血祛瘀以止痛，同用为君。赤芍、川芎活血祛瘀，牛膝祛瘀血，通血脉，并能引血下行，皆为臣药。生地、当归益阴养血，清热活血，使瘀去新生；桔梗、枳壳一升一降，行气宽胸，桔梗并能载药上行；柴胡疏肝解郁，与桔梗、枳壳同用，尤善理气行滞，使气行则血畅，以上均为佐药。甘草调和诸药，为使药。高体三认为，该方所治之病在于上焦和肝经，治疗不仅仅在于活血祛瘀，更在"调肝逐瘀"；全方除桔梗、牛膝、甘草外，均入肝经，可知本方立意于"调肝"。执此说者，尚有湖北中医学院所编《古今名方发微》，认为该方除活血行气外，亦可养血补肝，使逐瘀而不伤正。岳美中有"动药""静药"（《岳美中医话集》）之比拟，生动地描述了本方对人体气血阴阳的调和作用。陈潮祖结合临床治疗下肢静脉曲张不能行步、手掌燥裂、痛经、眼底出血等每有效验，从"瘀阻不通，脉络挛急"（《中医治法与方剂》）之病变特点，分析"芍药、甘草，有柔和经脉，缓其挛急"（《中医治法与方剂》）的作用，尤有新意。综观以上诸家所论，已可得知本方具备气血同治，活中寓养，升降并用等配伍特点，无怪乎被誉为"治瘀活套方"（《血证论》），"通治一切气滞血瘀之方"（《实用方剂学》）。

【方论】　王清任著《医林改错》，论多粗舛，惟治瘀血最长。所立三方，乃治瘀活套方也。一书中惟此汤歌诀"血化下行不作痨"句颇有见识。凡痨所由成，多是瘀血为害，吾于血症诸门，言之甚详，并采此语以为印证。

——清·唐容川《血证论·卷八》

瘀血内阻胸中，故为胸痛烦闷，心悸失眠；瘀阻清阳不升，故上为头痛（无表邪、无里症、无气虚及痰饮等症）；胃有瘀热上冲，或食道、会厌有瘀血阻滞，则为呃逆干呕或饮水及呃；气郁不舒，则急躁善怒；其面、唇、舌、脉的见症，皆为瘀滞之象。前人认为本症乃由血瘀气郁，阳气不得宣发所致。故本方采用了升阳解郁，活血祛瘀之法以开胸止痛。全方是以桃红四物汤与四逆散（枳壳易枳实）合方，再加桔梗、牛膝而成。桃红四物汤活血祛瘀；四逆散疏肝解郁；加桔梗开胸膈之气，与枳壳、柴胡同用，尤善开胸散结；牛膝引瘀血下行，一升一降，促使气血更易于运行。配合成方，不仅适用于血瘀所致的上述病症，并可作为通治一切气滞血瘀之方。

——周凤梧《实用方剂学·第十四章·理血剂·活血祛瘀·血府逐瘀汤》

方中以桃红四物汤合四逆散，动药与静药配伍得好，再加牛膝往下一引，柴胡、桔梗往上一提，升降有常，血自下行。用于治疗胸膈间瘀血和妇女逆经证，多可数剂而愈。

——中医研究院西苑医院《岳美中医话集·王清任与〈医林改错〉》

本方主治胸部的瘀血证。胸部属肝而包括上焦，肝司营血，性喜畅达，功能疏泄。今血瘀胸中，肝失疏泄畅达，故症见头痛、胸痛、失眠、心慌、呃逆等证。治宜调肝逐瘀为法。故本方除桔梗引药上行，牛膝引邪下行，甘草和中调药外，其余药物均入肝经。如当归、生地、柴胡养血活血，清热疏肝，适用于血瘀热证；桃仁、赤芍、红花逐瘀活血；血不得气不活，气不得血不行，川芎为血分气药，枳壳擅长理气疏肝，二者合用，助本方理气活血，并有调理肝脾作用。诸药配伍，共成活血逐瘀，理气疏肝之剂。

——高体三《汤头歌诀新义》

瘀血阻滞，变生诸证，法当活血化瘀，恢复血运正常。方用桃仁、红花、川芎、牛膝活血化瘀，治疗血分瘀滞。营血运行，除赖心气推动以外，亦赖肺气宣降，肝气疏调。故配桔梗开宣肺气，枳壳、柴胡调气疏肝，治疗气分郁结。活血之品恐有耗血之虞，用当归、地黄补血滋阴，期其活血而无耗血之虑，理气而无伤阴之弊。疼痛虽因瘀阻不通，脉络挛急也是原因之一，配伍芍药、甘草，有柔和经脉，缓其挛急之意。方中有活血药行脉内瘀血，有行气药疏脉外滞气，有柔肝缓急药解脉络挛急，体现脉管与脉内脉外同治之法；有牛膝、枳壳之降，桔梗、柴胡之升，体现调理气血升降之法；有补血药之补虚，活血药之泻实，体现补泻同施之法。由于此方寓行气于活血之中，寓补血于活血之内，加之解痉与活血并用，注意到了气与血、血与脉、升与降、补与泻等诸多关系，故是一个结构较好方剂。

《素问·脉要精微论》说："夫脉者，血之府也。"方名血府逐瘀，当谓此方能逐脉中瘀滞。原著却谓"血府即胸下膈膜，低处如池，池中存血，名曰血府"。如果本方仅为膈膜瘀血而设，原著谓本方能治头痛，又当作何解释？余曾以本方加升麻、苍术、荷叶治疗下肢静脉曲张不能行步，兼见脑中鸣响而效；加玄参、麦冬治疗手掌燥裂而愈；妇科以此治疗痛经；眼科以此治疗眼底出血，难道这些疾病也是血瘀膈膜所致？只有脉络才能遍布全身，谓本方主治脉中瘀血才合生理病理与临床实际。

——陈潮祖《中医治法与方剂·各论·肝胆病机治法与方剂·血分病变》

本方是治疗胸部瘀血证的主方。盖胸中为清旷之区，是清阳所聚之处。若设内外不同病因，致血行不畅，瘀血内停，阻滞于胸中，此即王清任所谓的"胸中血府血瘀证"。本方证病机的重点在血瘀，兼见气滞，故治疗当以活血化瘀为主，兼以疏肝理气。王氏以桃红四物汤（以生地易熟地，赤芍易白芍）合四逆散（以枳壳易枳实）加味组方。气血兼顾，使气行则血行，瘀血自去。本方除活血行气之药外，又佐以滋阴养血之生地、当归……养血固本，使瘀而不伤正。

——湖北中医学院方剂教研室《古今名方发微·第十二章·理血剂·活血化瘀·血府逐瘀汤》

❖ 补阳还五汤 ❖

【提要】　补阳还五汤由黄芪、当归、赤芍药、地龙、川芎、红花、桃仁组成。可补气、活血、通络。主治中风之气虚血瘀证，症见半身不遂，口眼㖞斜，语言謇涩，口角流涎，小便频数、甚或尿遗不禁，舌黯淡，苔白，脉缓。本方是益气活血法的代表方，又是治疗中风后遗症的常用方。

补阳还五汤出自《医林改错》。方中重用生黄芪甘温补气，升提固摄，既可补脾胃中气，促气旺则血行，瘀去络通，又可固摄经络真气以除痿废，为君药。当归尾活血养血，祛瘀而不伤血，为臣药。佐以赤芍、川芎、桃仁、红花四味，助当归尾以活血祛瘀；又佐性善走窜之地龙，通经活络，力专善走，周行全身，以行药力。本方被后世医家誉为补气活血代表方。如：陆懋修以之与当归补血汤相较，着重分析了黄芪、当归之比例。张锡纯则重申此汤"专以气虚立论"（《医学衷中参西录》），点明"脉之虚而无力"（《医学衷中参西录》）是其运用指征，脉实者不可孟浪用之。《中医方剂临床手册》从血络瘀阻立论，认为"本方使用祛瘀药的目的，不在于逐瘀，而在于活血以通血络"；应用黄芪之目的，也在于益气通络，颇具新意。高体三则认为，本方所治之症是因气虚邪中或气虚血瘀所致，从肝、脾二脏析方，亦可发人深省。

【方论】　观其方用黄芪四两，归尾二钱，赤芍钱半，川芎、桃仁、红花各一钱，加地龙一钱，主治半身不遂。方以黄芪为君，当归为臣，若例以古法当归补血汤，黄芪五倍于当归，则二钱之归宜君以一两之芪，若四两之芪即当臣以八钱之归。今则芪且二十倍于归也，大约欲以还五成之亏，有必需乎四两之多者。

——清·陆懋修《世补斋医书·卷十·论补阳还五汤》

至清中叶王勋臣出，对于此证专以气虚立论，谓人之元气，全体原十分，有时损去五分，所余五分，虽不能充体，犹可支持全身。而气虚者，经络必虚，有时气从经络虚处透过，并于一边，彼元气之边，即成偏枯。爰立补阳还五汤，方中重用黄芪四两，以峻补气分，此即东垣主气之说也。然王氏书中，未言脉象何如，若遇脉之虚而无力者，用其方原可见效。若其脉象实而有力，其人脑中多患充血，而复用黄芪之温而升补者，以助其血愈上行，必至凶危立见，此固不可不慎也。前者邑中某人，右手废不能动，足仍能行。其孙出门，遇一在津业医者甫归，言此证甚属易治，遂延之珍视。所立病案言脉象洪实，已成痪证无疑。其方仿王氏补阳还五汤，有黄芪八钱。服药之后，须臾昏厥不醒也。夫病本无性命之忧，而误服黄芪八钱，竟至如此，可不慎哉。

——民国·张锡纯《医学衷中参西录·医方·治内外中风方》

补阳还五汤是王氏以补气活血立论治病的代表方剂，方中选药精，配伍当，动静得宜，主次分明。主药黄芪用以培补已损失之五成元气，药量达四至八两，助药归、芍、芎、桃、红、地龙辅黄芪流通血脉，化瘀行滞，每味仅在一至二钱之间，其总量为七钱半，是主药的五至十分之一。适用于中风右半身不遂，神志清醒，右脉大于左脉，重取无力，舌苔右半边尤白，舌质淡，动转困难，属于气虚不运者。此方对左手不用者疗效较差，黄芪用量不足一两无效，而且原方服后还可能有发热反应，使用时应予注意。

——中医研究院西苑医院《岳美中医话集·王清任与〈医林改错〉》

本方是补气药与活血祛瘀药配伍的方剂。黄芪生用、重用则力专而性走，周行全身，大补元气而起痿废；配合当归、赤芍、地龙、川芎、桃仁、红花多种活血祛瘀之药，但每种药物的用量较小，故本方使用祛瘀药的目的，不在于逐瘀，而在于活血以通血络；其所以用大剂量黄芪为主药的目的，就是以补气来行血通络。

——上海中医学院《中医方剂临床手册·第十二章·活血剂·补阳还五汤》

本方所治半身不遂证候，系有气虚血瘀所致。半身不遂亦称中风。肝主风又主藏血，喜畅达而行疏泄，邪之所凑，其气必虚，气为血之帅。本证中风半身不遂，一属中气不足则邪气中之，二属肝血瘀滞经络不畅，气虚血瘀发为半身不遂。治宜补气活血为法。气虚属脾，故方用黄芪 120 克补中益气为主；血瘀属肝，除风先活血，故配伍当归尾、川芎、桃仁、赤芍、红花入肝，行瘀活血，疏肝祛风；加入地龙活血而通经络。共成补气活血通络之剂。

——高体三《汤头歌诀新义》

❧ 复元活血汤 ❧

【提要】　复元活血汤由柴胡、瓜蒌根、当归、红花、甘草、穿山甲、大黄、桃仁组成。可活血祛瘀，疏肝通络。主治跌打损伤，瘀血阻滞证，症见胁肋疼痛，甚至痛不可忍者。

复元活血汤出自《医学发明》。方中重用酒制大黄，荡涤凝瘀败血，引瘀下行，推陈致新；柴胡疏肝行气，兼可引诸药入肝经，二者并用，一升一降，以攻散胁下之瘀滞，同为君药。臣以桃仁、红花活血祛瘀，消肿止痛；穿山甲破瘀通络，消肿散结。佐以当归补血活血；瓜蒌根（即天花粉）既能入血分消瘀血续绝伤，又能合当归清郁热而润血燥。甘草缓急止痛，调和诸药，是为使药。费伯雄认为，本方"破瘀第一，行气次之，活血生新又次之"（《医方论》），颇合本方立法宗旨。张秉成则认为，"夫跌打损伤一证，必有瘀血积于两胁间，以肝为藏血之脏，其经行于两胁，故无论何经之伤，治法皆不离于肝"（《成方便读》），可资临床参考。众论之中，唯秦伯未指明本证脉象当为弦涩或沉涩，但认为柴胡只引经不疏肝，似失之偏颇。《中医方剂临床手册》中，则指出天花粉在方中并非用于润燥生津，而主要是取其能除跌仆瘀血的独特作用，合乎药理。

【方论】 《黄帝针经》云：有所堕坠，恶血留内。若有所大怒，气上而不行，下于胁，则伤肝。肝胆之经，俱行于胁下，经属厥阴、少阳。宜以柴胡为引，用为君；以当归和血脉，又急者，痛也，甘草缓其急，亦能生新血（甘生血），阳生阴长故也，为臣；穿山甲、瓜蒌根、桃仁、红花，破血、润血为之佐；大黄酒制，以荡涤败血，为之使。气味和合，气血各有所归，痛自去矣。

———金·李东垣《医学发明·卷三·中风同堕坠论》

血瘀内蓄，经络不能通畅，故胁痛、环脐腹胀、便闭焉。大黄荡涤瘀热以通肠，桃仁消破瘀血以润肠，柴胡散清阳之抑遏，蒌根清浊火之内蕴，甲片通经络破结，当归养血脉荣经，红花活血破血，甘草泻火缓中。水煎温服，使瘀行热化，则肠胃廓清而经络通畅，腹胀自退，何胁痛便闭之不瘳哉？此破瘀通闭之剂，为瘀热胁痛胀闭之专方。

———清·徐灵胎《医略六书·杂病证治·复元活血汤》

治跌仆损伤之法，破瘀第一，行气次之，活血生新又次之。此方再加一二味行气之药更佳。

———清·费伯雄《医方论·卷二·理血之剂·复元活血汤》

夫跌打损伤一证，必有瘀血积于两胁间，以肝为藏血之脏，其经行于两胁，故无论何经之伤，治法皆不离于肝。且跌仆一证，其痛皆在腰胁间，尤为明证。故此方以柴胡之专人肝胆者，宣其气道，行其郁结；而以酒浸大黄，使其性不致直下，随柴胡之出表入里，以成搜剔之功。当归能行血中之气，使血各归其经。甲片可逐络中之瘀，使血各从其散。血瘀之处，必有伏阳，故以花粉清之。痛盛之时，气脉必急，故以甘草缓之。桃仁之破瘀，红花之活血。去者去，生者生，痛自舒而元自复矣。

———清·张秉成《成方便读·卷二·理血之剂·复元活血汤》

胁痛如刺，痛处不移，按之更剧，脉象弦涩或沉涩，多由跌仆殴斗损伤，瘀积胁下，痛处皮肤有青紫伤痕，宜逐瘀为主，用复元活血汤，方内柴胡系引经药，不以疏肝为目的。

———秦伯未《中医临证备要·胸胁腋乳证状·胁痛》

本方是伤科常用的内服方剂，主治瘀血停滞，胸胁疼痛之症。方中当归、红花、桃仁、山甲、大黄活血破瘀，是主要组成部分。因为胸胁是肝经循行的部位，故用柴胡以疏肝。方中使用天花粉并不是取其润燥生津的作用，而主要是取其能除跌仆瘀血（见《本草经》及《景岳全书》）的功效，甘草用以缓急止痛。瘀血去则新血生，故有"复元"之名。

———上海中医学院《中医方剂临床手册·第十二章·活血剂·复元活血汤》

桃红四物汤

【提要】 桃红四物汤由熟地黄、川芎、白芍、当归、桃仁、红花组成。有养血，活血，逐瘀之功。主治血虚兼血瘀之证，证见经色紫暗黏稠，或有块状；或经闭不行；或经行腹痛腹胀；

或产后血虚瘀滞，腹痛腹胀；以及跌打损伤，瘀滞疼痛者。本方为治疗营血虚滞证的常用方剂。

本方组成较早见于《玉机微义·卷三十一·腰痛门》，"《元戎》加味四物汤，治瘀血腰痛，本方加桃仁、红花"。方名正式见于《医宗金鉴·妇科心法要诀》。本方以四物汤养血活血为基础，配合桃仁、红花活血散瘀。两者结合，活血之中寄以养血，化瘀之内寓有生新。本方活血化瘀力量平和，攻补兼存。如方中芍药用赤芍，则散瘀之力更著；地黄用生，则凉血化瘀之功尤显。正如《医宗金鉴·妇科心法要诀》治疗月经先期时所云："血多胶艾热芩术，逐瘀桃红紫块黏。"

【方论】 《元戎》加味四物汤治瘀血腰痛。本方加桃仁、红花。按：此厥阴例药也。

——明·徐彦纯刘纯《玉机微义·卷三十一·腰痛门·理血之剂》

血多有块，色紫稠黏者，有瘀停也，桃红四物汤随其流以逐之。

桃红四物汤：生地（酒洗）三钱，当归（酒洗）四钱，白芍（酒炒）钱五分，川芎一钱，桃仁（去皮尖研泥）十四粒，红花（酒洗）一钱。水煎温服。

——清·柴得华《妇科冰鉴·卷一·月经门·经脉愆期》

（四物汤）加桃仁、红花，名《元戎》四物汤。治血结、便秘、扑损、瘀血。

——清·张秉成《成方切用·卷一·理血门·四物汤》

温 经 汤

【提要】 温经汤由吴茱萸、当归、白芍药、川芎、人参、桂枝、阿胶、牡丹皮、生姜、甘草、半夏、麦冬组成。可温经散寒，养血祛瘀。主治冲任虚寒、瘀阻胞宫证，症见漏下不止或逾期不止，经行少腹冷痛胀满；甚或经停不至，不能摄精成孕，或久不受孕；口唇干燥，傍晚发热、手足心热，舌质黯红、脉细涩。本方为妇科调经的常用方。

温经汤出自《金匮要略》。方中吴茱萸辛苦而热，功擅散寒止痛，桂枝辛甘而温，长于温通血脉，两者共用，温经散寒，通利血脉之力宏，故为君。当归、川芎活血祛瘀，养血调经；丹皮既活血散瘀，又能清血分虚热，共为臣药。阿胶养血止血，滋阴润燥；白芍养血敛阴，柔肝止痛；麦冬养阴清热；三药相合，滋阴养血润燥而清虚热，并可制吴茱萸、桂枝之温燥；人参、甘草，益气健脾，使阳生阴长，气旺血充；生姜、半夏运脾和胃，与参、草相伍，调补脾胃，以资生化之源，且生姜又可助吴茱萸、桂枝以温经散寒，以上均为佐药。甘草能调和诸药，又兼使药之用。魏念庭认为，本方证之下血，既有"瘀血阴寒"的一面，又有"积瘀成热"的一面，是"血分之寒热"所致（《金匮要略方论本义》）。王庭富将本方证病机，概括为"寒滞血瘀而挟虚热"（《金匮要略指难》），乃点睛之笔。陈潮祖分析配伍原理，指出本方既有活血、调气、行津之品通其滞塞，亦有益气、补血、养阴之品补其虚损"（《中医治法与方剂》），尤为精辟。陈修园另辟蹊径，认为"冲为血海也，胃属阳明，厥阴冲脉丽之也"（《金匮方歌括》），强调治阳明的重要性，亦可资参考。

【方论】 盖小产是胞脉已虚，不能生新推陈，致血瘀积在下；而生发之气起于下焦，固藏之政，亦司下焦，下焦瘀积在下而既结于阴，则上焦之阳不入矣，遂成少腹里急，腹满；四脏失政，则五液时下；其阳至暮当行于阴，而不得入，独浮于上，为发热，为掌上热，为唇口干燥，故必开痹破阴结，引阳行下，皆吴茱萸主之益新推陈；又芎、归为臣，丹皮佐之。然推陈药固多，独用丹皮者，易老谓其能治神志不足，血积胞中。心肾不交，非直达其处者不能通其神志之气，用半夏以解寒热之结；阿胶、人参补气血之不足；麦冬助丹皮引心气入阴，又治客热唇口干燥；桂枝、生姜发达生化之气；甘草益元气，和诸药。妇人小腹寒不受胎者、崩中去血，皆因虚寒结阴而阳不得入耳，尽可治之。

——元·赵以德，清·周扬俊《金匮玉函经二注·卷之二十二·妇人杂病脉证并治第二十二·温经汤方》

药用温经汤者，其证因半产之虚，而积冷气结，血乃瘀而不去，故以归、芍、芎调血；吴茱、桂枝以温其血分之气而行其瘀；肺为气主，麦冬、阿胶以补其本；土以统血，参、甘以补其虚；丹皮以去标热；然下利已久，脾气有伤，故以姜、半正脾气。名曰温经汤，治其本也。唯温经，故凡血分虚寒而不调者，皆主之。

——清·徐彬《金匮要略论注·妇人杂病脉炙第二十二卷·温经汤》

盖带下之故，成于瘀血，而瘀之故，由于曾经半产，胎未满足，有伤而堕。其人阳盛则易致于崩漏，阴盛则易成乎邪癥。瘀血在少腹，久留不去，迨年齿已衰，积瘀成热，伤阴分，发邪火，与经血方行之少妇经闭作热，理无二也。其外证必见唇口干燥。唇口为津液征验，津液之亏，干燥必甚，不治将与脉数无疮，肌若鱼鳞，渐成危迫之证无异也。知之早，斯可以预图之，主以温经汤，开散瘀血为主治。而瘀血之成，成于阴盛，故用吴茱萸之辛温，以引芎劳、芍药、丹皮、阿胶入阴血之分，补之正所以泄之也；加人参、桂枝、生姜、甘草、半夏群队阳性之药，以开阴生阳，温之即所以行之也；再加麦冬以生津治标，洵阴阳本末兼理之法也。方后云：妇人少腹寒，久不受胎，兼崩中去血，或月水之来过期，及至期不来，俱主之。可见经水之来去失度，悉关血分之寒热，而血分之寒热，实由气分之虚实。方中以补气为调血，以温经为行瘀，较之时下滋阴养血之四物汤、破瘀行气之香附丸，义理纯驳粲然矣。竟有不知瘀血阴寒，而妄施攻下者，则又下工之下者也。

——清·魏念庭《金匮要略方论本义·卷下·妇人杂病脉证并治》

吴茱萸、桂枝、丹皮入血散寒而行其瘀；芎、归、芍药、麦冬、阿胶以生新血；人参、甘草、姜、夏以正脾气。盖瘀六者营必衰，下多者脾必伤也。

——清·尤在泾《金匮要略心典·卷下·妇人杂病脉证并治》

方中当归、芎劳、芍药、阿胶，肝药也；丹皮、桂枝，心药也；吴茱萸，肝药亦胃药也；半夏，胃药亦冲药也；麦门冬、甘草，胃药也；人参补五脏，生姜利诸气也。病在经血，以血生于心，藏于肝也，冲为血海也。胃属阳明，厥阴冲脉丽之也。然细绎方意：以阳明为主，用吴茱萸驱阳明中土之寒，即以麦门冬滋阳明中土之燥，一寒一热，不使偶偏，所以谓之温也；用半夏、生姜者，以姜能去秽而胃气安，夏能降逆而胃气顺也；其余皆相辅相成温之之用，绝无逐瘀之品。故过期不来者能通之，月来过多者能止之，少腹寒而不受胎者并能治之，统治带下三十六病，其神妙不可言矣。

——清·陈修园《金匮方歌括·卷六·妇人杂病方·温经汤》

此方乃温经和血，益气生津之法。重点在厥阴、阳明。改汤为丸，对于妇科月经不调、痛经、少腹冷，余用多年，颇有效。亦治妇人少腹寒久不孕。

——中医研究院《蒲辅周医疗经验·方药杂谈·方剂部分》

此条为寒滞血瘀之漏下证治。女子七七，任脉虚，太冲脉衰，天癸竭，月经应停止，妇人年五十许，病下血数十日不止，当然属于漏下证。暮即发热，阴虚不能济阳；少腹里急、腹满，胞中有寒，瘀不行也；手掌烦热，阴血虚也；唇口干燥，冲任血伤，不上荣也。此证属带脉以下病变，致病之因，在于半产之虚，积冷，血乃瘀滞于少腹，血瘀则营阴不布，故唇口干燥。其病因病理，为半产时，下焦阳虚，风冷之邪客于胞中，血得寒则凝滞而瘀，瘀血未尽而血不归经，日久营阴耗伤必挟虚热。此为寒滞血瘀而挟虚热之漏下证，故用温经活血、养阴生津之法主治。

本条的重点有二：①方义和方后主治：方中吴茱萸、桂枝、生姜温经而散血分之寒，川芎、丹皮活血以祛瘀，当归、白芍、阿胶滋阴养营而生新止血，人参、麦门冬益气生津，养阴而清虚热，半夏同姜、草而和胃气，吴茱萸、桂枝、生姜与血药同伍，专散血海之寒，温经而行血分之滞，而方名温经汤者，正在于斯耳。注说"亦主妇人少腹寒，久不受胎"和月经"至期不来"，属冲任虚寒血虚者，可以运用，但方中丹皮、芍药有凉血之弊，应予加减。至于"兼取崩中去血，或来过多"，尚有斟酌的必要，因崩中和月经过多，多属气虚不摄，或冲任伏火，方中吴茱萸、生姜、桂枝、当归、川芎等辛温之品，丹皮凉血活血，均非所宜。②本方适应证：本方用于漏下，应有小腹痛，喜热熨，漏下暗黑有块，块去则痛止血止，淋漓而量少，舌质紫黯而有瘀点，脉象沉涩或弦涩等脉证，确属寒凝血瘀之漏下者宜之。

——王庭富《金匮要略指难·妇人杂病脉证并治第二十二·温经汤方》

瘀血引起出血，法当活血行瘀，令瘀去络通，血液才能循行常道；下血日久，兼见舌淡，确系寒象，病性属于虚寒，又宜温经补虚，治法始趋完善。此证本寒而标热，本虚而标实，寒热虚实错杂，用药理应寒热攻补共投，才能兼顾。方用吴茱萸、桂枝温经散寒，寒凝腹痛之证，用之效果颇佳。当归、川芎、丹皮配合桂枝活血，令瘀去络通，血行常道而下血之证自愈，体现通因通用之法。寒证反用凉血清热的丹皮，是因此证兼见人幕发热，手掌烦热，配此可以清其内郁之阳，外浮之热。瘀血阻滞，津气亦受其累，吴萸擅长理气，专行气分之郁；半夏、生姜擅长燥湿和脾，专开津液之壅，观其用治卵巢囊肿而效，自知少腹胀痛亦与津气凝滞有关。这一组药立足于通。血行脉内而不外流，除需经隧畅通无阻，尤赖气为统摄。配伍人参、甘草大补元气，元气一充则卫气有源，卫气旺盛则摄血有权。对瘀血阻滞与统摄无权两种机制同时存在的出血，此方可以兼顾，较从一种病机施治之方更为完善。下血日久，阴血已亏，配阿胶合当归补益营血，麦冬合白芍补充营阴。这一组药物立足于补。此方不仅虑及气血津液的盈虚通滞，其中芍药、甘草长于柔肝缓急，又为经脉挛急而设。方中有桂枝、川芎、当归活血行瘀，亦有吴萸、半夏、生姜调气行津；有吴萸、生姜、桂枝、当归温其本寒，亦有丹皮清其标热；有活血、调气、行津之品通其滞塞，亦有益气、补血、养阴之品补其虚损；有通调基础物质之品，亦有柔和组织结构药物。展示了以活血为主，兼行津气；以温燥为主，兼寓凉润；以通滞为主，兼补虚损，以调理基础物质为主，兼顾组织结构的配伍形式。且行气之中有补气之品，行血之中有补血之品，行津之中有滋阴之品，一方兼顾气、血、津、液、盈、虚、通、滞，粗看似乎杂乱无章，其实有理可循；粗看似乎相互牵制，其实并行不悖，构思之奇，罕有其匹，真奇方也。

——陈潮祖《中医治法与方剂·各论·肝胆病机治法与方剂·血分病变》

生 化 汤

【提要】　生化汤由当归、川芎、桃仁、干姜（炮）、甘草、黄酒、童便组成。可养血祛瘀，温经止痛。主治血虚寒凝、瘀阻胞宫者。症见产后瘀血腹痛，恶露不行，小腹冷痛，舌淡苔白，脉细而涩。

生化汤出自《傅青主女科》。方中全当归辛甘而温，补血活血，祛瘀生新，重用为君。川芎辛散温通，活血行气，少量桃仁活血祛瘀，助当归祛瘀之力，同为臣药。炮姜入血散寒，温经止痛；黄酒温通血脉以助药力，俱为佐药。炙甘草既可益气健脾以资化源，又可调和诸药，为佐使药。本方之证治，汪绂认为"所谓虚寒者，以虚为寒，非真寒也"。时医不解，往往用药"过于热"，过于"耗气"，"皆非善治"（《医林纂要探源》），唯生化汤养血祛瘀对证之法。张秉成亦承此说，认为"产后血气大虚，固当培补，然有败血不去"，"又不可不以祛瘀为首务也"（《成方便读》），确当中肯。陆懋修认为，"炮姜只用四分，不过借以为行气之用"，唾弃以为产后宜温而滥用"干姜、生姜、桂、附、丁、萸"，称此类皆"变相之生化汤"（《世补斋医书》），是悖于化瘀生新之旨，反证生化汤立法之本义。陈潮祖以"温中寓补，补中寓通，通中寓塞"（《中医治法与方剂》），概括本方特点，可谓深谙其要义与真谛。

【方论】　妇人产子，血既大破矣，而用力已劳，气亦耗泄，故产后多属虚寒。其有恶露不行，儿枕作痛诸病，皆气不足以行之故。故治此宜用温以行之。然所谓虚寒者，以虚为寒，非真寒也。俗于产后有用红糖（亦能温而行血）、吴茱萸、胡椒（江西人喜用此）煎汤饮之者，此过于热。又有用山楂汤者（山楂亦能顺气，消坚结去瘀血），则又恐耗气，皆非善治。当归以滋养其新血，川芎以行血中之气，干姜以温之，而微用桃仁以行之，治余血作痛之方，宜莫良于此矣。

——清·汪绂《医林纂要探源·卷八·胎产部·生化汤》

天曰大，生亦曰大化，生化汤所由名也。生化汤之用，莫神于傅征君青主。凡胎前产后，彻始彻终总以佛手散芎、归二物为女科要药，生化汤亦佛手加味耳。方中炮姜只用四分，不过借以为行气之用，助芎、归、桃仁以逐瘀生新，而甘草补之，寒固可消，热亦可去。丹溪谓：产后宜大补气血，虽有他证，以末治之。非置他证于不问，只是调和气血为本，而他证第从其末耳。不善会丹溪大补两字，又不免以大补害人，而不知生化汤即是大补。征君加减各有至理，后人见方中有炮姜炭，遂援其例，而干姜、生姜、桂、附、丁、萸一概掺入，以为产后宜温。又将丹溪所言认作黄芪、肉桂之十全大补而用之，且将川芎、桃仁疑前人之不通而去之，于是而生化汤遂多变相，直谓生化汤不可用，不知所说之不可用者，即此变相之生化汤，非此但用四分炮姜之生化汤，亦非以芎、归、桃仁为治之生化汤也。灵胎言姜、桂、芍药不可用，亦是已变之生化汤，不可不辨。

——清·陆懋修《世补斋医书·卷八·生化汤论》

失产后血气大虚，固当培补，然有败血不去，则新血亦无由而生，故见腹中疼痛等证，又不可不以祛瘀为首务也。方中当归养血，甘草补中，川芎理血中之气，桃仁行血中之瘀，炮姜色黑入营，助归、草以生新，佐芎、桃而化旧。生化之妙，神乎其神。用童便者，可以益阴除热，引败血下行故道耳。

——清·张秉成《成方便读·卷之四·经产之剂·生化汤》

产后恶露不行，反映两个特点：①产后失血，多呈血虚；②恶露不行与宫内出血并存。此方重用当归补血活血，一药之量重于其他四药之和，实寓补血于行血之中；加入去瘀生新、擅长止血的童便，又寓止血于活血之内。所以，此方虽然着重温通，却有温中寓补，补中寓通，通中寓塞之意。炮姜与甘草、当归同用，是温中寓补；当归与川芎、桃仁同用，是补中寓通；川芎、桃仁与童便合用，是通中寓止，兼顾产后同时存在体虚、受寒、瘀阻、出血四种矛盾，构思可谓缜密。

——陈潮祖《中医治法与方剂·各论·肝胆病机治法与方剂·血分病变·生化汤》

❧ 失 笑 散 ❧

【提要】　失笑散由五灵脂、蒲黄组成。可活血祛瘀、散结止痛。主治瘀血停滞之证。症见心腹刺痛，或产后恶露不行，或月经不调，少腹急痛等病证。本方是治疗瘀血所致多种疼痛的基础方，尤以肝经血瘀者为宜。

失笑散出自《太平惠民和剂局方》。方中五灵脂苦咸甘温，入肝经血分，功擅通利血脉，活血止痛，散瘀止血；蒲黄甘平，活血消瘀，炒用则止血力增，与五灵脂相须为用，为化瘀散结止痛的常用组合。以醋煎熬，或用黄酒冲服，且热服者，乃取活血脉，行药力，血得温则行之意，既可增五灵脂、蒲黄活血止痛之功，又能制五灵脂气味之腥臊。对本方证治、功用及药物配伍意义的认识，众医家大致相同，皆以为瘀血停滞之证，当用蒲黄、灵脂行血散血的平和之品，以"推陈致新"。其中，汪绂之论最为确当，他认为本方主治之证属"血气已虚，不可重虚其血气，瘀非寒凝，亦非火结"（《医林纂要探源》），故以性味平和之蒲黄、五灵脂，去瘀生新。

【方论】　此手足厥阴药也。生蒲黄性滑而行血，五灵脂气臊而散血（气臊入肝），皆能入厥阴而活血止痛，故治血痛如神。

——清·汪昂《医方集解·经产之剂第二十一·失笑散》

产余之血瘀，与他病血瘀有不同者，其留在冲任，其逆循心包络，不得滥及他经也。其血气已虚，不可重虚其血气。瘀非寒凝，亦非火结，则寒热之药，不可概施。（故干姜、大黄、桃仁、红花之类，皆非所宜。）蒲黄、五灵脂，皆下和冲任，而上行手厥阴、少阴者，其性和平，去瘀而能补。方名"失笑"者，盖以药微而能去危疾也。

——清·汪绂《医林纂要探源·卷八·胎产部·失笑散》

血瘀心脾，胃气不化，而冲任少蓄泄之权，故血崩于下，心痛于上焉。蒲黄炒黑，散瘀止血；灵脂炒灰，散瘀定痛。为散以散之，米饮以和之，使瘀化新生，则经脉清利，而脾胃气化有权，血无妄行之患，何血崩、心痛之不已哉。

——清·徐灵胎《医略六书·卷二十六·失笑散》

❖ 丹 参 饮 ❖

【提要】　丹参饮由丹参、檀香、砂仁组成。可活血祛瘀，行气止痛。本方主治心胃诸痛属气滞血瘀者，症见心痛难忍，胃痛不适，疼痛往往固定不移，且以刺痛为主，伴见舌黯、脉弦。

丹参饮出自《时方歌括》。方中重用丹参活血祛瘀为君；因气行则血行，故伍檀香、砂仁以温中行气止痛，共为佐使。以上三药合用，使气行血畅，诸疼痛自除。诸家均以此方治疗气滞血瘀之心胃诸痛。秦伯未、朱良春等扩充其临床应用范围，认为可用治胁痛、痛经等。秦伯未更进一步发挥到"痛剧者可酌入郁金、乳香"（《谦斋医学讲稿》），以增强行气活血止痛之功。《中医历代方论选》指出，该方以"丹参"为名，是因丹参具活血止痛功效，作用比较全面，故为君药。据原书方后载有"服热药而不效者宜之"（《时方歌括》），《中医历代方论选》更认为本方临床使用以心胃诸痛偏瘀偏热者为宜。陈潮祖认为，方中檀香、砂仁并非仅为行气而设，而是以檀香"散冷气而降结滞"，以砂仁醒脾气而化湿浊，体现了"以化瘀为主，理气化湿为辅"（《中医治法与方剂》）的配伍之法，实发前人之所未发。

【方论】　本方原治气瘀郁结的心胃痛，我用于胁痛入络，影响肠胃，效果亦佳。取其丹参和血，檀香调气，砂仁和中，痛剧者可酌入郁金、乳香。

——秦伯未《谦斋医学讲稿·痛证的治疗》

丹参活血祛瘀，可治血瘀腹痛、月经不调；檀香、砂仁理气温中，疏通气滞，檀香尤能治气滞脘腹作痛。正因三药相协，能调气和血，使气血运行通畅，临床不但用它治疗心腹胃脘气痛，还常用它治疗血瘀气滞的痛经以及肝肿大而胁助疼痛的证候。

——朱良春，等《汤头歌诀详解·第九章·理气之剂·丹参饮》

本方主治血瘀气滞所致心胃诸痛，其配伍特点，是重用丹参活血祛瘀，少佐檀香、砂仁行气止痛，其中活血与行气的配比为五比一，说明是一首活血祛瘀为主兼行气止痛的方剂。方以"丹参"为名，盖丹参一药具活血止痛之功，作用比较全面，为活血祛瘀药中不可多得之佳品。由于丹参性微寒，用量较大，故原书方后云：治心胃诸痛，服热药而不效者宜之。可见，本方临床使用以心胃诸痛偏瘀偏热者为宜。

——李飞《中医历代方论选·第十三章 理血剂·丹参饮》

心胃疼痛是本方主证，根据脏腑辨证，病在心经包络或在中焦胃腑。究其疼痛之机，则因血瘀气滞湿阻使然。血行脉内，最忌瘀阻，何处脉络不通，何处即呈疼痛。如果血行不利，心之包络受阻，即呈心痛难忍；阻于胃腑，即呈胃痛不适。此证除应归咎血郁以外，气郁湿阻亦是引起疼痛的原因之一。

因瘀致痛，法当活血行滞。本方重用丹参，直走血分，活血行滞，通其脉络。查自《吴普本草》以降，即将本品治疗脘腹疼痛，尤擅治疗心包疾病，故《本草求真》谓："书载能入心包络破瘀一语，已尽丹参功效矣。"此证尚有气郁津凝的病理存在，所以方中配伍擅散冷气而降结滞的檀香，擅醒脾气而能化湿的砂仁，三药同用，体现以化瘀为主，理气化湿为辅的配方法度。

——陈潮祖《中医治法与方剂·各论·第十八章·肝胆病机治法与方剂·血分病变·丹参饮》

13.2　止　血　剂

凡具有止血作用的方剂，称为止血剂。适用于吐血、咳血、便血、崩漏等多种出血证。止血剂，常用止血药，如侧柏叶、小蓟、槐花，或灶心黄土、艾叶等为主组成。

十　灰　散

【提要】　十灰散由大蓟、小蓟、侧柏叶、薄荷、茜草根、白茅根、栀子、大黄、牡丹皮、棕榈皮组成。可凉血止血，清热泻火。用于治疗血热妄行证。症见呕血、吐血、咯血、嗽血、衄血，血色鲜红，来势暴急，舌红，脉数。本方为治疗血热妄行所致出血证的常用方。

十灰散出自《十药神书》。方中大蓟、小蓟味甘性凉，长于凉血止血，且能祛瘀，用以为君。荷叶、侧柏叶、白茅根、茜草凉血止血；棕榈皮收涩止血，与君药相合，既能澄本清源，又可塞流止血，共为臣。血溢因于火旺，故用栀子、大黄清热泻火，使邪热去、气火降、血自止，为佐；重用凉降止涩之品，恐致留瘀，故佐以丹皮、大黄凉血止血，活血祛瘀，使血止而无留瘀之弊。用法中加藕汁和萝卜汁磨京墨调服，取藕汁清热凉血散瘀，萝卜汁降气清热，京墨收涩止血之效，亦为佐药。诸药相配，使血热清，气火降，则出血自止。

【方论】　大蓟、小蓟、茅根、棕皮、侧柏、大黄、丹皮、荷叶、茜草、栀子，各等分。

上药烧存性为末，铺地出火气，童便酒水随引。黑为水之色，红见黑即止，水胜火之义也，故烧灰取黑。得力全在山栀之清，大黄之降，火清气降，而血自宁。余药皆行血之品，只借以向导耳。吹鼻止衄，刀伤止血，皆可用之。

——清·唐容川《血证论·卷七》

十灰散：大蓟，小蓟，侧柏叶，薄荷，茜草根，茅根，山栀，大黄，丹皮，棕榈皮各等分，各烧灰存性，纸裹盖地上一夕。食远服二三钱，童便调下。

治一切吐血、咯血不止，先用此遏之。

夫吐血、咯血，固有阳虚、阴虚之分，虚火、实火之别，学者固当预为体察，而适遇卒然暴起之证，又不得不用急则治标之法，以遏其势。然血之所以暴涌者，姑无论其属虚实，莫不皆由气火上升所致，丹溪所谓气有余即是火。即不足之证，亦成上实下虚之势。

火者，南方之色。凡火之胜者，必以水济之，水之色黑，故此方汇集诸凉血涩血、散血行血之品，各烧灰存性，使之凉者凉、涩者涩、散者散、行者行，由各本质而化为北方之色，即寓以水胜火之意。用童便调服者，取其咸寒下行，降火甚速，血之上逆者，以下行为顺耳。

——清·张秉成《成方便读·卷之二·理血之剂·十灰散》

❧ 咳 血 方 ❧

【提要】 咳血方由青黛、瓜蒌仁、海粉、栀子、诃子肉组成。可清肝宁肺，凉血止血。用治肝火犯肺证，症见咳嗽痰稠带血，咯吐不爽，心烦易怒，胸胁作痛，咽干口苦，颊赤便秘，舌红苔黄，脉弦数。此为治疗肝火灼肺之咳血证的代表方。

咳血方出自《丹溪心法》。方中青黛味咸性寒，功擅清肝泻火，凉血止血；栀子苦寒，长于清热凉血，泻火除烦，且炒黑可入血分而止血，两药相配，澄本清源，同为君药。痰不除则咳不止，咳不止则血难宁，故臣以瓜蒌仁甘寒入肺，清热化痰，润肺止咳；海粉（现多用海浮石）清肺降火，软坚化痰。佐以诃子苦涩性平，清降敛肺，化痰止咳。诸药同用，则肝火得清，肺复宣降，痰化咳平，其血自止。诸家皆认识到了本方重降气火，而不专治血之配伍之理。

【方论】 咳血方：青黛（飞），瓜蒌仁（去油），诃子肉，海粉（去砂），山栀（炒黑，等分）。咳嗽痰血者，此方蜜丸嚼化。肺者，至清之脏，纤芥不容。有气有火则咳，有痰有血则嗽。咳者有声之名，嗽者有物之义也。青黛、山栀所以降火，瓜蒌、海粉所以行痰，诃子所以敛肺，然而无治血之药者，火去而血自止也。

——明·吴崑《医方考·卷之三·血证门》

治咳嗽痰血。青黛（水飞）、瓜蒌仁（去油）、海石（去砂）、山栀（炒黑）、诃子肉，等分为末，蜜丸，嚼化，嗽甚加杏仁。肝火上逆，能烁肺金，故咳嗽痰血。青黛泻肝而理血，散五脏郁火，栀子凉心而清肺，使邪热下行，二者所以治火。瓜蒌润燥滑痰，为治嗽要药（能清上焦痰火，荡除郁热垢腻），海石软坚止嗽，清水之上源，（能软坚痰，痰除则嗽止。肺为水之上源）二者降火而兼行痰。加诃子者，以能敛肺而定痰喘也。不用治血之药者，火退则血自止也。

——清·吴仪洛《成方切用·卷一下·理血门·咳血方》

青黛（水飞）、瓜蒌仁（去油）、海石（炒黑）、山栀（炒黑）、诃子肉，等分为末，蜜丸。嚼化。嗽甚加杏仁。

咳嗽痰血，固属君相之火犯肺。此方但清火而不治血，乃去所扰则自安之义。然业经失血则肺已大伤，岂可置之不论不议。去诃子而加清养肺阴之药，始为得之。

——清·费伯雄《医方论·卷二·理血之剂·咳血方》

❧ 小 蓟 饮 子 ❧

【提要】 小蓟饮子由小蓟、生地黄、滑石、通草、蒲黄、藕节、淡竹叶、当归、栀子、甘草组成。可凉血止血，利尿通淋。用治热结下焦之血淋、尿血证。症见尿中带血，小便频数，赤涩热痛，舌红，脉数。本方是治疗下焦瘀热互结所致血淋、尿血的常用方。

小蓟饮子出自《济生方》，录自《玉机微义》。方中小蓟甘凉，入心、肝二经，具凉血止血之功，尤长于治血尿，且有良好的利尿作用，能清利膀胱的湿热，一药而两擅其功，故为君药。蒲黄凉血止血，消瘀血；藕节止血消瘀；生地黄凉血止血，养阴清热。三药合用，凉血止血，化瘀养阴；与君药相伍，既能加强塞流澄源之效，又可使血止而不留瘀，血止而新血能生，俱为臣药。热结膀胱，病势下迫，宜因势利导，故以木通、滑石清热利尿通淋；竹叶、栀子清心泻火，兼利小便，导热从膀胱而出。血淋、尿血，每耗阴血；热邪所致，亦易灼阴；加之多味渗利之品，再伤其阴，故用当归合生地滋阴养血，兼顾阴血耗伤之患。此外，当归性温及活血之功，尚有防诸寒凉药太过，使止血而无瘀滞之弊。以上共为佐药。甘草缓急止痛，和中调药，为使药。各药合用，共奏凉血止血，利尿通淋之功。

【方论】　小蓟饮子：小蓟、生地黄、滑石、通草、蒲黄（炒）、藕节、淡竹叶、当归、栀子（炒）、甘草（各半两），下焦结热血淋者，此方主之。下焦之病，责于湿热。法曰：病在下者引而竭之。故用生地、栀子凉而导之以竭其热。用滑石、通草、竹叶淡而渗之以竭其湿。用小蓟、藕节、蒲黄消而逐之以去其瘀血。当归养血于阴，甘草调气于阳。古人治下焦瘀热之病，必用渗药开其溺窍者，围师必缺之义也。

——明·吴崑《医方考·卷之三·血证门》

治下焦结热而成血淋（心主血，小肠其腑也。热甚搏血，流入胞中，与便俱出，为血淋。盖小便必自小肠渗入膀胱，心热者小肠必热，经所谓胞移热于膀胱则癃，溺血是也，然热必兼湿。戴氏曰：血鲜者，心、小肠实热；血瘀者，肾、膀胱虚冷。《准绳》曰：多有热极而血凝黑者，未可便以为冷也。痛者为血淋，不痛者为溺血）。小蓟、蒲黄（炒黑）、藕节、滑石、木通、生地黄、栀子（炒）、淡竹叶、当归、甘草各五分。此手足太阳药也。小蓟、藕节退热散瘀；生地凉血，蒲黄止血（生行血，炒涩血）；木通降心肺之火，下达小肠，栀子散三焦郁火，由小便出；竹叶凉心而清肺（肺为生水之源，凡通淋者必先清肺），滑石泻热而滑窍；当归养阴，能引血归经，甘草益阳，能调中和气也。

——清·汪昂《医方集解·理血之剂·小蓟饮子》

治下焦结热，而成血淋（心主血，小肠其腑也。热甚搏血，流入胞中，与便俱出，痛者为血淋，不痛者为溺血。盖心热者，小肠必热，经所谓胞移热于膀胱则癃，溺血是也，然热必兼湿。戴氏曰：血鲜者，心小肠实热；血瘀者，肾膀胱虚冷。《准绳》曰：多有热极而血凝黑者，未可便以为冷也）。小蓟、薄黄（炒黑）、藕节、滑石、木通、生地、栀子（炒）、淡竹叶、当归、甘草梢各五分。小蓟、藕节退热散瘀。生地凉血，蒲黄止血；木通降心肺之火，下达小肠，栀子散三焦郁火，由小便出；淡竹叶草清心而利小便（心与小肠相为表里），滑石泻热而滑窍，当归能引血归经，草梢能径达茎中也。

——清·吴仪洛《成方切用·卷一下·理血门》

小蓟、蒲黄（炒黑）、藕节、滑石、木通、当归、生地黄、栀子（炒）、淡竹叶、甘草各五分。清心与小肠之热，滋肾水而通膀胱，自可以治淋而止痛。

——清·费伯雄《医方论·卷二·理血之剂·小蓟饮子》

治下焦结热，而成血淋。夫淋之为病，或膏，或砂，或石，或气，或劳，种种不同，血者，亦其一也。必小便闭涩，淋沥而下。治此者，固当分别，然治病必求其本，疏流必清其源，若不清其源，而徒治其流，无益也。大抵血淋一证，无不皆自心与小肠积热而来。心为生血之脏，小肠为传导之腑，或心移热于小肠，小肠移热于膀胱，有不搏血下渗而为淋者乎？山栀、木通、竹叶清心火下达小肠，所谓清其源也；滑石利窍，分消湿热从膀胱而出，所谓疏其流也但所瘀之血，决不能复返本原，瘀不去前病终不能瘥，故以小蓟、藕节退热散瘀。然恐瘀去则新血益伤，故以炒黑蒲黄止之、生地养之。当归能使瘀者去而新者生，引诸血各归其所当归之经。用甘草者，甘以缓其急，且以泻其火也。

——清·张秉成《成方便读·卷之二·理血之剂·小蓟饮子》

❖ 黄　土　汤 ❖

【提要】　黄土汤由灶心黄土、生地黄、白术、附子、阿胶、黄芩、甘草组成。可温阳健脾，养血止血。用治脾阳不足，脾不统血证。症见大便下血，以及吐血、衄血、妇人崩漏，血色黯淡；四肢不温，神倦无力，口淡不渴，面色萎黄，舌淡苔白，脉沉细无力。本方为治疗脾阳不足，脾不统血证的代表方和常用方。

黄土汤出自《金匮要略》。方中灶心黄土辛温而涩，温中止血，用以为君。白术、附子温阳健脾，助君药以复脾土统血之权，共为臣药。然出血者，阴血每多亏耗，白术、附子均为辛温之品，易耗血动血，故佐以生地、阿胶滋阴养血止血，更配黄芩苦寒止血，既能补阴血之不足，又可制术、附温燥之性。生地、阿胶得术、附则滋而不腻，无呆滞碍脾之弊。甘草调药和中，为使。全方寒热并用，刚柔相济，以刚药温阳而寓健脾助运；以柔药补血亦寓止血清肝，温阳而不伤阴，滋阴而不碍阳。

【方论】　甘草、白术、附子（炮）、干地黄、阿胶、黄芩（各三两）、灶中黄土（半斤）。上七味，以水八升，煮取三升，分温二服。

……若先便后血，此远血也，黄土汤主之。明指肝经别络之血，因脾虚阳陷生湿，血亦就湿而下行，主之以灶心黄土，温燥而去寒湿；佐以生地、阿胶、黄芩入肝以治血热，白术、附子、甘草扶阳补脾以治本虚。近血内瘀，力清利；远血因虚，故兼温补。治出天渊，须明辨之。

——清·王子接《绛雪园古方选注·中卷·内科·黄土汤》

《金匮》治下血，先便后血，此远血也，黄土汤主之。夫下血一证，其源各自不同。《金匮》虽有远血、近血之分，而总不出虚实两途与寒热之分而已。然热者多实，寒者多虚，又为确切，凡人身之血，皆赖脾脏以为主持，方能统御一身，周行百脉。若脾土一虚，即失其统御之权，于是得热则妄行，得寒则凝涩，皆可离经而下，血为之不守也。此方因脾脏虚寒，不能统血，其色或淡白，或瘀晦，随便而下，故以黄土温燥入脾，合白术、附子以复健行之气，阿胶、地黄、甘草以益脱竭之血。而又虑辛温之品转为血病之灾，故又以黄芩之苦寒防其太过，所谓王者之师，贵有节制也。

——清·张秉成《成方便读·卷之二·理血之剂·黄土汤》

❧ 槐 花 散 ❧

【提要】　槐花散由槐花、柏叶、荆芥穗、枳壳组成，有清肠止血、疏风下气之功。主治肠风脏毒下血之证。证见：便前出血，或便后出血，或粪中带血，以及痔疮出血，血色鲜红或晦暗。本方为治疗湿热蕴结下焦便血的常用方剂。

本方出自《普济本事方》。方中用槐花专清大肠湿热，凉血止血，为君药。侧柏叶助槐花凉血止血；荆芥炒用，疏风并入血分而止血，共为臣药。枳壳下气宽肠，为佐使药。诸药合用，既能凉血止血，又能清肠疏风，风热湿毒既清，便血自止。

【方论】　槐花炒、侧柏叶、荆芥穗、枳壳麸炒，等分，共为末，每服三钱，空心下。肠风脏毒下血，此方主之。槐花、侧柏，能凉大肠之血。荆芥、枳壳，能疗大肠之风。风热相搏者治之良。

——明·吴崑《医方考·卷三·血证门》

槐花炒、侧柏叶杵、荆芥炒黑、枳壳炒，等分为末，每三钱，米饮下。

此手足阳明药也。侧柏养阴燥湿，最清血分；槐花疏肝泻热，能凉大肠。荆芥散瘀搜风，为风病、血病要药。枳壳宽肠 利气。

此病多由湿热、风燥之邪，如久不愈者，不宜纯用寒凉，须兼温补及升举药。

大法：凉血用槐角、地榆、扁柏、条芩、炒连、栀子、生地，和血用阿胶、当归、川芎、白芍，风湿用秦艽、防风、荆芥、苍术、茯苓，血瘀少加桃仁、红花、苏木，宽肠用枳壳，升举用升麻，生血补气加人 参、黄芪、白术、甘草，柏叶生而向西，禀金、兑之正气，能制肝木。木主升，金主降，升降相配，夫妻之道和，则血得以归肝，故仲景治吐血不止，气血虚寒，用柏叶汤。柏叶、干姜各三两，艾三把，马粪汁一升，合煮服。马属午为离，假之以降心火。

本方除柏叶、荆芥，加当归、黄芩、防风、地榆，酒糊丸，名 "槐角丸"（《局方》）。治同。凉血疏风。

本方加当归、生地、川芎，入乌梅、 生姜煎，名 "加减四物汤"（《济生》）。治同。补血凉血，若以风为虚象者，盖非风客于肠胃故也。

本方除柏叶、枳壳，加当归、川芎、熟地、白术、青皮、升麻，亦名 "槐花散"，又名 "当归和血散"（东垣），治肠澼下血，湿毒下血。

本方除柏叶、枳壳，加青皮等分，亦名 "槐花散"（洁古）。治血痢腹不痛，不里急后重。单用槐花、荆芥炒黑，为末，酒服，亦治下血（《经验方》）。

——清·汪昂《医方集解·卷三·理血之剂》

槐花散服可凉瘀，侧柏黑荆枳壳居，四味相和米饮下，肠风脏毒顿消除。

槐花散：槐花、侧柏叶、炒黑荆芥、炒枳壳，等分为末，每服三钱，米饮下。治肠风脏毒下血之证。肠风者，下血新鲜，直出四射，皆由便前而来，或风客肠中，或火淫金燥，以致灼伤阴络，故血为之逼人肠中而疾出也。脏毒者，下血瘀晦，点滴而下，无论便前、便后皆然。此皆由于湿热蕴结，或阴毒之气，久而酿成，以致守常之血，因留着之邪溃裂而出，则渗入肠中而泄矣。然二者之血，与痔漏之血，各自不同。肠风、脏毒之血，出于肠脏之间，痔漏之血，出于肛门蚀孔处。治法亦稍有异同也。槐花禀天地至阴之性，疏肝泻热，能凉大肠；侧柏叶生而向西，禀金兑之气，苦寒芳香，能入血分，养阴燥湿，最凉血分之热。荆芥散瘀搜风，枳壳宽肠利气。四味所入之处，俱可相及，宜乎肠风、脏毒等病，皆可治耳。

——清·张秉成《成方便读·卷二·理血之剂》

14
治 风 剂

　　凡以辛散祛风或熄风止痉药为主组成，具有疏散外风或平熄内风作用，治疗风病的方剂，统称治风剂。

　　应用治风剂时，应注意以下事项：一是要辨清风病之属内、属外。外风治宜疏散，而不宜平熄；内风治宜平熄，而忌用疏散。但外风与内风之间，亦可相互影响，外风可以引动内风，内风亦可兼感外风。对这种错综复杂的证候，应分清主次，兼而治之。二是应分别病邪的兼挟及病情的虚实，进行适当的配伍，以切合病情。三是疏散外风剂，性多温燥，易伤津助火，故阴津不足者，当慎用。

　　风病的范围很广，病情变化也较复杂，临证大抵可分为外风与内风两大类。故治风剂分为疏散外风和平息内风两类。

14.1　疏散外风剂

　　凡以辛散祛风药为主组成，具有疏散外风作用，治疗外风所致病证的方剂，统称疏散外风剂。适用于外风所致病证，即风邪外袭，侵入肌肉、经络、筋骨、关节等处所致病证，症见头痛、眩晕、风疹、湿疹、口眼㖞斜、语言謇涩、关节酸痛、麻木不仁、屈伸不利，及破伤风所致的口噤、手足拘急、角弓反张等。常由辛散祛风的药物，如羌活、独活、防风、川芎、白芷、荆芥、白附子等为主组成。因风为阳邪，易从热化；祛风药多辛温香燥，每易助热；故常配以清热药，如黄芩、生地、石膏、知母之类。加之风邪入侵，伤及脉络，使血分受累，故常配活血养血药，如地龙、乳香、没药、川芎、当归、熟地、白芍、胡麻仁之类。

🔷 川芎茶调散 🔷

　　【提要】　川芎茶调散由川芎、薄荷、荆芥、细辛、防风、白芷、羌活、甘草、茶清组成。可祛风止痛。主治外风头痛。症见偏正头痛，或巅顶作痛，目眩鼻塞，或恶风发热，舌苔薄白，脉浮。本方是治疗外感风邪头痛之常用方。

　　川芎茶调散出自《太平惠民和剂局方》。方中川芎辛温行散，上行头目，为治头痛之要药，善于祛风活血而止头痛，长于治少阳、厥阴经头痛（头顶或两侧头痛），为君药。薄荷、荆芥辛散轻扬，上行以助君药疏风止痛，并能清利头目。其中，薄荷用量独重，以其性凉，而制其他风药之温，且防风邪化热化燥，共为臣药。羌活、白芷、细辛祛风止痛，其中羌活善治太阳经头痛（后头连项痛），白芷善治阳明经头痛（前额及眉棱骨痛），细辛善治少阴经头痛（脑痛连齿），防风辛散上部风邪。四药助君、臣药，增强疏风止痛之效，共为佐药。炙甘草益气和中，使升散不致耗气，且调和诸药，用为佐使。服时以茶清调下，取茶叶苦寒清上降下之性，既可上清头目，又能制约风药过于温燥、升散，亦用为佐。费伯雄指出，正气不足者，细辛会引邪入少阴，有一定道理，临床可参考。

【方论】　此足三阳药也。羌活治太阳头痛，白芷治阳明头痛，川芎治少阳头痛，细辛治少阴头痛，防风为风药卒徒，皆能解表散寒，以风热在上，宜于升散也。头痛必用风药者，以巅顶之上，惟风可到也。薄荷、荆芥并能消散风热，清利头目，故以为君（辛香轻清，能入肝经气分，而搜风热，肝风散则头目清明）；同诸药上行，以升清阳而散郁火（清阳不升则浊阴上干，故头痛）；加甘草者，以缓中也；用茶调者，茶能上清头目也。

——清·汪昂《医方集解·发表之剂·川芎茶调散》

薄荷（八钱。辛，寒。轻虚上浮，上清头目之风热，旁搜皮肤之湿热，中去肝胆之虚热，下除肠胞之血热。此用以为君药，所谓"风淫于内，治以辛凉也"）、荆芥（四钱。辛、苦，温。上行祛头目之风，除经隧之湿，去血中之风湿郁热，此以佐薄荷而为臣）、芎藭（四钱。甘、辛。行血中之气，排筋骨之湿，上通巅顶，下彻血海，为厥阴肝经表药）、羌活（二钱。苦、辛。此以祛太阳之风热）、白芷（二钱。辛、温。此以祛阳明之风热）、防风（一钱半。辛、甘。缓肝补肝。以防风淫之内侵，故曰防风。其祛风不拘经络，无所不到）、细辛（一钱。辛、温。达肾气使上行以清耳目，主治少阴头痛）、甘草（炙，二钱。以补土和中），每三钱，食后茶调，服茶（味甘、苦，寒，轻清上浮，能升清阳于上，而降浊阴于下，聪明耳目，开爽精神，虽非风药，而能助诸药以散风、除热、清头目）。

——清·汪绂《医林纂要探源·卷五·风部》

轻扬解表，三阳并治，兼用细辛，并能散寒。惟虚人宜去此一味，盖细辛善走，试恐重门洞开，反引三阳之邪内犯少阴，此不可以不虑也。

——清·费伯雄《医方论·卷一·发表之剂·川芎茶调散》

大 秦 艽 汤

【提要】　大秦艽汤由秦艽、甘草、川芎、当归、白芍药、细辛、羌活、防风、黄芩、石膏、白芷、白术、生地黄、熟地黄、茯苓、独活组成。可疏风清热，养血活血。主治风邪初中经络证，症见口眼㖞斜，舌强不能言语，手足不能运动，或恶寒发热，苔白或黄，脉浮数或弦细。本方是主治风邪初中经络证的常用方。

大秦艽汤出自《素问病机气宜保命集》。方中重用秦艽祛风通络，为君药；更以羌活、独活、防风、白芷、细辛等辛散之品，祛风散邪，加强君药祛风之力，并为臣药。语言与手足运动障碍，除经络痹阻外，与血虚不能养筋相关，且风药多燥，易伤阴血。故伍以熟地、当归、白芍、川芎养血活血，使血足而筋自荣，络通则风易散，寓有"治风先治血，血行风自灭"之意，并能制诸风药之温燥。脾为气血生化之源，故配白术、茯苓、甘草益气健脾，以化生气血；生地、石膏、黄芩清热，是为风邪郁而化热者设，以上共为方中佐药。甘草调和诸药，兼使药之用。本方祛风散邪与养血益气同用，疏养结合，邪正兼顾，《医方集解》誉其为"六经中风轻者之通剂"，但是，若内风所致之舌强不言，手足不用，则不宜使用。

【方论】　此方用归、芎、芍药、生熟地黄，以补血养筋，甚得体。既曰外无六经之形证，但当少用羌活、秦艽，引用以利关节。其防风、独活、细辛、白芷、石膏等药，恐太燥而耗血。虽用此，川芎止可六分之一，尤宜加竹沥、姜汁同剂最好，达者详之。

——明·虞抟《医学正传·卷一·中风》

中风，手足不能运动，舌强不能言语，风邪散见不拘一经者，此方主之。中风，虚邪也。许学士云：留而不去，其病则实，故用祛风养血之剂，兼而治之。用秦艽为君者，以其主宰一身之风也。石膏所以去胃中总司之火，羌活去太阳百节之风疼，防风为诸风药之军卒。三阳数变之风邪，责之细辛。三阴内淫之风湿，责之苓术。去厥阴经之风，则有川芎；去阳明经之风，则有白芷。风热干乎气，清以黄芩；风热干乎血，凉以生地。独活疗风湿在足少阴，甘草缓风邪上逆于肺。乃当归、芍药、熟地者，所以养血于疏风之后，一以济风药之燥，一使手得血而能握，足得血而能步也。

——明·吴崑《医方考·卷之一·中风门》

此六经中风轻者之通剂也。以秦艽为君者，祛一身之风也；以石膏为臣者，散胸中之火也；羌活散太阳之风（膀胱），白芷散阳明之风（胃），川芎散厥阴之风（肝），细辛、独活散少阴之风（肾），防风为风药卒徒，随所引而无所不至也；大抵内伤必因外感而发，诸药虽云搜风，亦兼发表，风药多燥，表药多散，故疏风必先养血，而解表亦必固里，当归养血，生地滋血，芎䓖活血，芍药养阴和血，血活则风散而舌本柔矣；又气能生血，故用白术、茯苓、甘草补气以壮中枢，脾运湿除，则手足健矣（脾主四肢，湿则筋痿）；又风能生热，故用黄芩清上，石膏泻中，生地凉下，以共平逆上之火也。

——清·汪昂《医方集解·祛风之剂第九·大秦艽汤》

小 续 命 汤

【提要】　小续命汤由防己、肉桂、黄芩、杏仁、白芍药、甘草、川芎、麻黄、人参、防风、附子组成。可祛风散寒、益气温阳。主治卒中风证。症见不省人事，口眼㖞斜，半身不遂，语言謇涩。本方亦治风湿痹痛。

小续命汤出自《备急千金要方》。方中以桂枝汤、麻黄汤，加防己、防风以祛风通络，从而驱外来之风邪；人参、附子温阳益气，与祛风散寒药合用，有扶正祛邪之功；川芎上行头目，以祛巅顶之风，且能活血化瘀，取"血行风自灭"（《宗宗必读》）之义；黄芩苦寒，制诸药之温热，用之为反佐。诸药配伍，共奏益气活血，祛风散寒之功，主治外风入中经络导致的"真中风"。吴崑解析此方为麻黄汤、桂枝汤、四君子汤、四物汤的化裁，指出所治为中风而有气虚、血虚者；汪昂称此方为"六经中风之通剂也"（《医方集解》）指出本方为六经中风之通剂，但提到了不可轻用，可见，对于本方的适应证的把握，是很重要的。本方是治中风从外风立论的代表方，可是，汪昂进一步指出，"今人罕用，然古今风方多从此方损益为治"（《医方集解》），也反映了对中风病证治的认识是不断发展的。

【方论】　古人以此方混治中风，未详其证。崑谓：麻黄、杏仁，麻黄汤也，仲景以之治太阳证之伤寒。桂枝、芍药，桂枝汤也，仲景以之治太阳证之中风。如此言之，则中风而有头疼身热脊强者，皆在所必用也。人参、甘草，四君子之二也，《局方》用之以补气。芍药、川芎，四物汤之二也，《局方》用之以养血。如此言之，则中风而有气虚、血虚者，皆在所必用也。风淫末疾，故佐以防风。湿淫腹疾，故佐以防己。阴淫寒疾，故佐以附子。阳淫热疾，故佐以黄芩。盖病不单来，杂揉而至，故其用药亦兼该也。

——明·吴崑《医方考·卷之一·中风门》

治中风不省人事，神气溃乱，半身不遂，筋急拘挛，口眼喎斜，语言謇涩，风湿腰痛，痰火并多，六经中风，及刚柔二痉。（阴虚火旺，痰随火涌，故不省人事。血虚风中左体，为左不遂；气虚风中右体，为右不遂；风中筋脉，则拘急；风中口面，则喎斜；风中舌本，则语涩；风湿中腰，则腰痛；痉者项背强直，手足反张也。伤风有汗为柔痉，以风能散气也；伤寒无汗为刚痉，以寒能涩血也；亦有血虚筋无所荣养而成痉者。凡中风口开为心绝，手撒为脾绝，眼合为肝绝，遗尿为肾绝，鼻鼾为肺绝，吐沫直视、发直头摇，面赤如妆，汗缀如珠者，皆不治。或只见一二证，尚有得生者。《金匮·中风篇》曰：寸口脉而紧，紧则为寒，浮则为虚，虚寒相搏，邪在皮肤。浮者血虚；脉络空虚，贼邪不泻，或左或右，邪气反缓，正气则急，正气引邪，喎僻不遂。邪在于络，肌肤不仁；邪在于经，脊重不伸；邪入于腑，则不识人；邪入于脏，舌即难言，口吐涎沫。释曰：中络者邪方入卫，尚在经络之外，故但肌肤不仁，中经则入荣脉之中，骨肉皆失所养，故身体重著，至中腑、中脏，则离外而内邪入深矣。中腑必归于胃者，胃为六腑之总司也；中脏必归于心者，心为神明之主也。风入胃中，胃热必盛，蒸其津液，结为痰涎，胃之大络入心，痰涎壅盛，堵其出入之窍，故中腑则不识人也。诸脏受邪，进入于心，则神明无主，故中脏者，舌纵难言，廉泉开而流涎沫也。廉泉穴在舌下，窍通于肾，津液之所出也。）

防风（一钱二分）、桂枝、麻黄、杏仁（去皮尖，炒研）、芎䓖（酒洗）、白芍（酒炒）、人参甘草（炙）、黄芩（酒炒）、防己（八分）、附子（四分）。每服三钱，加姜、枣煎。筋急语迟脉弦者，倍人参，加薏仁、当归，去芍药以避中寒；烦躁不大便，去桂附，倍芍药，加竹沥；日久不大便，胸中不快，加大黄、枳壳；脏寒下利，去防己、黄芩，倍附子，加白术；呕逆加半夏；语言謇涩，手足战掉，加石菖蒲、竹沥；身痛发搐加羌活；口渴，加麦冬、花粉。烦渴多惊加犀角、羚羊角；汗多去麻黄、杏仁，加白术。舌燥去桂附，加石膏。

此六经中风之通剂也。吴鹤皋曰：麻黄、杏仁，麻黄汤也，治太阳伤寒桂枝、芍药，桂枝汤也，治太阳中风，此中风寒有表证者所必用也；人参、甘草补气，川芎、芍药补血，此中风寒气血虚者所必用也。风淫故主以防风，湿淫佐以防己，寒淫佐以附子，热淫佐以黄芩，病来杂扰，故药亦兼赅也。（按：中风有解表、攻里、行中道三法，内外证俱有者，先解表而后攻里。《医贯》曰：此治冬月直中风寒之的方，亦麻黄、桂枝之变法。六经有余之表证，须从汗解，如有便溺阻隔，宜三化汤、麻仁丸通利之。然邪之所凑，其气必虚，世间内伤者多，此方终不可轻用也。昂按：此方为治风套剂，今人罕用，然古今风方多从此方损益为治。喻嘉言曰：中风之脉，必有所兼，兼寒则浮紧，兼风则浮缓，兼热则浮数，兼痰则浮滑，兼气则浮涩，兼火则盛大，兼阳虚则脉微，兼阴虚则脉数或细如丝。虚滑为头痛，缓迟为营卫衰。然虚浮迟缓，正气不足，尚可补救；急大数疾，邪不受制，必死无疑。若数大未至急疾，尚有不死者。《保命集》曰：厥阴泻痢不止，脉沉迟，手足厥逆，脓血稠黏，此为难治，宜麻黄汤、小续命汗之，谓有表邪宿于内，当散表邪，则脏腑自安矣。又曰：厥阴风泻，以风治风，小续命、消风散主之。）

——清·汪昂《医方集解·祛风之剂·小续命汤》

古人以此方混治中风，不无精义。盖麻黄、杏仁，麻黄汤也，仲景以治太阳症之伤寒；桂枝、芍药，桂枝汤也，仲景以治太阳症之伤风。如此言之，则中风而有头痛、身热、脊强者，皆在所必用也。人参、甘草，四君子之二也，《局方》收以补气；当归、芎䓖，四物汤之二也，《局方》拣以养血。如此言之，则中风而有气虚、血虚者，固在所必需也。风淫末疾，佐以防风；湿淫腹疾，佐以防己；阴淫寒疾，附子佐之；阳淫热疾，黄芩佐之。夫疾不单来，故使药亦兼该也，然当依易老六经减增，尤为稳便。药行病去，性天自若。故乎为小续命云。

——清·黄庭镜《目经大成·卷之三下·散阵·小续命汤十》

天地之气，郁而必宣。风也者，乃大块噫气，鼓荡万物者也。然有和风，有烈风，有怪厉之风，有微柔之风。和风，则不疾不徐，人纵感之，不为大害；烈风，则咸知畏避，受者反少；怪厉之风本不常有；惟微柔之风，最易中人，微则难防，柔则善入。虚人腠理不密，外风乘隙而投，由表及里，病亦由浅入深。前于《医醇賸义》中已将中络、中经、中腑、中脏之症，缕析条分，兹不复赘。但于各方后，窃附管见。小续命汤，乃治六经中风之通剂，方中补气血，去风寒，清湿热之药俱备，非各分门类之专方。易老加减法，亦不过示人以用药之大凡。至于入腑、入脏之症，则固未尝议及也。

——清·费伯雄《医方论·卷二·祛风之剂·小续命汤》

治中腑外有六经形症。中风自汗者，不可重发汗，此药不可轻用。

——清·吴迈《方症会要·卷一·中风》

陈修园曰：天地之噫气为风，和风则生长万物，疾风则摧折万物。风之伤人者，皆带严寒肃杀之气，故此方桂、芍、姜、草即《伤寒论》之桂枝汤；麻、杏、甘草即《伤寒论》之麻黄汤。二方合用，立法周到。然风动则火升，故用黄芩以降火；风胜则液伤，故用人参以生液；血行风自灭，故用芎、芍以行血；防风驱周身之风，为拨乱反正之要药；附子补肾命之根，为胜邪固本之灵丹；防己纹如车辐，有升转循环之用，以通大经小络。药品虽多，而丝丝入扣，孙真人询仲景下之一人也。

——清·陈修园《时方歌括卷上·轻可去实·小续命汤》

小续命汤桂附芎，麻黄参芍杏防风，黄芩防己兼甘草，六经风中此方通（麻黄、杏仁，麻黄汤也，治寒。桂枝、芍药，桂枝汤也，治风。参、草补气，芎、芍养血，生姜散寒，防风治风淫，防己治湿淫，附子治寒淫，黄芩治热淫，故为治中风之通剂。刘宗厚《玉机微义》曰：此方无分经络，不辨寒热虚实，虽多亦奚以为。汪切庵《医方集解》曰：此方今人罕用，然古今风方，多从此方损益为治。旭高按：此方即从《古今录验》续命汤加减。盖病来杂扰，故药亦兼该也）。

——清·王旭高《退思集类方歌注·麻黄汤类·小续命汤》

续命（汤）为中风之主方，因症加减，变化由人，而总不能舍此以立法。后人不知此义，人自为说，流弊无穷。而中风一症，遂十不愈一矣。

——清·徐延祚《徐延祚医学全书·医粹精言·卷二·中风》

治中风卒起，或不省人事，神气溃乱；或筋脉拘急，半身不遂；或语言蹇涩，口眼㖞斜，以及刚、柔二痉。一切中风之属于表实而无里证者，皆可增损用之。夫风之中人也，虽有从前、从后所中之不同，太阳、阳明经络之各异，然太阳主一身之表，为寒水之经，且风中有寒，物从其类。故中经必多始自太阳，中腑必归于胃，中脏必归于心也。但大风之来，无不营卫皆受，此时止可分其在经、在腑、在脏三者之间，又不必拘拘乎在营、在卫而论。如此方所治之不省人事、神气溃乱者，乃邪气骤加，正气不守之象；筋脉拘急者，筋得寒则收引也；半身不遂者，乘人所禀阴阳之偏胜、气血之盈亏，以致虚邪客于身半也；语言蹇涩者，风中于络而舌本强也；口眼㖞斜者，受邪之处反缓，正气为邪所引而急也。方中用麻黄、桂枝、防风、防己大队入太阳之经、祛风逐湿者，以开其表。邪壅于外，则里气不宣，里既不宣，则郁而为热，故以杏仁利之，黄芩清之。而邪之所凑，其气必虚，故以人参、甘草益气而调中，白芍、川芎护营而和血。用附子者，既可助补药之力，又能济麻黄以行表也。姜、枣为引者，亦假之以和营卫耳。

——清·张秉成《成方便读·卷二·祛风之剂·小续命汤》

14.2　平息内风剂

凡以息风止痉药为主组成，具有平息内风作用，治疗内风病的方剂，统称平息内风剂。内风证的临床表现可有不同，如热极动风，常见高热不退，四肢抽搐等；肝风内动，常见眩晕，头部热痛，面色如醉，甚则卒然昏倒，口眼㖞斜，半身不遂等；虚风内动，常见筋脉拘挛，手足蠕动等。

平息内风剂，常由平肝息风药，如钩藤、羚羊角、天麻、代赭石、龙骨、牡蛎等为主组成。若有化热之象，则配清热药，如栀子、黄芩、石膏、寒水石、滑石之类。若阴血受损，则配伍养阴药，如生地、白芍、玄参、龟甲之类。此外，肝之阳热亢盛，易于扰乱心神，可配伍龙骨、牡蛎等平肝潜阳药，或茯神、夜交藤等养心安神药。

羚角钩藤汤

【提要】　羚角钩藤汤由羚角、桑叶、川贝、生地黄、钩藤、菊花、茯神木、白芍药、甘草、竹茹组成。可凉肝息风，增液舒筋。用于热盛动风证，症见高热不退，烦闷躁扰，手足抽搐，发为痉厥；甚则神昏，舌绛而干；或舌焦起刺，脉弦而数；以及肝热风阳上逆，头晕胀痛，耳鸣心悸，面红如醉；或手足躁扰，甚则瘛疭，舌红，脉弦数者。本方是治疗肝经热盛，热极动风的常用方。

羚角钩藤汤出自《通俗伤寒论》。方中羚羊角咸寒入肝，善于凉肝息风；钩藤甘寒入肝，清热平肝，息风止痉。二药合用而凉肝息风，共为君药。桑叶、菊花清热凉肝，以助凉肝息风之效，共为臣药。邪热伤阴，筋失所养，则用白芍、鲜生地、生甘草，酸甘化阴，增液舒筋，以助息风解痉；邪热每多炼液为痰，故用贝母、竹茹清热化痰；因热扰心神，而用茯神木，平肝宁心安神，共为佐药；生甘草调和诸药，兼为使药。对于方中竹茹的意义，何秀山之"不过以竹之脉络通人身之脉络"（《重订通俗伤寒论》），似乎欠妥。

【方论】　肝藏血而主筋。凡肝风上翔，症必头晕胀痛，耳鸣心悸，手足躁扰，甚则瘛疭，狂乱痉厥。与夫孕妇子痫，产后惊风，病皆危险，故以羚、藤、桑、菊熄风定痉为君。臣以川贝善治风痉，茯神木专平肝风。但火旺生风，风助火势，最易劫伤血液，尤必佐芍、甘、鲜地酸甘化阴，滋血液以缓肝急。使以竹茹，不过以竹之脉络通人之脉络耳。此为凉肝熄风，增液舒筋之良方。

——清·俞根初原著，徐荣斋重订《重订通俗伤寒论·第二章·六经方药·清凉剂》

本方原为邪热传入厥阴，神昏搐搦而设。因热极伤阴，风动痰生，心神不安，筋脉拘急，故用羚羊、钩藤、桑叶、菊花凉肝熄风为主；佐以生地、白芍、甘草酸甘化阴，滋液缓急；川贝、竹茹、茯神化痰通络，清心安神。由于肝病中肝热风阳上逆，与此病机一致，故亦常用于肝阳重证，并可酌加石决明等潜镇。

——秦伯未《谦斋医学讲稿·论肝病》

镇肝息风汤

【提要】　镇肝息风汤由怀牛膝、生赭石、生龙骨、生牡蛎、生龟板、白芍药、玄参、天冬、川楝子、麦芽、茵陈、甘草组成。可镇肝息风，滋阴潜阳。主治肝肾阴虚为本，肝阳化风，气血逆乱为标的类中风。症见头目眩晕，目胀耳鸣，脑部热痛，面色如醉，心中烦热；或时常噫气，或肢体渐觉不利，口眼㖞斜；甚或眩晕颠仆，昏不知人，移时始醒；或醒后不能复原，脉弦长有力。本方是治疗类中风之常用方。

镇肝息风汤出自《医学衷中参西录》。方中怀牛膝，归肝肾经，性善下行，重用以引血下行，扼止血气逆乱之势，并能补益肝肾，为君药。重用代赭石，并与龙骨、牡蛎配伍，质重而善降，以镇肝降逆，共为臣药。君臣相配，以治阳亢血逆之标。龟板、白芍、玄参、天冬合用，滋阴潜阳以治阴虚之本；肝为刚脏，性喜条达而恶抑郁，过用重镇之品，势必影响其条达之性，故用茵陈、川楝子、生麦芽，清泄肝热，疏肝理气，以利于肝阳的平降镇潜，共为佐药。甘草调和诸药，与生麦芽相配，并能和胃安中，防重镇碍胃，为使药。该方乃张锡纯在《内经》诸厥理论基础上，融汇西学，潜心创制而成。在理论上结合西医"脑充血"之说，用药上重用牛膝、代赭石，佐以川楝、茵陈、麦芽，皆是匠心独运，勇于创新，灵活变通之处。而陈潮祖则进一步结合西学高血压，从筋膜体系来论述此方，认为在滋阴、解痉、清肝等方面稍有不足，诚为张氏"中西汇通"思想的继承和发展。

【方论】　方中重用牛膝以引血下行，此为治标之主药。而复深究病之本源，用龙骨、牡蛎、龟板、芍药以镇息肝风，赭石以降胃降冲；玄参、天冬以清肺气，肺中清肃之气下行，自能镇制肝木。至其脉之两尺虚者，当系肾脏真阴虚损，不能与真阳相维系。其真阳脱而上奔，并挟气血以上冲脑部，故又加熟地、萸肉以补肾敛肾。从前所拟之方，原止此数味。后因用此方效者固多，间有初次将药服下转觉气血上攻而病加剧者，于斯加生麦芽、茵陈、川楝子即无斯弊。盖肝为将军之官，其性刚果，若但用药强制，或转激发其反动之力。茵陈为青蒿之嫩者，得初春少阳生发之气，与肝木同气相求，泻肝热兼舒肝郁，实能将顺肝木之性。麦芽为谷之萌芽，生用之亦善将顺肝木之性，使不抑郁。川楝子善引肝气下达，又有折其反动之力。方中加此三味，而后用此方者，自无他虞也。

——民国·张锡纯《医学衷中参西录·医方·治内外中风方·镇肝息风汤》

血压升高，故用牛膝引血下行。血压升高是因脉隧紧张，故用龙骨、牡蛎镇静，白芍柔肝，甘草缓急。脉隧紧张是因阴津亏损，故用龟甲、白芍滋阴补血，玄参、天冬增液生津。用赭石降胃气与冲气上逆，在于调理气机升降。用楝实、茵陈、麦芽清肝、疏肝，不仅可以顺其条达之性，亦可清肝而使血藏于肝，消除血压升高另一原因。若从这一角度衡量此方结构，滋阴、解痉、清肝三类药力均嫌不足。加入生地、知母滋阴；地龙、钩藤解痉；黄芩、丹皮清热，才更臻于完善。

——陈潮祖《中医治法与方剂·肝胆治法与方剂·第四节筋膜病变·肝风内动·镇肝息风汤》

大 定 风 珠

【提要】　大定风珠由白芍药、生地黄、麦冬、龟板、牡蛎、鳖甲、阿胶、甘草、五味子、麻仁、鸡子黄组成。可滋阴养液、柔肝息风。主治温病后期，真阴大亏，虚风内动之证。症见手足瘛疭，形消神倦，舌绛少苔，脉气虚弱，时时欲脱。本方是治疗温病后期，真阴大亏，虚风内动之常用方。

大定风珠出自《温病条辨》。方中鸡子黄、阿胶滋阴养液以息虚风，共为君药。生白芍、生地黄、麦冬滋水涵木，柔肝息风；生龟板、生鳖甲、生牡蛎益阴潜阳，平肝息风，共为臣药。麻仁养阴润燥；五味子滋阴敛液，与诸滋阴药相伍，可敛欲脱之阴，与白芍、甘草相配，又具酸甘化阴之功，共为佐药。炙甘草调和诸药，又为使药。本方是吴鞠通以仲景复脉汤为基础几经增损演变而来的，其对鸡子黄作用之认识，最有深意，实为临床心得之言。

若邪热犹盛者，不宜使用本方，误用有恋邪之弊。

【方论】　此邪气已去八九，真阴仅存一二之治也。观脉虚苔少可知。故以大队浓浊填阴塞隙，介属潜阳镇定。以鸡子黄一味，从足太阴，下安三阴，上济手三阴，使上下交合，阴得安其位，斯阳可立根基，俾阴阳有眷属一家之意，庶可不致绝脱欤。

——清·吴鞠通《温病条辨·卷三·下焦篇·风温、温热、温疫、温毒、冬温》

方中阿胶补阴，五味子收肺气，白芍和脾，鳖甲育肝阴，龟甲潜肾阴，牡蛎敛阳和阴，麦冬、熟地养金壮水，麻仁润肠，甘草立中，鸡子黄取其混元之意。酸甘化阴，咸降其火，庶几水火有既济之效，心神宁而得安寐也。若转虚喘汗，则加人参以补气，龙骨扶阳和卫，小麦敛阴止汗。

——李畴人《医方概要·大定风珠》

本方主治温热之邪消烁真阴，神倦瘛疭，脉弱舌绛，时有虚脱的现象，故用大队滋阴药，佐以介类潜阳镇定。在肝病中遇到肝肾阴血极虚，内风煽动不息，如眩晕不能张目，耳鸣，筋惕肉瞤，心慌泛漾，亦常用此加减。凡风阳上扰，肝阴多虚，且有水不涵木现象，故常用白芍、生地治本，结合熄风潜阳。但肝阳宜凉镇，肝风必须填补，将本方和羚角钩藤汤对比，可以看到用药的浅深程度。

——秦伯未《谦斋医学讲稿·论肝病》

❦ 三甲复脉汤 ❧

【提要】　三甲复脉汤由炙甘草、干地黄、生白芍、麦冬，阿胶、麻仁、生牡蛎、生鳖甲、生龟板组成。可滋阴复脉，潜阳息风。主治温热病久羁下焦，热深厥甚，心中憺憺大动；甚则心中痛，或手足蠕动、舌绛少苔、脉细数者。

三甲复脉汤出自《温病条辨》。吴鞠通以张仲景的炙甘草汤（复脉汤）为基础加减化裁为本方。方中阿胶为血肉有情之品，滋阴养液，善于息内风，用以为君药。地黄、白芍、麦冬滋阴柔肝为臣。龟板、牡蛎、鳖甲滋阴潜阳；麻仁养阴润燥，均为佐药。炙甘草补心气以复脉，与白芍配伍酸甘化阴，以增强滋阴息风之力；兼调和诸药，故为佐使。三甲之中的龟板，吴鞠通认为具有镇肾气、补任脉、通阴维以止心痛的作用；而张锡纯对此有不同见解，认为龟板、鳖甲以攻邪为主，并无明显滋补之用，据此认为本方并不能治疗肝肾阴虚、肝风内动之证。可是，本方尚有生地黄、白芍、麦冬、阿胶之类的养血滋阴之品，全方依然以滋阴息风为主，故其论值得商榷。

【方论】　下焦温病，热深厥甚，脉细促，心中憺憺大动，甚则心中痛者，三甲复脉汤主之。

前二甲复脉，防痉厥之渐；即痉厥已作，亦可以二甲复脉止厥。兹又加龟板名三甲者，以心中大动，甚则痛而然也。心中动者，火以水为体，肝风鸱张，立刻有吸尽西江之势，肾水本虚，不能济肝而后发痉，既痉而水难猝补，心之本体欲失，故憺憺然而大动也。甚则痛者，阴维为病主心痛，此证热久伤阴，八脉丽于肝肾，肝肾虚而累及阴维故心痛，非如寒气客于心胸之心痛，可用温通。故以镇肾气补任脉，通阴维之龟板止心痛，合入肝搜邪之二甲，相济成功也。

——清·吴鞠通《温病条辨·卷三·下焦篇·风温、温热、温疫、温毒、冬温》

《神农本草经》论鳖甲主心腹癥瘕坚积。《金匮》鳖甲煎丸用之以消疟母（胁下硬块）。药房又皆以醋炙，其开破肝经之力尤胜。向曾单用鳖甲末三钱，水送服，以治久疟不愈。服后病者觉怔忡异常，移时始愈，由斯知肝虚弱者，鳖甲诚为禁用之品也。又龟板《神农本草经》亦主癥瘕，兼开湿痹。后世佛手散用之，以催生下胎。尝试验此药，若用生者，原能滋阴潜阳，引热下行，且能利小便（是开湿痹之效）。而药房中亦皆用醋炙之，若服至一两，必令人泄泻，其开破之力虽逊于鳖甲，而与鳖甲同用以误治虚弱之证，实能相助为虐也。乃后世方书用此二药以治虚劳之证者甚多，即名医如吴鞠通，其治温邪深入下焦，热深厥深，脉细促，心中憺憺大动，此邪实正虚，肝风煽动将脱，当用白虎加人参汤，再加龙骨、牡蛎，庶可挽回。而吴氏竟治以三甲复脉汤，方中鳖甲、龟板并用，虽有牡蛎之收涩，亦将何补？此乃名医之偶失检点也。

——民国·张锡纯《医学衷中参西录·医话·鳖甲、龟板不可用于虚弱之证》

15

治 燥 剂

凡以轻宣辛散或甘凉滋润的药物为主组成,具有轻宣外燥或滋阴润燥等作用,用以治疗燥证的方剂,统称治燥剂。

治疗燥证,首先要分清外燥和内燥,外燥中又须分清是凉燥还是温燥。然而,人体内外、脏腑之间相互联系,故临床上所见燥证亦多内外相兼,上下互见,治法亦须随证而施。如外感温燥,不仅有发热,头痛等表证,而且兼有咽干鼻燥、咳嗽少痰等上燥证,治疗时当以轻宣燥热与凉润肺金并用;而咽喉燥痛、干咳少痰或痰中带血等上燥证,每与肾阴不足,虚火上炎有关,治宜养阴润肺,金水并调。因此,必须根据具体病情,灵活运用。

燥证有外燥与内燥之分。外燥宜轻宣,内燥宜滋润,故治燥剂分为轻宣外燥剂和滋阴润燥剂两类。

15.1 轻宣外燥剂

凡以轻宣辛散药物为主组成,具有轻宣外燥等作用,用以治疗外燥证的方剂,统称轻宣外燥剂。凉燥凉燥犯肺,有类风寒,但较严冬之风寒为轻。其症常见恶寒发热,头痛无汗,咳嗽痰稀,鼻塞嗌干等,常用紫苏叶、桔梗、前胡、杏仁等药组方。温燥伤肺,常用桑叶、杏仁、麦冬、沙参等药组方。

❖ 杏 苏 散 ❖

【提要】 杏苏散由紫苏叶、半夏、茯苓、前胡、桔梗、枳壳、甘草、生姜、大枣、橘皮、杏仁组成。可轻宣凉燥,理肺化痰。主治外感凉燥证,症见恶寒无汗,头微痛,咳嗽痰稀,鼻塞,咽干,苔白,脉弦。本方是治疗凉燥证的代表方。

杏苏散出自《温病条辨》。方中紫苏叶辛温不燥,发表散邪,宣发肺气,使凉燥之邪从外而散;杏仁苦温而润,宣利肺气,止咳化痰,二者共为君药。前胡疏散风寒,降气化痰,助杏、苏轻宣达表而兼化痰;桔梗、枳壳一升一降,助杏仁以宣利肺气,共为臣药。半夏、橘皮燥湿化痰、理气行滞,茯苓渗湿健脾以杜生痰之源;生姜、大枣调和营卫,是为佐药。甘草调和诸药,合桔梗宣肺利咽,功兼佐使。吴鞠通曾云:"杏苏散乃时人统治四时伤风咳嗽通用之方"

（《温病条辨》），为本方的扩大应用提供了有益参考。

【方论】 燥伤本脏，头微痛，恶寒，咳嗽稀痰，鼻塞，嗌塞，脉弦，无汗，杏苏散主之。本脏者，肺胃也。《经》有"嗌塞而咳"之明文，故上焦之病自此始。燥伤皮毛，故头微痛恶寒也。微痛者，不似伤寒之痛甚也。阳明之脉，上行头角，故头亦痛也。咳嗽稀痰者，肺恶寒，古人谓燥为小寒也；肺为燥气所搏，不能通调水道，故寒饮停而咳也。鼻塞者，鼻为肺窍。嗌塞者，嗌为肺系也。脉弦者，寒兼饮也。无汗者，凉搏皮毛也。按杏苏散，减小青龙一等……再杏苏散，乃时人统治四时伤风咳嗽通用之方，本论前于风温门中已驳之矣。若伤燥凉之咳，治以苦温，佐以甘辛，正为合拍。若受重寒夹饮之咳，则有青龙；若伤春风与燥已化火无痰之证，则仍从桑菊饮、桑杏汤例。

此苦温甘辛法也。外感燥凉，故以苏叶、前胡辛温之轻者达表；无汗，脉紧，故加羌活辛温之重者，微发其汗。甘、桔从上开，枳、杏、前、苓从下降，则嗌塞鼻塞宣通而咳可止。橘、半、茯苓，逐饮而补肺胃之阳。以白芷易原方之白术者，白术，中焦脾药也；白芷，肺胃本经之药也，且能温肌肉而达皮毛。姜、枣为调和营卫之用。

——清·吴鞠通《温病条辨·卷一·补秋燥胜气论》

夫燥淫所胜，平以苦温，即可见金燥之治法。《经》又云：阳明之胜，清发于中，大凉肃杀，华英改容。当此之时，人身为骤凉所束，肺气不舒，则周身气机为之不利，故见以上等证。方中用杏仁、前胡，苦以入肺，外则达皮毛而解散，内可降金令以下行。苏叶辛苦芳香，内能快膈，外可疏肌。凡邪束于表，肺气不降，则内之津液蕴聚为痰，故以二陈化之。枳、桔升降上下之气；姜、枣协和营卫，生津液，达腠理，且寓攘外安内之功，为治金燥微邪之一则耳。

——清·张秉成《成方便读·卷之三·润燥之剂·杏苏散》

此方治伤风咳嗽。以紫苏芳香辛散，宣散肺家风寒而利气。杏仁泄肺，降气消痰，桔梗、枳壳开泄肺气，而利咽喉。前胡、甘草降肺散风开结，陈皮、半夏化痰利气，茯苓渗湿，佐陈皮以消痰。形寒畏寒，口不燥，加生姜、红枣；畏热口燥，加芦根。

——李畤人《医方概要·杏苏散》

桑 杏 汤

【提要】 桑杏汤由桑叶、杏仁、沙参、浙贝、淡豆豉、栀子皮、梨皮组成。可清宣温燥，润肺化痰。主治外感温燥证，症见身热不甚，口渴，咽干鼻燥，干咳无痰，或痰少而黏，舌红，苔薄白而干，脉浮数而右脉大者。本方为治疗温燥外袭，肺燥咳嗽之轻证的常用方。

桑杏汤出自《温病条辨》。方中桑叶清宣燥热，杏仁宣利肺气，共为君药。淡豆豉辛凉，助桑叶轻宣透热；浙贝母清化热痰，助杏仁止咳化痰；沙参润肺止咳化痰，共为臣药。栀子皮质轻而入上焦，清泄肺热；梨皮清热润燥，止咳化痰，均为佐药。张秉成对于方中桑叶的解释明显深受吴鞠通桑菊饮的影响，认为此药可入肺祛风，然而对于燥邪的凉温之别则未能加以明析，似乎欠妥。陈潮祖认为温燥伤津之外亦应重视肺气闭郁，肺津不布的病理机制，这对深入理解本方的配伍具有重要的参考价值。

因本方证邪气轻浅，故诸药用量较轻，且煎煮时间也不宜过长。

【方论】　秋感燥气，右脉数大，伤手太阴气分者，桑杏汤主之。

——清·吴鞠通《温病条辨·卷一·秋燥》

治秋感燥气，右脉数大，伤手太阴气分者。夫秋燥微寒之气，感而为病者，前于杏苏散中已论之矣。此因燥邪伤上，肺之津液素亏，故见右脉数大之象。而辛苦温散之法，似又不可用矣。只宜轻扬解外，凉润清金耳。桑乃箕星之精，箕好风，故善搜风；其叶轻扬，其纹象络，其味辛苦而平，故能轻解上焦脉络之邪。杏仁苦辛温润，外解风寒，内降肺气。但微寒骤束，胸中必为不舒，或痰或滞，壅于上焦，久而化热，故以香豉散肌表之客邪，宣胸中之陈腐，象贝化痰，栀皮清热。沙参、梨皮养阴降火，两者兼之，使邪去而津液不伤，乃为合法耳。

——清·张秉成《成方便读·卷之三·润燥之剂·桑杏汤》

学习此方要注意一个疑点，即燥邪已损肺津，何以还要配伍化痰的象贝？须知此证干咳少痰诚属燥热证象，但肺气闭郁必然导致肺津不布，痰液虽少仍有津凝的病理存在。于生津方中配伍化痰药物，相反相成，各行其是，符合此证机理。

——陈潮祖《中医治法与方剂·肺系病机治法与方剂·表卫失调·温燥伤肺·桑杏汤》

清燥救肺汤

【提要】　清燥救肺汤由桑叶、石膏、甘草、人参、胡麻仁、阿胶、麦冬、杏仁、枇杷叶组成。可清燥润肺，养阴益气。主治温燥伤肺，气阴两伤之证。症见身热头痛，干咳无痰，气逆而喘，咽喉干燥，鼻燥，心烦口渴，胸满胁痛，舌干少苔，脉虚大而数。本方为治燥热伤肺重证之常用方。

清燥救肺汤出自《医门法律》。方中重用桑叶质轻性寒，轻宣肺燥，透邪外出，为君药；温燥犯肺，温者属热宜清，燥胜则干宜润，故臣以石膏辛甘而寒，清泄肺热；麦冬甘寒，养阴润肺。石膏虽沉寒，但用量轻于桑叶，则不碍君药之轻宣。麦冬虽滋润，但用量不及桑叶之半，自不妨君药之外散。君臣相伍，宣中有清，清中有润，是为清宣润肺的常用组合。人参益气生津，合甘草以培土生金；胡麻仁、阿胶助麦冬养阴润肺，肺得滋润，则治节有权；杏仁、枇杷叶苦降肺气，以上均为佐药。甘草兼能调和诸药，是为使药。柯琴释本方之名："此名之救肺，凉而能补之谓也"（《古今名医方论》），实为对配伍精辟之总结。张秉成认为此方的配伍以桑叶、石膏为主，与喻昌制方原义相符。

【方论】　柯韵伯曰：古方用香燥之品以治气郁，不获奏效者，以火就燥也。惟缪仲淳知之，故用甘凉滋润之品，以清金保肺立法。喻氏宗其旨，集诸润剂而制清燥救肺汤，用意深，取药当，无遗蕴矣。石膏、麦冬禀西方之色，多液而甘寒，培肺金主气之源，而气可不郁。土为金母，子病则母虚，用甘草调补中宫生气之源，而金有所恃。金燥则水无以食气而相生，母令子虚矣，取阿胶、胡麻黑色通肾者，滋其阴以上通生水之源，而金始不孤。西方虚，则东实矣，木实金平之，二叶禀东方之色，入通于肝，枇杷叶外应毫毛，固肝家之肺药，而经霜之桑叶，非肺家之肝药乎！损其肺者益其气，人参之甘以补气。气有余便是火，故佐杏仁之苦以降气，气降火亦降，而治节有权，气行则不郁，诸痿喘呕自除矣。要知诸气膹郁，则肺气必大虚，若泥于肺热伤肺之说，而不用人参，必郁不开而火愈炽，皮聚毛落，喘而不休。此名之救肺，凉而能补之谓也。若谓实火可泻，而久服芩、连，反从火化，亡可立待耳！愚所以服膺此方而深赞之。

——清·罗美《古今名医方论·卷一·清燥救肺汤论二条》

燥曰清者，伤于天之燥气，当清以化之，非比内伤血燥宜于润也。肺曰救者，燥从金化，最易自戕肺气，《经》言：秋伤于燥，上逆而咳，发为痿厥。肺为娇脏，不容缓图，故曰救。石膏之辛，麦门之甘，杏仁之苦，肃清肺经之气。人参、甘草生津补土，培肺之母气。桑叶入肺走肾，枇杷叶入肝走肺，清西方之燥，泻东方之实。阿胶、胡麻色黑入肾，壮生水之源，虽亢火害金，水得承而制之。则肺之清气肃而治节行，尚何有喘呕痿厥之患哉。若夫《经》言"燥病治以苦温，佐以酸辛"者，此言初伤于燥，肺金之下，未有火气乘胜者也。嘉言喻子论燥极而立斯方，可谓补轩岐之不及。

——清·王子接《绛雪园古方选注·中卷·内科·清燥救肺汤》

《经》云：损其肺者益其气。肺主诸气故也。然火与元气不两立，故用人参、甘草甘温而补气，气壮火自消，是用少火生气之法也。若夫火燥膹郁于肺，非佐甘寒多液之品，不足以滋肺燥，而肺气反为壮火所食，益助其燥矣。故佐以石膏、麦冬、桑叶、阿胶、胡麻仁辈，使清肃令行，而壮火亦从气化也。《经》曰：肺苦气上逆，急食苦以降之。故又佐以杏仁、枇杷叶之苦以降气。气降火亦降，而制节有权；气行则不郁，诸痿喘呕自除矣。要知诸膹郁，则肺气必大虚，若泥于肺热伤肺之说而不用人参，郁必不开而火愈炽，皮聚毛落，喘咳不休而死矣。此名之救肺，凉而能补之谓也。若谓实火可泻，而久服芩、连，苦从火化，亡可立待耳。

——清·吴谦，等《医宗金鉴·删补名医方论·卷四·清燥救肺汤》

陈修园曰：喻嘉言制此方，自注云：诸气膹郁之属于肺者，属于肺之燥也；诸痿喘呕之属于上者，亦属于肺之燥也。古人以辛香之品解郁，固非燥症所宜。即用芩、连泻火之品，而苦先入心，反从火化，又非所宜也。喻氏宗缪仲醇甘凉滋润之法制出此方，名曰清燥，实以滋水，即《易》所谓"润万物者，莫润乎水"是也，名曰救肺，实以补胃，以胃土为肺金之母也。最妙是人参一味，仲景于咳嗽症去之者，以其不宜于风寒水饮之咳嗽也。昔医不读《本草经》，疑仲景之法而试用之，用之增剧，遂有肺热还伤肺之说，以人参为肺热之禁药。不知人参为肺寒之禁药，为肺热、肺燥之良药也。扁鹊云：损其肺者，益其气。舍人参之甘寒，何以泻壮火而益元气哉！

——清·陈修园《时方歌括·卷下·湿可润燥·清燥救肺汤》

由于外感者多，所制清燥救肺汤，治诸气膹郁，诸痿喘呕之症，纯以生津保肺立法，并不杂入外感之药。石膏（二钱半，煅用）清肺中之热，麦冬（去心，一钱）滋肺中之阴，阿胶（真者，八分）补肺中之血，佐胡麻（一钱，炒，研）滑以利窍，人参（七分）补肺中之气，佐杏仁（去皮尖，炒黄，八分）苦以豁痰，经霜桑叶（三钱）、枇杷叶（一片，去毛蜜炙）轻清凉泄，复用甘草（一钱）以和之。统论全方，清金平木，以制亢逆之火，补胃生肺，以壮原之水，名之曰救肺，凉而能补之谓也。

——清·徐镛《医学举要·卷五·古今方补注》

土为金母，肺主降，降即入胃。故肺热者胃亦热，桑叶、石膏、枇杷叶，能清肺胃之热而解之于上。燥必伤阴，人参、胡麻、麦冬、阿胶，益阴而润液。佐以杏仁通肺络，甘草和胃气，清燥之源善燥之后。而郁者达，逆者顺，枯者滋矣。

——清·周岩《六气感证要义·燥》

此方为喻氏独创，另具卓识，发为议论，后人亦无从置辨。虽其主治固无金燥、火燥之分，而细阅其方，仍从火燥一端起见。此必六淫火邪外伤于肺，而肺之津液素亏，为火刑逼，是以见诸气膹郁、诸痿喘呕之象。然外来之火，非徒用清降可愈，《经》有"火郁发之"之说。故以桑叶之轻宣肌表者，以解外来之邪，且此物得金气而柔润不凋，取之为君；石膏甘寒色白，直清肺部之火，禀西方清肃之气，以治其主病。肺与大肠为表里，火逼津枯肺燥，则大肠亦燥，故以杏仁、麻仁降肺而润肠，阿胶、麦冬以保肺之津液，人参、甘草以补肺之母气。枇杷叶苦平，降气除热消痰，使金令得以下行，则膹郁、喘呕之证，皆可痊矣。

——清·张秉成《成方便读·卷之三·润燥之剂·清燥救肺汤》

今此方名之为清燥救肺，大约以胃为主。用人参、甘草，甘温以补气，气壮火自消。佐以石膏、麦冬、桑叶、阿胶、胡麻仁辈，使清肃令行，而壮火亦化。又佐以杏仁、枇杷叶之苦以降气，气降火亦降，而制节有权，气行则不郁，诸痿喘呕自除矣。要知诸气膹郁，则肺必大虚。若泥于肺热伤肺之说而不用人参，郁必不开，而火愈炽，皮聚毛落，咳不休而死矣。此名之救肺，凉而能补之谓也。若谓实火可泻，而久服芩、连，苦从火化，亡可立待耳。

——清·王德宣《温病正宗·下篇·正宗辑要·附方》

15.2　滋阴润燥剂

凡以甘凉滋润的药物为主组成，具有滋阴润燥等作用，用以治疗内燥证的方剂，统称滋阴润燥剂。滋阴润燥剂，适用于脏腑阴津不足之内燥证。症见干咳少痰，口中燥渴，呕逆不食，大便燥结等。常用滋阴润燥药，如生地、玄参、麦冬、沙参等药为主组方。

◈ 益 胃 汤 ◈

【提要】　益胃汤由沙参、麦冬、冰糖、生地黄、玉竹组成。可养阴益胃。主治脾胃阴虚证。症见胃脘隐隐作痛，或饥不欲食，口舌干燥，或大便干结，小便短赤，舌红少津，苔少，脉细或细数。本方为滋养胃阴的代表方。

益胃汤出自《温病条辨》。方中沙参、玉竹，滋养脾胃之阴，清热润燥，共为君药；阴津不足，麦冬、生地黄滋胃阴，清虚热，共为臣药；冰糖滋阴生津，兼以益气，为佐使药。张秉成详细的分析了本方的病因、病机及预后。他认为阳明温病最伤阴液，尤其是以汗法、下法解之后，温病之邪虽祛，然阴液已伤，此时最宜滋养阳明之阴，养胃阴宜用甘寒之品润之，然后水液代谢才可恢复正常。

【方论】 按吴又可云："病后与其调理不善，莫若静以待动"，是不知要领之言也。夫病后调理，较易于治病岂有能治病反不能调理之理乎！但病后调理，不轻于治病，若其治病之初，未曾犯逆，处处得法，轻者三五日而解，重者七八日而解，解后无余邪，病者未受大伤，原可不必以药调理，但以饮食调理足矣，《经》所谓食养尽之是也。若病之始受既重，医者又有误表、误攻、误燥、误凉之弊，遗殃于病者之气血，将见外感变而为内伤矣。全赖医者善补其过（谓未犯他医之逆；或其人阳素虚，阴素亏；或前因邪气太盛，故剂不得不重；或本虚邪不能张，须随清随补之类），而补人之过（谓已犯前医之治逆），退杀气（谓余邪或药伤），迎生气（或养胃阴，或护胃阳，或填肾阴，或兼固肾阳，以迎其先后天之生气），活人于万全，岂得听之而已哉！万一变生不测，推委于病者之家，能不愧于心乎！至调理大要，温病后一以养阴为主。饮食之坚硬浓厚者，不可骤进。间有阳气素虚之体质，热病一退，即露旧亏，又不可固执养阴之说，而灭其阳火。故本论中焦篇列益胃、增液、清燥等汤，下焦篇列复脉、三甲、五汁等复阴之法，乃热病调理之常理也。

——清·吴鞠通《温病条辨·卷三·下焦篇·益胃汤》

治阳明温病，汗、下后病已解，当复其阴，此汤主之。夫伤寒传入阳明，首虑亡津液，而况温病传入阳明，更加汗、下后者乎！故虽邪解，胃中之津液枯槁已盛，若不急复其阴，恐将来液亏燥起，干咳身热等证，有自来矣。阳明主津液，胃者，五脏六腑之海，凡人之常气，皆禀于胃，胃中津液一枯，则脏腑皆失其润泽。故以一派甘寒润泽之品，使之饮入胃中，以复其阴，自然输精于脾，脾气散精，上输于肺，通调水道，下输膀胱，五经并行，津自生而形自复耳。

——清·张秉成《成方便读·卷三·润燥之剂·益胃汤》

养阴清肺汤

【提要】 养阴清肺汤由生地黄、麦冬、甘草、玄参、贝母、丹皮、薄荷、白芍药组成。可养阴清肺，解毒利咽。主治阴虚肺燥之白喉。症见喉间起白如腐，不易拭去，咽喉肿痛，初起或发热或不发热，鼻干唇燥，或咳或不咳，呼吸有声，似喘非喘，脉数无力或细数。

养阴清肺汤出自《重楼玉钥》。本方生地重用为君，养肾阴以固根本，滋肾水以救肺燥。麦冬养阴润肺，益胃生津；白芍苦酸而凉，养血柔肝，敛阴缓中；玄参清虚火而解毒。此三药补、敛、清共用而为臣药。贝母润肺化痰，泄降散结；丹皮清热凉血，消瘀散结；薄荷散邪利咽，助君臣药养阴清肺，以除喉间白腐之结，共为佐药。使以生甘草，润肺解毒，调和诸药。

【方论】 此郑梅涧为白喉而专设。中医认为，白喉一证乃疫气伏于上焦，伤其阴津则肺阴不足；疫气成毒，随火上炎则疫毒攻上。肺阴不足，则鼻干咽燥，劳热盗汗；疫毒攻上，则喉间白膜，呼吸有声，似喘非喘。方用生地、麦冬养阴清肺为主，元参、薄荷清热解毒而为辅。疫毒自肺而发，必生痰浊于肺，贝母清热化痰而为兼治；疫毒入血，丹皮、白芍活血凉血，亦为兼治。生甘草调和诸药而为引和。

——裴正学《新编中医方剂学·各论·第十七章·润燥剂·甘寒滋润·养阴清肺汤》

阴虚白喉，多由肺肾阴虚，复感疫毒，津液被灼，热毒熏蒸于咽喉所致。方中生地、玄参、麦冬清热解毒，养肺肾之阴；白芍助生地、玄参养阴清肺而润燥；丹皮助生地、玄参凉血解毒而消痈肿；佐以贝母润肺止咳、清热化痰，薄荷宣肺利咽；使以生甘草泻火解毒，调和诸药。合用有养阴清肺解毒的作用。

——冉小峰《历代名医良方注释·第九章　时疫类·养阴清肺汤》

🏵 百合地黄汤 🏵

【提要】　百合地黄汤由百合、生地黄组成。可养阴清热，补益心肺。主治百合病之心肺阴虚内热证。症见神志恍惚，意欲饮食复不能食，时而欲食，时而恶食；沉默寡言，欲卧不能卧，欲行不能行，如有神灵；如寒无寒，如热无热，口苦，小便赤，舌红少苔，脉微细。

百合地黄汤出自《金匮要略》。方中百合色白入肺，养肺阴而清气热为君；生地黄色黑入肾，益心营而清血热为臣。诸药合用，心肺同治，阴复热退，百脉因之调和，病可自愈。陈修园认为，百合病是由于郁久化热，耗伤气血，消烁阴液而成，故以百合清气分之热，生地黄泄血分之热；而黄元御则认为地黄汁的作用在于泻胃肠、通瘀浊；王孟英认为地黄取汁，下血分之瘀热，百合清气分之余热，为阴阳和解法。上述所论对于本方理解与应用皆有启发之处。

【方论】　百合地黄汤，用之治百合初病，君百合以清肺热，地黄泄脏腑之瘀浊也。

——清·黄元御《长沙药解·卷二·地黄》

百合地黄汤，百合清金而除烦热，地黄泻胃而下瘀浊也。

——清·黄元御《金匮悬解·卷六·百合知母汤》

元犀按：病久不经吐、下、发汗，病形如初者，是郁久生热，耗伤气血矣。主以百合地黄汤者，以百合苦寒清气分之热，地黄汁甘润泄血分之热，皆取阴柔之品以化阳刚，为泄热救阴法也。中病者，热邪下泄，由大便而出矣，故曰如漆色。

——清·陈修园《金匮方歌括·卷一·百合狐惑阴阳毒方·百合地黄汤》

百合病，不经吐、下、发汗，病形如初者，百合地黄汤主之。不经吐、下、发汗，正虽未伤，而邪热之袭于阴阳者，未必透解，所以致有百合病之变也。病形如初，指百合病首节而言。地黄取汁，下血分之瘀热，故云大便当如漆，非取其补也。百合以清气分之余热，为阴阳和解法。

——清·王孟英《温热经纬·卷二·仲景疫病篇》

🏵 沙参麦冬汤 🏵

【提要】　沙参麦冬汤由沙参、玉竹、生甘草、桑叶、生扁豆、天花粉、麦冬组成。可清养肺胃，生津润燥。主治燥伤肺胃，津液亏损之证，症见咽干口渴，干咳少痰，舌红少苔，脉细。

沙参麦冬汤出自《温病条辨》。方中沙参、麦冬皆甘寒之品，入肺胃之经，既可甘寒养阴，又兼以清热润燥；桑叶清宣外燥，三药相合，正邪兼顾，共为君药。玉竹养阴润燥，天花粉清热生津，两药相配可加强君药养阴生津、清热润燥之功，为臣药。胃液既耗，脾之运化必受影响，故佐用生扁豆健脾胃而助运化，有培土生金之义。

李畴人认为此方挟外感者不宜使用，可供临床参考。

【方论】　燥伤肺胃阴分，或热或咳者，沙参麦冬汤主之。

——清·吴鞠通《温病条辨·卷一·秋燥》

此方治深秋燥热伤肺咳嗽之症。以沙参、麦冬、玉竹清滋甘润，并补肺气，而养肺液；桑叶清肺络，花粉清胃热，白扁豆清脾热而养阴，生甘草生津和胃，共收清肺热，养肺阴之效。挟外感者不宜，嫌沙参、麦冬腻滋也。

——李畴人《医方概要·沙参麦冬汤》

麦 门 冬 汤

【提要】　麦门冬汤由麦冬、半夏、人参、甘草、粳米、大枣组成。可清养肺胃，降逆下气。主治肺胃阴虚，气机上逆之证。症见咳嗽气喘，咽喉不利，咯痰不爽，或咳吐涎沫，口干咽燥，手足心热，舌红少苔，脉虚数；或呕吐，纳少，呃逆，口渴咽干，舌红少苔，脉虚数者。本方是治疗肺胃气阴两伤，气机上逆所致咳嗽或呕吐的常用方。

麦门冬汤出自《金匮要略》。方中重用麦冬为君，甘寒清润，既养肺胃之阴，又清肺胃虚热；人参益气生津为臣；佐以甘草、粳米、大枣益气养胃；合人参益胃生津，胃津充足，自能上归于肺，此正"培土生金"之法。肺胃阴虚，虚火上炎，不仅气机逆上，而且进一步灼津为痰，故又佐以半夏降逆下气，化其痰涎。虽属温燥之品，但用量很轻，与大剂麦冬配伍，则其燥性减而降逆之用存，且能开胃行津以润肺，又使麦门冬滋而不腻，相反相成。喻昌赞半夏配伍之妙，谓："实善用半夏之功，擅古今未有之奇"（《医方集解》）。甘草并能润肺利咽，调和诸药，兼作使药。唐容川指出，理解本方时与小柴胡汤合参更易，具有参考价值。

【方论】　此手太阴、足阳明药也。喻嘉言曰：此胃中津液干枯、虚火上炎之证，用寒凉药而火反升；徒知与火相争，知母、贝母屡施不应，不知胃者肺之母气也。仲景于麦冬、人参、粳米、甘草、大枣，大补中气、大生津液队中，增入半夏之辛温一味，用以利咽下气。此非半夏之功，实善用半夏之功，擅古今未有之奇矣。（按：半夏亦脾胃药，能燥能润，以能行水故燥，以味辛故润也。仲景治咽痛不眠，皆屡用之。今人率以为燥而疑之，则误矣。）

——清·汪昂《医方集解·润燥之剂·麦门冬汤》

肺主气，大逆上气者，脾土不能生肺金，东垣所谓脾胃一虚，肺气先绝是也。人参、甘草、大枣、粳米同为补土生金之剂，麦冬清润咽喉，半夏解散痰饮，皆所以止逆下气也。

——清·李彣《金匮要略广注·卷中·肺痿肺痈咳嗽上气病脉证治》

麦门冬汤从胃生津救燥，治虚火上气之方。《金匮》云：火逆上气，咽喉不利，止逆下气。按《内经·脉解篇》云：呕咳上气喘者，阴气在下，阳气在上，诸阳气浮，无所依从，故呕咳上气喘也。《五脏生成篇》云：咳逆上气，厥在胸中，过在手阳明、太阴。是则上气病在肺，下气病在大肠也明矣。盖金位之下，火气承之，非独肺也，大肠亦然。若徒以寒凉冷燥，止肺经火逆上气，而手阳明之下气未平，仍然胸中膹郁闭塞呻吟，岂非大肠之燥传入于肺，而为息贲有音，上奔而不下也乎。仲景另辟门户，用人参、麦门冬、甘草、粳米、大枣大生胃津，救金之母气，以化两经之燥，独复一味半夏之辛温，利咽止逆，通达三焦，则上气下气皆得宁谧，彻土绸缪，诚为扼要之法。止逆下气，或注曰：止其逆则气下，是申明火逆上气，于理亦通。

——清·王子接《绛雪园古方选注·中卷·内科·麦门冬汤》

此方与小柴胡合看更明。小柴胡是从胃中引冲气上行，使火不下郁之法；此方是从胃中降冲气下行，使火不上干之法。

——清·唐容川《血证论·卷七》

此手太阴、足阳明之方也。夫肺与胃之气，皆以下行为顺，上行为逆，若肺胃阴伤，虚火内动，则气上逆矣。气上逆则痰涎随之，于是咽喉不利所由来也。麦冬甘苦而寒，养肺胃之阴而降火，故以为君。然胃者，肺之母气也，为水谷之海，后天之源，凡人有胃则生，无胃则死，故人之生气出胃中，虽阴虚火逆，不可纯用甘寒润降之品，有伤生气。故以参、甘、枣、米等药甘温润泽，益气生阴，补而不燥，同麦冬即可大补中气，大生津液。而以半夏辛温之品参赞其间，可以利咽喉，散结气，行痰降逆，以之为臣。然后立方之功，益彰其大耳。

——清·张秉成《成方便读·卷之三·润燥之剂·麦门冬汤》

治咳嗽，火逆上气，咽喉不利。以肺胃上逆，相火刑金。麦冬、半夏，清金泻火而降逆；甘、枣、参、粳，补中化气而生津也。

——清·黄元御《长沙药解·卷三·麦冬》

增 液 汤

【提要】　增液汤由玄参、麦冬、生地黄组成。可滋阴清热，润燥通便。主治阳明温病，津亏便秘证。症见大便秘结，口渴，舌干红，脉细数或沉而无力。本方为治热病伤津，肠燥便秘之常用方。

增液汤出自《温病条辨》。方中重用玄参，苦咸而凉，滋阴润燥，壮水制火，启肾水以滋肠燥，为君药。生地甘苦而寒，清热养阴，壮水生津，以增玄参滋阴润燥之力；又肺与大肠相表里，故用甘寒之麦冬，滋养肺胃阴津以润肠燥，共为臣药。三药合用，养阴增液，使肠燥得润、大便得下，故名之曰"增液汤"。吴鞠通认为阳明下证共有三法：一、阳明腑实，大承气主之；二、热结但液不干者，调胃主之；三、热结轻而津伤重者，则当以增水行舟之法，增液汤主之。本方在用药上呈现了"以补药之体，作泻药之用"（《温病条辨》）的配伍特点，可谓要言不繁，张秉成等皆从其说；《中医历代方论选》则强调此方须重用才有泻下之效。

本方咸寒苦甘同用，旨在增水行舟，非属攻下，欲使其通便，必须重用。

【方论】 此方所以代吴又可承气养荣汤法也。妙在寓泻于补，以补药之体，作泻药之用，既可攻实，又可防虚。余治体虚之温病，与前医误伤津液，不大便，半虚半实之证，专以此法救之，无不应手而效。

温病之不大便，不出热结、液干二者之外。其偏于阳邪炽甚，热结之实证，则从承气法矣；其偏于阴亏液涸之半虚半实证，则不可混施承气，故以此法代之。独取元参为君者，元参味苦咸微寒，壮水制火，通二便，启肾水上潮于天，其能治液干，固不待言，《本经》称其主治腹中寒热积聚，其并能解热结可知。麦冬主治心腹结气、伤中伤饱、胃络脉绝、羸瘦短气，亦系能补能润能通之品，故以为之佐。生地亦主寒热积聚，逐血痹，用细者，取其补而不腻，兼能走络也。三者合用，作增水行舟之计，故汤名增液，但非重用不为功。

本论于阳明下证，峙立三法：热结液干之大实证，则用大承气；偏于热结而液不干者，旁流是也，则用调胃承气；偏于液干多而热结少者，则用增液，所以回护其虚，务存津液之心法也。

其因阳明太热，津液枯燥，水不足以行舟，而结粪不下者，非增液不可。服增液两剂，法当自下，其或脏燥太甚之人，竟有不下者，则以增液合调胃承气汤缓缓与服，约二时服半杯沃之，此一腑中气血合治法也。

——清·吴鞠通《温病条辨·卷二·风温、温热、温疫、温毒、冬温》

夫大便闭结一证，有虚有实。其实者，或热积于中，或寒结于内，有寒下、温下之法，固当详察。至其虚者，或因气馁，或因津枯。气馁者，宜用辛温补运，以助其传送；其津枯者，非甘寒养阴、增水行舟之法，何以使肠中坚结之浊顺流而下？此方妙在寓泻于补，以补药之体，作泻药之用，既可攻实，又可防虚。元参味苦咸微寒，壮水制火通二便，启肾水上潮于天，其能治液涸，固不待言。《本经》称其主治腹中寒热积聚，又能解热结可知。麦冬、生地补肺阴，壮肾水，使金水相生，津自充而肠自润，热邪自解，闭结自通矣。

——清·张秉成《成方便读·卷之三·润燥之剂·增液汤》

本方并无泻下之力，而是通过滋阴清热，增液润燥，间接起到通便之效。因此，临床使用本方，用药剂量应大，非重用不为功。如服此方仍未便通者，表明肠燥太甚，病重药轻，宜改用增液承气汤。

——李飞《中医历代方论选·第十五章 治燥剂·滋阴润燥剂·增液汤》

琼 玉 膏

【提要】 琼玉膏由茯苓、白蜜、人参、生地黄组成。可滋阴润肺，益气补脾。主治阴虚劳瘵。症见干咳，咯血，消瘦，气短，舌红少苔，脉细数。

琼玉膏录自《洪氏集验方》。方中重用生地黄为君药，其滋阴壮水以制虚火，生津养液并能凉血。臣以白蜜补中润肺，为治疗肺燥咳嗽的良药。君臣相伍，金水相生，滋肾阴，润肺燥。人参、茯苓益气健脾，培土生金，且茯苓还有渗湿化痰的功效，使全方补而不滞，滋而不腻，为佐药。用温酒化服，以助药力，并可去腻膈的弊端。又制成膏剂，缓治图本，便于久服。其配伍具有气阴双补、动静相合、脾肾兼顾、培土生金之妙。吴崑认为方中配人参、茯苓是"虚者补其母"（《医方考》），可谓言简意赅。李中梓则引郭机语"起吾沉瘵，珍赛琼瑶。故有琼玉之名"（《古今名医方论》），说明了方名的意义。而汪昂对于方中人参泻火、茯苓清热作用的解释则颇为牵强，似乎欠妥。

服用时，每日早晨以 10 克温酒化服，不饮酒者，用白汤化下。

【方论】　干咳嗽者，有声无痰之名也。火乘于肺，喉咙淫淫而痒，故令有声。病原于脾者有痰，病不由脾故无痰也。《易》曰：燥万物者，莫熯乎火。相火一熯，则五液皆涸，此干咳之由也。生地黄能滋阴降火，白蜜能润肺生津。损其肺者益其气，故用人参。虚者补其母，故用茯苓。又地黄、白蜜皆润，铢两又多，茯苓甘而属土，用之以佐二物，此水位之下，土气乘之之义，乃立方之道也。

—— 明·吴崑《医方考·卷之二·咳嗽门》

李士材曰：干咳者，有声无痰，火来乘金，金极而鸣也。此本元之病，非悠游渐渍，难责成功。若误用苦寒，只伤脾土，金反无母。故丹溪以地黄为君，令水盛则火自息。又损其肺者益其气，故用人参以鼓生发之元。虚则补其母，故用茯苓以培万物之本。白蜜为百花之精，味甘归脾，性润悦肺，且缓燥急之火。四者皆温良和厚之品，诚堪宝重。郭机曰：起吾沉瘵，珍赛琼瑶。故有琼玉之名。

—— 清·罗美《古今名医方论·卷四·琼玉膏》

此手太阴药也。地黄滋阴生水，水能制火；白蜜甘凉性润，润能去燥；金为水母，土为金母，故用参、苓补土生金。盖人参益肺气而泻火，茯苓清肺热而生津也（茯苓色白入肺，能渗湿热，湿热去则津生）。

—— 清·汪昂《医方集解·润燥之剂第十三·琼玉膏》

燥者，燥烈也，不能滋润也。如琼玉膏之润燥，亦善策也。人参、地黄，气血并补，金水相生，又加茯苓以宁心而补土，则水升火降，而咳嗽自除矣。

—— 清·费伯雄《医方论·卷三·润燥之剂》

夫咳嗽一证，古人虽分肺燥、脾湿两途，然其病总不离于肺脏所致。盖肺为娇脏，畏热畏寒，其间不容毫发，故无论饮食偶一失慎呛入，必咳出方已。虽有外感、内伤之不同，因热、因寒之互异，其属于外者，无非邪束于肺；属于内者，或为火熏，或为寒逼；其为寒饮上凌者，固有寒饮之脉证可拘；即火之为病，亦尚有虚实之不同。实火者，或清或散；虚火者，皆因金水亏竭而来，故虽被火熏，肺中无津液为痰，仅作痒而干咳也。方中以地黄滋肾水，白蜜养肺阴，使金水相生，而燥咳自止。用人参者，取土旺金生，虚则补母之义。茯苓色白入肺，使金令下行，即有浊痰，亦可随之而下矣。

—— 清·张秉成《成方便读·卷之三·润燥之剂·琼玉膏》

查此方润而兼补，为滋养阴液方中之最清纯者。地黄凉润多液，《尔雅》名地髓，功能养血填精，益髓补脑，佐人参则补益之力大，佐白蜜则润沃之功宏，妙在茯苓渗利下泄，利膀胱以通腑阳。五苓散之桂枝，化气以通阳于外，此方之茯苓，化气以通阳于下。又参苓俱为末，而微苦微渗，浸融化合于甘润甘缓之中，不宁捣汁有意义，为末亦有意义。夷考方制，大抵从

《千金》地髓汤脱化而出，一则地黄捣汁，而加酒加鹿胶；一则地黄捣汁，而加蜜加人参。一则鼓舞以运之，一则滋培以沃之。同是润剂，而为一阴一阳之对待，各有相得相合。运用适应之症，此中辨析极微，学者当潜玩领会。至燥火不宜辛温，适以张其焰；燥火不宜苦寒，反以涸其液，犹其显而易知者也。明此，而本方之主治真髓，可以彻底了解矣。

——冉小峰《历代名医良方注释·第二十章　诸虚类·琼玉膏》

❧ 甘　露　饮 ❧

【提要】　甘露饮由枇杷叶、熟地黄、天冬、枳壳、茵陈、生地黄、麦冬、石斛、炙甘草、黄芩等组成。具有滋阴降火，清热利湿之功。主治胃中客热，牙宣口气，齿龈肿烂，时出脓血，目睑垂重，常欲合闭；或频饥烦，不欲饮食，及赤目肿痛，不任凉药，口舌生疮，咽喉肿痛，疮疹已发、未发。又疗脾胃受湿，瘀热在里，或醉饱房劳，湿热相搏，致生疸病，身面皆黄，肢体微肿，胸满气短，大便不调，小便黄涩，或时身热。本方为阴虚火热上冲，湿热偏盛所致诸多病症的常用方。

甘露饮出自《太平惠民和剂局方》。方中生地黄、熟地黄补益胃肾之阴，共为君药；天冬、麦冬、石斛滋阴清热为臣；佐以茵陈、黄芩清热利湿，清肝泻热，枇杷叶、枳壳降气有助于降火、利湿；使以炙甘草调药和中，使全方诸药相合。共奏滋阴降火，清热利湿之功。

【方论】　此足阳明、少阴药也。烦热多属于虚，二地、二冬、甘草、石斛之甘，治肾胃之虚热，泻而兼补也；茵陈、黄芩之苦寒，折热而去湿；火热上行为患，故又以枳壳、枇杷叶抑而降之也。

——清·汪昂《医方集解·泻火之剂·甘露饮》

此方创自洁古老人，朱丹溪以为此心肺胃三经药也。主治胸中客热，口臭齿烂，心烦咽痛等证。许学士又去麦冬，加犀角，主治与上略同。别如眼赤，并一切疮疡，已散未散，皆可治之。然小甘露饮去熟地者，以手阳明胃，与肾无相关之势，故加桔梗，使与里合。治胃则以肾为关，故加熟地二冬也。

——清·吴仪洛《成方切用·卷八·润燥门》

陈修园曰：足阳明胃为燥土，喜润而恶燥，喜降而恶升。故以二冬、二地、石斛、甘草之润以补之，枇杷、枳壳之降以顺之。若用连、柏之苦，则增其燥；若用芪、术之补，则虑其升；即有湿热，用一味黄芩以折之，一味茵陈以渗之，足矣。盖以阳明之治，最重在"养津液"三字。此方二地、二冬等药，即猪苓汤用阿胶以育阴意也。茵陈、黄芩之折热而去湿，即猪苓汤中之用滑、泽以除垢意也。

——清·陈修园《时方歌括·卷下》

16 祛湿剂

凡具有化湿利水、通淋泄浊等作用，治疗水湿病证的方剂，称为祛湿剂。

湿邪常与风、寒、暑、热相兼致病，且人的体质有虚实强弱之分，邪犯部位又有表里上下之别，湿邪伤人尚有寒化、热化之异。因此，湿邪为病较为复杂，祛湿之法亦有多种。湿邪在外在上者，可从表微汗而解；在内在下者，可芳香苦燥而化，或甘淡渗利以除之；水湿壅盛，形气俱实者，又可攻下以逐之；湿从寒化者，宜温阳化湿；湿从热化者，宜清热祛湿；湿浊下注，淋浊带下者，则宜分清化浊以治之；体虚湿盛者，又当祛湿与扶正兼顾。本章将祛湿剂分为燥湿和胃、清热祛湿、利水渗湿、温化寒湿、祛风胜湿等五类。

祛湿剂多由芳香温燥或甘淡渗利之药组成，易于耗伤阴津。故素体阴虚津亏、病后体弱以及孕妇等均应慎用。

16.1 燥湿和胃剂

凡具有芳香化湿，健运脾胃作用，治疗湿滞脾胃证的方剂，称为燥湿和胃剂。适用于湿浊内阻，脾胃失和证。症见脘腹痞满，嗳气吞酸，呕吐泄泻，食少体倦等。常以苦温燥湿药，与芳香化湿药，如苍术、藿香、厚朴、白豆蔻等为主，配伍砂仁、陈皮等组成方剂。

◀ 平 胃 散 ▶

【提要】 平胃散由苍术、厚朴、陈皮、甘草、生姜、大枣组成。可燥湿运脾，行气和胃。用治湿滞脾胃证。症见脘腹胀满，不思饮食，口淡无味，恶心呕吐，嗳气吞酸，肢体沉重，怠惰嗜卧，常多自利，舌苔白腻而厚，脉缓。本方为治疗湿滞脾胃证之基础方。

平胃散出自《简要济众方》。方中苍术为君药，燥湿运脾，柯琴阐明其"长于发汗，迅于除湿"（《古今名医方论》）；厚朴为臣，化湿行气除满；陈皮为佐，理气和胃，燥湿醒脾，以助君臣之力；甘草为使，调和诸药，且能益气健脾和中；张秉成认为，配伍甘草，意在缓和苍、朴辛燥，"使湿去而土不伤"（《成方便读》）；煎加姜、枣，以助和胃及培土制水之力。关于平胃散的作用，吴崑、张介宾、汪昂等，认为此方补泄兼施；费伯雄称其为"消导之首方"（《医方论》）；吴崑认为，本方"惟湿土太过者能用之"（《医方考》）。

方中药物辛苦温燥，因此，阴虚气滞、脾胃虚弱及孕妇等，均不宜使用本方。

【方论】　湿淫于内，脾胃不能克制，有积饮痞膈中满者，此方主之。此湿土太过之证，《经》曰敦阜是也。苍术味甘而燥，甘则入脾，燥则胜湿。厚朴味温而苦，温则益脾，苦则燥湿，故二物可以平敦阜之土。陈皮能泄气，甘草能健脾。气泄则无湿郁之患，脾强则有制湿之能，一补一泄，又用药之则也。是方也，惟湿土太过者能用之。若脾土不足，及老弱阴虚之人，皆非所宜也。

——明·吴崑《医方考·卷之一·湿门》

夫所谓平胃者，欲平治其不平也，此东垣为胃强邪实者设，故其性味从辛、从燥、从苦，而能消、能散，惟有滞、有湿、有积者宜之。今见方家每以此为常服健脾之剂，动辄用之，而不察可否，其误甚矣。

——明·张介宾《景岳全书·卷之十七·杂证谟·饮食·论脾胃三方》

柯韵伯曰：《内经》以土运太过曰敦阜，其病腹满；不及曰卑监，其病留满痞塞。张仲景制三承气汤，调胃土之敦阜。李东垣制平胃散，平胃土之卑监也。培其卑者而使之平，非削平之谓，犹温胆汤，用凉剂而使之温，非用温之谓。后之注《本草》者，曰敦阜之土，宜苍术以平之；卑监之土，宜白术以培之。若以湿土为敦阜，将以燥土为卑监耶！不审敦阜、卑监之义，因不知平胃之理矣。二术苦甘，皆燥湿健脾之用，脾燥则不滞，所以能健运而得其平。第二，术白者柔而缓，苍者猛而悍。此取其长于发汗，迅于除湿，故以苍术为君耳！不得以白补、赤泻之说，为二术拘也。厚朴色赤苦温，能助少火以生气，故以为佐。湿因于气之不行，气行则愈，故更以陈皮佐之。甘先入脾，脾得补而健运，故以炙甘草为使。名曰平胃，实调脾承气之剂软！夫洁古取《金匮》之枳术汤以为丸，枳实之峻，重于厚朴，且无甘草以和之，虽倍白术，而消伐过于此方。昧者以术为补，为当久服，不思枳实为峻而不宜多，特未之思耳！

——清·罗美《古今名医方论·卷四·平胃散》

此足太阴、阳明药也。苍术辛烈，燥湿而强脾；厚朴苦温，除湿而散满（苦能降泻实满，辛温能散湿满）；陈皮辛温，利气而行痰；甘草中州主药，能补能和，蜜炙为使，泄中有补，务令湿土底于和平也。

——清·汪昂《医方集解·消导之剂第十六·平胃散》

人非脾胃无以养生。饮食不节，病即随之。多食辛辣则火生，多食生冷则寒生，多食浓厚则痰湿俱生。于是为积聚，为胀满，为泻痢，种种俱见。平胃散乃治脾胃之圣剂，利湿化痰，消胀和中，兼治时疫瘴气，燥而不烈，故为消导之首方。

——清·费伯雄《医方论·卷四·消导之剂·平胃散》

用苍术辛温燥湿、辟恶强脾，可散可宣者，为化湿之正药。厚朴苦温，除湿而散满，陈皮辛温，理气而行痰，以佐苍术之不及。但物不可太过，过刚则折，当如有制之师，能戡祸乱而致太平，故以甘草中州之药，能补能和者，赞辅之，使湿去而土不伤，致于和平也。

——清·张秉成《成方便读·卷之三·利湿之剂·平胃散》

藿香正气散

【提要】　藿香正气散由大腹皮、白芷、紫苏叶、茯苓、半夏曲、白术、陈皮、厚朴、桔梗、藿香、甘草、生姜、大枣组成。可解表化湿，理气和中。主治外感风寒，内伤湿滞证。症见恶寒发热，头痛，胸膈满闷，脘腹疼痛，恶心呕吐，肠鸣泄泻，舌苔白腻，脉浮或濡缓。本方为治疗外感风寒，内伤湿滞证的常用方。

藿香正气散出自《太平惠民和剂局方》。方中藿香为君，解表散寒，行气化湿，和中止呕，为治霍乱吐泻之要药。半夏曲、陈皮燥湿理气，和胃降逆以止呕；白术、茯苓健脾祛湿以止泻，共助藿香内化湿浊而止吐泻，皆为臣药。佐以大腹皮、厚朴行气化湿；紫苏叶、白芷辛温发散，助藿香外散风寒；紫苏叶尚可醒脾宽中，行气止呕；白芷兼能燥湿化浊；桔梗宣肺利膈，既益解表，又助化湿；煎加姜、枣，内调脾胃，外和营卫。使以甘草调和药性，并协姜、枣以和中。本方主治病机以内伤湿滞为主，故临证若无表证，亦可运用。因此，本方用药的重点在于理气化湿和中，虽配有藿香、苏叶、白芷等解表之药，但其解表之力相对偏弱，即使用于无表证之人，也无伤正之虞，且其辛散尚可助行气化湿之功，故吴崑谓"若使表无风寒，二物亦能发越脾气"（《医方考》）。

【方论】　内伤外感而成霍乱者，此方主之。

内伤者，调其中，藿香、白术、茯苓、陈皮、甘草、半夏、厚朴、桔梗、大腹皮，皆调中药也，调中则能正气于内矣。外感者，疏其表，紫苏、白芷，疏表药也，疏表则能正气于外矣。若使表无风寒，二物亦能发越脾气，故曰正气。

——明·吴崑《医方考·卷之二·霍乱门》

此手太阴、足阳明药也。藿香辛温，理气和中，辟恶止呕，兼治表里为君；苏、芷、桔梗散寒利膈，佐之以发表邪；厚朴、大腹行水消满，橘皮、半夏散逆除痰，佐之以疏里滞；术、苓、甘草益脾去湿，以辅正气为臣使也。正气通畅，则邪逆自除矣。

——清·汪昂《医方集解·和解之剂第六·藿香正气散》

脾胃不调，感冒暑湿，中气不能运化，故身热不解，腹满吐泻焉。藿香快胃祛暑，苏叶解表散湿，大腹绒泻滞气，冬白术健脾元，厚朴散满除湿，半夏醒脾燥湿，陈皮利中，茯苓渗湿邪，白芷散阳明之湿，桔梗利太阴之气，甘草甘缓中州，姜、枣调和营卫也。此调中散邪之剂，为感冒暑湿之专方。其治不服水土亦强，扶土胜湿之义。

——清·徐灵胎《医略六书·杂病证治·卷之十八·藿香正气散》

夫四时不正之气与岚瘴、疟疾等证，无不皆由中气不足者，方能受之。而中虚之人，每多痰滞，然后无形之气挟有形之痰，互结为患。故此方以白术、甘草补土建中者，即以半夏、陈皮、茯苓化痰除湿继之。但不正之气，从口鼻而入者居多，故复以桔梗之宣肺，厚朴之平胃，以鼻通于肺而口达乎胃也；藿香、紫苏、白芷皆为芳香辛散之品，俱能发表宣里，辟恶祛邪；大腹皮独入脾胃，行水散满，破气宽中；加姜、枣以和营卫，致津液，和中达表。如是则邪有不退，气有不正者哉！

——清·张秉成《成方便读·卷二·和解之剂·藿香正气散》

本方虽有藿香、紫苏、白芷解表散寒，但毕竟以化湿和中为主，且紫苏、白芷二药，尚具理气和中，发越脾气的作用，所以使用本方不必拘泥于表证的有无。

——李飞《中医历代方论选·第十六章 祛湿剂·燥湿和胃剂·藿香正气散》

16.2 清热利湿剂

凡具有解除热邪与湿邪结聚之作用，治疗湿热证的方剂，称为清热祛湿剂。适用于外感湿热，或湿热内郁，或湿热下注所致的湿温、黄疸、霍乱、热淋、痢疾、泄泻、痿痹等病证。常以清热利湿药，如茵陈、滑石、薏苡仁等，或清热燥湿药，如黄连、黄芩、黄柏等为主组成方剂。

茵 陈 蒿 汤

【提要】 茵陈蒿汤由茵陈、栀子、大黄组成。可清热利湿退黄。主治湿热黄疸。症见一身面目俱黄，黄色鲜明，发热，无汗；或但头汗出，口渴欲饮，恶心呕吐，腹微满，小便短赤，大便不爽或秘结，舌红苔黄腻，脉沉数或滑数有力。本方为治疗湿热黄疸之常用方。

茵陈蒿汤出自《伤寒论》。方中重用茵陈蒿为君药，本品苦寒降泄，善能清热利湿，为治黄疸要药。臣以栀子清热降火，通利三焦，助茵陈引湿热从小便而去。佐以大黄泻热逐瘀，通利大便，导瘀热从大便而下。历代医家对本方主治与功效的认识大体相同，在组方配伍方面，多数医家认为茵陈清热利湿退黄为主药，如吴有性谓"茵陈为治疸退黄之专药"（《温疫论》），但其认为本病"小便不利，病源不在膀胱，乃系胃家移热"（《温疫论》），故"以大黄为专功"（《温疫论》），反映了对大黄清热功用的重视。而王子接认为，没有积实、芒硝与大黄相配，该药在本方中的主要作用是利小便以退黄，与调胃承气中大黄泻热的作用相同，此观点与前述相仿。不过，茵陈蒿汤对于大便不爽或便秘皆可使用，其用也在导湿热从大便而出，对于大黄是否体现下法，争论的意义不大。

【方论】 王冰曰：小热之气，凉以和之；大热之气，寒以取之。发黄者，热之极也，非大寒之剂，则不能彻其热。茵陈蒿味苦寒，酸苦涌泄为阴，酸以涌之，苦以泄之，泄甚热者，必以苦为主，故以茵陈蒿为君。心法南方火而主热，栀子味苦寒，苦入心而寒胜热，大热之气，必以苦寒之物胜之，故以栀子为臣。大黄味苦寒，宜补必以酸，宜下必以苦，推除邪热，必假将军攻之，故以大黄为使。苦寒相近，虽甚热，大毒必祛除，分泄前后，复得利而解矣。

——金·成无己《伤寒明理论·第四卷·诸汤方论》

阳明者，为胃之土，其色黄。若发热汗出者，为热气得越，不能发黄也。但头上汗出，齐颈而还者，乃热气不得越也。小便不利，渴欲饮水浆者，乃热甚于胃，津液内竭，瘀结为黄也。故用茵陈为君，能治黄。栀子为臣，栀能治黄，寒以治热也。以大黄为佐使，以下泄瘀热而除其黄也。

——明·许宏《金镜内台方议·卷之十·茵陈蒿汤九十九·汤议》

茵陈逐湿郁之黄，栀子除胃家之热，大黄推壅塞之瘀。三物者，苦以泄热，热泄则黄散也。

——明·方有执《伤寒论条辨·第四卷·辨阳明病脉证并治》

茵陈为治疸退黄之专药。今以病症较之，黄因小便不利，故用山栀除小肠屈曲之火。瘀热既除，小便自利，当以发黄为标，小便不利为本。及论小便不利，病原不在膀胱，乃系胃家移热，又当以小便不利为标，胃实为本。是以大黄为专功，山栀次之，茵陈又其次也。设去大黄而服山栀、茵陈，是忘本治标，鲜有效矣。或用茵陈五苓，不惟不能退黄，小便间亦难利。

——明·吴有性《温疫论·卷上·发黄》

太阳、阳明俱有发黄症，但头汗而身无汗，则热不外越；小便不利，则热不下泄，故瘀热在里而渴饮水浆。然黄有不同。症在太阳之表，当汗而发之，故用麻黄连翘赤豆汤，为凉散法；症在太阳阳明之间，当以寒胜之，用栀子柏皮汤，乃清火法；症在阳明之里，当泻之于内，故立本方，是逐秽法。茵陈秉北方之色，经冬不凋，傲霜凌雪，历遍冬寒之气，故能除热邪留结。佐栀子以通水源，大黄以除胃热，令瘀热从小便而泄，腹满自减，肠胃无伤，仍合"引而竭之"之义，亦阳明利水法奇法也。

——清·柯琴《伤寒来苏集·伤寒附翼·卷下·阳明方总论》

茵陈散肌表之湿，得大黄则兼泻中焦之郁热；山栀逐肉理之湿，得大黄则兼泻上焦之郁热。惟其性皆轻浮，故与大黄仅入气分，泄热利小便，建退黄之功，与调胃承气仅泻无形之热同义。无枳实、芒硝，不能疾行大便，故不得妄称为下法。

——清·王子接《绛雪园古方选注·上卷·寒剂·茵陈蒿汤》

茵陈发汗利水，以泄太阴、阳明之湿热，故为治黄主药；栀子为臣；大黄为佐，分泄前后，则腹得利而解矣。

——清·吴仪洛《成方切用·卷七下·燥湿门·茵陈蒿汤》

此纯苦急趋之方也……胜火者莫如水，茵陈得水之精；开郁莫如发陈，茵陈生发最速，高出众草，主治热结黄疸，故以之为君。栀子通水源而利三焦，大黄除实热而减腹满，故以之为佐也。

——清·吴鞠通《温病条辨·卷二·中焦篇·风温、温热、温疫、温毒、冬温》

此方纯治邪气实而不虚者，如湿热内结而成实证，则茵陈、五苓等药，又属无济，非用下夺之法，不足以杀其邪而导其结，故以栀子泄其前，大黄泄其后。茵陈辛苦微寒，得春初生发之气，能入太阳、阳明，发汗利水，为治黄主药。三味合而用之，前证自然奏效耳。若寒湿内郁而为阴黄者，其证则与前纯乎相反。但阴黄之色瘀而晦，阳黄之色明而鲜；阳黄则口渴、便闭，阴黄则口不渴、二便和，以此为别。姜、附大辛大热，使寒湿之邪，从乎阳化，则茵陈又为治寒湿之用耳。足见一物之功，各随佐使而用，不必拘乎一物一用也。

——清·张秉成《成方便读·卷三·利湿之剂·茵陈蒿汤》

八正散

【提要】　八正散由车前子、瞿麦、萹蓄、滑石、栀子、甘草、木通、大黄、灯心组成。可清热泻火，利水通淋。主治湿热淋证。症见尿频尿急，溺时涩痛，淋沥不畅，尿色浑赤，甚则癃闭不通，小腹急满，口燥咽干，舌苔黄腻，脉滑数。本方为治湿热淋证的常用方。

八正散出自《太平惠民和剂局方》。方中滑石、木通为君药，滑石善能滑利窍道，清热利湿；木通上清心火，下利湿热，使湿热之邪从小便而去。萹蓄、瞿麦、车前子为臣，清热利水通淋。佐以栀子清泄三焦，通利水道，以增强君、臣药清热利水通淋之功；大黄荡涤邪热，通利肠腑，并能使湿热从大便而去。甘草调和诸药，兼能清热缓急止痛，为佐使。煎加灯心以增利水通淋之力。对于本方的组方配伍，汪昂指出"虽治下焦而不专于治下，必三焦通利，水乃下行"；又言"木通、灯草清肺热而降心火"（《医方集解》）。

【方论】　此手足太阳、手少阳药也。木通、灯草清肺热而降心火，肺为气化之源，心为小肠之合也；车前清肝热而通膀胱，肝脉络于阴器，膀胱、津液之府也；瞿麦、萹蓄降火通淋，此皆利湿而兼泻热者也；滑石利窍散结，栀子、大黄苦寒下行，此皆泻热而兼利湿者也；甘草合滑石为六一散，用梢者、取其径达茎中，甘能缓痛也；虽治下焦而不专于治下，必三焦通利，水乃下行也。

——清·汪昂《医方集解·利湿之剂第十二·八正散》

热结膀胱不能化气而水积下焦，故小腹硬满，小便不通焉。大黄下郁热而膀胱之气自化，滑石清六腑而水道闭塞自通，瞿麦清热利水道，木通降火利小水，萹蓄泻膀胱积水，山栀清三焦郁火，车前子清热以通关窍，生草梢泻火以达茎中。为散，灯心汤煎，使热结顿化，则膀胱肃清而小便自利，小腹硬满自除矣。此泻热通闭之剂，为热结溺闭之专方。

——清·徐灵胎《医略六书·杂病证治·卷之二十五·癃闭方目·八正散》

此方治实火下注小肠、膀胱者则可。若阴虚夹湿火之体，便当去大黄，加天冬、丹参、丹皮、琥珀等味，不可再用大黄以伤其元气。

——清·费伯雄《医方论·卷三·利湿之剂·八正散》

治湿热下注，咽干口渴，少腹急满，小便不通，或淋痛尿血等证。夫淋之为病，虽有多端，其辨别不过虚实两途。若有邪而实者，其来必痛，或湿热，或瘀血。有邪证邪脉可据者，悉从膀胱溺道而来。若不痛而属虚者，由肾脏精道而来。盖前阴虽一，内有两窍，一为溺窍，一为精窍，故淋之一证，无不出于肾与膀胱也。然膀胱一腑，有下口而无上口，其水皆从大、小肠之分别清浊而下渗为溺，则知湿浊瘀血亦由此处而渗入膀胱为病焉。故此方以大黄导湿热直下大肠，不使其再入膀胱，庶几源清而流自洁耳。其既蓄于膀胱者，又不得不疏其流。以上诸药，或清心而下降，或导浊以分消，自然痛可止、热可蠲，湿热之邪尽从溺道而出矣。

——清·张秉成《成方便读·卷三·利湿之剂·八正散》

三仁汤

【提要】　三仁汤由杏仁、半夏、滑石、薏苡仁、通草、白蔻仁、竹叶、厚朴组成。可宣畅气机，清利湿热。主治湿温初起，或暑温夹湿之湿重于热证。症见头痛恶寒，身重疼痛，肢体倦怠，面色淡黄，胸闷不饥，午后身热，苔白不渴，脉弦细而濡。本方是治疗湿温初起，湿重于热的常用方。

　　三仁汤出自《温病条辨》。方中杏仁宣利上焦肺气，气行则湿化；白蔻仁芳香化湿，行气宽中；薏苡仁淡渗利水而健脾，使湿热从下焦而去，三仁合用，宣通三焦为君。滑石、通草、竹叶甘寒淡渗，助君利湿清热之力为臣。半夏、厚朴行气化湿，散结除满为佐。吴鞠通对三仁汤病因病机的认识全面，并提到了禁汗、禁下、禁润之三禁，后世皆以之为戒。他还提到本方"开上焦肺气，盖肺主一身之气，气化则湿亦化"（《温病条辨》），说明在治疗中重视上焦气机宣畅。

　　【方论】　湿为阴邪，自长夏而来，其来有渐，且其性氤氲粘腻，非若寒邪之一汗而解，温热之一凉而退，故难速已。世医不知其为湿温，见其头痛恶寒，身重疼痛也，以为伤寒而汗之，汗伤心阳，湿随辛温发表之药蒸腾上逆，内蒙心窍则神昏，上蒙清窍则耳聋、目瞑、不言。见其中满不饥，以为停滞而大下之，误下伤阴，而重抑脾阳之升，脾气转陷，湿邪乘势内渍，故洞泄。见其午后身热，以为阴虚而用柔药润之，湿为胶滞阴邪，再加柔润阴药，二阴相合，同气相求，遂有锢结而不可解之势。惟以三仁汤轻开上焦肺气，盖肺主一身之气，气化则湿亦化也。

——清·吴鞠通《温病条辨·卷一·上焦篇·湿温、寒湿》

　　杏仁、蔻仁、厚朴、半夏之苦辛，开泄上、中焦之湿热而除满开痞；滑石、通草、薏仁、淡竹叶之甘淡，分渗以宣利下焦，使湿热从小便而化。甘澜水，以活水置器内，杓扬数百遍，取甘淡轻扬不助肾邪，速于下降耳。此乃苦辛淡宣利三焦湿热之留瘀者也。

——李畴人《医方概要·和解之剂·三仁汤》

　　三仁汤为湿温证的通用方。它的配合，用杏仁辛宣肺气以开其上，蔻仁、厚朴、半夏苦辛温通以降其中，苡仁、通草、滑石淡渗湿热以利其下，虽然三焦兼顾，其实偏重中焦。

——秦伯未《谦斋医学讲稿·温病一得》

藿朴夏苓汤

　　【提要】　藿朴夏苓汤由藿香、厚朴、半夏、茯苓、杏仁、薏苡仁、白蔻仁、猪苓、淡豆豉、泽泻、通草组成。可解表化湿，主治湿重于热之湿温病。症见身热恶寒，肢体倦怠，胸闷口腻，舌苔薄白，脉濡缓等。本方为治疗湿温初起的常用方。

　　藿朴夏苓汤为《感证辑要》所载《医原》之方。方中淡豆豉、藿香芳化宣透以疏表湿为君。白蔻仁、厚朴芳香化湿，半夏燥湿运脾为臣。杏仁开宣肺气化湿于上；茯苓、猪苓、泽泻、苡仁淡渗利湿于下，共为佐药。其遵《内经》"治上焦如羽，非轻不举"之旨，故选用质轻轻而味辛淡之品，轻开肺气，盖肺为水之上源，肺气宣散可启上闸开支河，肺气肃降又可导湿下行，以为出路；俾湿邪去则气机宣通，气津周流布津于外，皮毛之邪自然随汗而解。肺气通调水道、下输膀胱则湿邪可随之出，又肺主身之皮毛，肺气宣散，则皮毛之风寒之邪亦随之而散。此即活用肺主一身之气之理。

【方论】 湿温伤寒，湿多者，湿重于热也。其病发自太阴肺脾，多兼风寒，治以轻开肺气为主。肺主一身之气，肺气化则脾湿自化。即有兼邪，亦与之俱化。宜用藿朴夏苓汤，疏中解表，使风寒从皮腠而排泄；芳淡渗利，使湿邪从内肾膀胱而排泄。汗利兼行，自然湿开热透，表里双解矣。

——清·俞根初《重订通俗伤寒论·第八章 伤寒兼证·第八节 湿温伤寒》

湿火之症，湿多者，湿重于热也。其病多发于太阴肺脾，治法以轻开肺气为主。肺主一身之气，肺气化，则脾湿自化，即有兼邪，亦与之俱化。宜用藿朴夏苓汤，体轻而味辛淡者治之，启上闸，开支河，导湿下行，以为出路；湿去气通，布津于外，自然汗解。

——清·何廉臣《重订广温热论·第一卷·温热总论·论温热即是伏火·湿火之症治》

甘露消毒丹

【提要】 甘露消毒丹由滑石、黄芩、茵陈、石菖蒲、川贝母、木通、藿香、连翘、白蔻仁、薄荷、射干组成。可利湿化浊，清热解毒。主治湿温时疫，邪留气分，湿热并重之证。症见发热倦怠，胸闷腹胀，肢酸咽痛，身目发黄，颐肿口渴，小便短赤，或泄泻淋浊，舌苔白腻或黄腻或干黄，脉濡数或滑数。本方为治夏令暑湿常用方。

甘露消毒丹出自《医效秘传》。方中重用滑石、茵陈、黄芩为君，滑石利水渗湿，清热解暑；茵陈善清利湿热而退黄；黄芩清热燥湿，泻火解毒。臣以白豆蔻、石菖蒲、藿香行气化湿，悦脾和中，令气畅湿行；木通清热利湿通淋，导湿热从小便而去。佐以连翘、薄荷、射干、贝母清热解毒，散结消肿而利咽止痛。王孟英赞本方为"治湿温时疫之主方"（《温热经纬》），现代诸家对此几无异议，对于本方组方配伍的认识更为深入，大都基于三焦分消湿邪与清热解毒并重讨论。

【方论】 雄按：此治湿温时疫之主方也。《六元正纪》五运分步，每年春分后十三日交二运，徵火旺，天乃渐温；芒种后十日交三运，宫土旺，地乃渐湿，温湿蒸腾，更加烈日之暑，烁石流金。人在气交之中，口鼻吸受其气，留而不去，乃成湿温、疫疠之病，而为发热，倦怠，胸闷，腹胀，肢酸，咽肿，斑疹，身黄，颐肿，口渴，溺赤，便闭，吐泻，疟痢，淋浊，疮疡等证。但看病人舌苔，淡白，或厚腻，或干黄者，是暑湿、热疫之邪尚在气分，悉以此丹治之立效，并主水土不服诸病。

——清·王孟英《温热经纬·卷五·方论·甘露消毒丹》

蔻仁辛香，藿香芳香，宣解肺脾。茵陈发越陈伏之湿，黄芩泻肺火，木通泻小肠之火，兼滑石之淡渗，从阳通阴而泻三焦之郁热；连翘、川贝清心肺而化痰热，射干、菖蒲利咽喉。苦辛芳淡，宣解三焦表里湿热之邪，不专主发汗，上焦肺气宣通，则玄府自启，汗出热化，便通痞开矣。

——李畴人《医方概要·表散之剂·甘露消毒丹》

此方滑石、茵陈、木通，皆利湿药；薄荷、藿香、菖蒲、蔻仁、射干、神曲，均芳香通利，疏里宣外。黄芩清热，贝母豁痰。加连翘者，症见丹疹，虽在气分为多，而一部分已袭营分也。此方较普济消毒饮，尤为清超；彼侧重通外，此侧重清内；彼为清中之浊，此为清中之清。细译方制，微苦而不大苦，清利而不燥利，举重若轻，妙婉清灵，迥非庸乎所能企及。

——冉小峰《历代名医良方注释·第四章 热症类·甘露消毒丹》

本方是治疗湿温、时疫的常用方剂。方中藿香、蔻仁、菖蒲辟秽化浊；黄芩、连翘清热解毒；射干、贝母清肺化痰，且射干与连翘相配，更能消退咽肿；滑石、木通、茵陈清利湿热；更用一味薄荷轻疏表邪。这样，可使湿热之邪既从表而散，又从中而化，更从下由小便而出。对于湿温、时疫初起，或湿热黄疸、瘟毒轻者，都可用之。

——朱良春，等《汤头歌诀详解·第十四章 利湿之剂·二、方剂·甘露消毒丹》

方中黄芩清热燥湿，连翘、射干清热解毒，茵陈、滑石、是木通清利湿热，藿香、石菖蒲、白豆蔻、茵陈皆芳香之品，有化湿辟秽之功。湿热蕴蒸，易生痰浊，故用川贝母以清化热痰，薄荷配连翘轻清宣透，疏通气机，透达热邪。诸药配伍，芳香化湿辟秽，淡渗分利湿热，寒凉清热解毒。感受湿热秽浊之邪，用之多可获效。

——赵绍琴，等《温病纵横·中篇 各论·第二章 湿热病·第二节 中焦湿热证治·三、辨证施治·2.湿热并重·5）湿热秽浊，郁阻蕴蒸》

❧ 连 朴 饮 ❧

【提要】　连朴饮由厚朴、黄连、石菖蒲、半夏、淡豆豉、焦栀子、芦根组成。可清热化湿，理气和中。主治湿热霍乱。症见上吐下泻，胸脘痞闷，心烦躁扰，小便短赤，舌苔黄腻，脉滑数。本方为治疗湿热并重之霍乱的常用方。

连朴饮出自《霍乱论》。方中黄连清热燥湿，厚朴行气化湿，共为君药。石菖蒲芳香化湿而悦脾；半夏燥湿降逆并和胃，增强君药化湿和胃止呕之力，为臣药。栀子、淡豆豉宣胸脘之郁热；芦根性甘寒质轻，清热和胃，除烦止呕，同为佐药。冉先德对本方主治、配伍与功效进行了深入、全面的探讨，尤其是其"治法不在止泻止吐，惟求湿热一清，脾胃得和，则诸证自愈"（《历代名医良方注释》）最为精妙。

【方论】　病在中焦气分，酌与王氏连朴饮加味，苦降辛通，以清胃气。

——清·俞根初原著，徐荣斋重订《重订通俗伤寒论·第八章 伤寒兼证·第十二节 伏暑伤寒》

霍乱吐利为本方主证，湿热内蕴为本证病机，而胸脘痞闷，舌苔黄腻，小便短赤，则为湿热的诊断依据。湿热之邪蕴伏中焦，脾胃升降之机失常，遂致胃浊不降而呕，脾不升清而泻，清浊相干而吐泻交作。治法不在止泻止吐，惟求湿热一清，脾胃得和，则诸证自愈。方中用黄连、山栀清热解毒，苦寒燥湿；厚朴、半夏燥湿行滞；菖蒲、香豉芳香化浊；芦根宣肺去湿，清热生津。合用以成清热燥湿理气化浊之功。

——冉小峰《历代名医良方注释·第九章 时疫类·连朴饮》

❖ 二 妙 散 ❖

【提要】 二妙散由黄柏、苍术组成。可清热燥湿。主治湿热下注证,症见筋骨疼痛,或两足痿软,或足膝红肿疼痛,或湿热带下,或下部湿疮,小便短赤,舌苔黄腻。本方为治疗湿热下注之痿、痹、脚气、带下、湿疮等病证的基础方。

二妙散出自《丹溪心法·卷四·痛风》。方中黄柏为君,清热燥湿,长于清下焦湿热。臣以苍术辛散苦燥,长于健脾燥湿。二药相伍,清热燥湿,标本兼顾。张秉成认为,方中苍术为"燥湿强脾之主药",并指出"邪气盛,而正不虚者"(《成方便读》),即可用本方治疗。

二妙散剂型为煮散,入姜汁调药,取其辛散以助药力,增强通络止痛之功。

【方论】 湿热腰膝疼痛者,此方主之。

湿性润下,病则下体受之,故腰膝病。然湿未尝痛,积久而热,湿热相搏然后痛。此方用苍术以燥湿,黄柏以去热。又黄柏有从治之妙,苍术有健脾之功,一正一从,奇正之道也。

——明·吴崑《医方考·卷之一·湿门》

二妙散,偶方之小制也。苍术生用入阳明经,能发二阳之汗;黄柏炒黑入太阴经,能除至阴之湿。一生一熟,相为表里,治阴分之湿热,有如鼓应桴之妙。

——清·王子接《绛雪园古方选注·中卷·内科·二妙散》

湿热下注,腰脊不能转枢,故机关不利,腰中疼重不已焉。苍术燥湿升阳,阳运则枢机自利;黄柏清热燥湿,湿化则真气得行。为散酒调,使湿热运行则经气清利,而腰府无留滞之患,枢机有转运之权,何腰中疼重不痊哉?此清热燥湿之剂,为湿热腰痛之专方。

——清·徐灵胎《医略六书·杂病证治·卷之二十三·腰痛方目·二妙散》

治湿热盛于下焦而成痿证者。夫痿者,萎也,有软弱不振之象。其病筋脉弛长,足不任地,步履歪斜。此皆湿热不攘,蕴留经络之中所致。然湿热之邪,虽盛于下,其始未尝不从脾胃而起,故治病者,必求其本,清流者,必洁其源。方中苍术辛苦而温,芳香而燥,直达中州,为燥湿强脾之主药。但病既传于下焦,又非治中可愈,故以黄柏苦寒下降之品,入肝肾直清下焦之湿热,标本并治,中下两宜。如邪气盛而正不虚者,即可用之。

——清·张秉成《成方便读·卷三·利湿之剂·二妙丸》

16.3 利水渗湿剂

凡具有通利小便,祛除湿邪作用,治疗水湿壅盛证的方剂,称为利水渗湿剂。适用于水湿壅盛所致的水肿、泄泻等病证。常用甘淡利水渗湿药,如茯苓、泽泻、猪苓等为主组方。

❖ 五 苓 散 ❖

【提要】 五苓散由猪苓、泽泻、白术、茯苓和桂枝组成。可利水渗湿,温阳化气。主治膀胱气化不利之蓄水证。症见小便不利，头痛微热，烦渴欲饮，甚则水入即吐；或脐下动悸，吐涎沫而头目眩晕；或短气而咳；或水肿，泄泻，舌苔白，脉浮。本方为温阳化气利水的代表方。

五苓散出自《伤寒论》。方中重用泽泻为君，以其咸寒，直达肾与膀胱，利水渗湿；臣以茯苓、猪苓，增强君药利水渗湿之力；佐以白术、茯苓健脾以运化水湿；佐以桂枝温阳化气以助利水，又可解表散邪以祛表邪。对于本方君药，众说不一。成无己认为，"五苓之中，茯苓为主"（《伤寒明理论》），以茯苓利水渗湿为君。汪昂提出"二苓甘淡入肺而通膀胱为君"（《医方集解》）。《医宗金鉴》认为，"君泽泻之咸寒，咸走水府，寒胜热邪"，二苓与泽泻三药虽皆有较好利水作用，但原方重用泽泻一两六铢，以其直达膀胱水腑，药力最大，宜为君药之任。

本方服用法指出，服后当饮暖水，以助发汗，使表邪从汗而解。

【方论】　苓，令也，号令之令矣。通行津液，克伐肾邪，专为号令者，苓之功也。五苓之中，茯苓为主，故曰五苓散。茯苓味甘平，猪苓味甘平，甘虽甘也，终归甘淡。《内经》曰：淡味渗泄为阳。利大便曰攻下，利小便曰渗泄。水饮内畜，须当渗泄之，必以甘淡为主，是以茯苓为君，猪苓为臣。白术味甘温，脾恶湿，水饮内畜，则脾气不治，益脾胜湿，必以甘为助，故以白术为佐。泽泻味咸寒，《内经》曰：咸味下泄为阴，泄饮导溺，必以咸为肋，故以泽泻为使。桂味辛热，肾恶燥，水畜不行则肾气燥。《内经》曰：肾恶燥，急食辛以润之，散湿润燥，故以桂枝为使。多饮暖水，令汗出愈者，以辛散水气外泄，是以汗润而解也。

——金·成无己《伤寒明理论·第四卷·诸汤方论》

发汗后，烦渴饮水，脉洪大者，属白虎汤；发汗后，烦渴饮水，内热实，脉沉实者，属承气汤；今此发汗后，烦渴欲饮水，脉浮，或有表，小便不利者，属五苓散主之。五苓散乃汗后一解表药也，此以方中云覆取微汗是也。故用茯苓为君，猪苓为臣，二者之甘淡，以渗泄水饮内蓄，而解烦渴也。以泽泻为使，咸味泄肾气，不令生消渴也；桂枝为使，外能散不尽之表，内能解有余之结，温肾而利小便也。白术为佐，以其能燥脾土而逐水湿也。故此五味之剂，皆能逐水而祛湿。是曰五苓散，以其苓者令也，通行津液，克伐肾邪，号令之主也。

——明·许宏《金镜内台方议·卷之十一·五苓散·汤议》

伤寒小便不利而渴者，此方主之。

水道为热所秘，故令小便不利。小便不利，则不能运化津液，故令渴。水无当于五味，故用淡以治水。茯苓、猪苓、泽泻、白术，虽有或润或燥之殊，然其为淡则一也，故均足以利水。桂枝辛热，辛热则能化气。《经》曰：膀胱者，州都之官，津液藏焉，气化则能出矣。此用桂之意也。桂有化气之功，故并称曰五苓。浊阴既出下窍，则清阳自出上窍。又热随溺而泄，则渴不治可以自除。虽然，小便不利，亦有因汗下之后，内亡津液而致者，不可强以五苓散利之，强利之，则重亡津液，益亏其阴，故曰：大下之后复发汗，小便不利者，亡津液故也，勿治之，得小便利必自愈。师又曰：太阳随经之邪，直达膀胱，小便不利，其人如狂者，此太阳之邪不传他经，自入其腑也。五苓散主之，亦是使阳邪由溺而泄耳。

——明·吴崐《医方考·卷之一·伤寒门》

此两解表里之药，故云复取微汗。茯苓、猪苓味淡，所以渗水涤饮也；泽泻味咸，所以泄肾止渴也；白术味甘，所以燥脾逐湿也；桂枝味辛，所以散邪和营也。欲兼治表，必用桂枝，专用利水，则宜肉桂，妙用全在乎此。若以其辛热而去之，则何能疏肝伐肾，通津利水乎？

——清·张璐《伤寒缵论·卷下·正方·五苓散》

凡中风、伤寒，结热在里，热伤气分，必烦渴饮水。治之有二法：表症已罢，而脉洪大，是热邪在阳明之半表里，用白虎加人参清火以益气；表症未罢，而脉仍浮数，是寒邪在太阳之半表里，用五苓散饮暖水，利水而发汗。此因表邪不解，心下之水亦不散，既不能为溺，更不能生津，故渴；及与之水，非上焦不受，即下焦不通，所以名为水逆。水者肾所司也，泽泻味咸入肾，而培水之本；猪苓黑色入肾，以利水之用；白术味甘归脾，制水之逆流；茯苓色白入肺，清水之源委，而水气顺矣。然表里之邪，谅不因水利而顿解，故必少加桂枝，多服暖水，使水精四布，上滋心肺，外达皮毛，溱溱汗出，表里之烦热两除也。白饮和服，亦啜稀粥之微义，又复方之轻剂矣。本方非能治消渴也，注者不审消渴之理及水逆之性，称为化气回津之剂，夫四苓之燥，桂枝之热，何所恃而津回？岂知消渴与水逆不同，消字中便见饮水多能消，则不逆矣……又云：渴欲饮水者，以五苓散救之。可知用五苓原是治水，不是治渴，用以散所饮之水，而非治烦渴、消渴之水也。且本方重在内烦外热，用桂枝是逐水以除烦，不是热因热用；是少发汗以解表，不是助四苓以利水。其用四苓是行积水留垢，不是疏通水道。后人不明此理，概以治水道不通。夫热淫于内者，心下已无水气，则无水可利，无汗可发，更进燥烈之品，津液重亡，其能堪耶！

——清·柯琴《伤寒来苏集·伤寒附翼·卷上·太阳方总论》

赵羽皇曰：人身之水有二：一为真水，一为客水。真水者，即天乙之所主；客水者，即食饮之所溢。故真水惟欲其升，客水惟欲其降。若真水不升，则水火不交而为消渴；客水不降，则水土相混而为肿满。五苓散一方，为行膀胱之水而设，亦为逐内外水饮之首剂也。盖水液虽注于下焦，而三焦俱有所统，故肺金之治节有权，脾土之转输不息，肾关之开合得宜，则溲溺方能按时而出。若肺气不行，则高源化绝；中州不运，则阴水泛流；坎脏无阳，则层冰内结，水终不能自行。不明其本，而但理其标，可乎？方用白术以培土，土旺而阴水有制也；茯苓以益金，金清而通调水道也；桂味辛热，且达下焦，味辛则能化气，性热专主流通，州都温暖，寒水自行；再以泽泻、猪苓之淡渗者佐之，禹功可奏矣。先哲有曰：水之得以安流者，土为之堤防也；得以长流者，火为之蒸动也。无水则火不附，无火则水不行。旨哉言乎！

罗东逸曰：伤寒之用五苓，允为太阳寒邪犯本，热在膀胱，故以五苓利水泻热。然用桂枝者，所以宣邪而仍治太阳也。杂症之用五苓者，特以膀胱之虚，寒水为壅，兹必肉桂之厚以君之，而虚寒之气始得运行宣泄。二症之用稍异，不可不辨。加茵陈为茵陈五苓散，治酒积黄瘅。盖土虚则受湿，湿热乘脾，黄色乃见。茵陈专理湿热，发黄者所必用也；佐以五苓，旺中州，利膀胱；桂为向导，直达热所，无不克矣。

——清·罗美《古今名医方论·卷三·五苓散（程郊倩 赵羽皇 罗东逸）》

此足太阳药也。太阳之热，传入膀胱之腑，故口渴而便不通。《经》曰：淡味渗泄为阳，二苓甘淡入肺而通膀胱为君（水无当于五味，故淡能利水。茯苓走气分，猪苓走血分，然必上行入肺，而后能下降入膀胱也）；咸味通泄为阴，泽泻甘咸入肾膀胱，同利水道为臣；益土所以制水，故以白术苦温健脾去湿为佐；膀胱者，津液藏焉，气化则能出矣，故以肉桂辛热为使，热因热用，引入膀胱以化其气，使湿热之邪，皆从小水而出也。

——清·汪昂《医方集解·利湿之剂·五苓散》

是方也，乃太阳邪热入腑，水气不化，膀胱表里药也。一治水逆，水入则吐；一治消渴，水入则消。夫膀胱者，津液之府，气化则能出矣。邪热入之，若水盛则水壅不化而水蓄于上，膀胱之气化不行，致小便不利也。若热盛则水为热耗，而水消于上，膀胱之津液告竭，致小便不利也。水入吐者，是水盛于热也；水入消者，是热盛于水也。二证皆小便不利，故均得而主之。然小便利者不可用，恐重伤津液也。由此可知五苓散非治水热之专剂，乃治水热小便不利之主方也。君泽泻之咸寒，咸走水府，寒胜热邪。佐二苓之淡渗，通调水道，下输膀胱，并泻水热也。用白术之燥湿，健脾助土，为之堤防以制水也。用桂之辛温，宣通阳气，蒸化三焦以行水也。泽泻得二苓下降，利水之功倍，小便利而水不蓄矣。白术须桂上升，通阳之效捷，气腾津化渴自止也。若发热表不解，以桂易桂枝，服后多服暖水，令汗出愈。是此方不止治停水小便不利之里，而犹解停水发热之表也。加人参名春泽汤，其意专在助气化以生津。加茵陈名茵陈五苓散，治湿热发黄，表里不实，小便不利者，无不克也。

——清·吴谦，等《医宗金鉴·删补名医方论·卷六·五苓散》

此治小便不利之主方，乃治三焦水道，而非太阳药也。《素问·经脉别论》曰：饮入于胃，游溢精气，上输于脾，脾气散精，上归于肺，通调水道，下输膀胱，水精四布，五经并行。此方用桂以助命门之火，是釜底加薪，而后胃中之精气上腾；再用白术健脾，以转输于肺；而后用二苓、泽泻，运水道之升已而降。其先升后降之法，与《内经》之旨，滴滴归源，复与太阳何涉？《伤寒论》治小便不利，"汗出而渴者，五苓散主之；不渴者，茯苓甘草汤主之"。盖渴为阳气不足，水不上升也，不升则不降，故用肉桂以升之，二苓、泽泻以降之，而用白术一味，以为中枢。乃注者莫不以渴为热入膀胱，津液被劫所致，如果热入而复用桂、术，以温液耗津，又二苓、泽泻以渗之，是热之又热，耗之又耗，速之毙矣。且不渴者，反不用五苓，而用茯苓甘草汤，可知不渴则无需桂、术之蒸腾津液，而桂、术之非治太阳，而治三焦，更不待言矣。有小便不通而以桂枝易桂者，此必命门之火未衰，而外有太阳表症，因邪伤太阳，传入三焦，故表邪未解，而三焦之水道不利，即《伤寒论》所谓"中风发热，六七日不解而烦，有表里证，渴欲饮水，水入则吐者，名曰水逆，五苓散主之"是也。表症为太阳不足，故用桂枝以宣阳气，通津液入于周身，即经文"水精四布，五经并行"之旨，非用之以通水道下出也。里症为三焦之气化不宣，故用二苓、泽泻，以通三焦之闭塞，非开膀胱之溺窍也。夫下焦之气化不宣，则腹膨而小便不利，水蓄膀胱，此乃水蓄于膀胱之外，不能化入膀胱，故用五苓以化之。亦有用桂枝而效者，因卫出下焦，助太阳气化以运之，非为太阳腑内之水蓄也。如三焦既将水气运化入于膀胱而不出，此真太阳府内痹而不宣，即胞痹症也。《素问·痹论》曰：胞痹者，少腹膀胱按之内痛，若沃以汤，涩于小便，上为清涕。水在膀胱之内，是膀胱胀满而非腹胀，故按之内痛，若沃以汤，其溺孔之道痹而不通，故涩于小便；膀胱痹气随太阳经脉之行，以从巅入脑，故上为清涕。此真太阳本府水结膀胱之内，而非腹中膨胀之小便不利也。总之，水入膀胱之内，方属太阳；若水在膀胱之外，腹膨满而小水不利者，此脏腑之外，躯壳之内，三焦主之。虞天民曰：三焦者，指腔子而言也。故治腹满肿胀之症，设使一味利水，则三焦之气更不能施化，而膀胱津液为之下竭，非仲景五苓之意也。

——清·唐笠山《吴医汇讲·卷四·五苓散解》

此方在伤寒门，为兼治太阳经腑之病，应用桂枝。故论曰：中风发热，六七日不解而烦，有表里证。可知当用桂枝以行表，故又言汗出愈，不然二苓、泽泻下泄之力胜，焉能使其行表出汗乎？若无表证，宜用肉桂，则其化气行水之功更胜也。盖是方无论用桂、用枝，皆为宣化三焦之法，即非太阳之主方，何也？以三焦司一身表里升降之气，内自脾胃，外达肌肤，必由三焦转输，故三焦气和，则内外通利，二便自调。然其升降之机，又在脾之健运。故此方用术健脾，以桂通阳，阳气运化，水道流行，乃以二苓、泽泻导入膀胱而泄。所以经言：三焦者，水道出焉，属膀胱，而膀胱为三焦之下游也。又曰：气化则能出焉。谓三焦之气宣化，而膀胱之水方能出也。故仲景又用此方治霍乱。霍乱，脾胃病也，因三焦气阻不得升降，而致吐利交作，则其非太阳主方，理可见矣。若治霍乱，当用肉桂为宜。

——清·章楠《医门棒喝二集伤寒论本旨·卷九·五苓散》

仲圣于霍乱，分列热多、寒多之治，皆为伤寒转为霍乱而设，故二"多"字，最宜玩味。所云热多者，谓表热多于里寒也；寒多者，里寒多于表热也。岂可以热多二字，遂谓此方可治热霍乱哉？沈果之云：其用桂者，宣阳气，通津液于周身，非用之以通水道下出也。用泻、术、二苓，以通三焦之闭塞，非开膀胱之溺窍也。如果热入而渴，复用桂、术以温液耗津，又加苓、泽以渗之，是热之又热，耗之又耗，速之毙矣。余谓：观此则"多饮暖水，汗出愈"之义益明，故霍乱无阳气郁遏身表证，无三焦闭塞气化不宣之里证，而欲饮水者，切勿误解热多为热证，而妄援圣训，浪投此药也。

——清·王孟英《随息居重订霍乱论·卷下·药方篇第四·方剂》

湿为地之气，其中人也缓，其入人也深，其为病也不可以疾而已。坐卧卑湿，汗渍雨淋，此湿之自外来者也。多食厚腻，过嗜茶酒，此湿之自内生者也。治湿必先理脾，脾土健运，始能渗湿，此定法也。又须分利，使浊阴从下而出，亦定法也。五苓散，仲景本为脉浮、小便不利、微热、消渴、表里有病者而设。方中宜用桂枝，不可用肉桂。后人遂通治诸湿、腹满、水饮、水肿、呕逆、泄泻、水寒射肺或喘或咳、中暑烦渴、身热头痛、膀胱热、便秘而渴、霍乱吐泻、痰饮湿症、身痛身重等症。总之治寒湿则宜用肉桂，不宜用桂枝。若重阴生阳，积湿化热，便当加清利之药，并桂枝亦不可用矣。至加减之附方，各有宜称，亦当细细参之。

——清·费伯雄《医方论·卷三·利湿之剂·五苓散》

本方用桂枝助膀胱气化而利小便，又能发汗解表而治表证，对蓄水证表邪未解者，服之可使经腑之邪并除。但本方应用以膀胱气化不行的小便不利为主，表证的有无不居主要地位。

——李飞《中医历代方论选·各论·第十六章 祛湿剂·三、利水渗湿剂·五苓散》

🔹 猪 苓 汤 🔹

【提要】 猪苓汤由猪苓、茯苓、泽泻、阿胶与滑石组成。可利水养阴清热。主治伤寒之邪入里化热，与水相搏而成的水热互结证。症见小便不利，发热，口渴欲饮，或心烦不寐，或兼有咳嗽、呕恶、下利，舌红苔白或微黄，脉细数。本方为治疗水热互结而兼阴虚证候的常用方。

猪苓汤出自《伤寒论》。方中猪苓为君，专以淡渗利水；臣以泽泻、茯苓助猪苓利水渗湿之力；佐滑石利水、清热；阿胶滋阴润燥，既益已伤之阴，又防诸药渗利重伤阴血。历代对组方配伍的认识大体一致，虽仅有许宏明言猪苓为君，但诸家的论述均阐明了该药在方中的作用。方有执对组方配伍的论述最为精辟。

【方论】 猪苓汤与五苓散二方，大同而异者也。但五苓散中有桂、术，兼治于表也；猪苓汤中有滑石，兼治于内也。今此脉浮发热，本为表；又渴欲饮水，小便不利，乃下焦热也。少阴下利不渴者为寒，今此下利渴，又咳又呕，心烦不得眠，知非虚寒，乃实热也。故用猪苓为君，茯苓为臣，轻淡之味，而理虚烦，行水道；泽泻为佐，而泄伏水；阿胶、滑石为使，镇下而利水道者也。

——明·许宏《金镜内台方议·卷之八·猪苓汤（八十）·汤议》

伤寒少阴下利而主此方者，分其小便而下利自止也。伤寒渴欲饮水，小便不利而主此方者，导其阳邪由溺而泄，则津液运化，而渴自愈也。又曰：猪苓质枯，轻清之象也，能渗上焦之湿。茯苓味甘，中宫之性也，能渗中焦之湿。泽泻味咸，润下之性也，能渗下焦之湿。滑石性寒，清肃之令也，能渗湿中之热。四物皆渗利，则又有下多亡阴之惧，故用阿胶佐之，以存津液于决渎尔。

——明·吴崑《医方考·卷之一·伤寒门》

猪苓、茯苓从阳而淡渗，阿胶、滑石滑泽以滋润，泽泻咸寒走肾以行水。水行则热泄，滋润则渴除。

——明·方有执《伤寒论条辨·第四卷·辨阳明病脉证并治》

脉证全同五苓，彼以太阳寒水利于发汗，汗出则膀胱气化而小便行，故利水之中，仍兼发汗之味；此阳明燥土最忌发汗，汗之则胃亡津液，而小便更不利，所以利水之中，仍用滋阴之品。二方同为利水：太阳用五苓者，因寒水在心下，故有水逆之证，桂枝以散寒，白术以培土也；阳明用猪苓者，因热邪在胃中，故有自汗证，滑石以滋土，阿胶以生津也。散以散寒，汤以润燥，用意微矣。

——清·柯琴《伤寒来苏集·伤寒论注·卷四·猪苓汤证》

赵羽皇曰：仲景制猪苓汤，以行阳明、少阴二经水热，然其旨全在益阴，不专利水。盖伤寒在表，最忌亡阳，而里虚又患亡阴。亡阴者，亡肾中之阴与胃家之津液也。故阴虚之人，不但大便不可轻动，即小水亦忌下通。倘阴虚过于渗利，津液不致耗竭乎？方中阿胶养阴，生新去瘀，于肾中利水，即于肾中养阴；滑石甘滑而寒，于胃中去热，亦于胃家养阴；佐以二苓之淡渗者行之，既疏浊热，而不留其瘀壅，亦润真阴，而不苦其枯燥，源清而流有不清者乎？顾太阳利水用五苓者，以太阳职司寒水，故急加桂以温之，是暖肾以行水也；阳明、少阴之用猪苓，以二经两关津液，特用阿胶、滑石以润之，是滋养无形，以行有形也。利水虽同，寒温迥别，惟明者知之。

——清·罗美《古今名医方论·卷三·猪苓汤》

此足太阳、阳明药也。热上壅则下不通，下不通热益上壅；又湿郁则为热，热蒸更为湿，故以烦而呕渴，便秘而发黄也。淡能渗湿，寒能胜热。茯苓甘淡，渗脾肺之湿；猪苓甘淡，泽泻咸寒，泻肾与膀胱之湿；滑石甘淡而寒，体重降火，气轻解肌，通行上下表里之湿；阿胶甘平润滑，以疗烦渴不眠。要使水道通利，则热邪皆从小便下降，而三焦俱清矣。

——清·汪昂《医方集解·利湿之剂·猪苓汤》

热盛膀胱，非水能解，何者？水有止渴之功，而无祛热之力也。故用猪苓之淡渗与泽泻之咸寒，与五苓不异。而此易白术以阿胶者，彼属气，此益血也；易桂以滑石者，彼有表，而此为消热也。然则所蓄之水去，则热消矣，润液之味投，则渴除矣。

——清·周扬俊《温热暑疫全书·卷二·热病方论》

五者皆利水药，标其性之最利者名之，故曰猪苓汤，与五苓之用，其义天渊。五苓散治太阳之本，利水监以实脾守阳，是通而固者也。猪苓汤治阳明少阴热结，利水复以滑窍育阴，是通而利者也。盖热邪壅闭劫阴，取滑石滑利三焦，泄热救阴。淡渗之剂，唯恐重亡其阴，取阿胶即从利水中育阴，是滋养无形以行有形也。故仲景云：汗多胃燥，虽渴而里无热者，不可与也。

——清·王子接《绛雪园古方选注·上卷·下剂·猪苓汤》

此方专主滋阴利水，凡肾经阴虚，水泛为痰者，用之立效。取阿胶润燥，滑石清热，合诸药皆滋降之品，以成其祛痰之功。痰之根原于肾，制肺者治其标，治肾者治其本。

——清·唐容川《血证论·卷七》

治太阳病，里热不解，热传阳明，渴欲饮水，小便不利，恐津液内亡，转成胃实之证，以及湿热伤阴，须补阴利湿并用为治者。夫太阳、阳明，其位最近，且论传变之次第，亦皆太阳传入阳明。阳明者，胃也。胃者，土也，万物所归，无所复传。但阳明一经，最虑者亡津液，津液一伤，即成胃实不大便之证。故仲景治阳明，处处以存阴救阴为务。如此之证，热在膀胱，久而不解，则热伤津液，于是渴欲饮水。传胃之象已形，而小便仍不利，膀胱之邪依然不化，若不先治其本，则热势终不得除，故以二苓、泽泻分消膀胱之水，使热势下趋。滑石甘寒，内清六腑之热，外彻肌表之邪，通行上下表里之湿。恐单治其湿，以致阴愈耗而热愈炽，故加阿胶养阴熄风，以存津液，又为治阴虚湿热之一法也。

——清·张秉成《成方便读·卷三·利湿之剂·猪苓汤》

若湿热踞于下焦，灼伤阴络，尿血者，苦寒清利之品非所宜，若勉为其用，必更损阴液。此时应以猪苓汤治之。二苓甘平，泽泻、滑石甘寒，清利湿热而不伤阴，阿胶养血止血，而不碍清利。

猪苓汤能疏泄湿浊之气而不留其瘀滞，亦能滋润其真阴而不虑其枯燥，虽五苓散同为利水之剂，一则用术、桂暖肾以行水，一则用滑石、阿胶以滋阴利水。日本医生更具体指出，治"淋病脓血"，加车前子、大黄，更治尿血之重症。从脏器分之，五苓散证，病在肾脏，虽小便不利，而小腹不满，决不见脓血；猪苓汤证病在膀胱尿道，其小腹必满，又多带脓血。

——中医研究院《岳美中医案集》

 防己黄芪汤

【提要】 防己黄芪汤由防己、黄芪、甘草、白术组成。可益气祛风，健脾利水。主治表虚卫气不固的风水或风湿证。症见汗出恶风，身重微肿，或肢节疼痛，小便不利，舌淡苔白，脉浮者。本方是治疗风湿、风水属表虚证之常用方。

防己黄芪汤出自《金匮要略》。方中防己、黄芪为君，防己祛风行水，黄芪益气固表，兼可利水。二药相合，祛风除湿而不伤正，益气固表而不恋邪，使风湿俱去，表虚得固。臣以白术补气健脾祛湿，既助防己祛湿行水，又助黄芪益气固表。佐入姜、枣调和营卫。甘草益气和中，调和诸药，为佐使。诸家对"风湿在表"病机的认识大致相同，徐彬之"脾胃素虚"（《金匮要略论注》）、尤在泾谓"表尚未解而已虚"（《金匮要略心典》），均反映了对本方治证正气不足的认识，而黄元御对组成配伍的论述简要而精炼。

【方论】 此言风湿中有脾气不能运，湿不为汗衰者，又不得泥微发汗之例。谓上条之一身尽疼，邪虽遍体，正气犹能自用，且发热，则势犹外出也。假若身重，则肌肉之气，湿主之，虽脉浮汗出恶风，似邪犹在表，然湿不为汗解，而身重如故，则湿欲搏风，而风热盛，不受搏，反搏肌肉之正气，明是脾胃素虚，正不胜邪，外风内湿，两不相下。故以术、甘健脾强胃为主，加芪以壮卫气，而以一味防己，逐周身之风湿。谓身疼发热，则湿邪尚在筋膝，此则正气为湿所痹。故彼用薏苡、炙草靖内，以佐麻、杏所不逮，此反用芪、术、甘为主，协力防己，以搜外之风湿。盖湿既令身重，则虽脉浮汗出恶风，不可从表散也。然姜多而枣少，宣散之意，在其中矣。

——明·徐彬《金匮要略论注·痉湿暍病脉证治第二卷·防己黄芪汤》

此足太阳、太阴药也。防己大辛苦寒，通行十二经，开窍泻湿，为治风肿水肿之主药；黄芪生用达表，治风注肤痛，温分肉、实腠理；白术健脾燥湿，与黄芪并能止汗为臣；防己性险而捷，故用甘草甘平以缓之，又能补土制水为佐；姜、枣辛甘发散，调和荣卫为使也。

——清·汪昂《医方集解·利湿之剂·防己黄芪汤》

风湿在表，法当从汗而解。乃汗不待发而自出，表尚未解而已虚，汗解之法不可守矣。故不用麻黄出之皮毛之表，而用防己驱之肌肤之里，服后如虫行皮中，及从腰下如冰，皆湿下行之征也。然非芪、术、甘草，焉能使卫阳复振，而驱湿下行哉？

——清·尤在泾《金匮要略心典·卷上·痉湿暍病脉证治》

风客皮毛，是以脉浮。湿渍经络，是以身重。风性疏泄，是以汗出恶风。防己黄芪汤，甘草、白术，补中而燥土，黄芪、防己，发表而泄湿也。

——清·黄元御《金匮悬解·卷四·外感杂病·湿·防己黄芪汤》

去风先养血，治湿先健脾，此一定之法。此症乃风与水相乘，非血虚生风之比，故但用治风逐水健脾之药，而不必加血药。但得水气去而腠理实，则风水亦不能独留矣。

——清·费伯雄《医方论·卷三·利湿之剂·防己黄芪汤》

治风湿脉浮身重，汗出恶风者。此治卫阳不足，风湿乘虚客于表也。风湿在表，本当以风药胜之，从汗出而愈，此为表虚有汗，即有风去湿不去之意，故不可更用麻黄、桂枝等药再发其汗，使表益虚。防风、防己二物，皆走表行散之药，但一主风而一主湿，用各不同，方中不用防风之散风，而以防己之行湿。然病因表虚而来，若不振其卫阳，则虽用防己，亦不能使邪经去而病愈，故用黄芪助卫气于外，白术、甘草补土德于中。佐以姜、枣，通行营卫，使防己大彰厥效。服后如虫行皮中，上部之湿欲解也。或腰以下如冰，用被绕之，令微汗出，瘥，下部之湿仍从下解，虽下部而邪仍在表，仍当以汗而解耳。

——清·张秉成《成方便读·卷之三·利湿之剂·防己黄芪汤》

泽 泻 汤

【提要】　泽泻汤由泽泻、白术组成。可利水健脾化饮。主治痰饮病。症见头目眩晕，胸中痞满，咳逆水肿。本方为治痰饮病的基础方。

泽泻汤载于《金匮要略》。方中以甘淡之泽泻为君，利水渗湿。甘苦之白术为臣，益气健脾，利水消肿。二药相伍，重在利水，兼健脾制水。有医家认为泽泻多用会伐肾，伤及双目。而陈修园则独排众议，认为泽泻在《本经》中列为上品，并不需如此顾忌，如有是症，当断然用之。

【方论】　冒者，昏冒而神不清，如有物冒蔽之也；眩者，目眩转而乍见玄黑也。泽泻泻水气，白术补土气以胜水也。

——清·尤在泾《金匮要略心典·卷中·痰饮咳嗽病脉证并治》

心者，阳中之阳。头者，诸阳之会。人之有阳气，犹天之有日也。天以日而光明，犹人之阳气会于头，而目能明视也。夫心下有支饮，则饮邪上蒙于心，心阳被遏不能上会于巅，故有头冒目眩之病。仲师特下一"苦"字，是水阴之气荡漾于内，而冒眩之苦有莫可言传者，故主以泽泻汤。盖泽泻气味甘寒，生于水中，得水阴之气而能利水，一茎直上，能从下而上，同气相求，领水阴之气以下走，然犹恐水气下而复上，故用白术之甘温，崇土制水者以堵之，犹治水者之必筑堤防也。古圣用方之妙，有如此者；今人反以泽泻利水伐肾，多服伤目之说疑之。其说创于宋元诸医，而李时珍、张景岳、李士材、汪讱庵辈和之，贻害至今弗熄。然天下人信李时珍之《本草》者，殆未读《神农本草经》耶？余先业师《神农本草经小注》最详，愿业斯道者，三复之而后可。

——清·陈修园《金匮方歌括·卷四·痰饮咳嗽方·泽泻汤》

实 脾 散

【提要】　实脾散由厚朴、白术、木瓜、木香、草果仁、大腹子、附子、白茯苓、干姜、甘草组成。可温阳健脾，行气利水。治疗阳虚水肿之证。症见身半以下肿甚，手足不温，口中不渴，胸腹胀满，大便溏薄，舌苔厚腻，脉沉迟。本方是治疗脾肾阳虚，阳不化水，水气内停所致阴水证的常用方剂。

本方出自《严氏济生方》。方中以附子、干姜为君。附子温脾肾，助气化，行阴水之停；干姜温脾阳，助运化，散寒水之凝；二者合用，温养脾肾，扶阳抑阴。茯苓、白术健脾燥湿，淡渗利水，使水湿从小便而利；木瓜芳香醒脾，化湿利水，以兴脾主运化之功；厚朴、木香、大腹子、草果下气导滞，化湿行水，使气行则湿邪得化。使药以甘草、生姜、大枣，调和诸药，益脾和中。群药相伍，共奏温暖脾肾，行气利水之效。然本方温补脾土之功偏胜，确有脾实则水治之功，故以"实脾"名之。正如吴谦所曰："气者水之母也，土者水之防也，气行则水行，土实则水治，故名曰实脾也。（《医宗金鉴》）"

【方论】 水气肢体浮肿，口不渴，大便不秘，小便不涩者，阴水也，此方主之。

脾胃虚寒，不能制水，则水妄行，故肢体浮肿。以无郁热，故口不渴而大小皆利。是方也，用白术、茯苓、甘草之甘温者补其虚，用干姜、附子之辛热者温其寒，用木香、草果之辛温者行其滞，用厚朴、腹子之下气者攻其邪，用木瓜之酸温者抑其所不胜。名曰实脾散者，实土以防水也。虽其药味不皆实土，然能去其邪，乃所以使脾气之自实也。

——明·吴崑《医方考·卷四·水肿门》

脾胃虚，则土不能制水，水妄行肌表，故身重浮肿。用白术、甘草、生姜、大枣，以实脾胃之虚也。脾胃寒，则中寒不能化水，水停肠胃，故懒食不渴，二便不实。用姜、附、草果，以温脾胃之寒。更佐大腹、茯苓、厚朴、木香、木瓜者，以导水利气。盖气者水之母也，土得水之防也，气行则水行，土实则水治，故名曰实脾也。然此方导水利气之力有余，阴水寒胜而气不虚者，固所宜也。若气少声微，则必以理中汤加附子，数倍茯苓以君之，温补元气以行水，为万当也。

——清·吴谦《医宗金鉴·删补名医方论·卷五》

治肢体浮肿，色悴声短，口中不渴，二便通利。脾胃虚寒，土不能制水，故水妄行而浮肿；以无郁热，故口不渴而便不秘；此为阴水。严氏曰：治阴水发肿，用此先实脾土。

白术（土炒），茯苓，甘草（炙），厚朴（姜炒），大腹皮，草豆蔻，木香，木瓜，附子，黑姜。加姜、枣煎。

此足太阴药也。脾虚故以白术、苓、草补之；脾寒故以姜、附、草蔻温之；脾湿故以大腹、茯苓利之；脾满故以木香、厚朴导之木香行气、平肝、实肠，厚朴散满、行水、平胃。然土之不足，由于木之有余，木瓜酸温，能于土中泻木，兼能行水，与木香同为平肝之品，使木不克土而肝和，则土能制水而脾实矣。经曰：湿胜则地泥，泻水正所以实土也。朱丹溪曰：治水肿宜清心火，补脾土，火退则肺气下降而水道通，脾旺则运化行而清浊分，其清者复回为气为血为津为液，浊者为汗为溺而分消矣。又曰：水病当以健脾为主，使脾实而气运，则水自行，宜参苓为君，视所挟证加减。苟徒用利水药，多致不救。喻嘉言曰：治水以实脾为先，不但阴水为然。然阴水者，少阴肾中之真阳衰微，不能封闭而泛滥无制耳，方中不用桂而用厚朴、木香，尚有可议耳。按：治水有三法。实土者，守也；泄水者，攻也；兼之发汗，为三治。三治备举者，广略以取胜也。

——清·汪昂《医方集解·利湿之剂·实脾饮》

❖ 五 皮 散 ❖

【提要】 五皮散由生姜皮、桑白皮、陈皮、大腹皮、茯苓皮组成。可利水消肿，理气健脾。主治脾湿壅盛，水溢肌肤而致的皮水证。其症见一身悉肿，肢体沉重，心腹胀满，上气喘急，小便不利，以及妊娠水肿，苔白腻，脉沉缓。本方为治疗皮水之常用方。

五皮散出自《中藏经》。方中茯苓皮为君，利水消肿。臣以大腹皮行气消胀，利水消肿；陈皮理气和胃，醒脾化湿。佐以生姜皮散水消肿，桑白皮清降肺气，通调水道以利水消肿。本方以五种皮类药治水肿。陈修园注释说："皆用皮者，水溢皮肤，以皮行皮"（《汤头歌诀》）。任应秋谓："五药皆以气胜，气行则水行"（《病机临证分析》）。

【方论】 脾不能为胃行其津液，故水肿，半身以上宜汗，半身以下宜利小便。此方于泻水之中仍寓调补之意。皆用皮者，水溢皮肤，以皮行皮也。

——清·汪昂《汤头歌诀·利湿之剂·五皮饮》

脾肺气滞，湿热泛滥，溢于皮肤，故遍体四肢面目浮肿焉。桑皮清肺以肃生水之源，腹皮泄满以舒健运之气，苓皮渗湿皮肤之湿，姜皮散皮肤之肿，陈皮利中气以和胃也。使胃气调和，则脾气亦健，而滞结自消，皮肤溢饮亦化，何患浮肿之不退哉？此疏利湿热之剂，为湿淫气滞水肿之专方。

——清·徐灵胎《医略六书·杂病证治·卷之二十·水肿方目·五皮饮》

治水病肿满，上气喘急，或腰以下肿。此亦肺之治节不行，以致水溢皮肤，而为以上诸证。故以桑皮之泻肺降气，肺气清肃，则水自下趋，而以茯苓之从上导下，大腹之宣胸行水，姜皮辛凉解散，陈皮理气行痰。皆用皮者，因病在皮，以皮行皮之意。然肺脾为子母之脏，子病未有不累及其母也，故肿满一证，脾实相关。否则脾有健运之能，土旺则自可制水，虽肺之治节不行，决无肿满之患。是以陈皮、茯苓两味，本为脾药，其功用皆能行中带补，匡正除邪，一举而两治之，则上下之邪，悉皆涣散耳。

——清·张秉成《成方便读·卷之三·利湿之剂·五皮饮》

此方因茯苓皮、陈皮、姜皮、桑白皮、大腹皮五皮同用，故名。功能利肺和脾，消肿利水。盖脾不能为胃行其津液，故水肿。半身以上宜汗，半身以下宜利小便。此方皆用皮者，以皮能入皮，并能利水也。

——李畴人《医方概要·和解之剂·五皮饮》

此为消水肿之通剂。水肿之来，肺脾肾也。桑白、大腹消肺水，陈皮、生姜消脾水，茯苓消肾水，而五药皆以气胜，气行则水行也。

——任应秋《病机临证分析·二、临证分析·（一）形体诸病·胀满》

16.4 温化寒湿剂

凡具有祛除寒邪与湿邪结聚之作用，治疗阳虚水停或湿从寒化证的方剂，称为温化寒湿剂。

适用于阳虚不能化水或湿从寒化所致的痰饮、水肿等。常用温阳药，如干姜、桂枝、附子，与健脾祛湿药，如茯苓、白术等为主，组成方剂。

苓桂术甘汤

【提要】 苓桂术甘汤由茯苓、桂枝、白术与炙甘草组成。可温阳化饮，健脾利湿。主治中阳不足的痰饮，症见胸胁支满，目眩心悸，短气而咳，舌苔白滑，脉弦滑或沉紧者。本方为治疗中阳不足之痰饮病之代表方。

苓桂术甘汤出自《伤寒论》《金匮要略》。方中重用甘淡之茯苓为君，健脾利水，渗湿化饮，既可消除已成之痰饮，又能健脾杜生痰之源。桂枝为臣，温阳化气，平冲降逆。白术为佐，健脾燥湿。炙甘草合桂枝辛甘化阳，合白术益气健脾，调和诸药，为佐使。对于本方组方配伍，多数医家以茯苓为君，如赵以德、许宏、柯琴、王邈达等。余者虽未明指茯苓为君，但其论述皆反映出对该药作用的重视。

【方论】 心胞络脉循胁出胸下。《灵枢》曰：胞络是动则胸胁支满。此痰饮积其处而为病也。目者，心之使，心有痰水，精不上注于目，故眩。《本草》：茯苓能治痰水，伐肾邪。痰，水类也，治水必自小便出之。然其水淡渗，手太阴引入膀胱，故用为君；桂枝，乃手少阴经药，能调阳气，开经络，况痰水得温则行，用之为臣；白术除风眩，燥痰水，除胀满，以佐茯苓；然中满勿食甘，用甘草何也？盖桂枝之辛，得甘则佐其发散，和其热而使不僭也；复益土以制水，甘草有茯苓则不支满而反渗泄。《本草》曰：甘草能下气，除烦满也。

——元·赵以德，清·周扬俊《金匮玉函经二注·卷之十二·痰饮咳嗽病脉证治第十二·苓桂术甘方》

大吐则伤阳，大下则伤阴。今此吐、下后，阴阳之气内虚，则虚气上逆，心下逆满，气上冲胸，起则头眩。若脉浮紧者，可发汗，今此脉沉紧者，不可发汗；发汗则动经，身为振摇者，此阳气外内皆虚也。故用茯苓为君，白术为臣，以益其不足之阳。《经》曰，阳不足者，补之以甘是也。以桂枝为佐，以散里之逆气。以甘草为使，而行阳气且缓中也。

——明·许宏《金镜内台方议·卷之六·茯苓桂枝白术甘草汤·汤议》

微饮而短气，由肾虚水邪停蓄，致三焦之气升降呼吸不前也。二方各有所主，苓桂术甘汤主饮在阳，呼气之短；肾气丸主饮在阴，吸气之短。盖呼者出心肺，吸者入肾肝。茯苓入手太阴，桂枝入手少阴，皆轻清之剂，治其阳也；地黄入足少阴，山萸入足厥阴，皆重浊之剂，治其阴也。必视其人形体之偏阴偏阳而为施治，一证二方，岂无故哉！

——清·张璐《张氏医通·卷四·诸气门下·痰饮（唾）》

君以茯苓，以清胸中之肺气，则治节出而逆气自降；用桂枝以补心血，则营气复而经络自和；白术培既伤之元气，而胃气可复；甘草调和气血，而营卫以和，则头自不眩而身不振摇矣。

——清·柯琴《伤寒来苏集·伤寒附翼·卷上·太阳方总论·茯苓桂枝白术甘草汤》

此饮之在胃而痞塞阻碍及于胸胁，甚至支系亦苦满，而上下气行愈不能利，清阳之气不通，眩晕随之矣。此虽痰饮之邪，未尝离胃，而病气所侵，已如斯矣。主以苓桂术甘汤，燥土升阳，导水补胃，化痰驱饮之第一法也。胃寒痰生，胃暖则痰消也。脾湿饮留，胃燥则饮祛也。可以得此方之大义用之诸饮，亦无不行矣。

——清·魏念庭《金匮要略方论本义·卷中·痰饮咳嗽病脉证并治第十二·茯苓桂枝白术甘草汤方》

痰饮，阴邪也，为有形。以形碍虚则满，以阴冒阳则眩。苓桂术甘，温中祛湿，治痰饮之良剂，是即所谓有温药也。盖痰饮为结邪，温则易散，内属脾胃，温则能运耳。

——清·尤在泾《金匮要略心典·卷中·痰饮咳嗽病脉证治》

此太阳、太阴方也。膀胱气钝则水蓄，脾不行津液则饮聚。白术、甘草和脾以运津液，茯苓、桂枝利膀胱以布气化。崇土之法，非但治水寒上逆，并治饮邪留结，头身振摇。

——清·王子接《绛雪园古方选注·上卷·和剂·苓桂术甘汤》

盖苓桂术甘治胃阳不足，不能行水，而微饮停于心下以短气；肾气丸治肾虚而不能收摄水，水泛于心下以短气。必察其人之形体脉状，而为施治，一证二方，各有所主，其别盖在于斯耶！

——日本·丹波元简《金匮玉函要略辑义·卷三·痰饮咳嗽病脉证并治》

甘草、白术，填中宫以塞水，茯苓以利之，桂枝以化之，水不停而饮自除。治水气凌心大效。盖桂枝补心火，使下交于肾；茯苓利肾水，使不上凌心。其实，茯苓是脾药，土能治水，则水不克火也；桂枝是肝药，化水者，肝为肾之子，实则泻其子，而肝又主疏泄，故有化水气之功。补心火者，虚则补其母，肝为心火之母，而桂又色赤入心也。发汗亦用桂枝，借木气之温，以散布外达也。其降冲逆，亦用桂枝者，以冲脉下属于肝，内通于肾，桂枝温肝气以引之，化肾水以泄之。凡下焦寒水攻发，冲阳上浮者，往往佐苓、夏以收功。须知桂枝其色赤，其气温，纯得水火之气，助火化木，是其所长。如无寒水而用之，发热动血，阳盛则毙，仲景已有明戒，不可不凛。失血之家，尤宜慎用。或曰：仲景炙甘草汤是补血药，而亦未尝忌用桂枝，何也？曰：此正仲景慎于用桂枝处，方义以中焦取汁，变赤为血，不得不用桂枝，助心火以化赤。然即恐桂枝伤血，故用桂枝极少，而用麦冬、地黄极多，以柔济刚，用桂而能制桂，仲景如此之慎，可知失血家不可轻用桂也。

——清·唐容川《血证论·卷七》

用淡渗之茯苓为君，先通降其依附之水饮；辛温之桂枝，以补助其被残之阳气；更用气温味甘兼苦辛之白术，甘能补中，苦能降逆，辛能散寒，以扶正祛邪；甘平之甘草，更固守其中。因此四味皆辛甘温平之阳药，责于渗泄中已寓长阳消阴之功用矣，岂仅为吐、下后顾及中焦而已哉！

——王邈达《汉方简义·太阳中篇》

真　武　汤

【提要】　真武汤由茯苓、白芍药、白术、生姜、附子组成。可温阳利水。主治阳虚水泛证。症见畏寒肢厥，小便不利，心下悸动不宁，头目眩晕，身体筋肉𣊬动，站立不稳，四肢沉重疼痛，浮肿，腰以下为甚；或腹痛，泄泻；或咳喘呕逆；舌质淡胖，边有齿痕，舌苔白滑，脉沉细。本方为温阳利水之基础方。

真武汤出自《伤寒论》。方中以附子为君，温肾助阳以化气行水，兼暖脾土以温运水湿。臣以茯苓利水渗湿；白术健脾燥湿。佐以生姜助附子温阳散寒，助苓、术宣散水湿；白芍亦为佐药，其意有四：一者利小便以行水气；二者柔肝缓急以止腹痛；三者敛阴舒筋以解筋肉𣊬动；四者可防止附子燥热伤阴，以利于久服缓治。而对于配伍芍药的意义，众说不一。汪琥提到，有"疑芍药酸寒，当减之"（《中寒论辩证广注》）的观点，但认为将白芍佐入温阳之姜附中，则寒性减，而存其酸敛中气之功。柯琴、张秉成等认为，水本应润下，用芍药可收敛其逆上之势。《医宗金鉴》指出，"尤妙在芍药之酸收"，认为"若徒以辛热补阳，不稍佐以酸收之品，恐真阳飞越"。《中医历代方论选》对配伍白芍论述更为全面。可见，芍药在方中之作用是不可忽视的。

【方论】　真武，北方水神也，而属肾，用以治水焉。水气在心下，外带表而属阳，必应发散，故治以真武汤。青龙汤主太阳病，真武汤主少阴病。少阴，肾水也，此汤可以和之，真武之名得矣。茯苓味甘平，白术味甘温。脾恶湿，腹有水气，则脾不治。脾欲缓，急食甘以缓之；渗水缓脾，必以甘为主。故以茯苓为君，白术为臣。芍药味酸微寒，生姜味辛温。《内经》曰：湿淫所胜，佐以酸辛。除湿正气，是用芍药、生姜酸辛为佐也。附子味辛热。《内经》曰：寒淫所胜，平以辛热。温经散湿，是以附子为使也。水气内渍，至于散，则所行不一，故有加减之方焉。若咳者，加五味子、细辛、干姜。咳者，水寒射肺也，肺气逆者，以酸收之，五味子酸而收也；肺恶寒，以辛润之，细辛、干姜辛而润也。若小便利者，去茯苓，茯苓专渗泄者也。若下利者，去芍药，加干姜。酸之性泄，去芍药以酸泄也；辛之性散，加干姜以散寒也。呕者，去附子加生姜。气上逆则呕，附子补气，生姜散气，两不相损，气则顺矣。增损之功，非大智孰能贯之？

——金·成无己《伤寒明理论·第四卷·诸汤方论》

少阴者，肾也。真武者，北方之正气也。肾气内虚，不能制水，故以此方主之。其病腹痛者，寒湿内胜也；四肢沉重疼痛者，寒湿外甚也；小便不利，又自下利者，湿胜而水谷不别也；或咳或呕者，水气在中也。故用茯苓为君，白术为臣，二者入脾走肾，逐水祛湿；以芍药为佐，而益脾气；以附子、生姜之辛为使，温经而散寒也。又发汗，汗出不解，其人仍发热，邪气未解也；心下悸，头眩，身𣊬动，振振欲擗地者，为真气内虚而亡其阳，亦用此汤正气温经，而复其阳也。

——明·许宏《金镜内台方议·卷之七·真武汤·汤议》

伤寒发汗过多，其人心下悸，头旋，身𣊬，振振欲擗地者，此方主之。

汗多而心下悸，此心亡津液，肾气欲上而凌心也。头眩，身眴，振振欲擗地者，此汗多亡阳，虚邪内动也。真武，北方之神，司水火者也。今肾气凌心，虚邪内动，有水火奔腾之象，故名此汤以主之。茯苓、白术，补土利水之物也，可以伐肾而疗心悸。生姜、附子，益卫回阳之物也，可以壮火而祛虚邪。芍药之酸，收阴气也，可以和荣而生津液。

——明·吴崑《医方考·卷之一·伤寒门》

少阴病，二三日不已，至四五日，腹痛，小便不利，四肢沉重疼痛。自下利者，此为有水气，其人或咳，或小便利，或下利，或呕者，真武汤主之。

真武汤方，茯苓（三两）、芍药（三两）、生姜（三两，切）、白术（二两）、附子（一枚，炮去皮，破八片），上五味，以水八升，煮取三升，去滓，温服七合，日三服。

腹痛，小便不利，阴寒内甚，湿甚而水不行也。四肢沉重疼痛，寒湿内渗，又复外薄也。自下利者，湿既甚而水不行，则与谷不分清，故曰此为有水气也。或为诸证，大约水性泛滥，无所不之之故也，真武者，北方阴精之宿，职专司水之神。以之名汤，义取之水。然阴寒甚而水泛滥，由阳困弱而土不能制伏也。是故术与茯苓燥土胜湿，芍药附子利气助阳，生姜健脾以燠土。则水有制而阴寒退，药与病宜。理至必愈。

——明·方有执《伤寒论条辨·第五卷·辨少阴病脉证并治》

太阳发汗不解，仍发热，心悸，头眩，身𥄂动，振振欲擗地。又少阴病，二三日至四五日。腹满小便不利，四肢沉重，疼痛下利，此为有水气。其人或咳，或小便利，或下利或呕。真武，北方水神也。水在心下，外带表而属阳，必应辛散，故治以真武汤。真武主少阴之水，亦治太阳之悸。夫脾恶湿，腹有水气则不治，脾欲缓，甘以缓之则土调，故以茯苓甘平为君。白术甘温为臣。《经》曰：湿淫所胜……佐以酸辛。故以芍药、生姜为佐。《经》曰：寒淫所胜，平以辛热。故以附子为使。然水气内清，则变动多端，故立加减之法。咳者，水寒射肺也。肺气逆，则以五味子酸收之，肺恶寒则以细辛、干姜辛润之。小便利则去茯苓，以其渗泄也；小便不利则去芍药，以其酸涩也。加干姜者，散其寒也。呕者必因于气逆，附子益气故去之，生姜散气故加之。

——明·李中梓《伤寒括要·卷下·太阳篇凡七十三方·真武汤》

真武汤方，本治少阴病水饮内结。所以首推术、附，兼茯苓、生姜之运脾渗水为务，此人所易明也。至用芍药之微旨，非圣人不能。盖此证虽曰少阴本病，而实缘水饮内结，所以腹痛，自利，四肢疼重，而小便反不利也。若极虚极寒，则小便必清白无禁矣，安有反不利之理哉？则知其人不得真阳不足，真阴亦素亏，或阴中伏有阳邪所致，若不用芍药固护其阴，岂能胜附子之雄烈乎？即如附子汤、桂枝加附子汤、芍药甘草附子汤，皆芍药与附子并用，其温经护营之法，与保阴回阳不殊。后世用药，能获仲景心法者几人哉？

——清·张璐《伤寒缵论·卷上·少阴上篇》

真武，主北方水也。坎为水，而一阳居其中，柔中之刚，故名真武。是阳根于阴，静为动本之义。盖水体本静，动而不息者，火之用也。火失其位，则水逆行。君附子之辛温，以奠阴中之阳；佐芍药之酸寒，以收炎上之用；茯苓淡渗，以正润下之体；白术甘苦，以制水邪之溢。阴平阳秘，少阴之枢机有主，开阖得宜，小便自利，腹痛下利自止矣。生姜者，用以散四肢之水气，与肤中之浮热也。

——清·柯琴《伤寒来苏集·伤寒论注·卷四·真武汤证》

真武汤，专治少阴里寒停水。君主之药，当是附子一味，为其能走肾温经而散寒也。水来侮土，则腹痛下利，故用苓、术、芍药，以渗停水，止腹痛，四肢沉重是湿，疼痛是寒，此略带表邪，故用生姜以散邪；或疑芍药酸寒，当减之，极是。然上证系里气虚寒，方中既有姜、附之辛，不妨用芍药之酸，以少敛中气。若咳者，水寒射肺，既加细辛、干姜以散水寒，不妨加五味子以敛肺。但五味子酸味太厚，不需半升之多也。小便不利者，不得云无伏水，乃下焦虚寒，不能约束水液，其色必白。去茯苓者，恐其泄肾气也。若下利者，里寒甚，故去芍药加干姜；呕者，水寒之气，上壅于胸中也，加生姜足前成半斤，以生姜为呕家圣药，若去附子，恐不成真武汤矣。

——清·汪琥《伤寒论辩证广注·卷中·辨太阴少阴厥阴病脉证并治法·真武汤方》

术、苓、芍、姜，脾胃药也。太阳、少阴，水脏也。用崇土法镇摄两经水邪，从气化而出，故名真武。茯苓淡以胜白术之苦，则苦从淡化，便能入肾胜湿；生姜辛以胜白芍之酸，则酸从辛化，便能入膀胱以摄阳。然命名虽因崇土，其出化之机，毕竟重在坎中无阳，假使肾关不利，不由膀胱气化，焉能出诸小便？故从上不宁之水，全赖附子直走下焦以启其阳，则少阴邪必从阳部注于经而出矣，非但里镇少阴水泛，并可外御太阳亡阳。

——清·王子接《绛雪园古方选注·上卷·温剂·真武汤》

小青龙汤治表不解有水气，中外皆寒实之病也。真武汤治表已解有水气，中外皆寒虚之病也。真武者，北方司水之神也，以之名汤者，借以镇水之义也。夫人一身，制水者脾也，主水者肾也。肾为胃关，聚水而从其类。倘肾中无阳，则脾之枢机虽运，而肾之关门不开，水即欲行，以无主制，故泛溢妄行而有是证也。用附子之辛热，壮肾之元阳，则水有所主矣。白术之苦燥建立中土，则水有所制矣。生姜之辛散，佐附子以补阳，于主水中寓散水之意。茯苓之淡渗，佐白术以健土，于制水中寓利水之道焉。而尤妙在芍药之酸收，仲景之旨微矣。盖人之身，阳根于阴，若徒以辛热补阳，不少佐以酸收之品，恐真阳飞越矣。用芍药者，是亟收阳气归根于阴也。于此推之，则可知误服青龙致发汗亡阳者，所以于补阳药中之必需芍药也。

——清·吴谦，等《医宗金鉴·删补名医方论·卷八·真武汤》

少阴病，腹痛，小便不利，四肢沉重疼痛，自下利者，此水气属少阴脏邪，少阴主里，宜真武汤镇之。方中茯苓白术培土以制水也，生姜附子温中以散寒也，更加芍药敛少阴浮越之气，使水得坎止而归其故宅，此诚有合乎真武坐镇北方，摄伏龙蛇之神力矣。但水邪汛溢，其病体恒变动不居。若咳者，加五味子半斤，细辛、干姜各一两，以水邪射肺，法当兼散肺邪也；若小便利者，去茯苓，以水道已通，无取再泄肾气也；若下利，去芍药，加干姜二两，以脾气下泄，用以醒脾也；若呕者，去附子，加生姜足前成半斤，以胃气上逆，用以温胃也。随其逆而治之如法，其诸神之神者乎。

——清·吕震名《伤寒寻源·下集·真武汤》

治少阴伤寒，腹痛，小便不利，四肢沉重疼痛，自下利者，此为有水气，或咳，或呕，或小便不利等证。另有加减之法。夫肾象为坎，一阳居于二阴之中，人之真阴真阳皆寓于此。若人之真阴耗竭，阴虚火动，即真火化为邪火，龙雷之势，莫可抵止。或真阳衰微，阳虚阴盛，即真水亦化为邪水，其汪洋之势，浩浩难当，况可更加外寒侵夺者哉！故水动于里，而见腹痛下利，小便不利；水溢于表，而见四肢沉重疼痛。真武，北方水神，能镇摄真阳，祛除邪水。故君以大辛大热之附子，直入肾经，奠安阴中之阳。水本润下，逆则上行，故用白芍之酸苦，以收炎上之气。然后以生姜之辛，散之于外；茯苓之淡，渗之于下；白术之扶土胜湿，宣之于中。使少阴之枢机有主，则开阖得宜，小便得利，下利自止，腹中、四肢之邪均解矣。

——清·张秉成《成方便读·卷二·祛寒之剂·真武汤》

本方的配伍特点，是在附子、生姜、白术、茯苓温阳利水的同时，配伍一味芍药酸寒益阴。一则可制约附、姜、术辛烈温燥之性，使利水而不伤阴；二则酸敛护阴，既不损已伤之阴血，又有阴阳互根，阴中求阳之妙；三则藉其"止痛，利小便"之功，治疗其兼证，并加强本方的利水作用。

——李飞《中医历代方论选·各论·第十六章 祛湿剂·四、温化水湿剂·真武汤》

❖ 实 脾 饮 ❖

【提要】　实脾饮由干姜、附子、白术、茯苓、炙甘草、厚朴、槟榔、草果仁、木香、木瓜组成。可温阳健脾，行气利水。主治脾肾阳虚，水气内停之阴水。症见身半以下肿甚，手足不温，口中不渴，胸腹胀满，大便溏薄，舌苔白腻，脉沉弦而迟。本方为治疗脾肾阳虚水肿之常用方。

实脾饮出自《重订严氏济生方》。方中附子、干姜为君，温肾暖脾，扶阳抑阴。臣以茯苓、白术渗湿健脾。佐以木瓜除湿醒脾和中；厚朴、木香、槟榔、草果仁行气导滞，令气化则湿化，气顺则胀消。甘草、生姜、大枣益脾和中，生姜兼可温散水气，甘草可调和药性，同为佐使。历代医家对本方主治证的认识大致相同，皆以脾阳虚为本，故治法宜"实土以防水"，如吴崑、汪昂等医家，实脾之命名也源于此。

【方论】　水气，肢体浮肿，口不渴，大便不秘，小便不涩，阴水也，此方主之。

脾胃虚寒，不能制水，则水妄行，故肢体浮肿。以无郁热，故口不渴而大小皆利。是方也，用白术、茯苓、甘草之甘温者补其虚。用干姜、附子之辛热者温其寒。用木香、草果之辛温者行其滞。用厚朴、腹子之下气者攻其邪。用木瓜之酸温者抑其所不胜。名曰实脾散者，实土以防水也。虽其药味不皆实土，然能祛其邪，乃所以使脾气之自实也。

——明·吴崑《医方考·卷之四·水肿门》

此足太阴药也。脾虚故以白术、苓、草补之，脾寒故以姜、附、草寇温之，脾湿故以大腹、茯苓利之，脾满，故以木香、厚朴导之（木香行气、平肝、实肠，厚朴散满、行水、平胃）。然土之不足，由于木之有余，木瓜酸温，能于土中泻木，兼能行水，与木香同为平肝之品，使木不克土而肝和，则土能制水而脾实矣。《经》曰"湿胜则地泥"，泻水正所以实土也。

——清·汪昂《医方集解·祛湿之剂·实脾饮》

治水以实脾为先务，不但阴水为然。方下所云，治阴水发肿，宜此先实脾土，俨然阴水当温散，阳水当寒泻之旨横于胸中。夫阴水因肾中真阳衰微，北方之水不能蛰藏，而泛溢无制，倘肾气不温，则真阳有灭顶之凶矣，实土堤水，宁不为第二义乎？何方中不用肉桂辛温散结，反用木瓜、厚朴、大腹子耶？即有滞气当散，厚朴尚可暂投，若大腹子之开泄大便，断乎不可妄用也。

——清·张璐《张氏医通·卷十三·专方·水肿门·实脾散》

脾胃虚则土不能制水，水妄行肌表，故身重浮肿。用白术、甘草、生姜、大枣以实脾胃之虚也。脾胃寒，则中寒不能化水，水停肠胃，故懒食不渴，二便不实。用姜、附、草果，以温脾胃之寒。更佐大腹、茯苓、厚朴、木香、木瓜者，以导水利气。盖气者水之母也，土者水之防也。气行则水行，土实则水治，故名曰实脾也。然此方导水利气之力有余，阴水寒盛而气不虚者，固所宜也，若气少声微，则必以理中汤加附子，数倍茯苓以君之，温补元气以行水，为万当也。

苓桂术甘汤、实脾饮、肾气丸，皆治阳虚水气之证。苓桂术甘汤，治上焦阳虚不能输布，水留于上，心下逆满，气上冲胸，故用苓、桂、术甘之品，扶阳通气输水道也。实脾饮，治中焦阳虚不能蒸化，水渍于中，外泛作肿，二便通利，故用姜、附、苓、术之剂，培土温中，胜寒湿也。肾气丸，治下焦阳虚，不能行水，小便不利，肢体浮肿，喘急腹胀，故用桂、附、地、苓之辈，温而补之，以行水也。

——清·吴谦，等《医宗金鉴·删补名医方论·卷五·实脾饮》

阴水之作，由命火不壮，脾胃虚寒，而或外兼冷饮，身冒寒湿，土不能制水，则水妄行无制而浮肿也。白术实脾燥湿之君药，茯苓佐白术以渗湿，甘草佐白术以厚脾，厚朴破土中之郁塞，草豆蔻暖脾胃，开郁积。大腹子苦涩，功专降泄彻于下极，攻坚破积，燥湿除痰，而涩味亦能敛阴。（按：大腹子之力不及槟榔，然此不用槟榔而用大腹子，意以功专脾胃欤。）木香亦以通理三焦之气，然槟榔降浊之意为多，木香升清之意为多。木瓜酸以泻肝邪于土中，敛水气以归化，故能舒筋消肿。土不能制水，肾不能摄水，皆以命门火衰故也，附子以大壮命火，则肾中有阳而脾暖能制水矣。黑姜色黑入肾，以佐附子补命门火，此二味又所以实脾之根本也。

——清·汪绂《医林纂要探源·卷六·方剂·湿部·实脾饮》

脾气虚衰，寒湿内滞，不能为胃行其津液，而输化无权，故大腹胀满，泄泻不止焉。附子补火，力能生土，白术健脾，性专燥湿，干姜暖胃祛寒，茯苓和脾渗湿，草果消寒滞，厚朴散湿满，大腹绒泻满退胀，广木香调气和中，宣木瓜平肝木以舒脾，粉甘草缓中州以和胃，生姜散寒邪以温胃气也。水煎温服，俾脾气内强，则为胃行其津气而寒湿自散，输纳有权，何腹胀泄泻之不退哉？此实脾退胀之剂，为脾虚寒湿胀泻之专方。

——清·徐灵胎《医略六书·杂病证治·卷之十九·脾胃方目·实脾饮》

治肢体浮肿，色悴声短，口中不渴，二便通利，此为阴水。夫水有阴阳，治宜各别。阳水者，其人素禀阳盛，或酒饮蓄聚，或湿热蕴留，久则脾胃日虚，不能运化，或发于内，或溢于外，为肿为胀，所由来也。阴水者，纯是阳虚土败，土不制水而然。《经》云：湿胜则地泥。故脾旺则运化行而清浊分。其清者，为气为血、为津为液；浊者，则为汗为溺而分消矣。则知治水当以实脾为首务也。白术、甘草补脾之正药，然非姜、附之大辛大热助火生土，何以建其温补健运之功？而后腹皮、茯苓之行水，厚朴、木香之快气，各奏厥功。草豆蔻芳香而燥，治太阴独胜之寒。宣木瓜酸涩而温，疏脾土不平之木，祛邪匡正，标本得宜耳。

——清·张秉成《成方便读·卷三·利湿之剂·实脾饮》

16.5 祛湿化浊剂

凡具有祛除下焦水湿，治疗淋浊类疾病的方剂，称为祛湿化浊剂。适用于水湿郁聚下焦之淋浊等。用利湿化浊之萆薢、石菖蒲与行气化湿之乌药等为主组方。

萆薢分清饮

【提要】 萆薢分清饮由益智仁、萆薢、石菖蒲和乌药组成。可温肾利湿，分清化浊。主治下焦虚寒，湿浊不化之白浊。症见小便频数，浑浊不清，白如米泔，凝如膏糊，舌淡苔白，脉沉。本方为治疗下焦虚寒淋浊的常用方。

萆薢分清饮出自《杨氏家藏方》。方中萆薢利湿而分清化浊，为治白浊之要药，为君药。石菖蒲化湿祛寒为臣药。益智仁补肾助阳，固精缩尿；乌药温肾散寒，除膀胱冷气，同为佐药。医家对本方的论述较少，但对于本方主治证之病标在膀胱，病本在肾的认识大体一致，张璐、汪昂之论精练，可资学参。而费伯雄"凡淋证，皆由于湿热"（《医方论》）的观点，失之偏颇，值得商榷。

本方服法中，入盐煎服，取其咸以入肾，引药直达下焦。

【方论】 膏浊频数，潋白如油，光彩不足者，名曰"膏淋"，此方主之。膀胱者，水渎之区也。胃中湿热乘之，则小便浑浊。譬之湿土之令行，而山泽昏瞑也。陶隐居曰：燥可以去湿。故萆薢、菖蒲、乌药、益智，皆燥物也。可以平湿土之敦阜。湿土既治，则天清地明，万类皆洁矣，而况于膀胱乎。

——明·吴崑《医方考·卷之四·淋涩门》

此手足少阴、足厥阴、阳明药也。萆薢能泄阳明厥阴湿热，去浊而分清；乌药能疏邪诸气，逐寒而温肾；益智脾药，兼入心肾，固肾气而散结；石菖蒲开九窍而通心；甘草梢达茎中而止痛；使湿热去而心肾通，则气化行而淋浊止矣，此以疏泄而为禁止者也。

——清·汪昂《医方集解·祛湿之剂·萆薢分清饮》

精通尾膂，溲出膀胱，泾渭攸分，源流各异。详溲便之不禁，乃下焦阳气失职，故用益智之辛温以约制之，得盐之润下，并乌药亦不致于上窜也。浊是胃中浊湿下渗，非萆薢无以清之，兼菖蒲以通九窍、利小便，略不及于收摄肾精之味，厥有旨哉！

——清·张璐《张氏医通·卷十四·小便不禁门·萆薢分清饮》

凡淋证，皆由于湿热，小便频数，其为肾虚夹热可知，但当于滋肾中加清利之药。若乌药、益智仁之温涩，是反行禁锢而非分清。解者谓此以疏泄为禁止，吾不谓然。

——清·费伯雄《医方论·卷三·利湿之剂·萆薢分清饮》

16.6　祛风胜湿剂

凡具有祛除留滞于经络、肌肉、筋骨及关节的风湿之邪，并减轻或消除风湿阻滞疼痛的方剂，称为祛风胜湿剂。适用于风湿在表所致头痛身重，或风湿侵袭痹阻经络所致腰膝顽麻痹痛等病证。常用祛风湿药，如羌活、独活、防风、秦艽、桑寄生等为主组成方剂。

羌活胜湿汤

【提要】　羌活胜湿汤由羌活、独活、藁本、防风、甘草、蔓荆子、川芎组成。可祛风胜湿止痛。主治风湿在表之痹证。症见肩背痛不可回顾，头痛身重；或腰脊疼痛，难以转侧，苔白，脉浮。本方为治风湿在表之痹证的常用方。

羌活胜湿汤出自《脾胃论》。方中羌活善祛上部风湿，独活善祛下部风湿，两药相合共为君，能散一身上下之风湿，通利关节而止痹痛；臣以防风、藁本祛风胜湿，且善止头痛；佐以川芎活血行气，祛风止痛；蔓荆子祛风止痛；使以甘草调和诸药。"风能胜湿"，故本方配较多风药，但风药皆辛温，有燥烈之弊。吴崑、张璐、朱良春，皆强调甘草可"缓诸药辛散之性"（《张氏医通》），而使风药取"微汗"之效，实为确当之言，临证当以为用。

【方论】　外伤于湿，一身尽痛者，此方主之。

脾胃虚弱，湿从内生者，二陈、平胃之类主之。水停于膈，湿盛濡泻者，六一、五苓之类主之。水渗皮肤，肢肿黄胀者，五皮、茵陈之类主之。今湿流关节，非上件所宜矣。《经》曰：风能胜湿。故用羌、防、藁、独、芎、蔓诸风药以治之，以风药而治湿，如卑湿之地，风行其上，不终日而湿去矣。又曰：无窍不入，惟风为能，故凡关节之病，非风药不可。用甘草者，以风药悍燥，用以调之。此之谓有制之兵也。

——金·李杲《脾胃论·卷上·分经随病判方》

此足太阳药也。《经》曰：风能胜湿羌、独、防、藁、芎、蔓皆风药也，湿气在表，六者辛温升散，又皆解表之药，使湿从汗出，则诸邪散矣。若水湿在里，则当用行水渗泄之剂。

——清·汪昂《医方集解·利湿之剂·羌活胜湿汤》

此治头顶之湿，故用羌、防、芎、藁一派风药，以祛上盛之邪，然热虽上浮，湿本下著，所以复用独活透达少阴之经。其妙用尤在缓取微似之汗，故剂中加用甘草，以缓诸药辛散之性，则湿著之邪，亦得从之缓去，无藉大开汗孔，急驱风邪之法，使肌腠馁弱无力，湿邪因之内缩，但风去而湿不去也。

——清·张璐《张氏医通·卷十三·专方·湿门·羌活胜湿汤》

羌活、独活、防风、藁本，都是疏肌表、祛风湿之品，具有发汗镇痛的作用。川芎既能活血搜风，又可配合清利头目的蔓荆子制止头痛。上药配合起来，本来发汗的作用较强，但有了一味甘草缓和其辛散之性，便能使湿著之邪得微汗而解。凡是风湿在表，恶寒无汗，一身疼痛者，用之最为适合。如果身重而尤以腰部沉重较甚者，是寒湿较重的征象，可加防己二钱、附子八分（重者加制川乌五分）。

——朱良春，等《汤头歌诀详解·第十四章 利湿之剂·二、方剂·羌活胜湿汤》

蠲　痹　汤

【提要】　蠲痹汤由当归、羌活、姜黄、白芍药、黄芪、防风、甘草组成。可祛风除湿，散寒通络。主治风寒湿邪痹阻经络营卫之证，症见身体烦疼，项背拘急，肩臂痛重，举动艰难，及手足冷痹，腰腿沉重等。本方为治风寒湿痹的常用方。

蠲痹汤出自《杨氏家藏方》。方中羌活、防风为君药，祛风胜湿，通痹止痛。黄芪补气实卫，治营卫之虚；当归、白芍药养血和营，共为臣药。姜黄活血行气为佐药。甘草益气健脾并调和药性为佐使药。对其组方配伍，吴崑提到"黄芪与防风相畏"（《医方考》），并引述张洁古"黄芪得防风而功愈速，故并用之，欲其相畏而相使"（《医方考》）来解释，可见对配伍的理解是较为深刻的。

【方论】　治风湿相搏，身体烦疼，项臂痛重，举动艰难，及手足冷痹腰腿沉重，筋脉无力。

当归（去土，酒浸一宿）、羌活（去芦头）、姜黄、黄芪（蜜炙）、白芍药、防风（去芦头），以上六味各一两半，甘草六两。

炙上件㕮咀。每服半两，水二盏，生姜五片，同煎至一盏，去滓温服，不拘时候。

——南宋·杨倓《杨氏家藏方·卷第四·风湿方八首》

中风表虚，手足顽痹者，此方主之。

《内经》曰：荣气虚则不仁，卫气虚则不用。故用黄芪以实表气。然，黄芪与防风相畏，用之者何？洁古云：黄芪得防风而功愈速，故并用之，欲其相畏而相使耳。羌活驱散风邪，得当归不至燥血。姜黄能攻痹血，得赤芍足以和肝。复用甘草调之，取其味平也。

——明·吴崑《医方考·卷之一·中风门》

此足太阳、厥阴药也。辛能散寒，风能胜湿，防风、羌活除湿而疏风；气通则血活，血活则风散，黄芪、炙草补气而实卫（黄者畏防风，合用而其功益大），当归、赤芍活血而和营；姜黄理血中之气，能入手足而祛寒湿也。

——清·汪昂《医方集解·祛风之剂·蠲痹汤》

蠲，去之疾速也；痹，湿病也，又言痛也。痹分三气杂至，风胜为行痹，寒胜为痛痹，湿胜为着痹。余谓三者兼内外因而言，非独言外因也。盖有肝虚生风，肾虚生寒，脾虚生湿，抑或有诸内因而兼外邪为痹，即经言，邪之所凑，其气必虚耳。蠲痹汤为治痹祖方，黄芪实卫，防风祛风，当归和营，羌活散寒，赤芍通脉络之痹，片子姜黄通经隧之痹，甘草和药性，姜、枣和营卫。其义从营虚则不仁，卫虚则不用立法，岂非痹属内外因也乎？

——清·王子接《绛雪园古方选注·中卷·内科·蠲痹汤》

治中风身体烦痛，项背拘急，手足冷痹，腰膝沉重，举动艰难。（按：此风而兼湿，然痹症虽有风寒湿热之不同，而要皆主于风。其本则必以荣卫不足周身，而后贼风得以乘之，故治痹以补气血为本。）黄芪以补卫气，《经》云卫虚则不用，盖卫虚而风乘之，则气不充体，而手足不为人用。当归以滋荣血，《经》云荣虚则不仁，盖荣虚而乘之，则血不荣筋，而皮肤不知痛痒。甘草补脾和胃，以助卫气。姜黄辛苦温，行肝气于脾，以理血中之气。赤芍酸寒，泻肝邪以去血中之热。羌活、防风，此二味乃以治风；加生姜助胃以行气，大枣助脾以滋血。此亦补养气血，而略加风药，与易老胃风汤同意。而痹症多所兼挟，则宜审症加减用之。

——清·汪绂《医林纂要探源·卷五·方剂·寒部·蠲痹汤》

风寒湿三气交乘，营血不利，故项背沉重，手足拘急不仁，周身疼痛，谓之周痹。黄芪壮中气以托邪，羌活利关节以却痹，甘草益痛伤之气，姜黄行痹邪之着，赤芍利营血，酒炒以行血滞，当归养血脉，酒拌以荣筋络，更用姜、枣调和营卫也。俾痹邪外解，则痹痛自除，而遍体无不畅快，何项背拘急之不舒哉？此壮气祛痹之剂，为周痹疼痛，项背拘急之专方。

——清·徐灵胎《医略六书·杂病证治·卷之二十·痹证方目·蠲痹汤》

治中风项背拘急，手足冷痹，腰膝沉重，举动艰难等证。夫风痹一证，有痹于筋骨、肌肉、经络、营卫种种之不同。其痹于筋骨者，另已论之矣。然邪之所入，无不先自营卫、经络、肌肉而及于筋骨也。故当乘其初入之时，和营卫，通经络，散风启闭，则痹着之邪自可涣然解释矣。此方用黄芪益卫气，而以防风、羌活之善走者辅之，使之补而不滞，行而不泄，且两功并建，相得益彰。归、芍和营血，而以片子姜黄之走血行气、能除寒而燥湿者佐之，然后三气之邪自无留着之处。甘草和诸药而缓中补虚，姜、枣通营卫而生津达腠。故此方之治痹，非关肝肾虚、筋骨为病者服之，效如桴鼓。立方之意，真所谓尽美耳。

——清·张秉成《成方便读·卷二·祛风之剂·蠲痹汤》

独活寄生汤

【提要】　独活寄生汤由独活、桑寄生、杜仲、牛膝、细辛、秦艽、茯苓、肉桂、防风、川芎、人参、甘草、当归、白芍药、生地黄组成。可祛风湿，止痹痛，益肝肾，补气血。主治痹证日久，肝肾两虚，气血不足证。症见腰膝疼痛、痿软，肢节屈伸不利，或麻木不仁，畏寒喜温，心悸气短，舌淡苔白，脉细弱。本方为治疗久痹而兼肝肾两虚，气血不足证之常用方。

独活寄生汤出自《备急千金要方》。方中重用独活为君，祛下焦与筋骨间的风寒湿邪；臣以细辛、防风、秦艽、桂心，祛风散寒除湿止痛；佐桑寄生、杜仲、牛膝，以补益肝肾而强壮筋骨；生地黄、当归、白芍药、川芎养血和血，人参、茯苓、甘草健脾益气；甘草调和诸药，兼使药之用。诸医家对独活寄生汤主治病机的认识略同，都提到了风（寒）湿侵袭与肝肾不足，当属张秉成"肝肾虚而三气乘袭"（《成方便读》）之论最为精辟。

【方论】　治腰背痛，独活寄生汤。夫腰背痛者，皆犹肾气虚弱，卧冷湿地，当风所得也。不时速治，喜流入脚膝，为偏枯冷痹，缓弱疼重，或腰痛挛，脚重痹，宜急服此方。

独活（三两）、寄生（《古今录验》用续断）、杜仲、牛膝、细辛、秦艽、茯苓、桂心、防风、川芎、人参、甘草、芍药、干地黄（各二两）。上十五味，㕮咀，以水一斗煮取三升，分三服。

——唐·孙思邈《备急千金要方·卷第八：诸风·偏风》

肾气虚弱，肝脾之气袭之，令人腰膝作痛，屈伸不便，冷痹无力者，此方主之。

肾，水脏也，虚则肝脾之气凑之，故令腰膝实而作痛。屈伸不便者，筋骨俱病也。《灵枢经》曰：能屈而不能伸者，病在筋。能伸而不能屈者，病在骨。故知屈伸不便，为筋骨俱病也。冷痹者，阴邪实也。无力者，气血虚也。是方也，独活、寄生、细辛、秦艽、防风、桂心，辛温之品也，可以升举肝脾之气，肝脾之气升，则腰膝弗痛矣。当归、熟地、白芍、川芎、杜仲、牛膝者，养阴之品也，可以滋补肝肾之阴，肝肾之阴补，则足得血而能步矣。人参、茯苓、甘草者，益气之品也，可以长养诸脏之阳，诸脏之阳生，则冷痹去而有力矣。

——明·吴崑《医方考·卷之五·腰痛门》

此足少阴、厥阴药也。独活、细辛入少阴，通血脉，偕秦艽、防风疏经升阳以祛风；桑寄生益气血，祛风湿，偕杜仲、牛膝健骨强筋而固下；芎、归、芍、地，所以活血而补阴，参、桂、苓、草，所以益气而补阳；辛温以散之，甘温以补之，使血气足而风湿除，则肝肾强而痹痛愈矣。

——清·汪昂《医方集解·祛风之剂·独活寄生汤》

风性上行，得湿粘滞则留着于下，而为脚痹重，非独活、寄生无以疗之。辛、防、秦艽、独活之助；牛膝、杜仲、寄生之佐。桂、苓、参、甘，以壮其气；芎䓖、芍、地，以滋其血。血气旺而痹著开矣。

——清·张璐《千金方衍义·卷八　治诸风方·偏风第四·独活寄生汤》

治肝肾两虚，风湿内攻，腰膝作痛，冷痹无力，屈伸不仁等证。此亦肝肾虚而三气乘袭也。故以熟地、牛膝、杜仲、寄生补肝益肾，壮骨强筋。归、芍、川芎和营养血，所谓治风先治血，血行风自灭也。参、苓、甘草益气扶脾，又所谓祛邪先补正，正旺则邪自除也。然病因肝肾先虚，其邪必乘虚深入，故以独活、细辛之入肾经，能搜伏风，使之外出；桂心能入肝肾血分而祛寒。秦艽、防风为风药卒徒，周行肌表，且又风能胜湿耳。

——清·张秉成《成方便读·卷之二·祛风之剂·独活寄生汤》

以参、苓、草、芎、归、地、芍养血通络；加艽、防、细辛、寄生、独活散风，桂枝和营散寒，杜仲补肾，牛膝引导，合治冷风顽痹麻木之症。而少化湿之药，因风药亦能胜湿，故照此加减则善矣。

——李畴人《医方概要·和解之剂·独活寄生汤》

❧ 当归拈痛汤 ❧

【提要】　当归拈痛汤由羌活、甘草、茵陈、防风、苍术、当归身、知母、猪苓、泽泻、升麻、白术、黄芩、葛根、人参、苦参组成。可利湿清热，疏风止痛。主治湿热相搏，外受风邪证。症见遍身肢节烦痛，或肩背沉重，或脚气肿痛，脚膝生疮，舌苔白腻或微黄，脉弦数。本方为治疗风湿热痹及湿热脚气属湿邪偏重之常用方。

　　当归拈痛汤出自《医学启源》。方中重用羌活、茵陈为君；羌活辛散祛风胜湿，且善通痹止痛，茵陈能清热利湿；两药相配，祛湿疏风，清热止痛。臣以猪苓、泽泻利水渗湿；黄芩、苦参清热燥湿；防风、升麻、葛根解表疏风。佐以苍术燥湿健脾，人参、当归益气养血，知母清热养阴，防诸苦燥药物伤阴，使祛邪不伤正。使以炙甘草调和诸药。医家对本方的论述较少，当属原制方者张元素之论较为完备、清晰，并提出羌活、防风祛风散寒除湿止痛为君药。后世吴崑、吴仪洛之论，未出其右。

　　【方论】　《经》云：湿淫于内，治以苦温。羌活苦辛，透关利节而胜湿；防风甘辛，温散经络中留湿，故以为君。水性润下，升麻、葛根苦辛平，味之薄者，阴中之阳，引而上行，以苦发之也。白术苦甘温，和中除湿；苍术体轻浮，气力雄壮，能去皮肤腠理之湿，故以为臣。血壅而不流则痛，当归身辛，温以散之，使气血各有所归。人参、甘草甘温，补脾养正气，使苦药不能伤胃。仲景云：湿热相合，肢节烦痛，苦参、黄芩、知母、茵陈者，乃苦以泄之也。凡酒制药，以为因用。治湿不利小便，非其治也。猪苓甘温平，泽泻咸平，淡以渗之，又能导其留饮，故以为佐。气味相合，上下分消，其湿气得以宣通矣。

　　　　　　　　　　　——金·张元素《医学启源·下卷·十二、用药备旨》

　　脚气疼肿，湿热发黄者，此方主之。

　　脚气内壅，故令疼肿。湿热不得泄越，故发黄。是方也，羌活、防风、升麻、葛根、苍术，皆辛散之剂也，可以泄越壅塞之脚气。苦参、黄芩、茵陈、知母，皆苦寒之品也，可以解除内壅之湿热。乃泽泻、猪苓、白术，淡渗物耳，能导利下焦之湿。当归、人参、甘草者，所以养血于败坏之余，益气于泄越之后也。

　　　　　　　　　　　　　　——明·吴崑《医方考·卷之五·脚气门》

　　（东垣）治湿热相搏，肢节烦痛，肩背沉重，或遍身疼痛，或脚气肿痛，脚膝生疮，脓水不绝，及湿热发黄，脉沉实紧数动滑者。（湿则肿，热则痛。足膝疮肿，湿热下注也；发黄，湿热熏蒸脾胃也。脚气多主水湿，亦有夹风、夹寒之异。湿热胜而为病，或成水疱疮，或成赤肿丹毒，或如疝气攻上引下，俱可用此汤损益为治。凡手足前廉属阳明，后廉属太阳，外廉属少阳，内廉属厥阴，内前廉属太阴，内后廉属少阴。以臂贴身垂下，大指居前，小指居后定之。手足痛者，当分是何经络，用本经药为引，行其气血则愈。太阳羌活、防风，阳明升麻、白芷、葛根，少阳柴胡，厥阴吴茱萸、川芎、青皮，太阴苍术、白芍，少阴独活、细辛。）

　　羌活透关节，防风散留湿为君；升葛味薄，引而上行，苦以发之，白术甘温和平，苍术辛温雄壮，健脾燥湿为臣；湿热相合，肢节烦痛，苦参、黄芩、知母、茵陈苦寒以泄之，酒炒以为因用；血壅不流则为痛，当归辛温以散之；人参、甘草甘温，补养正气，使苦寒不伤脾胃；治湿不利小便，非其治也，猪苓、泽泻，甘淡咸平，导其留饮为佐。上下分消其湿，使壅滞得宣通也。（《玉机微义》曰：此方东垣本为治脚气湿热之剂，后人用治诸疮，甚验。）

——清·吴仪洛《成方切用·卷七下·燥湿门·当归拈痛汤》

桂枝芍药知母汤

【提要】 桂枝芍药知母汤由桂枝、白芍药、甘草、麻黄、生姜、白术、知母、防风、附子组成。可祛风除湿，温经止痛，养阴清热。主治历节。症见诸肢节疼痛，身体尪羸，脚肿如脱，头眩短气，温温欲吐。本方为治历节常用方。

桂枝芍药知母汤出自《金匮要略》。方中以桂枝、附子为君药，桂枝辛甘温，长于温经散寒，活血止痛；附子辛甘大热，通行十二经，长于温经散寒止痛，二药配伍，能祛风除湿以通脉，温经散寒以助阳。麻黄辛温，一可助桂、附散寒，二可通毛窍以宣痹。防风辛温，长于祛风除湿止痛，其伍附子，通行十二经，增其祛风之功。白术甘温，入脾胃经，本方重用，其意有二：其一，健脾以杜生湿之源，助君药祛湿通痹；其二，合白芍补气养血，助气血之生化，治正虚；三药合用为臣，助君药祛风除湿。白芍养阴和营，伍白术以和气血。知母清热滋阴，一可清解郁热，二伍白芍滋阴血以壮水，三可防桂、附温燥伤阴。重用生姜降水饮之上逆以和胃止呕，且其助胃行津液，以助祛湿，以上三药共为佐药。使以甘草调和诸药，其与白芍相合，能缓急舒筋止痛；与姜相伍，可和胃调中。本方的组方配伍，亦可看作是桂枝汤的变方。如沈明宗、张璐，提到本方利用桂枝汤结构调和营卫的作用。

【方论】 此久痹而出方也……乃脾胃肝肾俱虚，足三阴表里皆痹，难拘一经主治。故用桂枝、芍药、甘、术调和营卫，充益五脏之元；麻黄、防风、生姜开腠行痹，而驱风邪外出，知母保肺清金以使治节。《经》谓风寒湿三气合而为痹，以附子行阳，燥湿除寒为佐也。

——清·沈明宗《沈注金匮要略·卷五·历节》

此即总治三焦痹之法。头眩短气，上焦痹也；温温欲吐，中焦痹也；脚肿如脱，下焦痹也；肢节疼痛，身体尪羸，筋骨痹也。由是观之，当是风寒湿痹其营卫筋骨三焦之病，然湿多则肿，寒多则痛，风多则动。用桂枝治风，麻黄治寒，白术治湿。防风佐桂枝，附子佐麻黄、白术，其芍药、生姜、甘草，亦如桂枝汤之和其营卫也。知母治脚肿，引诸药下行。附子以行药势，开痹之大剂也。

——清·张璐《张氏医通·卷六·痿痹门·痹》

诸肢节疼痛，即历节也。身体尪羸，脚肿如脱，形气不足，而湿热下甚也；头眩短气，温温欲吐，湿热且从下而上冲矣，与脚气冲心之候颇同。桂枝、麻黄、防风散湿于表，芍药、知母、甘草除热于中，白术、附子驱湿于下；而用生姜最多，以止呕降逆。为湿热外伤肢节，而复上冲心胃之治法也。

——清·尤在泾《金匮要略心典·卷上·中风历节病脉证并治》

此类历节病，由风湿外邪，而兼脾肾俱虚之方也。谓诸肢节疼痛，湿留关节也。因而身体为邪所痹，则尪羸；湿从下受，亦或自上注之，总是湿喜归下，故脚肿如脱；肾虚挟风，故头眩；卫气起于下焦，肾元既亏，三焦无主，致太阳与阳明相牵制为病，故胃气欲下行，而太阳掣其气在上，太阳欲上行，而胃湿相搏不利，故短气，温温欲吐。用桂枝汤，去枣加麻黄，以助其通阳；加白术、防风，以伸脾气；加知母、附子，以调其阴阳，谓欲制其寒，则上之郁热已甚，欲治其热，则下之肾阳已痹，故并加之尔。

——清·吴仪洛《成方切用·卷六上·祛风门·桂枝芍药知母汤》

是方用麻、防、姜、桂宣发卫阳，通经络以驱外入之风寒；附子、白术暖补下焦，壮筋骨而祛在里之寒湿。然三气杂合于筋骨血脉之中，久必郁蒸而化热，而欲束筋利骨者，必须滋养阳明，故又用芍、甘、知母，和阳明之血，以致太阴之液，斯宗筋润、机关利，而脚气历节可平，平则眩呕悉已矣。此为湿热外伤肢节，而复上冲心胃之治法也。

——清·王旭高《退思集类方歌注·桂枝汤类》

17 祛痰剂

凡具有祛除痰涎作用，治疗痰饮病证的方剂，称为祛痰剂。

痰证种类较多，依其性质而言，可分为寒痰、热痰、湿痰、燥痰、风痰等。故本章方剂分为燥湿化痰、清热化痰、润燥化痰、温化寒痰和化痰熄风五类。

应用祛痰剂，须注意以下几个方面：首先，痰随气而升降，气壅则痰聚，气顺则痰消，故祛痰剂每多配伍理气之品。其二，应辨清痰证的性质，分清寒热燥湿的不同，而选用相应的方剂；对痰嗽咯血者，不宜应用辛温燥烈之剂，以免加重出血之虞；表邪未解或痰多者，慎用滋润之品，以防壅滞留邪，病久不愈。

17.1 燥湿化痰剂

凡具有祛除痰湿作用，治疗湿痰证的方剂，称为燥湿化痰剂。适用于湿痰证，症见咳吐大量稠痰，痰滑易咯，胸膈痞闷，恶心呕吐，眩晕，肢体困重，舌苔白腻或白滑，脉滑或缓等。常用燥湿化痰药，如半夏、南星等为主组成方剂；因痰湿易致气滞，故常配伍理气药，如陈皮、枳实等；又因湿痰之生，多责之于脾，故又常配伍健脾渗湿药，如茯苓、白术等。

❧ 二 陈 汤 ❧

【提要】 二陈汤由半夏、橘红、茯苓、甘草、生姜、乌梅组成。可燥湿化痰，理气和中。主治湿痰证。症见咳嗽痰多，色白易咯，胸膈痞闷，不欲饮食，恶心呕吐；或头眩心悸，肢体困倦，舌苔白滑，脉滑。本方为治湿痰证的基础方。

二陈汤出自《太平惠民和剂局方》。方中半夏为君，燥湿化痰，降逆和胃止呕。臣以橘红，理气行滞，燥湿化痰。茯苓渗湿健脾，以杜生痰之源；生姜能助半夏、橘红以降逆化痰，又制半夏之毒；少许乌梅收敛肺气，与半夏相伍，散中有收，相反相成，使祛痰而不伤正，均为佐药；炙甘草调和诸药，为使药。对于组方配伍，虽仅汪昂和张秉成直接指出半夏为君，但从多数医家的论述可以推断出对该药作用的认识，其观点是一致的。

本方名"二陈"，因"古人警戒橘皮、半夏必以陈者为良"（《绛雪园古方选注》）。王子接认为，湿痰本应用辛燥之品，半夏、橘皮用陈者，合甘草缓而行之，正是护正之意，亦反证本方应以半夏为君。

【方论】　湿痰者，痰之原生于湿也。水饮入胃，无非湿化，脾弱不能克制，停于膈间，中、下二焦之气熏蒸稠粘，稀则曰饮，稠则曰痰，痰生于湿，故曰湿痰也。是方也，半夏辛热能燥湿，茯苓甘淡能渗湿，湿去则痰无由以生，所谓治病必求其本也。陈皮辛温能利气，甘草甘平能益脾，益脾则土足以制湿，利气则痰无能留滞，益脾治其本，利气治其标也。又曰：有痰而渴，半夏非宜，宜去半夏之燥，而易贝母、瓜蒌之润。余曰：尤有诀焉，渴而喜饮水者，宜易之；渴而不能饮水者，虽渴犹宜半夏也。此湿为本，热为标，故见口渴，所谓湿极而兼胜己之化，实非真象也，惟明者知之。气弱加人参、白术，名六君子汤。

——明·吴崑《医方考·卷之二·痰门》

肥人多湿，湿挟热而生痰，火载气而逆上。半夏之辛，利二便而去湿；陈皮之辛，通三焦而理气；茯苓佐半夏，共成燥湿之功；甘草佐陈皮，同致调和之力。

——明·李中梓《删补颐生微论·卷四·医方论》

此足太阴、阳明药也。半夏辛温，体滑性燥，行水利痰，为君。痰因气滞，气顺则痰降，故以橘红利气；痰由湿生，湿去则痰消，故以茯苓渗湿；为臣。中不和则痰涎聚，又以甘草和中补土，为佐也。

——清·汪昂《医方集解·除痰之剂·二陈汤》

二陈汤，古之祖方也。汪切庵谓其专走脾胃二经，豁痰去湿。余细绎之，其功在利三焦之窍，通经隧之壅，而痰饮自化，非劫痰也。观《内经》有"饮"字而无"痰"字，两汉以前谓之淡饮，至仲景始分痰、饮，义可知矣。因其通利无形之气，古人警戒橘皮、半夏必以陈者为良，恐燥散之性，能伤正气耳，故汤即以二陈名。若云劫痰，正当以大辛大散开辟浊阴，何反惧其太过耶！再使以甘草缓而行之，益见其不欲伤气之意。

——清·王子接《绛雪园古方选注·中卷·内科·二陈汤》

此方为痰饮之通剂也。痰之本，水也，茯苓制水，以治其本；痰之动，湿也，茯苓渗湿，以镇其动。方中只此一味是治痰正药，其余半夏降逆，陈皮顺气，甘草调中，皆取之以为茯苓之佐使耳。

——清·陈修园《时方歌括·卷下·燥可去湿·二陈汤》

治痰大法，湿则宜燥，火则宜清，风则宜散，寒则宜温，气则宜顺，食则宜消。二陈汤为治痰之主药，以其有化痰理气、运脾和胃之功也。学者随症加减，因病而施，则用之不穷矣。

——清·费伯雄《医方论·卷四·除痰之剂·二陈汤》

夫痰之为病，先当辨其燥湿两途。燥痰者，由于火灼肺金，津液被灼为痰，其咳则痰少而难出，治之宜用润降清金。湿痰者，由于湿困脾阳，水饮积而成痰，其嗽则痰多而易出，治之又当燥湿崇土，如此方者是也。半夏辛温，体滑性燥，行水利痰，为治湿痰之本药，故以为君。痰因气滞，故以陈皮理气而行滞；痰因湿生，用茯苓渗湿而导下，二物为臣。湿痰之生，由于脾不和，故以甘草和中补土为佐也。

——清·张秉成《成方便读·卷之三·除痰之剂·二陈汤》

此方以半夏和胃，陈皮理气，茯苓佐半夏以燥湿，甘草佐陈皮调和之，乌梅收津，生姜豁痰，上下左右，无所不宜，洵理脾胃治湿痰之妙剂。然只能治实痰之标，不能治虚痰之本，吐血、消渴、妊娠忌用。

——民国·谢观《中国医学大辞典》

❖ 温 胆 汤 ❖

【提要】　温胆汤由半夏、竹茹、枳实、陈皮、甘草、茯苓、生姜、大枣组成。可理气化痰，和胃利胆。主治胆胃不和，痰热内扰证。症见胆怯易惊，虚烦不眠，口苦吐涎，或呕恶呃逆，或惊悸不宁，或癫痫，舌苔腻，脉弦滑或略数。温胆汤为治胆胃不和，痰热内扰之痰热证的常用方。

温胆汤出自《集验方》，见《备急千金要方·卷第十二胆府·胆虚实第二》。方中半夏为君，燥湿化痰，降逆和胃止呕。臣以竹茹清热化痰，除烦止呕。枳实破气消痰，散结除痞；陈皮理气燥湿化痰；茯苓渗湿健脾；生姜、大枣和中培土，且生姜能制约半夏毒性，同为佐药。炙甘草益气和中，调和诸药为使。而针对本方"温胆"之称，医家各抒己见，认识大体相仿。如：罗美认为"和即温也，温之者实凉之也"（《古今名医方论》）。陈修园"若胆家真寒而怯，宜用龙牡桂枝汤加附子之类"（《时方歌括》）。秦伯未也持相同观点。

【方论】　胆，甲木也，为阳中之少阳。其性以温为常候，故曰"温胆"。竹茹之清，所以去热；半夏之辛，所以散逆；枳实所以破实，陈皮所以消滞，生姜所以平呕，甘草所以缓逆。伤寒解后，多有此证，是方恒用之。

——明·吴崑《医方考·卷之二·火门》

胆为中正之官，清净之腑，喜宁谧，恶烦扰，喜柔和，不喜壅郁，盖东方木德，少阳温和之气也。若大病后，或久病，或寒热甫退，胸膈之余热未尽，必致伤少阳之和气，以故虚烦。惊悸者，中正之官，以熵蒸而不宁也。热呕吐苦者，清净之腑，以郁炙而不谧也。痰气上逆者，土家湿热反乘，而木不得升也。如是者，首当清热及解利三焦。方中以竹茹清胃脘之阳。而臣以甘草、生姜，调胃以安其正。佐以二陈，下以枳实，除三焦之痰壅。以茯苓平渗，致中焦之清气。且以驱邪，且以养正，三焦平而少阳平，三焦正而少阳正，胆家有不清宁而和者乎？和即温也，温之者实凉之也。若胆家真畏寒而怯，属命门之火衰，当与乙癸同源而治矣。

——清·罗美《古今名医方论·卷二·温胆汤》

胆之不温，由于胃热不清，停蓄痰涎，沃于清净之府，所以阳气不能条畅，而失温和之性，故用二陈之辛温以温胆涤涎；涎聚则脾郁，故加枳实、竹茹以化胃热也。

——清·张璐《张氏医通·卷十六·祖方·二陈汤·温胆汤》

温胆汤，隔腑求治之方也。热入足少阳之本，胆气横逆，移于胃而为呕，苦不眠，乃治手少阳三焦，欲其旁通胆气，退热为温，而成不寒不燥之体，非以胆寒而温之也。用二陈专和中焦胃气，复以竹茹清上焦之热，枳实泄下焦之热。治三焦而不及于胆者，以胆为生气所从出，不得以苦寒直伤之也。命之曰温，无过泄之戒辞。

——清·王子接《绛雪园古方选注·中卷·内科·温胆汤》

气郁生涎，涎痰内沃，而心胆不宁，故怔忡惊悸不已焉。半夏化涎涤饮，橘红利气除涎，茯神安神渗湿，竹茹清热解郁，枳实破滞气以降下，生草缓中州以和胃，生姜散郁豁涎也。水煎温服，使郁解气行，则涎饮自化，而心胆得宁，惊悸怔忡无不平矣。此解郁化涎之剂，为气郁涎饮、惊悸怔忡之专方。

——清·徐灵胎《医略六书·杂病证治·卷之十九·温胆汤》

二陈汤为安胃祛痰之剂，加竹茹以清膈上之虚热。枳实以除三焦之痰壅。热除痰清而胆自宁和，即温也。温之者，实凉之也。若胆家真寒而怯，宜用龙牡桂枝汤加附子之类。

——清·陈修园《时方歌括·卷下·寒能胜热·温胆汤》

本方以和胃，化痰、清热为目的，亦非肝病方。因胆附于肝，共性温而主升发之气。肝气郁滞，则胆气不舒，从而不能疏土，出现胸闷、呕恶等胃症状。胃气愈逆则胆气愈郁，用和降胃气治标，间接使胆气舒展，肝气亦得缓和。所以，本方称为温胆，是根据胆的性质，以期达到升发的作用，与温脾、温肾等的温字，意义完全不同。

——秦伯未《谦斋医学讲稿·论肝病·关于肝病常用方剂的运用》

指迷茯苓丸

【提要】　指迷茯苓丸由茯苓、枳壳、半夏、朴硝组成。可燥湿行气，软坚消痰。主治痰停中脘，流注经络证。症见两臂疼痛，不得上举；或左右时复转移，或两手麻木，或四肢浮肿，舌苔白腻，脉弦滑等。本方为治痰停中脘，流于经络之臂痛证的常用方。

指迷茯苓丸原载于《是斋百一选方》，录自《全生指迷方》。方中半夏燥湿化痰为君；茯苓健脾渗湿为臣；枳壳理气宽中，朴硝软坚润下以荡涤中脘之伏痰；以姜汁糊丸，生姜汁既可制半夏之毒，又助半夏化痰散结，共为佐药。关于本方的功效与作用，柯琴谓"别于二陈之甘缓，远于礞石之峻悍"（《古今名医方论》）；徐灵胎称此方为"此行经化痰之剂，为搜涤痰饮之专方"（《医略六书》）。

【方论】　柯韵伯曰：痰饮之本，皆水也。水入于胃，游溢精气，上输于脾，此自阳入阴也。脾气散精，上归于肺，此地气上升也。通调水道，下输膀胱，是天气下降也。水精四布，五经并行，是水入于经，而血乃成也。若阴阳不和，清浊相干，胃气乱于中，脾气艰于升，肺气滞于降，而痰饮随作矣。痰与饮同源，而有阴阳之别。阳盛阴虚，则水气凝而为痰。阴盛阳虚，则水气溢而为饮。除痰者，降气清火，是治其标。补阴利水，是治其本也。涤饮降气燥湿，是治其标。温肾利水，是治其本也。此方欲兼两者而合治之，半夏燥湿，茯苓渗湿，风硝软坚，枳壳利气，别于二陈之甘缓，远于礞石之峻悍，亦乎胃之剂耳。

——清·罗美《古今名医方论·卷四·指迷茯苓丸》

此足太阴、阳明药也。半夏燥湿，茯苓渗水，枳壳行气，化硝软坚（去坚痰），生姜制半夏之毒而除痰。使痰行气通，臂痛自止矣。

——清·汪昂《医方集解·除痰之剂·茯苓丸》

伏痰留饮滞于肠胃，流于经络，故瘫痪不举，四肢麻痹，焉茯苓渗湿，以消留饮，半夏燥湿，以利伏痰，风化硝涤经腑之热结，俾痰从肠胃而下，江枳壳破络中滞气，使痰由气化而消，盖气化痰消，则脾得为胃行津液与四旁也。为丸为汤，俱用竹沥、姜汁，总使得力于化痰饮，行经络，以滋荣也夫。痰饮既消，则经气条畅而络气融合，瘫痪无不举，肢麻无不瘳矣。此行经化痰之剂，为搜涤痰饮之专方。

——清·徐灵胎《医略六书·杂病证治·卷之十九·茯苓丸》

夫痰之为病，在腑者易治，在脏者难医，在络者更难搜剔。四肢者，皆禀气于脾。若脾病不能运化，则痰停中脘，充溢四肢，有自来矣。治之者，当乘其正气未虚之时而攻击之，使脘中之痰去而不留，然后脾复其健运之职，则络中之痰自可还之于腑，潜消默运，以成其功。故方中以半夏化其痰，茯苓行其湿，枳壳破其气，而以姜汁开之，芒硝下之。用法之周到，佐使之得宜，其痰有不去者乎？如病甚而络中之痰不除者，则可以控涎丹参酌用之可也。

——清·张秉成《成方便读·卷三·除痰之剂·指迷茯苓丸》

此方为中都留饮，而经隧不利者立法。荡涤其垢腻，则机轴自灵。本非治肢节痹着之病，乃为治痰饮者，别出一副机轴。

——民国·张山雷《中风斠诠·卷三·古方平议·五化痰之方·指迷茯苓丸》

17.2　清热化痰剂

凡具有清热化痰作用，治疗热痰证的方剂，称为清热化痰剂。适用于热痰证，症见咳嗽痰黄，痰稠难咯，舌红苔黄腻，脉滑数等。常用清热化痰药，如瓜蒌、南星等为主组成。

清气化痰丸

【提要】　清气化痰丸由陈皮、杏仁、枳实、黄芩、瓜蒌仁、茯苓、胆南星、半夏组成。可清热化痰，理气止咳。主治痰热咳嗽证。症见痰稠色黄，咯之不爽，胸膈痞闷，甚则气急呕恶，舌质红，苔黄腻，脉滑数。

清气化痰丸论出自《医方考》。方中以胆南星为君药，取其味苦性凉，清热化痰，治痰热之壅闭。黄芩苦寒，善能清泻脾火；瓜蒌仁甘寒，长于清肺化痰。二者合用，泻肺火，化痰热，助胆南星之力，共为臣药。治痰当须理气，故又以枳实行气化痰，消痞除满；陈皮理气宽中，兼可燥湿化痰；脾为生痰之源，肺为贮痰之器，故以茯苓健脾渗湿，杏仁宣利肺气，半夏燥湿化痰，既消已生之痰，又杜生痰之源，以上均为佐药。以生姜汁为丸，一则可解半夏之毒，二则可助半夏降逆化痰，亦为佐药。诸药配伍，共奏清热化痰，理气止咳之效。

【方论】 陈皮（去白）、杏仁（去皮尖）、枳实（麸炒）、黄芩（酒炒）、瓜蒌仁（去油）、茯苓（各一两），胆南星、制半夏各（一两半）。姜汁为丸。此痰火通用之方也。

气之不清，痰之故也。能治其痰，则气清矣。是方也，星、夏所以燥痰湿，杏、陈所以利痰滞，枳实所以攻痰积，黄芩所以消痰热，茯苓之用，渗痰湿也。若瓜蒌者，则下气利痰云尔。

——明·吴崑《医方考·卷之二·痰门》

此手足太阴之药，治痰火之通剂也。气能发火，火能役痰。半夏、南星以燥湿气；黄芩、瓜蒌以平热气；陈皮以顺里气，杏仁以降逆气，枳实以破积气，茯苓以行水气。水湿火热，皆生痰之本也。盖气之亢则为火，犹民之反而为贼，贼平则还为良民，而复其业矣，火退则还为正气，而安其位矣。故化痰必以清气为先也。

——清·汪昂《医方集解·除痰之剂·清气化痰丸》

痰热内壅，肺金失降下之令，故胸中逆满痞塞，烦热咳嗽不止焉。南星散痰湿，半夏燥痰湿，黄连清心脾之火，黄芩清胸膈之热，瓜蒌涤热除烦，专驱痰燥，杏仁降气理嗽，专治痰逆，茯苓渗湿和脾气，枳实消痞除逆满，陈皮利气除痰，甘草缓中。糊丸以姜汁，下以姜汤，总为散痰降逆专功。此消痞降逆之剂，为痰热痞逆之专方。

——清·徐灵胎《医略六书·杂病证治·卷之十九·清气化痰丸》

方中半夏、胆星，为治痰之君药。痰由于火，故以黄芩之苦寒降之，瓜蒌之甘寒润之。火因于气，即以陈皮顺之，枳实破之。然脾为生痰之源，肺为贮痰之器，故以杏仁之苦温，疏肺而降气，茯苓之甘淡，渗湿而宣脾。肺脾肃清，则痰不存留矣。以姜汁糊丸者，用为开痰之先导耳。

——清·张秉成《成方便读·卷三·除痰之剂·清气化痰丸》

小 陷 胸 汤

【提要】 小陷胸汤由黄连、半夏、瓜蒌实组成。可清热化痰，宽胸散结。主治痰热互结证，症见胸脘痞闷，按之则痛；或咯痰黄稠，舌苔黄腻，脉滑。

小陷胸汤出自《伤寒论》。方中以瓜蒌实为君，清热化痰，理气宽胸，通胸膈之痹。黄连为臣，取其苦寒，助瓜蒌清热降火，开心下之结。半夏为佐，取其辛燥，降逆化痰，助瓜蒌消痰散结，散心下之痞。黄连、半夏合用，一苦一辛，苦降辛开。半夏与瓜蒌相伍，润燥相得，清热涤痰。如此，则清热化痰，宽胸散结之功益著。三药相合，使痰去热除，结开痛止，为治胸脘痞痛之良剂。临证不仅用于伤寒之小结胸病，而且内科杂症属痰热互结者，亦甚有效。

【方论】 心下硬，不按而痛，手不可近者，大结胸也。心下满，按之则痛者，邪热浅结，为小结胸也。此不可下，只宜散也。故用瓜蒌为君，其味苦性寒，能破胸膈结气；半夏为佐为使，以辛能散气也；黄连为臣，苦以泄之，以辅君主之药，而下心下之结也。

——明·许宏《金镜内台方议·卷之五·小陷胸汤·汤议》

伤寒下之早，热结胸中，按之则痛者，小结胸也，此方主之。三阳经表证未去而早下之，则表邪乘虚而入，故结胸。结胸者，阳邪固结于胸中，不能解散，为硬为痛也。按之则痛者，不按犹未痛也，故用小陷胸汤。黄连能泻胸中之热，半夏能散胸中之结，瓜蒌能下胸中之气。然必下后方有是证，若未经下后，则不曰结胸。

——明·吴崑《医方考·卷之一·伤寒门》

黄连苦寒，以泄热也。半夏辛温，以散结也。瓜蒌实苦而润，苦以益苦则致热于易泄，为可知；润以济辛则散结于无难，开可必。所谓有兼人之勇而居上功者，惟此物为然也。

——明·方有执《伤寒论条辨·第二卷·辨太阳病脉证并治中》

程扶生曰：此热结未深者在心下，不若大结胸之高在心上。按之痛，比手不可近为轻。脉之浮滑，又缓于沉紧。但痰饮素盛，挟热邪而内结，所以脉见浮滑也。以半夏之辛散之，黄连之苦泻之，瓜蒌之苦润涤之，所以除热散结于胸中也。先煮瓜蒌，分温三服，皆以缓治上之法。

——清·罗美《古今名医方论·卷三·小陷胸汤》

热入有浅深，结胸分大小。心腹硬痛，或连小腹不可按者，为大结胸。此土燥水坚，故脉亦应其象而沉紧。止在心下，不及胸腹，按之知痛不甚硬者，为小结胸。是水与热结，凝滞成痰，留于膈上，故脉亦应其象而浮滑也。秽物据清阳之位，法当泻心而涤痰，用黄连除心下之痞实，半夏消心下之痰结，寒温并用，温热之结自平。瓜蒌实色赤形圆，中含津液，法象于心，用以为君，助黄连之苦，且以滋半夏之燥，洵为除烦涤痰、开结宽胸之剂。虽同名陷胸，而与攻利水谷之方悬殊矣。大小青龙攻太阳之表，有水火之分，大、小陷胸攻太阳之里，有痰饮之别，不独以轻重论也。

——清·柯琴《伤寒来苏集·伤寒附翼·卷上·太阳方总论》

此足少阴药也。黄连之苦寒以泄热，瓜蒌之寒润以涤垢，半夏之辛温以散结。结胸多由痰热结聚，故用三物以除痰去热也。

——清·汪昂《医方集解·攻里之剂·小陷胸汤》

所谓小者，名同而药实不同，药虽不同而用意则同，用意虽同而其功用又不同也。夫邪结虽小，同是热结，故以黄连之苦寒主之，寒以解其热，苦以开其结，非比大黄之苦寒荡涤也。邪结胸中则胃气不行，痰饮留聚，故以半夏之辛温滑利，化痰蠲饮而散其滞结也。瓜蒌实，李时珍谓其甘寒不犯胃气，能降上焦之火，使痰气下降，盖亦取其滑润也，亦非芒硝、甘遂之咸寒逐水之峻也。

——清·钱潢《伤寒溯源集·卷之三·结胸心下痞·结胸证治第三》

胸中结邪，视结胸较轻者，为小结胸。其证正在心下，按之则痛，不似结胸之心下至少腹硬满，而痛不可近也。其脉浮滑，不似结胸之脉沉而紧也。是以黄连之下热，轻于大黄；半夏之破饮，缓于甘遂；瓜蒌之润利，和于芒硝，而其蠲除胸中结邪之意，则又无不同也，故曰小陷胸汤。

——清·尤在泾《伤寒贯珠集·卷二·太阳篇下·小陷胸汤方》

结胸，按之始痛者，邪在脉络也。故小陷胸止陷脉络之邪，从无形之气而散。瓜蒌生于蔓草，故能入络，半夏成于坤月，故亦通阴。二者性皆滑利，内通结气，使黄连直趋少阴，陷脉络之热。攻虽不峻，胸中亦如陷阵，故名陷胸。仅陷中焦脉络之邪，不及下焦，故名小。

——清·王子接《绛雪园古方选注·上卷·下剂·小陷胸汤》

观仲景之用瓜蒌实，在小陷胸汤曰：小结胸病，正在心下，按之则痛；在瓜蒌薤白白酒汤曰：喘息咳唾，胸背痛短气。而其脉，一则曰浮滑，一则曰寸口沉迟，关上小紧数，是皆阴中有阳，且踞于阳位者也。夫胸背痛，较按之方痛则甚，痹则较结为轻。咳唾喘息，是其势为上冲；而居于心下，按之才痛，似反静而不动。此其机总缘气与饮相阻，寒与热相纠。热甚于寒者，其束缚反急而为结；寒甚于热者，其蔽塞自盛而为痹。是故结胸之病伏，胸痹之病散。伏者宜开，散者宜行。故一则佐以连、夏之逐饮泄热，一则佐以薤、酒之滑利通阳，瓜蒌实之裹无形攒聚有形，使之滑润而下。则同能使之下，自是治实之方。仅能使之下，不能使其必通，又非纯乎治实之道矣。何以知不能使之必通？盖有停饮痛甚，至不得卧，即当加半夏，若兼胸满胁下逆抢心，则仍加枳、朴、桂枝，若竟能通，又何必如是哉！是知瓜蒌实之治，大旨在火与痰结于阳位，不纯乎虚，亦不纯乎实者，皆能裹之而下，此其擅长矣。

——清·邹澍《本经疏证·卷六·瓜蒌实》

此证乃心君之火炽盛，铄耗心下水饮结为热痰（脉现滑象，是以知为热痰；若但有痰而不热，当现为濡象矣），而表阳又随风内陷，与之互相胶漆，停滞于心下为痞满，以杜塞心下经络，俾不流通，是以按之作痛。为其病因由于心火炽盛，故用黄连以宁熄心火，兼以解火热之团结；又佐以半夏开痰兼能降气，瓜蒌涤痰兼以清热。其药力虽远逊于大陷胸汤，而以分消心下之痞塞自能胜任有余也。然用此方者，须将瓜蒌细切，连其仁皆切碎，方能将药力煎出。

——民国·张锡纯《医学衷中参西录·伤寒论·第一卷·太阳病小陷胸汤证》

病名小结胸，所以别大陷胸症也。论症，结在心下，按之则痛；论脉，则见浮，俱与大陷胸同。而以谓小结胸者，特以脉浮滑，须按之则痛，若不按则不痛可知矣。即按之亦必不如大陷胸之硬满，又可知矣。盖滑者，湿象也、痰象也，不过因胸中之客热，熏蒸于心肺之间，以致热与湿交炼而成痰，故滑。痰热相搏，脉见浮滑，与大陷胸之胃有宿积、胸有聚饮，偕内陷之表邪，而擅凭高鼓塞之势者，有间矣。故只消用瓜蒌实之能开结、滑痰、下气者为君，清心火之黄连佐之，更用能服阳邪之半夏以降之，则脉之浮者平，而滑亦和；症之结者散，而痛亦止矣。症与大陷胸同，此则仅因热与痰相搏，故曰小陷胸。观其方下注云：先煮瓜蒌，则其任重，而连、半不过助其泄热化痰而已。

——王逊达《汉方简义·太阳中篇》

❧ 桑 白 皮 汤 ❧

【提要】　桑白皮汤由桑白皮、半夏、苏子、杏仁、贝母、山栀、黄芩、黄连组成，煎服加姜。可清泻肺热、降气化痰。主治肺气有余，火炎痰盛作喘。本方为治痰热咳喘的常用方。

桑白皮汤出自《古今医统大全》及《景岳全书》引《医林》方。方中桑白皮清肺化痰，降气平喘，用为主药；黄芩、黄连、栀子清肺热；贝母、杏仁、紫苏子、半夏降气化痰，止咳平喘，为臣药；生姜性温调和诸药，制约药性之寒，起佐使作用。

【方论】　外无风寒而惟火盛作喘，或虽有微寒而所重在火者，宜桑白皮汤或抽薪饮之类主之。

——明·张介宾《景岳全书·卷之十九·杂证谟·喘促·实喘证治》

实喘之证有四……一曰火热，夫肺属金，其畏火。火热炽盛，金气必伤，故亦以病肺而为喘。其治宜用寒凉，如泻白散、桑白皮汤之类是也。

——清·沈朗仲《病机汇论·卷之六·喘门》

17.3　润燥化痰剂

凡具有润燥化痰作用，治疗燥痰证的方剂，称为润燥化痰剂。燥痰证，症见痰稠而黏，咳痰不爽，声音嘶哑等。常用贝母、瓜蒌等润肺化痰药为主组方。

❧ 贝母瓜蒌散 ❧

【提要】　贝母瓜蒌散由贝母、瓜蒌、花粉、茯苓、橘红、桔梗组成。可润肺清热，理气化痰。用治燥痰咳嗽证。症见咯痰不爽，涩而难出，咽干口燥，苔白而干。本方为治疗燥痰咳嗽的常用方。

贝母瓜蒌散出自《医学心悟》。方中贝母润肺清热，化痰止咳；瓜蒌清肺润燥，开结涤痰，与贝母相须为用，此为润肺清热化痰的常用组合，共为君药。天花粉清降肺热，又生津润燥，为臣药。痰因湿聚，湿自脾来，痰又易阻滞气机，故配伍橘红理气化痰、茯苓健脾渗湿、桔梗宣肺化痰，此三味皆为佐药。诸药合用，共奏清热润肺，理气化痰之功。

【方论】　燥热伤肺，则鼻干，咽干，口干，呛咳气促；灼液成痰，则痰粘不利，痰中带血。燥热为本，成痰为标。方用贝母清热润肺，化痰止嗽，标本兼治而为主。瓜蒌润肺化痰，与主药相配，则事半功倍而为辅。燥热灼津，故以花粉生津止嗽；痰生于脾，故以茯苓健脾渗湿；痰为湿浊，易阻气机，故以橘红、桔梗除痰行气，诸药各尽其用是为兼治。

——裴正学《新编中医方剂学·各论·第十八章　祛痰剂·贝母瓜蒌散》

燥痰之证，多由肺阴不足，虚火灼津而成。方以贝母清热润肺，止咳化痰为君；瓜蒌、花粉清热涤痰而润燥为臣；茯苓、橘红健脾理气以祛痰为佐；桔梗载诸药入肺，宣肺利气为使。

共奏清热润燥，理气化痰之功。使肺阴得润而燥痰可除，清肃有权，则咳逆可止。

——冉小峰《历代名医良方注释·第十一章 咳喘类·贝母瓜蒌散》

 金水六君煎

【提要】　金水六君煎由当归、熟地、陈皮、半夏、茯苓、炙甘草组成，煎煮加姜。可养阴化痰。主治肺肾虚寒，水泛为痰，阴血不足，外感风寒。证见咳嗽呕恶，多痰喘急。如大便不实而多湿者，去当归，加山药；如痰盛气滞，胸胁不快者，加白芥子；如阴寒盛而嗽不愈者，加细辛；如兼表邪寒热者，加柴胡。本方为肺肾阴虚痰浊咳嗽的常用方。

金水六君煎出自《景岳全书》，为新方八阵和阵之首，书中将其应用于咳嗽、伤风、恶心嗳气、反胃、痰饮、声喑、头痛、呕吐、嘈杂、虚损、厥逆、非风等病症。本方由二陈汤加当归、熟地而成，所主之证为肺肾阴虚，痰浊内盛所致。肺属金，肾属水，全方用药共六味，故方名为"金水六君煎"。方中半夏燥湿化痰，茯苓淡渗利湿，陈皮理气健脾，甘草调中和胃，四味相合而成二陈汤，祛痰通剂；熟地滋肾润肺，当归和血补血，与二陈合而用之，则燥湿而不伤阴，滋阴且不敛邪，共奏滋阴润肺，化痰之功。原方主治"肺肾虚寒，水泛为痰"者，要结合"阴血不足"来应用，否则肺肾虚寒而致痰饮者，治当温化痰饮，如张秉成《成方便读》所论；本方用滋阴养血之熟地、当归，以肾肺阴虚者为宜，而脾肾两虚、运化无权大便溏泄者则忌用。

【方论】　若外感风寒，咳嗽多痰，喘急而阴虚血气不足，痰有不活，气有不充，则托送无力，邪不易解，宜金水六君煎，其效如神。若年衰胃弱者，尤宜用之。

——明·张介宾《景岳全书·卷之十一·杂证谟·伤风·论治》

治肺肾虚寒，水泛为痰。或年迈阴虚，血气不足。外受风寒，咳嗽呕恶，多痰喘急等证。神效妙剂，此六君子汤之变方也。

当归（二三钱）、熟地（三五钱）、陈皮（一钱半）、半夏（二钱）、茯苓（二钱）、炙草（一钱），加生姜三五七片。如大便不实而多湿者，去当归加山药。如痰盛气滞，胸膈不快者，加白芥子七分。如阴寒盛而嗽不愈者，加细辛五七分。如兼表邪寒热者，加柴胡一二钱。

——清·吴仪洛《成方切用·卷九上·除痰门·金水六君煎》

新方金水六君煎，脾肾营虚痰咳连，归地二陈姜作引，润枯燥湿两般贤。

金水六君煎：当归（二钱）、熟地（五钱）、陈皮（一钱半）、半夏（二钱）、茯苓（二钱）、炙甘草（一钱）。原方治肺肾虚寒，水泛为痰，或年迈阴虚，血气不足，外受风寒，咳嗽呕恶，多痰喘急等证。夫肺肾虚寒，水泛为痰之证，似宜温养摄纳之药为妥，非泛泛二陈、归、地可以治之。或老年脾肾两虚，阴血不足，而湿痰内盛，咳嗽不已者，乃可用之。凡年高之人，血脉枯涩，经络隧道多不流利，若有湿邪内盛，肺失治节之令，则咳嗽连声，断续不已，甚则周身经络掣痛，或闪气心痛。斯时也，不得不以二陈之属化其痰。然恐血枯之人，不足以当其燥，故特加归、地以濡其血，而泽其枯，方为不偏不倚，两得其宜，全在学者酌宜用之耳。

——清·张秉成《成方便读·卷三·除痰之剂·金水六君煎（景岳）》

17.4 温化寒痰剂

凡具有温化寒痰作用，治疗寒痰证的方剂，称为温化寒痰剂。寒痰证，症见咯痰清稀，舌苔白滑等。常用干姜、细辛等温化寒痰药为主组方。

◆ 苓甘五味姜辛汤 ◆

【提要】 苓甘五味姜辛汤由茯苓、甘草、五味子、细辛、干姜组成。可温肺化饮。主治寒饮咳嗽。症见咳痰量多，清稀色白，胸满不舒，舌苔白滑，脉弦滑。本方为治疗寒饮咳嗽的代表方和基础方。

苓甘五味姜辛汤出自《金匮要略》。方中干姜为君，味辛性热，入肺经，守而不走，温肺化饮。臣以细辛，味辛性温，入肺经，亦能温肺化饮，以此二味温肺化饮以止咳。盖二者皆属辛温之品，均具温肺化饮之功。干姜以温热为主，温阳化饮之力较强；细辛以辛散为主，开郁散饮之力为优。二者相伍，温肺化饮，两擅其长。以茯苓，性平味淡，入脾经，健脾渗湿。其与干姜相配，共杜生痰之源。然咳久必伤肺，一派温散，更恐重伤其肺气。遂佐入五味子，味酸性敛，敛肺以止咳。其与干姜、细辛配伍，有散有收，防止辛散太过而耗伤肺气，使散不伤正，收不留邪，且可使肺金开阖有度，宣降有权，则饮邪无伏匿之处。使以甘草，润肺和中，调和诸药。综合全方，共奏温肺化饮之功。

【方论】 《内经》曰：诸逆冲上，皆属于火。又曰：冲脉为病，气逆里急。故用桂苓五味甘草汤，先治冲气与肾燥。桂味辛热，散水寒之逆，开腠理，致津液以润之。茯苓、甘草行津液，渗蓄水，利小便，伐肾邪为臣。甘草味甘温，补中土，制肾气之逆。五味酸平以收肺气。《内经》曰：肺欲收，急食酸以收之。服此汤，冲气即止，因水在膈不散，故再变。而更咳胸满，即用前方去桂加干姜、细辛，散其未消之水寒，通行津液。服汤后，咳满即止。

——元·赵以德，清·周扬俊《金匮玉函经二注·卷十二·痰饮咳嗽病脉证治》

寒得热而消，故咳满即止。然热则津耗，津耗则渴，热伤元气，元气伤而阴乃侮阳，故冲气复发，故曰：以细辛、干姜为热药也。因而津耗胃干，当遂渴，遂者，不止也。今不应止而止，故曰反，明是素有支饮，故火不胜水。但支饮必有的据，故曰：支饮者，法当冒，冒者必呕，呕者，有水故也。

——明·徐彬《金匮要略论注·痰饮咳嗽病脉证治第十二卷·桂苓五味甘草去桂加姜辛汤》

服后如冲气即低，是阴抑而降矣。然降而不即降，反更咳、胸满者，有支饮在胸膈留伏，为阴邪冲气之东道，相与结聚肆害，不肯遽降心从阳也。法用桂苓五味甘草汤去桂枝之辛而升举，加干姜、细辛之辛而开散，则胸膈之阳大振，而饮邪自不能存，况敢窝隐阴寒上冲之败类乎！虽云以治其咳满，而支饮之邪亦可侵衰矣。

——清·魏念庭《金匮要略方论本义·卷中·痰饮咳嗽病脉证并治第十二·苓甘五味姜辛汤方》

服前汤已，冲气即低，而反更咳胸满者，下焦冲逆之气即伏，而肺中伏匿之寒饮续出也。故去桂枝之辛而导气，加干姜、细辛之辛而入肺者，合茯苓、五味、甘草消饮驱寒，以泄满止咳也。

——清·尤在泾《金匮要略心典·卷中·痰饮咳嗽病脉证治》

脾肺阳虚，寒饮内停为本证病机，咳嗽痰稀，苔白滑，脉沉迟为本方主证。故治以干姜为主，温脾肺之阳以化寒饮；辅以茯苓健脾渗湿，杜其生痰之源，细辛通彻表里，助干姜以散己聚之寒饮；佐以五味子收敛肺气而止咳，并配合细辛一散一收，散不伤正，收不留邪，且防细辛耗散伤肺；使以甘草和中，调和诸药。各药合用，散中有收，开中有合，标本兼顾，共奏温肺化饮之功。

——冉小峰《历代名医良方注释·第十一章、咳喘类·苓甘五味姜辛汤》

三子养亲汤

【提要】 三子养亲汤由紫苏子、白芥子、莱菔子组成。可祛痰降气消食。主治痰壅气滞证，症见喘咳痰多色白，食少脘痞，苔白腻，脉滑。本方为治疗痰壅气滞证的基础方。

三子养亲汤出自《韩氏医通》。方中紫苏子长于降气行痰，止咳平喘；白芥子行气畅膈，搜逐寒痰之伏匿；莱菔子长于消食导滞，行气祛痰。三药皆属消痰理气之品，然白芥子温性略强，苏子降气为长，莱菔子消食独胜。合而用之，可使气顺痰消，食积得化，咳喘自平。临证当观其何证居多，"则以所主者为君"（《韩氏医通》）。本方三药皆为辛温之品，具化痰行气之功。化痰药与消食药为伍，乃本方之配伍特色。

【方论】 年高痰盛气实者，此方主之。痰不自动也，因气而动，故气上则痰上，气下则痰下，气行则痰行，气滞则痰滞。是方也，卜子能耗气，苏子能降气，芥子能利气，气耗则邪不实，气降则痰不逆，气利则膈自宽，奚痰患之有？飞霞子此方，为人子事亲者设也，虽然，治痰先理气，此治标之论耳，终不若二陈有健脾去湿治本之妙也。但气实之证，则养亲汤亦径捷之方矣。

——明·吴崑《医方考·卷之二·痰门》

此手足太阴药也。白芥子除痰，紫苏子降气，莱菔子消食，然皆行气豁痰之药，气行则火降而痰消矣。

——清·汪昂《医方集解·除痰之剂·三子养亲汤》

治老人气实痰盛，喘满、懒食等证。夫痰之生也，或因津液所化，或由水饮所成。然亦有因食而化者，皆由脾运失常，以致所食之物不化精微，而化为痰。然痰壅则气滞，气滞则肺气失下行之令，于是为咳嗽、为喘逆等证矣。病因食积而起，故方中以莱菔子消食行痰。痰壅则气滞，以苏子降气行痰。气滞则膈塞，白芥子畅膈行痰。三者皆治痰之药，而又能于治痰之中各逞其长。食消气顺，喘咳自宁，而诸证自愈矣，又在用者之得宜耳。

——清·张秉成《成方便读·卷之三·除痰之剂·三子养亲汤》

17.5 化痰息风剂

凡具有化痰息风作用，治疗风痰证的方剂，称为化痰息风剂。风痰为病，有内外之分。外风生痰，由外感风邪，肺气不宣，痰浊内生所致；症见恶风发热，咳嗽痰多等；宜用疏风化痰法治之，常用宣散风邪药与化痰药配伍。内风挟痰，多因素有痰浊，肝风内动，挟痰上扰所致；症见眩晕头痛，或发癫痫，甚至昏厥，不省人事；宜用熄风化痰法治之，常用平肝息风药与化痰药配伍组方。

半夏白术天麻汤

【提要】 半夏白术天麻汤由半夏、天麻、茯苓、橘红、白术、甘草组成。可化痰息风，健脾祛湿。用治风痰上扰证，症见眩晕，头痛，胸膈痞闷，恶心呕吐，舌苔白腻，脉弦滑。本方为治疗风痰上扰证的常用方。

半夏白术天麻汤出自《医学心悟》。方中半夏燥湿化痰，降逆止呕；天麻平肝息风，而止头眩。两者合用，为治风痰眩晕头痛之要药。李东垣《脾胃论》："足太阴痰厥头痛，非半夏不能疗，眼黑头眩，风虚内作，非天麻不能除。"故以半夏、天麻为君药。以白术、茯苓为臣药，健脾祛湿，能治生痰之源。佐以橘红理气化痰，俾气顺则痰消。使以甘草和中调药。煎加姜、枣以调和脾胃，生姜兼制半夏之毒。综观全方，风痰并治，标本兼顾，但以化痰息风治标为主，健脾祛湿治本为辅。

【方论】 治脾胃内伤，眼黑头眩，头痛如裂身重如山，恶心烦闷，四肢厥冷，谓之足太阴痰厥头痛痰厥者，湿痰厥逆而生也，痰逆上实，故令头痛目眩，眼前见黑色也。东垣曰：太阴头痛，必有痰也少阴头痛，足寒而气逆也。太阴、少阴二经，虽不上循头，然痰与气逆壅于膈中，头上气不得畅，而为痛也。

——清·吴仪洛《成方切用·卷九上·除痰门·半夏白术天麻汤》

治脾胃内伤，眼黑头眩，头痛如裂，身重如山，恶心烦闷，四肢厥冷，谓之足太阴痰厥头痛……此足太阴药也。痰厥头痛，非半夏不能除；头旋眼黑，虚风内作，非天麻不能定；黄芪、人参甘温，可以泻火，亦可以补中；二术甘苦而温，可以除痰，亦可以益气；苓、泻泻热导水，陈皮调气升阳；神曲消食，荡胃中滞气；麦芽化结，助戊己运行；干姜辛热，以涤中寒；黄柏苦寒，酒洗，以疗少火在泉发燥也。

——明·汪昂《医方集解·除痰之剂·第十五》

痰厥头痛，目眩者，此方主之。痰厥者，湿痰厥逆而上也。痰气逆则上实，故令头痛。目眩者，目前如见黑也。东垣曰：头痛苦甚，谓之足太阴痰厥，非半夏不能除。眼黑头旋，风虚内作，非天麻不能疗。人参、黄芪之甘温，可以泻火，亦可以补中。苍术、白术之苦甘，可以去湿，亦可以健脾。泽泻、茯苓，能利湿淫之邪。神曲、麦芽，能消水谷之滞。橘皮、干姜，所以开胃调中。而黄柏者，取其苦辛，能疗少火在泉发燥也。

——明·吴崑《医方考·卷之五·头疾门》

❖ 定 痫 丸 ❖

【提要】 定痫丸由竹沥、天麻、川贝母、胆南星、半夏、陈皮、茯苓、茯神、丹参、麦冬、石菖蒲、远志、全蝎、僵蚕、琥珀、朱砂组成。可涤痰息风，清热定痫。主治痰热痫证。症见忽然发作，眩仆倒地，不省高下，甚则抽搐，目斜口歪，痰涎直流，叫喊作声。定痫丸为治疗痰热痫证的常用方。

定痫丸出自《医学心悟》。方中竹沥味甘、苦，性寒而滑利，善于清热滑痰，定惊利窍，胆南星性凉味苦，清热化痰，息风定痫，合竹沥则豁痰利窍之功倍增，共为君药。天麻平肝息风，半夏燥湿化痰，石菖蒲开心窍，化痰浊，均为臣药。佐以陈皮燥湿化痰，茯苓健脾渗湿，川贝母清热化痰，全蝎、僵蚕息风止痉，丹参、麦冬清心除烦；辰砂、琥珀、茯神重镇清心，安神定惊；又以姜汁化痰涎，且能助竹沥滑痰而行经络。使以甘草调和诸药，补虚缓急。综观全方，清热化痰与平肝息风并施，醒神开窍与镇惊安神相济，共奏涤痰熄风，开窍安神之功。

【方论】 虽分五痫，治要在火与痰。通治定痫丸、参汤下，或人参琥珀丸。

——清·林珮琴《类证治裁·卷之四·痫症论治》

本方所治证属痰涎聚于经络所致，治宜祛风痰，通经络。方中天麻、半夏、全蝎、姜蚕、川贝母、胆南星、竹沥、姜汁祛风化痰，通络止搐；陈皮、茯苓燥湿化痰；菖蒲、远志开窍化浊；琥珀、茯神、辰砂安心神；麦冬、丹参、甘草养心阴。方后载："本方内加入人参三钱尤佳。"人参补心气，心得补养，则神有所主而易苏醒。本方仅适于癫痫发作时服用。若发作已止，宜按病因治疗，以防复发。正如原著所说："既愈之后，则用河车丸以断其根。"现临床上亦用于精神分裂症、癔症、强迫症等属痰凝经络而致者。

——中国医学百科全书编委会《中国医学百科全书》

痫病是一种发作性的神志异常疾病。多因脏腑失和，痰浊内聚；或遇劳力过度，饮食失节，或情志失调，导致体内气机逆乱，肝风内动，肝风夹痰，上蒙清窍，以致痫病突然发作，眩仆倒地；肝风内动，则见目睛上视，甚或手足抽搐；痰涎壅盛，则口吐白沫、喉中痰鸣；舌脉为风痰蕴热之象。本方证由风痰蕴热，上蒙脑窍所致。治宜涤痰息风，清热开窍。方中竹沥清热祛痰，镇惊利窍。《本草备要》谓其"治痰迷大热，风痉癫狂"。胆南星清热化痰，镇惊定痫。《药品化义》言其"治一切中风、风痫、惊风"，用以为君。半夏、陈皮、茯苓、贝母祛痰散结而开痰气之结；天麻、全蝎、僵蚕功专平肝息风而止痉，共助君药化痰息风，俱为臣药。菖蒲、远志化痰开窍，宁心安神；麦冬、丹参清心除烦，养阴活血；琥珀、辰砂、茯神镇惊安神；用姜汁少许，温开以助化痰利窍，并防竹沥、胆星、贝母寒凉有碍湿痰之消散，合而为佐药。甘草调和诸药，是为使药。本方集大队化痰药于一方，以求豁痰力强，并配息风、止痉、开窍、安神诸药。全方药味虽多，但层次分明，杂而不乱，适用于痰热内闭之癫痫。

——贾波、李冀《方剂学·第十六章 祛痰剂·第五节 息风化痰·定痫丸》

18 消食剂

凡以消食药为主组成,具有消食化积,健脾和胃等作用,治疗食积证的方剂,称为消食剂。消食剂常由消食药,如神曲、麦芽、鸡内金、山楂等组成。食积内停,常阻滞气机,故常配如莱菔子、陈皮、木香、枳实、槟榔等理气之品;若邪甚病重,积滞难去,则可配泻下药如大黄等;食积日久,可生热酿湿,宜配清热燥湿或清利湿热之品,如连翘、黄连等;若脾虚不运,又食积内停,宜配伍益气健脾之品,如白术、木香、茯苓、人参、山药等。

临证以饮食积滞为主,治宜消食导滞;若虚实夹杂,治宜消补兼施。故消食剂分为消食化滞和健脾消食两类。

18.1　消食化滞剂

消食化滞剂,主要适用于食积内停之证。临床上常见胸脘痞闷、嗳腐吞酸、恶食呕逆,腹痛泄泻等。方剂组成,主要以山楂、神曲、麦芽、莱菔子等为主。由于食积易阻气机,又容易生痰化热,故常配伍理气、化湿、清热之品。

保 和 丸

【提要】　保和丸由山楂、神曲、半夏、茯苓、陈皮、连翘、莱菔子组成。可消食和胃。主治食滞胃脘证。症见脘腹痞满胀痛,嗳腐吞酸,恶食呕逆,或大便泄泻,舌苔厚腻,脉滑者。本方为消导平剂,是治疗一切食积轻证的常用方。

保和丸出自《丹溪心法》。方中重用山楂为君,酸甘性温,消一切饮食积滞,长于消肉食油腻之积。神曲甘辛性温,消食和胃,长于化酒食陈腐之积。莱菔子辛甘而平,下气消食除胀,长于消谷面之积。三药同用为臣,消各种食物积滞。炊饼为丸,寓于麦芽之意,以助消食化积。食积易于阻气、生湿、化热,故以半夏、陈皮辛温,理气化湿,和胃止呕;茯苓甘淡,健脾利湿,和中止泻;连翘味苦微寒,既可散结以助消积,又可清解食积所生之热,均为佐药。历代医家对本方的论述见解各有特点,对于方名,吴崑认为"药味平良"(《医方考》),故称"保和",张秉成亦随此论。

【方论】　饮食内伤,令人恶食者,此丸主之。伤于饮食,故令恶食。诸方以厉药攻之,是伤而复伤也。是方药味平良，补剂之例也，故曰保和。山楂甘而酸，酸胜甘，故能去肥甘之积。神曲甘而腐，腐胜焦，故能化炮炙之腻。卜子辛而苦，苦下气，故能化面物之滞。陈皮辛而香，香胜腐，故能消陈腐之气。连翘辛而苦，苦泻火，故能去积滞之热。半夏辛而燥，燥胜湿，故能消水谷之气。茯苓甘而淡，淡能渗，故能利湿伤之滞。

——明·吴崑《医方考·卷之四·伤食门》

此足太阴、阳明药也。山楂酸温收缩之性，能消油腻腥膻之食（收缩故食消）；神曲辛温蒸窨之物（窨，遏合切），能消酒食陈腐之积；菔子辛甘，下气而制面；麦芽咸温，消谷而软坚（坚积、坚痰）；伤食必兼乎湿，茯苓补脾而渗湿；积久必郁为热，连翘散结而清热；半夏能温能燥，和胃而健脾；陈皮能降能升，调中而理气；此内伤而气未病者，但当消导，不须补益。大安丸加白术，则消补兼施也。

——清·汪昂《医方集解·消导之剂·保和丸》

此亦和中消导之平剂。惟连翘一味可以减去。

——清·费伯雄《医方论·卷四·消导之剂·保和丸》

此为食积痰滞，内瘀脾胃，正气未虚者而设也。山楂酸温性紧，善消腥膻油腻之积，行瘀破滞，为克化之药，故以为君。神曲系蒸窨而成，其辛温之性能消酒食陈腐之积。莱菔子辛甘下气，而化面积。麦芽咸温消谷，用行瘀积，二味以之为辅。然痞坚之处，必有伏阳，故以连翘之苦寒，散结而清热。积郁之凝，必多痰滞，故以二陈化痰而行气。此方虽纯用消导，毕竟是平和之剂，故特谓之保和耳。

——清·张秉成《成方便读·卷三·消导之剂·保和丸》

此方妙在加入连翘一味。该药微苦性凉，具有升浮宣散、清热散结之力，在大队消食导滞、和中降气之品中加入连翘，不但能清郁热、散滞结，而且用其升浮宣透之力，以防消降太过，使全方有升有降，有消有散，有温有凉，有化有导，呈现一派活泼生机。再者本品善理肝气，既能疏散肝气之郁，又能苦平肝气之盛。在脾胃积滞，中运不健之机，加入平肝疏郁之品，更能防肝来乘。可见本药在本方中具有画龙点睛之作用。

——焦树德《方剂心得十讲·第 6 讲·除痰、消导、攻下的方剂·保和丸》

枳实导滞丸

【提要】　枳实导滞丸由大黄、枳实、神曲、茯苓、黄芩、白术、泽泻组成。具有消导化积，清热利湿之功效。主治湿热食积证。症见脘腹胀痛，下痢泄泻，或便秘溲赤，苔黄腻，脉沉有力。本方为治疗湿热食积，内阻胃肠证的常用方。

枳实导滞丸出自《内外伤辨惑论》。方中以苦寒之大黄为君，攻积泻热，使积热从大便而下。以苦辛微寒之枳实为臣，行气消积，除脘腹之胀满。佐以苦寒之黄芩、黄连清热燥湿，又可厚肠止痢；茯苓、泽泻甘淡，渗利水湿而止泻，可使湿热从小便分消，与通腑泻热之大黄相配，前后分消，使邪有出路；白术甘苦性温，健脾燥湿，使攻积而不伤正；神曲甘辛性温，消食化滞，使食消则脾胃和。汪昂认为本方所治腹泻一候，乃湿热阻滞胃肠，传导失司所致，故以通因通用之法，方可使邪祛正安，痛泻立止，可谓一语中的，要言不繁。

【方论】　此足太阴、阳明药也。饮食伤滞，作痛成积，非有以推荡之则不行，积滞不尽，病终不除，故以大黄、枳实攻而下之，而痛泻反止，经所谓通因通用也；伤由湿热，黄芩、黄连佐之以清热，茯苓、泽泻佐之以利湿；积由酒食，神曲蒸窨（遏合切）之物，化食解酒，因其同类，温而消之。芩连大黄苦寒太甚，恐其伤胃，故又以白术之甘温，补土而固中也。

——清·汪昂《医方集解·攻里之剂·枳实导滞丸》

湿热内滞，积久伤脾，不能运化精微，故大腹胀满，疼痛不已。枳实破滞气以推积，白术健脾元以运湿，黄连清火燥湿，黄芩清热宽肠，神曲消积滞，甘草和中州，茯苓渗湿化热以利脾肺，泽泻分清以利膀胱，大黄乃荡涤热结之品，为推送湿热积滞之首。为末糊丸，白汤送下，使湿热化而积滞消，则脾气健而胀闷退，何疼痛之不已哉？此导滞开结泻热之剂，为湿热积滞闷痛之方。

——清·徐灵胎《医略六书·杂病证治·卷之十九·枳实导滞丸》

大黄、枳实荡涤实热，芩、连燥湿清热，苓、泻利湿泄热，神曲消食和中，白术补脾，湿热积滞自化。

——清·王旭高《退思集类方歌注·承气汤类·枳实导滞丸》

18.2　健脾消食剂

健脾消食剂，适用于脾胃虚弱，食积内停之证；症见脘腹痞满，不思饮食，面黄体瘦，倦怠乏力，大便溏薄等。常选用消食药，如山楂、神曲、麦芽等配伍；益气健脾药，如人参、白术、山药等为主组方，以消补兼施。

健　脾　丸

【提要】　健脾丸由白术、木香、黄连、甘草、茯苓、人参、神曲、陈皮、砂仁、麦芽、山楂、山药、肉豆蔻组成。可健脾和胃，消食止泻。主治脾虚食积证。症见食少难消，脘腹痞满，大便溏薄，倦怠乏力，苔腻微黄，脉虚弱者。本方为治疗脾虚食滞之常用方。

健脾丸出自《证治准绳》。本方重用白术、茯苓，健脾祛湿以止泻，为君药。神曲、麦芽消食和胃；人参、山药益气补脾，以助苓、术健脾之力，为臣药。木香、砂仁、陈皮皆芳香之品，能理气开胃，醒脾化湿，既可解除脘腹痞满，又使全方补而不滞；肉豆蔻温涩，合山药以固肠止泻；黄连清热燥湿，可清解食积所化之热，皆为佐药。甘草补中和药，是为佐使之用。历代医家对本方主治皆从脾虚食积来阐释。汪昂不仅全面分析了本方的病机及方义，而且从临床出发对本方加减化裁使用提供了具体思路和方法，如益气健脾丸、养荣健脾丸、理气健脾丸、舒郁健脾丸、化痰健脾丸、清火健脾丸、和中健脾丸、妙应丸、宽中进食丸等。陈潮祖则认为在饮食积滞的基础上，津气阻滞亦是本方病机的一个重要方面。

【方论】 此足太阴、阳明药也。脾胃者，仓廪之官。胃虚则不能容受，故不嗜食；脾虚则不能运化，故有积滞。所以然者，由气虚也。参、术补气，陈皮利气，气运则脾健而胃强矣；山楂消肉食，麦芽消谷食，戊己不足（胃为戊土，脾为己土），故以二药助之使化；枳实力猛，能消积化痞，佐以参、术则为功更捷，而又不致伤气也。夫脾胃受伤，则须补益；饮食难化，则宜消导，合斯二者，所以健脾也。

本方去山楂、麦芽，加茯苓、炙甘草，名益气健脾丸，治脾虚食少。本方去山楂、麦芽、陈皮，加当归、芍药、芎蒡、麦冬、柏子仁，名养荣健脾丸，治脾阴不足，饮食不为肌肤（血充然后肉长）本方去人参、枳实、麦芽，加香附、木香、半夏、茯苓、神曲、黄连、当归、芍药（一方无芍药），荷叶烧饭丸，名理气健脾丸，治脾胃虚弱，久泻久痢。本方去人参、山楂、麦芽，加神曲、川芎、香附，曲糊丸，名舒郁健脾丸，治脾气郁滞，饮食不消。本方去山楂、麦芽，加半夏、胆星、蛤粉、茯苓，神曲糊丸，名化痰健脾丸，治内伤挟痰。本方去人参、山楂、麦芽，加半夏、山栀、黄连，水丸，名清火健脾丸，治脾虚有火。本方去人参、山楂、麦芽，加木香、槟榔、厚朴、半夏、甘草，名和中健脾丸，治胃虚饥不欲食。再加人参，名妙应丸，治胃虚不能食，脏腑或结或泻。本方去山楂，加半夏、青皮、木香、砂仁、草蔻、干姜、炙甘草、茯苓、猪苓、泽泻、蒸饼丸，名宽中进食丸（东垣）：补脾胃，进饮食。

——清·汪昂《医方集解·消导之剂·健脾丸》

脾虚不运，以致食积内停，津气阻滞，治宜着重健运脾气，恢复功能，消食仅居其次。故方用人参、白术、茯苓、甘草、山药补气健脾治其本；山楂、神曲、麦芽消食化积治其标；木香、砂仁、陈皮有健脾利气与芳香化湿之功，配入方中，可助津气运行无滞，可助主药健运中焦，可使补药补而不滞，可谓一举三得，标本兼顾；气郁化热，故佐黄连清之；肠滑成泻，故佐肉蔻涩之。合而成方，能呈以补为主，以消为辅，消补并行功效，用于虚中夹滞证候，颇为适宜。

——陈潮祖《中医治法与方剂·脾胃病机治法与方剂·纳运失常·食积停滞–消积导滞·
健脾丸》

葛花解醒汤

【提要】 葛花解醒汤由木香、人参、猪苓、茯苓、橘皮、白术、生姜、神曲、泽泻、青皮、砂仁、白豆蔻、葛花组成。可分消酒湿，理气健脾。主治酒积伤脾证。症见眩晕呕吐，胸膈痞闷，食少体倦，小便不利，大便泄泻，舌苔腻，脉滑。

葛花解醒汤出自《内外伤辨惑论》。方中葛花为君，甘寒芳香，长于解酒醒脾，其性轻清发散，能使酒湿从表而解。臣以神曲消食和胃，尤善消酒食陈腐之积。蔻仁、砂仁理气开胃醒脾，除痞闷，增食欲；二苓、泽泻渗湿止泻，引酒湿从小便而去；饮酒过多，必伤脾胃，故又以人参、白术补中健脾，干姜温运化湿；木香、青皮、陈皮理气疏滞，以上共为佐药。历代医家对于此方病机多从李东垣之说，然对于君药则有不同之论。汪昂认为葛花、豆蔻、砂仁三药为君，乃内外分消之剂；《医宗金鉴》则独以葛花为君，认为全方取汗之后，令上下、内外分消。而对于病位的认识，则多从手、足阳明经分析，但李畴人认为酒毒不仅伤胃亦伤于肺，亦是一家之言。

【方论】 酒食内伤者，此方主之。葛花之寒，能解中酒之毒。茯苓、泽泻之淡，能利中酒之湿。砂仁、豆蔻、木香、青皮、陈皮之辛，能行酒食之滞。生姜所以开胃止呕，神曲所以消磨炙腻。而人参、白术之甘，所以益被伤之胃尔。

———明·吴崑《医方考·卷之四·伤食门》

此手足阳明药也。过饮无度，湿热之毒积于肠胃，葛花独入阳明，令湿热从肌肉而解；豆蔻、砂仁皆辛散解酒，故以为君。神曲解酒而化食，木香、干姜调气而温中，青皮、陈皮除痰而疏滞，二苓、泽泻能驱湿热从小便出，乃内外分消之剂。饮多则中气伤，故又加参术能补其气也。

———清·汪昂《医方集解·消导之剂·葛花解醒汤》

此方君葛花，佐以辛香之品；用神曲，佐以快气之品；用苓、泽，佐以甘温之品。服后取汗，是谓外解肌肉，内清阳明，令上下、内外分消其患，使胃中秽为芳变，浊为清化，泰然和矣。

———清·吴谦，等《医宗金鉴·删补名医方论·卷二》

酒为湿热水谷合成，最伤肺胃，以胃为酒瓮，肺为瓮盖，时时熏蒸，无有不为所腐者。故酒客每病肺胃，或咳或呕，皆乃肺胃气逆而顺降失常也。故治之必以辛通降逆，疏利中焦气分为主。此方惟葛花擅解酒积，余皆辛化淡渗调中补中温中之品，使肺胃之气化而酒积可去矣。

———李畴人《医方概要·因证之剂·葛花解醒汤》

19 涌吐剂

凡以涌吐药物为主组成，具有涌吐痰涎、宿食、毒物等作用，以治疗痰厥、食积、误食毒物的方剂，统称涌吐剂。

使用涌吐剂，应注意以下几点：首先，涌吐剂的适应证，确属病情急迫而又急需吐出之证。其次，由于其作用迅猛，易伤胃气，应中病即止；年老体弱、孕妇、产后均应慎用。另外，若服后呕吐不止者，可服姜汁少许，或服用冷粥、冷开水以止之。倘吐仍不止，则应根据所服吐药的不同而进行解救。临床运用涌吐法时，服药得吐后，须令患者避风，以防吐后体虚而患外感。同时，要注意调理脾胃，食以稀粥自养；切勿骤进油腻及不易消化之食物，以免重伤胃气。

❧ 瓜 蒂 散 ❧

【提要】 瓜蒂散由瓜蒂、赤小豆、淡豆豉组成。可涌吐痰涎宿食。主治痰涎宿食，壅滞胸脘证。症见胸中痞硬，懊侬不安，欲吐不出，气上冲咽喉不得息，寸脉微浮者。

瓜蒂散出自张仲景《伤寒杂病论》，被奉为涌吐之祖方。方中瓜蒂味苦，善于涌吐痰涎宿食，为君药。赤小豆味酸平，能祛湿除烦满，为臣药。君臣配伍，相须相益，酸苦涌泄，增强催吐之力。以淡豆豉煎汤调服，取其轻清宣泄之性，宣解胸中邪气，利于涌吐，又可安中护胃，使在快吐之中兼顾护胃气。三药合用，涌吐痰涎宿食，宣越胸中邪气，使壅滞胸脘之痰食得以涌吐排出，诸症自解。

方中瓜蒂苦寒有毒，易于伤气败胃，非形气俱实者慎用。

【方论】 华佗曰：四日在胸，则可吐之。此迎而夺之之法也。《千金方》曰：气浮上部，填塞心胸，胸中满者，吐之则愈。此随证治之之法也。大约伤寒四五日，邪气客于胸中之时也，加之胸中烦满，气上冲咽喉不得息者，则为吐证具，乃可投诸吐药，而万全之功有之矣。瓜蒂味苦寒。《内经》曰：湿气在上，以苦吐之。寒湿之气，留于胸中，以苦为主，是以瓜蒂为君；赤小豆味酸温。《内经》曰：酸苦涌泄为阴。分涌膈实必以酸为伤，是以赤小豆为臣；香豉味苦寒，苦以涌泄，寒以胜热，去上膈之热，必以苦寒为辅，是以香豉为使。酸苦相合，则胸中痰热涌吐而出矣。其于亡血虚家，所以不可与者，以瓜蒂散为駃剂，重亡津液之药；亡血虚家，补养则可；更亡津液，必不可全。用药君子，必详究焉。

——金·成无己《伤寒明理论·卷四》

伤寒，胸中多痰，头痛者，此方吐之。胸中多痰，便是实证，与虚烦不同。痰热交淫，故令头痛。《经》曰：苦能涌泄。瓜蒂，苦物也，故用之在上则涌胸中实痰。陶隐居曰：燥可去湿，赤小豆之属是也。此用之为佐，亦是燥其湿痰之意。是方也，吐痰诚为快利，诸亡血、虚家，则又在所禁矣。盖血亡而复用吐，则气亦去；虚家而复用吐，则损其阴。

——明·吴崑《医方考·卷之一·伤寒门》

瓜蒂苦寒，能吐顽痰而快膈；小豆酸平，善涌风涎而逐水；香豉能起信而潮汐，故佐二物而主治；稀糜则又承载三物者之舟航，此所以为吐虚风虚寒之对药也。

——明·方有执《伤寒论条辨·第六卷·辨温病风温杂病脉证并治》

瓜为甘果，而熟于长夏，清胃热者也。其蒂，瓜之生气所系也。色青味苦，象东方甲木之化，得春升生发之机。故能提胃中之气，除胸中实邪，为吐剂中第一品药。故必用谷气以和之。赤小豆甘酸下行而止吐，取为反佐，制其太过也。香豉本性沉重，糜熟而使轻浮，苦甘相济，引阳气以上升，驱阴邪而外出，作为稀糜，调二散，虽快吐而不伤神，仲景制方之精义。

——清·柯琴《伤寒来苏集·伤寒论注·卷三·瓜蒂散证》

瓜蒂散乃酸苦涌泄重剂，以吐胸寒者，邪结于胸，不涉太阳表实，只以三物为散，煮作稀糜，留恋中焦以吐之，能事毕矣。瓜蒂性升，味苦而涌，豆性酸敛，味苦而泄，恐其未必即能宣越，故复以香豉汤陈腐之性，开发实邪，定当越上而吐矣。

——清·王子接《绛雪园古方选注·上卷·吐剂·瓜蒂散》

胸中者，清阳之府。诸邪入胸府，阻遏阳气，不得宣达，以致胸满痞硬，热气上冲，燥渴心烦，嗢嗢欲吐。脉数促者，此热郁结也。胸满痞硬，气上冲咽喉不得息，手足寒冷，欲吐不能吐，脉迟紧者，此寒郁结也。凡胸中寒热与气与饮结为病，谅非汗下之法所能治，必得酸苦涌泄之品，因而越之，上焦得通，阳气得复，痞硬可消，胸中可和也。瓜蒂极苦，赤豆味酸，相须相益，能疏胸中实邪，为吐剂中第一品也。而佐香豉汁合服者，藉谷气以保胃气也。服之不吐，少少加服，得快吐即止者，恐伤胸中元气也。此方奏功之捷，胜于汗下，所谓汗、吐、下三大法也。今人不知仲景、子和之精义，置之不用，可胜惜哉！然诸亡血虚家，胸中气液已亏，不可轻与，特为申禁。

——清·吴谦，等《医宗金鉴·订正仲景全书伤寒论注·卷一·辨太阳病脉证并治上篇》

胸中痰食，与虚烦者不同。越以瓜蒂之苦，涌以赤小豆之酸。吐去上焦有形之物，则木得舒畅，天地交而万物通矣。（十剂曰：燥可去湿，桑白皮、赤小豆之属是也。赤豆、瓜蒂并能行水湿。痰涎头痛，胸满寒热，脉紧不大者，并宜此散吐之。或问何谓木郁？曰：厥阴、少阳属木，于令为春，乃人身生发之气也。食者，阴物也。脾胃者，坤土也。饮食填塞太阴，则土盛而反侮木，生气不得上升，而木郁矣。吐去上焦有形之物，则木得条达，而遂其升生之气矣。）当用而胃弱者，改用参芦。除赤豆，名独圣散。仲景曰：太阳中暍，身热疼重，而脉微弱。此以夏月伤冷水，水行皮中所致也。（刘宏璧曰：仲景于此病，用一物瓜蒂散，去胸中之水，且变散为汤，并无赖于赤小豆与浆水者。盖以一物驱逐其水，则阳气行而身重疼热立解矣。此则内因也，由是推之，如伤雾露之从乎上者，可内鼻而解；地湿之从乎下者，可利小便而解。上湿下流，与下湿上甚为热者，可一汗而解也。）除赤豆，加防风、藜芦，名三圣散（子和）。

除赤豆，加郁金、韭汁，鹅翎探吐，亦名三圣散，治中风风痫。痰厥头痛，除赤豆，加全蝎五分，吐风痰；加淡豉，治伤寒烦闷。（瓜蒂、栀、豉皆吐剂。要知瓜蒂吐痰食宿寒，栀、豉吐虚烦客热。如未经汗下，邪郁胸膈而痞满者，谓之实，宜瓜蒂散，此重剂也。已经汗吐下，邪乘虚客胸中而懊恼者，宜栀豉汤，此轻剂也。丹溪用瓜蒂、栀子、苦参、藜芦等，累吐许白云不透，后以附子尖和浆水与之，始得大吐也。）

——清·吴仪洛《成方切用·卷三下·涌吐门》

"高者因而越之"，经有明训，即吐法也。后人视为畏途，久置不讲，殊不知痰涎在胸膈之间，消之匪易，因其火气上冲之势，加以吐法，使倾筐倒箧而出之，则用力少而成功多，瓜蒂散之类是也。且吐必有汗，故并可治风治黄。惟注中"食填太阴，欲吐不出"二语，须与申明：盖饮食必先入胃，食填太阴者，非既出胃而入脾也，乃胃气窒塞，使脾气不通耳。又必新入之食，尚为完谷，故可用吐，若经宿之后，将为燥粪滞于胃中，便宜攻下，岂可尚用吐法乎！

——清·费伯雄《医方论·卷一·涌吐之剂·瓜蒂散》

查瓜蒂为著名吐药，瓜蒂散为著名吐剂。但方书用瓜蒂，浑举其名，未言何种瓜。学者议论纷纭，吐方失传，莫衷一是。经近代分析化验，瓜蒂中含甜瓜毒素，与西药吐根之含吐根毒素一例。难溶于水，其作用但刺激胃肠，并不起吸收作用及呼吸障碍等。非大量胃肠不致发炎，故毫无危险。而中医在数千年前，即释别此药，用为催吐专剂，且只用散，亦若知其性优安全，而不溶于水也者。病吐药吐，药吐毒吐，恰到好处，则经方之有真价值，于此可概见矣。赤豆香豉，皆豆米之属，功能和中。赤豆入血，香豉通气，催吐而不忘调气血，和中安中。洵有节制之师也。

——冉小峰《历代名医良方注释·第十三章 催吐类·瓜蒂散》

本方为涌吐之祖剂，专为痰涎宿食壅塞胸中或上脘而设。其配伍特点，以苦寒之瓜蒂与酸平之赤小豆相合，意取"酸苦涌泄"之妙；尤借香豉轻浮升发之性，宣越胸中郁结，涌吐痰涎宿食，三药合用，则相得益彰。但本方峻烈有毒，易伤正气，须用之得当，非形气俱实者慎用。

——李飞《中医历代方论选·第二十章涌吐剂·瓜蒂散》

20
驱 虫 剂

凡以安蛔、驱虫药物为主组成，用于治疗人体消化道寄生虫病的方剂，统称驱虫剂。

人体消化道的寄生虫病种类很多，本章主要讨论蛔虫病的治法与代表方剂。其成因多由饮食不洁，虫卵随饮食入口而引起。多见脐腹作痛，时发时止，痛定能食；面色萎黄，或面白唇红，或面生干癣样的白色虫斑；或睡中龂齿，或胃中嘈杂，呕吐清水；舌苔剥落，脉象乍大乍小等。如迁延失治，日久则形体消瘦，饮食不思，精神萎靡，目暗视弱，毛发槁枯，肚腹胀大，青筋暴露，成为疳积之证。此外，如耳鼻作痒，嗜食异物，下嘴唇内侧有红白疹点，白睛上有青灰色斑块，亦是蛔虫的见证。若蛔虫钻入胆道，又会出现呕吐蛔虫，右上腹钻顶样疼痛，阵发阵止，手足厥冷等蛔厥症状。

驱虫剂宜在空腹时服用，尤以临睡前服用为妥，并应忌食油腻香甜之物。有时还需要适当配伍泻下药物，以助排除虫体。有的驱虫药（如槟榔、使君子等），本身就有缓下作用，一般就无需配用泻药。服药后，应检查大便内有无虫体排出。虫去之后，可适当调补脾胃，增加营养，使虫去而正不伤。尤其是脾虚的患者，纵有虫病，还当以健脾为主。若专事驱虫，恐虫去而正气亦伤，招致它变。更要讲究卫生，注意饮食，避免重复感染。一定时间后，当复查大便，必要时可反复使用驱虫之剂。

另外，在运用安蛔驱虫剂时，还应根据人体寒热虚实的不同，适当配伍以下药物：清热药，如黄连、黄柏；温里药，如干姜、附子；消导药，如神曲、麦芽；补益药，如人参、当归等。驱虫药多系攻伐或有毒之品，对年老、体弱、孕妇宜慎用或禁用。同时，还要注意用量。剂量过大或连续服用，则易伤正或中毒。剂量不足，则难以达到驱虫之目的。本节所载方剂，常以安蛔的乌梅、驱虫的花椒、使君子、槟榔等为主组方。

乌 梅 丸

【提要】 乌梅丸由乌梅、细辛、干姜、黄连、当归、附子、花椒、桂枝、人参、黄柏组成。可温脏安蛔。用治脏寒蛔厥证。症见脘腹阵痛，烦闷呕吐，时发时止，得食则吐；甚则吐蛔，手足厥冷。亦可治久泻、久痢。

乌梅丸出《伤寒论》。乌梅丸作为《伤寒论》治疗厥阴病之主方，各家著作乃至方书中，有将其作为驱虫剂者。方中重用乌梅为君，取其味酸以安蛔止痛。花椒、细辛皆辛温之品，辛能伏蛔动，温可祛脏寒，且花椒有直接杀虫之力；黄连、黄柏味苦性寒，苦能下蛔，寒可清热；四药相配，温清并用，伏蛔下蛔，同为臣药。附子、桂枝、干姜温脏祛寒，兼可伏蛔；人参、当归补益气血，扶助正气，共为佐药。以蜜为丸者，取其甘缓和中，为使药。历代医家对本方的组成、主治基本无异议，但是，对本方中部分药物的配伍认识略有不同。吴仪洛、吴崑及汪昂认为方中黄连黄柏苦寒安蛔，罗美、王子接则认为方中黄连泻心而除疼，黄柏滋肾以除渴。吴崑认为方中的干姜、附、桂可以温脏寒，人参、当归可以补胃虚。吴仪洛认为桂、附、姜、椒可以温中脏之寒，细辛、当归可以润其肝肾，人参则助脾。不同医家对本方中药物配伍认识的发展，为该方的扩大应用提供了有益的参考。

【方论】　胃虚脏寒，得食而呕，蛔从上出者，此方主之。乌梅味酸，蛔得之而软连、柏味苦，蛔得之而伏；椒、细味辛，蛔得之而死；干姜、附、桂，温脏寒也；人参、当归，补胃虚也。

——明·吴崑《医方考·卷之一·伤寒门》

柯韵伯曰：六经惟厥阴为难治。其本阴，其标热，其体木，其用火。必伏其所主而先其所因，或收，或散，或逆，或从，随所利而行之，调其中气，使之和平，是治厥阴法也（治厥阴大法）。厥阴当两阴交尽，又名阴之绝阳，宜无热矣。第其具合晦朔之理，阴之初尽，即阳之初生，所以一阳为纪，一阴为独使，则厥阴病热，是少阳使然也。火旺则水亏，故消渴。气上撞心，心中疼热，气有余便是火也。木盛则克土，故饥不欲食。虫为风化，饥则胃中空虚，蛔闻食臭出，故吐蛔（叙厥阴症明晰）。仲景立方，皆以辛甘苦味为君，不用酸收之品，而此用之者，以厥阴主风木耳！《洪范》曰：木曰曲直作酸。《内经》曰：木生酸，酸入肝。君乌梅之大酸，是伏其所主也。配黄连泻心而除疼，佐黄柏滋肾以除渴，先其所因也。肾者肝之母，椒、附以温肾，则火有所归，而肝得所养，是固其本。肝欲散，细辛、干姜辛以散之。肝藏血，桂枝、当归引血归经也。寒热杂用，则气味不和，佐以人参调其中气。以苦酒渍乌梅，同气相求，蒸之米下，资其谷气。加蜜为丸，少与而渐加之，缓则治其本也。蛔，昆虫也。生冷之物与湿热之气相成，故药亦寒热互用，且胸中烦而吐蛔，则连、柏是寒因热用也。蛔得酸则静，得辛则伏，得苦则下，信为化虫佳剂。久利则虚，调其寒热，酸以收之，下利自止。

——清·柯琴《伤寒来苏集·伤寒附翼·卷下·厥阴方总论·乌梅丸》

此足阳明、厥阴药也。蛔得酸则伏，故以乌梅之酸伏之；蛔得苦则安，故以连、柏之苦安之；蛔因寒而动，故以桂、附、姜、椒温其中脏，而以细辛、当归润其肾肝；人参用以助脾，乌梅兼以敛肺。（吐蛔为胃寒之故，则成蛔厥，宜理中汤加炒川椒五粒、槟榔五分，吞乌梅丸。程郊倩曰：乌梅丸于辛酸入肝药中微加苦寒，纳上逆之阳邪而顺之使下也。名曰安蛔，实是安胃，故并主久痢，见阴阳不相顺接而下利之证，皆可以此方括之也。《经》曰，凡阴阳不相顺接，便为厥。方中行曰：《经》曰、手之三阴从腹走手，手之三阳从手走头，足之三阳从头走足，足之三阴从足走腹，是三阴三阳俱相接于手足者也。阳气内陷，不与阴气相顺接，故手足逆冷也。）

——清·汪昂《医方集解·杀虫之剂·乌梅丸》

乌梅渍醋，益其酸，急泻厥阴，不欲其缓也。桂椒辛附姜重用辛热，升达诸阳，以辛胜酸，又不欲其收敛阴邪也。桂枝、蜀椒通上焦君火之阳，细辛、附子启下焦肾中生阳，人参、干姜、当归温中焦脾胃之阳，则连、柏泻心滋肾，更无亡阳之患，而得厥阴之治法矣。合为丸服者，又欲其药性逗留胃中，以治蛔厥，俾酸以缩蛔，辛以伏蛔，苦以安蛔也。至于脏厥，亦由中土不得阳和之气，一任厥阴肆逆也。以酸泻肝，以辛散肝，以人参补土缓肝，以连、柏监制五者之辛热，过于中焦而后分行于足三阴，脏厥虽危，或得温之散之，补之泻之，使之阴阳和平，焉有厥不止耶。

——清·王子接《绛雪园古方选注·上卷·和剂·乌梅丸》

蛔得酸则伏，故以乌梅之酸伏之；蛔得苦则安，故以连、柏之苦安之；蛔因寒而动，故以桂、附、姜、椒温其中脏；而以细辛、当归润其肝肾；人参用以助脾。（吐蛔，为胃寒之故，则成蛔厥，宜理中汤，加炒川椒五粒，槟榔五分，吞乌梅丸。程郊倩曰：乌梅丸，于辛酸入肝药中，微加苦寒纳上逆之阳邪，而顺之使下也。虽曰安蛔，实是安胃，故并主久利。见阴阳不相顺接而下利之证，皆可以此方括之也。《经》曰：凡阴阳不相顺接，便为厥。方时行曰：《经》云：手之三阴，从腹走手；手之三阳，从手走头；足之三阳，从头走足；足之三阴，从足走腹。是三阴三阳，俱相接于手足者也。阳气内陷，不与阴气相顺接，故手足逆冷。）

——清·吴仪洛《成方切用·卷九下·杀虫门》

21 治痈疡剂

凡具有解毒消肿、托里排脓、生肌敛疮作用，用以治疗痈疽疮疡的方剂，称痈疡剂。常用于体表痈、疽、疗、疮、丹毒、流注、瘿、瘤、瘰疬等病证，以及内在脏腑之痈疽等病证。

痈疡的致病原因，一般分为内因、外因两大类。前者，如内伤七情，或恣食辛热之物；后者，如外感六淫，或外来伤害，如烫伤、金刃伤、跌打损伤，及虫兽咬伤等。这些因素，常可导致经脉阻滞，气血不和，久而积瘀化热，甚则肉腐为脓；或是寒、湿、痰来自内生，流注于经脉、肌肉，或附着于筋膜关节之间，而凝聚不散。凡此皆能成为痈疡的阳证或阴证。

21.1 治外疡剂

凡用以治疗肌表外部痈疡的方剂，称为治外疡剂。体表痈疡辨证和一般辨证的主要区别在于：将体表局部症状和全身情况结合在一起进行辨证，以此分辨阴阳虚实及善恶顺逆。如：肿形高起，范围局限，根脚收缩，皮肤红赤，灼热等属于阳证。外形平塌，坚硬或绵软，范围松散，皮色不变等，属于阴证。

❦ 仙方活命饮 ❦

【提要】 仙方活命饮由白芷、贝母、防风、赤芍药、当归、甘草、皂角刺、穿山甲、天花粉、乳香、没药、金银花、陈皮组成。可清热解毒，消肿溃坚，活血止痛。主治阳证痈疡肿毒初起。症见红肿热痛，或身热凛寒，苔薄白或黄，脉数有力。本方为治疗疮疡肿毒初起而属阳证者的常用方。

仙方活命饮出自《校注妇人良方》。方中金银花性味甘寒，最善清热解毒疗疮，前人称之谓疮疡圣药，故重用以为君。然单用清热解毒，则气滞血瘀难消，肿结不散，又以当归尾、赤芍、乳香、没药、陈皮，行气活血通络，消肿止痛，共为臣药。疮疡初起，其邪多羁留于肌肤、腠理之间，故用辛散之白芷、防风相配，通滞而散其结，使热毒从外透解；气机阻滞每可导致液聚成痰，故配用贝母、花粉清热化痰散结，可使未成即消；山甲、皂刺通行经络，透脓溃坚，可使脓成即溃，均为佐药。甘草清热解毒，并调和诸药；煎药加酒者，借其通瘀而行周身，助药力直达病所，共为使药。诸药合用，共奏清热解毒，消肿溃坚，活血止痛之功。历代医家对本方的认识大体相近，多认为其为治疮疡的效方，尤其是王肯堂与罗美的评价及组方用药分析最为确当。

【方论】 治一切疮疡。未成脓者内消，已成脓者即溃，又止痛消毒之圣药也。在背俞，皂角刺为君；在腹募，白芷为君；在胸次，加瓜蒌仁（二钱）；在四肢，金银花为君。如疔疮，加紫河车、草根（三钱，如无亦可）。此药并无酒气，不动脏腑，不伤气血。忌酸、薄酒、铁器。服后侧睡觉，痛定回生，神功浩大，不可臆度。

——明·王肯堂《证治准绳·疡医·卷之一·肿疡》

罗东逸曰：此疡门开手攻毒第一方也。《经》云：营气不从，逆于肉理。故痈疽之发，未有不从营气之郁滞，因而血结痰滞，蕴崇热毒为患。治之之法，妙在通经之结，行血之滞，佐之以豁痰、理气、解毒。是方川山甲以攻坚，皂刺必达毒所，白芷、防风、陈皮通经理气而疏其滞，乳香定痛和血，没药破血散结，赤芍、归尾以驱血热，而行之以破其结，佐以贝母、花粉、金银花、甘草，一以豁痰解郁，一以散毒和血，其为溃坚止痛宜矣。然是方为营卫尚强，中气不亏者设，若脾胃素弱，营卫不调，则有托里消毒散之法，必须斟酌而用。

——清·罗美《古今名医方论·卷二·仙方活命饮》

此足阳明、厥阴药也。金银花散热解毒，痈疽圣药，故以为君；花粉清痰降火，白芷除湿祛风，并能排脓消肿，当归和阴而活血，陈皮燥湿而行气，防风泻肺疏肝，贝母利痰散结，甘草化毒和中，故以为臣；乳香调气，托里护心（能使毒气外出，不致内攻），没药散瘀消肿定痛，故以为佐；穿山甲善走能散，皂角刺辛散剽锐，皆厥阴阳明正药，能贯穿经络，直达病所，而溃壅破坚，故以为使。加酒者，欲其通行周身，使无邪不散也（此药当服于未溃之先，未成者散，已成者溃；若已溃后不可服）。

——清·汪昂《医方集解·痈疡之剂·真人活命饮》

疡科之方最繁，初无深义，难以类选，兹取其通用者绎之。如活命饮，行卫消肿，和营止痛是其纲领也。《经》言：卫气不从，逆于肉理，乃生痈肿。故用白芷入阳明，通肌肉之闭以透表；陈皮芳香，利脾胃之气以疏经中之滞；防风卑贱性柔，随所引而入，以泄营中之壅遏。角刺性锐，能达毒处；穿山甲性坚，善走攻坚。天花粉、土贝母消肿，当归尾、赤芍活络。乳香、没药护心昏神，使人不知痛。甘草、银花解热散毒。治肿毒之法毕备矣，故疡科推为首方。

——清·王子接《绛雪园古方选注·下卷·外科·真人活命饮》

此方纯用行血之药，加防风、白芷，使达于肤表；加山甲、皂刺，使透乎经脉。然血无气不行，故以陈皮、贝母，散利其气；血因火而结，故以银花、花粉清解其火，为疮症散肿之第一方。诚能窥及疮由血结之所以然，其真方也。第其方乃平剂，再视疮之阴阳，加寒热之品，无不应手取效。

——清·唐容川《血证论·卷八》

夫肿毒之初起也，皆由营血阻滞，郁而为热，营卫之气，失其常度。病即形之于外也，必有表证外见。当此之时，急须精锐直前之品，捣其巢穴，使阻者行，滞者通，再助之以各药，自然消散。方中甲片、角针皆能直达病所，破除结积之邪。乳香理气，没药行瘀，二味皆芳香宣窍，通达营卫，为定痛之圣药，以佐甲片、角针之不逮。然肿坚之处，必有伏阳，痰血交凝，定多蕴毒，故又以天花粉清之，金银花、甘草节解之。肿毒既生于外，即为表证，故以防风解之于后，白芷疏之于前，使营卫不尽之邪，皆从汗出，如是则肿毒解矣。至若当归之和血，贝母之化痰，陈皮之理气，亦由善后者以理其余氛。酒煎则助其药力耳。

——清·张秉成《成方便读·卷之四·外科之剂·真人活命饮》

凡痈肿疮疡，红肿热痛，皆由血凝气滞、痰结热壅所致。治疗方法，宜用活血行气、化痰消肿之法。山甲皂刺，以攻坚积；归尾赤芍，以行血滞；乳香没药，活血止痛；防风银花，疏达消炎；白芷陈皮贝母，以减少分泌；甘草花粉，以解毒和中；合为活血消肿之剂。以疡证初起，中气尚强，能任药力，始为相宜。凡乳痈、肠痈等证，皆适用之。

——时逸人《时氏处方学·十二 止痛剂·仙方活命饮》

邪热困扰气血，使其壅塞不通，聚而成毒，则生痈疡。其本为火，故见红、热；困扰气血，则见肿痛。此证源于热毒，当以清热解毒者为主药，金银花堪当此任。热毒凝聚则证见肿痛，白芷、乳香、没药消肿止痛故为辅药。贝母排脓散结，陈皮行气除痰，当归、赤芍养血活血，防风辛散驱风，山甲、皂刺溃坚透脓，天花粉养阴生津；诸药曲尽行气活血、软坚透脓、驱风散毒之妙，共为兼治。甘草调和诸药，白酒辛散，使诸药直达病所，共作引和。

——裴正学《新编中医方剂·第二十章 痈疡剂·外疡·仙方活命饮》

犀 黄 丸

【提要】　犀黄丸由犀黄、麝香、乳香、没药、黄米饭组成。可清热解毒、活血化瘀、消肿止痛。主治乳岩、横痃、瘰疬、痰核、流注、肺痈、小肠痈等。

犀黄丸出自《外科证治全生集》。方中犀黄甘凉，清热解毒，化痰散结为君。辅以麝香辛温，开窍醒神，活血通经，消肿止痛为臣。犀黄性凉，功偏解毒，麝香性温，通行十二经脉，开通闭塞，功兼活血，两者同用，相得益彰。犀黄得麝香之辛窜，则化痰能力更著；麝香得牛黄寒凉，则辛窜温通而无助燃火毒之虑。佐以乳香、没药活血散瘀，止痛消肿。以黄米饭为丸，是取其调养胃气。诸药合用共奏清热解毒、活血化瘀、消肿止痛之功。

【方论】　本方主治诸症，多由火郁、痰瘀、热毒壅滞而成，一般多属阳证。方用犀黄清热解毒，化痰散结为主；麝香窜通消散，活血开壅为辅；佐乳香、没药活血祛瘀，消肿定痛，黄米饭调养胃气，以防碍胃。酒送服，是用其活血行血以加速药效。

——清·王维德《外科证治全生集·医方·犀黄丸》

消 瘰 丸

【提要】　消瘰丸由玄参、牡蛎、贝母组成。可清热化痰，软坚散结。主治瘰疬、痰核、瘿瘤。症见咽干，舌红，脉弦滑略数者。本方为治疗瘰疬、痰核、瘿瘤的代表方和基础方。

消瘰丸出自《医学心悟》。方中玄参清热滋阴，凉血散结；牡蛎软坚散结；贝母清热化痰。三药合用，可使阴复热除，痰化结散，使瘰疬自消。亦可用于痰核、瘿瘤属痰火结聚者。

【方论】　瘰疬者，肝病也。肝主筋，肝经血燥有火，则筋急而生瘰。瘰多生于耳前后者，肝之部位也。其初起即宜消瘰丸消散之。不可用刀针，乃敷溃烂之药。若病久已经溃烂者，外贴普救万全膏，内服消瘰丸，并逍遥散，自无不愈。更宜戒恼怒，断煎炒，及发气、闭气诸物，免致脓水淋漓，渐成虚损。患此者可毋戒欤！

——清·程国彭《医学心悟·第四卷·瘰疬·消瘰丸》

海藻玉壶汤

【提要】　海藻玉壶汤由海藻、贝母、陈皮、昆布、青皮、川芎、当归、半夏、连翘、甘草、独活组成。可化痰软坚，消瘿散结。主治气滞痰凝之瘿瘤，症见瘿瘤初起，或肿或硬，皮色不变者。

海藻玉壶汤出自《外科正宗》。方中海藻、昆布化痰软坚为君药。臣以青皮、陈皮疏肝理气。佐以当归、川芎、独活活血通经；浙贝母、连翘、半夏化痰散结消肿。甘草调和诸药，为使。诸药合用，共奏化痰软坚，消瘿散结之功。

【方论】　功能行气化痰，散瘿消瘤。主治瘿瘤初起，或肿，或硬，或赤，或不赤，但未破者。瘿瘤有形初起，治当消散。方中海藻、海带、昆布清热软坚，消肿散结为君药；贝母、半夏、连翘、青皮、陈皮疏肝解郁，化痰散结，共为臣药；当归养血，川芎活血，调理气血，养肝疏肝，独活祛风通络，皆是佐药；甘草反海藻，二药同用于一方，取其相反相激，使瘿散瘤消而不伤正。古法有："病在上，食后服；病在下，食前服"之说，故本方有"量病上下，食前、后服"之法。

——中国医学百科全书编委会《中国医学百科全书·方剂学》

阳　和　汤

【提要】　阳和汤由熟地黄、麻黄、鹿角胶、白芥子、肉桂、生甘草、炮姜炭组成。可温阳补血，散寒通滞。主治阴疽，如贴骨疽、脱疽、流注、痰核、鹤膝风等属阴寒证者。症见患处漫肿无头，皮色不变，酸痛无热，口中不渴，舌淡苔白，脉沉细或迟细。本方为治疗阴疽证的代表方和常用方。

阳和汤出自《外科证治全生集》。方中重用熟地，温补营血，填精补髓；鹿角胶温肾阳，益精血。二药合用，温阳补血，共为君药。肉桂、姜炭药性辛热，均入血分，温阳散寒，温通血脉，共为臣药。白芥子辛温，可达皮里膜外，温化寒痰，通络散结；少量麻黄，辛温达卫，宣通毛窍，开肌腠，散寒凝，共为佐药。方中鹿胶、熟地，得姜、桂、芥、麻之宣通，则补而不滞；麻、芥、姜、桂得熟地、鹿胶之滋补，则温散而不伤正。生甘草为使，解毒而调诸药。本方原书用于主治鹤膝风，贴骨疽及一切阴疽，后世常用于治疗阴证疮疡。因而，本方又有"阴疽活命丹"之称，是治疗阴疽方剂的鼻祖。

【方论】 夫痈疽流注之属于阴寒者，人皆知用温散之法矣，然痰凝血滞之证，若正气充足者，自可运行无阻，所谓邪之所凑，其气必虚，故其所虚之处，即受邪之处。病因于血分者，仍必从血而求之，故以熟地大补阴血之药为君。恐草木无情，力难充足，又以鹿角胶有形精血之属以赞助之。但既虚且寒，又非平补之性可收速效。再以炮姜之温中散寒、能入血分者，引领熟地、鹿胶直入其地，以成其功。白芥子能祛皮里膜外之痰，桂枝入营，麻黄达卫，共成解散之勋，以宣熟地、鹿角胶之滞。甘草不特协和诸药，且赖其为九土之精英，百毒遇土则化耳。

——清·张秉成《成方便读·卷之四·外科之剂·阳和汤》

此方治阴症，无出其右，用之得当，应手而愈。乳岩万不可用，阴虚有热及破溃日久者，不可沾唇。

——清·马培之、马评陶《外科全生集》

此方用熟地、姜、桂、鹿角，以为温补之品，用麻黄以开腠理，用白芥子以消皮里膜外之痰。且熟地得麻黄，则补血而不腻膈；麻黄得熟地，则通络而不发表。用治诸疽白陷，如日光一照，使寒悉解，故有阳和之名，惟阴虚半阳之证忌用。

——民国·谢观《中国医学大辞典》

托里消毒散

【提要】 托里消毒散由人参、川芎、白芍、黄芪、当归、白术、茯苓、金银花、白芷、甘草、皂角刺、桔梗组成。可补益气血，托里解毒。主治痈疡邪盛，正虚不能托毒之证。症见疮疡平塌，化脓迟缓；或脓成难溃，腐肉不去，新肉不生；或溃后脓水稀少。并见身热神倦，面色少华，脉数无力等。本方为治疗痈疡邪盛，正虚不能托毒之证之常用方。

托里消毒散出自《外科正宗》。其方最早记载于南宋·陈文中《陈氏小儿病源痘疹方论》的附方中，为主治小儿痘疹而设，由人参、黄芪、当归、川芎、芍药、白术、茯苓、金银花、白芷、甘草、陈皮、连翘12味药物组成。明·薛己在外科中应用其方，被医家所重视。薛氏用方，有保持12味的原方，有去陈皮的11味方，有去陈皮、连翘的10味方。陈实功《外科正宗》在薛己10味方基础上又增加皂角刺、桔梗两味增强透脓托毒的药物为12味方，即本方。方中黄芪、人参、白术、茯苓、甘草健脾益气，托毒排脓；当归、川芎、白芍养血和血，通经生肌；金银花清热解毒；皂刺、桔梗、白芷透脓溃坚。诸药合用，共奏补益气血，托里消痈之功。《医宗金鉴·外科心法要诀》中的"肿疡主治类方"收录的是陈实功方，方义为"托里消毒散此方治痈疽已成，内溃迟滞者，因血气不足，不能助其腐化也。宜服此药托之，令其速溃，则腐肉易脱，而新肉自生矣"。而在《医宗金鉴·删补名医方论·卷五》中记载并阐述的则是薛己的11味方，以"参、芪、术、苓、草以益气分，归、芎、芍以滋血分，银花、白芷、连翘以解毒"。本方无连翘，加皂角针、桔梗，托毒排脓之功更著。

【方论】 疮疡用药，当审其经络受症，标本虚实，以治之。不可泥于热毒内攻，专用寒凉克伐之剂，亏损脾胃气血，多致有误。若肿高焮痛者，邪气实也，先用仙方活命饮，后用托里消毒散。

——宋·陈自明，明·薛己《外科精要·附录·疮疡隐括关键处治之法》

托里消毒散人参，芎芍芪归术茯苓；角针白芷银花等，桔梗甘草效如神。治痈疽已成不得内消者，宜服此药以托之，未成者可消，已成者即溃，腐肉易去，新肉易生，此时不可用内消泄气、寒凉等药致伤脾胃为要。

——明·陈实功《外科正宗·卷之一·痈疽门·杂忌须知第十四·肿疡主治方》

21.2 治内痈剂

凡用以治疗内在脏腑痈疡的方剂，称为内痈剂。内痈在辨证上，主要是分清寒热虚实，已成脓或未成脓；治以清热解毒，逐瘀排脓，散结消肿为主。

苇茎汤

【提要】 苇茎汤由苇茎、瓜瓣、薏苡仁、桃仁组成。可清肺化痰，逐瘀排脓。主治肺痈热毒壅滞，痰瘀互结证。症见身有微热，咳嗽痰多，甚则咳吐腥臭脓血，胸中隐隐作痛，舌红苔黄腻，脉滑数者。

苇茎汤出自《外台秘要》，专为肺痈吐脓血而设。方中苇茎甘寒轻浮，善清肺热，故为君药。瓜瓣清热化痰，利湿排脓，能清上彻下，肃降肺气，与苇茎配合，则清肺宣壅，涤痰排脓；薏苡仁甘淡微寒，上清肺热而排脓，下利肠胃而渗湿，二者共为臣药。桃仁活血逐瘀，可助消痈，是为佐药。方仅四药，结构严谨，药性平和，共达清热化痰、逐瘀排脓之效。

【方论】 此治肺痈之阳剂也。盖咳而有微热，是邪在阳分也，烦满则挟湿矣。至胸中甲错，是内之形体为病，故甲错独见于胸中，乃胸上之气血两病也。故以苇茎之轻浮而甘寒者，解阳分之气热，桃仁泻血分之结热，薏苡下肺中之湿，瓜瓣清结热而吐其败浊，所谓在上者越之耳。

——明·徐彬《金匮要略论注·肺痿肺痈咳嗽上气病脉证治第七卷》

薏苡下气利水，《本经》治筋急拘挛，不可屈伸，能清脾湿祛肺热，所以虚劳咳嗽、肺痿、肺痈虚火上乘者，取以为下引之味。但性专利水，津气受伤者，服之每致燥渴。不若取其根一味捣汁，热饮三合，连饮三五次，不拘痈之已溃未溃，服之最捷。甜瓜瓣专于开痰，《别录》治腹内结聚，破溃脓血，善逐垢腻而不伤伐正气，为肠胃内痈要药。桃仁治瘀血血闭，性专下走，而无上逆之虞。苇茎专通肺胃结气，能使热毒从小便泄去，以其中空善达诸窍，用茎而不用根，本乎天者亲上也。

——清·张璐《千金方衍义·卷十七 肺脏方·肺痈第七·苇茎汤》

苇，芦之大者。茎，干也。是方也，推作者之意，病在膈上，越之使吐也。盖肺痈由于气血混一，营卫不分，以二味凉其气，二味行其血，分清营卫之气，因势涌越，诚为先着。其瓜瓣当用丝瓜者良。时珍曰：丝瓜经络贯串，房隔联属，能通人脉络脏腑，消肿化痰，治诸血病，与桃仁有相须之理。薏仁下气，苇茎上升，一升一降，激而行其气血，则肉之未败者，不致成脓，痈之已溃者，能令吐出矣。今时用嫩苇根，性寒涤热，冬瓜瓣性急趋下，合之二仁，变成润下之方，借以治肺痹，其义颇善。

——清·王子接《绛雪园古方选注·中卷·内科·〈千金〉苇茎汤》

此方以湿热为主。咳而微热、烦满、胸中甲错者，是湿热之邪结在肺也。肺既结，则阻其气血不行而为痈矣。方用苇茎解气分之热结；桃仁泄血分之热结；薏苡利湿，清结热之源；瓜瓣排瘀，开结热之路。

——清·陈修园《金匮方歌括·卷三·肺痿肺痈咳嗽上气方·附方·千金苇茎汤》

肺痈欲成未成之际，图治当早者也。苇小芦大，一物也。苇茎与芦根同性，清热利水，解渴除烦。佐以薏苡仁，下气宽中，桃仁润肺滑肠，瓜瓣亦润燥清热之品。再服当吐如脓。可见为痈虽结，而脓未成，所以可治也。

——日本·丹波元简《金匮玉函要略辑义·卷二·肺痿肺痈咳嗽上气病脉证治》

邹氏《续疏》云：苇茎形如肺管，甘凉清肺，且有节之物生于水中，能不为津液阂隔者，才于津液之阂隔而生患害者，尤能使之通行。薏苡色白味淡，气凉性降，秉秋金之全体，养肺气以肃清。凡湿热之邪客于肺者，非此不为功也。瓜瓣即冬瓜子，依于瓤内，瓤易溃烂，子能不泡，则其能于腐败之中，自全生气，即善于气血凝败之中，全人生气，故善治腹内结聚诸痈，而涤脓血浊痰也。桃仁入血分而通气，合而成剂，不仅为肺痈之妙药，竟可瘳肺痹之危疴。

——清·王孟英《温热经纬·卷五·方论·苇茎汤》

夫肺痈、肺痿二证，《金匮》论之甚详，大抵肺痈属实，肺痿属虚。故痿者，萎也，犹草木之萎而不振也；痈者，壅也，犹土地之壅而不通也。是以肺痈之证，皆由痰血火邪互结肺中，久而成脓所致。桃仁、甜瓜子皆润降之品，一则行其瘀，一则化其浊。苇茎退热而清上，苡仁除湿而下行。方虽平淡，其散结通瘀、化痰除热之力，实无所遗，以病在上焦，不欲以重浊之药重伤其下也。

——清·张秉成《成方便读·卷之四·外科之剂·苇茎汤》

《千金》苇茎汤，薏苡仁、瓜瓣（即甜瓜瓣）（各半升），桃仁（五十枚），苇茎（切二升），水二斗煮取五升，去渣纳前药三味，煮取二升，服一升，当有所见，吐脓血。释者谓：苇用茎不用根者，以肺原在上，取本乎天者亲上也，而愚则以为不然。苇之根居于水底之象，为其禀水中之真阳，是以其性凉而善升，患大头瘟者，愚常用之为引经要药，是其上升之力可至脑部而况于肺乎？且其性凉能清肺热，中空能理肺气，而又味甘多液，更善滋阴养肺，则用根实胜于用茎明矣。

——民国·张锡纯《医学衷中参西录·药物·苇茎、芦根解》

大黄牡丹汤

【提要】 大黄牡丹汤由大黄、牡丹皮、桃仁、冬瓜仁、芒硝组成。可泻热破瘀，散结消肿。主治肠痈初起，湿热瘀滞证。症见右少腹疼痛拒按，按之其痛如淋，甚则局部肿痞；或右足屈而不伸，伸则痛剧，小便自调，或时时发热，自汗恶寒，舌苔薄腻而黄，脉滑数。

大黄牡丹汤出自《金匮要略》。方中大黄苦寒攻下，泻热逐瘀，荡涤肠中湿热瘀结之毒；丹皮苦辛微寒，能清热凉血，活血散瘀。两药合用，泻热破瘀，共为君药。芒硝咸寒，泻热导滞，软坚散结，助大黄荡涤实热，使之速下；桃仁活血破瘀，合丹皮散瘀消肿，共为臣药。瓜瓣（现常用冬瓜仁）甘寒滑利，清肠利湿，引湿热从小便而去，并能排脓消痈，为治内痈之要药，是为佐药。综观全方，合泻下、清利、破瘀于一方，使湿热得清，瘀滞得散，肠腑得通，则痈消而痛止，为治湿热瘀滞肠痈的有效方剂。

【方论】 大黄牡丹皮汤乃下方也。牡丹、桃仁泻其血络，大黄、芒硝下其结热；冬瓜子下气散热，善理阳明，而复正气。（下取杀热毒，脓已成，反不可下，正气已虚，下之无益也。）然此方虽为下药，实内消药也，故稍有脓，则从下去，无脓，即下出血之已被毒者，而肿消矣。

——明·徐彬《金匮要略论注·疮痈肠痈浸淫病脉证并治第十八卷·大黄牡丹汤方》

诸疮疡痛，皆属心火。大黄、芒硝，用以下实热；血败肉腐则为脓，牡丹、桃仁用以下脓血；瓜子味甘寒，《神农经》不载主治，考之《雷公》曰："血泛经过，饮调瓜子"，则瓜子亦肠中血分药也，故《别录》主溃脓血，为脾胃肠中内痈要药，想亦本诸此方。

——清·程林《金匮要略直解·卷下·疮痈肠痈浸淫病脉证并治第十八·大黄牡丹汤》

内痈辨证不早，每多误治之失，尝考《金匮》大黄牡丹汤与《千金》无异者，取大黄下瘀血血闭，牡丹治瘀血留舍，芒硝治五脏积热，涤去蓄结，推陈致新之功较大黄尤锐，桃仁治疝瘕邪气，下瘀血血闭之功亦与大黄不异。甜瓜瓣《别录》治腹内结聚成溃脓血，专于开痰利气，为内痈，脉迟紧，脓未成之专药。

——清·张璐《千金方衍义·卷二十三·痔漏方·肠痈第二·大黄牡丹汤》

夫肺与大肠为表里，大肠痈者，肺气下结于大肠之头，其道远于上，其位近于下，治在下者，因而夺之也，故重用大黄、芒硝开大肠之结，桃仁、丹皮下将败之血。至于清肺润肠，不过瓜子一味而已。服之当下血，下未化脓之血也。若脓已成，形肉已坏，又当先用排脓散及汤，故原文云：脓已成，不可下也。

——清·王子接《绛雪园古方选注·下卷·外科·大黄牡丹汤》

夫肠痈之病，皆由湿热瘀聚郁结而成。病既在内，与外痈之治又自不同。然肠中既结聚不散，为肿为毒，非用下法不能解散，故以大黄之苦寒行血，芒硝之咸寒软坚，荡涤一切湿热瘀结之毒，推之而下。桃仁入肝破血，瓜子润肺行痰，丹皮清散血分之郁热，以除不尽之余氛耳。

——清·张秉成《成方便读·卷之四·外科之剂·大黄牡丹汤》

肠痈一证，由于血凝气滞，阴络内阻，营气干涩，不能外润肤表，则肌肤为之甲错。甲错者，血枯之象也。在里之气血不通，乃成内痈。此证始以水寒而血凝，继以血凝而腐烂，若冻瘃然，日久化热，即成溃汤矣。血阻于内，气膨于外，故腹皮之急如鼓。但有气而无水，故按之濡。时发热，自汗出，复恶寒者，肺与大肠为表里，皮毛为肺所主，肠内病痈，邪热外薄皮毛，故时发热；热胜而皮毛开，故自汗；汗后毛孔不闭，风乘其虚，故复恶寒。脉迟而紧，则里热未盛，毒血尚凝聚未散，不难一下而尽，所谓"曲突徙薪"也。以其大肠壅阻也，用大黄、芒硝以通之；以其身甲错，知其内有干血也，用桃仁、丹皮以攻之；以发热自汗复恶寒，知大肠移热于肺，肺主之皮毛，张开标热而不收也，用泻肺除热之冬瓜仁以清之。此大黄牡丹汤之义也。

——民国·曹颖甫《金匮发微·疮痈肠痈浸淫病脉证并治第十八》

薏苡附子败酱散

【提要】 薏苡附子败酱散由薏苡仁、附子、败酱草组成。可排脓消肿。主治肠痈内脓已成，症见身无热，肌肤甲错，腹皮急，按之濡，如肿状者。本方是治肠痈的基础方。

薏苡附子败酱散出自《金匮要略》。原书中主治肠痈内脓已成，其为素体阳虚，寒湿瘀血互结，腐败成脓所致。方中重用薏苡仁利湿排脓，轻用附子扶助阳气以散寒湿，佐以败酱破瘀排脓。三药配合成方，共奏利湿排脓，破血消肿之功。

【方论】 血积于内，然后错甲于外，经所言也。虽其患在肠胃间，究非腹有积聚也。外无热而见数脉者，其为痈脓在里可知矣。然大肠与肺相表里，府病而或上移于藏，正可虞也。故以保肺而下走者，使不上乘。附子辛散以逐结；败酱苦寒以祛毒而排脓，务令脓化为水，仍从水道而出，将血病解而气亦开，抑何神乎？

——元·赵以德，清·周扬俊《金匮玉函经二注·卷之十八·疮痈肠痈浸淫病脉证并治第十八·薏苡附子败酱散方》

内热生痈，痈在肠间必矣。主之以薏苡附子败酱散。薏仁下气，则能泄脓；附子微用，意在直走肠中，屈曲之处可达；加以败酱之咸寒，以清积热。服后以小便下为度者。小便者，气化也，气通则痈脓结者可开，滞者可行，而大便必泄污秽脓血，肠痈可已矣。顿服者，取其快捷之力也。

——清·魏念庭《金匮要略方论本义·卷中·疮疡肠痈浸淫病脉证并治第十八·薏苡附子败酱散方》

甲错，肌皮干起，如鳞甲之交错，由营滞于中，故血燥于外也。腹皮急，按之濡，气虽外鼓，而病不在皮间也。积聚为肿胀之根，脉数为身热之候。今腹如肿状而中无积聚，身不发热而脉反见数，非肠内有痈、营郁成热而何？薏苡破毒肿，利肠胃为君；败酱一名苦菜，治暴热火疮，排脓破血为臣；附子则假其辛热，以行郁滞之气尔。

——清·尤在泾《金匮要略心典·卷下·疮痈肠痈浸淫病脉证并治第十八》

小肠痈，仲景详言，腹无积聚昭然，是气结而成。奈诸家以方中附子为据，纷纷注释是小肠寒冷，凝结成痈，抑何荒谬若此，余因悬内照之鉴以明之。盖心气抑郁不舒，则气结于小肠之头，阻传导之去路而成痈肿，即《内经》所谓脏不容邪，则还之于腑也。故仲景重用薏苡开通心气，荣养心境，佐以败酱化脓为水，使以附子一开手太阳小肠之结，一化足太阳膀胱之气，务令所化之毒仍从水道而出，精微之奥，岂庸浅者所能推测耶。

——清·王子接《绛雪园古方选注·下卷·外科·薏苡附子败酱散》

参考文献

专论引用文献

[1]　黄帝内经素问[M]. 北京：人民卫生出版社，1963.

[2]　〔汉〕张机，述，晋·王叔和等，集. 金·成无己注. 注解伤寒论[M]. 北京：人民卫生出版社（影印），1956.

[3]　〔汉〕张机，述，晋·王叔和等，集. 金匮要略方论[M]. 北京：人民卫生出版社，2012.

[4]　〔汉〕张仲景著，清·高学山注. 黄仰模，等校注. 高注金匮要略[M]. 北京：中医古籍出版社，2013.

[5]　〔晋〕葛洪. 肘后备急方[M]. 北京：中国中医药出版社，2016.

[6]　〔唐〕孙思邈. 备急千金要方[M]. 北京：中医古籍出版社，1999.

[7]　〔唐〕王焘. 外台秘要[M]. 北京：人民卫生出版社，1955.

[8]　〔唐〕蔺道人. 仙授理伤续断秘方[M]. 北京：人民卫生出版社，1957.

[9]　〔宋〕王怀隐，等编，董志珍点校. 太平圣惠方[M]. 北京：人民卫生出版社，2016.

[10]　〔宋〕沈括，苏轼撰. 苏沈良方[M]. 上海：上海科学技术出版社，2003.

[11]　〔宋〕太平惠民和剂局编，刘景源点校. 太平惠民和剂局方[M]. 北京：人民卫生出版社，1985.

[12]　〔宋〕寇宗奭. 本草衍义[M]. 北京：人民卫生出版社，1990.

[13]　〔宋〕赵佶编，郑金生，汪惟刚等校点. 圣济总录[M]. 北京：人民卫生出版社，2013.

[14]　〔宋〕赵佶撰，吴禔注. 圣济经[M]. 北京：人民卫生出版社，1990.

[15]　〔宋〕刘昉编，幼幼新书点校组点校. 幼幼新书[M]. 北京：人民卫生出版社，1987.

[16]　〔宋〕刘信甫撰，李克夏点校. 活人事证方后集[M]. 上海：上海科学技术出版社，2003.

[17]　〔宋〕严用和原著，浙江省中医研究所文献组，湖州中医院整理. 严氏济生方[M]. 北京：人民卫生出版社，1980.

[18]　〔宋〕杨士瀛著，盛维忠，王致谱等校注. 仁斋直指方论（附补遗）[M]. 福州：福建科学技术出版社，1989.

[19]　〔宋〕许叔微. 许叔微伤寒论著三种（伤寒九十论\伤寒发微论\伤寒百证歌）[M]. 北京：人民卫生出版社，1993.

[20]　〔宋〕陈自明原著，明·薛己校注. 校注妇人良方[M]. 太原：山西科学技术出版社，2012.

[21]　〔宋〕骆龙吉撰述，明·刘浴德，朱练订补，清·林儒校正. 增补内经拾遗方论[M]. 上海：上海科学技术出版社，1957.

[22]　〔金〕成无己. 伤寒明理论[M]. 北京：中华书局，1985.

[23]　〔金〕刘完素. 黄帝素问宣明论方[M]. 北京：人民卫生出版社，1959.

[24]　〔金〕刘完素. 素问病机气宜保命集[M]. 北京：人民卫生出版社，2005.

[25]　〔金〕张元素撰. 医学启源[M]. 北京：人民卫生出版社，1978.

[26]　〔金〕张子和. 儒门事亲[M]. 北京：人民卫生出版社，2005.

[27]　〔金〕李东垣撰，李一鸣整理. 内外伤辨惑论[M]. 北京：人民卫生出版社，2007.

[28]　〔金〕李东垣，明·李士材，编. 珍珠囊补遗药性赋[M]. 上海：上海科学技术出版社，1958.

[29]　〔金〕李东垣撰，文魁，丁国华整理. 兰室秘藏[M]. 北京：人民卫生出版社，2005.

[30]　〔金〕李杲. 医学发明[M]. 北京：中医古籍出版社，1987.

[31]　〔元〕王好古撰. 汤液本草[M]. 北京：人民卫生出版社，1957.

[32]　〔元〕罗天益. 卫生宝鉴[M]，北京：人民卫生出版社，1963.

[33]　〔元〕危亦林撰，王育学点校. 世医得效方[M]. 北京：人民卫生出版社，1990.

[34]　〔元〕朱震亨. 丹溪心法[M]. 北京：人民卫生出版社，2005.

[35]　〔元〕朱震亨. 格致余论[M]. 北京：人民卫生出版社，2005.

[36]　〔元〕朱震亨. 金匮钩玄[M]. 长沙：湖南科学技术出版社，2014.

[37]　〔明〕倪维德著，薛己校补. 原机启微[M]. 上海：上海卫生出版社，1958.

[38]　〔明〕楼英著，阿静等校注. 医学纲目[M]. 北京：中国中医药出版社，1996.

[39]　〔明〕朱橚等编. 普济方[M]. 北京：人民卫生出版社，1983.

[40]　〔明〕许宏. 金镜内台方议[M]. 北京：人民卫生出版社，1986.

[41]　〔明〕陶节庵撰. 伤寒六书[M]. 北京：人民卫生出版社，1990.

[42]　〔明〕方贤. 奇效良方[M]. 北京：商务印书馆，1959.

[43]　〔明〕周文采编集，王道瑞等点校. 医方选要[M]. 北京：中国中医药出版社，1993.

[44]　〔明〕王纶撰，明·薛己注. 王新华点校. 明医杂著[M]. 北京：人民卫生出版社，2007.

[45]　〔明〕虞抟撰，王道瑞，等校注. 苍生司命[M]. 北京：中国中医药出版社，2004.

[46]　〔明〕虞抟. 医学正传[M]. 北京：人民卫生出版社，1965.

[47]　〔明〕万明辑. 万氏家抄方[M]. 北京：中医古籍出版社，1996.

[48]　〔明〕韩懋著，丁光迪点校. 韩氏医通[M]. 北京：人民卫生出版社，1989.

[49]　〔明〕俞弁续撰. 续医说[M]. 上海：上海科学技术出版社，1984.

[50]　〔明〕薛己. 正体类要[M]. 上海：上海科学技术出版社，1959.

[51]　〔明〕汪机撰，储全根，万四妹校注. 医学原理[M]. 北京：中国中医药出版社，2009.

[52]　〔明〕汪机辑. 伤寒选录[M]. 北京：中国中医药出版社，2015.

[53]　〔明〕方广撰，王英，等校注. 丹溪心法附余[M]. 北京：中国中医药出版社，2015.

[54]　〔明〕丁凤著，魏民校. 医方集宜[M]. 北京：中医古籍出版社，2017.

[55]　〔明〕徐春甫编集，崔仲平，王耀廷，主校. 古今医统大全[M]. 北京：人民卫生出版社，1991.

[56]　〔明〕陈嘉谟撰. 本草蒙筌[M]. 北京市：人民卫生出版社，1988.

[57]　〔明〕李梴著，何永校注. 中医非物质文化遗产临床经典名著·医学入门[M]. 北京：中国中医药出版社，1995.

[58]　〔明〕李时珍. 本草纲目[M]. 北京：人民卫生出版社，2012.

[59]　〔明〕吴崑著，李飞校注. 医方考[M]. 北京：人民卫生出版社，2007.

[60]　〔明〕孙一奎撰，凌天翼点校. 赤水玄珠全集[M]. 北京：人民卫生出版社，1986.

[61]　〔明〕孙一奎撰，韩学杰，张印生校注. 医旨绪余[M]. 北京：中国中医药出版社，2008.

[62]　〔明〕张洁撰. 仁术便览[M]. 北京：中国中医药出版社，2015.

[63]　〔明〕龚廷贤原著，朱广仁点校. 万病回春[M]. 天津：天津科学技术出版社，1993.

[64]　〔明〕龚信编，达美君注. 古今医鉴[M]. 北京：中国中医药出版社，2006.

[65]　〔明〕方有执. 伤寒论条辨[M]. 北京：中国中医药出版社，2009.

[66]　〔明〕王肯堂著，吴唯等校注. 证治准绳[M]. 北京：中国中医药出版社，1997.

[67]　〔明〕赵献可. 医贯[M]. 北京：人民卫生出版社，1959.

[68]　〔明〕皇甫中，王肯堂著. 明医指掌[M]. 北京：人民卫生出版社，1982.

[69]　〔明〕张介宾. 景岳全书[M]. 北京：人民卫生出版社，2007.

[70]　〔明〕张介宾. 类经[M]. 北京：中国中医药出版社，1997.

[71]　〔明〕缪希雍. 神农本草经疏[M]. 北京：中医古籍出版社，2002.

[72]　〔明〕孙志宏撰，余瀛鳌点校. 简明医彀[M]. 北京：人民卫生出版社，1984.

[73] 〔明〕李中梓. 医宗必读[M]. 北京：人民卫生出版社，2006.

[74] 〔明〕施沛撰. 祖剂[M]. 北京：人民卫生出版社，1987.

[75] 〔明〕吴有性撰. 孟澍江，杨进点校. 温疫论[M]. 北京：人民卫生出版社，1990.

[76] 〔明〕刘全德撰. 考证病源[M]. 上海：上海科学技术出版社，2004.

[77] 〔明〕赵以德衍义，清·周扬俊补注，周衡等点校. 金匮玉函经二注[M]. 北京：人民卫生出版社，1990.

[78] 〔明〕张逐辰著. 张卿子伤寒论[M]. 北京：中国中医药出版社，2015.

[79] 〔明〕罗浮山人集，齐馨，曹颖点校. 菉竹堂集验方[M]. 北京：中医古籍出版社，1987.

[80] 〔清〕武之望. 济阴纲目[M]. 上海：上海科技卫生出版社，1958.

[81] 〔清〕喻昌著. 寓意草[M]. 北京：中国中医药出版社，2008.

[82] 〔清〕喻嘉言著，张海鹏、陈润花注. 尚论篇[M]. 北京：学苑出版社，2009.

[83] 〔清〕喻昌著，徐复霖点校. 医门法律[M]. 上海：上海科学技术出版社，1959.

[84] 〔清〕张璐，付笑萍，等校注. 伤寒缵论[M]. 北京：中国中医药出版社，2015.

[85] 〔清〕张璐著，许敬生，等校注. 伤寒绪论[M]. 北京：中国中医药出版社，2015.

[86] 〔清〕柯琴. 伤寒来苏集[M]. 上海：上海科学技术出版社，1956.

[87] 〔清〕徐忠可著，邓明仲，等点校. 金匮要略论注[M]. 北京：人民卫生出版社，1993.

[88] 〔清〕程林撰，谢世平，等校注. 金匮要略直解[M]. 北京：中国中医药出版社，2015.

[89] 〔清〕罗美著，李顺保，等校注. 古今名医方论[M]. 北京：学苑出版社，2008.

[90] 〔清〕周扬俊辑述. 温热暑疫全书[M]. 上海：上海卫生出版社，1957.

[91] 〔清〕汪琥辨注. 伤寒论辩证广注（附）中寒论辩证广注[M]. 上海：上海科学技术出版社，1959.

[92] 〔清〕汪讱庵著辑，叶显纯点校. 医方集解[M]. 上海：上海科学技术出版社，1991.

[93] 〔清〕李彣. 金匮要略广注[M]. 北京：中国中医药出版社，1992.

[94] 〔清〕傅山. 傅青主女科[M]. 上海：上海人民出版社，1978.

[95] 〔清〕陈士铎著，王永谦，等点校. 辨证录[M]. 北京：人民卫生出版社 1965.

[96] 〔清〕陈士铎著，王树芬，等点校. 辨证奇闻[M]. 北京：中国中医药出版社 1995.

[97] 〔清〕陈士铎. 石室秘录[M]. 北京：中国中医药出版社，1991.

[98] 〔清〕陈士铎著. 柳长华，徐春波，校注. 本草新编[M]. 北京：中国中医药出版社，1996.

[99] 〔清〕汪昂. 本草备要[M]. 北京：人民卫生出版社，1963.

[100] 〔清〕汪昂原著，李恩玲点校. 汤头歌诀[M]. 天津：天津科学技术出版社，1996.

[101] 〔清〕汪昂原著，高体三等释义. 汤头歌诀新义[M]. 郑州：河南科学技术出版社，1981.

[102] 〔清〕冯兆张纂辑. 冯氏锦囊秘录[M]. 北京：中国中医药出版社，1996.

[103] 〔清〕张璐，王兴华等著. 张氏医通[M]. 北京：人民卫生出版社，2007.

[104] 〔清〕张璐著，赵小青，等校注. 本经逢原[M]. 北京：中国中医药出版社，1996.

[105] 〔清〕张璐. 千金方衍义[M]. 北京：中国中医药出版社，1995.

[106] 〔清〕高世栻著. 医学真传[M]. 天津：天津科学技术出版社，2000.

[107] 〔清〕钱潢著，周宪宾，等校. 伤寒溯源集[M]. 上海：上海卫生出版社，1957.

[108] 〔清〕孙伟. 良朋汇集经验神方[M]. 北京：中医古籍出版社，1993.

[109] 〔清〕魏荔彤撰，杜雨茂等点校. 金匮要略方论本义[M]. 北京：人民卫生出版社，1997.

[110] 〔清〕王三尊著. 医权初编[M]. //珍本医书集成 14 杂著类. 上海：上海科学技术出版社，1986.

[111] 〔清〕何炫编著，张浩良校注. 何氏虚劳心传[M]. 南京：江苏科学技术出版社，1984.

[112] 〔清〕姚球著，陈守鹏点校. 中医古籍珍稀抄本精选（一）·伤寒经解[M]. 上海：上海科学技术出版社，2004.

[113] 〔清〕尤怡著，雷风，晓雪点校. 金匮要略心典[M]. 上海：上海科学技术出版社，1990.

[114] 〔清〕尤怡撰. 医学读书记[M]. 北京：人民卫生出版社，1991.

[115] 〔清〕尤在泾编注. 伤寒贯珠集[M]. 北京：中国医药科技出版社，2018.

[116] 〔清〕程国彭. 医学心悟[M]. 北京：中国中医药出版社，2009.

[117] 〔清〕王洪绪原著，清·潘器之编，清·马培之评，清·陶阶臣批. 外科全生集[M]. 上海：上海卫生出版社，1956.

[118] 〔清〕吴谦，等编，李顺保、樊小青校注. 删补名医方论[M]. 北京：学苑出版社，2013.

[119] 〔清〕吴谦，等编，郑金生整理. 中医临床必读丛书·医宗金鉴[M]. 北京：人民卫生出版社，2017.

[120] 〔清〕王子接. 绛雪园古方选注[M]. 北京：学苑出版社，2013.

[121] 〔清〕叶天士撰，张丽娟，等点校. 类证普济本事方释义[M]. 北京：中国中医药出版社，2012.

[122] 〔清〕叶桂著，景岳全书发挥[M]. 北京：中国中医药出版社，2012.

[123] 〔清〕黄元御著，黄家诏编. 伤寒悬解白话解[M]. 北京：人民军医出版社，2014.

[124] 〔清〕黄元御著，麻瑞亭校. 黄元御医集（四）金匮悬解[M]. 北京：人民卫生出版社，2015.

[125] 〔清〕黄元御. 长沙药解[M]. 北京：中国中医药出版社，2016.

[126] 〔清〕徐大椿. 医学源流论[M]. 北京：人民卫生出版社，2007.

[127] 〔清〕汪绂著，江凌，等注. 医林纂要探源[M]. 北京：中国中医药出版社，2015.

[128] 〔清〕徐大椿. 梁宝祥等校注. 徐灵胎医学全书·伤寒论类方[M]. 太原：山西科学技术出版社，2014.

[129] 〔清〕吴仪洛著. 史欣德，整理. 成方切用[M]. 北京：人民卫生出版社，2007.

[130] 〔清〕韦协梦. 医论三十篇[M]. 北京：中国中医药出版社，2015.

[131] 〔清〕尤怡著，张印生等校注. 金匮翼[M]. 北京：中医古籍出版社，2003.

[132] 〔清〕魏之琇. 续名医类案[M]. 北京：人民卫生出版社，1957.

[133] 〔清〕黄庭镜. 目经大成[M]. 北京：中国中医药出版社，2015.

[134] 〔清〕唐笠山著. 吴医汇讲[M]. 北京：中国中医药出版社，2013.

[135] 〔清〕郑梅涧. 重楼玉钥[M]. 北京：人民卫生出版社，1956.

[136] 〔清〕吴贞著，周利，等注. 伤寒指掌[M]. 北京：中国中医药出版社，2016.

[137] 〔清〕吴鞠通. 医医病书[M]. 北京：中医古籍出版社，2007.

[138] 〔清〕吴鞠通著，南京中医药大学温病教研室整理. 温病条辨[M]. 北京：人民卫生出版社，2005.

[139] 〔清〕陈修园. 时方歌括[M]. 福州：福建科学技术出版社，1984.

[140] 〔清〕陈修园著，刘德荣注. 伤寒论浅注[M]. 北京：中国中医药出版社，2016.

[141] 〔清〕陈修园著，林慧光，等注. 金匮要略浅注[M]. 上海：上海科技卫生出版社，1958.

[142] 〔清〕陈修园原著，武跃进校注. 长沙方歌括 [M]. 上海：上海中医药大学出版社，2006.

[143] 〔清〕陈修园著，陈竹友校注. 金匮方歌括[M]. 福州：福建科学技术出版社，1987.

[144] 〔清〕程杏轩. 医述[M]. 合肥：安徽科学技术出版社，1983.

[145] 〔清〕章楠. 医门棒喝[M]. 北京：中国医药科技出版社，2011.

[146] 〔清〕杨时泰. 本草述钩元[M]. 上海：上海科学技术出版社，1958.

[147] 〔清〕王孟英. 随息居重订霍乱论[M]. 北京：中国中医药出版社，2008.

[148] 〔清〕蒋宝素撰，康兴军，等校注. 医略十三篇[M]. 北京：中国中医药出版社，2016.

[149] 〔清〕邹澍撰. 本经疏证[M]. 上海：上海卫生出版社，1957.

[150] 〔清〕徳惠銈. 外科选要[M]. 北京：中国中医药出版社，1996.

[151] 〔清〕吕震名著，王琳，等注. 伤寒寻源[M]. 北京：中国中医药出版社，2015.

[152] 〔清〕王士雄. 温热经纬[M]. 北京：中国中医药出版社，2007.

[153] 〔清〕王孟英撰. 潜斋简效方[M]. 上海：上海古籍出版社，1996.

[154] 〔清〕石寿棠. 医原[M]. 南京：江苏科学技术出版社，1983.

[155] 〔清〕姚俊辑，刘国正等点校. 经验良方全集[M]. 北京：中国医药科技出版社，1992.

[156] 〔清〕费伯雄著，李铁军点校. 医方论[M]. 北京：中医古籍出版社，1987.

[157] 〔清〕陈尧道撰，李明廉点校. 伤寒辨证[M]. 北京：人民卫生出版社，1957.

[158] 〔清〕徐玉台辑述. 医学举要[M]. 上海：上海科学技术出版社，1958.

[159] 〔清〕雷丰. 时病论[M]. 北京：人民卫生出版社，2007.

[160] 〔清〕唐容川. 血证论[M]. 上海：上海人民出版社，1977.

[161] 〔清〕陆懋修著，于峥、魏民注. 世补斋医书[M]. 北京：中医古籍出版社，2014.

[162] 〔清〕莫枚士. 研经言[M]. 北京：人民卫生出版社，1990.

[163] 〔清〕莫枚士. 经方例释[M]. 北京：中国中医药出版社，1966.

[164] 〔清〕唐宗海. 伤寒论浅注补正[M]. 天津：天津科学技术出版社，2010.

[165] 〔清〕徐延祚. 徐延祚医学全书[M]. 沈阳：辽宁科学技术出版社，2016.

[166] 〔清〕赵晴初. 存存斋医话稿[M]. //珍本医书集成 14 杂著类. 上海：上海科学技术出版社，1986.

[167] 〔清〕王泰林. 王旭高医书六种[M]. 上海：上海科学技术出版社，1965.

[168] 〔清〕周岩. 本草思辨录[M]. 北京：人民军医出版社，2015.

[169] 〔清〕张秉成著，张效霞校注. 成方便读[M]. 北京：学苑出版社，2010.

[170] 〔清〕何廉臣. 重订广温热论[M]. 北京：人民卫生出版社，1960.

[171] 〔清〕张山雷. 小儿药证直诀笺正[M]. 上海：上海科学技术出版社，1958.

[172] 〔清〕张山雷. 中风斠诠[M]. 上海：上海科技卫生出版社，1958.

[173] 〔清〕钱敏捷. 医方絜度[M]. 上海：上海科学技术出版社，2004.

[174] 〔清〕王梦兰纂集，张遂辰鉴定，王玉英，等点校. 秘方集验[M]. 北京：中医古籍出版社，1990.

[175] 〔清〕俞根初. 重订通俗伤寒论[M]. 上海：上海卫生出版社，1956.

[176] 〔清〕张隐庵注释. 〔清〕高士宗纂集. 张金鑫校注. 伤寒论集注[M]. 北京：学苑出版社，2009.

[177] 〔清〕王燕昌《王氏医存》校注[M]. 许敬生，主编. 郑州：河南科学技术出版社，2014.

[178] 〔清〕吴杖仙. 吴氏医方类编[M]. 北京：中医古籍出版社，2011.

[179] 〔清〕朱时进，陈熠，郑雪君点校. 中医古籍珍稀抄本精选·一见能医[M]. 上海：上海科学技术出版社，2004.

[180] 〔清〕强健著，吉文辉、王大妹点校. 伤寒直指[M]. 上海：上海科学技术出版社，2005.

[181] 〔清〕汪莲石著，张效霞校注. 伤寒论汇注精华[M]. 北京：学苑出版社，2011.

[182] 〔清〕顾渭川重校. 叶选医衡[M]. 上海：大东书局，1937.

[183] 〔清〕王德宣著，李刘坤点校. 温病正宗[M]. 北京：中医古籍出版社，1987.

[184] 〔日〕丹波元简. 金匮玉函要略辑义[M]. 北京：学苑出版社，2011.

[185] 〔日〕丹波元简. 救急选方[M]. 北京：人民卫生出版社，1983.

[186] 〔民国〕张锡纯. 医学衷中参西录[M]. 北京：中国医药科技出版社，2011.

[187] 〔民国〕盛心如. 实用方剂学[M]. 上海：光华医药杂志社，1912.

[188] 〔民国〕谢观. 中国医学大辞典[M]. 北京：中国医药科技出版社，1994.

[189] 〔民国〕刘世祯述义，刘瑞瀜疏释，韩海伟，周洪刚点校. 伤寒杂病论义疏[M]. 北京：中医古籍出版社，2018.

[190] 〔民国〕孙子云. 慈济医话第 2 卷[M]. 北京：北京实善社，1927.

[191] 〔民国〕曹颖甫. 金匮发微[M]. 北京：学苑出版社，2008.

[192] 〔民国〕蔡陆仙. 中国医药汇海[M]. 台北：新文丰出版公司印行，1978.

[193] 〔民国〕陆士谔. 士谔医话[M]. 上海：上海校经山房书局，1936.

[194] 〔民国〕曹炳章辑. 中国医学大成 40 潜斋医话、友渔斋医话、对山医话、客尘医话（重刊订正本）[M]. 上海：上海科学技术出版社，1990.

[195] 〔民国〕曹颖甫. 经方实验录[M]. 北京：中国医药科技出版社，2018.

[196] 王邈达. 汉方简义[M]. 上海：上海卫生出版社，1956.

[197] 时逸人. 时氏处方学[M]. 上海：上海卫生出版社，1956.

[198] 中医研究院主编. 蒲辅周医疗经验[M]. 北京：人民卫生出版社，1976.

[199] 秦伯未. 谦斋医学讲稿[M]. 上海：上海科学技术出版社，2009.

[200] 秦伯未. 中医临证备要[M]. 北京：人民卫生出版社，1979.

[201] 中医研究院主编. 岳美中医案集[M]. 北京：人民卫生出版社，1978.

[202] 中医研究院西苑医院主编. 岳美中医话集[M]. 北京：中医古籍出版社，1981.

[203] 任应秋. 病机临证分析[M]. 上海：上海科学技术出版社，2009.

[204] 上海中医学院. 中医方剂临床手册[M]. 上海：上海人民出版社，1973.

[205] 尚坦之. 中医方剂学[M]. 兰州：甘肃人民出版社，1979.

[206] 赵绍琴，胡定邦，刘景源编著. 温病纵横[M]. 北京：人民卫生出版社，1982.

[207] 裴正学. 新编中医方剂学[M]. 兰州：甘肃人民出版社，1983.

[208] 张宗祥. 本草简要方[M]. 上海：上海书店，1985.

[209] 冉小峰主编. 历代名医良方注释[M]. 北京：科学技术文献出版社，1983.

[210] 裘吉生. 中医珍本医书集成·第四册伤寒类（伤寒括要\伤寒寻源\伤寒捷诀\伤寒法祖）[M]. 上海：上海科学技术出版社，1985.

[211] 王廷富. 金匮要略指难[M]. 成都：四川科学技术出版社，1986.

[212] 湖北中医学院方剂教研室编. 古今名方发微[M]. 武汉：湖北科学技术出版社，1986.

[213] 中国医学百科全书编委会. 中国医学百科全书[M]. 上海：上海科学技术出版社，1989.

[214] 樊鼎. 中医理法方药精要[M]. 沈阳：辽宁科学技术出版社，1991.

[215] 李飞主编. 中医历代方论选[M]. 南京：江苏科学技术出版社，1992.

[216] 王振坤. 温病条辨新解[M]. 北京：学苑出版社，1995.

[217] 李经纬，等主编. 中医大辞典[M]. 北京：人民卫生出版社，1995.

[218] 焦树德. 方剂心得十讲[M]. 北京：人民卫生出版社，1995.

[219] 陈潮祖. 中医治法与方剂[M]. 北京：人民卫生出版社，2009.

[220] 李培生著，李家庚，李家康整理. 李培生医书四种[M]. 北京：人民卫生出版社，2009.

[221] 贾波、李冀主编. 全国中医药行业高等教育"十二五"规划教材·方剂学[M]. 北京：中国中医药出版社，2014.

[222] 卢祥之. 国医圣手顾兆农经验良方赏析[M]. 北京：人民军医出版社，2015.

[223] 李冀主编. 全国中医药行业高等教育"十三五"规划教材·方剂学[M]. 北京：中国中医药出版社，2016.

[224] 朱良春，缪正来著. 汤头歌诀详解[M]. 北京：中国中医药出版社，2017.

提要参考文献

[1] 〔明〕李时珍撰. 本草纲目[M]. 北京：人民卫生出版社，2005.

[2] 〔明〕贾所学撰，李延昰补订. 药品化义[M]. 北京：学苑出版社，2012.

[3] 〔清〕黄宫绣. 本草求真[M]. 上海：上海科学技术出版社，1987.

[4] 〔清〕江涵暾著. 梁慧凤整理. 笔花医镜[M]. 北京：人民卫生出版社，2007.

[5] 凌耀星，校注. 难经校注. [M]. 北京：人民卫生出版社，2013.

[6] 贾波、李冀主编. 全国中医药行业高等教育"十二五"规划教材·方剂学[M]. 北京：中国中医药出版社，2014.

[7] 李冀主编. 全国中医药行业高等教育"十三五"规划教材·方剂学[M]. 北京：中国中医药出版社，2016.

（R-9500.01）

ISBN 978-7-03-070805-2

定 价：338.00元

科学出版社互联网入口 杏林书苑

中医药分社：(010)64019031 销售：(010)64031535

E-mail:caoliying@mail.sciencep.com